Principles and Practice of Anesthesia for Thoracic Surgery

胸外科
麻醉原理与实践

第 2 版

主　编　Peter Slinger
主　审　徐美英
主　译　吴镜湘　邱郁薇　朱宏伟
译　者　(以姓氏笔画为序)
王　委　朱宏伟　刘　坤　刘志云　李琼珍
李婷婷　吴德华　吴镜湘　邱郁薇　沈耀峰
陆晓斐　陆惠捷　陈　旭　苗　青　赵明晔
俞启蒙　姚海霞　顾　韡　徐江宁　徐益萍
唐　炜　黄　琦　黄成娅　曹　晖　龚之皓
章　祺　蒋琦亮　鲁云纲　童朝阳　谢首昱

河南科学技术出版社
·郑州·

内容提要

本书由国际胸外科麻醉专业的权威专家撰写，内容涵盖胸外科麻醉的各个领域，包括大量的临床图谱（影像学、超声学图像）。本书共有 61 个章节，内容翔实，并且阐述了未来一段时间胸科麻醉可能发展的一些新趋向：肺隔离技术、单肺通气管理技术的可视化，肺部超声，新型区域神经阻滞技术，体外机械辅助装置在胸科手术中的应用，呼吸介入治疗的麻醉等。本书有助于拓展麻醉医师的眼界，理解胸科麻醉的未来，处理麻醉相关棘手问题，适合各级麻醉医师参考阅读。

图书在版编目 (CIP) 数据

胸外科麻醉原理与实践 / (加) 彼得・斯林格 (Peter Slinger) 主编; 吴镜湘, 邱郁薇, 朱宏伟主译. —2 版. —郑州: 河南科学技术出版社, 2022.1

ISBN 978-7-5725-0635-2

Ⅰ. ①胸… Ⅱ. ①彼… ②吴… ③邱… ④朱… Ⅲ. ①胸部外科手术—麻醉学 Ⅳ. ①R655

中国版本图书馆 CIP 数据核字 (2021) 第 252228 号

First published in English under the title
Principles and Practice of Anesthesia for Thoracic Surgery (2nd ED.)
Edited by Peter Slinger, MD, FRCPC

出版发行：河南科学技术出版社
北京名医世纪文化传媒有限公司
地址：北京市丰台区万丰路 316 号万开基地 B 座 115 室　　邮编：100161
电话：010-63863168　010-63863186
策划编辑：梁紫岩　张利峰
文字编辑：韩　志
责任审读：周晓洲
责任校对：龚利霞
封面设计：吴朝洪
版式设计：吴朝洪
责任印制：程晋荣
印　　刷：河南瑞之光印刷股份有限公司
经　　销：全国新华书店、医学书店、网店
开　　本：889mm × 1194mm　1/16　**印张：**48　**字数：**1360 千字
版　　次：2022 年 1 月第 2 版　　2022 年 1 月第 1 次印刷
定　　价：598.00 元

主编感谢家人一直以来的支持和耐心

照片从左到右：

后排：Colin（女婿），Eric（婴儿，孙子），Lee（女儿），Peter（编者本人），Rusty（妻子），Robyn（儿媳），Luke（儿子）

前排：Reagan（孙女），Jake（孙子），Bruce（Luke 的狗）

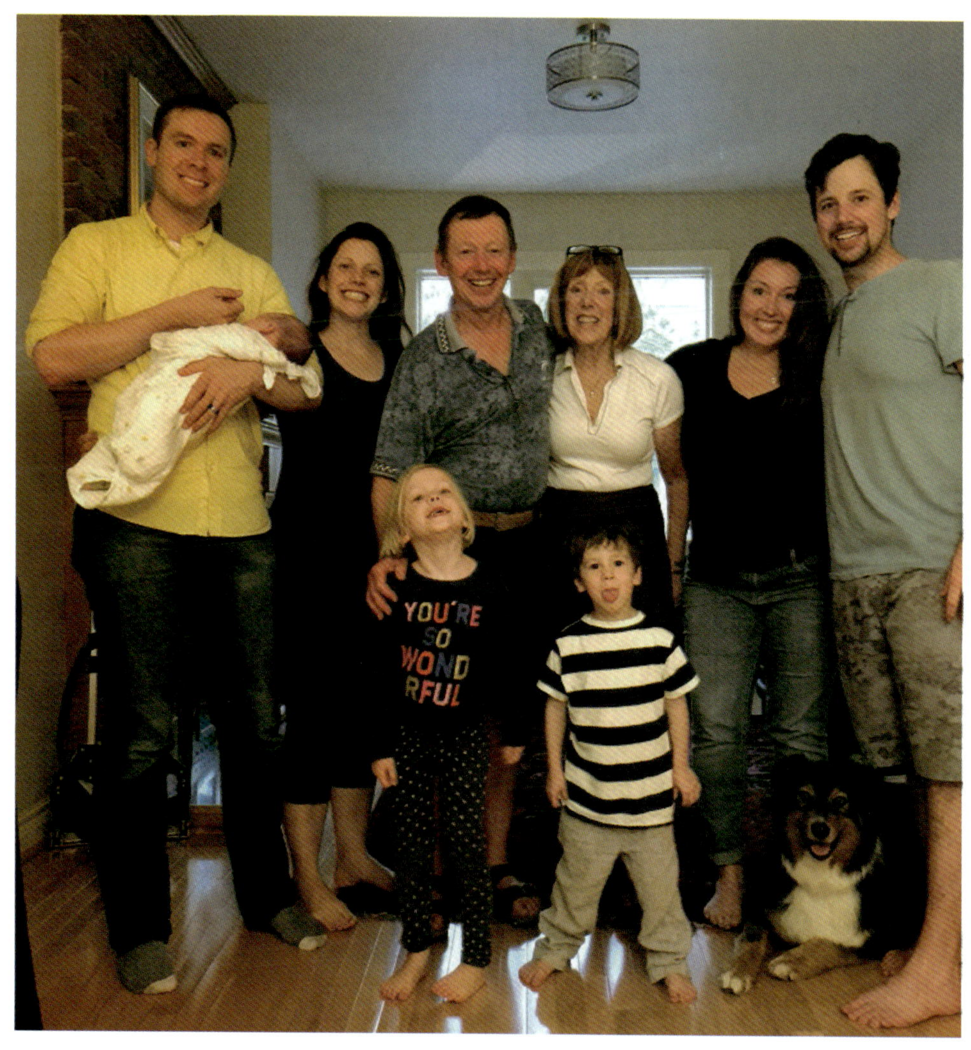

主审简介

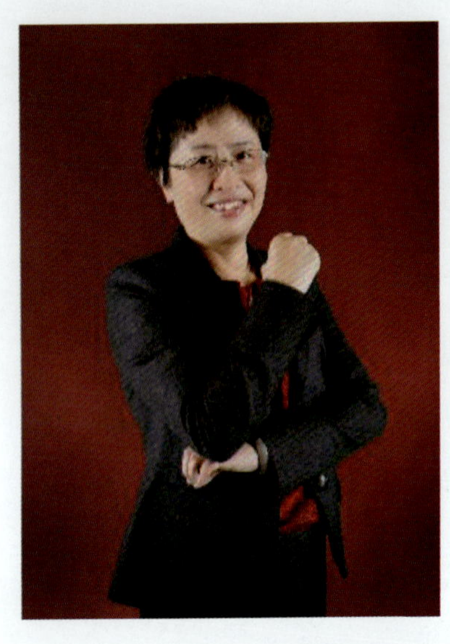

徐美英　主任医师，硕士生导师。曾任中国心胸血管麻醉学会常务理事，胸科麻醉分会主任委员，中国医师协会麻醉科医师分会委员，上海市医学会麻醉科专业委员会副主任委员，上海医师协会麻醉科医师分会副会长。现为上海市胸科医院麻醉科名誉主任，中华医学会麻醉学分会委员，《中华麻醉学杂志》《临床麻醉学杂志》《国际麻醉与复苏杂志》《上海医学》等编委。上海市“五一劳动奖章”“仁心医者奖”获得者。长期从事心胸麻醉，擅长疑难危重病例的救治，致力于心胸麻醉专科人才培养，在心胸麻醉领域建立了安全、无痛、舒适的安全麻醉三阶梯管理规范，并作为上海市适宜技术向各级医院推广。主要研究方向是心胸手术的器官保护与围术期管理。

主译简介

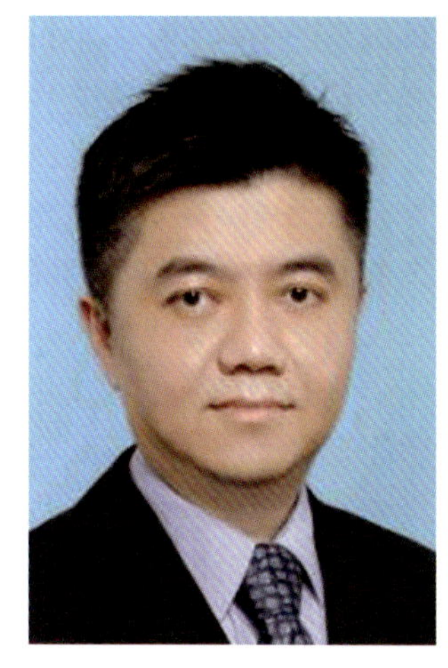

吴镜湘　主任医师，医学博士，上海交通大学医学院博士生导师。现为上海市胸科医院麻醉科主任，兼任中国心胸血管麻醉学会理事暨胸科麻醉分会副主任委员，中国中西医结合学会麻醉专业委员会常委，中华医学会麻醉学分会教育与人才培养学组委员，中国抗癌协会肿瘤麻醉与镇痛专业委员会委员，上海市医学会麻醉科专科分会委员，心胸学组副组长，上海市中西医结合学会麻醉与疼痛专委会青年委员会副组长，"国际麻醉与患者预后研究联盟"会员。2009 年度美国华盛顿大学医学院 BJH 医院访学，先后获得上海市胸科医院"1050"人才工程和"医师系列第一梯队"人才培养计划资助。获喀什地区上海市第七批优秀援疆干部称号，2016 年度制作的麻醉科普视频获第四届上海市健康传播设计大赛音像奖一等奖，2016 年度获上海市优秀共产党员称号，2019 年度获得上海市人力资源和社会保障局"脱贫攻坚"奖章、上海申康医院发展中心"脱贫攻坚"记功。擅长心胸疑难手术的麻醉，肺保护性通气，无痛气管镜以及微创胸外科快通道麻醉与加速康复等，主要研究方向是癌症痛机制及肺移植器官保护。主持国家自然科学基金面上项目 2 项、省市级课题 5 项，参研多项国际、国内多中心重大合作课题。发表文章 70 余篇，其中第一或通讯作者 SCI 文章 15 篇。主编《醉仁心胸》，参编《胸科手术学》《内脏痛基础与临床（第 1、第 2 版）》《心血管麻醉与围术期处理》《围术期医学》等。《上海医学》通信编委，《麻醉安全与质控》青年编委，《中国临床医学》《中国医学科学院学报》《现代肿瘤免疫》等审稿人。

主译简介

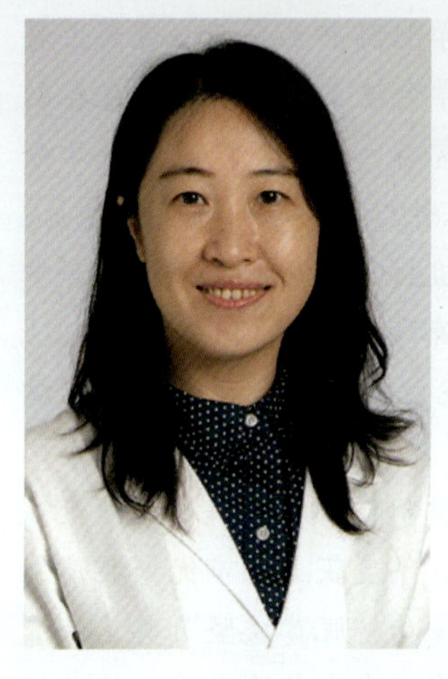

邱郁薇 副主任医师，医学博士。现为上海市胸科医院麻醉科副主任。中国医师协会麻醉学医师分会青年委员，上海市医学会麻醉科专科分会青年委员会委员，上海市中西医结合学会麻醉与疼痛专业委员会青年委员，上海市麻醉学超声分会委员、秘书，上海市医学会输血专科分会第十届委员会青年委员会委员，上海市医学会输血专科分会第十届委员会青年委员会“国际麻醉与患者预后研究联盟”会员。2018 年作为访问学者赴美国克利夫兰医学中心 Outcomes Research 研究所学习研修一年。擅长心胸外科手术麻醉、急性疼痛管理、内镜麻醉等。主持上海市自然科学基金、上海市健康委员会基金面上项目 2 项，参加国家自然科学基金 2 项，以第一作者发表 SCI 及核心期刊 16 篇，参编《临床监测学》《胸科手术麻醉精要分析》《麻醉学》《心血管麻醉和术后处理》《临床监测学》《醉仁心胸》专著 6 部。《中国临床医学》《上海交通大学学报（医学版）》审稿人。

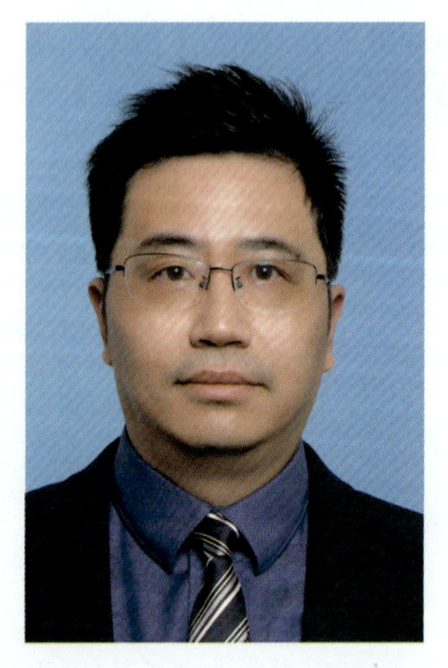

朱宏伟 副主任医师，麻醉学硕士。现任上海交通大学附属胸科医院麻醉科副主任。中国心胸血管麻醉学会外科围术期医学分会委员，上海医学会麻醉学分会老年学组委员。从事临床麻醉 20 余年，擅长各类心胸手术麻醉，在加拿大多伦多总医院学习肺移植麻醉，在 *Inflammation Research*, *Journal of thoracic disease*,《中华麻醉学》《上海医学》等期刊发表论文多篇。

中文版序

胸外科领域目前正朝着“微创化”与“解决疑难杂症”两大方向发展。一方面，随着人民生活水平的提高、民众对自身健康的重视，CT 已普遍用于体检，胸外科中微创“肺结节”手术所占比例明显增加，促进了基层医院胸外科手术和麻醉的开展与普及；另一方面，随着肿瘤治疗的进展，新辅助放疗、化疗、免疫治疗后接受手术的肺癌、食管癌患者在增加，合并严重心肺疾患患者在增加，巨大纵隔肿瘤、气管肿瘤、肺移植手术及呼吸系统介入诊治等高难度手术的开展对手术及麻醉团队仍具有挑战。目前麻醉学领域的外文译著并不少见，《米勒麻醉学》《摩根临床麻醉学》《卡普兰麻醉学》等均有中国学者进行了编译及更新工作。然而，全面阐述胸外科麻醉相关知识与实践的英文译著仍较为少见。16 年前，我在美国学习期间购买了第 1 版 *Principles and Practice of Anesthesia for Thoracic Surgery*，此书对我日后的胸外科临床麻醉工作具有指导意义。2020 年吴镜湘主任有意组织全科医师翻译该书第 2 版，这个建议立刻得到了全科医师的赞同和支持。翻译经典，需要通读领会，通过分工、分享，可以用集体的力量来通读全著，温故而知新。通过翻译出版，可以把相关专业知识分享给对胸外科麻醉感兴趣的全国其他医院包括基层医院的麻醉医师。

该译著包含 14 部分共 61 章，涵盖了从基本生理、药理、病理生理及临床诊疗各个方面的知识，无论是从术前评估、术中管理，还是术后并发症的防治，均有清晰、全面的叙述。希望这本书能带你走进胸外科麻醉的世界，去学习、思考其相关领域的知识，传承与实践“安全、无痛、舒适、改善预后”的麻醉管理规范，在胸外科麻醉上做到成竹在胸。

从 2020 年 6 月启动翻译，历时 8 个月，所有编译工作全部由上海市胸科医院的医师和研究生们利用有限的休息时间来完成。尽管经过初稿、审校、再校对、编辑校对等流程，力图带给大家高质量的编译，但是由于知识水平及经验有限，在译文中仍存稚嫩甚至错误之处，敬请大家批评、指正。就相关章节，我们科室坚持每周一晨课，以知识讲座结合个人临床经验的形式，进行了阐述和讨论总结。

希望这本译著能成为你开启胸外科麻醉的工具书，可读、爱读。

徐美英

2021 年 4 月 12 日于上海

中文版前言

本书是加拿大多伦多总院麻醉科 Peter Slinger 教授主编的《胸外科麻醉原理与实践》的第 2 版。可以说，我对这本书情有独钟，不仅是因为各章的作者们大多是目前世界上从事胸外科麻醉专业的权威专家，其内容更是非常系统地涵盖了胸科麻醉领域的各个部分，包括一些少见的病种，而且还有近年来胸科麻醉领域的一些最前沿的进展。胸外科与麻醉是相辅相成的两个学科，胸外科手术对围术期麻醉管理能力的要求非常高，专业性强，涉及很多核心技术，要求麻醉医师对胸科解剖，呼吸、循环生理有深刻的认识，对麻醉中的异常情况能及时识别和判断，并迅速做出正确处理，同时还要做好围术期器官保护及术后镇痛等。想要做好胸科手术麻醉，除了多参加临床实践，还要打好理论基础。本书的一大特色就是能很好地将理论与实践结合，从一个技术的发展史、演变来讲透为什么要这样做，而且每章的结尾都会提供一个案例，有助于读者消化理论知识。此外本书还提供了大量的临床图谱、影像学、超声学图像，非常直观，是聚焦胸科麻醉领域的最好的专业书之一，既适合于通读浏览学习，又适合于作为一本工具书供临床参考查阅。本书的第二大特点是向读者展示了未来一段时间胸科麻醉可能发展的一些新趋势，包括肺隔离技术、单肺通气管理技术的可视化，肺部超声，新型区域神经阻滞技术，体外机械辅助装置在胸科手术中的应用，呼吸介入治疗的麻醉等。这些内容可以拓展麻醉医师的眼界，理解胸科麻醉的未来，但又不仅限于胸科麻醉，学好这些知识有助于在处理麻醉相关棘手问题时举一反三、触类旁通。

本书总共有 61 个章节，内容丰富，像这样全面系统地展示胸科麻醉的书在国内还非常缺乏。我们感到时间紧迫，从入手到完成书稿经几轮翻译校对整理历时 8 个月，所有编译工作全部由上海市胸科医院的医生利用业余时间完成，并采用周一晨课形式系统学习和集中智慧再整理，以期带给读者最好的译著。当然书中有些麻醉处理习惯可能跟国内稍有差别，编译团队在理解时可能有些稚嫩，甚至可能有错误，敬请大家批评、指正。我们由衷地希望本书能为大家带来有益的参考，成为大家喜爱的案头工具书。

吴镜湘

2021 年 4 月 22 日于上海

原著前言

自从我和 3 位副主编 Randall Blank，Javier Campos 及 Karen McRae 共同编写的《胸外科麻醉原理与实践》第 1 版出版，已经过去 8 年了，在这段时间里，非心脏胸内疾病的外科诊疗的麻醉管理已经有了相当大的发展。我们认为，是时候对第 1 版中的内容进行更新和扩展了，这将为各级胸科麻醉从业人员提供更好的帮助，包括从业麻醉医师、住培医师、专培医师、麻醉护士、执业护士、麻醉助理和其他相关的卫生专业人员。第 2 版还增加了英国哥伦比亚大学的 Jens Lohser 为副主编。

在新版本中，我们将重点放在更大外延领域的超声应用上，而不仅限于经食管超声心动图（第 30 章）：肺超声已经不再是一种奇怪的伪影，而是在胸部创伤和胸腔积液等病症处理中发挥重要的临床作用（第 28 章）。超声现已成为各种类型的中心静脉或外周血管通路穿刺置管的辅助工具（第 29 章）。超声引导下的新型区域神经阻滞麻醉也有发展，如前锯肌平面阻滞和竖脊肌平面阻滞（第 59 章），它们是防治术后疼痛的有效方法。此外，体外膜肺氧合（ECMO）（第 27 章）在胸科麻醉中也有新的应用，在复杂的肺和气道手术或全肺灌洗术中，静脉 - 静脉 ECMO 已成为治疗术中低氧血症的首选方法，静脉 - 动脉 ECMO 则正在迅速取代体外循环成为肺移植术中体外肺支持的主要方法（第 47 章）。近十年来，胸外科术后疼痛管理取得了重大进展，除了以上提到的新型神经阻滞之外，这本书也涵盖了椎旁神经阻滞及长效局部麻醉药的应用（第 60 章）。此外，各种新的支气管封堵器以及改良的双腔管被开发出来，可以促进困难气道患者的肺隔离（第 16、17、18 章）。

我们欢迎以下新章节的作者。

其中包括 ：

- Daniel Sellers（多伦多大学，第 27 章）
- Rebecca Klinger（杜克大学，第 21 章）
- Danielle Shafiepour（麦吉尔大学，第 26 章）
- Nathan Ludwig（西安大略大学，第 28 章）
- Natalie Silverton（犹他大学，第 29 章）
- Alexander Huang（多伦多大学，第 34 章）
- Helen Lindsay（新西兰，第 41 章）
- Andrew Levin（南非开普敦斯坦陵布什大学，第 43 章）
- Maureen Cheng（剑桥大学，第 48 章）
- Emily Teeter（北卡罗来纳大学，第 52 章）
- Handley Wilson（北卡罗来纳大学，第 58 章）
- Wendell H.Williams Ⅲ（MD 安德森癌症中心，第 60 章）

新书前几章还迎来了几位新的第一作者，包括 Amanda Kleiman（弗吉尼亚大学，第 7 章），Javier Lasala（MD 安德森癌症中心，第 12 章），Lorraine Chow（阿尔伯塔大学，

第 14 章), Daniel Tran (耶鲁大学医学院，第 18 章), Jennifer Macpherson (罗彻斯特大学，第 22 章), Florin Costescu (麦克吉尔大学，第 31 章), George Kanellakos (达尔豪斯大学，第 33 章)，Valerie Rusch (斯隆·凯特琳癌症中心纪念医院，第 37 章)，Swapnil Parab (印度孟买塔塔纪念医院，第 42 章)，Timothy Maus (加州大学圣地亚哥分校，第 49 章)，Michael Hall (宾夕法尼亚大学，第 53 章) 和 Wendy Smith (加州大学旧金山分校，第 54 章)。

第 2 版的创新之处是增加了一些视频。将提供印刷文本的相关在线视频剪辑。对于在线文本，流媒体视频剪辑将允许读者指向并单击查看所描述的技术，尤其是在超声引导下的操作和肺隔离技术。

我谨代表我个人，感谢此次回归的，参与过第 1 版编辑的所有作者和合著者，他们将对其之前负责章节的内容进行彻底更新。感谢各位副主编付出的辛勤工作和大力支持。感谢斯普林格临床医学的编辑们，感谢 Daniel Dominguez 和 Becky Amos，感谢他们给予的鼓励。

加拿大安大略省多伦多市

Peter Slinger

2018 年 3 月

原著者名单

David Amar, MD Department of Anesthesiology and Critical Care Medicine, Memorial Sloan Kettering Cancer Center, New York, NY, USA

Dalia Banks, MD Department of Anesthesiology, University of California San Diego Health, La Jolla, CA, USA

Cassandra Bailey, MB, BCh Department of Anesthesiology, University of Cincinnati, Cincinnati, OH, USA

Mark Bilsky, MD Department of Neurosurgery, Memorial Sloan Kettering Cancer Center, New York, NY, USA

Randal S. Blank, MD, PhD Department of Anesthesiology, University of Virginia Health System, Charlottesville, VA, USA

Jay B. Brodsky, MD Department of Anesthesia, Perioperative and Pain Medicine, Stanford University Medical Center, Stanford, CA, USA

Jean S. Bussières, MD, FRCPC Department of Anesthesiology, Institut Universitaire de Cardiologie et de Pneumologie de Quebéc – Université Laval, Quebéc City, QC, Canada

Javier Campos, MD Department of Anesthesia, University of Iowa Health Care, Roy and Lucille Carver College of Medicine, Iowa City, IA, USA

Maria D. Castillo, MD Department of Anesthesiology, Mt. Sinai College of Medicine, New York, NY, USA

Tzonghuei Herb Chen, MD Department of Anesthesiology, Warren Alpert Medical School of Brown University, Rhode Island Hospital, Providence, RI, USA

Maureen Cheng, MBBS, MMED Anesthesia Department of Anesthesia and Intensive Care, Papworth Hospital, Papworth Everard, Cambridge, UK

Lorraine Chow, MD, FRCPC Anesthesiology, Perioperative and Pain Medicine, University of Calgary, Foothills Medical Center, Calgary, AB, Canada

Edmond Cohen, MD Department of Anesthesiology, Mount Sinai Hospital and School of Medicine, New York, NY, USA

Stephen R. Collins, MD Department of Anesthesiology, University of Virginia Health System, Charlottesville, VA, USA

Ian Conacher, MB ChB, MD, FFARCS, FRCP(Ed) Department of Cardiothoracic Anesthesia, Freeman Hospital, Newcastle upon Tyne, Tyne and Wear, UK

Florin Costescu, MD, FRCPC Department of Anesthesia, McGill University Health Centre – Montreal General Hospital, Montreal, QC, Canada

Etienne J. Couture, MD, FRCPC Department of Medicine, Critical Care Division, University of Montreal, Montreal, QC, Canada

Gail Darling, MD, FRCSC Department of Surgery, Division of Thoracic Surgery, Toronto General Hospital, University Health Network, Toronto, ON, Canada

Marc de Perrot, MD, MSc Department of Thoracic Surgery, University of Toronto, Toronto General Hospital, Toronto, ON, Canada

Maria Deja, MD Department of Anesthesiology and Intensive Care Medicine, Charité- University Medicine Berlin, Berlin, Germany

Chris Durkin, MD FRCPC Department of Anesthesiology, Pharmacology and Therapeutics, University of British Columbia; Vancouver General Hospital, Vancouver, BC, Canada

Gordon N. Finlayson, BSc, MD, FRCP (C) Department of Anesthesiology, Division of Critical Care, Vancouver General Hospital, University of British Columbia, Vancouver, BC, Canada

Alan Finley, MD Department of Anesthesia and Perioperative Medicine, Medical University of South Carolina, Charleston, SC, USA

Marili Frenette, MD Department of Anesthesiology and Critical Care, Université Laval, Quebec City, QC, Canada

John Granton, MD, FRCPC Division of Respirology, Department of Medicine, University of Toronto and University Health Network, Mount Sinai Hospital, Women's College Hospital, Toronto, ON, Canada

Benjamin Haithcock, MD Department of Surgery, Department of Anesthesiology, University of North Carolina at Chapel Hill, Chapel Hill, NC, USA

Michael A. Hall, MD Anesthesia Services, P.A., Department of Anesthesiology, Christiana Care Health System, Newark, DE, USA

Paul M. Heerdt, MD, PhD Department of Anesthesiology, Yale University School of Medicine, New Haven, CT, USA

Ahmed F. Hegazy, MB BCh, MSc, FRCPC Departments of Anesthesiology and Critical Care Medicine, Western University, London Health Sciences, London, ON, Canada

Jagtar Singh Heir, DO The University of Texas MD Anderson Cancer Center, Department of Anesthesiology and Perioperative Medicine, Houston, TX, USA

Alexander Huang, MD, FRCPC Department of Anesthesia and Pain Management, Toronto General Hospital, University Health Network and University of Toronto, Toronto, ON, Canada

Julie L. Huffmyer, MD Department of Anesthesiology, University of Virginia Health System, Charlottesville, VA, USA

William E. Hurford, MD Department of Anesthesiology, University of Cincinnati, Cincinnati, OH, USA

J. Michael Jaeger, PhD, MD, FCCP Department of Anesthesiology, University of Virginia Health System, Charlottesville, VA, USA

George W. Kanellakos, MD FRCPC Department of Anesthesia, Pain Management & Perioperative Medicine, Dalhousie University, Halifax, NS, Canada

Cengiz Karsli, BSc, MD, FRCPC Department of Anesthesiology, The Hospital for Sick Children, Toronto, ON, Canada

Amanda M. Kleiman, MD Department of Anesthesiology, University of Virginia Health System, Charlottesville, VA, USA

Rebecca Y. Klinger, MD, MS Department of Anesthesiology, Duke University Medical Center, Durham, NC, USA

Lavinia M. Kolarczyk, MD Department of Anesthesiology, University of North Carolina at Chapel Hill, Chapel Hill, NC, USA

Karen Lam, MD FRCPC University of Toronto, Department of Anaesthesia, Toronto, ON, Canada

Javier D. Lasala, MD Department of Anesthesiology and Perioperative Medicine, The University of Texas MD Anderson Cancer Center, Houston, TX, USA

Ilya Laufer, MD Department of Neurosurgery, Memorial Sloan Kettering Cancer Center, New York, NY, USA

James P. Lee, MD Department of Anesthesiology, University of Utah School of Medicine, Salt Lake City, UT, USA

Andrew Ian Levin, MBChB, DA, Mmed, FCA, PhD Department of Anaesthesiology and Critical Care, University of Stellenbosch, Tygerberg Hospital, Cape Town, WC, South Africa

Alexandra Lewis, MD Department of Anesthesiology, Memorial Sloan Kettering Cancer Center, New York, NY, USA

Helen A. Lindsay, MBChB Department of Anesthesia & Perioperative Medicine, Auckland City Hospital, Auckland, New Zealand

Keith E. Littlewood, MD Department of Anesthesiology, University of Virginia Health System, Charlottesville, VA, USA

Jens Lohser, MD, MSc, FRCPC Department of Anesthesiology, Pharmacology, and Therapeutics, University of British Columbia, Vancouver General Hospital, Vancouver, BC, Canada

Jason Long, MD, MPH Department of Surgery, University of North Carolina Hospitals, Chapel Hill, NC, USA

Nathan Ludwig, BSc, MD, FRCPC Department of Anesthesiology, Western University, London Health Sciences, London, ON, Canada

Martin Ma, MD, FRCPC Department of Anesthesia and Pain Management, University Health Network, Toronto General Hospital, Toronto, ON, Canada

Peter MacDougall, MD, PhD, FRCPC Department of Anesthesia and Family Medicine, Queen Elizabeth II Health Sciences Centre, Halifax, NS, Canada

Jennifer A. Macpherson, MD Department of Anesthesiology and Perioperative Medicine, The University of Rochester Medical Center, Rochester, NY, USA

Katherine Marseu, BSc, MD, FRCPC, MSc (HSEd) Department of Anesthesia and Pain Management, Toronto General Hospital, University Health Network and University of Toronto, Toronto, ON, Canada

Timothy M. Maus, MD, FASE Department of Anesthesiology, University of California San Diego Health, La Jolla, CA, USA

William T. McGee, MD, MHA Critical Care Division, Department of Medicine and Surgery, University of Massachusetts Medical School, Baystate Medical Center, Springfield, MA, USA

Sean R. McLean, MD, FRCPC Department of Anesthesiology, Pharmacology, and Therapeutics, University of British Columbia, Vancouver General Hospital, Vancouver, BC, Canada

Karen McRae, MDCM, FRCPC Department of Anesthesia and Pain Management, Toronto General Hospital, University Health Network, Toronto, ON, Canada

Massimiliano Meineri, MD Department of Anesthesia, Toronto General Hospital, University of Toronto, Toronto, ON, Canada

Gabriel E. Mena, MD Department of Anesthesiology and Perioperative Medicine, The University of Texas MD Anderson Cancer Center, Houston, TX, USA

Sheila Nainan Myatra, MD, FCCM Department of Anesthesiology, Critical Care and Pain, Tata Memorial Hospital, Mumbai, Maharashtra, India

Ju-Mei Ng, FANZCA Department of Anesthesiology, Perioperative and Pain Medicine, Brigham and Women's Hospital, Boston, MA, USA

E. Andrew Ochroch, MD, MSCE Department of Anesthesiology and Critical Care, University of Pennsylvania, Philadelphia, PA, USA

Maral Ouzounian, MD PhD FRCSC Division of Cardiovascular Surgery, Department of Surgery, Toronto General Hospital, Toronto, ON, Canada

Stephen V. Panaro, MD Department of Anesthesia, Hartford Hospital, Hartford, CT, USA

Swapnil Yeshwant Parab, MD Department of Anesthesiology, Critical Care and Pain, Tata Memorial Hospital, Mumbai, Maharashtra, India

Kalpaj R. Parekh, MBBS Department of Cardiothoracic Surgery, University of Iowa Hospitals and Clinics, Iowa City, IA, USA

Alessia Pedoto, MD Department of Anesthesiology and Critical Care Medicine, Memorial Sloan Kettering Cancer Center, New York, NY, USA

Stephen H. Pennefather, MRCP, FRCA Department of Anesthesia, Liverpool Heart and Chest Hospital, Liverpool, Merseyside, UK

Jean Y. Perentes Department of Thoracic Surgery, University of Toronto, Toronto General Hospital, Toronto, ON, Canada

Department of Thoracic Surgery, University Hospital of Lausanne, Lausanne, Switzerland

Wanda M. Popescu, MD Department of Anesthesiology, Yale School of Medicine, New Haven, CT, USA

Jeffrey Port, MD Department of Cardiothoracic Surgery, Weill Medical College of Cornell University, New York, NY, USA

Ron V. Purugganan, MD Department of Anesthesiology and Perioperative Medicine, The University of Texas MD Anderson Cancer Center, Cardiothoracic Anesthesia Group, Unit 409, Faculty Center, Houston, TX, USA

Clare Paula-Jo Quarterman, MBChB, BSc, FRCA Department of Anaesthesia, Liverpool Heart and Chest NHS Foundation Trust, Liverpool, Merseyside, UK

Karthik Raghunathan, MD, MPH Department of Anesthesiology, Duke University, Durham, NC, USA

Jesse M. Raiten, MD Department of Anesthesiology and Critical Care, Perelman School of Medicine at the University of Pennsylvania, Philadelphia, PA, USA

James Ramsay, MD Department of Anesthesia and Preoperative Care, University of California San Francisco, San Francisco, CA, USA

Cara Reimer, MD, FRCPC Department of Anesthesiology and Perioperative Medicine, Kingston Health Sciences Centre, Kingston, ON, Canada

Bernhard J. C. J. Riedel, MD, MBA, FANZCA, PhD Department of Anesthesiology, Perioperative and Pain Medicine, Peter MacCallum Cancer Centre, Melbourne, VIC, Australia University of Melbourne, Melbourne, VIC, Australia

Andrew Roscoe, MB ChB, FRCA Department of Anesthesia, Papworth Hospital, Cambridge, UK

Valerie W. Rusch, MD Thoracic Service, Department of Surgery, Memorial Sloan Kettering Cancer Center, New York, NY, USA

Travis Schisler, MD, FRCPC Department of Anesthesiology, Pharmacology, and Therapeutics, University of British Columbia, Vancouver General Hospital, Vancouver, BC, Canada

Robert Schwartz, HBSc, MD, FRCPC Department of Anesthesia, Children's Hospital of Eastern Ontario, Ottawa, ON, Canada

Anupamjeet Kaur Sekhon, MD Detar Family Medicine Residency Program, Texas A&M University College of Medicine, Victoria, TX, USA

Daniel Sellers, MBBS, FRCA Department of Anesthesia and Pain Management, Toronto General Hospital, University Health Network, Toronto, ON, Canada

Danielle Sophia Shafiepour, BSc, MD CM, FRCPC Department of Anesthesiology, Montreal General Hospital, Montreal, QC, Canada

Tawimas Shaipanich, MD, FRCPC Interventional Pulmonology, Respiratory Medicine, and Integrative Oncology, St Paul's Hospital, BC Cancer Agency and University of British Columbia, Vancouver, BC, Canada

Natalie A. Silverton, MD Department of Anesthesiology, University of Utah, Salt Lake City, UT, USA

Peter Slinger, MD, FRCPC Department of Anesthesia, Toronto General Hospital, Toronto, ON, Canada

Wendy Smith, MD Department of Anesthesiology and Perioperative Care, University of California at San Francisco, San Francisco, CA, USA

Claudia Spies, MD Department of Anesthesiology and Intensive Care Medicine, Charité- University Medicine Berlin, Berlin, Germany

Coimbatore Srinivas, MD, FRCA, FRCPC Department of Anesthesia, Toronto General Hospital, Toronto, ON, Canada

Erin A. Sullivan, MD, FASA Department of Anesthesiology, UPMC Presbyterian Hospital, University of Pittsburgh Medical Center, Pittsburgh, PA, USA

Emily G. Teeter, MD, FASE Department of Anesthesiology, University of North Carolina at Chapel Hill, Chapel Hill, NC, USA

Brian J. Titus, MD, PhD Department of Anesthesiology, University of Virginia Health System, Charlottesville, VA, USA

Daniel Tran, MD Department of Anesthesiology, Yale School of Medicine, New Haven, CT, USA

Vera von Dossow, MD Department of Anesthesiology, Ludwig-Maximilians Universität München, Klinikum Großhadern, Munich, Germany

Marcin Wąsowicz, MD, PhD Department of Anesthesia and Pain Management, Toronto General Hospital, University Health Network and Department of Anesthesia University of Toronto, Toronto, ON, Canada

Cardiovascular Intensive Care Unit, Toronto General Hospital, Toronto, ON, Canada

Wendell H. Williams III, MD The University of Texas MD Anderson Cancer Center, Department of Anesthesiology and Perioperative Medicine, Houston, TX, USA

Hadley K. Wilson, MD, MS Department of Surgery, Division of Cardiothoracic Surgery, UNC Hospitals, Chapel Hill, NC, USA

Paul J. Wojciechowski, MD Department of Anesthesiology, University of Cincinnati, Cincinnati, OH, USA

Gavin Michael Wright, MBBS (Melb), FRACS, PhD Department of Cardiothoracic Surgery, Royal Melbourne Hospital, Parkville, VIC, Australia

Department of Surgery, University of Melbourne, Melbourne, VIC, Australia

Joshua M. Zimmerman, MD, FASE University of Utah School of Medicine, Salt Lake City, UT, USA

Bernhard Zwissler, MD Department of Anesthesiology, Ludwig-Maximilians Universität München, Klinikum Großhadern, Munich, Germany

目 录

第一部分 引言

第 1 章 胸科麻醉的历史 3

第二部分 围术期评估

第 2 章 胸科手术麻醉前评估 13

第 3 章 胸部影像学 36

第三部分 胸部解剖、生理学和药理学

第 4 章 呼吸系统和肺循环的基本解剖及生理学 53

第 5 章 侧卧位、开胸和单肺通气的生理学 72

第 6 章 单肺通气的临床管理 81

第 7 章 肺的非呼吸功能 98

第 8 章 气道药理学 110

第 9 章 肺循环药理学 120

第 10 章 围术期肺损伤 129

第四部分 气管和气道内的诊疗操作

第 11 章 支气管镜的诊疗操作 141

第 12 章 静脉麻醉在胸科手术中的应用 157

第 13 章 气管切除与重建 165

第五部分 纵隔疾病诊断和治疗的麻醉

第 14 章 纵隔肿物患者的麻醉 181

第 15 章 胸腺手术与旁分泌综合征 190

第六部分 胸科手术的麻醉管理

第 16 章 肺隔离 203

第 17 章 纤维支气管镜定位双腔管和支气管阻塞器 224

第 18 章 困难气道患者的肺隔离 233

第 19 章 术中患者体位和神经损伤 244

第 20 章 术中监测 249

第 21 章 胸科手术的液体管理 259
第 22 章 胸科手术中的通气策略 270
第 23 章 开放肺切除手术的麻醉 280
第 24 章 电视胸腔镜手术的麻醉 298
第 25 章 非气管插管胸科手术的麻醉 307
第 26 章 困难单肺通气 310
第 27 章 胸内和气道手术术中体外膜肺支持 316

第七部分 超声技术在胸科麻醉中的应用

第 28 章 肺部超声 331
第 29 章 超声在血管穿刺中的应用 341
第 30 章 胸部手术术中经食管超声心动图 349

第八部分 特殊患者的麻醉

第 31 章 终末期肺部疾病患者的麻醉 369
第 32 章 老年患者的胸科手术 388
第 33 章 病态肥胖和肥胖合并阻塞性睡眠呼吸暂停患者的胸科麻醉 396
第 34 章 肺动脉高压患者行肺切除术的麻醉 406

第九部分 复杂胸科手术

第 35 章 胸壁和膈肌手术 421
第 36 章 胸膜外全肺切除术 424
第 37 章 Pancoast 肿瘤与脊柱联合切除术 432
第 38 章 食管手术的麻醉 441
第 39 章 机器人胸科手术的麻醉 465
第 40 章 心胸联合手术的麻醉 472
第 41 章 胸腹主动脉瘤的开放修补术 482

第十部分 特殊肺部手术的麻醉管理

第 42 章 发展中国家的胸科麻醉 499
第 43 章 支气管胸膜瘘 513
第 44 章 大咯血 522
第 45 章 全肺灌洗 532

第十一部分 终末期肺疾病外科治疗的麻醉

第 46 章 肺减容术 543
第 47 章 肺移植 551
第 48 章 肺移植术后患者的麻醉 563
第 49 章 肺动脉血栓内膜切除术的麻醉 567

第十二部分 小儿胸科手术的麻醉

第 50 章 小儿胸科手术的麻醉 581

第十三部分 创伤

第 51 章 胸部创伤麻醉管理 603

第十四部分 术后管理

第 52 章 胸科术后加速康复（ERAS） 625
第 53 章 开胸术后并发症的麻醉管理 632
第 54 章 术后呼吸衰竭与治疗 638
第 55 章 术后呼吸衰竭的处理：体外呼吸支持治疗 659
第 56 章 继发于胸科手术的心血管系统改变和并发症 670
第 57 章 胸外科术后患者管理及并发症 680
第 58 章 胸腔引流的疑难处理 693
第 59 章 胸科术后疼痛管理 701
第 60 章 长效局部麻醉药在胸科镇痛中的应用 733
第 61 章 胸科手术后慢性疼痛 744

第一部分

引　言

第 1 章 胸科麻醉的历史

Ian Conacher 著
吴镜湘 译 王 委 校

要点

- 胸外科发展起步相对较晚，很大程度上是出于对气胸的恐惧。
- 在与结核病的斗争中人们克服了恐惧的刺激因素。
- 控制分泌物污染是早期胸科麻醉的主要目标之一。
- 硬质支气管镜检查、肺隔离技术和正压通气是重要的里程碑。
- 现代胸科麻醉的各种工具基本上是在早期核心创新思想上的重大进步。
- 呼吸衰竭手术的麻醉挑战主要是抵消正压通气带来的负面影响。
- 肺癌手术仍然是胸科手术的主要组成部分。

引言

古罗马人的军队一向以训练有素著称，其步兵训练科目之一是练习对敌军胸壁造成刺透伤。早期文献里有这样悖论性的记载，即不出血的胸部小伤口反而会更致命："一个人可以尊严体面地进入另一个世界，伤口深处，肺塌陷，呼吸变得矛盾，二氧化碳潴留和缺氧使死亡变得容易。"到了 19 世纪，由于消毒和麻醉学的进步，外科手术技术发展迅速，然而有人却认为，由于上述古老文献中记载的原因，试图切开胸腔的外科手术仍是一种禁忌，将不可避免地导致患者死亡，所以胸外科一直被认为是手术禁区。这一禁忌直到一个多世纪前才最终被一位叫费迪南德 · 索尔布鲁赫（Ferdinand Sauerbruch, 1875—1951）的德国医师打破（图 1.1）。

胸外科学科起步较晚，这一点可能被大家忽视了。本章的作者曾作为助手与著名的英国麻醉学先驱菲利普 · 艾尔（Phillip Ayre, 1902—1979）协作，而艾尔又曾与索尔布鲁赫的一位外科合作者共事，也就是英国的劳伦斯 · 奥肖格内西（Laurence O'Shaugnessy, 1900—1940），他是一位伟大的心胸外科医生，不幸在"二战"中遭遇空袭身亡，他留给世人的主要贡献是最早介绍了缺血性心脏病的外科治疗方法，并发明了一种独特的外科手术镊子即奥肖格内西镊（图 1.2），这为胸外科手术器械托盘增加了特色并沿用了 60 年之久，而后经过改良成为如今的微创手术器械。

胸外科的致死性过程——伤口、胸膜穿透、肺塌陷、呼吸和心脏骤停。最早打破这一过程的是由索尔布鲁赫构建的一个外科操作环境，这个环境可以抵消气胸时使呼吸功能麻痹的弹性塌陷力。其原理是将外科医生和患者的躯干同时安置在一个密闭的负压室里，而患者的口面部则暴露于大气压下（此时为生理学上的正压），从而可以防止胸膜打开后造成的肺塌陷。此时存在的潮气呼吸和气体交换可以继续对抗"摆动通气"的有害效应，所谓"摆动通气"即气胸时两肺之间来回无效移动气体的死腔样通气。从而患者自主呼吸时的二氧化碳蓄积可以被延迟，并提供有限的时间来实施胸部手术。这一改进看似很小，但已经足以开创胸外科的历史。

索尔布鲁赫的技术后来被更有效的方法所取代，即通过给气道施加超过大气压的通气压来逆转气胸时的胸膜腔内压——例如现代麻醉中所采用的气管插管和正压通气的方法。这些创新是学科早期才会有的现象：胸外科领域吸引了当时最聪明的头脑，这些先驱们有着独创的想法并将其转化为现实的能力，这里可以见证伟大的生理学家、内科医生、外科医生和麻醉医师的故事，没有他们，心胸外科丰富多元的基础性工作就会裹足不前。事实上，在许多国家，胸外科起源于结核病医院或职业病疗养院，这些机构早期提供胸部手术治疗肺结核的机会。

麻醉医师在学科发展的每一个进程中，当面对新思想、新材料和新进展时都必须不断创新、适应以及改变自己。虽然随着抗菌治疗的出现，原先借

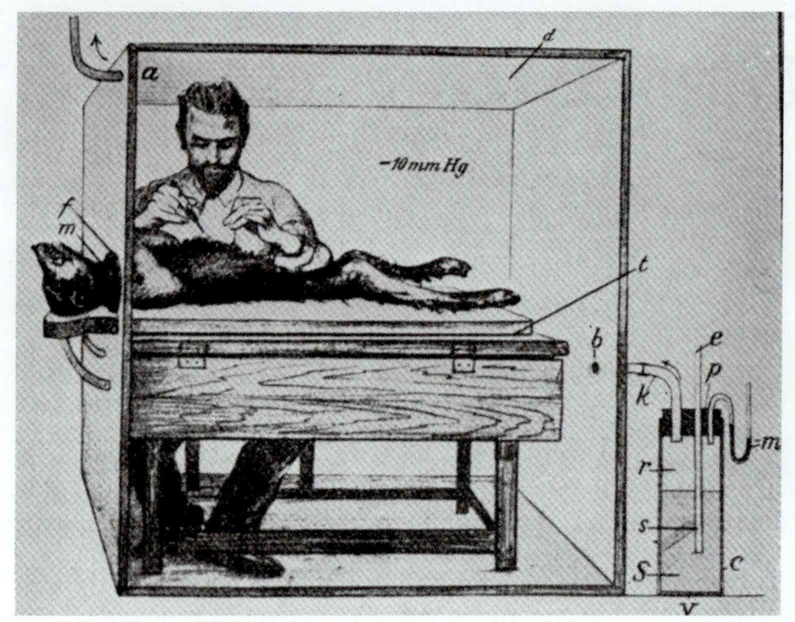

图 1.1　索尔布鲁赫胸科麻醉负压室示意图

动物或患者的躯干和外科医生被封闭在一个密闭的腔室中，腔室内压力抽至 $-10cmH_2O$。然后，受试者保留自主呼吸，通过面罩吸入空气-乙醚混合气体进行麻醉。当胸腔被开放时，肺不会塌陷，从而避免了低氧血症，尽管"摆动通气"的存在可能仍会逐渐导致高碳酸血症，但安全性提高了。这标志着胸外科择期手术和麻醉的开始。摘自 Mushin W, Rendell-Baker L. The principles of thoracic anaesthesia. Oxford：Blackwell Scientific Publication; 1953.

助烛火消毒的方法已经消亡，但时代留下了胸腔镜、后外切口胸科手术、肺隔离技术以及术后镇痛技术，这些技术沿用至今且仅有些微小的改变。

胸外科时代

感染性肺疾病的外科手术

19 世纪是一个人口兴盛以及社会运动频繁的时期，尤其是在欧洲或受欧洲的影响的地区，然而一场"白色瘟疫"（肺结核）席卷摧残了这个时代。这是一个滥杀无辜的"杀手"——不分阶级、贫富、国界，而且势不可当，它是艾滋病流行之前笼罩在人类身上最大的阴影：身心俱疲的女主角，最后一次咯血、死亡——这些歌剧中才有的素材每天都在上演。绝望中，外科医生大步向前站了出来，勇敢地处理肺部空洞、败血症性病灶、腐烂破坏的肺、出血点和大量的有毒分泌物，这些分泌物足以淹死患者。在索尔布鲁赫方法应用之后，外科手术的主要工作变成了人工气胸、脓胸引流、胸腔充填术（将惰性物质塞入胸腔以促进肺塌陷，作为肺结核的治疗方法）、膈神经麻痹术、胸廓成形术，以及一些尝试性肺切除手术——虽历尽千辛万苦，但却挽救了无数生命（图 1.3）。

由于对控制分泌物缺少办法，呼吸衰竭的风险高，当时标准的麻醉方法是采用阿片类药物镇静，使用局麻药来进行表面麻醉、局部麻醉或区域神经阻滞麻醉，以便保留自主呼吸，避免丧失咳嗽和清理气道的能力。手术体位也更加重要，

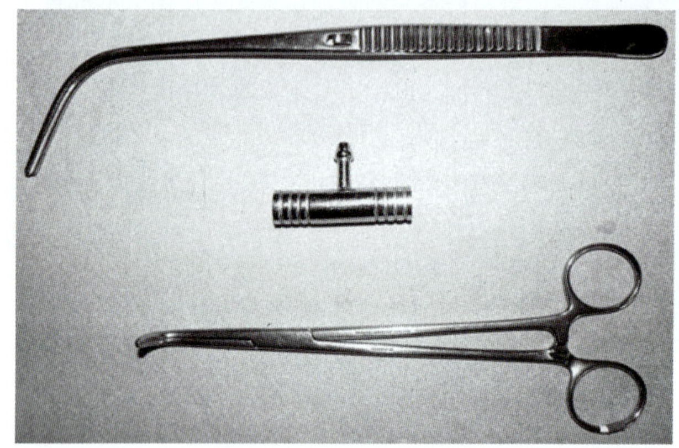

图 1.2　胸外科器械史上的经典器械

从上到下依次为：Krause 镊子、Ayre "T" 管，O'Shaugnessy 镊。

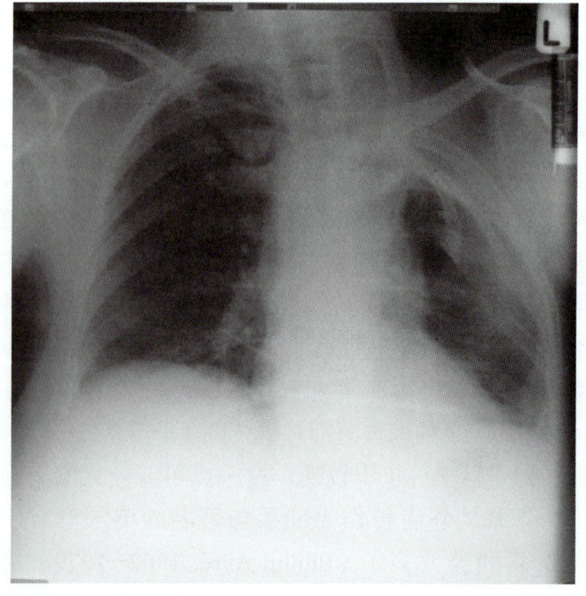

图 1.3　左侧胸廓成形术的胸部 X 线片，左上半胸肋骨切除促进左上叶塌陷治疗肺结核

Trendelenburg 体位是最有效地确保分泌物、血液和肺碎屑能够在重力作用下排出而不是流入非手术侧肺的体位。但是，对于肺结核或支气管扩张的恶病质和脓毒症患者，采用这种头低体位可能有致命风险，而相对来说俯卧位和半俯卧位则比较折衷。外科医生们逐渐习惯了通过后胸部外切口进行手术来游离肺组织，因此催生了后外切口开胸手术这一术式。但直到人们采用气管插管术这种不依赖于体位重力引流的方式解决分泌物问题时，肺、食管和心脏手术才更多地在胸外科领域开展起来。

随着这一时代的结束，麻醉医师（麻醉学专家的曙光即将来临）对氧化亚氮和除乙醚以外的几种挥发性麻醉药积累了丰富的经验，特别是氯仿和环丙烷。通气技术、气管插管和原始的支气管封堵技术，这些依赖于硬质支气管镜操作技巧的技术，也成为专家级的工具。还有些人甚至在肌肉松弛药出现之前就开始使用辅助通气技术。而支气管内导管、支气管封堵器的原型以及早期正压通气技术也已经就位，准备与箭毒这个新药一起迎接一个新的时代。

英国国王乔治六世（1895—1952）的左全肺切除术是这一转变的象征，可能没有什么能比这一事件更具象征意义。1951 年，外科医生克莱门特·普莱斯·托马斯爵士（Clement Price Thomas, 1893—1973）为其实施了肺癌手术，托马斯医生以自创的肺结核手术（袖状切除术）成名；麻醉医师是罗伯特·马克雷（R. Machray）博士，他自创了气管导管（但也时而使用 Thompson 支气管封堵器），滴定了二氢吗啡和哌替啶、氧化亚氮以及新药——箭毒。作为继任者，为解决术中通气相关问题的剂量，实习麻醉医生帕力斯特（William Pallister, 1926—2008）得到启发，发明了一种新的支气管导管，专门用于外科医师托马斯爵士的这类手术，以避免发生术中严重不良事件。（译者注：当时托马斯医生的成名手术肺袖状切除术很容易切断那时使用的单腔支气管导管的套囊，因为肌肉松弛药不常使用，套囊破裂会导致吸入麻醉泄漏，患者的麻醉变浅，咳嗽影响手术。）托马斯医生后来也患上了肺癌，并接受了手术，当时还不知道吸烟是导致肺癌的病因，而其实肺癌发病机制有很大程度的人为因素。

肺癌手术

第二次世界大战后随着公共卫生的逐渐进步，发达国家中肺结核病的危害逐渐减少，变成了罕见病，而肺癌肺切除术成为主要的手术类型。最受大家欢迎的麻醉方法是使用挥发性麻醉药实施全身麻醉，氟烷、肺隔离技术（通常使用双腔管）、肌肉松弛药走上舞台，在 20 世纪 50 年代脊髓灰质炎大流行之后，人们使用越来越精密的呼吸机来实施正压通气。当时的学者在获得了这些科学工具后，开始研究和认识到单肺通气麻醉引起的病理生理变化。

总的来说，当时的进展包括对肺的生理学有了更好的理解，外科手术有哪些限制、缺点及肺的可切除性如何，患者承受手术的能力以及对术后生存质量的影响有了更多关注。既往在表面麻醉下用克劳斯镊子通过硬质支气管镜插入支气管封堵器来测试肺切除术耐受性的粗陋办法也最终被摒弃！麻醉医生除了要维护好自己传统的技艺，还需要获得一些床边诊疗的专业知识，能通过简单的肺功能测试（肺活量测定法）评估出特定患者是否发生呼吸衰竭的可能性。同时期，使用呼吸机支持以及术后护理资源进行长期康复支持的基础和理念已经形成，对手术相关的死亡原因的预测有了认识，即是由于肺癌手术切除过多的肺组织造成的二氧化碳潴留或右心衰竭，同时临床实践中遇到败血症和肾功能衰竭通常预示着不良结局。

随着塑料技术、光纤诊断设备、手术设备的进步，以及计算机技术在麻醉监测技术和性能方面的提升，人们的工作模式也随之更新迭代。外科手术正进入一个以患者需求为中心，扩大癌症切除极限的时代。这样就需要动用更大的资源来加强术后护理水平。

尽管这些进步是真正的创新，但其中也充满了风险。回顾当时：脉搏血氧饱和度还处于实验室阶段，尚未普遍使用，呼气末二氧化碳监测还没发明，手术决策取决于血气分析和一些简单的、缓慢的自动化诊断系统，以及偶尔才在实验室外使用的 Swan-Ganz 漂浮导管。

呼吸衰竭手术

呼吸衰竭手术包括肺移植术和肺气肿的治疗（慢性支气管炎的比例在发达国家已经相当高）。气管支气管疾病的诊疗技术取得进步，但这些技术仅能在具有体外循环技术资质的单位开展。

原位肺移植术早在 1963 年就已经在一些小的医疗机构进行尝试，但长期存活的肺移植案例直到 20 年后才真正取得成功（1986）。虽然有新型免疫抑制药的功劳，但最主要的工作要归功于库珀医生

（Joel Cooper）领导的多伦多团队，他们不仅解决了既往在治疗百草枯中毒、常规使用皮质类固醇治疗气道疾病、气管支气管裂开和再植入等方面遇到的问题，还将肺保存技术运用于心脏死亡供体，并完成了其从实验室到临床、再到目前胸部器官移植学科健康发展的最后一步。

随后的肺减容手术，是由同一团队推动，肺减容术曾经只是对旧知识的重温而非里程碑式的进步，但在麻醉学领域却总结出不少宝贵的经验。例如在学习处理肺气肿病理生理学的过程中，发现正压通气会带来不利，以至于预防和治疗动态过度充气（即正压通气造成的“呼吸叠加”），和一百年前防止“摆动呼吸”一样，也成了大问题。

肺隔离技术

实现单肺通气有三种方法：支气管封堵器、支气管导管和双腔气管导管。前两者在同一时期就有设想和原型，1931 年，盖尔（Gale）和沃特斯（Waters）为全肺切除术患者进行了对侧支气管插管，克拉福德（Crafoord）和马吉尔（Magill）是最早发明支气管封堵器的人。双腔气管导管则是后来发展起来的，其概念来自于卡伦（Carlens）导管，当时主要用于支气管肺活量测定的研究、评估和调查。

最早的双腔管是红色橡胶材质，几年后，出现了各种改良样式，例如左、右侧型双腔管、隆凸钩、右肺上叶侧孔、远端的充气套囊、红色橡胶套囊和乳胶套囊、网罩等。

支气管封堵器的故事

支气管封堵器是在天才医生伊凡·马吉尔（Ivan Magill, 1888—1986）的构想下产生的，经过一些小的改进后，支气管封堵成为了一线医生的主导技术，如前所述，它曾用于测试手术适应证。借助硬质支气管镜，支气管封堵器甚至可以准确地放置到最复杂的因肺结核导致的解剖扭曲的支气管中。当时最先进的是弗农·汤普森（Vernon Thompson, 1905—1995）支气管封堵器（图 1.4）。然而，到 20 世纪后半叶，由于技术门槛过高，仅有一小部分专业技能很强的专家能够掌握精准放置支气管封堵器的技术，其在胸科麻醉中的首选地位丧失了，取而代之的是更加简便易用的支气管导管和适用面更广的双腔气管导管。直到 21 世纪，随着塑料技术和光纤技术的革命，支气管封堵器才重新焕发活力，诸如“Univent”、Arndt 和 Cohen 等支气管封堵器取得了快速的成功。

支气管导管的故事

半个世纪以来，气管导管经过麻醉医师的不断改进，形式上发生了非常明显的变化。例如马克雷（Machray）导管，是一根长的单套囊气管导管，需以插管型支气管镜作为引导，直视下置入左主支气管（图 1.5）。伊凡·马吉尔医生定义了支气管导管，并提出借助硬质镜插入支气管导管的方法，此法的特点是哪怕是在最扭曲的气道中，也有利于精确放置导管，而且与支气管封堵器只能在气管导管之外或者旁边使用相比，支气管导管可以保留更大的通气口径。左侧型的支气管导管有麦金托什·莱瑟代尔（Macintosh-Leatherdale）管和布朗普顿·帕利斯特（Brompton-Pallister）管这两种，右侧型的有戈登·格林（Gordon-Green）管，都是被实践证明并长期在临床使用的。

双腔气管导管的故事

不同于其他类型的肺隔离器材，双腔管与其说是发明出来的，还不如说是为了单肺通气和麻醉的目的不断改进和筛选出来的。双腔管的原型，特别是埃里克·卡伦斯（1908—1990）的原型最早是用于生理学研究目的，其通气管腔模型曾尝试使用同轴模式或前后排列的模式，而弗兰克·罗伯特肖（Frank Robertshaw, 1918—1991）的双腔管模型

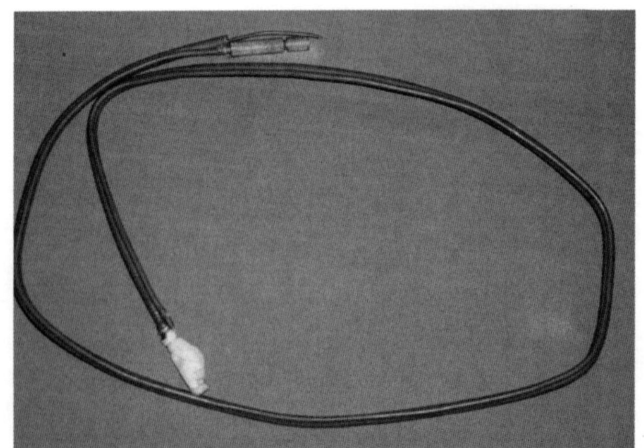

图 1.4 弗农·汤普森支气管封堵器（1943 年前后）

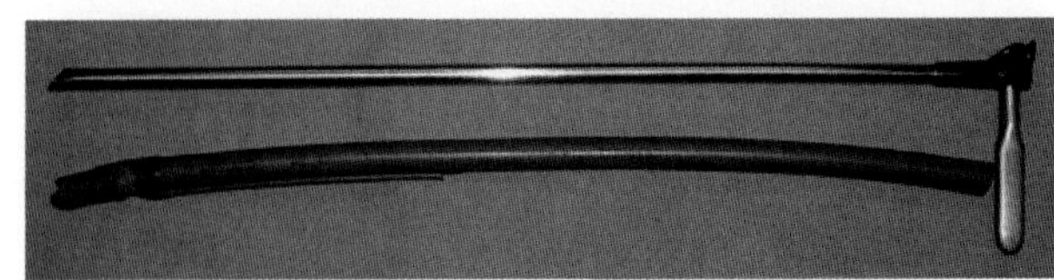

图 1.5 马克雷支气管导管以及插管型支气管镜

则采用并排通气管腔设计、符合人体解剖形状和尺寸范围，并且具有通气阻力更低等特性。随后，塑料制的双腔管和一次性材料制品的肺隔离工具（如 Sheridan、Broncho-Cath 导管）的出现，替代了既往那些过时的红色橡胶制品。右支双腔气管导管其实是在戈登·格林支气管导管的基础上发明的，其侧孔凹槽设计是最有效的右上肺叶通气装置，其效果主要取决于红色橡胶套囊的特性（图 1.6）。

随着塑料工艺和光纤技术的发展，纤维支气管镜越来越小型化、精细化、实用化，人们可以更加娴熟地运用这项技术，以前那种“盲”放肺隔离装置的方法是否还有存在必要也引起了讨论。纤维支气管镜逐步取代了硬质支气管镜作为肺隔离和支气管插管的首选辅助工具，尽管主要原因是这种先进的方法比既往完全依赖临床经验和观察技能的方式更加安全，但其在现代医学教学上体现出来的作用却无可比拟，有着压倒性优势。

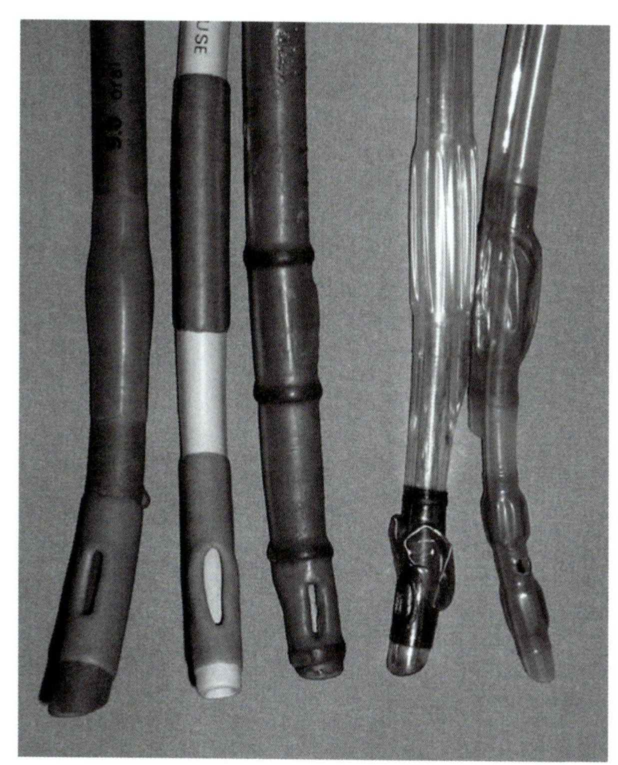

图 1.6　含有右上叶通气侧孔凹槽的导管

从左到右依次是：Gordon-Green 支气管导管、Robertshaw 双腔管、Carlens（怀特型）双腔管、Broncho-Cath 双腔导管和 Portex 双腔管的原型。

胸科内镜的起源

古老的吞剑表演早已证明了将硬质器械插入食管的可行性。1895 年，有人首次尝试通过气管切口插入内镜，然后试图快速进行气管内操作，不过由于近端照明的距离有限未能成功。谢瓦利埃·杰克逊（Chevalier Jackson，1865—1958）虽然不是胸科内镜的创始者，但他无疑是采用远程照明系统的先驱者和第一位内镜操作大师，他成功借助内镜完成了异物清除术，这一点无人能及（图 1.7）。是他将吞剑表演这门危险的艺术转化成为科学工具用于食管和气管支气管树的诊治，是他确立了相应的诊治规范，确立了能够顺利实现硬镜插入食管或气管的颈部体位：虽然现代气道工具的活动性很好，几乎不需要用到这项技术。

目前，硬质气管镜检查的适应证有异物清除术和支架置入术，但曾几何时，硬质支气管镜检查对于手术评估、支气管造影、诊断、插入肺隔离装置、术后肺灌洗和治疗支气管胸膜瘘都是必不可少的。在小心应用表面麻醉、区域麻醉和环甲膜穿刺等局部麻醉下，可顺利实施硬质镜，伦敦威斯敏斯特麻醉教授杰弗里·奥根（Geoffrey Organe，1908—1989），自己尝试在局麻下实施了硬质镜检查，他说这次经历“比去看牙医更愉快”。

因为胸腔粘连的原因，以前试图制造人工气胸的尝试经常失败，直到 1913 年，瑞典外科医生汉斯·克里斯蒂安·雅各布斯（Hans Christian Jacobaeus）报道了使用改良的膀胱镜伸入胸腔进行检查，并使用第二个入口伸入探头和烧灼器械，以处理顽固性粘连。不难看出这其实孕育着胸腔镜的概念。

气管支气管狭窄

随着技术进步，目前已可使用生物学方法重建气管，但哺乳动物气管支气管树先天缺乏血供，手术之后的组织愈合充满挑战，在长期努力后我们才达到如今的成果。气管切除和修复的时代是由麻省总医院胸外科主任爱马仕·格里罗（Hermes Grillo，1923—2006）主导的。期间，还流行过气管成形术和硅类替代物，都颇具挑战，这也是麻醉工作注重的方向之一。随着支架技术的发展，从食管狭窄支架的经验中派生出气管支架，在 20 世纪末气管支架已经普遍应用，硅类植入物也逐渐被一系列惰性可塑性自膨胀材料（如镍钛合金）所取代，这些材料大大降低了麻醉方面的挑战。

食管外科

食管外科是胸外科的一个发展分支，在很多国家这两者是紧密联系为一体的，直到 20 世纪后期，当然这种联系主要是技术层面的共通，例如二者都

Fbdy.768 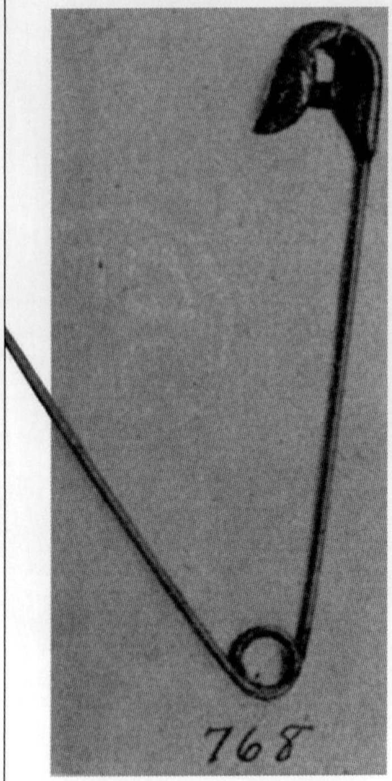	15 岁	安全销打开	右主支气管，3 周
Fbdy.786 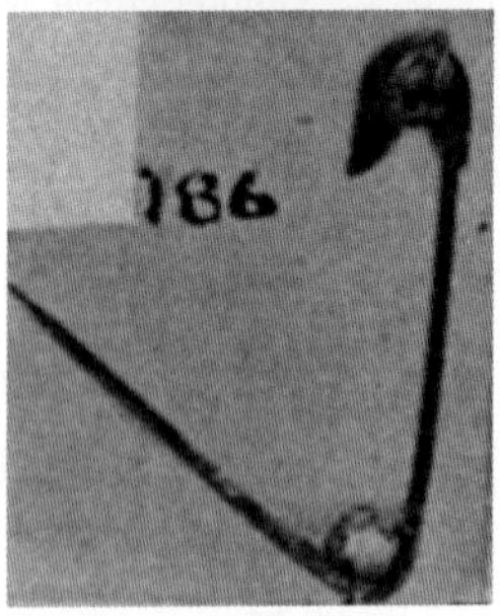	4 岁	安全销打开	喉头，指向上，3 天
Fbdy.794 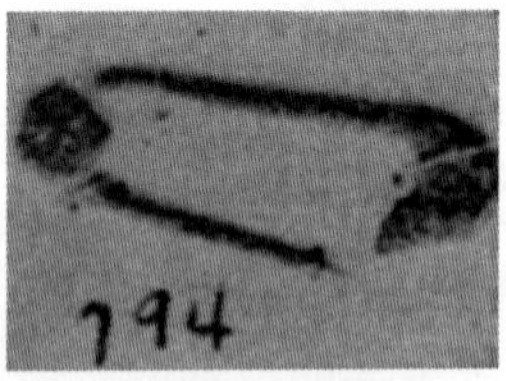	18 岁	安全销打开	右下叶支气管，指向上，1 年 10 个月

图 1.7　通过硬支气管镜从气道中取出的一系列安全针

摘自 Jackson C. 气道和食道中的异物。1923 年支气管镜门诊 631 号至 1155 号病例的图表经验。

要求实施肺隔离麻醉。现在不少国家的食管外科已经从胸外科当中独立出来，成为胸外科领地之外的一个独立学科。食管癌、贲门失弛缓症和食管裂孔疝，不但是外科手术的难点，同时外科营养也很困难，而现在已经有了侵袭性很小的微创手术来进行治疗。

正如肺切除术的早期发展模式一样，早期食管外科的发展也是以小规模发展为基础的，经过系列探索，人们发现了这种手术的益处。1913 年，弗兰兹 · 托雷克（Franz Torek, 1861—1938）在纽约成功实施了 1 例经胸食管切除术，患者术后存活了 13 年，这一案例是食管外科发展的标志，其麻醉医师是卡尔 · 艾格斯（Carl Eggers, 1879—1957），他通过一根丝织气管插管给一个自主呼吸的患者实施了乙醚麻醉。到了 1941 年，世界上已经有 58 个患者实施了此种手术，其中 17 例存活。

镇痛

现代镇痛药可以追溯到古柯叶、罂粟和柳树皮，使用途径除吞食和吸入以外，还有皮下注射。局部麻醉的发展路径则是脊髓注射（1898）、肋间神经阻滞（1906）、椎旁注射（1906）和硬膜外注射（1921）。

经历过胸廓成形术的患者回忆，由于当时几乎没有人愿意冒全身麻醉的风险，术中是清醒的，导致手术的后期胸腔重置阶段，他们可以听到肋骨断裂的声音。1912 年，休・莫里斯顿・戴维斯（Hugh Morriston Davies, 1879—1965）在英国首次采用了马吉尔的技术实施了麻醉，包括阿片类药物的预先用药、锁骨上臂丛神经阻滞、肋间神经阻滞、皮肤切口处和铺巾夹点的皮肤浸润，以及肩胛下浸润含肾上腺素的局麻稀释液。艾尔弗雷德・李（J Alfred Lee, 1906—1989）（经典书籍《麻醉概要》的作者，1947 年第 1 版）陈述了局部麻醉相对于全身麻醉的优势：可降低疾病播散的风险，保留咳嗽反射以更好地清除分泌物，由于患者不受全身麻醉药物影响所以会更快康复，从而对护理的需求更少，且消除了乙醚麻醉存在的爆炸风险。

椎旁阻滞，由塞尔海姆（Sellheim）首先提出，后来被用于缓解手术疼痛以及开胸术后神经痛的治疗，甚至用于不明原因的心绞痛和胸痛。蛛网膜下腔阻滞在胸部手术中也有一段时期在应用，但“高位”阻滞是一种高风险技术，可导致难以控制的低血压和呼吸抑制。而硬膜外麻醉则受限于医院的条件、大剂量单次注射时药物的毒性、血流动力学崩溃的风险，以及较短的作用时效等因素。直到有了小直径的硬膜外导管，围手术期连续硬膜外镇痛才真正实现，并且推动了术后呼吸功能的改善。

减轻疼痛和减少手术相关的负面影响也有关联，人们认识到镇痛可能有更大的益处。新理念认为镇痛技术有助于手术的愈合，可改善感受，保持胃肠功能，改善吻合口血流，并促进合并症的管理。

小结

外科学的发展和进步都是有章可循的，在胸外科学：通常是由疾病、社会学、知识进步，以及治疗学推动的，而麻醉学的发展则更多是以药物、材料和技术推动的。随着历史的发展，人们对学科的认识也在提高。

当下，慎用挥发性麻醉药物已经是胸科麻醉的特点之一，微创手术将是胸外科的发展方向，随着一次性医疗耗材的广泛应用，手术室内原本用于外科消毒的一些设备将会逐渐消失。然而，院内感染还将有一定的发病率，就像石棉肺相关的胸膜肺疾病曾经流行但仍未灭绝那样，因为“病原体”已经不会像 20 世纪那样容易被封禁。肥胖症作为一种新的流行病将会得势。外科手术在肺癌治疗中仍占主导地位。结核病出现了一种新的抗药性，让人担心历史会重演吗？不少国家，特别是非洲和苏联的一些国家，存在着一些隐藏在流行人群中的抗药性肺结核。有些人目前正在考虑重新审视和修订早期的一些外科技术（如胸廓成形术），加入到未来科目中，以便应对这种最可预测和最具威胁性的微生物疾病，也许未来会对胸科麻醉和医疗保健系统产生影响。

拓展阅读

[1] Ellis H. The pneumonectomy of George VI. In: Operations that made history. London: Greenwich Medical Media; 1996. p. 123–30.

[2] Hurt R. The history of cardiothoracic surgery from early times. New York: Parthenon; 1996.

[3] Jackson C. Foreign bodies in the air and food passages. Trans Am Laryngol Rhinol Otol Soc. 1923.

[4] Jackson C, Jackson CL. Bronchoesophagology. Philadelphia: WB Saunders; 1950.

[5] Lee JA. Anaesthesia for thoracic surgery. In: A synopsis of anaesthesia. 3rd ed. Bristol: John Wright; 1955. p. 386–402.

[6] Maltby JR, editor. Notable names in anaesthesia. London: Royal Society of Medicine; 1998.

[7] Mushin WW, editor. Thoracic anaesthesia. Philadelphia: FA Davis; 1963.

[8] Mushin WW, Rendell-Baker L, editors. The principles of thoracic anaesthesia: past and present. Oxford: Blackwell Scientific; 1953.

[9] Sellors TH. Surgery of the thorax. London: Constable; 1933.

第二部分

围术期评估

第 2 章　胸科手术麻醉前评估

Peter Slinger 和 Gail Darling　著
苗　青　译　王　委　校

要点

- 所有进行肺切除的患者均应从三个方面对呼吸功能进行术前评估：肺机械功能、肺实质功能和心肺储备（呼吸评估的“三足凳”）。
- 进行肺切除手术后，通常可以在手术室内对具有足够预计术后呼吸功能的患者，在其“清醒、温暖和舒适（AWaC-alert, warm, and comfortable）”的前提下，停止麻醉并拔管。
- 冠心病患者非心脏胸科手术的术前检查和治疗比较复杂。需要与外科医生、心内科医生和患者协商制定个性化策略。建议进行心肌灌注成像和超声心动图检查。
- 老年患者在进行大范围肺切除术后，心血管事件的并发症发生率较高，尤其是心律失常。术前运动能力是预测老年患者开胸术后预后的最佳指标。
- 在评估恶性肿瘤患者时，必须考虑与癌症相关的“四个 M”：肿瘤肿块效应（mass effects）、代谢效应 (metabolic effects)、转移 (metastases) 和药物治疗 (medications)。
- 围术期的干预措施已被证明可以降低胸部手术高危患者呼吸系统并发症的发生率，包括戒烟、物理治疗和胸段硬膜外镇痛。

引言

胸科麻醉涵盖了肺、气道和其他胸腔内结构的多种诊断和治疗。随着接受非心脏胸科手术的患者群体发生了变化，管理这些患者所需的麻醉技术也随之改变。20 世纪初，胸科手术主要用于感染性疾病（肺脓肿、支气管扩张、脓胸等）。虽然这些病例仍然存在于抗生素后时代的手术中，但现在最常见的手术适应证与恶性肿瘤（肺、食管和纵隔）有关。此外，在过去的 20 年里，肺移植和肺减容等技术的发展，开启了终末期肺部疾病的外科治疗。

麻醉管理、外科技术和围手术期护理方面的最新进展扩大了可手术患者的范围。本章主要关注癌症患者肺切除术的麻醉前评估。然而，所描述的基本内容适用于其他类型的非恶性肺切除和其他胸部手术的术前评估。主要区别在于，恶性肿瘤患者，由于病灶切除前任何时间的耽搁都会有癌症进一步扩散的风险，在其他检查 / 治疗之前取消或延迟手术的风险 / 收益比较为复杂。癌症手术从来无法实现完全“择期”。

“可切除”肺癌患者的疾病范围仍然是局部或局部区域的，可以纳入合理的手术程序。所谓“可手术”的患者，是指能够耐受手术风险的人。麻醉医师不是看门人。通常情况下，麻醉医师的职能不是评估这些患者是否需要手术。在大多数情况下，麻醉医师将在从胸科门诊或家庭医生转诊到外科医生转接链的末端为患者评估。每个阶段，都应该对手术的风险和收益进行讨论。麻醉医师有责任通过术前评估来识别高风险患者，然后使用该风险评估进行围手术期分层管理，并将资源集中在高危患者以改善其预后（图 2.1）。这是麻醉前评估的主要作用。然而，在某些情况下，麻醉医师被要求提供他 / 她的意见，以确定特定的高危患者是否能耐受特定的手术。这可能发生在术前，也可能发生在术中，当手术结果表明计划中的手术，如肺叶切除术可能需要更大范围的切除。如全肺切除术。因此，麻醉医师必须在手术前全面了解患者状况，并掌握肺切除手术的病理生理学。关于这些患者的短期（<6 周）预后的研究相对较少。然而，这方面的研究目前非常活跃，有几项研究可以用来指导围手术期的麻醉管理，改善预后。

现在，胸科医生正在接受培训以开展：肺袖状切除术或节段切除术等“保留肺”的切除手术、使用电视辅助胸腔镜手术（video-assisted thoracoscopic surgery, VATS）和机器人手术等微创技术进行切除。

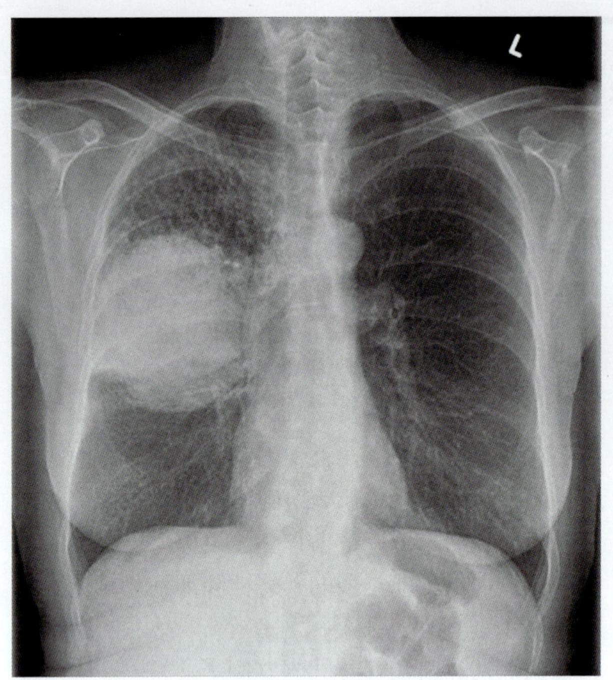

图 2.1　右上叶癌患者胸片，可能行肺叶或全肺切除术。该患者术前麻醉评估的目的是对患者的风险进行分层，并找出可以设法改善围术期结果的因素

术后呼吸功能已被证明与保留的功能性肺实质的数量成正比。为了评估肺功能受限的患者，麻醉医师除了常规的开胸肺叶切除术或全肺切除术外，还必须了解这些新的手术选择。

开胸手术前评估包括完整的麻醉评估：既往史、过敏史、药物服用史、上呼吸道评估等。本章将集中介绍除标准麻醉评估外，麻醉医师管理胸科手术患者所需的其他信息。麻醉评估的实践模式已经演变为先在门诊对患者进行评估，而不是由实际实施麻醉的工作人员进行评估。患者与负责的麻醉医师的实际接触可能仅在诱导前 10~15min。有必要将术前评估方法组织和标准化为两个不相交的阶段：初始（临床）评估和最终（入院日）评估。每项评估都有一些至关重要的要素，我们将对这些要素进行描述。

呼吸功能评估

胸外科患者围手术期发病率和死亡率的主要原因是呼吸系统并发症。有 15%~20% 的患者，发生严重的呼吸系统并发症，如肺不张、肺炎和呼吸衰竭，占预期死亡率的 3%~4%。有 10%~15% 的患者，将发生心脏并发症，如心律失常、缺血等。肺叶切除术后并发症的结果列于表 2.1。麻醉医师的首要任务是评估术后肺部并发症的风险。

呼吸功能的最佳评估来自于患者生活质量和详细病史。所有肺切除的患者术前都应该进行简单肺活量基线测定，以测量第 1 秒内用力呼气量（FEV1）和用力肺活量（FVC）（图 2.2）。简单便携式肺活量计是可用的，它可以很容易地在门诊或床边使用，进行测量（图 2.3）。需要肺功能的客观指标来指导麻醉管理，并提供一种易于在医疗团队成员之间传递的信息。虽然前期已经花费了大量的精力试图找到一种单一的呼吸功能测试，该测试具有足够的敏感性和特异性来预测所有肺切除术患者的预后。现在很明显，任何一项测试都无法做到这一点。必须从这三个相关但基本上独立的领域：呼吸力学、肺实质功能和心肺相互作用来评估每个患者的呼吸功能才有意义。这些可以被认为是细胞外

表 2.1　肺叶切除术后并发症

	胸腔镜手术	开胸手术	*P* 值
n	10 173	30 886	
死亡率	1.6%	2.3%	0.06
住院时间	5（3~8）	7（5~9）	<0.001
任何并发症	46.5%	50.4%	0.003
肺炎	7.3%	8.2%	0.17
脓胸	0.8%	1.4%	0.007
室上性心律失常	13.7%	17.9%	<0.0001
肺栓塞	0.6%	1.0%	0.018
心肌梗死	0.3%	0.7%	0.01

保罗，等. 数据来源于全国住院患者数据样本库。

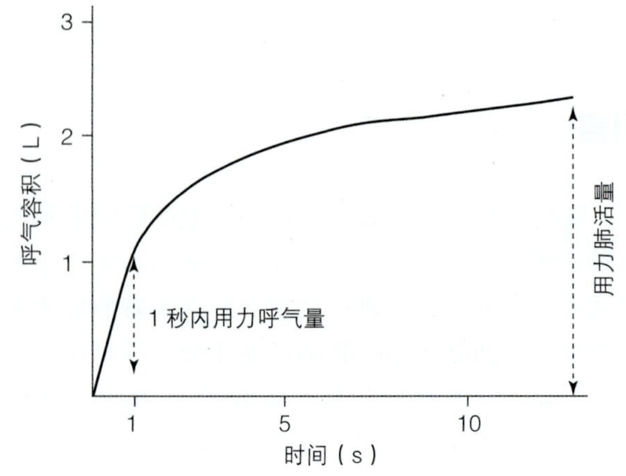

图 2.2　所有肺切除术患者都应该进行肺活量测定，以评估 1s 内用力呼气量（FEV1），然后根据患者的年龄、性别和身高进行校正，给出正常预测值的百分比（FEV1%）

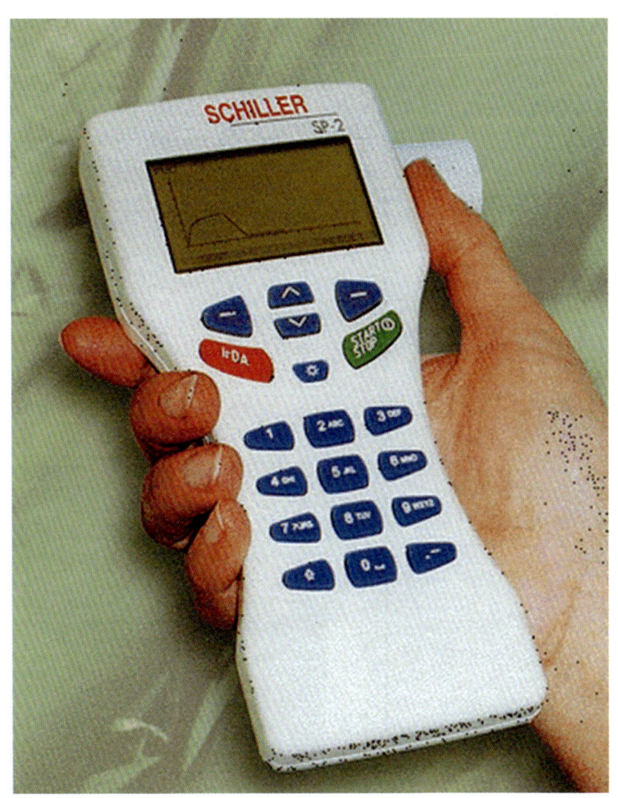

图 2.3　便携、手持式肺活量计，它可以很容易地在术前评估门诊或床边使用，以测量用力呼气流量和呼气量

呼吸的基本功能单位，大气中的氧气①进入肺泡，②进入血液，③进入组织（与二氧化碳的排出过程相反）。

肺机械功能

多项呼吸力学和容量指标与开胸术后转归相关：第 1 秒用力呼气量（FEV1）、用力肺活量（FVC）、最大通气量（MVV）和残气量 / 总肺活量（RV/TLC）。对于术前评估，这些值应始终表示为根据年龄、性别和身高校正的预测值的百分比（例如，FEV1%）。其中，对开胸术后呼吸系统并发症最有效的单项测试是术后 FEV1 预计值（ppoFEV1%），其计算公式为：

术后 ppoFEV1%= 术前 FEV1%×（1−% 切除功能肺组织 /100）

一种评估功能性肺组织百分比的方法是基于计算切除的肺功能亚段的数量（图 2.4）。Nakahara 等发现 ppoFEV1>40% 的患者术后无呼吸系统并发症或仅有轻微并发症。主要呼吸系统并发症仅见于 ppoFEV1<40% 的亚组（但并非该亚组中所有患者均发生呼吸系统并发症），10/10 例 ppoFEV1<30% 的患者需要术后机械通气支持。这些关键阈值

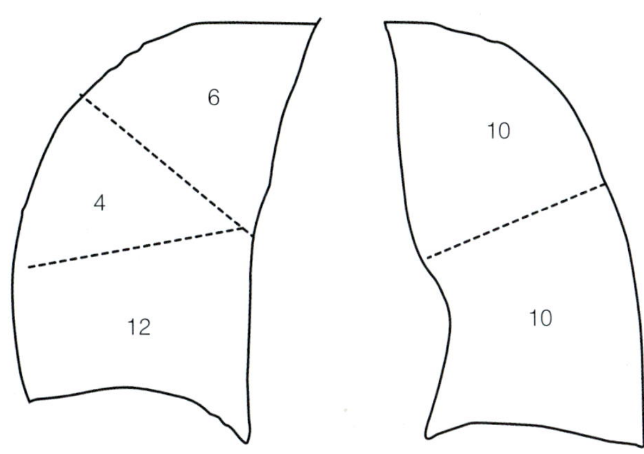

图 2.4　每个肺叶的亚段数被用来计算预计的术后肺功能（PPO）。例如，右下肺叶切除术后，术前 FEV1（或 DLCO）为正常的 70% 的患者预计 ppoFEV1=70%×（1−29/100）=50%

ppoFEV1 值分别为 40% 和 30% 在管理患者时非常有用。图 2.4 的模式可能过于复杂，简单地将右上叶和中叶合并约等于其他三叶，右肺比左肺大 10%。Nakahara 的这些数据来自 20 世纪 80 年代的研究，最近的进展，如改善术后镇痛，降低了高危（ppoFEV1<30%）组的并发症发生率。微创胸科手术的发展也使得传统上被认为更高风险的患者可以安全地进行肺切除。

然而，ppoFEV1≤40% 仍可作为麻醉医师识别高危患者的参考值。在这些患者的各种病史、身体状况和实验室检查中，ppoFEV1 是并发症的最重要的独立预测因素。自从 Nakahara 最初发表论文以来的 30 年，在不同人群中的重复试验一直支持使用 ppoFEV1<40% 作为增加风险的阈值，ppoFEV1<30% 作为高风险的阈值。

在某些情况下，ppoFEV1<40% 的患者可以在可接受的发病率和死亡率的情况下进行手术。Linden 等报道了 100 例 ppoFEV1<35% 的癌症患者行肺切除术，仅有 1 例死亡，并发症发生率为 36%，可能是这些患者都接受了 VATS 手术和胸段硬膜外镇痛。作者提出了可接受切除的绝对下限为 ppoFEV1<20%。应该认识到的是，这份报道来自一个胸科手术量非常大的中心，肺癌的手术结果与手术量有关。手术量大的医院的并发症和死亡率（分别为 20% 和 3%）约为手术量少的医院的一半（44% 和 6%）。然而，目前大多数机构在不使用胸段硬膜外镇痛的情况下进行 VATS 手术。

由于几个原因，术后实际测量的 FEV1 与 ppoFEV1 不同。首先，无法预见术中胸壁和残余

肺段的实际创伤。大多数患者术后即刻 FEV1 值将低于 ppoFEV1，这些值将在 6 个月内改善。其次，肺气肿患者往往会对残余肺叶产生压缩作用，如果切除过度膨胀的肺叶，实际 FEV1 可能会大于 ppoFEV1。已证明术后实际 FEV1 比 ppoFEV1 能更好地预测预后；然而，术前无法获得实际术后 FEV1。

以往，术后 FEV1 的绝对预测值用来评估患者。建议将 ppoFEV1 的绝对限值（如 0.8L）作为可接受切除的下限。然而，肺功能测试的绝对值没有考虑到胸科手术患者体型差异。一名 80 岁，身高 5 英尺（152cm）的男性，FEV1 绝对值为 1L 是正常的（占预测值的 100%），但一名 50 岁，身高 6 英尺（183cm）的男性，FEV1 绝对值为 1L，则是严重异常的（占预测值的 24%）。重要的是要始终将患者的肺活量测定结果解读为其正常预测值的百分比。

呼吸并发症风险增加（ppoFEV1<40%）的患者应在肺功能实验室进行全面的肺功能测试，其中包括肺容量和气道阻力的评估（图 2.5）。这些检查比 FEV1/FVC 比值更敏感，可以用于阻塞性和限制性肺疾病临床鉴别诊断。这也允许在双肺和单肺通气期间根据肺病理生理个性化进行机械通气设置来优化术中管理。测量肺体积有两种基本方法：不溶性气体稀释法和体积描记法（图 2.6）。体积描记是肺功能实验室常用的测量肺体积的方法，已在很大程

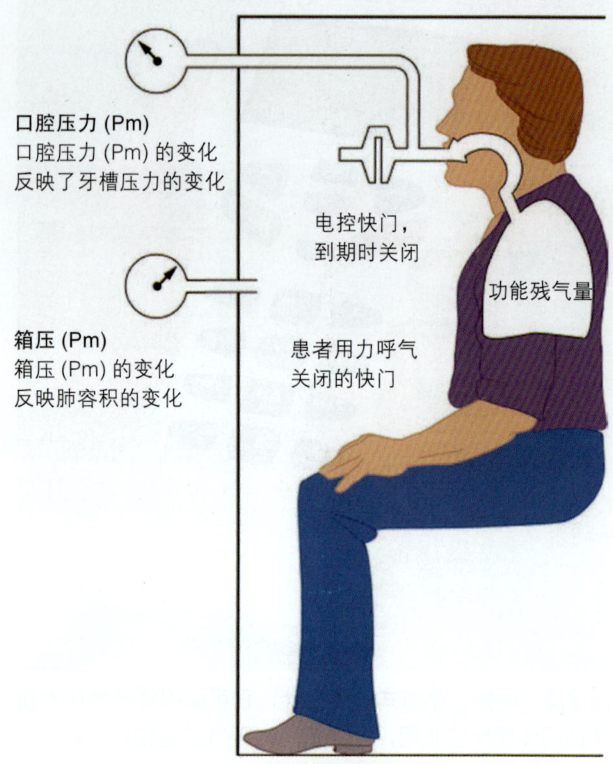

图 2.6　通常在患者坐在密封箱中的情况下，用全身容积描记仪测量肺体积。肺容积可以根据气道和箱体压力的变化来计算，因为箱体的体积是已知的

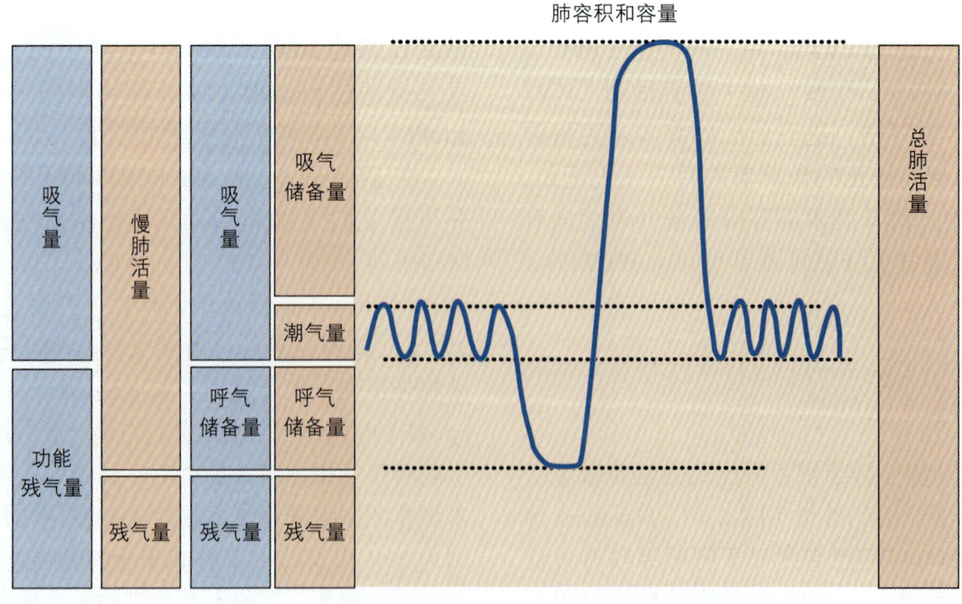

图 2.5　完整的肺功能测试将提供有关肺容积和容量的数据，以区分阻塞性和限制性疾病。测量关闭体积和关闭容量需要不溶性气体冲洗技术，不包括在常规肺功能测试中。然而，对封闭量和 FRC 之间的可变关系以及麻醉对 FRC 的影响的认识对于麻醉医师理解麻醉期间发生的气体交换的变化是至关重要的（参考 Lumb AB，Nunn's Applied Respiratory Physiology，7thed，p.58，Churchill Livingston Elsevier，Philadelphia，2010）

度上取代了不溶性气体稀释技术。两种技术测量的肺体积之间的差异（体积描记 - 稀释）可以用来估计肺内大疱的体积。以前，最大呼吸量也被用来评估接受肺切除术的患者。这项简单的测试是在肺结核的肺切除术时代使用的，现已被现代肺活量测定法所取代。

肺实质功能

在呼吸过程中，空气在肺血管床和肺泡之间交换氧气和二氧化碳的能力与肺将空气机械输送到远端气道一样重要，动脉血气数据（如 PaO_2<60mmHg 或 $PaCO_2$>45mmHg）被用作肺切除术的临界值。虽然在不符合这些标准癌症的患者中也完成了肺切除手术，但是它们作为风险增加的警告指标仍然有用。评估肺的气体交换能力最有效的指标是一氧化碳弥散能力（diffusing capacity for carbon monoxide, DLCO）。DLCO 反映肺泡 – 毛细血管界面总功能表面积。这种简单的非侵入性检验包含在大多数肺功能实验室的肺活量测定和体积测定法中，是围手术期发病率和死亡率的有效预测因素。校正后的 DLCO 可用于计算切除后（PPO）值，计算方法与 FEV1 相同（图 2.7）。ppoDLCO 预计值小于 40% 与呼吸和心脏并发症的增加相关，并且在很大程度上独立于 FEV1。国家肺气肿治疗试验显示，术前 FEV1 或 DLCO<20% 的患者围术期死亡率极高。这些可以被认为是与成功结果相容的绝对最小值。完整的肺功能测试结束后会生成一份报告以供参考。

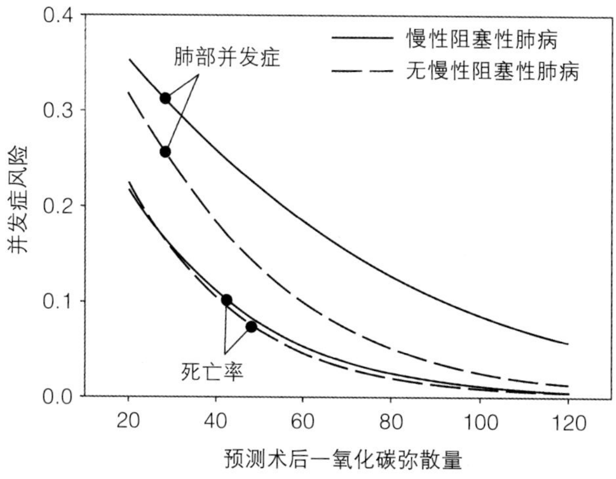

图 2.7　有（实线）和无（虚线）慢性阻塞性肺病（COPD）患者，肺部并发症（上线）或死亡率（下线）风险与术后预测一氧化碳弥散量（ppoDLCO%）的回归线。请注意，当 ppoDLCO 降至 40% 的阈值以下时，发病率和死亡率都会急剧增加（经允许转载自弗格森和维格内斯瓦兰）

通常 >12 个测试结果（图 2.8）。在这些结果中，麻醉医师用来评估围术期风险的两个最有效的检测是预测的 FEV1 和 DLCO 的百分比。在评估肺切除患者时，两数值（ppoFEV1 或 ppoDLCO）中较低的一个应作为风险评估的指导。

心肺相互作用

最后，也是最重要的呼吸功能评估是对心肺相互作用的评估。目前实验室运动测试是评估心肺功能的“金标准”，而最大耗氧量（VO_{2max}）是最有用的预测开胸术后预后的指标。测试在自行车测功机或跑步机上进行。静息测量时间为 3~5min。首先需进行 3min 的无负荷骑行作为热身。工作负载以允许在 8~12min 内达到最大工作容量的设计速率递增。测试将继续进行。

症状受限（例如，严重呼吸困难）或者出现心律失常（例如，严重的 ECG 异常），或达到最大预测心率的时间点将停止测试。预计最大摄氧量是基于患者的年龄、性别和身高。对于久坐不动的男性，预计最大摄氧量 (ml/min)=[身高 (cm)− 年龄 (y)] × 20，即对于身高 170cm，体重 70kg 的 50 岁男性，预计最大摄氧量 =[(170−50) × 20]/70=34ml/(kg · min)。对于 50 岁、160cm 和 60kg 的久坐不动的女性，估计最大摄氧量 =[(160−50) × 14]/60=26ml/(kg · min)[相比之下，美国自行车手兰斯 · 阿姆斯特朗在 2005 年在运动实验室记录的最高摄氧量为 85ml/(kg · min)]。

如果术前最大摄氧量 <15ml(kg · min)，发病率和死亡率的风险极高。VO_{2max}>20ml/(kg · min) 的患者极少出现呼吸系统并发症。运动试验有助于区分呼吸或心脏原因从而导致运动耐量较差的患者（图 2.9）。在运动试验中测量的无氧阈值也被认为是术后并发症的预测因子。无氧阈值是乳酸开始在血液中积累并开始无氧代谢的运动水平。在未经训练的个体中，无氧阈值约为最大摄氧量的 55%，而在经过训练的运动员中，无氧阈值上升到 >80%。无氧阈值可以通过运动期间重复的血乳酸分析，或者通过二氧化碳产生超过初始呼吸商（二氧化碳产生与氧气消耗的比率，通常约为 0.8）的阈值来证明。AT<11ml/(kg · min) 被认为是增加风险的标志，但这还没有得到很好的验证。与 FEV1 和 DLCO 一样，VO_2 可以根据预测值进行校正。预测最大摄氧

测试内容			Pre BD		Post BD	
		Pred.val	Obs.	%Pred.val.	Obs.	%Pred.val.
总肺活量	(TLC), L	4.2	7.4	175	----	----
功能残气量	(FRC), L	2.6	6.2	239	----	----
吸气能力	(IC), L	1.6	1.2	74	----	----
功能肺活量	(VC), L	2.4	1.5	63	----	----
残气量	(RV), L	1.8	5.9	322	----	----
残气量 / 总肺活量	(RV/TLC), %	43	80	184	----	----
用力肺活量	(FVC), L	2.4	1.5	62	----	----
第 1 秒用力呼气量	(FEV1), L	1.7	0.6	34	----	----
第 1 秒用力呼气量 / 用力肺活量	(FEV1/FVC), %	71	39	55	----	----
最大呼气量 @50% 功能肺活量	(V50), L/s	2.4	0.17	7	----	----
最大呼气量 @25% 功能肺活量	(V25), L/s	1.2	0.07	6	----	----
中呼气量 @25%~75%	(FEF 25~75), L/s	2.0	0.2	12	----	----
气道阻力	(Raw), $cmH_2O/(L \cdot s)$	0.7	2.5	387		
最大通气量	(MVV), L/min	50	----	----	正常限值	
肺弥散能力	(DLCO), ml/(min·mmHg)	12.6	7.5	59		
来自肺扩弥散能力 VA@BTPS	(VA@BTPS), L	4.2	2.5	60		

注：%Pred。超出正常限制时，值为粗体（除原始值和 DLCO 值之外的所有值）。

图 2.8 严重肺气肿患者的肺功能化验报告复印件。在这份报告中的 15 个不同结果中，突出显示的 2 个结果是预计 FEV1 和 DLCO 的百分比，这是麻醉医生评估患者是否可能行肺切除术的最有用的测试。这名患者在测试前立即服用了支气管扩张药，因此没有重复通常的支气管扩张药后（Post BD）测试。Pred. val.= 根据患者的年龄、性别和身高进行校正的预测值。Obs.= 患者的测量结果。VA= 来自 DLCO 的 TLC 的单次呼吸稀释估计值

量 <60% 被认为是增加风险的阈值；然而，预测最大摄氧量百分比并没有显示出比最大摄氧量绝对值更有用的术后预后预测指标。

完整的实验室运动测试很耗时，且费用昂贵。将其用作所有肺切除术患者的术前常规评估，不符合成本效益。几种替代方法已被证明是开胸手术前评估有效的替代试验。患者 6min 步行试验（6MWT）行走的距离与最大摄氧量有很好的相关性，并且只需要很少的或不需要实验室设备（图 2.10）。对于中度或重度 COPD 患者，6MWT 距离可以通过除以数字 30 来估计最大摄氧量 [即 600m 距离相当于最大摄氧量 600/30=20ml/(kg · min)]。

6MWT 已经成为最有效的低技术运动能力评估手段。在一系列肺叶切除术患者中，术前 6MWT<500m（近似最大摄氧量 =17ml/kg）的患者术后并发症发生率（61% vs. 37%）明显高于 6MWT>500m 的患者。

一些中心还评估运动期间血氧饱和度（SpO_2）的下降情况。在运动过程中 SpO_2 下降 >4% 的患者（爬楼梯 2~3 层或等值），发病率和死亡率增加。术后运动能力也可以根据切除的功能性肺组织的量来估计（见图 2.4）。$ppoVO_{2max}$<10ml/(kg · min) 可视为肺切除术的禁忌证。在一个小样本研究中，最大 $ppoVO_2$<10ml/(kg·min) 的患者死亡率为 100%（3/3）。

对门诊患者来说，传统的、仍然有用的检查是爬楼梯。爬楼梯可按照患者自己的步调但需持续进行，记录一次爬楼梯的楼层数。对于“楼层”没有确切的定义，但是 20 步，6 英寸是一个经常出现的数值。攀登五个楼层的能力与最大摄氧量 >20ml/(kg · min) 相关，攀登两个楼层对应的最大耗氧量（VO_{2max}）为 12ml/(kg · min)。患者不能爬两个楼层是极高的风险。肺切除后，右室功能障碍的程度似乎与功能肺血管床切除的数量成正比。这种功能障碍的确切病因和持续时间尚不清楚。静息状态下，血流动力学问题的临床证据较少，但当患者运动导致肺血管压力升高、心输出量受限，并且没有通常在运动时看到的肺血管阻力正常下降时，这一问题的临床证据就非常明显。

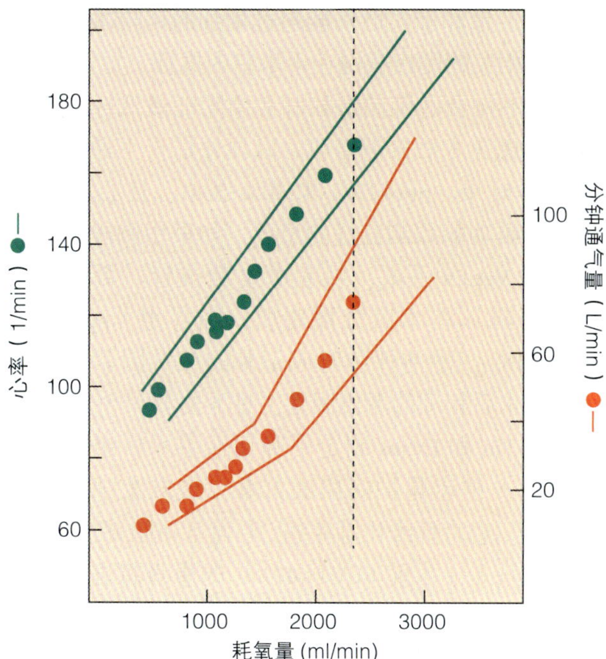

图 2.9 正常心肺运动试验结果。随着患者运动，氧耗量的增加（水平轴）与心率（绿色圆点，左侧垂直轴）和分钟通气量（VE，橙色圆点，右侧垂直轴）绘制成曲线图。心率和通气量的正常反应在绿色和橙色线之间。垂直虚线是根据年龄预测的正常上限。以运动受限为主要心脏原因的患者会表现出运动时心率的过度增加。主要呼吸受限的患者将表现出不成比例的通气增加。患有肺血管疾病的患者会出现心率和通气反应异常（经 Pearson GF 许可转载，Thoracic Surgery 3rd. Ed.2008，Elsevier，Philadelphia，PA）

区域肺功能

预测肺切除后肺功能可通过区域肺显像评估手术前肺或肺叶的功能。如果要切除的肺区是无功能或功能最低的区域，则可以对术后功能的预测进行相应的修正。这对全肺切除患者特别有效，对于任何术前 FEV1 和（或）DLCO<80%（即 PPO<40% 预测值）的潜在全肺切除患者，应该进行区域肺功能成像。局部肺功能成像可通过三种技术进行：放射性核素肺通气 / 灌注（V/Q）扫描、肺定量 CT 扫描或三维动态灌注磁共振成像（MRI）。

肺通气 / 灌注扫描是金标准。吸入放射性标记的不溶性气体（通常是氙气 -133）后，通过扫描来评估通气区域。静脉注射放射性标记颗粒（通常是 ^{99m}Tc 大聚集白蛋白），随后通过扫描在肺毛细血管中被捕获的放射性标记颗粒来评估局部肺灌注（图 2.11）。术后实际肺功能与术前 V/Q 扫描的 FEV1（r=0.92）、DLCO（r=0.90）和 VO_{2max}（r=0.85）的预测值高度相关。全肺切除术后的预测值比肺叶切

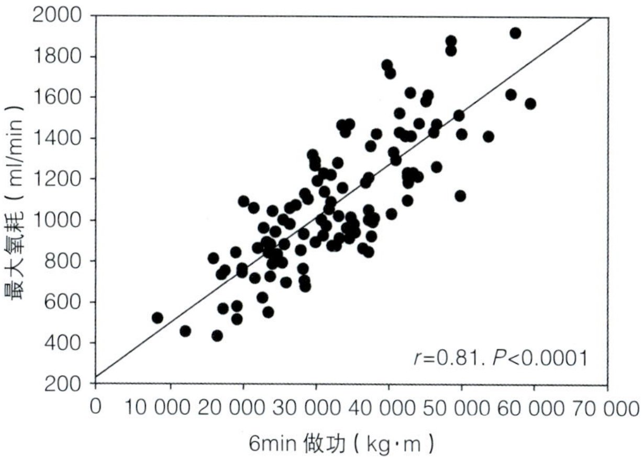

图 2.10 在 6min 步行试验中，中度或重度 COPD 患者的最大耗氧量 VO_2（ml/min）与 6min 做功（$6M_{WORK}$）有很强的相关性。功 = 行驶距离 × 重量（kg）。一个 70kg 重的患者步行 450m 做了 31 500kg · m 的工作，这与估计的最大摄氧量 1100ml/min[或 16ml/（kg · min）] 相关。最大摄氧量可以通过将 6min 除以 30 次 [即 450m/30=15ml/(kg · min)] 进行简单估计（经 Carter 等许可转载）

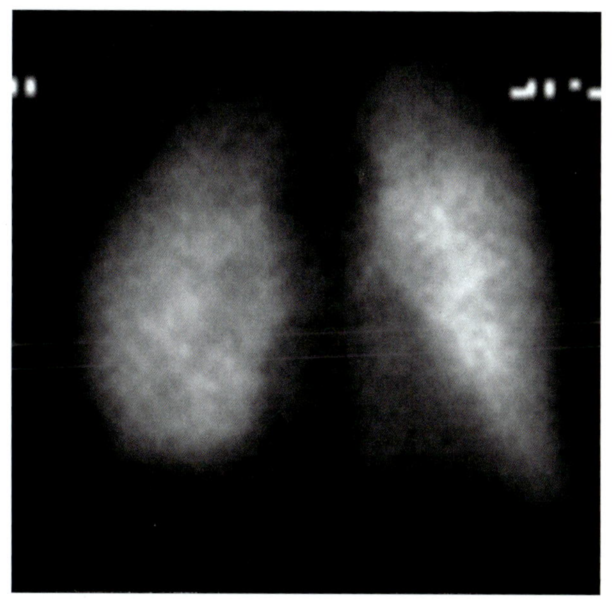

图 2.11 右肺肿瘤患者的灌注扫描正在评估是否可能行全肺切除术。右肺灌注（图中左侧）为 37%，左肺为 63%。术前预计 FEV1=74%，DLCO=70%。根据切除节段的解剖数目，预测术后（PPO）FEV1= 74 × 22/42=39%，ppoDLCO=70 × 22/42=37%。用局部肺显像预测术后危险度，ppoFEV1=74 × 0.63=47%，ppoDLCO=70 × 0.63=44%，均高于围手术期风险增加阈值

除术后的预测值更准确。如果通气和灌注扫描结果之间存在差异，最好使用以下结果将较大比例的通气或灌注归因于病变肺，以评估术后肺功能。

定量 CT 肺部扫描可以用来估计切除后的值。每个 CT 切面都量化了正常肺实质、肺气肿和肺不张的区域。每个肺叶或肺的贡献可以根据正常肺实质的体积来估计，然后用来预测术后的肺功能。定量 CT 主要集中在通气区域，对预测肺叶切除术后的值比全肺切除术后的值更准确。术后 FEV1 和 DLCO 预测值与 V/Q 扫描结果相当，但对最大摄氧量的准确性较差。这是一种比 V/Q 扫描更新的技术，需要特殊的专业成像知识。然而，由于大多数肺切除患者术前常规进行 CT 扫描，因此定量 CT 肺部扫描可能会更容易获得。

动态 MRI 通过估计区域肺血容量来评估区域血流量。这是三种技术中最新的一种，目前并未得到广泛应用。术后 FEV1 的预测值和实际值之间有很高的相关性。它还没有用来评估预测 DLCO 或 VO_2 最大值。

单侧肺功能

研究已经描述了多种方法来尝试和模拟术后呼吸状况，方法包括术前用双腔导管或支气管阻塞管，单侧隔绝肺或肺叶和（或）肺动脉气囊阻塞肺或肺叶动脉。这些试验还没有显示出在肺切除患者中普遍采用的足够的预测有效性。Lewis 等结果显示，在一组 COPD（ppoFEV1<40%）行全肺切除术的患者中，肺动脉阻断时肺血管压力无明显变化，但右心室射血分数和心输出量下降。在这些患者中，超声心动图可能提供比血管压力监测更有用的信息。大多数中心的单侧肺功能研究已经被涉及肺活量、DLCO、运动耐量和局部肺功能成像的综合评估所取代。

联合呼吸功能测试

没有单一的呼吸功能测试显示作为唯一的术前评估具有足够的有效性。在手术前，应该对每个患者的肺力学、实质功能和心肺相互作用这三个方面的呼吸功能进行评估。这三方面肺功能方面形成了“三足凳”，这是开胸前呼吸测试的基础（图 2.12）。三足凳可以用来指导术中和术后的处理（图 2.13），以及术中需要切除比预期的更大范围时改变手术计划。如果患者 ppoFEV1>40%，且清醒、温暖和舒适的（“AWaC”）前提下，可以在手术结束时在手术室拔管（“AWaC”），ppoFEV1<40% 的患者通常约占胸科手术总人数的 1/4。如果 ppoFEV1>30%，且运动耐量和肺实质功能超过增加的风险阈值，则应根据相关的医疗状况在手术室内拔管。

在不符合心肺储备和肺实质功能最低标准的患者应考虑在术后分期撤机，以便评估自主通气氧耗增加的效果。ppoFEV1 为 20%~30%，且心肺功能和肺实质功能预测良好的患者，如采用胸段硬膜外镇痛或 VATS 手术，可考虑早期拔管。否则，这些患者应该在术后分期脱机。临界组（ppoFEV1 30%~40%），术前评估时应记录的相关因素和疾病将成为术后管理的考虑因素（见下文）。

Jordan 和 Evans 制定了肺切除手术后患者有计划地进入重症监护病房的方案。该方案中，年龄 ≥70 岁、患有纤维化肺疾病、心血管风险评估阳性、肺功能较差（术前 FEV1<47%）的患者将进入重症监护病房。其他人去恢复室，然后去有监护的病房。

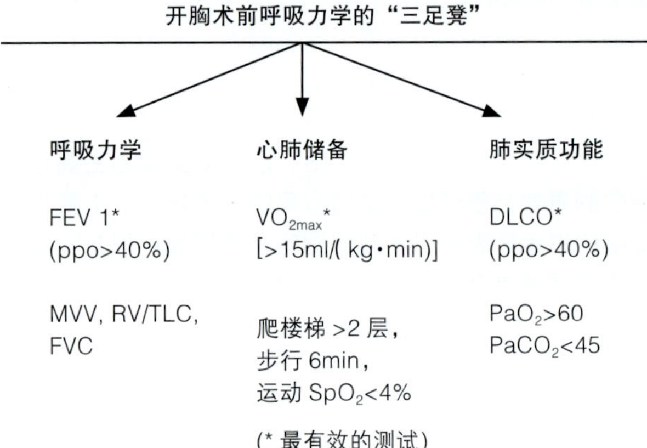

图 2.12 开胸术前呼吸评估的“三条腿凳”包括对每个患者的肺机械功能、肺实质功能和心肺相互作用的评估。每个区域中最有效的测试用 * 表示。括号中是风险增加的阈值。ppo. 术后预测值，以患者正常值的百分比表示

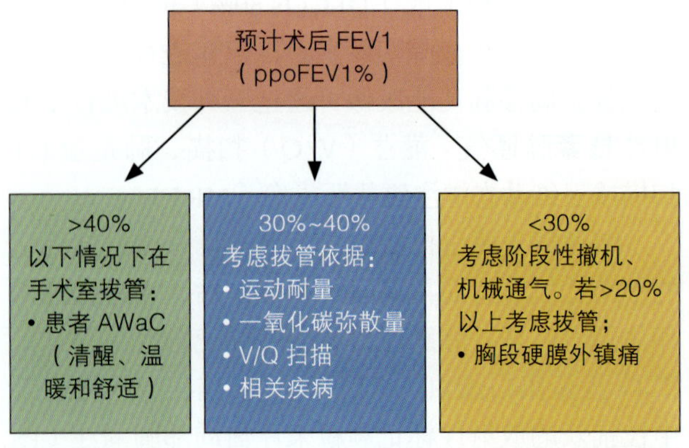

图 2.13 根据术前评估和术中切除的功能性肺组织量指导的麻醉管理

合并症

心脏病

心脏并发症是胸外科患者围术期发病率和死亡率的第二大常见原因。最常见的心脏主要并发症是心肌缺血 / 梗死、心律失常和心力衰竭。已经研发了几个方案来预测围术期的总体心脏风险（表 2.2）。改良的心脏风险评分是针对所有非心脏手术患者的评分。

表 2.2 改良的术前心脏危险指数与胸腔手术的心脏危险指数的比较

改良心脏危险指数（RCRI）	分数	胸部手术 RCRI	分数
高危手术（所有大的胸部手术）	1	全肺切除	1.5
冠心病	1	冠心病	1.5
充血性心力衰竭	1		
脑血管病	1	脑血管病	1.5
糖尿病需要胰岛素治疗	1		
血肌酐 >2mg/ml（>177 μmol/L）	1	血肌酐 >2mg/ml（>177 μmol/L）	1

基于 Licker 等的研究。

RCRI：0~1 分 = 低危死亡率（0.8%）；2 分 = 中危（2.4%）；>2 分 = 高危（5.4%）；

胸部手术 RCRI：0 分 = 低危（<5%）；1~1.5 分 = 中危（5%~10%）；≥ 2 分 = 高危（11%~20%）。

改良的胸腔手术的心脏风险评分是专门为胸外科患者制定的。然而，这两个分数在前瞻性研究中的预测能力并不高。这些风险指数的开发时间和实际的前瞻性临床研究之间总是有几年时间的延迟。他们在前瞻性研究中缺乏准确性，部分原因可能是心脏患者群潜在特征的不断演变，也可能是防治严重的心血管并发症方面的手段在快速进步。

术前接受血管紧张素转换酶抑制药或血管紧张素Ⅱ受体阻滞药治疗的患者，如果在手术前 24h 内继续服用这些药物，术后心血管并发症的风险会增加。

心肌缺血

由于大多数肺切除患者有吸烟史，他们已经有一个冠心病的危险因素（其他因素包括男性、遗传、糖尿病、肥胖、高血压和高胆固醇）。就围手术期心肌缺血而言，择期肺切除手术被认为是“中等风险”的手术。总体记录的开胸术后心肌缺血的发生率为 5%，高峰出现在术后 2~3d。除了标准的病史、体格检查和心电图，对所有开胸患者来说，进一步的常规心脏检查似乎并不划算。美国心脏病学会和美国心脏协会已经开发了术前心脏检查的指南。这些指南适用于所有患者，并不局限于胸科手术患者。基于这些建议的简化算法如图 2.14 所示。

具有增加患者心脏风险的预测因素有（稳定性心绞痛、糖尿病等）。心功能较好的人在胸部手术前不需要进一步的心脏检查。对于中风险且心功能较差的患者应该在静息和负荷期间进行心肌灌注的无创性测试。静息和负荷时心肌灌注的评估可以通过核医学（Tc、Sestamibi 或铊注射）或经胸超声心动图进行。这种心脏负荷可以通过运动或者通过注射冠状动脉血管扩张药（双嘧达莫）或肌力调节药（多巴酚丁胺）来实现。根据血管外科研究的结果推断，血流灌注正常或可逆灌注区域小于 20% 的患者可以继续手术，而无需进一步的心脏检查。

对于心肌灌注试验有较大可逆性的患者，诊断和治疗途径不太清楚。标准建议是进行心导管介入术。然而，在个别情况下，如果患者可能不能切除肿瘤，可以先进行创伤较小的诊断检查（如支气管内超声或纵隔镜检查）。或者，可以考虑在围手术期血流动力学严格控制的情况下进行肺切除术，目前对于围术期冠脉干预是否能改善结局尚无定论。这些患者围手术期使用 β 受体阻滞药是否明智值得商榷。β 受体阻滞药可降低围术期心脏风险，但增加卒中风险。除了围术期外，有长期服用 β 受体阻滞药适应证的患者应该在围术期继续使用这些药物，许多胸外科患者都有反应性气道疾病，β 受体阻滞药可能会加剧这些疾病。β 受体阻滞药的使用应遵循特定的血流动力学适应证。

对于需要冠状动脉造影的患者，可能需要在肺部手术之前或同时进行血管成形术，无论是否进行支架植入或冠状动脉旁路移植手术（见第 40 章）。在血管造影之前，让心脏介入科医生了解患者的诊断和围术期情况是非常重要的。如果放置裸金属支架，患者将需要 P2Y12 受体拮抗药（氯吡格雷、普拉格雷或替加瑞尔）和阿司匹林进行 4~6 周的双重抗血小板治疗，然后在术前停止服用 P2Y12 抑制药（并继续使用阿司匹林）。在某些情况下，在大的肺切除或其他胸部手术之前，这样的时间延迟是可接

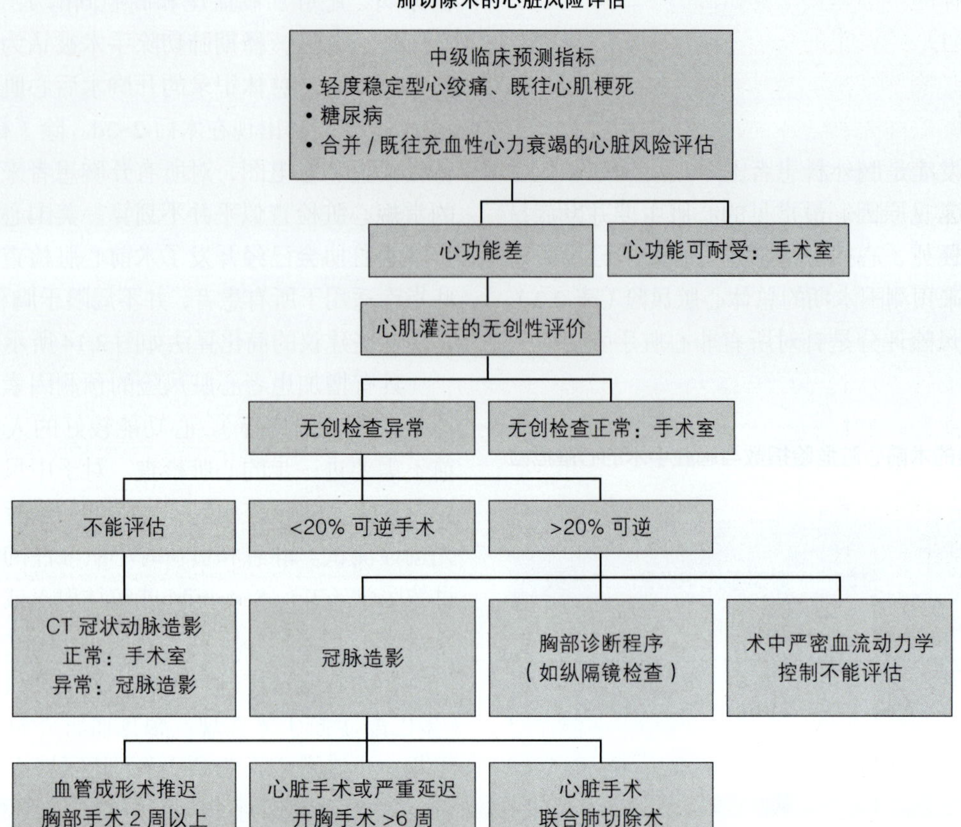

图 2.14 非心脏胸科手术前心脏风险评估算法（基于 Fleisher 等的）。一旦发现患者的非侵入性心肌灌注检测结果异常，选择最佳途径就变得复杂起来，需要与外科医生、心脏病学家和患者进行联合会诊

受的。然而，放置药物洗脱支架，前 6 个月停止双重抗血小板治疗，支架狭窄的风险（通常是致命的）是不可接受的。对于癌症手术来说，这通常是不可接受的延期。

心肌梗死后肺切除手术的时机选择十分困难。心梗发生后，对稳定的、经过充分检查和优化管理的患者来说将时间延迟限制在 4~6 周似乎是可行的。麻醉医师需要认识到，对于要进行肺手术的严重冠心病患者，术前评估和治疗方案变得非常复杂，考虑到每个单独病例的复杂性和当地诊断设备和人员的可用性，不能应用单一的评估方法。每一个这样的患者都需要由团队会诊来管理，其中包括胸外科医生、心脏病医生、麻醉医师以及患者和家人。本书第 40 章讨论了在冠状动脉或心脏瓣膜手术术前评估中发现意外肺部病变的患者的处理。

心律失常

本书第 56 章讨论开胸术后心律失常的处理。心律失常是肺切除术的常见并发症，使用动态心电图监测时，术后第一周内心律失常的发生率为 30%~50%。在这些心律失常中，60%~70% 为心房颤动。多个因素与心律失常发生率的增加有关；这些因素包括肺切除的范围（全肺切除 60% vs. 肺叶切除 40% vs. 开胸肺切除 30%）、心包内剥离、术中出血量以及患者的年龄。胸膜全肺切除术患者是一个高风险的群体。

开胸术后早期以下两个因素相互作用产生房性心律失常。

1. 由于永久性（肺切除）或一过性（肺不张、低氧血症）引起肺血管床阻力增加，并伴随右心的劳损。
2. 交感神经刺激和需氧量增加，术后第二天患者开始活动时最大。

在一些全肺切除术患者中，右心可能不能充分增加其输出量来缓解术后压力。经胸超声心动图研究表明，全肺切除患者右室收缩压在术后第 2 天增加，而在第 1 天则不增加，三尖瓣反流速度（TRJ）增加与开胸术后室上性心律失常有关。慢性阻塞性肺疾病患者在发生开胸术后心房颤动时，对药物的抵抗力更强，通常需要多种药物进行治疗。

各种各样的抗心律失常药物已被尝试用来降低肺切除后房性心律失常的发生率。其中最著名的是地高辛。已证明地高辛不能预防全肺切除或其他胸腔内手术后的心律失常。其他试图预防开胸术后心律失常的药物包括 β 受体阻滞药、维拉帕米和胺碘酮。所有这些药物都能降低胸部患者的心律失常。目前，美国胸科手术协会的共识声明建议已经服用的患者继续服用 β 受体阻滞药，对血清和（或）体内镁储备不足或耗尽的患者继续静脉注射镁。对于术后室上性心律失常的高危患者（肺叶切除术、全肺切除术、食管切除术等），应考虑地尔硫䓬或胺碘酮预防治疗。

在一项研究中，术后发生房性快速性心律失常的患者可以通过停止吸氧右心室的反应而在术后早期被识别出来。术后第 1 天，FiO_2 从 0.35 降至 0.21，右室舒张末压（RVEDP）明显升高，随后发生心律失常。局麻药联合胸段硬膜外镇痛（TEA）可降低心律失常的发生率和严重程度。这种效应可能是由于增加了心肌不应期，降低了心室舒张压，改善了心内膜 / 心外膜血流比率。

年龄

本书第 32 章讨论了老年开胸手术患者的围术期处理。肺切除手术没有最大年龄限制。在一个系列研究中，80—92 岁的一组患者的手术死亡率为 3%，这是一个可接受的数字。然而，预期呼吸道并发症的发生率（40%）是在年轻人群的 2 倍，心脏并发症（40%），特别是心律失常，几乎是年轻患者的 3 倍。当然，老年人群的长期（5 年）术后存活率较低。

老年人开胸手术应被认为是心脏并发症的高危手术，而心肺功能是术前评估的最重要部分。图 2.15 给出了一种用于胸外科老年患者心脏评估的算法。运动耐量似乎是老年人预后的主要决定因素。ACC/AHA 指南建议，有足够功能冠心病“中等”预测指标的患者不需要进一步的心脏评估。然而，这一建议不应推广到老年患者。ACC/AHA 指南用代谢当量定义“足够的功能容量”。

一个 MET 是基础静息能量输出，通常等同于 3.5ml/（kg・min）的耗氧量。四个 MER 相当于爬一段楼梯（表 2.3），这不代表老年患者接受大肺切除术的足够运动能力水平。作为最低限度的心脏检查，老年人应该做经胸超声心动图检查，以排除肺动脉高压。虽然老年人肺叶切除术的死亡率是可以接受的，但是全肺切除术的死亡率，尤其是右全肺切除术，风险很高。有冠心病中危指标的老年患者也应该进行无创性心肌灌注检测。老年人可以从术前增加运动能力的锻炼中受益。在一组接受肺癌手术的老年患者中，即使是短暂的，7d 的强化体能锻炼也被证明可以增加 6MWT，减少肺部并发症和住院时间。

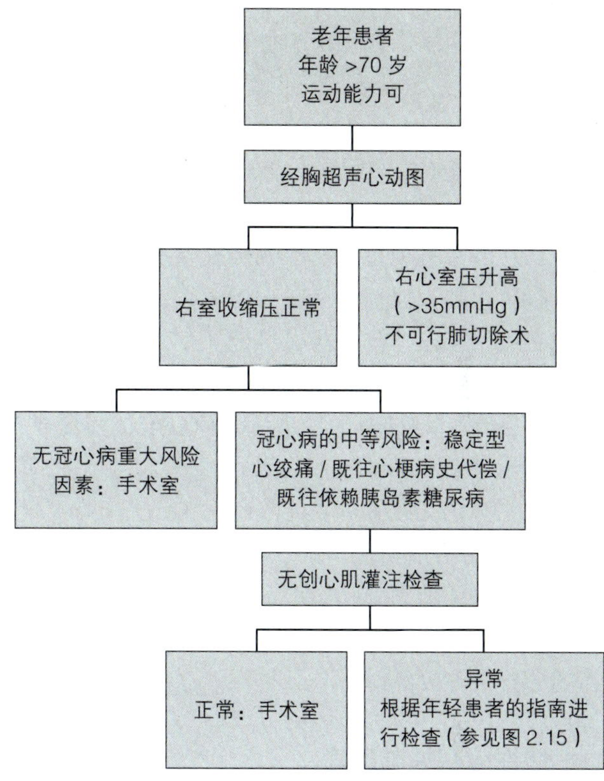

图 2.15　老年患者肺切除术前心脏检查的算法

表 2.3　各种活动的代谢当量（MET）能耗

活动	代谢当量
安静地坐着	1
步行一个街区	2
拉手风琴	2
攀登 1 层楼梯	4
性交[a]	6
保龄球[a]	8
冰球	8
跑 6 英里	10
越野滑雪比赛	14

MET. 基础氧耗 =3.5ml/(kg・min)。数据引自：Hlatky MA, et al. Am J Cardiol 1989; 64: 651–654; Fleisher et al. a Bowling and sexual intercourse are given fewer METS in some classifications: Ainsworth BA, et al. Med Sci Sports Exerc 1992; 25: 71–80.

肾功能不全

肺切除术后的肾功能不全与高死亡率有关。1994 年，Golledge 和 Goldstraw 报道说，在开胸手术后血清肌酐显著升高的患者中，胸部手术后肾损害的发生率为 24%，围术期死亡率为 19%（6/31），而那些没有表现出任何肾功能障碍的患者的死亡率为 0%（0/99）。幸运的是，石川等最近的一项研究表明，胸科手术后肾损伤的发生率（由急性肾损伤评分定义）已降至 6%，而与急性肾损伤相关的死亡率没有增加。Ahn 等在多变量分析中确定了与肾损伤风险升高相关的因素（表 2.4）。值得注意的是，在这项研究中，术中限液与术后肾功能不全没有相关性。在本系列研究中，非甾体抗炎药（NSAIDs）与肾损害无关，但在任何肾功能障碍风险增加的开胸患者中，非甾体抗炎药显然是一个令人担忧的问题。全肺切除患者因肾功能衰竭或术后肺水肿的高死亡率强调了对这些患者进行液体管理的重要性，并强调了密切和加强围术期监测的必要性，特别是那些服用利尿药或有肾功能障碍病史的患者。手术前透析或血清肌酐值 >2mg/dl（>175 μmol/L）的肾功能障碍，作为肺叶切除术后住院时间延长的预测因素的重要性在 2002—2006 年胸科外科学会数据库的分析中再次得到证实。

慢性阻塞性肺疾病

胸外科患者最常见的并发疾病是慢性阻塞性肺疾病（COPD），它包括三种疾病：肺气肿、外周气道疾病和慢性支气管炎。任何患者都可能有上述一种或全部症状，但主要的临床特征是呼气气流受限。对 COPD 严重程度的评估传统上是基于预测值的 FEV1%。美国胸科学会将预测 FEV1%>50% 分为 Ⅰ 期（这一类别以前包括“轻度”和“中度”COPD），Ⅱ 期 35%~50%，Ⅲ 期 <35%。在 >60 岁的Ⅲ期患者中，预期寿命可能不到 3 年。Ⅰ 期患者应该没有明显的呼吸困难、低氧血症或高碳酸血症，如果有这些症状，应该考虑其他原因。本文对慢性阻塞性肺疾病患者围术期的处理进行了全面的探讨。COPD 患者的围术期处理在第 31 章中有完整的论述。COPD 患者肺切除的术前评估尤其重要的是慢性二氧化碳潴留的评估，并开始治疗 COPD 的任何潜在的并发症。

表 2.4 与开胸术后肾损害风险增加相关的因素

1. 肾功能减退 + 术中羟乙基淀粉
2. 术前血管紧张素转换酶抑制药 / 血管紧张素受体阻滞药治疗
3. 全肺 / 食管切除术
4. 糖尿病
5. 脑血管病
6. 低血清白蛋白水平

二氧化碳潴留

许多Ⅱ或Ⅲ期 COPD 患者静息时 $PaCO_2$ 升高。无法根据病史、体检或肺功能测试来区分“二氧化碳潴留”和非潴留。这种二氧化碳潴留患者似乎更多地与无法通过增加所需的呼吸功（Wresp）维持正常 $PaCO_2$ 有关，而不是主要由于呼吸控制机制的改变。在这些患者中，当给予高 FiO_2 时，由于肺泡通气量的相对减少和肺泡死腔的增加，以及由于局部缺氧性肺血管收缩（HPV）减少，而将灌注从相对正常的 V/Q 匹配的肺区重新分配到非常低的 V/Q 比区域，因分流而导致的 $PaCO_2$ 升高，即霍尔丹效应。然而，术后必须给这些患者补充氧气，以防止与不可避免的功能残余容量（FRC）下降相关的低氧血症。应预见和监测随之而来的 $PaCO_2$ 上升。要在手术前识别这些患者，所有Ⅱ或Ⅲ期 COPD 患者都需要监测动脉血气。此外，如果术后需要机械通气，了解患者术前的基线 $PaCO_2$ 以指导撤机也是很重要的。

慢性阻塞性肺病的术前治疗

COPD 有四种可治疗的并发症，必须在术前评估时积极寻求并开始治疗。这些并发症是肺不张、支气管痉挛、呼吸道感染和肺水肿（表 2.5）。肺不张损害局部肺淋巴细胞和巨噬细胞功能，易受感染。在 COPD 存在的情况下，通过听诊诊断肺水肿可能非常困难，并且可能呈现异常的放射学分布（单侧、上叶等）。支气管高反应性可能是充血性衰竭的症

表 2.5 慢性阻塞性肺疾病患者麻醉前应处理的并发问题

问题	诊断方法
支气管痉挛	听诊
肺不张	胸片
感染史	痰分析
肺水肿听诊	胸片

状，也可能是可逆性气道阻塞的加重。所有 COPD 患者都应根据其症状接受最大限度的支气管扩张药治疗。只有 20%~25% 的 COPD 患者会对皮质类固醇有反应。对于交感神经和抗胆碱能支气管扩张药控制不良的患者，尝试使用皮质类固醇可能是有益的。目前尚不清楚皮质类固醇是否对 COPD 和哮喘同样有益，气道高反应性疾病的药物治疗在第 8 章中讨论。

物理治疗

COPD 患者如果术前开始强化胸部物理治疗，术后肺部并发症较少。在 COPD 患者中，痰多的患者从胸部物理治疗中获益最多。在可用的不同方式（咳嗽和深呼吸、用力肺活量测定、PEEP、CPAP 等）中，没有明确证据表明哪种方法更好。重要的因素是理疗的时间。家庭成员或非物理治疗医院的员工可以很容易地接受培训，以便在手术前进行有效的胸部物理治疗，这应该在手术前的初步评估时安排。即使是最严重的 COPD 患者，也有可能通过物理治疗来提高运动耐量。在一项小型研究中，8 名因肺功能差而拒绝接受肺切除术的患者参加了为期 4 周的肺康复计划。计划实施后，该组平均 6min 步行距离增加了 29%，平均 FEV1 增加了 5%。所有 8 名患者最后都接受了肺叶切除术，围手术期无任何死亡。综合 8~12 周的肺康复计划，包括物理治疗、运动、营养和教育，已经清楚地表明可以改善重症 COPD 患者的肺功能。这些较长的程序通常不是恶性肿瘤切除的选择，尽管对于重度 COPD 患者的非恶性切除，应该考虑康复治疗。最近提出试图在手术前增加患者运动能力的概念。在一项小型随机对照试验中，Morano 等对临界性肺功能（术前平均 FEV1 预测为 50%）的癌症患者，比较标准的术前胸部理疗和肺康复治疗 4 周后的肺切除效果。肺康复包括每周 5d、每次 1h 的训练，并包括间歇训练至最大容量的 80%。康复组 6MWT 距离显著增加（平均 425~475m，$P<0.05$），而对照组无明显变化，术后并发症和住院时间显著减少（7.8 vs. 12.2d，$P=0.04$）。

限制性肺疾病

限制性肺疾病生理学的特点是肺功能检查显示肺容量减少，但 1 秒用力呼气量与用力肺活量（FEV1/FVC）的比值保持不变。可由肺实质疾病（如间质性肺疾病）、影响胸膜或胸壁的外在问题（如胸腔积液、脊柱侧凸、严重肥胖）或引起呼吸肌无力的疾病（如重症肌无力、格林 – 巴利综合征）引起。

间质性肺疾病（ILDs）是一组间质性疾病，其特征是影响肺泡毛细血管单位的肺实质炎症和纤维化。它们通常通过肺对一氧化碳（DLCO）的弥散能力受损而与其他限制性肺部疾病区分开来。最常见的原因与职业或环境因素（如二氧化硅、石棉）、与药物有关的毒性（如博来霉素、胺碘酮）或辐射引起的肺损伤有关。然而，对于大部分患者来说，从来没有确定具体的病因。这些患者被大致归入特发性间质性肺炎（IIP）的诊断类别。IIP 有多个子类别，不幸的是，文献中的术语一直令人困惑和混淆。限制性肺病患者行肺切除术的术前风险评估应如上所述，评估 ppoFEV1、ppoDLCO 和运动能力。

在 IIP 的亚型中，与麻醉医师特别相关的是特发性肺纤维化（IPF），又称普通型间质性肺炎（UIP）。IPF 与其他类型的 IIP 的区别是基于临床和放射学结果的结合，还需要组织学证实。一项关于 IIP 患者非小细胞肺癌肺切除术的研究发现，IPF 组（$n=46$）和非 IPF 组（$n=57$）患者的短期和长期发病率和死亡率方面有显著差异。尽管术前和术中的其他危险因素相同，IPF 患者往往有较低的 FRC，而 FEV1/FRC 比率保持不变。IPF 患者 30d 死亡率（7%）高于非 IPF 患者（0%），5 年生存率较低：22% vs. 53%。IPF 患者在肺切除术中围术期肺损伤的风险似乎特别高。

肺动脉高压

胸外科肺动脉高压患者的处理在第 34 章中进行了详细的讨论。在一个系列研究中，279 例接受肺叶切除术的癌症患者中有 19 例出现肺动脉高压（术前经胸超声心动图右心室收缩压 >36mmHg）。尽管肺动脉高压组有增加发病率和死亡率的趋势，但样本较少无统计学意义。肺动脉高压不是胸科手术的禁忌证。

吸烟

术前戒烟 4 周以上的胸外科吸烟患者肺部并发症减少。如果停止吸烟超过 12h，碳氧血红蛋白浓度就会降低。对患者来说，术后避免吸烟是极其重要的。吸烟会导致长时间的组织缺氧。伤口组织氧分压与伤口愈合和抗感染能力密切相关。术前戒烟 >4 周的患者伤口愈合得到改善。如果患者在手术前戒烟时间较短（<8 周），肺部并发症不会反弹增加。

证据表明，胸外科患者被建议戒烟，戒烟时间越长，术后肺部并发症的风险降低就越明显。通过咨询和尼古丁替代计划，超过 50% 的患者 1 年内可以成功戒烟。

外科手术的类型

对于麻醉医生来说，了解计划手术的类型和范围是很重要的。全肺切除术是治疗肺癌的经典术式。如前所述，肺功能测试和通气 / 灌注扫描相结合对全肺切除患者术后肺功能和风险的预测是准确的。即使在老年患者中，使用这些术前预测标准，短期发病率和死亡率也是可以接受的。有人建议将术前最大氧耗量 20ml/（kg · min）作为全肺切除术患者可接受的下限。然而，现在人们认识到，许多患者在全肺切除术后的生活质量较差。正因如此，外科医生更倾向于采用保留肺叶的手术，如双叶切除术或支气管袖状肺叶切除术，以避免全肺切除术。在过去的 20 年里，全肺切除术在所有肺癌手术中占比已经从大约 20% 下降到了 5%。

在手术可行的情况下，双叶切除术是右全肺切除术的一种有用的替代手术。双叶切除术后的并发症发生率介于肺叶切除术和全肺切除术之间，而高位双叶切除术的并发症发生率低于低位双叶切除术。在高危病例中，肺癌的非解剖楔形切除也是一种可能。虽然治愈率低于解剖切除，但高危病例的短期发病率和死亡率较低。

微创胸腔镜手术（VATS）或机器人手术正迅速成为大多数肺切除术最常见的方法。普遍共识是，与开胸手术相比，采用 VATS 的患者并发症更少，术后疼痛也更少。ppoFEV1 或 ppoDLCO<40% 的高危患者经 VATS 肺叶切除术后的发病率和死亡率似乎明显低于开胸手术。开胸（*n*=167）或 VATS（*n*=173）接受肺叶切除术的匹配患者进行的非随机比较表明，增加风险的 ppoFEV1 阈值可以从开胸患者的 40% 降低到 VATS 患者的 30%（图 2.16）。无法确定 VATS 肺叶切除术后并发症的 ppoDLCO 下限（图 2.17）；然而，在这一人群中，ppoDLCO<40% 的患者很少。

术前评估的联合策略

目前已有几个多系统方案来评估围手术期风险和指导术前评估。美国外科医师学会开发了一个基于国家外科质量改进计划数据库（http：//riskcalculator.facs.org/RiskCalculator）的在线风险计

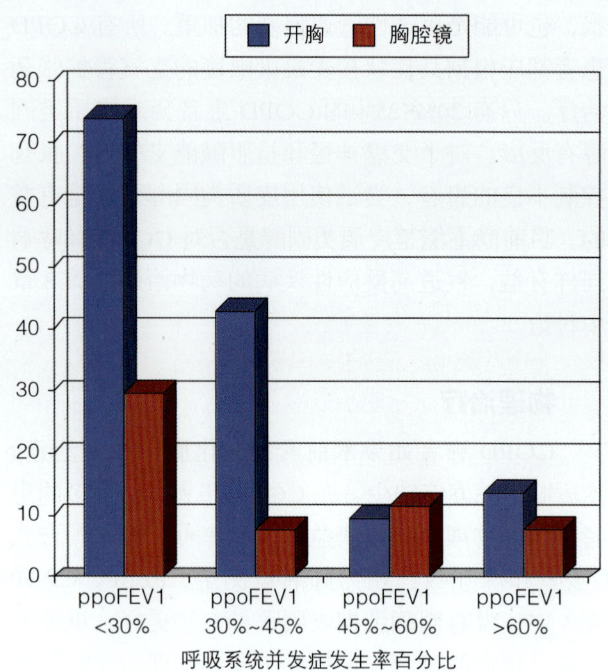

图 2.16 肺癌开胸与 VATS 肺叶切除术后呼吸系统并发症发生率的比较。ppo. 术后预测值。FEV1. 第 1 秒用力呼气量。这是一项非随机回顾性研究。风险增加的阈值可能已从开胸组的 <40% ppoFEV1 降至 VATS 组的 <30%（基于 Berry 等的数据）

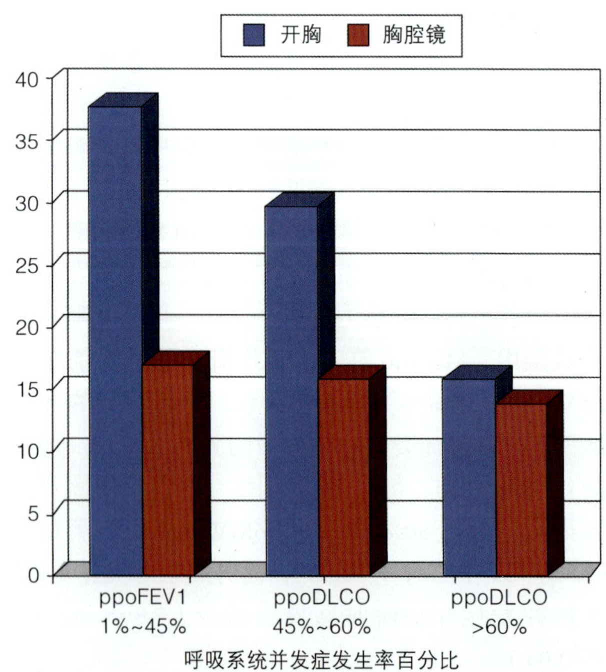

图 2.17 肺癌开胸与 VATS 肺叶切除术后呼吸系统并发症发生率的比较。ppo. 术后预测值。DLCO. 一氧化碳的扩散容量。这是一项非随机回顾性研究。在 60% 的 ppoDLCO 下，开胸手术的风险增加似乎有一个门槛。无法确定室上性心动过速手术的阈值；然而，在本研究中，ppoDLCO<40% 的患者寥寥无几（基于 Berry 等的数据）

算器。该计算器包括21个术前因素（人口统计学、合并症和手术）。它允许对以下项目的风险进行个性化评估死亡率和特定的主要并发症（图2.18）。虽然这一工具在向患者和家属解释特定手术的围术期风险方面非常有用，但它不允许对单个患者进行分层次的术前评估。图2.19提出了一种专用于肺癌手术患者的联合心肺算法。

胸部恶性肿瘤的围术期注意事项

大多数肺部大手术的患者都会有某种类型的恶性肿瘤。由于不同类型的胸部恶性肿瘤对手术和麻醉都有不同的影响，麻醉医生对这些癌症的表现和生物学特征有一定的了解是很重要的。到目前为止，最常见的肿瘤是肺癌。据估计，目前美国每年新增肺癌病例超过21万例。其中只有26%可以切除。然而，这意味着每年有超过55 000名患者可以接受潜在的根治性手术。1940−1970年期间存在一个吸烟高峰期，所以肺癌是目前北美男女癌症死亡的主要原因（图2.20）。在过去的十年中，由于吸烟率的降低，男性的肺癌死亡率略有下降，而女性的死亡率似乎趋于平稳。

肺癌大致分为小细胞肺癌（SCLC）和非小细胞肺癌（NSCLC），其中75%~80%为非小细胞肺癌。其他少见和侵袭性较低的肺部肿瘤包括类癌（典型和不典型）和腺样囊性癌。与肺癌相比，原发性胸膜肿瘤是罕见的。它们包括胸膜的孤立性纤维瘤(以前称为良性间皮瘤）和恶性胸膜间皮瘤（MPM）。接触石棉可能是高达80%的MPM的致病因素。剂量-反应关系并不总是明显的，即使是短暂的暴露也可能导致疾病。接触史通常很难获得，因为肿瘤临床表现前的潜伏期可能长达40~50年。

吸烟（包括原烟和二手烟）造成的肺癌约占所有肺癌的90%。肺癌的流行病学追随吸烟的流行病学大约有30年的滞后时间。其他环境原因包括石

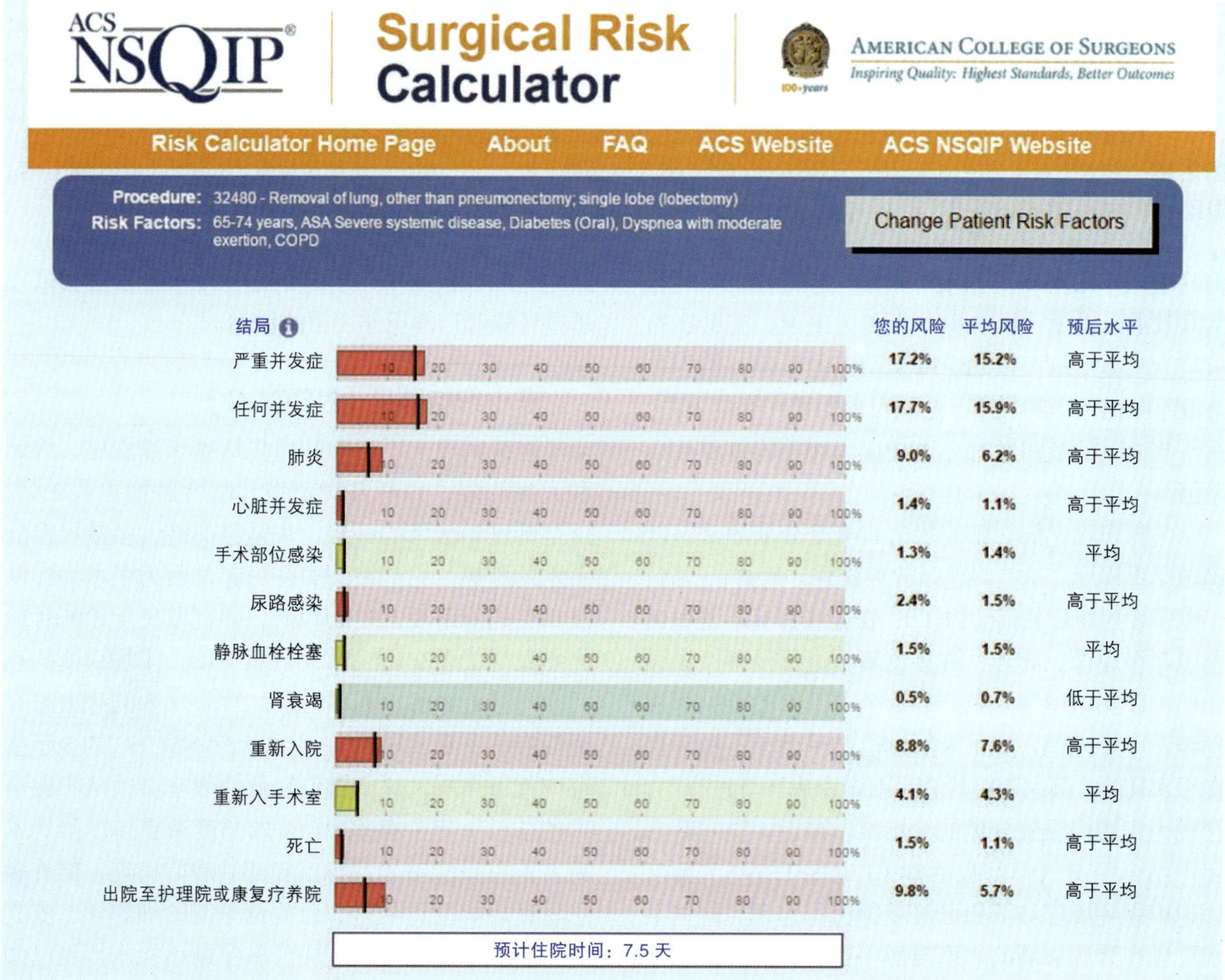

图2.18　NSQIP基于网络的计算器（http：//riskcalculator.facs.org/RiskCalculator）对一名理论上70岁的非肥胖男性慢性阻塞性肺病和非胰岛素依赖型糖尿病患者进行肺叶切除术的围术期风险的计算（注：该计算器没有对慢性阻塞性肺病的严重程度进行量化）

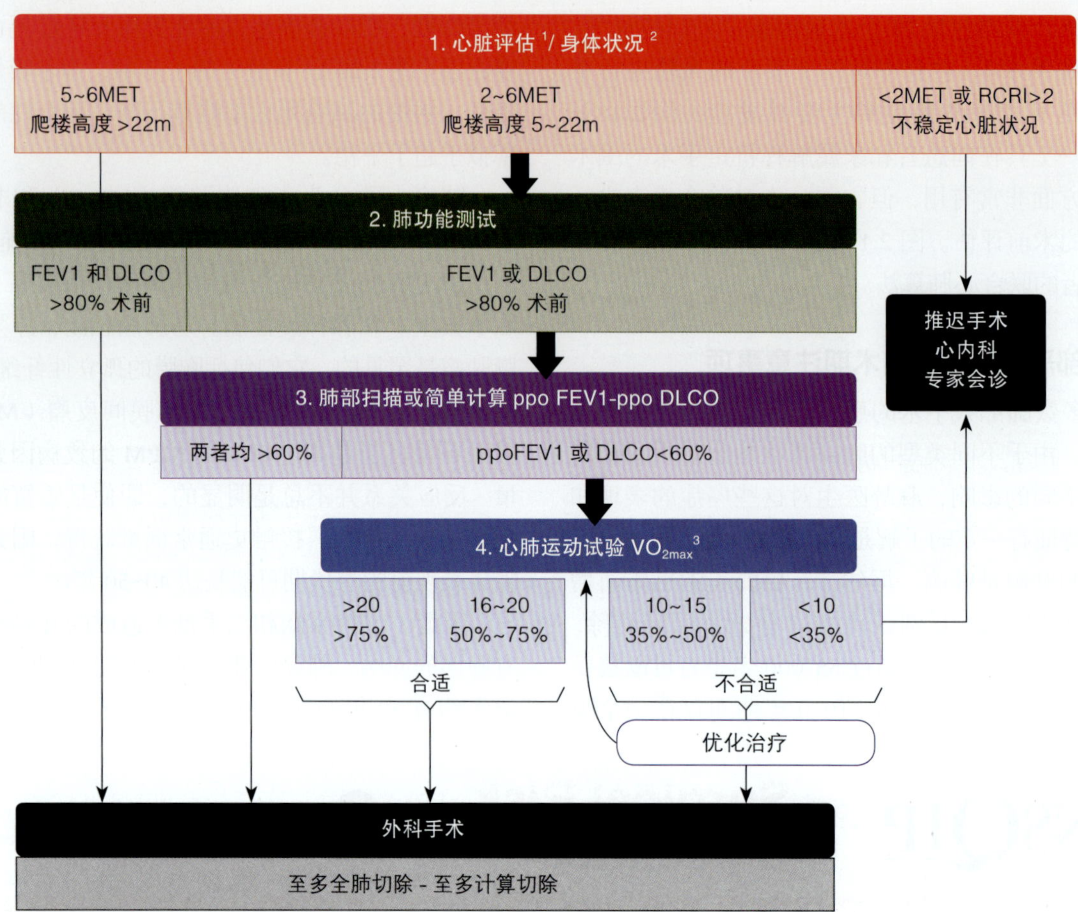

图 2.19 肺癌患者术前评估流程图。RCRI. 修订的心脏风险指数（表 2.2）。MET. 基础氧耗量［3.5ml/（kg · min）］。攀登 = 不间断爬楼梯的高度（以 m 为单位）（经许可改编自 Licker 等）

棉和氡气（天然铀的衰变产物），它们与烟草烟雾共同致癌。对于一天抽一包烟的人来说，患肺癌的风险大约是 10%。戒烟会降低肺癌的风险，但不会降低不吸烟的人的风险。假设目前的模式继续下去，在十年内，癌症将超过心脏病成为北美的首要死亡原因。

在肺切除之前，肺癌患者将接受分期测试，以确定严重程度。这些将包括放射检查，如 CT 扫描、正电子发射断层扫描（PET），在某些情况下还包括脑磁共振成像。此外，许多患者会进行侵袭性纵隔分期，以从组织学上确定癌症是否已扩散至纵隔淋巴结。一般来说，如果纵隔淋巴结受累，不推荐直接手术切除。颈纵隔镜检查是在全身麻醉下进行的，已成为侵袭性纵隔分期的金标准。最近，支气管内超声结合经支气管针吸活检（EBUS-TBNA）和内镜超声纵隔淋巴结活检已经变得流行起来。这些手术可以在静脉镇静的表面麻醉下进行，而且比纵隔镜检查侵袭性小。无论采用何种技术，侵袭性纵隔分期的适应证都是相同的。任何在 CT 或 PET 扫描上有纵隔淋巴结肿大的患者都应该有侵袭性分期。其他适应证包括 T3 或 T4 肿瘤、中央型肿瘤，以及那些怀疑肺门淋巴结受累的肿瘤。

非小细胞肺癌（NSCLC）

这组病理上不同的肿瘤包括鳞状细胞癌、腺癌和大细胞癌，并有几种亚型和联合肿瘤（表 2.6）。这是肺癌中最大的一组，也是目前绝大多数可接受手术的肺癌。它们被归类在一起是因为手术治疗以及相关的麻醉要求是相似的，并且取决于诊断时的癌症分期（表 2.6、表 2.7 和表 2.8）。Ⅰ期病变的存活率可接近 80%。不幸的是，70%~80% 的患者患有晚期疾病（Ⅲ或Ⅳ期）。手术治疗 NSCLC 的 5 年生存率接近 40%。这个看似较低的数字必须从不做手术的估计 5 年生存率 <10% 的角度来看待。虽然术前并不总是能够确定特定肺部肿瘤的病理，但许多患者在麻醉前评估时，会根据先前的细胞学、支气管镜检查、纵隔镜检查或经胸穿刺活检术得到已知的组织诊断。这是麻醉医生术前获取的有用信息。表 2.9 列出了不同类型肺癌的具体麻醉要求。

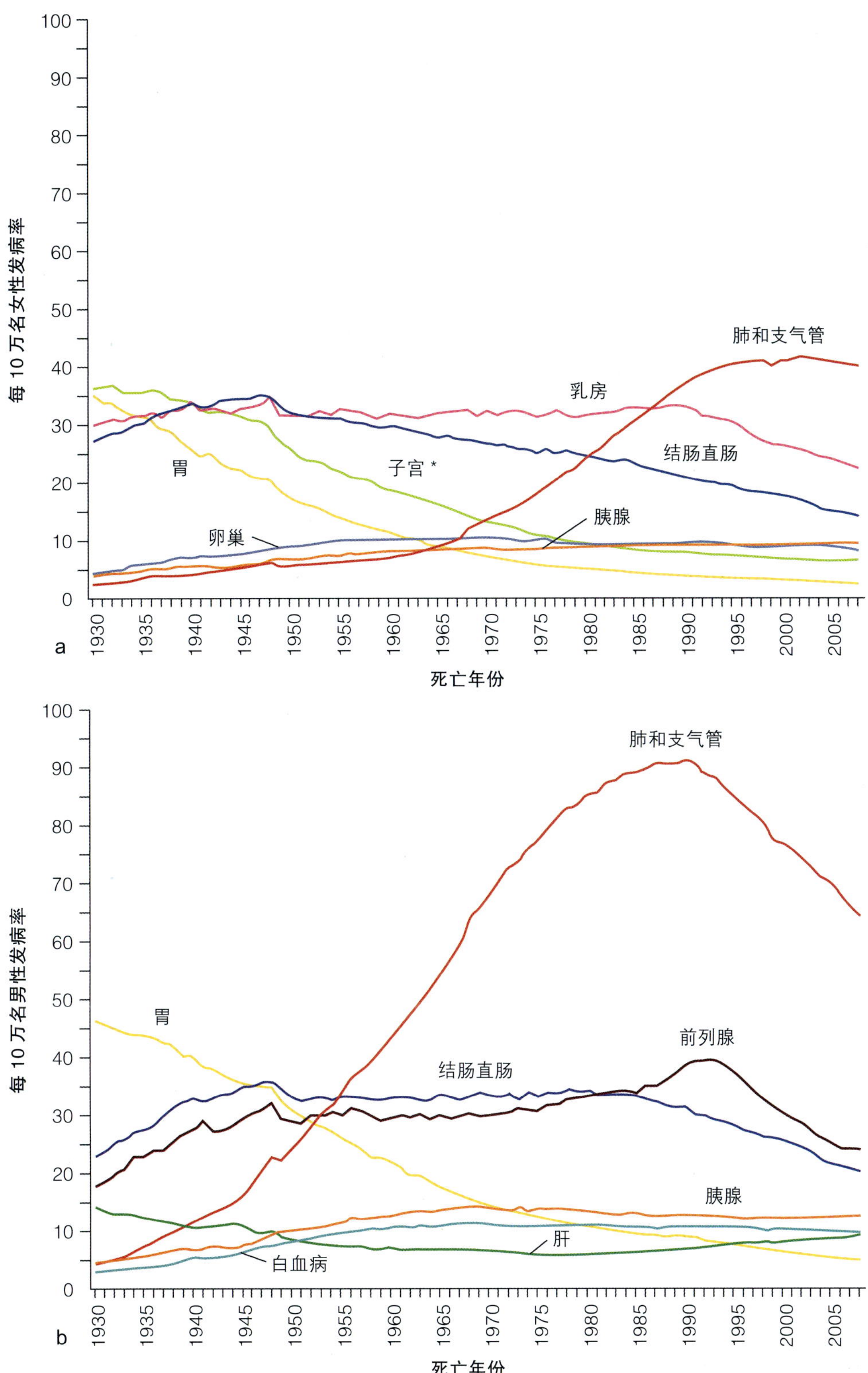

图 2.20　1930—2008 年美国女性（a）和男性（b）的年龄调整死亡率。呼吸道恶性肿瘤仍然是男女癌症死亡的主要原因，但男性的发病率已开始下降，女性的发病率已趋于平稳（2016 年美国国家卫生统计数据 www.ancer.org）

表 2.6 原发性肺癌细胞类型和分布占比

组织学类型	比例（%）
腺癌	40
鳞状细胞	27
小细胞	19
大细胞	8
支气管肺泡细胞	4
腺 / 鳞混合型	4
鳞状细胞	2
类癌	1

根据参考文献 [98]。

表 2.7 建议修订的非小细胞肺癌分期

Ⅰ A 期	T1a, b	N0	M0
Ⅰ B 期	T2a	N0	M0
Ⅱ A 期	T1a, b T2a T2b	N1 N1 N0	M0 M0 M0
Ⅱ B 期	T2b T3	N1 N0	M0 M0
Ⅲ A 期	T1, T2 T3 T4	N2 N1, N2 N0, N1	M0 M0 M0
Ⅲ B 期	T4 Any T	N2 N3	M0 M0
Ⅳ期	Any T any N		M1a, b
T1a：≤ 2cm；T1b：>2cm，≤ 3cm			
T2a：>3cm，≤ 5cm；T2b：>5~7cm			
T3：>7cm			
T3：侵犯胸壁、膈肌、纵隔胸膜、膈神经、壁心包、主支气管肿瘤距隆突 <2cm			
T3：同一叶内的多发肿瘤结节（卫星）			
T4：累及纵隔、心脏、大血管、气管、喉返神经、食管、椎体、隆突			
N0			
N1：同侧支气管周围、肺门或肺内淋巴结转移			
N2：同侧纵隔或隆突下淋巴结			
N3：对侧纵隔淋巴结或同侧或对侧锁骨上 / 斜角淋巴结转移			
M1A：恶性胸腔积液，恶性心包积液，对侧肺内分离的肿瘤结节			
M1B：远处转移			

引自 Goldstraw P, Crowley J, Chansky K, Girous DJ, Groome PA, Rami-Porta R, Postmus PE, Rusch V, Sobin L on behalf of the IASLC International Staging Committee. J Thorac Oncol 2007; 2:706–14.

表 2.8 非小细胞肺癌手术适应证

Ⅰ期 a、b 期	一期切除，无术后化疗 / 放疗
Ⅱ期	一期切除，术后辅助化疗
Ⅲ a 期，N2	最终放化疗
在选定的患者中，对病情稳定或有反应的患者进行诱导放化疗后切除	
（对于在开胸手术中发现的 N2 疾病患者：术后化疗，也可能是放疗）	
Ⅲ b 期	很少手术。放化疗
选择性 T4、N0-1、M0 肿瘤的切除	
Ⅳ期	姑息治疗。可能的例外：选择切除孤立性脑转移瘤的患者

表 2.9 不同类型肺癌的麻醉注意事项

类型	注意事项
鳞状细胞	中央型病变（主要） 质量效应：阻塞、空洞 高钙血症 肥厚性肺骨关节病
腺癌	周围型病变 转移（远处） 分泌生长激素，促肾上腺皮质激素
小细胞	中央型病变（主要） 手术治疗少 副肿瘤综合征 朗伯 - 伊顿综合征 快速增长 早期转移
类癌	近端、支气管内 良性为主 与吸烟无关 5 年生存率 >90% 类癌综合征（罕见）
间皮瘤	术中出血 直接扩散至隔膜、心包等

腺癌

腺癌是目前最常见的非小细胞肺癌。这些肿瘤往往是周围性的，是 CT 筛查最常发现的肿瘤。这在一定程度上是由于腺癌发病率普遍增加，但生长速度较慢。腺癌已经被重新分类，包括了更广泛的肿瘤，包含了以前被归类为支气管肺泡癌（BAC）的肿瘤。这种疾病的范围从非浸润性原位癌到浸润性腺癌。其生物学行为可能非常迟钝，如以皮质型为主（前 BAC）到侵袭性，有很高的复发和转移倾向（如乳头状和微乳头状）。随着 CT 技术的改进，人们现在认识到这些肿瘤可能是多发性的，以至于多个病变实际上代表了多个原发肿瘤，而不是转移。腺癌的一种变异体值得进一步讨论：肺炎型麻风变异体，其 X 线表现类似肺炎，常伴有支气管炎性渗出的表现。由于其向肺外扩散的可能性很低，在特定的病例中，多发性 BAC 可以通过肺移植来治疗。

腺癌可侵犯肺外结构，包括胸壁、膈肌和心包。现在大多数常见肿瘤（见第 37 章）都是由于腺癌。腺癌可以分泌多种副肿瘤代谢因子，如生长激素和促肾上腺皮质激素。肥厚性肺骨关节病（HPOA）与腺癌尤其相关。

鳞状细胞癌

这是非小细胞肺癌中与吸烟关系最密切的一个亚型。肿瘤往往长得很大，通常位于中央，转移晚于其他肿瘤。它们往往会引起与肿块的局部效应相关的症状，如空洞、咯血、阻塞性肺炎、上腔静脉综合征，以及主干支气管、气管、隆突和主要肺动脉的受累。高钙血症与这种细胞类型特别相关，是由于分泌了甲状旁腺样因子，而不是由于骨转移。

大细胞未分化癌

这是非小细胞肺癌中最不常见的。它们倾向于表现为大的、空洞样周围型肿瘤。它们的快速生长速度可能会导致广泛的转移，类似于腺癌。

小细胞肺癌

这种源于神经内分泌的肿瘤在发现时被认为是转移性的，通常被认为是内科疾病，而不是外科疾病。以前，小细胞肺癌的分期简单地分为局限期和扩散期，现在则按照非小细胞肺癌的 TNM 分期。局限性疾病被定义为局限于半侧胸腔的疾病，它可能被一个放射治疗区域所包围。联合化疗（依托泊苷 / 顺铂或环磷酰胺 / 阿霉素 / 长春新碱）治疗局限性小细胞肺癌的客观有效率超过 80%。此外，这些患者通常接受原发性肺肿瘤的根治性放射治疗和预防性颅脑照射。尽管最初有治疗效果，肿瘤总是会复发，并且对进一步的治疗有抵抗。总体存活率不超过 10%。扩散期肿瘤根据需要采用化疗和姑息性放射治疗。

有三种情况可以考虑手术治疗小细胞肺癌。在罕见的孤立性肺结节被诊断为小细胞肺癌（非常有限的分期或 I 期）的情况下，治疗应该是手术切除后再进行化疗。局部疾病化疗后残存肿块的治疗性切除，可能会在特定的病例提高存活期。大多数患者会患有混合的小细胞肺癌 / 非小细胞肺癌，其中小细胞成分对化疗有反应，然后非小细胞成分被切除。发现新的肺癌是小细胞肺癌患者需要考虑进行手术治疗的第三种情况。接受治疗的小细胞肺癌患者第二原发癌的发病率增加，通常是非小细胞肺癌。

众所周知，小细胞肺癌由于肽激素和抗体的产生而导致多种副肿瘤综合征。其中最常见的是低钠血症，通常是由于抗利尿激素（SIADH）的分泌。库欣综合征和由于异位产生促肾上腺皮质激素（ACTH）引起的皮质醇亢进也很常见。

与小细胞肺肿瘤相关的一种众所周知但罕见的神经系统副肿瘤综合征是 Lambert-Eaton 肌无力综合征，原因是神经末梢乙酰胆碱释放受损。这通常表现为下肢近端无力和疲劳感，可能会随着运动而暂时改善。肌电图（EMG）显示异常动作电位在高频刺激下振幅增加，并通过血清抗体证实了这一诊断。与真正的重症肌无力患者相似（见第 15 章），肌无力综合征患者对非去极化肌松药极为敏感。然而，与真正的肌无力不同的是，它们对抗胆碱酯酶逆转药物的反应很差。第 15 章讨论了肌无力与肌无力综合征的临床区别。据报道，在这些患者中，二氨基吡啶既可用作维持性药物，又可逆转术后残留的神经肌肉阻滞。兰伯特 - 伊顿综合征的其他治疗方法包括血浆置换、免疫球蛋白和胍类药物。重要的是要认识到，膈肌和呼吸肌可能是亚临床受累的。胸段硬膜外镇痛已用于开胸手术后，无并发症。这些患者的神经肌肉功能在肺癌切除后可能会有所改善。患有肺癌并有异常虚弱症状的患者应转诊至神经科，以排除肌无力综合征。如果可能，这些患者在麻醉期间应避免使用非去极化肌松药。

类癌

类癌是一种神经内分泌的低度恶性肿瘤，可分为典型或非典型。典型的类癌最常见于中央气道，可能出现梗阻症状或咯血。支气管镜活检或切除可能导致大量出血。典型类癌切除后的 5 年生存率超过 90%。转移到淋巴结或远处的很少见。类似地，由血管活性介质的异位引起的类癌综合征在肺类癌中很少见，除非肿瘤非常大。类癌综合征通常见于肠源性类癌，并已转移到肝脏。非典型类癌多为周围型，更具侵袭性，存活率较低。它们经常在区域和系统内转移。

第 15 章讨论了胸腔内非典型类癌的围术期处理。即使在支气管镜切除期间，这些肿瘤也可能导致术中血流动力学危象或冠状动脉痉挛。麻醉医师应该准备好应对可能对通常的血管收缩药无效的严重低血压，并需要使用特定的拮抗药奥曲肽或生长抑素。

胸膜肿瘤

胸膜孤立性纤维性肿瘤通常是大的占位性肿块，通常附着在内脏胸膜上。肿瘤可以是良性的，也可以是恶性的，但大多数都可以很容易地切除，且切除后效果很好。

恶性胸膜间皮瘤与暴露于石棉纤维密切相关。在过去的 15 年里，恶性胸膜间皮瘤在加拿大的发病率几乎翻倍。随着含石棉产品的逐步淘汰以及从暴露到诊断的较长潜伏期，预计未来 10~20 年内不会出现高峰发病率。肿瘤初期在内脏和壁层胸膜内扩散，通常形成血性积液。因劳累、干咳或疼痛而出现呼吸急促或呼吸困难的患者。胸腔穿刺术通常能缓解症状，但很少能提供诊断。胸腔镜胸膜活检是确诊的最有效方法，同期进行滑石粉冲洗可治疗胸腔积液。

恶性胸膜间皮瘤治疗反应差，中位生存期不到 1 年。在疾病非常早期的患者中，可以考虑胸膜下全肺切除术，但生存率是否有所提高未知。或者，胸膜剥脱术已经越来越多地被使用。虽然从定义上来说，这是一种姑息治疗，但它比 EPP 的损伤小得多，并提供了更持久的姑息治疗的可能性。最近，有几个小组报告了放疗、化疗和手术相结合的改善结果。胸膜下全肺切除术是大手术，无论是术中还是术后都充满了潜在的并发症。有失血的风险。与膈肌和心包切除相关的并发症是全肺切除术的额外风险。胸膜下全肺切除术的围手术期处理在第 36 章中讨论。

肺癌患者的术前评估

在初步评估时，癌症患者应评估与恶性肿瘤相关的“四个 M”（表 2.10）：肿块效应、代谢异常、转移和药物治疗。事先应该考虑药物的肺部毒性所致的低氧血症，如博来霉素。博来霉素不用于治疗原发性肺癌，但要求切除生殖细胞肿瘤肺转移的患者通常事先接受过博来霉素治疗。虽然以前的博来霉素治疗与高吸入氧浓度引起的肺毒性之间的联系已经有了相关文献的详细记载，但这种联系的细节还不清楚（即安全的吸氧浓度或博来霉素暴露后的安全期）。最安全的麻醉管理是使用与患者安全性一致的最低 FiO_2，并密切监测任何接受过博来霉素的患者的血氧饱和度。曾有肺癌患者术前接受顺铂化疗致轻度肾毒性，然后在术后接受非甾体抗炎止痛药（NSAIDs）时出现血肌酐升高。出于这个原因，我们不建议最近接受顺铂治疗的患者常规使用非甾体抗炎药。

表 2.10　肺癌患者的麻醉考虑（“四个 M”）

1. 肿块效应：阻塞性肺炎、肺脓肿、上腔静脉综合征、气管支气管扭曲、Pancoast 综合征、喉返神经或膈神经麻痹、侵犯胸壁或纵隔
2. 代谢效应：Lambert-Eaton 综合征、高钙血症、低钠血症、库欣综合征
3. 转移：尤其是脑、骨、肝和肾上腺
4. 药物：化疗药物、肺毒性（博来霉素、丝裂霉素）、心脏毒性（阿霉素）、肾毒性（顺铂）

术后镇痛

术后镇痛策略应在术前评估时与患者一起制定并讨论，术后镇痛的详细内容见第 46 章。许多技术已经被证明在疼痛控制方面优于单独使用阿片类药物（肌内或静脉注射）。这些措施包括在麻醉性镇痛的基础上增加神经阻滞、肋间 / 椎旁阻滞、胸膜间局部阻滞、非甾体抗炎药等。其中只有硬膜外技术可能具有持续减少开胸术后呼吸道并发症的作用。胸段硬膜外镇痛明显优于腰段硬膜外镇痛。这似乎是由于局麻药与阿片类药物在产生神经轴向镇痛方面的协同作用。研究表明，硬膜外局部麻醉药增加了脑脊液中阿片类药物的节段性生物利用度，也增加了脊髓受体对阿片类药物的摄取。虽然腰段硬膜外阿片类药物可以在静息状态下产生相似水平的开胸术后疼痛控制，但只有胸段硬膜外局部麻醉药和阿片类药物联合使用时，能可靠增强胸部切开后呼吸运动时的止痛作用。在冠心病患者中，胸段硬膜外局部麻醉药似乎能按比例减少心肌氧供需。在最初的麻醉前评估时，应该向患者解释各种形式的开胸术后镇痛的风险和益处。应确定特定镇痛方法的潜在禁忌证，如凝血问题、脓毒症或神经损伤的问题。

当由于患者自身或其他禁忌证的问题而不能放置胸段硬膜外时，合理选择第二种镇痛方式为外科医生术中在术侧椎旁放置导管输注局部麻醉药。可联合静脉注射阿片类药物镇痛和非甾体抗炎药。

如果患者要接受预防性抗凝，并选择使用硬膜外镇痛，则需要安排适当的抗凝药物给药时间和硬膜外导管放置时间。ASRA 指南建议预防性使用肝素的时间间隔为导管放置前或放置后 1h 内间隔 2~4h。低分子肝素（LMWH）的预防措施不太明确，建议导管放置前和放置后 24h 间隔 12~24h。

术前用药

术前用药应在首次术前就诊时进行讨论和计划。术前用药最重要的方面是避免因并发疾病而服用的药物（支气管扩张药、抗高血压药、β 受体阻滞药等）意外停药。对于某些类型的胸部手术，如食管反流手术，术前常规使用口服抗酸药和 H_2 阻滞药或质子泵抑制药。对于肺切除术患者，我们不常规要求术前镇静或镇痛。温和的镇静，如静脉注射短效苯二氮䓬类药物，通常在具备监测和静脉通路的条件下给予。在有大量分泌物的患者中，抗矽剂（如甘草次酸）有助于纤维支气管镜检查和双腔导管或支气管阻塞导管的定位。为了避免肌内注射，可以在放置静脉导管后立即口服或静脉注射。在胸外科患者中，使用短期静脉注射抗菌药物如头孢菌素是一种常见的做法。如果当地的做法是在进入手术室之前服用这些药物，则必须在手术前订购这些药物。对于对头孢菌素或青霉素过敏的患者，必须在术前首次就诊时考虑。

初始术前评估概要

在表 2.11 中总结了在初始术前评估时应考虑的麻醉因素。患者需要特别评估与呼吸并发症相关的危险因素，这是胸部手术后发病率和死亡率的主要原因。术前可以优化的危险因素列在表 2.12 中。

术前最终评估

大多数胸外科患者的最终术前麻醉评估是在患者进入手术室之前即刻进行的。在这个时候，重要的是回顾最初开胸前评估的数据和检查结果。此外，还需要评估影响胸科麻醉的另外两个特定区域：困难肺隔离的可能性和单肺通气期间的低氧血症的风险（表 2.13）。

表 2.11 胸部手术麻醉前初始评估

1. 对于所有患者：评估运动耐量，简单的肺活量测定；估计 ppoFEV1%；讨论术后镇痛，戒烟
2. ppoFEV1<40% 的患者：全面肺功能测试，包括 DLCO，如果可能，进行通气 / 灌注肺扫描，运动测试
3. 癌症患者：考虑“四个 M”，代谢效应，代谢影响，转移，药物治疗
4. COPD 患者：物理治疗，支气管扩张药，如果中度或重度 COPD，动脉血气
5. 肾风险增加：检测肌酐

表 2.12 术前干预降低肺部并发症风险的概率

危险因素	干预措施	概率
戒烟	戒烟 >8 周	++++
	戒烟 <8 周	+
进展期慢性阻塞性肺病或哮喘	痰液培养，类固醇、支气管扩张药延迟择期手术	++++
	根据痰培养应用抗生素	+++
稳定期 COPD 或哮喘	物理治疗	++++
	用支气管扩张药	+++
	康复治疗	++
肥胖	物理治疗	++++
	减肥	++
营养不良	口服营养计划	++

++++= 多项研究证实；
+++= 某些数据和生理学基础都支持；
++= 某些数据或良好的生理学基础；
+= 有限的数据或生理学基础。

表 2.13 胸外科最终麻醉前评估

1. 审查初步评估和测试结果
2. 评估肺隔离的难度：术前检查胸部影像学
3. 评估单肺通气期间低氧血症的风险

困难的支气管内插管

麻醉医生熟悉上呼吸道的临床评估，以便于气管内插管。同样的，每个胸科手术患者都必须评估支气管内插管的可行性。在术前访视时，可能有病史因素或体格检查结果预计困难支气管插管（既往放射治疗、感染、既往肺部或气道手术）。此外，可能会有一份详细描述解剖学特征的书面支气管镜检查报告。困难气管插管最有用的预测指标是胸部平片（图 2.21）。麻醉医师应该在麻醉诱导之前查

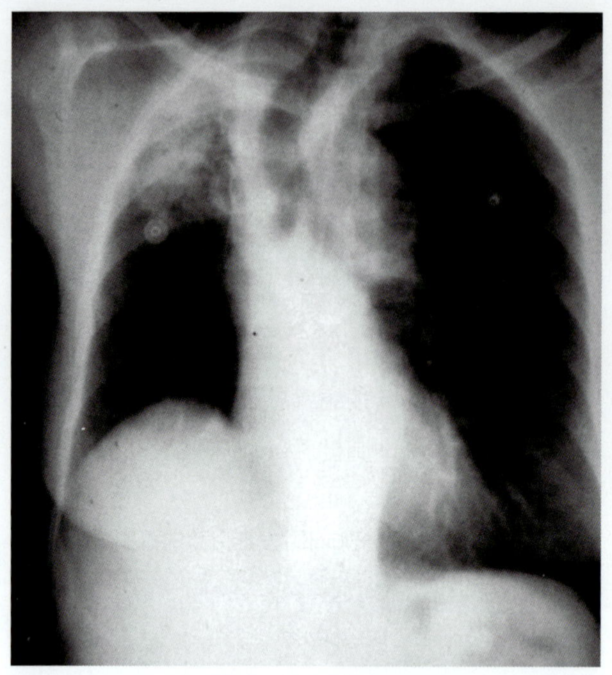

图 2.21 患者术前胸部 X 线检查，有肺结核、右上肺叶切除术和近期咯血的病史，计划行右开胸的全肺切除术。在这位患者身上放置左侧双腔导管的潜在问题很容易通过观察 X 线片来认识到，但放射科医生的报告中没有提到。麻醉医师必须在手术前检查他 / 她的胸部影像，以预测肺隔离的问题（经许可引自 Slinger and Johnston）

看患者的胸部影像，因为放射科医生和外科医生的 X 线报告都没有考虑到肺隔离的问题。很大一部分胸外科患者也会在手术前做过胸部 CT 扫描。由于麻醉医师已经学会了评估 X 线是否存在潜在的肺隔离困难，因此学习 CT 扫描检查也是需要的。胸部平片上无法检测到的远端气道问题有时可以在 CT 扫描上显示出来：远端气管的侧向压迫，即所谓的"剑鞘"气管可导致左侧管腔阻塞，在左侧开胸手术的单肺通气期间，左支双腔导管置入困难。同样，主支气管的外压或腔内阻塞可能会干扰支气管导管的放置，这可能只在 CT 扫描上显示。在术前评估的基础上，预见性和预备性是下气道管理成功的主要因素。本书第 18 章讨论了上、下气道困难患者的肺隔离处理。

预测单肺通气时的低氧血症

在绝大多数病例中，术前可以确定哪些患者在开胸手术中单肺通气（OLV）时有较高的低氧饱和度风险。表 2.14 列出了在 OLV 过程中与低氧饱和度的相关因素。在低氧饱和度的高危患者中，可以在 OLV 期间采取预防措施来降低这种风险。最有效的预防措施是对非通气肺使用持续气道正压（CPAP）2~5cmH$_2$O 和（或）对通气侧肺使用呼气末正压（PEEP）。

表 2.14 单肺通气期间低氧饱和度相关风险因素

术前 V/Q 扫描，手术侧肺通气或灌注比例高
双肺通气时 PaO$_2$ 不足，特别是术中侧卧位
右侧开胸
术前正常肺活量（FEV1 或 FVC）的限制性肺病
仰卧位时的单肺通气

OLV 时 PaO$_2$ 最重要的预测因子是双肺通气时的 PaO$_2$，特别是 OLV 前，测卧位双肺通气时的 PaO$_2$。术前 V/Q 扫描中非手术侧肺的灌注或通气比例也与 OLV 期间的 PaO$_2$ 相关。如果手术肺由于单侧病变而术前灌注少，患者在 OLV 期间不太可能低氧饱和度。开胸侧对 OLV 时 PaO$_2$ 有影响。左肺比右肺小 10%，左肺塌陷时分流较少。在一系列患者中，左开胸时的平均 PaO$_2$ 比右开胸时高出约 70mmHg。最后，在 OLV 期间，阻塞性肺疾病的程度与 PaO$_2$ 成反比。在其他因素相同的情况下，术前肺活量测定有严重气流限制的患者在 OLV 期间往往比肺活量测定正常的患者有更好的 PaO$_2$（第 6 章）。

再次胸部手术患者的评估

肺癌患者是手术后肿瘤复发或出现第二原发肿瘤的高危人群。据估计，发生第二次原发性肺肿瘤的发生率为 2%/ 年。使用常规的术后随访筛查和低剂量螺旋 CT 扫描可能会提高复发或原发肿瘤的早期诊断。再次进行开胸手术的患者应该与第一次手术患者在相同的框架进行评估。还应计算基于术前肺机械力学、实质功能、运动耐量和功能肺组织切除数量的术后呼吸功能预测值，并将其用于识别高危患者。

临床病例讨论

一名 65 岁男性患者接受手术前麻醉评估（图 2.22）。计划接受支气管镜检查 / 纵隔镜检查和右全肺切除术。他是一名吸烟者，2 周前轻微咯血后去看家庭医生。无已知的重大合并症，既往无严重病史。细针活检诊断为非小细胞肺癌。麻醉团队将需要决定患者能否耐受拟议的手术，如果可以，那么使用何种管理策略来改善围手术期结局。

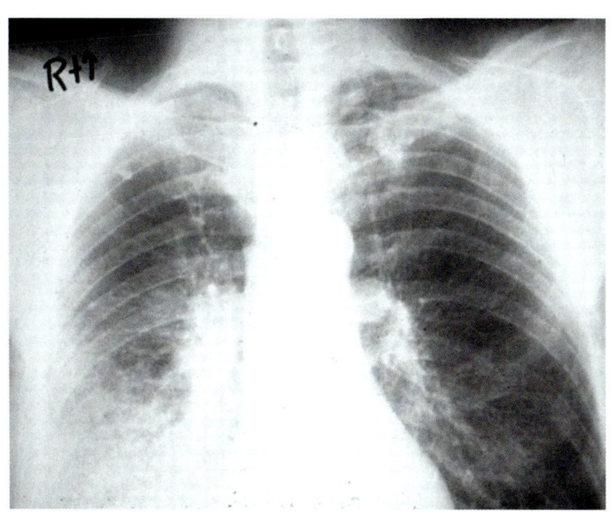

图 2.22　一例 65 岁男性右中下叶肺癌患者的胸部 X 线检查，计划行右全肺切除术

问题

除了大手术的常规术前评估之外：

- 需要哪些肺功能检查结果？
- 需要哪些心脏检查？
- 需要考虑哪些与肺癌相关的具体麻醉措施？
- 还应该评估哪些其他系统功能？

重要的术前病史、体格检查和检查：

- 肺功能评估：肺机械功能（肺活量：FEV1）、肺实质功能（DLCO）、运动能力和通气 / 灌注扫描（参见呼吸功能评估）。
- 心脏评估：ECG（超声心动图和负荷测试未显示）（参见心血管疾病）。
- 肿瘤肿块效应、代谢（副肿瘤）效应、转移和辅助药物其他系统：肾功能不全。

患者能耐受手术吗？

- 检查结果：FEV1 65%，DLCO 70%，运动耐量：患者可以不停爬四级楼梯。V/Q 扫描 R/L 40/60。其他检查均在正常范围内。
- 预计术后（PPO）FEV1 和 DLCO 将在 30%~35% 的范围内，并针对可能更高的 V/Q 扫描进行调整。这些都表明风险增加，但考虑到患者的年龄小于 70 岁，生存期是可以接受的。老年或高危患者可考虑行双叶切除术（见年龄）。

哪些管理策略将改善患者的预后？

- 戒烟。
- 手术前后胸部物理治疗。
- 胸段硬膜外镇痛在肺功能正常的患者中尚未得到明确证明，但在中、重度 COPD 患者中确实能改善患者的功能。这位患者呼吸并发症的风险可以通过胸段硬膜外或椎旁镇痛来改善（另见第 59 章）。
- 围术期适度限制液体和肺保护性通气与降低术后急性肺损伤相关，特别是在全肺切除术后（另见第 10 章和第 21 章）。
- 钙通道阻滞药可能与降低术后心房颤动的风险有关（另见第 56 章）。
- 术前应用 β 受体阻滞药、他汀类药物或 α_2 受体阻滞药未被证明能降低该患者围术期心肌缺血风险。

第 3 章 胸部影像学

Javier Campos 和 Kalpaj R. Parekh 著
蒋琦亮 译 吴镜湘 校

要点

- 放射影像在胸科手术患者评估中具有重要地位。
- 必须回顾放射学检查资料，包括前后位胸片和胸部计算机断层扫描（CT）。
- 纵隔肿瘤应通过胸部 CT 重点关注气道或大血管的受压情况。
- 多排 CT 和气管支气管重建是胸科手术患者的特殊检查，有助于气道的测量。
- 磁共振成像（MRI）比 CT 的对比度分辨率高，在组织特征化方面更有潜力。MRI 可用于一些特定病例，如侵犯上腔静脉的纵隔肿瘤。

引言

放射学影像在胸外科手术患者术前、术中和术后评估与诊断中具有重要地位。在对胸外科手术患者进行术前评估时，临床医生必须在理解疾病的同时熟悉放射学检查结果，以便发现气道解剖异常或气道受损，或在必要时通过测量气管支气管树来选择肺隔离工具。做好术前评估的另一项重要要求是熟悉正常气管支气管解剖。本章将着重介绍胸科麻醉相关的气管支气管解剖和放射学影像。

正常气管支气管解剖

气管是一段从环状软骨下缘延伸到隆突水平的软骨和纤维肌性结构。成人气管的平均长度为 15cm，包含 16~22 个 C 形软骨环。软骨环构成气管的前壁和侧壁，后壁缺乏软骨结构，通过气管肌支撑的气管膜部连接。

正常气管的平均直径男性为 22mm，女性为 19mm。男性的冠状直径为 13~22mm，矢状直径为 13~27mm。女性的平均冠状直径为 10~21mm，矢状直径为 10~23mm。男性和女性的气管壁厚度约为 3mm，气管腔通常为卵形。

气管位于中线位置，但通常可在主动脉弓水平向右偏移，在主动脉粥样硬化和高龄或存在严重慢性阻塞性肺病（chronic obstructive pulmonary disease, COPD）的情况下，偏移程度更大。随着 COPD 或年龄的增长，气管的横向直径可能会随着前后径的相应增加而减小。相反，慢性阻塞性肺病也可能导致气管环软化，气管前后直径减小。环状软骨是气管最狭窄的部分，男性平均直径为 17mm，女性为 13mm。

气管在隆凸处分叉成左右主支气管。一个重要的事实是，气管腔随着向隆突推进而略微变窄。气管分叉位于前方的胸骨角水平和后方的第 5 胸椎水平。右主支气管在发出右上叶支气管后延续为中间支气管。男性从隆突到右上肺叶开口的平均距离是 2.0cm，而女性大约是 1.5cm。在普通人群中，每 250 个人中就有一个人可能出现右上叶异常开口于气管隆凸右上方。男性右主支气管的平均直径为 17.5mm，女性为 14.0mm。右上叶支气管的三分支包括尖段、前段和后段。从气管隆凸到左上叶和左下叶分叉的平均距离男性约为 5.0cm，女性约为 4.5cm。左主支气管比右主支气管长，分为左上叶支气管和左下叶支气管。左上叶支气管有上下两个分支。

胸片

在接受胸部、食管或心脏手术的患者中，最常见的放射学检查是胸片。标准的常规胸片摄影包括直立后前位投影的 X 线摄影和左侧位 X 线摄影，两者均在完全吸气时获得。正常胸腔包含四种易于识别的放射密度：空气、脂肪、水以及钙与其他金属，包括骨骼、肉芽肿和血管钙化。肺主要含空气，同时含有一些水、血管、支气管、神经、淋巴管、肺泡壁和间质组织，提供了自然的对比，这是胸部放射学的基础。当评估胸片时，这些密度的变化提供了自然的对比，这就是所要观察的。

放射科医生通常关注两类区域：轮廓证和影像重叠效应。根据部位或涉及的肺区，这种 X 线吸收变化的结果可以通过对正常的一侧膈肌表面的影响观察到，例如，或者如果无法观察到降主动脉，那么这是一个异常充气的肺不再触及正常解剖部位的迹象。发生这种情况的部分原因是肺泡全部或部分充满液体，通常是血液、脓液或水，或是由于肺塌陷并降低了空气和软组织的正常比例。在后一种情况下，最终结果将是 X 线不透光度的增加。正常情况下可见心脏边缘和横膈膜，因为它们与充气肺交界。当邻近的肺没有充气时，受影响肺的不透光度在视觉上与心脏的软组织影混淆，心脏边界不再可见。这就是所谓的轮廓证。根据定义，影像重叠效应是许多层肺组织叠加的结果，因此最终的视觉效果是在特定部位 X 射线束通过路径上大量组织影。当胸膜腔、间质间隙甚至肺实质中的液体不透光性被叠加到正常肺结构上时，就会观察到这种情况。评估胸片最重要的技能是了解正常解剖变异、病理变化的特定模式以及异常状态的常见征象。侧卧位胸片通常用于确定胸腔积液的存在或活动性。这一角度还可用于检测少量的气胸，尤其适用于卧床不能坐直或站立的病人。基于平板检测的新一代数字 X 线系统正在出现，该系统能提供良好的图像质量和并能非常快速直接获取数字图像。

胸片与肺部疾病

用于检测和诊断异常病变的胸片基本改变通常是肺透光度的变化。这可能是由技术因素、生理变异或病理机制造成的。影响胸部的疾病通常可以被认为是使胶片变亮（增加不透光度）或变暗（增加透光度）的疾病。

对于胸片上不透光度增加的胸部疾病，首先检查局部或整体胶片不透光度增加为标志的情况。这些疾病包括肺不张、肺水肿、急性呼吸窘迫综合征等。

肺部肿块和胸片

尽管通常表现为轮廓各异的病灶，肺部肿瘤在胶片上表现为不透光。然而，较小的病变可能很难观察到，尤其是当有骨头或其他软组织覆盖时。图 3.1a 显示了一名 68 岁男性右下叶肺部肿瘤的后前胸部放射图。在右侧半胸的第 8 根和第 9 根肋骨之间可以清楚地看到肿块。图 3.1b 显示了一张侧位胸片，显示右侧半胸廓有一个圆形肿块。

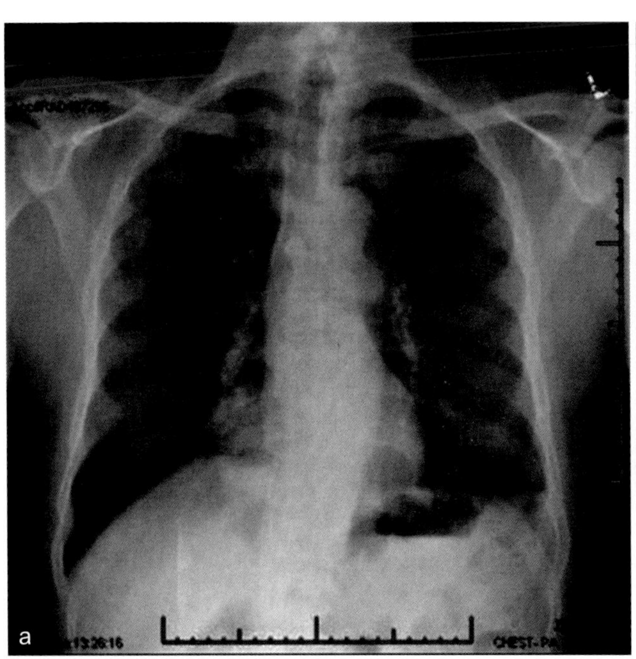

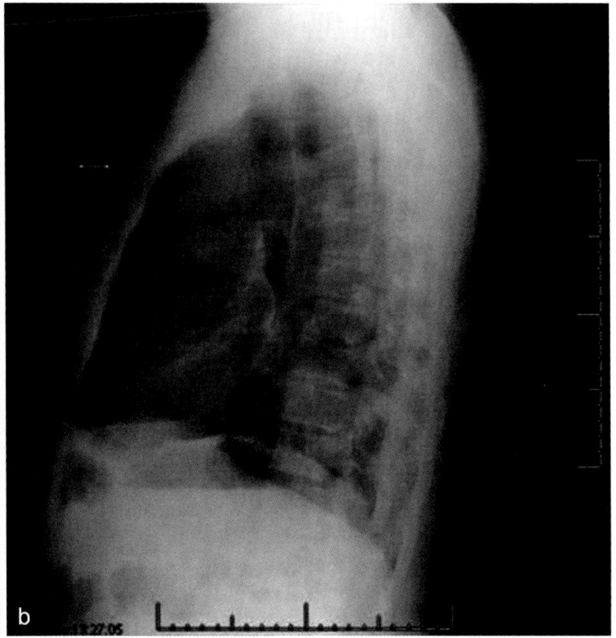

图 3.1　a. 显示了一名 68 岁男性右下叶肺部肿瘤的后前位胸片。在右胸的第 8 和第 9 根肋骨之间可以清楚地看到肿块。b. 显示侧位胸片上右胸有圆形肿块

纵隔肿块和胸片

为了了解纵隔肿块和放射学影像，熟悉纵隔的解剖是很重要的。纵隔位于两个胸膜腔之间。它从颈根部和胸部入口向下延伸至膈肌。它被胸横切面分为上纵隔和下纵隔，胸横切面是从前方的胸骨角水平延伸到后方的第 4 胸椎边缘的假想平面。下纵隔分为前、中、后三个部分。前纵隔包括胸腺、气管、食管、血管、动脉和淋巴结（该处译者认为有误，描述的上纵隔结构）；这个地区的任何异常增长都会影响邻近区域。该区域的肿块可能压迫气管支气管树和（或）主要血管（上腔静脉和肺血管）。中纵隔是心脏和心包占据的空间。图 3.2a 显示了纵隔解剖的示意图，图 3.2b 显示了标注纵隔肿块潜在好发位置的正常侧位胸片。前纵隔受累的各种肿瘤和其他病变。胸腺瘤是前纵隔最常见的原发肿瘤。

疑似前纵隔肿块患者的放射学检查，最初的检查通常是标准的双平面胸片，它将识别高达 97% 的纵隔肿瘤。胸片还提供了关于肿块大小和位置的重要信息。

此外，特别是在这类患者中，必须特别注意侧位胸片，以确定肿块的整体范围和邻近结构的潜在受累。钡餐食管造影可能有助于确定是否有食管或气管支气管受累。图 3.3a 显示了后前位胸片左侧前纵隔肿块。图 3.3b 显示了食管钡餐的侧位片，其中有纵隔肿块，但没有压迫气管支气管树（图 3.4）。

肺大疱

肺气肿的特征是终末细支气管远端的含气空间永久增加，超过正常大小。组织被破坏，导致可用于参与空气交换的肺泡表面丧失，有时导致邻近正常肺组织严重移位。

成人患者中出现的许多肺气肿病例与吸烟密切相关。晚期肺气肿病人最引人注目的影像是明显的过度膨胀，胸部前后径增加，膈肌表面变平，胸片黑度普遍增加。血管模式也发生了变化，稀疏的血管变细并分散开来。

大疱区通常是大的薄壁空气囊肿，尤其在肺尖部。肺大疱被定义为肺实质内直径为 1cm 或更大的充满空气的空间，是肺实质被破坏的结果。极少数情况下，一个或多个肺大疱扩大到占据超过一侧胸廓的 1/3，称为“巨型疱肺大疱”。这些容易膨胀的储气囊在吸气时优先被填满，导致邻近的、更正常的肺实质塌陷。图 3.5a 显示了一个患有肺气肿的病人，图 3.5b 显示了同一病人的侧位胸片。图 3.6 显示了一名肺大疱患者的胸片和侧位片。图 3.7 显示了胸片中一个巨大的肺大疱占据了右侧胸廓的 2/3 以上，压迫了下面的肺。

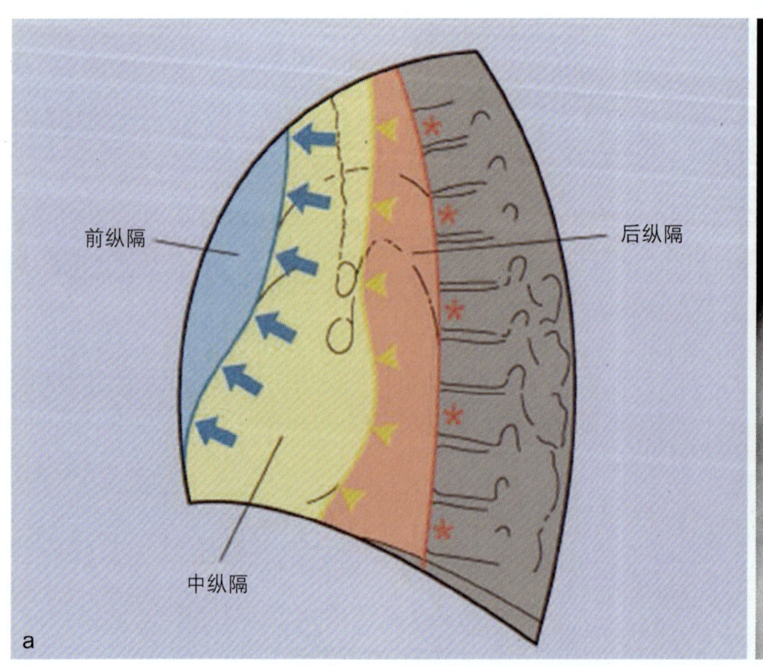

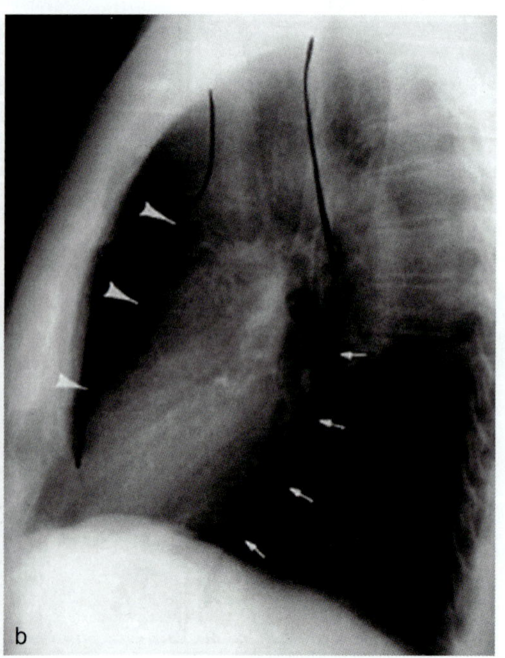

图 3.2 a. 纵隔腔解剖的示意图。b. 纵隔肿块潜在位置的正常侧位胸片（经许可引自参考文献 [10]）

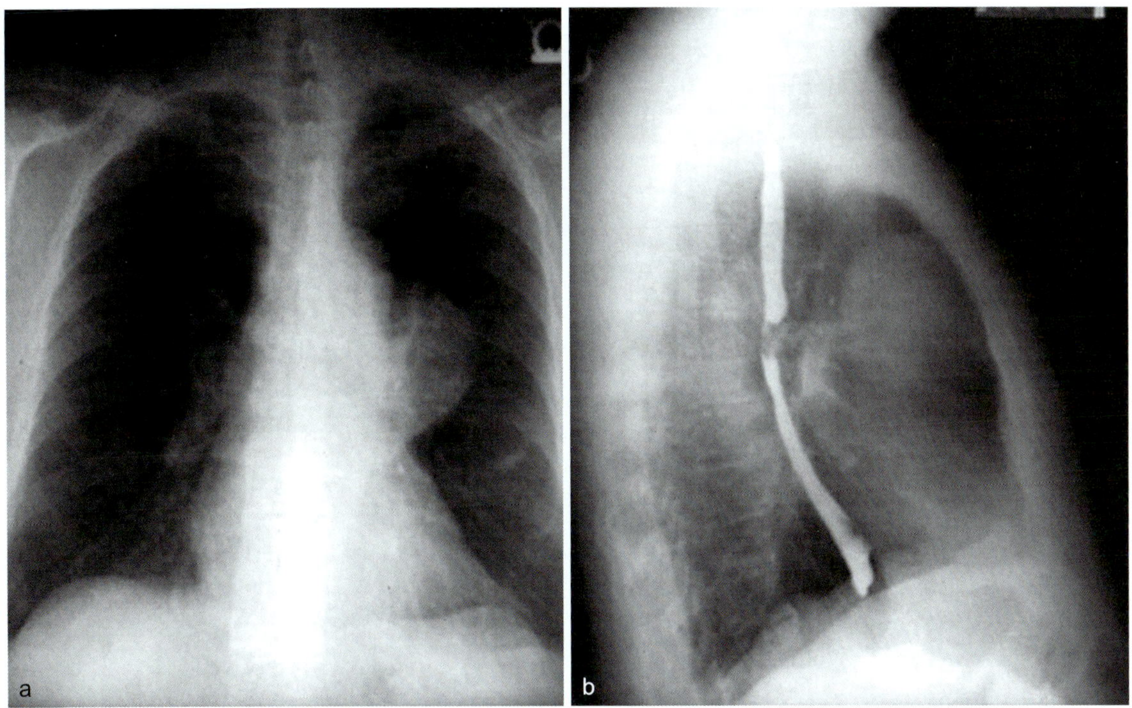

图 3.3　a. 后前位胸片左侧前纵隔肿块。b. 食管钡餐侧位片，其中有纵隔肿块，但不压迫气管支气管树

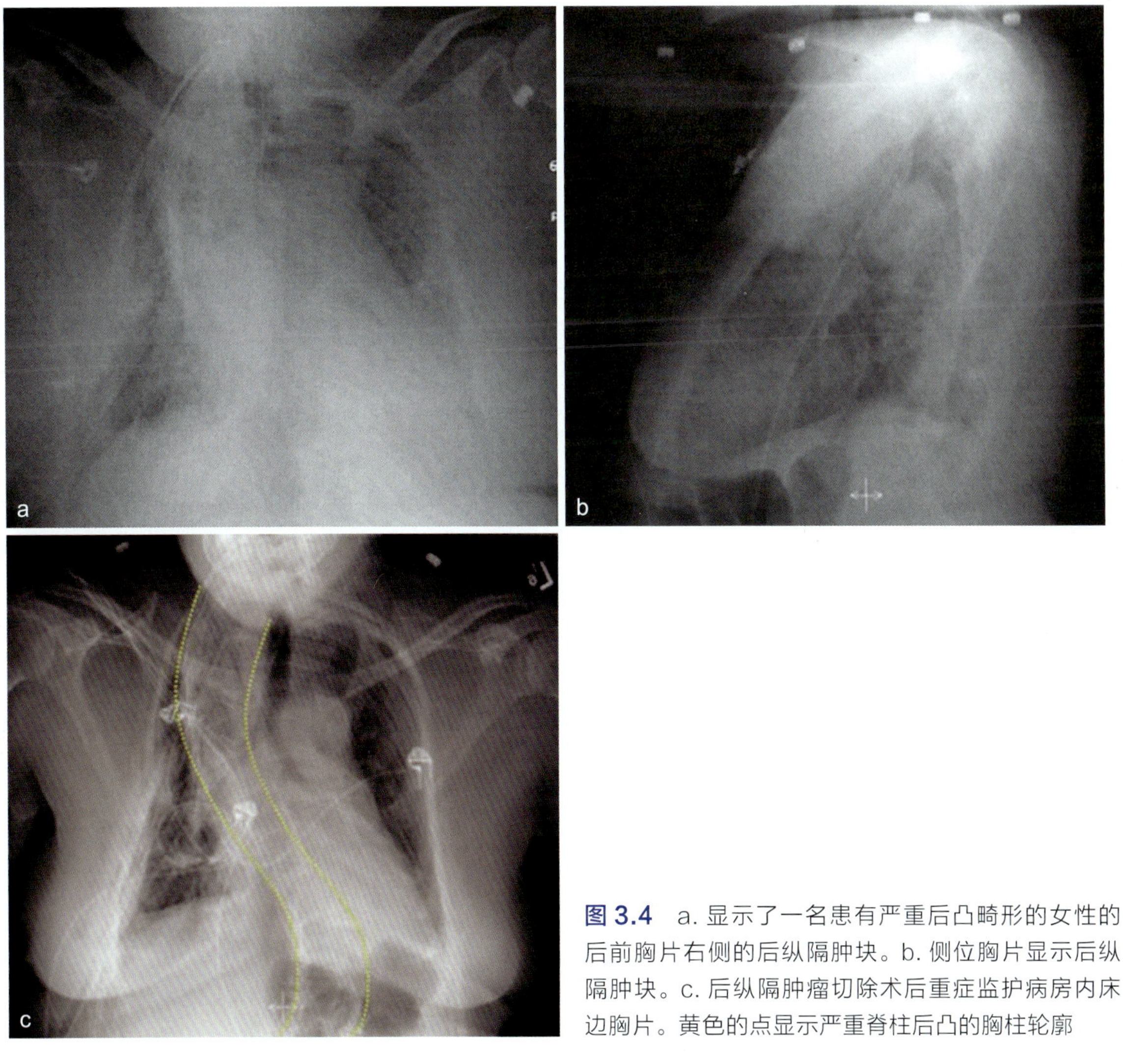

图 3.4　a. 显示了一名患有严重后凸畸形的女性的后前胸片右侧的后纵隔肿块。b. 侧位胸片显示后纵隔肿块。c. 后纵隔肿瘤切除术后重症监护病房内床边胸片。黄色的点显示严重脊柱后凸的胸柱轮廓

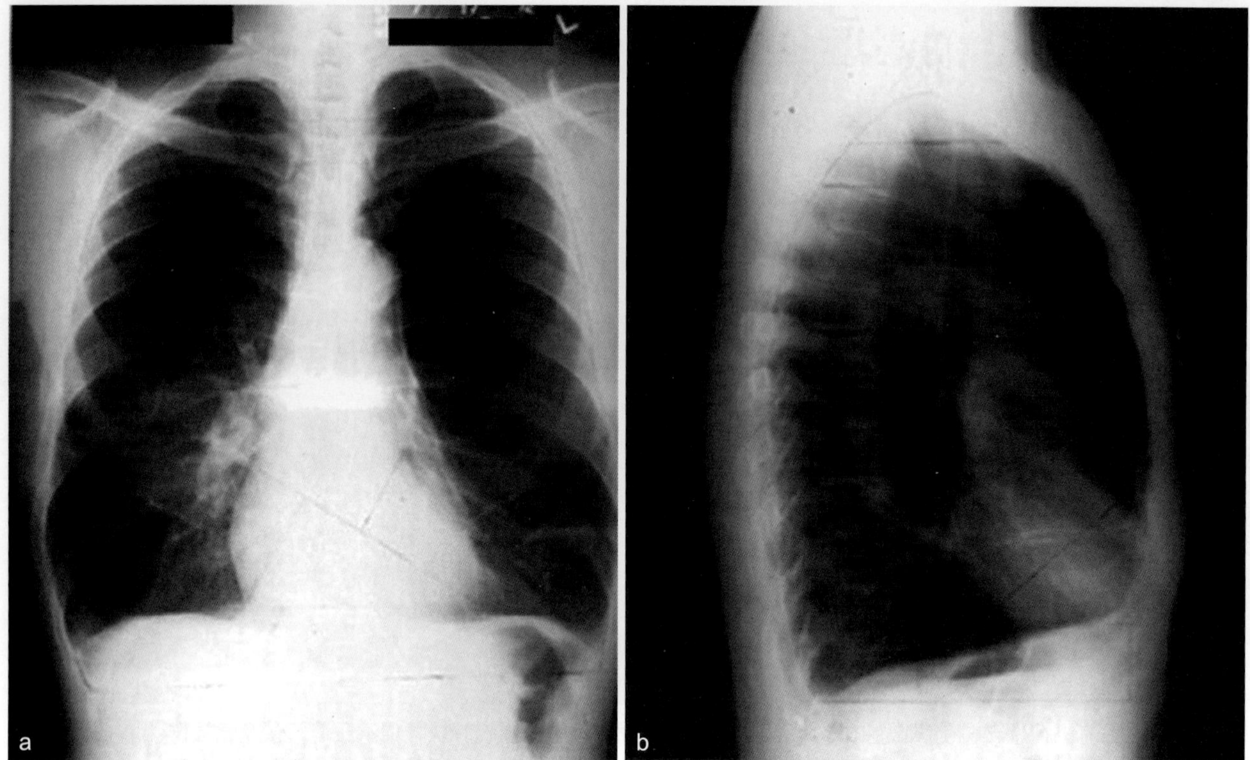

图 3.5　a. 一名肺气肿患者。随着胸部前后直径的增加，有明显的过度膨胀。此外，还有两侧横膈膜变平和胸片黑度总体增加。b. 给同一个病人拍了侧位胸片

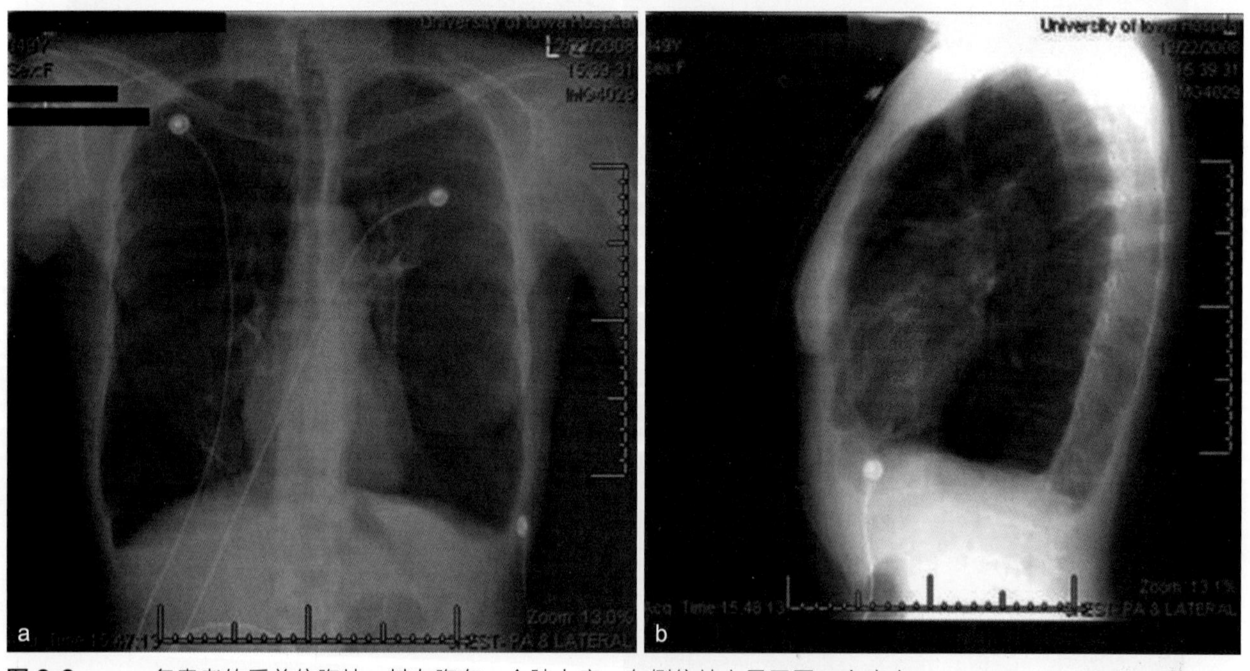

图 3.6　a. 一名患者的后前位胸片，其左胸有一个肺大疱。在侧位片上显示同一个病人

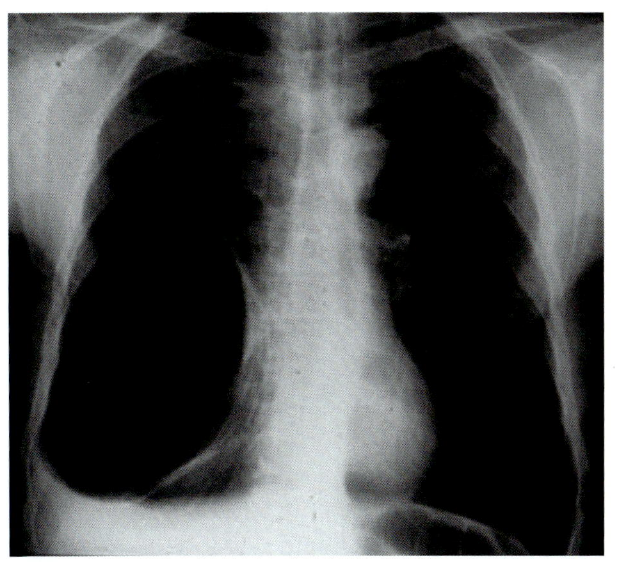

图 3.7　胸片中一个巨大的肺大疱占据了右胸 2/3 以上，并压迫下面的肺

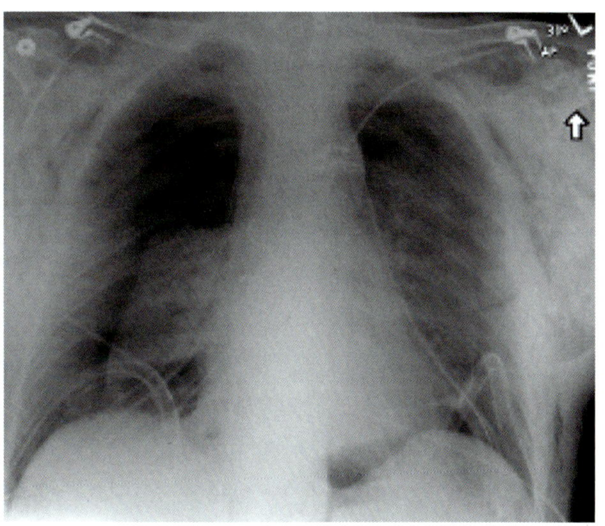

图 3.8　右侧气胸和双侧胸管患者的胸片

气胸

气胸是肺和胸壁之间的胸膜腔中存在空气。原发性气胸发生在没有任何肺部疾病的健康人群中。继发性气胸出现在患有潜在肺部疾病的患者中。尽管原发性气胸患者不存在潜在肺部疾病，但胸膜下小疱和肺大疱可能在发病机制中起作用。它经常是外伤的结果，尽管有时空气泄漏的来源不容易被发现。

气胸的影像学诊断通常很简单。可见脏层胸膜线，无远端肺纹理。在标准侧位片中，可以在胸骨后或椎骨前看到一条平行于胸壁的脏层胸膜线。

气胸表现为侧位胸片上的外观；尽管呼气相胸片的价值存在争议，但许多临床医生仍然认为，当临床怀疑程度较高且吸气相胸片显示正常时，呼气相胸片在检测小的气胸时很有用。英国胸科协会指南根据离脏层胸膜的距离将气胸分大小。胸膜表面（肺边缘）至胸壁，小于 2cm 为小，大于 2cm 为大。肺部周围的一小圈空气实际上转化为相对较大的肺容积损失，2cm 深的气胸约占半胸廓的 50%。

仰卧位时，胸膜腔中的空气通常在肺底的心膈隐窝最容易看到并可能增大肋膈角。图 3.8 显示了右侧气胸患者的胸片。

几个众所周知的干扰性外观可以模拟气胸的存在，在阅读胸片时应始终记住。肩胛骨的内侧边缘可被误认为肺部边缘，但一旦考虑到可以追踪其与骨骼的其余部分的连续性，从而揭示其本质。覆盖于胸壁的皮褶可以模拟脏层胸膜线，并且由于上部区域相对缺乏肺纹理，会导致错误的诊断。然而一旦考虑到，则图像的真实本质是显而易见的。皮褶通常见于胸腔外，呈直线或仅最小程度弯曲，不像真正的脏层胸膜线那样与胸壁平行。皮褶还形成一条较深的线，与不太深的可见胸膜线相比，这条线的一边是尖锐的，另一边是模糊的。此外，不透射线的线通常为肋骨的下缘，这可能模拟脏层胸膜线。这些通常被称为伴影，尽管有些人将这一术语限制为伴随第 1 和第 2 肋骨的密度。它们是由突出的胸膜外脂肪或肋沟引起的。

在整个吸气和呼气过程中，当胸膜内压超过大气压时，就会发生张力性气胸。它被认为是单向阀作用的结果，在吸气时将空气吸入胸膜腔，在呼气时不允许空气流出。张力性气胸的发展通常（但不总是）预示着患者心肺状态的突然恶化，这与静脉回流受损、心输出量减少和低氧血症有关。气胸中张力的发展并不取决于气胸的大小，张力性气胸的临床表现可能与胸片表现相关性较差。在张力性气胸的极端情况下，漏气会导致纵隔和对侧肺向另一侧胸腔的显著移位，从而导致显著的血流动力学不稳定。

胸腔积液

胸腔积液不涉及肺实质；它可能是 X 光射线路径上大量吸收性材料的来源，导致胶片不透光。胸片上很容易发现大的胸腔积液，但小的胸腔积液很容易被忽略，尤其是在床旁胸片上，因为患者几乎总是仰卧或半直立，液体可以聚集在肺下位置或隐藏在视野之外的后肋膈沟深处。最常见的是，较小的胸液被视为面纱样的不透明物，在底部最明显，向肺尖逐渐变细。图 3.9 显示了一名男性患者，左胸有大量胸腔积液，占据左侧胸腔的 2/3。

胸管放置

一般来说，胸腔管的适当使用可将胸膜腔中积聚的空气和液体完全排出，并使肺完全扩张和占据整个胸腔，从而保护肺和胸膜腔免受后续并发症的影响。胸管在胸外科病人中常规使用。在实践中，主要使用三种类型：①使用 20~30F 大小的大口径胸管；②小口径管；③猪尾导管。典型的和最常见的管子有一个侧孔和端孔，此外，它们还有一个不透射线的标记，可以在胸片上清楚地看到。许多这样的胸管可以不小心放置在大的肺裂、肺实质或顶点过高处，这会导致严重的疼痛或肺部损伤。

为了评估胸管的位置，前后位胸片或侧位片是有用的。在某些情况下，胸部的计算机断层扫描（CT）对评估胸管位置很有价值，例如，当怀疑移位但在平片上无法确认。图 3.10 显示了放置在右侧胸腔的女性患者的胸管。

手术性皮下气肿是众所周知的肋间管引流的并发症。与气胸相关的皮下气肿涉及与皮下组织本不连通的充气空间与皮下组织连通。这可能发生在导管错位、扭结、堵塞或被夹住的情况下。同样地，在漏气量很大的情况下，小管可能会导致外科性皮下气肿。任何移位的胸管在胸片上都是可见的。如果皮下气肿导致气道阻塞或胸腔压迫，可能会导致严重的呼吸功能不全。治疗通常是保守的，但在危及生命的情况下，皮肤切开减压和插入大口径改良皮下胸腔引流管都已成功使用。

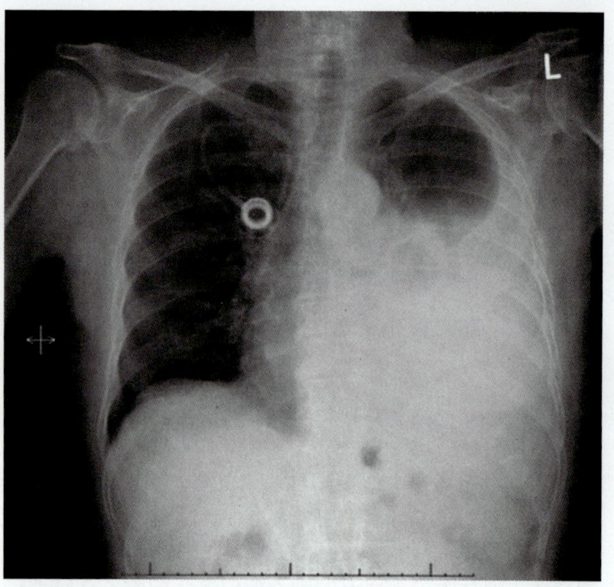

图 3.9　一名男性患者，左胸有大量胸腔积液，占据左侧胸腔的 2/3。右胸可见一个输液港

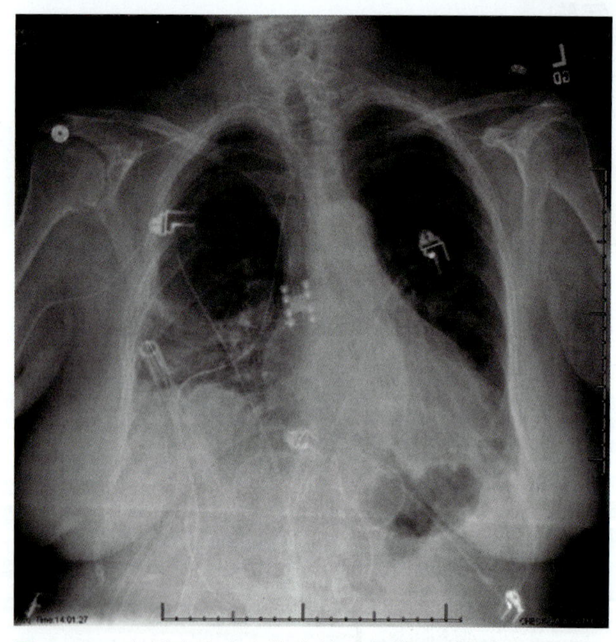

图 3.10　右侧半胸廓上的胸管。在第 6 肋间间隙的高度可以清楚地看到管的尖端。此外，从右臂静脉到上腔静脉入口有一条 PIC 线

既往肺叶切除术

肺段切除会产生类似于肺段性肺不张的变化，因为肺的一部分不再存在，而肺叶的其余部分以及该侧的其他肺叶将膨胀以填充空间。胸片将显示叶间裂的位移和膈肌抬高。肺门可能有移位。胸部手术后胸片最常见的征象通常是出现在胸膜表面的金属缝线，如果是急性切除（手术后），则可见胸管。此外，在胸片上可以看到肋骨截骨术。

肺叶切除术患者通常会导致受累的胸腔出现更大的初始畸形和中线结构的一些移位。在肺不张的情况下，非受累肺叶应该有代偿性的过度膨胀。图 3.11 显示了一名女性患者的胸片，她接受了左下肺叶切除术。

肺叶切除术后的一个重要信息是显示上肺叶塌陷的幕上膈征。这是上肺叶切除术后患者胸片上常见的发现。右上肺叶切除术后比左上肺叶切除术后更常见，直立位比仰卧位更常见。一项研究表明，大约 70% 的患者在右上肺叶切除术后 1 个月或更长时间，50% 的患者在左上肺叶切除术后出现幕上膈。

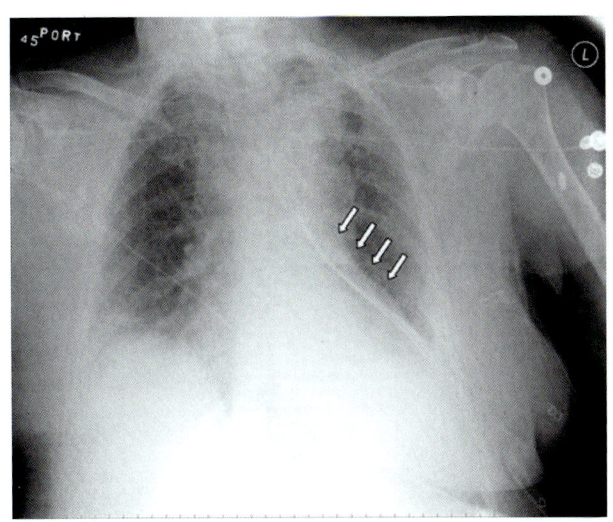

图 3.11 一名接受了左下肺叶切除术的女性患者的胸片

图 3.12 显示了一个右上肺叶切除术的病人，显示了一个薄的幕状膈。

全肺切除术

随着时间的推移，整个肺的切除会导致更剧烈的影像学变化。最初，受影响的一侧在肺门和胸壁显示出预期的术后变化，完全没有肺组织，留下一个非常明显的充满空气的空腔，以及非常尖锐心脏和横膈膜的边缘。全肺切除术后，手术侧胸腔内的空气逐渐被吸收，并被净容积损失的液体所替代。结果气管和纵隔逐渐向手术侧转移。在术后即刻，纵隔远离手术侧表明对侧肺肺不张或手术侧空气或液体异常积聚。纵隔迅速移位表示存在导致张力性气胸的“球阀”效应的空气泄漏。当剩余的肺扩张占据一些空间时，通常会出现半膈抬高，心脏和其他中线结构向手术侧移动。半胸廓逐渐充满液体，如果病人是直立的，则显示明显的空气液体水平，如果病人是仰卧的，则显示更细微的浑浊增加（图 3.13）。

胸外科手术后，需要胸片来评估肺扩张和胸管放置，如果患者仍然插管，必须评估气管内导管的正确放置。从胸片上可以看出，单腔气管导管的正确位置是导管的远端位于气管隆凸上方约 3cm 处。所有气管导管都有不透明的标记，可以在 X 线片上清晰地识别。图 3.14a 显示了一名男性患者，他接受了右上肺叶切除术，并在术后用单腔气管导管进行了插管。图 3.14b 显示了同一个患者重建的单腔气管导管。

双腔气管导管

对于任何涉及肺隔离装置的胸部外科手术，麻醉师必须在术前访视时复查气管支气管解剖，以确定是否存在异常解剖。后前位胸片视图将允许评估气管支气管解剖的阴影以及支气管分叉。据估计，75% 的电影，左主支气管阴影可见。此外，胸片对于确定左侧 DLT 的合适尺寸是有用的。Brodsky 等报道了在术前后前位 X 线片胸锁关节水平测量气管直径可用于确定合适的左侧 DLT 尺寸（参见第 2 章）。图 3.15 显示了锁骨水平处气管宽度的测量，以根据胸片估计左侧 DLT 的合适尺寸。此外，胸

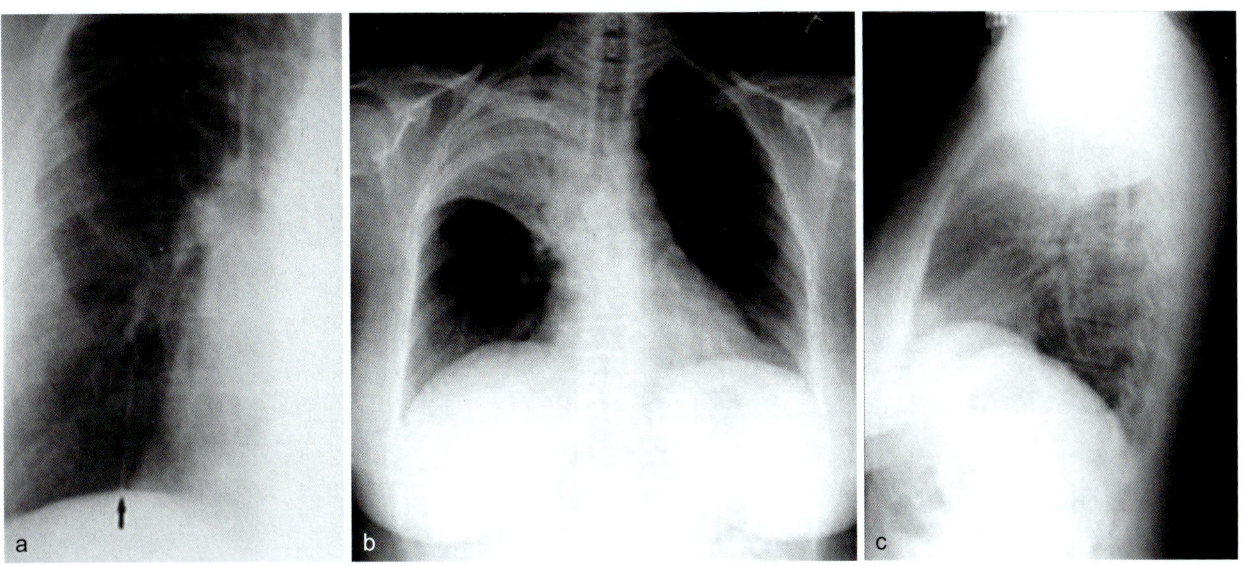

图 3.12 a. 一名接受右上肺叶切除术的患者，箭头所指的薄的幕状膈（膈上尖峰）。b. 右上肺叶切除术，无膈上尖峰。c. 同一患者的侧位胸片

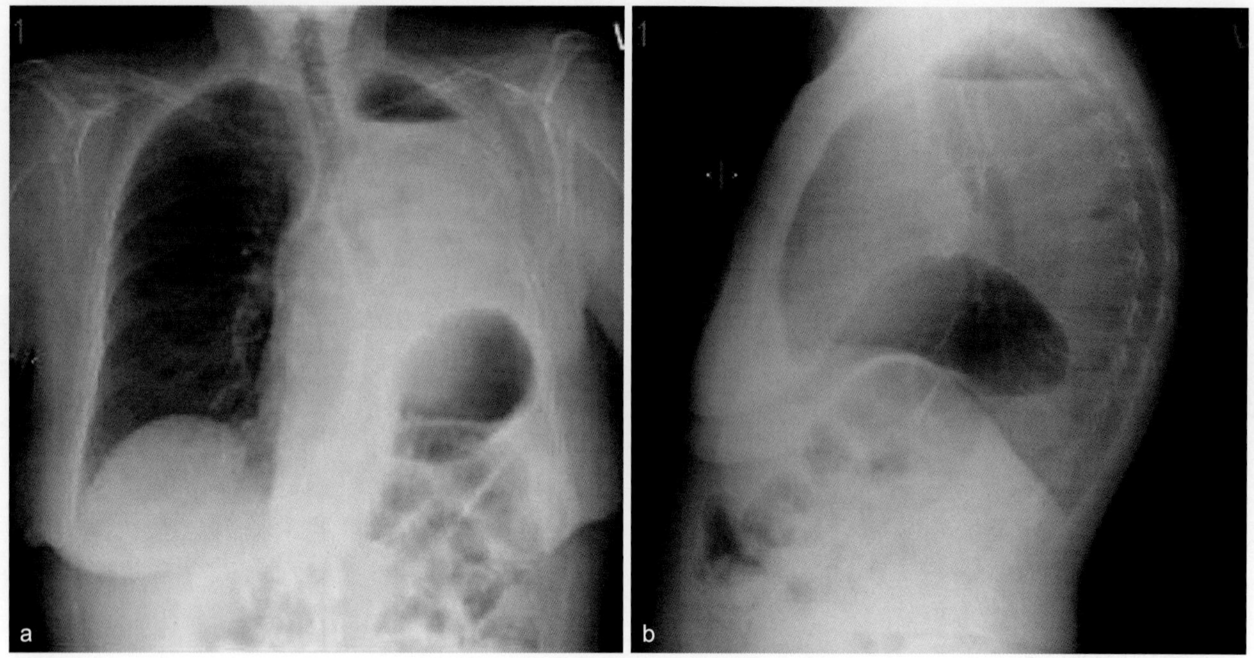

图 3.13 左侧全肺切除术患者的前后侧位胸片。在左半胸廓上，白色图像对应于半胸廓中的液体

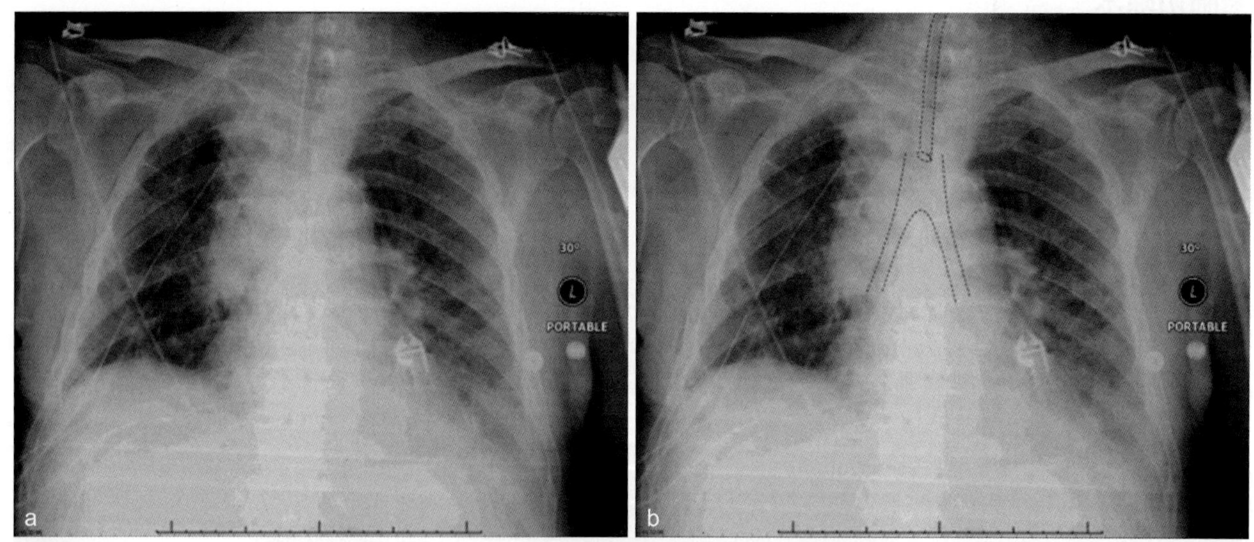

图 3.14 a. 一名男性患者，他接受了右上肺叶切除术，并在术后用单腔气管导管进行了插管。b. 同一名患者重建的单腔气管导管。请注意，单腔气管导管的尖端应位于气管隆凸上方 3cm 处显示了左侧全肺切除术患者的前、后和侧位胸片

部 X 线片将允许可视化已经放置的 DLT。每个管腔的尖端用不透射线的标记来标识。图 3.16a 显示了左侧患者的胸片 DLT 就位。注意支气管内腔大约在气管隆凸下方 2cm 处，进入左主干支气管。图 3.16b 显示了在胸片上标记的 DLT 的重建。

术后急性肺损伤

急性肺损伤（ALI）可能使胸外科手术复杂化，是术后死亡率的主要原因。胸部手术后急性肺损伤的发生率估计为 4.2%。在 Licker 等的一项研究中，他们发现肺切除术后急性肺损伤呈双相分布模式。主要形式在手术后的前 3d 内发展，第二种形式在术后第 3 天后引发急性肺损伤。

临床表现为严重的呼吸衰竭，伴有进行性低氧血症，对常规治疗（包括氧疗）无效。急性肺损伤患者的胸片表现为斑片状、单侧或双侧浸润，依赖于肺动脉水肿。此外，在胸片上可以看到肺不张区。图 3.17 显示了一名 60 岁女性在左下肺叶切除术后，在术后立即出现急性肺损伤；在 72h 后拍的胸片上，

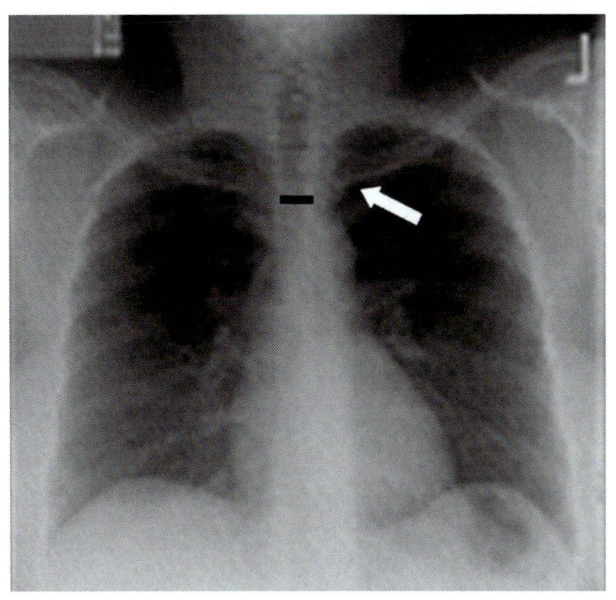

图 3.15 锁骨水平处气管宽度的测量，以根据胸片估计左侧 DLT 的合适尺寸

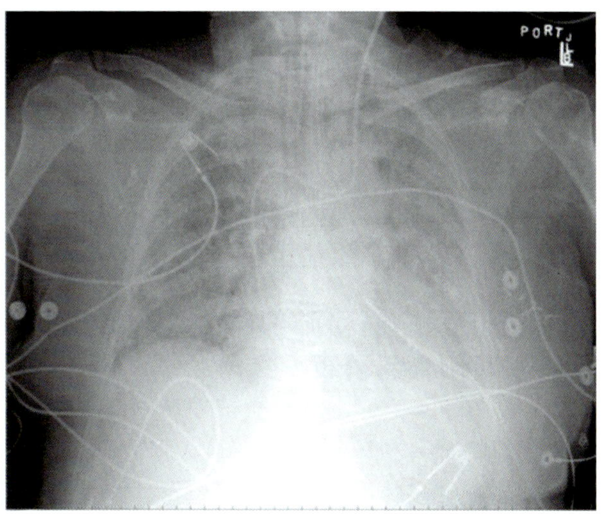

图 3.17 显示了在胸部 X 线片上间质性水肿发展 72h 后出现急性肺损伤的患者。有单腔气管导管到位；还可以看到通过左颈内静脉引入的肺动脉导管。胸片还显示了肺叶切除术后典型的双侧弥漫性蓬松浑浊性间质性肺水肿

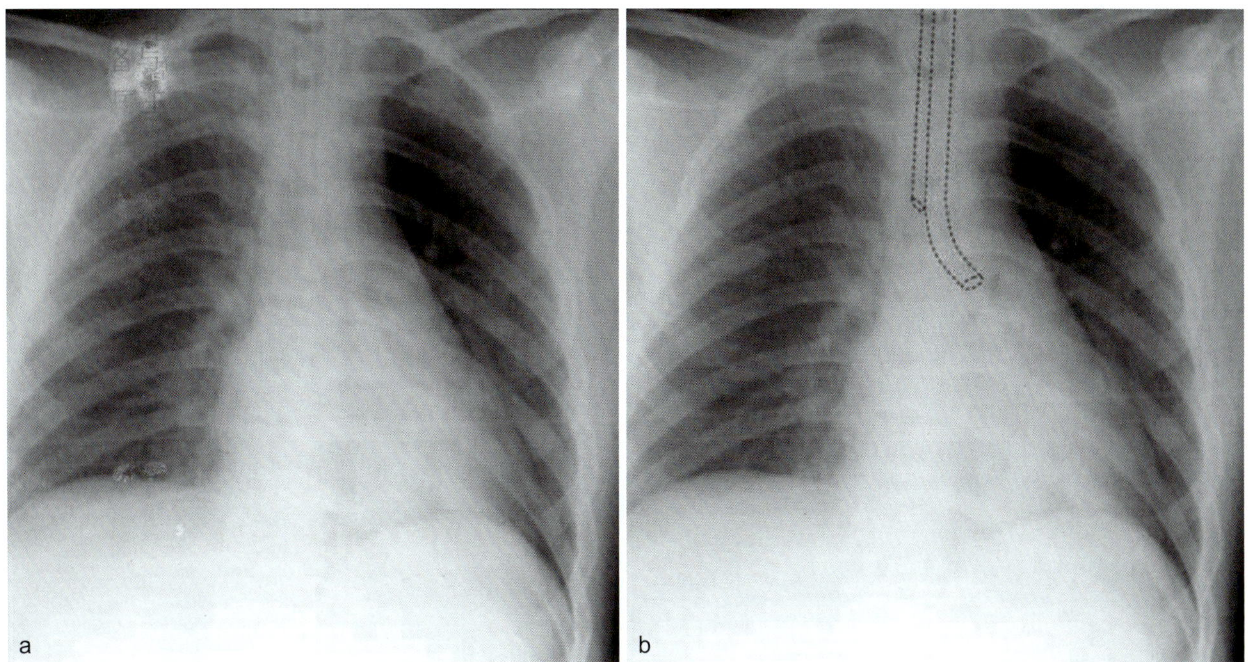

图 3.16 a. 患者的胸片，左侧 DLT 在适当的位置。请注意，支气管内腔大约在气管隆凸下方 2cm 处，进入左主支气管。b. 在胸部 X 线上标记的 DLT 的重建

间质性水肿已经发展。有单腔气管导管到位；还可以看到通过左颈内静脉引入的肺动脉导管。胸片还显示双侧弥漫性蓬松浑浊，这是急性肺损伤后肺叶切除术后典型的间质性肺水肿。

计算机断层扫描与肺部疾病

胸部的计算机断层扫描被用作诊断研究；这通常是在标准胸片发现异常后进行的。常见的 CT 征象包括肺癌分期、孤立性肺结节、肿块或不透明、弥漫性浸润性肺部疾病、纵隔肿块或其他中间胸膜异常、胸壁病变、外伤等异常。此外，计算机断层扫描为临床医生提供了关于气管支气管树任何层面的气道压迫以及血管压迫诊断的有价值的信息。

CT 扫描是在深吸气和全肺活量下进行的。对于常规的胸部螺旋 CT，通常建议 2.5~5mm 的切片。

较薄（1~2.5mm）的切片可用于研究肺部肿块的细节。在常规研究中，视野根据胸腔的大小进行调整，但对于需要研究的较小解剖部位，可选择小视野。此外，对比计算机断层扫描对疑似血管异常如肺栓塞是有用的。扫描仪技术的最新进步导致了螺旋或螺旋体积 CT 的引入。

计算机断层扫描和肺部肿块、纵隔肿块、胸腔积液和心包积液

胸部的计算机断层扫描将确认胸部肿块的存在，并且在许多情况下确认具体位置。图 3.18a 显示了胸部的 CT 扫描。右肺有一个肺部肿块。图 3.18b 显示了一名女性患者右上肺叶的肺部肿块的胸片。此外，胸部的计算机断层扫描将确定纵隔肿块的精确大小和位置，与邻近结构的任何关系，以及气道［气管和（或）支气管］的压缩程度。在评估 CT 扫描期间，重要的是确定肿块的位置，确定其与邻近结构的关系，评估气管和（或）血管压迫的程度，并评估气管和支气管水平的气道通畅性。计算机断层扫描还将允许气道直径的精确测量，并将确定气管压缩的精确水平和程度。如前所述，70kg、170cm 高的人气管的平均横截面直径为 18~23mm。在计算机断层扫描上，气管直径缩小 10mm 相当于气管横截面面积减少 50% 的水平。图 3.19 显示了胸部的计算机断层扫描，左侧半胸有一个大的前纵隔肿块。图 3.20 显示了胸部的计算机断层扫描，左侧有一个巨大的前纵隔肿块，导致左侧主支气管入口受压。

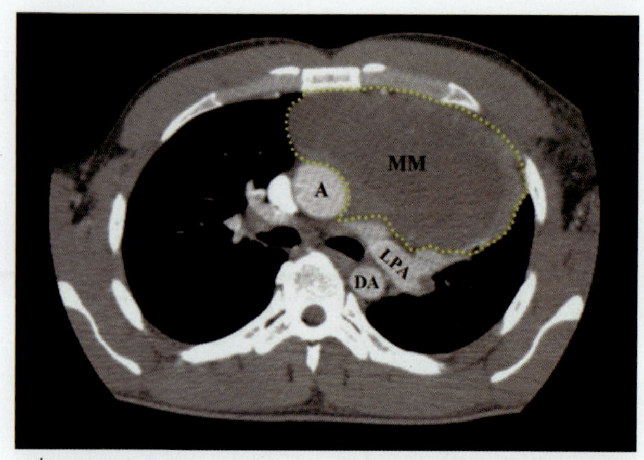

图 3.19 胸部的计算机断层扫描，左侧半胸有一个大的前纵隔肿块（虚线在肿块周围）。该患者诊断为纵隔肿块和弥漫性 B 细胞淋巴瘤。MM. 纵隔肿块，LPA. 左肺动脉，A. 升主动脉，DA. 降主动脉

胸部的计算机断层扫描可以精确定位肺外液体，无论是在周围胸膜间隙还是叶间裂。图 3.21 显示了胸部的计算机断层扫描，显示左侧胸腔积液。此外，计算机断层扫描是非常有用的诊断心包积液，因为用这种方法可以确定准确的位置。图 3.22 显示了心包积液，注意心包囊里的液体。

此外，在使用 CT 扫描时，评估气道的另一种

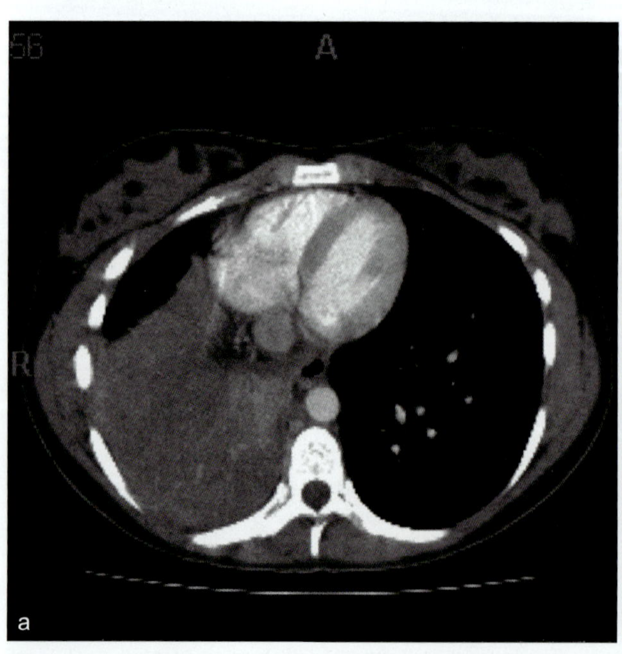

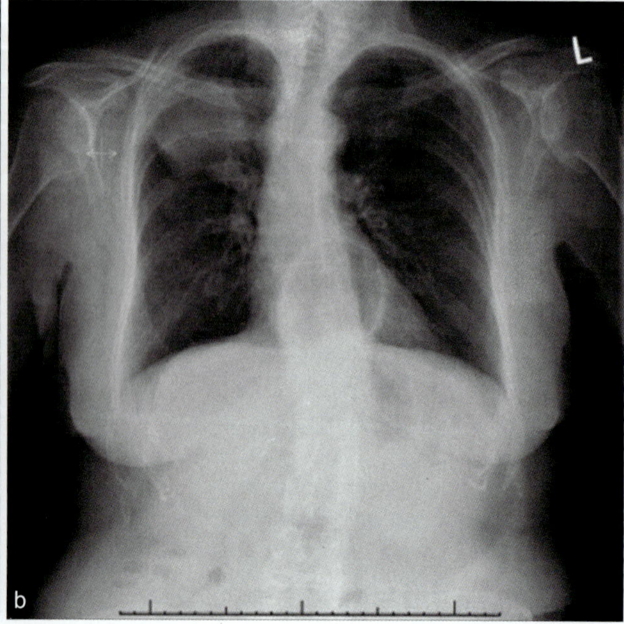

图 3.18 a. 胸部的计算机断层扫描。肺部假瘤的诊断。b. 同一名病人右上肺叶肺部肿块的胸片。右上叶腺癌的诊断

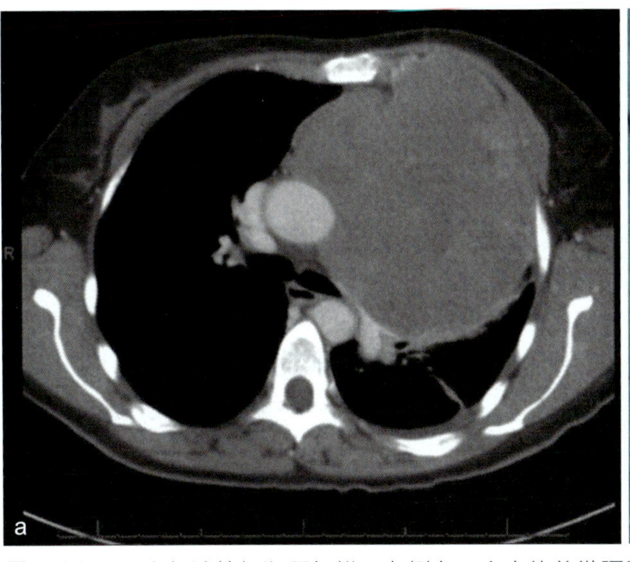

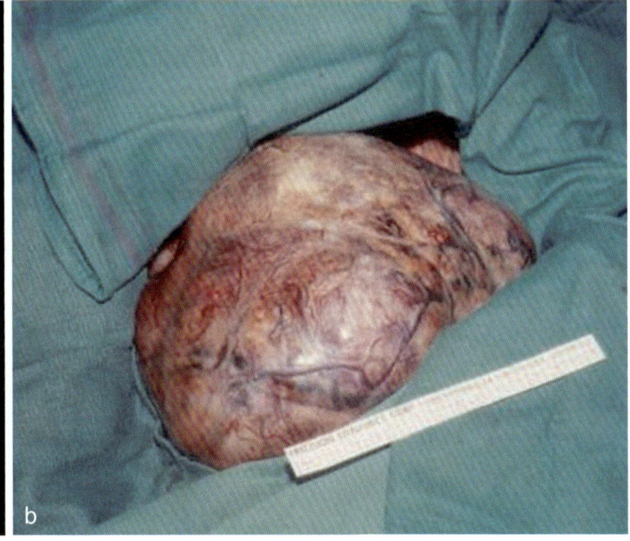

图 3.20　a. 胸部计算机断层扫描，左侧有一个大的前纵隔肿块，导致左侧主支气管入口受压。这个病人的诊断是生殖细胞肿瘤。b. 左侧半胸有一个巨大的纵隔肿块

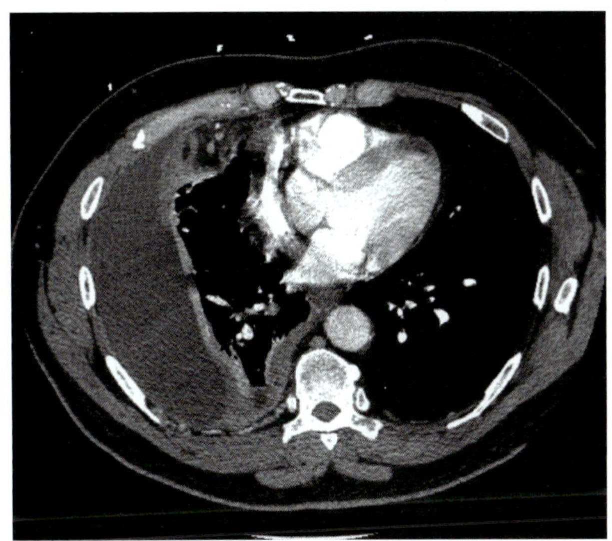

图 3.21　胸部的计算机断层扫描，显示左侧半胸廓有较大的胸膜影像

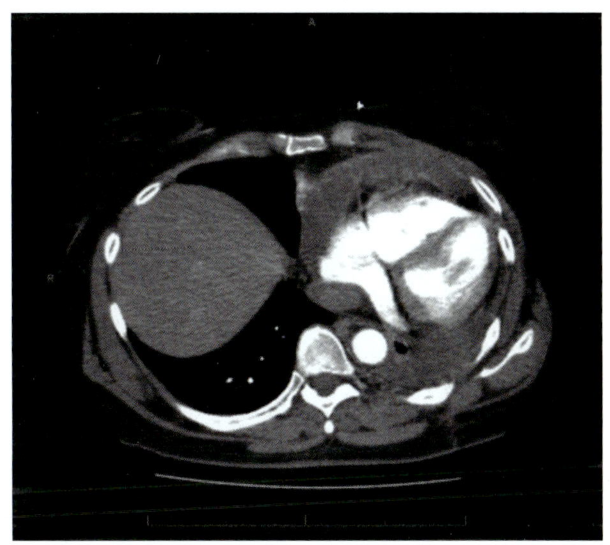

图 3.22　心包积液，注意小包周围的液囊

方法是使用连接到多探测器 CT（MDCT）扫描仪的工作站对气道进行三维（3D）重建。MDCT 提供整个肺的高空间分辨率图像，没有任何解剖间隙。该技术包括根据所涉及的空气通道，以不同的角度将每个视图中具有最低变化值的体素投影到所探测的体积中。如果怀疑气管支气管损伤，通过将 3D 体绘制技术聚焦到气管支气管树，气道的 3D 提取可能是有用的。这种技术用于分析气管支气管树的狭窄或扭曲，但也可以通过显示壁缺损和（或）肺叶和肺段支气管的异常位置来诊断气管支气管损伤。

此外，胸部的 3D 扫描是识别淋巴结的另一种方式。虚拟支气管镜检查的发展引起了将基于计算机断层扫描的计算机图形技术引入肺癌分期过程的兴趣。在虚拟支气管镜检查中，3D CT 图像作为胸部的高分辨率数字图像副本。可以沿着气道中心轴的路径生成气道的腔内投影，并导致作为虚拟内镜检查的视频支气管镜检查的离线模拟；内部视图是由计算机根据放射图像生成的（另见第 16 章），见图 16.14。

气管支气管树的成像最近有所改善，这在很大程度上是由于 CT 的进步，允许体积各向同性体素成像及其在允许高级三维（3D）可视化的零件处理软件中的相关改进。因此，气道成像已经成为一种工具，医生可以使用它来规划介入治疗，如支架置入、手术治疗和随后的随访。接受胸部外科手术的

患者，纵隔肿块较大，严重危及患者的生命气道需要放置气道支架；因此，在手术前对已放置支架的患者进行复查至关重要，以评估气道的通畅性（图3.23）。

胸部多排计算机断层扫描

现代MDCT扫描仪很容易提供非常大的高分辨率三维立体图像的胸部。已经设计了许多3D可视化技术来更详尽地查看3D MDCT胸部图像中包含的信息。3D MDCT图像提供气道树的片段的视图，计算提取的气道的中心轴，并且还定义分割的气道树的腔内和外表面以及感兴趣区域的外表面用于渲染。

气管支气管树的MDCT和3D重建的优点之一是，它允许我们欣赏扭曲的气管支气管解剖或气道随年龄的变化。图3.24显示了一名男性患者的胸部MDCT扫描。

磁共振成像与肺部疾病

磁共振成像产生的图像表面上看起来类似于计算机断层扫描。磁共振成像提供了比计算机断层扫描更高的对比度分辨率，并提供了组织特征化的潜力。此外，使用改进的屏气3D梯度回波技术对肺实质疾病进行磁共振成像，可以对广泛的实体和非实体肺实质疾病进行成像，具有可再现的高图像质量、有效抑制伪影以及高分辨率和可视化。3D梯

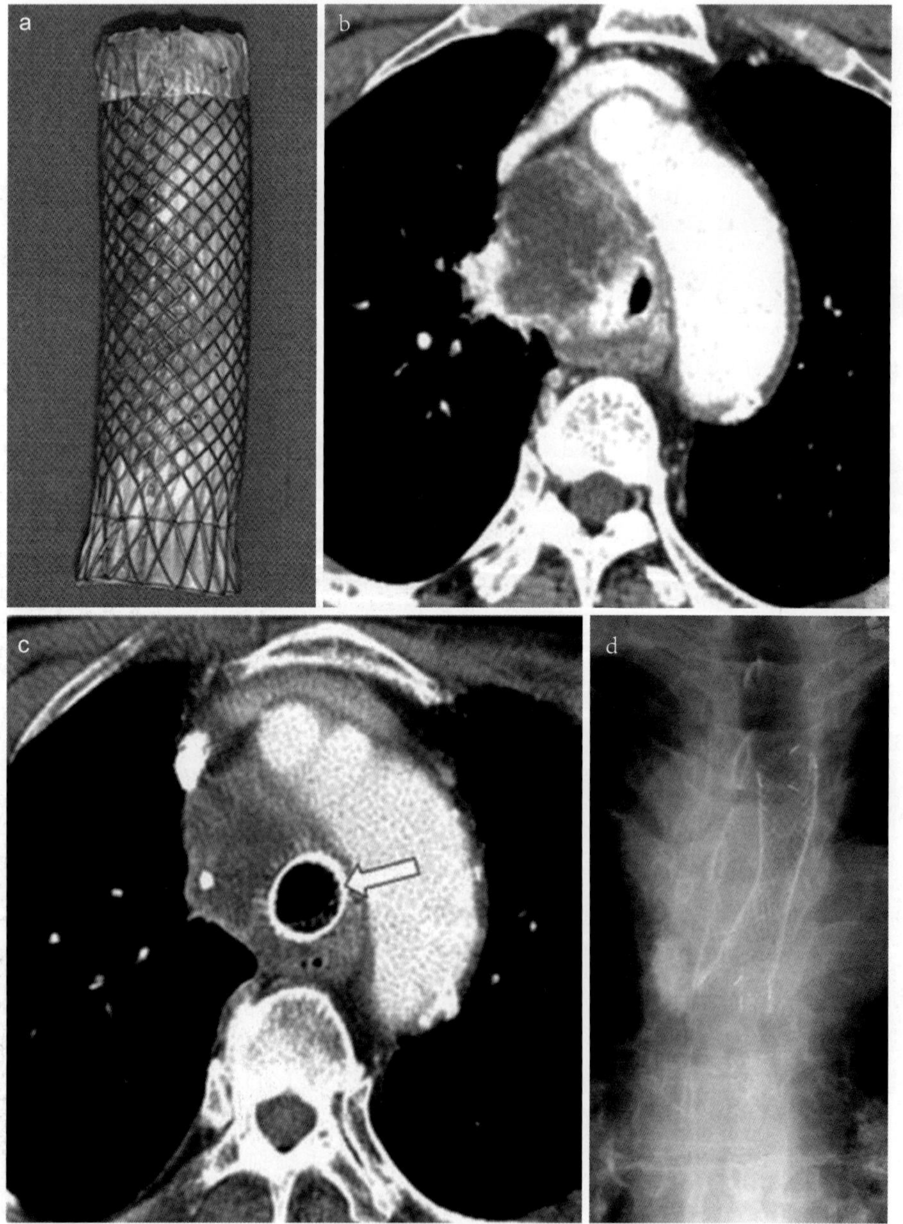

图3.23 纵隔肿块患者的气管支架。a. 金属可膨胀支架；b. 电脑断层扫描显示纵隔肿块压迫气管；c. 电脑断层扫描显示气道支架就位；d. 胸部X线显示支架就位（经许可引自参考文献［37］）

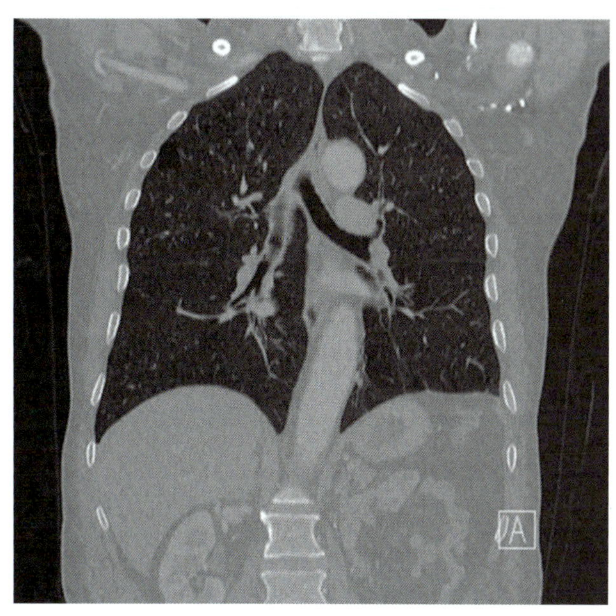

图 3.24　男性患者胸部的多探测器计算机断层扫描

度回波技术可以更好地显示周围和中心实质、肺动脉、心脏和食管。

MRI 图像是计算机生成的图像，通常是横断面方向，但也有直接的矢状或冠状视图，组织显示为不同的黑色、白色和灰色阴影。MRI 扫描主要依赖于对不同组织中质子（水）数量的评估。这些数据信息是通过将病人置于一个强磁场中，用特定频率的无线电波询问身体，然后列出反应来获得的。通过改变无线电波的频率，人体可以在多个平面上成像，而不是横断面。此外，CT 扫描对心包积液的诊断非常有用，因为这种方法定位准确只是在轴向部分。直接的矢状和冠状图像使放射科医师能够比 CT 扫描更清晰地评估肺海绵状血管瘤、纵隔结构和胸壁的受累情况。此外，MRI 是 CT 扫描评估的辅助手段，适用于 CT 扫描没有解决解剖学问题，也没有解决谁需要关于纵隔及其与其他重要器官的关系的额外信息，包括对心脏或大血管的侵犯。图 3.25 显示了纵隔肿块患有的胸部 MRI。

小结

放射学研究在胸外科患者术前、术中和术后的诊断和治疗中起着重要作用。胸部放射图使我们能够识别扭曲的气管支气管解剖结构、肺部肿块的存在、肺萎陷、胸管放置、气管导管放置以及张力性气道阻塞情况下的肺扩张或纵隔移位。胸部的计算机断层扫描允许识别和精确定位肺部肿块和纵隔肿块或液体的存在和对邻近结构的损害；此外，它允许识别气道支架的精确位置。

多探测器计算机断层扫描和 3D 重建允许以更精确的形式识别气管支气管解剖结构。所有影像学研究必须在胸外科病人的术前评估中进行审查。在诊断或解剖不清楚的情况下，这些研究必须与胸外科医生或放射科医生一起审查。

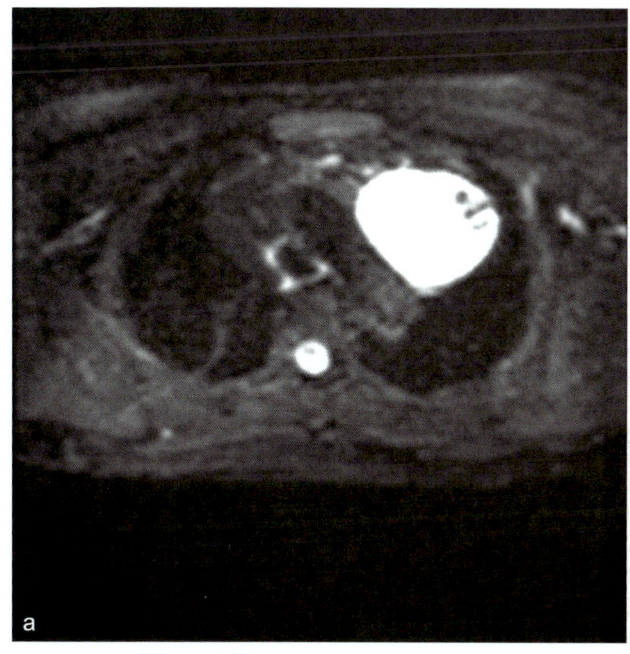

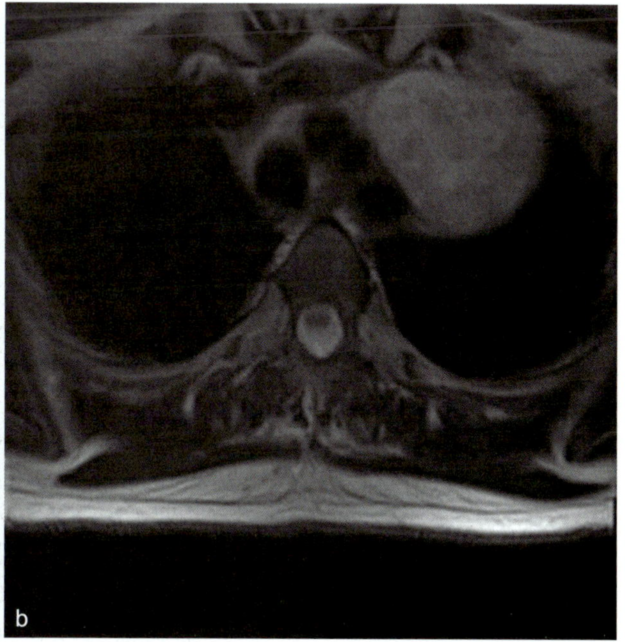

图 3.25　纵隔肿块患者的胸部 MRI。这个病人被诊断为神经鞘瘤

第三部分

胸部解剖、生理学和药理学

第 4 章　呼吸系统和肺循环的基本解剖及生理学

J. Michael Jaeger, Brian J. Titus, and Randal S. Blank　著
鲁云纲　译　谢首昱　校

要点

- 呼吸系统的临床解剖和功能知识对于对胸外科患者进行插管，机械通气，以及安全、有效、恰当的围手术期麻醉管理至关重要。
- 左右肺分别有 10 个（第三级气道）段级支气管（右肺）和 8 个段级支气管（左肺有两段支气管可认为已经“融合”）。右肺有 10 个支气管肺段（第三级气道），左侧有 8 个肺段，纤维支气管镜可以很容易地识别它们（左侧的两个段支气管被认为是“融合”的）。
- 无论全身麻醉和局部麻醉，都会影响呼吸的控制，气道反应性，以及患者维持气道、深呼吸和咳嗽的能力。
- 通气模式、体位、体质、烦躁或疼痛、炎症的动态影响可导致“空气滞留”，并显著降低肺泡通气。
- 呼吸系统的顺应性和阻力在手术过程中会发生变化，特别是那些需要单肺通气的手术，可能需要经常调整呼吸机，以优化气体交换，减少肺损伤。
- 心胸外科手术中使用的许多药物都会影响肺的内在机制，可通过缺氧性肺血管收缩（hypoxic pulmonary vasoconstriction，HPV）直接影响通气血流比，或通过改变心输出量或血管阻力间接影响。

引言

只有理解呼吸系统独特和复杂的解剖与功能，才能对围术期的胸外科患者做出恰当处理。呼吸系统特别适合执行复杂的任务，包括肺部和血液之间的气体交换，参与发音，免受空气环境和病原体的伤害，以及参与修复、生长等诸多新陈代谢功能。尽管在手术过程中，其中一些功能对麻醉医师来说并不重要，但优化气体交换、控制肺动脉压和维持血流需要持续关注。此外，心血管系统和呼吸系统之间的动态相互作用可以通过改变体位、药物和麻醉药、机械通气、手术干预、疾病进程等带来改变。这些改变的影响不容低估。整个心输出量随着每次心跳，从心脏右侧传到左侧；因此，影响肺循环的因素最终都会影响体循环。虽然对整个呼吸系统的生理学和解剖学的深入讨论超出了本章的范围，但讨论要点的目的，是为胸科麻醉医师提供对这些知识的临床相关性和应用的洞察力。

功能解剖

上呼吸道解剖

口咽和鼻咽

从鼻孔和嘴唇经鼻咽和口咽通过喉部直至延伸到环状软骨的气道集合被定义为功能性上呼吸道。这个气道集合有以下诸多功能：加温和湿化空气，过滤颗粒物，防止吞咽时的误吸。

正常平静呼吸时，空气进入鼻腔这一复杂结构，其中间分隔由鼻软骨和犁骨构成，其外侧壁是覆盖在窦口之上的下、中、上鼻甲，其下侧以硬腭和软腭为界，随后气流进入鼻咽部。覆盖在这些结构的黏膜富含血管和神经，在气管插管、放置鼻胃管或纤维支气管镜经鼻插管时必须注意。另外鼻腔的气道阻力很高，通常在张口呼吸时表示鼻腔阻力已经翻倍。当出现鼻息肉、黏膜发炎和水肿，或在剧烈运动中必须吸入高气流时，气流阻力显著增加。

成人咽部长 12~15cm，分为鼻咽（从软腭到悬雍垂的顶端）、口咽（扁桃体窝的前柱到会厌，同时包括位于咽部的颏舌肌），最后是喉咽（位于喉部后方）。仰卧、睡眠和全身麻醉可使舌、硬腭和咽部肌肉组织向后移动阻塞咽部。颈椎过伸或过屈通常会增加上呼吸道阻力。吸气时，非镇静状态下自主呼吸的患者，通过收缩颏舌肌并使舌抬离咽后壁而扩张口咽，该协调反射还涉及胸肌活动的参与。

喉

喉部结构复杂，位于第 4 至第 6 颈椎前方，由数块肌肉及其韧带、软骨和重要神经组成（图 4.1）。喉的入口由会厌、声带和杓状软骨构成。喉部向上隆起连接咽部，于两侧前方形成深部的隐窝——梨状隐窝。双侧梨状隐窝凹陷处与临床密切相关，该处易堆积食物或异物（导管或探条也常滞留于此），并且这里是喉上神经内支实施局部麻醉时潜在的阻滞部位。喉作为发声器官，在咳嗽中起重要作用，并在吞咽过程中保护气道。

甲状软骨是喉的主要结构之一，它形成了对杓状软骨与声带韧带及其控制肌肉的附着点。其他重要的结构包括舌骨及其附件，会厌、环状软骨和角状软骨。舌骨是一块 U 形骨，通过舌骨舌肌、下颌舌骨肌、颏舌骨肌、二腹肌与下颌骨和舌相连，还连接茎突舌骨韧带及肌肉，以及通过咽中缩肌连接咽部。在舌骨之下悬挂着喉的其余部分，该部分通过其附属结构、甲状舌骨膜和甲状舌骨肌与之相连。除了作为柔韧的附着点外，舌骨的功能尚未全部明确，在行气管切除手术时，可以将其与下颌附着处分开（“舌骨上松解”）并调整喉头以使其向尾部移位。会厌是位于舌根下方中线上的“叶状”弹性软骨，固定于舌骨的前侧，甲状软骨前部内侧，紧邻声带的上方。会厌的双侧游离缘向后弯曲，移行成黏膜嵴，并附着在环状软骨后板顶端的杓状软骨，即杓状会厌襞。会厌、杓状会厌襞和小角结节构成易于辨认的声门入口。甲状软骨作为喉的标记，其双侧板在喉部突出处向前方融合，并向后部延伸至上、下角。甲状软骨，为众多小肌肉和韧带提供了稳定的附着点，这些结构参与对杓状软骨、小角软骨和声带的精细控制。甲状软骨还附着在环状软骨上，使其具有一定程度的活动能力。值得特别注意的关键韧带——声韧带（真声带），两侧声带向后连接到每个杓状软骨的发声突，并向前伸展至甲状软骨的甲状会厌韧带交界处。声韧带形成的三角形开口为声门，声门顶端朝前（图 4.2）。男性松弛的声门平均长度约为 23mm，女性约为 17mm。声门最宽处（后端）有 6~9mm，但可以被“拉伸”至 12mm。值得注意的是声带被一层薄薄的黏膜所覆盖，表面呈珍珠白色。声带没有黏膜下层，意味着声带不太可能出现明显“肿胀”，因为此处水肿液的积聚空间极小。黏膜和纤维组织的皱襞平行于真声带，恰好位于声门内，被称为前庭皱襞或“假声带”，可出现水肿。喉内肌群的功能是在吸气时打开声门，吞咽时关闭声门并收缩以上结构，以及在发声时精细地控制真声带的外展、内收和张力。

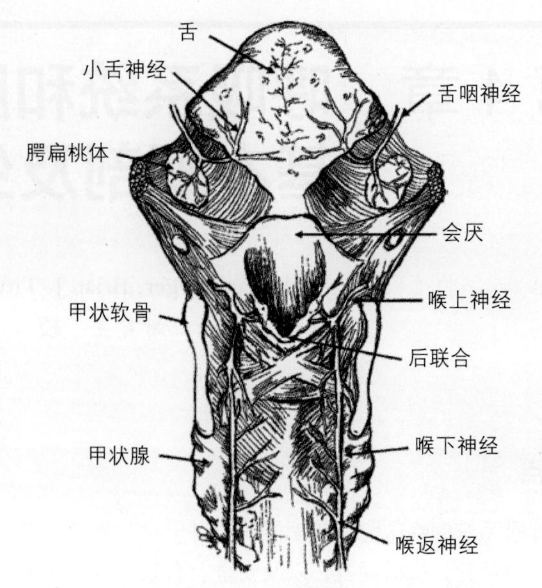

图 4.1 从舌根至甲状软骨下方的喉后向图。注意喉上、喉下、喉返神经与喉后神经、甲状腺和气管的关系。气管和甲状腺手术这些神经受损风险置于危险之中

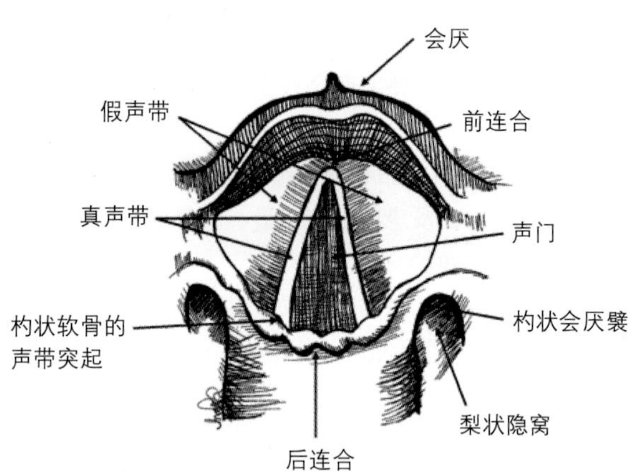

图 4.2 喉镜或纤维支气管镜下的声门。注意三角形的声门口，在前连合处最窄。支气管镜、气管插管，特别是双腔管应该引导到声带最宽的后方。请注意杓状软骨的发声突在一个小点上附着，如果粗暴处理会造成损伤和移位

咽部神经支配

咽神经分布在舌咽和迷走神经的多个感觉和运动分支之间（喉上神经的外侧支和内侧支，喉返神经）。鼻咽感觉神经来源于三叉神经的上颌分支，而口咽则由舌咽神经的感觉分支弥漫性支配。喉上神经的内侧支穿过甲状舌骨膜的外侧与喉上动静脉一起支配舌根、隐窝、会厌、杓状会厌皱襞、梨状隐窝和真声带的上侧。喉上神经的外侧支为环甲肌提供运动支配，环甲肌是声带的支配肌肉。喉返神

经为声带和气管支气管提供感觉功能，并为喉内肌组织提供运动功能。右侧喉返神经起源于右侧锁骨下动脉水平，左侧起源于主动脉弓水平，并绕肺动脉韧带形成襻，然后沿气管食管回头向上。在食道手术和颈、前纵隔镜检查时，必须认识到这种解剖关系，因为这些结构可能有误伤危险。喉的血供分别来自甲状腺上、下动脉的喉上、下分支。这些动脉沿着喉上神经和喉返神经的走行。

上气道的功能

稳态机制

上气道最明显的功能是提供一个持续的保护性管道，让气体的吸入和呼出肺部，同时进行多种其他功能，如吃、喝、说话等。吸入气体时，鼻咽和后咽将气体加热至接近体温，并在 37℃时将其湿化至 47mmHg 的水蒸气压。这有助于维持机体的核心温度，使更脆弱的下级气道的上皮免于干燥。气道上皮内的腺细胞分泌黏液，黏液覆盖气道表面，维持组织水化，也可捕获外界颗粒物、细菌和病毒。黏液还含有许多具有抗氧化、抗蛋白酶和抗菌性能的酶。

气道及其黏液膜的另一个重要作用是通过精心设计的防御系统过滤吸入的颗粒物，该防御系统利用了上、下气道及其相关上皮细胞的气流特性。有三种机制产生机械过滤。第一种是惯性冲击，由于乱流、通道上的黏液和复杂的结构，能够捕获大于 10 μm 的微粒。当黏液和唾液最终被吞下时，可在几分钟内完成这个任务。气管层层分支减缓气体流动，直到它变得更加接近层流。根据颗粒物的尺寸附着到气道壁（沉积作用）。正常情况下，黏液中滞留的颗粒、细菌等在这个水平通过纤毛（呼吸道上皮的顶端特征性结构）持续摆动向头侧输送，在支气管中速度为 2.5mm/min，在气管中的速度超过 5mm/min。虽然在疾病状态如囊性纤维化或慢性支气管炎或改变纤毛功能或生长的情况下（如吸烟），这一过程可能会明显减慢，但通常在 24h 左右就能清除深部的气道黏液。过滤过程对直径约为 0.01 μ m 的颗粒似乎有效。

咳嗽反射

呼吸系统的一个基本保护功能，是排出分泌物和异物——咳嗽。咳嗽是一种复杂的动作，它可能是自发的，也可能是由弥散分布于喉部、气管和支气管，特别是隆突的气道刺激性机械感受器受到刺激引起的。刺激性化学感受器更广泛地分布在远端气道和气道连接处，有毒蒸汽颗粒更容易沉积的上皮细胞上。迷走神经是咳嗽反射的主要传入支，但传出支包括膈肌、肋间肌和其他脊髓运动神经元，以及喉和咽的迷走神经分支。

产生爆炸性气流过程涉及几项连续动作。第一种是通过广泛外露的声门进行夸张的吸气，以达到高肺容量，可达肺活量的 50%。通过扩大胸内容积，可以使呼气肌延长，并改善它们的长度 – 张力关系，从而产生更大的力。第二个压缩阶段开始声门的快速关闭同时出现呼气肌肉收缩。声门关闭由于声门上室皱襞的紧密内收而加强。这个阶段仅持续百分之一秒，但足以产生肺泡气体的协调压缩和胸内压力的增加，短暂地高达 300cmH_2O。呼气末期的开始伴随着声门突然开放，压力释放而完成，使中央气道压力在大气压下骤降，增大了由于呼气肌收缩而持续上升的肺泡和胸膜压力所造成的压力梯度。另一个影响是气道的动态压缩，它增加了每秒呼出的空气量的气流速度。最终结果是剪切力推动气道表面覆盖的气道上皮和黏液排出。

临床问题

气道阻塞

气管或喉部占位性病变和声带功能障碍的患者在吸气和（或）呼气时可能会有明显的阻力，这取决于病变在胸内或胸外。通过限制性病变部位的空气流速会增加气道阻力。更加明显的是在高流量期间，位于病变两侧的气道中可能发生的与压力相关的动态压缩。试图产生高速气流会对周围结构产生最大的伯努利效应（由于气流快速通过引起的负压），从而可能导致气道狭窄。这对于处理喉部或气管支气管切除术前和术后的患者具有重要的临床意义。缓慢、轻松的呼吸比急促、用力的呼吸更有效，因此合理使用镇静药良好解除术后疼痛管理可以改善气体交换。神经肌肉阻滞残余、全身麻醉、肌无力或锥体外系疾病而导致的原发性上气道肌肉无力与此形成对照，这些情况需要机械支撑，直到肌肉力量恢复或改善。

雾化药

上呼吸道的特点也影响吸入器和药物喷雾器的设计和使用。通常用标准喷雾器或吸入器输送的雾化药物少于 30% 到达小气道。目前吸入器中，多数药物颗粒的直径在 1.5~4.0 μ m 之间。因此，这些颗粒往往不能充分到达远端小气道，即使有新的颗粒制造技术，也只有约 50% 的药物能达到预定的靶点。

即使在气管插管或呼吸机回路上的安装雾化室，也只能在向远端气道输送药物的效率方面提供微小的改进。

气管支气管与呼吸系统解剖

气管和支气管结构

气管起源于环状软骨（对应第6颈椎椎体），长度约12cm（女性）至14cm（男性），终止于胸4或5椎位（第2肋间隙，路易斯角）的分叉（隆突）。它的直径约为22±1.5mm（男性）至19±1.5mm（女性），由16~20个U形软骨"环"组成，这些"环"在后方被纤维组织和纵向平滑肌或气管肌肉封闭。

右侧主支气管较左侧宽（14~17.5mm），短（1.4~1.8cm），更加垂直。右主支气管发出上叶支气管随后是中间支气管，在肺门第5胸椎水平发出右中叶支气管和右下叶支气管。奇静脉弓从后面进入上腔静脉。右肺动脉首先走行于中间支气管的下面，然后绕到中间支气管的前面。左主支气管平均长4.4~4.9cm，直径13~16.5mm。它经过主动脉弓下方和外侧，在食管和胸降主动脉的前面到达第6胸椎水平的肺门。它首先在左肺动脉后面略偏下。该位置有个体差异，胸部疾病可以彻底改变这些位置的关系。我们建议在进行任何胸部手术之前，都要参考可靠的胸部CT，以便麻醉医师对患者的尺寸和结构关系有更深入的了解。

肺叶支气管（右上、右中、右下、左上、左下）继续向段级支气管发散，在纤维支气管镜检查中可以很容易地看到段支气管（表4.1）。右上肺叶的支气管发出三个节段支气管（尖、前、后），右中叶支气管分成两个段支气管（外侧、内侧），右下叶支气管发散出背段支气管后立刻分为四个另外的段（前基底、内基底、外基底、后基底），共十节段分支在右肺。左上叶支气管分为上段和下段，上段有"三个"节段（融合的前、后、尖段），下段或舌段有两个节段（上舌、下舌）。左下叶支气管分为四个下节段（背段，另一个"融合"的前内侧基底段、外侧基底段、后基底段），左侧共有"10"段。请注意，肺段命名方法在文献中可能有所不同。

气管支气管的循环和淋巴系统

气管和支气管的血供来自不同来源的分支，且变异很大。常见的模式如下：颈段气管的血供来自甲状腺下动脉的分支；隆突和远端气管的血供来自于支气管动脉（上、中、下），这些血管来自胸廓内动脉、无名动脉和降主动脉的分支；支气管动脉的

表4.1 肺的分段

	右肺			左肺
		上叶		
尖段	1		上段	
前段	2		尖段+后段	1+3
后段	3		前段	2
			下段——舌段	
			上舌段	4
			下舌段	5
		中叶		
外舌段	4			
内舌段	5			
		下叶		
背段	6		背段	6
内基底段	7		前内基底段	7+8
前基底段	8		外基底段	9
外基底段	9		后基底段	10
后基底段	10			

分支在气管侧壁上形成一个纵向的网状结构；这些动脉随后分支成前和后软骨间动脉；前面的血管从两侧进入气管管壁，在中线与管壁相连，形成多样的黏膜下血管网，供给各自的气管段。后面的软骨间支与食管动脉分支相连，为气管的膜部提供血供。

支气管血供也有很大的变化。一般情况下，左主干支气管的支气管下动脉有两支，发自主动脉左侧。右主干支气管通常一支，来自主动脉右侧。支气管动脉通常起源于降主动脉的第5和第6胸椎水平之间，但也可以来自主动脉弓或锁骨下动脉。支气管动脉起源于降主动脉的前外侧，通常有相距约18mm的四个开口，比较"紧密"。在肺移植手术中至关重要，这一解剖以"支气管动脉的主动脉补片"形式用于支气管血管的彻底重建。

肺实质的淋巴引流是通过位于气道周围结缔组织的淋巴管毛细血管网络及其伴随的血管结构发生的。淋巴管位于肺泡壁和各种小叶间、支气管周围和血管周围结构之间。因其对气体交换并无作用，故不存在于肺泡隔中。淋巴管毛细血管也在肺表面形成汇流并在肺门与支气管周围血管并行。淋巴管壁内的平滑肌和单向阀保证了液体的单向流动。当然，淋巴结在肺和纵隔腔内丰富，覆盖了它们周围的暴露在环境中的气道。最终淋巴系统后经胸导管

汇入颈内锁骨下静脉而流入静脉系统。

呼吸道和肺泡组织学

气道继续分叉形成直径越来越小的管道，直到直径小于 0.8mm 的细支气管。在这个水平上，气道的所有软骨都消失了，开始从纯粹的传导气道转变为呼吸性细支气管。呼吸性细支气管最终分叉为最后四级肺泡管，这些肺泡管主要由通向末端肺泡囊的开口组成。在 E.R.Weibel 描述的模型中，气管分叉为 23 级肺部气道。前 15 级作为传导气道，而随后的 8 级变得足够薄，允许某种程度的气体交换，并命名为肺泡管。在临床角度，几何学上的气道（和血管）变窄所带来的单个气道（或血管）的阻力增加相比，整体横截面积之和增加，最终对气流（或血流）的阻力显著减小。这种现象对气体和血液的分布、流速以及通过气体交换的关键区域的经过时间有重要影响。

气管内部排列有纤毛柱状上皮，杯状细胞负责产生黏液，并点缀有特殊的化学和触觉传入神经感受器。大支气管的假复层柱状上皮转变为小支气管的细立方纤毛。气道上皮和黏膜下层也含有淋巴细胞、肥大细胞和各种神经内分泌细胞。下一层由环形平滑肌细胞和结缔组织层组成，结缔组织层包含黏膜下腺体和软骨板（取代大气道中的固体软骨环）。最外层是一个松散的外膜壳，有淋巴管、交感神经、副交感神经和滋养血管。

呼吸性细支气管排空成为肺囊泡，其外观像一串葡萄挂在网上。每个肺囊泡可包含多个肺泡管，与 2000 个肺泡相连，环形排列成蜂窝状。肺泡是肺中血液和气体交换的主要部位。肺泡间隔厚度为 5~8 μm，两侧各有肺泡面，中间夹有肺泡毛细血管床。肺泡壁非常薄，在 0.1~0.2 μm 之间，这一特征加快气体与肺毛细血管血液的扩散迅速达到平衡。此外，气体可以通过 Kohn 孔在肺泡之间进行交换。人类肺组织中大约有 3 亿个肺泡，它们为气体交换提供了巨大的表面积（$70m^2$）。

肺泡内有三种主要的细胞类型：Ⅰ型、Ⅱ型和巨噬细胞。在肺部发生某些情况也会出现其他改变，例如炎症。肺泡Ⅰ型细胞是鳞状上皮类，占总肺泡表面的 95%~97%。这些有核细胞的细胞质和细胞器很少，稀疏的细胞呈片状分布在肺泡表面，在空气和肺毛细血管内皮之间形成薄薄的屏障。虽然它们在气体交换中的作用是显而易见的，但新的信息表明，它们的作用比之前认为的更加多样化。对Ⅰ型细胞的最新蛋白分析表明，它们可能在调节周围肺的细胞增殖、离子转运和水流量、肽代谢和信号转导中发挥重要作用。肺泡Ⅱ型细胞数量较少，呈球形，顶端表面覆盖微绒毛。与Ⅰ型细胞相比，肺泡Ⅱ型细胞具有许多细胞器，包括称为板层体的多层颗粒结构。这些层状小体被认为是肺表面活性物质的来源，它是一种覆盖肺泡内表面的脂蛋白，能够显著降低肺泡空气界面的表面张力。表面张力的降低被认为是一个重要的物理机制，以减轻在低肺容量下任何肺泡塌陷的趋势。

肺通过呼吸道暴露在环境中，因此它的免疫防御极其重要。关于肺的免疫功能有许多优秀的综述，但重要的是要认识到，关于肺如何应答外侵和炎症反应仍有许多未解问题。从临床的角度来看，肺部炎症反应将极大地影响胸外科患者的围术期处理。一些重要的在肺泡间隙和间质的防御性细胞类型值得研究。肺泡巨噬细胞来源于骨髓单细胞前体细胞，迁移到肺实质中。肺泡巨噬细胞可以在肺泡表面自由移动，吞噬进入肺泡的异物，包括细菌和微粒。巨噬细胞要么通过淋巴管被清除，要么通过气道排出。淋巴细胞以 T 淋巴细胞为主，以小簇或单细胞形式广泛分布于正常的气管旁及肺门淋巴结内和支气管树间，以及肺泡壁内及肺泡表面。它们在应对吸入的抗原的主要免疫反应中发挥关键作用。在某些病理条件下，明显过激的炎症反应以及这些细胞和其他细胞的相互作用可能对肺有害；急性呼吸窘迫综合征（acute respiratory distress syndrome, ARDS）和肺气肿就是例子。最近的研究揭示了肺对异物免疫反应的另一个关键细胞。树突状细胞是呼吸道和其他地方强效的抗原递呈细胞，树突状细胞在上皮细胞之间迁移到气道管腔表面。树突状细胞能够对腔内内容物进行取样，结合外来肽，然后迁移到区域淋巴结，在那里将这些肽呈现给抗原特异性 T 细胞。此外，它们对来自微生物、过敏原、污染物或组织损伤产物的环境信号敏感。

神经支配

每个肺门是支气管、肺血管、支气管血管、淋巴管和神经的出入口。肺接受自主神经系统的神经支配，其分支来自迷走神经和上胸交感神经节（主要是第 2、第 3 和第 4 胸神经）。迷走神经和胸交感神经节在肺门处形成前后肺丛。从那里，两种主要的神经网络发展起来；一个伴随支气管和支气管周围神经丛，另一个与肺血管相连，动脉周围神经丛。几乎所有从气道进入中枢神经系统的传入神经纤维都经过迷走神经。

呼吸的神经控制

呼吸中枢

人们普遍认为，大脑中的髓质包含呼吸中枢，负责协调大量的自主和非自主神经输入，这些输入产生合适的呼吸模式满足身体的需要。经典的观点描述了背侧呼吸神经组接收调节输入和控制吸气时间。腹侧呼吸神经组对吸气和呼气呼吸都有影响。

新的证据提出了正常呼吸的三阶段呼吸模式的概念，这种呼吸模式由从脑桥到髓质的复杂核结构网络控制，在哺乳动物中高度保留。这三个阶段分别是吸气、吸气后（post-I）和有效呼气（E-2）。吸气开始于一个同步的神经元放电，增加到最大的强度，然后突然终止。随后，称为“吸气后（post-I）后放电”的继发性下调神经元爆发，代表由上气道内收肌控制的肺部“被动”呼气（E-2）的活跃阶段。

吸气节律产生的关键核普遍认为是位于腹侧延髓呼吸柱的 pre-Bötzinger 复合体（pre-Bötzinger complex, pre-BötC）中心（图 4.3）。pre-BötC 的神经元依次投射到许多其他神经元组，例如，喙部邻近的 Bötzinger 复合体（BötC），它调整和改进吸气后和呼气后阶段。BötC 和 pre-BötC 受包括斜方体后核 / 旁呼吸组（RTN/pFRG）在内的汇聚输入的影响，这些输入被认为提供有节奏的呼气驱动力。正是这个区域的化学敏感神经元与来自孤束核（NTS）内的呼吸神经元背侧组的输入相结合，调节呼吸驱动以匹配代谢需求。NTS 从外周动脉化学感受器和节律性活化的肺牵张感受器接收传入信息。NTS 的作用是肺充气后的吸气终止。值得注意的是，肺牵张感受器反射是否真的在人类中发挥重要作用，就像它们在低等哺乳动物中发挥明显作用一样，还存在争议。最后一个重要的呼吸控制中心位于桥脑顶端。在这里，Köllicker-Fuse（KF）与臂旁核本质上是中继核，用于调整大量来自高级中枢神经系统的输入，以控制呼吸。特别强调，KF 区

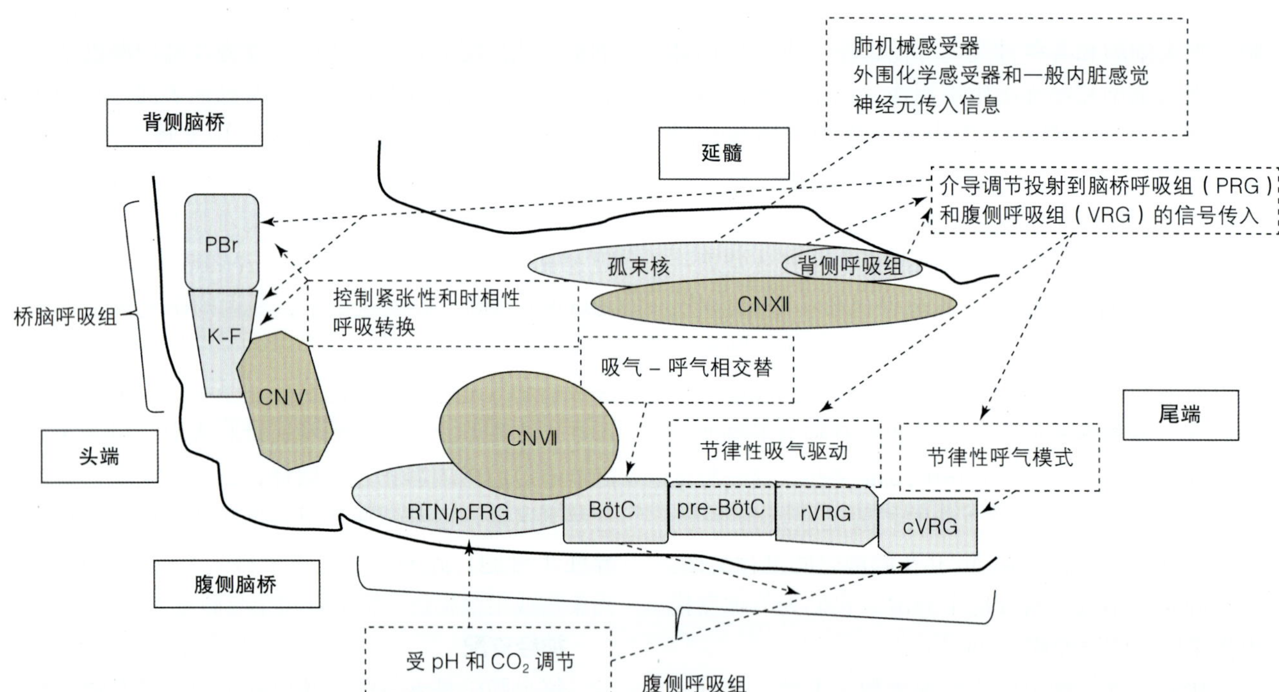

图 4.3 脑干呼吸中枢图，显示腹侧呼吸和背侧呼吸两组关键控制中枢的位置和关系。桥脑吻侧包括桥脑呼吸组（pontine respiratory group，PRG），其中包含 Köllicker-Fuse（K-F）和腕旁核（parabrachial nuclei，PBr)，它们在吸气到呼气的相转变中起重要作用。这些中枢接收来自尾端孤束核（nucleus tractus solitaries，NTS）和背侧呼吸组（dorsal respiratory group，DRG）的调制输入。位于尾部的腹侧呼吸组（ventral respiratory group，VRG）有节奏活跃的斜方体后核（retrotrapezoid nucleus，RTN）/ 旁呼吸组（parafacial respiratory group，pFRG)，它产生节律模式并接受中央化学感受器的输入。更多的尾部仍然存在 pre-Bötzinger 复合体（正常节律吸气相）和 Bötzinger 复合体（控制吸气 - 呼气相转变）。这两个区域接收调节后的输入信号，整合该信号以生成必要的呼吸模式。NTS 和 DRG 的相关传入核是化学感受接收区域和整合周围感觉神经元传入信息的部位。这些感受器整合起来改变呼吸深度和呼吸频率，维持觉醒状态和气道的通畅，以维持内环境平衡

域可以接收经迷走神经和舌咽神经从内脏感觉传入接受输入，调节吸气 - 呼气相的转变和上气道在呼吸周期的动态控制。

化学感受和呼吸控制

呼吸频率和呼吸深度调节的基本概念是维持适当的动脉二氧化碳分压（PCO_2）和氧分压（PO_2），它们分别是碳酸氢盐缓冲系统中酸碱调节和氧气输送的重要组成部分。该系统必须能够适应各种各样的条件：例如，休息、清醒、运动、睡眠、怀孕、高海拔暴露或生病。与动脉 PO_2 相比，通气在一定范围内对动脉 PCO_2 的变化更加敏感。确定化学感受器的转导机制和位置，以及它们对呼吸频率和深度的控制有关作用一直充满困难。实验过程可能会混淆结果，特别是那些在麻醉对象上进行的研究，因为许多麻醉药能钝化呼吸驱动，通过对反射途径的影响，或直接作用于化学感受器，诱发血浆和脑脊液的酸中毒。尽管如此，很明确的是，中枢化学感受器区域和特定的外周化学感受器结构能够监测动脉的 PCO_2、H^+ 和 PO_2，然后产生一个级联信号传递到呼吸中枢。有充足的证据表明，这些化学感受器的输入通过它们的相互作用进行调节。20 世纪 60 年代，在清醒的动物身上进行的一系列准确的研究证明了这样一种观点，即呼吸中枢对位于腹外侧髓质的中枢化学感受器感受到的 CO_2 和 H^+ 浓度更加敏感。他们发现，pH 值降低 0.05 可使肺泡通气量加倍，而吸入 5.6% 的 CO_2 可使肺泡通气增加 300%。对这些研究的进一步完善，多种新的复杂技术的加入，揭示了更为复杂的图景，涉及多个中央和外周部位的整合，以协调对酸血症、碱血症、高碳酸血症和低氧血症的反应。据估计，呼吸驱动因素的 2/3 来自对 CO_2 或 H^+ 的响应，其余 1/3 由外周化学感受器贡献，主要是颈动脉体。

将 CO_2 或 H^+ 转换成级联信号并传递到呼吸控制中心的分子机制仍然是存在争论。分子机制的细节超出了本章的范围（为了更好地回顾，请参阅参考）。越来越清楚的是，它涉及几个不同的钾离子通道（主要的是 Kir 和 K_{2P} 亚家族），这些通道要么直接对 pH 值的变化做出反应，要么作为效应物可能对未知的、G 蛋白偶联质子敏感的膜受体做出反应。已经充分确认的机制有，抑制一个或多个以下这些区域传入神经元的钾离子通道的去极化，斜方体后核（retrotrapezoid nucleus, RTN）、蓝斑（locus coeruleus, LC）、孤束核（nucleus tractus solitarius, NTS）和髓缝，所有在浅表的容易暴露在脑脊液和在腹外侧血管区域尾背侧延髓。

呼吸驱动因素对缺氧的反应主要是由颈动脉体启动的，其次是主动脉体中的氧气传感器。颈动脉体位于双侧靠近颈动脉窦的颈动脉分叉处。它们体积小，结构复杂，有丰富的神经和密集的毛细血管网络。后者能在细胞间有较小的扩散距离的情况下实现较高程度的血流输送。颈动脉体对动脉 PO_2 的敏感性是一种主要反应，但它们也被证明对压力、高碳酸血症、酸中毒、高钾血症、低渗、某些激素、高温和低血糖有反应。内部有两种独特的细胞，Ⅰ型血管球细胞类似于感觉神经元和Ⅱ型胶质样“支持”细胞。后者的作用仍不清楚，也不做进一步讨论。

颈动脉体Ⅰ型细胞似乎含有 O_2 感受装置，当受到适当刺激时，释放兴奋性神经递质，可能是 ATP、多巴胺或乙酰胆碱（acetylcholine, ACh），它们作用于邻近的颈动脉窦神经传入神经末梢。颈动脉窦（和颈动脉体）神经是舌咽神经的组成部分，并向 NTS 传递相应强度的神经冲动。在正常情况下（动脉 PO_2 约为 100mmHg），感觉放电引起较低的神经元放电率，只要有轻度低氧血症（动脉 PO_2 约为 60mmHg）便开始呈指数级增长。它似乎在动脉 PO_2 为 30~40mmHg 时趋于平稳，但是可以根据局部 pH 值进行调节。与中枢化学感受器细胞一样，感知氧的实际机制是有争议的。人们提出了许多假设，但大多数都包含了一些最终抑制钾离子通道（TASK 家族）或激活电压依赖性钙离子通道的途径，从而导致Ⅰ型血管球细胞的膜去极化和含有神经递质的小泡的释放。确切的机制各不相同。一种假说认为，Ⅰ型细胞线粒体具有一种独特的细胞色素氧化酶，它对 O_2 的亲和力特别低，因此电子传递系统和 ATP 的产生比其他线粒体更早受到影响。其他研究通过在线粒体中发现的含血红素蛋白质和氧分子，表明活性氧或许多“气体递质”如一氧化氮、一氧化碳、硫化氢可能调节颈动脉体化学转换。显然，还需要做进一步的工作，这一机制也需要在人类身上得到证实。关于颈动脉体中 CO_2 感受机制的广泛综述，请参阅参考文献。最后，在包括人类在内的所有哺乳动物中，外周化学感受器和中心化学感受器之间存在大量的交叉。虽然中枢化学感受器的刺激可能不会影响外周化学感受器的输出，但有相当多的证据表明中枢化学感受器对 CO_2 和 H^+ 浓度的获取可能严重依赖于颈动脉体传入神经输出的活动。在对麻醉下的术中和术后可能存在残余镇静、阿片类镇痛和一定程度的代谢紊乱的患者进行管理时，必须认识到这些关系。此外还包括所有上述呼吸控制过程改变或功能障碍的常见情况，如衰老、发育不全、先天性中枢性低通气综合征、阻塞性睡眠呼吸暂停，或继发于充血性心力衰竭的中枢性睡眠呼吸暂停。

气道的神经支配

气道平滑肌的神经调节对气道口径的调节意义重大，而对这种调节的药物具有重要临床意义。主要确定的神经递质乙酰胆碱（ACh）的几个毒蕈碱的亚型，肾上腺素和去甲肾上腺素作用于 α 和 β 肾上腺素能受体，以及各种传说的非肾上腺素能、非胆碱能神经递质如血管活性肠肽（vasoactive intestinal peptide, VIP）、一氧化氮（nitric oxide, NO）、P 物质、神经激肽等通过作用于第二信使诱发各种各样的级联反应。有关的详细讨论，请参阅 Barnes 等。虽然有些神经递质并非来自肺部，可以明确气道的非交感神经和交感神经可以释放不只一种神经递质。副交感神经末梢可释放 ACh、VIP、NO，还有其他具有抑制性和兴奋性的初级神经递质的释放。同样，交感神经释放去甲肾上腺素，但也可能分泌 P 物质、神经激肽 A、VIP、降钙素基因相关肽、胆囊激肽八肽等。许多这些物质对气道直径、黏液分泌和血流的影响仍有待确定。

胆碱能神经对人体呼吸系统的影响是通过气道平滑肌上的一组毒蕈碱受体介导的。已经克隆出五种毒蕈碱亚型，在肺部发现其中四种。这些受体是 M_1、M_2、M_3 和 M_4，只有 M_3 负责人类气道平滑肌的收缩反应。气道平滑肌细胞上的 M_2 受体通过一种抑制 G 蛋白阻断腺苷酸环化酶活性并降低 cAMP 浓度。它的作用还有待确定，可能与 β_2 受体激动药的作用相反。而 M_2 受体也存在于人胆碱能突触前神经末梢，可能对乙酰胆碱的进一步释放起反馈抑制作用。这些受体亚型的敏感性或功能的改变与几种疾病状态有关，特别是流感、哮喘和肺气肿。

人气道存在肾上腺素能神经支配，事实上，气道平滑肌拥有 α 和 β 肾上腺素能受体，与许多动物模型的观察相反，直接的肾上腺素能支气管扩张活动并没有被证明。肾上腺素能神经刺激的主要作用似乎是在通过突触前 β_2 肾上腺素能受体调节气道胆碱能神经释放乙酰胆碱。值得注意的是，β 受体阻滞药对哮喘加重者有严重的负面影响，但对正常人的支气管张力的影响很小。这一临床观察背后的机制尚不清楚，但可能反映哮喘疾病基因型的表达。在人气道平滑肌上缺乏 α 肾上腺素能受体，提示神经和肾上腺儿茶酚胺只直接作用于肺动脉的平滑肌。

呼吸肌

大量的空气进出肺部是由于胸腔容积的节律性变化所引起的胸内压力变化而发生的。三个不同的呼吸肌群协同工作，胸腔就会扩张。膈肌、肋间肌和辅助肌（胸锁乳突肌、斜角肌）由大脑的呼吸中枢控制，以一种有节奏的方式收缩，精心设计以配合通气和气体交换的需要。当呼气时需要更多的力量时，腹部肌肉组织（腹直肌、腹外斜肌、腹内斜肌和腹横肌）也可以参与，在吸气时腹部肌肉张力也可以稳定胸腔。

吸气

膈肌的独特之处在于它的肌肉纤维从中央腱性结构辐射连接周围的腹外侧的前三个腰椎和腱膜的弓状韧带，与肋部分连接在剑突的上边缘的第 6 肋骨。它的运动神经支配仅来自于起源于第 3、4、5 颈神经和左右膈神经。在放松的状态，形成明显的“穹顶”，在胸壁越过中线拱起一段距离。膈肌的收缩导致中央腱向尾端大幅度位移，从而导致胸腔纵向扩张。同时，它在肋缘的连接引起下肋骨上升，胸部变宽。这种膈肌运动负责大部分的安静呼吸。随着膈肌穹顶的下降，它将腹部内容物移向尾端。胸膜压力的下降和伴随的肺扩张导致腹部压力的增加和一些腹壁向外运动。仰卧位和 Trendelenburg 体位或外科牵开器可以显著影响腹部运动，特别是在病态肥胖的麻醉下控制通气时。

肋间肌是薄片状肌肉，起端连接于肋骨之间。肋间内肌的纤维从上一肋骨向尾侧和背侧倾斜到下一肋骨。肋间外肌的纤维从上一肋骨向尾部和腹部倾斜连接到下一肋骨。所有的肋间神经都受肋间神经支配，肋间神经分布在神经血管束内，位于每根肋骨的下缘。肋间外肌收缩产生吸气动作，通过提升上肋，以“泵柄式”的动作增加胸部的前后尺寸。通过施加的力和它们的旋转点，下肋骨也被抬高，以增加胸腔的横向直径。肋间内肌的作用方向是使肋骨向下旋转，减少胸前位尺寸以帮助有效呼气。一般而言，在静呼吸时肋间肌活动最小，但在运动等需要高时间通气的情况下会增加。

主要的辅助呼吸肌是胸锁乳突肌和斜角肌。斜角肌起源于第 4 至第 8 颈椎的横突，并向尾部倾斜连接前方两根肋骨。它们的收缩期间，在需要高流量吸气时，向上提高固定的胸廓。同样，胸锁乳突肌抬高了胸骨增加了胸腔的纵向尺寸。

呼气

呼气在安静呼吸中属于被动过程。它是对吸气肌肉的放松和肺部和胸壁的回弹作用所产生的力量平衡的一种反应。如在运动中需要大量的通气，或如在哮喘加重气道阻力增加时，呼气期变为主动过程，腹直肌、横腹肌和内外斜肌强力收缩。腹部肌肉组织的收缩使腹壁收缩，并下拉肋骨，从而增加腹内压力，在呼气时加速膈肌头向移位。肋间内肌压迫胸腔，对强制呼气有轻微的作用。腹部肌肉的神经支配从第 7 到 12 胸神经和第 1 腰神经。这些神经常受硬膜外麻醉的影响，从而影响咳嗽和其他用力呼气动作。

像大多数骨骼肌一样，膈肌和肋间肌是各种纤维类型的不均匀混合，包含 40%~60% 的慢氧化（Ⅰ型）纤维。人类的膈肌大概有 49%~55% 的Ⅰ型纤维，其余的是“快速高活性”的ⅡA 型和ⅡB 型纤维。不同类型的骨骼肌纤维似乎均匀地分布在膈肌各处。值得注意的是，呼吸肌特别是膈肌，应保持适量的压力和训练。并非所有的适应都是有好处。机械通气（超过 18h）可迅速造成人体膈肌萎缩和功能障碍。膈肌纤维显示蛋白质水解增加、合成减少、可能的线粒体氧化应激（线粒体 DNA 缺失）和肌浆脂质。肺病理下也能产生适应不良反应，肺气肿就是一个很好的例子。膈肌在肌节水平上发生变化，在物理上“丢失或改变”了关键的肌节蛋白（慢重肌球蛋白、肌动蛋白），并改变了Ⅰ型纤维与Ⅱ型纤维的比例。这些变化导致膈肌和肋间肌容易疲劳，导致胸廓尺寸特征性增加和膈肌“扁平”（*译者注：应指“桶状胸”*），从而导致这些患者的运动能力受限。

呼吸的“系统”

胸膜腔压力

肺和胸壁作为一个系统一起运动。这是由于密闭的胸腔，肺的外表面和脏胸膜与覆盖胸壁和纵隔结构的胸膜壁层非常接近。只有肺内部通过气管和咽部与胸腔外的环境空气保持连续，胸腔内容才有可能发生变化。内外胸膜层之间的紧密接触是由胸膜内负压维持的条件，胸膜内负压部分是由于胸腔液体的分子间力将气体排除在这个空间之外。这种润滑液可以使胸膜层自由地相互滑动，但却能很好地阻止层间的分离，就像两层玻璃之间有一层薄薄的水。因此，变形力直接而可靠地在胸壁和肺之间传递，并允许统一运动。

当呼吸系统处于“休息或平衡状态”时，通常胸膜内压约为 $-5cmH_2O$，但也可能发生显著变化。主动呼气时胸壁向外或向内的反作用，以及扩张或收缩的肺、膈肌位置和体位（重力效应）的弹性反向作用力的变化，将共同确定胸膜内压力的大小（图 4.4）。病理条件，如空气或血液进入胸膜腔，可以迅速破坏这种关系，导致呼吸功能的损害，同时干扰心血管功能。胸腔内间隙破裂的情况有气胸、大量脓胸或胸腔积液，或张力性气胸。

肺容积

临床肺生理学是基于在各种呼吸运动期间测量的肺容积的共同命名法。掌握这个命名原则可以促进内科和外科之间的有效交流。首先，大多数肺容积和肺容量是由称为肺活量计的装置来测量的。肺活量测定法和其他相关的测量技术结合起来定义了肺容积的四个主要部分：①残气量（residual volume, RV）；②潮气量（tidal volume, TV）；③补呼气量（expiratory reserve volume, ERV）；④补吸气量（inspiratory reserve volume, IRV）。然后，这四个肺容积可以结合起来定义临床有用的四个肺容量：①肺总量（total lung capacity, TLC）；②肺活量；③吸气量（inspiratory capacity, IC）；④功能余气量（functional residual capacity, FRC）。表 4.2 定义了这些术语和关系。第 2 章详细描述了它们的测量方法。

个体肺容积的差异很大程度上与身体体质，特别是身高有关。由于 TLC 受胸壁弹性、吸气肌力和体位的影响，许多情况下可以改变它的数值。例如，一个“平均身高的标准青年男性”的 TLC 可能约为 6.5L，其中 1.56L 是余气量。因此，他的肺活量约为 5L。然而，余气量（RV）的大小是呼气肌力量和完全主动呼气时胸壁向外反作用之间的平衡。尽管这些主要的静态测量没有任何混杂的流动阻力因素，但是由于极度呼气能力或随着年龄增长和结构完整性的丧失，气道的“动态压缩”确实会发生，这将增加肺余气量。在安静呼吸时，自主呼气结束时的肺容积，即功能余气量（FRC），标志

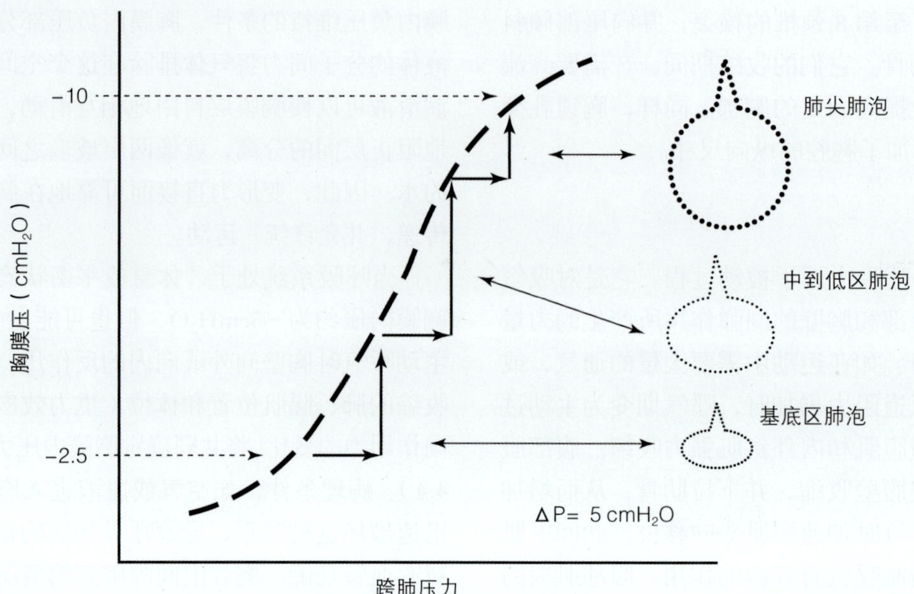

图 4.4　跨肺压（肺泡压 - 胸膜压）与胸膜腔内压的静态关系。胸腔的压力相对于大气压力通常是负的。由于弹性肺组织的反作用力，肺底部的梯度较小（P_{pl} 最小），在肺顶端的梯度较大（P_{pl} 最大）。这种差异导致肺尖的肺泡比肺底的重力依赖性肺泡更大。当发生肺不张时肺泡塌陷，常见于开胸术后患者，即使直立坐位也会发生。因此，在特定的跨肺压变化下，肺泡位于曲线最陡处的体积（和胸膜压力）变化最大

表 4.2　肺容积和容量的定义

	定义
肺容积	
潮气量（TV）	平静呼吸周期进入和呼出的气体量
余气量（RV）	最大努力呼气后的肺剩余的气体量
补呼气量（ERV）	平静呼气末，再努力呼气所能呼出的气体量
补吸气量（IRV）	平静吸气末，再努力呼气所能吸入的气体量
肺容量	
肺活量（VC）	最大呼气与最大吸气之间肺内总容量（IRV+ERV）
肺总量（TLC）	最大吸气后肺总的容量（IRV+ERV+RV）
功能余气量（FRC）	平静呼气后肺内气体容量（ERV+RV）

着肺与胸壁的反向弹性力之间的被动平衡，即呼吸系统的静息容积。在这个肺容积下，气道压力为零（或等于周围大气压力），即肺泡内部和口腔之间不存在压力梯度，此时没有空气流动。

呼吸系统的动态力学

压力 - 容积的关系

胸壁和肺都是弹性结构，它们都有独特的物理特性。肺和胸壁作为弹性结构，当外力移除后，就会恢复到原来的形态。肺和胸壁在平衡位置的容积不一样。事实上，在实验条件下，可以独立地定义肺或胸壁（胸腔）容积与变形力之间的关系。图 4.5 将离体肺的静态压力 - 容积曲线与胸壁的静态压力 - 容积曲线进行比较。注意肺的平衡位置是在或接近余气量 RV。为了维持以上的肺容积，此时需要施加扩张力。肺也会有一个对等的反作用力。在 RV 以上的所有容积中，肺倾向于向内反作用，这由所需的正压力或扩张力（X轴）表示。另一方面，胸壁的平衡位置相对较大，约占肺总容量的 60%。为了达到上面的“胸壁容积”，这个点需要主动吸气肌力，同样地，为了减少下面的容积，这个点需要大量的呼气肌力输入。粗实线显示了两个单独的曲线的总和，以确定整个呼吸系统的静态容量 – 压力关系。呼吸系统的反作用力（P_{rs}）被定义为单个肺部（P_L）和胸壁（P_{cw}）作用力之和。

$$P_{rs}=P_L+P_{cw}$$

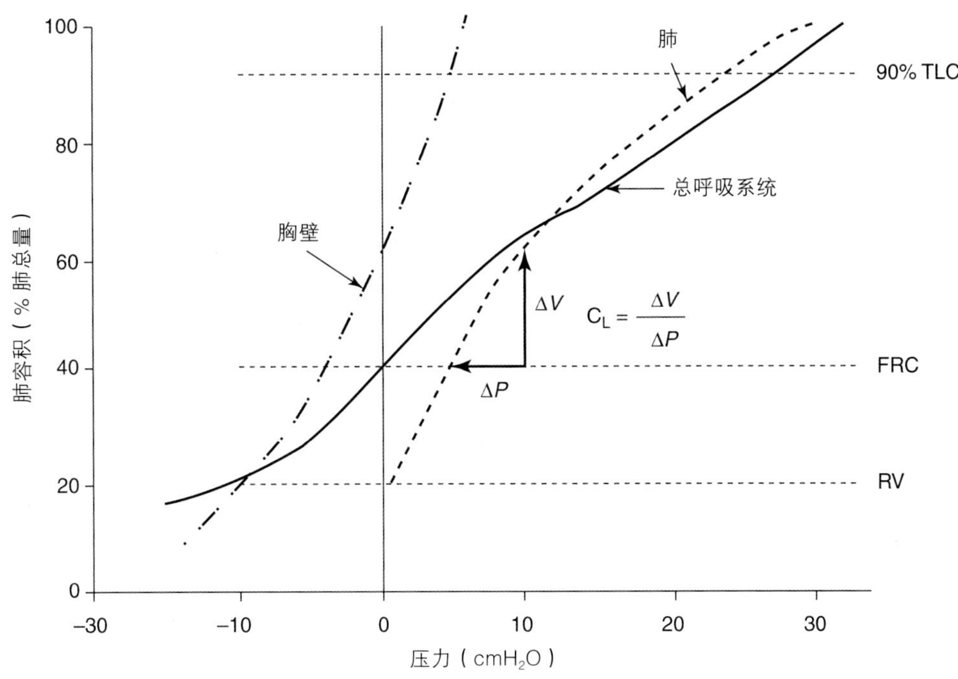

图 4.5 呼吸系统静态压力 - 容积曲线。离体胸壁压力（P_{cw}）- 胸腔容积曲线（大虚线）在肺总量（TLC）的约 60% 处穿过零压力或平衡点。离体肺压（P_L）- 容积曲线（小点线）在 TLC 或余气量（RV）约 20% 时接近其平衡点。注意 P_{cw} 可以是正的（通过吸气肌肉的收缩来达到 TLC），也可以是负的（通过呼气肌肉施加更大的力量来使胸壁塌陷达到 RV）。胸壁与肺之和（$\Delta V/\Delta P$）曲线定义的静态压力 - 容积关系总呼吸系统（实线）。需要注意，在完全放松状态下，胸壁向外反作用与肺向内反作用之间的平衡的肺容积（V_{rx}）通常接近功能余气量（FRC）

P_{rs} 为零时的体积为呼吸系统的松弛体积（V_{rx}）。正常健康人在安静呼吸时，呼气末肺容积（FRC）接近 V_{rx}。然而，在不同的情况下，FRC 可能会明显偏离 V_{rx}。许多静态因素如姿势、呼吸肌张力、身体状态和其他外力可能会减少呼气末肺容量，而动态机制如动态气道压迫或哮喘可能会增加呼气末肺容量。

姿势对呼吸系统压力 - 体积关系的影响主要与腹部内容物的重力有关。在直立的姿势中，腹部内容物向下的重力倾向向膈肌施加吸气的动作。相反，坐立位对胸腔的影响更像是呼气，重力将胸腔向内和向下拉。在仰卧位时，重力对胸腔产生一个小的呼气作用，但对腹部内容物和膈肌产生更明显的呼气作用。胸壁的压力 - 容积曲线向右偏移（即对肺内反作用产生的阻力较小），导致 V_{rx} 偏移，因此 FRC 变小（正常人约为 10% 或更多）。Trendelenburg 体位可以使 FRC 的这种下降增加 TLC 的 10%。当患者在手术后以仰卧位或 Trendelenburg 体位从麻醉中苏醒时，应该记住这一点。

肺顺应性、肺容积和动态调节因素

健康成年人拥有较硬的胸壁或低胸壁顺应性（C_{cw}），倾向于接近其放松通气量或 FRC，因为在这些条件下呼吸系统效率最高。换句话说，一定的压力梯度（ΔP）产生足够的静态潮气量（VT 或 ΔV）按照陡峭的压力 - 容积关系需要最少的呼吸做功（work of breathing，WOB）。压力 – 体积关系的斜率定义了呼吸系统顺应性（C_{rs}）。为了简洁起见，我们将只讨论静态（对比动态）顺应性。呼吸系统的顺应性计算类似 P_{rs}。由于压力（特定体积）与顺应性成反比，呼吸系统的总顺应性（C_{rs}）是肺顺应性（C_L）和胸壁顺应性（C_{cw}）的倒数之和。因此，呼吸系统方程可以写为：

$$1/C_{rs} = 1/C_L + 1/C_{cw}$$

根据定义，顺应性 C_{rs} 等于 $\Delta V_{rs}/\Delta P_{rs}$，通常是在 50~80ml/cmH$_2$O。为了估计肺顺应性和对肺实质的潜在压力，需要用跨肺压力梯度代替。传统的跨肺压定义是食管测压法估计的气道开口（口腔）与胸膜间隙之间的压差；两者都是相对于大气压测量的，在解释时应格外注意。改变呼吸系统顺应性的病理条件有肺纤维化（肺顺应性降低）和脊柱侧弯（胸壁顺应性降低），它们通过对脊柱和胸腔的影响而改变。从机械角度来看，维持高肺容积的呼吸系统是不利的，需要大量增加呼吸功来平衡增加胸壁和肺成分的弹性。影响 FRC 的次要因素是动态因素的相互作用。在安静呼吸时，有足够的时间被动排空肺部。然而，在运动过程的高速通气或排空由于气流阻力增加而延迟时，呼气末容积可能更多地由动态因素而不是静态平衡决定。在阻塞性肺病中，尽管由于肺泡结构破坏和弹性反作用的下降，C_L 普遍增加，但 V_{rx}（FRC）的增加同样反映了努力依赖的动态气道压缩和呼气流量限制。因此，动态因素可以在呼吸系统容积和 FRC 平衡点的设定中发挥重要作用。

动态因素会影响 FRC 是一个重要的概念，它不仅会影响正常的生理，还会影响胸科患者的病理和治疗，如全身麻醉和机械通气。动态 FRC 是由两个主要因素之间的平衡决定的：有效的呼吸时间（t_E）和肺排空速率或流速。呼气时间（t_E）高度受呼气时间常数（τ）的影响，其最简单的形式是气道阻力（R_{aw}）和顺应性（C_{rs}）的产物。例如，新生儿的气道直径更小故气道阻力增加，欠发达的胸腔和肌肉组织故胸壁顺应性更高（C_{rs} 增加）。因此时间常数（τ），即（$R_{aw} \times C_{rs}$）相对较长。当 tE/τ 小于 3 时，动态的 FRC 超过 V_{rx}，呼气末气道压力不为零。因此 V_{rx} 存在不完全的排空，产生气体滞留。这种现象会持续到大约 1 岁，此时呼吸系统足够成熟拥有足够的时间常数（τ），从而更接近正常的成人模式。

同样的“空气滞留”过程也可以发生在成年人中，由于慢性阻塞性肺病、哮喘或肿块引起的气道外压迫而导致呼气时间延长。不完全呼气可能发生在自发或机械通气。当描述机械通气患者时，这种情况被称为“动态过度吸气”，反映了在呼气末正常的零压力之上气道压力可测量的增加。在文献中，这通常被称为“内源性 PEEP”，反映了在较高的肺容量下，呼吸系统的弹性作用所产生的呼气末压力。

通气的分布

肺内的通气分布不均一受许多因素影响，其中一些仍有争议。对这种不均一性最常见的解释是重力的影响，以及前面提到的作用在肺和胸壁上的所有力的平衡。在坐立位中，肺达到了它最大的垂直高度。肺像个无数囊泡组成的蜂巢，大量的血液充盈在薄壁间的血管内，从上到下受到重力作用。重力会倾向于促进血液流向肺的重力依赖区域，因此，它的重量会增加肺组织的重量。这有多重影响。首先，因为有弹性的肺间质都是相互连接的，它们将这种力量分布在整个肺中。肺从胸壁顶端回缩的趋势造成了较大（大气压下）的胸膜负压，而相对于位置较低的重力依赖区的胸膜压力，后者的重量降低了胸膜腔的负压。胸膜压力从肺尖到肺底的梯度估计为每厘米垂直高度增加 0.4cmH_2O。其次，坐立位肺顶端的肺泡拉伸增加，形成更大、更膨大的肺泡区域，当靠近重力依赖区的肺底时，肺泡逐渐变小（图 4.4）。肺尖肺泡增大的一个后果是顺应性降低，在 FRC 呼吸时肺内空气分布不均匀，呼吸更大的分布到基部，而不是尖部。显然，当人们仰卧或俯卧时，相对于坐立时，从非重力依赖区到重力依赖区的跨肺压力梯度可能会更小。此外，支气管由周围肺实质的放射状牵引支撑。当肺收缩明显影响气道阻力时，气道口径会随着肺的扩张和收缩而增大。当肺容积很低时，小气道可能完全关闭，这种情况常见于肺最底部扩张较差的地方。此外，吸气速率直接影响气体分布的均匀性。在高吸气速率下，空气在肺内的分布比在极慢的吸气率下更均匀。

总之，使用各种示踪气体（如 N_2、He、^{133}Xe）测量肺泡气体冲洗量的大量研究表明，吸入气体的分布是不均匀的。在理想状态下，坐立位的人在自主呼吸时，吸入的气体将倾向于优先进入靠近肺基部的开放肺泡，这是顺应性最好的肺泡。随着呼吸的继续，气体将进入肺尖和其他顺应性稍差的肺泡和任何以前肺不张的基底肺泡，因为它们受到已经扩张的肺对其余部分所施加的牵引。换句话说，虽然非重力依赖区在 FRC 时更膨胀，但在正常呼吸时产生的特定的跨肺压力梯度会产生更大的容积变化，从而通气到重力依赖区。查看图 4.4 和图 4.5。许多因素影响了通气的分布，这些因素对胸外科患者的潜在影响必须加以考虑，如体位、麻醉气体、静脉液体迁移、手术创伤、正压单肺通气以及任何支气管或血管活性药物。这些通气的区域差异对于通气与血流的匹配以实现最佳气体交换非常重要。

肺循环的生理

解剖学考虑

肺循环血流由两种来源组成：来自肺动脉的肺循环，来自主动脉的较小的支气管动脉循环。肺循环以容积为主，将混合静脉血输送到肺泡毛细血管，促进气体交换，并作为右室整个心输出量的一个大的、低阻力的蓄水池。支气管动脉为气道及其相关的肺血管提供营养支持。支气管动脉也为吸入空气的加热和湿化提供了一个恒定的热量和湿气来源。值得注意的是，并不是所有的支气管动脉都流入全身静脉系统，一小部分混入肺静脉形成小的生理分流。

肺血流动力学

尽管接收了右室的心输出量，肺血管仍然保持相对较低的压力。正常成人平均肺动脉压（P_{PA}）在 9~16mmHg 之间，收缩肺动脉压在 18~25mmHg 之间。有几个特点使肺循环能够在如此低的压力下保持这种高流量。首先，肺血管壁极薄，动脉血管平滑肌远少于全身的同类血管。其结果是一个高顺应性的容纳结构，在休息时能够容纳平均 3.2L/（min·m^2）的血液流量，运动时可增大 6~8 倍。其次，肺总血管阻力（pulmonary vascular resistance，PVR）很低，低于 250dynes/(s·cm^5)。这样可以最大限度地降低右室的压力，同时仍能使右室与左室输出量相匹配。缺氧、酸中毒、二尖瓣狭窄或反流、左心衰竭、原发性肺动脉高压或肺栓塞等多种因素都可能导致肺血管阻力的改变。利用肺动脉导管的数据可以计算出肺动脉阻力：

$$PVR=[(P_{PA}-\mathrm{PAOP})/\mathrm{CO}]\times 79.9$$

其中 PAOP（pulmonary artery catheter occlusion pressure），是肺动脉导管阻塞压，它反映左房压力，CO（cardiac output）是心输出量（L/min），因数 79.9 是把单位从 mmHg/（L·min）转换为绝对阻力单位 dynes/（s·cm^5）。

心肺相互作用

影响右室功能的因素

心肺相互作用可以根据胸内压和潮气量的变化对静脉回流和左室心输出量的影响以及产生这些变化所需的能量来描述。在自主通气（正常呼吸）过程中，静脉回流（右心房充盈）增加与胸内压力降低一致，而该降低又增加右室（right ventricular，RV）容量，导致室间隔向左偏移。反过来，这导致自出现吸气相关的左室舒张末期容积降低和左室舒张期顺应性降低。由此产生的左室前负荷衰减会立即导致左室每搏量和脉压的减少，类似奇脉，其程度与由此产生的胸内负压的大小直接相关。

通过大量复杂的相互作用，包括心肌储备、心室泵功能、血管内容量、自主血管张力、肺容量和胸内压力，自主通气和正压通气都能显著改变心肺生理。在自主吸气，胸内压力下降（如前所述）。在正压肺充气时，胸腔内压力增加（由于被动肺充气和气道压力增加）。

由于右心房位于胸腔内，自发吸气导致右心房压力相对于大气压力下降。右房压是有效抵抗全身静脉回流的阻力，可导致全身静脉回流的压力梯度增大，从而加速右心血流，增加前负荷。

在健康的人类中，通气做功一般需要不到总耗氧量的 5%。然而，在危重患者和肺部疾病患者中，呼吸做功增加导致的后果可能需要总氧供的 25%。因此，如果心排血量也由于先前存在的心力衰竭或其他结构病理（如主动脉瓣狭窄、二尖瓣反流）而减少，则血流量和到终末器官的供氧也会受到显著影响。众所周知，使用机械通气会减少呼吸的内在功。事实上，即使是无创模式，如 BiPAP（bi-level positive airway pressure）和 CPAP（continueous positive airway pressure），也已被证明可以改善心输出量和氧输送。

通过正常的自主呼吸或正压机械通气，肺充气的过程会对一些心肺参数产生各种和特定的影响。其中最主要的是自主神经张力的改变，胸腔内压力的周期性改变，全身静脉回流的改变，左右心室输出量和后负荷的变化，以及左右室相互依赖性的紊乱。

肺容量的增加对自主神经张力有直接和显著的影响。肺充气立即引起自主神经的改变，导致心率增加——也称为呼吸性窦性心律失常，发生于自主反应完整（正常）的人。肺过度充气（>15ml/kg 预计体重）通过迷走神经反应和交感神经张力减退导致相对心动过缓（可能是严重的）。此外，一些研究表明，通过诱导产生一氧化氮的途径，肺部过度膨胀导致反射性动脉血管扩张。

肺血管阻力

肺容量中肺血管阻力的增加通过改变右室前负荷和后负荷对心脏性能有显著影响。此外，通气改变可通过缺氧性肺血管收缩对右室后负荷产生深远影响，通常在局部肺泡 PO_2 低于 60mmHg 时出现临床相关性：发生肺血管收缩，减少局部血流。急性低氧血症（Ⅰ型）呼吸衰竭患者通常有更小的肺容量。呼气末肺容量的减少促进肺泡塌陷，这将增加 PVR 到可能诱发急性右心衰竭的程度。通过标准的恢复正常肺容量和增加外源性 PEEP 可以逆转

PVR 的这种降低。然而，肺过度膨胀也导致肺泡血管压缩而增加肺血管阻力。肺动脉压显著升高可导致急性右心衰竭或肺心病和右室缺血。PEEP 对肺动脉高压的影响取决于临床背景：它如果减少缺氧性肺血管收缩（参见后文的 HPV）可能有助于降低 PVR 和 RV 后负荷，肺过度膨胀或有可能最终增加 PVR。

胸内压的变化

心室的一个压力发生腔，由此可见，胸内压（intrathoracic pressure, ITP）的变化会通过压力梯度影响全身静脉血返回 RV 从而影响全身血液从 LV 流出（独立于内在心肌收缩功能）。引起胸内压升高的措施（如正压通气）将引起右房压升高和左室跨壁收缩压降低，降低静脉回流和左室射血的压力梯度，减少胸内血容量。胸内压的降低将增加静脉回流，阻碍左室射血，并增加胸内血容量。

全身静脉反流

右心房压力（right atrial pressure, RAP）本质上是体循环静脉回流阻力，这是一个低压、低阻的静脉回路。众所周知，由于 ITP 的同时变化，在整个通气周期中 RAP 变化迅速。如前所述，正压通气增加了 ITP 和 RAP，降低了静脉血回流的压力梯度，导致 RV 每搏量和最终心输出量下降。然而，由于膈肌尾向运动和腹壁肌肉收缩导致的腹内压力增加，在 ITP 升高的背景下静脉回流的减少在一定程度上被抵消。Van den Berg 证明，如果腹内压力也同样升高，将 CPAP 升高至 20cmH$_2$O 似乎对心输出量没有临床上的影响。

左室功能的影响因素

左室前负荷和心室相互依赖性

静脉回流（以及右室输出量）的变化必然影响左室前负荷和全身心输出量（这种变化通常在两到三次心跳后观察到，在标准的 Valsalva 动作中可以观察到）。RV 输出和 LV 输出之间的固有相位延迟在两种临床情况下被放大：低血容量和高潮气量。

左右室相互依赖可以被一些相关的临床条件所改变。右室容积的增加使整个心动周期内室间隔凸向左室，同时降低左室舒张顺应性。在正压通气过程中，右室容积通常会减少，从而最大限度地减少心室之间的相互依赖。正压机械通气诱发的肺容积增加会压缩左右心室，减少左右心室容量。在 PEEP 治疗期间，通过液体回流增加左室舒张末期容量恢复心输出量，而不改变左室舒张顺应性。然而，在自发吸气时，随着右室容量短暂增加，室间隔向左室移位是规律，从而降低左室舒张顺应性和舒张末期容积。这种相互依赖是与吸气相关的动脉脉压降低的主要原因，也被称为奇脉。

左室后负荷

左室壁最大张力，或后负荷，通常发生在等容收缩结束时。尽管射血压力增加，LV 后负荷通常因为 LV 体积明显减小而降低。然而，随着左室扩张，如充血性心力衰竭，最大的左室壁应力发生在左室射血时，使心脏对射血压力的变化更加敏感。由于压力感受器反馈使动脉压相对于大气压保持恒定，如果动脉压在 ITP 增加时保持恒定，那么左室射血压力必须降低。同样，在动脉压不变的情况下，ITP 的降低会增加左室射血压力。因此，任何与 ITP 显著降低相关的过程也必须与左室后负荷和心肌耗氧量增加有关；应考虑脱机诱发心脏抑制。

ITP 的快速升高，如咳嗽，会增加动脉压力，但不会改变左室射血压力或主动脉血流；然而，ITP 的持续增加，如 Valsalva 运动，最终会由于静脉回流减少而降低主动脉血流量和动脉压。

气道正压对心血管的好处可以通过减少 ITP 的负波动来实现（ITP 升高则降低前负荷，降低则增加左室后负荷）。增加 CPAP 改善心力衰竭患者的心脏功能的做法,因为影响ITP已被废除。有趣的是，如果患者既往有心力衰竭，延长夜间鼻 CPAP 可以选择性地改善呼吸肌力和左室收缩功能。

例如，在阻塞性气道疾病中的过度通气会增加 PVR，阻碍右室充盈，最终压迫心脏。内源性 PEEP（过度充气）改变血流动力学功能类似于外源性 PEEP；因此，将内源性 PEEP 与呼吸机产生的 PEEP 相匹配并不会改变血流动力学。增加气道压力以产生呼吸与降低胸外压力（铁肺 - 负压通气）之间的血流动力学差异很小。

脱离机械通气的影响

脱离机械通气支持的过程是一个重要的心血管应激因素。因此，有各种研究通过心电图和铊灌注发现心肌缺血的证据。同样，在心力衰竭患者中启动机械呼吸支持可以减轻心肌缺血的一些症状。脱机试验失败的呼吸机依赖患者可能在脱机过程中出现心力衰竭的迹象；由正压过渡到自主呼吸可引起肺水肿、心动过速、肠系膜缺血和心肌缺血。Jubran 和他的同事发现，由于代谢需求的增加，所有受试者在从正压呼吸过渡到自主呼吸的过程中心输出量都增加了。那些后来脱机失败的患者显示其 SVO_2 增加。值得注意的是，一些通过了拔管试验却在应用 T 管失败的患者，实际上这可能反映了呼吸做功的增加，以克服通过气管内增加的流动阻力，而不是固有的呼吸功能障碍。

肺灌注的分布

重力与肺血流

正常肺内血流分布不匀。许多研究已经证明了这种现象，尽管解释不尽相同。最早研究使用放射性示踪剂注入血液，并用闪烁计数器测量了放射性在不同区域的分布。最常见的示踪剂是 ^{133}Xe，它在血液中溶解度极低，所以大部分在第一次通过时迅速进入肺泡，很少有再循环。注射后肺内达到稳定状态的时间估计为 3~4s。30cm 的胸部扫描的数据采集可以在大约 30s 内完成，可以在单次屏气研究中测量不同的静态肺容积。由于技术上的原因，该数据仅限于肺的二维显示，并不能测得肺尖和肺底的数据。尽管如此，研究清楚地显示，在直立肺中，灌注有一个从肺尖向肺底逐渐增加的梯度，可能反映了重力的影响。然而，使用放射性微球和先进的计算机三维成像技术的更精细的技术显示，即使在肺的那些垂直高度一致的部位，血流分布也是高度不同。事实上，肺中有“高流量”和“低流量”区域，它们的灌注仅因体位的改变而有轻微的改变。几项研究下进行零重力和微重力支持肺重力和姿势变化中看到，血流分布主要是由在重力依赖区内肺实质密度的变化引起的重力的微小改变所导致。

结构与肺血流

如果重力的影响不能完全解释肺灌注的不均一，必然存在其他因素。一个流行的概念是血管的分支模式所起的作用。在每个肺血管分支点上，继续向下分叉的每个动脉分支的肺血流比例取决于其下游的血流阻力。在每一级中，血管的逐步分级模式假定在几何学上是相似的，但肺区大小会影响级数。这种“分形几何”理论已被应用于许多生物系统来分析流体。将其作为解释气体和血液分布不均一性的基础，通过几级气道和脉管系统的分支，已被证明特别有用。

当 ^{133}Xe 血液流动的研究表现在同一个体的不同肺区域，分布发生显著的变化。最大的改变发生在肺尖和肺底部。从 TLC 到 RV 导致流向肺底的血流百分比大幅下降，而与 TLC 相比，RV 流向心尖的血流百分比略有增加。对这种局部血流模式的一种解释是，与气道阻力的影响相似，对肺实质内小动脉施加的牵引力降低了它们的阻力。牵引力越大动脉阻力越低，例如在高肺容积时。然而，要解释肺尖的血流改善，我们需要假设更大的肺容积压缩肺泡毛细血管并增加其流动阻力。因此，肺泡毛细血管的肺泡压力效应和肺泡外肺小动脉的间质牵引效应之间必须有一个平衡。图 4.5 说明了肺泡内和肺泡外血管的肺容积和血管阻力的概念。

血流的分区

在“West 分区”模型中发现的体位和血流动力学对全肺血流分布的影响已被广泛应用于临床。1964 年，J.B. West 及其同事首次提出了该模型，描述了肺灌注依赖于三种基本压力之间的相互作用：肺泡压、肺动脉压和肺静脉压。三个（或四个）“肺区”的概念决定了通过肺腺泡的血流（表 4.3）。在 1 区，肺泡压力（P_A）被认为大于小动脉（P_a）和小静脉（P_v）的压力，从而造成跨壁压力降低，有利于压缩肺泡毛细血管，阻碍血流（图 4.6）。在自主呼吸的患者中，1 区（肺的大部分非重力依赖区）被认为是相当小的，但在正压通气时可增大。在呼吸周期的大部分时间里，2 区（非重力依赖区和重力依赖区之间的过渡区）是小动脉压力（P_a）大于肺泡压力（P_A），但小静脉压力（P_v）小于其他两个压力的地方。净效应是血流阻力由 P_a 和 P_A 的差值。过渡区可能是渐进的，并将在整个呼吸周期不停变化，特别是在机械通气情况下。2 区的大小将取决于各种各样的临床条件。正常肺的大部分可能是由 3 区（肺的重力依赖区）描述的，在呼吸周期的所有阶段，小动脉和小静脉的压力都大于肺泡压力，这样血液流动不受阻碍，气体交换可能不减弱。最后，提出了 4 区。该区域发生肺不张或严重的肺间质水肿，其血流由 P_a 和肺间质液压（P_{isf}）的差值决定。

表 4.3　肺的血流分区

分区	压力关系	血管	血流的决定因素
1	$P_{alv}>P_{pa}>P_v$	萎陷	最小血流
2	$P_{pa}>P_{alv}>P_v$	中等	$P_{pa}-P_{alv}$
3	$P_{pa}>P_v>P_{alv}$	扩张	$P_{pa}-P_v$
4	$P_{pa}>P_{isf}>P_v>P_{alv}$	受限	$P_{pa}-P_{isf}$

P_{alv}. 肺泡压；P_{pa}. 肺动脉压；P_v. 肺静脉压；P_{isf}. 间质液体压。

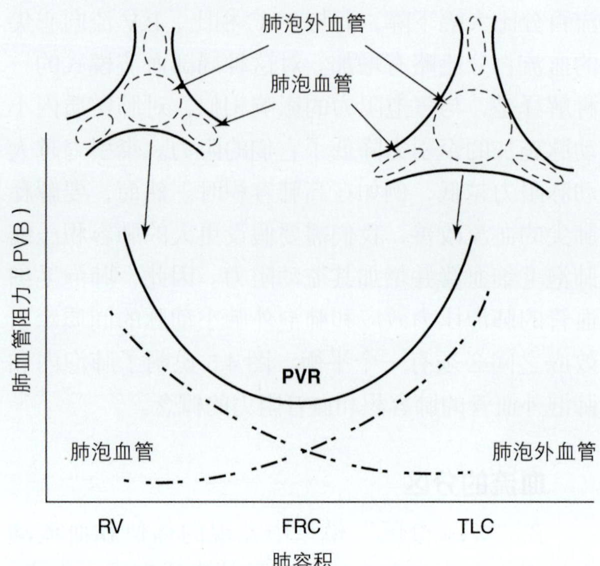

图 4.6 肺血管阻力随肺容积变化。小的肺血管由于其位置与肺泡囊的关系而受肺容积的影响。肺泡毛细血管在高肺容积时最受压迫，肺泡外血管受肺弹性反作用的径向牵引而扩张。在低肺容积时，这种关系正好相反。因此，肺总血管阻力在肺容积的两个极端处最高，在功能余气量（FRC）处最低

肺血管可以被看作是一棵大的分支树，有两个组成部分决定着它内部的血流分布。固定结构是局部灌注的主要决定因素之一。然而，叠加在这个固定结构上的是一个受许多局部因素影响的高度可变的结构。分形几何可以解释固定成分的性质，而可变结构的可预测性较差，同时受被动和主动区域因素的影响。影响肺血流的局部因素包括下面各种因素：心输出量和血压的改变、肺膨胀、缺氧肺血管收缩引起的血管舒缩、剪切力或药物干扰。所有这些对肺通气和灌注的影响的重要性不应被夸大。为了优化气体交换，肺泡通气和通过血液将 CO_2 输送到肺泡以清除，吸收 O_2 输送到体内以维持新陈代谢之间最佳的“匹配”。

通气与灌注匹配（V_A/Q 比）

理想状态下，肺部的通气与血流灌注完美匹配。典型的肺泡通气静息值为 4L/min，肺泡血流静息值为 5.1L/min，我们可以计算出整体通气灌注比（V_A/Q 比）为 0.8。然而，正如我们已经讨论过的，肺的通气或灌注的分布并不均匀。在通气不足的肺泡和严重灌注不足的肺泡之间存在不同。正如所料，V_A/Q 比会有所不同，没有通气只有血流的区域 V_A/Q 比为零，通气很多没有血流的区域的 V_A/Q 比无穷大。这两个极端的有用的生理学描述词是：当 V_A/Q 比接近零时的“生理分流”和当 V_A/Q 比接近无穷大时的“生理死腔”。与固定的解剖动静脉分流或非呼吸道（即解剖死腔）相比，前缀“生理”意味着生理条件改变可以与这些条件叠加。

在意识清醒的健康个体中，预期分流或静脉混合仅占心输出量的 1%~2%。这种程度的静脉混合可能在呼吸一个大气压空气的人产生肺泡到动脉 PO_2 的梯度差约 7mmHg 或更少。然而，静脉混合的程度随年龄会增加。100% 的 FiO_2 可以达到可接受的动脉 PO_2 时，静脉混合可高达 30%。在大多数全身麻醉中，除非出现中度分流，否则 FiO_2 为 40% 就足够了。全身麻醉发生分流可能有两个原因，即肺不张和通气再分配到 V_A/Q 比值较高区域。前者可以通过 PEEP 得到纠正或显著减少。后者实际上可能因 PEEP 而恶化。最终的结果将主要取决于引起静脉混合增加的幅度。

由于其对气体交换的影响，这些条件对代谢平衡有重要的影响。不通气的肺泡将捕获的肺泡气体将 CO_2 和 O_2 形成混合静脉血，可以测得肺泡 PAO_2 和 $PACO_2$。同样地，对于那些有通气但无灌注的肺泡，CO_2 和 O_2 的含量将与吸入气体相同，因为没有血液添加 CO_2 或从肺泡中清除 O_2。因此，对于所有在这两个极端之间比值的肺泡，其肺泡气体分压将反映通气和灌注的程度。我们测量了各种条件下的 V_A/Q 比，并对其进行建模，以显示自主呼吸下正常直立肺的基本模式（图 4.7）。值得注意的是，当从肺底向肺尖推进时，灌注变化相对大于通气，导致 V_A/Q 比从 0.6 到 3.3。即使这些比值也不能代表直立肺的极值，因为肺尖和肺底由于技术原因不能进行准确的评估。

多重惰性气体消除技术（multiple inert gas elimination technique, MIGET）在实验室中被广泛用于检测和量化正常患者体肺部通气和灌注之间的差异。将溶解在生理介质中的多种示踪气体从静脉注入 30min。原始混合物包括 SF6、乙烷、环丙烷、氟烷、醚和丙酮，它们与血红蛋白不发生反应，具有广泛的溶解性。30min 后，采集混合静脉、动脉和混合呼气的样本，用气相色谱法分析各气体的动脉滞留和肺泡排出情况。测量心排血量和分钟通气量。每一种示踪气体具有线性解离曲线和单一的血气溶解度系数。每一种气体的通气和血液流量与计算出的 V_A/Q 比的关系图被导出。复合 V_A/Q 分布适用于 48 个离散腔室加上 1 个分流腔室（$V_A/$

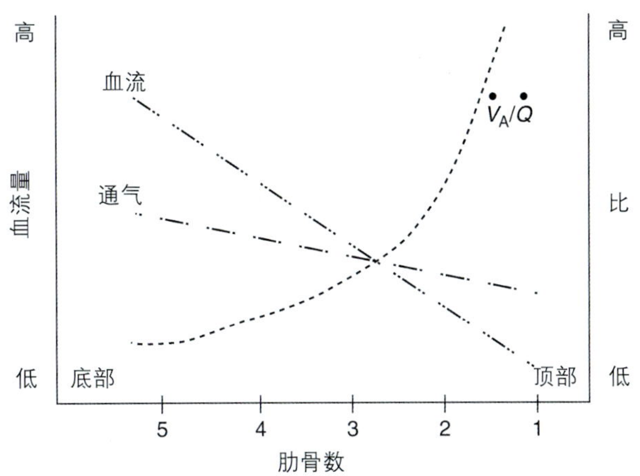

图 4.7　总的血流分布和机械通气和 V_A/Q 比，肺尖到肺底间距离的分布。肺底的通气和血流明显大于肺顶端。与通气相比，血流量的相关性要大得多。因此，肺尖（非重力依赖区）的通气灌注比（V_A/Q 比）大于肺底（重力依赖区）

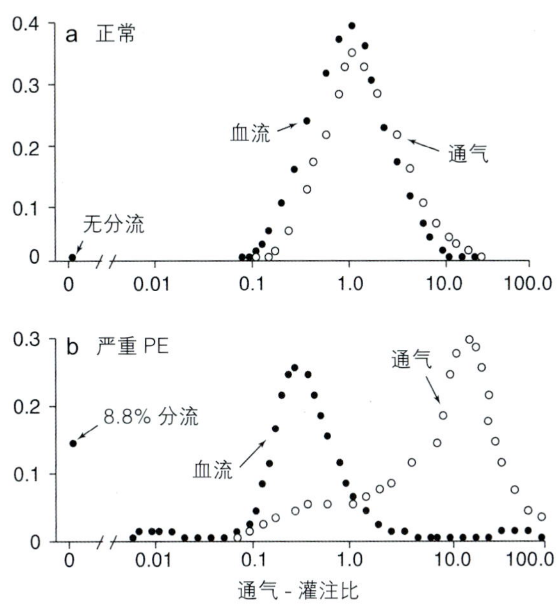

图 4.8　V 机械通气（空心圈）或肺血流（实心圈）与 V_A/Q 比的函数，使用多重惰性气体消除技术（MIGET），实验方法详见正文。a. 通气、血流及计算 V_A/Q 比正态分布，肺泡血流与通气吻合良好。b. 肺动脉多发栓子的特征性图。注意血流分散到肺低 V_A/Q 比区域，通气分布到高 V_A/Q 比区域。肺活量的浪费可能是由于栓子阻塞肺血流到许多区域。计算的分流率 8.8% 可能反映了肺水肿，也可能是由于肺动脉高压导致的解剖动静脉分流血流量增加（引自 Wagner 等）

Q=0）和 1 个肺泡死腔室（$V_A/Q=\infty$）。注意图 4.8 中的特征图。图 4.8a 为正常受试者，其血流曲线与通气曲线接近完美匹配。你应该注意，这两种分布都是钟形曲线，支持正常肺通气和灌注不均一的概念。与之相比，图 4.8b 特征图显示了因为多发肺栓子，通气和灌注产生了很大程度的错配。注意其重要的生理意义死腔，指灌注不足区域的大量通气。此外，在生理性分流的肺内相对不通气的区域有大量的灌注。最后计算的分流率为 8.8%，可能是肺水肿的结果。在这种病理条件下，心输出量的一部分也可能通过解剖上的动静脉分流而通过肺。当肺血管阻力增加如充血性心力衰竭时，这些途径可能作为代偿机制发挥作用，以限制 PVR 的增加或适应肺血容量的总体增加。

缺氧性肺血管收缩（HPV）

缺氧性肺血管收缩是肺泡缺氧的适应性血管反应，它通过积极的血管收缩将血液重新分配到最佳通气肺段，从而改善通气灌注匹配。这是肺将血流从闭塞或部分通气的细支气管所在的肺泡转移到邻近通气良好的肺泡的主要内在机制。这种情况可在多种情况下短暂发生，如微小肺不张、黏液堵塞、水肿或炎症。HPV 提供了一个快速和可逆的反应，以改变局部环境条件。当该调节机制被限制在相邻肺泡之间或最多是细支气管节段之间的短距离时，该机制是最有效的。当受累区域变大，如全肺节段或肺叶时，其效果往往较差。当胎儿在子宫内出现全身性缺氧时，HPV 机制导致非常高的肺动脉压，使血液通过卵圆孔和动脉导管转移，这是对胎儿的有益适应。然而，当肺泡缺氧是全身性的，如上升到高海拔、急性呼吸窘迫综合征、低通气综合征、严重囊性纤维化或肺气肿，HPV 可能是不恰当的适应，并导致肺动脉高压和潜在的右心衰。

HPV 的分子和亚细胞机制仍有争论。其对临床医生的重要性必须熟知。我们将在文章中着重讨论这些问题。Bradford 和 Dean 被认为是首先观察到 HPV 的人，他们在 1894 年注意到在窒息情况下受到相同的刺激，体循环动脉的血管扩张反应和肺动脉的血管收缩的同时存在。1946 年，Von Euler 和 Liljestrand 判断 HPV 是一种重要的通气灌注匹配的适应机制。他们注意到肺内小动脉在缺氧而无高碳酸血症时血管收缩，这种反应仅限于肺循环。后来的研究表明，主要的刺激是激发的低氧气体混合物，而不是低氧血症本身。最初的动物实验表明，当缺氧血灌注到肺时，如果维持正常的肺泡氧气分压，会发生微小的 HPV。然而，随后的研究明确表明，低混合静脉氧分压和低肺动脉 PO_2 将增加 HPV 对吸入低浓度氧的反应，但低肺静脉氧分压没有影响。事实上，随着低氧肺范围的增加，肺血管阻力增加，混合静脉血氧张力开始下降，HPV 将血液分流到剩余的通气良好的肺的能力受到损害。事实上，如果混合静脉氧分压显著下降，通气肺泡内的动脉 PO_2 也会大幅下降，导致这些区域的肺灌注压也会增加。其他研究表明，尽管化学交感神经切除、双侧迷走神经切断术以及颈动脉和主动脉化学感受器去神经化，HPV 仍然完好无损。最后双侧肺移植后仍然能维持他们的 HPV 反应。HPV 可因增加全肺血管阻力的条件和化学物质而增强，如酸血症、高碳酸血症、组胺、血清素和血管紧张素Ⅱ。

实际的细胞内氧感受器还有待确定。目前的研究似乎表明，肺血管平滑肌细胞内的线粒体和细胞内钙的调节过程是其原发部位。大量生化学研究表明，线粒体电子传递链复合物的选择性中断可损害 HPV。一些人倾向低氧诱导平滑肌细胞中氧自由基和过氧化氢水平的变化。这些变化影响肌浆网钙的释放和电压依赖性的膜电传导的对钾离子通透性的影响，从而导致平滑肌去极化和收缩，最终增强血管收缩。对缺氧的反应似乎分为两步，PVR 和肺灌注压在几分钟内立即升高，随后在数小时内逐渐升高至最大值，并一直持续。高碳酸血症可增强这种反应，可能与肺上皮和内皮细胞产生的一氧化氮减少有关。

临床应用

麻醉与肺不张

J.F. Nunn 最早证明了在麻醉和自主通气过程中，气体交换因分流和分布不均引起的 V_A/Q 比改变。他从观察中得出结论，如果维持动脉 PO_2 的正常范围，需要肺泡 PO_2 至少为 200mmHg，而这时 FiO_2 需要至少 35%。许多人推测，全麻诱导导致肺泡塌陷（肺不张）导致氧合下降，但 Brismar 和同事在 1985 年的一项重要观察证实了局部肺萎陷的存在。他们使用 CT 发现，麻醉诱导后 5min 内，肺重力依赖区的边缘出现密度增加，与肺不张一致。目前公认的是，在使用多种药物进行全身麻醉的患者中，约 90% 患者的肺重力依赖区会出现这种情况。硬膜外麻醉可能更有优势，它较少引起肺不张，对 V_A/Q 比和氧合没有影响。

目前在全身麻醉下肺不张的病因中涉及三个基本机制。参见 Magnusson 和 Spahn 对该主题的优秀综述。麻醉诱导后迅速出现肺萎陷，停止 PEEP 后迅速出现肺萎陷，这几乎是普遍现象，这导致肺不张是由于压迫肺组织所致，而非气道阻塞后肺泡气体吸收所致。Froese 和 Bryan 对自主呼吸志愿者的膈肌运动的荧光研究表明，在仰卧位时，膈肌依赖的尾向位移最大。神经肌肉阻滞药和正压通气引发的麻痹则相反，膈肌的重力依赖区在每次通气时发生最大位移。其他人已经通过 CT 扫描证实并扩展了这些观察结果。现在很明确，在全身麻醉下，胸壁更大程度的放松，膈肌最背侧部分在呼气末有明显的头向移位，胸部和膈肌的几何形状发生改变。

当气体入血液的速度超过肺泡的通气速度时，就会发生肺不张。极端的情况是气道完全闭塞，隔离了远端肺泡和呼吸道中的肺泡气体。这个区域内的气压最初接近大气压。然而，考虑到混合静脉血继续流经该区域灌，且混合静脉血中的气体分压之和在大气下，血液继续从闭塞的腔室吸收气体，最终肺泡塌陷。计算机模拟表明，来自不通气区域的气体吸收率取决于初始 FiO_2。然而在许多临床情况下，气道不是完全闭塞，而是一个区域的通气严重减少。如果一个呼吸单元的 V_A/Q 比持续降低，最终会达到一个点，在这个点上，吸入气体进入肺泡的速率与进入血液的气体吸收正好平衡。如果 V_A/Q 比低于这个临界点，肺泡的体积就会下降并随之萎陷。同样，这一过程由于动脉 PO_2 含量高和气体吸收速度快而得到加强。

最后，肺泡表面活性物质的丢失可能在肺泡容积低时的不稳定和塌陷中发挥作用。肺泡复张动作后肺泡塌陷的速度和 PEEP 的中止提示肺不张本身可能干扰表面活性物质的产生。因此，由于表面活性物质水平的降低而肺泡表面张力的增加以及上述机制，肺不张区可能容易导致肺泡容积的减少，从而导致肺泡塌陷的复发。

麻醉和 V_A/Q 匹配

麻醉医师最感兴趣的是他们的麻醉或药理学干预对肺稳态机制的影响。与 HPV 和 V_A/Q 有关的各种的药物已被广泛研究。参见 Lumb 和 Slinger 的综述。在一般情况下，挥发性麻醉药对 HPV 没有很大的影响。然而，挥发性麻醉药对肺病变或心功能差的患者可能有显著的临床影响。异氟醚能降低心输出量，是一种强效血管舒张药。因此，在动物实验中证明异氟醚有可能在单肺通气时浓度依赖性抑制局部 HPV。Domino 和他的同事计算出，这增加了大约 4% 的分流量。对于患有弥漫性肺部疾病的开胸患者，这种对血流和 V_A/Q 比错配的影响可能会被放大，并且术前心排血量的很大一部分流向了非重力依赖区的肺。新型挥发性麻醉药引起的血管扩张较少，但仍可能通过其对心输出量的普遍影响而产生程度很小的分流。动物研究表明，70% 的氧化亚氮可中度降低 HPV 反应。总的印象是，所有挥发性麻醉药都可以在一定程度上影响 HPV 的机制，但相反，它们对患者的一般生理影响可能值得在选择时需要更多地考虑。将挥发性麻醉药与异丙酚相比，似乎只有细微的差异，均未达到统计学意义。麻醉中使用的大多数静脉注射药物如巴比妥类、阿片类、苯二氮䓬类和氯胺酮似乎对 HPV 反应没有可测量的影响。然而，这些药物仍然可以以其他方式影响血流动力学，影响肺部的血流。因此除了可能出现药代动力学和药效学变化，从 HPV 角度考虑，开胸手术中全静脉麻醉药比挥发性麻醉药没有明显优势。

胸段硬膜外麻醉或镇痛对 HPV 的影响还没有得到广泛的研究。然而，那些检查胸段硬膜外局麻药效果的动物研究并未发现 HPV 明显减弱，而分流率的任何变化更有可能代表整体血流动力学的变化。

非麻醉药与 HPV

除了挥发性麻醉药，还有许多药物影响肺血管阻力，其中一些已被证明可直接改变 HPV。表 4.4 列出了影响肺血管阻力的部分常见药物。不幸的是，这些药物通常缺少用于患者的详细药效学研究。因此，将实验结果推论到临床环境是相当困难的。不过胸科麻醉医师必须意识到使用作用于血管的药物的潜在作用在围手术期环境对 HPV 的不良影响。

改变血压或改善肌力状态的干预措施可对肺血管系统产生直接影响。硝普钠、硝酸甘油和肼屈嗪是强效的血管扩张药，可通过降低 HPV 迅速恶化动脉 PO_2，已经存在的血管张力可影响该反应。米力农可改善心脏的肌力状态，特别是右室，同时扩张肺动脉血管。心输出量的改善可增强全身氧输送和混合静脉氧分压，从而对 V_A/Q 比匹配的净效果有利。围手术期给予吸入一氧化氮、PGI_2 和西地那非来控制肺动脉高压和改善右室后负荷也能调节 HPV。幸运的是，吸入式肺血管扩张药的选择性更强，理论上可被分配到那些通气良好的肺区域，以增加该区域肺血流。最终增强 HPV 在通气不良区域的反应。较新的药理学研究表明治疗冠状动脉疾病、慢性心力衰竭和慢性肺动脉高压的药物对心脏和肺血管有显著的影响。新的发现也表明血管紧张素Ⅱ受体抑制药和血管紧张素转换酶抑制药（angiotensin converting enzyme inhibitors, ACEI）可减弱急性缺氧时 HPV 的反应。

表 4.4　药物对肺血管阻力的影响

降低肺血管阻力	增加肺血管阻力
血管紧张素Ⅱ受体抑制药	α_1 肾上腺素受体激动药
ACEI	都可喜
β_2 肾上腺素受体激动药	血管紧张素Ⅱ
钙离子通道阻滞药	β 肾上腺素受体阻滞药
吸入性 NO	环氧合酶抑制药
米力农	组胺（H_1）
硝酸甘油	5- 羟色胺
西地那非	
硝普钠	
茶碱	
PGE_1 和 PGI_2	

最后，未来的研究需要理清急性缺氧和慢性低氧血症的影响。很明显，慢性肺疾病中发现的慢性低氧血症可以缓慢改变对激发吸入较低氧浓度的正常急性反应。对这些慢性缺氧，HPV 的下调可能使干预措施如吸入 NO 失效。

总之，胸外科患者气体交换异常的病因是复杂和高度变化的，并且在整个手术过程中处于不断变化的状态。在某些方面，肺的机械力学和肺血流分布是已知的，炎症反应之间的微妙互动、手术创伤、机械通气（特别是单肺通气）、急性和慢性药物的影响还知之甚少，没有令人满意的结论。在了解更多之前，我们很难确切地预测麻醉管理的后果。

第 5 章 侧卧位、开胸和单肺通气的生理学

Sean R. McLean 和 Jens Lohser 著
赵明晔 译 吴镜湘 校

要点

- 匹配通气 / 血流以优化气体交换。
- 麻醉诱导、单肺通气（one-lung ventilation, OLV）以及开胸会进行性损害通气 / 血流（V/Q）的动态平衡。
- 缺氧性肺血管收缩（hypoxic pulmonary vasoconstriction, HPV）可以改善单肺通气期间的 V/Q，但受麻醉干预的影响。

引言

早期尝试开展胸内手术时患者未行机械通气，进胸后患者很快呼吸窘迫，同时因呼吸急促致术野快速摆动。对自主呼吸患者实施胸廓切开，这对患者和术者都是困难的，其原因可以用两种现象来解释：Pendel-Luft 和纵隔移位（图 5.1）。这两种现象的发生都是由于术侧开放半胸的胸膜被破坏，自发吸气努力和胸壁扩张不再会产生胸腔内负压。而在非手术侧闭合的半胸，胸壁扩张产生的胸腔内负压会使气流通过主支气管进入肺内。但吸入的气流不仅来自气管，也来自于因外科气胸而自然塌陷的手术侧肺。因此，自主呼吸吸气时会导致非手术侧肺扩张和手术侧肺回缩。相反在呼气时，从非手术侧肺呼出的大量气流不仅通过主支气管到气管，部分还重新进入手术侧肺，使其重新膨胀。这个过程导致肺随着吸气和呼气产生“摆动”。纵隔移位产生的过程与之类似。非术侧闭合胸腔内的吸气负压同样作用于纵隔，在吸气时，纵隔会被拉离开放的术侧胸腔。呼气时情况正相反，非术侧胸腔内正压将纵隔推向开放的术侧胸腔。这两种机制解释了自主呼吸下开胸手术的困难处在于外科医生需面对快速摆动的术野，以及由于无效往复通气、有限二氧化碳清除和新鲜气体吸入不足而导致患者迅速进展为呼吸窘迫的可能（图 5.1）。

选择性单肺通气的记述最早见于 1931 年，其后开展了越来越多的复杂肺切除手术。虽然单肺通气比自主呼吸耐受性好，但早年实施 OLV 时经常发生低氧。在接下来的几十年里，通过广泛研究澄清了控制肺血流灌注（Q）和通气（V）的基本生理学，以及麻醉和手术干预对其造成的干扰。基础生理学知识对于理解 OLV 期间的通气 / 血流（V/Q）紊乱是必要的。

肺灌注

肺血流在多个生理过程中起着至关重要的作用。肺动脉血将二氧化碳输送到肺泡进行排出并通过呼吸呼出，肺静脉血充盈左心而支持全身灌注，同时携氧以满足全身代谢需氧。由于循环系统的封闭性，整个心输出量（CO）必须通过肺循环。肺灌注压明显低于全身灌注压，并且血流距心脏水平每升高 1cm，肺灌注压就会进一步降低 $1cmH_2O$。由于各肺区的肺动脉压（P_{pa}）和静脉压（P_{pv}）取决于相对心脏水平的高度，而肺血管外压力即肺泡压（P_A）相对恒定，因此整个肺的灌注是不均匀的。这三个压力的相互作用形成肺灌注的不同区域，即 West 区（图 5.2a）。1 区位于肺的最上方，其特征是肺泡压大于血管内压（$P_A>P_{pa}>P_{pv}$），从而导致毛细血管塌陷和继发性完全性血流受阻。因此，1 区代表了肺泡的“死腔”。尽管正常情况下 1 区很小，但在 P_A 增加（正压通气）或 P_{pa} 减少（CO 减少）的情况下，该区可能会增加。自 1 区向下，肺血管距心脏水平高度相对降低，因此 P_{pa} 逐渐增加并开始超过 P_A，形成第 2 区的特征（$P_{pa}>P_A>P_{pv}$），当 P_{pa} 超过 P_A 时，肺毛细血管开始出现血流。当 P_A 持续超过 P_{pv} 时，毛细血管血流依赖于 P_{pa} 和 P_A 之间的压差。这种关系类似于瀑布，血流取决于上游的

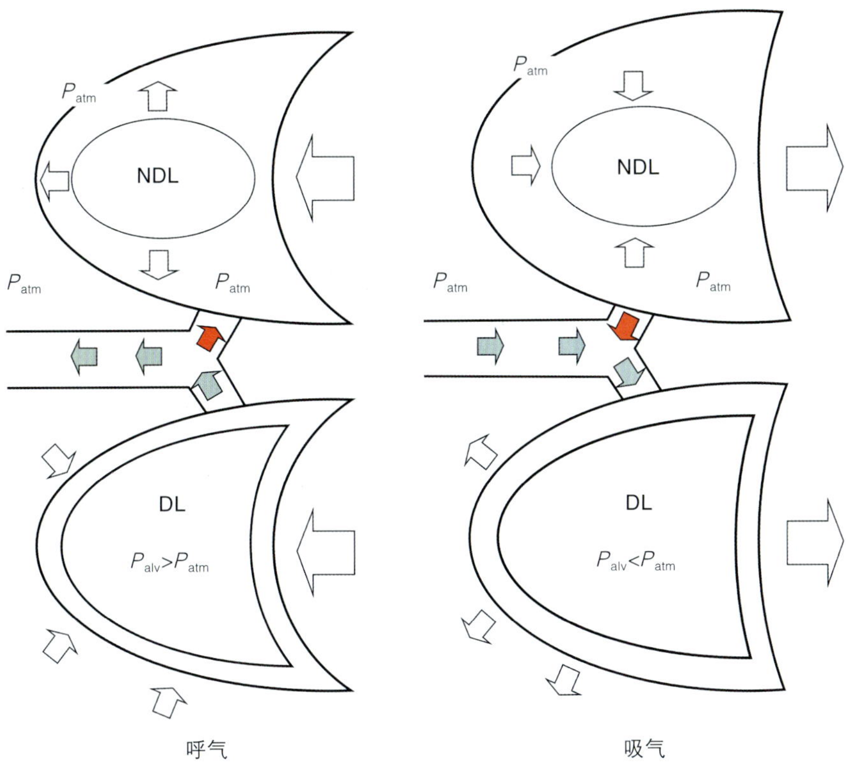

图 5.1 Pendel-luft 和纵隔移位在侧卧位清醒状态下的气胸受试者中的具体表现：呼气期间，由于肺泡压力（P_{alv}）高于大气压（P_{atm}），空气从重力依赖侧肺（DL）流出（蓝色箭头）。呼出的部分气体（红色箭头）使非重力依赖性肺（NDL）膨胀，该侧肺的 P_{alv} 与 P_{atm} 相等。吸气期间，气流使 P_{alv} 低于大气压的 DL 膨胀，而 NDL 则缩小，其中部分气体进入 DL 参与通气（经许可修改自 Pompeo, 2012）

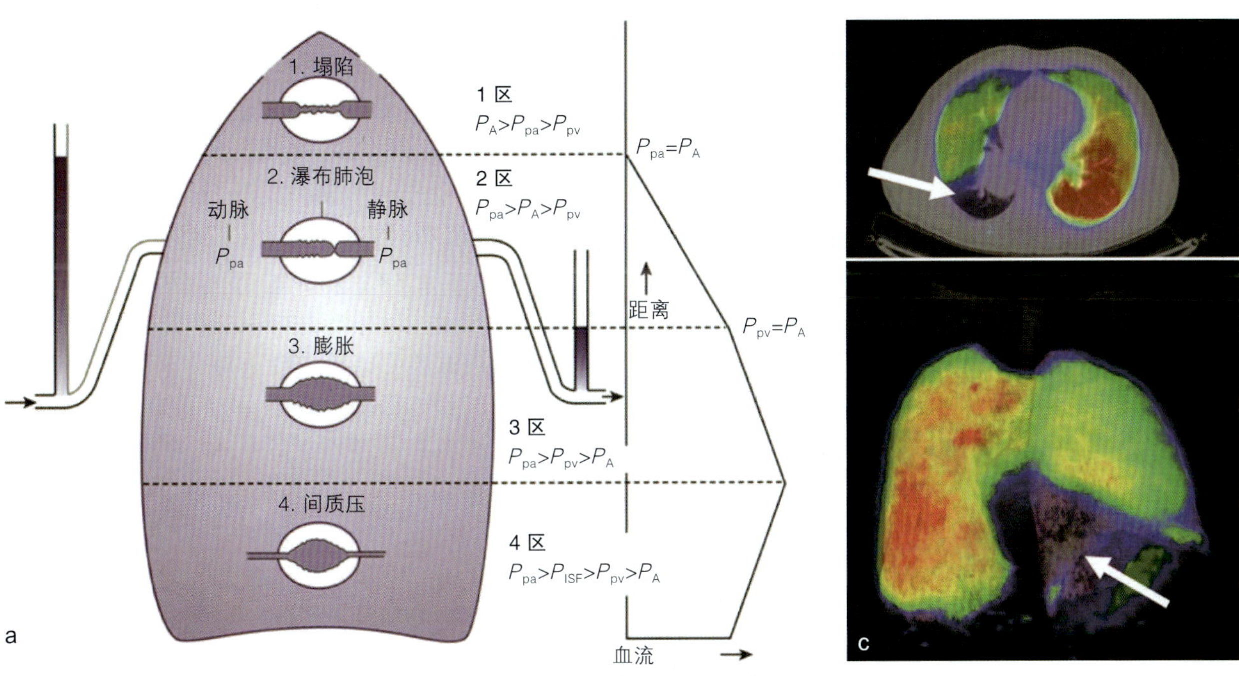

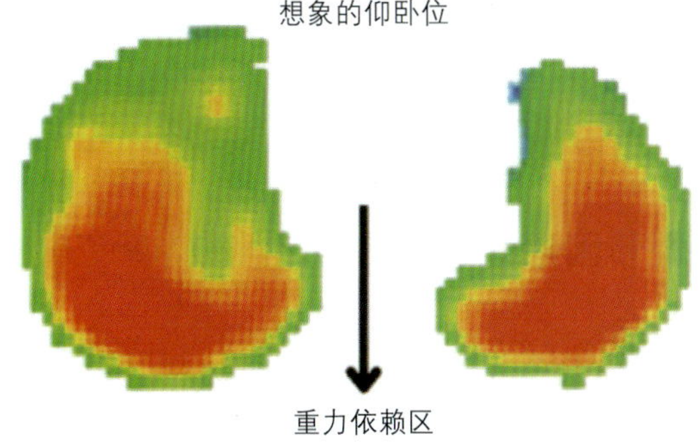

图 5.2 直立状态下血液分布的经典 West 区。不同重力水平下不同的肺泡压（P_A）、肺动脉压（P_{pa}）、肺静脉压（P_{pv}）和肺间质压（P_{is}）导致不同的肺血流分布（a）。活体灌注扫描显示，直立位时，除了重力依赖的血流分布外，还显示出血流的中心－外周分布（b）。肺横切面灌注的单光子发射计算机断层扫描（SPECT）图像。根据灌注的多少进行着色，红色代表最大灌注，绿色代表最小灌注（c）。正电子发射断层扫描 / 计算机断层扫描（PET/CT）显示了重力相关和洋葱层状的灌注分布。箭头表示继发于肿瘤的灌注缺陷（经许可修改自 a. West，b. Petersson，c. Siva）

“水位”（P_{pa}）相对于大坝的高度（P_A），而与下游的“水位”（P_{pv}）无关。当 P_{pv} 开始超过 P_A 时，形成第 3 区（$P_{pa}>P_{pv}>P_A$），此区肺灌注独立于 P_A，仅由 P_{pa} 和 P_{pv} 之间的压差决定。第 4 区（$P_{pa}>P_{is}>P_{pv}>P_A$）是指肺的间质压高于静脉压的肺区，该区肺血流较 3 区稍有减少，这类似于颅内压升高患者，其“间质”压（类似于颅内压）超过静脉流出道压力（CVP），因此降低了脑灌注压。第 4 区可以存在于肺的最下部，也可以通过呼气降低肺容量或增加间质压力（如液体容量超负荷）而形成。值得注意的是，West 区是一个动态循环系统的简化静态图景，实际上特定肺区域可能会随其所处心脏和呼吸周期阶段的不同而处于不同的 West 区。例如，在舒张期（低 P_{pa}）和正压吸气时（高 P_A），2 区可能成为 1 区；或者在心室收缩期（高 P_{pa}）和机械通气呼气相（低 P_A）时，2 区可能成为 3 区。West 区的重力模型是有助于解释 V/Q 比失衡的基础，但仅能部分反映人体生理。体内灌注扫描显示肺内血流呈现出重力分布和“洋葱状”分层结合的特点，表现为肺外围血流的减少，朝向肺门血流的增多（图 5.2b，c）。有研究表明，左侧卧位下左肺灌注低于单纯基于重力分布模型的预期，心脏和纵隔引起的压缩和（或）变形可能是血流减少的原因。

肺血管床是一种低阻管道，拥有相当的血流容纳区域，可以缓冲压力的增加。初始增加 P_{pa} 或血流会使之前未灌注的肺血管床开始充盈。待肺血管床充盈，进一步增加 P_{pa} 会扩张肺血管，从而减缓肺血流量的增加，最大限度地降低右心室后负荷。肺血管的这一特点能使 P_{pa} 保持在较低水平，即使在运动期间 CO 增加至 30L/min 时，P_{pa} 也能保持在较低水平。在 P_{pa} 特别高的极端情况下，血管扩张不足以进一步降低血管内压，导致液体通过内皮层的动力转导作用而漏入肺间质中。肺循环内的血管阻力也受肺扩张程度的影响。整个呼吸周期中，总肺血量高低相差 2 倍多，呼气末（即残余量）时总肺血量达峰值，而在总肺活量时位于低值。肺血管分两类，其对肺扩张的反应截然不同。肺泡毛细血管暴露在肺泡内压力下，因此随着肺容量的增加，血管阻力增加甚至可能会塌陷。而肺实质内和肺泡外的血管随着肺扩张而受到向外的放射状牵引，从而血管阻力降低。二者的累积效应形成一条抛物线形阻力曲线，在功能残气量（functional residual capacity, FRC）时肺血管阻力（pulmonary vascular resistance, PVR）最小，其后逐渐增加，在总肺容量时 PVR 最高。

缺氧性肺血管收缩

人体内的氧感应机制，包括肺动脉床的缺氧性肺血管收缩（hypoxic pulmonary vasoconstriction, HPV），已有广泛研究和综述。在胎儿期，HPV 诱导 PVR 增高使血流偏离卵圆孔和肺动脉导管。非胎儿期 HPV 也很重要，因为它可以通过减少缺氧肺组织的灌注来实现 V/Q 匹配。PAO_2 在生理范围内（成人 PAO_2 40~100mmHg）时 HPV 有调节作用，与缺氧的严重程度成正比，也与缺氧肺组织的数量成正比。30%~70% 的肺处于缺氧状态时的 HPV 调节作用最大。氧分压降低会抑制平滑肌细胞膜钾电流，使细胞膜去极化和细胞外钙离子经 L 型钙通道进入胞质，加上肌浆网钙离子释放，最终导致平滑肌收缩，这一效应主要发生于直径小于 500μm 的低阻力肺动脉。HPV 主要受肺泡氧分压（PAO_2）的影响，也受到混合静脉血氧分压（PvO_2）的影响。PvO_2 处于正常水平时 HPV 调节效应最大，PvO_2 较高或较低水平时 HPV 效应均受到抑制。在低 CO 状态下，PvO_2 较低时，PaO_2 也降低，最终发生普遍的竞争性肺血管收缩。相反，脓毒症时的高 PvO_2 会导致 PaO_2 也普遍升高，此时肺缺氧区域的血管收缩反应下降。HPV 血管收缩以双时相的形式发生，早期反应发生在几秒内，并于 15min 内达到平台期，后期反应在 4h 血管收缩反应达到最大（图 5.3a）。动物实验数据表明，在恢复正常血氧后 HPV 反应至少可以持续 90min（图 5.3a）。尽管一些人质疑 HPV 真正的临床重要性，但 HPV 使手术侧肺的分流减少大约 40%，保证了单肺通气的安全进行（图 5.4）。

极端的 HPV 可能对人体造成伤害。在高海拔地区，尤其是在运动时，过度的 HPV 效应可能会导致高原性肺水肿。胸外科麻醉情况正好相反，HPV 受到抑制可能导致术中低氧血症。有许多研究试图确定增强或抑制 HPV 的药物或干预措施。为使干预措施更容易标准化，大多数研究都是在动物身上进行。围手术期 HPV 调节因素汇总见表 5.1。

麻醉调节因素

人们很早就认识到吸入性麻醉药对 HPV 有抑制作用。乙醚、氟烷和一氧化二氮（NO）以剂量

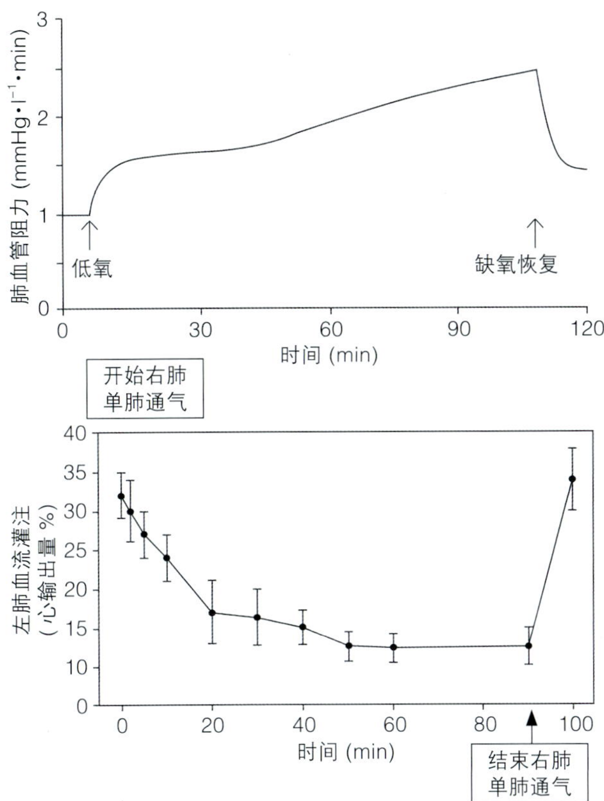

图 5.3　a. 缺氧的健康受试者缺氧性肺血管收缩（HPV）的双时相性（呼气末 PO_2 为 50mmHg)。HPV 反应的第一阶段在几分钟内完成，第二阶段大约在 40min 后发生。需要注意的是，缺氧恢复后 HPV 效应并未结束。氧分压和肺血管阻力进行心输出量校正（经许可修改自 Lumb 和 Slinger)。b. 麻醉状态的犬在右肺通气 90min 后，肺血流重新分布到非通气的左肺的过程（经许可修改自 Heerdt）

依赖的方式抑制 HPV，氟烷 HPV 抑制作用的潜在细胞内机制也有研究。较新的吸入麻醉药如异氟烷、地氟烷和七氟烷对 HPV 的影响效果不确定。这三种药物在临床使用剂量下对 HPV 可能无抑制作用，或者至少不会引起明显的抑制。异丙酚静脉麻醉因其不影响 HPV 而为临床推荐，但除了在边际患者中，其临床意义上的氧合改善作用并不明显。胸段硬膜外麻醉（thoracic epidural anesthesia，TEA）对氧合的影响尚存在争议。Garutti 等发现 TEA 导致肺混合静脉血氧合先增加，继而又变差，推测可能与 TEA 后 CO 下降有关。但在维持血流动力学不变的情况下，其他多项研究未能证明 TEA 对 OLV 期间氧合产生影响。由于低体温、血液稀释以及左房压力增加均可以抑制 HPV 效应，因此传统胸科教学强调要保持患者温暖和干燥。通过改变 HPV 以改善 OLV 期间氧合，这一想法颇具吸引力，但目前尚无研究能提示常规使用某药物能达到此效果。未

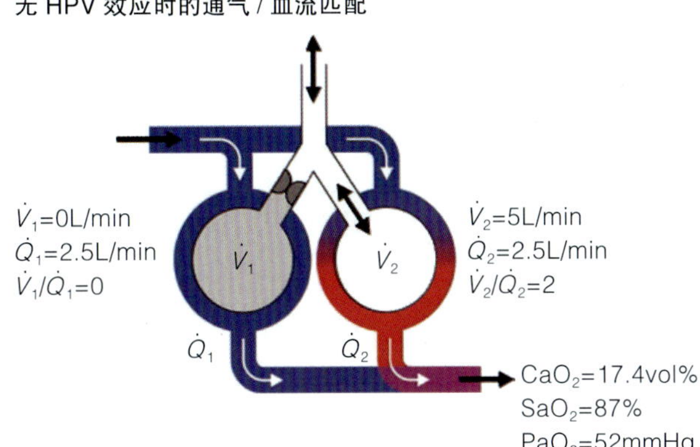

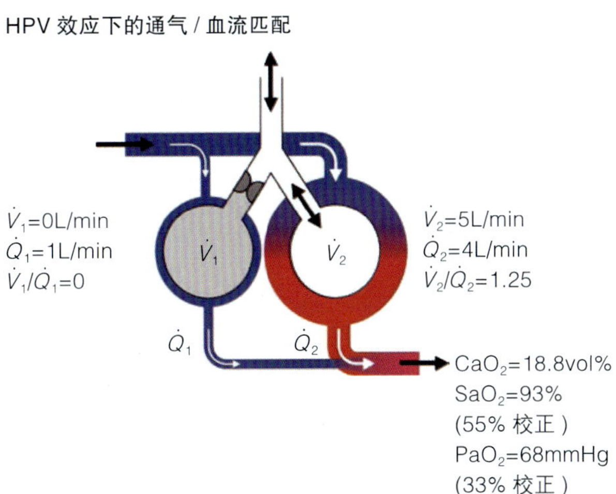

图 5.4　通气 / 血流比值对无 HPV 效应（上图）和存在 HPV 效应（下图）的两个不同肺的氧交换的影响。这两种情况的总通气量（$\dot{V}$），吸入氧分压（PiO_2），总心输出量（$\dot{Q}$）以及混合静脉氧浓度（$CmvO_2$）、混合静脉血氧分压（$PmvO_2$）、混合静脉血血红蛋白血氧饱和度（$SmvO_2$）无差异。分别确认两种不同情况肺的通气量（$\dot{V}_1$，$\dot{V}_2$）、血流（$\dot{Q}_1$，$\dot{Q}_2$）、通气 / 血流比（$\dot{V}_1/\dot{Q}_1$，$\dot{V}_2/\dot{Q}_2$）、相应的动脉血氧含量（CaO_2，根据血流中 O_2 浓度的灌注加权平均值计算）、相应的血氧饱和度（SaO_2）和氧分压（PaO_2）。简言之，氧浓度是根据 15g/d 的血红蛋白、每 1g/dl 血红蛋白结合 1.34vol% 的 O_2、氧合血红蛋白饱和度以及忽略血浆物理溶解氧浓度计算出来的。Vol% 即每 100ml 血液含有 1ml O_2（经许可引自 Sylvester）

在北美上市的阿米曲林可以增强 HPV 反应，增加 OLV 时的肺血管阻力，但不能改善氧合。内源性 NO 可以扩张血管从而抑制 HPV；但在 OLV 期间通过吸入途径给予通气侧肺外源性 NO，可以使通气侧肺局部血管扩张，从而减少分流比例。然而，研究证明患者没有动脉低氧血症或肺动脉高压的情况下，吸入外源性 NO 并不能改善 OLV 期间的氧合。因此，欧洲共识指南不建议在 OLV 期间常规使用 NO 或阿米曲林来维持氧饱和度。对其他能增

表 5.1 肺叶切除术后并发症

	作用	参考文献
患者因素		
慢性阻塞性肺疾病	−	[22]
肝硬化	−	[23]
脓毒症	−	[24][a]
妊娠	−	[25][a]
女性	−	[26][a]
运动	−	[27][a]
系统性高血压	+	[28]
饮酒	+	[29][a]
生理改变		
代谢性酸中毒	+	[30][a]
呼吸性酸中毒	0	[30][a]
代谢性碱中毒	−	[30][a]
呼吸性碱中毒	−	[30][a]
高碳酸血症	+	[14]
低碳酸血症	−	[14]
高热	+	[31][a]
体温过低	−	[31][a]
左房压力增加	−	[32][a]
肺静脉氧分压增加	−	[33][a]
肺静脉氧分压降低	+	[33][a]
围术期干预措施		
头低足高位	−	[34]
侧卧位	+	[35]
仰卧位	0	[35]
肺压缩	+	[36]
血液稀释	−	[37]
硬膜外麻醉	0	[38-41]
NO 吸入	0	[41]
药物		
吸入性麻醉药		
一氧化二氮	−	[42]
氟烷	−	[43]
恩氟烷	0	[44]
异氟烷	0/−	[45]
地氟烷	0	[46]
七氟烷	0	[47]
静脉麻醉药		
丙泊酚	0/+	[47, 48][a]
右旋美托咪定	0/+	[49]
氯胺酮	0	[48][a]
阿片类药物	0	[50][a]
钙离子通道阻滞药		
维拉帕米	−	[43]
地尔硫草	0	[51]

表 5.1（续）

	作用	参考文献
肾上腺素能受体阻滞药		
普萘洛尔	+	[52][a]
酚苄明	−	[52][a]
酚妥拉明	−	[53]
可乐定	+	[54][a]
血管舒张药		
肼屈嗪	−	[53]
硝酸甘油	−	[55][a]
硝普钠	−	[56]
西地那非	−	[57]
血管收缩药		
多巴胺	?	[58][a]
异丙肾上腺素	−	[59][a]
去甲肾上腺素	−	[59][a]
去氧肾上腺素	+	[60]
后叶加压素	0	[61][a]
其他		
氯沙坦（ARB）	−	[62]
赖诺普利（ACE-Ⅰ）	−	[63]
甲泼尼龙	0	[64]
吲哚美辛	+	[55][a]
阿司匹林	+	[55][a]
前列环素	−	[65]
前列腺素 E1	−	[66][a]
沙丁胺醇	+	[67]
爱喘乐	+	[67]
利多卡因	+	[42][a]
铁剂	+	[68]
去铁胺	−	[68]
抗坏血酸（维生素 C）	0	[69]

改编自 Lohser。
[a] 动物数据。

强 HPV 效应的药物，如去氧肾上腺素和静脉用铁剂的初步研究证明，其都可以改善氧合，但是否可用于 OLV 需要进一步的研究。尽管阿米曲林等具有潜在危险的药物对 HPV 调节有效，但我们更应关注氧合下降的常见原因，如非术侧肺通气不足。

其他 HPV 调节因素

手术侧肺萎陷使术侧肺 PVR 增加从而有助于 HPV；然而，继发于手术操作的血管活性物质的释放可能反过来抑制 HPV。肺切除过程中结扎肺血管导致相应血管分布区永久性缺失，从而减少分流。

较大的右肺接受的 CO 比左肺多 10%，所以左右侧手术对分流的影响程度也不一样。体位对分流的影响也很重要，侧卧位时通过重力作用可以减少术侧非通气肺血流而减少分流；而仰卧位时无重力效应，非通气侧肺分流较大，患者术中低氧饱和度发生率会较高；在左侧卧位且头低位倾斜时，腹内容物压迫通气肺，导致 OLV 期间的氧合状况恶化。

心输出量和动脉氧合

动脉血氧含量 CaO_2 受肺毛细血管终末氧含量（CcO_2）、耗氧量（VO_2）、CO（Q_t）及肺内分流（Q_s）的影响。CaO_2 可使用公式 5.1 计算。

$$CaO_2=CcO_2-(VO_2/Q_t)\times\frac{Q_s/Q_t}{10\times(1-Q_s/Q_t)}\quad（公式 5.1）$$

单肺通气过程中 CO 对动脉氧合的影响已被反复研究。Slinger 和 Scott 发现，在 OLV 期间增加 CO 和氧合改善之间存在直接的相关性。小剂量多巴酚丁胺 [5μg/(kg・min)] 所引起的 CO 增加可改善动脉氧合，降低分流分数。然而，在猪 OLV 模型中证实大剂量多巴酚丁胺对动脉氧合有不利影响。Russell 和 James 使用多巴胺、多巴酚丁胺、肾上腺素或异丙肾上腺素使 CO 升高到超常水平（正常水平的 2~3 倍），结果发现高 CO 增加混合静脉血氧合的这一优势被分流分数的增加所抵消，导致动脉氧合受损。分流分数的增加可能与肺动脉压和 PvO_2 增加时 HPV 效应减弱有关。动物研究同样表明，在犬左下叶低氧和单侧肺不张下，大剂量 [20~25μg/(kg・min)] 的多巴胺和多巴酚丁胺抑制 HPV。低 CO 时，尽管分流分数相对较低，但低混合静脉血氧饱和度会导致氧合功能受损。CO 过高时，尽管混合静脉血氧饱和度很高，但由于分流分数增加，氧合也会受到损害（图 5.5）。这种相互作用与肺泡和肺实质血管阻力对 PVR 的相反影响有一些相似之处。因此，OLV 期间维持或恢复“正常”CO 对氧合非常重要。使用非侵入性监测设备更容易获取 CO 数据，并可以指导临床在需要时适当给予正性肌力药物。

肺通气

与肺的血液灌注相似，整个肺通气分布也受到重力影响。脏层 - 壁层胸膜界面的负压使肺维持半

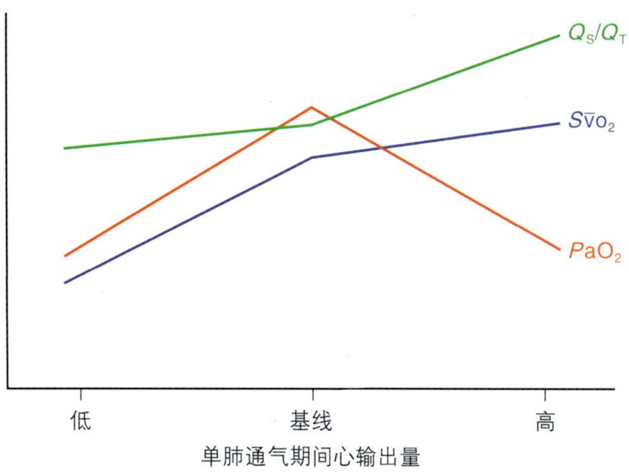

图 5.5 单肺通气期间心输出量对 PaO_2 的影响（数据源自 Slinger 和 Scott 以及 Russell 和 James，经许可转载自 Lumb）

胸的形状。界面的破坏（如气胸）会使肺发生弹性回缩。肺类似于一个充满液体的气球，弹性回缩使其从半胸形趋于球形。弹性回缩力同样作用于未受损的胸膜界面，并影响整个渐增的跨肺压力。肺具有固有的回缩远离上胸壁的倾向，这增加了肺顶的胸膜负压，而肺底因重力而外推，这会降低肺底的胸膜负压。由此产生的垂直压力梯度导致肺部每垂直距离改变 1cm，胸膜腔内压改变 $0.25cmH_2O$。肺的垂直高度为 30cm，肺尖部和肺底部间的跨肺压（P_{pl}）差为 $30\times0.25=7.5cmH_2O$。所有肺泡的扩张力（P_A）是相同的，但越接近肺底部 P_{pl} 负压越小。结果是肺顶部的跨肺压力（P_A-P_{pl}）较高，肺泡体积比肺底部肺泡大。实际上，这种肺泡大小的差异可能高达 4 倍。受重力影响靠下侧的肺泡相对较小且受压，但该区肺泡通气对应容积 - 顺应性曲线的陡峭段，承担了较多的肺泡通气量。而体积较大的肺泡其通气对应容积 - 顺应性曲线的平坦段，在平静呼吸状态下该区肺泡体积变化不大。上述通气分布模型适用于健康肺，而最新的使用通气动态变化成像技术的研究表明，病变肺（如 chronic obstructive pulmonary disease, COPD）的通气分布更加不均匀。

通气 - 血流匹配

有效的气体交换取决于血液灌注和通气的匹配。通气和灌注均从非重力依赖区向重力依赖区递增，但灌注的这种变化更为显著，从 0 逐渐增加到高血流灌注。结果，非重力依赖区倾向于相对低

灌注（*V/Q*>>1），而重力依赖区相对高灌注（*V/Q*<<1）。因此，重力依赖区（*V/Q*<<1）相对通气不足，该区毛细血管后微静脉血往往会相对低氧和轻度高碳酸血症。非重力依赖区（*V/Q*>>1）相对过度通气，能够清除过量二氧化碳而弥补重力依赖区的不足，但由于氧合曲线存在平坦段，无法进一步增加摄氧量。高 *V/Q* 区可以代偿二氧化碳交换，但无法代偿氧交换。因此，在明显 *V/Q* 不匹配的情况下，氧气的肺泡 - 动脉（A-a）差较大，而二氧化碳的肺泡 - 动脉（A-a）差相对较小。

OLV 对 *V/Q* 的匹配提出了重大挑战。一旦肺隔离建立，未通气侧肺内残余的氧气将逐渐被吸收，直到肺完全萎陷。此时，流向手术侧未通气肺的血流完全属于无效灌注。由此产生的右向左分流叠加在通气侧肺 5% 的正常分流的基础上。由于流向每个肺的血流大致相等（右肺占 CO 的 55%，左肺占 CO 的 45%），理论上将导致分流分数超过 50%，那么即使给予高浓度氧也不能保证正常的氧合（图 5.6）。幸运的是，实际上观察到的分流比例比理论上低得多（图 5.4）。被动机制和主动机制均可降低手术侧肺血流。手术操作、侧卧位和重力都被动地降低非通气侧肺血流。此外，HPV 增加非通气侧肺的血管阻力，也可以使分流分数逐渐降低。

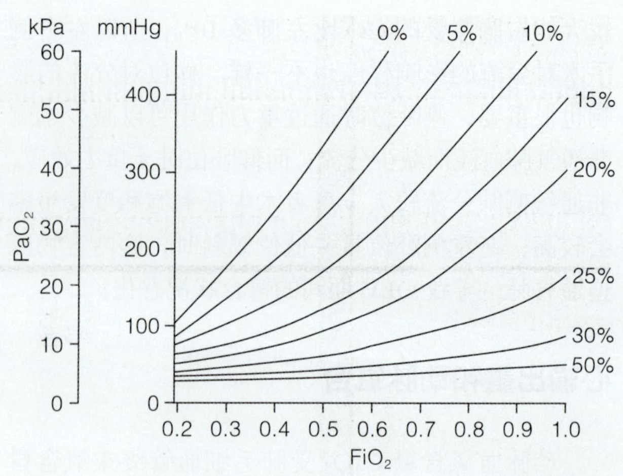

图 5.6 分流图。在稳定的血红蛋白、动脉二氧化碳和肺泡 - 动脉梯度水平下，不同分流情况下的动脉血氧分压（PaO_2）和吸入氧浓度（FiO_2）之间的理论关系（经许可修改自 Benatar）

侧卧位时的 V/Q 匹配

清醒状态

在清醒、自主呼吸状态下，患者取侧卧位时，肺泡在顺应性曲线上的分布保持不变。重力依赖区的肺泡保持体积小、顺应高，而非重力依赖区的肺泡保持较大的体积且对应于顺应性曲线的平坦段。由于体位改变，肺的重力依赖区和非重力依赖区也会改变。直立状态时肺泡体积小且处于顺应性曲线陡峭段的肺组织为靠尾端肺区，在侧卧位时则为重力依赖侧肺区（即下侧肺），该肺区接受大部分通气。此外，腹部内容物导致膈肌向头侧移位，这会有助产生更有效的膈肌收缩。最终导致侧卧位时，重力依赖侧肺相对于非重力依赖侧肺获得优先通气。

侧卧位时，血流灌注发生同样的改变。血流的重力相关的分布保持不变，重力依赖侧肺大约多接受 10% 的 CO。因此，右肺为重力依赖侧肺时将接收 65% 的 CO（直立状态或仰卧状态下接收 55% CO）；左肺为重力依赖侧肺时接受的心排量将从正常的 45% 增加到 55%。结合通气和血流的改变，侧卧位有利于重力依赖侧肺的通气和血流，*V/Q* 匹配得以维持并与直立位时相似。

麻醉状态

麻醉诱导后膈肌和吸气肌的张力下降，双肺 FRC 减少 15%~20%。肺容量的改变导致不同部位肺泡在顺应性曲线的相对位置也发生改变。重力依赖区肺从顺应性曲线陡峭段下移至平坦段，非重力依赖区肺则由原先的平坦段移至陡峭段。此时，非重力依赖区肺比重力依赖区肺顺应性更高而获得优先通气。另一方面，肺血流灌注分布不受麻醉诱导的影响。最终导致麻醉后自主呼吸患者因为重力依赖区肺的通气减少而发生 *V/Q* 不匹配。

肌肉麻痹 / 机械通气状态

肌肉麻痹后膈肌和吸气肌的张力完全消失，进一步改变了肺通气的分布。肌松前患者侧卧位下，呼气末膈肌处于有利呼吸、较高的位置，此时膈肌的收缩在整个呼吸中起到了更为重要的作用。一旦膈肌完全麻痹松弛，腹部内容物对松弛膈肌的静态挤压和纵隔的重力压迫会进一步损害下侧肺的顺应性，下侧肺 FRC 会下降 35%（图 5.7）。此外，正压通气的建立进一步有利于非重力依赖区肺的通气。肺灌注不受肌肉麻痹松弛的影响。正压通气后 P_A 增加，肺 1 区（P_A>P_{pa}）和 2 区（P_A>P_{pv}）面积增大。因此，非重力依赖区肺会接受大部分通气但灌注较少，重力依赖区肺接受大部分灌注但通气较少，最终导致双肺整体通气血流不匹配。

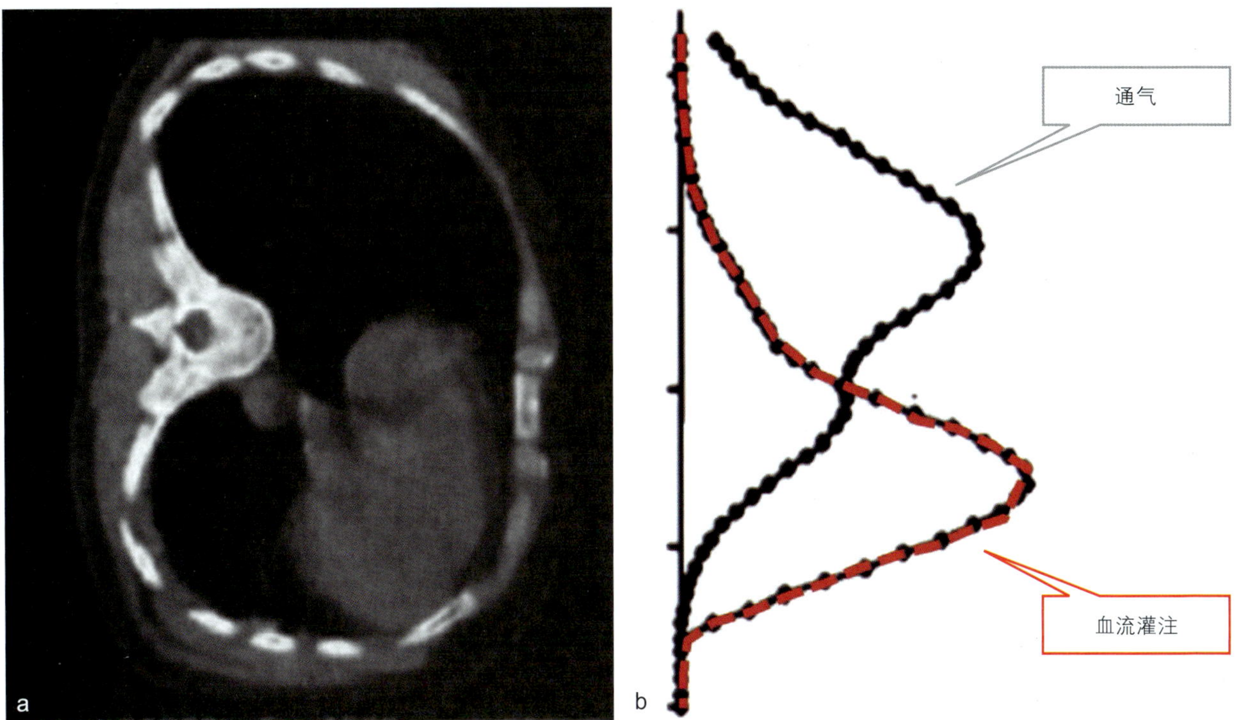

图 5.7　一位双肺机械通气和肌松状态的患者侧卧位时的计算机断层扫描图像，显示了重力依赖的纵隔移位（a）。同一患者的通气 / 灌注图显示通气和灌注的解耦联（b）（经许可引自 Klingstedt）

开胸状态

外科手术会破坏术侧胸膜腔负压，纵隔重量会完全作用于下侧重力依赖侧肺上，进一步损害其顺应性。另一方面，上侧非重力依赖侧肺不受胸壁约束而可以自由扩张，完全基于肺本身的顺应性。因此如果隔离非重力依赖侧肺，该侧肺将会塌陷，如果继续通气，该侧肺可能会扩张膨出切口。除非纵隔结构扭曲，开胸不会对肺血流分布造成影响。V/Q 是否能保持匹配将取决于是否建立肺隔离。在双肺通气期间，开胸导致非重力依赖侧肺的 1 区通气增加，会恶化 V/Q 匹配。肺隔离一旦建立，此时所有的通气将转移到重力依赖侧肺，而该侧肺已接受大部分的血流灌注，因此会极大地改善了 V/Q 匹配。

大多数胸部手术都是在患者麻醉、肌松和机械通气下完成的。正如前面几节中所讲，麻醉、侧卧位、肌松和机械通气会导致作为维持正常生理一环的 V/Q 匹配逐渐失调。肺灌注分布仍正常，重力依赖侧优于非重力依赖侧肺。相反，因为重力依赖侧肺受到纵隔和腹部内容物的外在压迫，通气逐渐转向非重力依赖侧肺。肺隔离的建立迫使通气回到重力依赖侧肺，并在该侧肺中重新建立相对匹配的 V/Q，但非重力依赖侧肺无通气而产生真正的分流。

非侧卧位体位

仰卧位

仰卧位胸外科手术并不常见，但仍有一定数量的 OLV 病例是在仰卧位下进行的（例如胸壁切除、胸交感神经切除、微创心脏手术）。如前所述，肺顺应性的改变发生在麻醉诱导、肌松和机械通气的过程中，然而，与侧卧位不同的是，仰卧位时的双侧肺都受影响。腹部内容物的压迫和某种程度上纵隔的压迫会影响到双侧肺。仰卧位时的肺血流灌注梯度分布仍然存在，重力依赖区优于非重力依赖区。由于重力作用对双侧肺的影响一样，因此每个肺接受的 CO 比例不受影响。由于重力依赖区肺叶获得更多的灌注但更少的通气，V/Q 匹配受到干扰。但与侧卧位相比，仰卧位时前胸到后背的垂直距离小，所以仰卧位时的 V/Q 匹配失衡相对较小。但实施单肺通气上，仰卧位较侧卧位的耐受性差。这是由于仰卧位时缺乏血液的重力再分布，实际通过非通气侧肺的分流大于侧卧位时的分流，从而导致更差的氧合。

俯卧位

单肺通气时很少采用俯卧位。然而，目前已经有俯卧位下肺切除和微创食管切除术的报道。实际上，俯卧位下实施微创食管切除术，由于重力可以使肺从术野移出，术中可以避免使用单肺隔离。俯卧位对双肺通气的影响已有广泛研究。与仰卧位相比，俯卧位下双肺通气时 V/Q 匹配和 FRC 维持得更好，PaO_2 也有明显改善。俯卧位下纵隔结构对肺压迫小，肺顺应性较仰卧位有改善。与仰卧位相同，俯卧位也缺乏肺血流的重力再分布，因此，OLV 时的分流率和氧合较仰卧位相当或稍好，但较侧卧位差。

其他措施

人工气胸

当很难或不能实现肺隔离时，比如新生儿和儿科手术，目前常规通过胸腔内灌注 CO_2 的方法来帮助实施胸腔镜手术。成人胸科手术，尤其是纵隔或心脏手术，也可能需要术侧胸腔内灌注 CO_2 来改善术野暴露。在微创心脏手术中，即使施加相对较低的 CO_2 灌注压力（10mmHg），也会导致心脏指数下降。应当避免 CO_2 灌注压超过 10mmHg，会导致患者心率、中心静脉压、肺动脉压和吸气峰压增加，并发心脏指数、动脉氧分压和混合静脉血氧饱和度的下降。

清醒非插管麻醉下的肺部手术

微创技术可以加速术后恢复，并使更年长和病情更重的患者能够接受肺部手术，这已是一个趋势。胸腔镜手术避免了开胸、最大限度地降低了 Pendelluft 程度和纵隔移位，人们因此对非插管下实施肺手术重新产生了兴趣。在区域麻醉复合镇静下，电视胸腔镜手术（video-assisted thoracoscopic surgery, VATS）与非插管的组合（non-intubated video-assisted thoracoscopic surgery, NIVATS）被部分人宣传为一种侵袭性更小、更适合高危患者的手术方式。目前清醒非插管麻醉下的肺部手术包括涉及胸膜的小手术到解剖性肺切除手术，但其实施仅限于有限的某些机构。

小结

单肺通气是一种公认的麻醉技术，常用于改善各种肺和非肺胸内手术的术野暴露。虽然大多数患者在单肺通气过程中耐受良好，但一些患者肺顺应性和氧合能力明显受损，对其的监护管理也变得复杂。对肺生理学的透彻了解有助于解释在 OLV 期间发生的不良事件，并确定相应干预措施。

第 6 章 单肺通气的临床管理

Travis Schisler 和 Jens Lohser 著
李婷婷 译 曹 晖 校

要点

- 单肺通气需要针对患者肺部的病理生理、患者体重指数（BMI）和机械通气特性进行个体化管理。
- 单肺通气是急性肺损伤可控的危险因素。
- 保护性单肺通气策略是指小潮气量、低峰压和低平台压、常规的呼气末正压（足够的呼气末正压促进肺泡的开放），允许性高碳酸血症的结合通气策略。
- 单肺通气期间的低氧血症是罕见的，通常继发于低通气时的肺泡复张不全。
- 低氧血症的管理需要一个结构化的治疗流程。

引言

在肺隔离技术和单肺通气（one-lung ventilation, OLV）报道之后，胸外科作为一个分支学科才得到了发展。在气管内插管和带套囊的气管导管出现之前，只有较短的胸腔内手术是可行的，由于肺组织快速运动和外科气胸导致进行性呼吸窘迫，除极小手术之外，大部分手术都无法进行。Gale 和 Waters 在 1931 年首次描述了选择性单肺通气，加快了复杂肺切除术的发展，并在 1933 年首次报道了针对肺癌的全肺切除手术。从那以后，人们对 OLV 的生理学有了很多了解，特别是通气 / 血流灌注匹配的问题（见第 5 章）。低氧血症过去是 OLV 期间的首要问题。然而，由于更有效的肺隔离技术，常规使用纤维支气管镜检查，以及使用对低氧性肺血管收缩（hypoxic pulmonary vasoconstriction, HPV）没有或几乎没有不利影响的麻醉药，低氧血症已不常见。急性肺损伤（acute lung injury, ALI）已经取代低氧血症成为与 OLV 相关的主要问题。在过去的 10 年里，重症监护室和手术室的数据更好地阐明了呼吸机诱导肺损伤（ventilator-induced lung injury, VILI）中的生物力学和通气因素。这些数据的解读在常规机械通气应用中的减少伤害策略方面取得了重大进展。

急性肺损伤

肺切除术后的肺损伤最初被认为是肺切除术后肺水肿，现在被称为开胸术后肺损伤。全肺切除术有很高的肺损伤风险，但是较小的肺切除术，甚至非肺的胸腔内手术，使用 OLV，可以产生相同的病理生理改变。开胸术后急性肺损伤是一系列疾病中的部分表现，其最严重的形式被认为是急性呼吸窘迫综合征（acute respiratory distress syndrome, ARDS），ARDS 的诊断基于氧合指数 PaO_2/FiO_2（P/F 指数）。危重症共识与指南将急性肺损伤定义为 P/F 指数 <300，急性呼吸窘迫综合征定义为 P/F 指数 <200。最近，该标准变得更加严格，在确定 P/F 指数时应至少应用 5cmH$_2$O 的呼气末正压（positive end expiratory pressure, PEEP）或持续正压通气（continuous positive airway pressure，CPAP）。值得庆幸的是，肺切除术后急性肺损伤并不常见，在所有肺切除术的联合病例中，急性肺损伤发生率为 2.5%~3.1%；然而，全肺切除术后的发病率可能高达 7.9%~10.1%。虽然罕见，但肺切除术后急性肺损伤可能与发病率（长期插管和住院）和死亡率显著相关。据报道，急性肺损伤患者的死亡率高达 37%~64%，但似乎正在下降，因为最近的报道显示死亡率为 25%~40% 。同样，Tang 等也提出了自己的观点。报道说，在 10 年的时间里，在单一中心队列中，肺切除后 ARDS 的发生率（3.2%~1.6%）和死亡率（72%~45%）都有所下降。然而，他们的数据必须谨慎解读，因为在以往的队列研究中，全肺切除术的比例明显更高（17.4% vs 6.4%），这可能解释了更高的发病率和死亡率。

肺损伤的病因很复杂，可能是多因素的(图 6.1)。

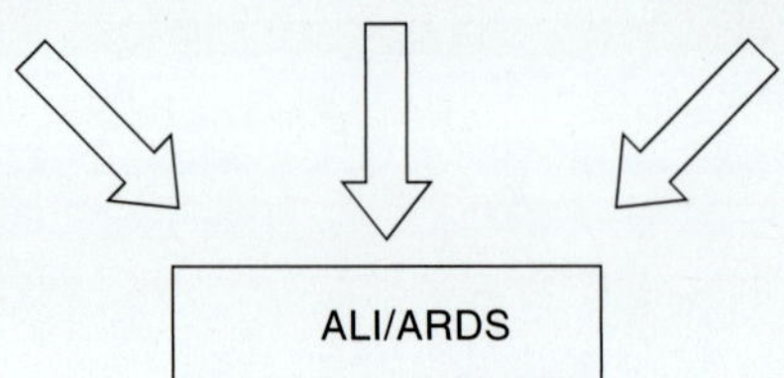

图 6.1　肺切除术后急性肺损伤和急性呼吸窘迫综合征的形成机制

历史上，右侧手术和围手术期大量液体负荷被认为是肺损伤的危险因素。然而，淋巴回流障碍、手术技术、机械通气、输血、误吸、感染、氧化应激和缺血再灌注等都与此有关（表 6.1）。一直以来，人们认为机械通气造成的呼吸机相关肺损伤可能会对危重病患者产生有害影响。早期的动物研究表明，不考虑压力因素，高潮气量（45ml/kg）都会造成严重肺损伤。这就导致了术语“容积伤”的产生，并且认识到吸气末肺容积在肺损伤中起重要作用。在 ARDS 患者中，应用保护性肺通气（protective lung ventilation, PLV），即低潮气量 + 高呼气末正压，可提高患者生存率。此外，与高潮气量机械通气相比，保护性肺通气可延缓肺损伤的发展，并能抑制 ICU 患者肺损伤的进展。现在人们普遍认为，即使在肺部健康的患者中，机械通气本身也可能导致肺损伤。在胸外科手术或非胸外科手术的患者中，高潮气量和低呼气末正压的机械通气与肺损伤、术后发病率（包括住院时间延长和 ICU 时间延长）以及死亡率增加有关。研究这一原理的第一个大规模多中心随机对照试验于 2013 年在接受重大腹部手术的高危患者中进行。患者随机分配至采用潮气量 6~8ml/kg、6~8cmH_2O PEEP 和经常进行肺复张的保护性双肺通气（two-lung ventilation, TLV）组或采用潮气量 10ml/kg、无 PEEP 和无肺复张的常规组。术后常规通气组的肺部并发症发生率为 27%，而保护性通气组仅为 10%。多项研究证实了该结果，并且 Meta 分析支持使用低潮气量（双肺通气 TLV 期间 <8ml/kg）和呼气末正压（>3cmH_2O）。这里应该特别指出，没有足够呼气末正压的低潮气量是有害的，往往低氧血症、术后并发症和死亡率的发生率更高。在胸外科手术中，除了低潮气量外，足

表 6.1　OLV 患者 ALI 的危险因素

患者
术后肺功能预测差
既往存在的肺损伤
创伤
感染
化疗
酗酒
女性
手术
长时间单肺通气（>100min）
肺移植
扩大切除（全肺切除 > 肺叶切除）
食管切除术
输血
围术期大量液体负荷

够的 PEEP 也同样重要，并且得到越来越多的文献支持。在接受肺叶切除术的患者中，保护性肺通气减少了术后肺部并发症。一项对 1000 多名接受单肺通气的患者进行回顾性分析的研究，发现低潮气量通气是有保护作用的，但必须结合足够的 PEEP。在微创食管三切口手术中，应用保护性通气策略能够减少术后肺部并发症。对于所有接受单肺通气的患者，应常规应用低潮气量（4~6ml/kg），PEEP 滴定到至少 5~10cmH_2O 的通气策略。

OLV 患者更容易发生急性肺损伤。胸部手术后发生急性肺损伤的患者，其非手术通气侧肺的肺部影像学密度变化更为明显。在一项回顾性研究中发现，OLV 持续时间是急性肺损伤的独立预测因素。在动物模型中，OLV 导致肺损伤伴随的组织学变化，包括血管充血、弥漫性肺泡壁增厚和损伤，以及通气侧肺一氧化氮（nitrous oxide, NO）分泌减少。即使短时间 OLV 后进行肺组织复张仍会增加动物体内促炎症细胞因子的释放。在接受胸部手术的患者中也发现了类似的细胞因子升高。早期的研究大部分集中在 OLV 期间大潮气量通气，已经将其与 ARDS 进行了类比，两者都涉及肺容量的减少即所谓“婴儿肺”通气。类比 ARDS，大潮气量通气可能会导致 OLV 期间吸气末肺组织过度扩张。

除了机械通气因素外，麻醉药本身似乎也可能改变 OLV 和手术的炎症反应。De Conno 等将接受

肺切除手术的成年患者随机分配到丙泊酚组或七氟醚组，发现在 OLV 期间七氟醚组中炎症介质增加不太明显，丙泊酚组不良事件发生率较高，但两组 OLV 持续时间和再次手术探查必要性存在差异。吸入麻醉药已被证明在肺泡上皮损伤模型中具有减弱损伤作用，可能具有某些应用价值，并且能最大限度地减少缺血再灌注损伤和继发性内皮多糖包被降解。与使用七氟醚或地氟醚吸入麻醉药的患者相比，在接受丙泊酚麻醉的胸科手术患者，循环细胞因子水平没有差异，但肺泡中促炎细胞因子水平显著升高。这些研究表明，麻醉药本身可能会影响 OLV 的促炎反应，但其真正临床相关性仍有待确定。然而，这说明了一个事实，即避免肺损伤的真正答案比仅降低潮气量更复杂。

呼吸机参数设置

潮气量（tidal volume, VT）

一般而言，TLV 期间使用的潮气量（10~12ml/kg）可以一直延续到 OLV 时期。之所以推荐使用大潮气量，是因为在 TLV 和 OLV 期间，无论应用何种水平的 PEEP，大潮气量都可以改善氧合和减少分流。在呼气末正压设定为零（ZEEP）的情况下，大潮气量可以使吸气末肺泡复张（图 6.2），从而改善氧合。但另一方面，过高的潮气量（如 15ml/kg）会使氧合恶化，继而导致肺血管阻力（PVR）升高，最终导致分流量增加。然而，CT 图像显示，在猪的 OLV 过程中，潮气量为 10ml/kg 与 5ml/kg 相比，通气侧肺严重过度扩张（图 6.2）。根据最近关于肺

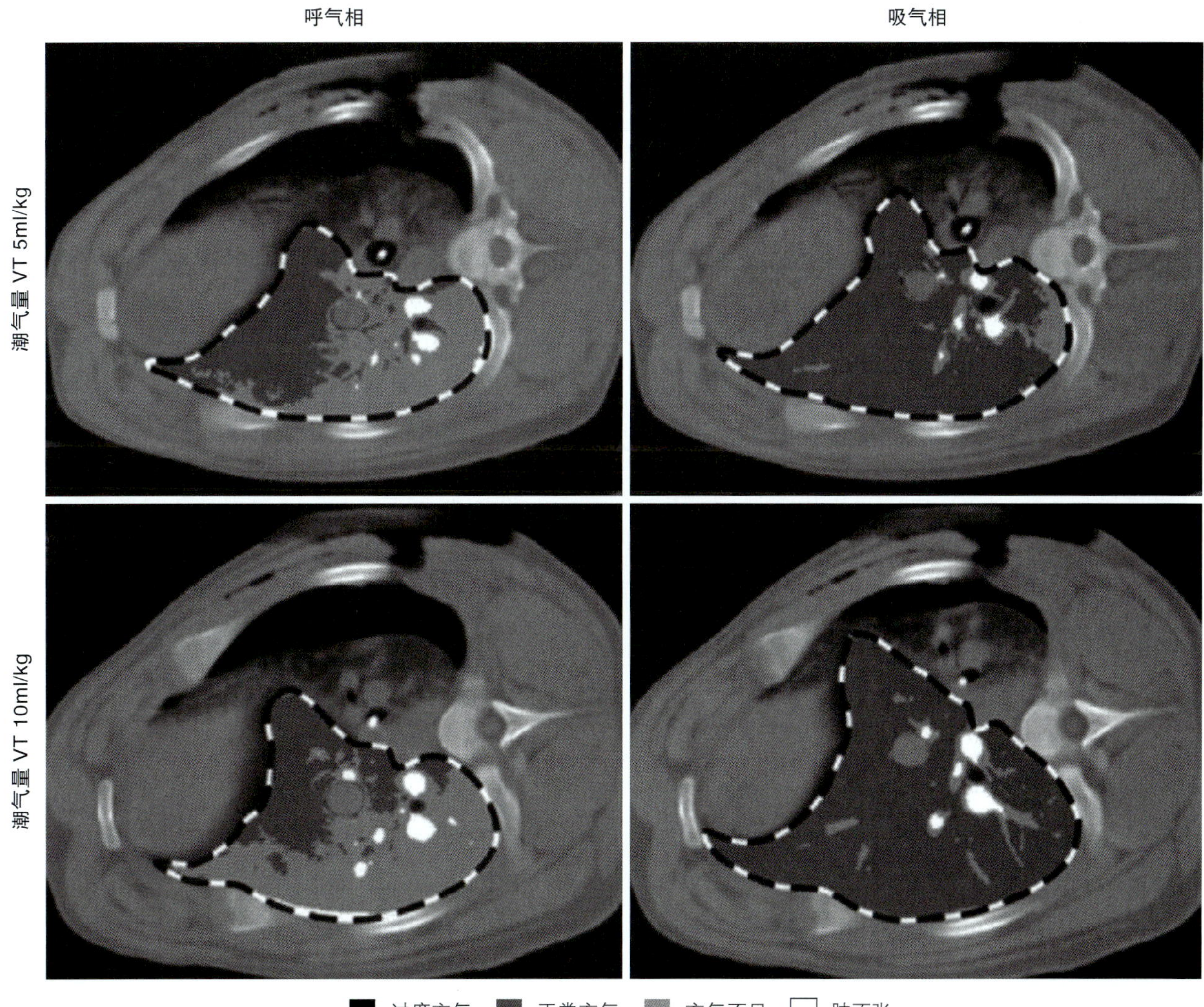

图 6.2 在潮气量为 5 或 10ml/kg 的单肺通气（OLV）过程中，猪的近横膈区肺的计算机断层扫描。基于灰度编码的目标区域包括以下内容（括号中为 CT 值）：过度充气（−1000~−900）、正常充气（−900~−500）、充气不足（−500~−100）和肺不张（−100~100）肺面积。健侧肺边界由虚线勾勒。注意呼气末肺的显著异质性和吸气末 10ml/kg 潮气量的显著扩张（转载自 Kozian 等）

部正常和受损患者的文献，很明显，OLV 期间的大潮气量使患者暴露于过高的术后呼吸道并发症的风险中。

van de Werff 和 Licker 的两个回顾性分析，在 1000 多名接受肺切除术的患者中发现了多种危险因素。两项研究都证明了高气道压和急性肺损伤之间的显著联系，但未能阐明与术中潮气量的联系。另一方面，Fernández-Pérez 等进行了一项 170 例全肺切除术的单中心回顾分析，发现术中较大潮气量（8.3 与 6.7ml/kg）与术后呼吸衰竭的发生存在显著关系。这项研究因以下事实而受到批评：没有分析通气压力；潮气量指的是麻醉记录上记录的最大潮气量，并假设它们已被沿用到 OLV 期间；发生呼吸衰竭的患者术中获得的液体中位数为 2.2L。另一项包含 146 名全肺切除术患者的单中心回顾分析中，结果与此类似。在该研究中，较大的潮气量与 ALI/ARDS 的发生独立相关（8.2 vs 7.7ml/kg），预测体重潮气量每增加 1ml/kg，比值比（OR）为 3.37（95% 可信区间 1.65~6.86）。气道峰压是一个额外的独立危险因素，每增加 $1cmH_2O$，OR 为 2.32（95% 可信区间 1.46~3.67）。

关于减少 OLV 期间潮气量的最早的试验之一是 2003 年发表的一项动物研究。该研究用 8ml/kg ZEEP 或 4ml/kg 潮气量 + 平均 PEEP $2.1cmH_2O$ 的保护性通气（基于动态压力 - 时间曲线）对离体兔肺进行 OLV 试验。OLV 与肺损伤的多种代表标志物如肺动脉压（pulmonary artery pressure, PAP），肺重量增加（lung weight gain, LWG），TXB_2 细胞因子水平（TXB_2 cytokine levels）增加相关，但在保护性通气组中较低。然而，在低潮气量组中没有代偿性增加呼吸频率，保护性通气组的分钟通气量（minute ventilation, MV）仅是对照组的一半。因此，基于研究设计，不能说明实验结果益处是由于分钟通气量减少、潮气量减少和（或）应用呼气末正压中的一个还是全部。Kuzkov 等的研究表明，在比较采用相等分钟通气量，接受全肺切除术的动物羊时，与 12ml/kg ZEEP 组相比，6ml/kg PEEP $2cmH_2O$ 的保护性通气组降低了血管外肺水（extravascular lung water, EVLW，肺损伤的标志物）。这一发现最近在一项试验中得到了完善，该试验表明在 OLV 期间，当使用 6 或 8ml/kg 的潮气量时，EVLW 增加，而使用 4ml/kg 的潮气量时，EVLW 却减少（图 6.3）。然而，潮气量的减少本身并不足以改善结果。这一点最好通过动物研究来说明。该研究比较

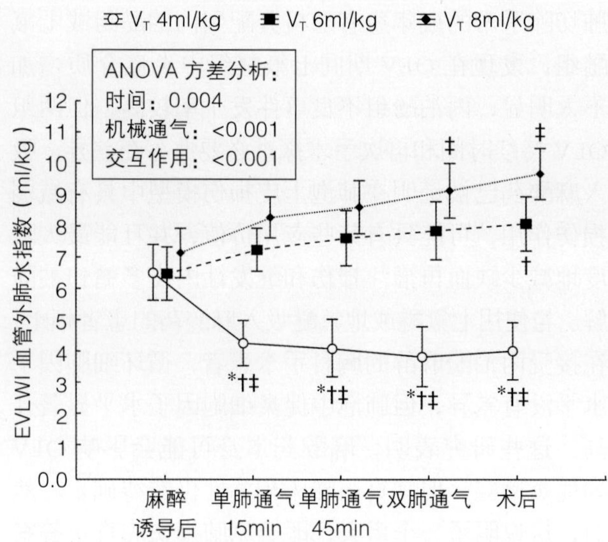

图 6.3 围术期血管外肺水指数的变化。数据以平均值（95% 置信区间）表示。（经许可转载自 Qutub）

了 ALI 动物模型在低潮气量通气或高潮气量通气时有无 PEEP 对实验动物的影响。虽然采用高潮气量 +ZEEP 通气的动物细胞因子显著升高，但采用低潮气量 +ZEEP 通气的动物在实验期间全部死亡。

由于肺损伤很少发生，前瞻性临床研究集中在细胞因子水平作为潜在有害通气的替代标志物。细胞因子升高是疾病过程的一部分，即使急性肺损伤患者在气管插管前，白细胞介素 -6（IL-6）、白细胞介素 -8（IL-8）、可溶性细胞间黏附分子 -1（sICAM-1）和血管性血友病因子 vWF（von Willebrand factor, vWF）的水平就已经升高了，IL-6、IL-8 和 IL-10 的血浆基线水平与 ARDS 患者死亡风险的增加有关。Wrigge 等未能证明在开腹手术或开胸手术中，TLV 期间采用 12~15ml/kg + ZEEP 或 OLV 期间采用 6ml/kg + PEEP $10cmH_2O$ 通气的患者之间气管细胞因子水平的差异。OLV 之前、期间和之后两组间的细胞因子水平没有差异。然而，气管灌洗液可能不够敏感，不能够检测到早期的肺泡损伤。Michelet 将 52 名肺功能正常的食管切除术患者随机分配至 OLV 期间 9ml/kg + ZEEP 通气组或 5ml/kg + PEEP 5 cmH_2O 保护性通气组。在这项研究中，围术期血浆细胞因子水平（IL-1、IL-6、IL-8）升高，但保护性通气组的升高程度较低。该研究机械通气平均 6h 和液体达 8000ml，仅在 OLV 期间进行低潮气量 + 呼气末正压通气，手术的剩余时间没有进行呼气末正压通气，肺损伤和细胞因子升高的程度可能被夸大了。食管手术也可能出现更高的肺损伤风险，因为它与继发于肠缺血的细胞因子升高有

关，肺损伤可能是首当其冲。潮气量本身与肺部手术后急性肺损伤病因学之间最有说服力的实验证据来自一项随机试验，32名计划行开胸手术和OLV的患者，采用10或5ml/kg的OLV，两者都没有PEEP，但分钟通气量相同。研究表明虽然两组的细胞因子水平均升高[如肿瘤坏死因子TNF-α（tumor necrosis factor-α），sICAM-1]，但低潮气量通气组的水平较低。

在一项队列分析研究中，与历史对照队列（1998—2003）相比，常规接受PLV治疗的患者队列（2003—2008），比细胞因子的升高更为重要的是，急性肺损伤、重症监护室和住院时间均有所减少，具有显著临床意义。虽然历史对照由于伴随着医疗保健的发展和改进而充满了局限性，但Licker等的分析表明，在常规实施PLV策略后，术后呼吸系统不良并发症显著减少。通气策略包括开放肺概念、潮气量 <8ml/kg、常规呼气末正压通气、压力控制通气和频繁肺复张。保护性通气组中558名患者的统计学通气参数包括5.3ml/kg的潮气量[标准差(SD)1.1]、15cmH$_2$O的平台压力(SD6)、6.2cmH$_2$O的PEEP（SD2.4）和15次/分（bpm）的呼吸频率（SD2）。虽然历史对照队列的平均潮气量已经达到7.1ml/kg，但只有24%的患者接受的潮气量低于8ml/kg，而PLV队列中92%的患者接受的是低潮气量。如上所述，随着某些标准的改变，快通道康复体系的建立，历史对照队列的重症监护室和住院时间较难解释。然而，急性肺损伤的定义在研究期间是一致的，研究显示急性肺损伤发生率由3.8%显著降低到0.9%。

虽然保护性通气对预防肺损伤的益处越来越明显，但其对氧合的影响尚不确定。两项研究显示OLV期间的PLV（较低潮气量和应用呼气末正压），与传统的高潮气量OLV相比，能够改善氧分压和分流率。然而，呼气末正压不足或没有呼气末正压，低潮气量通气可能恶化氧合和分流。在保护性OLV期间进行肺复张，尽管使用的PEEP仅为8cmH$_2$O，但6ml/kg潮气量通气患者的通气侧肺复张效果显著，提示相对通气不足和肺不张形成（见图6.2中的呼气图像）。尽管在肺复张之前就存在肺不张，但是所有患者的氧合都是足够的。一项肺癌手术患者的历史队列研究表明，较低潮气量的PLV策略对患者术后氧合没有影响。

另外，一些新工具的出现使得临床医生在单肺通气期间能够选择合适的潮气量。Hoftman和其同事证明，在胸外科手术中，用力肺活量（forced vital capacity, FVC）可能比预期体重更能预测理想潮气量。FVC<3.5L能够很好地预测肺顺应性降低，调整术前FVC（VT=FRC/8）可以选择更合适的单肺潮气量。

PEEP

呼气末正压通过在呼气末提供对气道塌陷的抵抗力，最大限度地减轻肺泡塌陷和肺不张的形成。因此，在TLV期间，应用PEEP应该是所有基线通气患者的常规做法。Klingstedt等证明，在TLV手术中，侧卧位由于纵隔重量使得通气侧肺明显受压，但可以通过对通气侧肺应用选择性PEEP来解决。由于心脏相对胸腔位于左半侧的位置，左侧卧位时，纵隔移位和肺受压比右侧卧位时更明显（图6.4）。

无论是在大潮气量还是小潮气量的情况下，PEEP确实可以减轻肺损伤。如果呼气时间太短，肺泡排气不充分无法达到静息容积，就会发生内源性呼气末正压。高顺应性的肺区通常见于肺气肿患者，由于其较差的弹性回缩力，特别容易发生。内源性呼气末正压在整个肺中是不均匀的，因此不能依靠它来替代肺复张。由于内源性呼气末正压的异质性，应用外源性呼气末正压后，总呼气末正压仍是不可预测的。

气管插管可防止声门关闭，导致无阻塞性肺疾病的患者在TLV期间完全没有内源性呼气末正压。然而，OLV开始时使用10ml/kg + ZEEP已被证明会产生内源性呼气末正压和气体潴留。在无阻塞性

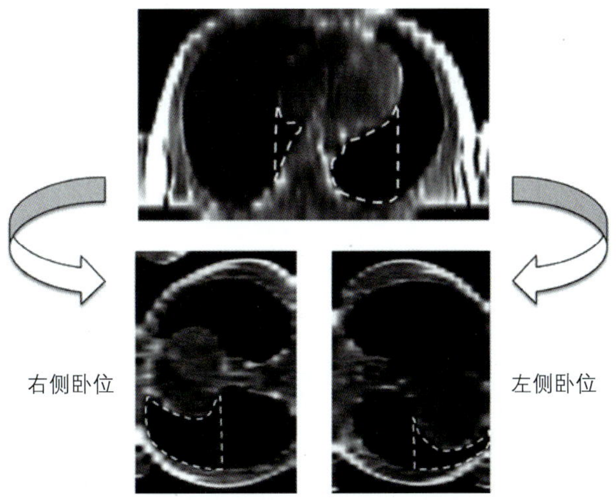

图6.4　磁共振成像显示的纵隔移位。虚线区域表示肺受压部位。注意：虽然右侧卧位确实会使更多的肺部区域受到压迫，但左侧卧位肺的压迫更严重（由Mase等的一篇公开文章修改而来）

肺疾病的患者中，测得的内源性呼气末正压很小，但重度 COPD 患者的内源性呼气末正压水平可高达 16cmH_2O，这与 284ml 的空气潴留有关。4~5ml/kg 单肺通气潮气量时产生的内源性呼气末正压不太可能产生上述现象。预先存在内源性呼气末正压的患者对外源性呼气末正压的应用有不可预知的反应。在一项对 ICU 患者双肺通气时应用 PEEP 的研究中，显示应用 PEEP 后总呼气末正压上升、下降或根本没有改变。在另一项小型研究中，OLV 期间应用呼气末正压对内源性呼气末正压的累加效应与预先存在的内源性呼气末正压水平成负相关。换句话说，相比低内源性呼气末正压的患者，高内源性呼气末正压的患者应用外源性呼气末正压后，其总呼气末正压产生的贡献值较小；然而，其反应的程度是不可预测的。但总呼气末正压过大或者肺动态过度充气可能导致心血管抑制，并可能需要液体治疗和（或）正性肌力药物支持。

传统的 OLV 常规应用 ZEEP，非术侧肺选择性地应用 PEEP 通常作为低氧血症治疗的一部分。PEEP 对 OLV 期间氧合的影响是不同的。对于内源性呼气末正压值远低于 P-V 曲线下拐点（LIP）的患者是有益的，临床上更常见的是肺功能正常的患者。在这种情况下，应用外源性呼气末正压后，总呼气末正压增加接近至压力 - 容积曲线（P-V 曲线）的 LIP，导致更多肺泡开放（复张）并且改善氧合。然而，如果总呼气末正压值远高于 LIP，可能是由于肺泡过度扩张，并且 PVR 增加，导致分流率增加，则氧合情况会更糟（图 6.5）。在胸外科手术中，内源性呼气末正压和顺应性曲线（P-V 曲线）都不是常规 / 容易获取的，所以响应术前预测呼气末正压的医师是理想主义的。Valenza 等的研究表明，在 OLV 期间，肺功能相对正常（FEV1>72%）的患者在应用 10cmH_2O PEEP 时，能够改善氧合。

应用 PEEP 是否能够减少 OLV 后急性肺损伤尚不清楚，因为它还没有被单独研究。呼气末正压通气作为“保护性”通气方案的一部分，已被证明可降低肺损伤的替代标志物。此外，作为 PLV 策略的一部分，有或无慢性阻塞性肺疾病（chronic obstructive pulmonary disease, COPD）患者常规应用 PEEP，单肺通气后的急性肺损伤和肺不张的发生率显著降低。

使用低潮气量但缺少呼气末正压的“保护性”OLV 似乎是不明智的，从肺复张的均衡性方面来看，去复张是有害的，内源性呼气末正压是不可靠的。此外，由于腹部内容物和纵隔的压迫，通气侧肺在呼气末出现明显的去复张和肺异质性（图 6.2）。OLV 期间使用低潮气量但缺少呼气末正压的通气方式会恶化氧合。低水平的呼气末正压是安全的，可能有利于避免肺损伤，应在所有患者中使用。呼气末正压应用的唯一禁忌证是支气管胸膜瘘。然而，呼气末正压水平需要根据个体及其呼吸力学进行调整。肺功能正常或患有限制性肺病的患者应用 PEEP 是有益处的，且能够耐受 5~10cmH_2O PEEP 或者更高。术前有过度充气（RV/TLC>>140%）证据的严重阻塞性肺疾病患者，在 OLV 期间表现出明显的气体潴留，如前所述，应用外源性呼气末正压后，总呼气末正压可能不会显著增加。2~5cmH_2O 的低水平外源性呼气末正压耐受性良好，

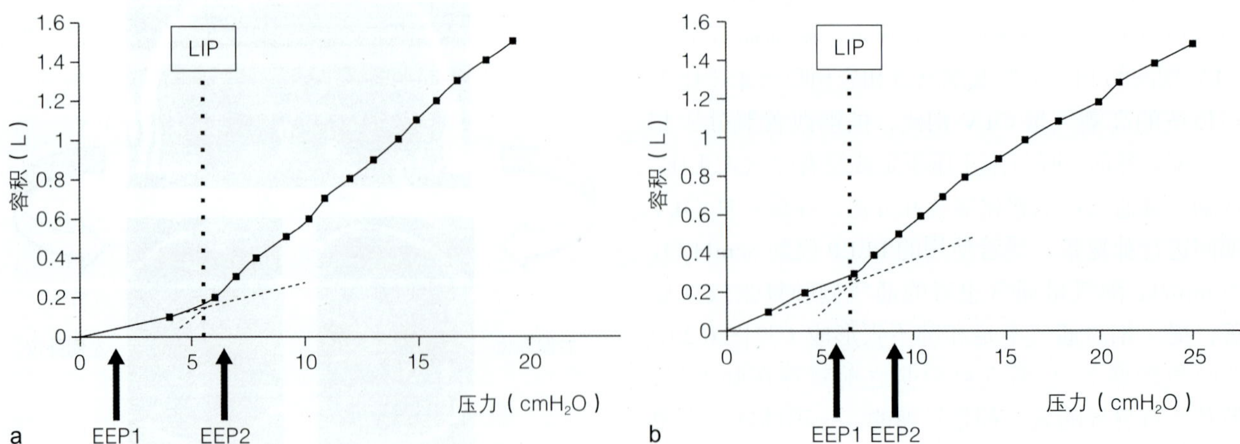

图 6.5 OLV 期间应用外源性 PEEP 对总 PEEP 和氧合的影响。手术患者 OLV 期间的静态顺应性曲线。图中 P-V 曲线标注了施加 5cmH_2O PEEP 之前的呼气末正压（EEP1）和施加之后的呼气末正压（EEP 2）以及下拐点（LIP）。a. 肺功能正常且 EEP1 低的患者，应用外源性 PEEP 后（EEP2）更接近 LIP，能够改善氧合，而肺功能较差和内源性呼气末正压的患者则氧合较差（b）。详见正文（经 Slinger 等许可修改）

应常规应用。但在高危患者术中低血压发作的鉴别中，需考虑动态过度充气（导致低血压）的原因。然而，根据 Licker 等的肺静态顺应性分析，他们在所有患者中常规使用呼气末正压作为其 PLV 策略的一部分，过度通气（静态顺应性继发性降低）似乎不是一个显著的问题，因为在接受常规 PEEP 的队列中，接受 PLV 的患者的顺应性实际上增加了。早期常规应用呼气末正压有助于防止肺不张和分流形成，从而改善 OLV 期间的氧合。

显然，最好测量每个患者的总呼气末正压，以便合理应用外源性呼气末正压。但大多数麻醉呼吸机不能执行呼气末停顿操作，所以很难测量。内源性呼气末正压最简单的近似方法可以从肺量计测定中得出，其中呼气末流速容量曲线的中断表明内源性呼气末正压的存在（图 6.6）。或者，顺应性可以通过简单公式来估算（顺应性 = 潮气量 / 驱动压力），这可以作为潜在空气潴留的指标，并且过度充气只是顺应性降低的可能解释之一。

在单肺和双肺通气期间，有可能为每个患者找到最佳呼气末正压。根据呼吸机计算的静态或动态肺顺应性受功能残气量（functional residual capacity, FRC）和复张的肺容积的影响。随着肺的复张和 FRC 的改善，PaO_2、死腔和肺顺应性也随之改善。因此，在全身麻醉期间，肺顺应性是 FRC 的可靠替代指标。利用 PEEP 减量试验进行 PEEP 滴定研究，即在肺复张手法后将 PEEP 滴定到最佳顺应性，是确定合适呼气末正压的可靠方法，并且比传统应用的呼气末正压更高的 PEEP 水平（图 6.7）。

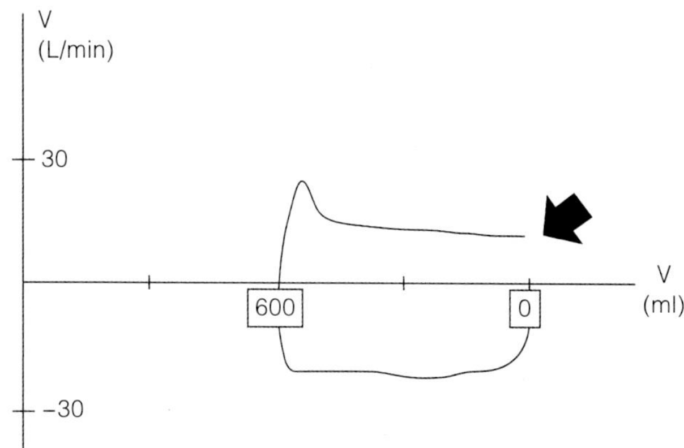

图 6.6　肺量计测定检测内源性呼气末正压。流量 - 容积曲线，横轴以上为呼气气流，横轴以下为吸气气流。呼气流速通常在吸气前归零。呼气末气流中断（箭头）提示内源性呼气末正压的存在（由 Bardoczky 等许可修改）

吸入氧浓度 (fraction of inspire O_2, FiO_2)

过去 OLV 常规应用 100% 的氧浓度，因为低氧血症是其最可怕的并发症。然而，随着低氧血症发病率的下降，以及认识到高 FiO_2 可能是有害的，这种做法也受到了质疑。长期暴露于高 FiO_2 导致氧中毒，其特征是类似于急性肺损伤的组织病理学变化。氧中毒发生在 OLV 期间，涉及缺血再灌注损伤和氧化应激。术侧肺萎陷和手术操作导致相应器官缺血，肺扩张时再灌注产生氧自由基。OLV 持续时间的增加和肿瘤本身导致氧化应激标记物的升高，持续时间大于 120min 与呼吸衰竭和死亡率的显著增加相关。低氧再灌注已被证明能减轻再灌注综合征，故应用较低的 FiO_2 进行肺复张，这在肺移植手术中尤为重要。即使在麻醉诱导过程中，短期暴露于高浓度的 FiO_2 也会导致明显的吸收性肺不张。研究表明，侧卧位的 OLV 期间使用低至 0.4 的 FiO_2 氧合已足够。辅助治疗或进行肺移植后，尤其在高危患者中，由于潜在的肺损伤应滴定 FiO_2 以达到最佳效果。在 OLV 开始时，0.8 的 FiO_2 可能是合适的，但是 15~20min 后，当氧合作用达到最低点时，FiO_2 应该逐渐降低到维持 90%~92% 以上的稳定氧饱和度所需的最小 FiO_2 值。在肺切除手术中，一旦肺叶的血管被阻断 / 切除，FiO_2 进一步减少是可能的。肺部血管的阻断有效地减少了分流，在全肺切除术的情况下，基本消除了分流。

在 OLV 期间，氧含量和混合气体不仅对氧合很重要，而且对术侧肺萎陷的速度也很重要。这对于电视胸腔镜手术（VATS）中的手术暴露尤为重要。Ko 等比较了 OLV 前 TLV 期间的三种不同气体混合物（空气 /O_2、N_2O/O_2、O_2），在接受肺切除术的患者中，哪种混合气体在维持动脉氧合的同时最能使术侧肺萎陷。空气 /O_2 和 N_2O/O_2 组中的 FiO_2 为 0.4，O_2 组中的 FiO_2 为 1.0。所有组在 OLV 开始时应用纯氧通气。由于氮在血液中的溶解性差，如果在肺萎陷之前给予氮（即空气），肺萎陷效果差。N_2O/O_2 混合物在肺萎陷方面优于纯氧，但现在很少使用 NO。在 OLV 之前给予纯氧通气可以暂时改善氧合，直到术侧肺萎陷。术侧肺一般在 OLV 后 15min 内萎陷，之后氧储备作用及益处将消失。

虽然纯氧有利于术侧肺的萎陷，但它也导致了非术侧肺的去复张和肺不张的形成，产生分流并导致低氧血症。气管插管后的 FiO_2 越大，计算机断层扫描显示的肺不张程度越大。虽然没有前瞻性研究评估肺萎陷前使用非纯氧通气的影响，但每个医生

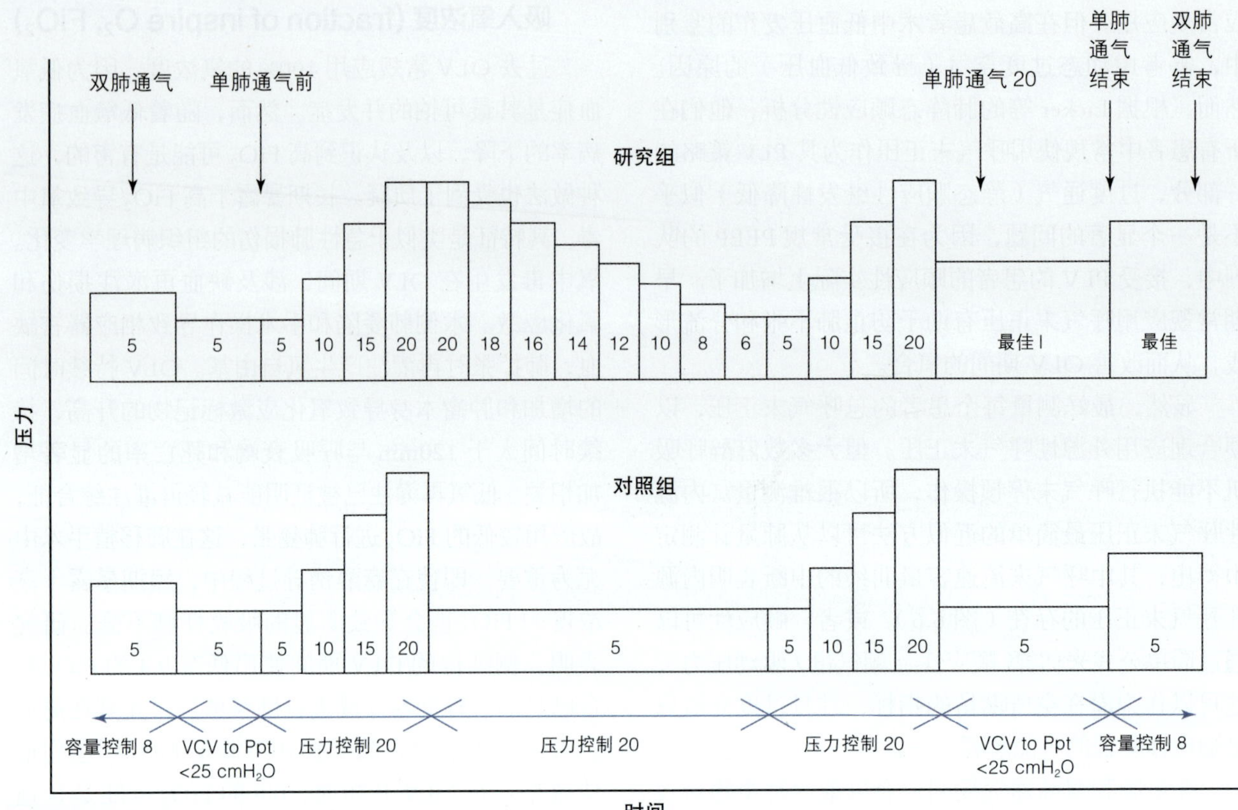

图 6.7 OLV 期间肺复张后进行呼气末正压滴定。研究组逐步降低 PEEP 水平达到肺最佳顺应性来确定最佳 PEEP 值。对照组患者使用 5 cmH_2O 的标准呼气末正压。个体化 PEEP 通常比常规使用的 PEEP（10±2 cmH_2O）高，并且在 OLV 期间和之后能够改善氧合。（经许可转载自 Ferrando 等）

应权衡降低 FiO_2 的风险和益处，并考虑使用维持可接受的动脉氧合所需的最低吸入氧。

分钟通气 / 允许性高碳酸血症

允许性高碳酸血症已成为 ALI/ARDS 重症监护管理的重要组成部分。减少每分钟通气量可以减少潮气量和通气压力，从而最大限度地减少机械应力和继发性容积或气压伤。除了分钟通气量和机械创伤的减少，CO_2 升高本身可能是有益的，因为高碳酸血症可能会减弱细胞因子的反应。

在 OLV 的条件下，已经对允许性高碳酸血症进行了研究。在前面提到的 Gama de Abreu 等的研究中，离体兔肺 OLV 期间接受 8ml/kg +ZEEP 或 4ml/kg 呼气末正压 2.1cmH_2O 通气（基于动态压力 - 时间曲线），不进行呼吸频率补偿，保护性通气组的分钟通气量是对照组的一半，肺损伤替代标志物（PAP、LWG、细胞因子水平）降低。在开胸患者的 OLV 过程中，对相似的通气参数进行了研究。Sticher 等使用 7ml/kg+ 呼气末正压 2cmH_2O 或 3.5ml/kg+ 呼气末正压 2cmH_2O 机械通气，无呼吸频率补偿，分钟通气量减半，同 Gama de Abreu 相似。二氧化碳值从 42mmHg 上升到 64mmHg，这与 PVR 增加 42% 有关，但氧合没有变化。患者对高碳酸血症耐受性良好，然而，患有肺动脉高压或严重心律失常的高危患者需被排除在外。在 24 例因晚期肺气肿接受减容手术的患者中，选择性使用允许性高碳酸血症作为避免气压伤策略的一部分。二氧化碳的平均值为 56mmHg，峰值为 86mmHg，酸碱度在 7.11 和 7.41 之间（平均值为 7.29）。作者指出，高碳酸血症耐受性良好；然而，超过 50% 的患者需要正性肌力支持。在 10 名重度肺气肿患者中，有一小部分患者的 $PaCO_2$ 水平甚至更高，这些患者需再次接受选择性低通气治疗，以避免气压伤。$PaCO_2$ 升至 70~135mmHg 的峰值水平，导致酸碱度低至 7.03（尽管使用了碳酸氢盐），在这些高 $PaCO_2$ 下高碳酸血症耐受性差。所有患者在麻醉期间都需要正性肌力药物支持治疗。4 名患者出现室性心律失常，3 名患者需要高频通气治疗低氧血症。严重的高碳酸血症可导致颅内压升高、肺动脉高压、心肌收缩力下降、肾血流量减少和内源性儿茶酚胺释放。在极高的水平下，由于过度的交感神经刺激、心律失常和（或）心脏衰竭，高 CO_2 可能是致命的。

中度高碳酸血症会增强缺氧性肺血管收缩（hypoxia pulmonary vasoconstriction, HPV）的反应，因此不太可能对氧合产生不利影响；然而，对于极端的二氧化碳升高来说，情况可能并非如此。在 Licker 等的一项队列分析中，包括允许性高碳酸血症在内的保护性通气策略已被证明可降低急性肺损伤的发生率。虽然原稿中没有明确讨论，但允许性高碳酸血症显然是他们策略的一部分。PLV 组的潮气量明显较低，临界频率补偿。根据原稿，历史队列的分钟通气量为 92ml/（kg·min），而 PLV 组为 80ml/（kg·min）。因此，PLV 组的每分钟通气量较小，解剖死腔通气量增加（呼吸频率增加），导致 CO_2 清除减少。允许性高碳酸血症应被视为 OLV 期间 PLV 策略的常规组成部分。假设有正常的心血管储备，特别是右心室功能，二氧化碳水平 <70mmHg 在短期内耐受性良好，在避免和减轻肺损伤方面明显有益。由于存在血流动力学不稳定的风险，大多数患者应避免较高水平的二氧化碳。

吸呼比（inspiratory to expiratory, I：E）和呼吸频率

每个通气周期包括吸气和呼气的时间。吸气时间与呼气时间的合适比取决于潜在的肺力学。限制性肺病的特征是肺顺应性差，肺能抵抗被动肺扩张，但很快弹性回缩到 FRC。将 I：E 提高到 1：1（或使用反比通气）可最大限度地延长吸气时间，从而降低峰压和平台压。举例来说，在呼吸频率 15bpm 和 I：E 为 1：1 情况下，每个呼吸周期持续 4s，吸气和呼气分别持续 2s。另一方面，阻塞性肺疾病由于弹性回缩差和气道塌陷，肺难以回缩到 FRC。将 I：E 降至 1：4 可以延长呼气时间，并有助于将内源性呼气末正压和动态过度充气的风险降至最低。举例来说，在每分钟 15 个呼吸周期的情况下，现在 I：E 比率为 1：4，每个呼吸周期仍为 4s；然而，呼气占用整个周期的 3.2s。

根据潜在的肺力学机制，呼吸频率的调整可能同样是必要的。严重的气流阻塞可能需要很长的呼气时间。在将 I：E 比率降至最低 1：4 后，这只能通过增加总呼吸周期长度来实现，即降低呼吸频率。临床举例，例如患有严重囊性纤维化的患者需要 4~6 的 I：E。另一方面，在限制性肺病中，用给定的分钟通气量除以较高的呼吸频率可能有利于降低峰压和平台压力。然而，必须认识到，由于解剖死腔大小恒定且构成了潮气量的较大组成部分，较高的呼吸频率导致 CO_2 排出减少。举例来说，呼吸频率 20bpm 潮气量 400ml 通气的患者与呼吸频率 10bpm 潮气量 800ml 通气的患者，分钟通气量相同，而每次呼吸的死腔通气约占 150ml，从 10bpm 时的 1500ml，翻倍至 20 bpm 时的 3000ml。肺泡通气量因此从 6500ml（8000~1500）减少到 5000ml（8000~3000）。此外，经统计潮气量小且呼吸频率快的 OLV 易导致较高的内源性呼气末正压。虽然本研究中的内源性呼气末正压升高不太可能具有临床意义，但它们提醒我们，浅快通气有可能增加动态过度充气。

峰压 / 平台压

吸气压力峰值反映了呼吸系统的动态顺应性和气道阻力。这取决于潮气量、吸气时间、气管内径大小和气道张力（支气管痉挛）。另一方面，平台压力与呼吸系统的静态顺应性有关，即胸壁顺应性和肺顺应性。双腔支气管导管内径小，导致气流阻力增加。在双腔管（dual-lumen catheter, DLT）的两个单腔内应用 TLV 时的分钟通气量，可致峰压增加 55%，平台压增加 42%。尽管平台压力反映肺泡压力，但峰压不太可能完全应用于肺泡。然而，一项 197 名全肺切除术患者的回顾性研究表明，峰压高于 40 cmH_2O 与 PPPE 的发生有关。最近，Fernández-Pérez 等进行了一项 4420 名连续的接受高风险择期手术且既往无肺损伤的患者术后肺部并发症的回顾性研究，结果显示平均第一小时气道压力（OR 1.07，95% 置信区间 1.02~1.15cmH_2O）与急性肺损伤相关，而不是潮气量、呼气末正压或 FiO_2。类似地，暴露于 29cmH_2O 平台压的患者在肺切除术后发生急性肺损伤的风险明显高于那些暴露于 14cmH_2O 平台压的患者。根据危重病文献，似乎没有发生损伤的临界平台压水平，但平台压的上升都会增加肺损伤的相对风险。因此，在 OLV 期间，随着允许性低通气的实施，大多数患者的峰值压水平应小于 35cmH_2O，平台压应小于 25cmH_2O。Licker 等的队列研究证实了这一点，该研究表明，OLV 实施 PLV 策略可以将平台压控制在 15cmH_2O 左右。

驱动压

呼吸机引起的肺损伤（VILI）的主要机制之一

是吸气过程中肺组织的过度应力和应变作用。跨肺压计算为平台压力减去胸膜腔压力，是肺应力和应变的替代指标。计算跨肺压需要测量平台压。使用流速方波（容量控制通气下），吸气末屏气至少占整个输送时间的 40%，即可在大多数现代麻醉机上测量平台压。驱动压计算为平台压力减去呼气末正压，当呼气末正压等于胸膜压力时，驱动压通常非常接近跨肺压。驱动压是肺应力和应变的替代指标，应尽可能保持在 13cmH$_2$O 以下，压力过高与肺应力过度有关。驱动压现被认为是急性呼吸窘迫综合征死亡率的重要独立预测因子，比潮气量或平台压更有影响。事实上，任何降低驱动压的呼吸机操作（呼气末正压滴定、潮气量滴定）也能降低急性呼吸窘迫综合征患者的死亡率。驱动压也是手术室中肺部健康患者术后肺部并发症的重要标志。对几项随机对照试验的个体患者数据进行分析，驱动压的增加导致术后肺部并发症的发生率更高。重要的是，呼气末正压的任何变化（增加或减少）导致较低的驱动压，可以降低术后肺部并发症的发生率。迄今为止，在接受单肺通气的患者中还没有类似的分析报告；Blank 等在一项回顾性分析中发现驱动压和术后肺部并发症之间存在某种联系。

通气模式

在重症监护病房和手术室中，容量控制通气（volume control ventilation, VCV）一直是主要的通气模式。VCV 使用恒定的吸气流量（方波），使气道压力逐渐增加，以接近吸气压力峰值，当潮气量达到最大值时，吸气压力就会达到峰值。VCV 期间的吸气压力取决于设定的潮气量和呼气末正压、气体流速和阻力以及呼吸系统顺应性。除非吸气压力超过压力极限，否则将提供设定的潮气量，随后气流停止。随着意识到通气压力可能是肺损伤的诱因之一，出现了其他通气模式。

压力控制通气（pressure control ventilation, PCV）使用减流速模式，在吸气开始时流量最大，直到达到设定压力，之后流量迅速减少以平衡肺扩张后的顺应性降低。这类似于哺乳动物的自发呼吸，也遵循减速模式，横膈膜和肋间肌收缩引起的胸腔内负压导致初始最大气流。PCV 的潮气量变化很大，并且可能随着肺顺应性的变化而急剧下降，特别是在手术操作中。由于大部分潮气量是在吸气的早期输送的，所以在进行正压通气时，平均气道和肺泡压力往往较高。减速的气流模式导致潮气量分布更均衡，使换气不足区域的肺组织扩张，改善了静态和动态肺顺应性，并且改善了氧合和死腔通气。OLV 期间使用 PCV 模式是否能改善氧合是有争议的。Tuğrul 等对 48 名开胸和肺切除术的患者进行了研究，在 OLV 期间交替使用 VCV 或 PCV 模式，使用纯氧 +10ml/kg ZEEP 通气。发现 PCV 能显著降低峰值压和平台压，改善氧合和分流率。术前肺功能差的患者氧合改善更多，这可能与压力 PCV 的通气分布更均匀有关。同一个小组研究了 OLV 期间使用 PCV 模式并且施加 4cmH$_2$O 呼气末正压，发现患者的氧合和分流率有额外改善。然而，其他在 OLV 期间使用 PCV 模式的研究中没有发现氧合的改善。

术中通气模式对术后氧合的影响同样存在争议。在一项微创直接冠脉旁路术（MIDCAB）的患者研究中，PCV 组比 VCV 组术后氧合更好，但另一项胸部手术患者的研究中并未发现显著差异。尽管缺乏明确的氧合益处，但由于其潜在的降低气道压力和均匀肺泡扩张的能力，PCV 可能优于 VCV。

高频喷射通气（high frequency jet ventilation, HFJV）是另一种已成功用于胸外科的通气模式。当在大动脉手术中需要长时间 OLV 时，将高频通气应用于术侧肺，在改善 PaO$_2$ 方面比持续气道正压通气（CPAP）更有效。尤其在对侧肺切除术后的手术患者特别明显。Misiolek 等评估了标准气管导管双肺 HFJV 在胸外科手术中的价值。60 名患者被随机分配到 HFJV（1 个大气压，频率 200/min，100% O$_2$）或标准 OLV（10ml/kg，100% O$_2$，ZEEP）。HFJV 模式的通气压力较低、能够改善氧合和分流率，并且对手术暴露或术中血流动力学没有明显影响。Buise 等报道，与 OLV 组相比，在食管切除术中，HFJV 的平均失血量较低和晶体液较少。他们推测，与 HFJV 组相比，OLV 组较高的气道压力导致较高的胸腔内压力和中心静脉压力，从而导致内脏充血，从而增加了失血量。但是 HFJV 在监测气道压力、潮气量和呼气末 CO$_2$ 浓度方面较为困难，以及相关气压伤的固有风险，限制了其广泛应用。

另一种通风模式是高频冲击通气（high-frequency percussive ventilation, HFPV），目前仅用作 CPAP 替代方式。这是一种提供对流和扩散通气的通气技术，可减少生理性右向左分流并改善动脉氧合。Lucangelo 等评估了在择期肺切除术的患者中，与标准 CPAP 相比，HFPV（FiO_2 1.0，500cycles/min，平均压力 5cmH_2O，压力在 2~8cmH_2O 之间波动）对非通气侧肺的作用。HFPV 组在 OLV 期间的 PaO_2 比 CPAP 组更高，分泌物清除更佳和住院时间更短。

肺复张（recruitment maneuver，RM）

肺不张长期以来被认为发生在麻醉病人的通气侧肺区域。麻醉期间肺泡萎陷的主要原因是外源性压迫和气体吸收。研究表明，萎陷不张的肺泡不仅仅是因为没有气体，可能充满液体或泡沫。因此，除了单纯的肺萎陷，肺不张现在被认为是急性肺损伤的潜在原因和表现。有趣的是，萎陷肺泡的再扩张不仅会对正在扩张的肺泡造成损伤，还会对远处的正常肺泡造成损伤。Mead 发现，部分原因可能是跨肺压为 30cmH_2O 的无气肺泡的扩张会对邻近肺泡产生 140cmH_2O 的剪切力。现已证明呼气末正压通气能够稳定肺泡和防止肺泡塌陷，预防与高、低潮气量相关的肺损伤。在急性呼吸窘迫综合征的动物模型中，表明 31% 的大鼠的肺不张与血管渗漏、右心室衰竭和最终死亡相关，但是可以通过呼气末正压避免。

非手术肺的肺不张形成在 OLV 期间是非常不愿意看到的，因为它会恶化本身已经很高的分流率，增加低氧血症的概率。在 OLV 期间增加肺去复张的危险因素包括高 FiO_2、缺乏呼气末正压应用以及腹部内容物、心脏和纵隔的外源性压迫。OLV 期间肺不张存在的最佳证据来自于一项肺复张研究，该研究调查了一项积极的肺泡复张策略（alveolar recruitment maneuver, ARM），在 4min 内逐渐增加气道压力，直至峰值压达到 40cmH_2O，呼气末正压为 20cmH_2O（图 6.7），使得 OLV 的 PaO_2 从平均 144mmHg 增加到平均 244mmHg（图 6.8）。

然而，肺复张的重要性不仅仅是在于氧合。开放式肺的建立（和保持）优化了肺的顺应性，并通过将死腔通气减少到最低水平来优化通气（图 6.9）。肺复张的一个经常被忽视的优点是，增加 CO_2 的清除量，实际上可以减少分钟通气量，从而进一步降低肺的压力和张力。

Cinnella 等证明，通过正式的 ARM 策略实现的肺泡复张可以使通气侧肺的静态顺应性显著降低。血流动力学不稳定是其公认的风险，因为持续的胸腔内压力会增加右心室后负荷，导致静脉回流和左心前负荷受损。最近的一项研究表明，ARM 策略之后每搏变异量 SVV（前负荷反应的指标）急剧增加，两者的心脏指数和静脉氧饱和度降低。然而，这些变化是短暂的，并且能在 3min 内完全恢复。

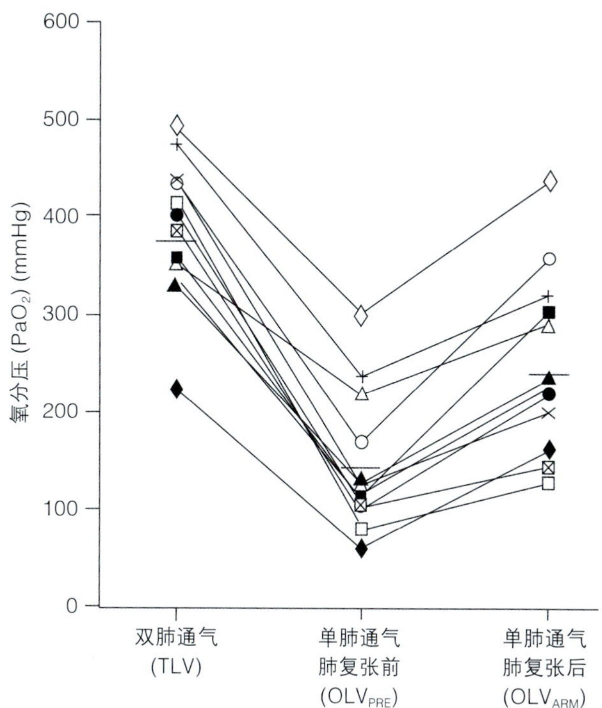

图 6.8　肺复张改善 OLV 期间的氧合。在双肺通气（TLV）和单肺通气肺复张之前（OLV_{PRE}）和肺复张之后（OLV_{ARM}）的所有患者中，肺泡复张操作包括在稳定的压力控制驱动压下逐步增加呼气末正压从 5~20cmH_2O。研究中每个符号代表一名患者。横线代表每个点的平均值（转载自 Tusman 等经许可）

实施 PLV 时需要谨慎，因为低潮气量和高平台压可能会促进肺不张的形成，提高 FiO_2 和呼气末正压的需求。频繁出现去复张，需要重复进行肺复张操作，就像低潮气量通气和呼气末正压不足的情况一样，可能是有害的。在肺损伤的动物模型中，反复的去复张和肺复张操作与肺损伤组织学变化相关。在预先无肺损伤存在的大鼠模型中，40cmH_2O 持续 40s 的单次肺复张操作也会提高肺损伤的生物标记物。同样的情况可能也适用于人类，尽管这一方面只在危重病人中进行过研究。Halbertsma 等证明，在接受机械通气的危重患儿中，单个 ARM 可增加促炎细胞因子从肺泡向全身循环的转移。ARM 后 15min，观察到 TNF-α、IL-6 和 IL-1β 增加。另一项重症监护研究发现，在 28 名急性肺损伤 / 急性呼吸窘迫综合征患者中，有 4 名患者出现气压伤，需要进行 ARM 干预治疗。但这却造成了一个尴尬的局面，因为增加低潮气量 PLV 的使用，可能会促

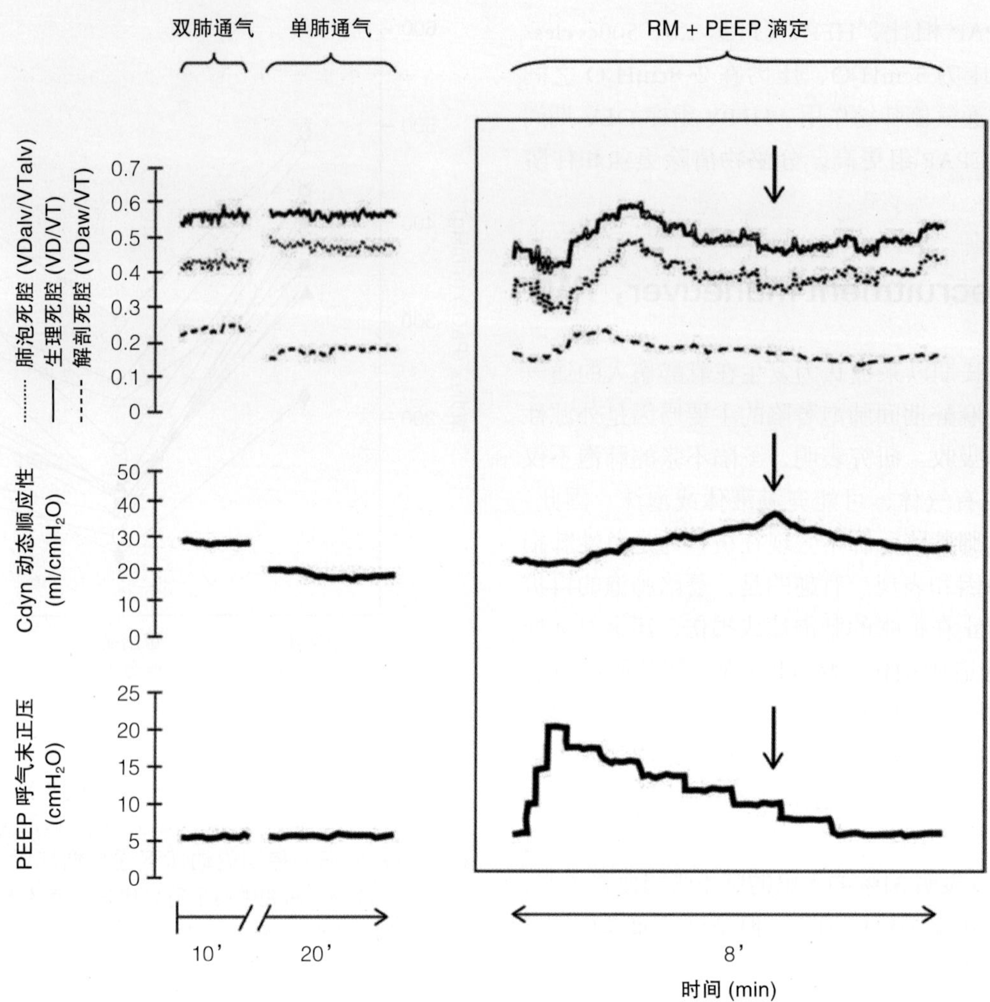

图 6.9　一名典型患者在胸外科手术期间死腔的动态变化。所有测量都是在右侧卧位进行的。底部的呼气末正压被用 RM 和 PEEP 滴定的标记。图中描绘了不同代表时期 RM 前后双肺（TLV，潮气量 8ml/kg）或单肺（OLV，潮气量 6ml/kg）通气。矩形：RM 和 PEEP 滴定的时间刻度被放大，以突出干预措施及其效果。箭头表示滴定停止压力，即 RM 后保持肺开放所需的呼气末正压水平，由最高动态顺应性（Cdyn）确定，与生理无效腔（VD/VT）和肺泡（VDalv/VTalv）死腔一致。PEEP. 呼气末正压；RM. 肺复张（经 Tusman 等许可转载）

进肺不张的形成，从而增加对肺复张的需求。因此，最好的通气策略是遵循“开放肺”的理念，并以合适的呼气末正压水平维持肺复张。

术侧肺的肺不张是常见现象，在 10~20min 内随着残余氧的逐渐吸收而产生，这与 OLV 时 PaO_2 逐渐下降相平行。Ko 等比较了在肺切除术的患者中，OLV 前 TLV 期间的三种不同气体混合物（空气 /O_2、N_2O/O_2、O_2），哪种气体混合气体在维持肺切除手术患者动脉血氧分压的同时使手术侧肺萎陷效果最好。在 TLV 期间，air/O_2 和 N_2O/O_2 组中的 FiO_2 为 0.4，O_2 组中的 FiO_2 为 1.0。所有组在 OLV 开始时使用纯氧通气。结果，由于氮在血液中的溶解性很低，如果在肺萎陷之前使用氮（即空气），则肺萎陷效果更差。对于肺萎陷，N_2O/O_2 混合物优于单独的 O_2，但是许多胸部手术病人禁用 N_2O。在 OLV 之前给予 100% 的氧气可以暂时改善 OLV 氧合，但只能持续到术侧肺萎陷为止。术侧肺一般在 OLV 后 15min 内萎陷，之后氧储备作用及益处将消失。

肺不张是完全性的，除非 CPAP 应用于手术侧肺。CPAP 或 HFJV，如果应用于术侧肺可使部分肺组织扩张，可有效改善 V/Q 比值和低氧血症。在 OLV 结束时，术侧肺的再扩张是通过保持 20~30cmH_2O 的持续压力来实现的，该压力低于标准的肺复张策略，以防止吻合钉的脱落。如上所述，肺组织的再扩张可能是有害的。长时间肺萎陷后的再扩张损伤包括肺泡 - 毛细血管膜水肿和淋巴细胞及中性粒细胞浸润的增加。与开放肺对照组相比，离体兔肺在萎陷 55min 后进行肺复张显示髓过氧化物酶（MPO）水平以及白介素 -1β（IL-1β）和肿瘤坏死因子-α显著升高。间歇性肺复张可能会减轻这些影响，在OLV期间间歇性肺复张已被证明可减少食管切除术期间的促炎介质。如果双肺保持持续高压的肺复张，可能会导致明显的低血压。然而，即使在低血容量的情况下，如果单次选择性地应用于一侧肺，另一侧肺处于开放状态，则肺复张是可以耐受的。如果采用渐进、温和的复张技术，复张性肺水肿是极少见的，但在长时间肺萎陷后突然复张更有可能发生。因为术侧肺的复张与严重的氧化应激有关，特别是在长时间OLV后，应该应用低氧分压进行肺复张。

OLV持续时间

通过优化通气参数，可以将OLV引起的机械应力降至最低。然而，如果暴露时间过长，即使使用“保护性”参数的最小压力也变得很重要。回顾性病例分析显示，持续超过100min的OLV与术后肺损伤风险增加相关，部分损伤可能是由于氧化应激。最近的一项动物研究将大鼠暴露于OLV时间从1h增加到3h，实验结束时处死动物并分析氧化应激的生化指标和肺组织的组织学变化。OLV时间从1h增加到3h导致丙二醛（MDA）活性显著升高，肺组织损伤增加。一项非小细胞肺癌肺叶切除患者的前瞻性研究，无论TLV还是OLV，持续时间超过60、90或120min后进行肺复张，比较血浆丙二醛水平。同样，随着OLV时间的增加而MDA显著增加，表明氧化应激的累积效应。麻醉医生对OLV持续时间的控制是有限的，这主要取决于外科手术。然而，尽可能在打开胸膜后开始OLV（胸腔镜手术除外），且TLV应尽早恢复。随着OLV在非胸外手术的应用越来越多，必须确保非胸外医生理解缩短OLV时间的必要性。

复合性通气策略

既往绝大多数的证据都赞成对OLV采取保护性肺通气策略，该策略可以降低肺损伤的标志物以及ALI本身的发生率。保护性通气并不是低潮气量通气，其还必须包括所有常规的PEEP（设定高于闭合压力和下拐点），低FiO_2（以维持足够的动脉氧合），以及尤其是通过使用PCV和允许性高碳酸血症来保持低通气压力（主要是驱动压）。此策略遵循“开放肺”概念，该概念广泛用于ARDS患者的重症监护管理，现已扩展应用到无ARDS的ICU患者或手术室中的高危患者以及接受大手术的高危患者。作为开放肺概念的一部分，频繁肺部复张已经被认为是PLV策略的另一个组成部分。气管插管后，OLV开始时和TLV恢复后应该进行肺复张。此外，每当氧合作用和肺顺应性恶化时，都应考虑肺部复张。由于高FiO_2引起的吸气末牵张反射丧失，肺去复张可能在低潮气量下更为普遍。在低潮气量的情况下，适当的PEEP水平可最大限度地减少肺去复张。通过肺量计测定和肺顺应性的实时测量，可以在手术室中进行PEEP滴定。在最大复张后，将PEEP滴定至最佳的肺顺应性，则FRC达到最大化，肺不张和死腔减少，氧合得到改善，肺不张伤也相应减少。滴定PEEP可使呼吸机策略个体化，以适应每个患者独特的呼吸病理生理特点。由于驱动压等于潮气量除以肺顺应性，因此通过改善顺应性可以降低驱动压力。滴定PEEP还可以避免因过度扩张导致的肺血流转移至术侧肺并加重低氧血症，如上所述，这会增加肺部并发症。在最近的RCT中，没有可以一概而论地选择PEEP值的方法。Meta分析清楚地表明在ICU和手术室中滴定PEEP可降低驱动压力（由于顺应性提高），改善患者预后。当PEEP滴定至最佳值后，应将注意力转向潮气量。通常会在女性，病态肥胖和身材矮小的患者中无意提供过高的潮气量，这种情况可以通过计算理想体重或预测体重来避免。使用驱动压来优化潮气量是一个重要领域，而这需要进一步研究，同时需要记住的是>13cmH_2O的驱动压是术后肺部并发症的独立危险因素。如果驱动压已经达到该驱动压力阈值，则应该考虑减少潮气量，直到出现更多确定的数据为止。

除了ICU以外，只要维持心输出量，就可以增加PEEP进而来维持“开放肺”；在OLV设置中，过大的PEEP会导致肺血流转流到术侧肺并使得氧合作用变差。同样地，低潮气量通气有可能使得氧合作用变差，这可能是由于PEEP不足引起的肺不复张或PEEP过多导致肺血流转流。低潮气量通气会增加死腔，因此会始终无法消除二氧化碳。除非严重的阻塞性肺部疾病（例如，囊性纤维化）已经严重影响了CO_2的清除，否则上述问题在大多数患者中都不会出现。在严重的呼吸性酸中毒，明显的肺动脉高压或右心室功能不全的情况下，可能需要放弃“保护性”低潮气量（高通气量），转而以较低的呼吸频率进行高潮气量通气（以最大限度地清

除 CO_2），因为即将出现的血流动力学功能障碍的风险超过 ALI 的潜在风险。动态高通气在 OLV 期间很常见，并且随着 PEEP 的应用和更高呼吸频率的使用而增加。使用 PLV 策略可能会增加高通气的风险，尤其是患有严重肺气肿和血流动力学不稳定期间的患者。提供足够的呼气时间和允许低通气，可以使除了最严重的阻塞性肺疾病的患者以外的患者过度通气的风险降到最低。虽然 PLV 应该是所有患者的常态，但 PLV 在有 ALI 危险因素的患者以及引发较高炎症反应的手术过程中（如肺切除术、食管手术或肺移植）尤其重要。限制性肺病和阻塞性肺病之间的呼吸机制差异很大，因此需要针对特定患者制定个体化通气策略（表 6.2）。

表 6.2 通气策略总结

潮气量：保护性，3~5ml/kg；低氧血症或严重高碳酸血症［考虑 6~8ml/kg（同时降低呼吸频率）］
呼气末正压通气（近似）：正常肺，10cmH$_2$O；阻塞性，2~5cmH$_2$O（最小化内源性呼气末正压）；限制性，10+ cmH$_2$O
RR：保护性，12~15bpm；严重高碳酸血症，6~8bpm（同时增加潮气量）
FiO$_2$：移植：21%+，常规 50%~80%，低氧血症 100%
I：E 比：限制性，1：1 或反比；正常，1：1~1：2；阻塞性，1：3~4（降低 RR）
压力：驱动压 < 15cmH$_2$O，平台压 <20cmH$_2$O，峰压 <35cmH$_2$O
分钟通气量：PaCO$_2$ 40~60mmHg（很少更高：严重梗阻，肺移植）
呼吸机模式：PCV

低氧血症预测

低氧血症曾经是行 OLV 期间的主要问题。先前的报道表明 40%~50% 的患者在 OLV 期间发生过低氧血症。已经确定了可能降低饱和度的预测因素（表 6.3）。Hurford 等检查了接受术前 *V/Q* 监测的患者的术中氧合。他们发现在 OLV 10min 以后，术前向术侧肺灌注（和通气量）与 PaO$_2$ 呈负相关。由于 HPV 在 OLV 期间只能使通过术侧肺的血流减少一半，因此作者得出结论认为术前血流的程度有助于预测术中分流的数量。Slinger 等表明在 OLV 期间 PaO$_2$ 与多个因素有关。TLV 期间的氧合不良预示着右侧手术的持续氧合困难（由于右侧的灌注增加）。术前肺功能良好（FEV1）可预示 OLV 氧合不良，这被认为是由于在正常肺中缺乏自主 PEEP 和继发性去复张。最近的两项研究将低氧血症的风险与潮气末 CO_2 梯度之间相关联。其中一项研究表明，在侧卧位时，肺之间的呼气末 CO_2 差异与 OLV 15min 时的 P/F 比显著相关。另一项研究表明，在 OLV 的前 45min 内记录的最低 PaO$_2$ 与 TLV 和 OLV 早期之间的潮气末 CO_2 差异显著负相关。两项研究均假设升高的 CO_2 梯度提示 *V/Q* 不匹配，因此可以解释低氧血症的风险。多年来，低氧血症的发生率一直在下降。麻醉技术的改进包括提高肺隔离水平，通过纤维支气管镜确认肺隔离情况以及使用对 HPV 影响较小的麻醉药，被认为可减少氧合困难。在 1993 年，在 OLV 期间发生的低氧血症（SpO$_2$<90%）的发生率为 9%。到 2003 年，低氧血症发生率已降至 OLV 病例的 1%。然而，最近另一项研究再次表明，在 2003 年至 2004 年之间，单个中心的低氧血症发生率为 10%。这个差异可能是由于临床管理的不同。或者，它可能表明手动和电子制图之间的差异，因为后者的研究包括每 30s 自动记录一次饱和度。尽管罕见，严重的低氧血症仍可能发生，有时甚至没有征兆的情况下发生。

表 6.3 单肺通气期间低氧血症的预测因素

手术肺的优先灌注
右侧手术
对侧肺切除术后
仰卧位
正常 FEV1
TLV 期间肺氧合不良
动静脉 CO_2 梯度差高

治疗

对于 OLV 期间低氧血症的合理治疗方法，必须意识到 CPAP 和 TLV 都是有效的（表 6.4）。CPAP 始终会减少分流，而 TLV 则基本上消除了分流。除了诸如全肺切除术和肺移植等手术的患者无法使用这些技术之外，其他的患者不必经历长时间的低氧血症。假设正确地放置了肺隔离装置，这两种方法是低氧血症最有效的治疗方法。但是通常不选择将它们作为一线的干预措施，因为它们会干扰外科手术，尤其是胸腔镜手术。CPAP 可通过市售设备连接到 DLT 开放侧或通过 CPAP 适配器连接支气

表 6.4　单肺通气期间低氧血症的处理方法

轻度低氧血症（90%~95%）
确认肺隔离装置的位置
对通气侧肺实施肺复张
确保足够的心输出量
增加 FiO_2 至 1.0
优化通气侧肺的 PEEP（增加或减少，朝向下拐点）
CPAP/HFJV/O_2 吹入至术侧肺（IPAP，FOB）
考虑减少吸入麻醉药和（或）使用全静脉麻醉
确保足够的携氧能力（血红蛋白）
严重（<90%）或难治性低氧血症
纯氧行 TLV
全肺切除、移植术中手术侧肺动脉钳夹
吸入 NO 和（或）输注都可喜 / 去氧肾上腺素
体外支持（ECMO，CPB）

管阻塞导管的吸气口来方便地使用。或者，如果没有 CPAP 装置，则可以使用带有 PEEP 阀的标准 AMBU 袋。CPAP 确实需要一定程度的肺复张，但是这并不总是可行的（肺灌洗，支气管胸膜瘘）并且会影响手术暴露。最近，Russell 等描述了一种间歇性气道正压通气（IPAP）技术，该技术不会引起肺膨胀，因此不影响手术暴露。尽管该技术不要求肺复张，但在完全肺萎陷的情况下不太可能受益。它基于将短脉冲的低流量氧气（2 LPM）输送到非通气的肺部来治疗低氧血症，从而避免了手术野明显的肺部运动。将标准的抑菌过滤器（人工鼻）放置在 DLT 的开放腔中，将氧气连接到 CO_2 采样端口，手动封闭开放式过滤器端部可以将氧气“喷射”到萎陷的肺中。一次 2s 的喷流将向肺通气侧肺输送 66ml 氧气。在他们的研究中，所有相对低氧血症（SpO_2<95%）的患者均成功地接受了重复的 2s 氧气喷射，然后进行了 10s 呼气，而手术野没有受到损害。另一种成功的方法是向气管导管内放入吸氧导管以 3 LPM 进行氧气吹入，降低了 OLV 时低氧血症的发生率。此技术可减少 VATS 手术期间的手术中断的次数。

VATS 的 OLV 期间的低氧血症存在一个特殊的问题，因为一般认为 TLV 和 CPAP 技术是禁忌的。Ku 等提出了一种新方法，在某些经过挑选的病人中可能会有所帮助。他们描述了在左侧 VATS 肺减容手术期间进行难治性低氧血症的方法。将 4mm 光纤支气管镜插入左下叶支气管的基底段，并通过吸气口注入 5L/min 的氧气约 20s（图 6.10）。氧合在 2min 内成功恢复，且不损害手术视野，并足足保持了 20min。此技术有两个重要的考虑因素。首先，仅当吹气的肺部区域远离手术部位才可应用该方法，因此在中央病变的情况下该方法不太可能成

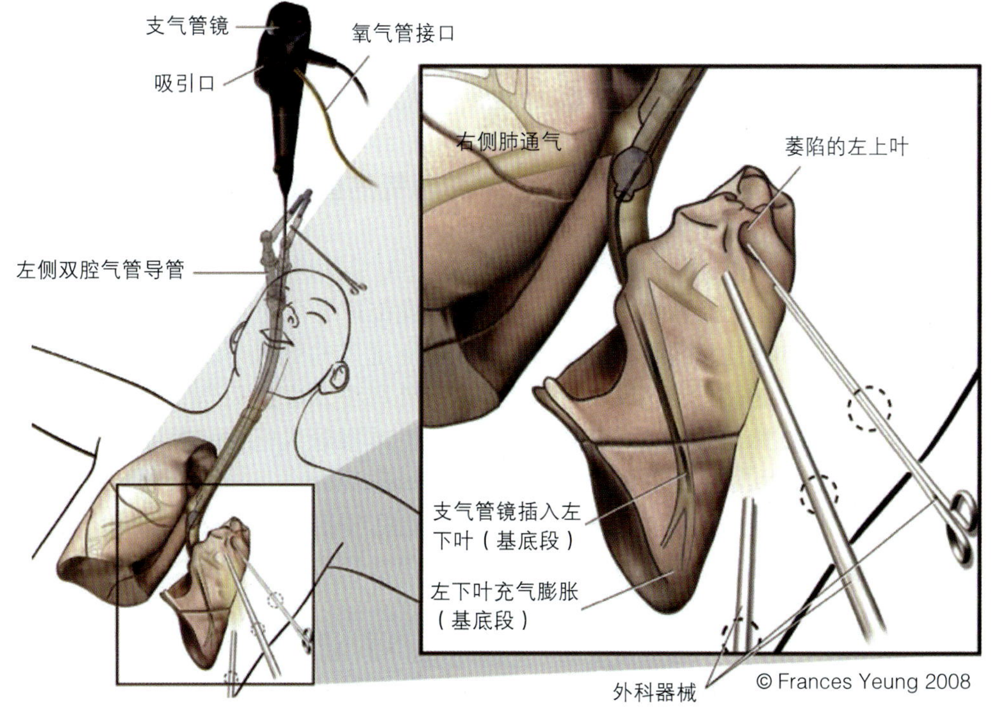

图 6.10　胸腔镜手术期间通过支气管镜吸引通道吹入氧气的示意图。详见正文（转载自 Ku 等）

功。在此病例报告中，氧气被吹入基底段，且行肺尖段切除术。其次，如果允许支气管镜尖端楔入气道，吹入较高流量的氧气有可能导致肺部过度扩张或气压伤。作者通过让外科医生在整个吹气期间观察基底段来预防这一情况。远端吹入氧气，尤其是如本报告所述在较高流速下，绝对不能盲目应用。作为另一个选择,HFJV已在VATS手术中成功应用。为了使这项技术成功，必须在实施HFJV之前让肺从胸壁塌陷，并且驱动压力必须足够低以仅引起部分肺膨胀。但是如前所述，在适当注意正确的肺隔离，“开放肺”通气和维持正常心输出量的情况下，其实很少需要采取这些干预措施。在通气肺中肺去复张很常见，通过肺复张措施很容易逆转，并且适当的PEEP水平可以加以预防。继发于低心排血量的低混合静脉血氧饱和度是导致不饱和的另一种常见且易于治疗的原因。在极端情况下，使用血管收缩药（阿米替林、去氧肾上腺素）进行药理调节以增强手术肺中的HPV，并使用血管扩张药（吸入NO）以改善通气肺中的肺血管容量。

全身性影响

尽管低氧血症已不再是OLV期间麻醉的主要问题，但鉴于胸外科患者合并症的比率不断增加，相对的低氧血症可能对重要的非肺器官功能产生重大影响。除低氧血症外，炎性细胞因子和活性氧代谢产物的释放对器官功能的影响尚未知。Mierdl等的一项最新研究，分析了OLV期间低氧血症对重症多支冠状动脉疾病患者心肌代谢的影响。患者接受小切口开胸术进行微创冠状动脉搭桥术。在他们的研究中，尽管在OLV期间动脉PaO_2的值介于50~70mmHg之间，但动脉和冠状窦PO_2，pH和乳酸的测量均未显示任何厌氧代谢的迹象。此外，没有患者表现出心肌缺血，所以作者得出结论，OLV可以用于多血管冠状动脉疾病的患者，其诱发厌氧心肌代谢的风险较低。神经认知功能障碍是心脏外科手术的一个众所周知的并发症，并且已被证实与术中脑氧饱和度降低有关。标准脉搏血氧饱和度并不足以检测这些事件发生。监测和治疗脑去饱和事件可降低术后神经认知功能障碍的发生率。Tobias等在需要OLV进行胸外科手术的患者中，通过使用近红外光谱法监测脑氧合（rSO_2），研究了脑去饱和的发生率和危险因素。在40例患者中有8例在OLV期间记录到rSO_2持续下降至低于基线值的75%。与其余患者相比，这8名患者年龄更大，体重更大并且更可能达到ASA Ⅲ。由于患者背景或其他监测值无显著差异，因此作者得出结论，rSO_2监测可能有助于检测脑部饱和度降低并允许在OLV期间对患者进行早期干预。在一项研究中，研究人员评估了OLV期间七氟醚和丙泊酚类麻醉药在接受肺部手术的患者中的颈内静脉血氧饱和度(SjO_2)。尽管动脉血氧饱和度（SaO_2）值相同，但七氟醚组的SjO_2值明显高于丙泊酚组。异丙酚麻醉下观察到的较低的SjO_2值可以解释为丙泊酚减少脑血流量多于脑代谢率。

有趣的是，脑氧饱和度下降似乎也预示着非脑部术后并发症。在一项针对50例接受大开胸OLV手术的患者的试验中，根据顺序器官衰竭评估（SOFA）评分系统（OR为2.37），发现最小的绝对局部脑血氧饱和度如果低于65%，则可预测术后器官功能障碍（95% CI 1.18~4.39, P=0.043）。脑组织氧合取决于动脉血氧含量，氧输送（心脏输出量）和代谢消耗，因此可能是比简单脉搏血氧饱和度更好的监测手段。

已知活性氧代谢产物会在未通气的肺部重新膨胀后发生。这些代谢物可能会对细胞功能产生有害影响。Yuluğ等研究了OLV和再扩张对大鼠肝脏和回肠组织损伤的影响。血浆天冬氨酸转氨酶(AST)、丙氨酸转氨酶（ALT），两个组织中的MDA和MPO活性均与OLV和再扩张显著相关。OLV持续时间较长的大鼠中组织损伤和凋亡指数增加，这表明OLV可能会引起肝脏和回肠的组织损伤。这些是OLV可能确实具有超出肺组织影响的一些早期指标。未来的研究将有助于解释这些发现的重要性。

单肺通气的替代方法

由于对单肺通气后的急性肺损伤的关注鲜为人知，因此临床医生已为胸部手术患者寻求全身麻醉和正压通气的替代方法。一种重新出现的方法是在胸外科手术中避免气管插管和机械通气。这也被称为非插管式电视胸腔镜手术（non-intubated video-assisted thoracic surgery, NIVATS）。NIVATS的目标是避免气管插管，全身麻醉和正压通气相关的风险，包括机械性气道损伤，呼吸机诱发的肺损伤，低氧血症，心律失常，认知功能障碍和其他器官损伤。NIVATS已用于多种胸腔手术，从简单的气胸，胸腔积液和脓胸，楔形切除，纵隔活检，肺大疱切除术到更具侵入性的手术，包括肺叶切除术、全肺切除术、胸腺切除术，甚至隆突和气管切除术。NIVATS 通常通过不同程度的清醒镇静结合硬膜外，椎旁、肋间或前锯肌阻滞等区域阻滞麻醉，并保持侧卧位自主通气，从而有利于通气灌注匹配。与 NIVATS 相关的并发症包括高碳酸血症，咳嗽，纵隔和膈肌运动引起的手术视野破坏以及患者不耐受，从而可能需要转换为全身麻醉。在最近对欧洲胸外科医师学会成员进行的一项调查中，在 105 位受访者中，有 62 位声称拥有 NIVATS 经验。NIVATS 最常见的方法包括镇静作用最小的肋间阻滞，然后是喉罩镇静和胸段硬膜外阻滞镇静。使用 NIVATS 的最常见手术包括处理胸腔积液和肺或纵隔活检。到目前为止，与全麻胸腔镜手术（general anesthesia video-assisted thoracic surgery, GAVATS）相比，NIVATS 的围术期结果数据很少，但高危人群的住院时间较短，术后发病率较低。对于尤其是简单的胸部手术，当胸外科医生和麻醉医师对使用这种方式感到满意并准备在需要时转换为全身麻醉时，NIVATS 为高危人群提供了一种有前途的全身麻醉和气管插管替代方法。目前没有足够的证据推荐这种方法用于更复杂的肺部切除术。

小结

在过去的 20 年中，OLV 研究已从研究低氧血症转向肺损伤病理生理学和预防的各个方面。关于减少肺损伤的通气策略，人们已经学到了很多。迄今为止的证据支持基于替代标志物降低的 PLV，但更重要的是，现在也表明了不良后果的减少。通气参数必须针对每个患者的个体化的肺力学进行个性化的设置，但应侧重于“开放肺”策略。进行 PEEP 滴定研究以及常规监测和限制驱动压是文献中的两个最近的进展，需要我们特别注意和进一步研究。低氧血症不常见，应重新评估通气参数。常规的低氧血症治疗方法以及先进的管理技术的使用，使得长时间的低氧血症非常少见。有早期出现的指标表明 OLV 可能影响全身器官功能，但需要进一步研究以解决其对末端器官的影响。

第 7 章　肺的非呼吸功能

Amanda M. Kleiman 和 Keith E. Littlewood　著
黄　琦　译　朱宏伟　校

要点

- 肺上皮细胞通过管腔表面质膜微囊上的胞外酶以及胞质中的酶系统代谢内源性物质和外源性物质。
- 肺的代谢功能可激活几种内源性物质和一些对麻醉医生来说重要的药物。
- 肺的摄取功能可降低药物的血液浓度峰值，肺将所摄取的药物进行释放，又可增加药物的血液浓度。所以，肺的摄取功能虽然与代谢不相关，但可显著影响药物的药代动力学。
- 肺作为血管库的能力与肺血管容量直接相关。
- 在高心输出量或者某些疾病状态下，肺作为物理滤器的功能可能受损。
- 呼吸道上皮具有湿化空气、黏附外源性颗粒及病原体的功能。
- 气道表面膜除了可将异物碎片物理清除出气道外，还有抗菌能力。

引言

在西医的近 2000 年历史中，肺起先被认为是用来保护心脏的。一是通过呼出热气，避免心脏过热；二是肺在胸腔内将心脏包裹，使之免于机械伤害。这种观点的传播要归因于解剖学先驱盖伦，某种程度上讲，也跟亚里士多德有关系。中医强调与五脏相对应的器官之间的内在联系。可以形象地把心脏比作国王，那么肺就是大臣，肺和肠共同构成人体与外界之间的屏障。在 13 世纪，来自开罗的 Ibn-an-Nafis 描述说肺内气体与血液混合，使血液净化。这是最早的对气体交换的介绍。

但是，在过去的几个世纪里，对呼吸的生理和生化的研究，基本上与肺密不可分。得益于先贤们（如 Boyle，Lower，Priestly，Haldane）所做的工作，现在大多数临床医生首先会将肺主要视作气体交换的器官。近些年来，肺的一些其他功能相继被发现，但这些功能与传统上对肺功能的认识在很大程度上仍然是一致的。

从这种意义上讲，我们回到将肺视为保护和调节器官的历史观点中去。本文具体讲了肺的代谢功能、内分泌功能、对静脉血的物理滤过功能、对吸入气体的加热功能和使人体免受吸入的病原体或毒素伤害的功能。

肺的物质摄取和代谢

肺尤其适于危急时的代谢活动。肺脏连续接收几乎全部的心脏血液的输出，其血管面积大小取决于血管被动员的程度，最大可达 70~100m^2。肺血管内皮占全身血管内皮的将近一半，每克肺组织的血流灌注高达 15ml/min（其次为肾组织，每克血流灌注为 4ml/min）。因此，有足够的血管内皮进行物质的摄取和分泌，内皮表面的酶也因此能够充分发挥催化作用。肺内参与血中物质代谢的最多的细胞应是内皮细胞。与高代谢活动一致，内皮细胞有大量的细胞质囊和质膜微囊。质膜微囊与微囊蛋白相关，由细胞膜上的脂质筏衍生而来，是一种微小的细胞膜内陷，与见于体内其他部位的近膜囊泡类似。质膜微囊参与胞吞和信号转导，其功能多样，尚未被完全阐明。内皮细胞的细胞膜在结构上有大的腔样凸起和内陷，所以在显微水平，内皮表面面积更大。

内皮细胞通过细胞膜上的胞外酶和经吸收入细胞后的胞内处理过程发挥代谢功能。有的细胞表面酶仅分布在细胞膜的腔样表面，有的则只分布在质膜微囊。图 7.1 举例描述了这个过程。物质代谢可进一步分为对内源性物质的代谢和对外源性物质的代谢，代谢物又可分为激活物和失活物。对肺代谢功能的大力研究仅有几十年的历史，还有许多有待于被发现。目前对一些重要的麻醉药物（如丙泊酚）

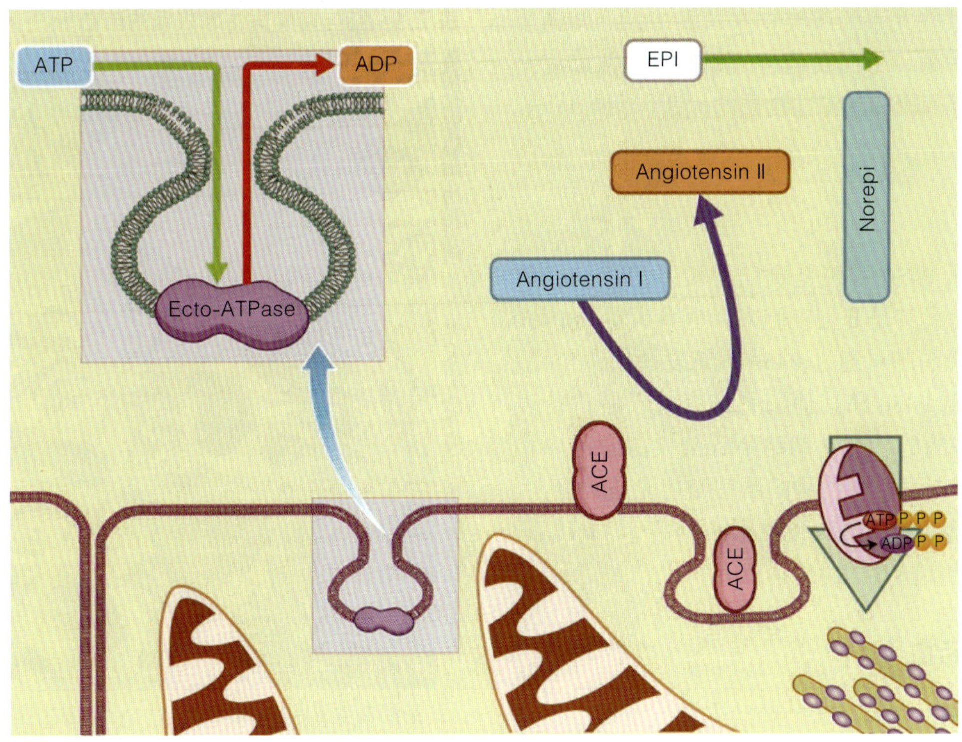

图 7.1　肺内皮代谢的模式图。表面酶可能仅存在于质膜微囊（如左上角小图所示的胞外酶 Ecto-ATPase），也可能同时在质膜微囊和管腔表面（如血管紧张素转换酶，angiotensin-converting enzyme，ACE）。肺上皮细胞的另一个特点是对物质的选择性摄取，如可 ATP 依赖性地摄取去甲肾上腺素（norepinephrine，NOREPI），但无法摄取肾上腺素（epinephrine，EPI）

的研究数据是自相矛盾的。

文献中对肺代谢作用的术语表述经常不一致，认真的读者有时候甚至需要结合语境来推想实际的过程。一般来说，“肺摄取”或“肺提取”，仅仅是指某种从血液被转运到肺内，而无所谓在肺内进步进行代谢。肺的“首关摄取”是指某种物质经一个肺循环周期在肺内被摄取的量。组织切片技术已被用于研究肺的这种行为。“肺提取”有时与“首关摄取”同义。 肺对某种物质的“清除率”是指，该物质在体循环和肺循环的血液浓度之差。离体肺研究用到的术语，如“蓄积量”，指某种物质达到平衡后在肺内所占的百分比，“残余量”指某种物质被洗出后残存在肺内的百分比。

本文仅简单介绍一下肺代谢研究所用到的实验方法，并稍微提一下肺代谢研究和数据解读所面临的挑战。肺代谢研究分为离体研究和活体研究。离体研究会用到细胞分离、组织匀浆和组织切片技术。虽然组织切片技术可能会影响酶功能，但冷冻保护和标准制片技术的发展使它节约了成本，备受欢迎。其优势在于，切片内包含各型细胞。离体灌注肺模型的保真性次之。实验肺可在体，也可外植，灌注方法（如脉冲式或非脉冲式、用血液或用晶体液、单向式或循环灌注）并无统一标准。另外，不同的研究者会使肺处在固定压力非膨胀状态或正压通气状态，这些对研究结果有什么影响尚不清楚。动物研究中，用某物质在肺动脉与肺静脉中的浓度差来计算肺对该物质的摄取量；人体研究中则用单次给药后体循环动脉与肺静脉的药物浓度差计算。因为有创，这些研究方法并不适用于大样本志愿者研究。实际上，受试者多为危重患者或手术病人。这就可能使试验数据出现偏差。可如果将试验的纳入标准设置得过于严苛，那么得出的结论的适用性就有限。双指示剂稀释技术是对上述技术的改进。该技术将实验物质和一种已知的不被肺摄取的物质注入右心房，然后从体循环抽出动脉血样，对比两种物质的血液浓度曲线。因为相对微创且无需多次抽血，所以该技术更实用。

需要强调的是，即使肺对某种物质既不分泌也不代谢，但是会因为肺会对该物质的摄取、储存、随后释放，对该物质的血液浓度仍会有较大影响。肺的这种“电容效应”会使某物质的血液浓度上升和下降趋缓，这对局麻药的毒性作用有意义，会在下文中重新讨论。

有的物质虽然可内源性产生，但也会被当作治疗用药（如某些儿茶酚胺类物质，表 7.1）。知道了上述的限制因素，下面我们将回顾一下当前肺对一些重要的麻醉药物和内源性物质的代谢作用的认识。

药物

细胞色素 P450 系统是研究得最多的药物代谢途径，肺内，尤其是Ⅱ型细胞内，含有大量的 P450 异构酶。这说明肺可通过 P450 系统发挥代谢作用。尽管早就知道 P450 和其他酶系统存在于肺内（表 7.2），但这些酶的功能从忽略不计到仅占肝脏内相同酶功能的 33%。不同物种的器官酶功能差异很大，如肺酶与肝酶的功能差异可从很小到高达 11%，所以在解读动物实验数据时应谨慎。

阿片类药物

人类肺中芬太尼的首过摄取率高达 90%，芬太尼从肺释放入血呈双相模式：快速相约 1min，随后达到平衡，之后的 25min 为慢释放相。虽然芬太尼是脂溶性的，但肺对芬太尼的摄取率要比预期的高得多。实际上，已证实肺上皮细胞可主动摄取芬太尼。

阿芬太尼的首过摄取率变化很大，有 67% 的报道，但更多的认为是约 10%。需要注意的是，在研究阿芬太尼首过摄取率的同时，也研究了舒芬太尼、吗啡和芬太尼，而这三种药物的首过摄取率与已知文献数据相似，为什么阿芬太尼的首过摄取率差异如此之大就很难解释了。

舒芬太尼的首过摄取率比阿芬太尼首过摄取率的一半略高。在一项研究中，以阿芬太尼作为诱导用药，随后以 50 μg/min 的速率输注舒芬太尼 10min，发现舒芬太尼的首过摄取率约 50%，20min 后肺内还残留约 20%。研究者偶然发现，吸烟者舒芬太尼的肺内残留量要高于非抽烟者。

早期的兔肺灌注模型发现，吗啡的首过摄取率约为 30%。有趣的是，随后的活体动物和人体试验发现，无论是术后单次给药还是持续输注给药，吗啡首过摄取率远低于 10%。吗啡几乎不发生肺内代谢。

肌松药

肌松药的肺内药代动力学研究资料缺乏，可能是因为有文献证实，在活体猪模型中，维库溴铵、罗库溴铵、筒箭毒碱、瑞库溴铵和 Org 7617 既不发生首过摄取，又不进行肺内代谢，所以研究人员对这类药物的肺药代动力学不感兴趣。

表 7.1　肺与麻醉医生感兴趣的药物

药物分类	通过肺循环对药物的影响	
	影响很小或无影响	首过摄取和（或）代谢
催眠药		硫喷妥钠 +
		氯胺酮 ++
		丙泊酚 ++
苯二氮䓬类药物		地西泮 ++
非去极化肌松药	罗库溴铵	
	维库溴铵	
	瑞库溴铵	
	右旋筒箭毒碱	
阿片类药物	吗啡	芬太尼 ++
		舒芬太尼 +
		阿芬太尼 ±
儿茶酚胺类药物	多巴胺	去甲肾上腺素 +
	肾上腺素	
	异丙肾上腺素	
局麻药		丁哌卡因 +
		利多卡因 ++

表 7.2　肺内酶系统

肺内酶系统
细胞色素 P450 加氧酶
硫转移酶
硝基还原酶
N- 甲基转移酶
谷胱甘肽 S- 环氧转移酶
谷胱甘肽 S- 芳香基转移酶
葡萄糖醛酸转移酶
环氧水解酶
胺氧化酶

局麻药

对利多卡因的肺摄取和代谢的研究已有很长的一段历史。不同物种对利多卡因的摄取率相似，摄取 10min 后的肺内存留可高达 50%。在对不同生理状态下的肺摄取研究中发现，代谢性酸中毒和代谢性碱中毒时，肺对利多卡因的摄取率随 pH 的升高而增高。这可能是因为在相对碱性的环境中，利多卡因更多是非离子状态，脂溶性增大。

在 NO 和氟烷麻醉下的活体犬隔离肺研究实验

中发现，当吸入极低浓度 O_2 时，利多卡因摄取率并无差异。有趣的是，该实验中发现，利多卡因的肺内残留时间比其他实验报道的都短，所以用该实验模型来研究肺摄取是否合适，令人存疑。

对丁哌卡因的肺摄取研究要比对利多卡因的研究少，结论也不一致。不同物种和不同给药途径对丁哌卡因的肺摄取率有着相同的影响。经人硬膜外给药时，有效的丁哌卡因首过摄取率较低。在一项酸中毒兔模型的研究中发现，当 pH 在 7.0~7.1 范围内时，肺摄取率下降，结果是体循环丁哌卡因的血药浓度峰值增加。

近来一些与局麻药的临床应用相关的问题涉及到肺摄取。第一个是左旋丁哌卡因与罗哌卡因相对于丁哌卡因毒性大小的问题。这三种药是许多实验的研究对象。早期的动物实验认为前两者毒性相对较小，但是近来对肺摄取的研究使这个问题争议持续。兔肺对左旋丁哌卡因的摄取率高于罗哌卡因，因此体循环左旋丁哌卡因血药浓度低于罗哌卡因。所以作者提醒说，当不经意间发生静脉注射时，罗哌卡因的绝对毒性可能要低于丁哌卡因。最近的一篇关于局麻药的药代动力学和药效动力学的综述关注了临床实践背景下各种局麻药相对毒性比较的问题。因为局麻药中毒罕见、危险、不可控，所以虽然动物模型尤其局限性，在局麻药中毒研究中依然不可或缺。其他问题，诸如不同药物、不同给药方式和剂量对中枢和心血管毒性的比较也是现在关注的问题。肺局麻药摄取率报道的差异使对局麻药临床毒性的理解变得困难。

第二个与之相关的是用脂肪乳剂治疗局麻药中毒的问题。最近就有一个病例报道与局麻药的肺摄取非常相关。一名患者在接受了丁哌卡因臂丛阻滞后，出现了惊厥、QRS 间期延长、心动过速、心搏骤停，提示发生了局麻药中毒。用脂肪乳剂抢救回来 1h 后，又发生了室颤。作者认为这是第一例脂肪乳剂施救成功之后丁哌卡因血药浓度再次达到中毒阈值的病例。推测原因可能为复苏后的肝损伤或者肺血管对丁哌卡因的再释放。这样的话，在用脂肪乳剂治疗局麻药中毒时，需考虑肺对局麻药的摄取和再释放。

催眠药

静脉诱导用药的肺代谢研究数据有限，现有的资料也比较陈旧。硫喷妥钠的肺首过摄取率约 15%，几乎不发生肺代谢。氯胺酮是否发生肺代谢，有明显的物种差异性。研究发现，氯胺酮可被兔组织匀浆代谢，仅一半被代谢为去甲氯胺酮，说明还有其他的代谢产物。肺组织匀浆要比肝组织匀浆更快达到饱和。上文已经提到，组织匀浆技术是否适用于活体动物或人尚属未知。氟烷麻醉下，犬的氯胺酮肺摄取率略低于 10%，并且不发生代谢。缺乏人类氯胺酮肺摄取和代谢数据。

阐明丙泊酚的肺摄取和代谢几经周转。最早的一项研究单用丙泊酚诱导麻醉绵羊，发现肺的丙泊酚清除率稳定为 1.21L/min，肺组织内几乎无残存，而随后的研究认为肺清除率为 1.14L/min。早期其他研究发现猫的丙泊酚肺摄取率接近 60%，但在氟烷和芬太尼麻醉条件下，摄取率下降。大鼠、兔和人肺微粒体内未见丙泊酚葡糖醛酸化作用。从临床研究来看，人肺的丙泊酚首过摄取率约 30%，几乎不发生肺内代谢。有趣的是，近来新开发的一种人肺药代动力学和药效动力学模型，将三叶肺串联，接受全心输出的血液，得出的数据与人活体试验得到的数据非常吻合。已证实该模型可有效模拟吲哚菁绿、安替比林和阿片类药物的药代动力学和药效动力学行为。

吸入用药

吸入给药多见，其优势包括药物吸收面积大、肺上皮渗透性高、肺血管丰富、规避了首关消除和起效迅速。大多数吸入给药方式可直接、精准作用于肺局部，避免全身吸收。现在治疗偏头痛和糖尿病的一些吸入药物正在研发当中。

人体对雾化吸入药物的处理分为 4 个过程：附着、溶解、吸收、清除。吸入药物颗粒的大小和该药附着于气道的位置决定了治疗的效果。慢性肺病（如哮喘、慢支、肺气肿）的气道内径缩小，所以吸入药物更倾向于附着在大气道内。吸入药物颗粒直接附着并溶解于气道表面的液层上。水溶性的吸入药物颗粒（如沙丁胺醇、胰岛素）溶解后可直接被吸收。超出液体层溶解度的非亲水性吸入药物颗粒（如布地奈德、氟替卡松）的吸收取决于溶解速率。药物颗粒的大小也影响吸收。小颗粒药物几分钟以内即被吸收。大分子蛋白质的吸收非常慢，而且复杂，生物利用度变异大。药物的吸收机制有多种。亲水性复合物在细胞间连接孔被动扩散，疏水性复合物则进行跨细胞扩散。低被动渗透的药物经转运体被摄取和跨细胞膜转运。慢性肺病因气道黏膜增厚，气道表面积减少，药物附着于上气道，其吸收可能也会受影响。但是这样可能也有好处，比如可增强药物的局部作用，同时降低药物的全身反应。慢性炎症时，气道上皮紧密连接破坏、屏障功能受损，可能会增加上皮通透性，水溶性物质会更易被吸收。气道黏膜纤毛和巨噬细胞的吞噬作用参与雾化药物的清除，两者随后会有讨论。

肺对内源性物质的处理

血管紧张素转化酶

本部分将讨论血管紧张素转化酶（angiotensin-converting enzyme, ACE）的功能和它的两种底物：血管紧张素Ⅰ（angiotensin Ⅰ，Ang Ⅰ）和缓激肽。肺内皮细胞上 ACE 十分丰富，所以肺在肾素 - 血管紧张素系统中扮演着重要角色。当肾脏感受到生理参数（如血管容量、血压、肾上腺素类物质刺激）变化时，肾素原裂解为肾素，肾素催化血管紧张素原转化为 Ang Ⅰ，然后 ACE 催化 Ang Ⅰ转变为 Ang Ⅱ（血管紧张素Ⅱ，angiotensin Ⅱ），Ang Ⅰ，Ang Ⅱ是重要的缩血管物质。尽管 ACE 存在于全身血管内皮上，但肺血管内皮和质膜微囊（图 7.1 和图 7.2）上异常丰富，发挥表面酶或胞外酶的作用。正常情况下，新生成的 Ang Ⅱ不会被内皮摄取和代谢，而是被立即释放入血。临床上 ACE 抑制药已被有效用于全身性高血压病的治疗。这类药物不仅仅被用于降低血 Ang Ⅱ水平，在下文会讲到。

缓激肽是一种九肽化合物，由血浆激肽酶催化激肽原生成，全身各处都有产生，经多种肽酶水解消除，ACE 即可降解之。实际上，90% 的缓激肽在第一次经过肺循环即被消除。缓激肽的作用广泛，参与抗栓作用、纤溶作用、NO 的调制和前列环素的释放等。早先的动物模型发现，缓激肽对正常肺血管有扩张作用，而对内皮受损的肺血管则起收缩作用。缓激肽一直被认为是一种支气管收缩药，现在也认为它是一种有潜在支气管收缩作用的物质。激肽释放酶 - 肾素系统对内皮细胞、心肌和血管平滑肌的复杂作用就不在此讨论了，感兴趣的读者可延伸阅读其他文献。

ACE 最被临床医生所熟知，ACE 抑制药能有效降低高血压，并可降低心梗后充血性心衰的发生率，相信 ACE 抑制药的一些副作用（如咳嗽、血管性水肿）和它的一些有益作用（如改善肾功能和降低心梗发生率）与缓激肽代谢的调节有关。

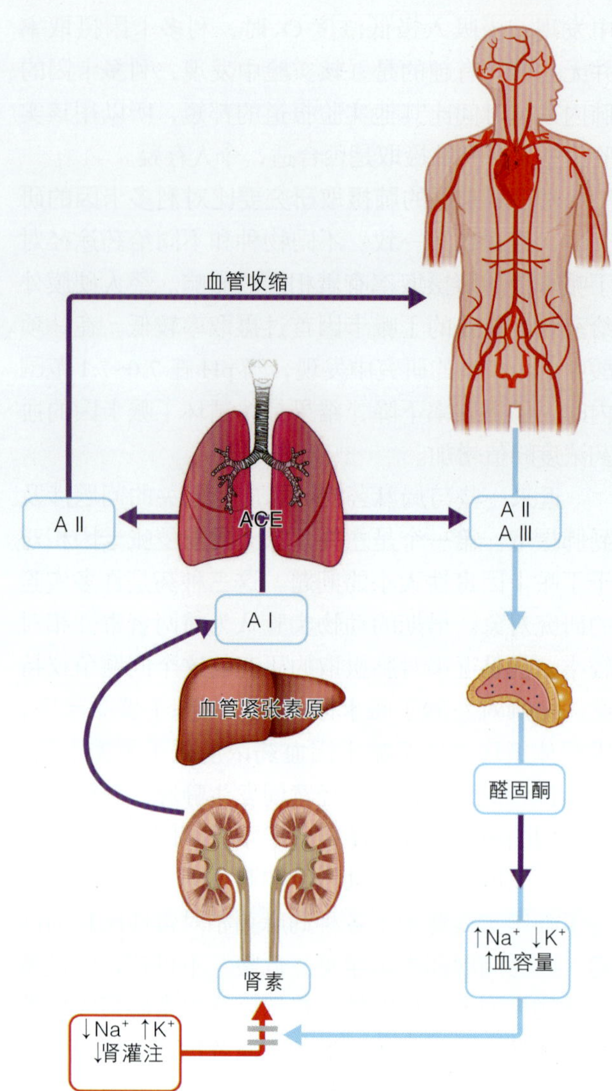

图7.2　肺在肾素-血管紧张素-醛固酮轴的中心器官的作用。当Na^+、K^+和肾血流量变化时，肾脏分泌肾素（Renin），肾素将肝脏产生的血管紧张素原（Angiotensinogen）裂解为血管紧张素Ⅰ（angiotensinⅠ，AⅠ），肺通过内皮细胞上的ACE将AⅠ转化为AⅡ（血管紧张素Ⅱ，angiotensinⅡ）。AⅡ有收缩血管功能，可刺激肾上腺素分泌醛固酮（aldosterone，ALDO），醛固酮使钠水潴留

生物胺

组胺、血清素（5- 羟色胺或 5-HT）和三种天然存在的儿茶酚胺（多巴胺、去甲肾上腺素和肾上腺素）统称为生物胺。肺药动学最早研究的就是肺循环对 5- 羟色的胺摄取和代谢，这部分研究得比较清楚。

5-HT 主要由胃肠道的嗜铬细胞产生。摄入的色氨酸先后经色氨酸 -5 羟化酶和 L- 氨基酸脱羧酶这两步转化为 5- 羟色胺。肺中的肥大细胞和神经内分泌细胞也有相同的作用。肺因为缺乏色氨酸，而

且该机制的酶促反应速率非常慢，所以肺内 5-HT 的产量很少。一旦 5-HT 从胃肠道释放，神经末梢和血小板会对它进行积极摄取，但并不代谢。其余的 5-HT 多由肺摄取，肝脏摄取的很少。在肺和肝内，5-HT 经胞质单胺氧化酶和醛脱氢酶被代谢为 5- 羟基吲哚乙酸（5-HIAA），是一种类癌综合征标志物。单胺氧化酶抑制药可阻断 5-HT 的胞质代谢，但不阻断其摄取，而包括挥发性麻醉药在内的几种药物则相反。

由于 5-HT 不是亲脂性的，肺主要是通过内皮细胞对 5-HT 进行 ATP 酶依赖的主动摄取，不同物种之间有些差异。正常情况下，肺对 5-HT 的摄取率为 90% 或更多，只有很少 5-HT 到达体循环。这种 5-HT 的产生和摄取机制在与临床麻醉学相关的几个病理过程中起着关键作用。例如，在类癌综合征中，血中高浓度的 5-HT（和其他物质）要先经右心再到肺部被摄取和代谢，所以右心心肌和瓣膜损伤最重。其他临床现象也支持该机制。与 5-HT 有关的物质，如甲硫代胺和麦角胺，可增加 5-HT 的物质，如臭名昭著的芬氟拉明，可激活 5-HT 受体的“摇头丸”（3，4- 甲基二氧甲基苯丙胺），均能够导致瓣膜损伤，类似于类癌性心脏病。当类癌患者心内存在右向左分流时，左心也会表现出类似于右心的瓣膜损伤。

肺栓塞也与 5-HT 有关。长期一直认为占位效应并不能完全解释肺栓塞时肺动脉高压等病理特征。急性肺栓塞时，血小板聚集、活化、脱颗粒并释放 5-HT，5-HT 又可促进血小板聚集。5-HT 是一种强有力的血管收缩药，抑制前列环素的扩血管作用，引起局部和区域血管发生改变，减少局部对 5-HT 的摄取，这可能在肺栓塞时发挥作用。另外，5-HT 可增加支气管平滑肌的张力。其他 5-HT 升高的作用，如促进血小板进一步聚集和抑制血管扩张的前列环素，也可能在其中发挥作用。给肺栓塞的动物注射 5- 羟色胺拮抗药可降低肺动脉压力，说明支持 5-HT 在肺栓塞时发挥的作用。

虽然肺匀浆能够代谢组胺，但完整的肺似乎缺乏组胺的摄取机制，与 5-HT 相比，肺几乎不对组胺进行摄取。

正如肺有代谢组胺 5-HT 的酶，但只摄取 5-HT 一样，肺对儿茶酚胺的摄取也显示出明显的选择性。去甲肾上腺素的首过肺摄取率为 35%~50%，后经儿茶酚 - 甲基转移酶（COMT）、MAO、醛还原酶和醛脱氢酶代谢。尽管多巴胺和肾上腺素对胞质酶很敏感，但基本上不被肺摄取，细胞匀浆也证明了这一点。合成的异丙肾上腺素也没有明显的肺摄取。

花生四烯酸代谢产物

花生四烯酸衍生物在肺内被大量产生和代谢。类花生酸是由脂膜组分二十碳四烯酸代谢产生的二十碳羧酸。磷脂酶 A2 催化细胞膜中的酯化形式，释放花生四烯酸。血中游离的花生四烯酸可能是通过肺中的三种主要途径进行代谢。脂氧合酶途径产生白三烯、脂毒素和一些羟基二十碳四烯酸（HETEs）。环氧合酶（cyclooxygenase, COX）途径产生前列腺素、血栓素和前列环素。与脂氧合酶途径不同，通过细胞色素 P450 单加氧酶系统产生的顺式环氧二十碳三烯酸和羟基二十碳四烯酸。

脂氧合酶途径产生白三烯和脂毒素。所有白三烯都由共同的前体生成。当钙增加时，位于核周胞质中的 5- 脂氧合酶与其激活蛋白协同催化花生四烯酸生成 5- 氢过氧二十碳四烯酸（5-HPETE），再经脱水酶催化产生白三烯 A_4（LTA_4），LTA_4 相对不稳定，被 LTA_4 环氧水解酶催化生成 LTB_4，LTB_4 通过转运蛋白离开细胞。LTA_4 的替代途径是经 LTC_4 合成酶形成 LTC_4，再经非特异性间质肽酶转化为 LTD_4 和 LTE_4（即过敏反应的慢反应物质）。前列腺素（见下文）虽然与白三烯密切相关，但其生物作用与之相反。白三烯均可促进肺部炎症反应，引起支气管收缩和肺血管通透性增加，对中性粒细胞具有趋化和趋动作用，并促进嗜酸性粒细胞脱颗粒。它们是由肺内的活化的炎症细胞所产生。难怪从正常人低氧性肺血管收缩到成人呼吸窘迫综合征（ARDS）和哮喘的受损肺的发病机制，白三烯一直是被研究的物质。哮喘研究特别富有成效，白三烯调节药是哮喘治疗的支柱。

肺内除了中性粒细胞能使 LTB_4 和 LTC_4 失活外，对三烯的摄取或代谢似乎很少。与其他组织类似，白三烯的非特异性羟基化和羧化也发生在间质中。

脂氧素已被认定为治疗全身炎症的关键物质。现在认为全身炎症反应的治疗应是一个主动出击的过程，而不应该坐等促炎反应自动消散。脂氧素的形成有三种主要途径，包括 5- 脂氧合酶、15- 脂氧合酶和（或）12- 脂氧合酶产物的相互作用，最终形成两种脂氧合酶，即位置异构体脂氧合酶 A_4（LxA_4）和 B_4（LxB_4）。脂氧素具有多种抗炎作用，可抑制嗜酸性粒细胞和中性粒细胞的趋化和黏附，以及激活自然杀伤细胞。它们是肺和全身血管的内皮依赖性的血管扩张药。脂氧毒素在肺生理和疾病中的作用已被广泛研究。哮喘尤其受到了很大的关注。从现有的工作来看，严重哮喘患者的痰和血液中的脂氧素减少。已经发现白三烯和脂氧素之间的平衡与疾病严重程度有关。诱导增强脂氧素的活性或可作为调节白三烯治疗的辅助方法。脂氧素在治疗急性肺损伤中可能也有作用。

脂氧素主要被血液中的单核细胞吸收，然后被催化脱氢。未见脂氧素能被肺特异性摄取和代谢。

环氧合酶（COX），顾名思义，能够催化花生四烯酸的环化和氧合，产生前列腺素 PGG_2，再由非特异性过氧化物酶转化为不稳定前体 PGH_2。COX 有几种亚型，最重要的是 COX-1 和 COX-2。自从 20 世纪 90 年代发现 COX-2 以来，人们对它产生了极大的兴趣，因为其抑制药可特异性地控制疼痛和炎症，而不会对胃十二指肠黏膜造成损伤。但是与之相关的心血管风险限制了 COX-2 抑制药的使用。而且，与一些新的 COX-2 抑制药相比，许多"传统"COX 抑制药，如对乙酰氨基酚、水杨酸盐和非甾体抗炎药布洛芬和萘普生，对 COX-2 的亲和力仅稍低一些而已。

PGH_2 生成之后，产生各种具有生物活性的前列腺素的代谢途径有多种。这里几种重要的酶有 PGD 合酶、PGE 合酶、前列环素合酶和血栓素合酶。这些途径的最终产物通常在局部和区域产生对立或平衡的效应。例如，前列腺素 E_2（PGE_2）和 PGI_2 是支气管扩张药，而 $PGF_{2\alpha}$、PGD_2 和血栓素 A_2（TXA_2）则引起支气管收缩。同样，PGD_2、PGE_2、$PGF_{2\alpha}$ 和 TXA_2 是有效的血管收缩药，而 PGE_1 和 PGF_2 则是血管扩张药。

肺内皮细胞培养在一定程度上能产生几乎所有的 COX 通路产物，但体内产生的水平不太清楚。PGI_2 似乎可持续产生，受血流调节。PGD_2、PGE_1、PGE_2、PGI_2、$PGF_{2\alpha}$ 和 TXB_2 都被发现是在不同的情况下由人的肺产生的。

关于 COX 产物的肺代谢的讨论包括选择性摄取和现在已熟知的细胞内酶（通过细胞培养和细胞匀浆研究）。至少 80%~90% 的 PGD_1、PGE_2 和 PGF_2。在第一次通过正常肺循环时即被吸收和代谢；但 PGA_1、PGA_2 还有 PGI_2 基本上不被摄取。TXA_2 是个特例，相对不稳定，在血中被水解为 TXB_2，TXB_2 再被载体转运入胞质进行代谢。TXB_2 常被视为 TXA_2 的活动标记物。

P450 单加氧酶系统通过三条途径催化花生四烯酸代谢的，产生环氧二十碳四烯酸（EETs）、HETEs 或二氢二十碳四烯酸（dHETEs）。这些途径并非肺的血管内皮、上皮和平滑肌所特有，其他器官（如胃肠道、肝脏和肾脏）也存在。已确定细胞色素 P450 系统的亚家族在肺内也有。$CYPA_4$ 家族产生 20-HETE，CYP2J 家族存在于上皮、支气管和血管平滑肌细胞以及内皮和肺泡巨噬细胞内。

实验表明，HETEs 和 EETs 对肺血管和支气管运动张力有影响。20HETE 和 5、6、11 和 12EETs 对肺血管和气道均有松弛作用。它们还被认为具有全身抗炎作用，以调节再灌注损伤，抑制血小板聚集。在肺内，15-HETE 和 20-HETE 可能都有调节低氧性肺血管收缩的作用。

利钠肽

根据在 20 世纪 80 年代发现的先后顺序，利钠肽由心房利钠肽（ANP）、脑利钠肽和 C 型利钠肽组成。在肺药动学方面，ANP 受到了最大的关注。它是一种肺动脉血管扩张药（对肺静脉也有一定作用），其作用与肺血管内皮功能无关。ANP 与肾素 - 血管紧张素 - 醛固酮系统在几个点上相互作用，主要是抑制肾素释放，降低血管紧张素转换酶活性，阻断醛固酮释放，这样就促进了钠尿形成，有利尿作用。ANP 主要由心房产生，但 ANP 及其促激素在人胎儿肺和成人肺静脉中也有发现。低血容量抑制其的产生，低氧血症、高血容量和糖皮质激素则增加其产生。关于消除，兔肺 ANP 的首过摄取率为 25%。

其他内源性物质

肺所处理的物质的数量和它们代谢的复杂性在这里无法进行详细讨论。表 7.3 和参考文献中列出了几种历史上和（或）临床上重要的物质，感兴趣的读者可进行延伸阅读。参考文献讲了可的松在健康和疾病状态时对皮质醇的激活，在多种临床情况下内皮素的作用，以及内皮胞外酶参与嘌呤代谢的新观点。

肺作为血管库和过滤器的功能

对各种情况下肺内的血容量的研究已超过 80 年。健康人肺血管有显著的容量作用，使它能够接受右心室输出，而压力变化很小。因为左心预负荷会由于姿势、运动、胸内压力的变化（例如 Valsalva 动作）和每日容量的变化而改变，肺这种储存和释

表 7.3　与麻醉医师有关的肺对内源性物质的影响

分类	通过肺循环时对其产生的其影响		
	激活	影响很小或无影响	首过摄取和（或）代谢
肽类物质	血管紧张素 I	血管紧张素 II	内皮素
		血管加压素	
		缩宫素	缓激肽
		心房钠尿肽	
类固醇	可的松		倍氯米松
			黄体酮
嘌呤家族			磷酸腺苷（AMP、ADP、ATP）
花生四烯酸		PGA2	PGD2
			PGE2
		前列环素	PGF2
			白三烯
生物胺		多巴胺	五羟色胺
		肾上腺素	去甲肾上腺素
		组胺	

放血液的能力使之能够作为血管库，以满足左心的预负荷需求。肺血管的容量作用也有助于我们对与临床麻醉相关的疾病的理解。例如，心力衰竭模型现在不仅会考虑血管顺应性，也会特别考虑到肺血管的容量作用和通透性。同样令麻醉医师感兴趣的是，研究发现，全膝关节置换术时，当止血带放松后，肺血管阻力实际是下降的。这一发现的一个线索是微栓塞时内皮细胞动员增加的代谢证据。

肺独特的解剖位置使之接受整个右心输出时能够充当物理滤器，正如他们摄取代谢内源性物质和外源性物质中起着关键作用一样。在血液到达体循环之前，肺通常会过滤出小血块、脂肪滴、凝集的白细胞和羊水。文献经常会提到在动物模型中，350 μm 甚至 500 μm 直径的玻璃珠可通过肺血管。鉴于正常肺毛细血管的直径为 7~10 μm，这意味着在正常情况下也存在动静脉交通。最近在正常通气的离体动物和人肺实验，特别是运动的人类受试者研究表明，这个问题更复杂。现在看来，尽管 99% 以上的玻璃微球能被肺所捕获，但直径大于 50 μm 的肺动静脉通道的确存在于离体肺中。在人类志愿者研究中发现，静息时，有约 0.7% 用 ^{99} 锝标记的直径在 7~25 μm 的聚集白蛋白可通过肺通道，当运动时，升至 3%。这说明运动时，肺内动静脉通路可被动员，这样能够降低血流阻力，但也损害肺机械滤过的能力。当然，肺对体循环的保护性滤过作用可被解剖变异和病理状态完全消除。如是肝肺综合征时，肺内血管扩张，这可能与栓塞性肺损伤有关。卵圆孔未闭的患者围术期有可能发生灾难性栓塞，长期以来一直受到麻醉医生的重视和恐惧，这是绕过肺血管保护性滤过的经典解剖变异。

呼吸道上皮

肺不仅通过机械过滤和代谢血液中的物质来保护身体，而且还保护身体免受空气传播的物质的伤害。通过这种方式，不断更新的气道上皮负责维持从气管到终末肺泡的正常气体交换。呼吸道上皮拥有着一个巨大的表面积，它是外部世界通往肺泡的门户，这是维持生命的氧气和潜在的破坏性颗粒和气体所走的一条通路。考虑到现代人暴露在复杂的环境下，以及一个简单的事实，即使是有点久坐的成年人也可能在一天内从他的环境中吸入远远超过 10 000L 的气体，这一防御挑战尤其令人印象深刻。下面的讨论将简要回顾这个系统的结构和功能，以及它如何通过黏液纤毛器、捕获颗粒以及对颗粒和病原体的反应来提供保护。

呼吸道上皮细胞

虽然在人类气道中已经发现了大约 50 种不同的细胞类型，但我们的讨论将集中在那些对肺的非呼吸功能最重要的细胞。

纤毛柱状细胞

纤毛柱状细胞在呼吸上皮中最常见的。他们最明显的特征是几百个纤毛以大约每秒 12 个周期的速度向气管摆动。正如人们所料，此过程需要消耗大量能量，事实上，该细胞内有大量的线粒体用于产能。呼吸道的位置不同，细胞结构和形状也不同。在鼻、咽和大气道中，柱状细胞呈假复层状，位于基底细胞上，这些基底细胞被认为是纤毛细胞和杯状细胞的干细胞。沿着支气管向下，它们逐渐变薄到单层。 在细支气管中，柱状细胞逐渐过渡为立方细胞，在接近终末气道的位置，它们与 I 型肺泡细胞混合。

杯状细胞

这些特化的柱状上皮细胞可以快速分泌黏液蛋白（高分子量黏液糖蛋白），可与其他脂质、糖复合物和蛋白质结合时，为气道上皮提供保护层。当受到各种刺激时，如灰尘、微生物、烟雾和气道内的碎片，黏液通过胞吐作用被释放出来的。哮喘、支气管炎和囊性纤维化引起的慢性刺激导致气道上皮增生的标志是杯状细胞的大量出现（图 7.3）。

黏膜下分泌细胞

黏膜下分泌细胞实际上有两种类型，均与气管黏膜下腺和大支气管有关。这些腺体由迷走神经中的胆碱能纤维支配位于平滑肌和软骨板之间的黏膜下层。浆液型细胞在健康人中占黏膜下腺的一半以上，含有多种分泌颗粒，这些颗粒内含蛋白聚糖、溶菌酶、乳铁蛋白、IgA 受体复合物、过氧化物酶和抗蛋白酶。黏液型细胞为柱状细胞，细胞颗粒密度高，内含黏蛋白。吸入物质可损伤浆液细胞，使之向黏液细胞转化，使黏液细胞占比优势。这在黏液对损伤的反应特性的变化中起着一定的作用。虽然黏膜下分泌细胞和杯状细胞都分泌黏液，但在不同的气道水平、对于不同的实验模型和不同的物种而言，它们的相对贡献明显不同。

Clara 细胞

Clara 细胞（无纤毛支气管分泌细胞）通常主要存在于终末细支气管（图 7.4）。胞质颗粒含 Clara 细胞分泌蛋白（CCSP），功能尚不清楚。动物模型发现，受到抗原刺激时，气管支气管上的 Clara 细胞发生增殖，这些细胞不仅分泌 CCSP，还分泌黏蛋白。而在正常人细支气管杯状细胞也分泌 CCSP，由此推测 Clara 细胞可能是杯状细胞的前体，也是上皮细胞的祖细胞。

肥大细胞

肥大细胞贯穿全肺，主要位于气道上皮和肺泡间隔，气道的其他位置也散在分布。传统认为，它与获得性免疫有关，但最近的证据表明，肥大细胞在天然免疫和炎症调节中都有重要作用。具体来说，它们作为先天免疫的哨兵，联系着传统观点和新观点。

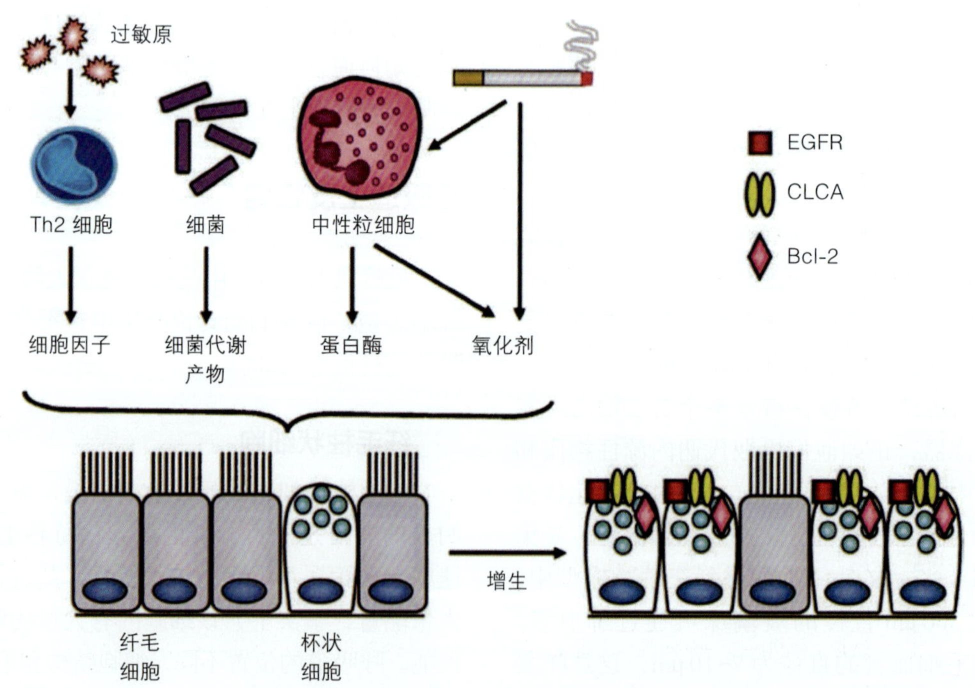

图 7.3 气道杯状细胞增生。简化示意图概述了产生增加上皮黏蛋白产生的选定途径。细胞因子（如白细胞介素 -4、白细胞介素 -9 和白细胞介素 -13）、细菌产物（例如脂多糖和脂磷壁酸）、蛋白酶（例如弹性蛋白酶和组织蛋白酶 G），以及 Th2 淋巴细胞、细菌、中性粒细胞和香烟烟雾产生的氧化剂，会通过增加表皮生长因子受体（EGFR）、钙激活氯离子通道（CLCA）和抗凋亡因子 Bcl-2 的表达来上调黏蛋白的产生和（或）诱导杯状细胞增生。注意：并非所有的刺激都能诱导 EGFR、CLCA 和 Bcl-2 的表达。另外新的杯状细胞似乎是由非颗粒上皮细胞分化而来，而不是由杯状细胞的分裂产生

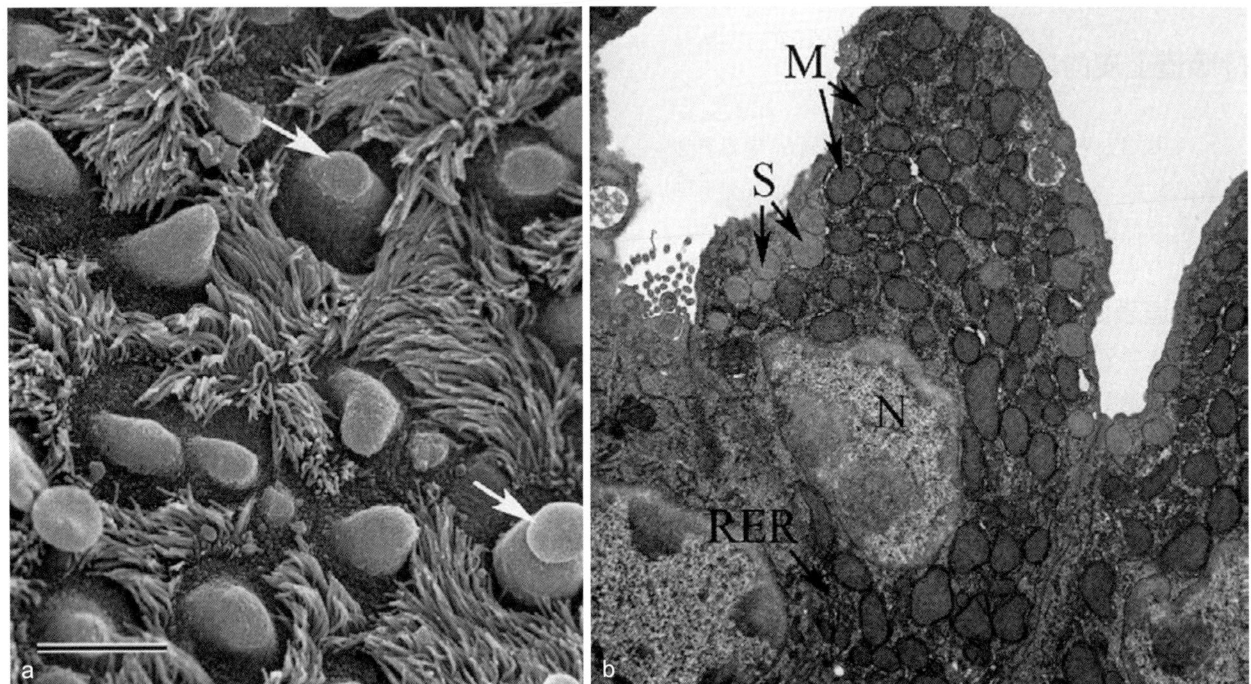

图 7.4　a. 大鼠近端细支气管内皮的扫描电子显微照片，可见 Clara 细胞被有纤毛细胞包绕，其中一些细胞正在进行顶分泌（箭头），（bar=10 μm）。b. 终末细支气管 Clara 细胞的透射电子显微照片。大量线粒体（M）、分泌颗粒（S）、粗面内质网（RER）、基底核（N）（经许可改编自 Reynolds 和 Malkinson）

巨噬细胞和单核细胞

巨噬细胞和单核细胞可分为①气道和肺泡巨噬细胞；②间质巨噬细胞；③肺血管单核细胞。该分类未考虑由单核细胞衍生而来的树突状细胞。间质巨噬细胞本身就少，与之相关的数据有限，主要来自动物实验。没有证据表明肺血管内单核细胞与全身血管系统的单核细胞有什么不同，它们迁移到组织中转化为巨噬细胞。

肺泡巨噬细胞可吞噬各类来自空气中的有害物质，包括灰尘、微粒、细菌、酵母菌和其他有机和无机碎片。噬菌体先将异物包裹，然后与溶酶体融合。后者含有水解酶，能有效杀伤大多数细菌、酵母菌和碎片。溶酶体系统对一些微生物（如分枝杆菌和许多革兰阴性细菌）和材料的作用不大。这时次级溶酶体基本上被用于储存和隔离，以维持巨噬细胞的生命。这些满载异物的细胞的命运不一，有些被纤毛扫走，机械清除，而另一些人则在肺中停留长达数月，然后死亡，并释放其储存和隔离的内容物，供后续巨噬细胞摄取。最近有人关注颗粒从肺到淋巴结和其他器官的移位，推测与肺泡巨噬细胞活动有关。

肺泡上皮细胞

肺泡上皮Ⅰ型和Ⅱ型细胞（也称为Ⅰ型和Ⅱ型肺细胞）排列在终末肺泡上。Ⅰ型细胞为薄片状，被覆几根毛细血管。Ⅰ型细胞约占肺表面积的 90%，负责维持肺液稳态。细胞之间呈紧密连接，正常情况下只有 1 μm 的间隙。之前一直将它视为溶质和水进入肺泡的屏障，最近对钠和氯转运体的研究发现，无论健康状态还是疾病状态，对液体都有主动转运的机制。另外，质膜微囊和细胞内空泡的存在，表明Ⅰ型细胞也可能具有内吞功能，并参与代谢活动。Ⅱ型肺泡上皮细胞倾向于聚集在肺泡连接处，它们是立方状细胞，细胞质中有层状小体和大量线粒体。层状小体由若干层不同大小的膜样物质堆积而成。Ⅱ型细胞将这种膜样物质加工为表面活性剂释放。有四种表面活性剂蛋白：A、B、C 和 D 即（SP-A、SP-B、SP-C、SP-D）。SP-A 和 SP-D 调节表面活性物质的释放，而 SP-B 和 SP-C 对表面活性剂单层起到稳定作用，下面会有讲到。SP-B 是生存所必需的蛋白质，但其他 SP 蛋白的作用也有被发现。例如，SP-A 和 SP-D 通过直接抗菌活性和增强巨噬细胞对微生物的识别而发挥免疫作用。

呼吸道上皮的功能

这里将对呼吸上皮的功能做一回顾，包括维持气道的复杂液体膜、湿化、清除吸入物质、处理吸入的病原体。

气道表面膜

健康人气道表面液体厚约 10 μm。它由两层组成，即第二层黏液凝胶和它下面的纤毛旁溶胶。溶胶是一种围绕纤毛的低黏度水状液体。如前所述，是在受到刺激时，由黏膜下腺和杯状细胞产生的。复杂的凝胶 - 水层从气管（100 μm）到支气管（8 μm），然后到终末细支气管（3 μm），逐渐变薄。纤毛排列太紧，黏液凝胶无法在纤毛之间存在，因此凝胶层只沿纤毛尖端到其底部边缘接触。然后，纤毛可以自由地以其特征性的节奏运动，与黏性溶胶之间的阻力非常小。纤毛推动黏膜层向气管移动的速度为 3~4mm/min。表面膜系统的层厚，特别是溶胶，必须保持在非常窄的公差范围内，以提高机械效率。这在很大程度上是通过简单的渗透梯度来实现的，也可能是由于大量黏液在较大的气道中聚集而发生的大部分调整的原因。调节溶胶渗透压的机制包括 amiloride 敏感的氯离子通道，更常见的是囊性纤维化跨膜电导调节（CFTR）蛋白。事实上，现在认为，囊性纤维化的发生至少部分是因为溶胶的相对耗尽，这也说明了气道表面膜系统的脆弱。黏液纤毛器的抗菌能力将在下面讨论。

湿化作用

呼吸系统湿化吸入气体的能力很强。在休息时，吸入气可被水蒸气饱和，因为它通过鼻子和上气道，然后到达气管。 随着分钟通气量（MV）的增加，参与气体加湿的气道直径会越来越小，在分钟通气量为 50L 时，只有直径为几毫米的气道接受未充分加湿的气体。 气道也回收了吸入气体在被呼出的过程中所携带的部分热量和水分。因此，绕过鼻咽通道和上气管的装置，如气管内管，不仅减少了吸入至远端气道的气体的加湿，也减少了呼气时热量和水分的回收。

对吸入微生物的反应

气道通过多种机制防御吸入的微生物。第一种是通过简单的鼻咽黏膜将微生物捕获，随后经痰排出或经吞咽进胃肠道破坏。进入肺的生物可能会被黏附在表面膜上，并通过纤毛运动清除。气道表面膜不仅有机械清除作用，还有多种抗菌机制。这些能力在目的论上是有意义的，因为潜在的破坏剂没有立即被移除。

表面活性物质由 80% 的磷脂、5%~10% 的蛋白质和 5%~10% 的其他脂类构成，它们能够降低表面张力，从而平衡不同大小肺泡内的压力。SP-A 和 SP-D 也是胶原凝集素蛋白家族的成员。胶原凝集素 N 端为胶原型区域，C 端为凝集素区，与碳链结合。C 端的优先结合位点是非宿主低聚糖，使它们能够调理细菌和病毒，使之易于被巨噬细胞吞噬。无免疫细胞存在时，SP-A 和 SP-D 可针对各种病原体，具有直接抗菌作用。

鼻咽黏膜和大支气管的表面膜上有大量的 IgA，它可作为调理素，在补体诱导中发挥作用。正常情况下，IgG 是小气道和肺泡内的主要表面抗体。免疫反应和感染时，气道上皮还通过气道上皮上 Fas 受体（CD95/APO-1）和 Fas 配体（FasL，CD95L，CD178）之间的相互作用起到免疫屏障的作用。Fas 和 Fas L 相互作用激活细胞内的半胱天冬酶，引发浸润的免疫细胞凋亡，保护组织免于损伤。哮喘时，Fas L 被裂解失活，引起慢性炎症，慢性肺部疾病时，出现上皮损害。在气道上皮细胞中发现也有 Toll 样受体，细菌和病毒感染时，可上调细胞因子、趋化因子和其他抗菌肽的产生。上皮细胞还分泌抗菌肽（包括 β 防御素和 LL-37），在清除或吞噬吸入的微生物之前，可阻止其生长。

肺上皮细胞可释放可溶性因子，如 IL-1β 和 IL-8。当受到污染物（包括香烟烟雾和病原体）侵害时，肺泡巨噬细胞分泌 TNF-α 和 IL-6，可对中性粒细胞产生趋化反应，并使之从骨髓释放。中性粒细胞一旦出现在感染处，就会分泌含有乳铁蛋白、溶菌酶、防御素和其他蛋白水解酶的颗粒，并产生氧自由基以破坏病原体。支气管上皮细胞受到刺激时可分泌黏附分子、生长因子和胶原，并增强其作用。上皮细胞能产生大量的一氧化氮（NO），呼吸道病毒感染能促进 NO 的产生，以抑制病毒的复制。囊性纤维化患者一氧化氮合酶 -2 缺乏，无法上调，因此该类患者的病毒易感性增加。

小结

一直以来，世界各地医学家都把肺视为身体对外部恶劣环境的防御者，也是人体内部值得信赖的调节者。近年来，呼吸功能成为人们关注的焦点，这些进展一直是麻醉学发展的核心，现代临床医生在心肺医学上的大部分实践都建立在这些进展的基础上。 本章讨论的目的，是回归肺作为保护者和调节者的概念，从目前的新的研究发现和临床意义上，强调其重要的非呼吸功能。希望读者能认同，熟悉肺功能的这些方面对于完全了解肺和促进临床实践至关重要。

第 8 章　气道药理学

Cassandra Bailey，Paul J. Wojciechowski 和 William E. Hurford　著
章　祺　译　沈耀峰　校

要点

- 短效 β_2 肾上腺素能受体激动药用于缓解急性支气管痉挛、喘息和气流阻塞。长效 β_2 肾上腺素能受体激动药用于控制长期症状。
- 吸入抗胆碱能药物是 COPD 的一线治疗方法，可用于 COPD 的维持治疗和急性加重期。
- 吸入性皮质类固醇药物用于控制哮喘和 COPD 的炎性反应。对于哮喘患者可以作为单一疗法使用。在 COPD 中，与长效 β_2 肾上腺素能受体激动药联合使用。
- 全身皮质类固醇药物用于减轻哮喘和 COPD 恶化时的炎性反应，通常不作为维持治疗方案。
- 磷酸二酯酶 4 抑制药可用于有严重 COPD、慢性支气管炎和病史恶化的患者。
- 白三烯调节剂、肥大细胞稳定剂和甲基黄嘌呤作为替代方案，仅在使用一线药物治疗后仍未能很好控制哮喘症状时使用。
- 吸入麻醉药和静脉麻醉药提供一定程度的支气管扩张作用，这可能对治疗术中支气管收缩有用。
- 当支气管痉挛对传统疗法无效时，氦 / 氧混合物、抗组胺药物和硫酸镁是可选疗法。

引言

本章回顾了麻醉实践中常见药物的药理学，这些药物要么直接用于治疗肺部疾病，要么通过气道给药，对除肺以外的末端器官起作用，同时也对气道产生影响。介绍改变自主神经系统（auto-nomic nervous system, ANS）和气道状态的药物，同时介绍缓和或抑制气道炎症状态的药物治疗方案。最后，将介绍麻醉药物对气道的作用以及几种辅助药物的作用。

通过肺部给药的药物利用空气和血液之间的独特界面，使药物快速吸收到血液中，或由气道中的细胞立即利用。药物进入肺部可能会有全身影响，或直接影响气道，或两者兼有。例如，吸入的麻醉药通过肺输送到大脑，并有支气管舒张作用。而通过气溶胶释放的 β 肾上腺素能受体激动药对支气管平滑肌有直接作用，但几乎没有全身性影响。直接进入气道的药物是治疗肺实质疾病的理想药物，如哮喘和慢性阻塞性肺病（chronic obstructive pulmonary disease, COPD）。

自主神经系统对气道的影响和调节反馈

传统上，ANS 被分为两个主要部分，副交感神经系统和交感神经系统。副交感神经系统调节气道口径、气道腺体活动和气道微循环。迷走神经发出的节前纤维在气道副交感神经节中交换神经元，发出节后纤维支配气道。乙酰胆碱激活副交感神经系统节后纤维的毒蕈碱 M_3 受体，产生支气管收缩。由于副交感神经系统维持静息状态下基本的支气管张力，抗胆碱能药物甚至在静息状态下也能促使支气管扩张。活化的嗜酸性粒细胞可能通过释放肥大碱性蛋白阻止乙酰胆碱与毒蕈碱 M_2 受体结合、抑制负反馈系统、促进乙酰胆碱的释放，从而在气道高反应性中发挥作用。

虽然交感神经系统对控制气道肌张力没有直接作用，但存在于气道平滑肌细胞上的 β_2 肾上腺素能受体可以通过 G 蛋白和二级信使引起支气管扩张。气道中这些受体的富集度是对气道张力进行药物调节的基础。

ANS 还通过非肾上腺素非胆碱（nonadrenergic noncholinergic, NANC）系统影响支气管运动张力。NANC 在人体中的具体作用仍不明确；它具有兴奋性神经肽和抑制性神经肽，分别影响炎症进展和平滑肌张力。血管活性肠肽（vasoactive intestinal peptide, VIP）和一氧化氮（nitric oxide, NO）是

主要的抑制递质，负责气道平滑肌的松弛。P 物质（substance P, SP）和神经激肽 A（neurokinin A, NKA）是主要的兴奋性递质，已被证明可引起神经源性炎症和支气管收缩。NANC 在健康和患病的人类肺中的确切作用尚不清楚。需要更多研究来进一步阐明这组神经肽在支气管平滑肌反应调节中的作用。

吸入型肾上腺素能受体激动药

支气管痉挛、喘息和气流阻塞的主要治疗方法是使用 β 肾上腺素能受体激动药，临床上通常选择长效或短效的选择性 β_2 受体激动药经由吸入或喷雾器给药。短效 β_2 受体激动药可用于快速缓解喘息、支气管痉挛和气流阻塞。长效的 β_2 受体激动药用于维持治疗，可改善肺功能，减轻症状，缓解恶化。请参阅表 8.1 了解如何选择适当的选择性 β_2 受体激动药来缓解患者发生于手术室内外的气道疾病和症状。

作用机制

短效 β_2 受体激动药与位于平滑肌细胞、上皮细胞、内皮细胞和许多其他类型气道细胞的胞质膜上 β_2 肾上腺素能受体相结合。图 8.1 展示了配体与受体结合如何使 G- 刺激蛋白激活腺苷酸环化酶，将三磷酸腺苷（adenosine triphosphate, ATP）转化为环磷酸腺苷（cyclic adenosine monophosphate, cAMP）。目前还不清楚 cAMP 是如何引起平滑肌松弛的；推测可能与钙释放的减少和膜电位的改变有关。长效 β_2 受体激动药与短效 β_2 受体激动药具有相同的作用机制；然而它们独特的结构延长了作用时间。例如，沙美特罗的侧链可与 β_2 受体结合、从而延长受体的激活时间。福莫特罗的亲脂侧链与质膜的脂质双分子层相互作用，延长自身释放时间。

临床应用

β_2 受体激动药在阻塞性气道疾病的管理中发挥核心作用，控制症状并改善肺功能。短效的 β_2 受体激动药如沙丁胺醇、左旋沙丁胺醇、甲丙肾上腺素和吡布特罗常用于快速缓解喘息、支气管痉挛和气流阻塞。几分钟就可起效并持续 4~6h。短效 β_2 受体激动药目前主要用于抢救性治疗，已不建议定期、每天使用来控制症状。当在 1 周内反复使用抢救性治疗措施（如短效 β_2 受体激动药）时就该考虑换为长效 β_2 受体激动药。在哮喘患者的治疗中，联合使用长效 β_2 受体激动药和吸入性皮质类固醇（inhaled corticosteroid, ICs）可缓解症状、降低恶化风险和改善肺功能，同时可以减少 ICs 的用量。在慢性阻塞性肺病的患者中，联合使用长效 β_2 受体激动药、ICs 和长效胆碱能拮抗药可改善肺功能和最终结局，但这仍需要更多的研究以确定最终的治疗方案。

表 8.1　药物对自主神经系统的影响

全身肾上腺素能受体激动药	吸入性肾上腺素能受体激动药	吸入性胆碱能拮抗药	全身胆碱能拮抗药
	短效	短效	
特布他林	沙丁胺醇	异丙托溴铵	阿托品
肾上腺素	左旋沙丁胺醇		莨菪碱
沙丁胺醇	奥西那林		格隆溴铵
	吡布特罗		
	长效	长效	
	沙美特罗	噻托溴铵	
	福莫特罗		
	酒石酸福莫特罗		

摘自 Fantal 等。

副作用

吸入性 β_2 受体激动药也会有全身性的副作用，其中大多数并不严重。最常见的是治疗剂量的 β_2 受体激动药刺激骨骼肌或血中的 β_2 肾上腺素能受体而引发肌肉震颤和心动过速。在严重哮喘患者中，β_2 受体激动药可使通气不良侧的肺血管舒张，使动脉血氧分压降低 5mmHg 以上。β_2 受体激动药治疗也可导致高血糖、低钾和低镁血症的发生，但经过一段时期规律使用后其症状可缓解。使用 β_2 受体激动药数周后可出现耐受性，虽然其不影响支气管舒张的峰值大小，但可缩短支气管舒张的持续时间、减轻副作用（如肌肉震颤、心动过速等）。耐受性的产生可能是因为 β_2 肾上腺素能受体下调引起的。经常使用 β_2 受体激动药后突然停药可出现短时支气管高反应性。

安全问题

有证据表明，使用长效 β_2 受体激动药而不同时使用类固醇吸入药物与致死性和濒致死性哮喘发

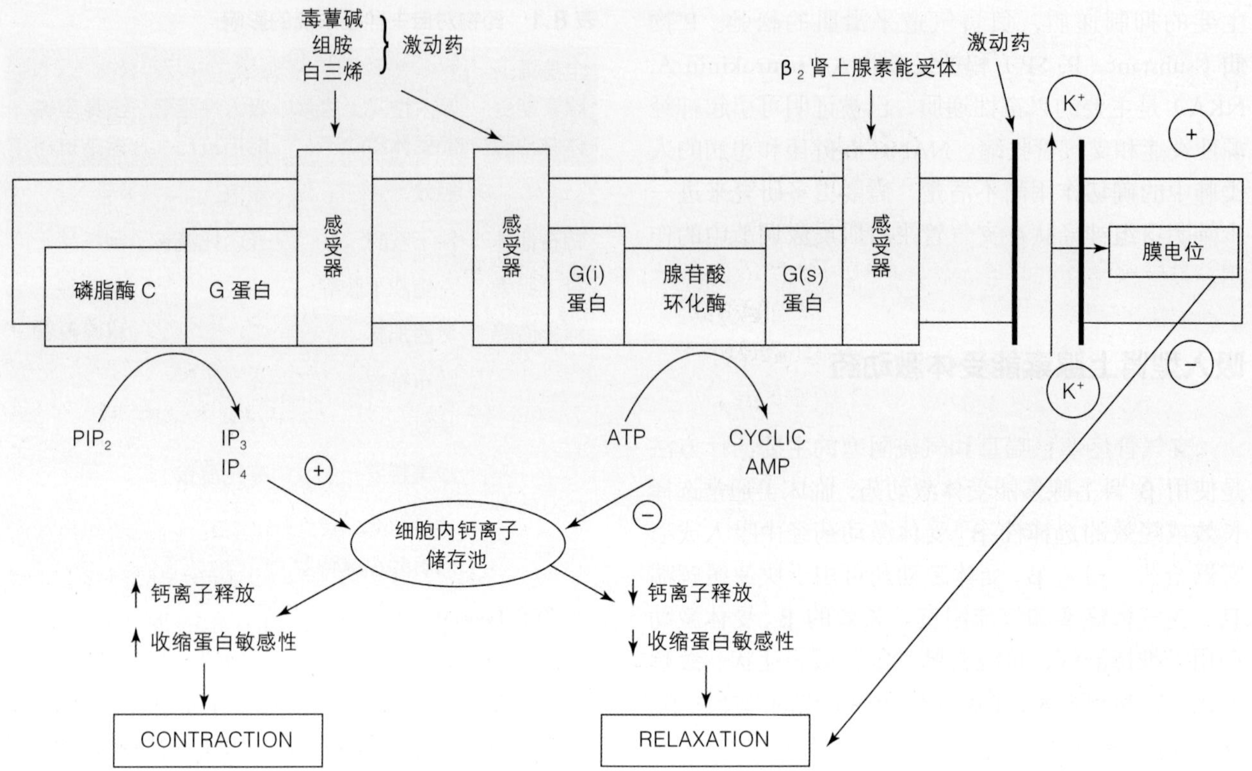

图 8.1　β_2 受体激动药和 M 受体激动药的作用。刺激 β_2 受体将导致钙释放增加和平滑肌舒张功能下降。阻断 M 受体可减少钙的释放和使平滑肌舒张（经许可重绘自 the Thoracic Society. Copyright © American Thoracic Society. Johnson. Official Journal of the American Thoracic Society）

作有关。根据这一证据，谨慎的做法似乎是将长效 β_2 受体激动药留给那些仅靠吸入类固醇药物无法控制症状控制的哮喘患者，或那些症状非常严重的患者，以确保使用这些药物的收益大于潜在风险。

全身性肾上腺素能受体激动药

过去，我们常经口服、静脉或皮下给予选择性或非选择性全身性肾上腺素能受体激动药来治疗哮喘，而现在仅用于抢救性治疗。

作用机制

全身性肾上腺素能受体激动药的作用机制与吸入性药物相同。药物与气道平滑肌细胞的 β_2 肾上腺素能受体相结合引起支气管舒张。具体来说，激活的 β_2 受体诱导 G- 刺激蛋白将 ATP 转化为 cAMP，进而减少细胞内钙的释放并改变膜电位。

临床应用

特布他林可用于口服、皮下或静脉注射，沙丁胺醇可用于静脉注射，肾上腺素通常用于皮下或静脉注射。不管给药途径如何，这三种药物都会产生支气管扩张作用。静脉注射或吸入特布他林在支气管扩张方面未被证明有任何差异，但由于静脉注射制剂容易产生全身性不良反应，故临床上应首选吸入性药物。这一原则不仅适用于特布他林，而且也适用于同时有静脉注射和吸入形式的所有 β 肾上腺素能受体激动药。如果临床上不易获得某个药物的吸入剂型，或已经到达最大吸入剂量但患者症状没有改善，那么可以经皮下注射肾上腺素或特布他林来改善患者的症状和增加肺活量。总之，皮下或静脉注射 β 受体激动药只能用于抢救性治疗。

副作用

全身性肾上腺素能受体激动药的副作用与吸入性制剂的副作用相似。最常见的副作用是肌肉震颤和心动过速。动脉血氧分压可短暂降低，并可出现高血糖、低钾血症和低镁血症。与吸入性 β 肾上腺素能受体激动药相比，产生同等程度的支气管扩张，需要增加口服、皮下或静脉注射给药的剂量，并可导致更高的不良反应发生率。

吸入性抗胆碱能药物

常常使用抗胆碱能药物进行维持治疗和治疗阻塞性气道疾病的急性加重期。副交感神经系统主要负责维持支气管张力，吸入性抗胆碱能药物能作用于气道中的毒蕈碱受体以降低气管张力。静息心率主要受副交感神经系统影响，而后者的抑制可导致快速心律失常。现在把吸入性抗胆碱能药物（见表 8.1）作为慢性阻塞性肺部疾病（COPD）的维持和抢救治疗一线药物。抗胆碱能药物不作为哮喘维持治疗的一线药物，仅推荐用于急性加重期或随着治疗的逐步加强而使用。

作用机制

抗胆碱能药物的治疗靶点是位于气道的毒蕈碱受体。在人体气道中发现了三种毒蕈碱受体亚型。毒蕈碱 2（muscarinic 2, M2）存在于神经节后细胞上，它负责限制乙酰胆碱的产生并防止支气管收缩，虽然可以与吸入性抗胆碱能药物相结合，但它并不是该药物的作用目标。毒蕈碱 1（muscarinic 1, M1）和毒蕈碱 3（muscarinic 3, M3）受体负责支气管收缩和黏液生成，是吸入性抗胆碱能药物作用的靶点。乙酰胆碱与 M3 和 M1 受体相结合，通过增加环磷酸鸟苷（cyclic guanosine monophosphate, cGMP）或通过激活 G 蛋白（G-protein, Gq）引起平滑肌收缩（见图 8.1）。Gq 激活磷酸酯酶 C 产生三磷酸肌醇（inositol triphosphate, IP3），增加细胞内钙的释放和激活肌球蛋白轻链，从而导致平滑肌收缩。抗胆碱能药物通过减少细胞内钙的释放来抑制这种级联反应并降低平滑肌张力。

临床应用

吸入性抗胆碱能药被批准用于治疗阻塞性气道疾病。异丙托溴铵作为一种短效抗胆碱能药物，常用作 COPD 的维持治疗和 COPD 及哮喘加重期的抢救性治疗，它并不适用于哮喘的常规治疗。异丙托溴铵可增加患者运动耐受性，缓解呼吸困难症状，改善气体交换。噻托溴铵是一种长效吸入性抗胆碱能药物，用于慢性阻塞性肺病的维持治疗。噻托溴铵已被证明能延缓 COPD 症状的恶化、减少呼吸衰竭的发生和降低全因死亡率。对比仅使用一种支气管扩张药，联合使用长效 β 受体激动药和长效抗胆碱能药物可以更好地改善气道症状，延缓病情的恶化。噻托溴铵还可促进患者肺部功能的恢复。对比噻托溴铵，新型吸入性长效抗胆碱能药物格隆溴铵更快引起气道扩张。一项随机对照试验显示，格隆溴铵 + 长效 β 肾上腺素受体激动药(longer-acting beta-2 agonists, LABA)+ 吸入性皮质类固醇(inhaled corticosteroid, ICs）的三联疗法与仅使用后二者的联合疗法相比，能给患者带来更多的益处。这项研究还证明格隆溴铵与噻托溴铵在改善患者肺功能和身体状况上效果相似。使用 LABA+ICs 但症状控制不佳的哮喘患者，加用噻托溴铵可减少病情的严重恶化。

副作用

吸入型抗胆碱药很少被机体吸收，因此严重的副作用很少见。患者最常会出现口干和尿潴留，如果眼睛意外地暴露在药物中，可能会发生瞳孔扩张和视物模糊。吸入抗胆碱能药物已被证明增加严重心血管事件的风险，甚至引起死亡。最常见的心血管事件是快速性心律失常和房性心动过速，所以在已知合并心血管疾病的患者中，需谨慎使用吸入型抗胆碱能药。

全身性抗胆碱能药

全身给药的抗胆碱能药物（如阿托品和格隆溴铵）的作用机制与吸入型抗胆碱能药物相同。但差异在于前者不管通过静脉或吸入给药，都会发生显著的全身反应，这使它们的使用受到限制。特别是阿托品，因为其特殊的叔胺结构临床上使用受限。阿托品能穿越血脑屏障可影响中枢神经系统，同时也可引起心动过速、胃肠不适、视物模糊和口干。格隆溴铵具有季铵结构，与异丙托溴铵和噻托溴铵相似、不溶于脂质，这使它的全身反应比阿托品更少。这些全身反应限制了在临床上应用这两者的静脉制剂。之前通过研究格隆溴铵的吸入剂型，发现可以有效地扩张支气管且作用时间适中，但在临床上，还从来没有作为治疗阻塞性气道疾病的主要手段。现阶段，阿托品和格隆溴铵在临床应用的主要目的是减少患者分泌物。

炎症对气道的影响及其调节反应

哮喘和 COPD 是最常见的阻塞性气道疾病，其病理表现也包括引发炎症。虽然炎症很常见，但不同疾病所引发的炎症表现和所涉及的细胞成分是不同的。在 COPD 患者中，更多涉及中性粒细胞、巨噬细胞、$CD8^+$ T 淋巴细胞和嗜酸性粒细胞。而哮喘患者中，嗜酸性粒细胞的作用更为突出，其次是肥大细胞、$CD4^+$ T 淋巴细胞和巨噬细胞。痰液、活检标本和支气管肺泡灌洗液中存在的炎症细胞类型有助于预测抗炎治疗的反应。例如，有 COPD 症状恶化病史的患者，其痰液中的嗜酸性粒细胞计数可以预测吸入类固醇类药物对该患者的治疗效果。旨在减少 COPD 患者嗜酸性粒细胞增多的治疗已被证明可以减少病情恶化和住院率。在手术室内遇到阻塞性气道疾病的患者时，医师必须充分了解他们为了控制症状而接受了何种抗炎疗法（表 8.2）。

表 8.2 影响炎症的药物作用

吸入糖皮质激素	白三烯调节药	肥大细胞稳定药	甲基黄嘌呤
单用	拮抗药		
倍氯米松	孟鲁司特	色甘酸钠	茶碱
布地奈德	扎鲁司特	奈多罗米	氨茶碱
环索奈德	普仑斯特		
氟尼缩松			
氟替卡松	抑制药		
莫米松	齐留通		
曲安奈德			
联用			
布地奈德 / 福莫特罗			
氟替卡松 / 沙美特罗			

摘自 Fanta 等。

吸入性皮质类固醇药物

在哮喘的治疗中，ICs 减轻了疾病引起的炎性改变，改善了患者的肺功能，推迟了疾病的进一步恶化，降低了住院率和死亡风险。但不建议在 COPD 患者中仅使用 ICs 这一种药物，更建议与 LABA 和长效抗胆碱能药物（long-acting muscarinic antagonists, LAMA）联合应用。联合应用这些药物可起协同作用，有助于减少炎症。目前推荐在病情分类为严重到非常严重的 COPD 患者中联合应用 ICs 和 LABA。ICs、LABA 和 LAMA 三联疗法比 ICs 和 LABA 联用能更好地改善肺功能和减少病情恶化。

作用机制

气道上皮细胞胞质中的糖皮质激素受体 α（glucocorticoid receptor alpha, GR α）是 ICs 的主要作用靶点。类固醇可被动向细胞内扩散，与 GR α 相结合形成激素 - 受体复合物，随后其上附着的热休克蛋白脱离，复合物变构进入到细胞核内。图 8.2 显示了类固醇 - 受体复合物进入细胞核后是如何发挥多种作用的。该复合物可以与 DNA 序列的启动子区域相结合，诱导或抑制基因表达。此外，复合物也可以与已经存在的转录因子相互作用，例如那些负责促炎介质的转录因子，而不通过与 DNA 结合而抑制基因表达。皮质类固醇可能抑制促炎介质的转录并增加抗炎蛋白的生产。激素 - 受体复合物还可以与负责 DNA 和组蛋白缠绕过程的转录因子相结合，影响染色质结构，减少 RNA 聚合酶和其他转录因子的进入，从而减少促炎基因产物的表达。皮质类固醇可以通过预防受体脱敏、形成耐受性，提高受体偶联的效率，减轻炎症诱导的受体下调和解偶联的风险，以此调节 β_2 肾上腺素能受体数目及其功能。

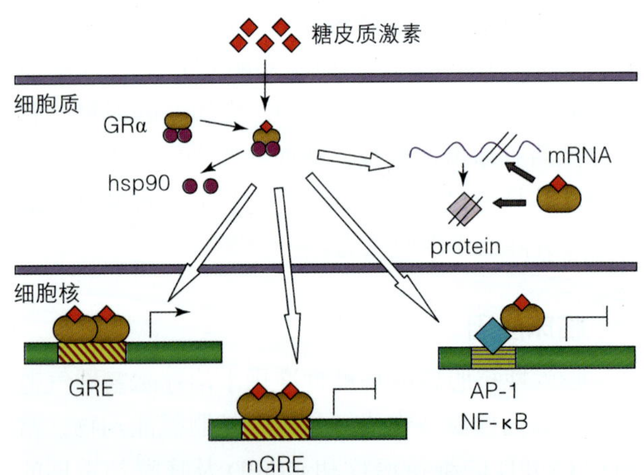

图 8.2 糖皮质激素的作用。糖皮质激素可以与启动子区域结合，诱导或抑制基因表达，在转录因子帮助下作用于启动子，或者影响染色体的结构。GRα. 糖皮质激素受体 α；hsp90. 热休克蛋白；mRNA. 信使核糖核酸；GRE. 糖皮质激素反应元件；nGRE. 阴性糖皮质激素反应元件；NF-κB. 核因子 κB；AP-1. 激活蛋白 -1（经许可重绘自 Pujols 等）

临床应用

当哮喘恶化的程度或频率增加时，常加用 ICs 作为联合治疗方法的一部分。有强力证据表明，ICs 可以减少哮喘患者的住院率和死亡率。ICs 在 COPD 中的使用仅限于那些分级为严度到非常严重的患者，并且须与 LABA 联合使用。虽然 ICs+LABA 的联合治疗并未持续降低死亡率，但在改善患者肺功能和健康状况以及延缓病情恶化方面比单独应用 LABA 更有效，而在此基础上加用 LAMA 的三联疗法可进一步延缓病情的恶化。在 COPD 中，ICs 对那些伴随嗜酸性粒细胞增多的气道炎症患者效果更好。一项正在进行的研究着眼于将嗜酸性粒细胞计数作为指导治疗决策的潜在生物标志物，虽然离临床应用还有距离，但该决策的使用可能会提高吸入性皮质类固醇治疗重症 COPD 患者的风险 - 收益比。

副作用和安全问题

据报道，在哮喘和 COPD 中使用 ICs 会产生副作用。最近的一项荟萃分析显示，当 ICs 用于治疗 COPD 时，增加了肺炎和严重肺炎的发病率，但并没有引起肺炎相关的死亡增加。患肺炎风险较高的群体包括吸烟者、年龄在 55 岁或以上、BMI 低于 $25kg/m^2$，或之前有过肺炎或恶化病史。其他已报道的副作用还包括口咽念珠菌病、咽炎、声音嘶哑、易擦伤、骨质疏松、白内障、高眼压、发音困难、咳嗽和儿童生长迟缓。ICs 与任何药物一样，必须权衡风险和益处，并且必须仔细监测患者的不良反应，尤其是应用在阻塞性肺疾病中时。

全身性皮质类固醇

静脉或口服全身性皮质类固醇药物常用于治疗哮喘和 COPD 的症状恶化。其作用机制与 ICs 相同，在转录水平上激活或抑制基因产物的表达以及改变染色体的结构。因症状加重而住院的 COPD 患者通常会接受皮质类固醇治疗，以抑制炎性反应，防止病情突然恶化。泼尼松龙的口服与静脉注射效果相同。1999 年美国退伍军人事务医疗中心发表的一项研究报告显示，与安慰剂相比，皮质类固醇治疗缩短了住院时间，并改善了 1s 内的用力呼气量。这项研究还比较了皮质类固醇的 2 周治疗方案和 8 周治疗方案，结果无差异。另一项 REDUCE 随机临床试验观察了在 COPD 恶化的患者中，每日 40mg 泼尼松龙分别治疗 5d 和 14d。试验表明，前者的治疗效果并不比后者差。目前的指南建议，给予全身皮质类固醇药物的疗程应控制在 5~7d。在哮喘患者中，那些症状严重且呼气峰值流速低于基线 40%，或症状轻度至中度但对短效 β 肾上腺素能激动药无反应的患者，推荐使用皮质类固醇药物治疗 3~10d，足量使用不要减量。只有那些症状反复、很难管理的哮喘和 COPD 患者，才考虑接受长期口服皮质类固醇治疗。全身性皮质类固醇药物有很多广泛报道的副作用，如引发高血压、高血糖、抑制肾上腺功能、增加感染、导致白内障、皮肤变薄、精神病和消化性溃疡。

白三烯调节药

白三烯调节药可用于治疗哮喘。临床上主要与短效 β 肾上腺素能激动药联合使用，或再加用 ICs 来长期控制患者症状。白三烯调节药经口服吸收，在几个小时内产生支气管扩张作用，并在给药几天内到达最大效应。目前还不知道在 COPD 患者中使用这些药物有何影响，未来可以研究这些药物是否能在 COPD 的门诊管理中发挥作用。

作用机制

花生四烯酸通过 5- 脂氧合酶途径转化为白三烯。白三烯 C4、D4 和 E4 是该途径的终末产物，可引起支气管收缩、组织水肿、嗜酸性粒细胞迁移和气道分泌物增加。白三烯调节药有两种不同的类型：白三烯受体拮抗药和白三烯抑制药。图 8.3 显示了白三烯 C4、D4 和 E4 在 1 型半胱氨酰白三烯受体上的结合是如何被白三烯受体拮抗药孟鲁司特、扎鲁司特和普仑司特（译者注：并未在中美欧上市）所阻断。白三烯抑制药“齐留通”通过对 5- 脂氧合酶的抑制（图 8.3），来减少白三烯的生成。

临床应用

白三烯调节药用作哮喘的长期治疗，可改善肺功能，延缓病情恶化。临床试验已证实，ICs 在长期控制症状方面优于白三烯调节药，应该作为一线药物使用，而后者只是给医师提供了一个额外的药物选择。白三烯调节药与 ICs 联用比单独使用 ICs 能更好地控制哮喘患者的症状的控制。

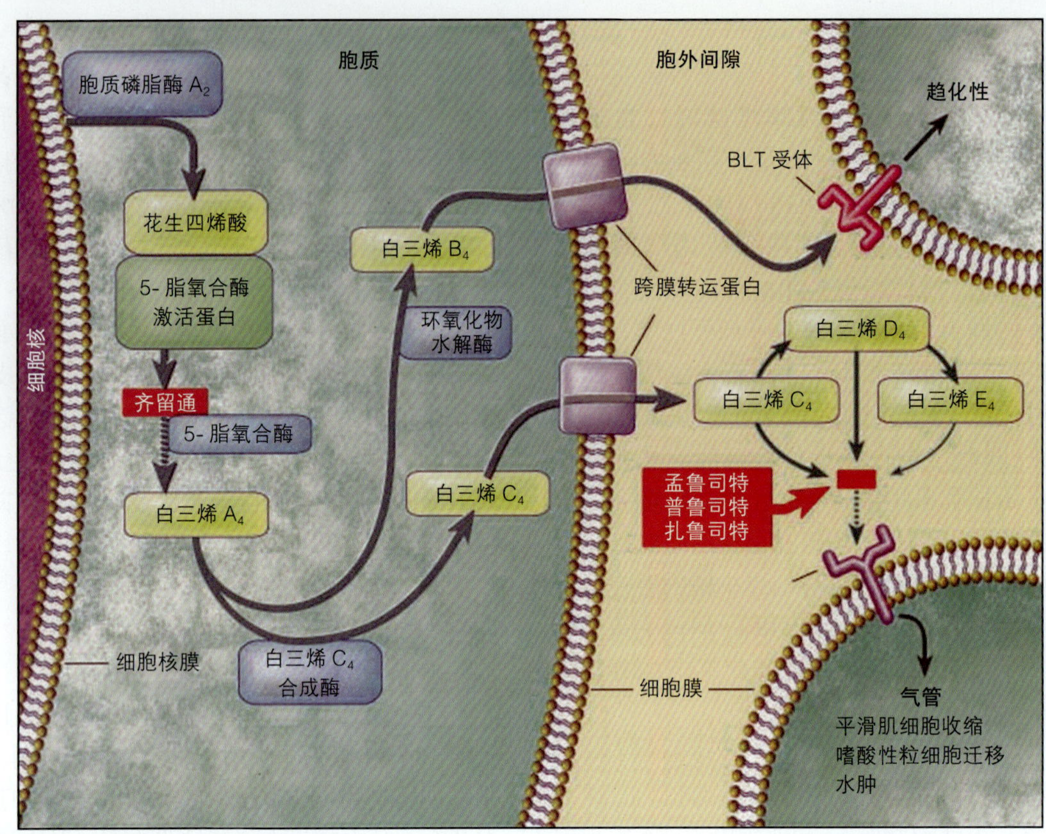

图 8.3 白三烯的产生和白三烯调节药的作用机制。白三烯拮抗药阻断白三烯与半胱氨酰白三烯受体（cysteinyl leukotriene receptor，CysLT1）的结合，白三烯抑制药阻断花生四烯酸向白三烯 A_4 的转化（经许可重绘自 Drazen et al. © 1999 Massachusetts Medical Society. All Rights Reserved）

副作用

总体而言，白三烯调节药耐受性较好，无明显副作用。有报道显示有些使用白三烯拮抗药的患者出现 Churg-Strauss 综合征（即应变性肉芽肿），但尚不清楚这是隐匿疾病的突然表现，还是这两者之间存在直接联系。已知“齐留通”可在 2%~4% 的患者中引起可逆性肝炎，应该在开始用药时检查患者肝功能并定期复查，以监测肝细胞的损害情况。

肥大细胞稳定药

色甘酸钠和奈多罗米是这一类别中用于治疗哮喘的两种经典药物，通过经气道吸入药物粉末吸收起效，并不作为哮喘的一线治疗方法。当其他传统疗法无法很好地控制症状时，这些药物提供了一种可选的替代方案。

作用机制

色甘酸钠和奈多罗米可以稳定黏膜下和气管腔内的肥大细胞。这些药物会干扰那些呈抗原依赖性介质的释放，如过敏反应释放的组胺和慢反应物质，这些介质会导致支气管收缩、黏膜水肿和黏液分泌增加。

临床应用

对现有文献和共识的大规模系统综述均支持使用 ICs 作为控制哮喘症状的一线药物，而不选用肥大细胞稳定剂。现在色甘酸钠和奈多罗米多用于预防性治疗，如运动前或将暴露于已知能引发哮喘的过敏原前。

副作用

没有报道提到使用色甘酸钠和奈多罗米后的严重不良反应。最常见的副作用是胃肠道不适、咳嗽或咽喉炎。

甲基黄嘌呤

茶碱是一种经典的甲基黄嘌呤药物，但自从临床上开始使用 ICs 和 LABA 后，它的角色就发生了变化。茶碱具有支气管扩张和抗炎作用，曾经是控制哮喘和 COPD 的常用药物。但目前茶碱不作为哮喘或 COPD 的一线选择药物而仅仅作为一个替代选择。

作用机制

茶碱被认为通过多种途径发挥作用，从而改善阻塞性肺疾病的症状。茶碱是磷酸二酯酶的非选择性抑制药，可增加 cAMP 和 cGMP 的水平，引起平滑肌松弛。同时茶碱也可以拮抗腺苷的 A_1 和 A_2 受体，抑制肥大细胞释放组胺和白三烯，引起平滑肌松弛。茶碱可以减少哮喘患者支气管标本中的嗜酸性粒细胞数量、减少 COPD 患者痰液中的中性粒细胞数量，产生抗炎作用。此外，茶碱能激活组蛋白去乙酰化酶并减少炎症基因的表达。有报道称茶碱和氨茶碱可以改善膈肌功能，但其他报道并没有证明这种效果。

临床应用

茶碱因为有显著的副作用及需要定期监测血浆浓度，现只作为哮喘和 COPD 治疗的替代方案。服用 ICs 和 LABA 但仍有症状的患者可能会从茶碱中受益，特别是那些无法耐受白三烯调节药和其他替代品的人群。由于严重的毒性反应，不推荐将茶碱用于 COPD 恶化的患者。

副作用

如果不仔细斟酌剂量和监测血药浓度，使用茶碱可能会引起严重的、危及生命的副作用。茶碱的毒性与剂量有关，当血液浓度超过 20mg/L 时，副作用会非常明显。最常见的不良反应包括头痛、恶心、呕吐、躁动、腹部不适、胃食管反流和多尿。严重不良反应包括癫痫发作、心律失常和死亡。如果临床医生仔细随访患者，定期监测血药浓度，并教导患者有关药物过量的体征和症状，或许可以避免部分不良反应。

磷酸二酯酶 4 抑制药

作用机制

磷酸二酯酶 4（Phosphodiesterase 4，PDE4）是一种分解环磷酸腺苷的酶。这种酶存在于炎症和免疫细胞中，如嗜酸性粒细胞、巨噬细胞和 T 淋巴细胞。抑制 PDE4 可以起到抗炎作用。罗氟司特，一种 PDE4 抑制药，已经被证明可以减少 T 细胞黏附分子的表达，减少炎症介质和细胞因子的释放。

临床应用

罗氟司特可用于那些使用长效支气管扩张药但仍不能充分控制症状的 COPD 患者。临床上更推荐给有严重气流受限、慢性支气管炎症状和既往恶化史的患者使用。

副作用

PDE4 抑制药常见的不良反应包括恶心、体重减轻和腹泻。这些不良反应往往比较明显，限制了这些药物在临床上的使用。不太常见的副作用包括失眠、焦虑和抑郁。临床试验表明副作用似乎是呈剂量依赖性的。目前仍在研究其他用于哮喘和 COPD 的 PDE4 抑制药。

麻醉药对气道的影响

挥发性麻醉药

麻醉药可对呼吸系统产生多种影响。吸入麻醉药可降低支气管张力。除地氟醚外，所有常用的挥发性麻醉药（表 8.3）都能产生一定程度的支气管扩张，对阻塞性肺病患者或有任何程度支气管收缩的患者都有帮助。Rooke 等在 1997 年报道说，吸入麻醉诱导 10min 后，七氟烷降低气道阻力的效应大于异氟醚和氟烷。

作用机制

挥发性麻醉药引起支气管扩张的确切机制尚不完全清楚。动物研究提示，吸入麻醉药抑制气道平滑肌收缩主要是通过二条路径：增加细胞内 cAMP 水平来减少钙离子浓度；直接抑制蛋白激酶 C。而蛋白激酶 C 可以通过增加蛋白收缩位点对钙离子的敏感性和抑制肌球蛋白轻链磷酸酶来促进平滑肌收缩。末梢支气管的平滑肌细胞有对吸入麻醉药敏感的 T 型电压依赖性钙通道，药物可以产生更强的支气管扩张作用。

表 8.3 具有支气管舒张作用的麻醉药

吸入麻醉药[a]	静脉麻醉药[b]
异氟烷	丙泊酚
七氟烷	氯胺酮
氟烷	咪达唑仑

a. 摘自 Rooke 等；b. 摘自 Cheng 等。

临床应用

吸入麻醉药主要用于麻醉和减弱手术应激，但对患有阻塞性气道疾病或在手术室内发生支气管收缩的患者也有益处。已有多个病例提到如何单独使用挥发性药物治疗哮喘持续状态。

吸入性麻醉药最严重的副作用是恶性高热（非常罕见），常见的是血压降低（可行静脉输液或使用血管增压药物恢复），同时也可能引起恶心、呕吐（应根据患者的危险因素考虑预防性止吐）。使用高浓度吸入麻醉药导致患者深度麻醉是非常危险的，同时在手术室外长时间给药也存在安全问题。

静脉麻醉药

静脉麻醉药主要用于手术室内的麻醉诱导，但同时也可以松弛支气管张力。氯胺酮、异丙酚和咪达唑仑（表8.3）对气道平滑肌有松弛作用。依托咪酯和硫代巴比妥酸盐对支气管张力没有作用。对于难以控制支气管痉挛或有反应性气道疾病的患者来说，选择何种静脉麻醉药来诱导和维持麻醉是很重要的。

作用机制

静脉麻醉药降低支气管运动张力的确切机制仍有待完全解开。氯胺酮被认为对平滑肌有直接的松弛作用。丙泊酚被认为可以降低迷走神经张力，并通过干扰细胞信号和抑制钙动员直接影响毒蕈碱受体。丙泊酚中的防腐剂焦亚硫酸盐可阻止丙泊酚抑制迷走神经介导的支气管收缩。

临床应用

对患有支气管痉挛或阻塞性气道疾病的患者可选择丙泊酚或氯胺酮等药物。与其他药物相比，使用这些静脉药物来诱导或维持麻醉可能有助于减轻支气管痉挛对手术的影响。

副作用

虽然每种静脉麻醉药都有其独特的副作用，但大多数都不影响气道。氯胺酮可以使唾液分泌增加，但联合使用小剂量的抗胆碱能药物就可以减少分泌物的产生。异丙酚可导致低血压，但可通过静脉输液和使用血管增压药物恢复血压。

局部麻醉药

局麻药主要用于抑制咳嗽和减弱气管插管时的血流动力学反应。虽然动物模型已经证明了局麻药有一定的松弛支气管平滑肌的能力，但在临床实践中，因为其毒性大且效果不如其他药物（如短效β肾上腺素能激动药），所以使用受限。

其他影响气道的药物

氦氧混合物

氦（以氦和氧混合物的形式给药）的优点是雷诺数低，在湍流中阻力小，尤其是在大气道中。吸入氦和氧的混合气可作为治疗哮喘的一种选择，尤其是对那些用传统疗法无法缓解症状的患者。最近一项针对COPD急性加重患者的试验发现，在接受无创通气的患者中，氦氧混合气治疗并不能在统计学上显著减少气管内插管的必要性。吸入氧浓度越高，氦氧混合物的治疗效果就越低。

抗组胺药物

肥大细胞和嗜碱性粒细胞释放的组胺是造成哮喘气道炎症和支气管收缩的原因。虽然抗组胺药物不是哮喘的标准治疗方法，但是有研究发现，使用抗组胺药物和白三烯调节药来治疗由过敏原引起的支气管收缩可降低气道对过敏原的早期和晚期反应。抗组胺药物对那些有过敏性哮喘的患者或在手术室经历过敏反应的患者可能有益，可以减轻组胺在支气管收缩中所起的作用。

硫酸镁

硫酸镁不是治疗哮喘的标准疗法，但与标准疗法联合使用时会产生更明显的支气管扩张。目前，只有当标准治疗对患者无效时才把静脉镁剂治疗作为替代选择。有研究发现同时雾化吸入硫酸镁和β肾上腺素能激动药似乎能延缓哮喘症状的恶化。总之，硫酸镁（静脉注射或雾化吸入）不是控制哮喘恶化的一线治疗药物，只有患者对常规治疗无效的情况下才考虑使用。

小结

需进行胸部手术的阻塞性肺病患者通常会接受

药物治疗来改善他们的症状或控制疾病发展。了解患者所使用的药物及其作用对于术前评估、降低围术期风险和术中如何处理至关重要。

临床病例讨论

一位两年前戒烟的 65 岁慢性阻塞性肺病患者现在需行右肺上叶肺结节切除术，现到术前门诊进行评估。患者没有其他病史，最近的心脏负荷测试正常。

提问：

关于术前评估

- 他多久需要一次抢救性的药物吸入治疗？最近发作频率是否增加？
- 他上一次因 COPD 恶化而住院是何时？
- 患者正在接受哪些治疗 COPD 的药物？
- 他上一次因症状恶化而使用全身性皮质类固醇药物是何时？
- 最近痰液有何变化？最近使用的抗生素是否有改变？

关于术中处理

- 哪些药物可以快速缓解哮喘发作？
- 可否预防性给予全身皮质类固醇药物？
- 氦氧混合物和硫酸镁在喘息的治疗中起何作用？

回答：

术前评估

- 询问患者抢救性吸入药的使用情况，可以在一定程度上评估他们疾病的控制程度。使用抢救性吸入药的频率增加预示患者疾病有进展或有潜在的急性加重可能。
- 询问以前的住院情况和病情严重程度（是否插管、入住 ICU）对于确定疾病的严重程度很重要。
- 这名患者可能正在联合使用 IC 和 LABA，有可能再加上抗胆碱能药物如异丙托溴铵。
- 可以通过全身性皮质类固醇药物的使用程度来评估患者疾病控制情况，同时也让评估者了解患者在手术应激期间是否容易出现肾上腺抑制。
- 抗生素和痰液的变化可以评估患者是否正在经历病情恶化，或者患者是否面临感染多重耐药细菌的风险。

术中管理

- 气管插管、麻醉过浅或过敏反应可引起术中气道痉挛。短效 β_2 肾上腺素能受体激动药再加上吸入型抗胆碱能药物，可以快速缓解症状。另外可使用静脉麻醉药和吸入麻醉药治疗支气管痉挛。严重支气管痉挛可使用肾上腺素治疗。
- 并不建议为了预防气道痉挛而预防性静脉注射皮质类固醇药物。当患者最近在接受类固醇药物治疗，则术前需要给予应激剂量。当患者出现过敏反应，则应给予类固醇药物以减少与暴露相关的炎症反应。
- 只有在患者对最大剂量的常规药物治疗没有充分反应时，才考虑使用氦 / 氧混合物和硫酸镁。

第 9 章　肺循环药理学

Cara Reimer 和 John Granton　著

张晓峰　译　赵明晔　校

缩略语

（m）PAP	（平均）肺动脉压
CI	心脏指数
CO	心输出量
LAP	左房压
PHTN	肺动脉高压
PVB	椎管阻滞
PVR（I）	肺血管阻力（指数）
SVR（I）	体循环阻力（指数）
TEA	胸段硬膜外镇痛

要点

- 肺血管系统是一个复杂的系统，麻醉药物对该系统影响的既往研究结果不一。
- 维持右心室前负荷和右冠状动脉灌注之血流动力学目标的平衡麻醉技术是肺动脉高压（pulmonary hypertension，PHTN）患者最安全的选择。
- 肺动脉高压患者对大多数麻醉药选择没有绝对禁忌。
- 围术期使用吸入性肺血管扩张药可优化血流动力学参数，但对气体交换的影响是不确定的。

引言

胸科麻醉围术期常规会给予患者多种药物，这些药物会对肺血管床产生作用，在 PHTN 患者中应对这些作用予以特别关注。另外，正压通气引起的右心室后负荷增加可能对 PHTN 晚期和右心室功能减退的患者产生不良影响。

肺高压定义为静息状态下平均肺动脉压 ≥ 25mmHg。最新国际指南将 PHTN 分为 5 组：肺动脉高压（pulmonary arterial hypertension, PAH；第 1 组）、继发于左心或瓣膜疾病的 PHTN（第 2 组）、继发于肺实质性疾病或缺氧 / 高碳酸血症的 PHTN（第 3 组）、慢性血栓栓塞性肺高压（chronic thromboembolic pulmonary hypertension, CTEPH；第 4 组），以及其他原因导致的 PHTN（第 5 组）。第 1 组 PHTN 包括特发性、遗传性、先天性心脏病、结缔组织病、HIV、门脉高压和血吸虫病相关肺动脉高压。PAH 与其他形式的 PHTN 的区别在于该病特有的动脉病变以及对肺血管扩张药治疗的反应。无论病因如何，PHTN 患者都是心胸和非心胸手术的高危患者。PHTN 的定义为肺动脉压升高，其后果和严重程度可从右心室功能下降程度来判断。到目前为止，尚未有研究全面评估 PHTN 患者右心室功能程度和其手术后结局的关系，但来自心脏手术混合人群的数据支持这样的观点，即右心室功能与术后短期和长期结果相关。由于右心室壁较薄弱，后负荷增加可对右心室产生明显影响，PHTN 患者的心肺储备较差，围术期易发各种并发症，包括肺动脉高压危象及由此导致的心力衰竭、呼吸衰竭和心律失常。在接受瓣膜修复或冠状动脉搭桥术的患者中，术前存在 PHTN 的患者，其围术期和长期结果均较差。对这些患者的管理不应该集中在肺动脉压上，而应该集中在改善右心室功能和氧输送上。然而，由于这些患者右心室功能储备有限，其麻醉管理复杂且具挑战性。

药物可以通过受体结合直接作用于肺血管床，也可以通过改变心输出量而间接作用于肺血管床。本章将回顾麻醉药、血管收缩药和血管扩张药对肺血管的影响，重点关注肺动脉高压患者围术期药物的选择。

麻醉药物

概述

评估麻醉药对肺血管系统的影响是具有挑战性的。在临床实践中，这些药很少单独使用。这些药可同步改变非肺循环血流动力学参数，如心输出量（cardiac output, CO），最终影响到肺动脉压 pulmonary artery pressure, PAP）。PAP上升可能是肺血管阻力（pulmonary vascular resistance, PVR）增加、CO增加，或者是左房压（left atrial pressure, LAP）增加（PAP=PVR×CO+LAP）。此外，全身麻醉涉及的诸多变量也会影响PVR，包括吸入气体中的氧浓度（fraction of inspiration O_2, FiO_2）、二氧化碳（carbon dioxide, CO_2）和正压通气（positeve pressure ventilation, PPV）。在解释研究结果并得出有用结论前应当考虑到如下问题：动物实验数据的可靠性及是否能外推到人类，小样本研究，正常患者的研究结果应用于PHTN患者、儿童应用于成人，反之亦然，以及大量相互矛盾的研究结果。在认识到这些研究的局限性的前提下，本文将回顾常规使用的麻醉药对肺循环系统的影响。

氯胺酮

氯胺酮在PHTN患者麻醉中的使用是具有争议的。尽管氯胺酮目前在这些具有挑战性的患者中广泛使用，但经典教材仍认定氯胺酮会导致肺血管收缩，在PHTN群体中应该极其谨慎地使用。

氯胺酮的作用机制复杂，尚未完全阐明。它是一种N-甲基-D-天冬氨酸（N-methyl-D-aspartic acid，NMDA）受体拮抗药，能与阿片受体和毒蕈碱受体结合。氯胺酮刺激儿茶酚胺的释放，同时抑制神经元对儿茶酚胺的再摄取，这可能是其心脏刺激和支气管扩张作用的原因。一些动物研究表明，氯胺酮对肺血管床有非内皮依赖性的血管舒张效应。已证实在人肺血管细胞中存在NMDA受体亚单位，而拮抗NMDA受体可防止谷氨酸介导的大鼠肺损伤并逆转肺动脉高压。

氯胺酮对人肺血管系统的影响是复杂的，已有临床文献结果是不一致的。已知影响肺血管反应性的因素，如FiO_2、CO_2、是否已有PHTN及是否使用术前药物，在许多研究中都未提及。单次给予氯胺酮产生的血流动力学效应可以被术前药物如氟哌利多、右美托咪定或苯二氮䓬类减弱甚至消除。

早期对成年患者的血流动力学研究显示，氯胺酮可致PAP和PVR增加40%~50%。再加上其增加致心肌耗氧量上升的风险因素，在合并冠心病（coronary artery disease, CAD）和PHTN的患者中使用氯胺酮令人担忧。而在儿科文献中，Williams等发现在接受心导管置入术的自主呼吸的合并严重肺动脉高压患儿中应用氯胺酮后，PVR或mPAP没有变化。另一项在具有心内分流行心导管检查的患儿研究中，氯胺酮维持了肺动脉到体循环的血流，且不影响心肺动脉压和肺动脉阻力，而丙泊酚降低了体循环阻力（systemic vascular resistance, SVR），导致右向左分流增加。更近的在合并肺动脉高压的患儿中的研究显示，单剂量氯胺酮（2mg/kg）轻微增加mPAP［平均2mmHg（95%CI 0.2~3.7）］，肺血管阻力指数（pulmonary vascular resistance index, PVRI）和体循环阻力指数（systemic vascular resistance index, SVRI）没有变化。在艾森门格综合征患者行开放肺活检麻醉中，氯胺酮作为平衡麻醉诱导用药之一，效果良好。在接受肺切除术而行单肺通气（one-lung ventilation, OLV）的成人患者中，与安氟醚相比，氯胺酮并没有显著增加PAP或PVR。许多病例报告也强调了在心肺储备低的患者中氯胺酮具有心脏稳定作用。许多临床医生，包括我们机构的医生，已将该药纳入到合并严重肺动脉高压患者的常规诱导中。氯胺酮有助于维持稳定的血流动力学和冠状动脉灌注压，其优点超过了其潜在的缺点。

丙泊酚

该药广泛用于麻醉，包括合并肺动脉高压患者。它常用于肺移植期间和术后的麻醉。丙泊酚的作用主要由γ-氨基丁酸（GABA）受体介导。GABA抑制外周交感神经传递，长期应用GABA可减轻诱导性肺动脉高压小鼠肺动脉中层增厚的程度，减轻右心室肥厚。

正如关于氯胺酮的讨论中所提到的，在肺动脉高压的情况下，丙泊酚的血流动力学效应是降低SVR，这不仅会影响心内分流（如果存在），而且会导致右心室冠状动脉灌注减少，从而导致右心室功能不全。在丙泊酚对肺血管的直接作用方面，动物研究表明在肺血管张力增加的情况下，丙泊酚可能起到肺血管收缩药的作用。在犬中，它还被证明可以干扰乙酰胆碱诱导的肺血管扩张。而在人和慢性缺氧大鼠的离体肺动脉上，依托咪酯和丙泊酚都有血管舒张作用，丙泊酚舒张程度较小。这些相互矛盾的研究结果其临床意义尚不清楚。通常建议为避免诱导期低血压，艾森门格综合征患者在使用丙泊酚、依托咪酯或挥发性气体麻醉诱导时应同时使用升压药。

依托咪酯

依托咪酯是一种咪唑类药物，主要通过GABA-A受体介导其临床作用。如前所述，它对离体肺动脉具有血管舒张作用。作为麻醉诱导用药，具有稳定血流动力学特点。在心脏病患者中，诱导量依托咪酯增加平均动脉压（mean arterial pressure, MAP），降低SVR，降低PAP。在行心导管术的无肺动脉高压儿童患者中，单次注射依托咪酯（0.3mg/kg），对包括PAP在内的任何血流动力学参数都没有显著变化。

该药可成功用于合并肺动脉高压的产科患者和其他需要全身麻醉或镇静的临床检查。

右美托咪定

该药是一种α_2肾上腺素能激动药，作用于中枢神经系统和自主神经系统的神经节前部位，抑制去甲肾上腺素的释放，同时作用于突触后受体，引发血管收缩和血管舒张。人肺动脉的交感神经纤维具有突触前α_2受体，但鲜有证据表明存在突触后α_2受体。然而，这些结论来自犬肺动脉的数据，其α_2受体分布可能与人类不同。

在健康志愿者中单次推注较高剂量右美托咪定（2min内>1μg/kg）可致一过性的MAP升高、剂量依赖性的无创CO持续下降和SVR的增加。单次推注较高剂量导致二氧化碳小幅增加（约5mmHg），分钟通气量减少约30%。在行肺动脉导管置入的健康志愿者中，右美托咪定可致剂量依赖性地增高PAP、PVRI和SVRI。而在合并肺动脉高压行心导管术的患儿中静脉推注0.5~1μg/kg右美托咪定（10min以上）仅有MAP和SVRI升高，PAP和PVRI变化不大。理论上SVRI的增加是通过刺激周围血管突触后α_1受体而发生的。接受二尖瓣置换术的肺动脉高压患者在手术切皮前静脉推注1μg/kg，然后持续输注0.4μg/(kg·h)的右美托咪定，可显著降低心率（heart rate, HR）、MAP、心脏指数（cardiac index, CI）和mPAP，PVRI和SVRI没有明显增加。多数认为右美托咪定的心率减慢作用是通过降低对心脏迷走神经元的抑制而发生的。鉴于该药具有广泛的血流动力学效应，在肺动脉高压患者中合适的给药方法（与大多数用于肺动脉高压患者的其他药物一样）是先滴定一个较低的单推剂量（<1μg/kg），继以滴定的持续给药。在一项随机临床试验中，单肺通气期间使用右美托咪定降低了挥发性麻醉药和阿片类药的需求量，增加了去氧肾上腺素的需求量。

阿片类药物

已证实大鼠的肺动脉存在μ、δ和κ阿片受体。在低氧条件下，大鼠肺动脉中κ阿片受体数量增加。κ受体激动药可减弱肺动脉平滑肌细胞的增殖，降低动物的平均肺动脉压。

在麻醉猫中，给予组胺、吗啡、芬太尼、瑞芬太尼和舒芬太尼可在离体肺叶动脉张力升高的情况下引发血管舒张反应。其机制似乎涉及组胺和阿片介导的受体通路。吗啡在离体的狗肺动脉和静脉中引起前列腺素依赖性的血管扩张。

根据作者的文献检索，人肺动脉中阿片受体的存在及其意义尚不清楚。临床经验认同在血流动力学脆弱的患者中审慎地给予阿片类药物能提供心脏稳定性。

神经肌肉阻滞药

泮库溴铵可增加肺损伤犬的PAP，理论上是通过增加心输出量间接增高PAP，同时通过拮抗肺血管上M受体增加PVR来直接增高PAP。该药物已被证明是转基因仓鼠细胞中乙酰胆碱M_3受体的拮抗药。在该研究中，罗库溴铵和琥珀胆碱也有M_3受体拮抗作用，产生作用的药物浓度高于临床使用浓度。在人类肺动脉中，内皮细胞上的M_3受体参与血管舒张，平滑肌细胞上的M_3受体介导血管收缩。

在人类，罗库溴铵、顺式阿曲库铵和维库溴铵对接受冠状动脉旁路移植术的患者的各时点心脏指数几乎没有影响。

血管收缩药和强心药

胸科麻醉通常会使用这两类药，以抵消麻醉中的心肌抑制和血管扩张。鉴于胸科手术患者需谨慎输液，其围术期低血压治疗可能会困难些。血管系统中涉及的神经递质受体包括肾上腺素能、胆碱能和多巴胺能家族的受体，以及组胺、5-羟色胺、腺苷、嘌呤和多肽。肺血管系统对交感神经激活的反应通常是PVR增加。在人肺动脉中，给予乙酰胆碱可诱发内皮水平的肺动脉舒张。

肺循环对外源性血管收缩药的反应取决于给药时的临床情况。因此，研究结果是多种多样的。在没有肺动脉高压的麻醉狗中，多巴胺、肾上腺素、去甲肾上腺素和去氧肾上腺素通过不同机制都不同程度地增加PAP，但都没有明显增加PVR。多巴胺不会增加猪肺移植后的 PVR。在接受心脏手术的慢性继发性肺动脉高压的麻醉患者中，去甲肾上腺素和苯肾上腺素都增加了 PAP 和 PVRI，CI 变化很小。在这项临床研究的关注点 MAP 上，去甲肾上腺素降低了 mPAP 与 MAP 的比率，但去氧肾上腺素没有，提示去甲肾上腺素可能是该类患者缩血管药的较好选择。然而，在急性肺动脉高压的犬模型中，去氧肾上腺素可以恢复缺血右心室的灌注，从而增加 CO。这一相关观察说明了在右心室劳损时维持冠脉灌注的重要性，以及通过任何办法维持体循环压力可能是这一类患者最重要的临床处理指导原则。

对加压素的研究颇多。在慢性低氧大鼠模型中，给予加压素可导致 V_1 受体介导的肺血管扩张。在犬急性 PHTN 模型中，加压素增加了 PVR，导致右心室收缩力显著降低。关于加压素对人肺血管系统影响的研究有限。加压素已成功用于心脏手术后肺动脉高压和顽固性低血压患者。在产科麻醉中已有记录使用加压素治疗 IPPH 患者的急性右心衰竭。在离体的人肺动脉中，去甲肾上腺素和去氧肾上腺素都会引起血管收缩，而加压素则不会。在狗身上，去氧肾上腺素和加压素已被证明通过增加肺血容量“被动地”增加肺动脉压。这与 PVR、左心房压和 SVR 的轻微增加有关，这种情况在左心室功能不全时会更加严重。

镁

镁对体循环和肺循环都具有血管扩张作用，其机制可能是降低细胞膜通道的钙内流和促进细胞内环磷酸腺苷的合成。它也是内皮依赖性肺血管舒张的重要辅助因子。镁已成功用于肺动脉高压患者的氧化亚氮撤药。在急性栓塞性肺动脉高压的仔猪模型中，增加镁的剂量可以降低 mPAP，增加 CO，降低 PVR。镁已经被用来治疗新生儿持续性肺动脉高压，但颇具争议，一项系统性综述认为该治疗方法缺乏证据支持。

挥发性麻醉药

在临床使用浓度下，现代挥发性麻醉药对肺血管系统几乎没有直接的扩张作用。在最低肺泡气有效浓度（minimum alveolar concentration, MAC）1.5 下，七氟醚和地氟醚并不影响健康犬的肺动脉压力 - 左心房压力梯度与肺血流量间的关系。在犬模型中（没有 PHTN），异氟醚对右心室功能的影响大于左心室，而对 PVR 没有影响。同样在猪模型中，七氟醚降低右心室功能，而 PVR 没有改变。这表明，使用挥发性麻醉药观察到的 PAP 下降可能部分是因为这些药物引起的心输出量下降。在肺动脉高压患者中，通常避免使用氧化亚氮，因其可能通过刺激肺血管的交感神经释放儿茶酚胺引发肺血管收缩。在二尖瓣狭窄并肺动脉高压行心脏手术的患者中，芬太尼（7.5~10 μg/kg）麻醉后给予氧化亚氮可增加 PVR、PAP 和 CI。而随后的另一项研究表明，继发性 PHTN 患者在大剂量芬太尼（50~75 μg/kg）麻醉下，同时给予 70% 的氧化亚氮，患者 PAP 和 CO 降低，超声心动图提示右心功能没有改变。有趣的是，在一项回顾性队列研究的单变量分析中，PHTN 患者行非心脏手术，不使用氧化亚氮与术后死亡率和住院时间增加相关。INGIMA-Ⅱ国际随机临床试验证明在接受非心脏手术的冠心病患者中使用氧化亚氮是安全的，但该试验入组患者中肺动脉高压的发生率未明确，且胸科手术患者也是被排除的，因胸科手术中需较高的 FiO_2。在干预组和对照组中，死亡和心血管并发症发生率相等。此外，氧化亚氮组术后恶心仅轻微增加（15% vs. 11%）。同样，在 1 年期的随访中，氧化亚氮组死亡或并发症风险也未增加。

围术期镇痛

疼痛可使 PVR 增高。胸外科围术期常规采用胸段硬膜外镇痛（thoracic epidural analgesia, TEA）和椎旁阻滞（paravertebral block, PVB）。TEA 可降低 CO，减弱肺交感神经输出，降低 PAP。在没有肺动脉高压的人群中，单肺通气期间，TEA 可以降低右心室收缩力，但通过增强右心室舒张功能和降低肺动脉弹性来维持心输出量。在这项研究中，右心室收缩力随着肺动脉夹闭的增加而增加。利多卡因单侧胸椎旁阻滞可降低心肌收缩力达 30%，并显著降低体循环压，这一效应可被肾上腺素减弱。总体而言，区域麻醉在胸部手术中的潜在益处可能超过低血压和右心室功能不全的风险。与大多数 PHTN 患者的麻醉干预一样，仔细的滴定和监测是最重要的。事实上，已有病例报道了硬膜外镇痛在这一患者群体中的成功应用。

结论

PHTN 患者一般无麻醉药物选择禁忌，麻醉干预的目的是血流动力学平稳，可以通过多种药物和技术来实现。认识到各药物的潜在优势和劣势是做出正确决策的关键。在 PHTN 人群中，一般原则仍然是相同的：充分的麻醉和镇痛，尽可能地维持气体交换，以及支持右心室功能。事实上，大多数与这些患者打交道的临床医生经常使用各种各样的药物，并取得了成功。

右心室的支撑

当右心室后负荷突然增加时，右室功能衰竭可能会急剧发生。与左心室不同，右心室天然不能在高后负荷的情况下射血。慢性肺动脉高压患者在发生心律失常、脓毒症、肺栓塞、怀孕、手术/麻醉或其原发病进展之后，可能会发生右心室衰竭。右心室支撑主要包括以下方面：确保足够的体循环压（以保持冠脉灌注）、优化右室容积（以减少右心室壁张力和心肌做功，并改善右心室-左心室间相互作用），降低右心室后负荷。由于右心室的肌块相对较小且急性右心室衰竭时存在右心室缺血，此时应用正性肌力药可能无效。此外，正性肌力可能导致心率增加，右心室和左心室充盈时间缩短。除了避免使用可能对心脏功能有直接不利影响药物和可能增加右心室后负荷的药物外，还可以积极使用可以降低右心室后负荷的药物。虽然没有在急性右室衰竭下进行系统的药物研究，但麻醉医生应该了解用于治疗慢性肺动脉高压的药物以及如何在围术期环境下应用这些药物。

肺血管扩张药（PO/IV/吸入）

肺血管阻力（PVR）在临床上通常被认为是反映右心室（right-ventricle，RV）后负荷程度的指标。然而，右心室的后负荷也包括肺血管顺应性和阻抗以及右心室壁张力。自然状态下的 RV 和失代偿的 RV 都对后负荷的增加非常敏感。RV 后负荷的微小变化可能对 RV 功能产生很大影响。对急性和慢性（更常见）右心衰可以通过三个主要的途径来降低右心室后负荷，增加心输出量和向代谢活跃组织的氧气输送。表 9.1 列举了三种通路涉及的各种药物及给药途径。针对氧化亚氮/鸟苷酸环化酶途径、内皮素途径和前列腺素/腺苷酸环化酶途径的治疗已在 WHO 组Ⅰ肺动脉高压患者中开展随机对照临床试验。然而，这些药物在急性环境中的使用更多的是基于生物学上的可信推理，临床研究多

表 9.1 目前用于治疗肺动脉高压和 RV 衰竭的肺血管扩张药的比较

途径	治疗	给药方式
前列腺素途径		
前列腺素类似物	前列腺素钠 特雷前列腺 贝拉前列素钠	IV，吸入 IV，SC，吸入 口服
前列腺素受体激动药	贝拉前列素钠	口服
内皮素途径		
内皮素受体阻滞药	波森坦、安布里森坦、马西滕坦	口服
氧化亚氮/环鸟苷酸途径		
	氧化亚氮	吸入
磷酸二酯酶的抑制药	西地那非	口服，IV
鸟苷酸环化酶激动药	他达拉非 利奥西呱	口服

为小样本。在急性情况下，理想的肺血管扩张药应起效快，半衰期短，对肺（而不是全身）血管系统有选择性。通常可以通过吸入来提高药物的肺血管选择性。然而，许多药物吸入后会被吸收并“溢出”，产生全身效应。全身用药也会因通气灌注不匹配（分流）而作用有限，这是由于血管扩张、血流增加的肺泡不能进行有效的气体交换。

氧化亚氮/环-GMP 途径

氧化亚氮（nitric oxide, NO）具有血管舒张作用，其部分机制是 NO 与可溶性鸟苷酸环化酶（soluble guanylate cyclase, sGC）结合，增加环磷酸鸟苷（cGMP）的产生，进而激活蛋白激酶 G。随之细胞内钙减少，肌球蛋白磷酸化和交联受抑制，同时肌球蛋白轻链磷酸酶活性增高使肌球蛋白轻链去磷酸化，最终导致平滑肌舒张。另一种机制是直接激活钙依赖性钾通道，导致细胞超极化/收缩减弱。

氧化亚氮

吸入氧化亚氮（inhaled nitric oxide, iNO）可改善参与气体交换的肺泡的血流灌注。这种“选择性效应”降低了肺内分流。氧化亚氮可以通过非侵入性装置，也可以通过呼吸机回路给予。可以使用装

置来调节 NO 吸入浓度并监测二氧化氮的水平（当 NO 与氧气结合时，二氧化氮是 NO 的副产品）。NO 和肺血管舒张间的量效关系仍存争议，临床常用剂量范围为 10~40ppm。与磷酸二酯酶抑制药联合使用时，NO 对气体交换和血流动力学的影响可能会增加。使用 NO 超过 24h 时，需要监测患者高铁血红蛋白水平。目前，iNO 只被批准用于患有呼吸窘迫综合征的婴儿。这一批准源于两项大型前瞻性安慰剂对照研究，研究表明 NO 减少了 ECMO 的需求，并减少了出 ICU 后氧疗的需求。但 iNO 仍然用于顽固性低氧血症、急性肺动脉高压和 RV 衰竭、原发性移植物功能障碍和心脏移植后急性 RV 衰竭的患者。使用肺血管扩张药可以减轻心脏移植并发急性右心衰竭的风险。多项研究表明术前使用 NO 对风险分层的待心脏移植患者是有用的，而使用吸入性 NO 来逆转心脏移植后的右心功能障碍只有少数病例报道支持。但基于临床经验，吸入 NO 已经成为许多移植中心治疗原发性移植物功能障碍（primary graft dysfunction, PGD）的标准手段。吸入性 NO 除具有扩张血管的特性外，还具有有益的免疫调节作用，这在预防肺移植后 PGD 方面引发研究兴趣。尽管一项随机临床试验未能证实 NO 能预防 PGD，但在已确诊的重度 PGD 患者中通常应用 NO 治疗低氧血症和肺动脉高压。由于使用吸入性 NO 的固有成本，其他肺血管扩张药也开始进行临床评价。

在非移植类的胸科手术中，已有研究表面 NO 可以作为治疗与 OLV 相关的气体交换异常的一种潜在方法。尽管其疗效存在争议，但似乎它在给药前 PVRI 升高且气体交换最差患者的治疗中发挥了最大的益处。没有证据表明在常规胸科手术的无异常患者中需常规使用这种昂贵的药物。

cGMP/cAMP 途径

磷酸二酯酶（phosphodiesterase, PDE）抑制药可阻止环磷酸鸟苷（cyclic guanosine monophosphate, cGMP）和环磷酸腺苷（adenosine monophosphate, cAMP）的降解。PDE5 在肺循环的表达高于体循环，因此 PDE5 抑制药对 PVR 而不是 SVR 具有相对选择性作用。除具有相对选择性的肺血管舒张作用外，PDE5 抑制药对平滑肌细胞增殖和凋亡也有影响，此特性可令特发性肺动脉高压患者长期使用时获益。已有推测认为西地那非对右心室有直接的变力作用，但临床相关发现尚不明确。

虽然西地那非和他达拉非在慢性 PAH 中的益处在前瞻性对照试验中已经得到评估，但在急性肺动脉高压中的应用多为病例报告或小规模队列研究，因此未批准急性肺动脉高压为该药适应证。在急性情况下，西地那非已被证明可以增强吸入 NO 的效果，并可能有助于缓解吸入 NO 脱机期间出现的肺动脉压反弹。已有文献记录西地那非在急性肺栓塞患者、心脏移植患者，以及正在考虑进行肺动脉血栓内膜切除术的肺动脉高压患者中的益处。虽然肺血管扩张药可以改善慢性 TEPH 患者的血流动力学，但是在一项 2005—2007 年间单中心慢性血栓栓塞性肺动脉高压患者的回顾性分析中，其是否具有优化肺动脉高压患者右心室功能的特性受到挑战。使用药物治疗对 PTE 前平均肺动脉压的改善微乎其微，但显著延长了 PTE 转诊时间。更重要的是，两组 PTE 术后结局没有显著差异。虽然这项研究没有具体评估西地那非是否改善 RV 功能，但该研究至少建议不应推迟有计划的、具潜在根治作用的手术。肺血管舒张药是否能降低 PVR 非常高的或已有休克征兆患者的手术风险仍是个未知数。尽管一些报道显示西地那非对肺动脉高压合并右心室收缩舒张功能障碍的患者和瓣膜手术患者都有益处，但另一项评估持续静脉输注埃前列烯醇的研究结果为阴性，故为降低手术风险，是否需常规使用这些肺血管舒张药需进行临床对照试验来证实。

可溶性鸟苷酸环化酶（soluble guanylate cyclase, sGC）的活性可受 sGC 激活药和刺激药的直接影响。利奥西呱（sGC 刺激药）对 sGC 具有双重作用，它可以增加 sGC 对内源性 NO 的敏感性，也可以直接刺激 sGC（NO 独立）。与到目前为止提到的其他药物不同，利奥西呱必须用几周时间逐步上调滴定剂量，以确保患者对药物的耐受性。已证实利奥西呱治疗慢性肺动脉高压的疗效。在特发性肺动脉高压患者、不可手术的栓塞性肺动脉高压患者和肺动脉内膜切除术后仍持续性慢性血栓栓塞的患者中，利奥西呱可以改善患者运动能力（6min 步行距离）、呼吸困难症状、生活质量和血流动力学。利奥西呱相关限制主要有两个。首先，在急性和长期试验中报道了咯血和肺出血病例（一般不到研究队列的 3%）；其次，利奥西呱会导致低血压。特别值得注意的是该药与 PDE5 抑制药类药物之间的不良相互作用，以及该药物与 NO 供体之间理论上的不良相互作用，这种不良相互作用会导致低血压。内源性

/ 吸入 NO 联合利奥西呱的疗效尚未得到系统评价。

内皮素拮抗药

内皮素 -1（endothelin-1，ET-1）是一种主要由内皮细胞产生的肽。它作用于肺血管平滑肌细胞上的 ET-A 和 ET-B 受体。ET-B 受体也位于肺血管内皮细胞上。PAH 中 ET-1 浓度异常增高，原因是多 ET-1 肽生成增加而清除下降。体循环和肺内 ET-1 浓度与 PAH 的病情严重程度和预后相关。

波生坦、安贝生坦和马西替坦已被批准用于治疗肺动脉高压患者。安贝生坦和波生坦可以改善肺高压患者症状的严重程度、血流动力学和运动能力（6min 步行试验 -6MWT）。SERAPHIN 临床试验（Macitentan 3mg vs 10mg vs 安慰剂）是第一个终点驱动试验，结果显示药物干预能推迟病情恶化（住院、治疗升级、死亡或移植），其中主要是减少了 PAH 发生率和治疗升级。

该类药常因肝毒性而致使用受限，其次是几种不常见的血液、神经、心血管、呼吸和胃肠道不良反应。新药安波生坦和马西替坦与波生坦相比，肝毒性发生率最低，与其他药的相互作用更少。但与需细胞色素酶代谢的药物合用时仍需当心。对环孢素代谢的影响尤其相关。虽然该类药对慢性肺动脉高压有效，但未见用于急性 RV 衰竭或急性肺动脉高压危象。

在慢性肺动脉高压中，通常联合多种药物进行治疗，以利用不同的治疗途径。来自近期随机对照临床试验的数据表明，相较单独使用任何一种药物，预先联合治疗（氨布里森坦加他达拉非）具有更好的改善效果。在急性肺动脉高压情况，联合治疗（例如，使用 iNO 和 PDE5 抑制药）也可能是有益的。

米力农是一种 3′，5′ - 环磷酸腺苷（cAMP）选择性磷酸二酯酶（PDE）抑制药。雾化吸入时，降低 PVR 甚于 SVR。Haraldsson 等评估了一组心脏手术后患者吸入米力农和前列环素对血流动力学的影响。单独吸入米力农可以选择性扩张肺血管，无全身效应。联合吸入米力农与前列环素，似乎可以增强并延长肺血管舒张效应。

前列腺素

前列腺素可以诱导血管平滑肌松弛，抑制平滑肌细胞生长，强力抑制血小板聚集。可通过连接到呼吸机回路的雾化器来吸入前列腺素。治疗效果可能受限于雾化效率。由于环前列烯醇的半衰期很短，药物还必须连续雾化。通过改变呼吸机容积、FiO_2、气道压力和挥发溶剂来改变吸入药物的使用剂量是具有挑战性的。人工合成前列腺素类药物，曲普替尼和伊洛前列素，因其只需间断给药，有希望成为吸入性用药。前列腺素治疗慢性肺动脉高压的研究表明，其能有效改善症状和运动耐量。与吸入 NO 相比，雾化吸入前列腺素可类似地改善氧合和肺动脉压。多项队列研究证明在治疗急性肺动脉高压方面比 iNO 并不优于吸入前列腺素。同样，在患有难治性低氧血症的危重患者中，吸入环前列烯醇（n=52）和 iNO（n=53）对气体交换作用也类似，但研究未评估二者对肺动脉压或右心室功能的影响。与 iNO 相似，联合应用 PDE5 抑制药能增强吸入前列腺素对气体交换和血流动力学的改善作用。

在 OLV 期间静脉注射前列腺素可降低体循环压和肺动脉压，维持或降低动脉血氧分压（arterial partial pressure of oxygen, PaO_2）。在犬 OLV 模型中，选择性地将前列腺素注入通气肺的肺动脉，体循环压保持不变，PVR 降低，PaO_2 升高。但这种给药途径在常规的胸科麻醉实践中是不可行的。OLV 期间吸入前列环素可以降低 PVRI 和 PAP，同时维持满意的体循环压，但不改变 PaO_2。

吸入一氧化氮和前列腺素都会影响血小板功能。理论上可能会导致肺移植等大手术围术期出血，同时增加神经阻滞镇痛的风险。但要强调的是，上述吸入剂与血小板功能抑制的临床相关性还未得到系统评估。在心脏手术患者中，吸入前列环素后实验室测定的血小板功能障碍程度与胸管引流量不相关。有报道 1 例合并肺动脉高压且需静脉注射前列环素的产科患者，转为吸入前列环素维持后，在硬膜外麻醉下成功分娩，不适合治疗急性右室衰竭 / 肺动脉高压。

胸科手术中的应用

肺血管舒张药在胸部手术中应用的大部分研究集中在肺移植方面。移植患者术前可能通过口服、静脉或吸入这些药物来治疗肺动脉高压。整个围术期需持续进行。肺移植术中常使用吸入性肺血管扩张药，如一氧化氮和前列腺素，来降低右心室后负荷，优化气体交换。在双肺序贯移植术第一个肺植入后，吸入 NO 联合吸入前列环素可降低肺内分流、动脉血二氧化碳分压（arterial partial pressure of carbon dioxide, $PaCO_2$）和 PAP，同时增加 PaO_2/FiO_2，而对全身血流动力学无影响。移植术后应用这些药物可以改善与再灌注损伤相关的气体交换和肺动脉压力的升高。预防性给予 NO 可能具有潜在的防止肺移植急性排异作用，这一令人兴奋的想法受阻于之后的一项随机临床试验。该试验结果显示，在手术室内移植肺再灌注 10min 后给予 NO 或安慰剂，在预防再灌注损伤或术后结果方面，两者没有统计学差异。

在非移植类的胸科手术中，有研究将 NO 用于治疗 OLV 相关的气体交换异常。尽管其疗效有争议，但 NO 在 PVRI 升高且气体交换最差的患者中发挥了最大的效益。没有证据表明在接受常规胸科手术的无异常患者中要常规使用这种昂贵的药物。

OLV 期间吸入前列环素可降低 PVRI 和 PAP，同时维持满意的体循环压，但不改变 PaO_2。

OLV 期间静脉使用前列腺素可降低体循环压和肺动脉压，不改变或降低 PaO_2。在犬 OLV 模型中，选择性地将前列腺素注入通气肺的肺动脉，体循环压维持不变，PVR 降低，PaO_2 升高。但这种给药途径在常规胸科麻醉实践中是不可行的。

吸入一氧化氮和前列腺素都会影响血小板功能。理论上可能会导致肺移植等大手术围术期出血，同时增加神经阻滞镇痛的风险。但要强调的是，上述吸入剂与血小板功能抑制的临床相关性还未得到系统评估。在心脏手术患者中，吸入前列环素后实验室测定的血小板功能障碍程度与胸管引流量不相关。有报道一例合并肺动脉高压且需静脉注射前列环素的产科患者，转为吸入前列环素维持后，在硬膜外麻醉下成功分娩，没有并发症。

到目前为止，针对肺血管扩张药用于处理围术期急性肺动脉高压和 RV 衰竭的系统性隐蔽试验很少。近期一篇吸入性肺血管扩张药在心脏手术中应用的综述纳入了 10 项关于吸入性肺血管扩张药（与静脉注射或安慰剂对比）的研究。综述认为，在改善 RV 功能方面吸入性药物优于全身性应用药物，但在最终临床结果方面，药物干预没有明确强于安慰剂。考虑到这些药物的使用成本，有必要后期对这些药物是否对患者有益处进行系统研究。

临床病例讨论

患者女性，46 岁，患有间质性肺病（interstitial lung disease，ILD），因拟择期行开放肺活检术至麻醉门诊就诊。

该病例麻醉应考虑哪些因素？

考虑因素应包括 ILD 相关因素和病例个案因素。关于 ILD，应描述其病因和严重程度（包括相关的结缔组织疾病和多系统受累），以及相关的右心功能不全情况。关于肺活检术，通常要考虑肺隔离、镇痛方法选择、有创监测以及可能需要的围术期吸入性血管扩张药治疗。

在这种情况下，除了通常的麻醉史和体检之外，你还想从病史和体检中明确什么？

病史方面，应仔细评估患者活动状态和当前症状、个人史和家族结缔组织病史。

体格检查方面，应评估生命体征，包括呼吸频率、潜在的杵状指、肺部听诊啰音和右心功能障碍的体征（包括增高的 JVP、肝大、下肢水肿、心脏听诊 P_2 高亢和触诊右室隆起）。

该患者近 2 年来进行性气短。活动耐量明显下降，现已不能爬楼。近期住院治疗后开始家庭氧疗，并转由呼吸科医生负责。住院期间超声心动图示右心室收缩压为 89mmHg，并伴有轻度右心室扩张和室壁运动减弱。心电图示窦性心动过速 105 次 / 分。呼吸科医生建议活检以明确病因。

体检显示，患者瘦弱，呼吸频率 18 次 / 分，鼻导管吸氧（4L/min）。血氧饱和度 95%，心率 95 次 / 分，无创压 100/60mmHg。气道检查无明显异常。双肺听诊呼吸音粗，有啰音。JVP 正常，心脏听诊 P_2 音增高。未见肝肿大和足水肿。

围术期如何优化该患者？

在与患者的呼吸科医生沟通后，决定在术前一天将患者带到医院行右心导管检查以评估患者对吸入前列环素的反应。在重症监护病房，局部麻醉下置入肺动脉导管。测得 PAP 75/40mmHg、体循环压 90/60mmHg。吸入前列环素后，PAP 降至 60/30mmHg，体循环压无明显变化。

麻醉计划是什么？

该患者术中需经食管超声心动图（transesophageal echocardiography，TEE）监测。禁食后，患者在吸前列环素 [10ng/(kg · min)] 和氧疗下转移到手术室。入室血气分析示 pH 值 7.38，$PaCO_2$ 为 44mmHg，PaO_2 为 65mmHg，HCO_3^- 为 28mmol/L。窦性心动过速 103 次 / 分，PAP 65/37mmHg，BP 98/62mmHg，吸 40% 氧下血氧饱和度 96%。T5/6 硬膜外置管，试验剂量后开始输注丁哌卡因和氢吗

啡酮。预给氧，持续吸入前列环素，同时开始输注去甲肾上腺素 0.05 μg/（kg · min）。在确认外科医生入室后，逐渐滴定给予麻醉诱导药至患者进入麻醉状态，总共给予咪达唑仑 2mg、芬太尼 250 μg、氯胺酮 50mg。给予罗库溴铵 50mg 后气管插管，置入 37F 左侧双腔气管导管，顺利。之后给予纯氧吸入、七氟醚维持麻醉。通过麻醉回路持续吸入前列环素。正压通气后生命体征稳定。患者侧卧位后手术开始。转为 OLV 后，患者 PAP 升至 80/45mmHg，BP 降至 78/40mmHg，心电图Ⅱ导联出现 ST 段压低，血氧饱和度从 100% 降至 87%。TEE 观察到术前存在的右心室扩张和运动减弱有恶化。单次推注去氧肾上腺素 200 μg，去甲肾上腺素滴定到 0.1 μg/（kg · min）。同时快速给予生理盐水 250ml，时刻注意在衰竭右心室超负荷和足够前负荷之间的微妙平衡关系，确保心输出量。吸入前列环素逐步上调到 30ng/（kg · min）。患者生命体征再次回到基线。手术结束后患者拔管，清醒，舒适。苏醒期逐渐下调去甲肾上腺素至停用，前列环素下调到基线水平。患者回重症监护病房继续密切观察。

第 10 章 围术期肺损伤

Peter Slinger 著
邱郁薇 译 张雨馨 校

要点

- 传统大潮气量（10~12ml/kg）无 PEEP 的通气方式可对健康肺产生亚临床肺损伤，损伤程度随通气时间延长成比例增加。
- 围术期当病人合并肺损伤的其他一些潜在因素如肺组织切除较多、接受体外循环，或发生输血相关性肺损伤时，使用不良通气模式可使急性肺损伤出现临床症状。
- 单肺通气对通气侧肺和非通气侧肺都可产生损伤。
- 单肺通气导致的肺损伤通常比较隐匿，然而随单肺通气时间延长，损伤肺可出现临床症状。
- 保护性肺机械通气，即使用更符合生理的潮气量联合适宜的 PEEP，似乎能减少肺损伤的严重程度。
- 目前尚缺乏证据证实采用保护性肺通气策略可改善胸科病人的临床结局。
- 目前肺切除术后肺损伤发生率的大幅度降低得益于全肺切除手术的减少。

引言

围术期肺损伤是指病人首次住院期间在术后早期发生的肺炎或急性呼吸窘迫综合征（acute respiratory distress syndrome, ARDS）。根据欧洲重症监护医学学会的定义，ARDS 是指氧合指数即 PaO_2/FiO_2 降低（轻度 <300，中度 <200，重度 <100），影像学出现肺水肿为特征的表现。在过去 30 年里，关于胸外科手术后肺损伤有很多定义，包括全肺切除术后肺水肿、渗透性肺水肿和术后肺损伤。导致胸外科手术后发病率和死亡率的其他病因如肺不张、肺炎和支气管胸膜瘘的发生率，在过去的 30 年里已大幅下降，但肺损伤仍然是一个不容忽视的重要问题，是肺切除手术后病人的主要死亡原因。

无肺部疾病病人的急性肺损伤

既往经验常教导麻醉医生在手术中和手术后使用相对较大的潮气量进行机械通气。为避免术中肺不张，既往曾建议将潮气量控制在 15ml/kg 理想体重，其实这远远超过了大多数哺乳动物的正常潮气量（6ml/kg）。单肺通气期间使用非生理性大潮气量通气始于 20 世纪 60—70 年代，因为曾有人发现在胸部手术中使用大潮气量通气可以改善动脉血氧分压。然而目前单肺通气期间严重低氧血症的发生率已经从 20 世纪 70 年代的 20%~25% 下降到 5% 以下，其大幅下降的原因主要是由于现代麻醉药的出现——现代麻醉药对缺氧性肺血管收缩的抑制减弱（见第 6、26 章）和肺隔离技术的进步（见第 16、17 章）。因此，在单肺麻醉期间现已不再主张使用大潮气量通气模式。

最近，人们逐渐认识到非生理性的大潮气量会对健康肺造成一定程度的亚临床损伤。Gajic 等发现，既往无肺损伤的病人在 ICU 中机械通气 2d 或更长时间，25% 的病人会出现急性肺损伤（acute lung injury, ALI）或急性呼吸窘迫综合征（acute respiratory distress syndrome, ARDS）。肺损伤相关的主要危险因素包括大潮气量的使用、限制性肺部疾病和输入血制品。同一研究小组在另一项前瞻性研究中发现，潮气量 >700ml 和气道峰压 >30cm H_2O 与 ARDS 的发生显著相关。在一项关于食管手术的研究中，Michelet 等比较了两种通气模式对炎性因子的影响。一组病人术中双肺通气和单肺通气全程设置潮气量为 9ml/kg 且不使用呼气末正压（positive end-expiratory pressure, PEEP）；另一组病人双肺通气时潮气量设定为 9ml/kg，而单肺通气时潮气量为 5ml/kg 联合 5cmH_2O 的 PEEP。结果发现小潮气量加 PEEP 组的血清炎性因子标志物（细胞因子 IL-1β、IL-6 和 IL-8）显著降低（图 10.1）。

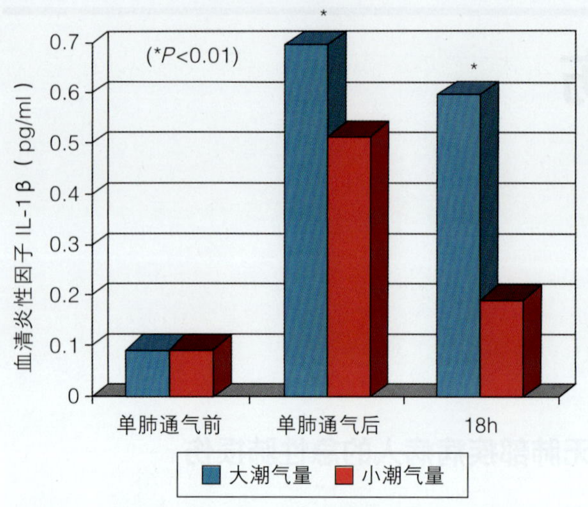

图 10.1　食管切除术病人单肺通气前后血清炎性因子 IL-1β 的改变。单肺通气期间病人接受大潮气量（9ml/kg）或小潮气量（5ml/kg）+PEEP（$5cmH_2O$）（数据源自参考文献 [10]）

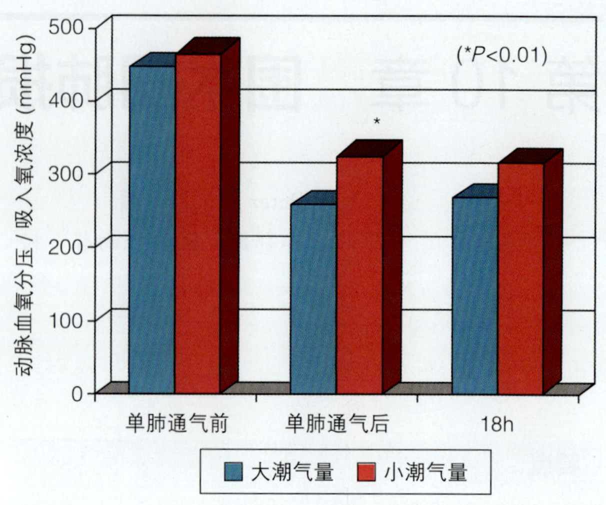

图 10.2　单肺通气期间接受 9ml/kg 潮气量或 5ml/kg 潮气量 +$5cmH_2O$ PEEP 时氧合指数的比较。氧合指数 = 动脉血氧分压 / 吸入氧浓度（PaO_2/FiO_2）（数据源自参考文献 [10]）

但该研究并未发现两组病人的术后临床结局有显著性差异，可能是由于样本量不足的缘故。这项研究还发现小潮气量组在单肺通气期间和单肺通气后早期，氧合确实优于大潮气量组（图 10.2），但 18h 后两组无显著差异。在一项腹部大手术病人接受机械通气时间 >5h 的研究中，Choi 等比较了 12ml/kg 潮气量不使用 PEEP 与 6ml/kg 潮气量加 $10cmH_2O$ PEEP 的影响。研究者分别在机械通气前和机械通气 5h 后进行支气管肺泡灌洗。结果发现，支气管肺泡灌洗液提示大潮气量组有血浆渗透入肺泡的迹象，同时凝血酶 - 抗凝血酶复合物（图 10.3）、可溶性组织因子和因子Ⅶa 水平升高，这些都是肺泡性肺损伤的标志。临床研究结果清楚显示，即使没有肺部疾病的病人，使用大潮气量和无 PEEP 的非生理性通气模式也会导致一定程度的全身炎症和肺损伤。这种损伤的严重程度与机械通气的持续时间直接相关。

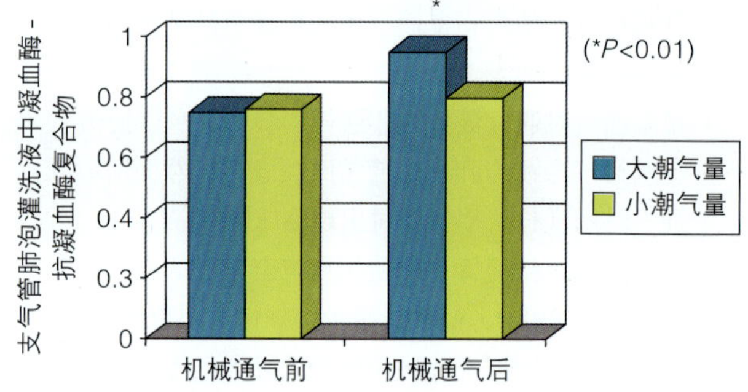

图 10.3　支气管肺泡灌洗液凝血酶 - 抗凝血酶复合物浓度的比较。凝血酶 - 抗凝血酶复合物是肺血管内皮损伤的标志。腹部手术通气超过 5h 的病人，接受大潮气量（12ml/kg）无 PEEP 或小潮气量（6ml/kg）加 PEEP（$10cmH_2O$ PEEP）（数据源自参考文献 [10]）

肺不张是外科手术后的常见并发症。术中使用任何一种麻醉药物都可能出现术中肺不张。意识到这一点，麻醉医生经常给予病人吸入空氧混合气体、施加呼气末正压和肺复张手法来避免肺不张的发生。然而，麻醉医生可能未意识到肺不张其实是一种病理状态，如果术后持续存在，会导致肺毛细血管通透性增加，炎症反应激活，继而发生肺损伤。肺不张时发生肺损伤的机制在于，炎症介质的局部释放和肺泡的反复塌陷、复张导致的肺泡剪切力的改变。肺不张时，由于通气肺肺内气体分布不均，更多的气体进入正常区域的肺组织，导致这些区域发生肺容量伤。回顾性和前瞻性研究均表明，完善的胸段硬膜外镇痛可降低腹部和胸部大手术后呼吸系统并发症（肺不张、肺炎和呼吸衰竭）的发生率。硬膜外镇痛的益处与肺部疾病的严重程度成正比，COPD 病人从硬膜外镇痛中获益最多。最近研究还显示，腹部大手术后早期发生低氧血症的病人，术后使用 CPAP、进行积极的物理治疗可以降低呼吸系统主要并发症的发生率。

肺切除术

在一些特定情况下（如创伤 /ARDS、肺移植等），手术病人很可能出现肺损伤。然而，还有更多的肺损伤比较隐匿，因此在围术期中常常被忽视（如体外循环、肺切除较多时）。胸外科手术使用单肺通气（one-lung ventilation, OLV）以来，肺切除术后的急性肺损伤逐渐被人们熟识。单肺通气对通气侧肺和非通气侧肺都会产生损害，这种损害似乎在通气侧肺更为严重（图 10.4），并且随单肺通气时间的延长而加重。最广为人知的研究是 1984 年发表的关于 10 例全肺切除术后肺水肿的汇编，强调了液体超负荷在全肺切除术后肺水肿中的作用。随后，多篇综述探讨了这一主题，确定了肺损伤的其他各种潜在致病因素，如新鲜冰冻血浆的使用、纵隔淋巴系统的损伤、炎症和氧中毒。迄今为止最完善的研究是一项针对 806 例肺切除手术的回顾性分析，该研究发现 21 例（2.5%）病人全肺切除术后发生了肺水肿，该研究是报道的全肺术后肺水肿发生率最低的研究之一。全肺切除术后肺水肿的病人（24h 液体正平衡 10ml/kg）与匹配对照组病人（13ml/kg）相比，围术期液体平衡无显著性差异。与其他研究（24h 正平衡：21 ± 9ml/kg）相比，这些研究均进行了严格的液体限制。这表明限制术中液体可以减少但不能完全避免全肺切除术后肺水肿的发生。随后一些研究也表明，随着术后管理的改进，全肺切除术后肺水肿病人存活率有了显著的提高。

肺切除术后肺损伤发病呈现双峰分布。晚期病例（10/37，27%）常出现于术后 3~10d，多继发于支气管肺炎、误吸等。原发性肺损伤（27/37，73%）常出现在术后 0~3d。原发性肺损伤有 4 个独立预测因素：术中高气道压、液体超负荷、全肺切除术和术前酗酒。目前已知，全肺切除术后肺损伤发生率为 2%~4%，右全肺切除术比左全肺切除术发生率更高，常常在术后 1~3d 出现症状，死亡率非常高（25%~50%），对常规治疗反应不佳。当肺损伤发生在肺组织切除较少时（如肺叶切除术），死亡率会明显降低。有趣的是，9 例肺叶切除术后发生单侧肺损伤的病人中，有 8 例发生在非手术侧即通气侧（图 10.5）。

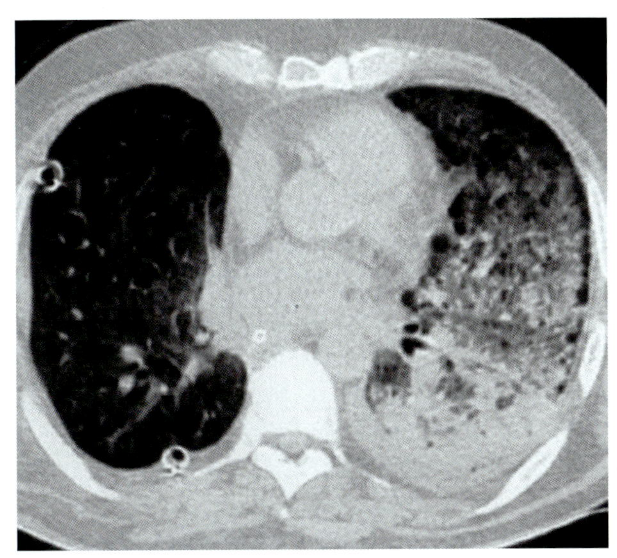

图 10.5　CT 横断面图像显示：右侧肺叶切除后，左肺（图像的右侧）发生了肺损伤。肺叶切除术后，大多数肺损伤发生于通气侧肺，而非手术侧肺

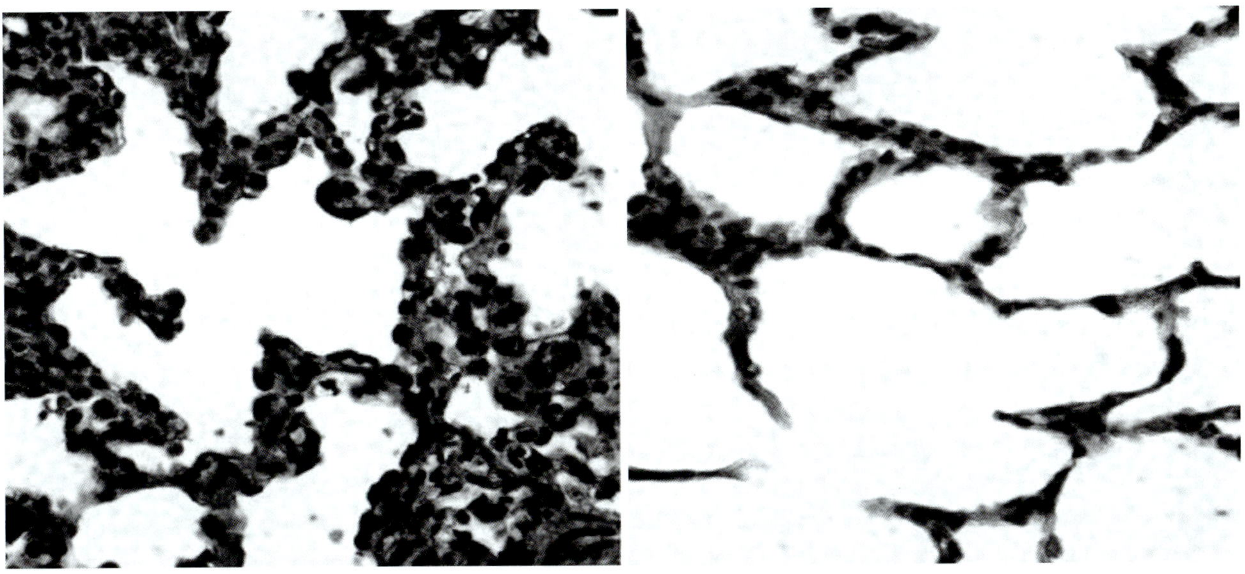

图 10.4　组织切片显示通气侧肺（左图）和非通气侧肺（右图）都发生了肺损伤。猪模型单肺通气 90min 后，肺泡间质显示中性粒细胞浸润。通气侧肺损伤更为明显（经许可重绘自 Lohser 和 Slinger）

尽管术后肺损伤与液体超负荷有一定的联系，但在一些肺损伤的病人中肺动脉楔压低于或等于正常水平，肺泡水肿液蛋白浓度高于正常，这提示血管内皮损伤（低压肺水肿）在肺损伤中发挥了作用。全肺切除术（非肺叶切除）后，非手术侧肺毛细血管通透性增加。这种毛细血管渗漏损伤可能是由于肺切除术导致的炎症级联反应所引起的，该炎症级联反应不但对非手术侧肺有影响，而且与切除的肺组织范围成正比（表 10.1）。肺癌病人术中体内氧自由基的产生与 OLV 持续时间有关。然而，单一机制并不能完全解释肺切除术后的急性肺损伤，急性肺损伤的病因可能是多因素的（表 10.2）。普遍公认的是，肺切除术后肺水肿在所有肺切除手术期间均可发生，是术后肺损伤一系列表现的最终结果。切除范围越广，发生术后肺损伤的可能性就越大（图 10.6）。胸膜外全肺切除术的解剖分离和创伤使病人发生术后急性肺损伤的危险大大增加。

肺切除术后会发生肺血管内皮损伤，治疗时建议使用 ARDS 相关或类似的治疗策略。一般来说，当通气模式接近正常自主呼吸时，肺损伤最小：因此应维持尽可能低的 FiO_2，并根据情况调整潮气量，从 FRC 开始吸气，间断肺复张手法避免肺不张。ARDS 相关研究表明，使用大潮气量会加剧肺损伤，而使用低潮气量联合 PEEP 的肺保护性通气策略对肺损伤较小。呼吸机所致肺损伤的病因中最重要的因素可能是吸气末肺容积。许多病人，特别是肺气肿病人，在单肺通气时会产生内源性 PEEP，因此开始吸气时的肺容积常高于 FRC。可以想象，这类病人 OLV 期间如果常规使用大潮气量（10~12ml/kg），所产生的吸气末肺容积将会造成肺损伤。

侧卧位开胸手术时，OLV 期间呼吸功能的变化比较复杂。最初研究显示，在 OLV 期间应用 PEEP 会导致动脉氧合的恶化。现在逐渐认识到，在 OLV 期间应用 PEEP 的效果因人而异。大多数 COPD 病人在 OLV 期间会出现内源性 PEEP，因此增加外源性 PEEP 将会导致肺过度膨胀和分流增加（图 10.7）。然而，在 OLV 期间，肺实质正常或有限制性肺部疾病的病人，呼气末肺容积往往低于 FRC（图 10.8），施加外源性 PEEP 可能对病人有益。术中肺不张可导致通气侧肺损伤。现在逐渐认识到，肺不张实际上是一种炎症前状态，肺不张区域和同侧过度通气的肺组织均易受到损伤（译者注：肺不张时，肺组织病变的不均一性使通气分布不均，导致正常肺组织过度通气，对相邻不张的肺组织区域产生更高的牵张力）。

有证据表明，当 OLV 期间使用大潮气量通气时，如果再增加其他肺损伤因素，就会出现肺损伤。在兔 OLV 模型中，大潮气量（8ml/kg）通气组可发生肺损伤，而肺保护通气组（4ml/kg+PEEP）则未发生肺损伤。由于顺铂和吉西他滨等化疗药物可能会影响呼吸功能，术前接受过这些化疗药物治疗的病人，在术后出现呼吸系统并发症（包括肺损伤）的风险可能增加。肺切除组织较多（全肺切除术或双肺叶切除术）也可导致一定程度的肺损伤。机械通气时，在气道峰压 >40cmH$_2$O 的全肺切除术病人中，有 42% 的病人影像学诊断为急性肺损伤。一项小样本的回顾性研究发现，肺切除术后呼吸衰竭与术中使用大潮气量（8.3ml/kg）有关（未发生呼吸衰竭的全肺切除术病人，潮气量为 6.7ml/kg）。在羊模型中，Kuzkov 等发现，与对照组（假手术组）或全肺切除使用保护性通气组（潮气量 6ml/kg+PEEP 5cmH$_2$O）相比，全肺切除术后使用大潮气量无 PEEP 的模式通气 4h，可使血管外肺水肿增加一倍以上（图 10.9）。

表 10.1 肺切除手术后急性肺损伤相关危险因素

切除肺组织多：右全肺切除术、胸膜外全肺切除术
术中高潮气量：OLV 期间潮气量 >9ml/kg 理想体重
术中液体摄入过多，术后第一个 24h 液体正平衡 >20ml/kg
肺功能减退（预测术后 DLCO 和 FEV1 较低）
单肺通气时间
术前化疗
限制性肺部疾病
输注新鲜冰冻血浆和其他血制品
术前酗酒

DLCO. 一氧化碳弥散率；FEV1. 第一秒用力呼气量。

表 10.2 肺切除术后肺损伤的病因

很可能的因素	可能的因素
血管内皮损伤	炎症反应
肺泡上皮细胞损伤（大潮气量）	右心功能失代偿（CVP 增高）
肺毛细血管压增加	氧毒性
液体超负荷	
肺淋巴引流受损	

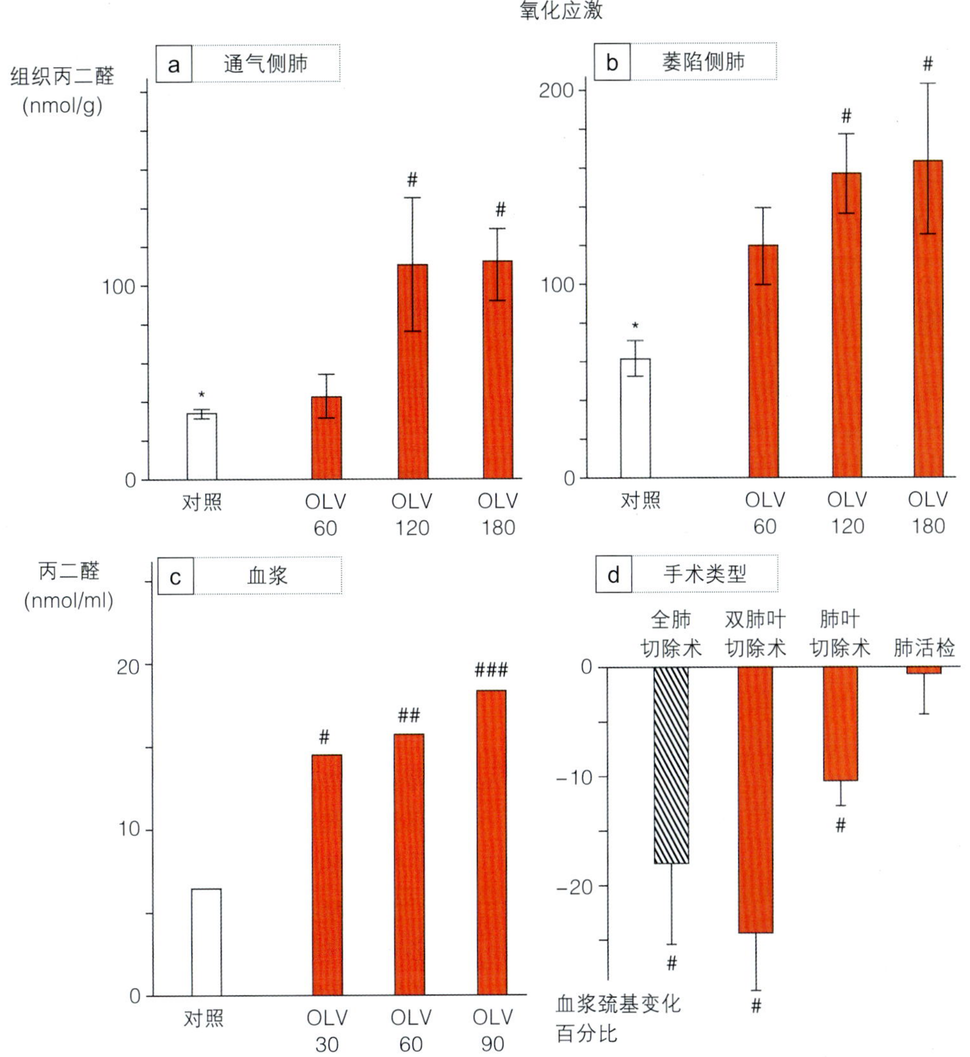

图 10.6 随 OLV 时间延长氧化应激增加，萎陷侧肺更显著。a，b. 支气管肺泡灌洗液中丙二醛水平在 OLV 期间高于 TLV 对照组各个时间点（*；$P<0.01$）。这种增加呈时间依赖性，丙二醛水平在 OLV 后 120min 和 180min 时显著高于 OLV 60min （#；$P<0.005$）。萎陷侧肺（b）丙二醛水平高于通气侧肺（a）。c. 萎陷侧肺复张后，血浆 MDA 水平显著增加。OLV 每增加 30min，丙二醛水平较对照组明显增加（#/##/###；$P<0.001$）。d. 与 OLV 相关的血浆硫醇水平在麻醉诱导后至病人苏醒期的改变。与肺活检或楔形切除相比，肺组织切除较多可显著降低抗氧化物质的活性(#；$P<0.05$)（经许可重绘自 Lohser 和 Slinger）

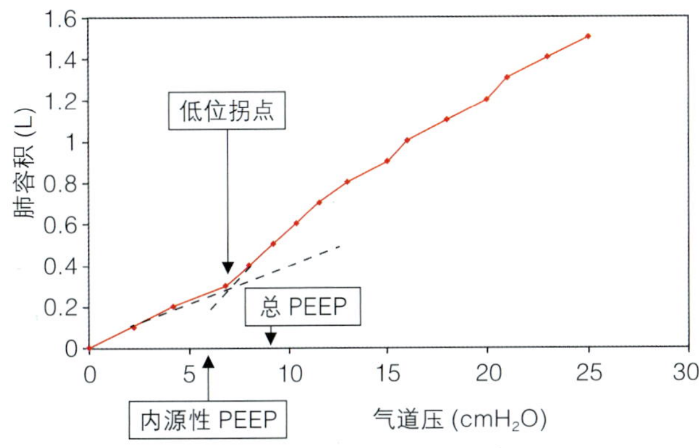

图 10.7 COPD 病人 OLV 期间肺顺应性曲线（肺容积 vs. 气道压）。COPD 病人吸气每增加 100ml，肺容积缓慢增加。曲线拐点处 [可反映功能残气量（FRC）] 在 7cmH_2O 水平。OLV 时，病人内源性 PEEP 为 6cmH_2O（呼气末阻塞气道时测得的平台压即内源性 PEEP）。如果此时呼吸机再外源性施加 5cmH_2O 压力将会导致呼吸环路内最终产生 9cmH_2O 的呼气末总正压。额外增加的 PEEP 会导致病人呼气末肺容积超过 FRC，从而增加通气肺血管阻力，使氧合恶化（数据源自参考文献 [36]）

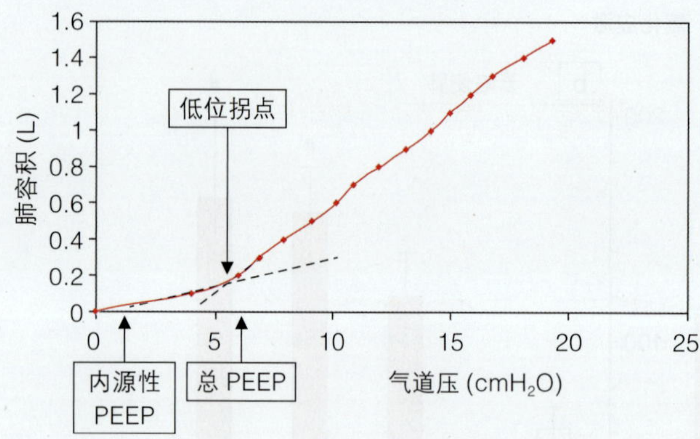

图 10.8 正常病人 OLV 期间的肺顺应性曲线。曲线上拐点处为 $6cmH_2O$。OLV 时，该病人内源性 PEEP 为 $2cmH_2O$。呼吸机额外给予 $5cmH_2O$，呼吸环路中总 PEEP 为 $7cmH_2O$。额外增加的 PEEP 使呼气末容积接近于 FRC，从而改善氧合（数据源自参考文献 [36]）

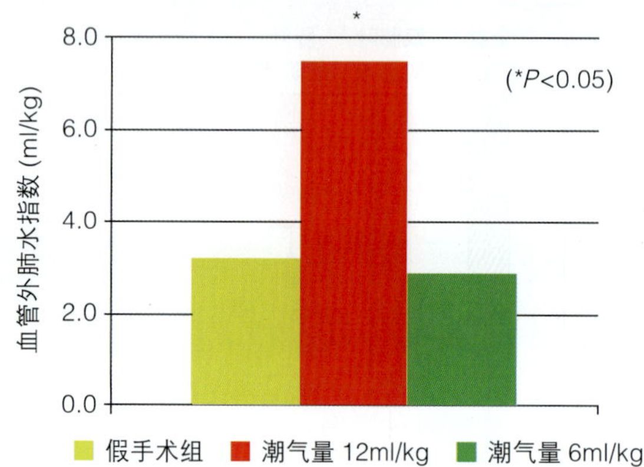

图 10.9 羊模型机械通气 4h 后用重量分析法测定血管外肺水指数。Sham op 组 = 假手术组，仅开胸，不进行肺切除，双肺通气潮气量设定在 12ml/kg。VT 12ml/kg 组 = 全肺切除术，机械通气设定 VT 12ml/kg 无 PEEP。VT 6ml/kg 组 = 全肺切除术，机械通气设定 VT 6ml/kg 加 $5cmH_2O$ PEEP（数据源自参考文献 [44]）

由于无法预测计划接受肺叶切除术的病人术中是否需要进行全肺切除以彻底切除肿瘤，所以在 OLV 期间应常规使用肺保护通气策略。为避免非手术侧肺过度膨胀，对无内源性 PEEP 的病人可采用小潮气量肺保护性通气（5~6ml/kg）联用 PEEP，将气道平台压和吸气峰压分别限制在 $<25cmH_2O$ 和 $<35cmH_2O$。其实补液并不是肺毛细血管压力增高的唯一原因，但为降低肺毛细血管压力，全肺切除病人还应避免液体超负荷。其他因素，如高碳酸血症、低氧血症和疼痛，都会增加肺动脉压力，应该采取针对性治疗。最后还须认识到，全肺切除术后，残肺过度膨胀不仅可发生在术中，也可发生在术后留置胸管期间或拔除胸管后。一些单位还会使用平衡胸腔引流装置来保持纵隔居中，以避免全肺切除术后残肺过度通气，这些措施有助于显著降低并发症。

体外循环会导致亚临床肺损伤，而不良通气模式还会加重这种损伤。Zupancich 等比较非保护性高潮气量（10~12ml/kg）加低 PEEP（$2{\sim}3cmH_2O$）与肺保护性低潮气量（8ml/kg）+ 高 PEEP（$10cmH_2O$）在冠状动脉旁路手术病人通气 6h 中的作用。结果显示非保护性通气组血清和支气管肺泡灌洗液中的炎性细胞因子 IL-6 和 IL-8 水平在通气 6h 后显著升高。

糖萼在肺损伤中的作用

糖萼是一层可变、脆弱且多层的膜结合大分子，在血管内皮细胞管腔表面形成血管内皮包被。由于不断地被血流冲刷和剪切，糖萼的成分和厚度不断变化。糖萼带有负电荷，因此排斥带负电荷的其他分子和血细胞。内皮糖萼的主要功能是调节和改变血管通透性。它与循环物质一起形成膜屏障，阻止循环细胞和大分子进入间质。原始 Starling 模型描述了横跨整个内皮细胞的液体平衡调节，与之相区别，修正 Starling 模型提出，静水压和渗透压的调节必须在内皮细胞管腔的糖萼表层才能进行。因为这些压力在糖萼表层可以很快达到平衡状态，导致进入细胞内或细胞间质的液体量较传统 Starling 模型预测的要低得多。

糖萼还有其他功能。它通过其负电荷和淋巴细胞及血小板特异性黏附分子来调节血细胞与血管内皮的相互作用。这些黏附分子通常隐藏在糖萼结构的深处，但在糖萼受损后就会暴露出来。糖萼还可通过一氧化氮诱导血管扩张，以及清除氧自由基，来保护血管内皮细胞免受剪切和氧化损伤。

糖萼可能受到炎症细胞因子、手术创伤和缺血再灌注的损伤（图 10.10）。高血容量通过稀释血浆蛋白和释放心房利钠肽损害糖萼（使糖萼剥离）。糖萼完整性的破坏会导致血管通透性增加和液体外渗。血浆白蛋白的丢失将进一步加剧了液体外渗。白细胞黏附分子暴露，促进细胞黏附、迁移和炎症加剧。就像在 ALI 中观察到的那样，这种毛细血管通透性的增加、渗出和炎症的恶性循环会导致肺水肿。

通过动物实验研究，已经提出了几种保护糖萼的经验方法，包括避免高血容量、白蛋白输注、皮质类固醇、抗凝血酶Ⅲ、炎性细胞因子抑制药。吸

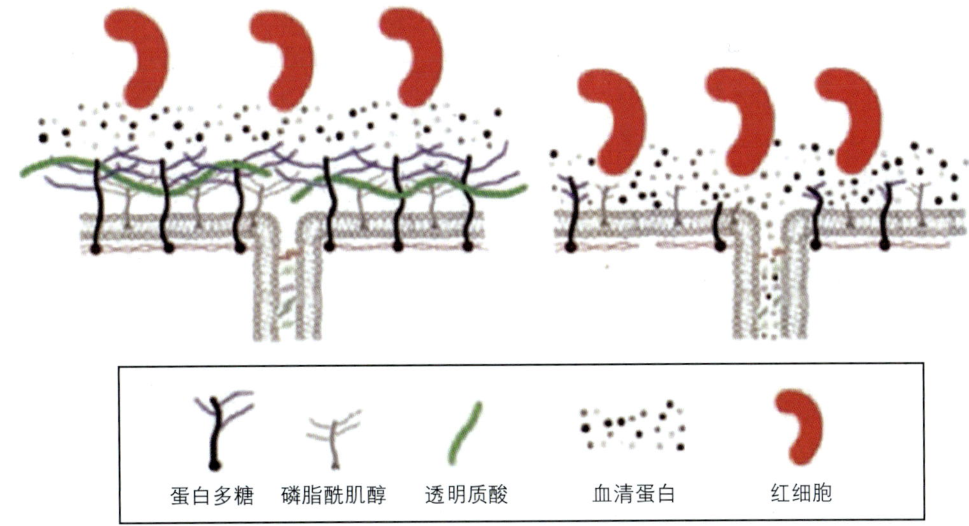

图 10.10 糖萼是血管内皮细胞表面的一种蛋白聚糖、黏多糖和糖脂的多层复合物。a. 完整的糖萼在缝隙连接处形成分子滤过器，可阻止水和蛋白进入细胞间质。糖萼也会建立支架，积聚血清蛋白，在血管壁周围形成稳定的血浆层。糖萼和蛋白层共同组成红细胞隔离带，后者决定糖萼的功能和厚度。b. 发生炎症时，蛋白酶会降解糖萼和血管内皮的蛋白成分。糖萼支架破坏，可导致血浆层失去稳定性。糖萼降解，使缝隙连接处屏障丧失和细胞连接处开放，从而增加血管通透性，水和蛋白从连接处进入间质就证明了这一点。左图糖萼下层的蛋白隔离区可影响跨细胞间结合处的 Starling 压力（经许可重绘自参考文献 [48]）

入麻醉药物对肺泡 - 毛细血管紧密连接部位的损伤较小，局部释放炎性介质较少，糖萼破坏也较少（图 10.11）。

输注血制品引发的急性肺损伤（transfusion-related acute lung Injury，TRALI）

在过去的 30 年里，输注血制品继发的急性肺损伤已经成为一种特定疾病。既往有肺损伤和无肺损伤的病人都可发生，TRALI 既可以对健康肺造成损伤，也可以加剧已有的肺损伤。TRALI 的病因主要是输注血浆中含有抗白细胞抗体。这些抗体为人类白细胞抗原（human leukocyte antigens，HLAs）或人中性粒细胞抗原（human neutrophil antigens，HNAs）的抗体。HNA 抗体可与淋巴细胞和中性粒细胞的受体结合并触发级联反应。HLAs 分布更广，这些 HLAs 的抗体可以与白细胞和（或）肺血管内皮细胞的受体发生反应。中性粒细胞在穿过肺毛细血管时可能会发生变形，因为 50% 的肺毛细血管直径比中性粒细胞小。脓毒症、炎症或免疫（如 TRALI）可激活中性粒细胞，使之变得更加锐利，随之在肺毛细血管床聚集。任何损伤内皮的物理因素都可能通过促使细胞间黏附分子释放，中性粒细胞随后跨血管内皮细胞迁移到肺间质中，加剧肺损伤。TRALI 的发生其实是一种“二次打击”的过

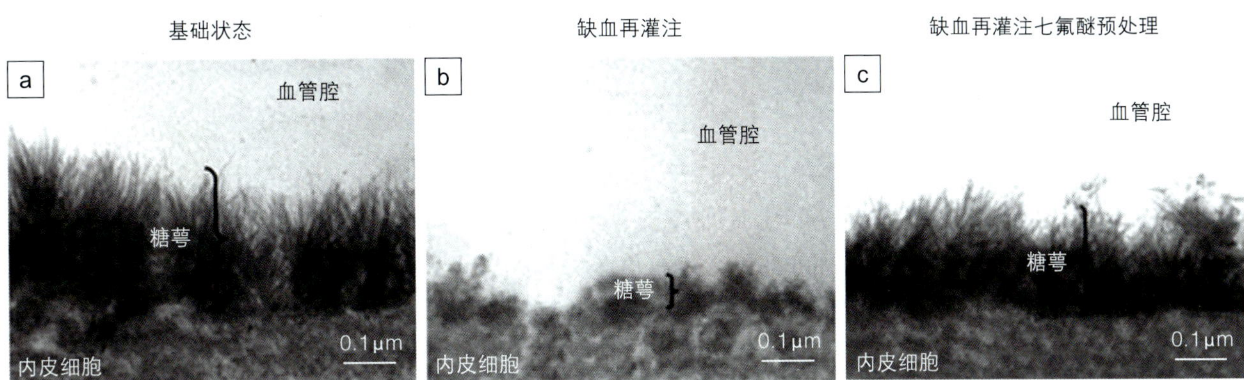

图 10.11 a. 豚鼠心脏完整血管内皮糖萼的电镜图像；b. 缺血再灌注（I/R）损伤时动物标本的糖萼；c. 七氟醚预处理后缺血再灌注（I/R）损伤时动物标本的糖萼（经许可重绘自参考文献 [20]）

程，通常需要一定程度的肺损伤，在此基础上循环血液中的中性粒细胞启动来共同完成。TRALI 不一定与手术相关，但发生在围术期的 TRALI 数量不成比例地增高。自从 30 年前首次发现 TRALI 以来，目前 TRALI 的发病率已经下降，这主要是由于血库对血浆制品管理策略的改进。这些策略包括：①抗体筛查。抗体阳性的献血者血制品推迟使用；②有妊娠史或输血史的献血者血制品推迟使用；③所有女性献血者的血制品推迟使用。麻醉医生应注意预防 TRALI，术中避免不必要的输血，并降低围术期发生机械性肺损伤。

急性肺损伤的防治

许多关于 ARDS 肺损伤的研究都集中在远端肺单位的高容量过度扩张（即容量伤）。然而，ARDS 肺损伤还有另一原因，即低肺容量时肺泡反复开放和塌陷引起的损伤。这种肺泡反复开放导致的肺损伤有几个名称，如肺不张肺损伤、肺泡反复塌陷和扩张引起的肺损伤（repeated alveolar collapse and expansion, RACE）。虽然肺不张 - 肺损伤和高容量 - 肺损伤的组织病理学相似，但是肺不张 - 肺损伤时炎症反应似乎较高容量 - 肺损伤轻，但比单纯肺不张严重。从图 6.2 可以看出，在单肺通气过程中，每次呼吸时有 1/2~2/3 的肺泡反复开放和关闭。因此，以我们目前的麻醉管理技术，呼吸机引起的肺损伤似乎无法避免。

除了机械通气策略外，还有许多其他方法来预防或治疗急性肺损伤。早期研究比较了吸入麻醉药和静脉麻醉药的使用。麻醉药对免疫反应和肺血管内皮损伤的影响结果不一。随机安慰剂对照试验研究了几种不同疗法包括表面活性物质、俯卧位、吸入氧化亚氮和抗炎药物对已确诊急性肺损伤病人的疗效，结果并未显示哪种方法有明显益处。β 受体激动药可增加上皮细胞中的环磷酸腺苷（cyclic adenosine monophosphate, cAMP）以加快肺泡内液体的清除。β 受体激动药还具有抗炎特性。在一项对 40 名急性肺损伤病人进行的随机安慰剂对照研究中，Perkins 等发现，静脉注射沙丁胺醇降低了肺水肿和气道平台压，尽管预后没有显著差异。一项吸入沙美特罗的随机研究表明，沙美特罗可以降低高危病人高原肺水肿的发生率。

单肺通气中使用吸入麻醉药与静脉麻醉药相比，吸入麻醉药可降低通气侧肺和非通气侧肺的局部炎症反应（图 10.12）。此外，在肺移植的动物模型中，吸入麻醉药可减少缺血再灌注损伤（图 10.13）。

患者预后

目前还没有足够的证据表明上述肺保护策略确实能改善病人预后。在一项 1000 多例胸部手术使用 OLV 的回顾性研究中，记录 OLV 期间 5~8ml/kg 理想体重的潮气量。结果发现，OLV 期间，潮气

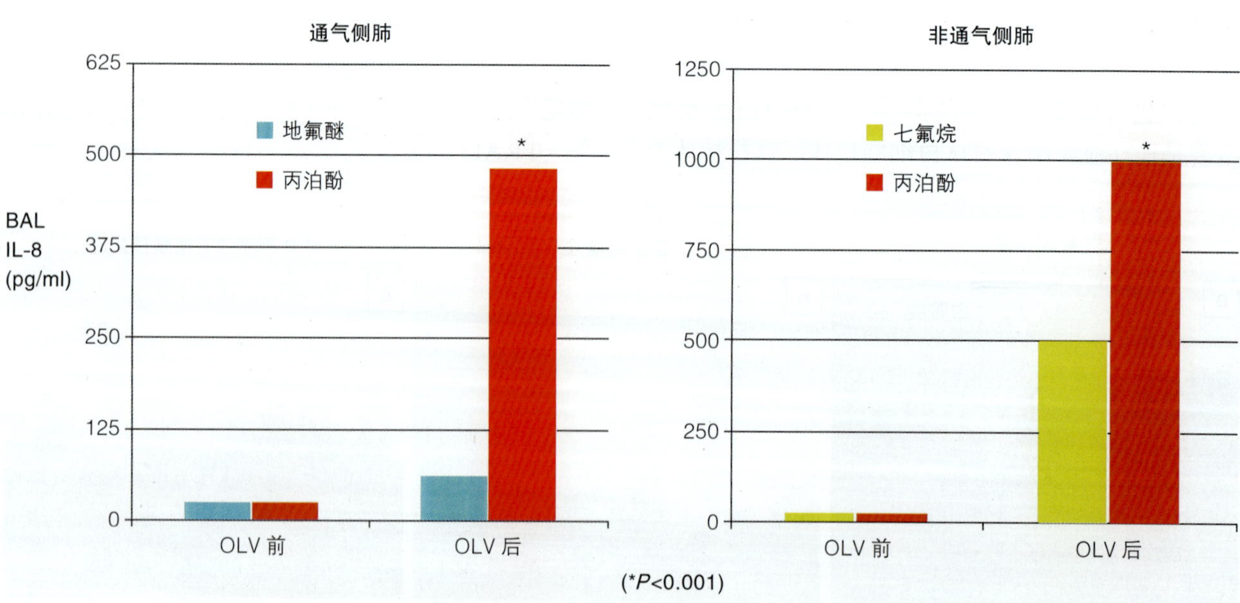

图 10.12 胸科手术单肺通气前后，静脉麻醉药与吸入麻醉药对通气侧肺（左图）和非通气侧肺（右图）支气管肺泡灌洗液（BAL）中炎性因子 IL-8 的影响。吸入麻醉药组双侧肺炎症因子标记物均显著减低（数据源自参考文献 [62, 63]）

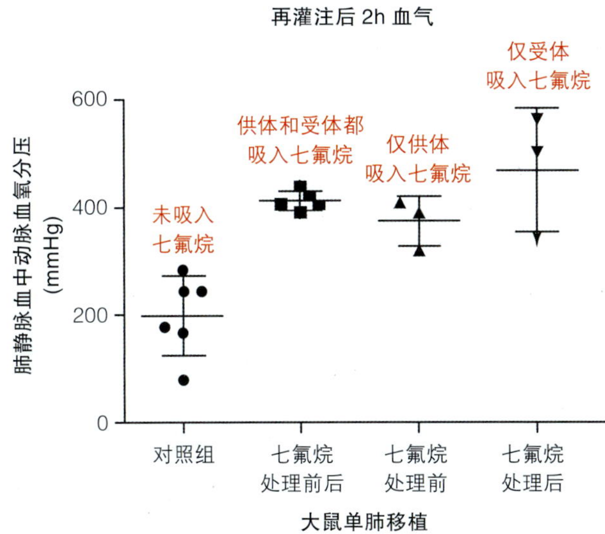

图 10.13　大鼠单肺移植 2h 后供体肺静脉（PV）血中 PaO_2。1MAC 的七氟烷可显著改善供体和（或）受体的氧合水平（数据源自参考文献 [64]）

量与呼吸系统并发症和术后发病率呈负相关（译者注：原文有误，应为高潮气量往往与较差临床预后有关）。呼吸驱动压（译者注：原文有误，应为气道峰压减去 PEEP）与并发症呈正相关。该研究尚未分析使用 PEEP 和肺复张手法对预后的影响。

一项随机对照研究对 400 多名接受肺部手术使用 OLV 的病人，比较了地氟醚吸入麻醉和异丙酚静脉麻醉对预后的影响。术后 6 个月内主要并发症发生率（异丙酚组为 40.4%，地氟醚组为 39.6%）在两组间差异无显著性（$P>0.05$）。目前，肺保护策略在胸部手术中不能改善预后的原因仍不清楚。这可能是因为避免肺损伤的简单措施，如小潮气量、PEEP 和吸入麻醉药，与周期性肺不张 - 肺损伤在 OLV 期间所占的大比例相比，效果较小。

避免单肺通气

由于使用单肺通气可能会造成一定程度亚临床肺损伤，在必要的临床情况下限制单肺通气的时间或尽可能避免单肺通气似乎是合理的。既往已经介绍了几种改变或避免单肺通气的措施。

非通气侧肺使用持续气道正压通气（continuous positive airway pressure，CPAP）可改善氧合，降低双侧肺的炎性反应（图 10.14）。CPAP 的使用可能会影响 VATS 手术野的暴露（译者注：实际临床上 VATS 手术时，使用新鲜气体流量 5L/min，控制 CPAP≤2cmH$_2$O 不会引起手术侧肺复张；增大新鲜气体流量或增大 CPAP 压力到 5cmH$_2$O 以上，可能会引起肺膨胀影响手术），但对于其他胸内手术，如开胸手术、食管切除术、血管手术和微创心脏手术，可以考虑对非通气肺使用 CPAP。

在一些特殊临床情况下，开胸手术中维持双肺自主通气来避免 OLV 是可行的。关于非插管 VATS

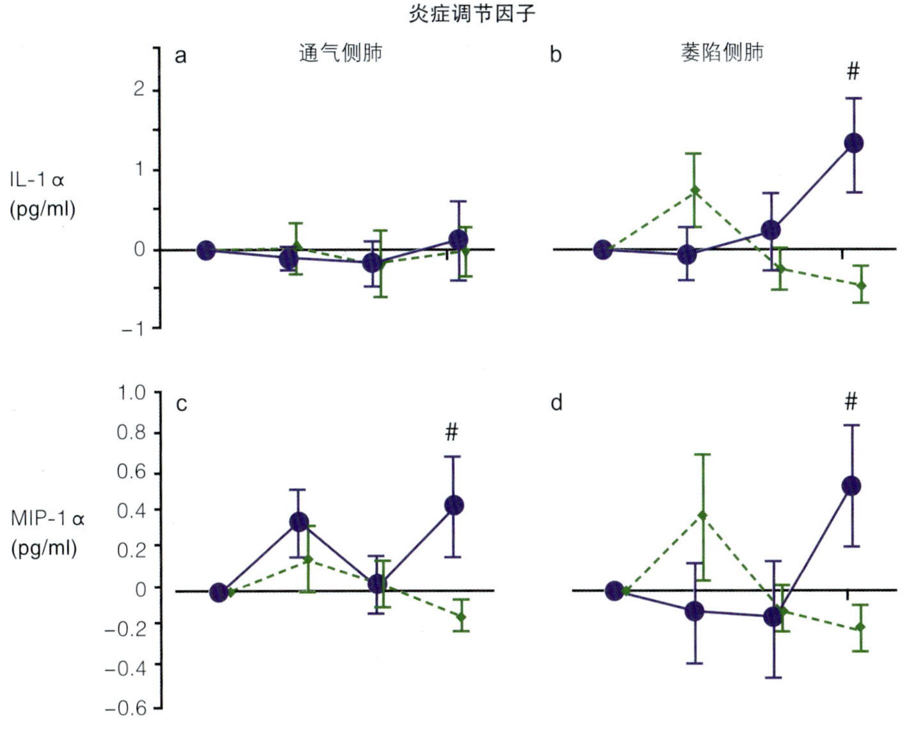

图 10.14　经胸食道切除术病人 OLV 期间和 OLV 后，通气侧肺和萎陷侧肺支气管肺泡灌洗液中的细胞因子水平显示，非通气侧肺给予 CPAP 可调节 OLV 期间的炎症因子。a. 与对照组（蓝色实线）相比，萎陷侧肺给予 CPAP（绿色虚线）不能显著降低通气侧肺 IL-1α 水平，但能降低萎陷侧肺 IL-1α 水平。b. #；$P<0.03$。c 和 d. 施加 CPAP 可减弱通气侧肺和萎陷侧肺术后 MIP-1α 水平。时间点：术前，肺萎陷后 2h，再复张后 2h，术后（数据源自参考文献 [67]）

手术的病例报道有所增加（见第25章），但迄今为止，由于病例数较少尚无法确定与传统麻醉技术相比是否能改善病人预后。

临床病例分析

男性，68岁，体重70kg，术前诊断右肺中下叶支气管肺癌。既往有吸烟者（30包/年），运动耐力良好。术前FEV1预测值为80%，DLCO预测值为70%。V/Q扫描显示右肺通气和灌注占50%。患者接受了右全肺切除术，手术3h，术中无并发症。术中，病人输注晶体液1.5L。双肺通气时和左侧单肺通气时设定潮气量700ml，FiO_2 1.0。术后，使用胸段硬膜外镇痛，恢复室内生命体征平稳（图10.15），随后转运至胸外科病房。术后第3天，病人主诉呼吸困难加重。吸空气时血氧饱和度为85%；面罩吸氧，FiO_2为0.4时，血氧饱和度为93%。窦性心律，104bpm，血压130/80mmHg。再次进行胸部X线检查（图10.16）。

- 该病人鉴别诊断包括哪些？
- 如何确诊病人？

鉴别诊断应包括开胸术后ARDS、肺动脉栓塞、充血性心力衰竭和（或）心肌缺血、误吸、肺炎。ARDS需要鉴别其他诊断。应该进行肺灌注扫描排除肺动脉栓塞。心电图排除亚临床心肌缺血，在没有冠心病或糖尿病病史的情况下不太可能发生。经胸超声心动图检查排除心肌功能障碍。如果没有意识模糊或消失的病史，不太可能发生严重误吸。肺炎有可能出现，但如果没有脓毒症或白细胞计数升高的现象，也不太可能发生。痰培养和敏感细菌分析，有助于诊断和鉴别诊断。如果排除了术后呼吸衰竭的其他常见原因，则可诊断为急性呼吸窘迫综合征（ARDS）。

- 如何治疗？

病人应转运到重症监护病房，通过进行对症支持治疗，来改善呼吸功能，减少进一步的肺损伤。首先，先进行无创通气，并将FiO_2降至最低，以维持正常的生理性氧饱和度。尝试吸入氧化亚氮或前列环素来降低肺血管压力是合理的，尽管益处尚未得到证实，但一般来说无明显不良反应。可吸入β受体肾上腺素能药物。皮质类固醇的益处尚不确定。如果气体交换进一步恶化，机械通气时应增加肺保护通气策略。对于常规治疗无效的严重ARDS，应考虑使用体外膜肺支持（另见第55章）。

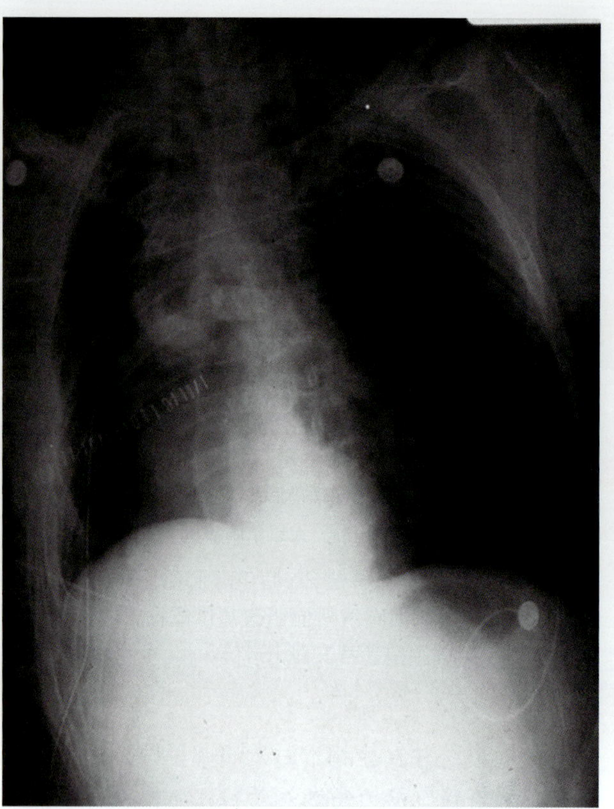

图10.15　68岁男性病人右全肺切除术后即刻胸部X线图片。正常右全肺切除后图像

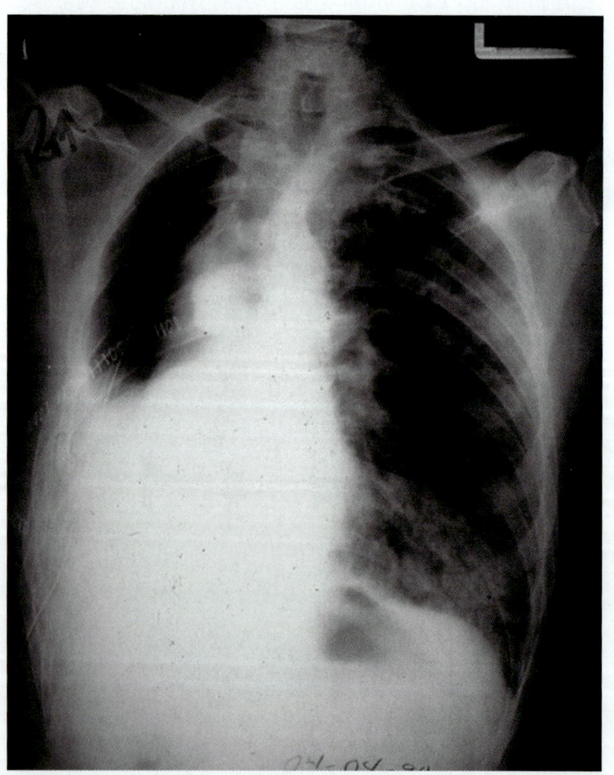

图10.16　同一病人术后第3天胸片。病人出现逐渐加重的呼吸困难，吸空气时出现严重低氧血症。胸片显示肺间质纹理增粗，提示肺水肿

第四部分

气管和气道内的诊疗操作

第 11 章　支气管镜的诊疗操作

Gordon N. Finlayson, Tawimas Shaipanich 和 Chris Durkin　著
姚海霞　译　徐江宁　校

要点

- 手术室外的诊断性可弯曲支气管镜在轻中度镇静和局部麻醉下可安全进行。
- 硬性支气管镜检查通常用于中央气道阻塞症的患者，主要风险为：气道完全阻塞、无法通气、持续过度通气并伴有血流动力学障碍。
- 行支气管镜术麻醉期间常常需要转换通气模式。
- 高危病例可用体外膜氧合。
- 介入性支气管镜医师采用多模式技术紧急重建阻塞性中央气道的通畅性，这些技术分别为：支架置入术、激光、支气管内电外科手术、冷冻疗法、氩等离子凝固术、球囊扩张支气管成形术。
- 这些技术相关的主要术中并发症为：气道出血、气道损伤、气道穿孔、气道着火、气体栓塞、阻塞性肺炎播散。
- 支气管镜术的适应证为：低度恶性肿瘤和原位癌的治疗。这些病变可能对近距离放射治疗、冷冻治疗、光动力治疗敏感 。
- 介入性支气管镜检查是一个不断发展的领域，应用范围不断扩大。未来的适应证可能包括用于治疗持续性漏气和慢阻肺的支气管内瓣膜置入术和治疗难治性哮喘的支气管热成形术。

引言

常规诊断性可弯曲支气管镜检查是一种安全可靠的手术，很少需要麻醉医师在场。 介入支气管镜检查是一门不断发展的专业学科，在救治中央气道阻塞和肺移植术后吻合口并发症方面发挥举足轻重的作用。大多数这些手术都需要在全身麻醉下进行，在建立通畅气道和足够的通气方面有巨大的挑战。支气管镜医师采用了许多较新的干预手段来检测和处理癌前病变以及早期恶性肿瘤。随着肺癌筛查技术的改进，预计这些技术的应用在未来几年将大大增加。介入肺科医生的新兴角色包括放置支气管内瓣膜的微创肺减容术和应用支气管热成形术治疗重度哮喘。

麻醉注意事项

支气管镜介入治疗最早是使用硬性内镜缓解气道阻塞。1897 年 Gustav Killian 首次使用支气管镜取出了右主支气管内的异物。此后，人们开始尝试将其用于切除肿瘤、扩张感染性狭窄和引流梗阻性分泌物。

硬性支气管镜检查是将无袖直金属内镜直接放置在气管中，不需要气管插管。与可弯曲支气管镜检查相比，这是一个关键的区别。可弯曲支气管镜检查可在有安全气道的气管插管患者身上进行。硬性支气管镜检查比可弯曲支气管镜检查更常用于介入性操作，因为硬性支气管镜允许大型器械通过并能取出体积较大的物体，同时可以提供专门气道便于正压通气（表 11.1）。

表 11.1　可弯曲支气管镜和硬性支气管镜的比较

可弯曲支气管镜检查	硬性支气管镜检查
轻度镇静	需要全身麻醉
可通过气管导管	同样位置无法气管插管
无绝对禁忌证	颈椎病患者禁忌
创伤小	创伤大
不能通过内镜通气（HFJV 除外？）	提供特定气道便于通气
仪器小	仪器较大
取标本时需要移除内镜	可通过内镜能够移除大物体
可进入到远端气道	仅限于中央气道
技术简单	技术难度高，需要专业培训

在硬支气管镜检查期间，由于开放通路的设计使传统的正压通气易于发生气体泄漏，因此通常用喷射通气维持气体交换。使用手持式喷射器或高频喷射呼吸机可将各种浓度的高流量氧气输送到肺部。由于开放通路的设计，夹杂室内空气会稀释输送的氧气含量导致肺部最终所获得的吸入氧气浓度略低于在喷射器上选择的浓度。同样，挥发性药物的使用也不可靠，因为其输送和测量不能得到完全保证。由于呼吸回路未密封，麻醉气体的泄漏也会污染手术室。混合氧气/空气混合物通常通过直接连接在支气管镜下腔内端口的高压管或放置在气道内的导管来完成喷射输送。

硬性支气管镜检查期间可使用各种通气模式，但达到有效实施很有挑战。可选择自主呼吸模式，但多数支气管镜医师坚持抑制呼吸模式，因为自主呼吸时患者可能会发生突然的咳嗽和气管收缩痉挛，这会导致操作技术难度提高和并发症发生增加。放置硬性支气管镜需要大幅度的颈部后仰和广泛的气道内操作，这导致大多数患者在有自主呼吸时不能耐受。通气支气管镜可使用麻醉呼吸回路。为防止漏气，支气管镜的尺寸大小必须与气管紧密匹配。理论上讲，在这种情况下可以提供正常通气，但是任一显著的泄漏都会降低该技术的有效性。最后，通过适当的预充氧和被动吹入氧气，某些特定的患者可以很好地耐受短时间的呼吸暂停。对于需要长时间气道操作的手术，操作可能会间歇性中断，以提供正压通气。

介入性支气管镜麻醉考虑的关键点为：手术指征、患者合并症、特定操作可能产生的并发症的评估。气道阻塞仍是支气管镜干预最常见的适应证，这些手术通常是在危及生命的患者身上紧急进行。因此，这可能会导致各种麻醉目标互相冲突，包括如何权衡饱胃和不安全的气道和高浓度氧气与着火的风险，以及权衡对阻塞狭窄气道行喷射通气导致的空气滞留和气压伤的风险（表 11.2）。

全静脉麻醉（total intravenous anesthesia，TIVA）避免了在介入性支气管镜检查过程中吸入麻醉药物对手术室的污染（参见第 12 章）。静脉用药的另一个优点是避免了麻醉药对通气的依赖。当预期采用新的通气策略时，这是一个重要的考虑因素。美国麻醉医师协会推荐的标准监护仪对于介入手术是强制性的。因为呼气末二氧化碳采样经常中断，动脉置管和经皮二氧化碳监测可用于评估气体交换的充分性是有意义的。接受 TIVA 和肌肉松弛药的患者有较高的术中知晓风险；因此，可以考虑增加监测范围（例如 BIS）并添加苯二氮䓬类药物。由于气管内器械的存在是咳嗽的强烈刺激因素，因此患者需要抑制呼吸。在 TIVA 方案中加入有效的短效阿片类药物（例如瑞芬太尼）可抑制这种剧烈的伤害性反射。考虑到这些情况所带来的独特且可能是无法预料的技术挑战，延长手术时间可能需要持续的神经肌肉阻滞，并密切监测肌松深度。

表 11.2　硬性支气管镜相关的麻醉考虑

1. 刺激 可能需要全身麻醉 ± 肌肉松弛药
2. 气道不安全 误吸风险 潜在的困难通气 失去气道通路的风险
3. 射频通气 创伤风险
4. 技术 与支气管镜医师共用气道 气道开放：挥发性麻醉药污染室内环境 需全凭静脉麻醉
5. 手术并发症 气道着火 气道出血 气体栓塞 气道损伤

硬性支气管镜检查的并发症通常在放置气管镜时发生，比如牙齿、声带和气道损伤。必须牢记气管插管困难的可能性，因为这可能会导致患者灾难性的困难通气，特别是对于一些存在解剖异常或声门上结构变形的患者。这种手术通常在手术室外环境中进行；陌生环境已被证明是增加发生不良事件的风险因素。急救设备应包括直接喉镜检查的替代设备及外科手术气切包。其他介入支气管镜手术相关的特殊并发症包括气道着火、气体栓塞、严重出血；这些将在本章后文中详细讨论。

中央气道阻塞

中央气道阻塞可能源于内源性、外源性或混合性病变（图 11.1），这些病变的特征和位置（胸内与胸外）、病因（恶性与非恶性）（表 11.3）、是否存在静态或动态气流阻塞相关。这些特征决定了选择减轻气道阻塞的具体干预策略，同时要兼顾考虑到患

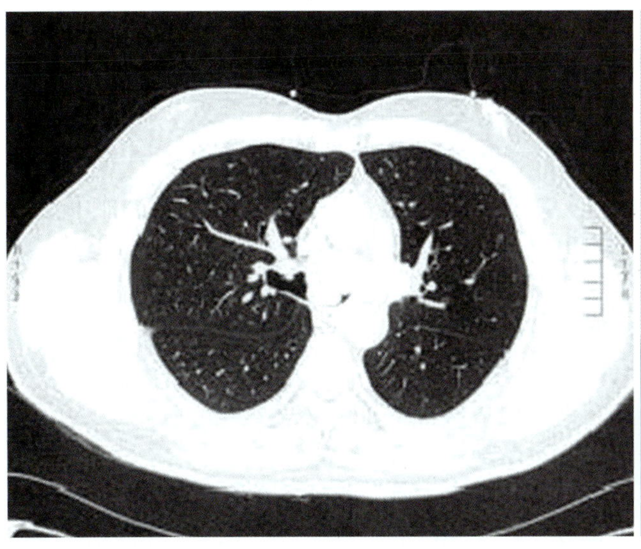
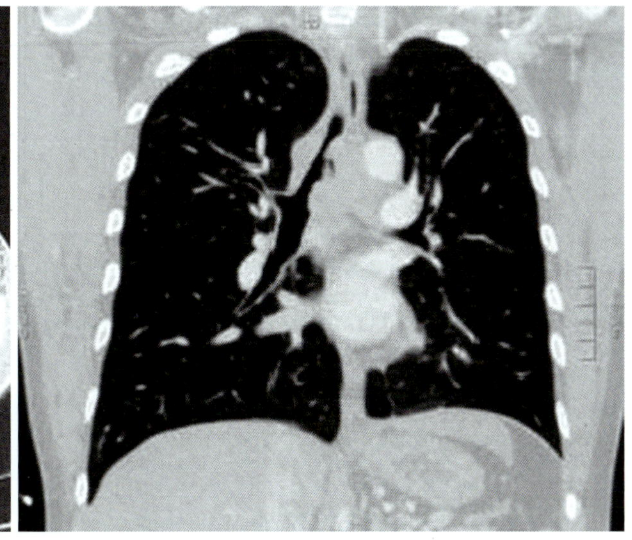

图 11.1 CT 显示严重的固有中央气道阻塞，累及气管隆突和左主支气管

表 11.3 中央气道阻塞的原因

良性病变
创伤性：插管后，钝性、穿透性或吸入性损伤
炎症：韦格纳肉芽肿，淀粉样变，系统性红斑狼疮
传染性：乳头状瘤，结核病，鼻血瘤，病毒性气管气管炎，细菌性气管炎，白喉
血管性：血管环，动脉瘤，全肺切除后综合征，畸形（例如右无名动脉，双主动脉弓）
肿瘤：神经纤维瘤，软骨瘤，软骨母细胞瘤，血管瘤，多形性腺瘤
吻合口：肺移植，袖状切除
其他：气管软化，复发性多软骨炎，结节病，异物
恶性病变
原发性腔内恶性肿瘤
腺样囊性癌
类癌
黏液表皮样
支气管原性
原发性腔外恶性肿瘤
食管
纵隔（胸腺，甲状腺，生殖细胞）
淋巴瘤
肉瘤
转移性恶性肿瘤
支气管原性
肾细胞
乳腺
甲状腺
黑色素瘤
结肠

经许可摘自：Finlagson 和 Brodsky。

者适当的护理水平。一般说来，患者的合并症反映了恶性肿瘤潜在的易感风险、相关全身炎症性疾病的肺外特征或移植后状态。由于中央气道阻塞通常是隐匿进展的，只有在气道狭窄至 5~8mm 时才会出现呼吸困难、喘息或喘鸣症状。然而，快速侵犯气道或累及长段病变气道的可能表现为轻度梗阻。

在支气管镜发展的初期阶段，治疗性支气管镜缓解中央气道阻塞的相关围术期风险尚未明确定义。尽管介入性支气管镜检查可以有效地恢复阻塞性气道的通畅性，但大量中心数据强调了在护理这些患者时需要提高警惕。大约 20% 的患者会发生围术期并发症，30d 总死亡率为 7.8%（主要归因于潜在的疾病进展）。

对中央气道阻塞患者的评估很大程度上取决于临床状况和生理损害程度，必须明确定义梗阻的性质和程度，即将发生呼吸骤停的患者除外。传统上，提倡使用流量 - 体积环进行评估，流量 - 体积环对可疑中央气道阻塞患者的评估至关重要，但其在术前计划中的价值有限。此外，肺活量测定法的实施可能会导致晚期阻塞中的呼吸衰竭。对病变气道行重建多层 CT 扫描可显示位置、范围、动态塌陷和邻近结构侵犯的重要信息，这对于安全的术前计划至关重要。根据患者的症状需求，也可以在俯卧位进行 CT 扫描。

由于这些病例的临床紧迫性，优化医学合并症的机会有限。根据干预适应证的不同，吸烟、高血压、中重度慢性阻塞性肺炎、糖尿病等多种合并症与可能增加出血和低氧血症并发症发生密切相关。尽管尚未证明影响这些类型病例的围术期结局，但对有合并症疾病的管理需谨慎。术前选择性使用抗唾液酸蛋白有助于促进气道局部定位便于光纤检查。当器械反复刺激气道导致术后声门水肿时，建议使用类固醇。对于呼吸窘迫的患者，在阻塞引起湍流时，氦氧混合气（氦气和氧气混合物，FiO_2 约 30%）可以暂时减少呼吸做功，并可改善气体交换。

在处理中央气道病变的患者时，最需要关注的是常规的全身麻醉可能导致气道完全阻塞的风险。严重的中央气道阻塞也可能导致动态过度通气和心血管损害。由于缺乏文献来指导这些具有高风险患者的关键决策，因此提供安全麻醉的策略在很大程度上取决于经验和判断。

传统教学主张在急性阻塞期间保持自主通气的麻醉技术，以避免呼吸肌抑制后引起气道塌陷。但是，经验丰富的研究中心已经报道了静息状态下采用静脉诱导和神经肌肉阻滞治疗喘鸣症患者的成功经验。同样，一系列病例均证明了在介入性支气管镜检查期间创新通气策略的安全应用。通过硬性支气管镜侧臂接头间歇、辅助、正压通气可维持有效通气。桑德斯手动喷射通气技术也可通过硬性支气管镜提供持续通气。高频喷射通气在不依赖硬性支气管镜时也显示出可靠的气体交换和手术条件。最后，对于那些患有可逆疾病和严重梗阻病变的患者，选择使用体外膜氧合可能是合理的。不幸的是，关于治疗性内镜检查术中比较这些通气技术有效性和安全性的数据有限。无论采用哪种技术，在整个手术过程中都应注意重新评估通气的充分性和动态过度充气的存在。通常，这些情况需要动态决策，并且需要在各种通气方式之间灵活转换 - 准备工作至关重要。

安全解除中央气道阻塞的基本组件包括多种型号的硬质支气管镜和一名经验丰富的内镜医生，以便立即进入气道。虽然很少有普通呼吸科医生具备硬性支气管镜检查的能力，但许多行介入手术呼吸科医生是可以胜任的。如果预计会出现开胸手术的可能性，则必须有一名胸外科医生在场。 中央气道病变患者应避免盲目气管插管，因为它有可能因不必要的创伤而导致出血或气道阻塞。常规使用可弯曲性支气管镜有助于减少这些并发症。

在过去十年中，全球范围内使用静脉 - 静脉体外膜氧合（veno-veno extracorporeal membrane oxygenation, VV ECMO）日益增加。尽管已报道的用于管理中央气道阻塞的应用在不断发展，但大手术量的中心在管理 ECMO 患者的替代适应证方面已经发展到了临床成熟阶段。当肺功能受损或缺失时，VV ECMO 可以替代气体交换；当心脏功能不全时，可以使用静脉 - 动脉体外膜氧合（venoarterial extracorporeal membrane oxygenation, VA ECMO）。尽管对 ECMO 相关因素的全面讨论不在本章范围内，但当该技术应用于传统技术无法治疗的中央气道阻塞患者中时，有一些重要的实用价值需要强调。首先，ECMO 最好由经验丰富的团队建立，在插管方法及其各种配置方面具有灵活性。插管通常在短暂的抗凝（通常为 5000U 普通肝素）情况下进行，但不是必须的。荧光检查和（或）超声心动图检查可以确保安全、适当地定位插管。如果肝素化对于需要 VV ECMO 的患者禁忌使用，且出血风险过高，则可以停止维持性抗凝治疗。经验丰富的操作者可在约 20min 内成功完成插管，但需要过多的时间来调动设备和人力资源。如果使用 ECMO 处理有心肺骤停风险的气道严重阻塞患者，则必须认识到这些时间限制。建立 ECMO 可在清醒（或轻度镇静）的患者中进行，但如果患者不能平躺则更具挑战性（图 11.2）。

最后，如果 ECMO 的指征是完全替代生理气体交换，则插管的尺寸和回路配置应建立足够的流量以匹配患者的固有心输出量。最近的病例报告和病例系列强调了 ECMO 在处理紧急气道阻塞中的作用——既可以替代建立安全的气道，也便于支气管镜或外科手术干预。

成功的支气管镜处理中央气道病变通常需要多模式技术。以下各节将重点介绍这些技术和相关麻醉注意事项。

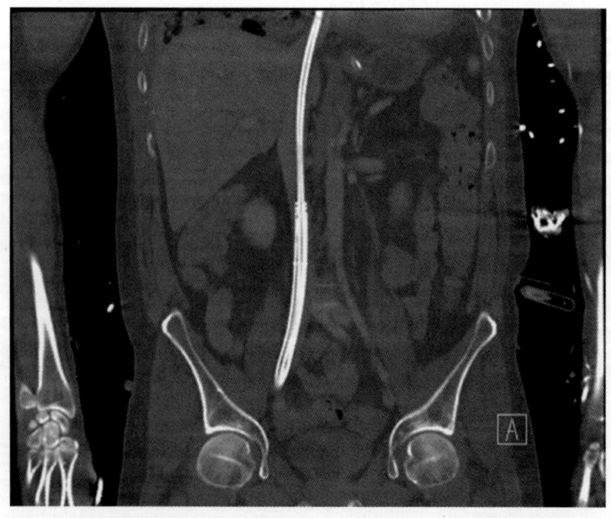

图 11.2 如果临床情况需要，可以通过仅在股血管中插管来使用 VV ECMO。这张 CT 图像显示了一个双腔股静脉插管，在 IVC 远端有入口，在右心房有回流孔

气道支架

Montgomery 在 20 世纪 60 年代率先应用气道支架治疗声门下狭窄。1990 年，Dumon 发明了一种可完全放置在气管腔内的硅胶支架。如今，介入性支气管镜医师的设备有各种恢复阻塞气道通畅的支架。一般而言，现代支架由硅树脂、金属或二者组合组成。理想情况下，气道支架应具备出易于置入和取出、气道内稳定（限制移位的趋势）、具有耐压性和有足够的弹性以适应气道、抗肉芽肿形成和抗感染以及保护黏液纤毛运输功能等优点。

尽管支架技术在不断创新，但目前还没有制造出能够满足这些苛刻设计特性的支架。硅树脂支架易于移除，因此适合于中央气道的良性疾病。硅胶支架的局限性包括移位，分泌物阻塞，易燃性和内径较小。裸金属支架和覆膜金属支架均可供使用（图 11.3，表 11.4）。金属支架的优点是保持黏膜纤毛运输功能，内径大和放置相对容易。金属支架的致命弱点仍然是容易形成肉芽肿。另外，裸金属支架可以传输激光能量并损伤周围的组织，而覆膜支架可能会在激光手术过程中引发着火危险。由于顾虑金属支架易发生支架内阻塞且取出困难，专家建议金属支架置入术应用于恶性或姑息性手术。尽管考虑到这点，但其他作者仍报道了应用金属支架成功治疗良性疾病，但是选择合适的患者至关重要。

硅胶支架的放置需要使用硬性支气管镜，金属支架通过可弯曲性支气管镜或荧光镜可放置在气管中（图 11.4）。气道支架置入术的主要麻醉考虑因素与处理中央气道病变的指导原则相重叠。在支架放置期间，要保证手术视野相对固定，建议选取尽可能避免患者咳嗽的方法，比如对气道行适当的局部麻醉，以最大程度减少支架移位风险。术中主要的并发症包括气道出血、气道梗阻、气道穿孔导致气胸或纵隔气肿。当缓解慢性气道阻塞时，建议采取定位方法以尽量减少阻塞性肺炎的传播。气道支架主要的慢性并发症包括在邻近结构处形成瘘管，若形成支气管血管瘘会引起大咯血，若形成食管气管瘘会引起吸入性肺炎。

如果患者放置远端气管支架，术前应评估支架移位或分泌物阻塞、肉芽肿形成或肿瘤侵袭的可能性。一般而言，这些患者应避免使用气道器械，如果可行的话，应首选局部麻醉。全身麻醉使用喉罩可避免支架破裂，当需要气管插管时，应在纤支镜

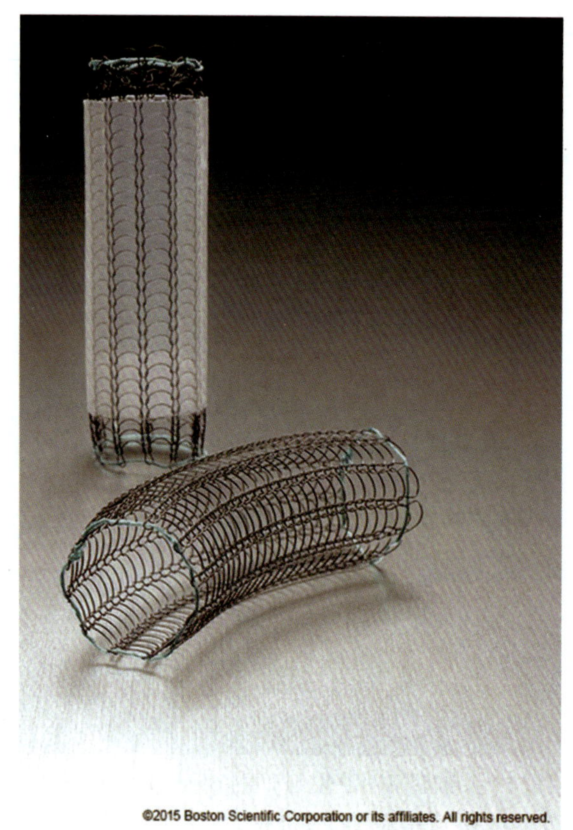

图 11.3 覆膜和未覆膜的可扩张金属支架示例（由 Boston Scientific 提供）

表 11.4 支架的特点

金属
优点
内外径比大
抵抗移位
保留黏液纤毛清除作用
局部麻醉下可放置
缺点
易产生肉芽和气管再狭窄
传输激光能量
覆膜支架易燃
长期放置有气道穿孔风险
难取出（永久性的）
硅胶
优点
容易重新放置和取出
缺点
放置需要硬性支气管镜
内外径比减小
容易移位
抑制黏液纤毛清除作用
分泌物阻塞
易燃

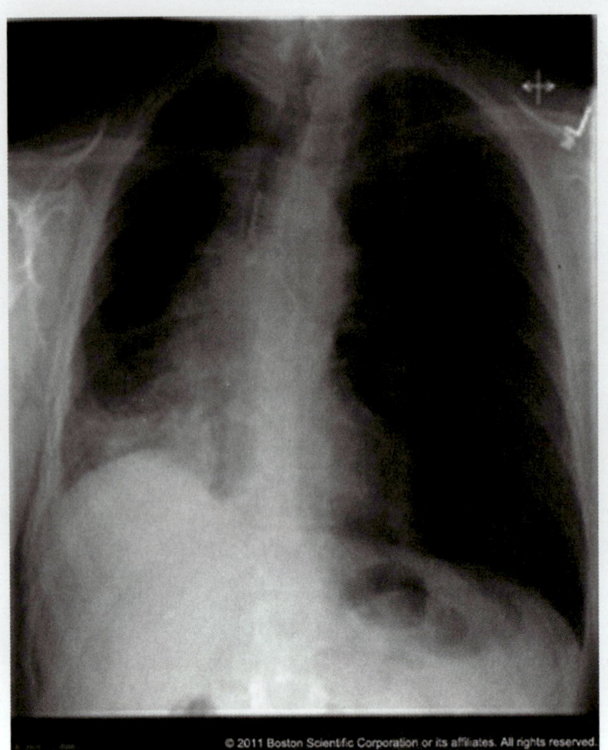

图 11.4 荧光透视和硬性支气管镜下放置的波士顿科学动力公司的 Y 形支架（由 Boston Scientific 提供）

引导下将气管导管放置在支架腔的近端（首选）或放置在支架腔内，气管导管拔除时也应在纤支镜引导下进行。

其他方式

自从 20 世纪 60 年代将可弯曲支气管镜作为诊断工具问世以来，人们一直在推动将这种多功能器械用于治疗目的。目前，治疗性支气管镜检查的适应证已不再局限于缓解急性中央气道阻塞。介入性支气管镜医师的创新技术为减轻管腔内阻塞病变的姑息性治疗和早期癌症的根治性切除术带来了新的机会。这些支气管镜干预通常与放疗或化疗结合，以便于手术切除（图 11.5）。

激光

激光技术是指特定波长光发生聚焦同步后引发热变化，这些热变化先导致光凝固，最后发生组织汽化。该术语是受辐射产生的光放大的首字母缩写。在较短波长下，光束可凝结血管结构并防止出血。在较长波长处，发射的能量可切除组织，因为它会引起汽化。激光的应用可以通过接触式或非接触式探头（通常 <1cm）来实现。有多种激光可用，医用上钕/钇铝石榴石（Nd：YAG，波长 1064nm）和二氧化碳（CO_2，波长 10μm）类型是使用最广泛的。前者尽管切口不太精确，但它具有更好的凝血特性，可通过可弯曲或硬性支气管镜使用，是支气管镜医师的首选。CO_2 激光设备笨重，其铰接臂无法将光束传送到气管远端，它更适用耳鼻喉科医师进行隆突上方和喉部周围的操作。

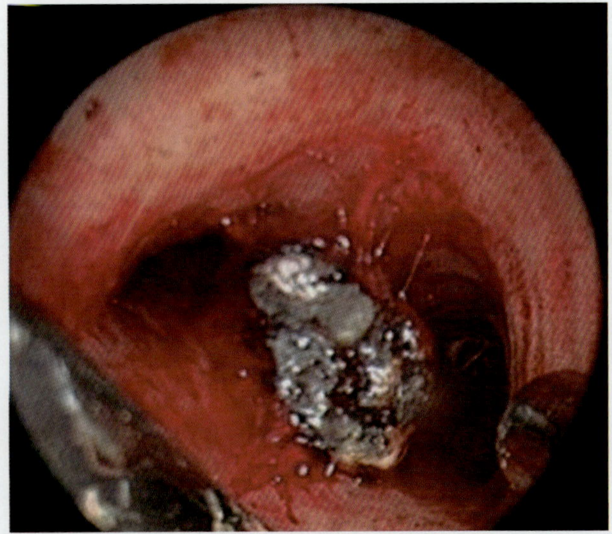

图 11.5 肿瘤剥除示例（由 Dr.Tawimas Shaipanich BC Cancer Agency 提供）

介入医师可通过可弯曲性或硬性支气管镜实施激光手术。有经验的医师更喜欢使用硬性支气管镜，它便于改善和控制气道。激光不但可以对孤立肿瘤进行激光汽化，还可以切断血管并切除大部分肿块，同时使用钳子或手术刀进行物理切除。使用激光时除了支气管镜检查的常规麻醉风险外，还会带来罕见但灾难性的气道着火风险。因此，使用激光时，应尽量降低吸入的氧气浓度（<40%FiO_2）。如果在使用光纤激光时需要气管内插管，应使用专用导管或反光膜以最大限度地降低使用 CO_2 激光引起塑料燃烧的风险。若气道装置中使用了除金属外的其他任何材料，如果被 Nd：YAG 激光击中，都是不安全且燃烧不充分的。

总体而言，激光并发症的发生率较低（约 1%），包括上述的支气管内烧伤、出血、气道穿孔、低氧血症、心律失常甚至卒中的风险。脑部空气栓塞的可能性很小，这是由于使用空气对激光进行同轴冷却造成的，而用二氧化碳替代空气能大大降低了这种可能性。因此，在血管丰富的气管后壁上使用激光时，必须格外小心。另外，如果不小心暴露于 Nd：YAG 激光，可能会导致视网膜损伤，建议所有手术室人员佩戴防护眼镜。有报道称激光烟雾中存在病毒颗粒，建议使用排烟系统。虽然有研究表明，从激光废气中分离出的 HIV 颗粒在体外不能存活，但事实上，在激光汽化乳头状瘤的过程中，将 HPV 传染给操作医生已经被报道。

支气管内电切术

支气管内电切术（endobronchial electrosurgery, EBES）是指使用有黏性接地极板将电流直接施加到患者的组织上的治疗性干预措施。通过这种方法传递的热能取决于电流和电压的水平，可能会引起电凝或切开（“割伤”）。医师可以调整这两个参数的组合以达到他们需要的组织改变类型（例如止血或组织切除）。使用钢丝圈套环，有蒂的病变可以通过环切支持柄来干净地切除，而无蒂的病变可以用解剖探针剥离。从本质上讲，该技术的使用场景与激光几乎相同。两者之间的主要区别在于，EBES 的价格便宜，实施所需的设备和技术也较简单。并发症在很大程度上与激光治疗相同，在烧灼组织过程中有较大的气道着火风险。EBES 期间的电磁干扰可能导致置入的电子设备（包括起搏器和 AICD）发生故障。

氩等离子体凝固术

氩等离子体凝固术（argon plasma cautery, APC）也是通过电流引起支气管内组织热破坏从而进行切除和凝固。但不是通过与接地的患者直接接触来传导电流，而是从探头尖端释放的氩等离子体充当导体传导电流，是一种非接触技术。气流的性质使得能量可以从探头尖端指向多个平面，并可用于其他方式无法达到的靶向病变。

APC 的穿透深度小于激光或 EBES，适用于浅表病变（如出血灶），可在支气管内支架周围使用可能更安全。除了介入性支气管镜检查的常见并发症外，APC 具有电磁干扰和空气栓塞的风险（与氩气的雾沫有关）。

支气管球囊成形术

支气管球囊成形术是使用光纤或硬性支气管镜或与荧光镜结合使用，将硅胶球囊引导至狭窄区域后进行递增的加压充气从而对狭窄气管进行扩张。通常，单纯支气管球囊成形术不能维持气道通畅，需要反复多次或联合干预（如支架置入），恶性狭窄有明显的快速再狭窄风险。尽管与激光切除术或探条（bougie）扩张术相比，支气管球囊成形术导致黏膜损伤较小，但气道破裂和出血仍然是一种风险。据报道该技术的其他并发症包括支气管痉挛、气管炎、发热、肺不张和纵隔气肿。

延迟切除技术

激光、EBES、APC 和球囊支气管成形术的主要优势是可立即有效缓解气道阻塞，恢复气道通畅。但还有许多其他的技术（表 11.5）作用效果是延迟的，比如光动力疗法、冷冻疗法、近距离放射疗法。它们最常用于非阻塞性病变的非手术治疗、晚期恶性肿瘤姑息治疗、早期癌症（如原位癌）的潜在治疗的患者。这些技术都可通过纤维支气管镜进行，很少需要麻醉医师参与（除冷冻黏附和喷雾冷冻疗法外；请参见下文）。与上述侵入性技术相比，应用这些技术发生手术并发症导致的急性失代偿较少。

在延迟切除技术中，冷冻疗法最常用（图 11.6）。利用快速冰冻和解冻循环的细胞毒性作用对组织进行破坏（冷冻消融）、黏附（冷冻黏附）、活检（冷冻活检）。组织的破坏受冰冻和解冻速率以及所提供最低温度的影响。利用焦耳 - 汤姆森效应（气体从高压输送系统到大气中时快速冷却）可实现此过程，氧化亚氮是最理想的介质。但是如何监测组织冷冻仍然是问题，目前仍然是依靠操作者的经验来判断，通常的冷冻周期约为 30s、重复 2~3 次。细胞水分含量高的组织（肿瘤细胞、皮肤、黏膜、

表 11.5 非手术肿瘤切除技术

方式	描述	并发症
光动力疗法	注射光敏剂（二氢卟啉酯）直接暴露于激光下活化	时间长容易发生激光灼伤
		由于会产生显著的组织脱落，需要进行支气管灌洗
冷冻疗法	通过气体减压快速冷冻破坏组织	由于会产生显著的组织脱落，需要进行支气管灌洗
		一过性的发热
近距离放疗	放射性微粒（铱 192）直接植入肿瘤里	出血
		瘘管形成
		支气管狭窄
		辐射暴露

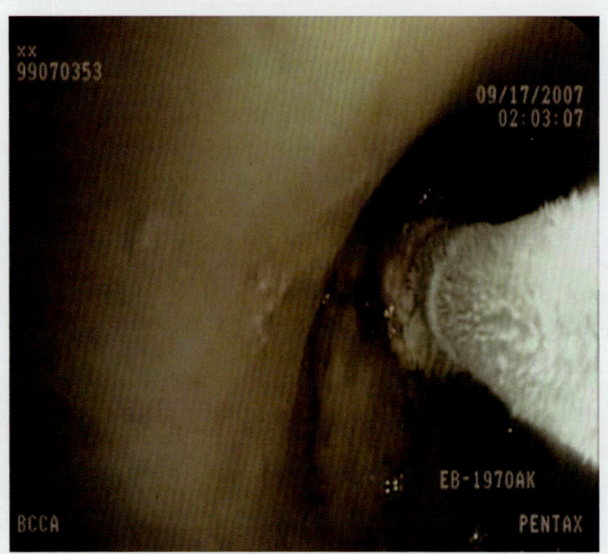

图 11.6 左上叶肿瘤的冷冻治疗，图为导管处冰晶形成

肉芽组织）比不含水分的组织（脂肪、软骨、结缔组织）更敏感。提供低温需要冷冻探头、支气管镜和冷却剂。最初仅可作为硬性支气管镜的硬性探头使用，随着通过可弯曲支气管镜的工作通道的可弯曲设备的出现，扩大了冷冻疗法的诊断范围和治疗途径。

冷冻疗法的主要作用仍然是对不能手术的恶性中央气道阻塞的姑息性或辅助性治疗，其中有支持文献（主要是观察性文献）显示 90% 以上的患者症状缓解。与其他方式相比，具有并发症少、相对易用性和经济实用的优势。偶尔将其用于非恶性中央气道阻塞（肉芽组织、血块和黏液堵塞），但在纤维化过程中应避免使用，因为它们具有抗冻性并可能会加重病情。主要的局限性是术后持续几天会发生组织脱落，并且必须在第一次手术后 5~10d 重复进行支气管镜检查。穿透深度低（3mm）降低了气道穿孔的风险，并且没有火花可避免气道着火。

冷冻黏附是一种相对较新的技术，通过冷冻探针尖端在解冻循环之前粘在目标组织上，从而比标准的冷冻消融更快地使组织移除（肿瘤消灭）。虽然这种技术可以提取大样本，但仍需警惕需要 APC 或电灼来治疗而保守措施无效的出血（约 4%）。该技术要求使用喉罩或气管插管进行全身麻醉，以便于频繁、重复地取出标本。已将相同的原理进行腔内组织活检（冷冻活检）并具有较高的诊断率，以及在透视引导下经支气管对周围肺病变进行活检，但目前仅用于研究目的。

最近发明出一种特殊的导管（冷冻喷雾器），可以快速而均匀地处理大面积区域，而无需直接接触。液氮（liquid nitrogen, LN_2）代替了氧化亚氮，带来了一系列独特的麻醉方面的关注点，这些关注点最主要的是气压伤，由于 LN_2 取代了吸入的氧气，可能导致气体快速膨胀发生低氧血症。此外，输送时间 5~10s 并且需要呼吸暂停。这种情况需要在通气回路开放的情况下进行全身麻醉（如果是气管插管，则应将气管导管套囊放气）。使用低流量 LN_2 的新型装置可降低这些风险的发生。具有炎症反应的延迟治疗效果与标准冷冻疗法相似。

异物取出和新兴技术

在没有病史的情况下，异物吸入的诊断可能是含沙射影的。典型的“穿透综合征”即（窒息、咳嗽、喘息）仅在部分患者中出现。由于气道和吞咽反射发育不成熟或迟钝，处于极端年龄的患者发生吸入风险最大。在成人中，异物容易卡在远端气道，在儿童中，异物通常卡在主支气管中（右支 > 左支）。

异物吸入的宿主反应和并发症主要取决于被吸入物体的物理性质（有机 / 无机，尖锐 / 钝性）、位置和持续时间。有机物质引发强烈的局部炎症反应，最终导致组织肉芽形成。长时间的嵌塞可能会导致肺不张、阻塞性肺炎、支气管扩张和支气管狭窄。气道穿孔或侵蚀可能会引发气胸、纵隔气肿或咯血。

硬性支气管镜一直是异物取出的首选工具。目前，成人异物取出的方式主要采用可弯曲支气管镜。诊断影像（如 CXR、CT 扫描）在评估异物取出中的作用比较局限，可弯曲支气管镜仍是诊断的金标准。此外，有部分器械工具通过可弯曲支气管镜的工作通道使用，无需硬性支气管镜。这些工具包括：抓取钳、球囊导管、篮子、圈套、磁铁以及激光和冷冻疗法探头（冷冻黏附）。

在成年人中，异物取出通常是在气道局麻、轻度镇静、自主呼吸下进行。如果临床状况允许，应考虑适当的禁食时间，以最大限度地减少误吸的风险。术前有呼吸窘迫或高误吸风险的患者可能需要气管插管和机械通气。在任何情况下，专家们都提倡在手术过程中避免异物向远端移位的策略。如果气道穿孔或撕裂的风险较低，通常可将球囊导管放置在异物的远端，并将其拉到气管隆突的近端，一旦异物进入主气管后，即可用抓取装置固定异物，然后将其与支气管镜一起从患者的气道中取出。对于机械通气的患者，在移除异物的最后阶段进行暂时性的拔除气管导管可避免引导异物通过气管导管，以及伴随而来的移位或气道阻塞的风险。

小儿异物的取出通常是在手术室全身麻醉下，使用硬支气管镜进行的。由于气道直径较小，活瓣原理发生气道阻塞和窒息以及空气潴留的风险更大。气体交换由自主呼吸或间歇正压通气维持。自主呼吸技术的优势包括通气中断较少并且远端移位和动态过度充气的风险较低。提倡正压通气者认为静止的手术区域是有利的，但缺乏证据支持这两种技术的优越性。

支气管内瓣膜

介入性支气管镜医师的新角色不断出现。具体来说，创新的介入技术正在严重肺气肿和哮喘的治疗中不断发展。与旨在缓解急性中央气道阻塞的介入策略不同，支气管镜在这些领域的作用适合在设计良好的临床试验中进行评估。

肺减容术（lung volume reduction surgery, LVRS）改善了部分患者的肺功能、运动能力和生活质量，但围术期发病率却很高。具有异质性肺气肿的患者最有可能受益于 LVRS。支气管镜肺减容手术的出现是为了应对与 LVRS 相关的过高的并发症发病率（见第 36 章），并且可以针对更广泛的人群，包括具有同质性肺气肿的人群。

严重异质性肺气肿的支气管镜治疗包括在段或亚段支气管中置入单向支气管内瓣膜（图 11.7），从而在吸气期间限制气流，并允许被动呼气及清除分泌物。最终，生理目的是使肺不张引起的动态过度通气降至最低（图 11.8）。尽管临床上的改善常常持续存在，但很少能达到目标肺段肺不张的影像学记录。萎陷肺泡的复张可能是心脏功能，膈肌和吸气肌功能等临床功能改善的原因。在该人群中进行的多中心随机对照试验显示：运动耐量得到改善、

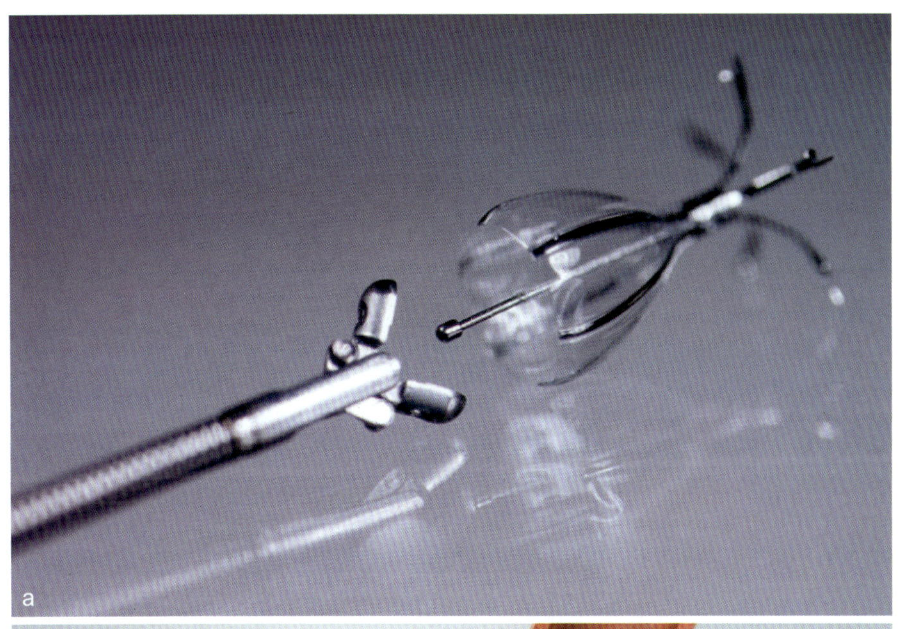

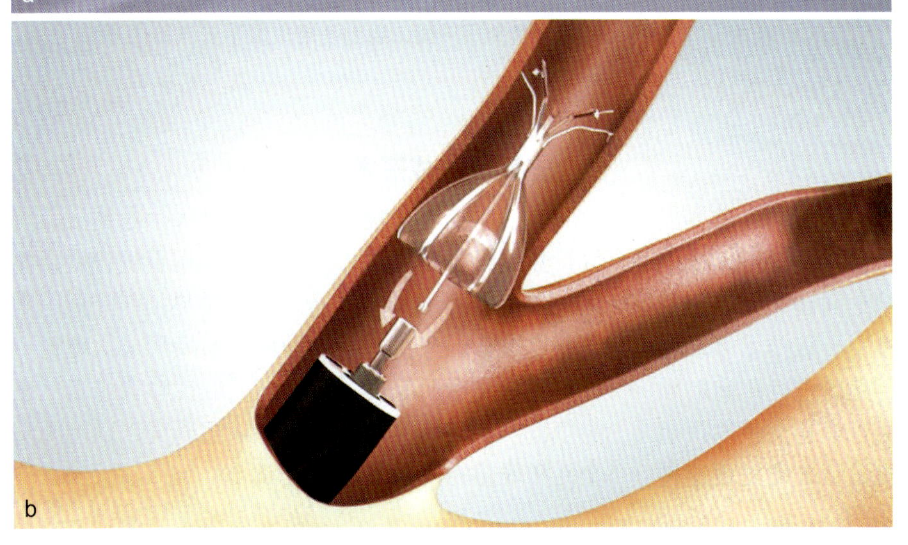

图 11.7 a. 奥林巴斯支气管内瓣膜；b. 瓣膜放置示意图（由 Olympus 提供）

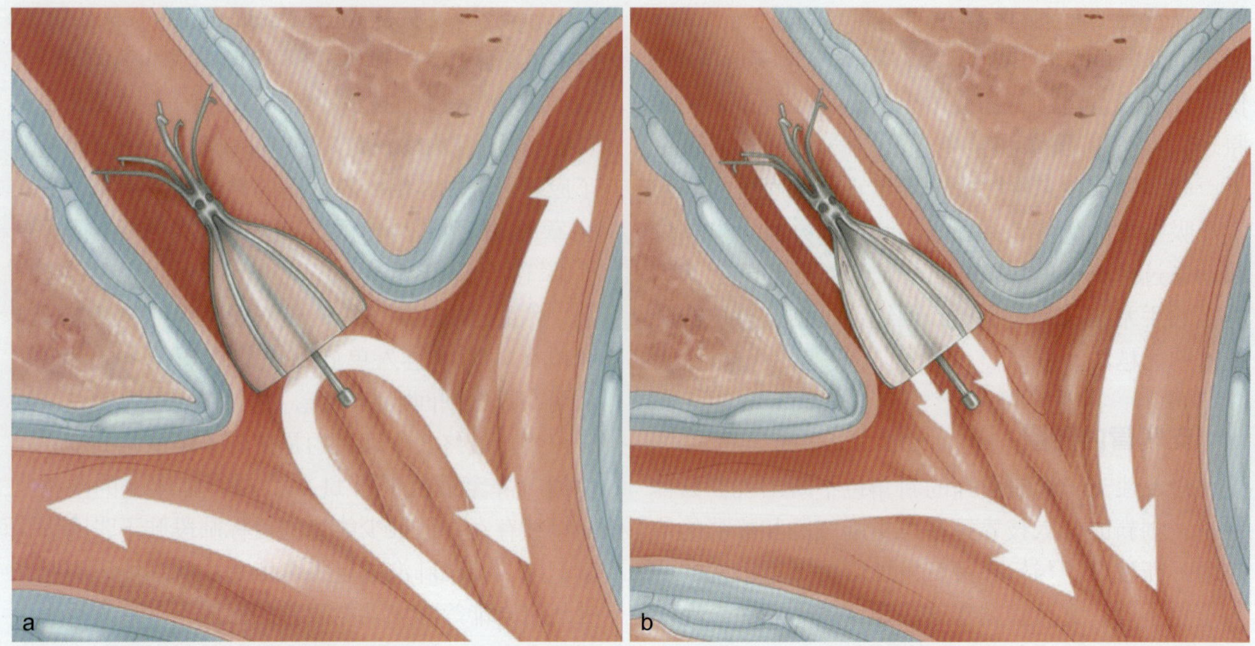

图 11.8　a，b. 支气管内瓣膜的作用机制：被动释放呼气气流和限制吸气气流（由 Olympus 提供）

生活质量得到适度改善，但由于严重的并发症的发生率较高阻碍了这一进展。最近的一项针对侧支通气可能性较低的患者的试验（被认为是未能实现预期的肺不张的机制）类似地证明了肺功能和运动耐受性的改善，但是严重不良事件的频繁发生降低了对该技术的热情。支气管内瓣膜技术在提高安全性之前，目前仍局限于临床试验。近来，许多研究已经尝试利用支气管镜在亚段气道中放置弹簧圈使肺气肿组织萎陷，虽有不同程度的改善，但遇到了与支气管内瓣膜类似的局限性。

支气管内瓣膜的置入可以在局部或全身麻醉下使用可弯曲性支气管镜进行。相对常见的并发症包括支气管痉挛、慢性阻塞性肺炎加重和气胸（约20%）。瓣膜移位和阻塞性肺炎的发生率较低（约5%）；幸运的是，瓣膜非常易于取出。有趣的是，合理使用支气管内瓣膜有助于成功处理术后持续漏气（图 11.9），这很可能会成为支气管内瓣膜置入的新指征。

支气管镜下肺减容术可能有益于因小气道关闭而出现过度充气的同质肺气肿患者。理论上，在中央气道和过度膨胀肺的目标区域之间建立分流的气道旁路系统可实现更有效的肺排空。该技术涉及先用支气管内超声进行血管标记，然后进行靶向射频消融和药物洗脱支架的置入。尽管最初文献的报道是有希望的，但一项多中心随机试验未能发现这种方法的益处，并停止了进一步的评估。

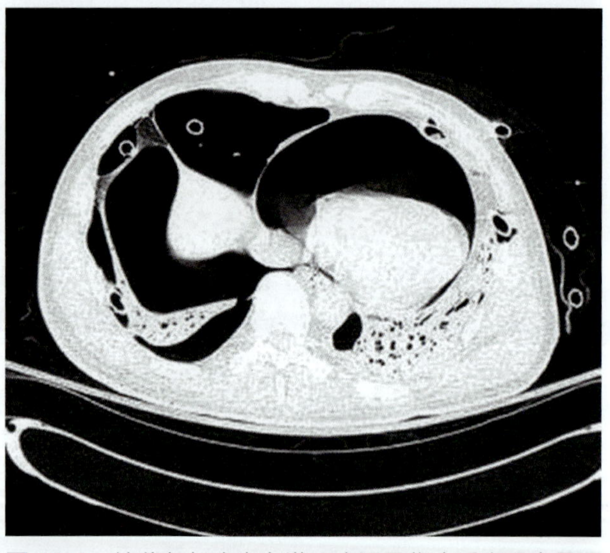

图 11.9　这位年轻患者在淋巴瘤诱导化疗后出现大量漏气并伴有肿瘤坏死，我们考虑放置了支气管内瓣膜

支气管热成形术

难以控制的哮喘备受支气管镜医生的关注。支气管热成形术是一种将射频能量应用于气管壁，使组织温度达到约 65℃的技术。这种热损伤降低了平滑肌厚度，但避免了组织破坏和瘢痕形成。理论上讲，降低平滑肌厚度可改善高反应性哮喘患者气道的气流。该领域需要进一步的随机研究，以阐明安全性和理想的候选患者。

诊断性支气管镜检查

诊断性支气管镜检查基本是在非手术环境中进行，使用可弯曲性支气管镜在局麻和静脉镇静下进行。通常，麻醉医师的存在是为心肺储备不足、气道即将受损或可能需要进行硬性支气管镜检查或紧接在其他胸外科手术之前或之后的患者而保留的。可弯曲支气管镜可以辅以多种形式来帮助诊断肺癌以及许多肺部疾病并对其进行分期。除了可直视下对大气道进行支气管内评估外，还可进行支气管涮洗、灌洗和取样，显著提高了诊断率。对无法直接显示的黏膜下和支气管周围病变取样，可借助自发荧光支气管镜、光学相干断层扫描（optical coherence tomography，OCT）、CT、透视或支气管内超声成像，以提高诊断率并减少并发症。据报道，这些手术的相关并发症的发生率不到 0.3%，包括低氧血症和心律失常，这些通常是一过性的，很少危及生命。

光学相干断层扫描（图 11.10a）是肺内科中一种新的成像方式。与传统的白光支气管镜检查相比，它可以实现更高分辨率（至少一个数量级）的成像，有助于腔内气道检查和早期肺癌检测。离体研究表明，OCT 可以显示与肺结节相关的结构特征，这些结构特征与组织病理学特征密切相关，训练有素的读片医师可根据良好的敏感性和特异性识别正常肺组织中的结节。虽然深度镇静可以降低呼吸运动，从而提高检查的准确性。但也可以在轻度镇静下通过可弯曲支气管镜进行检查。微型光纤光学相干断层扫描导管允许对周围气道进行内镜成像，而光学相干断层扫描的进展，如多普勒和偏振敏感光学相干断层扫描，可用于检查肺部血管系统。此外，在良性气道狭窄中，如多发性软骨炎和伴有多发性肉芽肿性血管炎（以前为韦格纳肉芽肿病），OCT 已用于气道直径测量，提高准确性并辅助治疗性球囊扩张。

无创技术

支气管冲洗涉及使用少量（10~15ml）的液体注入支气管树中，通过支气管镜抽吸，然后送去进行培养、染色和细胞学检查。支气管肺泡灌洗（bronchoalveolar lavage，BAL）是使用大量液体（100~200ml）进行相同过程，对于诊断肺孢子虫（以前为卡氏肺孢子虫）、军团菌、结核病和呼吸道病毒如流感和呼吸道合胞病毒具有更高的敏感性。此外，支气管肺泡灌洗还可用于其他非感染性肺部疾病的诊断，例如包括恶性肿瘤、肺泡蛋白沉积症（也可用于治疗）和组织细胞增多症。这些过程中遇到的并发症通常与纤维支气管镜检查相同，但是低氧血症可能更严重，这取决于所用液体的量和所涉及的肺段的数量。灌洗液的温度也会对呼吸力学产生影响。已有研究表明，室温灌洗液会导致 TLC 受损，FEF 25~75，RV 增加，体温下的液体不会发生这些变化。灌洗可加速高反应性气道患者的支气管痉挛，因此提倡使用 β 受体激动药和类固醇进行预处理，以及使用温热的灌洗液。炎症组织释放的细胞因子可能会导致一过性发热和寒战。出血是一种少见的自限性出血，主要发生在难治性出血性疾病或尿毒症患者。肺泡浸润可在胸部 X 线片上保留长达 24h。

侵入性技术

支气管镜肺活检（bronchoscopic lung biopsy，BLB）和经支气管针吸活检（transbronchial needle aspiration，TBNA）是获取诊断和分期肺部病理所需组织样本的非手术方法。这些技术的主要问题是难以确定病理组织的位置并避开重要的胸腔内和纵隔结构。主要是有两个原因，首先，使用盲法技术的诊断效率很低；其次，医源性误治导致出血或漏气的机会增加。高分辨率 CT 和实时荧光透视的使用对于解决这些问题大有帮助。但是，这些策略非常烦琐并且需要更高水平的技术技能和资源。由于严重并发症的风险增加，这些方法已失去许多支气管镜医生和外科医生的青睐。

近年来，支气管内超声（endobronchial ultrasound，EBUS）的出现重新引起了人们对经支气管组织取样的兴趣。EBUS 技术主要有两种类型。EBUS 放射状探头是一种小型超声导管，可以通过常规支气管镜的工作通道插入，以帮助定位周围的肺部病变，然后使用导引鞘系统对其进行活检。线性 EBUS（相对于放射状）是在较大的光纤支气管镜的末端使用小型超声波探头，以识别纵隔和肺门淋巴结。然后可以在直接和实时可视化的情况下，通过线性 EBUS 镜进行经支气管针吸活检。多普勒超声可识别需要避免的邻近血管结构。此外，弹性成像是 EBUS 的另一个功能，可以检查淋巴结的密

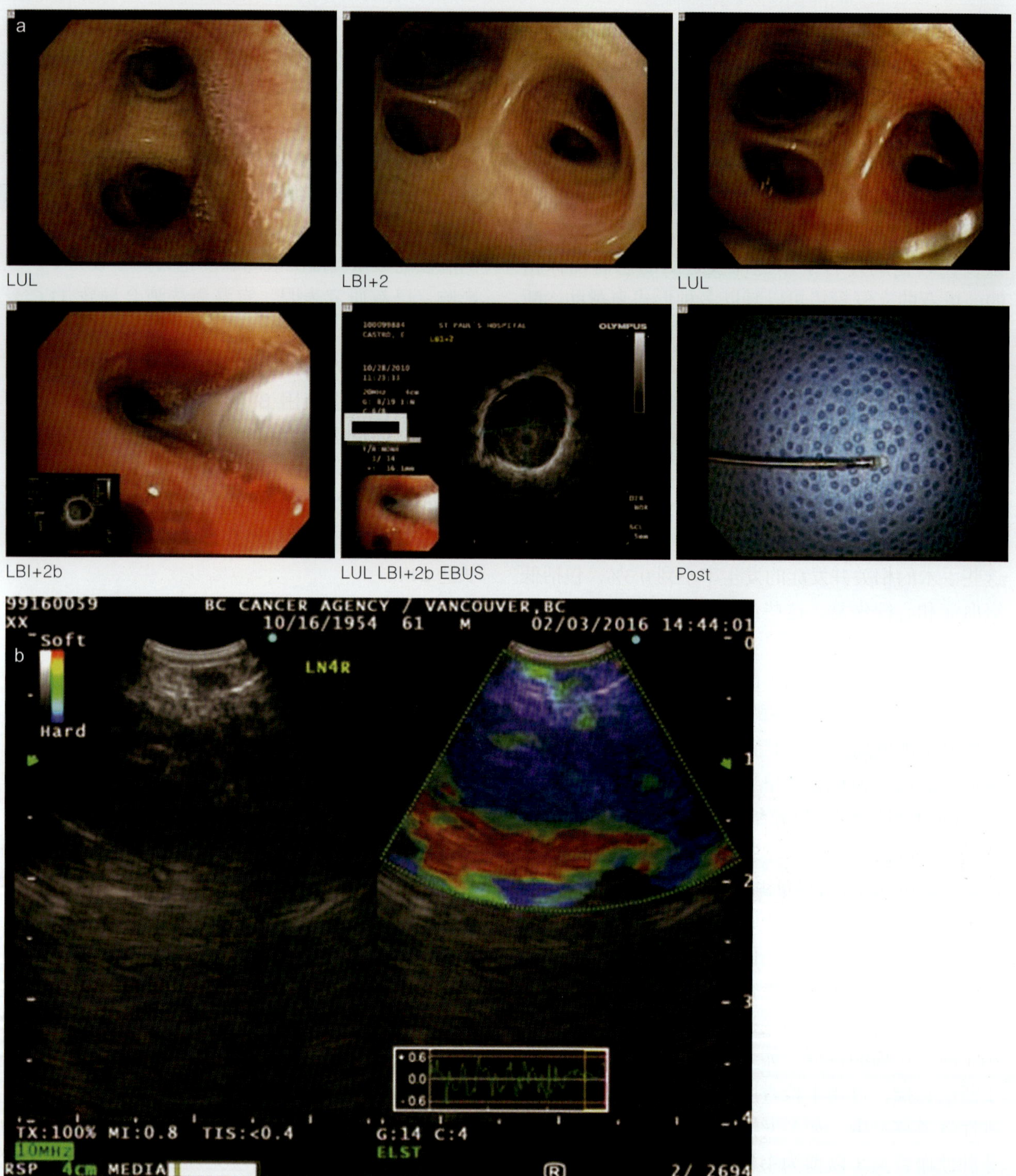

图 11.10 a. 气管狭窄的 OCT 检查和详细的气道测量；b. 弹性成像检查气管旁淋巴结的线形 EBUS 检查（蓝色区域表示淋巴结与邻近组织相比质地坚硬）

度并帮助选择目标淋巴结内的活检部位，从而提高活检的敏感性和特异性（图 11.10b）。

EBUS 采样准确率超过 90%，相同的技术已应用于食管镜检查（esophagoscopy，EUS），两种方法结合可以对纵隔进行全面评估，包括可通过传统纵隔镜检查可触及的所有结节。EBUS 和 EUS 均可在局麻或镇静的情况下进行。但在一些中心，它们是在手术室中，在全身麻醉下结合其他外科手术进行的。

与支气管内组织采样有关的严重并发症主要是由出血或气胸引起的。更罕见的问题包括发热、化脓性心包炎或纵隔血肿。总体而言，BLB 的并发症发生率是这些技术中最高的，据报道，多达 3% 的病例发生不良事件，相关死亡率高达 0.1%。BLB 的禁忌证包括凝血功能障碍、广泛的大疱性疾病、血管畸形、严重的哮喘、无法控制的咳嗽或在手术过程中无法配合。术前检查应评估凝血功能，比如血小板计数和肾功能。可以使用去氨加压素（desmopressin, DDAVP）、止咳药和支气管扩张药行预处理。在术前 5~7d 停止使用抗血小板药物可显著降低出血的发生率。

机械通气不是 BLB 的禁忌证；然而，该人群中气胸的风险是自主呼吸患者的 3 倍。将呼气末正压降至 5cmH_2O 以下，充分镇静和预防性使用肌肉松弛药可降低气胸的风险。考虑到张力性气胸会导致潜在的心肺衰竭，建议常备胸腔引流管以便操作者快速操作。

介入医师通常可以使用支气管镜检查套件中可用的设备来有效地处理气道出血。标准技术包括将支气管镜插入相关肺段以压迫止血，或滴入 10~15ml 冰盐水（含或不含肾上腺素）以引起血管收缩。如果出血更严重且对这些简单的干预措施无反应，则可能需要使用双腔支气管导管或支气管阻塞导管隔离患侧肺，以防止广泛的血液导致误吸。最终，在严重情况下可能需要紧急栓塞支气管动脉，甚至进行手术切除。

清醒下纤支镜引导气管插管

在传统喉镜插管困难或禁忌的情况下，麻醉医师通常采用纤维支气管镜引导下行气管插管来确保安全。解剖畸形或颈部软组织活动受限的患者，行直接喉镜检查可能会遇到困难。面罩通气对这些患者也可能是一个挑战，如果自主通气困难，最终将导致潜在的灾难性“无法插管、无法通气”。直接喉镜检查的相对禁忌证包括操作对颈椎有损伤（例如韧带损伤或不稳定性骨折）。

纤维支气管镜插管（fiber-optic bronchoscopic intubation, FOBI）的优势在于不必过度移动患者的脖子或嘴巴即可见上呼吸道和气管。支气管镜可通过相对较小的开口（口腔或鼻腔）进行引导，其可操作性使操作者无需进行与直接喉镜相同的解剖对位，即可获得良好的可视化效果。一旦支气管镜经过声带进入气管后，就可作为引导进行气管插管。一些人主张经鼻子进行 FOBI，因为鼻咽的自然弯曲会使支气管镜直接对准喉部入口。但是，患者对鼻插管的耐受性较低，需要使用管径较小的气管导管，并且可能导致鼻出血。具体采用哪种方法，则看个案的情况而定。

当进入咽喉部很困难时，在插管期间保留自主呼吸是保证气道安全的方法，通常被描述为清醒插管。该技术最好在适当镇静（理想情况下患者还可以保持配合）和适度舒适的患者身上实施。所使用的镇静药物最好是短效的或快速可逆的，以便在患者出现呼吸暂停时迅速恢复自主通气。短效阿片类药物，例如芬太尼或瑞芬太尼使用得当可提供良好的镇静作用，尽管它们如果过量很容易导致呼吸暂停。咪达唑仑是一种静脉注射快速起效的苯二氮䓬类药物，具有遗忘特性，呼吸抑制的阈值较高。但应谨记，镇静药的联合使用会产生协同作用，导致患者昏迷或呼吸暂停的剂量低于预期剂量。意外过量时应使用纳洛酮和氟马西尼在进行拮抗。右美托咪定是一种短效、高选择性的 α_2 肾上腺素能受体激动药，近年来因其良好的镇静和抗焦虑作用以及对呼吸运动的影响极小而广受欢迎。在患者保持易唤醒和配合的同时，可以诱发类似于睡眠的镇静程度，这使其成为清醒插管的理想药物。同时可使用辅助药物包括抗唾液酸药物，以减少气道分泌物。用于此目的的抗胆碱能药物包括阿托品、格隆溴铵和东莨菪碱，每种药物都有其特有的副作用，如心动过速（阿托品 > 格隆溴铵）和镇静作用（东莨菪碱 > 阿托品）。

如前所述，清醒的患者通常难以忍受在口咽和气管中放置支气管镜和气管导管。即使镇静有效，也难以抑制咳嗽和呕吐反射，会影响支气管镜医师的操作。这些强烈的反射是保护肺避免误吸的重要防御措施，也是脑干功能完整的基本指标。可通过中断咽和喉的基本神经支配的传入和传出神经分支以便于气道内进行仪器操作。基本上，气道中有三支神经支配感觉：三叉神经支配鼻咽、舌咽神经支配口咽、迷走神经支配喉和气管。在上呼吸道中，呕吐反射包括舌咽神经的传入神经输入和迷走神经分支的传出神经产生（呕吐）运动。在下呼吸道中，声门以上主要是由喉上神经支配，声门以下主要是由喉返神经和喉上神经外侧支支配，这些都是迷走神经的分支。因此，喉上神经控制声门闭合反射（如果过度刺激会导致喉痉挛），而其余的迷走神经传入控制咳嗽反射。

进行清醒插管之前，将局麻药应用于气道黏膜表面是减少感觉刺激中断气道反射传入神经的最简单方法。这些局麻可以通过吸入雾化液体（通过面罩），直接使用雾化喷雾剂（盲目地或通过支气管镜），填塞浸泡过局麻药溶液的纱布（鼻内或扁桃体基部）或用局麻药溶液漱口来实施。理想的局麻药物是起效快、副作用少、毒性低。这些药物通过口咽和肺部黏膜吸收是无法估测的，过度外用有可能达到血浆中毒水平。表 11.6 概述了最常用的局部用药。

通过有效的局部麻醉，医师能够达到良好的清醒插管的条件。然而，有些人提倡使用神经阻滞，通过有选择性阻滞上述三根神经抑制气道反应。当局部感染、血液或分泌物影响局麻药效时，可选择应用神经阻滞。利多卡因通常是气道神经阻滞的首选药物。除可局部用药外还可作为神经阻滞药使用，但需警惕超过中毒水平。显然，这些技术需要较高的技能水平，并且有发生血管内注射、血肿和神经损伤等并发症的风险。此外，这些操作需要在患者的颈部插入针头，这个步骤可能会引发患者的焦虑害怕。表 11.7 概述了行气道神经阻滞的主要方法。

表 11.7 气道神经阻滞

神经	方法	注意事项
舌咽神经	口内：扁桃体后柱底部注射	需要足够的张口度
		注射入颈动脉的风险
	茎突周围：乳突与下颌角之间注射	需要明显的解剖标志
		误注射入颈动脉的风险
喉上神经	舌骨大角与甲状软骨上角之间注射	需要明显的解剖标志和颈部伸展
		血管内注射风险
迷走神经（声门下和上气道）	通过环甲膜行气管内注射	需要明显的解剖标志
		因出血或创伤导致气道受损的风险

临床病例讨论

一名 65 岁的女性因食管癌进行了食管远端切除术，术后 2d 呼吸困难加重。在急诊室因呼吸衰竭行气管插管后，尽管使用了最大限度的常规通气，但仍处于低氧状态。CT 影像提示左主支气管几乎完全阻塞、右主支气管明显阻塞（图 11.11）。介入气管镜医师计划通过硬性支气管镜在左主支气管内进行球囊扩张、肿瘤切除和支架置入。

问题

概述为中央气道阻塞患者提供麻醉的注意事项

- 完全阻塞气道和无法通气的风险。
- 可能动态过度充气，导致血流动力学损害或气压伤。
- 硬性和介入性支气管镜检查的考虑因素和并发症。

描述在硬性支气管镜检查中应用的通气模式

- 自主通气。
- 辅助通气。
- Sanders 喷射通气。
- HFJV。

描述支气管球囊成形术、气道支架置入术和支气管内电切术的急性并发症

- 气管炎。
- 发热。
- 肺不张。
- 支气管痉挛。
- 气道损害。
- 阻塞性肺炎的播散。
- 出血。
- 气道着火。
- 电磁干扰。

表 11.6 气道表面麻醉药物

类型	起效速度	持续时间（min）	最大剂量	毒性
可卡因	慢	30~60	1.5mg/kg	高血压，心肌缺血
利多卡因	适度	30~60	3mg/kg（7mg/kg 加肾上腺素）	耳鸣，癫痫发作，心律失常
苯佐卡因	快	5~0	200mg	高铁血红蛋白血症

作者的麻醉管理

全身麻醉由 TIVA 联合肌松药维持。迅速对气管进行纤维支气管镜检查，以进一步评估肿瘤和确定梗阻的解剖位置。考虑到低氧血症的程度，在气管插管旁放置一根交换导管，以在气管拔管和使用硬性支气管镜之间的过渡期间进行临时的供氧。硬性支气管镜放置后的通气由 Sanders 高频喷射通气维持。通过球囊扩张、电切和支架置入的联合治疗，左主干恢复通畅。恢复正常气体交换后，行右主干球囊扩张术后取出硬性支气管镜并置入喉罩。患者静脉麻醉苏醒后，拮抗肌松药，患者恢复充分的自主通气，在手术室观察患者直至完全清醒（图 11.11）。

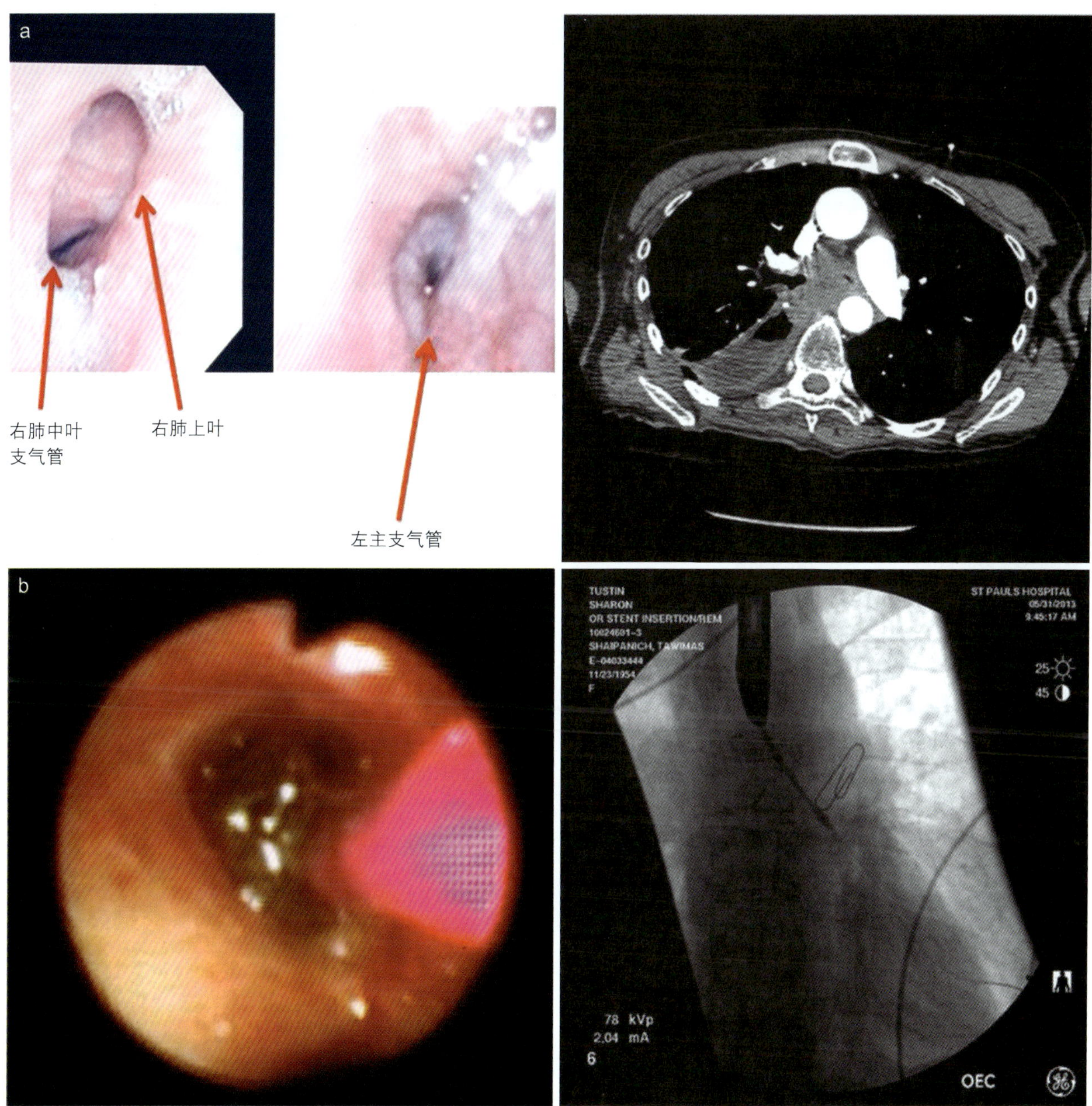

图 11.11　a. 右中间支气管狭窄和左主支气管狭窄的支气管镜照片；胸部 CT 扫描显示，肿瘤几乎阻塞了左主支气管。b. 左主支气管的球囊扩张（左）。透视图像显示通过硬支气管镜插入支架（右）。c. 支气管镜检查显示左支气管支架置入和右主支气管球囊扩张后并放置支架

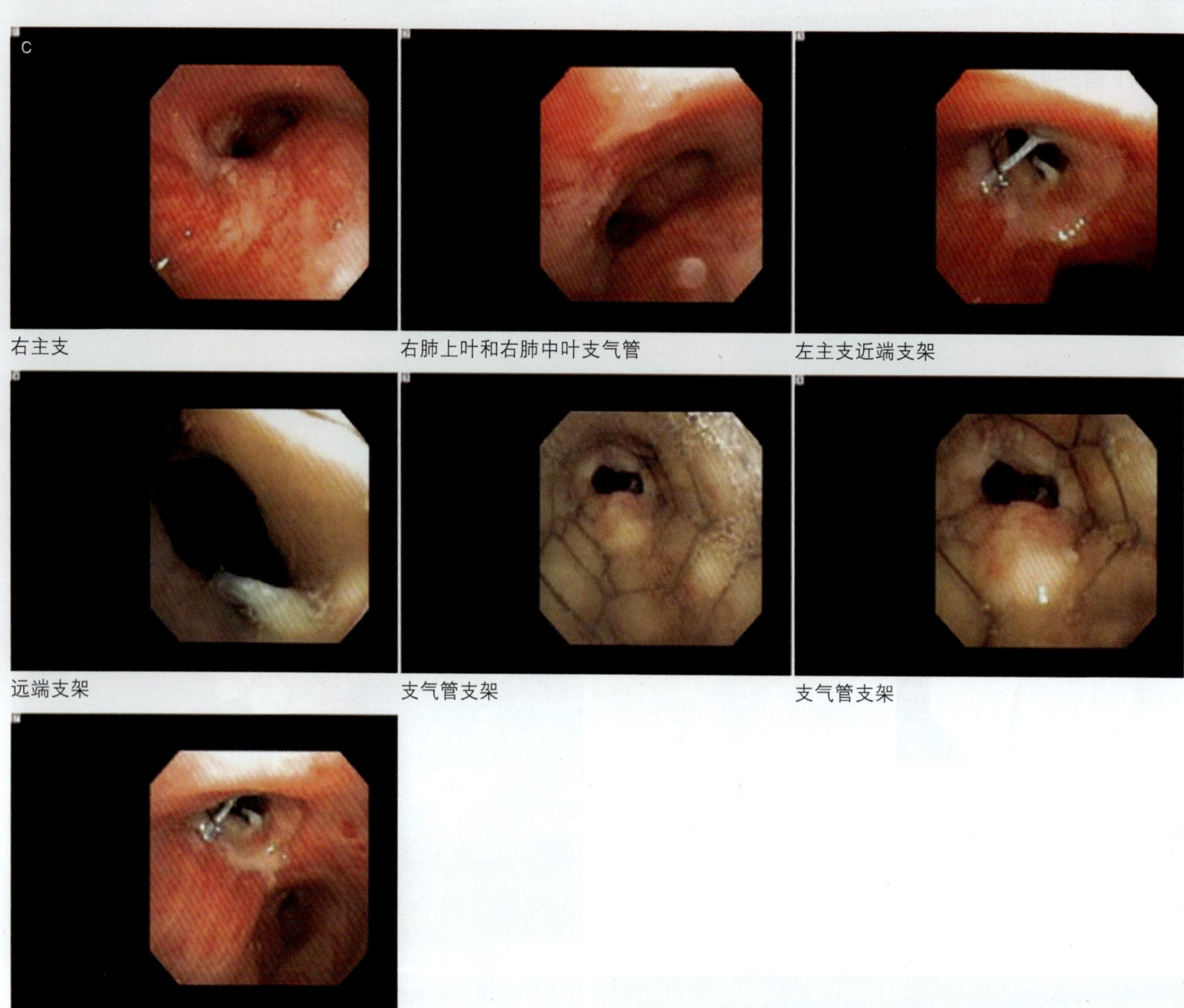

图 11.11 （续）

第 12 章　静脉麻醉在胸科手术中的应用

Javier D.Lasala and Ron V.Purugganan　著
朱宏伟　译　黄　琦　校

要点

- 全静脉麻醉（total intravenous anesthesia, TIVA）通常用于无法使用吸入麻醉及存在可能会因吸入麻醉导致相关风险的手术中，如支气管镜手术（硬镜或软镜）和存在主气道损伤的气道手术。TIVA 在肺减容术、肺移植和胸腺切除术中也是有益的。
- TIVA 能更安全、实用地用于手术室外胸外科手术，如室外、军事领域或贫困地区。
- 靶控输注（target controlled infussion, TCI）是一种基于药代动力学模型的 TIVA 输注系统，能更好地管理静脉麻醉药物的输注。与传统的静脉泵注相比，TCI 有许多优点，但目前在美国还没有 TCI 靶控输注泵。
- 由于目前尚无较完善的基于 MAC 的静脉麻醉效果评估，因此麻醉深度监测仪对于采用 TIVA 的患者是有用的。
- 异丙酚、右美托咪定、氯胺酮、利多卡因和瑞芬太尼可在麻醉深度监测下联合使用，以达到最佳的 TIVA 个体化方案。
- 本章回顾了得克萨斯州大学 MD 安德森癌症中心目前使用的 TIVA 技术，其中包含了术后加速康复理念（enhanced recovery after surgery, ERAS）。

引言

在过去的一个半世纪里，胸外科手术已经从高死亡率、不可控的手术，逐渐发展为相对安全、可控，同时死亡率较低的手术。在早期的手术麻醉过程中，麻醉药物及输注装置非常粗糙简陋，导致手术条件不佳，包括无法保证的麻醉深度、不稳定的血流动力学参数、低于标准的通气 / 氧合比。气管插管技术、肺隔离技术和现代麻醉药物的发展在胸外科手术的发展中起着重要的作用。现代麻醉药物可以可靠地使病人失去知觉及无体动，同时保持血流动力学和呼吸的稳定。通过这些手术条件的改进，外科医生可以实施一些更复杂及耗时的手术。此外，静脉麻醉药物的持续发展使胸外科麻醉医生能够更好地适应麻醉技术，使麻醉医生能适应各种特定的手术场合。本章回顾了胸外科手术中静脉麻醉药物使用的原理、所需的药物和设备以及所涉及的方法。

全静脉麻醉原理

传统的吸入麻醉药（至少在动物实验中）与直接抑制低氧性肺血管收缩（hypoxic pulmonary vasoconstriction, HPV）有关；低氧性肺血管收缩是一种反射性小动脉收缩，目的是为了将血液从肺的缺氧段转移到肺的正常区域，从而降低分流量。在胸外科手术中，这种吸入麻醉药物导致的 HPV 抑制，可能不利于患者在单肺通气时的氧合。相比之下，不论在体外实验还是在人体试验中，静脉麻醉药物均不会直接抑制 HPV。因此，人们对全静脉麻醉相对于吸入麻醉，应用于胸外科手术中是否能提供更好的氧合及较少的肺内分流产生了兴趣。由于并无相关的近期的研究来回答这个问题，因此这里回顾总结了过去十年内发表的相关研究结果。

有研究表明，相对于吸入麻醉，全静脉麻醉更具有优势。Abe 研究团队对接受异氟醚或七氟醚而后切换为全静脉麻醉（异丙酚）的患者进行了研究，结果显示在使用全静脉麻醉后，PaO_2 显著升高，同时分流量显著减少。在另一项研究中，接受 TIVA 下肺切除术的患者的 PaO_2 也明显高于接受挥发性麻醉药的患者。Özcan 研究团队比较了 100 例在单肺通气过程中接受四种不同麻醉方案患者的氧合及分流分数，四组为 TIVA 合并或不合并胸硬膜外麻醉（thoracic epidural anesthesia, TEA）、异氟醚合并或不合并 TEA。在两组接受 TIVA 的患者中，氧合较另外两组明显升高，分流量显著降低；而是否合并 TEA 对氧合及分流分数无显著影响。另一项回顾性研究，对异丙酚联合芬太尼的静脉麻醉患者与采取吸入麻醉药物患者两组患者的氧饱和进行了研究。在这项研究中，结果表明 TIVA 组有 8% 的患者出现低氧血症，显著低于相关文献中 13%~40% 的接受吸入麻醉药物出现低氧血症的概率，证明了 TIVA 是一种可以在单肺通气中使用的可以较好维持氧饱和的麻醉方式。一项对瑞芬太尼应用于单肺通气的研究表明，瑞芬太尼可与异丙酚联合使用，在单肺通气时 PaO_2 不会产生显著的变化。

但是，也有一些研究并未提示 TIVA 比吸入麻醉有显著优势。Beck 研究团队研究了 40 例接受异丙酚或七氟醚用于单肺通气进行胸外科手术的患者，他们发现两组间分流量无显著差异。已知影响 HPV 的血流动力学变量（心脏指数、混合静脉氧分压和动脉二氧化碳分压）在两组之间也无差异。Pruszkowski 研究团队比较了不同麻醉方法在行肺叶切除术患者的氧合水平的差异。患者接受了胸段硬膜外麻醉，同时使用七氟醚或异丙酚，麻醉深度要求维持脑电双频指数（bispectral index, BIS）在 40~60 之间。研究发现七氟醚与异丙酚两组的 PaO_2 无显著差异。因此他们认为，将麻醉深度维持到适当的 BIS 水平后，可以避免因吸入麻醉药物影响血流动力学而导致分流增加，降低潜在的负面影响。Yondov 研究团队在对氟烷、异氟醚和异丙酚在单肺通气过程中对 PaO_2 的影响进行了比较，结果显示，因为 PaO_2 在三组之间无显著差异，使用异丙酚 / 芬太尼的 TIVA 可作为全麻过程中卤代挥发性麻醉药的替代物。最后，von Dossow 研究团队将 50 名接受肺手术的患者分为两组——异氟醚联合 TEA 组及 TIVA（异丙酚）组，并测量分流分数、PaO_2 和心输出量。他们发现异氟醚组从双肺切换到单肺通气后 PaO_2 降低水平较少。两组分流分数无显著差异。心输出量在 TIVA 组中较大，这可能是由于两组 PaO_2 水平不同导致的差异。

另外，即使吸入麻醉药可能抑制 HPV，但存在许多其他因素，如手术操作、心输出量、混合静脉氧分压和呼气末正压对分流分数的影响可能比吸入剂对 HPV 的影响更大。 因此，需要更进一步的研究来明确吸入麻醉药在胸外科手术中对 HPV 的影响。

吸入麻醉药物及 TIVA 对肺部的免疫调节作用是另一个正在进行的研究方向。动物研究表明，异丙酚对肺可能有保护作用，特别是对于内毒素引起的急性肺损伤。在接受体外循环的患者中，异丙酚已被证明能调节肺部炎症反应。然而，也有一些研究表明，在对接受单肺通气的胸外科手术患者，使用挥发性麻醉药可能有利于减轻肺隔离引起的炎症反应。由于超氧化物的释放，从单肺通气恢复成双肺通气时可引起氧化应激。Huang 研究团队尝试研究异氟醚吸入麻醉和异丙酚麻醉之间是否有区别。他们在单肺通气前、恢复双肺通气前、双肺通气后 5min 和 20min 测量活性氧和总抗氧化剂水平。他们发现，异丙酚与异氟醚相比，可减少活性氧的产生，效果持续至双肺通气后 20min。在另一项研究中，观察了七氟醚吸入麻醉对肺癌患者围术期细胞因子水平的影响。在单肺通气前、单肺通气结束前、关胸后和术后 24h，采集静脉血样；用 ELISA 方法测定血清 IL-6、IL-8 和 IL-10 的浓度。结果表明，异丙酚可减少炎症介质的释放，并可调节细胞因子水平。因此他们觉得，在肺癌手术的患者中，异丙酚是一种比七氟醚更好的麻醉药物。Wakabayashi 团队研究了七氟醚和异丙酚对食管切除术中气道上皮细胞因子 / 趋化因子产生的影响；他们用支气管镜微采样法从通气依赖肺及通气非依赖的塌陷肺中获得气道上皮炎症细胞因子和趋化因子的水平，同时在单肺通气前后测量两者水平。研究结果表明，异丙酚麻醉与七氟醚麻醉相比，能更有效地抑制了食管切除术中因手术应激引起的气道局部炎症。Wigmore 团队研究了接受了外科手术的癌症患者，手术中接受挥发性麻醉药物或静脉麻醉，统计了这些患者的总生存率。在这一回顾性分析中，作者比较了 7000 多例接受挥发性全麻或全静脉麻醉的癌症患者的术后死亡率。这一回顾性分析表明，接受吸入麻醉的患者比接受全静脉麻醉的患者死亡率高 50%，调整后的危险比为 1.46（1.29~1.66）。另一项研究比较了七氟醚或异丙酚 - 瑞芬太尼麻醉在 Ivor Lewis 手术中的肺部并发症发生率的差异，得到了不同结果。在本研究中，七氟醚麻醉减轻了手术结束时血清 IL-6 的增加，但在术后肺并发症方面对比于异丙酚 - 瑞芬太尼组无任何优势。综上所述，不同麻醉方式不仅会减轻炎症反应，也可改善患者预后。仍然需要进一步研究。

即使 TIVA 和吸入麻醉药用于胸部手术后可能无明确的优势，但在某些情况下，使用 TIVA 是有非常充分的理由的（表 12.1）：

- 由于外科手术及患者原因，无法使用吸入麻醉药，或吸入麻醉会产生不利时

表 12.1 明确需要使用 TIVA 的情况

特殊的手术
气管 / 鼻腔手术
肺减容手术
肺移植
支气管内操作
胸腺切除术
非理想环境
手术室外的麻醉
严峻的环境（战争、发展中国家）

- 在传统麻醉药物输送系统可能无法使用的情况下

TIVA 在特殊胸外科手术中的应用

手术或创伤引起的气管和隆突损伤会影响吸入麻醉药物的使用。当近端气道被破坏时，挥发性药物可能会逃逸，最终能够到达病人的麻醉药物量是无法确定的。此外，手术室有可能受到来自挥发出的吸入麻醉药物污染，对医护人员构成危险。这种情况最有可能发生在手术台上气管插管过程中，在这种操作中，远端气道（主支气管）直接由外科医生台上插管，以进行通气和氧合。由于操作过程中经常会拔除并再插入气管导管，气道的密封性经常受损。此外，某些患者可能需要使用高频喷射通气或其他与吸入麻醉药的输送不匹配的特殊通气方式。

接受肺减容手术（lung volume reduction surgery, LVRS）的患者也会受益于 TIVA。由于这些患者患有慢性阻塞性肺疾病（chronic obstructive pulmonary disease, COPD），肺内死腔增加，呼气末挥发性麻醉药物浓度不准确，测得的麻醉深度可能不准确。此外，空气干扰也很常见。挥发性麻醉药的消除可能受阻，导致苏醒延迟和拔管延迟。

挥发性麻醉药在肺移植手术的应用存在几个缺点。在肺移植过程中，右心室的后负荷增加，可能导致右心衰，挥发性麻醉药的心脏抑制药作用可能是有害的。此外，移植肺中肺内分流和死腔干扰了呼气末麻醉药物浓度测量的准确性。因此，肺移植手术中通常使用的是基于麻醉镇静深度的麻醉管理方式。然而，这并不总是一个理想的解决办法，因为麻醉深度可能在手术过程中不可预测地下降。这种下降有以下几个可能的原因：①在使用体外循环（cardiopulmonary bypass, CPB）的情况下，镇静药物可能会积聚在 CPB 回路中；②麻醉药物在第一次通过肺时往往会在肺组织中积累，当病变的肺被切除时，可能会同时清除相当数量的麻醉药物；③当供体肺被移植时，由于可能重复首过吸收的过程，全身麻醉药物水平可能再次下降。当麻醉药物水平下降时，就必须给予更多的挥发性麻醉药和（或）麻醉药，但如果使用老式的麻醉药物，可能会出现麻醉药物过度积累和苏醒延迟。另一方面，由于静脉麻醉药物较快的代谢过程，临床上可以较快地调整患者麻醉深度，而不存在用药过量的风险。此外，在需要 CPB（即双肺或心肺移植）的肺移植手术中，CPB 阶段及恢复正常循环阶段的过程中，TIVA 可以不受这些情况的影响持续使用。

使用软性或硬性支气管镜的支气管内手术（例如支架放置、扩张、活检和激光手术）也能从 TIVA 中受益。这些手术经常会暂停呼吸，还需要特殊的通气技术，如高频喷射通气。因此，挥发性麻醉药的输送可能存在问题。另外，这些手术经常会有反复交替的手术刺激，经静脉麻醉药可以更快地给药，以满足手术刺激的波动。其次，标准质谱法对挥发性麻醉药的精确测量在使用氦 / 氧的过程中可能受到影响。

最后，接受胸腺切除的重症肌无力患者可能从 TIVA 中得益。重症肌无力（myasthenia gravis, MG）与乙酰胆碱（acetylcholine, ACh）受体的自身免疫损伤有关，因此，患者表现为肌肉无力。胸腺与 ACh 受体的自身免疫反应有关;在 MG 患者中，胸腺切除后患者的症状可立即改善。MG 患者对神经肌肉阻断药和挥发性麻醉药非常敏感，这可能导致长期瘫痪或残留的肌肉无力。这种病人理想的麻醉药是避免使用神经肌肉阻滞药和挥发性麻醉药。TIVA 联合胸段硬膜外阻滞或单纯 TIVA 已成功应用于不使用神经肌肉阻滞药的胸腺切除术，患者插管及手术视野都是非常好的。

从 TIVA 中获益的手术场景

当拥有较全功能的麻醉机及较完善的吸入麻醉药物输送保障无法确保、不切实际时，TIVA 就可以使用。例如，最近非手术室内麻醉变得越来越普遍。许多微创胸外科手术正在非手术室中进行。在这种情况下，TIVA 就存在诸多优势，因为①它的给药不需要功能齐全的麻醉呼吸机；②它可以提供不同水平的麻醉深度（从简单镇静到全身麻醉）。

TIVA 还在战场、灾区和发展中国家等严峻环境中提供了一些优势。例如，挥发性麻醉药被认为是危险物质——它们很难储存和运输，它们产生的废气必须合理回收。另外，挥发性麻醉药是已知的温室气体排放物。Sherman 团队研究了麻醉药物的温室气体排放及其对环境的影响，并对五种麻醉药物的整个循环过程进行了测试：七氟醚、地氟醚、异氟醚、氧化亚氮和异丙酚。他们的研究揭示并回顾了之前关于挥发性麻醉药排放的温室气体的数据。从结果来看，可以替代挥发性麻醉药的技术，如全静脉麻醉和中枢神经或周围神经阻滞，对环境的危害最小。相比之下，TIVA 药物更容易储存、运输和处置。第二个优点，TIVA 需要使用的设备易于管理（输液泵和呼吸机），不需要传统的麻醉机。此外，TIVA 需要用到的设备比传统麻醉机更耐用，更有可能在不理想的条件下可靠地运行。虽然为军事应用开发的专用麻醉机是可行的，但它们比简单的呼吸机和输液泵装置更昂贵和复杂。事实上，最简便地实施 TIVA，可仅仅使用一个输液器加一个人工呼气囊，这甚至比一个基本的蒸馏（挥发性）系统更简单。发达国家的医院通常都是为吸入麻醉药而设立的；因此，由于药物的价格，TIVA 相较于吸入麻醉通常更昂贵。然而，在发展中国家，硬件及其维护的成本通常超过药物的成本，使 TIVA 成为一种更经济的选择。

静脉麻醉药物

几种静脉麻醉药可以联合使用，以执行有效的 TIVA 方案。异丙酚是用于 TIVA 的标准药物，用于 TIVA 的有效辅助用药——右美托咪定、瑞芬太尼、氯胺酮和利多卡因将在下文进行阐述。

异丙酚

异丙酚仍然是 TIVA 的主要药物。异丙酚除了具有良好的药效学和药代动力学特征外，相对于吸入麻醉药有更多的好处。在一项比较胸腔手术中异丙酚与吸入麻醉药的研究中，异丙酚能够减少肺切除术后肺功能的下降、可抑制肺叶切除中儿茶酚胺的爆发释放，并能提高促肾上腺皮质激素（ACTH）的反应性。对异丙酚在非胸部手术中的研究也间接表明异丙酚可能适用于胸部手术的优点；异丙酚在麻醉恢复期间能减少咳嗽并可减少全麻对支气管黏液运输的抑制。此外，接受异丙酚的患者，相对于接受吸入麻醉药的患者，肺泡巨噬细胞的应激激素反应和促炎细胞因子的表达较低。当观察异丙酚和异氟醚对开胸手术后肝功能的影响时，两者在择期开胸后对肝功能的影响都是相当小的。鉴于开胸手术是最痛苦的手术切口之一，另一项研究比较全静脉麻醉和吸入麻醉在开胸后疼痛的发生率，同时一项前瞻性随机试验研究了异丙酚联合瑞芬太尼与七氟醚麻醉两组的关系，比较 3 个月和 6 个月间的慢性开胸后疼痛综合征的发生率。结果表明，全静脉麻醉可减少 3 个月和 6 个月的慢性开胸后疼痛综合征的发生率。

右美托咪定

右美托咪定是一种 α_2 受体激动型镇静镇痛药物，可抑制内源性去甲肾上腺素释放。右美托咪定对 α_2 受体的选择性是可乐定的 8 倍，α_2/α_1 受体比为 1600：1。有证据表明，其主要效应部位是镇静作用的蓝斑和镇痛作用的脊髓。有趣的是，用右美托咪定发挥镇静作用时，保留了睡眠时的自我保护机制，能模拟自然睡眠在高碳酸血症时的唤醒现象。除了直接镇静镇痛作用外，右美托咪定还可降低了吸入麻醉药的阿片需求和最低肺泡浓度水平。在胸部手术中，右美托咪定可能提供几种生理益处。它减少围术期耗氧量和对手术刺激的交感神经反应，这可能有利于心肌保护。在胸外科患者的研究中，使用右美托咪定作为硬膜外镇痛的辅剂，可减少硬膜外麻醉过程中芬太尼的需要量，并能增加术后利尿和肾小球滤过，提示可增强肾功能。在接受二尖瓣置换术的肺动脉高压患者中，右美托咪定降低了开胸术后全身和肺血管阻力的增加，降低了平均动脉压、平均肺动脉和肺毛细血管楔压。最后，胸外科手术患者的苏醒过程中，使用右美托咪定会获得更多益处，可能受益于呼吸抑制的减少、减轻疼痛和术后寒战。值得注意的是，术中右美托咪定的使用与肺癌手术后急性肾损伤的减少无关。因此右美托咪定是开胸术患者全静脉麻醉的重要佐剂。

瑞芬太尼

瑞芬太尼是一种超短效的芬太尼衍生物，特别适用于胸外科手术。瑞芬太尼起效迅速（1min）和作用持续时间短暂（3~10min），能较好地应对胸外科手术中出现的波动的疼痛刺激。由于胸段硬膜外麻醉是大多数胸部手术镇痛的主要方式，因此几乎不需要长效的静脉麻醉药物，这些药物可能会延长拔管时间并导致术后呼吸抑制。然而，有些情况（例如，多个手术部位）需要增加长效麻醉药物，以达到充分的术后镇痛。在这些情况下，瑞芬太尼可以与长效麻醉药物联合使用，为高疼痛刺激的手术过程中提供术中镇痛，而不会导致麻醉药物的过度积累。

氯胺酮

氯胺酮是一种 N- 甲基 -O- 天冬氨酸受体拮抗药，可诱导产生一种“分离状态”，在这种状态下，患者通常感知的感觉输入（视觉、听觉、触觉）被阻止到达意识中枢。由于其较强的镇痛、镇静和遗忘的性质，它偶尔被用于 TIVA 方案来辅助异丙酚使用。氯胺酮在胸外科手术中特别有价值，因为它有如下几个特点：①具有支气管扩张特性；②不抑制呼吸；③与 TEA 联合用于开胸手术时，可减少术后 3 个月的疼痛；④减少麻醉药物需要量；⑤发挥拟交感作用，这可能有利于胸部创伤和存在体液限制的情况下来维持循环灌注压。开胸手术时，预先给氯胺酮可能是一种有效的佐剂。Fiorelli 团队的一项研究表明，与安慰剂相比，氯胺酮组的患者对疼痛缓解有更好的满意度，炎症反应显著减少，吗啡消耗降低。但目前仍需进行与开胸后疼痛综合征有关的研究。Moyse 团队回顾了静脉和硬膜外注射氯胺酮在急性开胸术后疼痛管理中的有效性及其有效性的证据。他们的结论是，大多数随机对照试验目前显示氯胺酮在减轻或预防开胸后疼痛综合征中没有作用，但其对于急性开胸后疼痛有明显的益处。氯胺酮在减少慢性术后疼痛方面有潜在的好处，但不同手术的最佳给药时间和剂量尚不确定。

利多卡因

静脉注射利多卡因也可作为全静脉麻醉的佐剂。它具有镇痛、镇痛和抗炎作用。静脉注射利多卡因的作用机制和镇痛机制揭示了其在全静脉麻醉技术中的潜在优势。在围术期静脉输注利多卡因是安全的，具有明显的优势，如可降低术中麻醉药的需要量，降低疼痛评分，降低术后镇痛要求，以及更快的肠功能恢复和缩短住院时间。利多卡因的最终镇痛作用是其多方面因素作用的结果。利多卡因能阻断中枢的高兴奋性，中枢痛觉过敏是继发于外周抗痛觉过敏作用于躯体疼痛和中枢神经病理性疼痛。利多卡因静脉注射剂量不应超过血浆毒性浓度 5 μg/L；剂量小于 5mg/kg，缓慢给药（30min），在监测下给药，被认为是安全的。在胸外科中，仍然需要更多的研究，来发现利多卡因是否对特殊人群中有好处，但利多卡因作为辅剂和作为 TIVA 的一部分的证据是令人信服的。

TCI 给药系统

TIVA 的体内分布比挥发性麻醉药通过肺的传递机制更复杂。虽然挥发性麻醉药的浓度可以靠术中 MAC 值判断，但静脉药物的“MAC 值”，CP50（50% 的患者对刺激无反应的血浆浓度）尚未完全被研究出，因为存在较多的静脉麻醉药和某些特殊的临床环境。传统上，TIVA 是通过计算器泵进行的，每单位时间提供预先设定的剂量。剂量是根据药物生产商推荐的最低输注速率确定的，并通过测量血流动力学和主观上判断患者的麻醉效果。然而，静脉药物存在一个较窄的治疗窗口，可能很难靶控和维持。此外，计算器泵不能根据药效学和药代动力学的动态实时变化来调整输注速率，这可能导致麻醉药物的过量输注。因此，临床上出现了计算机控制的静脉药物输送系统，或靶控输注（TCI）系统，以解决传统计算器泵的缺点，同时有传统输液泵的方便性、优点和麻醉医生与对挥发泵相似的熟悉程度。

TCI 系统（图 12.1）根据实时药代动力学模型，根据每种静脉药物的人群研究，实施静脉麻醉。这些研究考虑了多种因素，包括人口统计学、生理状态改变或可能影响药物药代动力学的合并症。适当的给药是通过结合一个计算机程序编码的药代动力学模型的选定药物来驱动其给药速率，这是一种相较于传统计算器泵能提供更恒定输注速率、同时更敏感和更准确地控制浓度以达到稳态的方法。换句话说，临床医生关注的是目标药物浓度，而不是输注速率。计算机则通过模拟特定患者当前麻醉药物的血清浓度的药代动力学，不断调整输注速率。TCI 系统减少了对临床麻醉医生在 TIVA 实施过程中的主观判断，可以提供更一致的麻醉水平，并可以自动根据手术的特定阶段定制麻醉剂量。

TCI 给药是基于药代动力学模型计算的基础上，该方法是基于推注 - 消除 - 转移（bolus-elimination-transfer, BET）的方法。TCI 系统提供一个推注药物浓度（B）以达到目标浓度，通过连续输注维持补偿消除量（E），并纠正因转移（T）到外周组织

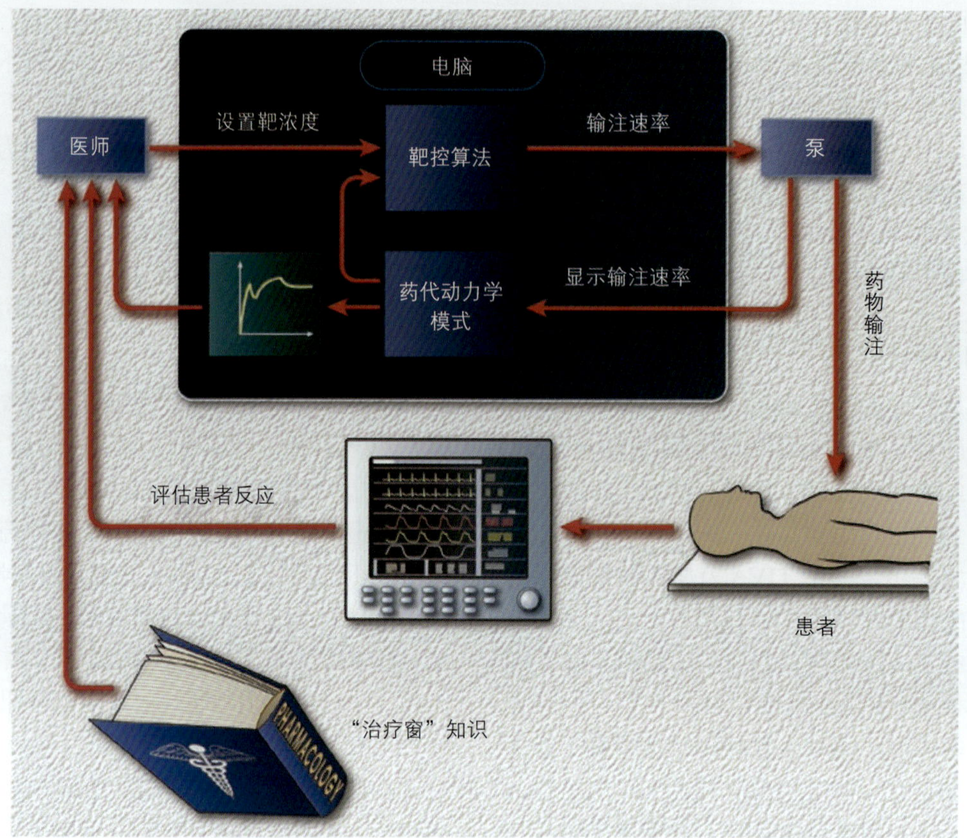

图 12.1 通过靶控输注（TCI）给予静脉麻醉药物，医生根据三条信息设定麻醉药物浓度的目标。了解特定药物的治疗窗口、评估患者反应和预测血流中的当前浓度（Cpredicted）。TCI 计算机根据药物的目标输注浓度和药代动力学模型计算输注速率。按算得的速率输注麻醉药物，并将此给药速率报告回计算机，计算机模拟药代动力学以更新预测浓度

的而呈现的指数下降的输注。该软件系统允许针对浓度 - 效应曲线的陡峭斜率对麻醉药物的输送进行微调。这种调整是通过三种方法来完成的：药效动力学、药代动力学和药学。

药效学方法检查机体对麻醉药物的反应，并根据需要调整，以达到预期的效果。这种方法通常与某种监测设备相关联。相反，药代动力学方法的重点是，基于某特定药物已知的治疗窗口，达到绝对的靶向浓度。这种方法不考虑药物作用。最后，给药途径与较新的麻醉药物的短效作用（较好的药代动力学）有关。由于这些药物是短效的，因此在浓度 - 效应曲线的陡坡上更容易保持。如果病人被过度麻醉，快速滴定麻醉药会得到快速纠正；如果麻醉不足，快速滴定亦能更好地控制，减少了患者长时间内经历“药物过量注射”的不利影响。

由于 TCI 系统通过估计血液中的药物浓度来工作，因此人们对 TCI 估计的准确性和总体效果产生了质疑。TCI 的效果评价取决于四个参数：

- 中位绝对性能误差（median absolute performance error，MDAPE）：TCI 系统精度估计 - 每个估计值与实际浓度有多接近的中值。
- 中位预测误差（median prediction error，MDPE）：估计误差方向 - 系统倾向于过度用药还是过少用药。
- 发散（divergence）：随着时间的推移，估计浓度和实际浓度（准确度）之间差异的波动。
- 摆动（wobble）：未能随着时间的推移保持稳定的血浆浓度。

对于 TCI 系统，典型的 MDAPE 范围在 15%~30%，而典型的 MDPE 范围在 3%~20%。在 10%~20% 的范围内的 MDPE 是“临床上可接受的”范围。

针对 TCI 的研究及发展目前侧重于几个领域。其中最大的研究方向是 TCI 靶向血浆浓度。为了解这一差异，研究的重点是进一步调整和完善药代动力学模型，需要研究效应浓度而不是血浆浓度，并通过闭环系统（例如麻醉深度监测）实现麻醉效果控制。在开胸患者的疼痛管理中，新开发的 TCI 患者自控镇痛的药代动力学模型可能是一种当胸段硬膜外无法实施时，可作为替代的胸外科术后疼痛管

理方法。事实上，TCI 给药系统可能更适用于一些更容易因药物过量或药物不足而受到影响的患者。

虽然 TCI 系统在世界各地至少在 96 个国家都有广泛的应用，但它们尚未在美国商业化应用，只有在 IRB 批准的研究中使用研究软件的情况下，才能用于异丙酚和阿片类药物。因为 TCI 系统本身结合了药物和设备，美国食品和药物管理局不确定应将 TCI 作为药物还是作为设备进行监管，导致 TCI 系统的暂缓批准；不幸的是，这一监管阻碍了促进 TCI 技术在美国市场的发展。

麻醉深度监测仪

麻醉深度监测仪通过分析处理患者的自发脑电图和（或）听觉诱发电位，以测量麻醉深度。然而，到目前为止，尚无研究表明麻醉深度监测仪始终能够检测术中意识或区分意识状态。麻醉医生认为 TIVA 更难实施，他们担心术中知晓的风险可能会增加。相对于吸入麻醉，这些麻醉医生更不熟悉 TIVA 给药。例如，他们相对于挥发性麻醉药的最小肺泡浓度，他们可能不太熟悉 Cp50 的概念。即使有了 TCI 等先进的输注系统，目前也无法直接控制效应浓度。

然而，在对患者进行使用 Brice 表测量评估后（评估术中知晓的主要方法），发现 TIVA 的术中知晓的风险并无增加。此外，麻醉深度监测仪目前较多地使用于临床工作中。因此麻醉深度监测仪可能有助于静脉麻醉的给药，可能更适用于一些不稳定的易受麻醉药物影响导致心血管抑制的患者。实际上，在一项对非心脏手术患者的研究中发现，死亡率与总的深度镇静的时间相关，深度镇静时间定义为双谱指数（BIS）<45。

本院麻醉管理流程

在得克萨斯大学 MD 安德森癌症中心，TIVA 技术是一种成熟的技术，被应用于特殊胸外科手术中，它可减少药物的剂量，实现阿片类药物节俭。给药方案包括咪达唑仑用于遗忘，异丙酚和右美托咪定用于镇静催眠，氯胺酮和利多卡因作为佐剂，如果临床条件允许，由外科医生进行 TEA 或后路肋间神经阻滞镇痛，肌肉松弛药用于制动。麻醉深度监测仪为常规使用。药物剂量是常规使用的（根据病人不同情况调整）。目前，我们在胸外科手术中采取加速康复技术，这需要更加细致的药物和流程管理。

术前用药及胸段硬膜外置管

在准备室，吸氧及静脉注射咪达唑仑（0.5~2mg）。在工作人员将患者运送至手术室前，开始输注右美托咪定［0.2~0.4 μg/（kg · h）］。预先推注一个较小剂量的右美托咪定（0.1~0.2 μg/kg），而不是按制造商推荐的较大剂量（1 μg/kg），尽量减少右美托咪定导致的高血压、心动过缓和心房颤动的不良影响。在患者转运过程中，采用脉搏血氧测定法对患者进行监测。

在手术室内，接好监护（血压袖带和心电图），行硬膜外穿刺置管。在硬膜外放置完成后，开始麻醉深度监测，通过输注异丙酚［20~50 μg/（kg·min）］并逐渐增加右美托咪定的输注速度［至 0.5~0.7 μg/（kg · h）］来达到诱导的平稳过渡。如果不放置硬膜外导管，则使用脂质体丁哌卡因行后路肋间神经阻滞。

麻醉诱导

通过药物的持续输注完成麻醉诱导。通过血流动力学和麻醉深度监测以及主观评估，给予异丙酚（10~30mg）和肌松药，以达到最佳的插管条件。

插管建立安全气道后，术前行纤支镜检查，以评估气道解剖。当有较大刺激时，可以给予 20~40mg 的丙泊酚。另外，支气管镜检查前给予喉气管表面麻醉（2% 利多卡因）可能会减轻这种反应。

在诱导前或诱导后可根据需要开放额外的静脉。采用专门的输液管道输注麻醉药，防止不同药物之间可能出现的不相容问题。

支气管镜检查完成后，放置肺隔离装置（如有必要），定位并准备手术。如果适用的话，硬膜外麻醉药物是在皮肤切口之前使用的，右美托咪定、异丙酚、瑞芬太尼和液体输注根据麻醉深度监测和（或）血流动力学的变化及时调整。

术中维持

根据麻醉深度监测和血流动力学，使用异丙酚和右美托咪定输注进行麻醉维持；如有指征，氯胺酮和利多卡因用作佐剂进行输注。如非自主呼吸，则经静脉使用肌松药，维持 TOF 0.4~0.5。如有必要，当交感神经刺激较高的时候，应用降压药，而不是用更多的麻醉药，但要保证足量的麻醉维持药，以确保有足够的麻醉深度。局部应用硬膜外麻醉，通常使用稀释的较低浓度药物，以避免交感神经过度阻滞。

麻醉苏醒

在准备麻醉苏醒时，先通过硬膜外单次推注局麻药，然后将局麻药经硬膜外导管持续输注。开始缝皮时，停止输注丙泊酚，应用肌松拮抗药，右美托咪定按 0.1~0.2 μg/（kg·h）维持以激动 α_2 受体，使血流动力学稳定，达到快速苏醒和拔管的目的。

临床病例分析（图 12.2）

患者 52 岁，男性，是一名抽烟者，诊断为晚期肺鳞状细胞癌（Ⅳ期），表现为进行性呼吸急促和呼吸困难。支气管镜检查显示远端气管肿块导致中度至重度气道阻塞。拟行支气管硬镜检查，并放置支架，以缓解气道梗阻。此手术将在胸外科手术室中进行。

问题

1. 本手术中使用挥发性麻醉药有哪些缺点？

请参阅“TIVA 在特殊胸外科手术中的应用”和“从 TIVA 中获益的手术场景”。

2. 在该患者中使用①异丙酚，②右美托咪定，③瑞芬太尼有什么优点？

请参阅“静脉麻醉药物”一节。

3.TCI 基本概念是什么，它如何优于手动控制给药？

请参阅“TCI 给药系统”一节。

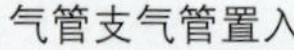

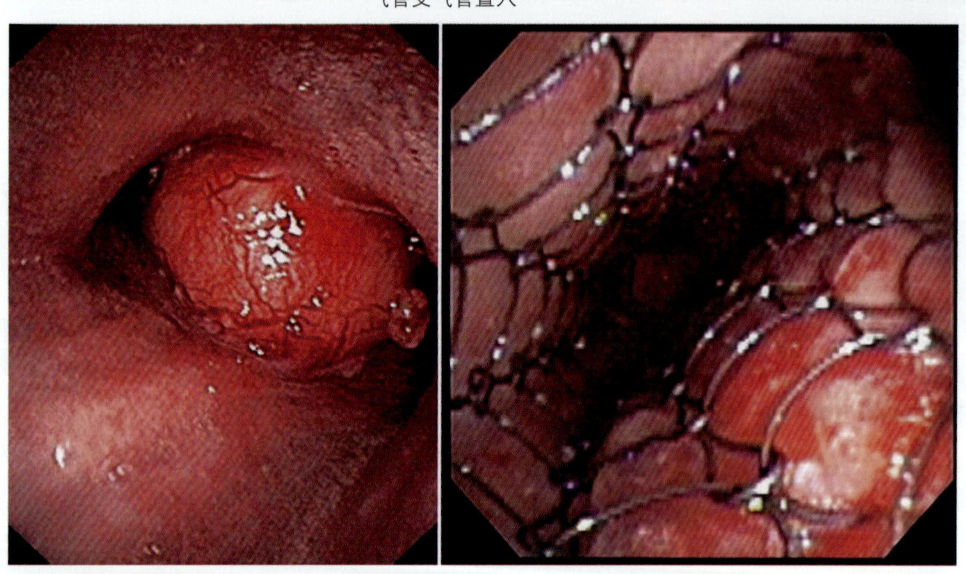

图 12.2 左：支气管硬镜检查发现气管内肿块阻塞气道。右：气管支架置入后

第 13 章　气管切除与重建

Karen McRae　著
曹　晖　译　李婷婷　校

要点

- 麻醉医生必须根据气管影像［CT 扫描和（或）MRI］来制定麻醉计划。
- 气管狭窄患者一般在气管直径缩小到正常的 50% 以下才会出现症状。
- 气管狭窄的初步外科治疗通常包括硬质支气管镜检查和狭窄段的气道扩张。
- 气管狭窄段切除时，狭窄段远端气道管理的两种主要方法包括台上气管内插管通气或经气管导管进行喷射通气。
- 气管切除术期间的麻醉维持通常采用静脉麻醉技术。

气管外科手术的历史

气管外科手术中，维持通气与气管病变的诊治须同时进行。因此从气管手术的一开始，麻醉医生面临的最大挑战就是如何在气道病变切除前和切除期间为患者进行充分的通气。麻醉医师和外科医师之间需要密切合作。

Belsey 等最早报道了一例中段气管肿瘤的切除。在这例手术中，外科医生将气管导管送入病变远端气管进行通气，同时将带有覆膜的钢丝线圈支架套在气管导管气囊上，然后回撤气管导管，完成支架放置。1957 年，Barclay 报道了一例低位气管肿瘤的隆突切除重建手术，外科医生在术野内进行左支气管内插管，将右主支气管与总气管吻合，期间行左肺通气。然后经口气管插管恢复通气，在呼吸暂停间歇期将左支气管与右中间支气管缝合。1963 年，Grillo 和 Bendixen 在危急情况下对一名气管阻塞导致严重呼吸困难和肺过度膨胀的患者进行了类似的手术。在手术台上左肺支气管插管进行通气期间，外科医师轻柔阻断右肺动脉，使未通气的右侧肺组织无血流灌注（图 13.1）。减少肺血分流能维持“最佳的组织氧合”，使气道重建手术能从容不迫地进行。这种“暂时性生理性阻断一侧肺”的技术方便了气管手术各阶段麻醉控制管理的要求。1969 年该团队报道了 31 例接受气管切除和重建患者的麻醉管理。1969 年 3 月，在国际麻醉研究学会上的一篇论文详细介绍了气管手术患者麻醉诱导和气道控制的一些问题：麻省总医院首次系统地介绍了在气管切除和重建手术的关键阶段，上气道和下气道的管理策略。在这次大会上，该论文的讨论部分显示人们对气管插管后气管狭窄的病因认识日益清晰，同时也介绍了这些损伤所面临的临床困境。

气管病变的病因学

很多病变可能会使气管、隆突和支气管受累，需要进行气道切除和重建。气管病变一般分为良性病变或恶性病变（表 13.1），轻者可无症状，严重气管病变可出现明显的气管狭窄。先天性气管狭窄通常症状出现在婴儿出生后几个月内，狭窄切除手术通常在婴儿期进行。在成人，许多声门下狭窄为特发性，通常患者呼吸道症状逐渐进展加重，常被误诊为哮喘。气管插管后损伤仍是良性气管狭窄最常见的原因，尽管气管导管多采用高容量低压套囊。声门后方狭窄往往是由于气管插管损伤所致，声门下环形狭窄则多是源于气管导管套囊直接损伤的结果。插管损伤首先导致气管黏膜溃疡，随后暴露的黏膜下气管软骨坏死并消失，最后瘢痕组织形成替代气管壁，从而发生气管狭窄。既往研究显示接受标准麻醉管理的一组患者，在留置高容量低压气囊的气管导管仅 2~3h 后就可观察到黏膜溃疡损伤。拔管后，绝大多数病变愈合为纤维瘢痕，但也有一些病变发生演变为气管软化。插管后的狭窄通常表现为向心性狭窄，而气管切开后的气切口狭窄往往

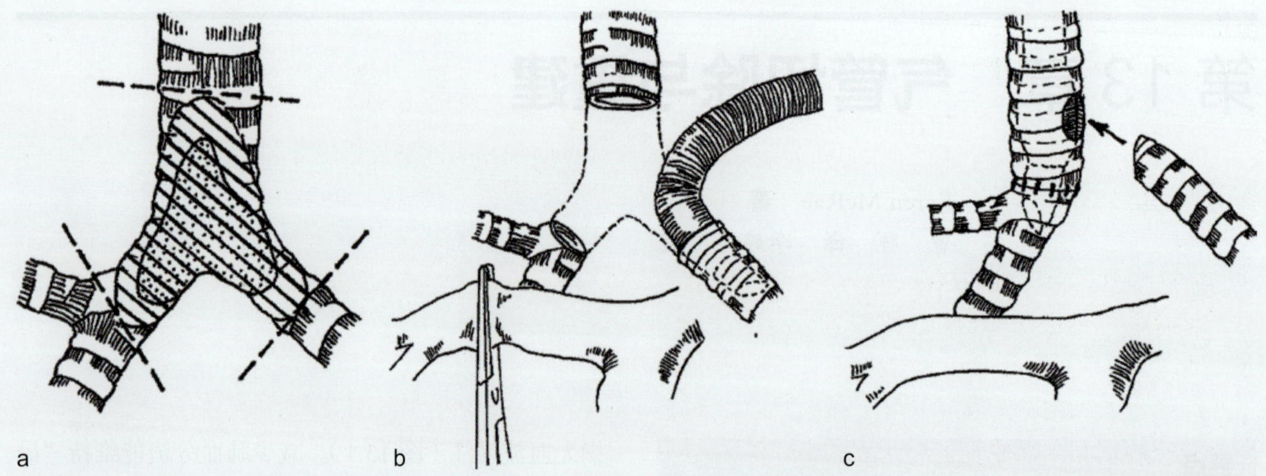

图 13.1　手术台上插管通气用于隆突切除术。a. 肿瘤位于隆突；隆突切除前患者经口气管插管进行通气（图中未标出）。b. 左支气管切开后，经手术野插入一根无菌气管导管进入左支气管进行左侧通气。c. 在右侧支气管与主气管残端吻合之后，移除手术台上左支气管内插管；在左侧支气管与主气管吻合期间，将经口气管导管送至右侧支气管内。早期对该吻合技术的报道还需要在单肺通气期间钳夹右肺动脉以尽量减少分流（如 b 所示），后来发现在大多数情况下不需要这样做（源自参考文献［3］）

表 13.1　适于切除和重建的气管病变的病因

良性病变
先天性
先天性气管闭锁
先天性气管狭窄
先天性软骨软化
血管环
特发性
气管插管后或气管切开后损伤
声门后狭窄
声门下狭窄（包括气管导管套囊造成的损伤）
气管无名动脉瘘（气管前壁）
气管食管瘘（气管后壁）
气管造口狭窄（气管切开）
创伤
炎症
Wegener 肉芽肿
感染后（治疗后）
结核
梅毒
白喉
伤寒
恶性病变
原发性
鳞癌
腺癌
黏液表皮样癌
类癌样腺瘤
肉瘤
间叶性肿瘤
继发性恶性肿瘤
支气管肺癌
甲状腺癌
喉癌
食管癌

更多表现为横向狭窄，而不是前后纵向缩窄。穿透性或钝性创伤可能导致危及生命的气管破裂，但如果气管破裂不太严重且未被发现，则可能在以后表现为气管狭窄。多种炎症性疾病可导致气管狭窄，但由于气道广泛受累，不太适合手术切除。因此，大多数炎性病变采用气管切开术、间断扩张或支架治疗。值得注意的是 Wegener 肉芽肿导致的气管狭窄多为局灶性，可进行手术切除。感染后的气管狭窄病变可在原发感染控制后进行手术切除。原发性恶性肿瘤多进行气管切除术，转移性肿瘤则一般无手术指征；侵犯气管的继发性肿瘤常来源于邻近部位的肿瘤，通常不太适合手术切除。当无法根治性切除时，许多患者会接受姑息性内窥镜治疗。同样，

气管腔内转移多为远处恶性肿瘤（包括乳腺癌、结肠癌、肾癌和黑色素瘤）血行播散的结果，通常需要内镜电灼或支架治疗。

择期气管手术

在这些具有挑战性的复杂临床处理中，周密的计划是必不可少的，应该在术前多学科合作制定计划（表 13.2）。首先要清楚了解患者的气管解剖结构和准备切除的范围。麻醉和外科团队必须熟悉整个麻醉诱导期间、开放气道期间和苏醒时的详细通气计划。对拟使用的气道工具应做好准备，以确保其处于良好的工作状态，包括用于通气的各种直径的硬质支气管镜或纤支镜。声门上气道装置，通常是指喉罩（LMA），同时也应准备各种直径的经口气管导管或台上气管插管导管（通常手术台上由外科医师操作）。如果预计要进行台上气管插管，则需要无菌气管导管和无菌呼吸回路。

麻醉准备的基本问题包括是否存在气道狭窄，气道狭窄在气道内的位置，以及气管狭窄的程度（狭窄后管腔内径）。声门和声门下病变通常需要外科医生在手术开始时使用硬质支气管镜逐步进行狭窄气道的扩张，另有一些中心使用光滑的扩张探条。经扩张后行气管内插管，其尺寸通常比正常气道常用的气管导管直径要小。如果病变位于气管中部或较低处，且管腔足够大，可在病变上方留置气管导管，而无需先行扩张。麻醉方法可影响通气方式的选择。起效快、作用短效的麻醉药物可在全身麻醉时维持一定的深度，手术结束后患者自主呼吸恢复迅速，从而为这类气道解剖受损的患者成功拔除气管导管创造条件。何时将患者的自主呼吸转换为控制呼吸是一个非常关键的决定。某些医疗单位倾向于通过使用吸入麻醉药诱导、维持自主通气和避免使用肌松药，直到建立有效气道。大多数气道切除手术都是在有经验的手术麻醉团队的中心进行的。在许多情况下，通常需要在硬性支气管镜检查、扩张或激光切除前使用静脉给药全身麻醉诱导，并给予肌肉松弛药，为最终切除病变做准备。如果患者术前曾顺利进行过硬性支气管镜检查，应可进行常规全麻诱导。

表 13.2 气管手术的术前准备

气道的解剖、拟切除的部位
手术切口及患者体位
术前评估
患者监护
通气
从自主呼吸到控制呼吸的转换
通气使用的设备
通气模式
麻醉药物使用计划
镇痛方式
患者苏醒时气道的处理

许多经验丰富的临床团队推荐采取分阶段的方法：首先在清醒、保留自主呼吸的患者进行气道局部麻醉后，先谨慎地进行纤维支气管镜检查，这样可以评估声带功能和明确气管软化的节段。然后，在全身麻醉下进行硬质支气管镜检查，以扩张狭窄气道或清除阻塞气道的肿瘤。硬质支气管镜也是测量气管内病变位置和长度的最佳工具。以下测量可以患者的上门牙作为参考：隆突、病变的远端和近端，以及声带等。通过测量可以估计病变的长度及可用于重建的剩余气管的长度，切除病灶后，绝大多数患者的气道症状可以暂时改善，支气管痉挛和肺部感染恢复，停止激素类药物等的使用。

术后镇痛方案需根据手术切口设计，良好的镇痛可以促进早期拔管。术后应尽量避免正压通气，吻合口的张力可增加气道裂开的风险。

气管解剖与外科处理

病变在气管内的位置将决定手术切口的位置和需要切除的气管范围，后者通常用可切除的气管环数量来描述。通过研究，Grillo 总结了在不造成吻合口张力或血供损害的前提下，气管端端吻合能切除的气管长度。他认为，中位数在 4.5cm 的切除长度是可行的，约相当于七个气管环。上段气管的血供主要来自甲状腺下动脉，而下段气管和隆突则由支气管动脉供应。滋养血管多以节段性方式进入气管侧壁，因此最好经气管前后侧进行游离松解，以防止切断滋养血管。了解气管病变的位置和拟切除的气管范围对于计划麻醉诱导、维持氧合和通气至关重要。此外，病变的位置将决定所需的手术切口和患者的体位。

声门下和上段气管

声门下和上 1/3 气管的切除可以通过颈部切口完成，术前颈部充分后仰，肩胛后放置软垫。声门下气管起自声带下方，延伸到环状软骨下缘。插管后狭窄是声门下狭窄最常见的原因。完全横断声门下气管可能会切断喉返神经，因此对声门下切除进行了改进，保留了后侧环状软骨避免损伤神经。大多数插管后狭窄涉及的气管节段较短，在 1~4cm 之间，可以通过端端吻合重建来处理。如为恶性肿瘤可能需要更广泛的切除，包括同期的喉切除术。

长时间经咽喉放置气管导管常导致喉与气管的复合损伤。最常见的声门损伤是杓状软骨后狭窄，可限制声带的运动。这些复合损伤需要同时行高位气管切除和喉正中切开术，并切除杓状软骨间瘢痕。当声门下吻合口位置过高，距声带几毫米范围内时，声门水肿的风险很大，需放置 Montgomery T 管（图 13.2）以支撑气道，通常 T 管需放置数月以减少再狭窄。T 管是一种圆柱形硅胶支架，侧肢垂直于支架主干，可经一个小的气管造口术进行放置，不易移位。喉—气管成形术后，T 管的上端位于声带上方 0.5~1.0cm。在颈部气管狭窄或软化段无喉损伤的情况下，T 管上端可以放在声带下方，以便保留发音。术中吻合口完成前头部前屈使颈部气管尽可能接近纵隔，以便于减少吻合口的张力；为减少吻合口意外张力增高的风险，可在皮肤缝合完毕后，将患者下颌皮肤缝合至前胸以防止吻合口撕裂，并维持约 1 周时间（图 13.2）。

中段气管

颈胸联合切口用于切除气管中段肿瘤（图 13.3）和气管内大多数良性病变。颈部切口可探查上段气管，向下切开部分胸骨延伸至胸骨角，并用小儿撑开器进行胸骨撑开。经颈胸联合切口，可以显露隆

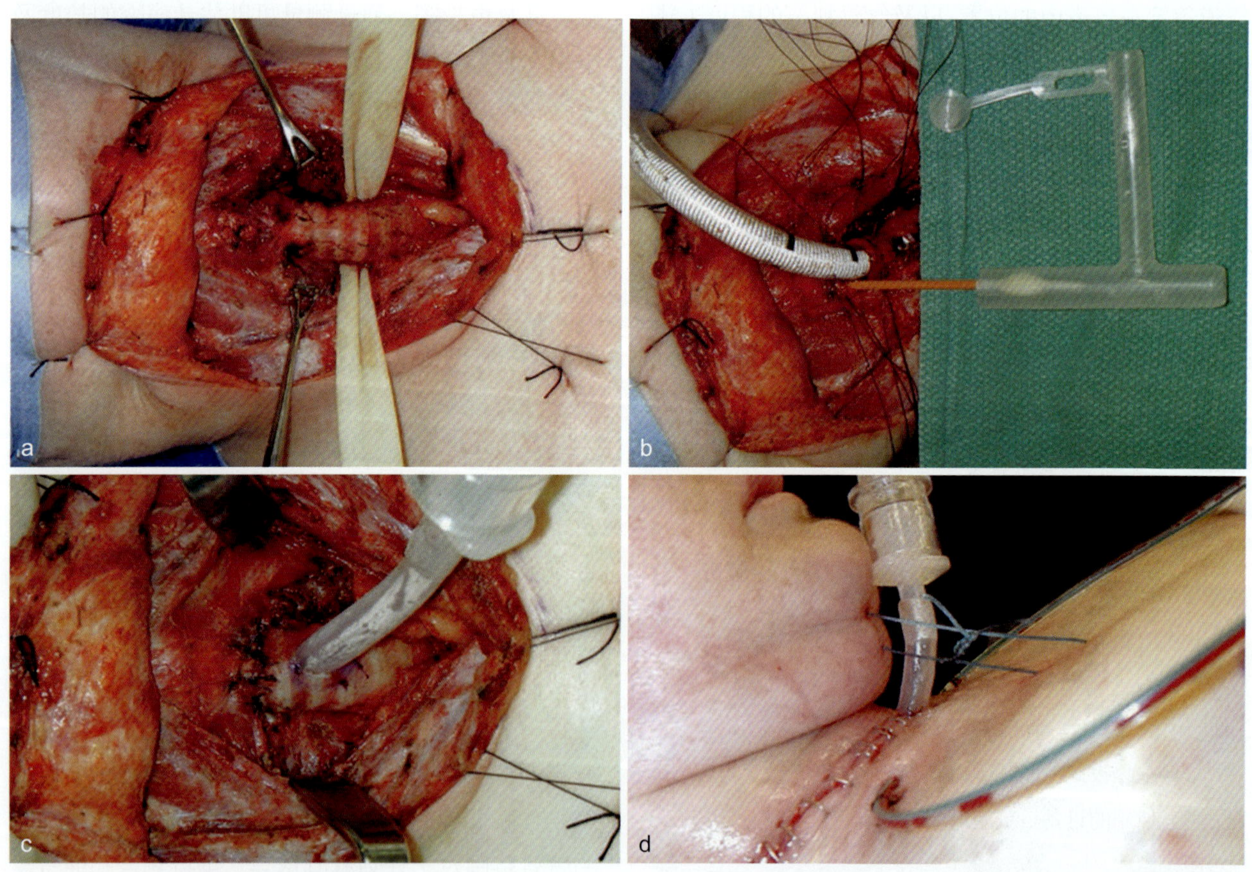

图 13.2 高位气管切除术的气道管理。a。游离气管时，患者的头部在照片的左边。b. 经手术台上将一根无菌的气管导管放置在气道远端进行通气。Montgomery T 管将被放置到位；Fogarty 导管放置在 T 管上支管腔内，气囊充气后阻塞 T 管近端，通过 T 管下支进行通气。Fogarty 导管逆行放置在口腔。c. 在关闭切口期间通过 T 管侧支进行机械通气。通过标准气管导管接头连接 T 管侧支以连接通气管路。d. 头部前屈和保护性缝合“下颌”。当自主通气恢复时，将 Fogarty 导管放气并移除。1 周后拆除保护性缝线（图片由多伦多总医院外科胸外科 Andrew Pierre 医生提供）

突前方和左右支气管夹角，而无需离断无名静脉、动脉或其他大血管。可在此部位切开气管，确保远端通气。许多外科医生会要求暂时前屈患者的颈部，以测试气管末端吻合的容易程度。可以安全切除的气管长度受患者的年龄、身体习惯、病理和既往治疗史的影响。如果估计吻合口有张力过高可能，或者需要切除一段较长的气管，可进行气管周围组织松解，最常见的是舌骨上松解。游离舌骨表面的肌肉，使喉部松解下降，能为气管增加 1~2cm 的活动度。

气管长节段切除时无法通过原有吻合口进行修复，带来了临床上很多难题。必须认识到气管不仅仅是一种管道结构，同时也是维持胸内压力的重要器官。由于肉芽肿形成和吻合口瘘，合成的气管移植物难以长期发挥作用；使用去血管化的移植物时，容易导致气管软化的风险。更有前途的气管重建技术包括使用加固前臂筋膜皮瓣覆盖肋骨软骨的 C 形部分；还有外科医师使用患者自身的软骨细胞和气管上皮细胞进行组织工程以替代切除后的气管。然而这项技术由于患者远期预后较差被学界所批评和质疑，尚需进一步的研究验证。

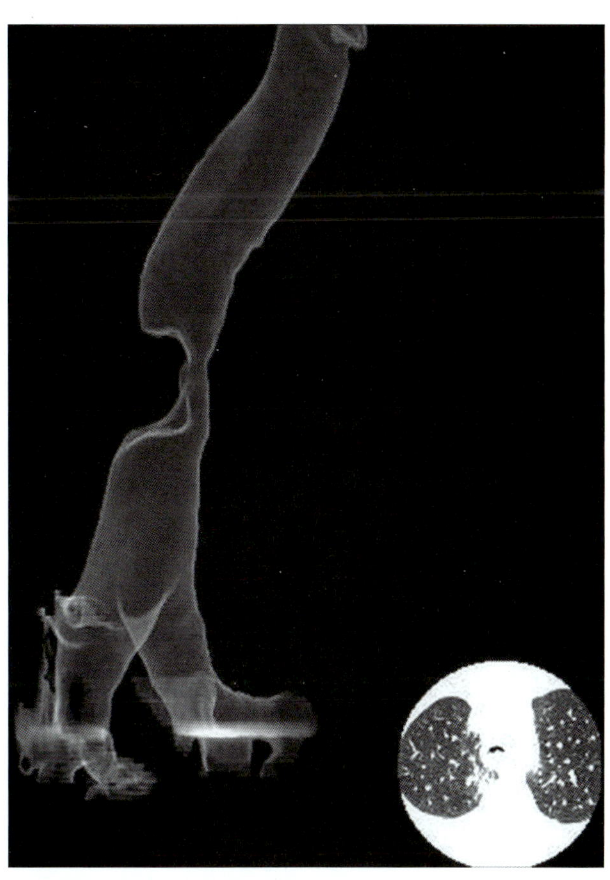

图 13.3　气管中段肿瘤的三维 CT 重建。这位患者在气管切除前接受了硬质支气管镜检查和肿瘤切除

隆突切除术

手术切口取决于隆突切除的类型。如果只进行隆突切除而不切除肺实质可由胸骨正开切口进行，术中可打开心包，并游离主动脉和肺动脉便于视野显露（图 13.4）。隆突水平的气管切除长度通常允许在 4cm 以内。当吻合口存在张力时，可通过心包的 U 形切口进行肺门松解，这样可获得约 2cm 的活动度。喉松解被认为对隆突切除没有帮助。隆突切除时，可能合并右肺或左肺切除或右上叶支气管袖状切除术。

患者特征

特发性气管狭窄几乎全部发生在女性，往往在 50 岁左右进行手术切除。有些患者症状可达 10 年之久。1/3 的患者存在胃食管反流，这些患者中大多数由于缺乏运动存在肥胖。气管插管后狭窄和气切造口后狭窄患者，平均年龄多为 40 岁左右，因此糖尿病、心血管疾病、哮喘、慢阻肺等合并症比较常见，这些合并症可能增加围术期并发症的风险。气管肿瘤的患者年龄相对较大，肥胖和糖尿病少见，吸烟者多见因而血管性病变的风险增加。需要说明的是，原发性气管肿瘤患者可以发生在任何年龄，与吸烟无关。

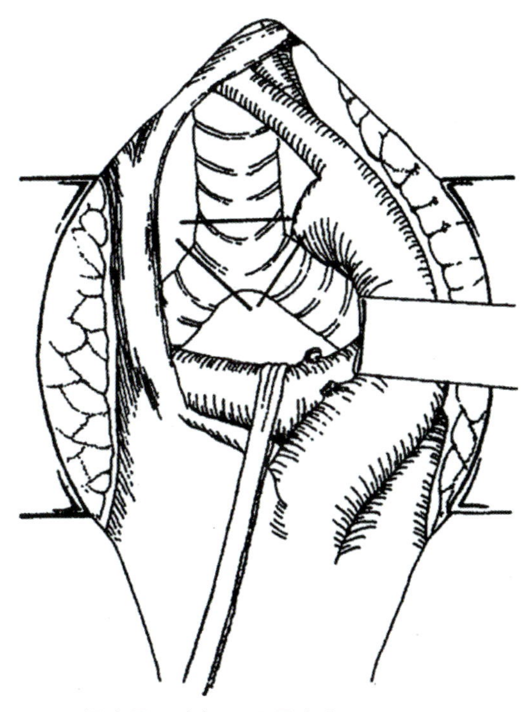

图 13.4　经胸骨正中切开显露隆突

大多数患者都存在临床症状，最常见的是劳累性呼吸困难，但仔细询问病史及体检可能会进一步发现端坐呼吸、呼吸音增粗、咳痰困难和喘鸣音等。恶性肿瘤患者可能会有咯血。应检查患者是否有气道阻塞的证据，以及是否有辅助呼吸肌的活动或喘鸣。成人气管横截面积缩小到其正常横截面积 50% 以下会导致明显的劳累性呼吸困难；缩小到正常截面的 25% 以下，通常会产生静息时的呼吸困难和喘鸣。喘鸣声是严重气道阻塞的征兆，很可能气管直径仅为 6mm 或更小。有些患者存在黏液痰栓急性堵塞气道的风险。当狭窄段位于胸腔外时，典型的喘鸣音在吸气时更为明显；如果病变位于胸腔内，喘鸣音可能在呼气时更为明显。除了听诊肺部和气管外，还应评估患者的颈部活动度。

术前评估

麻醉医师应检查所有与患者气道病理生理有关的信息。胸部 X 线片可能无异常改变。通常应对颈部和胸部进行 CT 检查，沿整个气道进行薄层扫描。三维成像的应用已越来越广泛使用，有助于确定病灶与声带或隆突的关系，并作为先前气管镜检查的补充，便于规划气道的管理。

除非患者面临即将发生气道阻塞的风险，否则应常规进行肺功能测试，包括肺活量测定和流量 - 容积环的描记。气道狭窄的位置较固定时，对吸气和呼气流速限制无显著差别（胸内压的变化不会影响梗阻部位气管内径的改变）。胸腔外可变性气道梗阻主要限制吸气相气流。相反，对于胸腔内可变性气道梗阻，患者吸气良好，呼气流速受限。应该注意的是，流量 - 容积环的结果在很大程度上受到患者做功程度的影响，呼气流速受限的特征性表现可能被小气道疾病如哮喘或慢性阻塞性肺病所掩盖。气道梗阻临床表现不典型也并不能排除气道病灶的存在；气道阻塞的临床表现，也并不一定准确地反映气道梗阻的程度，所以气道的影像学证据在制定手术计划时更加具有价值。

术中对气道和纵隔内脏器的操作可能会引起明显的交感肾上腺应激反应，患者心率增快，体循环动脉压和肺动脉压上升，心肌耗氧量增加，可能出现心律失常。在硬质支气管镜检查期间和之后，老年吸烟者心肌缺血的发生率可能高达 10%~15%。因此所有患者均应检查术前心电图，40 岁以上有冠心病症状或重要危险因素的患者应进行超声心动图、潘生丁负荷试验和冠脉造影检查（如有相关指征）。当需要隆突切除，特别是合并全肺切除时，应进行心脏功能评估；如果发现存在严重的冠状动脉病变，应根据具体情况决定是否进行手术或姑息治疗。当预计要切除较多的肺实质时，可能需要进行肺通气灌注扫描。在所有拟行气管切除的患者中，治疗原有的肺部疾病非常重要。气道阻塞患者术前反复的气道扩张或支架置入术，可能会使患者的术前状态有所改善。戒烟对于接受气道手术患者至关重要，这些患者经常因气道梗阻难以有效咳出分泌物。术后应尽量避免机械通气，因为气管内插管的存在可能使吻合口开裂或发生坏死。肺实质疾病或神经肌肉疾病引起的严重呼吸功能损害也是需要考虑的问题，可能会导致气管切除手术无法实施。

术中监护

除了建立外周静脉通路和进行标准麻醉监护外，气管手术还需动脉置管连续测量血压。在经胸行气管手术时，许多麻醉医生选择左侧桡动脉置管，因为无名动脉位于气管的前方，压迫或分离该血管会使右侧桡动脉测量不准确。动脉置管能提供即时的血气分析，在间断通气期间以及在术后呼吸功能窘迫的情况下，呼出气二氧化碳无法准确测量，因此动脉血气分析有重要意义。中心静脉置管可根据患者的手术方式（如肺切除）和呼吸循环状况决定是否实施；在置管时必须考虑远离手术切口区域；可以采用颈静脉、锁骨下静脉或肘前静脉入路。即使简单或很快能完成的手术，也建议放置导尿管。

通气策略

气管外科的独特性使术中通气面临很多困难。为应对这些挑战，临床医生已经设计了很多创造性的解决方案，有大量的通气技术应用于开放气道（表 13.3）。通气原则包括保证充分的气体交换，同时最大限度地减少对气道的占用、提供安静的术野并减少血液和分泌物的喷溅等。

远端气管内插管间歇正压通气（IPPV）

早期的气管肿瘤切除报告显示，外科医生将气管内导管推进到气管病变远端之后再开始进行重建气道的操作。目前很少选择将常规尺寸的气管导管通过病变气管进入远端气管或支气管，因为大直径

表 13.3 气管手术中各种通气方式的特点

	能够用于开放气道	保持手术野静止	需特殊设备	气道压力 / 监测	压力伤的可能，风险	气体夹带	气道内气体组成
IPPV	不能	不能	不需要	压力取决于呼吸机的设置 / 可信	小	无	稳定，监测准确
LFJV	能	不能	不需要	间断增高 / 不可信	有，高	有	可变，难以检测
HFJV	能	能	需要	可能增高 / 较难监测	有	有	可变，难以检测
HFPPV	能	能	需要	跨肺压峰值及平均跨肺压高 / 较难监测	有	小	稳定，监测准确

IPPV. 间歇正压通气；LFJV. 低频喷射通气；HFJV. 高频喷射通气；HFPPV. 高频喷射正压通气。

气管导管会阻碍术野内的手术操作。支气管导管直径较小，气囊较短小并且更靠近导管前端，在某些气管切除手术中受到临床医生的青睐。可以通过气管镜引导将支气管导管插入气管内，通过气管中部病变，或者在开胸手术隆突切除或隆突全肺切除时放置在对侧支气管内。支气管导管较细的直径使得大量气管手术操作得以完成，同时又能保持远端的通气。并且当手术操作需要暂停通气，或需要台上插管通气时，支气管导管能随时拔出退回气管内。支气管导管的缺点主要为在气管内通气时经常发生的空气泄漏，因为气囊的体积相对较小。

当气管导管距离吻合部位较近时，容易损伤气管套囊。既往有多种支气管导管套囊曾在气管外科手术中使用，但目前已无法获得。在作者单位，使用的是 Phycon 支气管导管（富士公司，日本东京，图 13.5）。气管重建手术所使用的理想气管导管应具有以下特点：导管加长，有弹性不易压瘪，并有钢丝加强；气囊较短、低压、大容量并距离导管前端较近，以允许通过较短的气管远端进行双肺通气而不会影响手术部位。

台上气管插管通气首次被报道是用于一例低位气管肿瘤患者，由外科医生离断气管后经术野将支气管导管插入左支气管通气，再将右主支气管与切除病变后的气管吻合，随后通过气管内插管行右肺通气，进行左主支气管的吻合。Geffin 详细描述了用于高位和低位气管病变的台上插管通气策略。先在病变上方留置经口气管插管，当气道被切断开放后，外科医生将第二根无菌气管导管经术野插入气管远端（图 13.6）。当进行声门下病灶切除术时，会在气管离断远端插入一根无菌加强气管导管，导管的近端贴近患者的脸颊，穿过无菌敷料连接到麻醉回路。切除中段或下段气管病变时需要使用另一

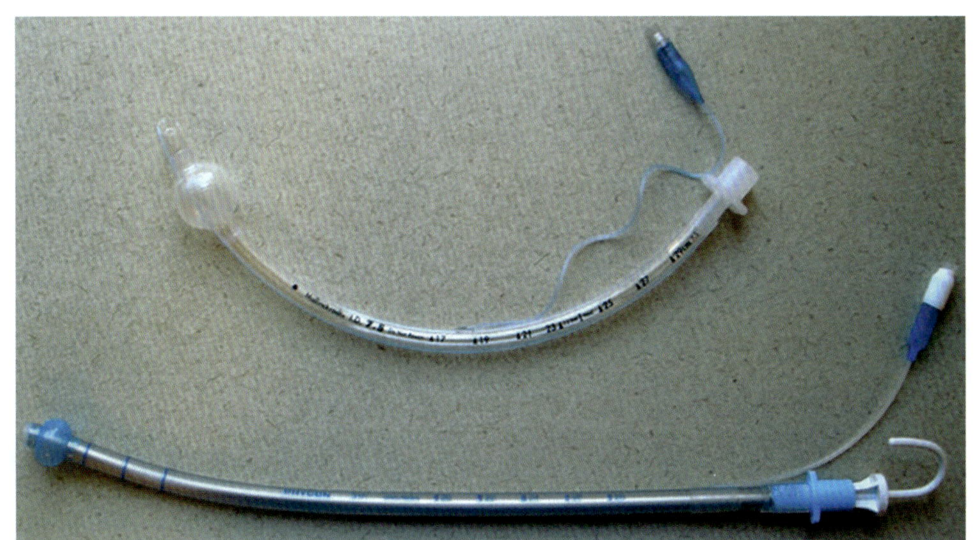

图 13.5 7.5mm 直径的 Phycon 支气管导管（位于图下方）（富士公司，日本东京）与 7.5mm 直径的标准气管内导管（位于图上方）比较。标准气管内导管长 32cm，支气管导管长 40cm。支气管导管还有 5.5mm 和 6.5mm 内径两种规格可选。注意支气管导管的套囊较小，并且远端无斜面与侧孔

个无菌的麻醉回路，该回路一端连接外科术野内的台上气管插管，另一端穿过无菌敷料连接呼吸机。通常，经术野将一根相对较细的支气管导管放置在远端气道中，然后开始吻合气管后壁，此时支气管导管仍然保留在远端气道中，由外科医生向前牵拉。待后壁气管吻合完成后，拔除远端支气管导管，推进经口气管插管通过吻合口并开始通气，直到前壁吻合完成。下段气管和隆突切除术需要对以上技术进行一些改动（图 13.7）。远端支气管导管经术野插入到病变下方的左支气管内通气；切除病灶后的气管与右支气管吻合，然后经口气管导管向下推进通过吻合口，实现右侧单肺通气，再进行左支气管与气管吻合；最后经口气管插管后退，保留在气管吻合口上方，直至拔管。术中需要间歇性的呼吸暂停，以方便外科医生更好地暴露与缝合。术中常需要较高的吸入氧浓度（>70%），以延迟氧饱和度的下降。中度的高碳酸血症是不可避免的，但通常患者均耐受良好。同时使用两根支气管导管分别进行远端通气的病例也有报道。此类气管手术术前应准备好各种不同口径的气管导管，以备用于远端气管的插管。

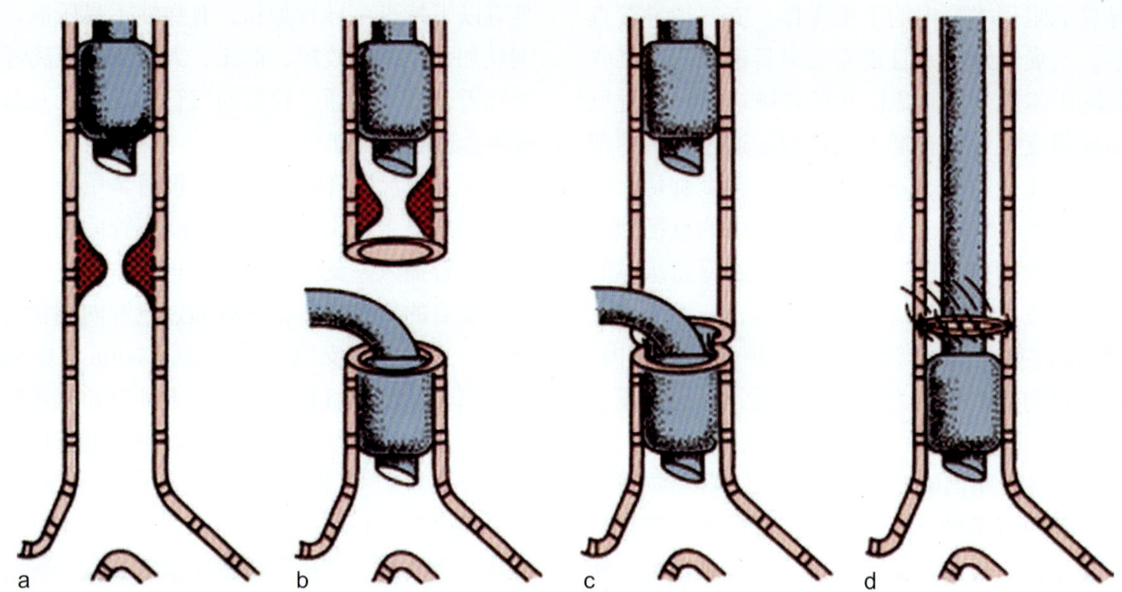

图 13.6　高位气管病变切除的气道处理。a. 在病变上方经口气管插管。b. 在气管切开的情况下，将无菌气管导管插入气道病变的远端。c. 进行气道后壁吻合。d. 拔除手术台上插管，将经口气管导管推进，通过吻合口并完成前壁吻合（经胸外医师学会许可使用）

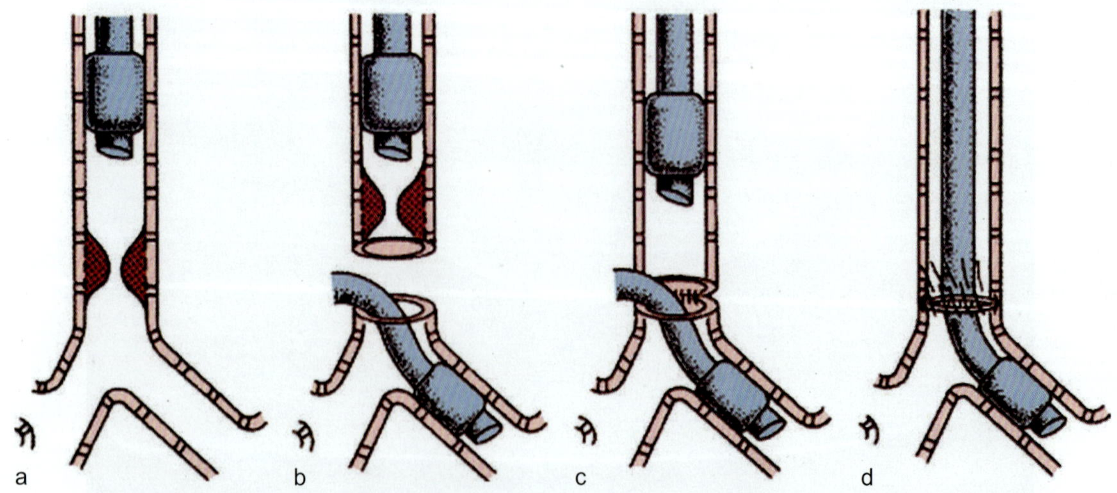

图 13.7　低位气管病变切除的气道处理。a. 在病变上方经口气管插管。b. 在气道开放后，将无菌气管导管插入左支气管。c. 吻合口后壁缝合。d. 拔除手术台上插管，将经口气管导管推进，穿过吻合口并完成前壁吻合（经胸外医师学会许可使用）

低频射流通气（LFJV）

低频喷射通气可通过小孔释放高速气流，可通过喉镜、支气管镜和开放气道进行通气，对手术野的影响非常小。低频喷射通气（LFJV）是通过高压（50~60 磅 / 平方英寸）释放气体通过小孔（约 1mm）来完成的。使用时需要一个压力调节器来保持恒定气流量，手控式开关阀间歇释放气体；以 10~20 次 / 分钟的频率进行通气。这种方法的一个明显优点是结构简单，不需要专门的设备。它使用小口径细长导管通过经口气管导管插入远端气道进行通气，可以产生生理潮气量，并能够清晰地看到胸部或肺的运动。使用细长的通气管道时医生能对外科术野远端的气道进行通气；喷射通气管道直径较细，不太影响手术操作。喷射管道的位置可随手术步骤的不同而进行改变。对于严重狭窄的气管可能使常规口径的气管插管无法通过，而使用细长的喷射导管可在整个手术过程中都能进行有效通气。常见的情况是将经口气管导管放置在气管狭窄病变上方，在气管切开后将喷射通气导管推进到远端气道进行通气。在隆突切除术中已经有左右支气管同时使用独立的低频喷射导管的报道。LFJV 的缺点是潮气量监测不准确，如果潮气量过大，会干扰手术野导致手术中断，通常需要间歇性呼吸暂停。当高压气体（50~60 磅 / 平方英寸）通过狭窄的导管时，会产生高流量气体（高达 100L/min），可能将空气、血液等从术野冲入远端气道，或将血液溅出手术野。当使用较大口径的喷射导管时，就可以在较低的驱动压力下保持高流量；减少了空气夹带，从而减少了氧气喷射时的气体稀释，产生更高的动脉氧分压，使更长时间的呼吸暂停成为可能。

高频喷射通气（HFJV）

高频喷射通气（HFJV）与低频通气的相似之处在于，气体都通过放置在气道中的小口径导管使用高压气源输送。但高频气流不是手控式开关，而是由高频气动或电控的流量断路器控制。当高速气体喷射入气道时，额外的气体在射流喷嘴处被卷吸，导致输送的潮气量远小于传统潮气量，也远小于气道死腔。HFJV 期间可以调节的变量包括驱动压力、频率和吸气时间等。通常设置吸气时间为呼吸周期的 20%~30%。通气频率为 100~400 次 / 分钟；潮气量为 2~5ml/kg。高频通气的机械效应对于理解高频通气中的气体传输是至关重要的。增加呼吸频率会减少肺的排空时间，发生一定程度的气体滞留，使肺处于膨胀状态。所有高频技术都显示周围气道压力持续为正，并且平均压和峰值压保持在低水平。开放气道通气的一个明显优势是，与传统通气相比，峰值压力较低，优化了肺复张，漏气也少得多。在高呼吸频率下使用低潮气量可使肺的活动最小，在许多手术过程中不需要中断通气。细长的喷射导管对手术野的影响也非常小。临床上，增加驱动压力和吸气时间会导致呼气气流阻抗增加、肺内气体潴留、内源性 PEEP 形成，以及二氧化碳排出障碍等。

喷射导管末端的“甩动”可能会导致气管损伤和气胸，这是所有喷射导管通气技术都需要关注的问题。Hunsaker 喷射通气导管（MonJet、美敦力 Xomed 公司）有一种产品为导管末端加装一个篮状支架，可将喷射端口尖端保持在气道中央，减少末端甩动造成的损伤。它已被广泛用于内镜咽喉手术，并已在一些单位用于气道切除（图 13.8）。

高频正压通气（HFPPV）

高频正压通气通过使用常规呼吸机，以小潮气量（3~5ml/kg）、高频率（60 次 / 分）进行通气，可以测得通气量及混合气体氧浓度。可以合用呼气末正压，对血流动力学的影响很小。通气是通过放置在气管导管内并伸出气管导管前端的细导管进行的。建议使用带有多个侧孔的导管，这样既可以增加湍流，减少气流对气道的伤害，又可以最大限度地减少外部气体的吸入。HFPPV 可提供良好的手术条件，对手术野的干扰较小，不会发生吻合时手术中断，持续的气流进入气道防止了血液流入吻合口，经手术野放置细导管至远端气道进行 HFPPV 的病例也有报道。

使用高频通气技术的缺点包括需要专门的呼吸机设备和监测通气参数的困难。在气道手术中，由于通气导管的位置可变，因此无法在合适位置进行气道压力监测。由于使用高呼吸频率、短呼气时间和呼气流速限制，周围气道压力可能与主气道压力明显不同。使用开放气道几乎不可能量化测量呼气

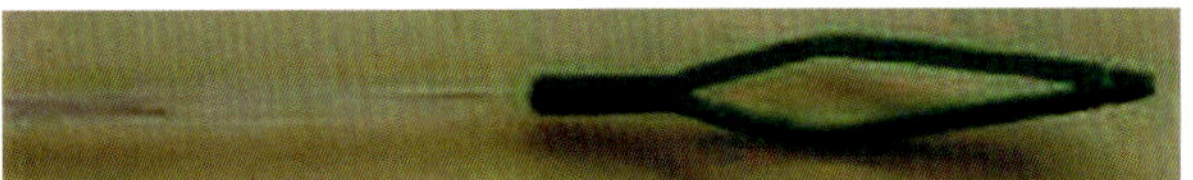

图 13.8 Hunsaker MonJet 喷射通气导管的头端。可折叠头端的设计目的是将导管放在气道的中央，并在喷射通气过程中减少导管甩动对气道壁造成的损害。导管有第二管腔，可监测远端气道压力和二氧化碳浓度

量；因此，间断进行血气分析对于检测通气不足是必不可少的。为了避免气道黏膜干燥和分泌物干燥，长时间通气时必须进行气体湿化，当使用高频喷射技术时，这尤其需要重视。

在气道中使用高流量、高压的脉冲气体存在固有的风险，尤其高频时更是如此。使用者必须对喷射导管在气管支气管内的位置始终清楚，尤其是术中对气道进行外科操作时。必须保持呼出气体能自由排出并达到足够的呼气时间，以避免意外的肺过度膨胀和气压伤。虽然 HFV 患者可实现持续气道正压，有利于维持肺复张，但使用较高的通气频率和较大的潮气量可能会导致隐匿性的 PEEP。由此导致的肺过度充气可能导致静脉回流障碍和低血压，特别是在胸膜腔完整的情况下。气胸、纵隔气肿和皮下气肿等形式的气压伤和高容量损伤在各种形式的高频通气和 LFJV 中都有报道。建议不仅使用远端气道压力监测，还应使用保护性自动暂停机制，以防止在气道压力高的情况下气体进一步进入肺部。

体外循环通气策略

心肺转流体外循环（CPB）和体外膜肺氧合（ECMO）

1959 年，体外循环技术首次在不停循环的情况下辅助切除了隆突肿瘤，随后又有少数成人和儿童此类手术的报道。体外循环至今仍有全身抗凝可能带来的严重问题，尤其是肺内出血。目前，CPB 仅在以下特殊情况下才可考虑采用：幼儿的长段气管成形术（气道直径过小无法进行其他选择），成人恶性疾病的心肺联合手术，复杂气管支气管损伤的修复，气管切开或硬性支气管镜也无法解决的严重气道梗阻。最近，关于在儿童和成人患者中使用体外膜氧合（ECMO）重建气管的报道强调，ECMO 可经外周血管插管而不是中心血管插管，这样有效降低了抗凝需要的 ACT 水平及抗凝药物的使用。一般来说只有在拥有体外循环支持的医疗中心才能进行特别复杂的气管重建手术。

保留自主呼吸

有报道少数患者在气管切除术和气管食管瘘修补过程中不使用肌松药或正压通气。这些手术在吸氧支持下的全静脉麻醉，术中有少量的血液吸入，并有中度呼吸性酸中毒，但氧合良好且稳定。然而，这种方法不适用于肺储备功能明显受限的患者。一项纳入 20 名患者的初步研究显示，患者在颈部硬膜外麻醉和瑞芬太尼镇静下实施了上段气管切除术，气道内不放置任何导管，在术中可评估声带运动。此后还有个例报道在颈丛阻滞下行气管上段切除、在胸段硬膜外阻滞并辅以神经阻滞抑制咳嗽行隆突切除术。所有患者均接受静脉麻醉（异丙酚、瑞芬太尼 ± 右美托咪定），并放置喉罩以保护声门上气道，术中保持自主呼吸，维持吸氧，根据脑电双频指数滴定静脉麻醉药物。该研究认为此方法可以加快康复，并为非插管技术制定了患者排除标准和应急性插管计划。

麻醉诱导与维持

术前详细询问病史常会发现患者的气道阻塞程度与体位相关，尤其是患者不易耐受仰卧位。麻醉诱导可在患者坐位或半坐位下进行。团队成员应该了解患者既往气管插管或支气管镜检查中是否遇到困难；在诱导期间所有成员均应到场。麻醉及外科医师应有一个清晰、密切协调的计划，并保持沟通。所有预期用于气道管理的设备均应准备就绪，并确认能正常使用。

当气道阻塞程度较轻或没有阻塞时，麻醉诱导、肌松药使用和插管都可按照麻醉常规做法进行。存在明显气道阻塞或狭窄时，诱导后应进行硬质支气管镜检查，扩张气管狭窄或清除肿瘤。已有多种麻醉策略的相关报道，包括气道局部麻醉和清醒插管、使用挥发性麻醉药进行吸入诱导以及静脉麻醉药诱导（用/不用肌松药）。在这种情况下，清醒气管内插管的价值令人怀疑，因为对于高位狭窄患者无法进行气管内插管，而对于低位狭窄的患者，又必须在全麻诱导后即刻进行硬性支气管镜检查。当选择吸入诱导时，由于气道狭窄潮气量受限，给氧/去氮时程将比正常患者需要更多的时间，通常在 5min 以上。在气道阻塞的情况下，诱导时挥发性麻醉药在体内浓度的上升也会需要更长的时间。患者经常需要通过麻醉回路给予持续气道正压才能维持适度的潮气量。当达到足够麻醉深度时，可（通常是利多卡因）喷洒局部麻醉药于声带和上气道。虽然吸入诱导能够在建立气道遇到困难时及时停药并使患者较快苏醒，但也有其缺点。因为在不使用肌肉松弛药的情况下可能会使硬性支气管镜的放置变得相当困难。吸入诱导时患者咳嗽会导致严重的饱和度降低。如果患者在支气管镜几乎塞满狭窄的气管管腔时用力呼吸，将会发生负压性肺水肿的风险。所以，吸入诱导后的另一种选择是使用快速起效的肌肉松弛药（如琥珀酰胆碱）来辅助支气管镜的置入。许多报道描述了使用静脉麻醉诱导，并使用短效或中效肌肉松弛药辅助硬性支气管镜检查的方法，此方法对于之前已经顺利进行过硬性支气管镜检查的患者特别合适。对于高位气管重建手术患者而言，肺活量测定研究表明，使用静脉诱导肌松麻醉、放置喉罩并使用间歇正压辅助通气能够改善胸腔外严重气道狭窄患者的通气功能，优于让患者维持自主呼吸。显然，使用何种诱导方式以及何时使用肌肉松弛药并控制患者通气必须由麻醉医生和外科医生根据对患者的评估和团队的经验做出决定。

诱导前静脉注射利多卡因（1~1.5mg/kg）可抑制气道对器械操作刺激引起的交感反应。静脉诱导可以使用丙泊酚或丙泊酚与阿片类药物联合；阿片类药物常使用芬太尼或瑞芬太尼输注。另一种诱导药物是氯胺酮，这是一种 N- 甲基 -d- 天冬氨酸受体拮抗药，能产生分离麻醉的效果。氯胺酮对呼吸的抑制作用比其他镇静药或全身麻醉药要轻，它还有支气管扩张和拟交感作用的优势，还可预防术后切口疼痛。在使用诱导药物后，患者经面罩正压通气，直到插入硬性支气管镜，或放置喉罩。当气管梗阻解除后再插入普通气管导管实施正压通气，此时可根据后续开放气管手术的时间给予一定剂量的中效肌肉松弛药。吸入麻醉可在气道未开放的情况下使用，但在气道开放后，气管导管可能会随手术进程被拔出气管或支气管，吸入麻醉将无法继续使用。许多麻醉医师会改用丙泊酚联合阿片类药物（通常是瑞芬太尼输注）的全凭静脉麻醉技术。同样，当需要高频喷射通气时，也可以使用静脉麻醉。α_2 肾上腺素能受体激动药右旋美托咪定在保护严重受损的气道的同时还具备几种理想的特性，包括缓解焦虑、镇痛和遗忘，并且呼吸抑制程度最轻。因此当自主呼吸技术用于气道操作时，右旋美托咪定可能是唯一可替代吸入诱导的静脉麻醉药物，并被证明对肥胖患者特别有效。右美托咪定可控制良好的镇静深度，使患者易于唤醒，可用于气管重建术后连续数日需要机械通气支持的患者。

气道的重建

当气管切开后，外科医生可以帮助调整气管导管在气管内的位置。在台上插管通气期间，为了比较容易地撤回经口气管插管导管的头端，外科医生可以将缝线系在气管导管头端的墨菲眼侧孔上，可以用来重新定位气管导管。当经口气管导管破损（常为气囊破裂），如果气道仍然开放，可以更换新的气管导管。在去除新气管导管的连接头之后，外科医生可以将旧导管的头端插入新导管管腔内，并将导管逆行经开放气管向上送出口腔，由麻醉医生取下破损导管，固定新的气管导管。在气道重建过程中，建议不要切断气管导管头端，以免断端损伤远端气道。当气道缝合关闭时，恢复经口气管导管、常规正压通气。

当 Montgmery T 管放置在气管内时，有几种方法可以保持通气。充气的 Fogarty 导管可以封闭 T 上端（上支）管腔，通过气管切开处 T 管侧支端提供正压通气。侧支端可以连接多孔适配接口，Fogarty 导管可由接口放入并阻塞 T 管的上支。另外，也可由外科医生将一根细的（通常为 6.0mm）气管插管插入 T 管的头端行机械通气，同时夹闭 T 管侧支端。随着自主呼吸的恢复，可在稳定的 T 管牵引下拔除细的气管导管，患者使用 T 管进行自主呼吸。

在气管上段和中段切除时，随着吻合口的完成，头部需前屈，以减少吻合口的张力。在皮肤缝合后，可在下颌皮肤和前胸之间缝合保护线（图 13.2d）。应提醒患者苏醒时注意这一体位，术后应尽一切努力保持屈曲位置，避免对新的气管吻合口造成张力。

气道手术后苏醒

术后尽早恢复自主呼吸非常重要。气道重建术后应尽早拔管，避免正压或气管套管套囊损伤新吻合口，发生吻合口损伤或裂开。大多数患者在坐位时呼吸更舒适，此体位可以减少腹部内容物对横膈的压迫，增加患者的功能性肺活量。应彻底吸净患者口咽部分泌物，完全逆转肌松作用，等患者清醒，能够保持上呼吸道通畅并能自行咳痰后拔除气管导管。在手术的最后阶段，可使用静脉药物维持，使患者迅速苏醒到完全清醒状态，而不会出现躁动。避免颈部突然后仰非常重要，避免对吻合口造成牵拉损伤。应事先告知患者需要保持头部屈曲，并注意保护下颌到前胸的固定缝线。另外，也可当患者仍处于麻醉状态时，拔除气管，保留自主呼吸，并放置喉罩，这有助于纤维支气管镜检查和评估吻合口和声带功能。喉罩苏醒时气道刺激和咳嗽会更少；患者常会自行无损伤地拔除喉罩。这种方法的一个缺点是喉罩并不总能准确位于声门上方，因此喉罩适用于面罩吸氧效果良好的患者。

保持正常体温非常重要。寒战会增加氧耗，如果患者的气道已经受损，保持正常体温就更有意义。吸入气体湿化可降低气道分泌物的产生。

气管重建术后再重新插管可能会很困难。声门下切除后，患者的颈部处于极度前屈状态，气道可能存在水肿和出血，插管有可能对新的吻合口造成机械损伤。如果确有必要，最好在纤维支气管镜直视下完成气管内导管的重新放置和定位。当气管内有气管支架存在时，不应盲目进行气管插管。可使用支气管镜将小号气管插管插入支架中。当放置自膨胀式金属支架治疗气道狭窄时，气管插管应该非常谨慎；支架需要几个小时才能完全扩张。插入气管导管可能会使支架变形或移位，特别是在气管导管气囊卡在支架上时。另外，可选择喉罩放置在有支架的气道上方，特别是在需要短时间通气辅助的情况下，以便麻醉苏醒。带有 Montgomery T 管的气道可以通过几种方式进行通气。通过气管造口侧支接上通气接口（从 5.0mm 到 6.0mm），连接到标准的通气回路通气。如果需要正压，必须阻塞 T 管的上端，以防止气体的泄漏。患者的口鼻可以手动闭合，或咽部填塞纱条，或者支气管阻塞导管或取栓导管（Fogarty #14）通过 T 管的侧支插入 T 管，然后充气堵塞 T 管上端。

气道手术特有的术后即刻并发症

在所有外科手术患者中，残留的麻醉药、镇痛药和神经肌肉阻滞药可能导致通气不足、肺不张和分泌物排出不畅，导致术后呼吸功能损害。其他肺部并发症可能与气道手术因素直接相关。如果患者发生呼吸窘迫，尤其是有明显的喘鸣时，应怀疑气道阻塞。在患者苏醒前，应该检查气管支气管，并仔细清除气道中的任何残余血液；尽管如此，出血还可能会发生，陈旧性血块可能会从周围肺组织脱落，也应予以清除。水肿可能会进一步缩小气道口径。可以经验性地使用利尿药和类固醇药物，但目前尚缺乏关于它们在气道手术中使用的对照研究。地塞米松因其作用时间长经常被用于气道手术；然而地塞米松起效慢，静脉注射（4~10mg）后可能需要几个小时才能使水肿消退。雾化肾上腺素一直被推荐用于治疗插管声门和气道水肿。只要没有心动过速，可使用 1：1000 肾上腺素 5ml 雾化吸入。

术后可能会发生肺损伤。在对术后与气道阻塞相关的肺水肿病例的回顾中，超过 20% 的病例发生在气道肿瘤术后的成年患者。上呼吸道阻塞时，用力自发吸气，会导致胸内负压明显升高和跨肺压负压增大，导致肺水肿形成，通常可在几分钟内发生。喉痉挛是其常见的先兆。支气管镜检查结果包括粉红色泡沫样分泌物和遍及气管支气管树的点状出血性病变。治疗包括：重新建立通畅气道、给氧和利尿等支持治疗，约 85% 的患者需要重新气管插管。

酸性胃内容物的误吸在气道手术期间和术后是一个特别令人担忧的问题。误吸可能发生在气道手术操作中或气道操作完成之后。新放置 T 管的患者可能难以关闭声门。舌骨上松解术后可能发生咽喉功能障碍，但比以前使用的甲状舌骨松解术后少见，吞咽功能障碍通常在几天后会有所改善。气管手术后可能出现喉返神经麻痹导致误吸。一旦发生误吸，治疗为支持性：支气管镜检查以清除颗粒物，并在有适应证的情况下进行呼气末正压通气治疗。抗酸药、H_2 受体阻滞药和促胃肠动力药物等在预防酸性吸入物继发性肺损伤方面的效果尚未得到证实。

有特殊考虑的气管手术

麻醉诱导之前，有两种已存在的疾病具有临床挑战性：气道创伤性损伤和气管食管瘘。

气道创伤

医源性气道损伤可能发生在气道器械置入过程中，最常见的是气管的后壁膜部。这可能多发生于使用单腔气管导管插管或 Bougie 探条、支气管镜或其他硬质器械置入的过程中。插入双腔导管的损伤最常位于隆突附近的膜部气管。如果术中没有察觉，大多数损伤在拔管后出现临床表现。虽然小裂口可以保守处理，但当有明显的症状出现咯血、呼吸困难或纵隔气肿时，或支气管镜检查发现呼吸运动时气管裂口边缘裂开，则需要紧急修复。上段气管损伤的修复可以通过颈部切口来实现，而气道下段延伸的撕裂则需要经胸手术。术前评估多由于手术的紧迫性受限。术前禁忌肺活量测定肺功能测试，因为气道正压会增加皮下气肿。手术插管最好在患者自主呼吸下经支气管镜引导下完成，清醒下行局部麻醉或吸入诱导后，直至气管导管到达气道损伤处远端。当使用经颈部气管入路时，外科医生将进行气管前壁切开，将较细的气管导管插入受损气管远端，间歇性进行通气，在呼吸暂停期间对病损进行修复。经胸修复可用小口径单腔支气管导管在直视下插入至撕裂对侧的支气管内通气。双腔导管也可用于气管修复手术，但管径较大，可能使放置更加困难，并可能阻碍手术修复。

钝性损伤或穿透性外伤可导致气道传导性损伤，并常常还伴有其他损伤。最常见的临床表现是呼吸窘迫和皮下肺气肿。约 6% 的颈部穿透性损伤涉及气管损伤，相比之下，胸部穿透性损伤患者的这一比例不到 1%。大多数钝性创伤严重到足以导致气管撕裂的患者都没有存活至到达医院就诊，但能到达医院就医的此类患者中，颈椎损伤是常见的，因此在固定气道时必须考虑到这一点。气管破裂最有可能发生在距隆突 2cm 以内。应该控制损伤处远端的气道，建议在自主呼吸的清醒患者中使用纤维支气管镜进行插管，以检查损伤并确保通气。当发现下气道损伤时，可在损伤对侧进行支气管内插管。气道创伤病例充满着技术困难，如果最初保护气道的计划失败，则应确定替代计划。气管切开术对颈部气管损伤是有用的，但如果撕裂是胸腔内的，那么就失去了价值。通过股动静脉插管的体外循环能在这种情况下提供挽救生命的氧合和通气，但肯定不是所有的创伤中心都有此条件，并且要在外伤患者有完全抗凝的要求，这是其缺点。ECMO 已被认为可对气道创伤的保守治疗和外科修复的提供长达数天的支持（另见第 27 章）。

气管食管瘘

先天性气管食管瘘多发现于新生儿期，成人患者多由外伤、肿瘤或放射治疗所导致损害。在气管食管瘘患者中，很可能伴有胃内容物进入气道或先前存在的肺损伤，从而导致术前存在肺炎。在控制气道之前应避免正压通气，因为胃部充气可能导致胸腔内压力增加、呼吸困难或静脉回流受阻。建议在维持自主通气的同时，在瘘管远端放置气管导管控制气道。有报道一例成人在隆突水平有较大的气管食管瘘，该患者经七氟醚吸入麻醉诱导后，在左右支气管内依次放置两根 5.0mm 的气管导管，然后分别进行机械通气。

小儿气管手术

婴儿和儿童先天性气管狭窄患者通常气管环完整，病变范围可能累及较长的气管。这些病变经常伴发心血管先天异常，最常见的是肺动脉悬吊。长段气管狭窄的外科重建已有许多不同方法报道，包括单纯切除吻合、心包片修补、肋软骨或自体气管移植，以及错位滑动气管成形术等，这些都是通过胸骨正中切口进行的。错位滑动气管成形术是通过在狭窄气管的中点分割，纵向切开病变气管的前后壁，并上下错位滑动后缝合完成的。这种方法的优点是只使用完全有血供的、有软骨支持的气管组织，这使得许多患者可以及早拔管。外科医生间仍然在某些方面存在争论，如进行气道重建时是否需要体外循环，以及伴有心血管先天畸形时是否应该分期或一次性手术修复等。这些手术需要在高度专业化的中心进行，建议及早转诊，以避免术前机械通气时间过长而产生相关并发症（另见第 2 章）。

T 管置入患者的处理

T 管可以放置一段有限的时间，以使易于软化或形成狭窄瘢痕的上气道愈合，或者在某些情况下基本上成为永久性气道支撑。有 T 管的患者可能需要进行气道检查、更换或调整 T 管，或进行与气道无关的其他手术。它们给麻醉医师带来了巨大的挑战。当在放置 T 管的患者需要全身麻醉时，应该考虑误吸的风险。如果是择期手术，上气道可以由喉罩气道控制，既可以是自主呼吸，也可以是控制通气，其中气管造口侧支是被封闭的。另一种方法是使用位置良好的 LMA，然后在通过气管侧支端给患者通气，并将喉罩夹闭以防止从 T 管近端泄漏。其他通过 T 管通气的方法只能提供部分气道保护，防止误吸，例如通过气管切开侧支用 Fogarty 导管阻塞 T 管近端，以阻止气体进入口咽部，同时通过气管切开侧支进行通气。还可在清醒下用纤支镜引导较细的小气管导管伸入 T 管的近端进行通气，但是仍无法消除误吸的可能。一份关于饱胃患者的气道管理报告描述了纤支镜引导 5mm 细气管导管从 T 管近端和远端完全通过，并在气管内将气囊充气以防止误吸。成人 T 管的外径从 8mm 到 16mm 不等，所以此方法可能仅适用于较大的尺寸。最后，当 T 管需拔除时，最好是在患者外科医生的帮助下，并用气管切开套管取而代之。如果气管切开套管放置时间过长，患者可能会再次出现上呼吸道狭窄，以至于会再次经历全麻下放置 T 管的过程。

第五部分

纵隔疾病诊断和治疗的麻醉

第 14 章　纵隔肿物患者的麻醉

Lorraine Chow　著
顾　韡　译　俞启蒙　校

要点

- 全麻状态下，纵隔肿物可压迫患者的气道、心脏和血管，严重情况下可危及生命。
- 高危特征：包括仰卧症状（端坐呼吸，频繁咳嗽），上腔静脉压迫综合征，心包积液，以及 CT 检查提示的气道或心血管受压。
- 通过影像学了解纵隔肿物的解剖位置，以及与心肺等重要脏器的关系。
- 条件允许时，在局部麻醉下进行诊断。
- 全麻诱导时应该分步骤实施。
- 气道管理技术包括清醒纤支镜插管、保留自主呼吸和避免肌肉松弛药物。
- 在围术期间，麻醉与外科团队一起制定麻醉和手术方案，包括对潜在的气道阻塞或循环衰竭的应急方案。
- 高危患者在麻醉诱导前，可考虑提前建立心肺转流（cardiopulmonary bypass, CPB）或体外膜氧合（extracorporeal membrane oxygenation, ECMO）。

引言

纵隔肿物可分为肿瘤、囊肿或动脉瘤，以及良性或恶性。麻醉医生为接受治疗和诊断的纵隔肿物患者提供围术期监护。纵隔肿物的类型取决于患者年龄和肿物位置。成人最常见的是淋巴瘤、胸腺瘤、生殖细胞瘤和支气管肿瘤。儿童较常见的是淋巴瘤、原始神经外胚层瘤和神经母细胞瘤。纵隔肿物压迫气管或心血管引起缺氧或血流动力学改变，从而导致患者的患病率和死亡率上升。自 20 世纪 70—80 年代，随着医学的发展以及早期的发现，纵隔肿物的发病率逐年下降。娴熟掌握纵隔肿物患者的麻醉有以下几个关键点：

1. 熟悉纵隔肿物的解剖学知识，包括肿物的位置，与其他重要脏器（气管、支气管、心脏、大血管）的关系，以及病理生理学。
2. 全面而详细的术前评估。
3. 术前与外科医生讨论患者病情，制定围手术期计划。
4. 预防心脏和肺部并发症。

手术方式包括胸腔外的肿物活检术、经颈纵隔镜肿物活检术、前纵隔镜检查术 / 纵隔切开术、胸腔镜下肿物活检术或肿物切除术、开胸术和胸骨切开术。纵隔肿物也有可能在其他手术中被发现或诊断。

解剖学和病理生理学

纵隔由前方的胸骨和后方的椎体所连接，上方由胸廓入口延伸至下方的膈肌（图 14.1）。纵隔分为上、下纵隔，再细分为前、中、后纵隔。表 14.1 显示不同纵隔区域的常见肿物性质。

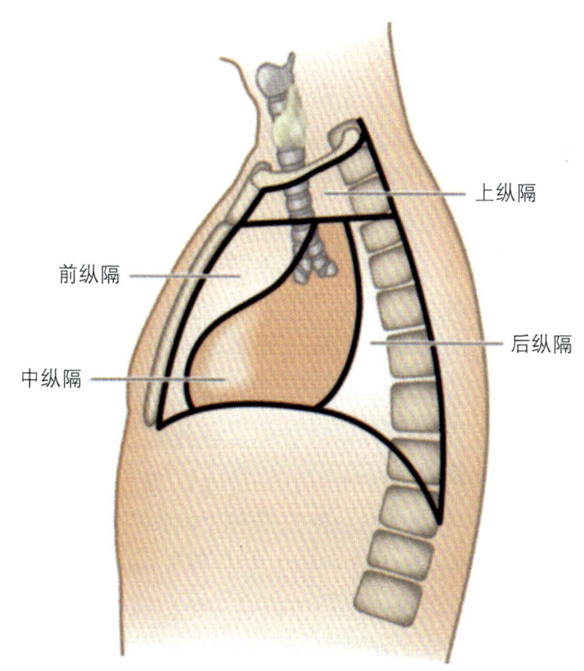

图 14.1　纵隔的四个分区的解剖位置

表 14.1 纵隔肿物的性质

	成人	儿童
上纵隔	良性：胸腺瘤，胸骨后甲状腺，食管憩室，主动脉瘤 恶性：淋巴瘤，转移性肿瘤，甲状旁腺肿瘤	淋巴瘤，胸腺瘤，胸骨后甲状腺，甲状旁腺肿瘤
前纵隔	良性：胸腺瘤，胸腺囊肿，胸腺增生，甲状腺（甲状腺肿、异位甲状腺组织）甲状旁腺腺瘤 恶性：胸腺癌，甲状腺癌，精原细胞瘤，生殖细胞肿瘤（精原细胞瘤、畸胎瘤、非精原细胞瘤），淋巴瘤	淋巴瘤，畸胎瘤，囊状水瘤，胸腺瘤，心包囊肿，先天性胸骨旁疝
中纵隔	良性：良性淋巴结病，囊肿，食管肿瘤，食管裂孔疝，心脏和血管结构疾病（心包囊肿、动脉瘤） 恶性：淋巴瘤，转移性肿瘤，食道癌，甲状腺癌	
后纵隔	良性：神经纤维瘤，神经鞘瘤，非嗜铬性副神经节瘤，食管裂孔疝 恶性：神经母细胞瘤	

由于纵隔肿物毗邻气道和心血管，在麻醉下纵隔腔肿块压迫或侵犯这些脏器而导致并发症。虽然大多数的并发症与前纵隔肿物相关，但中纵隔和后纵隔肿物在全身麻醉下也会导致血流动力学变化和呼吸衰竭。

自主呼吸时，肺的通气 - 血流比主要由肺顺应性控制。大量研究表明麻醉状态下功能残气量（functional reserve capacity, FRC）降低。麻醉状态下，患者为仰卧位且肌肉松弛，膈肌向头侧移位，进一步减少气体交换。Neuman 陈述了全身麻醉下的三个危险因素：①全麻下肺容量减少 500~1500ml；支气管平滑肌松弛导致气管容易受压；③膈肌松弛，胸腔内压力梯度下降导致气道扩张。这些变化在全麻状态下纵隔肿物患者中尤为显著，并且肿物压迫气道将进一步导致通气 - 血流比的改变。

全麻诱导分为多个阶段，并发症可以发生在任意阶段，包括：①病人体位由直立位改为仰卧位；②从清醒状态到麻醉状态；③自发负压通气转变为正压通气；④肌肉张力由未松弛转变为松弛。此外，并发症不仅发生在诱导和插管时，还可能发生在麻醉维持期、苏醒拔管时，甚至发生在术后病房阶段。

许多纵隔肿物侵犯气道和心血管系统的麻醉病例被报道，大多数麻醉死亡病例发生在儿童中，可能是由于儿童气道容易被压迫，以及缺乏对心血管系统损伤的耐受。

如果纵隔肿物压迫心脏或大血管如肺动脉（pulmonary artery, PA）和上腔静脉（superior vena cava, SVC），则可能发生血流动力学的失代偿改变。如果 PA 受压缩，肺灌注减少可导致低氧血症，急性右心室衰竭，甚至心搏骤停。SVC 受压迫主要导致静脉回流减少，心排血量减少。直接压迫心脏较少见，但可导致心律失常、心包积液、前负荷减少。

麻醉前评估

临床症状和体征

纵隔肿物患者的常见症状包括呼吸困难、咳嗽、声音嘶哑、喘气、晕厥、胸痛、盗汗、体重减轻、吞咽困难和上腔静脉阻塞。如果患者仰卧位时症状加重，则更需要警惕。

上腔静脉压迫综合征表现为上半身水肿（面部、颈部、喉部、上肢），充血，静脉怒张（颈部和胸部）；可能出现中枢神经系统症状包括头痛、视物变形和心理状态的改变；呼吸系统也会因肿瘤或充血的静脉压迫气道而发生改变。

临床症状包括呼吸急促、喘鸣、干啰音或呼吸音减弱。呼吸系统症状的严重程度可能与气道阻塞的程度无关，尤其是在儿科患者中。

患者可能存在多个系统的疾病，可能并存重症肌无力、甲状腺功能障碍等，需要制定综合治疗方案，但在此不作讨论。

纵隔肿物也可能是无症状的，因其他疾病的检查而被偶然诊断。

检查

与常规胸片相比，CT 扫描可以呈现纵隔肿物大小、与邻近脏器的关系、肿物压迫气道的位置和程度以及心血管受累程度。但是 CT 扫描是静态图像，不能呈现肿物的动态变化。MRI 不是常规检查，但它可以呈现人体的软组织结构，尤其对神经源性和血管性结构可以清晰成像。

Azizkhan 研究了 50 名前纵隔肿物的儿童患者，发现呼吸系统症状的严重程度并不是肿物压迫程度的可靠指标。而在全麻状态下气管横断面积减少≥50% 的患者，其并发症的发生率最高。Shamberger 回顾性分析证实，在全麻状态下气管横断面积≥50% 预测值的儿童患者，其并发症的发生率很低。一项前瞻性研究证实，全麻下气管横断面积和最大呼气流速（peak expired flow rate, PEFR）大于 50% 预测的儿童患者，都可以耐受全麻手术。目前，很多高危患者在局部麻醉下进行手术，PEFR 值能否预测全麻状态下患者发生呼吸衰竭，仍然有待商榷。

1984 年，Neuman 等首次提出纵隔肿物患者术前进行肺功能和流速 - 容量环的检查，尽管没有证据支持，但这两项检查很快被推广。但后来的研究并未发现肺功能分级程度与围术期气道并发症相关。Hnatiuk 等测量了直立位和仰卧位的肺活量，发现肺活量异常与呼吸系统症状、CT 异常结果和麻醉并发症无相关性。除影像学外，肺活量和流速 - 容量环不能预测纵隔肿物患者手术中的发病率和死亡率。

临床诊断或 CT 结果提示心脏或大血管受累，则需要借助经胸超声心动图（transthoracic echocardiography, TTE）和经食管超声心动图（transesophageal echocardiography, TEE）来诊断。TTE 和 TEE 可以提供更多心脏结构侵犯或压迫的信息。这些检查也可以在卧位和侧位进行，以确定肿瘤压迫周围脏器的位置变化。由于一些纵隔肿物进展快，这些检查应尽可能安排在手术前，可以准确地了解纵隔肿物的信息。

氟代脱氧葡萄糖正电子发射断层扫描（fluorodeoxyglucose positron emission tomography, FDG-PET）可以为分期、诊断和预后提供更多信息，因为它可以评估肿瘤的代谢活动，以预测其对新辅助治疗的反应。

在清醒状态下进行纤维支气管镜检查以评估纵隔肿物气道压迫，尤其是体位改变时的压迫，气管镜检查是术前评估和制定麻醉方案的辅助手段。

麻醉风险

风险分级（图 14.2）

纵隔肿物患者的风险评估取决于临床症状和体征（重点是有无仰卧症状）、放射学检查（胸部 X 线摄片和 CT 扫描）和超声心动图（如果怀疑心脏或血管受到压迫）。表 14.2 列出了患者危险分级的高危标准。

Neuman 等发表了前纵隔肿物的处理流程。并对流程进行了修改，继续强调保留患者的自主呼吸和避免使用肌松药物。

据报道，儿童纵隔肿物的并发症发生率为 7%~20%。Bechard 研究了 105 种成人麻醉药品，这些麻醉药品几乎不导致术中气道阻塞，术前化疗或组织活检的高位患者，术中心肺系统并发症的发生率为 3.8%，术后呼吸系统并发症的发生率为 10.5%。Bechard 的研究发现心肺系统症状与围术期并发症之间存在相关性，无症状患者的并发症几乎为 0%。虽然肺功能异常（PEFR<40% 预测）不能预测术中并发症，但它会增加 10 倍术后并发症的风险。此外，梗阻 / 限制性通气障碍与术后并发症有较高的相关性。

前期治疗

术前化疗、激素治疗或放疗可减小肿瘤大小且降低术中风险，但可能干扰组织学诊断。然而，对于大出血、呼吸阻塞和全麻诱导时发生上腔静脉梗阻的患者，术前放疗是必要的。

Piro 的研究发现 139 名术前接受放疗的患者，其中 5 名未明确病理诊断的患者发生了严重并发症。此结果得到了其他研究者的认可，其他研究者也认为在缺乏病理诊断的情况下，经验性的放疗可能会造成延迟诊断或盲目性治疗。

纵隔肿物患者在化疗、放疗、手术切除或姑息治疗前，为保障气道通气安全，通过气管镜或硬质气管镜放置气管支架。

气管支架可在喉罩通气方式下被放置。然而，气管支架植入后，纵隔肿物的移位造成周围心血管受压，影响患者的血流动力学。

麻醉管理

麻醉的选择是基于术前风险分级。对于高危患者（表 14.2），建议尽可能避免全身麻醉，采用局部或区域麻醉，但除外儿童患者。

在麻醉或手术开始之前，需要有迅速改变病人体位的准备。

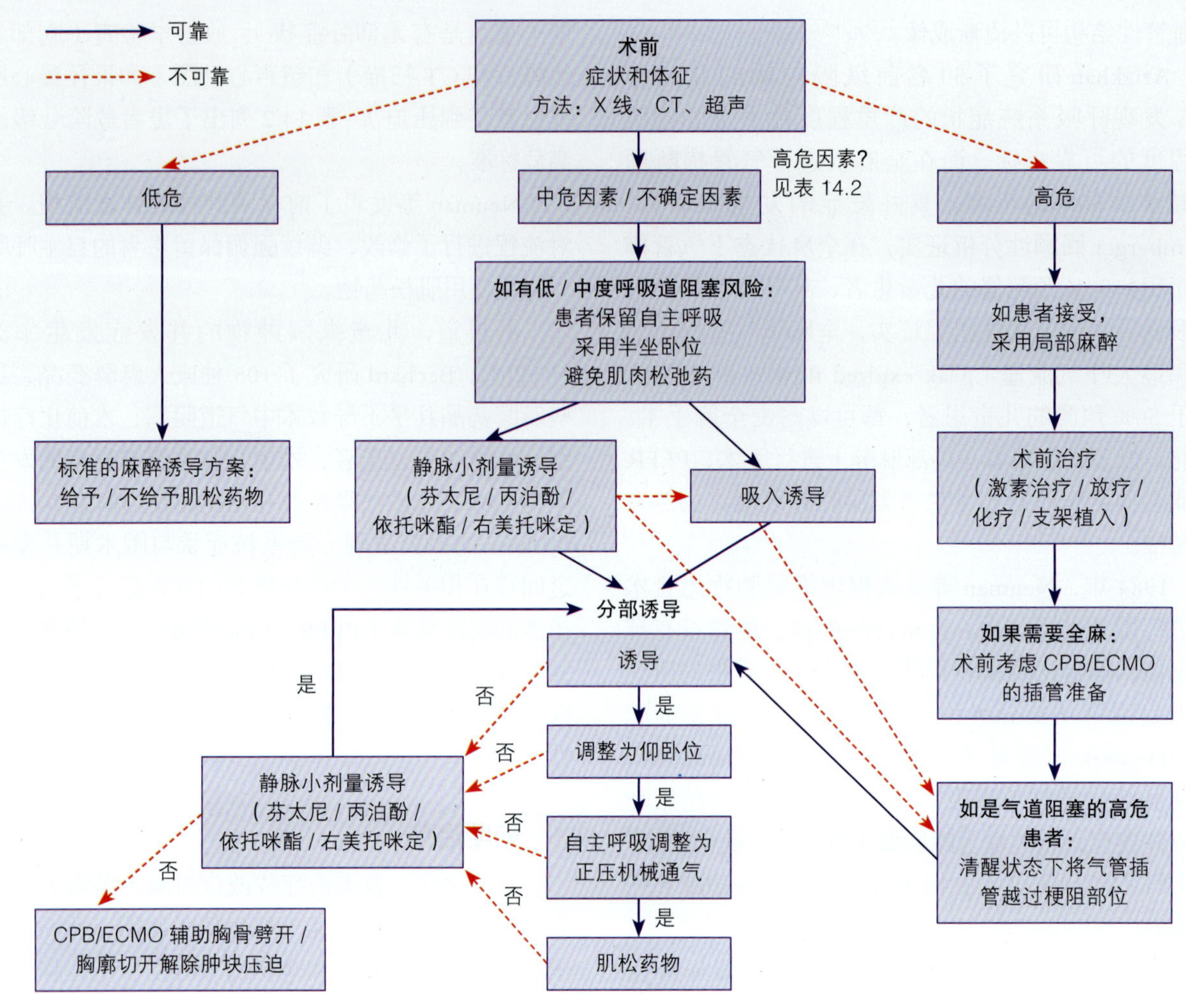

图 14.2 基于术前风险分层的前纵隔肿块患者的管理策略流程图

表 14.2 术前高危因素

高风险的因素
仰卧位呼吸困难（端坐呼吸）
仰卧时咳嗽加重
晕厥
上腔静脉综合征
心包积液
气管受压面积 < 预测横断面积的 50%（儿童患者）

镇静

建议高危患者合理使用（或避免）镇静药物，因为呼吸抑制、上呼吸道阻塞和任何程度的肌肉松弛都可能加重纵隔肿物的压迫症状。

右美托咪定是一种理想的麻醉镇静药，无肌肉松弛作用，并且患者可以维持自主呼吸。

麻醉诱导及气管插管

麻醉诱导需要分步进行，在进行每个步骤前都需要足够的通气和循环支持准备。使用短效药物可以迅速拮抗逆转（例如，自主呼吸）。

诱导方法归纳如下：

1. 局麻，有 / 无镇静。
2. 清醒状态下纤维支气管镜引导气管插管，使气管插管超过肿物压迫或狭窄区域，然后进行麻醉诱导。
3. 使用小剂量静脉麻醉药（如氯胺酮、异丙酚或依托咪酯）或吸入麻醉药，并维持患者自主呼吸。
4. 静脉麻醉诱导（有或无肌松药）。

呼吸方式提倡维持自主呼吸，但自主呼吸时也有气道塌陷的报道。

在麻醉诱导前，应制定气道和循环系统并发症的抢救方案。需要准备不同内径的气管插管、双腔气管插管、支气管封堵器、纤维支气管镜、硬质气管镜，以及经验丰富的支气管镜医生和体外循环医生和装置。格隆溴铵可以减少气道分泌物，以及减轻迷走神经的反应。

尽可能避免肌松药。如果手术过程需肌松药，应给予小剂量的短效肌松药（如琥珀胆碱），并给予机械通气支持。在机械通气下气道压和血流动力学没有明显改变，则可以继续使用肌松药。

高危患者中可以使用体外循环包括 CPB 和 ECMO，下面将对此进行更详细的探讨。

麻醉术中维持与监测

术中 TEE 作为监测和诊断血流动力学的手段，在纵隔肿物切除术中可能发挥越来越重要的作用。TEE 提供心脏和周围脏器的实时成像；提供纵隔肿物的解剖和功能信息；还可以提供心脏收缩力、右心室流出道梗阻程度、容量状况和心包积液等信息。美国麻醉医师学会和心血管麻醉学组支持 TEE 用于已知或怀疑血流动力学不稳定的非心脏外科患者，此外，TEE 还可以用于不明原因的持续低血压和低氧血症的患者。

急诊及术后护理

术后容易发生与纵隔肿物相关的并发症，因此需要继续密切监护。麻醉苏醒期患者疼痛、焦虑或咳嗽加重受损的气道，从而表现出呼吸困难。巨大纵隔肿物长期压迫气道容易造成气道软化。此外，对紧闭的声门加压给氧时，上气道梗阻和肌张力下降会进一步加重气道塌陷。气道水肿和上腔静脉阻塞的患者拔管后有呼吸困难风险。

大多数患者需要术后严密的监护，特别是在气道梗阻原因未得到完全控制。

并发症

纵隔肿物综合征（mediastinal mass syndrome, MMS）是一个术语，描述纵隔肿物患者在麻醉状态下发生的临床症状，包括急性呼吸和血流动力学改变。

气道受压

呼吸系统失代偿是由气管、主支气管的机械压迫引起的。表 14.3 为急性气道梗阻的抢救方案。

即使无症状患者在麻醉诱导和维持期也可能出现危及生命的气道梗阻。术前胸部 CT 扫描可以准确测量气道直径，确定气道压迫程度。任何气管或支气管受压都可能导致麻醉期并发症。

Azizkhan 等研究了 50 例前纵隔肿物的儿童患者，发现 5 例危及生命的并发症均发生在气管受压面积 50% 的患者中。

提倡避免使用肌松药，患者保留自主呼吸，这并不一定是合理的方案。前纵隔肿物患者避免使用肌松药且保留自主呼吸，仍然有气道塌陷的报道。

可供选择的气道工具包括：加强型气管导管、加长型气管导管、纤维支气管镜和硬质气管镜。Lee 介绍了一例麻醉诱导期发生的气道梗阻病例，经硬质气管镜在气管内放置气管支架后得以缓解。

通过部分阻塞的气道进行正压通气可能导致呼吸和循环系统恶化。

心血管受压

上腔静脉受压和阻塞可导致大出血、无法给药和气道肿胀。这些患者术后可能气道水肿，需要通气支持。如果怀疑上腔静脉压迫综合征的恶化，应尽可能减轻上腔静脉压迫和纵隔肿物的压迫（表 14.4）。

与上腔静脉受压不同，肺动脉受压时，肺动脉受到主动脉弓的保护，使其不易受到外部压迫。如果患者有发绀症状，应考虑右室流出道梗阻、低氧血症、低血压和心脏骤停等问题。

表 14.3　气道梗阻的抢救方案

气道梗阻的抢救方案
双腔管或气管导管越过受阻或受压的气道
将病人调整到舒适的体位或侧卧位（减少肿瘤对气道的压迫）
恢复到既往的耐受状态（如直立、自主通气、麻醉苏醒）
气管狭窄部位的硬质支气管镜检查
启动体外循环或 ECMO

表 14.4　上腔静脉阻塞综合征的处理

上腔静脉阻塞综合征的处理
增加心脏前负荷容量
尽量减少压迫心脏或大血管的体位（如侧卧位）
建立下肢静脉通路
自主通气以增加静脉回流
劈开胸骨并提起纵隔肿块以减轻肿块对上腔静脉的压迫

体外循环

CPB 启动时间为 10~20min，一旦手术开始，病人的体位和各种不利因素可能限制 CPB 的建立，然而 10~20min 的 CPB 启动时间可导致患者缺氧性脑损伤。因此，高危患者可预先考虑股动静脉插管，以备在最短时间内进行 CPB 辅助救治。

清醒患者在局麻下建立股-股体外循环，已用于困难气道或血流动力学无法维持的高危患者。

有证据表明纵隔肿物导致的困难气道患者，在气管插管前建立 ECMO 是行之有效的措施。

CPB 存在抗凝和潜在的血管穿刺风险。但是，有些患者可能无法耐受清醒插管，或者无法耐受仰卧位。一些专家主张，在未启动 CPB 前预先留置股动静脉穿刺导丝。这可能是一种折衷方法，既能保证麻醉的安全，也能为患者提供舒适度。

纵隔镜检查的麻醉管理

纵隔镜可用于肿瘤分期、评估纵隔淋巴结、获取组织学样本用于诊断纵隔肿物。较常见的手术方式是经颈部纵隔镜检查术，全麻下经胸骨上切迹入路行纵隔镜检查术。较少见的手术方式是经第 2 肋间的纵隔镜检查术，此种术式可以在局部麻醉或保留自主呼吸的全麻下实施，但咳嗽或纵隔摆动都可能导致并发症。

右手臂的生命体征监测较为可靠（脉搏血氧饱和度和动脉压），纵隔镜压迫无名动脉时是可能导致脑灌注减少和缺血（图 14.3）。而左手臂的生命体征监测信息较为准确。

纵隔镜检查最严重的并发症是大出血。需要预留下肢静脉通路和血制品的保障。Park 等对既往 300 余例纵隔镜检查的回顾性研究中发现，大出血的发生率为 0.4%。93% 的病人采取压迫法控制出血，只有一位患者紧急开胸止血。最常见的血管损伤是奇静脉、无名动脉和肺动脉损伤。如果怀疑上腔静脉损伤，需要建立下肢静脉通道进行容量补充。出血未得到控制时，需要大量输血输液。

气胸是较少见的并发症，但可导致气道压升高、气管移位、低血压和发绀。其他并发症包括喉返神经损伤导致声带麻痹、迷走神经损伤、胸导管损伤和主动脉受压导致反射性心动过缓。

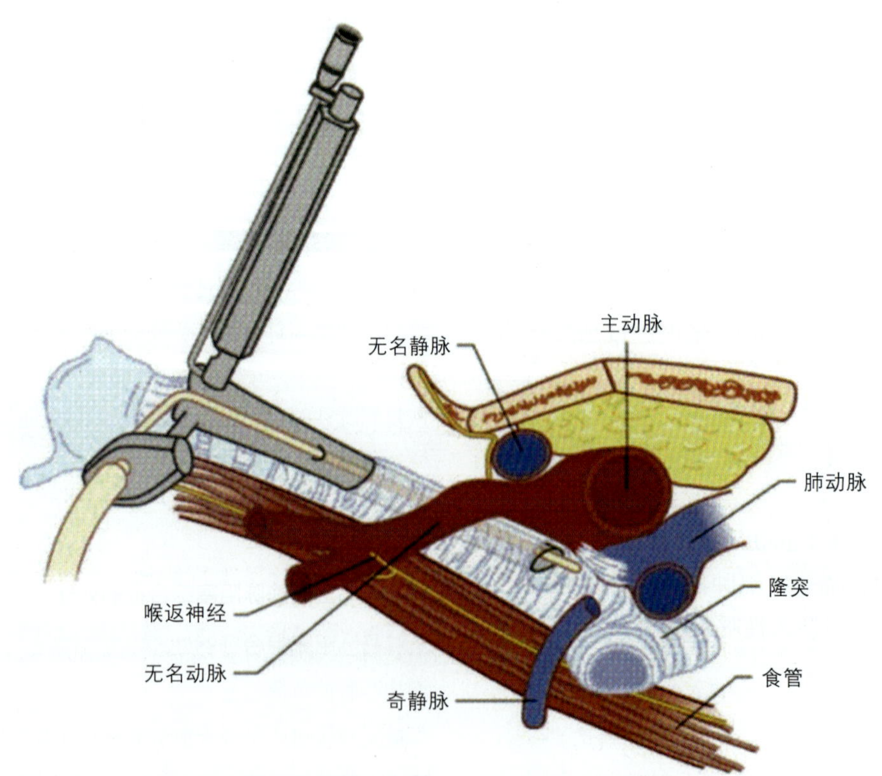

图 14.3 纵隔镜在气管前筋膜及其周围相关结构。注意纵隔镜前的无名动脉。奇静脉流入上腔静脉，由于上腔静脉会覆盖纵隔镜的位置，所以在图中省略了上腔静脉（经许可引自 Slinge and Johnston）

总结概括

纵隔肿物病理生理学的发展，使更多早期纵隔肿物患者被检出，并得到有效治疗。因此，纵隔肿物发病率上升，但死亡率明显下降。详细的术前评估、了解纵隔肿物的位置及其与周围器官组织的关系，对制定麻醉计划至关重要。当医疗和患者条件允许时，纵隔肿物的诊断性操作可以在局麻下进行。与外科医生充分沟通，全面评估气道和心血管风险，并制定完善的麻醉和手术方案，有助于手术的安全与成功。

临床病例讨论

24 岁女性患者，干咳，面部和颈部肿胀，进行性加重 1 周。呼吸急促，平躺加重。胸部 X 线片提示前纵隔巨大肿物以及右侧胸腔积液（图 14.4a, b）。CT 显示一个 6.3cm×8.7cm×8.0cm 的纵隔肿物，并包绕上腔静脉、双侧头臂静脉和右肺动脉（图 14.5a~d）。主气管和支气管都受压，经皮 CT 引导的穿刺活检没有明确的病理诊断（图 14.6a~c）。

问题 1　前纵隔镜活检的麻醉诱导方案？

答　该患者有几个高危特征（呼吸急促，平躺时咳嗽，上腔静脉阻塞综合征）。麻醉方法有局部麻醉（患者配合并接受）、清醒下经纤支镜引导下气管插管，以及不使用肌松药物的吸入麻醉诱导。并且准备 CPB 和 ECMO 以备不时之需。如果患者无法接受局部麻醉，最安全方法是患者清醒状态下经纤支镜引导下气管插管，将气管导管通过纵隔肿物压迫的气管，到达气管远端，这种方法同时也可以评估患者自主呼吸时气道梗阻情况。

问题 2　成功实施纤支镜引导下气管插管后，通过气管镜检查，确认气管插管已通过纵隔肿物压迫处，并发现双侧支气管均有中度压迫。开始给予肌松药物，随后通气愈发困难，病人血氧饱和度下降，血压为 60/42mmHg。此时发生了什么情况？

答　鉴别诊断包括急性气道梗阻以及心血管系统受到压迫。气道压力升高可能提示气管插管的远端梗阻，此时支气管镜检查可以明确原因，并将气管导管通过梗阻处。上腔静脉阻塞使静脉回流减少，进而导致心输出量减少。机械通气时静脉回流减少。低血压会导致肺灌注不足，造成低氧血症。该患者的发绀和低氧血症也可能与右心室流出道梗阻相关。

问题 3　尽管尝试通过支气管镜调整气管插管，并将患者的体位由仰卧位调整为头高足低位，但患者的血氧饱和度仍然继续下降，外科医生还在做刷手消毒准备，此时你应该怎么做？

答　立刻通知外科医生，需要立即开胸，解除纵隔肿物对气道和心血管的压迫。可以考虑建立 CPB 和 ECMO，但如果术前没有准备，可能无法迅速实施。外科医生迅速胸骨劈开进胸，将纵隔肿物与气管和右肺动脉分离后，患者的气道压力、血氧饱和度和血压均显著改善。

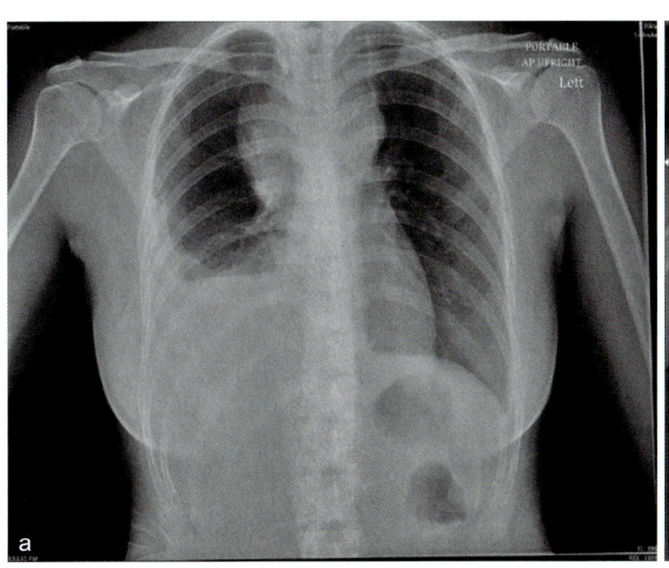

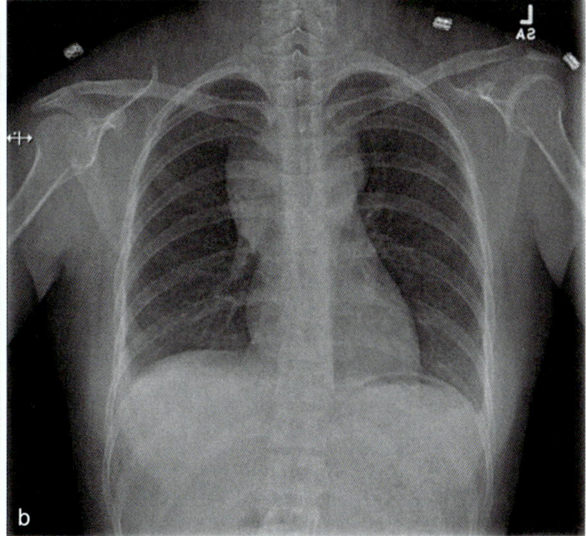

图 14.4　一位 24 岁女性患者的胸部 X 线片，在前纵隔腔有一巨大肿块。a. 右侧胸腔积液的 X 线片。b. 胸腔积液引流后的 X 线片。CT 引导下经皮活检没有明确诊断。患者表现为上腔静脉阻塞综合征。X 线片显示气管位于中线，并未受到压迫

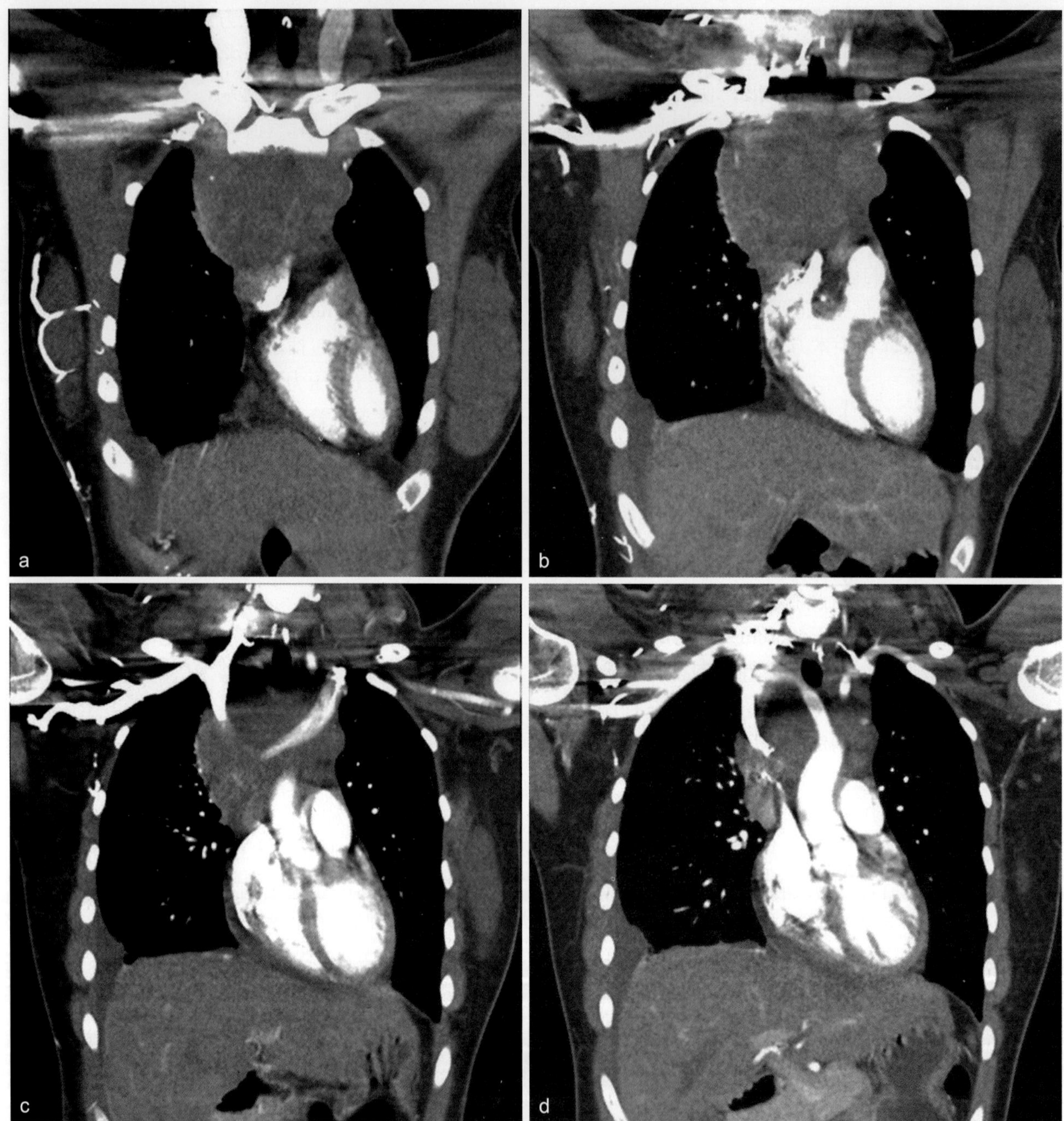

图 14.5 该患者的 CT 矢状面，a~d. 前纵隔肿块的大小为 6.3cm × 8.7cm × 8.0cm。上腔静脉、双侧头臂静脉和右肺动脉均被肿块包裹并受到压迫

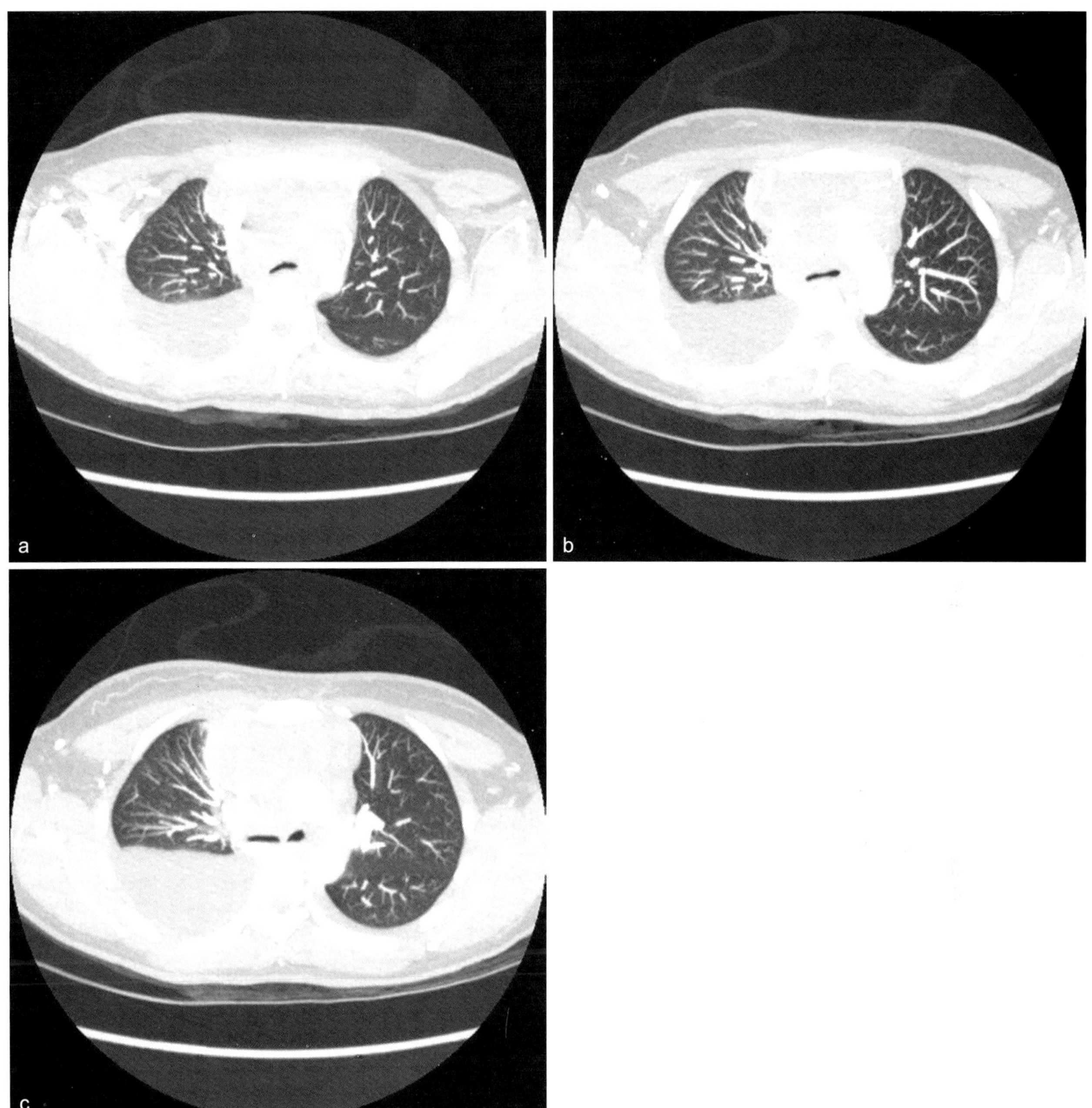

图 14.6　a~c. 同一患者的 CT 扫描图片（冠状位）：前纵隔肿块压迫气管和双侧主支气管几乎成一细缝。患者采取清醒气管插管，越过气管受压严重部位

第 15 章 胸腺手术与旁分泌综合征

Daniel Sellers and Karen McRae 著

俞启蒙 译 顾 韡 校

缩略语

ACTH	促肾上腺皮质激素
CRH	促肾上腺皮质激素释放激素
CT	计算机断层扫描
CVP	中心静脉压
ECG	心电图
GHRH	生长激素释放激素
IVIG	静脉注射免疫球蛋白
LES	Lambert-Eaton 肌无力综合征
LRP-4	脂蛋白受体相关蛋白 4
MEN	多发性内分泌腺瘤病
MG	重症肌无力
MGFA	美国重症肌无力基金会
MuSK	肌肉特异性激酶
NDMR	非去极化肌松药
NMJ	神经肌肉接头
SCLC	小细胞肺癌
SIADH	抗利尿激素分泌失调综合征
TEA	胸段硬膜外麻醉
TIVA	全凭静脉麻醉
TSH	促甲状腺激素
VATS	胸腔镜手术

要点

- 胸腺手术的适应证通常包括胸腺肿块和非胸腺性重症肌无力（MG）。
- 对胸腺肿块患者的注意事项包括潜在的侵犯或压迫心肺结构，导致危及生命的损害，特别是在全麻诱导时。
- 胸腺切除对重症肌无力患者来说从来不是一种紧急的治疗方案，不应该在没有由专业治疗肌无力病患的多学科团队负责的术前优化的情况下进行。
- 重症肌无力患者的麻醉注意事项着眼于预防恶化和最小化手术疼痛和麻醉残余对术后呼吸功能的影响。
- MG 患者应尽可能避免使用肌松药及其拮抗药。其他原则包括使用短效药物、应用区域麻醉以减少使用阿片类药物（opioid-sparing effects）和围术期恰当应用抗胆碱酯酶药。
- 尽管一再努力确定哪些临床特征可以预测术后需要呼吸支持，但没有任何标准被证明是普遍适用于肌无力人群的。
- 许多胸部恶性肿瘤都伴有常见的副肿瘤综合征，对麻醉师有重要的意义。
- 类癌最常见的肠外部位是肺部；然而，与胃肠道不同的是，支气管类癌很少是分泌型的。
- 类癌综合征必须在术前至少 24h 使用奥曲肽优化，以尽量减少可能发生在类癌危象中的可威胁生命的呼吸循环不稳定。
- 晚期类癌与纤维化有关，可导致肺动脉高压或严重的心脏瓣膜病变，并伴有进行性、严重的右心衰。基于这些原因，类癌综合征的患者必须进行术前超声心动图检查。

引言

胸腺位于前纵隔，由胸骨和胸腔保护，周围是重要的心肺结构。其主要功能是作为造血祖细胞成熟分化为 T 细胞的场所，因此是获得性免疫系统发展的关键部分。它在儿童时期最大，在青春期早期变得静止，青春期后逐渐被脂肪取代。胸腺的自身免疫功能引发的病理改变，尤其是重症肌无力（MG），是胸科麻醉医师必须熟悉的。获得性肌无力可能引起的后果是麻醉医师工作的重要基础，因此，本章的大部分内容都是关于这一重要的神经肌肉疾病。其他具有重要围术期意义的副肿瘤和副内分泌综合征包括 Lambert-Eaton 综合征（LES）和其他与恶性肿瘤相关的内分泌紊乱。本章的最后一部分将讨论这个问题。

胸腺手术

胸腺切除术的常见指征包括重症肌无力和胸腺肿块。下一节将介绍重症肌无力的胸腺切除术。这里，我们将简要介绍胸腺的常见肿块以及全身麻醉的注意事项。作为前纵隔结构，读者也可参阅第 14 章，该章讨论前纵隔肿块及其潜在的压迫效应。

最常见的胸腺肿瘤和前纵隔肿瘤是胸腺瘤。胸腺瘤可能具有侵袭性，且 40% 有副肿瘤综合征。最常见的副肿瘤综合征是重症肌无力（30%），系统性红斑狼疮、库欣综合征、抗利尿激素分泌失调综合征和单纯红细胞再生障碍也可能与之相关。

胸腺癌比胸腺瘤罕见得多，相比胸腺瘤，胸腺癌常具侵袭性，并且经常出现反映肿瘤侵袭性的症状。胸腺癌也可能合并副肿瘤综合征，但不常见。

胸腺类癌是罕见的胸腺神经内分泌肿瘤中最常见的一种。它是一种潜在的分泌性肿瘤，通常表现为库欣综合征，而不是典型的类癌综合征。至少 15% 的胸腺类癌表现为多发性内分泌肿瘤（MEN-1）综合征。外科手术在胸腺肿物的治疗中起着重要的作用。切除所有胸腺组织和胸腺周围脂肪是目前治疗恶性胸腺肿瘤的标准，以获得最佳的肿瘤清除率。不合并肌无力的胸腺手术的麻醉注意事项与其他前纵隔肿块手术的相似。麻醉医师必须警惕患者主要心肺结构的受压情况。应仔细询问患者是否有咳嗽、胸部不适、呼吸困难、心悸和晕厥病史，包括任何与仰卧位有关的症状变化。患者首诊症状也可能是由副肿瘤和副内分泌综合征引起，详见本章下文。临床医生应通过询问视物模糊、吞咽困难或言语困难来筛查重症肌无力。侵袭性胸腺瘤和胸腺癌倾向于侵犯周围结构，包括主气道、心包和大血管；因此，应回顾影像学检查，并在术前与外科医生讨论主要结构的切除范围。还应追问任何先前治疗病史。胸部放疗可导致肺纤维化、冠状动脉疾病、瓣膜病和心包炎。许多化疗药物对围术期管理有影响，特别注意顺铂（一种潜在的肾毒素），是治疗胸腺瘤最常用的化疗药物之一；阿霉素（可能导致左心室功能下降）、长春新碱（引起神经病变）等也会使用。

重症肌无力

于 17 世纪第一次被记载，但直到 200 多年后弗里德里希・乔利博士将该综合征命名为“重症肌无力假性麻痹症”时，重症肌无力才得以被认知。当时，重症肌无力患者几乎都在发病后 1~2 年内死于呼吸衰竭。由于 1：17 000 的患病率和手术在其治疗中的既定作用，麻醉医师必须知道围术期如何优化和安全管理这些患者。

病理生理学

重症肌无力是由于抗体介导的烟碱乙酰胆碱受体或其他相关蛋白如肌肉特异性激酶（MuSK）或脂蛋白受体相关蛋白 4（LRP-4）的破坏而引起的一种自身免疫性疾病。因此，所有肌肉的神经肌肉接头（NMJs），甚至临床上不受影响的肌肉，都有乙酰胆碱受体数量的减少。除了乙酰胆碱受体的数量减少外，神经肌肉接头的其他异常还包括突触后膜的连接褶皱数量和深度减少。大多数情况下可以检测到自身抗体，曾经被认为是“血清阴性”的 10%~20% 的患者，实际上通过更先进的实验室技术可以检测到 AChR 抗体、MuSK 抗体或 LRP-4 抗体。

患者表现为波动性骨骼肌无力，活动时加重，休息时改善。突触后乙酰胆碱受体的减少导致产生较少的运动终板电位，因此肌纤维收缩减少。反复或持续的刺激下，达到阈值的运动终板电位更少，无力变得更加明显。

导致重症肌无力的免疫反应的原因尚不清楚。重症肌无力与胸腺病理之间存在着非常密切的联系。大多数重症肌无力患者表现出胸腺异常，可从增生（70%~80%）到胸腺瘤（10%~15%），15% 的胸腺瘤患者有重症肌无力。此外，切除胸腺可改善大多数重症肌无力病例的临床症状。

重症肌无力常与其他具有潜在的自身免疫倾向的疾病相关。糖尿病和甲状腺疾病（甲状腺功能亢进或甲状腺功能减退）占 5%~6%，1%~2% 有类风湿关节炎。系统性红斑狼疮、白血病、硬皮病和多发性肌炎在肌无力患者中的数量也高于普通人群。

临床表现

大多数患者最初的表现是复视（导致视物模糊）或上睑下垂。其他表现包括由于延髓功能障碍导致的吞咽困难或说话困难，呼吸肌受损导致的呼吸困难，或颈部和四肢无力。症状总是随着受影响肌肉的使用而加重，休息后力量恢复。受影响的肌肉群可因血清学特征而异：AChR 抗体患者多为眼部受累，通过肢体无力发展为延髓症状，而 MuSK 抗体多为眼部受累，LRP-4 抗体引起非常轻微的全身性疾病。

重症肌无力中的乙酰胆碱受体抗体是神经肌肉接头的特异性抗体，所以 MG 不会直接引起血流动力学不稳定；但心脏抗体（如抗 $\beta_1\beta_2$、雷公藤和 Kv1.4）也常见，可引起心悸、呼吸困难、轻度高血压、一度房室传导阻滞、房颤和心肌炎。也有发现舒张功能障碍。

诊断

自 1952 年以来，重症肌无力的一线诊断试验一直是“Tensilon 试验”。作为一种起效快（30s）、偏移快（5min）的抗胆碱酯酶，滕喜龙（Tensilon™）是诊断试验的理想选择。滕喜龙可以抑制乙酰胆碱的分解，使乙酰胆碱积累并刺激减少的接头后受体。静脉注射滕喜龙，30~90s 内评估肌肉性能。在重症肌无力患者中可以在定性和定量测量中发现受影响的肌肉有明显的改善。但该试验有明显的假阳性率，目前指南建议进行 AChR 抗体检测，如果阴性则进行 MuSK 抗体检测，结合甲状腺功能检测和胸部 CT 作为一线诊断。在诊断困难的情况下，转诊进行正规的神经生理学检查，包括 Tensilon 试验以及脑部 MRI 检查。

分级

1971 年，Osserman 博士根据在纽约重症肌无力诊所对 1200 多名患者的观察结果制定了一个分级方案，其改良版至今仍在使用（表 15.1）。根据患者最弱的肌肉群来划分等级。最近，美国重症肌无力基金会（MGFA）成立了一个特别工作组，制定了一个临床分级方案，以方便报告的标准化（表 15.2）。

药物治疗

溴吡斯的明是治疗重症肌无力的首选抗胆碱酯酶。其他的口服药物也可以使用，但是，溴吡斯的明的有效性、动力学和耐受性是最有利的。副作用通常不常见或轻微，包括腹泻、支气管出血和腹部痉挛。

口服溴吡斯的明后，最早可在 30min 后见效，

表 15.1 改良 Osserman 等级

Ⅰ型	局限于眼部肌肉的疾病 如果前两年只局限于眼部肌肉，就不会进展
ⅡA型	轻度广泛性肌无力 缓慢进行，通常从眼部肌肉到骨骼肌和延髓球肌群，而非呼吸肌，良好的药物治疗反应和低死亡率
ⅡB型	中度广泛性肌无力 逐渐发病，通常是眼部，进展到更广泛的延髓球和骨骼肌受累，呼吸肌不受累 延髓球症状比ⅡA多 对药物治疗的反应不如ⅡA
Ⅲ型	严重的疾病 进展可能是渐进的或突然的恶化，对药物治疗反应差 死亡率很高
Ⅴ型	肌无力危象伴呼吸衰竭需要气管插管

基于参考文献［24，36］的数据。

表 15.2 MGFA 临床分类

类别	说明	亚类（如适用）
Ⅰ	孤立性的眼肌虚弱	-
Ⅱ	眼外肌肉轻微虚弱	（a）主要影响肢体、轴向肌肉或两者
Ⅲ	眼外肌肉中度无力	（b）主要影响口咽、呼吸肌或两者兼而有之
Ⅳ	眼外肌肉严重无力	（a）吞咽不受影响 （b）需要鼻饲管但不需要气管插管
Ⅴ	气管插管	

摘自参考文献［37］。

1~2h 后达到作用高峰，作用时间一般为 3~6h。非缓释制剂可粉碎后经鼻胃管给药，如有需要，也可静脉注射溴吡斯的明，口服与静脉注射的转换比为 30∶1。

口服吡斯的明的药物动力学存在很大的个体间差异性，因此要对剂量和频率进行滴定，以达到每个人的最佳效果。抗胆碱酯酶所提供的症状控制往往是不完全的，因此大多数患者发现自己需要额外的免疫抑制剂药物治疗。

皮质类固醇是治疗重症肌无力的常用药物；然而，长期使用皮质类固醇的相当大的副作用（表 15.3）使得它们不适合作为免疫抑制药。一旦患者获得缓解，皮质类固醇激素通常会逐渐减少到最低

表 15.3　皮质类固醇的不良反应

肠胃	消化不良 消化性溃疡
体质	肥胖
皮肤和肌肉骨骼	痤疮 容易擦伤 伤口延迟愈合 无菌性股骨头坏死 骨质疏松症
代谢，体液和电解质	高血压，外周水肿，低钾血症 高血糖 / 葡萄糖不耐受 肾上腺素抑制
肌肉	肌病
行为	焦虑 精神病

有效剂量。通常，在开始使用其他免疫抑制药的同时，皮质类固醇有助于更好地控制疾病进程。

硫唑嘌呤是一种替代性的免疫抑制药，可能需要数月才能产生效果。最大的获益可能需要 24 个月的时间，但是使用硫唑嘌呤可以使皮质激素用量最小化。不良反应包括骨髓抑制、肝毒性（通常是轻度且可逆的）和胃肠道不适。

环孢素是一种强效免疫抑制药，起效比硫唑嘌呤快得多。毒性风险较大，限制了其使用。常见和严重的副作用包括高血压、肾毒性、肝毒性和骨髓抑制。必须定期监测抑制水平。

自从 1976 年首次报道，血浆置换术治疗重症肌无力的作用已显著增强。治疗时间为 1~2 周，包括通过临时放置的透析导管进行 3~5 次血浆交换。每次治疗可清除 1~3L。在可测到抗体的患者中，乙酰胆碱受体抗体滴度会降低。通常在 1~2 次交换后就能看到效益，一旦完成一个疗程，改善可持续 2 周至 2 个月。治疗的适应证包括眼球症状、肌无力危象，或对术后呼吸衰竭高风险的患者进行术前优化。

静脉注射免疫球蛋白（IVIG）代表了一种类似的重症肌无力免疫介导疗法。对 IVIG 作用的研究不如血浆置换那样来得广泛，一项基于 6 项随机对照试验的 Cochrane 综述发现其在慢性 MG 中的应用有限。然而，对于需要住院的急性复发患者，尤其是需要集中护理的患者，建议将其作为一线治疗。由于 IVIG 与血浆置换疗效相似，临床更容易实施，因此更受欢迎。作为一种从大量捐献者血浆中提取的血液制品，免疫球蛋白具有任何血液制品所固有的风险。其治疗剂量在 2~5d 内静脉给予，不良反应轻微且可耐受（发热、恶心、头痛）。4d 内见效，2 周达到高峰；疗效可持续 40~100d。其作用机制尚不清楚。

外科治疗

1939 年，Blalock 医生进行了第一例胸腺切除术，结果重症肌无力的病情得到缓解。Blalock 博士在这一成功之后又进行了一系列胸腺切除术，取得了类似的积极结果。尽管对手术适应证、时机和首选手术方法仍有争议，但至今胸腺切除术仍然是治疗重症肌无力的一个重要部分。尽管 1939 年报道了第一例重症肌无力的胸腺切除术，但一项证明手术有效性的随机试验才刚刚完成，该试验表明，除了免疫抑制药外，接受胸腺切除术的患者需要较低的泼尼松剂量（44mg vs. 60mg，$P<0.001$），较少需要用硫唑嘌呤补充免疫抑制药（17% vs. 48%，$P<0.001$），较少因病情加重而住院（9% vs. 37%，$P<0.001$）。胸腺切除术治疗重症肌无力在临床实践中已经确立，目前也已有高质量的证据支持。切除胸腺后，病情并不会立即缓解。可能需要数月至数年的时间才能使病情得到缓解或显著改善。到 5 年后，34%~46% 的患者病情完全缓解，另外 33%~40% 的患者病情显著改善。胸腺切除术的另一适应证是存在胸腺瘤或胸腺癌，为缓解或肿块效应和肿瘤清除而进行的。

切除胸腺瘤的首选手术方法：胸腺瘤切除的最佳的外科手术通道仍然是胸骨正中切开术，以达到完全的肿瘤清除。

然而，对于非胸腺瘤型重症肌无力，有多种微创手术方法，包括经胸骨、剑突下、部分切开术，以及左右胸腔镜手术。重症肌无力的罕见性使得对这些手术方法进行随机对照试验非常困难，但已发表的病例系列证明了在减轻 MG 症状方面各手术入路具有类似的长期结果。麻醉医师可能会遇到不同入路的任意组合，这取决于手术组和机构的偏好。

肌无力危象与胆碱能危象

肌无力危象指的是肌力迅速恶化，威胁到病人的生命。最常见的诱因是感染、手术和药物（表 15.4）；但在许多情况下，找不到潜在的原因。

肌无力危象的患者会因为膈肌和其他呼吸肌的

表 15.4 肌无力危象的前兆

应激
手术
感染
药品
氨基糖苷类
喹诺酮类
大环内酯类
β 受体阻滞药
钙通道阻滞药
镁盐
碘造影剂
苯妥英
普鲁卡因胺

基于参考文献［56］中的数据。

无力而出现呼吸衰竭。处理上需要气管插管，并送重症监护室进行呼吸治疗。应寻找并治疗可纠正的原因，恢复大剂量泼尼松龙，并给予 IVIG 作为一线治疗。5d 后仍未恢复的患者可能需要第二剂量的 IVIG 或血浆置换。

与肌无力危象相反，胆碱能危象是由胆碱能受体上的乙酰胆碱过多引起的。最常见的是由相对过量的抗胆碱酯酶引起的。由于免疫抑制药的使用使得抗胆碱酯酶用量减少，因此该综合征在目前的治疗场景中已不再常见。所有胆碱受体上的高水平乙酰胆碱具有多系统效应。在神经肌肉接头处，它产生的内源性去极化类型的现象引起肌束颤动和肌肉无力。肌无力引起的呼吸困难可能进一步被支气管分泌物增加所困扰。其他表现可归因于毒蕈碱样刺激（表 15.5）。

胆碱能危象与肌无力危象的鉴别是很困难的，因为二者都可以出现虚弱和呼吸困难。除近期病史外，瞳孔大小、毒蕈碱体征和 Tensilon 试验可能有帮助，但在急性病患者中应谨慎应用 Tensilon，因为它可能会诱发完全的呼吸衰竭。胆碱能危象时瞳孔收缩，肌无力危象时瞳孔扩张（由于交感神经激活）。治疗包括气管插管、抗毒蕈碱类药物和支持性护理。

麻醉注意事项

麻醉医师会面对来做胸腺切除术的肌无力患者或做与肌无力无关的手术的肌无力患者。在可能的情况下，如果术前重症肌无力症状没有稳定和优化，绝对不能进行手术。

麻醉方面的考虑因素包括最大限度地降低肌无力危象的风险，并在全身麻醉结束时进行稳定的拔管。如果计划进行胸腺切除术，那么胸腺瘤和前纵隔肿块方面的考虑也可能适用（见前文）。

术前要询问病程的长短和严重程度，特别是眼部、眼球、呼吸系统和全身症状的情况。已有许多人尝试总结术后呼吸支持的术前预测因素。Leventhal 标准经常被引用，该标准是基于对 24 例经胸腔胸腺切除术患者的回顾性分析（表 15.6）。该标准已在其他环境中进行了评估，发现在预测其他类型胸腺切除术和非胸腺切除术患者的术后呼吸支持需求时并不准确。尽管人们不断尝试开发一种预测术后呼吸支持需求的模型，但没有一种模型是始终可靠的。麻醉医师可以使用一系列文献中所研究的术前因素，这些因素在不同的环境下都有预测作用（表 15.7）。

应询问患者有无心悸、晕厥、呼吸困难和有无充血性心力衰竭等心脏症状。应询问相关的自身免疫病史，尤其是甲状腺功能障碍。为了规划围术期的医疗管理，应在病历上详细记录目前的用药史。如果可以，术前应减量或停用皮质类固醇，但必须持续使用的患者可能需要在术前给予类固醇。使用其他免疫抑制药也应注意寻找毒性或不良反应的迹象。表 15.8 列出了建议的术前检查。

术前优化应与熟悉重症肌无力的神经科医生合

表 15.5 胆碱能危象的表现

运动：肌束颤动，无力
心脏：心动过缓
呼吸：支气管分泌物增加
眼：瞳孔缩小
消化道：流涎、恶心、呕吐、绞痛、腹泻
全身：苍白、发汗

表 15.6 Leventhal 标准

病程 >6 年
溴吡斯的明剂量 >750mg/d
术前肺活量 <2.9L
存在其他呼吸系统疾病

基于参考文献［59］的数据。

表 15.7 重症肌无力患者术后长时间呼吸机支持的高危因素预测

进展期肿瘤
重症肌无力分级Ⅱ级及以上
重症肌无力 6 年以上
重症肌无力患者的类固醇需求史
重症肌无力所致呼吸功能不全病史
肺活量 <2.9L
溴吡斯的明剂量 >750mg/d
最大呼吸力 <40~50mmH_2O

基于参考文献［28, 59, 60, 62, 63］。

表 15.8 重症肌无力患者术前检查建议

完全的血液计数	可有恶性贫血，红细胞增生，骨髓抑制来自免疫抑制药
电解质，肌酐，肝脏功能	根据需要，取决于免疫抑制药
TSH	通常有甲状腺功能障碍
胸部 X 线片	排除胸腺瘤 / 纵隔肿块，肺炎（尤其是延髓样呼吸症状）
心电图	心律失常，心房颤动
超声	如果心脏受累的迹象或症状
肺功能检查	用于与以前的基线进行比较

作进行。可安排血浆置换或 IVIG 以减少围术期呼吸衰竭的风险。由于这些治疗手段并非没有不良反应，常规使用可能会使患者面临不必要的风险。一般来说，晚期疾病、延髓症状或肺功能差的患者接受这些免疫调节疗法。需要注意的是，术前血浆置换会消耗血浆胆碱酯酶，因此一些神经肌肉阻滞药（如琥珀酰胆碱、米瓦库铵和雷米芬太尼）的作用时效会延长。

抗胆碱酯酶的围术期用药有不同的方法。有的主张在手术当天完全不使用抗胆碱酯酶药物，以减少对肌肉松弛药的需求。抗胆碱酯酶药可在术中临近手术结束时给予，以利于气管拔管。抗胆碱酯酶药的换算因素见表 15.9。另一种方法是对Ⅰ级或Ⅱ级的患者给予平时早晨剂量的一半，对较严重的病例给予全剂量。还有一些人主张按常规计划给患者全量服用。

在作者机构以及其他机构所遵循的方法是给患者术前服用常规剂量的溴吡斯的明。理想的情况是，患者将早上的剂量推迟到术前即刻服用。患者的手术在一天中尽可能早地安排，以方便这种用药方法。目标是在拔管时达到最佳肌肉力量。虽然肌无力患者对动脉二氧化碳的反应有完整的呼吸驱动力，并且不存在阿片类药物或苯二氮䓬类药物引起的呼吸抑制的更大风险，但可以想象，术前镇静剂可能与呼吸肌无力协同作用，导致呼吸功能障碍，因此如果要使用这些药物，应谨慎使用。监护仪和有创监护是由患者个体和手术计划所决定的，然而，无论是否使用神经肌肉阻滞药，使用神经监测是必不可少的。

肌无力患者对所有非去极化肌松药（nondepolarizing muscle relaxants, NDMR）都异常敏感。由于疾病引起的肌无力，加上静脉和挥发性麻醉药的肌肉松弛特性，往往使得肌肉松弛药的使用没有必要。使用瑞芬太尼可以降低气道对操作的反应，并允许无 NMDRs 的插管；然而 Fujita 等报道这种技术的术后呼吸衰竭率为 28%，所以不能认为它是完全安全的。

需要肌肉处于静止状态的手术场景可能会增加。对于中效神经肌肉阻滞药，建议将剂量减至平时的 1/5。长效神经肌肉阻滞药应避免使用。术前已接受吡啶类药物治疗的患者，由于与血浆胆碱酯酶的相互作用，可能会使米库氯铵的作用时间延长。

神经肌肉阻滞的逆转是另一个有争议的领域。最安全的建议是选择小剂量的短效 NDMR，并确保效果已完全自发终止。Sugammadex 是一种环糊

表 15.9 用于治疗重症肌无力的抗胆碱酯酶药之间的换算

药物和制剂	剂量当量	显效	达到最大效应的时间	药效持续时间
吡哆胺口服	60mg	40min	1h	4h
新斯的明口服	15mg	1h	1.5h	30min
新斯的明 IM	1.5mg	30min	1h	30min
新斯的明 IV	0.5mg	5~10min	20min	30min

经 Ropper 和 Samuels 许可转载。麦克格劳希尔公司。

精，能迅速完全终止罗库溴铵和维库溴铵的作用，是重症肌无力中 NMDR 逆转的一个非常有吸引力的选择。有许多病例报告和病例系列支持这种策略。然而，它不一定能成功，因为术中的其他因素和药物会影响 NMJ（表 15.4）。此外，如果患者在术后出现虚弱和呼吸困难，很难区分是逆转不足还是胆碱能危象。如果遇到这种情况，建议进行适当的通气支持治疗，直到诊断明确，并重新建立适当的抗胆碱酯酶水平。

与对 NDMR 的反应相反，肌无力患者由于失去了烟碱受体，对琥珀酰胆碱表现出抗性。Eisenkraft 等证明这些患者中琥珀酰胆碱 ED50 是正常值的 2 倍，如果需要快速序贯诱导，建议使用 1.5~2mg/kg 的剂量。去极化阻滞的启动时间也可能比预期长。肌无力患者也更容易出现Ⅱ相阻滞，尤其是重复用药时，如果当天已服用胆碱酯酶抑制药，则作用时间可能延长。

挥发性麻醉药（氟烷，尤其是七氟烷和异氟烷）在正常患者中具有强效的肌肉松弛作用，并已被证实最大可使神经肌肉传递减少近 50%。为达到这一深度所需的挥发性剂量可能会导致血流动力学不稳定。为了最大限度地减少吸入剂，需要结合区域麻醉或瑞芬太尼输注。地氟烷的血气分配系数较低，具有理论上的优势，实际使用效果也良好。

全凭静脉麻醉（TIVA）在重症肌无力患者中的应用越来越多，特别是随着瑞芬太尼的广泛应用。丙泊酚（Propofol）、依托咪酯（Etomidate）和氯胺酮（Ketamine）的应用也无不可，对神经肌肉传导的影响很小。阿片类药物由于有前述的中枢性呼吸抑制，因此应减量使用。对于围术期的疼痛管理，应考虑使用区域麻醉或多模式镇痛计划等省阿片类药物技术。

肌无力患者使用区域麻醉有许多优点，但必须注意可能的药物相互作用。局部麻醉药（酯类和酰胺类）对神经肌肉传导有一定的抑制作用，在 NDMR 存在的情况下，这种作用可进一步增强。如果使用区域麻醉，建议减少局麻药的最大剂量。在现代超声引导下的区域麻醉实践中，可以使用更低剂量的局麻药，大大降低了这种罕见的相互作用的风险。

胸部硬膜外麻醉（TEA）在重症肌无力围术期治疗中的地位已经发生了巨大的转变。传统上，因担忧胸部硬膜外麻醉阻滞肋间肌导致呼吸困难而排斥其临床使用。现在有许多成功在术中和术后使用 TEA 的案例。优异的镇痛、肌肉松弛和减少阿片类药物使用能让患者术后更早地拔管，减少术后呼吸机支持的需求。鞘内给予阿片类药物也同样被证明在术后镇痛和优化呼吸功能方面是有益的。

对手术的重症肌无力患者的围术期管理需要神经科、外科和麻醉科的专家团队。没有任何一种麻醉技术被证明在重症肌无力手术中具有特别的优越性。建议采用个体化的围术期计划，其中包括这里介绍的原则。

副内分泌和副肿瘤综合征

当患者出现恶性肿瘤时，必须牢记副内分泌和副肿瘤综合征。表 15.10 列出了可能遇到的最常见

表 15.10　常见副肿瘤综合征

	体液性高钙血症	抗利尿激素分泌失调综合征	库欣综合征
相关的恶性肿瘤	肺癌、食管癌、头癌和颈癌。乳腺癌，更少卵巢癌	小细胞肺癌和头颈部鳞状细胞癌	小细胞肺癌，气管类癌，甲状腺髓样癌，胰岛细胞肿瘤，嗜铬细胞瘤
介绍	肌肉无力，心律失常，恶心呕吐，肾功能衰竭	低钠血症，降低血清渗透压，不适当地增加尿液渗透压，尿血容量，正常甲状腺和肾上腺功能	低钾血症，碱中毒，高血压，精神病
病因	增加甲状旁腺的释放 - 相关肽和其他细胞因子	精氨酸加压素的生产肿瘤	异常高分泌的 ACTH 或 CRH
管理	治疗恶性肿瘤，水合物，利尿，降钙素，类固醇，双膦酸盐	治疗恶性肿瘤，限液，去环素	地塞米松抑制（对某些肿瘤），溴隐亭，酮康唑

基于参考文献［101］中的数据。

ACTH. 促肾上腺皮质激素；CRH. 促皮质激素释放激素。

的副肿瘤综合征。本章剩余部分将专门讨论类癌综合征（一种副内分泌综合征）和 LES（一种副肿瘤综合征）。虽然并不常见，但两者对麻醉师都有重要影响。

类癌

类癌最常见的部位是胃肠道，它们通常是由于肠梗阻，或者是由于类癌综合征的症状而被发现的。胃肠道以外的原发性类癌起源于卵巢、肝脏和胸腺，但最常见的肠外部位是肺。

支气管类癌占原发性肺部肿瘤的 2%~5%；但这占所有类癌的 20%~30%。75% 的支气管类癌位于肺部，因此出现阻塞性肺炎、咯血和呼吸困难的症状。其余 25% 发生在肺部周围，无症状，通常在常规胸部 X 线摄影中发现。

据估计，15%~20% 的类癌会引起副内分泌综合征，最显著的是“类癌综合征”。类癌肿瘤可分泌十多种化合物，包括血清素、组胺、儿茶酚胺（去甲肾上腺素和多巴胺）、缓激肽、ACTH、GHRH 等。肿瘤的分泌行为以及能否进入全身循环决定了是否会出现副内分泌综合征。肝脏和肺部的酶能够代谢掉肿瘤分泌产物。胃肠道类癌分泌的肿瘤产物经门脉循环进入肝脏，被灭活后未能表现为副内分泌综合征。如果发生肝转移，肿瘤分泌产物可经肝静脉进入全身循环，发挥其全身作用。

类癌综合征的典型特征是潮红、腹泻、支气管痉挛三联征。此外，患者还可主诉出汗、心动过速和呼吸困难。腹泻可能特别麻烦，每天发生多达 30 次，并导致体液和电解质紊乱以及体重下降。下面这首打油诗恰如其分地描述了典型的类癌综合征患者。

This man was addicted to moanin'
这个人一直在呻吟。
Confusion, edema and groanin'
混乱、水肿和呻吟。
Intestinal rushes
肠道急流
Great tricolored blushes
三色腮红
And died from too much serotonin
死于太多的 5- 羟色胺
Samuel A. Wells

类癌危象是危及生命的，严重的症状有发现面部潮红、高血压或低血压、心律失常、支气管收缩和精神状态的改变。情绪紧张、热、冷、摄入某些食物（如酒精、巧克力）、劳累以及对肿瘤的物理操作（腹部触诊或活检）都可能诱发危象。

相当大比例的类癌发生在支气管，少部分发生在胸腺，因此胸科麻醉师会遇到。与胃肠类癌相反，支气管和胸腺类癌很少有分泌性。不到 5% 的支气管类癌表现为副内分泌综合征。当遇到少见的分泌性支气管类癌时，上述症状可能异常严重且持续时间长。除了经典的类癌综合征外，支气管和胸腺类癌可能只分泌 ACTH（引起库欣综合征），甚至 GHRH（引起渐冻人症）。事实上，支气管和胸腺类癌是垂体和肾上腺以外异位 ACTH 最常见的原因。

因此，虽然肺部是肠外类癌最常见的位置，但分泌代谢活性化合物的情况很少。虽然通常是非分泌性的，但在支气管镜检查，特别是活检的情况下，应注意这些肿瘤的血管供应。活检可能导致严重出血，甚至需要紧急开胸手术。

晚期类癌疾病与纤维化有关，这是因为 5- 羟色胺对平滑肌和结缔组织的促有丝分裂作用。在腹部，可表现为腹膜后或网膜纤维化，但在心肺系统，可导致肺动脉高压和类癌性心脏病。

类癌性心脏病表现为右心瓣膜病变，最显著的表现为严重的三尖瓣反流，右心腔容量逐渐超负荷。其发病前通常有类癌综合征病史，表明肿瘤分泌产物进入全身循环，从而进入右心腔。尽管最常见的原因是 5- 羟色胺，但通过药物治疗降低 5- 羟色胺水平并不能改变心脏病的进展，这表明其他分泌产物参与了病理生理学。左心腔被认为受到肺循环的“保护”，肺循环代谢类癌产物；但如果存在分泌性支气管类癌或右向左分流，则出现左侧类癌性心脏病，表现为二尖瓣和主动脉瓣病变。随着时间的推移，右心室运动功能减退，出现右侧心力衰竭，并伴有严重的呼吸困难、腹水和周围水肿。治疗方案有限。用于左侧心力衰竭的医学疗法往往效果有限，甚至可能使右侧心力衰竭恶化。手术治疗是唯一的选择，且死亡率高达 35%。

肿瘤细胞通常具有生长抑素受体，这一发现使类癌综合征的医学治疗发生了革命性的变化。生长抑素或其作用时间较长的类似物奥曲肽能够抑制肿瘤的分泌，减轻大多数患者的类癌综合征症状。在奥曲肽问世之前，类癌综合征的治疗涉及多种抗组胺和抗 5- 羟色胺能药物，但疗效有限。尽管能够控制类癌疾病的症状，但奥曲肽对肿瘤的生长没有影响。使用化疗药物对类癌的成功率有限，使得手术切除成为最终的治疗方法。

类癌患者的术前评估主要看肿瘤是否有分泌性。对无症状患者，可通过询问病史或检测尿液中5-HIAA（一种5-羟色胺代谢物）水平来确定。非分泌性肿瘤对麻醉医生的围术期考虑影响不大。有类癌综合征的患者，病史应确定症状的严重程度以及药物治疗对症状的控制情况。症状的严重程度并不能预测术中的病程，但是，了解肿瘤对奥曲肽的反应是有帮助的。体格检查应寻找右心瓣膜病和心力衰竭的迹象。术前检查应包括全血细胞计数、电解质、肝功能检查、肌酐以及血糖的测量。所有患者都应该做心电图和胸部X线检查，以筛查心脏疾病；超声心动图是类癌性心脏病的确诊性检查。

类癌综合征患者的围术期护理包括避免诱发因素和处理危象的准备，特别是在肿瘤操作时。

术前优化应纠正低血容量和电解质失衡。强烈建议术前使用苯二氮䓬类（劳拉西泮舌下含服2mg，术前90min）镇静，也可考虑使用赛庚啶（4mg；抗组胺和抗5-羟色胺）。患者应在诱导前至少24h接受奥曲肽50~100μg sc BID，术前1h再接受100μg sc。

应在患者清醒时完成各项监测。除标准监护外，还需进行有创血压监测，必要时开放中心静脉通路以进行CVP监测、快速给药、输液、输血。低体温是危象的诱发因素，应采用体温监测和保温设备。如合并心脏疾病，应随时进行经食管超声心动图检查。建议以100~250μg/h的剂量输注奥曲肽，可在进入手术室时即开始。顺利诱导和降低气道反射后进行气管插管。可使用无组胺释放的阿片类药物，如芬太尼或瑞芬太尼，效果良好。只要避免组胺释放，使用NDMR是安全的。琥珀酰胆碱的使用存在争议。一些医师由于担心组胺释放和担心继发于肌束震颤的危象而严格避免使用。在对21例类癌综合征患者的回顾中，Veall等在半数患者中使用琥珀酰胆碱，没有发生不良事件。

因此，在术前优化的患者中，当虑及气道控制或其他问题而使琥珀酰胆碱成为肌松药的最佳选择时，不应将其列为禁忌。

术中应监测电解质和血糖，高血糖可能需要输注胰岛素。奥曲肽稀释至10~50μg/ml以备应急使用，需要时50~100μg静脉推注，根据反应进行滴定。

类癌危象可表现为严重高血压或低血压伴支气管痉挛。高血压可通过增加麻醉深度、给予短效阿片类药物、使用β受体阻滞药（美托洛尔或艾司洛尔）或给予奥曲肽来处理。卡他灵是一种具有α_1阻断作用的选择性血清素拮抗药，有报道用于类癌危象高血压且有效（剂量5~10mg），但具有Vaughn-Williams Ⅰ和Ⅲ类抗心律失常作用，可能会延长QT间期。Cyproheptadine（1mg）和methotrimeprazine（2.5 mg）是5-羟色胺拮抗药，也有记录用于类癌危象高血压的治疗。

严重低血压是术中较常见的危象表现，可能很严峻。处理方法如上述的奥曲肽静注。静脉注射奥曲肽在4min后达到峰值效应，没有明显的副作用，可能需要升级剂量，直到出现反应。血管加压素或去氧肾上腺素也用于难治性低血压的额外治疗。低血压的其他处理包括液体复苏、减少麻醉深度和停止手术操作。儿茶酚胺类药物在治疗低血压时通常是避免使用的，因为它们可能会诱发进一步的危机；然而最近的数据表明，它们可以用于已经使用生长抑素类似物术前优化的患者。必要时，应小剂量多次给药，仔细观察反应。除上述外，钙剂、血管紧张素和米力农也被认为是安全的。

使用沙丁胺醇治疗支气管痉挛是另一个有争议的话题。非儿茶酚胺类支气管扩张药（溴化异丙托品）、类固醇、抗组胺药和奥曲肽被认为对危象相关的支气管痉挛有效。其他人描述了沙丁胺醇的安全性和有效性，并提倡使用沙丁胺醇，尽管沙丁胺醇具有拟态活性。虽然应首先考虑使用非儿茶酚胺类支气管扩张药，但沙丁胺醇并不是禁忌药，尤其是在术前优化的支气管痉挛患者中。

对于有急性血流动力学不稳定风险的患者来说，椎管内麻醉是有争议的；然而硬膜外和脊髓麻醉已有记录，即使患者存在严重的类癌性心脏病。所有作者都注意到这一麻醉方法的关键点是液体负荷，以及通过谨慎的药物选择使血流动力学变化最小化。

类癌患者术后有苏醒延迟，原因可能是体内高5-羟色胺水平。术后患者需要转入重症监护室，继续进行血流动力学监测和持续输注治疗药物。由于肿瘤残留或未切除的转移瘤，类癌综合征的表现可能继续。在监测分泌活动表现的同时，应继续输注奥曲肽或逐渐停药。必须实施术后镇痛以避免诱发危象，因此，实施硬膜外镇痛并仔细滴定，使其益处大于风险。

Lambert-Eaton 肌无力综合征（LEMS）

LEMS 是一种常见的与肺癌相关的副肿瘤性神经综合征。50%~60% 的 LEMS 患者将在 2 年内被诊断为恶性肿瘤，最常见的是小细胞肺癌（SCLC）。

乍一看，LEMS 与重症肌无力（MG）非常相似，但有许多重要的区别（表 15.11）。MG 是一种影响突触后膜的疾病，而 LEMS 是由于突触前神经末梢乙酰胆碱释放减少所致。针对突触前神经末梢的电压门控钙通道的自身免疫攻击减少了钙进入突触前神经末梢。由于钙的流入减少，乙酰胆碱释放明显减少，导致 LEMS 的症状。

表 15.11 重症肌无力与 Lambert-Eaton 综合征的关系

特色	重症肌无力	Lambert-Eaton 综合征
最常见的恶性肿瘤	胸腺瘤（40%）	小细胞肺癌（1%~3%）
抗体目标	突触后乙酰胆碱，LRP-4 受体	突触前电压门控钙通道
共同呈现特征	眼部症状逐渐扩展到四肢，然后是口咽、喉麻痹	四肢无力，眼睛和口咽、喉不受累
自主神经功能障碍	很少见	很普通
深肌腱反射	正常	减少
锻炼效果	无力加重	无力改善
室上性心律失常	13.7%	<0.0001
肺栓塞	0.6%	0.018
心肌梗死	0.3%	0.01

LEMS 最常见的症状是下肢近端无力。许多人还会出现自主神经功能紊乱，如口干、阳痿、便秘和直立性低血压。可能存在眼肌和延髓受累，但往往是轻微的，通常不是发病特征症状。呼吸肌无力可出现，但通常为晚期并发症。

LEMS 多发生于 SCLC 患者，因不能手术切除肺部恶性肿瘤，通常只能进行内科治疗。3，4- 二氨基吡啶是一种钾通道阻断药，可延长突触前神经末梢的去极化，从而增加钙内流时间，增加乙酰胆碱的释放，增加肌力。在某些情况下，IVIG 和血浆置换也可能作用。

LEMS 患者麻醉时对琥珀酰胆碱和 NDMR 都非常敏感。3,4- 二氨基吡啶治疗应持续到手术开始。肌松药应尽量少用，必要时应以极小的剂量滴定并密切监测。用通常的方法逆转神经肌肉阻滞很少有效。3，4- 二氨基吡啶与逆转剂同时使用，能获得一定的成功。应进一步考虑自主神经紊乱的可能性，同时准备术后呼吸支持。

临床病例讨论

32 岁女性行术前评估。择期行经颈胸腺切除术治疗 MG。除常规术前评估外，应考虑：

- 在术前麻醉会诊时，应该收集哪些额外的信息，具体到这个病人？
- 适当的检验检查
- 术前如何优化？
- 除了目前的药物，是否需要什么术前药？
- 适当的术前处置
- 选择麻醉技术，包括术后急性痛管理

在术前麻醉会诊时，应该收集哪些额外的信息，具体到这个病人？

除了术前咨询的通常内容外，术前访视还应有助于描述该患者 MG 的严重程度，并确定是否有纵隔压迫症状。还应寻找相关自身免疫性疾病的病史。

确定患者何时被诊断为 MG，以及疾病是如何进展的。确定症状是否纯粹是眼部症状，或是否涉及口咽肌群（有吞咽困难和误吸风险）、躯干或四肢肌肉，或患者是否有任何呼吸衰竭的发作需要呼吸机支持。确定用药史，特别是吡哆胺的剂量和频率，以及延迟服药的后果。是否有类固醇需求或使用任何其他免疫抑制药的历史？

由于有心脏受累的可能性，应该寻找心悸、胸痛或用力呼吸困难的病史以及与心力衰竭一致的发现。应检查与甲状腺功能障碍、类风湿关节炎和狼疮的关系，这些问题可能需要或不需要额外的会诊和优化。

应检查胸腺瘤的肿块效应，询问端坐呼吸、仰卧呼吸困难或咳嗽的病史。其他纵隔压迫征象包括声音变化（吞咽困难，声音嘶哑），心悸，晕厥，面部或舌部水肿，吞咽困难；然而，吞咽困难和发声困难也可能是由于 MG 导致。

该患者 5 年前确诊 MG。最初出现了延髓球肌群症状，用吡哆胺控制良好。在过去几年中，需要增加剂量，最终促使其转诊接受外科治疗。患者没有任何相关的自身免疫性疾病，否认所有的肿块压迫症状。自诉胸腺瘤。患者每 4 小时服用 80mg 吡多司他明，如果延误 1h 服用，会感到虚弱。每日首次服药是早上 6 点左右。

适当的检验检查

血液：CBC（恶性贫血）和交叉配血是强制性的。强烈建议电解质、肌酐，凝血功能和 TSH。

影像学：必须检查，CXR 和胸部 CT 确认是否存在胸腺瘤。患者血液检验都在正常范围内。TSH 正常。放射科报告未提及任何吸入性肺炎迹象，也没有提到任何导致心肺结构受压的胸腺瘤。

如何术前优化？

确认患者的神经学家知道患者即将进行手术治疗，并讨论是否需要血浆置换或 IVIG，以优化患者的肌力，尽量减少术后呼吸衰竭的概率和术后呼吸支持的需要。吡哆胺应持续到手术当天，手术应安排在早上第一台。应指示患者尽量临术前服用当日首剂吡哆胺。如果手术时间超过预期，可静脉给予补充量抗胆碱酯酶，或通过鼻胃管给予额外剂量的口服吡哆胺。任何有镇静作用的术前药都不应开具。

包括术后疼痛处理在内，麻醉技术的选择是什么？

在这种情况下，气管内插管全麻是首选技术。推荐使用丙泊酚和瑞芬太尼诱导（不使用神经肌肉阻滞）。可使用挥发性药物（如地氟烷）或丙泊酚输注来维持麻醉。瑞芬太尼可作为镇痛药输注。术前或术中使用对乙酰氨基酚和非甾体抗炎药（如 Naprosyn 或 Ketorolac），并在术后继续使用。应要求手术医生在关胸时用局麻药浸润伤口。

什么是最合适的术后处理？

经颈部胸腺切除术治疗非甲状腺肿大的患者，术后疼痛和呼吸功能障碍明显少于经胸腔胸腺切除术。只要患者在术前能用血浆置换或同等方法进行优化，术后当日在普通病房过夜是合适的。口服阿片类药物可以控制疼痛，使用对乙酰氨基酚和非甾体抗炎药进行多模式镇痛是有益的。根据患者病史、术前优化处理和术后低强度镇痛需求，经颈胸腺切除术术后呼吸衰竭的风险很低。术后必须继续使用溴吡斯的明，并持续与神经科和术后护理团队合作。

第六部分

胸科手术的麻醉管理

第 16 章 肺隔离

Javier Campos 著
刘志云 译 苗 青 校

要点

- 术前通过胸片测量气管直径，了解气管支气管解剖结构，确定合适的气管导管尺寸。
- 使用左侧双腔支气管导管（double lumen tube, DLT）安全性更高，是最常用的肺隔离装置。
- 需要肺隔离的困难气道患者建议使用支气管阻塞导管。
- 已进行气管切开术并需要进行肺隔离的患者建议使用支气管阻塞导管，同时采用纤维支气管镜检查。
- 纤维支气管镜检查是确定肺隔离导管位置最佳的推荐方法，首先在仰卧位检查，然后在侧卧位或其他体位再次确认。

引言

对于接受胸科、纵隔、心脏、大血管或食道手术的患者,常采用肺隔离技术来提供单肺通气（one-lung ventilation, OLV）。肺隔离可以通过两种不同的技术来实现。第一种是由一次性聚氯乙烯材料制成的导管，即双腔气管导管（DLT）。DLT 是一种具有气管腔和支气管腔的分叉管，可用于实现右肺或左肺的隔离。另外，新设计的 VivaSight® DLT 具有集成的摄像头，可以连续显示其在气管中的位置。第二种技术是阻塞一侧主支气管，以使阻塞远端的肺塌陷。目前，有多种不同的支气管阻塞导管可用来行肺隔离术。有的支气管阻塞导管通过整合在单腔管（Torque Control Blocker Univent, Vitaid, Lewiston, NY）或穿过标准单腔气管导管，如线圈引导式支气管阻塞导管（Arndt® blocker），科恩尖端转向支气管内阻塞导管（Cook Critical Care, Bloomington, IN），Fuji Uniblocker®（Fuji Corp, Tokyo, Japan） 或 EZ-blocker®（Tele ex Medical, Morrisville, NC）。OLV 有许多公认的适应证。在实践中，最常见的肺隔离适应证：①用于外科手术暴露；②防止对侧肺部因脓液或盐水灌洗（脓肿，咯血，支气管扩张和肺灌洗）引起的污染；③用于两肺独立通气，或用于有类似支气管胸膜瘘的患者保持气道内气体交换的连续性。表 16.1 描述了使用 DLT 或支气管阻塞导管进行肺隔离的常见适应证。

表 16.1 双腔气管导管（DLT）或支气管阻塞导管用于肺隔离的适应证

A. DLT 行肺隔离的适应证
保护一侧肺免受对侧肺污染
肺脓肿
肺囊肿
肺出血
支气管肺灌洗
肺泡蛋白沉积症
控制气道内气体交换的连续性
支气管胸膜瘘
支气管破裂
肺切除术
B. DLT 或支气管阻塞管行肺隔离的适应证
任何需要肺塌陷的胸腔内手术
电视胸腔镜手术
肺叶切除术
经胸纵隔肿块切除术
食管手术
骨科手术（涉及胸部的脊柱外科手术）
微创心脏手术
C. 支气管阻塞管行隔离的适应证
困难气道
张口受限
经鼻气管插管
清醒气管插管
已经插管的患者需要进行肺隔离
气管切开术的患者需要进行肺隔离
选择性肺叶阻塞
术后可能需要持续机械通气

双腔气管导管

目前，所有的DLT都基于Carens和Björk提出的设计。DLT有两种，包括左侧双腔支气管导管和右侧双腔支气管导管，以适应左右主支气管的独特解剖结构。DLT有几个不同的制造商：Mallinckrodt Broncho-Cath（St. Louis, MO）是北美最常见的品牌名称；还有Sheridan Sher-I-Bronch（Argyle, NY）和Rüsch（Duluth, GA）和Portex（Keene, NH）以及Teleflex（St. Louis，MO）的VivaSight® DLT。DLT的尺寸因制造商而异。可用的最小的是26 French（F），然后是28F、32F、35F、37F、39F和41F。表16.2显示了不同尺寸DLT的外径和内径，以及推荐的纤维支气管镜的尺寸。请注意，DLT的大小因制造商而异。此表中描述的是Mallinckrodt Broncho-Cath，Sher-I-Bronch和Rüsch。

尺寸选择

关于选择适当的DLT尺寸，所有研究都集中在左侧DLT上，部分原因是右侧DLT使用频率较低。左侧DLT的常见问题是缺乏客观的标准来选择正确或近似的DLT尺寸。`

左侧DLT太小需要较大的支气管内套囊容积，这可能会增加DLT错位的发生率。另外，较小的DLT不能轻易地放置光纤支气管镜，并且可能使诊断困难。尺寸合适的DLT是指双腔气管导管的主体无阻力地穿过声门并在气管内轻松推进，并且导管毫无困难地进入预期的支气管。在对成年尸体进行的一项研究中，显示了环状软骨的直径从未超过声门的直径。如果DLT通过声门时遇到阻力，则DLT很可能会在通过环状软骨时遇到阻力。

表16.2 显示不同尺寸DLT的外径和内径以及推荐的纤维支气管镜的尺寸

DLT导管直径单位（F）				
尺寸大小	外径（mm）	支气管内径（mm）	气管内径（mm）	纤维支气管镜外径（mm）
26	8.7	3.5	3.5	2.2
28	9.3	3.2	3.1	2.2
32	10.7	3.4	3.5	2.2
35	11.7	4.3	4.5	3.5 或 4.2
37	12.3	4.5	4.7	3.5 或 4.2
39	13	4.9	4.9	3.5 或 4.2
41	13.7	5.4	5.4	3.5 或 4.2

有报道称，使用尺寸过小的DLT会引起并发症。尺寸较小的DLT的支气管尖端容易向左下支气管进入过深，而导致整个气体被输送到单个肺叶，发生张力性气胸和肺气肿。此外，与较大的DLT的管腔相比，较小的DLT可出现出气道阻力和固有的呼气末正压增高。有报道偏小的左侧DLT可导致气道相关并发症。有报道称DLT的主气道导管部分可导致左主支气管破裂，左主支气管发生纵向撕裂，该并发症的原因被认为是DLT尺寸过小，DLT的主气道导管部分进入左主支气管。此外，在成年患者中，DLT过大也可能与支气管破裂有关。

Brodsky等报道通过术前胸部X线片测量锁骨水平气管直径可用于确定合适的左侧DLT大小。这一方法导致采用较大的左侧DLT（即男性为41F，女性为39F和41F）的使用率增加了90%。然而，Chow的一项涉及亚洲患者的研究，采用Brodsky的方法后发现这种方法并不太可靠。在Chow等研究显示，男性和女性对左侧DLT合适的左侧尺寸大小的总体阳性预测值分别为77%和45%。这种方法在身材较小的患者（如妇女和亚洲人后裔）中使用似乎有限，应寻求其他方法，包括通过单腔气管插管放置不同的肺隔离导管（如独立的支气管阻塞管）。图16.1显示了根据Brodsky等的观点预评估气管，根据从胸部X线片对气管宽度的测量，来确定合适的左侧DLT。

Amar参与对一项涉及胸科麻醉医生的研究表明，在300例接受胸外科手术的需要进行肺隔离患者中，无论患者大小或性别，使用较小的DLT（即35F或37F左侧DLT）和使用传统的大型号DLT（即39F或41F），临床使用过程中无显著差异。但是，在他们的研究中，接受35F的患者中只有51例（35%）是男性，而92例（65%）是女性。实际上，女性通常会接受35F的DLT；因此，35F是否对所有患者有利的问题尚不清楚。

为了预测右侧或左侧DLT的合适大小，已提出另一种替代方法：通过螺旋CT扫描结合DLT的叠加透明图像对气管支气管解剖进行三维图像重建。综上所述，这些研究表明，胸部X线片和CT扫描是选择合适DLT大小有价值的工具，此外还可用于评估气管支气管异常解剖结构。放置DLT之前，

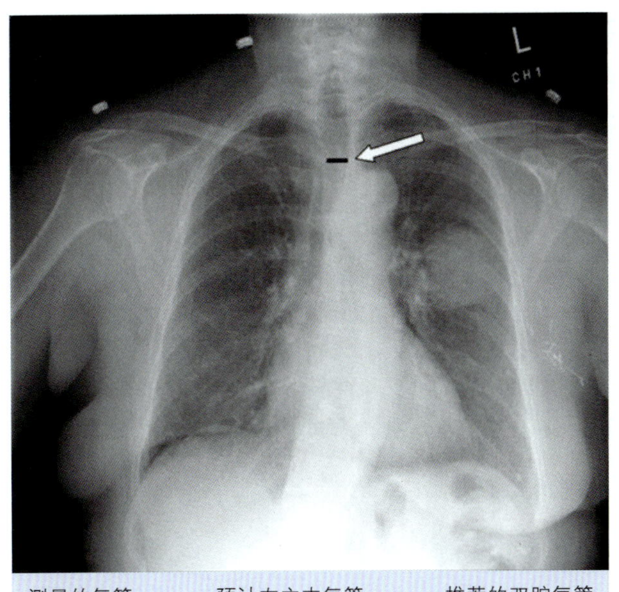

测量的气管宽度 (mm)	预计左主支气管宽度 (mm)	推荐的双腔气管导管尺寸 (F)
≥18	≥12.2	41
≥16	≥10.9	39
≥15	≥10.2	37
≥14	≥9.5	35

图 16.1 左侧双腔气管导管使用指南（改编自 Brodsky 等）

应查看这些影像。为了评估气管支气管解剖结构以及支气管分叉的结构，在查看位置影像时应特别强调胸片的重要性。据估计，在 75% 的 X 线片中，可见左主干支气管影像。气管位于中线位置，但通常可以在主动脉弓水平向右偏斜，在伴有动脉粥样硬化，高龄或存在严重慢性阻塞性肺疾病（chronic obstructive pulmonary disease, COPD）情况下，气管移位更明显。随着 COPD 或年龄增长，气管的横向直径可能会随着前后直径的增加而减小。相反，COPD 也可能导致气管环软化，气管前后直径减小。环状软骨是气管最狭窄的部分，男性平均直径为 17mm，女性平均直径为 13mm。

图 16.2a 是一名 25 岁健康志愿者胸部螺旋 CT 三维扫描影像，显示了气管和支气管的解剖。图 16.2b 是一名 60 岁患有严重 COPD 患者的 CT 影像，显示气管偏曲和支气管狭窄。放置 DLT 前在胸片中发现的任何气管扭曲或异常均具有重要的意义。

插入方法

麻醉医生在插入和放置 DLT 时常使用两种技术。第一种是盲法，DLT 在直接喉镜下通过声门，支气管套囊穿过声带后向左（左 DLT）或向右（右 DLT）旋转。对于身高 170cm 以上的男或女患者，持续推进 DLT，直到插入深度距门齿约 29cm。

第二种技术采用纤维支气管镜引导，DLT 通过声带后借助纤维支气管镜引导支气管导管尖端进入正确主支气管。Boucek 等的研究将盲法与纤维支气管镜引导技术进行比较，结果表明，在接受盲法的 32 例患者中，有 30 例取得了初步成功。相反，在接受支气管镜引导技术的 27 例患者中，仅 21 例获得了最初成功，25 例最终获得了成功。这项研究还表明，盲法放置 DLT 的平均时间为 88s，支气管镜引导法为 181s。尽管两种方法都能在大多数患者中成功放置进入左主支气管，但是使用纤维支气管镜引导技术需要更多的时间。此外，每组中有两名患者需要另一种置管的方法。两种方法在单独使用时都可能失败。图 16.3 显示了盲法技术，图 16.4 显示了用于放置左 DLT 的纤维支气管镜引导技术。

近年来，视频喉镜逐渐成为管理预期困难气道患者的重要工具。临床研究表明，视频喉镜可改善喉部结构的可视化，有助于单腔管的插入。一项回顾性研究对 C-MAC 视频喉镜与 Macintosh 喉镜（DLT 插管时最常用的工具）在普通气道插管中进行了比较，视频喉镜与使用 Miller 镜片插入 DLT 时获得的视图相似。相比之下，使用 Macintosh 镜片的患者行 DLT 插管的难度更高。另一项研究比较了 GlideScope® 和 Macintosh 喉镜用于 DLT 插管，结果表明与 GlideScope® 相比，Macintosh 喉镜更容易完成气管内插管。声音嘶哑在 Macintosh 组中发生率更低。因此，作者不建议在气道正常患者进行 DLT 时常规使用 GlideScope®。

相比之下，最近的一项研究显示，在正常气道患者插入 DLT 过程中，使用 Airtraq DL 视频喉镜改善声门周围的暴露。与 Macintosh 喉镜相比，使用 AirtraqDL® 视频喉镜可将患者喉部暴露评级为 Cormack 和 Lehane Ⅰ级。总体而言，在插入 DLT 时，视频喉镜的使用将取决于操作者的经验以及喉镜检查的临床必要性。

右侧支气管导管

虽然左侧 DLT 更常用于大多数择期胸外科手术患者，但在某些特定的临床情况下，需要使用右侧 DLT。表 16.3 显示了使用右侧 DLT 的适应证。

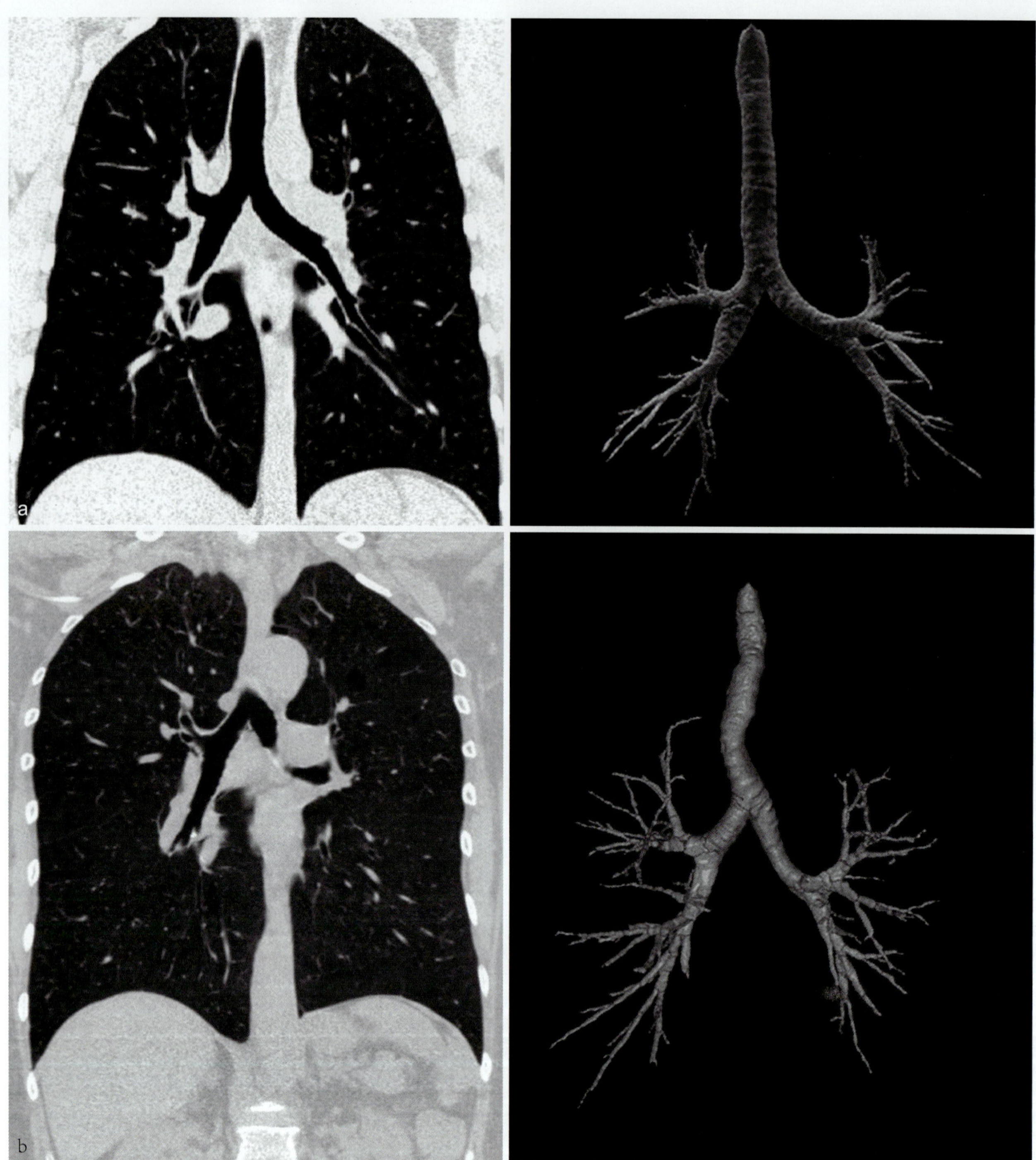

图 16.2 a. 25 岁男性健康成年人多排螺旋三维计算机断层扫描气管支气管树影像。b. 60 岁男性慢性阻塞性肺疾病（COPD）患者多排螺旋三维计算机断层扫描气管支气管树影像

表 16.3 右侧 DLT 的适应证

放置左侧 DLT 的任何禁忌证
支气管内或外部压迫使左主支气管的入口解剖变形
由于胸主动脉瘤导致左主支气管的入口受压
左侧肺移植
左肺袖型切除术
左全肺切除术

左右主支气管的解剖学差异反映在左右 DLT 设计的不同上。由于右主支气管短于左主支气管，并且右肺上叶支气管开口起源于距隆突 1.5~2cm 的距离，因此采用右侧支气管插管的技术必须考虑右肺上叶开口的位置和潜在阻塞右肺上叶支气管开口的可能。右侧 DLT 在支气管套囊经过改良后可以使右肺上叶通气。图 16.5 显示了 Sheridan 和 Mallinckrodt 右侧 DLT。

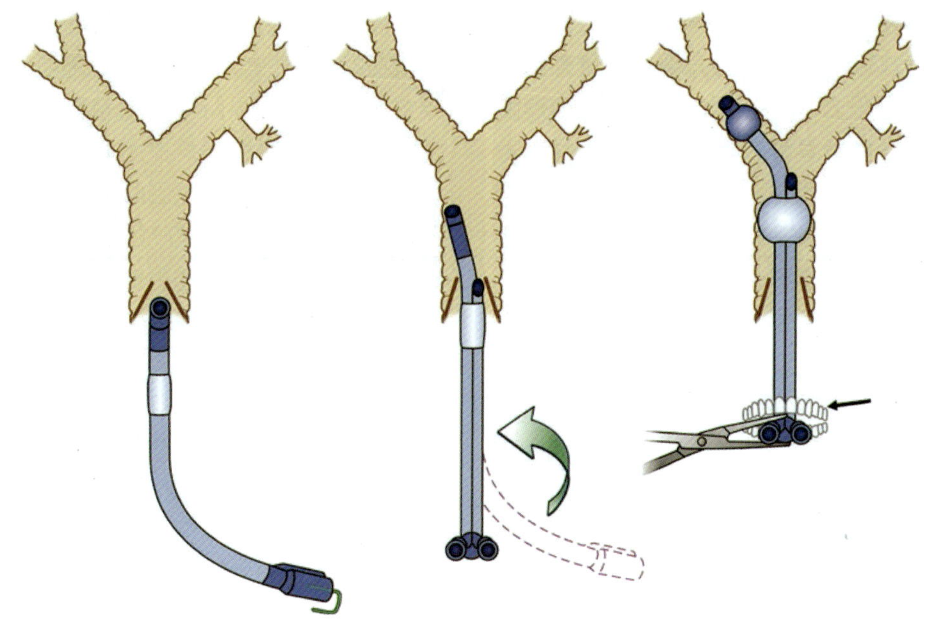

图 16.3 盲法放置左支 DLT

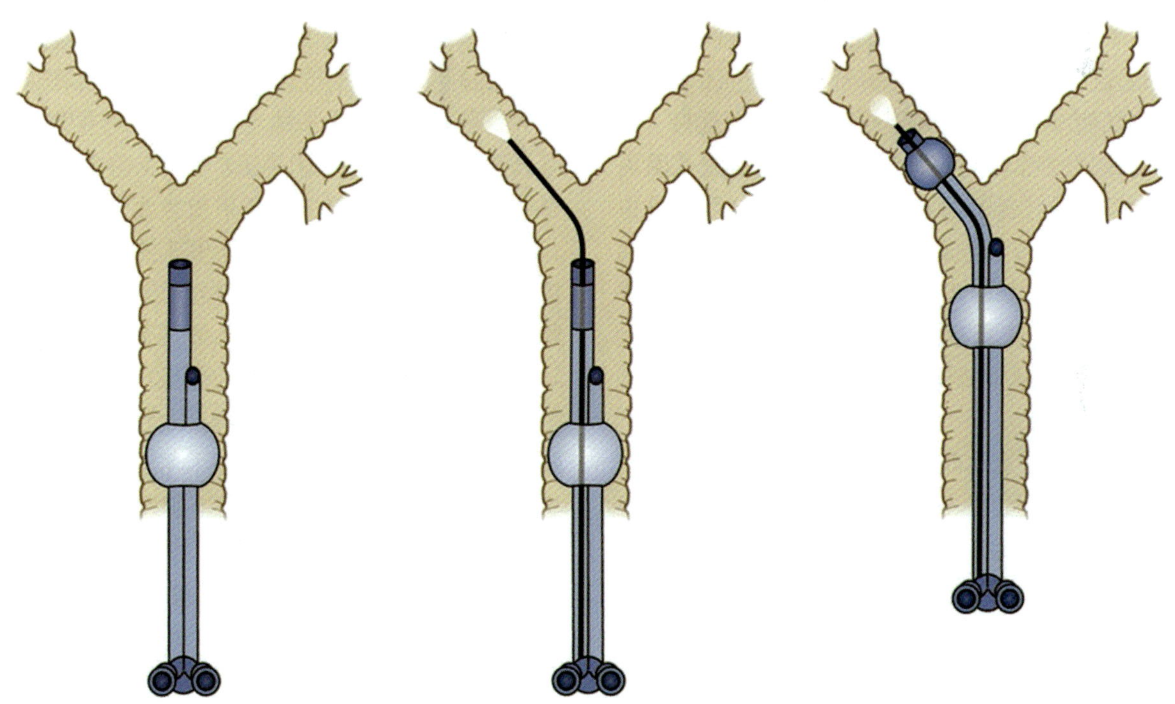

图 16.4 放置左侧 DLT 的纤维支气管镜引导技术

安全性

从理论上讲，对于右肺或左肺的萎陷，左侧 DLT 和右侧 DLT 应同样安全有效。然而，实际上使用右侧 DLT 已引起争议。一项早期研究表明，由于支气管解剖结构的原因，左侧 DLT 使用起来比较简单，并且比右侧 DLT 安全系数高。另一项研究显示右侧 DLT 放置后，11% 的患者右肺上叶存在通气失败，89% 的患者右肺上叶支气管阻塞；经纤维支气管镜引导后的研究表明，右肺上叶开口阻塞的风险没有增加。Mallinckrodt 品牌的右侧 DLT 支气管套囊已做改进，以增加安全系数。在其右侧的 Broncho-Cath® DLT 中，右肺上叶支气管的通气孔的开口加宽，侧向孔的区域扩大。这种改进增加了开口槽和右肺上叶支气管开口之间的对准。使用右侧 DLT 的禁忌证是存在右肺上叶开口异常，据估计，

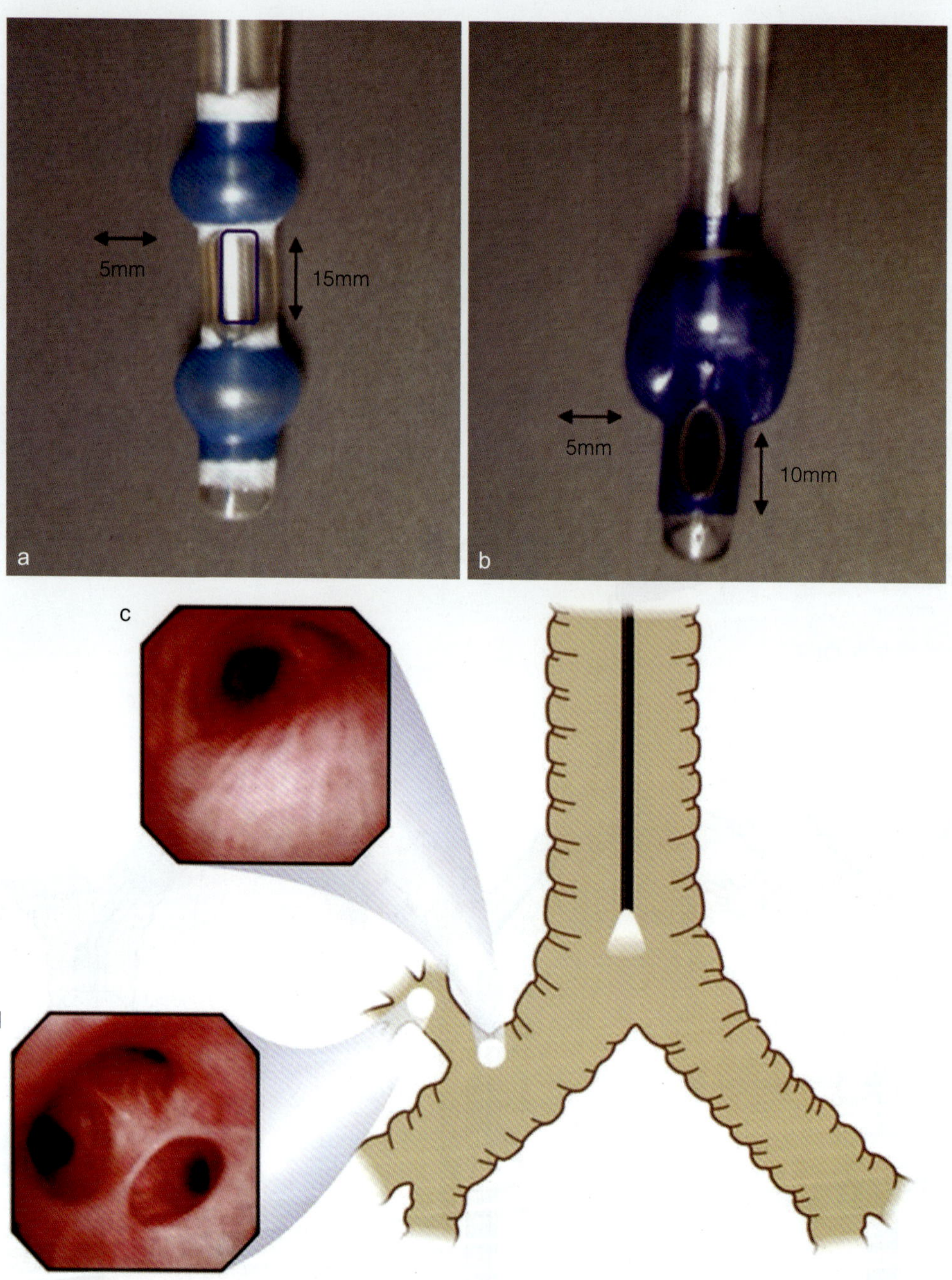

图 16.5 a. Sheridan 右侧 DLT。b. Mallinckrodt 右侧 DLT。c. 右主支气管的视图，其中中间支气管朝向图片的中心，右侧的右肺上叶开口较小。d. 右肺上叶的三个部分（“三叶草”视图）

250 名正常受试者中有 1 名出现这种情况。最近一项涉及使用右侧或左侧 DLT 的研究表明，它们具有相同的临床表现。在这项研究中，作者先假设通过放置左侧 DLT 进行右侧肺隔离具有跟右侧 DLT 具有相似的性能。这项回顾性研究报告低氧血症，高碳酸血症或高气道压力持续时间发生率没有差异。遗憾的是，这项研究本质上是回顾性的，作者还发现两组报告的病例中，超过 65% 的病例在 OLV 期间吸气峰值压力均大于 35cmH_2O。

放置技术

放置右侧 DLT 的首选技术是纤维支气管镜引导技术。在直接喉镜下将右侧 DLT 穿过声带后，将纤维支气管镜通过支气管腔进入气管。在实施 DLT 插管到位之前，应先确定气管隆突，右主支气管的入口和右肺上叶支气管的开口。然后将 DLT 向右旋转 90° 并借助纤维支气管镜前进。右侧 DLT 的最佳位置是使支气管的开口槽对准右肺上叶支气管的入口并且在远端可清楚地看到中间支气管和右肺下叶支气管。纤维支气管镜下可见右侧 DLT 的最佳位置在气管隆突下方时支气管蓝色套囊边缘以及右主支气管入口的视图。图 16.6 显示了用纤维支气管镜从支气管内或气管内观察到的右侧 DLT 的最佳位置。

左侧双腔支气管导管

放置技术

左侧 DLT 的放置和定位可以通过前面讨论的任何一种技术来完成，在盲法中，左侧 DLT 穿过声带并且逆时针旋转 90° 前进，直到导管的尖端进入左主支气管。纤维支气管镜引导技术中，支气管尖端穿过声带，并在纤维支气管镜的帮助下穿过气管直至引入左主支气管。用纤维支气管镜观察左侧 DLT 的最佳位置是从气管腔进入后，能够观察到完全膨胀的不超过 3ml 气体的支气管套囊，位于左主支气管内隆突下方 5~10mm 距离。第二个重点是纤维支气管镜检查。有两个主要的观察：第一，纤维支气管镜从支气管腔进入，在将支气管镜推进穿过支气管导管的蓝色套囊之前观察管腔的通畅；第二个观察视图在支气管的远端，可以看到左肺上，下叶支气管开口清晰通畅的视图。放置左侧 DLT 的同时观察右主支气管，将纤维支气管镜穿过气管腔向右推进至气管隆突下方的 1~2cm，此时在侧壁的 3—4 点位置可以看到右肺上叶支气管的开口。在此开口内推进纤维支气管镜应可清楚看到尖段、前段和后段（“三叶草”视图）。这是气管支气管树中唯一具有三个孔的结构。图 16.7 显示了用纤维支气管镜观察到的左侧 DLT 的最佳位置。

可视双腔支气管导管

ET View Medical 设计了一种新的设备，称为可视 DLT，带有集成的高分辨率摄像头。该摄像头嵌入在气管腔末端，因此当通过电缆连接至屏幕监视器时，它可以连续观察气管隆突。此外，该 DLT 设备还具有集成的冲洗系统，可行相机镜头的清洗。可视 DLT 的一些优势在于它可以进行持续的气道监测，并且其视图有助于在气管隆突水平立即纠正 DLT 错位。为了使可视摄像头保持良好的可视化效果，建议在插入之前使用除雾措施。图 16.8 显示了可视 DLT 和监视器，在一项前瞻性单中心研究中，纳入研究的 76 名患者（99%）在插管后正确放置了可视 DLT；术中存在 40 例（53%）的患者错位情况，使用可视 DLT 的嵌入式摄像头可轻松纠正错位，而无需使用纤维支气管镜。

另一项研究在接受电视辅助胸腔镜手术的患者中将可视 DLT 与常规 DLT 进行了比较，结果表明，与常规 DLT 相比，可视 DLT 能够显著提高插管速度。此外在这项研究中，接受可视 DLT 的患者在插管和定位或手术过程中不需要纤维支气管镜检查。

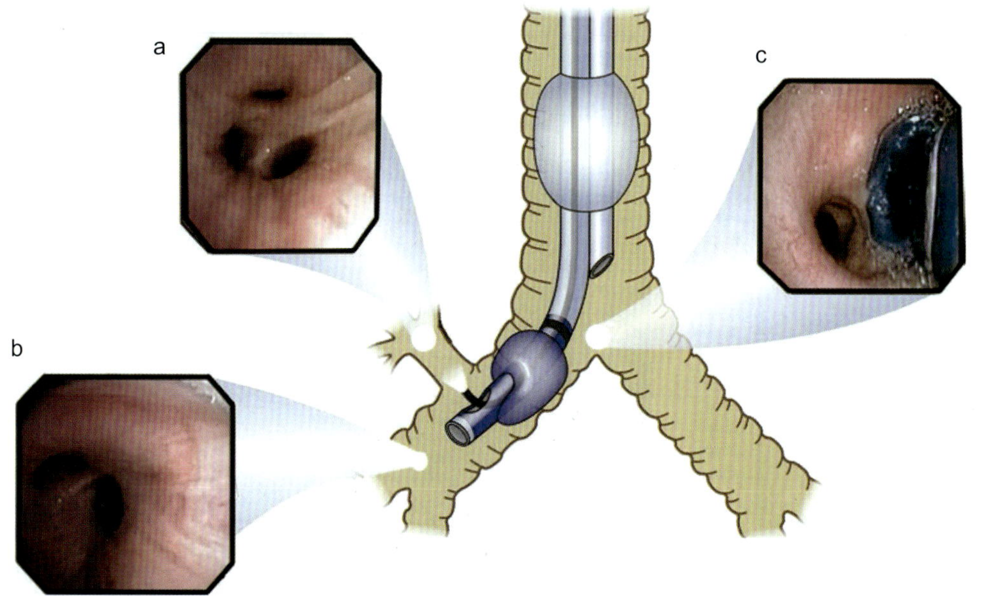

图 16.6 右侧双腔气管导管的最佳位置。a. 当纤维支气管镜从位于支气管腔的开口槽处出来时，右肺上叶支气管的起始分为三个肺段开口（尖段、前段和后段）。b. 当纤维内镜穿过支气管腔时右肺中下部支气管入口的通畅视图。c. 当纤维支气管镜穿过气管腔时，蓝色气囊完全膨胀的气管隆突视图和左主支气管入口的左视图

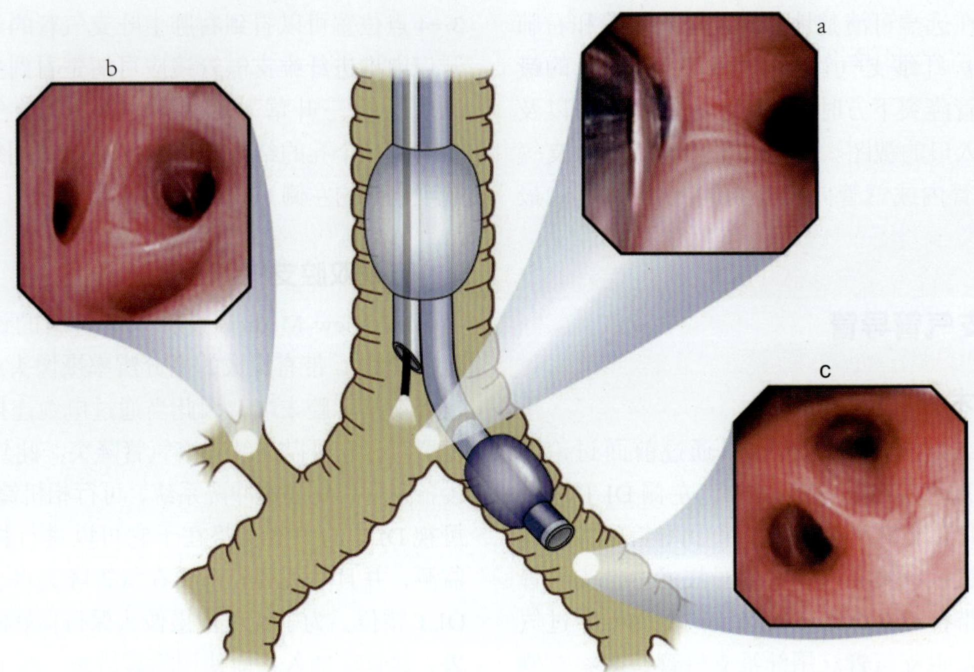

图 16.7 左侧 DLT 的最佳位置。a. 观察右主支气管通畅入口。b. 气管腔查看右肺上叶支气管。c. 从支气管腔查看左上（上方）和左下（下方）支气管

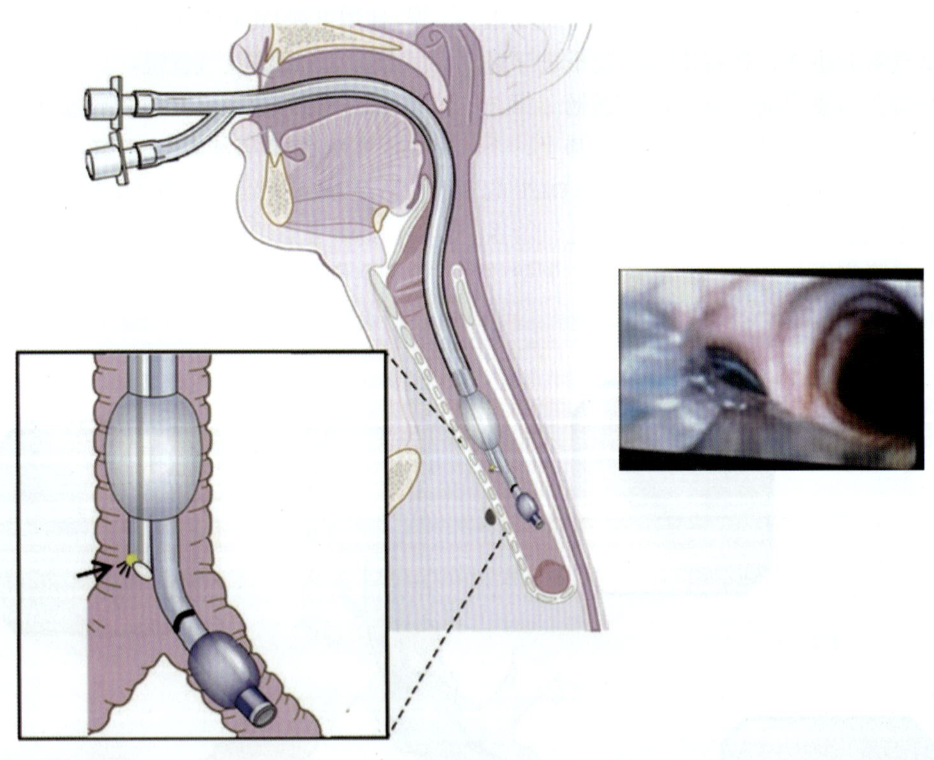

图 16.8 可视 DLT 和监测

可视的局限性之一是摄像头尖端存在分泌物。使用抽吸通道并用生理盐水冲洗将在一定程度上缓解问题。遗憾的是，以前的所有研究都表明，使用可视 DLT 发生嘶哑和不适更多。另外，应当注意，在体外长时间连接相机会导致靠近光源的管子部分融化。可视 DLT 仅适用于左侧 DLT。放置位置与常规 DLT 相似，不同之处在于可视 DLT 可以通过连接的摄像头，在使用过程中连续观察声带或气管隆突。

放置双腔气管导管时的听诊和纤维支气管镜检查

有充分的证据表明，仅靠听诊对确认正确的 DLT 放置是不可靠的。但是，在使用纤维支气管镜检查之前，必须常规应用听诊和夹闭的技术，测试 DLT 的正确位置。对于左侧 DLT，应将支气管导管置于气管隆突下方，进入左主支气管，170cm 高的受试者插管深度在门齿水平应约为 29cm。夹住双腔气管导管的右侧管路后应出现右侧胸部（右半胸）没有呼吸音。完成此操作后，下一步是进行双肺通气。然后夹住双腔气管导管的左侧管路，应出现左侧胸部（左半胸）没有呼吸音。如果这些操作均未成功，或者呼吸音和 DLT 的位置出现混淆，则优先进行纤维支气管镜检查。在一项涉及 200 例盲法插管的患者研究中，首先通过听诊和夹闭技术来确认 DLT 的位置，另一位精通纤维支气管镜的麻醉医生再次确认了 DLT 的位置。结果表明，单独使用听诊时，有 35% 导管放置位置不当。所有检测到的错位最终都被纠正。Brodsky 和 Lemmens 的一项研究报告了他们使用左侧 DLT 的临床经验。通过听诊和临床体征，他们报道了肺塌陷的有效率达 98%，但有 58 例患者使用纤维支气管镜检查试图正确放置 DLT。在这项研究中，有 71 名（6.2%）患者被发现 DLT 位置不理想，在初次放置后需要重新调整。Brodsky 研究的重要意义在于，在 56 例患者中，DLT 被认为进入左主支气管过深，这直接导致了 56 例放置双腔管位置不正确的患者中有 21 例发生了低氧血症。麻醉医生可以通过使用纤维支气管镜来避免这种并发症。英国对围术期死亡的患者进行了一项国家秘密的调查报告，详细介绍了食管、胃切除术患者的管理方法，结果表明，所报道的死亡中有 30% 与 DLT 位置不良有关。问题包括使用多种 DLT 导致长时间的缺氧和低通气。麻醉医生在手术前，手术过程中或放置 DLT 不正确时均未使用纤维支气管镜确认 DLT 的位置。

在另一份来自英国的报道，Seymour 报道了一项针对麻醉医生的调查，他们参加了 506 例左右侧 DLT 放置；在他们的报道中，只有 56% 的病例使用纤维支气管镜检查来确认 DLT 的正确放置位置。在这些病例中，超过 10% 的患者，术中存在低氧血症。Slinger 的文章指出了使用纤维支气管镜检查来确定 DLT 放置的重要性。

一项涉及在肺隔离技术方面经验有限的非胸科麻醉医生参与的研究表明，当放置肺隔离设备（DLT 或支气管阻塞导管）时，将这些设备与纤维支气管镜放置在一起时，未被识别的位置不良发生率高达 38%。可能的原因是缺乏纤维支气管镜检查技巧和对气管支气管解剖结构的认识不足。作者认为，要求麻醉医生能够识别出正确的气管支气管解剖结构并具有灵活的纤维支气管镜检查技术，纤维支气管镜检查对于 DLT 的放置和定位 100% 成功是必不可少的。表 16.4 显示了使用听诊，钳夹技术或纤维支气管镜检查定位和获得 DLT 最佳位置的发现和结果。

在另一项涉及胸科麻醉医生的研究中，对 104 例患者进行了左侧 DLT 插管，并采用听诊和钳夹技术确定了 DLT 的最佳位置。要求具有纤维支气管镜检查经验的内镜医生确认听诊后的最佳位置和正确位置，结果表明，37% 的患者放置 DLT 时存在

表 16.4 肺隔离听诊和纤维支气管镜检查的作用

参考文献	病例数	方法	结果
Brodsky 和 Lemmens	1170 例回顾性研究	8 年以上的临床经验（1993—2001 年）	成功的肺隔离 98%
		听诊和临床体征	56 例左主支气管插入过深，21 例低氧血症
			58 例使用纤维支气管镜
Klein 等	200 例前瞻性研究	听诊 / 钳夹 / 随后由第二位麻醉医师进行纤维支气管镜检查	35% 的错位
			使用纤维支气管镜获得最佳位置
Seymour 等	506 例调查性研究	双腔支气管的审核	56% 使用纤维支气管镜
		听诊 / 钳夹或纤维支气管镜	低氧血症 >10%（SpO_2<88%）
Bellis 等	104 例前瞻性研究	听诊 / 钳夹或纤维支气管镜	37% 的听诊未识别的位置不佳，所有的位置不佳均通过纤维支气管镜检查得以纠正

未识别的错位，应用纤维支气管镜检很容易纠正所有错位。这项研究清楚地表明，即使是经验丰富的胸科麻醉医生也不能仅仅依靠听诊来确定 DLT 的最佳位置。因此，必须使用纤维支气管以获得最佳位置。

双腔气管导管新技术

日本东京的 Fuji 公司推出了由硅树脂制成的 Silbroncho DLT。该装置的独特之处在于钢丝加强的支气管导管尖端。而且，与 Broncho-Cath 左侧 DLT 相比，较短的支气管尖端和较小的支气管套囊增加安全范围。目前，市场上只有左侧的 Silbroncho DLT 可用。尚未报道其有效性。

此外，还有一种新设计的右侧 DLT-Cliny®（Create Medic Co., Ltd., Yokohama, Japan）。该装置有一个长的斜支气管袖口和右肺上叶有两个通气槽。支气管套囊的近端部分直接位于气管上。该设备可用于右主干支气管非常短的患者。图 16.9（a）显示 Silbroncho 左侧 DLT，图（b）显示 Cliny® 右侧 DLT（c）可视 DLT®。

另一种新设计的 DLT 使用支气管阻塞导管能够进行快速可靠的肺隔离。Papworth BiVent 管是一种包含两个 D 形并排管腔的 DLT，由中心位置分开。双腔管的特征包括预制的单个后凹和单个可充气、小容量、高压气管套囊。在远端，有两个柔韧的月牙形凸缘，从中心位置呈弧形排列，形成叉状尖端。目的是跨在气管隆突上。支气管阻塞导管可通过任一管腔盲目推进，并被导入支气管。目前 Papworth BiVent 管的可用尺寸为 43F。根据制造商的说法，Papworth BiVent 管无需内镜引导即可使用。然而，目前尚无人体研究可证实其在肺隔离过程中的临床应用。一种名为 VivaSightDL® 的新型 DLT 具有集成的高分辨率摄像头。摄像头嵌入气管腔的右端。通过电缆连接时，摄像头可以连续显示 DLT 的支气管和支气管内腔的蓝色套囊。该设备的优势是可以实时获得 DLT 位置图像。

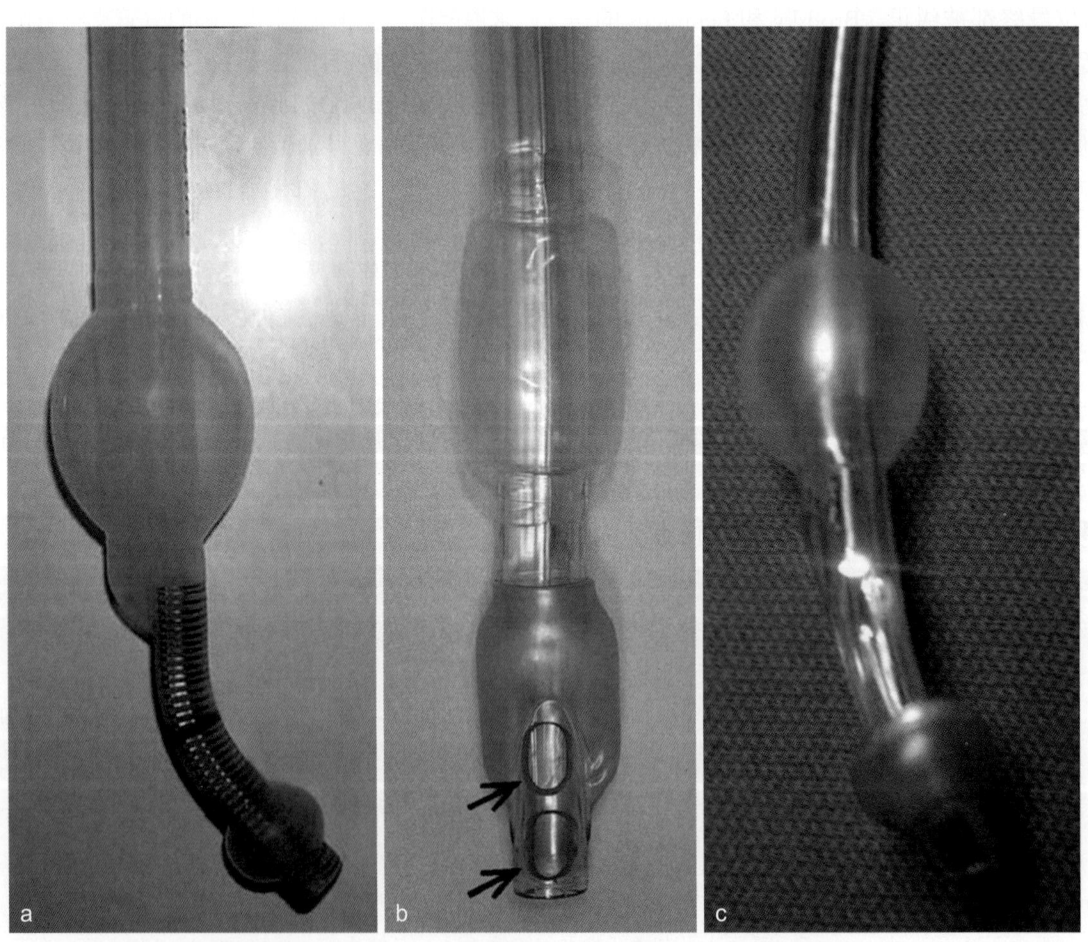

图 16.9 a. Silbroncho 左侧双腔管。b. Cliny 右侧双腔管。c. VivaSight 左侧双腔管

双腔气管插管相关并发症

使用 DLT 最常见的问题和并发症是错位和气道创伤。位置不良的 DLT 不能使肺萎陷，从而在正压通气期间导致气体滞留，或者它可能会使通气的肺部分塌陷，从而产生低氧血症。造成位置不当的常见原因包括支气管套囊过度充气，外科手术操作或头部和颈部的伸展引起的支气管套囊移位。

使用 DLTs 时，气道创伤和气管或支气管膜部的破裂是罕见的并发症。这些并发症可以在插入和放置，或拔管过程中发生。另一报道的并发症是双侧气胸或通气侧的张力性气胸。Fitzmaurice 和 Brodsky 对文献进行的 25 年回顾性研究发现，大多数气道损伤与 DLT 偏小有关，尤其是接受 35F 或 37F 一次性 DLT 的女性。当尺寸过小的 DLT 向远端移入支气管且 DLT 的气管主体伸入支气管时，可能会造成气道损伤，从而导致气道裂伤或破裂。在使用 DLT 的过程中，气道受损可能表现为意外的漏气，皮下气肿，DLT 内大量出血，气管内或支气管套囊突出进入手术区域，外科医生可以看到。如果发生上述任何问题，则应进行支气管镜检查并进行手术修复。

Knoll 等报道了使用 DLT 的次要并发症。在对 DLT 和支气管内阻塞管的对比研究中，与支气管阻塞管组相比，DLT 组术后声音嘶哑的发生率明显更高。然而，两组间支气管损伤的发生率是一致的。一项随机对照试验的荟萃分析，比较了 DLT 与支气管阻塞管的疗效和不良反应，结果表明 DLT 组中更多的患者出现喉咙痛和声音嘶哑以及较轻的气道损伤。此外，最近一项关于胸外科手术进行肺隔离的回顾性研究结果表明，与支气管阻塞管相比，DLTs 放置更快，更可靠，但气道损伤发生率更高。一项前瞻性随机研究显示，在使用 DLT 之前，给予 0.1 或 0.2mg/kg 的地塞米松有益于降低 24h 的咽痛和声音嘶哑的发生率。

支气管阻塞导管

另一种实现肺隔离的方法包括一侧主支气管的阻塞，以使闭塞的远端肺萎陷。如果需要，也可以选择使用支气管阻塞管来实现肺叶的萎陷。当前，有不同的支气管阻塞管可用于肺隔离。这些装置或通过封闭式支气管阻塞管（Torque Control Blocker Univent）连接到单腔气管插管，或通过传统的单腔气管插管或与之一起使用，例如导线引导的支气管阻塞管 Arndt®，Cohen 尖端旋转的支气管阻塞管，FujiUniblocker® 或 EZ-blocker®（Teleflex Medical, Morrisville, NC）。参见图 16.10。

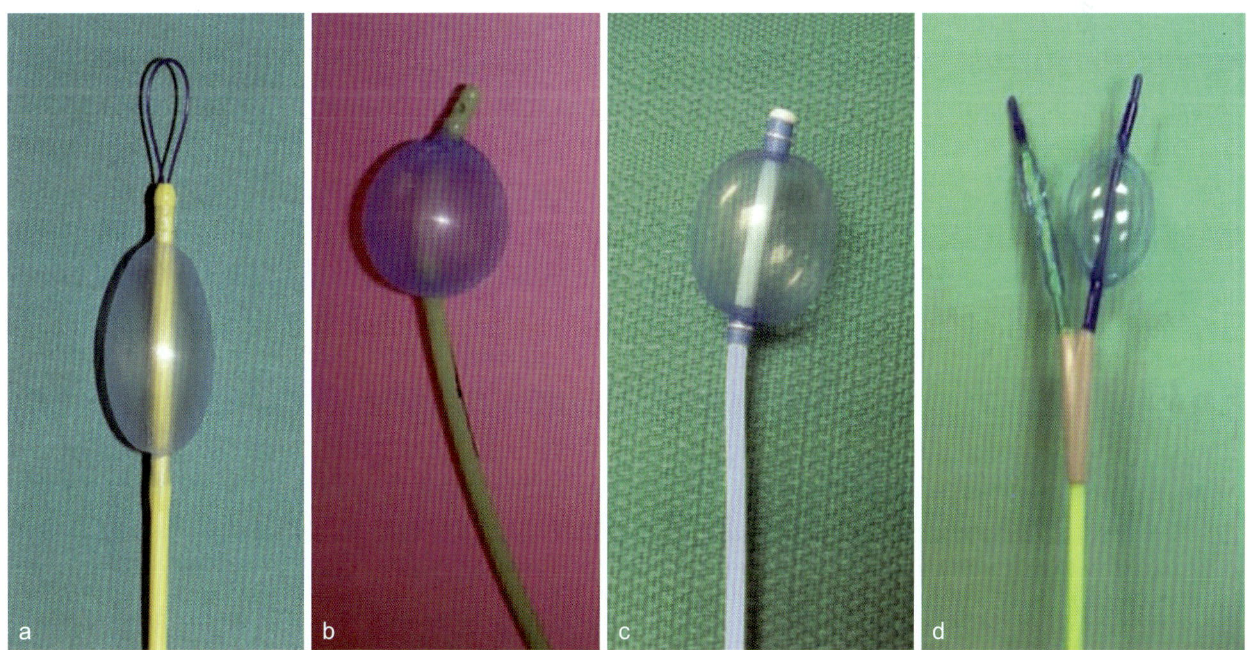

图 16.10 北美现用的四种支气管阻塞导管（详见表 16.6）。a. Arndt 导线引导的阻塞导管（Arndt Cook Critical Care）。b. the Cohen 阻塞导管 9F（Cook Critical Care，Bloomington，IN）。c. Fuji 阻塞导管，9F（Fuji Corp.，Tokyo，Japan）。d. EZ 阻塞导管（Teleflex Medical，Morrisville，NC）

Univent 阻塞管

Univent® 管由单腔气管导管组成，该管腔具有一个封闭的活动性支气管阻塞管，该阻塞导管由具有一定柔性的非乳胶材料制成，并且包括一根滑槽，使支气管阻塞导管更易导入支气管。支气管阻塞导管套囊是一种高压、小容量的套囊，如果行选择性的肺叶阻塞，则需要大约 2ml 的空气来密封；如果需要完全阻塞支气管，则需要 4~8ml 的空气。支气管阻塞管具有直径为 2mm 的内腔，可用于吸痰或供氧，应在插入前将其关闭。Univent® 阻塞管的优点之一是其可用于直接喉镜困难气道以及意料之外的气管插管困难的患者。

Univent® 阻塞管的放置非常简单。首先，对支气管阻塞管进行润滑以利于通过。内置的支气管阻塞导管完全回收在气管导管的滑槽内。传统的气管插管是通过直接喉镜进行的，然后将纤维支气管镜通过 Portex 连接头插入气管插管。直视下将封闭的支气管阻塞管推进到目标支气管中。必须将所有支气管阻塞管导入手术侧的支气管，以实现肺萎陷。

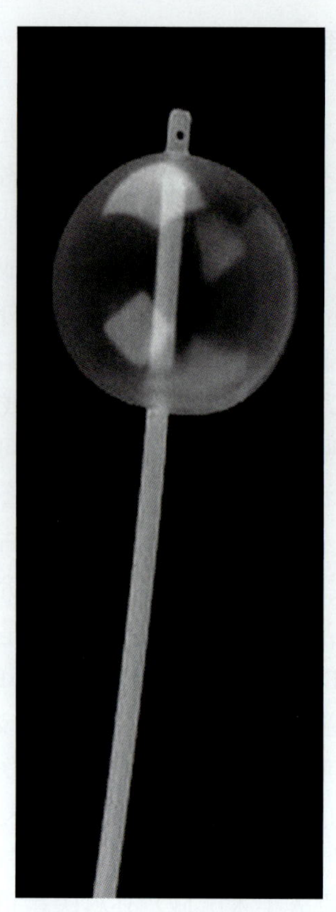

图 16.11　最近推出的 Arndt® 球形支气管阻塞套囊（印第安纳州布卢明顿，库克重症监护中心）。由于右主支气管的长度较短，一些临床医生更喜欢将球形套囊用于手术而不是原始的椭圆形套囊

使用独立的支气管阻塞导管进行肺隔离

实现肺隔离的另一种方法是使用独立的支气管阻塞导管，该阻塞导管通过常用的单腔气管导管。独立的阻塞导管目前包括导线引导的支管阻塞导管（Arndt® 阻塞管），Cohen 尖端转向的支气管阻塞导管，Fuji Uniblocker® 和 EZ 阻塞导管。

导线引导的 Arndt® 支气管阻塞管

Arndt® 阻塞导管是连接到 5F、7F 或 9F 导管上的独立阻塞导管，导管长度分别为 65cm 和 78cm，内腔直径为 1.4mm。在导管的远端附近，加入侧孔以促进肺通气。这些侧孔仅存在于 9F Arndt® 导管中。Arndt® 阻塞导管具有椭圆形或球形的高容量、低压力套囊（图 16.11）。与其他阻塞管相比，Arndt® 阻塞管的独特之处在于，内腔包含一根柔性尼龙丝，该尼龙丝穿过导管的近端并延伸到远端，以一个小的柔性线圈形式存在。该设备带有一个多端口连接器。Arndt® 阻塞管的导线环可以与纤维支气管镜相连，并用作将阻塞管引入支气管的导丝。为了使 Arndt® 阻塞管正常插入主支气管，必须使用适当尺寸的气管导管，以便成人纤维支气管镜能够进入气管导管操作。对于 40kg 患者可插入 7F 阻塞管，应使用 7.5mm 内径（ID）的单腔气管导管插管，对于较大的 9F Arndt® 阻塞管，应至少使用 8.0mm ID 单腔气管导管。图 16.12a 显示了 Arndt® 阻塞管在单腔气管插管中的放置情况，而纤维支气管镜则穿过导线环。图 16.12b 显示了 Arndt® 阻塞管的最佳位置。

Arndt® 阻塞管的优点包括在已经气管插管的患者中使用、困难气道并需要清醒的经口或鼻气管插管、或者在急性胸部外伤时需要 OLV 的患者。此外，Arndt® 阻塞管也可以用作先前有肺切除术且需要行选择性肺叶通气的患者或严重肺出血时的行选择性支气管阻塞。图 16.13a 显示了使用支气管阻塞管进行选择性肺叶支气管阻塞。图 16.13b 显示了 Arndt® 阻塞管在先前有对侧肺切除术和肺段支气管阻塞的患者中的使用。

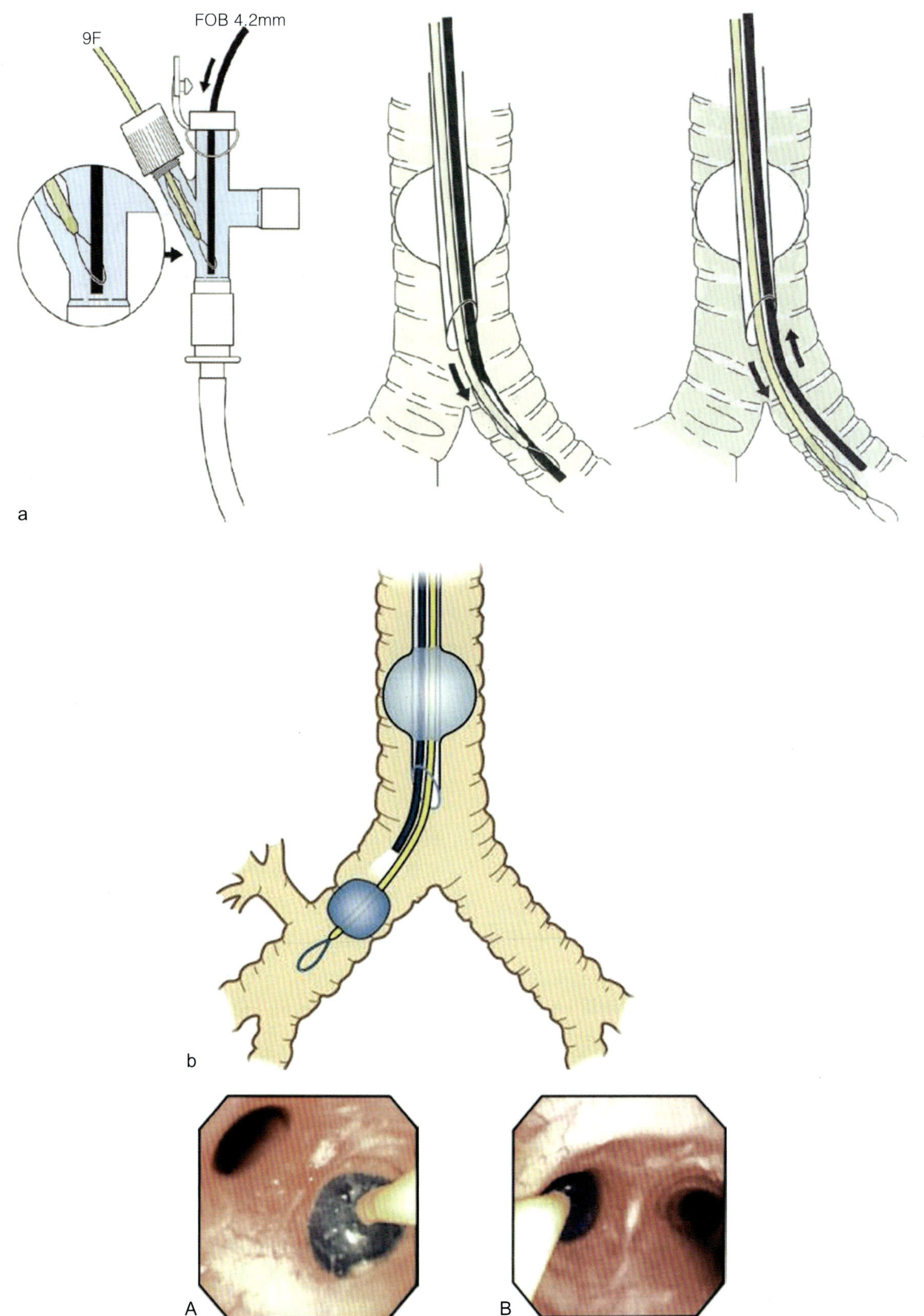

图 16.12 a. 将 Arndt® 阻塞管通过单腔气管插管放置，而纤维支气管镜则穿过导丝环。b. 如用纤维支气管镜所见，右或左主支气管中支气管阻塞管的最佳位置。A. 右主支气管阻塞管；B. 左主支气管阻塞管

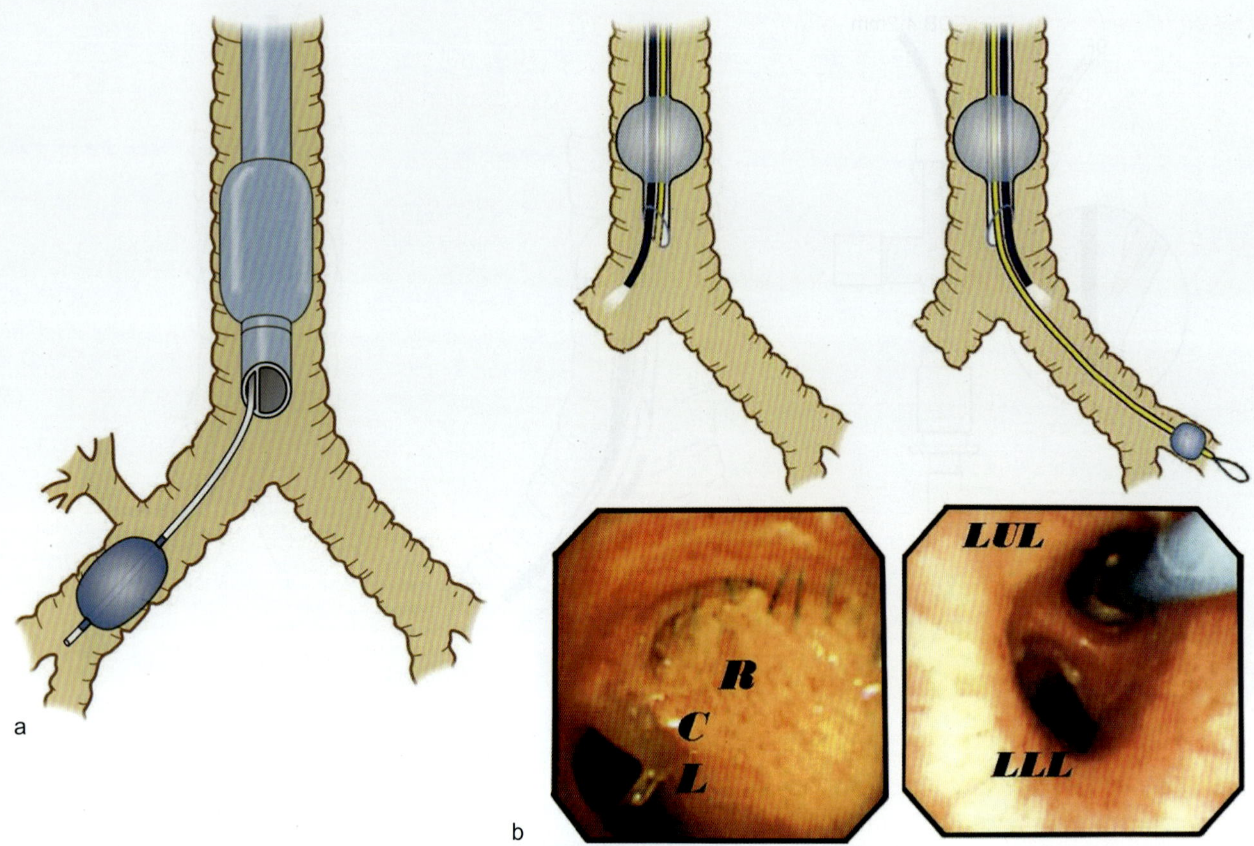

图 16.13 a. 选择性肺大叶支气管阻塞，其中阻塞管封闭了中间的右支气管。b. 先前接受过右肺切除术的患者，其中选择性的肺大叶阻塞被用于闭塞左肺上叶支气管。右主支气管：R. 残端，C. 主隆突； 左主支气管：LUL. 左肺上叶；LLL. 左肺下叶

放置方法

Arndt® 阻塞管是独立的支气管阻塞管，可通过现有的单腔气管插管。为了便于通过气管导管插入，对阻塞管和纤维支气管镜进行了润滑。对于右侧主支气管插管，建议使用球形的阻塞管。对于左主支气管插管，推荐使用椭圆形或球形阻塞管。

Arndt® 阻塞管的放置包括将支气管内阻塞管通过气管插管放置，并使用纤维支气管镜和导线引导环将阻塞导管引导到主支气管中。纤维支气管镜需要向远端推进足够的距离，以使 Arndt® 阻塞管在推进时进入支气管。当放气的套囊超出支气管入口时，将纤维支气管镜退出，并用 4~8ml 的空气将套囊完全充气，以实现完全的支气管阻塞。

对于右主支气管阻塞，Arndt® 阻塞管可以在纤维支气管镜可视下观察其进入右主支气管的方式，不需要线圈套入支气管镜推进。在将患者置于侧卧位之前，应先将阻塞管的套囊放气，然后向前推进 1cm 深，以免在改变患者位置时向近端移位。侧卧位后再次确认位置。之后撤回线圈，1.4mm 内径的支气管阻塞管内腔转换成吸气口，加速肺塌陷。最新版本的 Arndt® 阻塞管带有一个锥形装置连接到阻塞管内腔以方便吸引。重要的是要移开线圈，以免被支气管的吻合线包扎。当纤维支气管镜下可见阻塞套囊外表面在目标支气管且在气管隆突下方至少 5mm 时，Arndt® 阻塞导管即为左或右主支气管中的最佳位置，并可获得良好的密封。

Cohen® 尖端可弯曲的支气管阻塞导管

Cohen® 阻塞管是一种独立的支气管阻塞管，只有 9F 尺寸和长度为 65cm，内径为 1.4mm 的阻塞管供选择。该设备带有球形气囊。在导管的远端附近，有侧孔以促进肺塌陷。该支气管阻塞管具有一个高容量、低压的套囊。Cohen® 阻塞管设备近端有个转向装置，该设备可使阻塞管远端部分弯曲，并预成角以便于插入目标支气管。另外，在 55cm 处有一个扭矩手柄，可以旋转阻塞管。在球囊上方的远端部分，有一个箭头，当用纤维支气管镜观察时，该箭头指示尖端向哪个方向偏转。这款 Cohen® 阻塞管还带有一个多接口连接装置，同时带有密闭塞。

Cohen® 阻塞管的使用适应证与 Arndt® 阻塞管相同。图 16.14 显示了 Cohen® 阻塞管。

放置方法

Cohen® 阻塞管通过 8.0mm 内径的单腔气管导管推进。在插入之前，先对阻塞球囊进行测试，然后抽空气囊。Cohen® 阻塞管润滑后更有利于插入单腔气管导管。

Cohen® 阻塞管的放置跟其他支气管阻塞导管放置一样需要通过气管插管来放置，并使用纤维支气管镜观察阻塞管进入主支气管的方向。阻塞右主支气管时，最佳位置是用纤维支气管镜在气管支气管隆突下方至少 5mm 处观察到充气的球囊（4~8ml 空气）外表面的视图。

通过使单腔气管插管的尖端靠近左主支气管的入口，然后将 Cohen® 阻塞管扭转到左侧，可有助于左主支气管的插管。在看到阻塞管进入左主支气管后，将单腔气管导管拔出几厘米。另一种选择是头转向右侧，让左主支气管移位到中线。该操作将有助于将 Cohen® 阻塞管放置在左主支气管中。当用纤维支气管镜观察到支气管阻塞导管套囊外表面在左主支气管内、且隆突下方至少 5mm 处时，即为左主支气管中的最佳位置。

Fuji® 支气管阻塞管

Fuji Uniblocker® 是独立的支气管阻塞管，有 4.5F 和 9F 两种规格可供选择，长度为 65cm，具有由硅树脂制成的大容量套囊，具有气体阻挡特性，可减少气体扩散。而且，由于其最大的套囊充气量为 6ml 空气，这种新的支气管阻塞管在体外测试的传输压力 <30mmHg，没有超过推荐的支气管黏膜安全极限。此外，Fuji Uniblocker® 配备了旋转接头。旋转连接器可轻松插入纤维支气管镜。Fuji Uniblocker® 带有一个转矩控制的阻塞器，该阻塞器带有一个内置的轴，可以引导通过所需的支气管。最近的一项研究比较了 Fuji Uniblocker® 与 Arndt® 和 Cohen® 阻塞管的效果，结果显示对于胸腔镜或开胸手术，手术野暴露在临床效果均等同于左侧 DLT。但是，与左侧 DLT 相比，包括 Fuji Uniblocker® 在内的支气管阻塞管需要更长的定位时间，并且需要更多的术中重新定位。另一篇研究检查了在胸腔镜手术患者中使用 Fuji Uniblocker® 的情况，发现左侧手术的肺塌陷质量优于右侧手术。

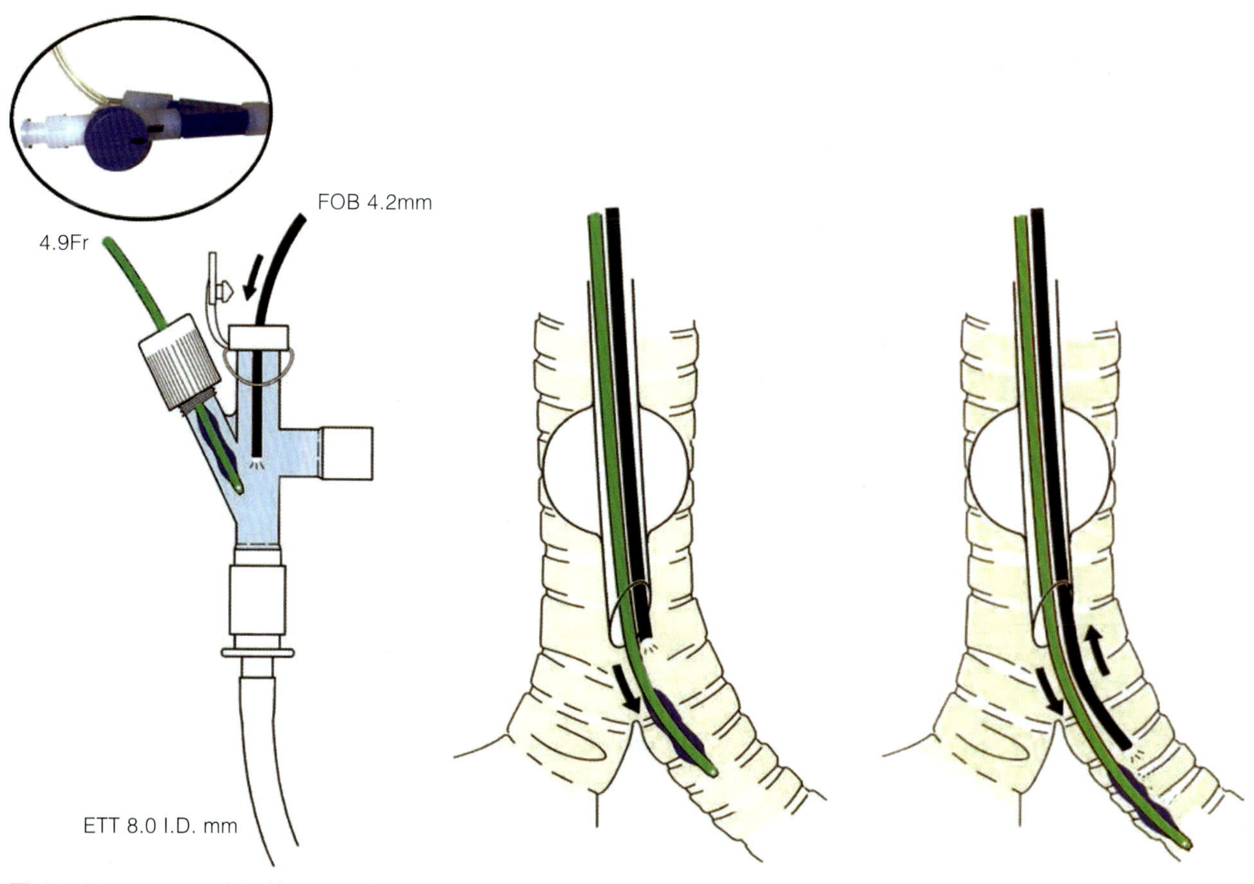

图 16.14 Cohen 支气管阻塞导管

Fuji Uniblocker® 的使用指征与 Arndt® 阻塞管相同。表 16.5 显示了 Arndt® 阻塞管、Cohen® flexitip 支气管阻塞管、Fuji Uniblocker® 和 EZ 阻塞管的特性。对于一些小体型患者，如果需要，Cohen® 和 Fuji® 阻塞管可经气管导管外部，较轻松地穿过声门或气管切开术放置，并且用纤支镜通过气管导管确认阻塞管的位置。

放置方法

尺寸为 9F 的 Fuji 阻塞导管 ® 通过内径为 8.0mm 的单腔气管导管推进。在插入之前，先对阻塞球囊进行测试，然后抽气完全。需要对这种阻塞管进行润滑，以利于插入和通过单腔气管导管。

Fuji 阻塞导管 ® 的放置包括将支气管内阻塞管通过气管插管放置，并使用纤维支气管镜观察阻塞管进入主支气管的方向。带阻塞管的扭矩控制轴可引导至所需的目标支气管。为了阻塞右主支气管，最佳位置是纤维支气管镜下可以看到完全膨胀的球囊（4~8ml 空气）的外表面，且至少要位于气管隆突下方 5mm 的主支气内。图 16.15 显示了 Fuji 阻塞导管 ® 的放置。

EZ 阻塞导管

EZ 阻塞管是独立的支气管阻塞管，尺寸为 7.0F，由聚氨酯材料制成。EZ 阻塞管的末端为 Y 形。远

表 16.5 Arndt® 阻塞导管，Cohen® 支气管阻塞导管，Fuji® 阻塞导管和 EZ 阻塞导管的特点

	Cohen® 阻塞导管	Arndt® 阻塞导管	Fuji® 阻塞导管	EZ 阻塞导管
尺寸	9F	5F，7F，9F	4.5F，9F	7F
套囊形状	球形	球形或椭圆形	球形	球形两个套囊
引导机制	轮装置使尖端偏转	与纤维支气管镜耦合的尼龙线环	无，预成形尖端	无
推荐使用最小的*ETT	9F（8.0 ETT）	5F（4.5 ETT）， 7F（7.0ETT）， 9F（8.0ETT）	4.5F（4.5 ETT）， 9F（8.0 ETT）	（7.5 or 8.0 ETT）
墨菲眼	存在	存在 9F	不存在	不存在
中心内径	1.6mm	1.4mm	2mm	1mm

经许可改编自 Campos。
*ETT 单腔气管导管。

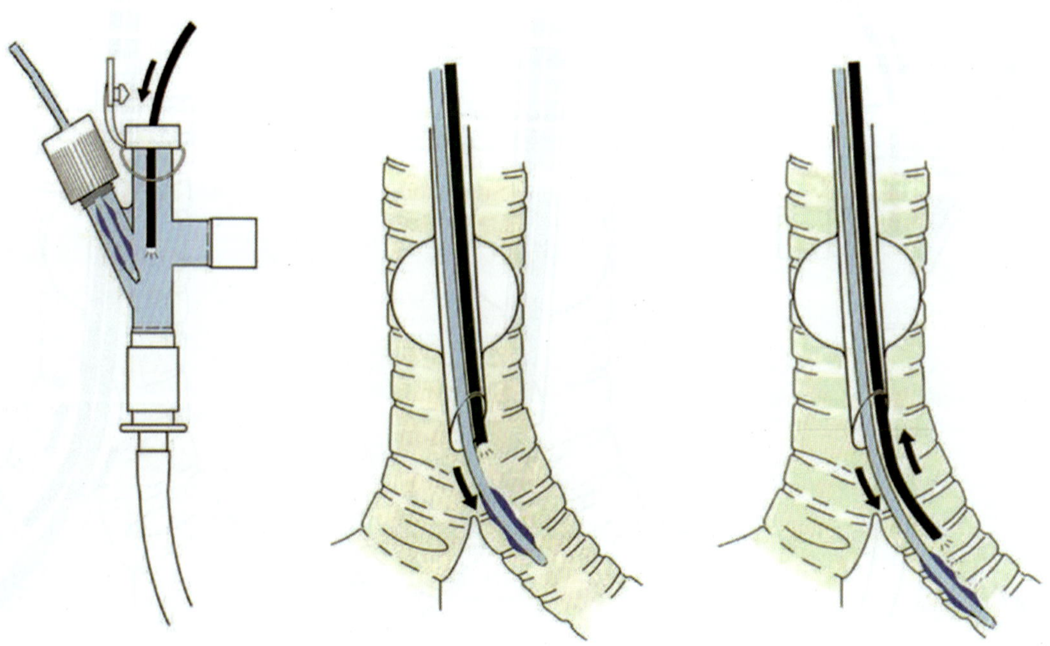

图 16.15 Fuji 阻塞导管 ® 放置方法

端的两个分支都装有一个可充气的气囊以及一个中央空心管道，以便吸痰。同样，每个分支都用不同颜色标识（黄色或蓝色），以便与匹配的气囊轻松识别。EZ 阻塞管附带一个多接头适配器装置，该适配器可连接到单腔管。单腔气管插管的最佳尺寸应为 7.5mm 或 8.0mm 内径，以便阻塞管和纤维支气管镜同时在气管导管内穿行和导航。EZ 阻塞管的多端口适配器设计为连接到单腔气管插管，它包含两个端口，一个用于阻塞管前进，另一个用于通过纤维支气管镜进入气管导管。

放置方法

在进入单腔气管导管和多端口连接管腔之前，先对 EZ 阻塞管进行测试和润滑。推进阻塞管后，应将 Y 形阻塞尖端跨放在气管隆突上，每个独立的尖端应位于左右支气管的入口。在纤维支气管镜检查观察下，仅充气需要肺隔离的一侧气囊。通过颜色标识以识别相应的气囊（一个是黄色，另一个是蓝色）。放气球囊的尖端进入支气管后，应在纤维支气管镜可视下对球囊进行充气。然而，EZ 阻塞管的气囊有时需要 10~14ml 的空气来阻塞左或右支气管。最佳的位置是在支气管入口下方 5~10mm 处观察到气囊的外表面。EZ 阻塞管的一个常见问题是，两分支最初都进入了右主干支气管。这需要将阻塞管撤出到隆突上方，并在纤维支气管镜可视下重新推进。单腔气管导管的远端应至少在隆突上方 4cm，以最大限度地减少此问题。阻塞管远端 Y 形两分支必须牢牢地紧贴在隆突上，以最大限度减少手术过程中阻塞管的位移。图 16.16 显示了 EZ 阻塞管的最佳位置。

支气管阻塞导管的并发症

目前的支气管阻塞导管在使用过程中，尽管一些严重并发症也被报道，但这些并发症似乎比 DLT 好很多。据报道，在扭矩控制的 Univent 阻塞管中存在结构复杂的情况，在使用的前 50 根 Univent 管中有 2 根发生了阻塞管盖连接器的断裂。有报道，由于解剖结构异常而无法实现肺隔离，其中右肺上叶支气管的入口位于气管隆突上方，或支气管内密封失败。右肺上叶切除术中有报道封闭的支气管阻塞管被嵌入吻合线。因此，和外科小组就手术侧是否存在支气管阻塞管进行沟通至关重要。据报道，Univent 的支气管套囊还有另一种潜在的危险并发症：支气管阻塞管的套囊在气管腔附近误充气，阻塞了所有气流并导致呼吸停止。

Arndt® 阻塞管的并发症包括 Arndt® 阻塞管的剪切球囊的报道，是在阻塞管取出连接口时发生的。建议不需要使用独立的支气管阻塞管时，应连同多端口连接器一起被移除，而不是通过连接器将其移除，以防止切碎的材料进入单腔气管导管。另一个接近致命的并发症也被报道，Arndt® 阻塞管使用过程中，充气的球囊移入患者的气管内，导致完全气道阻塞。导致气道内严重的气体单向活动，使降主动脉瘤破裂的患者出现无脉搏活动。迅速使套囊放气才解决了这一问题。

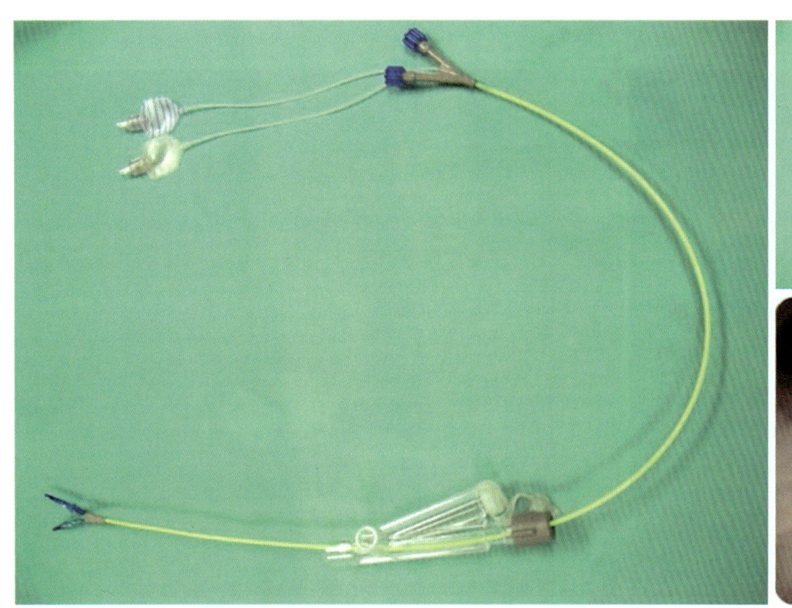
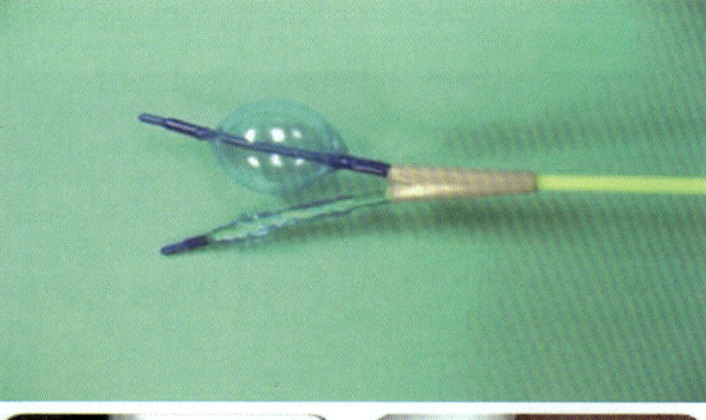
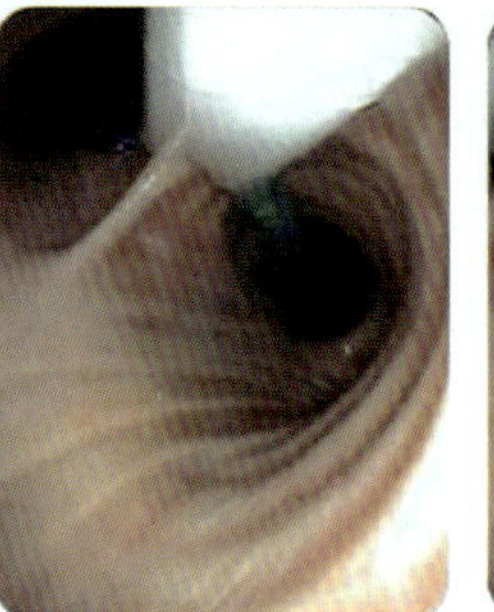
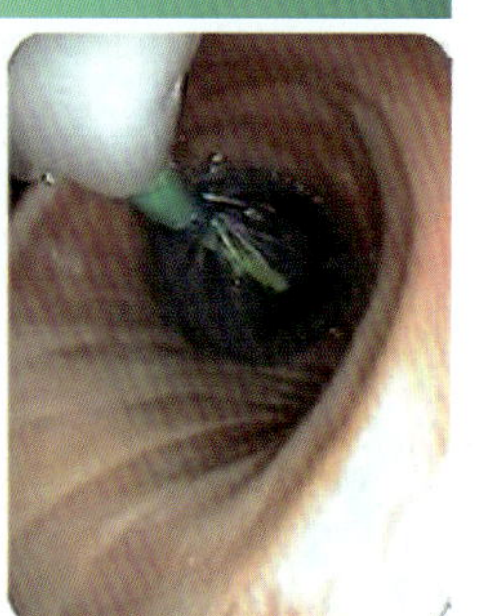

图 16.16　EZ 阻塞导管的放置

有关 Arndt® 阻塞导管的另一种并发症被报道，涉及在左肺下叶切除过程中意外切除了导丝和部分支气管阻塞管尖端。一旦未能成功去除支气管阻塞导管，需要重新进行手术检查。

一项回顾性研究分析了来自同一机构 302 个连续的病例，并未发现在隔离肺时使用不同的支气管阻塞导管有严重并发症。最近报道了 3 例患者，使用 Fuji 阻塞导管后，球囊在手术结束时未能放气。其中有 2 例患者在拔管时同时将充气的支气管阻塞管与单腔气管导管一起拔除。建议在使用前对气囊进行测试，以确保注入的空气可以被抽出，并且气囊完全放空。支气管阻塞导管与 DLT 的并发症相比，DLT 的并发症多于支气管阻塞管。

气管切开术的肺隔离

在已经进行气管切开术的患者中，OLV 可能是一个挑战，因为气道已经缩短，并且造口很小且狭窄。尽管缩短的 DLT 可用于气管切开的患者，但在美国仍无获得可用于气管切开患者的缩短的 DLT。通过气管切开术的患者成功实现肺分离的另一种方法是使用支气管阻塞管，支气管的阻塞可通过 Univent® 阻塞管，或利用 Arndt® 支气管阻塞管通过 Shiley 8.0mm ID 气管造口管（Mallinckrodt，圣路易斯，密苏里州）来完成，或通过插入单腔气管导管后独立放置支气管阻塞导管。也可以使用 Cohen® 或 Fuji® 阻塞导管来进行支气管阻塞，当将 9F 支气管阻塞管穿过气切导管时，推荐的纤维支气管镜应为 3.5mm 内径，以便阻塞管和纤维镜可以同时进入气管导管，达到放置的最佳位置。某些情况下，当使用 Shiley 气管切开导管时，多端口连接器连接到 Shiley 套管的通气端口，以将支气管阻塞管保持在适当的位置。纤维支气管镜用来实现阻塞管放置的最佳位置。图 16.17 显示了气管造口术患者使用独立的阻塞管。

肺隔离过程中的肺萎陷

肺隔离过程中，正确放置肺隔离装置并通过肺萎陷来实现肺隔离，对每位麻醉医生来说都是一个挑战。在一项研究中，将 Broncho-Cath 左侧 DLT 与 Univent® 扭矩控制阻塞管和 Arndt® 导丝引导阻塞管进行了比较，结果表明 DLT 的平均肺萎陷时间为 17min（自发性肺萎陷，无需抽吸），而 Univent® 或 Arndt® 支气管阻塞管（通过抽吸辅助）为 19~26min。但是，一旦实现了肺隔离，所研究的三种设备的总体临床性能相似。

另一项涉及左侧 DLT 并将其与 Arndt®、Cohen® 或 Fuji® 阻塞管进行比较的研究显示，在所研究的设备中，手术暴露是等效的。但是，支气管阻塞管需要更长的定位时间，并且更容易在术中需要重新定位。需要强调的是，这两项研究至少涉及一位在肺隔离装置方面具有丰富经验的资深胸科麻醉专家。

一项研究表明，在 OLV 期间加速肺萎陷，需要用吸入 100% 的氧浓度充分给氧祛氮具有更加效果；相反，在双肺通气期间以及在 OLV 之前，在吸入的气体混合物中使用空气会延迟 OLV 期间的

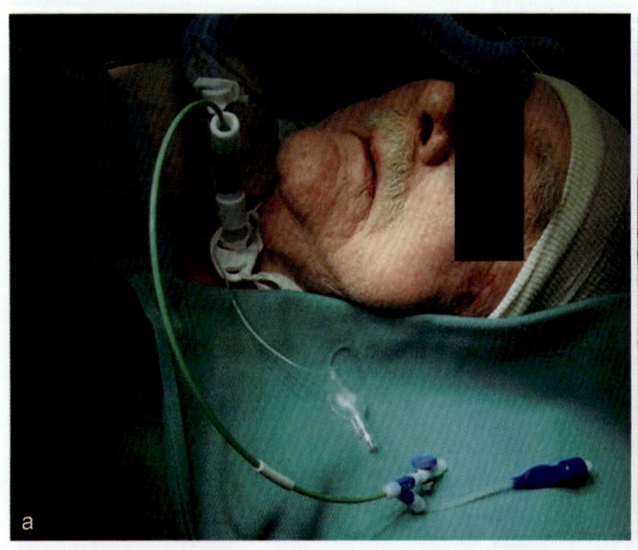

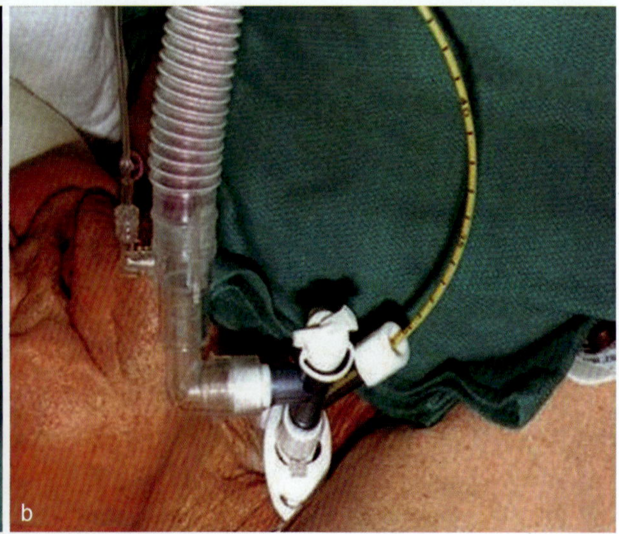

图 16.17 a. 气管切开患者使用 Cohen® 阻塞导管。b. 气管切开患者使用 Arndt® 阻塞导管

肺萎陷。最近一项涉及使用支气管阻塞管的研究表明，与使用 100% 氧气的对照组相比，在 N_2O/O_2（FiO_2=0.5）的混合物中使用氧化亚氮可促进开胸后的肺萎陷。两组患者在单肺通气期间也都存在一定的气体被吸收的辅助协同作用。另一项涉及病态肥胖患者需要单肺通气的研究，其中左侧 DLT 与 Arndt 导丝引导阻塞管进行了比较，在插管成功和实现肺隔离方面，两种设备都有优势，没有差异。

最近的一项研究在电视胸腔镜手术中比较了 Fuji 阻塞管和左侧 DLT 的效果，发现与左侧 DLT 相比，支气管阻塞管获得肺塌陷的时间更短，肺通气质量更高。

结合所有研究，我们的建议是，所有麻醉医生应熟悉肺隔离技术中支气管阻塞管和 DLT 的使用。编辑报告、科学证据和辩论主题均支持该建议。

表 16.6 显示了 DLT 和支气管阻塞管的优缺点。

表 16.6 显示了 DLT 和支气管阻塞管的优缺点

双腔气管导管	支气管阻塞管（Arndt，Cohen，Fuji）
优点	
较大管腔便利 吸痰 最佳的肺隔离绝对适应证装置，保护肺不受污染，双肺通气转换为单肺通气方便可靠	隆突上易于辨别 困难气道的最佳选择 少见插管气道损伤 如需继续机械通气无需换管
缺点	
选择合适的号码困难 喉镜暴露插管较困难 插管潜在的损伤 罕见的严重的气道损伤	小空间吸痰 单双肺通气转化复杂 高频率维护设备（术中移位）

改编自 Campos。

肺隔离的未来趋势

随着胸外科、心脏外科、食管外科和微创外科的发展，麻醉学家对肺隔离技术的需求增加。先前的研究显示，胸部手术麻醉经验有限的麻醉医生通常无法正确放置肺隔离装置。临床经验的增加可能会降低这种失败率，但是对于胸部病例较少的临床中心工作的麻醉医师而言，丰富的临床经验是不可能的。因此，需要改进一些非临床的训练方法。

通常在经验丰富的临床麻醉医生的指导下，利用麻醉模拟器增强学习和积累。因此，肺隔离技术的一种继续教育方法需要在经验丰富的胸科麻醉医师指导下在气道模拟器上进行训练。另一种方法是在纤维支气管镜模拟器上训练肺隔离技术，对偶尔进行胸腔手术麻醉的麻醉医师特别有必要。一项针对胸部手术麻醉经验有限的麻醉医师的研究中，比较了模拟插管模型与通过计算机模拟视频教学在放置左侧 DLT 方面的效果，结果表明，当这组麻醉医师放置左侧 DLT 实现肺隔离时，两种教学方法具有相似的结果。

另一项涉及在麻醉科住院医师中使用双腔气管插管和支气管阻塞管对肺隔离进行高保真模拟的研究表明，他们在放置肺隔离装置方面的表现均非常成功。一项包括高年级医学生的相似模型研究，采用在模拟器上学习基本的肺隔离技能，结果表明视频教学和基于插管模型模拟的方法在培训肺隔离技术新手方面具有可比性，并且非常成功。这项研究还报告说，如果没有实践，获得的技能尤其会下降。不管教肺隔离技术的方法如何，都应在胸科麻醉经验有限的麻醉医师中定期使用该方法，以保持其技能水平。

作者个人认为，每个执行肺隔离技术的临床中心都必须考虑开发肺部工作站以及模拟培训设备，以增强对麻醉相关住院医生、研究员和工作人员的教学。图 16.18 显示了包括模拟器的肺部工作站。另外，可在网站 www.thoracicanesthesia.com 上获得免费的在线支气管镜模拟器，以教麻醉医师气管支气管解剖学（图 16.19）。

总结

成功进行肺隔离的基本原则要求：①在术前评估中使用胸 X 线片识别气管支气管解剖结构，并在围术期使用纤维支气管镜检查；②纤维支气管镜检查的培训和技能；③对 DLT 和支气管阻塞管的熟悉和专业知识。

由于相对更安全，左侧 DLT 是肺隔离过程中最常见和最简单的装置。对于左侧肺切除术或放置左侧 DLT 的任何禁忌证，建议使用右侧 DLT。对于气道异常困难或已进行气管切开术的患者，建议使用支气管阻塞管。支气管阻塞管需要更多的时间放置，并且更容易在术中移位。在肺部手术开始之前，在双肺通气期间使用 100% 的吸入氧浓度脱氮技术促进肺的萎陷。每个肺隔离装置的放置都需要进行

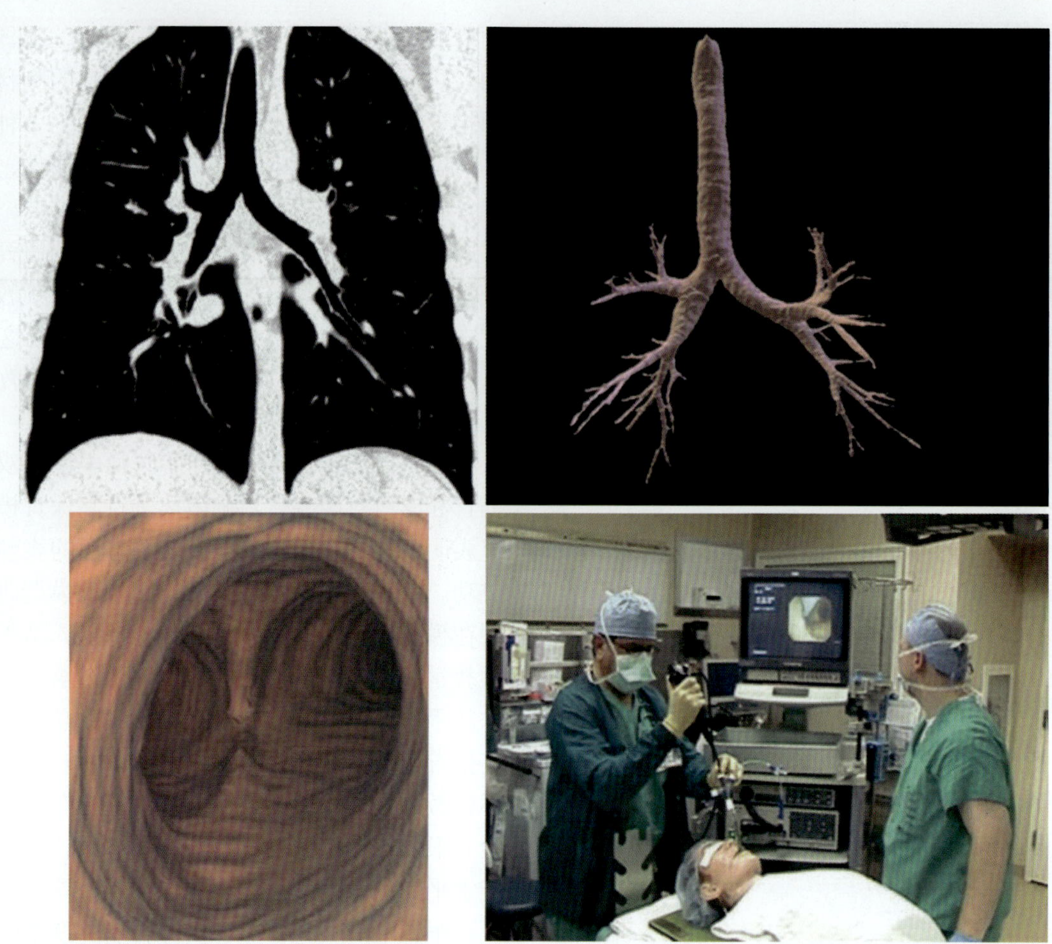

图 16.18 具有供学员放置肺部支气管镜的模拟教育设施

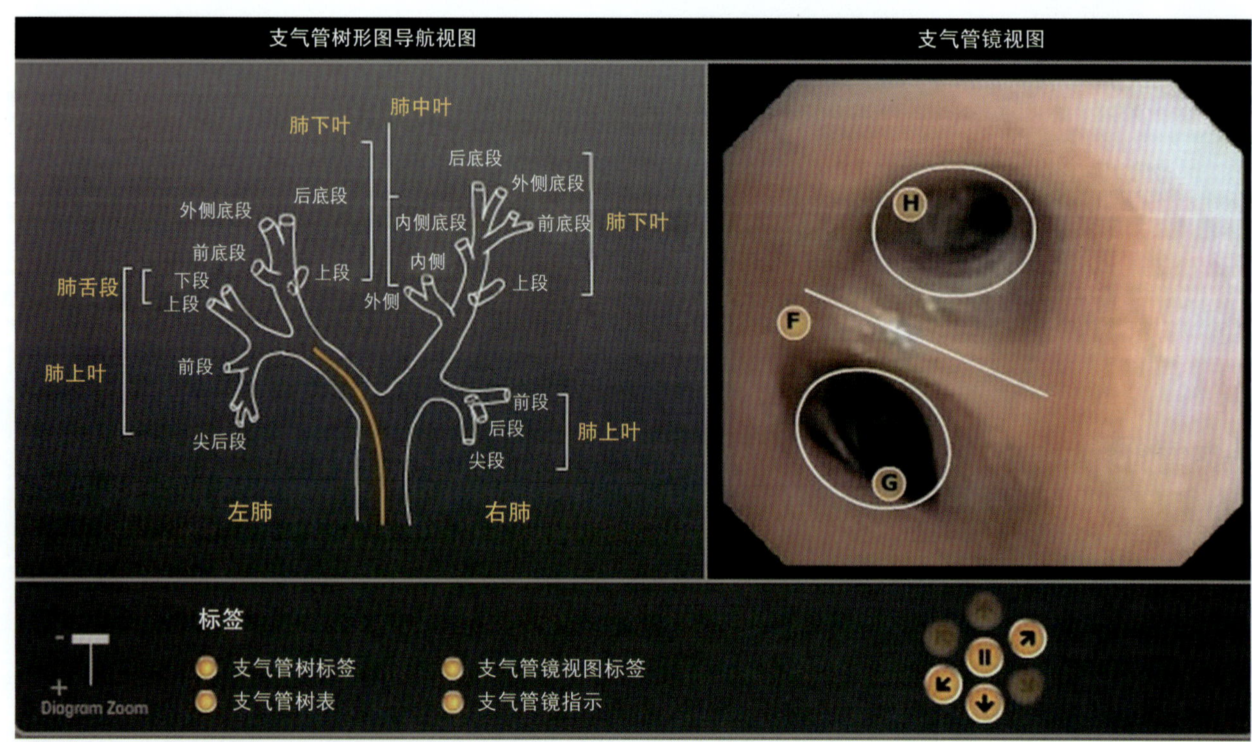

图 16.19 免费的在线支气管镜模拟器，网址为 www.thoracic-anesthesia.com。用户可以通过单击“支气管镜视图”（右）下点亮的方向箭头，使用实时视频导航气管支气管树。单击“支气管镜视图”上的标签可看到所见解剖结构的详细信息。该过程借助“支气管树导航图”（左）进行辅助，该图将支气管镜同时定位为气道中的橙色线

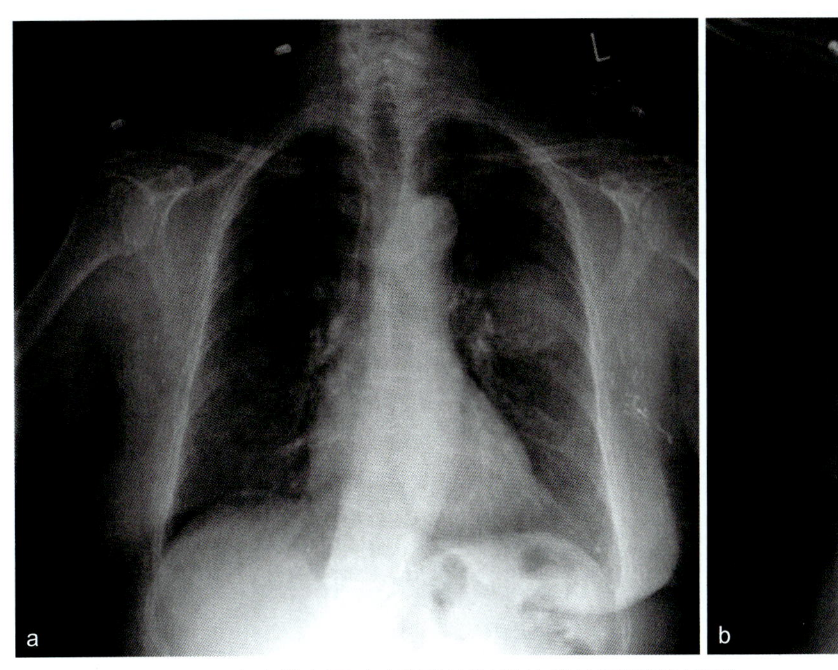

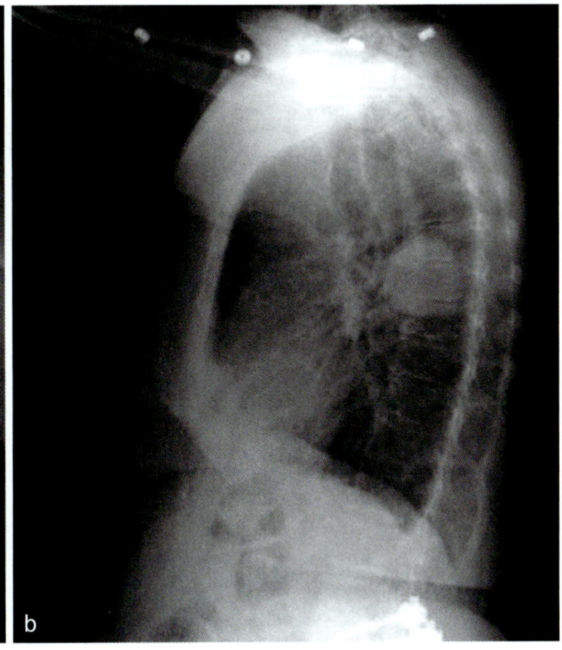

图 16.20 a，b. 一名女性左下叶癌患者的胸部 X 线片接受肺叶切除

听诊和夹闭操作，然后进行纤维支气管镜检查，以在肺分离技术中获得 100% 的成功。这些设备（DLT 和支气管阻塞管）的最佳位置是通过使用纤维支气管镜技术获得的，患者首先在仰卧位，然后在侧卧位，都需要重新使用纤维支气管镜检查定位，以达到最佳位置。

病例分析

临床病例讨论：一名 60 岁女性，体重 61kg，身高 161cm，左肺下叶肿块，计划进行左肺下叶切除术（图 16.17a，b）。她曾经是一位吸烟者，第一秒用力呼气量（FEV1）的预测值为 75%（图 16.20）。

问题

- 选用什么肺隔离装置？
- 选用肺隔离装置的哪一侧和大小？
- 计划使用肺隔离装置时，胸片中的哪些解剖结构是相关的？
- 肺隔离设备有哪些不同的替代方案？
- 使用什么技术来实现肺隔离设备的最佳位置？
- 肺隔离设备在术中有哪些常见问题？
- 与肺隔离设备相关的并发症有哪些？

关注患者的性别、大小、身高和术前胸片

- 以确定肺隔离装置。
- 对于常规、无并发症的病例，重点使用左侧 DLT；对于选择性病例，重点使用右侧 DLT。
- 关注肺隔离的适应证。
- 了解气管和支气管解剖知识，并使用柔性纤维支气管镜检查确定装置的位置，这是成功实施肺隔离的关键。
- 应考虑使用替代的肺隔离装置，如支气管阻塞管。

选择肺隔离设备

- 如果患者的病史或体检中没有显示左侧或右侧 DLT 存在困难气道的可能性，取决于临床医生的喜好，这将是处理这种情况的同等首选。
- 患者的性别和身高表明 35F 或 37F DLT 是合适的，通过在胸片上测量气管宽度可以进一步完善选择（图 16.1）。
- 在没有困难气道的情况下，选择 35F 或 37F DLT 是合适的（图 16.1）。术中支气管阻塞管的移位问题使其成为该患者肺隔离的第二选择。
- 应通过纤维支气管镜检查确认肺隔离装置的正确位置。

肺隔离手术中可能出现的问题

- 错位和气管、支气管损伤的可能性。

第 17 章 纤维支气管镜定位双腔管和支气管阻塞器

Javier Campos 著
沈耀峰 译 章 祺 校

要点

- 在软性纤维支气管检查中，气管解剖结构的识别是一个关键组成部分。
- 推荐软性纤维支气管镜检查以获得肺隔离装置的最佳位置，先从仰卧位，然后在侧卧位，或是在任何装置位置不正确的时候。
- 右支双腔管的放置首选采用软性纤维支气管镜引导。
- 如果怀疑有气道损伤、意外漏气、皮下气肿、大出血或导管球囊突出到手术区域，则应进行软性纤维支气管镜检查，必要时进行外科修复。
- 在胸外麻醉中，使用软性纤维支气管镜是一门必须掌握的技巧。

引言

软性纤维支气管镜检查在临床上具有很大的诊断价值。最常见的方法是经单腔气管导管行纤维支气管镜检查。气管导管通过声带进入气管内，其尖端应位于气管隆突上方 3~4cm 处。Portex 纤维支气管镜（SSL American, Inc.Norcross, Georgia，美国）拥有带自密封阀的旋转接头，以便于同时通气和操作支气管镜。当使用大内径单腔气管导管时，应使用成人纤维支气管镜（即内径为 4.1mm）。另一种进行纤维支气管镜检查的方法是经喉罩（LMA）。当通过喉罩插入支气管镜时，可以显示声带和声门下结构，其气道阻力比单腔气管插管低。

系统和完整的纤维支气管镜检查（图 17.1）包括声带以下气管的前壁（气管软骨环部）和后壁（膜部）和气管隆突。纤维支气管镜到达右主支气管时，可以清晰地看到中间支气管，3 点钟方向看到右肺上叶支气管口。从气管隆凸到右肺上叶起始的距离在 1.0~2.0cm 之间，纤维支气管镜进入右肺上叶支气管后，98% 的人能清晰地看到三个孔，不到 2% 的人看到四个孔。这些孔是前段和后段的开口。这是气管支气管树中唯一有三个孔的结构。将纤维支气管镜从右上支气管退回，然后进入中间支气管，以鉴别右中、下叶支气管。右中支气管呈字母 D 的形状，罕见的是右上支气管从右侧气管隆突上方发出。全面检查完右主支气管后，退回纤维支气管镜，直到再次看到气管隆突，然后进入左主支气管，在左主支气管中可以看到左上下叶的分叉。从气管隆突到左侧支气管分叉的解剖距离为 4~5cm 长。罕见的是可以观察到的左上或左下支气管出现在气管隆突上方。

纤维支气管镜和双腔管放置

可通过纤维支气管镜引导来完成左支双腔管的放置和定位，当支气管尖端通过声门后，在纤维支气管镜的引导下通过气管，直到确定左主干支气管的入口后将导管引导进入左支气管。

纤维支气管镜确认左侧双腔管的位置

推荐纤维支气管镜检查来确定双腔管的最佳位置。了解气管支气管解剖和熟悉软纤维支气管镜的使用是成功确认双腔管最佳位置的必要条件。在针对肺隔离技术经验有限的非胸科专业麻醉医师的研究表明，他们使用纤维支气管镜指导双腔管放置时，未识别的错位发生率高达 38%。

使用纤维支气管镜确定左侧双腔管的最佳位置分两个步骤完成：首先，将纤维支气管镜插入总气管腔，在确定气管隆突后，将纤维镜送入右侧主支气管入口，在离入口 1.0~2.0cm 的距离，可在 3—4 点钟的侧壁上看到右上叶支气管。将纤维支气管镜伸入这个孔内，可以清楚地看到尖段、前段和后段（“三叶草”视图）。这是气管支气管树中唯一有

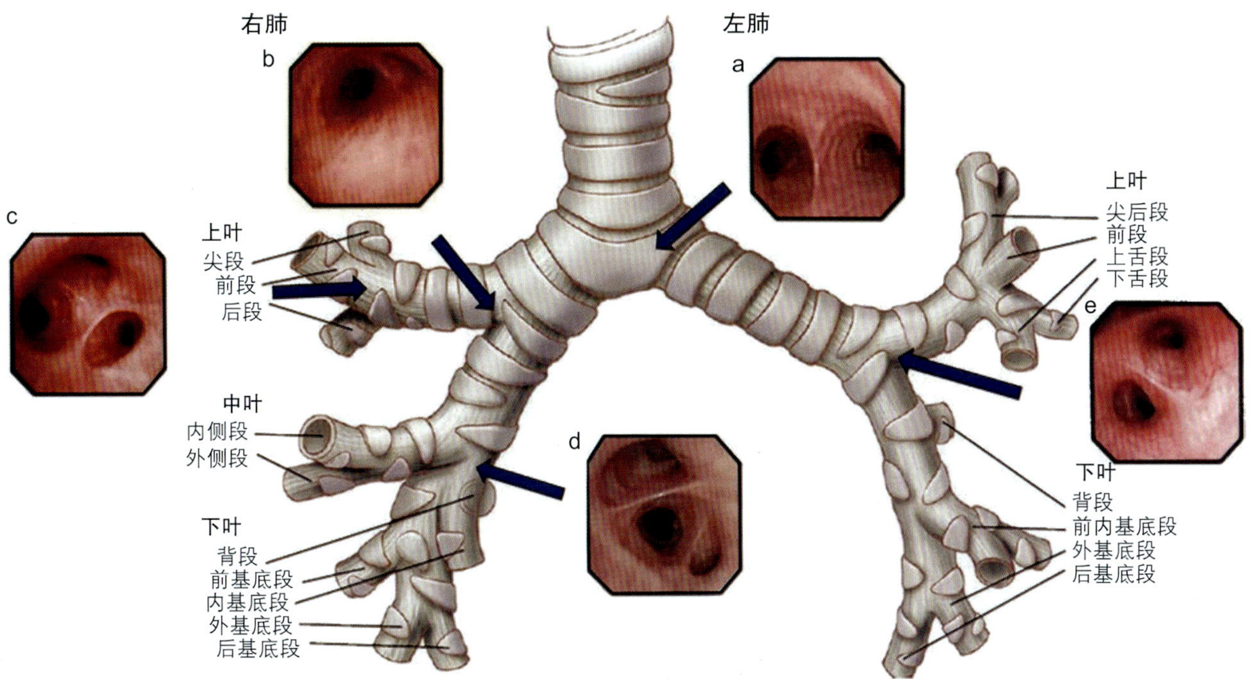

图 17.1 气管支气管解剖和纤维支气管镜检查图像。a. 气管隆突；b. 右上支气管开口；c. 显示右上叶支气管，尖段（中心）、前段（左）、后段（右）。d. 显示右中（D 形）和右下叶支气管（中）和右下叶的上段。e. 显示左上叶和左下叶的视图

三个孔的结构。此外，在不到 2% 的人群中，在右上叶支气管内可以看到一个四边形（四个孔）。图 17.2 显示了尖段、前段和后段的三分叉和四边形视图。

在确定右支气管后，将双腔管的支气管侧球囊完全充气，充气量不超过 3ml。进入左主支气管的支气管侧球囊的蓝色边缘应位于气管隆突下方至少 1cm 处。在用纤维支气管镜检查时，完全充气的球囊周围不应出现气泡（泄漏）。

完成经总气管腔纤维支气管镜检查后，从支气管腔进行下一步检查。首先，将纤维支气管镜支气管侧的头部，远端可见左上、下叶支气管入口孔的清晰的视图。该视图为左侧双腔管合适位置。图 17.3 显示了用纤维支气管镜看到的左侧双腔管的最佳位置。该检查应分别在病人仰卧位和转为侧卧位后进行。

一种新设计的左支双腔管，名为 VivaSight DLT，它包括一个位于总气管腔（远端）的集成摄像头，可以连续观察气管隆突。一项 VivaSight DLT 与传统双腔管的随机对照试验的表明，为了获得 VivaSight DLT 的最佳位置，当使用该设备时，需要进行纤维支气管镜检查。因此，获得 VivaSight DLT 的最佳位置的方法与使用纤维支气管镜放置传统左侧双腔管获得最佳位置的方法并无区别。

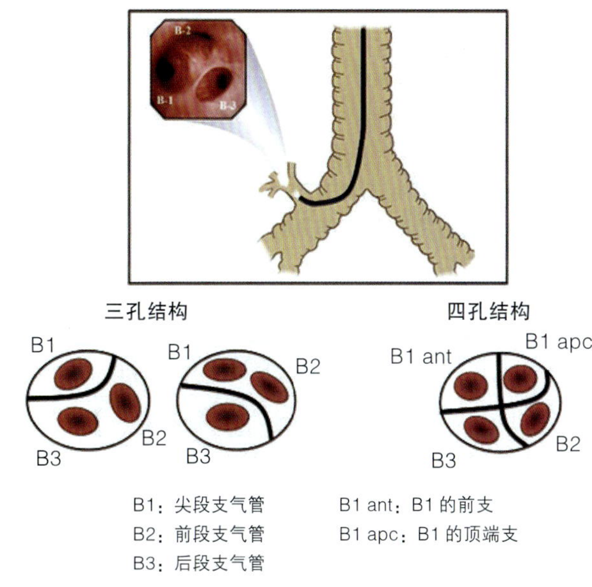

图 17.2 尖段、前段和后段的三叉视图和四边形视图

纤维支气管镜确认右侧双腔管的位置

放置右侧双腔管的首选使用软性纤维支气管镜引导技术。在直接喉镜下右侧双腔管通过声门后，纤维支气管镜进入支气管腔，确定了气管隆突、右主支气管入口和右上叶支气管入口。然后将右侧双腔管向右旋转，借助纤维支气管镜向前推送。右侧双腔管的最佳位置是侧孔与右上叶开口对合良好的同时从支气管腔可以清晰地看到右中叶和下叶支

气管。在完成支气管内检查和恢复通气后，下一步是从总气管角度检查，其最佳位置可以看到位于气管隆突下方的蓝色球囊边缘和右主支气管开口。图17.4 显示纤维支气管镜下支气管侧或总气管侧右侧DLT 的最佳位置。

软性纤维支气管镜和支气管阻塞器

另一种实现肺隔离的方法是经单腔气管导管使用支气管阻塞器。目前可用的各种器械包括导线引导支气管内阻塞器（Arndt® 阻塞器）、Cohen 尖端偏转支气管内阻塞器、Fuji Uniblocker® 和 EZ-blocker。

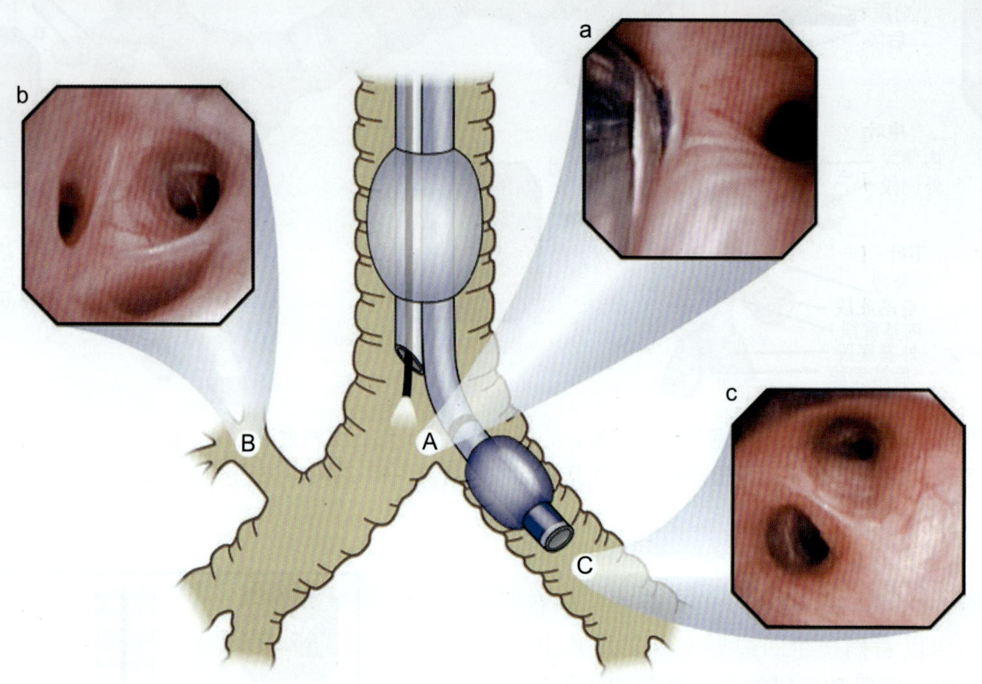

图 17.3 软性纤维支气管镜观察左侧双腔管的最佳位置。该检查应以仰卧位进行，并在将患者转至侧卧位后再次检查。a. 纤维镜经气管腔时右侧主支气管入口通畅，充分充气的支气管球囊边缘位于左侧支气管隆突下方。 b. 右上支气管与三个节段（尖、前、后）的开口，这是再次确认右支气管的标志。c. 当纤维支气管镜进入支气管腔时左上、左下支气管的视野（引自 Campos）

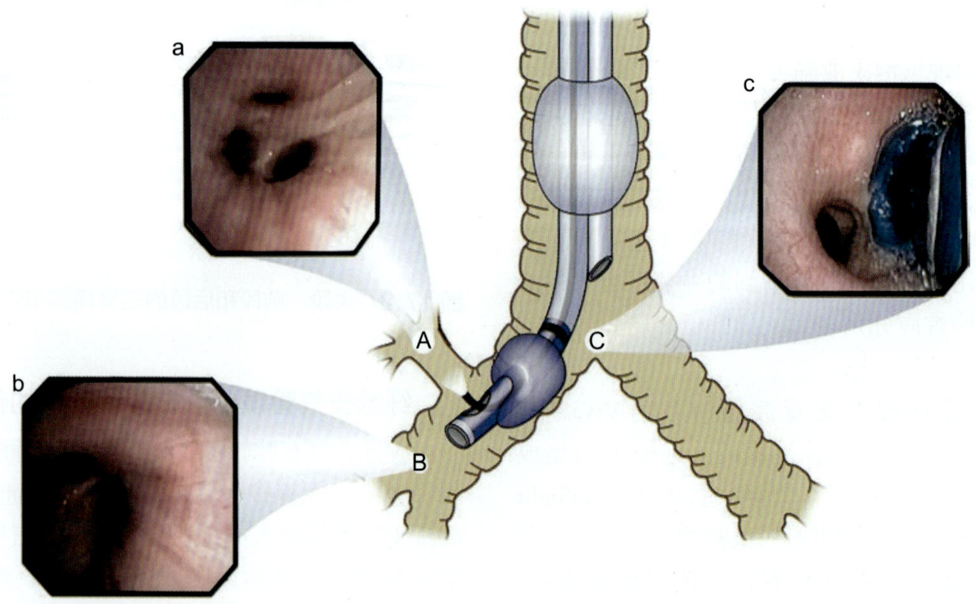

图 17.4 纤维支气管镜下支气管侧或总气管侧观察右侧 DLT 的最佳位置。a. 纤维支气管镜从位于支气管腔内的侧孔中伸出时，右上支气管尖、前、后三个肺段的开口。b. 纤维镜经支气管腔时右侧中、右下叶支气管开口。c. 纤维镜经总气管管腔向前推进时，见左侧主支气管入口和位于右主气管蓝色球囊边缘（引自 Campos）

应用纤维支气管镜放置 Arndt® 阻塞器

Arndt® 阻塞器的放置包括将支气管内阻塞器通过气管插管，并使用光纤支气管镜和线引导环将阻塞器引导到主干支气管中（图 17.5）。纤维支气管镜必须带着 Arndt® 阻塞器向远端推送入目标支气管。当阻塞器的球囊通过支气管入口时，拔出纤维支气管镜，用 4~8ml 空气将球囊充分充气完全阻塞支气管。Arndt® 阻塞器置于左侧或右侧支气管的最佳位置为纤维支气管镜下看到阻塞器球囊的上缘在目标支气管的气管隆突下方至少 5~10mm（图 17.6）。

应用纤维支气管镜放置 Cohen® 阻塞器

Cohen® 阻塞器依靠一个位于该装置近端的旋转装置，使塞器远端的尖端偏转到指定的支气管。该装置已在远端预先成角，以便于插入目标支气管。Cohen® 阻塞器可以通过 8.0mm 内径单腔气管导管放置。Cohen® 阻塞器的放置包括将支气管内阻塞器通过气管插管，并使用纤维支气管镜观察阻塞器进入主支气管干的方向。Cohen® 阻塞器的优势在于不需要将气管镜送入目标支气管内，纤维支气管镜可以在距阻塞器尖端几厘米处观察阻塞器尖端进入目标支气管（图 17.7）。

Cohen® 阻塞器置入主支气管右侧的最佳位置是纤维支气管镜下观察到气管隆突下至少 5~10mm 处充气的球囊（4~8ml 充气量）的上缘（图 17.8）。

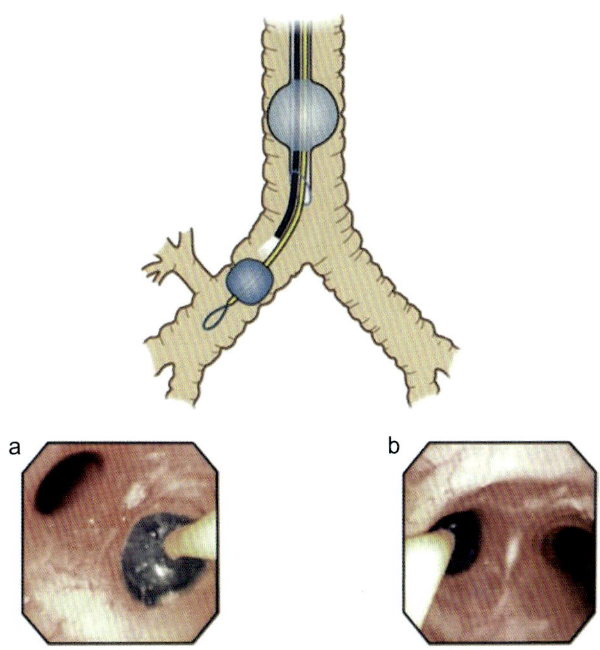

图 17.6　支气管阻塞器在左右主支气管的最佳位置。完全充气的球囊上缘在气管隆突下方 5~10mm。a. 支气管阻塞器在右侧主支气管内。b. 支气管阻塞器在左侧主支气管内（引自 Campos）

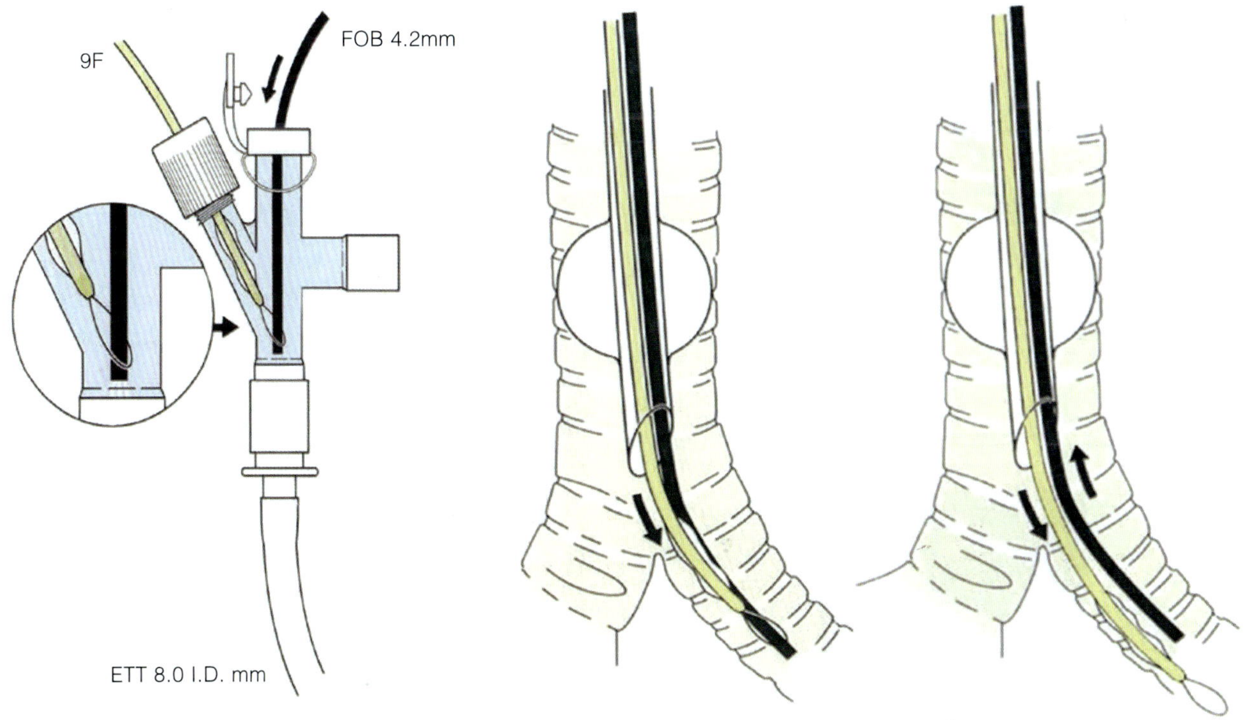

图 17.5　通过单腔气管插管放置的 Arndt® 阻塞器，纤维支气管镜通过导丝环引导 Arndt® 阻塞器进入左主干支气管。FOB. 纤维支气管镜，ETT. 单腔气管插管（引自 Campos）

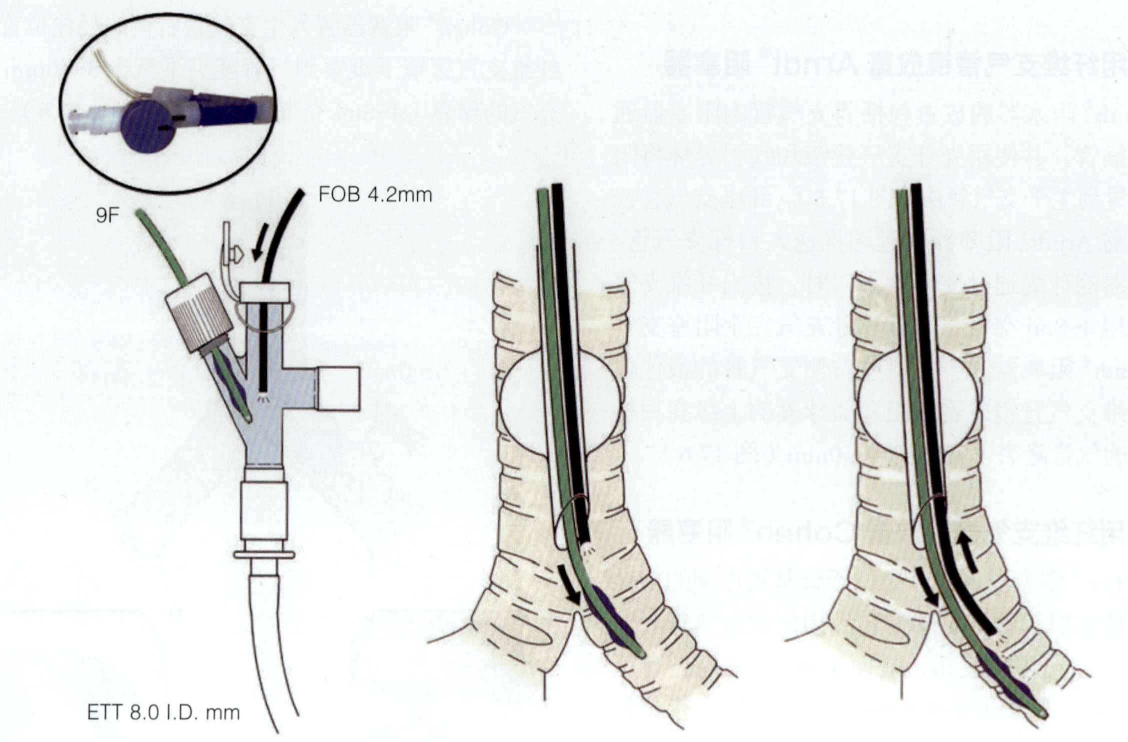

图 17.7 纤维支气管镜引导下 Cohen® 阻塞器置入左主干支气管

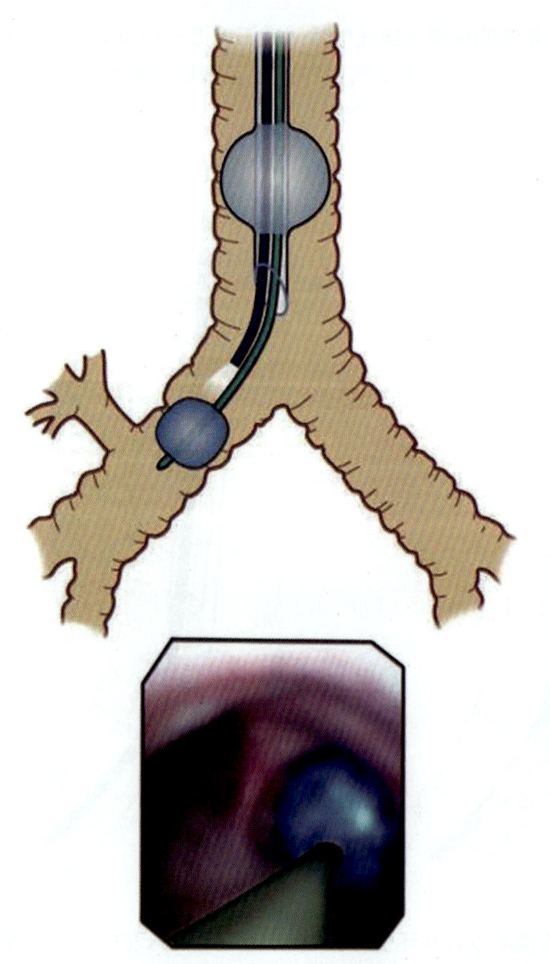

图 17.8 在支气管球囊充分充气的情况下，Cohen® 阻塞器在右主支气管的最佳位置

应用纤维支气管镜放置 Fuji Uniblocker®

Fuji Uniblocker® 是另一种支气管阻塞器；这种阻塞器的特点是球囊由硅胶制成，以减少气体在球囊内外的扩散。富士 Uniblocker® 尺寸 9F(成人尺寸)可以通过 8.0mm 内径的单腔气管导管;在插入之前，对阻塞器球囊进行测试，然后完全放气。这种阻滞剂的尖端有一个预成角度的尖端（曲棍球棒形状），便于插入靶向支气管。Fuji Uniblocker® 的放置步骤包括将支气管内阻塞器通过气管插管，并使用纤维支气管镜观察阻塞器进入主干支气管的方向。阻塞右主支气管的最佳位置是在右主支气管气管隆突下方至少 10mm 处，用纤维支气管镜观察到完全充气的球囊（4~8ml 充气量）上缘（图 17.9a，b）。阻塞左主支气管的最佳位置是完全充气的球囊上缘在左主支气管气管隆突下方至少 10mm 处。

应用纤维支气管镜放置 EZ-blocker

EZ-blocker 是另一种支气管阻塞器，只有 7.0F 大小（成人尺寸）可用（图 17.10a）。EZ-blocker 的末端为 Y 形（图 17.10b）。远端两个分支均装有充气球囊（图 17.10c）。每个分支都有颜色编码（黄色或蓝色），分别对应不同的分支末端球囊。使用内径 7.5 或 8.0mm 的单腔气管导管以便让阻塞器和纤维支气管镜一起通过。将 EZ-blocker 的适配器连

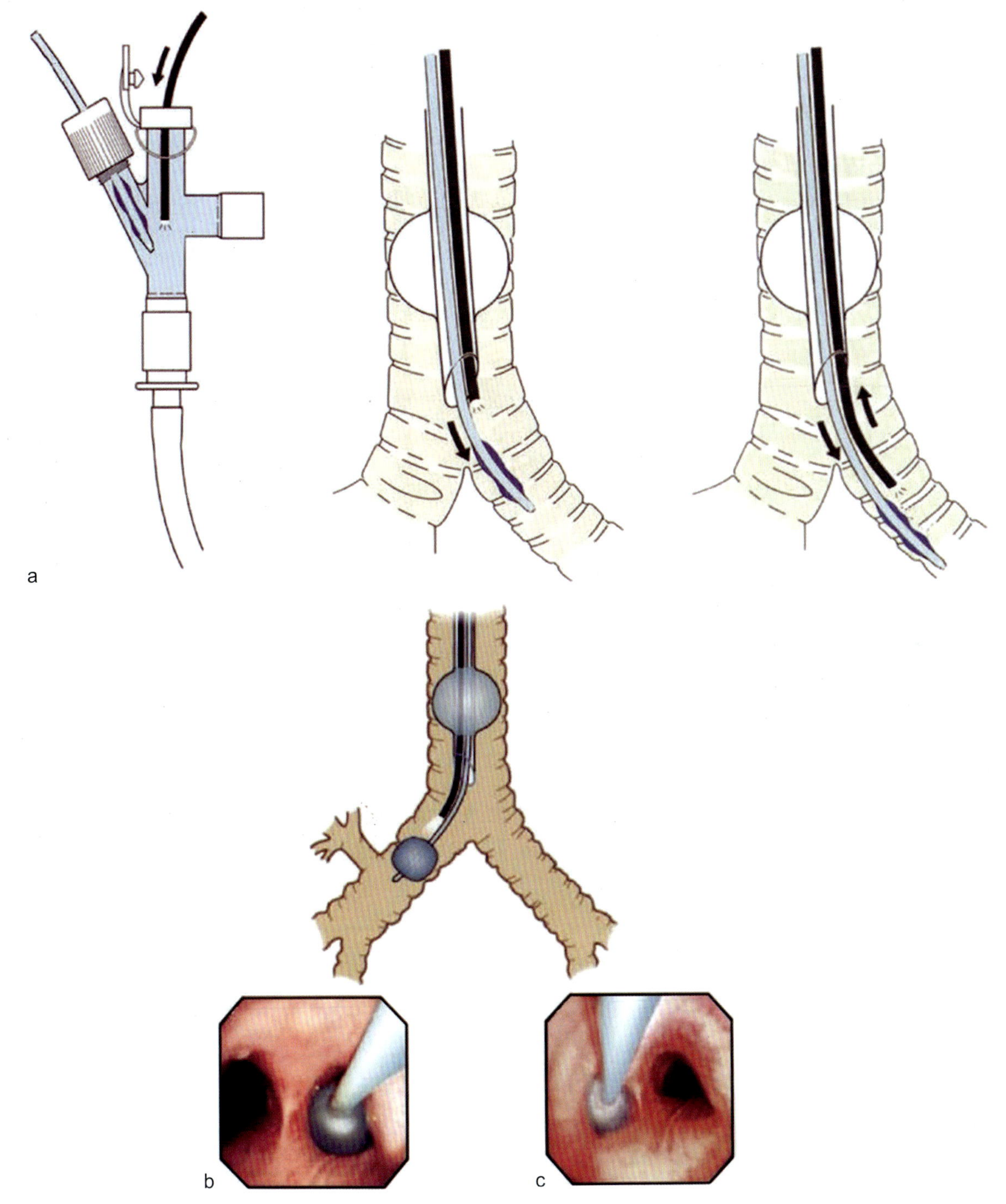

图 17.9　a. Fuji Uniblocker® 置入右主支气管。b. 在右主支气管中完全膨胀的 Fuji Uniblocker® 球囊。c. 在左主支气管中完全膨胀的 Fuji Uniblocker® 球囊

接到单腔气管导管，该适配器另外包含两个端口，一个用于通过阻塞器，另一个端口用于通过软性纤维支气管镜。EZ-blocker 在使用之前要进行球囊测试和充分润滑。阻塞器的 Y 型末端应坐在气管隆突上，每个独立的尖端应位于右支气管或左支气管入口处。在纤维支气管镜指导下，对需要隔离侧的球囊充气。通过不同的彩色来识别各自的球囊（一个是黄色的，另一个是蓝色的）。当未充气的球囊尖端到达支气管后，应在软性纤维支气管镜观察下对球囊进行充气。球囊需要充气 8~14ml 气体来阻塞支气管。正确和最佳的位置是当球囊的外缘在支气管入口以下至少 5~10mm。单腔气管内管的远端应在隆突上方至少 4cm，以便于将阻塞器置入支气管。阻塞器的 Y 型末端必须牢固地坐在隆突上，以减少术中阻塞器的移位。应在仰卧位和侧卧位分别用软性纤维支气管镜确认阻塞器位置。

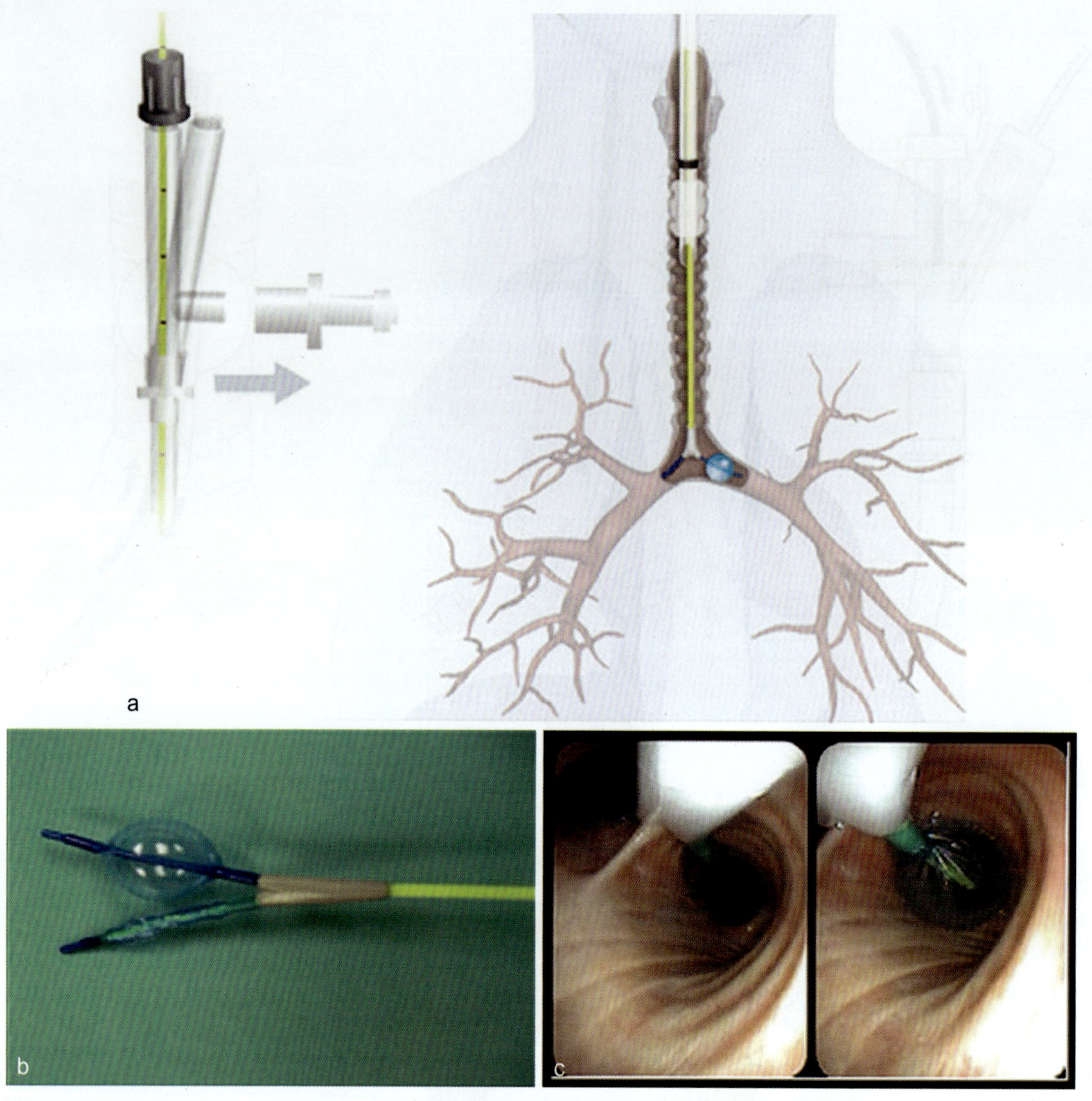

图 17.10 a. EZ-blocker。b. Y 形的末端。c. 充气阻塞左侧支气管，充气阻塞右侧支气管

应用软性纤维支气管镜放置支气管阻塞器进行选择性肺叶阻塞

选择性肺叶阻塞是一种单肺通气（OLV）的特殊技术，在先前肺切除术后需要再次肺手术的患者或因严重肺部疾病导致肺储备受限的患者的胸腔手术中，只萎限需要接受手术的肺叶。在选择性肺叶阻塞技术中，麻醉医师必须清楚气管支气管解剖，尤其是先前经历过支气管切除术的患者。例如，一个曾做过右上叶切除术的患者，由于失去了解剖标志物（右上支气管），麻醉医师可能无法用纤维支气管镜识别右上支气管内的尖、前、后段，这可能导致识别右主干支气管与左主干支气管的困难（图 17.11）。

既往经历过肺叶切除术的患者需要在对侧肺进行手术，在全肺衰竭、气压伤或剩余肺的肺过度膨胀期间，可能会出现低氧血症，从而导致急性肺损伤。可以选择使用支气管阻塞器来实现选择性肺叶阻塞，以促进手术暴露和改善氧合（图 17.12）。

通过单腔气管导管插入支气管阻塞器，必须在纤维支气管镜的帮助下将其推进并定位到目标肺叶支气管以实现肺叶阻塞（图 17.13a）。支气管阻塞器球囊充气量在 2~4ml 之间即可（图 17.13b）。

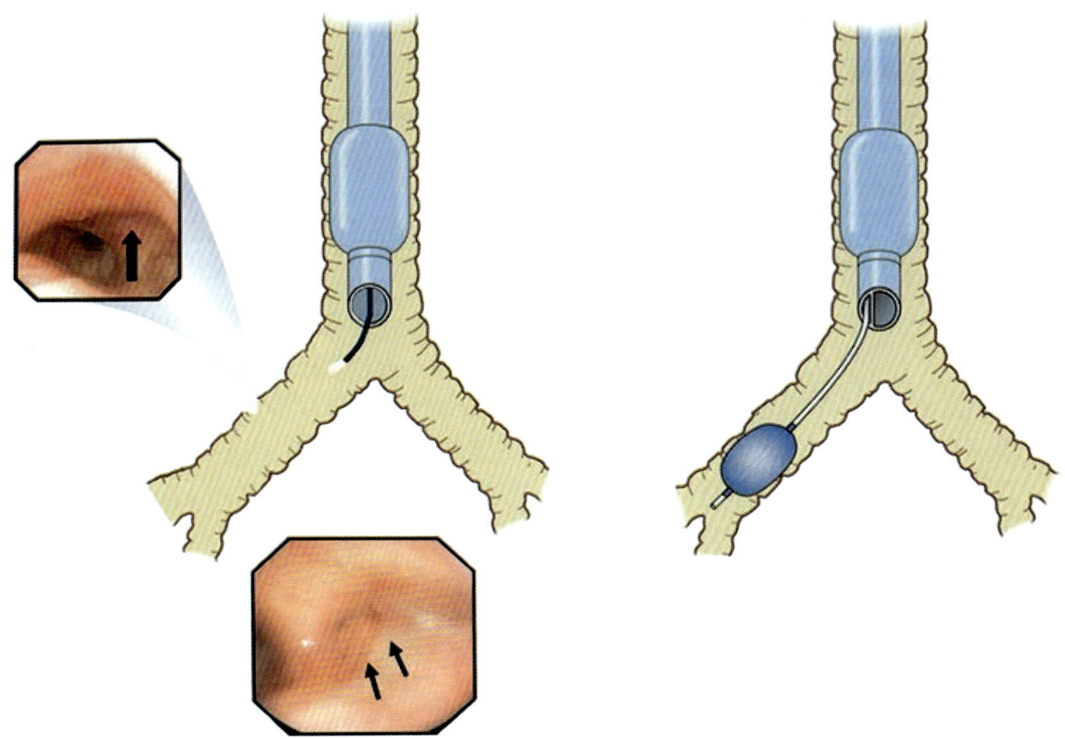

图 17.11　既往右上肺叶切除术患者纤维支气管镜视图

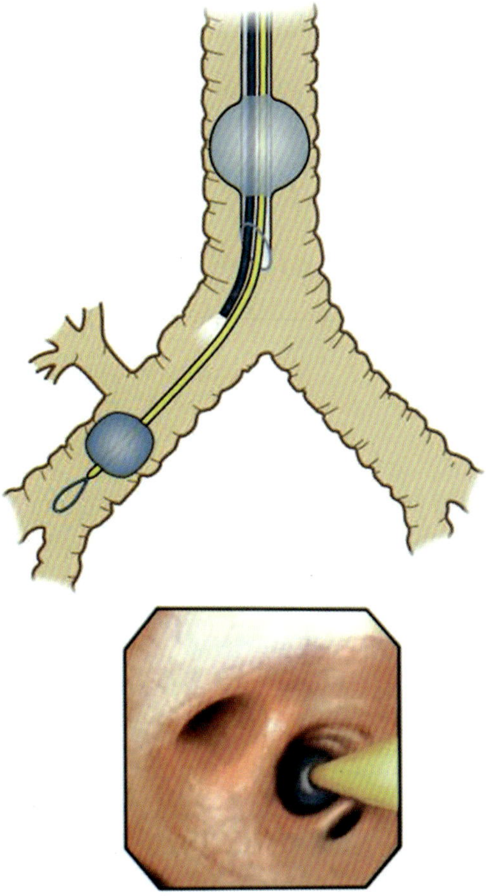

图 17.12　置于中间支气管的支气管阻塞器。充气球囊阻塞右中、右下叶支气管，右上叶维持通气（选择性肺叶阻塞）

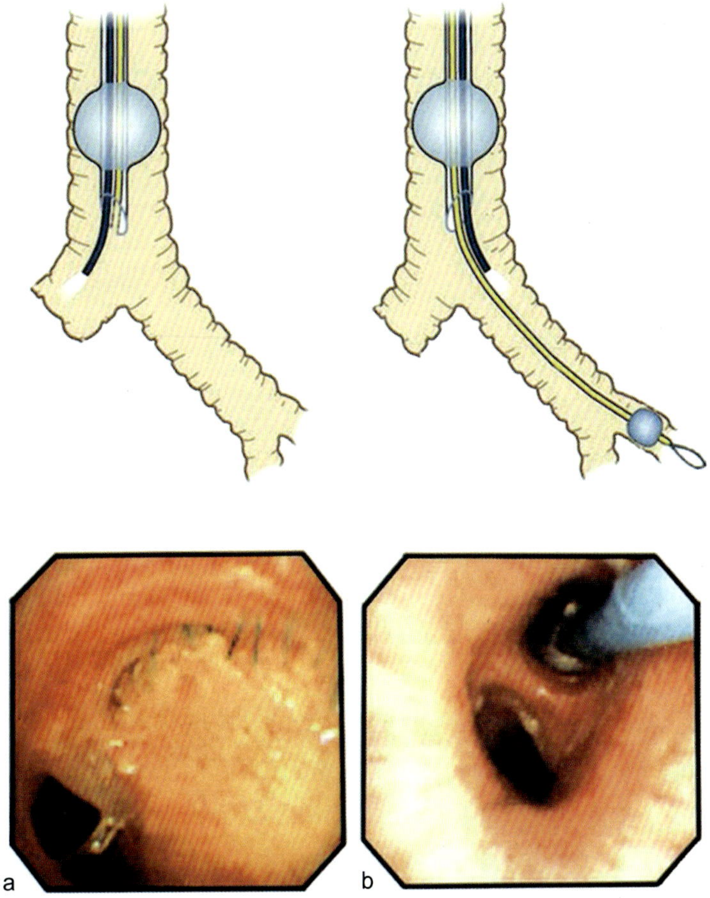

图 17.13　a. 右侧肺切除术患者气管隆突的纤维支气管镜视图。b. 在需要左上叶切除的患者中 Arndt® 阻塞器阻断左上叶入口

软性纤维支气管镜在双腔管或支气管阻塞器治疗中的其他应用

使用双腔管和支气管阻塞器可能会有一些常见问题和有限的并发症，主要是移位和气道损伤。因此，在整个手术过程中必须保留软性纤维支气管镜在手直到患者离开手术室。使用软性纤维支气管镜可以很容易地纠正肺隔离装置的移位。在使用双腔管时，气道损伤和气管或支气管膜部破裂是罕见问题，这种情况可能发生在插入、放置过程中或拔管过程中。在使用双腔管时，气道损伤可表现为意外的漏气、皮下气肿、大出血或球囊突出进入手术视野。如果出现上述任何问题，应进行软性纤维支气管镜检查和手术修复。软性纤维支气管镜的另一个用途是在手术结束时，当设备出现故障，无法实现放气后，在移除完全充气的阻塞物后检查气道。用纤维镜检查可以确定气道是否有损伤。

小结

在胸部麻醉中，应当掌握软性纤维支气管镜的应用。为了掌握这门技术，必须熟悉气管支气管的解剖及其随着年龄而发生的变化，了解呼吸道的长度，认识右上叶支气管的开口及其变异，并熟练使用软性纤维支气管镜。只有这样才能在肺隔离技术中成功放置右侧或左侧双腔管以及支气管阻塞器。

第 18 章 困难气道患者的肺隔离

Daniel Tran 和 Wanda M. Popescu 著
陈 旭 译 陆晓斐 校

要点

- 在使用肺隔离装置之前，困难气道的识别是至关重要的。
- 对于需要肺隔离的困难气道患者，首要任务确保气道安全。
- 对于需要肺隔离的困难气道患者，首选支气管封堵器。
- 对于困难气道患者，在单腔管替换为双腔管时，建议使用气管交换导管，反之亦然。

引言

胸外科手术患者的单肺通气（one-lung ventilation, OLV）可以通过使用双腔气管导管（double-lumen endotracheal tube, DLT）或独立的支气管封堵器来实现。由于存在上气道或下气道的异常，许多需要肺隔离的患者可能面临潜在的困难气道。为了使这些患者的麻醉管理最优化，了解气管及支气管树的正常解剖，以及其气道的解剖长度就显得十分重要。

术前评估期间，需要识别出可能有潜在困难气道风险的需要 OLV 的患者。然而，其他非预期的困难插管则有可能出现在麻醉诱导后。据文献报道，5%~8% 的原发性肺癌患者同时合并咽癌，并且通常出现在会厌区。在许多该类患者中，既往可能存在气道手术史或颈部放疗史所致的上气道解剖结构异常，使得气管插管困难和 OLV 管理困难。此外，需要 OLV 的患者可能在气管隆突甚至隆突以下气道存在解剖扭曲，这是由于胸降主动脉瘤压迫左主支气管入口或腔外肿瘤压迫气管支气管分叉处所致，这些情况会使得左侧 DLT 的插入相对困难甚至无法插入。

困难气道和肺隔离技术的术前评估

根据 ASA 困难气道管理指南，在常规喉镜下显示Ⅲ级视野（仅显示会厌）或Ⅳ级视野（仅显示软腭的一部分）的气道，被称为困难气道。然而，在需要实施 OLV 的患者中，困难气道需要更全面的定义。不仅包括导致喉镜下Ⅲ级或Ⅳ级视野的上气道相关问题，还包括支气管树的下气道问题。一旦察觉到有上呼吸道的潜在风险，就应该对病人进行仔细的检查。应检查既往麻醉记录中的气道管理内容；应该要求患者尽可能地张大嘴巴并做伸舌动作；应评估张口度并观察咽部解剖情况；同时甲颏距离也要关注；患者上颌骨在覆咬合情况下，评估应该从一侧到另一侧，以明确全口各角度的特征，并评估其取嗅物位的能力。对于既往有颈部放疗史的患者，应对其颈部进行触诊，以明确该处组织是否存在弹性异常，如异常僵硬、活动度差有可能对插管带来挑战。同样，颈部活动受限的患者会使喉镜检查变得困难。对于需要 OLV 的气切套管留置患者，需明确气切套管的类型、评估造口开口处情况及其孔径大小，以确定可以使用何种类型和尺寸的肺隔离装置。

在 OLV 管理时，另一类被认为存在困难气道的病人，是那些在主支气管开口处存在解剖扭曲的患者。我们可以通过查阅胸片以及胸部 CT 来评估主支气管的直径及其解剖情况，从而发现该类解剖异常，例如主支气管的扭曲或狭窄（图 18.1）。此外，对于特殊患者选择特定的 OLV 装置之前，可在局麻和镇静下先行纤维支气管镜检查，这将有助于评估存在气道扭曲的位置。表 18.1 显示了在 OLV 期间有困难插管风险的患者。

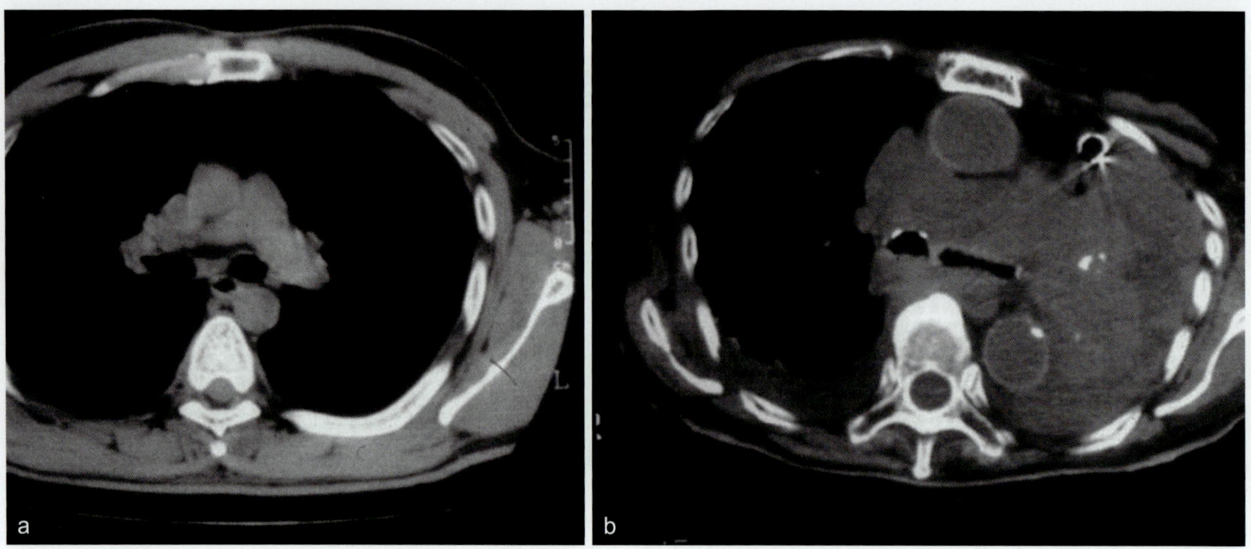

图18.1 隆突分叉处正下方的CT扫描图。左：气道未受压患者的CT。右：左肺活检病人的CT。患者左侧肺肿瘤和积液，压迫左主支气管。尽管支气管压迫在胸片上不明显，但这个病人可能很难放置左侧DLT。在纤维支气管镜检查指引下，右侧DLT或支气管封堵器将是患者首选的肺隔离方法

表18.1 OLV期间存在困难插管风险的患者特征

上气道	下气道
短颈和颈围增加	现存的气管造口
上门齿前突合并下颌骨回缩	气管或支气管解剖位置扭曲
颈椎活动受限	左主支气管入口处肿瘤压迫，胸降主动脉瘤，既往手术史或放疗史
张口受限	既往行肺叶切除术
颈部放疗史	先天性气管支气管畸形
半舌切除术/半下颌切除术	气管食管瘘
肿瘤（口腔、舌头、会厌）	

困难的气道和肺隔离：首先确保气道

对于需要OLV并且存在困难气道的患者，首要目标是建立安全的气道。当使用经口插入单腔气管导管时，这项任务可能更容易实现。经筛选过的易于通气的患者，可以在麻醉诱导后使用纤维支气管镜或视频喉镜进行气管内插管。或者，可以在纤维支气管镜引导下通过喉罩插入单腔气管导管。

纤维支气管镜在清醒插管时的应用

纤维支气管镜行清醒插管术时，推荐采用经鼻插管实施供氧，并使用抗胆碱药如格隆溴铵以减少分泌物。应量化通过喷雾或气雾剂使用的所有局部麻醉药，以避免过量或并发症，如癫痫发作或高铁血红蛋白血症。舌后部麻醉的便捷有效方法为5%利多卡因软膏涂于压舌板，让患者将其含在口中相应位置约5min。移除压舌板后，下一步是使用黏膜雾化装置（MAD）将局部麻醉药（利多卡因4%，10ml）直接喷洒到咽、喉和声带。当患者出现咳嗽反射时，很可能是麻醉药已通过声门。术前应吸干气道中积聚的所有残余分泌物。为了检验呕吐反射是否消除，可以插入在尖后端浸有5%利多卡因软膏的口咽通气道，直至其完全插入口腔内。口咽通气道可引导气管镜朝向气道，并防止装置和患者牙齿之间的接触。

纤维支气管镜位于中线，这样单腔气管导管在尝试插管过程中将面向后方。在某些情况下，回撤单腔气管导管并逆时针旋转90° 将有助于导管通过声带。有时通过支气管镜的吸引通道加用额外剂量的4%利多卡因（3ml）作为局麻药的必要补充，以消除气道操作过程中的咳嗽反射。在患者气管内正

确放置支气管镜和气管导管的最佳指标，是直接观察到气管环和气管隆突。一旦患者完成了气管插管，则可考虑使用独立的支气管封堵器来实现 OLV 管理。

通过单腔气管导管置入的常见的独立支气管封堵器包括以下几种：导芯引导的支气管内 Arndt 封堵器，规格为 5.0F、7.0F 和 9.0F；Cohen 弹性尖端封堵器，规格为 9.0F；Fuji 独立封堵器，规格为 4.5 和 9.0F（见第 16 章）。

EZ 封堵器（IQ Medical Ventures BV, Rotterdam, Netherlands）是一种新型的 Y 形对称支气管封堵器，具有两个远端延长部分，每个部分都有自己的可充气球形套囊和管腔。它旨在与传统的气管导管一起使用，当远端延伸部分分别位于左和右主支气管中时，通过膨胀左或右套囊来实现肺隔离。EZ 封堵器的设计类似于气管支气管树的解剖结构，使该装置位于隆突顶部时具有稳定性，与 Cohen 弹性尖端封堵器相比，移位更少。EZ 封堵器的聚氨酯套囊是“高压 - 低容”；因此，充气时应使用最低的所需容积，以避免对支气管黏膜造成损伤。最好在纤维支气管镜的直接观察下给支气管封堵器套囊充气，以确保在整个支气管阻塞时使用最低量的空气。EZ 封堵器的局限性包括不能进行选择性肺叶阻断、支气管内抽吸或灌洗。

如果患者张口困难，不能经口插管，则可进行清醒的鼻导管插管。鼻插管的所有预防措施，包括血管收缩药和局部麻醉药的应用，都应该被采取。一旦经鼻气管导管建立气道，就可以使用独立的支气管封堵器。图 18.2 显示了 1 例曾接受过半下颌骨切除术的患者，需要使用 ID8.0mm 的气管插管经鼻气管插管并通过多端口连接器置入 Arndt® 封堵器。

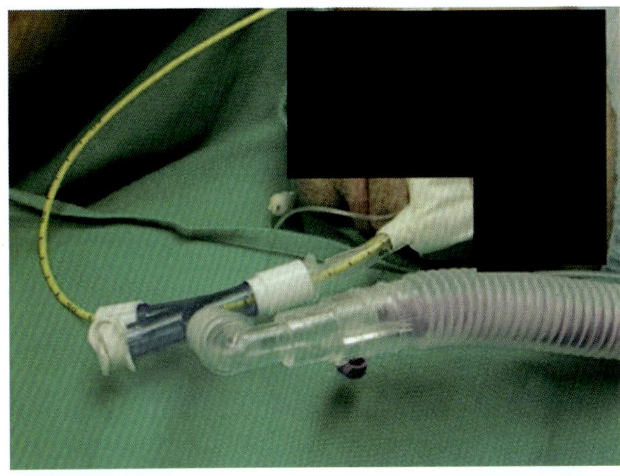

图 18.2　1 例既往曾行半下颌切除史的患者需要内径 8.0mm 单腔气管导管和 Arndt® 封堵器进行经鼻插管

当使用支气管封堵器时，可接受的最小气管导管内径为 8.0mm，以便在支气管封堵器和纤维支气管镜之间留出足够的空间。一旦气管导管固定在患者的气管内，就可以借助纤维支气管镜置入支气管封堵器。与 Arndt 导芯引导支气管内封堵器相比，Cohen 或 Fuji 独立封堵器的优点是，当将其推进到所需的支气管时，可以在进入支气管内看到封堵器的远端。而使用 Arndt 封堵器时，其远端会进入纤维镜，直到脱离后才能看到。对于气道困难的患者，支气管封堵器用于肺隔离的优点之一是，在手术结束时，如果术后需要通气支持，只需移除封堵器，患者就可以继续单腔气管导管维持通气。

在成人中，支气管内达到完全密封所需的空气量根据所用封堵器的类型以及支气管的大小而差异显著。支气管封堵器的最佳位置是在阻塞支气管内气管隆突下方至少 10mm 处看到封堵器套囊的外表面，并达到适当的密封。为了确定支气管的密封适当，气囊应在支气管镜的引导下膨胀。图 18.3 显示了单腔气管导管中独立支气管封堵器的最佳位置。

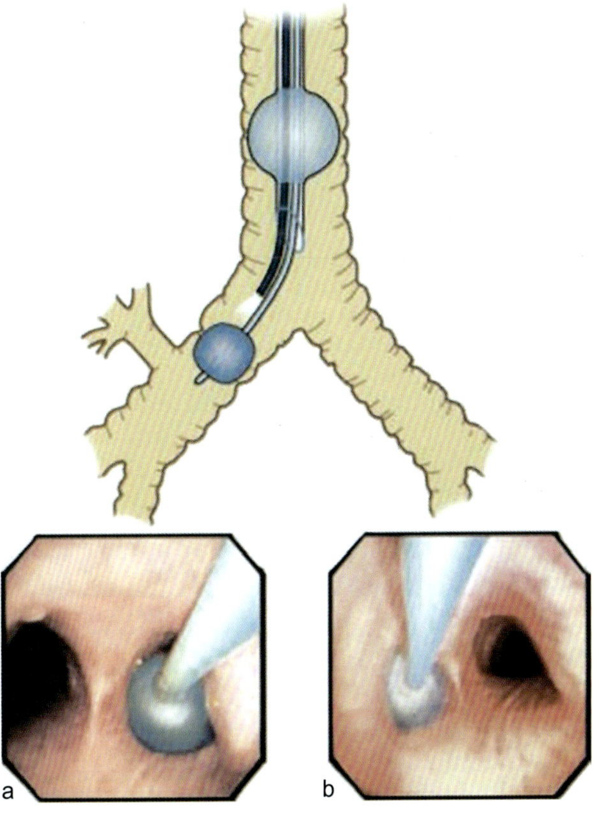

图 18.3　单腔气管导管插管后放置独立支气管封堵器的最佳位置图。a. 支气管封堵器套囊完全充气进入右主干支气管。b. 左主干支气管入口处的充气套囊

对高误吸风险患者的特殊评估

由于需要快速和安全地保护气道，有困难气道和高吸入风险的患者在胸部手术中通常需要额外的护理。手术前应严格遵守 NPO 指南。对于该类患者来说，确保气道最安全的方法是在适当的气道局部处理后，用单腔气管导管进行清醒的口腔或鼻腔纤支镜引导下气管插管。如果需要肺隔离，则在气道安全固定后放置独立的支气管封堵器。或者，清醒的 DLT 插管可以用纤维支气管镜插入 DLT 的支气管腔，然后在引导下直视进入正确的主支气管。清醒 DLT 的放置更具挑战性，因为导管的尺寸较大，可能不容易通过声门。术中，在苏醒和拔管前定期抽吸口咽部及胃管，对于防止内容物从食道反流也是很重要的。在手术结束时，病人应该在抬起床头并完全清醒的情况下拔管。

喉罩和支气管封堵器在困难气道中的应用

在困难气道患者中实现 OLV 的另一种选择是结合喉罩使用独立的支气管封堵器。为了便于插入纤维支气管镜和支气管封堵器，可以通过移除喉罩孔盖的来调整其位置。ProSeal 喉罩已经与支气管封堵器一起用于那些预期困难气道且在胸腔镜手术中需要 OLV 的患者。

双腔支气管导管在困难气道患者中的应用

DLT 插管因其导管尺寸较大、刚性及形状等因素，相比单腔气管导管插管更加困难。DLT 顶端没有单腔气管导管那样的斜面，因此在插管时会影响声门的暴露。在实践中，以下几种不同的方法可应用于困难气道实施 DLT 插管。第一种技术：通过使用气道表面麻醉和清醒支气管镜检查，将纤维支气管镜置于 DLT 支气管腔内作为引导，患者自主呼吸时，在支气管镜引导下推进导管（图 18.4）。第二种技术：借助辅助照明设备或视频喉镜，以增加会厌和声带的暴露视野，有助于 DLT 通过。据报道，Mercury 医疗公司（Mercury Medical, Clearwater, FL, USA）使用了一种可塑型的发光导芯。发光导芯通过 DLT 的支气管腔放入，并将发光尖端穿出至

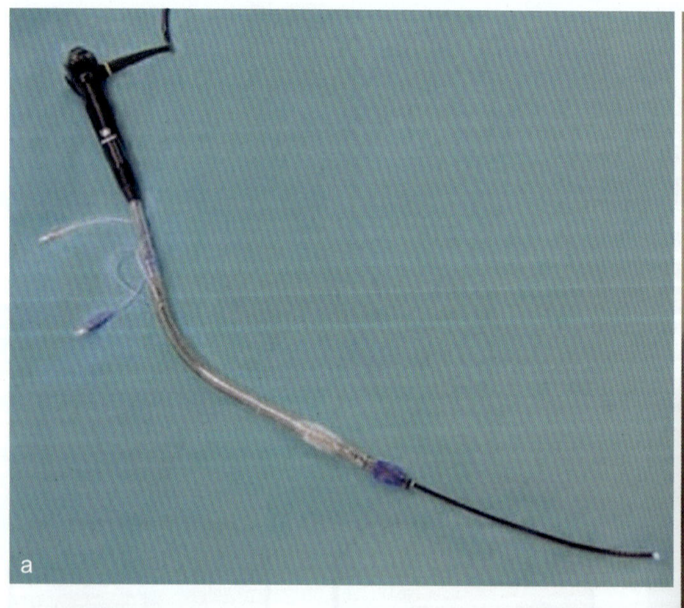

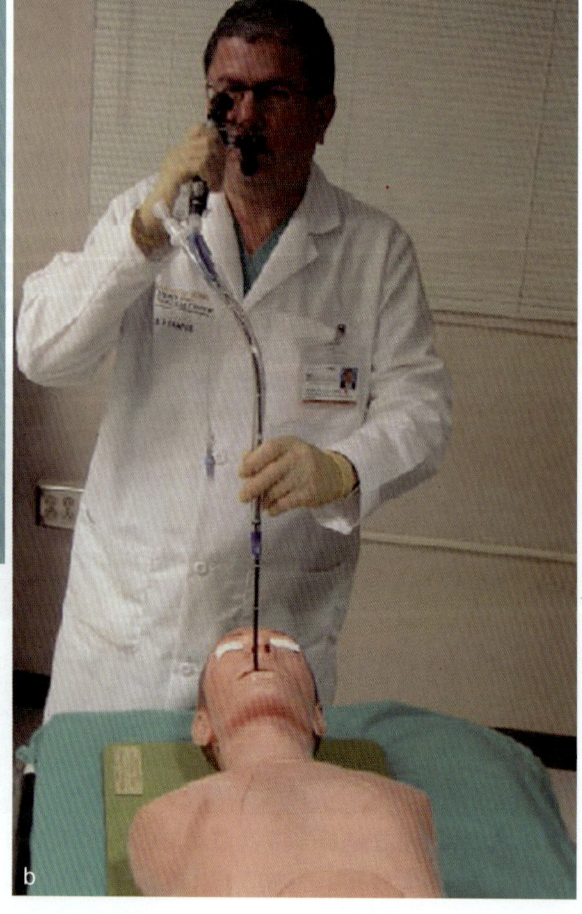

图 18.4 支气管镜引导下 DLT 插管。a. 小儿纤维支气管镜穿过 DLT 支气管腔进行纤维支气管镜插管。b. 使用左侧 DLT 对人体模型进行纤支镜插管需注意，DLT 在远端支气管口之外的实际工作长度仅为 20~25cm

DLT 远侧尖端。另有报道在气道解剖异常的患者放置 DLT 时使用名为“WuScope”的光纤喉镜（Pentax Precision Instruments, Orangeburg, NJ, USA）。该喉镜的优点之一是它可以防止喉镜检查时气管套囊破裂，因为 DLT 是被光纤喉镜片所环绕的。这种设备的缺点是需要较小尺寸的 DLT，例如 35~37F。

另一种选择是使用 VivaSight-DL。这种新的一次性使用的 DLT，在气管腔内的尖端嵌入了一个集成的高分辨率摄像机，可以连续显示隆突和支气管套囊的位置。当用于气道困难的患者时，该装置的放置方式与标准 DLT 相似，优点是 VivaSight-DL 连接到屏幕监视器，以便在导管置入气道时提供实时导航视图。此外，VivaSight-DL 在左主支气管中正确定位后，隆突及其相对于支气管套囊的位置可连续显示，使得实时监测导管位置移位变得更加容易。

GlideScope® 视频喉镜（Saturn Biomedical Systems, Burnaby, British Columbia, Canada）已用于放置 DLT 期间气道困难的患者。当直接喉镜不能清楚地显示声门有助于插管时，视频引导喉镜可以帮助 DLT 插管。GlideScope® 技术具有多项优势，包括在有经验的人手中显示出更快的速度、提高首次插管成功率以及降低上呼吸道损伤风险。但是，对于口腔张口度极小的患者，GlideScope® 的实用性有限。

在插入 DLT 时，GlideScope® 应配合专用的半刚性插管导芯（GlideRite DLT 导芯）使用，DLT 可保持 DLT 的最佳曲率，并使 DLT 的尖端与 GlideScope® 镜片尖端对齐。或者，也可以使用 DLT 的导芯；但是建议弯曲 DLT 的尖端，以便于使用 GlideScope® 插入 DLT。

另一种方法是纤维支气管镜检查时，用单腔气管导管行气管插管。麻醉诱导后，可以使用 DLT 专用的 Cook 导管将现有的导管换成 DLT（图 18.5）。Fuji Silbreo 双腔管支气管腔远端的软性斜面末端就是专门为此目的而设计的，便于这种交换导管换管（图 18.6a~d）。

气道交换导管、单腔气管导管和 DLT 组合应在交换前进行体外测试。嗅物位将有助于更换气管导管。交换导管润滑后，通过单腔气管导管进入气道。交换导管插入深度距口唇不应超过 24cm，以避免气管、支气管或肺的意外破裂或撕裂。套囊放气后，拔出单腔气管导管，然后将交换导管沿 DLT 的支气管腔一端套入，再将 DLT 沿交换导管推送入气道。最理想的做法是在换管期间使用视频喉镜，在直视下引导 DLT 通过声门。如果没有视频喉镜，那么请一名助手在换管过程中进行标准喉镜检查，可将口咽和声门位置的轴线部分拉直，这将有助于完成换管。接下来经支气管镜检查明确 DLT 的最终正确位置。在手术结束时，无论使用单腔还是双腔气管交换导管，都可将 DLT 替换为单腔气管导管。一项研究表明，通过比较两种气管交换导管将 DLT 替换为单腔气管导管发现，与使用单腔气道交换导管相比，在应用双腔气管交换导管时撞击声门的发生率更低，单腔气管导管的成功通过的概率更高。双腔交换导管的使用涉及以下技术：使用 COOK® Critical Care 生产的两个 11F、83cm 长的气道交换导管。第一根导管穿过 DLT 的支气管腔侧，确保交换导管的尖端不会突出于 DLT 的远端；第二个交换导管穿过 DLT 的气管管腔侧。由于两根交换

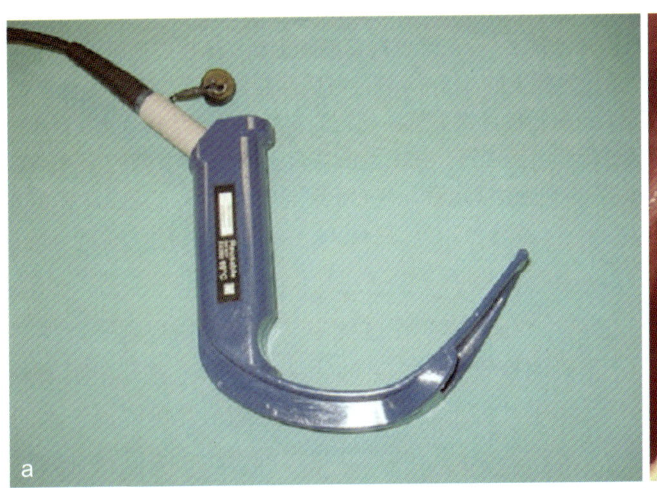
a

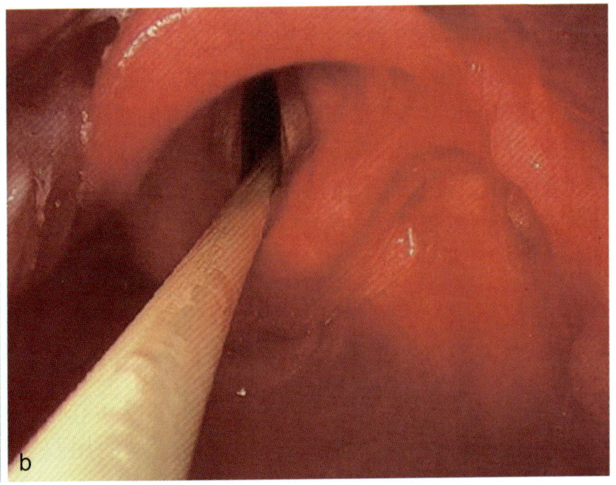
b

图 18.5 借助视频喉镜使用交换导管实施气管导管的更换。在使用交换导管换管期间，声门清晰的视野有助于气道装置的操控。a. GlideScope 视频喉镜（Verathon Corp，Bothell，WA）。可见喉镜叶片的急剧弯曲。b. 换管时 GlideScope 视频喉镜观察声门，可以看到一根交换导管穿过声门

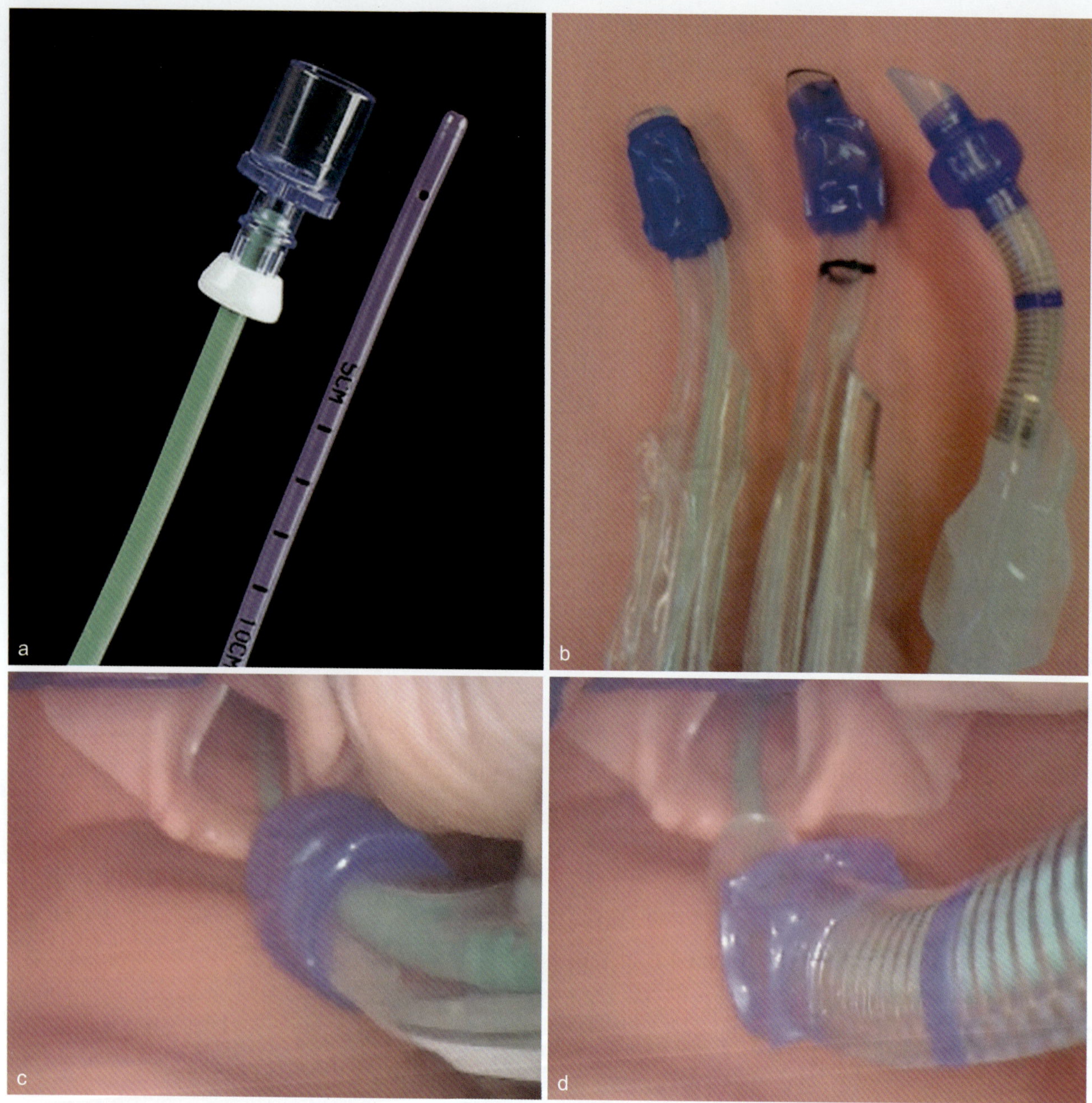

图 18.6　Cook 交换导管及不同制造商设计的 DLT。a. Cook 导管（Cook Critical Care，Bloomington，IN），用于 DLTs 和单腔气管导管之间的交换。该导管远端柔软（右侧紫色端），旨在降低换管期间远端气道损伤的风险。近端较硬（左侧绿色端），有可拆卸的连接器，用于紧急通气。图示为标准的 15mm 外径呼吸回路连接器。交换导管还带有喷射通气连接器（上图未示出）。b. 不同制造商设计的 DLT 支气管腔远端。从左到右依次为：RuschBrochopart，双腔管，Mallinckrodt 双腔管，Fuji Silbreo 双腔管。c. 通过视频喉镜观察，在 Cook 导管上用 Rusch 双腔管替换单腔气管导管，DLT 支气管腔尖端会顶在右侧杓状软骨上。d. 通过视频喉镜观察，在 Cook 导管上用 Fuji 双腔管替换单腔气管导管，导管远端支气管腔的斜面便于进入声门

导管的使用增加了刚性，新的单管气管内管可以通过两个导管的任意一个方便地置入气道。但这手法的实施，必须使用内径 8.0mm 的单腔气管导管才能完成。实施交换导管技术的另一种方法是使用双直径同轴气管交换导管——它由一个外径 4.0mm 交换器，和套在其外的外径为 7.0mm 的交换器共同组成。该装置允许使用更硬的导芯将 DLT 替换为单腔气管导管。在实施换管过程中，建议使用视频喉镜观察正确的换管过程，并将舌头从导管上移开。图 18.7 展示了几种不同的困难气道患者实施肺隔离技术的方法。其他几家制造商也已经推出了不同设计的视频喉镜，这些喉镜也可用于困难气道的肺隔离实施（图 18.8）。

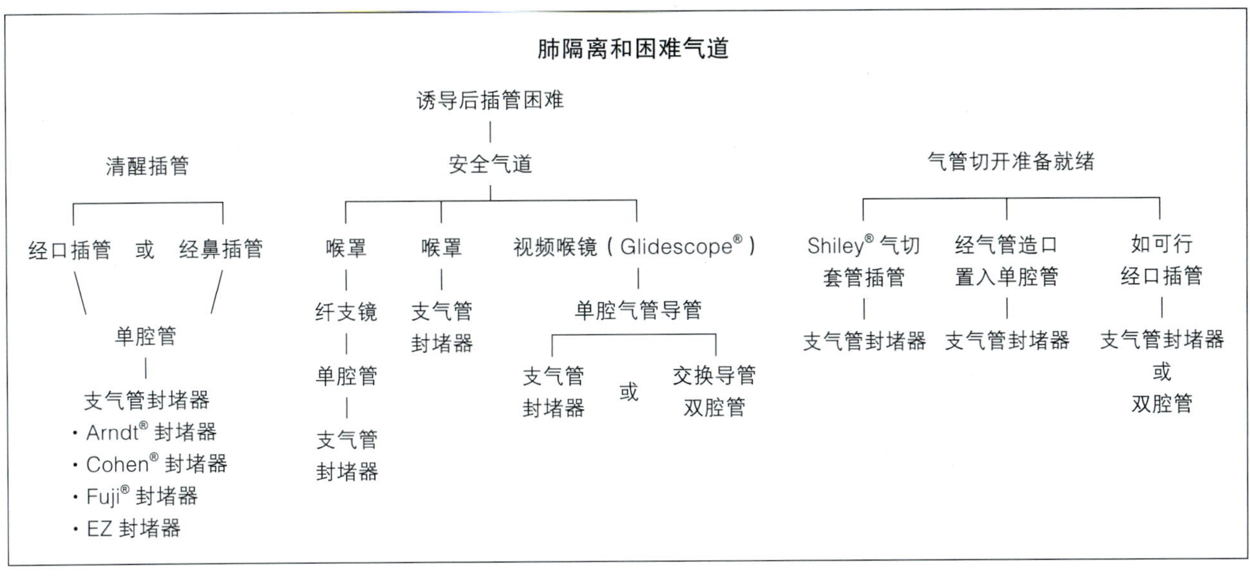

图 18.7 不同困难气道患者实施肺隔离技术的选择

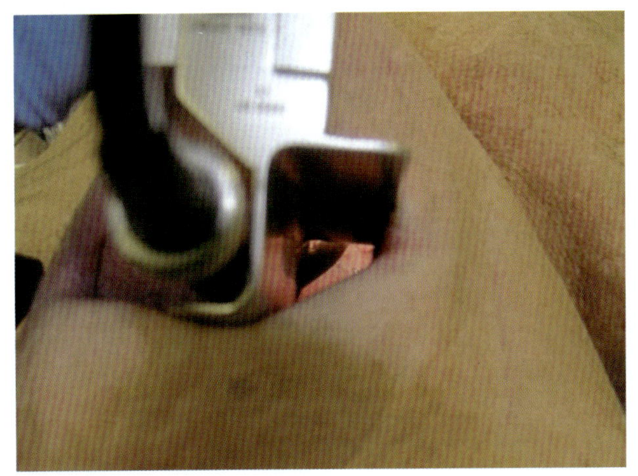

图 18.8 MACINTOSH 套件插管视图。可注意到声门暴露视野差，仅有一处视线可及（图片由 R. Purugganan 博士提供）

气管切开患者的肺隔离技术

在通过气管造口放置任何肺隔离装置之前，需要考虑其是否是新鲜造口，因为与长时间的造口相比，几天内造口的患者，极易失去对气道的控制权也易于发生套管脱落。通过气管造口放置标准的 DLT 容易出现位置不正，因为上呼吸道已经缩短，而传统的 DLT 则相对过长。

当 DLT 作为气管切开插管的选择时，可使用专门为此设计的短型 DLT，例如 Naruke DLT。在 1 份纳入 6 例永久性气管造口术患者的研究报告中，Naruke 导管在需要胸部手术和实施 OLV 的患者中得到了令人满意的结果。

在气管切开患者中实施肺隔离的另一种方法是，通过气管造口放置单腔气管导管，然后插入支气管封堵器实现肺隔离。如果可能的话，可以在经口置入标准的单腔气管导管后，使用支气管封堵器。另外，还可以使用一次性带冲气囊的气管造口套管，同轴插入独立的支气管封堵器。在此情况下，建议使用外径为 3.5mm 的小型纤维支气管镜。如图 18.9 所示，对 1 例气管造口较小的患者实施肺隔离。该例患者气管造口套管已拔除，采用较小的 #3 喉罩经气管造口完成通气。另一例气管造口术后患者，采用内径 7.0mm 的单腔气管导管通过造口插入气道，然后再使用 Arndt® 支气管封堵器行肺隔离。

下气道异常与肺隔离

下气道异常的患者，尤其是那些远端气管或支气管存在病变者，在实施 OLV 时需要特别注意。以下几种情况提示应采用右支 DLT：左主支气管管腔狭窄或受压（如腔内肿瘤或降主动脉瘤外压所致）；左主支气管因既往手术被切除或继发狭窄（如全肺切除或肺移植）；涉及左主支气管的外科重建手术等。气管插管后，应使用纤维支气管镜检查右上叶支气管开口与右支双腔管通气孔的对位情况，以避免右上叶管口阻塞，且保证右中下叶支气管管腔亦通畅。研究表明，左支 DLT 和右支 DLT 两者之间在临床通气管理上不分伯仲。

既往有肺叶切除术史的患者可能会出现气道的解剖扭曲。由于解剖标志的丢失，识别左右支气管可能会面临困难。为了正确识别气管支气管树的解剖，在放置肺隔离装置之前，需要对下气道进行全

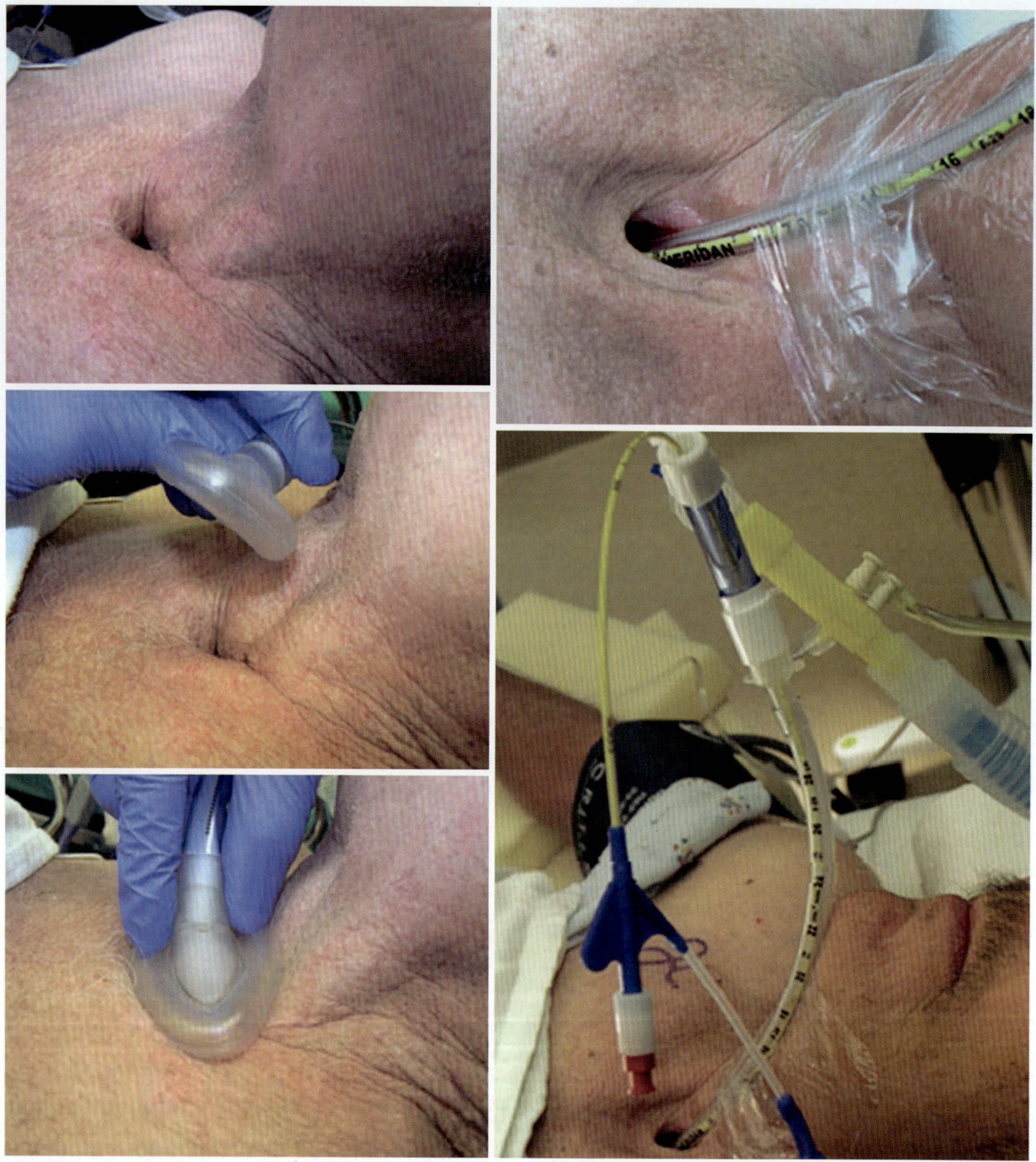

图 18.9 左图示气管造口较小患者的肺隔离：已移除气管造口装置，采用较小的 #3 喉罩经气管造口处通气。右图示气管造口术后患者肺隔离：采用内径 7.0mm 的单腔气管导管通过造口插入气道，然后使用 Arndt® 支气管封堵器行肺隔离

面的支气管镜检查。

另一个需要考虑的下气道异常是食管瘘（TEF）。TEF 患者气管导管放置不当可能导致严重并发症。瘘管的位置和大小以及手术入路，将决定最终的气道管理方案，以便于肺隔离和外科医生行修复术时的手术野暴露。通常情况下，为了便于气管高位的 TEF 修复，一旦采用单腔气管导管插管，则应将其尖端固定在隆突之上，使其套囊在瘘口下方，在提供足够通气的同时，亦可避免因正压通气经瘘口致胃部积气而出现的反流误吸。纤维支气管镜是修复前评估 TEF 必不可少的工具，也是快速确认气管导管移位和位置错误的必备工具，尤其是在瘘管较大且位于隆突附近的情况下（“大而低”的瘘口）。对于经右胸切口的 TEF 修补术，当瘘管可位于气管

套囊上方时，左支 DLT 可有效实现肺隔离。或者，直接将单腔气管导管插入左主支气管，可以同时实现右肺和瘘管的隔离。此外，如图 18.10 所示，在“大而低”的瘘口存在时，可使用两根加长的微型气管导管，在纤维支气管镜引导下放置于双侧支气管内以实现气道保护。

气管性支气管又称 Suis 支气管或猪支气管，是一种先天性解剖变异，其右上叶支气管直接起源于主气管，如图 18.11 所示。气管性支气管发病率从 0.1%~5% 不等，常见于右侧支气管。气管性支气管可分为多生支气管（除多生支气管外，正常节段支气管也存在）或移位支气管（正常节段支气管不存在）。大多数患有此疾病的患者并无症状，但有些患者可能会因分泌物滞留而出现反复发作的肺炎、喘鸣或慢性支气管炎。

气管性支气管患者在接受肺隔离管理时，将会面临诸多挑战。无论是使用单腔气管导管还是 DLT，都必须确定气管导管在气管性支气管开口以上的正确位置，以确保异常支气管的充分通气。此外，应注意避免将气管导管插入气管性支气管，以免因过度通气而导致肺损伤。气管性支气管存在时，右侧肺手术期间，既可以采用单腔气管导管，也可以通过 DLT 来实现肺隔离，而在某些情况下则需要使用支气管封堵器。左侧 DLT 是开口于隆突的气管性支气管实施肺隔离的最佳选择。但是，如果右上叶支气管开口起源于隆突上，我们可以使用单腔气管导管插入左主支气管，抑或两个支气管封堵器分别隔离右侧正常支气管和异常开口的支气管。在为此类先天性解剖变异的患者制定完整的麻醉计划之前，建议与手术团队密切沟通，并对气道进行彻底的支气管镜检查。

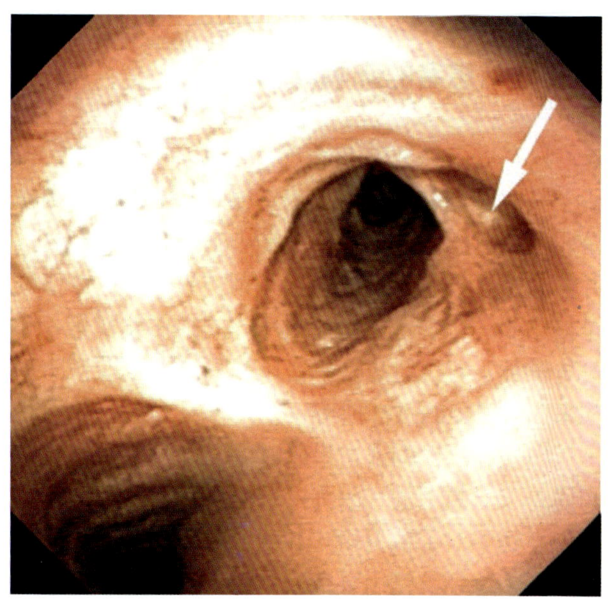

图 18.11　气管性支气管的支气管镜视图。白色箭头示右上叶开口于隆突上

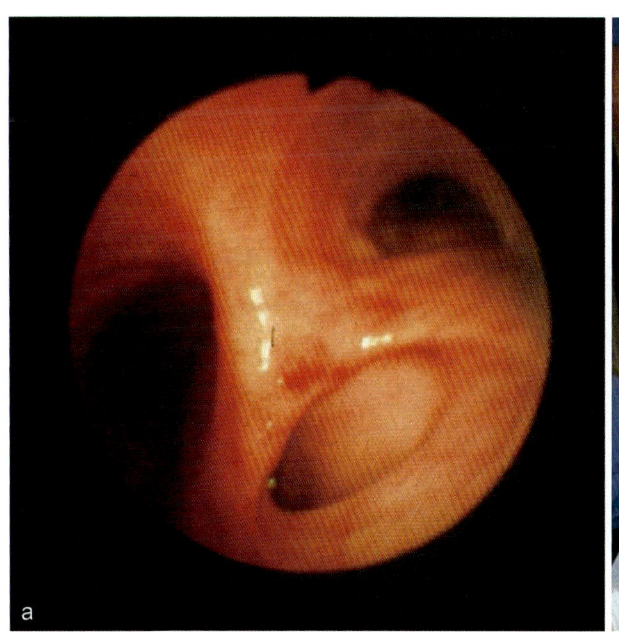

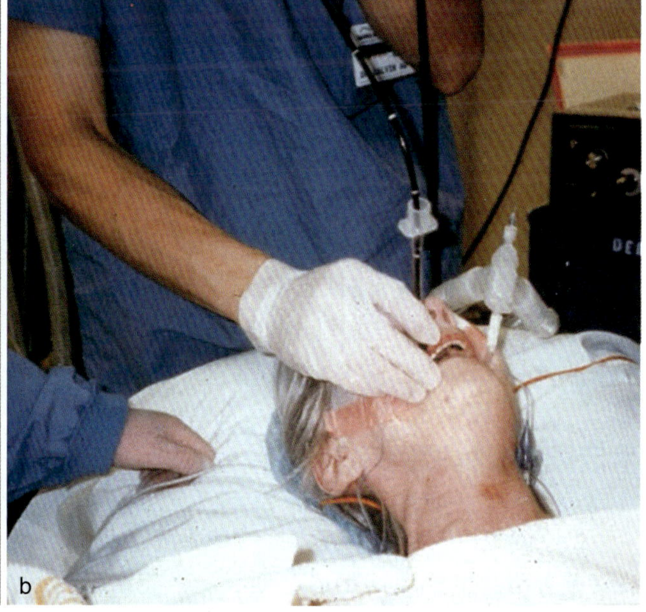

图 18.10　a. 食管癌致气管食管瘘的支气管镜检查图。瘘口在隆突水平膜部 5 点钟方向可见，9 点钟方向示左主支气管，2 点钟方向示右主支气管。b. 纤支镜引导下于双侧支气管分别放置 5mm 内径的加长微型气管导管，以便于该患者的气管食管瘘修补（照片由 Dr. R Grant 提供）

颈椎异常患者的肺隔离

只有 2%~3% 的钝性创伤患者发生颈椎损伤，但由于其相关的死亡率和发病率很高，所以这种损伤是非常严重的。这些患者中有部分曾有胸部外伤史，并伴有降主动脉损伤。在这些创伤患者中，寰枢椎是最常见的损伤部位，超过 1/3 的损伤涉及第 6 和第 7 椎体。对这些患者，必须尽可能地采取预防措施来应对可能的颈椎损伤。

在处理急性胸外伤患者时，与外科团队的密切沟通是至关重要的，因为这些患者可能存在胸腔内的多发伤。对于情况稳定和配合的患者，保留自主通气下清醒纤支镜引导插管是比较理想的选择。然而，在大多数情况下，即刻安全地建立气道至关重要，以便于创伤的外科治疗以及防止血液和胃内容物的误吸发生。胸部创伤后，对于完整性有损伤的气道，建议采用单腔气管导管快速插管建立气道。可视喉镜和纤支镜检查可能会由于气道内存在出血而面临挑战。插管后应立即进行支气管镜检查，以评估气道损伤的程度。在确认下气道的完整性后，可以使用支气管封堵器实现肺隔离。

颈椎不稳定患者需要额外的护理，尽量减少对颈椎的过大压力，以免造成进一步的损伤。手法维持颈椎的轴线稳定（MILS）是插管过程中的标准操作，目的是为了对抗插管工具所产生的应力，而施加一个与其等大反向的力，来防止颈椎运动。然而，严格的 MILS 可能会限制喉镜检查的视野，并可能增加不稳定颈部节段的不全脱位，从而导致插管时出现问题。这时，考虑应用额外的插管工具就显得十分重要了，例如光棒引导或探条协助建立气道。如果需要肺隔离，只有在建立了下气道的完整性之后，才能在纤支镜引导下放置支气管封堵器。类风湿关节炎引起的颈椎不稳定患者也可以采用类似的方法（图 18.12）。

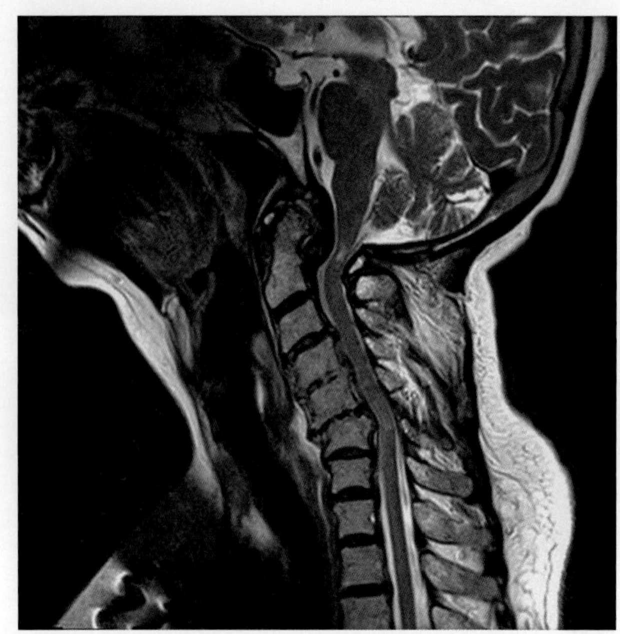

图 18.12 该类风湿关节炎患者有齿状突后屈和相关的炎性肿块（假性痛风），导致枕骨大孔下方的颈髓受压。患者还伴有 C_3~C_5 的椎间半脱位和骨赘，导致脊髓受压。麻醉计划清醒纤支镜引导下完成单腔气管插管

术后拔管或机械通气

对于困难气道患者，在术后拔管是一个挑战。拔管前要考虑的因素包括插管期间是否有黏膜水肿、插管期间的气道出血或气道撕裂、手术时间长短以及术中输液量。可以通过在拔除单腔气管导管或 DLT 后留置气管交换导管，实现拔管后持续控制气道，以便于再插管的需要。

在某些情况下，使用 DLT 的困难气道患者可能需要在术后继续行机械通气。一种方法是将两个套囊放气，回退支气管腔于突隆上方，然后重新充气主气管套囊，以有效地将 DLT 转换为“单”腔气管导管，特别是对于那些实施 DLT 换单腔气管导管风险太大的患者。另一种技术是在喉镜或视频喉镜的直视下使用气道交换导管将 DLT 换成单腔气管导管。

小结

对于需要 OLV 的患者，术前评估中的一个关键因素是识别和鉴别潜在的困难气道。最安全的方法是在纤支镜辅助下，经口或经鼻插入单腔气管导管建立气道。这些患者的肺隔离的实施最佳途径是使用独立的支气管封堵器。另一种途径是使用气管导管交换技术实现 DLT 的置入。对于气管切开的患者，建议通过单腔气管插管或气管切开套管置入独立的支气管封堵器。对于所有这些肺隔离装置，建议在放置前、放置中和结束后都进行纤支镜检查。

病例分析

患者男性，61 岁，因“右肺上叶肿块”行右上

肺叶切除术，身高 175cm，体重 73kg。既往曾行右下颌大部分切除术，有颈部放疗史。吸烟 40 余年，每天两包。

气道检查提示：正常牙列、Mallampati 评分 3 级、甲颏距离 2 指、颈部活动度严重受限，可见既往手术瘢痕和放疗后瘢痕。触诊颈前部组织坚硬且活动度差。

问题

- 您会选择何种技术给病人插管?
- 对于既往有颈部大范围手术史的患者，选择清醒纤支镜检查时，您预计会出现什么潜在的问题?
- 您会使用何种装置以及何种型号来实现肺隔离?
- 术中使用支气管封堵器有哪些常见问题?
- 支气管封堵器有哪些并发症?
- 困难气道患者需要肺部隔离时，使用支气管封堵器的优缺点是什么?

肺隔离技术的选择，关键是着眼于患者的解剖情况

- 查看胸片，了解气管支气管解剖扭曲情况
- 困难气道的管理，重点聚焦于肺隔离装置的使用
- 熟悉使用独立封堵器是必须具备的能力
- 在清醒插管以及放置支气管封堵器时的纤支镜使用技巧是必不可少的

使用支气管封堵器预计会出现的术中问题

- 支气管封堵器可能错位或移位。
- 支气管封堵器的气囊可能会阻塞气管，阻碍通气。

麻醉管理建议

对于术前评估中被确定为困难气道的患者，如术中需要 OLV，如本文所述，主要挑战包括：①安全地建立气道；②选择合适的支气管封堵器，以实现 OLV 期间的肺隔离。由于既往颈部手术而存在气道解剖扭曲的患者，在这种情况下，首要问题是如何安全地建立气道。可以清醒状态下使用纤支镜引导插管。在完善鼻后及口腔气道表面麻醉后，将内径 8.5mm 的单腔气管导管套在纤支镜上通过口咽进入声门。

单腔气管插管顺利置入，导管固定后，在全身麻醉下进行全面的纤支镜检查。采用 Fuji Uniblock® 9F 实施肺隔离，在支气管镜直视下进入右主支气管。支气管封堵器套囊在镜下充气，以确认支气管封堵完全。在侧卧位时再次确定封堵器最佳位置。右上肺叶切除完成后，重新建立双肺通气，移除支气管封堵器，患者顺利拔管，无并发症发生。

第 19 章　术中患者体位和神经损伤

Cara Reimer 和 Peter Slinger　著

李琼珍　译　龚之皓　校

要点

- 胸外科手术通常需要在麻醉诱导后重新摆放患者体位。患者摆放体位期间及摆放后都需要保持警惕，以避免气道设备、管路和监护仪出现大移位。
- 改换成侧卧位后再开放中心静脉通路尤其困难。如果需要用到中心静脉导管，应在麻醉诱导时提前放置好。
- 为了避免患者改变成侧卧位后出现周围神经损伤，需要在铺巾前于手术台的头端和两侧对其进行评估。
- 胸外科手术后大部分身体同侧的肩膀疼痛可能是由于术中患者体位摆放引起的。
- 为了改善手术视野，有部分研究中心开始提倡微创食管切除术采用俯卧位。
- 剖胸术后截瘫是主要的手术并发症。

大部分的胸外科手术都是采用侧卧位，但根据外科技术的不同，采用侧屈（肾切除术）、仰卧、半仰卧、半侧卧位或俯卧位都是有可能的。这些不同的体位对麻醉医师来说都是有特殊意义的。

体位变化　侧卧位下的麻醉诱导是有困难的。因此，连接好监护仪后，通常会采用仰卧位进行麻醉诱导。手术前被麻醉的患者会被重新摆放体位。有时候在同一个手术中，可能需要多次重新摆放患者体位。侧卧位下进行麻醉诱导也是可行的，但在单侧肺部疾病（如支气管扩张或咯血）中实现肺隔离前很少用到。然而，在麻醉诱导后需要重新摆放患者体位使得病变的肺转向上方。手术室团队需由麻醉医师领导，遵循标准的准则以避免患者体位改变引起损伤和管路、导管、监护仪的移位。

由于麻醉后患者静脉血管张力消失，在把患者换成侧卧位或从侧卧位换成其他体位时，出现低血压的情况也是常见的。所有的管路和监护仪在摆放体位时都必须被保护，并在体位摆放好之后重新调整。摆放体位时，麻醉医师不仅需要负责头部、颈部和气道，还需指导手术团队摆放患者体位。对麻醉诱导气管插管后的患者做一个“从头到脚”的评估是很有必要的，需要评估氧合、通气情况、血流动力学、管路、监护仪和潜在的神经损伤。在摆放体位后需要重复并且记录这个评估过程（表 19.1）。在摆放体位过程中，双腔管或支气管阻塞导管的移位几乎是不可避免的。患者的头部、颈部和支气管内导管应该随病人的胸腰椎“整体”移动。然而，支气管内导管或阻塞导管放置好后可移动的幅度十分小，即使是患者被轻微的移动也会使支气管内导管或阻塞导管产生移位。气管隆突和纵隔可能会不自主地摆动，这可能会导致先前放置好的导管近端移位。改变患者体位后，必须使用听诊器和纤维支气管镜检查支气管内导管和阻塞导管的位置以保证足够的通气。

侧卧位　这是胸外科手术中最常见的体位。患者必须躺于真空垫（图 19.1）或软垫（图 19.2）上。必须调整手术台头靠和枕头，使颈椎和腰椎保持在一条直线上。如果患者被摆放成侧卧位后头部位置

表 19.1　针对侧卧位的神经血管损伤“从头到脚”的评估

1. 下侧的眼睛
2. 下侧的耳廓
3. 颈椎与胸椎成一条直线
4. 下侧的手臂：①臂丛，②血液循环
5. 上侧的手臂[a]：①臂丛，②血液循环
6. 下侧和上侧的肩胛上神经
7. 上侧腿：坐骨神经
8. 下侧腿：①腓神经，②血液循环

a. 如果上侧的手臂保持悬吊或被放置在一个独立放置的扶手上，此手臂更有可能出现神经血管损伤。

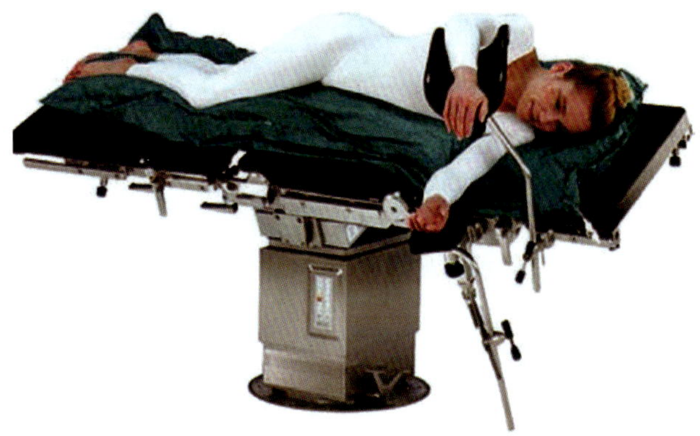

图 19.1 患者在真空垫上的侧卧位。注意两只手臂都应放置在被固定在手术桌上的扶手上。如此摆放手臂有助于手术铺巾后的头部监测和气道管理。下侧的腿是直的，上侧的腿是弯曲的

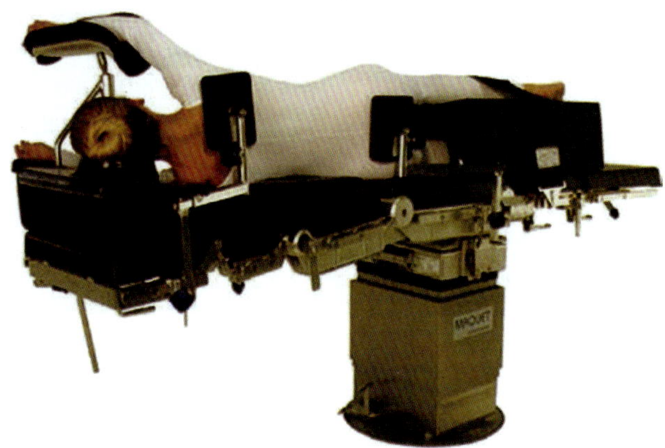

图 19.2 患者在真空垫上的侧卧位后视图。手术单覆盖前，从该角度检查患者以确保其颈胸椎在一条直线上。把患者从仰卧位翻身成侧卧位时，很容易不小心使患者的颈椎侧屈，这从手术台头部很难察觉。注意需在腋下方上胸部下方放有额外的胸垫。注意需放置预防出现下侧耳廓压迫的凝胶环垫和双腿之间的软垫

没有被固定妥当，极容易出现颈椎过度侧屈，从而会加重臂丛神经牵引，更可能引起颈“脊髓鞭击”综合征，而且很难从手术台的头端察觉到，尤其是在手术单覆盖好之后。在将患者摆放至侧卧位之后，麻醉医师应立即在手术台侧面检查患者，确保其整个脊柱保持在一条直线上。患者的两只眼睛在整个手术过程中都应该在麻醉医师的可视范围内，以避免枕头或导线对眼球的压迫。下侧耳廓可以被放置在凝胶环枕的中心。

下侧的手臂被放置在与手术台成 90° 的扶手上，上侧的手臂放置于扶手或枕头上。术中主要与侧卧位相关的神经损伤部位是臂丛神经。它们基本分为两类：大部分是下侧手臂臂丛的压迫伤，上侧手臂臂丛也可能发生拉伸伤。臂丛固定在两点上：近端靠颈椎横突固定，远端靠腋筋膜固定。此种两点固定法加上相邻骨骼和肌肉结构的极易活动性使得臂丛极容易受伤（表 19.2）。患者胸腔下侧需要放置垫子（图 19.2）以避免上半身的重量压在下侧手臂臂神经丛上。在有些机构这个垫子被称为腋垫或腋窝卷。然而如果垫子向上移入腋窝，它反而会加重臂丛的压迫。

如果上侧手臂被悬吊在独自固定的扶手或“麻醉头架”上，上侧手臂臂丛则有较高损伤风险（图 19.3）。在固定好上侧手臂后，如果患者的躯干向半仰卧或半俯卧姿势移动，臂丛更容易被牵引拉伤。

表 19.2 侧卧位时发生臂丛受伤的原因

A. 下侧手臂（压迫伤）
1. 手臂直接放在胸腔下
2. 压迫锁骨至锁骨后间隙
3. 颈肋
4. 胸垫[a] 向腋下近腋窝部移动
B. 上侧手臂（拉伸损伤）
1. 颈椎侧屈
2. 手臂过度外展（>90%）
3. 在手臂固定后出现半俯卧或半仰卧的位置移动

a. 有些机构将这种胸垫错误命名为“腋窝卷”。这种垫子绝对不能被放置在腋下。

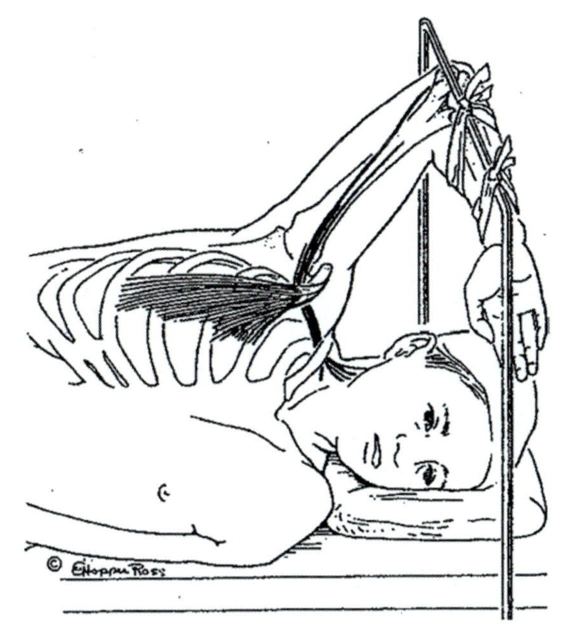

图 19.3 侧卧位时双侧手臂的错误位置摆放。上侧手臂被过度伸展并固定到麻醉屏架上。当臂丛穿过锁骨和胸小肌的肌腱时，会导致臂丛牵拉。如果术中患者躯干转向，而手臂保持固定，这种牵拉可能会加剧。下侧手臂被直接放在胸腔下，可能会出现潜在的血管压迫或臂丛神经损伤

上侧的手臂出现血管压迫也是有可能的，为避免这种情况，可对上方的手放置脉搏血氧仪来监测。手臂不应外伸超过 90°，不应向后延伸超过中立位置或向前弯曲超过 90°。幸运的是，大部分的神经损伤会在几个月后自行消退。

上侧手臂肩部绕胸向前弯曲（环行）或颈部反方向的侧屈可能引起肩胛上神经的牵拉损伤。体位不当也会引起肩关节后侧和外侧的深层肌肉骨骼疼痛，这也是引起术后同侧肩关节疼痛的主要原因。麻醉医师在术前应该询问患者是否有肩部疼痛，如果有肩部疼痛史的话，在麻醉诱导前应进行术中体位测试，为上侧手臂找到舒适的姿势。

下侧的腿应稍微弯曲并且在膝盖下放置垫子，以保护腓骨头近端外侧的腓神经。上方的腿应处于自然伸展的状态，在下侧腿和上侧腿中间也要放置垫子。同时需要监测下侧腿的血管压迫。髋关节处过度紧束会压迫上侧腿的坐骨神经。

侧屈位 为了减少上侧髂嵴对手术入路的影响，大多数进行胸腔镜手术的患者被放置在侧屈位（图 19.4），这与进行肾切除术时下胸腰椎侧屈的姿势相似，但上胸椎和颈椎需要保持在一个水平面。有些外科医生在进行胸廓切开术时也会用这个体位来打开肋间隙。在体位固定后，侧卧位和仰卧位的血流动力学并无明显差异。但侧屈位可减少静脉回流，并明显降低血压和心脏指数 [3.0 vs. 2.4 L/(min・m^2)]。这对于老年患者是一个大问题，随着前负荷减少，他们更容易出现显著的血压下降。

侧卧位麻醉时正压通气与通气血流灌注不匹配的显著增加有关。这些改变会在第 5 章提到。

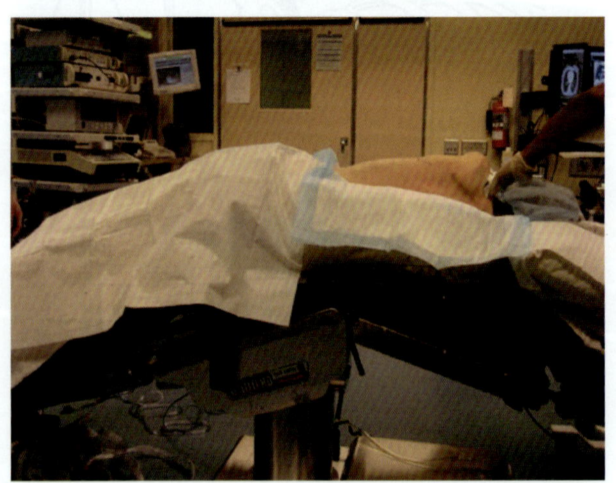

图 19.4 胸腔镜手术常用的侧屈位后视图。患者躺在真空垫上，手术单覆盖前下半身被放置了强制空气保温器。侧屈位比侧卧位更容易导致静脉回流障碍和低血压

仰卧位 手臂外展的标准仰卧位可用于多种胸外科手术，例如纵隔肿瘤胸骨劈开术或双侧肺楔形切除术。双臂俯卧，并需要小心垫好肘部以预防压迫尺神经。手臂外展的仰卧位可用于双侧经胸骨开胸术（“蛤壳式”切口），用于双侧肺移植或大型前纵隔肿块切除或双侧胸腔镜手术（图 19.5）。双臂俯卧，伸展不超过 90°。应垫好双臂，稍曲关节，保证手腕高过手肘和肩膀。

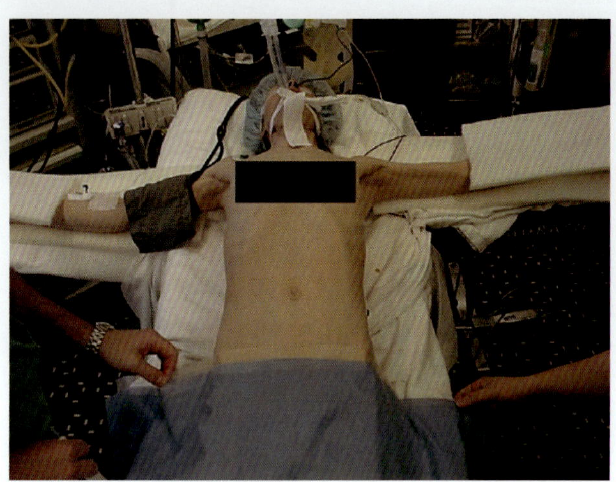

图 19.5 手臂外展的仰卧位。这个体位适用于双侧胸腔镜手术或双侧肺移植

俯卧位 最近，多个中心使用俯卧位行微创食管切除术的胸内部分手术，因为相比于侧卧位，使用俯卧位的手术径路似乎更加顺利（见第 38 章）。但由于在标准的俯卧头枕中很难容纳双腔管，以至于对气道管理有一定的影响。一些中心面对这种情况使用支气管阻塞器来行肺隔离。据报道，俯卧位的食管切除术可以使用手术气胸和单腔管，而不需要单肺通气。

中枢神经系统损伤

截瘫 开胸手术后瘫痪（PTP）是胸外科手术后罕见但严重的并发症，发生率估计为 0.08%。开胸手术后瘫痪可由硬膜外血肿、异物或大动脉结扎注入脆弱的胸段脊髓造成脊髓压迫引起。动脉栓塞和围术期低血压也与其有关。

硬膜外血肿是硬脊膜外麻醉中一种罕见但被广泛认知的并发症。与硬膜外置管相关的硬膜外血肿发生频率估计为 1∶150 000。硬膜外血肿的临床症状有很多，包括背痛、感觉和运动缺陷以及大小便失禁。硬膜外血肿随时可能发生，包括术后立即发

生和导管移除后，需及时诊断，采用 MRI 扫描可以确诊。若确诊则应立即接受神经外科会诊行减压术，在出现症状后 12h 内处理效果最佳。

后外侧开胸切口在肋椎结合处或其附近的手术出血是很难处理的。有多例手术报告将氧化纤维素聚合物（氧化纤维素）放置在椎体角左侧或附近以控制出血。这种材料会由于自身的膨胀而压迫身体同侧的神经根甚至移到椎管内造成永久性瘫痪。此产品的说明书特别声明禁止在这种情况下使用聚合物。这种情况下，术后几小时内会出现神经功能缺陷。需要由影像诊断，治疗方法是移除聚合物。

脊髓局部缺血引起的瘫痪是血管外科手术的常见并发症，术后发生率在 20% 以上。非血管胸外科手术也能引起脊髓局部缺血。前文已讨论过与之有关的解剖学原因。胸段脊髓的血供少于颈段和腰段脊髓。脊髓的血液由独立的脊髓动脉供应，脊髓前动脉为脊髓前 2/3 供血，后 1/3 由脊髓后动脉提供。在胸段，脊髓前动脉的血液主要来自后肋间动脉的分支。在肺切除与食管切除胸外科手术中小但完整的肋间动脉的结扎会导致脊髓灌注不足和缺血，从而造成截瘫。胸段脊髓前动脉供血障碍引起的脊髓缺血的常见表现有本体感受的双侧运动缺陷、疼痛和温度下降，也就是所谓的前脊髓综合征。也可能会出现相关的自主神经功能障碍。

治疗因手术意外导致脊髓供血不足的缺血主要是一些干预措施：优化脊髓血液的供给和需求。通常使用的方法包括用血管加压药维持正常到稍高的血压，保证足量的血红蛋白和使用类固醇。需要注意的是，这些干预措施都没有被严格证明可以改善结果，并且其中一些措施，特别是类固醇的使用是有争议性的。在胸主动脉瘤修复中，通常选择性放置脊椎引流以优化脊髓灌注，但这种治疗方法在开胸手术后瘫痪病例中的应用并无报道。

总之，剖胸手术后的神经功能缺陷通常被认为是与硬膜外置管有关的麻醉并发症。尽管麻醉医师必须保持警惕并迅速反应，对脊髓进行成像来排除血肿，但是我们也需要考虑手术方面的原因。

致盲　在侧卧位手术后出现术后视力丧失（postoperative vision loss, POVL）比较罕见。俯卧位手术后出现视力丧失并发症的报道较多，风险因素包括手术时间延长、低血压、大量输血、糖尿病和肥胖症。非心脏外科手术后视力丧失的病因主要是缺血性视神经病变。视神经后部的灌注压与平均动脉压直接正相关，与静脉引流压则反相关。在一例经胸腔镜和开胸的侧卧位脊柱手术报道中，患者下侧的眼睛视力完全丧失，上侧眼睛视力部分丧失，这表明了静脉引流压的潜在影响。值得注意的是，这名患者在术后还出现明显的面部水肿。由于没有监测仪可用来评估视神经的灌注压，预防的方法包括避免低血压和贫血，术中定时观察面部以确保没有对眼睛的直接压迫，注意颈椎是否保持在中间位置以避免静脉引流障碍引起的任何损害。

俯卧位的骨科手术后出现缺血性视神经病变是很常见的。如果病人俯卧时颈椎稍微伸展（超过中立点 10°），可以降低眼压。这样可能会改善视神经灌注，但尚未被证明对结果有有利影响。到目前为止，似乎还没有关于食管手术致盲的报道。

其他体位相关损伤　侧卧位与各种腿部压迫伤有关。包括肌坏死、坐骨神经麻痹和筋膜室综合征。这些例子大多包括长时间的矫形手术（超过 5h）。在长时间的手术过程中，更需要提高对潜在体位相关引起损伤的警惕。

临床案例讨论

一位 60 岁的女性患者因肺癌接受左侧开胸的左下叶切除术。既往史包括远端心肌梗死，术前射血分数 40%、控制性高血压和饮食控制糖尿病。患者手术当天早上接受了常规药物治疗，包括美托洛尔和阿司匹林 81mg。术后镇痛，在 $T_{6/7}$ 处放置了一根内带有不锈钢圈丝的软硬膜外导管。在硬膜外试验用量注射了 3ml 2% 利卡多因后，以 5ml/h 的速度开始注射 0.1% 丁哌卡因和 15 μg/ml 氢吗啡酮。麻醉诱导后放置了一根中心静脉导管。这个手术对于术中低血压需要多巴胺、去甲肾上腺素和近肋椎的快速出血处理得很好。术后即刻，患者的血压在无用血管活性药物情况下处于正常范围，无运动缺陷，无疼痛。术后 6h，病房护士报告病人反映双侧下肢运动无力。

1. 鉴别诊断是什么？

在该时间点，鉴别诊断的差异很大，包括继发于硬膜外局麻药溶液的运动阻滞、鞘内导管、由异物或硬膜外血肿引起的对神经根或脊髓的压迫、神经根动脉栓塞或低灌注状态。

2. 应如何应急处理？

记录生命体征，停止硬膜外注射，回抽硬膜外导管。重点检查并特别注意最近使用过的抗凝药。将这个情况告知手术医生。做一个完整详细的神经系统检查。

3. 初步评估说明了什么?

患者意识清醒且反应灵敏，心率和氧饱和度正常，血压 89/65mmHg。导管回抽没有血或脑脊液。患者的腿不能移动，双腿不能感知疼痛和温度，但本体感觉未受损。硬膜外注射已经停止 30min，患者的精神状态未改变。5h 前最后记录的国际标准化比值 (INR) 是 1.29。患者 1h 前接受皮下肝素注射以预防深静脉血栓。

4. 接下来该做什么? 病人应做什么血液、影像检查?

通过中心静脉导管注射多巴胺以保持正常血压（120/80mmHg），并持续心电监护。进行全血细胞计数和凝血试验。现在患者凝血异常，且近期接受肝素和阿司匹林治疗，暂时不应移除硬膜外导管。一般来说，倾向于使用 MRI 诊断硬膜外血肿，然而患者插着硬膜外导管，不允许通过扫描仪检查。放射科医师会诊后，硬膜外导管留置，患者接受了 CT 检查。神经外科医生和神经内科医师详细会诊给出建议。

5. 其他检查有什么发现?

CT 显示无硬膜外血肿或肿块。血红蛋白 90g/L。血小板值正常。INR 值 1.21。神经科医师诊断患者为脊髓缺血引起的脊髓前综合征。

6. 还可以采取哪些措施?

患者被转移到重症监护病房接受持续监测。每 4 小时检查神经体征。继续静脉泵注多巴胺，静脉注射甲泼尼龙 300mg，q8h。血红蛋白维持 100g/L。最后一剂皮下肝素注射 6h 后移除硬膜外导管。行 MRI 检查，结果显示正常。使用氢吗啡酮静脉自控镇痛。接下来 4d，患者逐渐完全康复。

第 20 章　术中监测

Gabriel E.Mena, Karthik Raghunathan 和 William T. McGee　著
陆晓斐　译　陈　旭　校

要点

- 连续自动 ST 段分析有助于发现潜在的心肌缺血、心律失常、气胸、严重低氧血症和血流动力学不稳定，因此在胸部手术中尤为重要。
- 单肺通气过程中的氧合由许多因素决定，包括心输出量、血压、通气 - 血流灌注比、麻醉对缺氧性肺血管收缩的影响、气道力学和气道反应性、氧耗量和患者术前存在的肺部疾病。脉搏血氧饱和度的测定及间断动脉血气分析可及时发现严重低氧血症。
- 大多数麻醉监护仪所显示的典型 CO_2 时相波形，其波形特征代表通气时不同的生理状态。
- 连续呼吸容量监测（监测吸气和呼气时容量、压力和流量）可以及早发现双腔管的移位，并可通过优化通气参数设置，减少机械通气相关肺损伤的发生。
- 有创动脉压监测通常用于评估动态血压，还可获得功能性血流动力学信息，如收缩压变异指数（systolic pressure variation, SPV）和脉压变异指数（pulse pressure variation, PPV）。
- 在潮气量适合的情况下，SPV 和 PPV 反映了心肺的交互作用。然而当潮气量 <8ml/kg 时（如胸部手术单肺通气期间），SPV 和 PPV 无法准确预测液体负荷所致的心输出量增加。
- 微创血流动力学监测（基于动脉压波形的设备），结合特定的算法，可确定静脉液体治疗是否可以改善组织灌注不足。

引言

胸部手术术中监测的一般原则与其他任何大手术相似。术中监测有助于及时发现问题，并跟踪干预措施的效果。实际上，如果假设胸部手术相较于其他非心脏手术更易发生心肺并发症，且患者术中体位的限制（特别是在肺隔离期间，患者处于侧卧位），这意味着需要从一开始就应当采取有创监测的方法。

监测技术很少像药物和其他治疗干预措施那样受到严格的审查。随着监测技术的改进和对心肺生理学理解的加深，我们希望更好地获取和分析数据，识别错误，产生和应用基于循证医学的目标导向的干预措施，以符合成本效益的方式优化临床结局。尽管术中监测本身，无论多么精密，本身并不能改善预后。然而术中监测结合生理参数驱动的决策治疗可以减少临床实践中一些不合理的调整，从而优化预后。例如，在脓毒症患者中，目标导向液体复苏已被证明可以降低死亡率，但在高危手术中有创肺动脉导管（pulmonary artery catheter, PAC）监测实际上并不能改善患者结局。我们将重点关注与胸外科手术患者特别相关的术中监测，并着重于微创和无创的血流动力学监测技术。

心电图

在美国，大约 30% 的接受手术麻醉的患者术前合并冠状动脉性心脏病（coronary artery disease, CAD）或存在冠心病的危险因素。在胸外科手术患者心肺储备不佳，围术期更易出现心肌缺血。胸外科患者由于吸烟及相关合并疾病，其发生多支冠状动脉病变的可能性更高。据估计，每年有 50 000 例接受非心脏手术的患者发生围术期心肌梗死，死亡率达 40%~70%。

连续自动 ST 段分析在胸部手术中有着重要意义，因为心律失常、气胸等可能导致心肌缺血，肺内分流可能导致严重低氧血症，以及大血管受压可能导致肺高压或出血导致心脏失代偿所造成的血流动力学不稳定。术前疑似或确诊合并冠心病的胸外科手术患者应连接标准的五导联心电图。根据手术部位仔细安放导联是关键，以避免 ST 段分析的错

误，并尽量减少对无菌术野的干扰。根据以往的研究，Ⅱ导联检测心律失常的敏感性可达 90%，而 V5 导联对侧壁心肌缺血的敏感性达 75%。London M 等的研究表明，V4 导联是检测术中心肌缺血第二敏感的导联（敏感性为 61%），使用 V4 和 V5 导联联合监测，可使侧壁心肌缺血的检测敏感性达 90%。对于大量吸烟史和侧支循环较差的多支冠状动脉病变患者，ST 段趋势分析有助于诊断心肌缺血的发生。通常，不同导联的 ST 段变化提示了对应冠状动脉区域的缺血或梗死（例如，Ⅱ、Ⅲ和 aVF 导联 ST 段变化通常代表右冠状动脉支配区域的心肌缺血）。虽然对于左束支传导阻滞（left bundle branch block, LBBB）的患者诊断急性心肌梗死较为困难，但已经制定了早期发现和及时干预的相关标准。

心电图也可用于监测各种严重电解质紊乱（如高钾血症、低钙血症、低镁血症）和心律管理装置性能是否良好。由于合并严重的心律失常或充血性心力衰竭，许多胸外科手术患者安装有心脏起搏器或植入式心脏除颤器，在手术过程中监测这些设备，确保其适时的响应是至关重要的。心房颤动也是胸外科手术中常见的心律失常。

脉搏血氧测定

脉搏血氧测定（pulse oximetry, SpO_2）是一种连续、无创的测量动脉血氧饱和度（arterial oxygen saturation, SaO_2）的方法，主要通过处理经脉搏血管床传输的红外光信号得到（Beer-Lambert 定律的实际应用）。脉搏体积描记（plethysmography），可通过大多数脉搏血氧仪来测量组织床中搏动性容积的变化，在未来液体反应性的无创评估中有着应用前景。

在胸外科术中监测脉搏血氧的主要目标是及时发现单肺通气（one-lung ventilation, OLV）等造成的低氧血症，在发生不可逆的代谢紊乱之前立即进行干预。在单肺通气期间，即便是在吸入较高氧浓度下，非通气侧肺强制性的肺内分流和通气侧肺潜在可改善的肺内分流，仍会造成显著的低氧血症（SpO_2<90%）发生。在单肺通气期间（以及其他胸部手术过程中），氧合是由许多因素决定的，包括心输出量、血压、非通气肺的血流、通气侧肺通气血流灌注匹配、麻醉对缺氧性肺血管收缩（hypoxic pulmonary vasoconstriction, HPV）的影响、气道力学和气道反应性、氧耗量和患者术前存在的基础肺部疾病。在 20 世纪 80 年代，Brodsky J 等的一项重要研究表明（基于 19 例单肺通气患者连续脉搏血氧监测和同时动脉血气分析的结果）脉搏血氧测定与动脉血气匹配较好。两者间最大差异约为 ±6%，因此作者认为通过脉搏血氧测定监测患者氧合变化十分可靠，无需频繁的动脉血气分析。然而，动脉血气分析依然有着重要价值，其通过测量氧分压（partial pressure of oxygen, PaO_2），可以在动脉去饱和前确定安全范围。一旦动脉血氧饱和度下降到 90% 以下，S 型氧合血红蛋白解离曲线出现关键"陡峭部分"，氧饱和度可能进一步急剧下降，需要及时的评估和干预。因为在 PaO_2 低于 60mmHg 后才会发生显著的氧饱和度下降，脉搏血氧饱和度（SpO_2）无法检测到 PaO_2 的巨大变化。有趣的是，在单肺通气期间通常可以维持正常的二氧化碳分压（在"二氧化碳波形图"一节中将进一步描述），但单肺通气期间不可避免的肺内分流可能造成患者氧饱和度下降。由于动脉血中的大部分氧是通过血红蛋白运输的，当发生静脉血掺杂（即非通气肺的血流与通气肺的血流混合）时，机体代偿氧含量下降的能力受限，无法通过增加通气肺的血流量来补偿动脉氧含量的下降。

在开胸或胸腔镜手术时，患者处于侧卧位，除了单肺通气所致的肺内分流，纵隔大血管的压迫也可能导致 SpO_2 的快速变化。肺实质和（或）纵隔的手术操作可导致心律失常的发生，进而影响脉搏血氧饱和度读数。电刀的使用偶尔也会干扰脉搏血氧测定。合理的围术期液体管理对胸外科患者至关重要。有创动脉压监测随呼吸的变化（稍后讨论），如收缩压变异指数（systolic pressure variation, SPV）或脉压变异指数（pulse pressure variation, PPV）是液体反应性的敏感和特异指标。通过分析脉搏血氧仪波形振幅的变化作为一种无创性估计液体反应性的方法受到越来越多的关注。脉搏体积描记振幅随呼吸周期的变化可以敏感反映前负荷的改变，并预测机械通气患者的液体反应性。脉搏变异指数（pleth variability index, PVI, Masimo Corp., Irvine, CA）是由脉搏血氧波形分析自动得出的动态指标之一，在评估液体反应性和监测治疗反应中具有临床应用价值。研究表明，脉搏变异度较大的患者会对液体治疗的反应较好。然而，由于不同的脉搏血氧仪使用不同的信号处理算法，没有统一的标准，因此由某一特定的设备或方法获得的测量值可能不适用于其他制造商的类似变量。除了容量外，还有几个因素会影响脉搏体积描记，如局部温度、测量部位、静脉压力的影响等。脉搏血氧测定技术在胸外科术中和术后的应用已经相对成熟。

二氧化碳波形图

在胸外科手术期间，采用红外分光光度法或质谱法通过连续 CO_2 波形分析来监测通气情况。行胸外科手术的患者通常存在严重的潜在肺部疾病和长期吸烟史。因此，通过监测不同时相的二氧化碳波形来识别潜在的肺部病理改变（如呼气相阻塞）是非常重要的。大多数麻醉监护仪都可显示典型的 CO_2 时相波形图，并具有特征的时间间隔，代表着通气时不同的生理事件（图 20.1）。

时相Ⅰ呼气相基线，代表从解剖无效腔呼出的不含 CO_2 气体。时相Ⅱ是呼气相 CO_2 快速上升阶段，代表无效腔气体与含 CO_2 肺泡气的混合。时相Ⅲ是肺泡气体平台期，代表在气体交换的过程中肺泡呼出充分的 CO_2。时相Ⅱ和时相Ⅲ之间的角被称为 α 角，间接反映了通气灌注（*V/Q*）情况。最后 0 相是吸气相，CO_2 快速下降，代表新鲜气体被吸入。时相Ⅲ和 0 相间的近 90° 的夹角被称为 β 角。在重复呼吸过程中，β 角可能会增加。在胸外科手术中，这些不同的时相受到患者心肺功能的影响，需要麻醉医生予以识别。某些影响呼气流量的急性 / 慢性疾病（如支气管痉挛或 COPD），时相Ⅱ的斜率可能会下降。其斜率的下降是由无效腔气体与肺泡气混合的程度决定的。α 角的增加伴随着时相Ⅲ的倾斜，代表着 *V/Q* 的不匹配。这可能是由于心输出量、CO_2 生成、气道阻力、功能残气量等因素造成的。

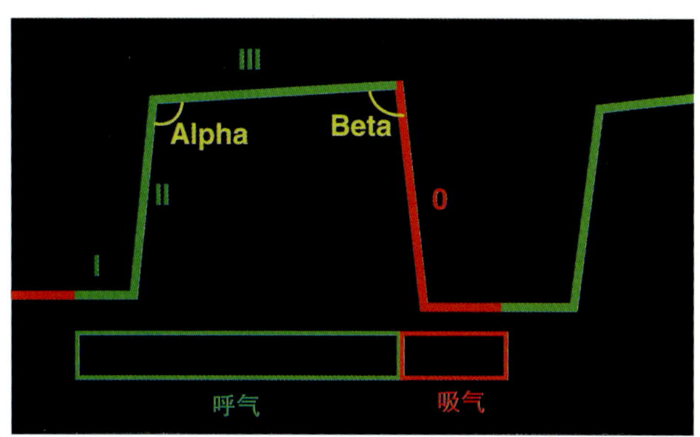

图 20.1　二氧化碳时相波形图（来源于 Bhavani Shankar Kodali MD. http://www.capnography.com，2010.02.10）

侧卧位时，双侧肺均会发生通气灌注的生理性改变。CO_2 波形图的时相Ⅲ具有特征性改变。非重力依赖侧肺通气灌注比升高（*V/Q* 升高），肺泡无效腔增大，导致时相Ⅲ上升期更早更低。重力依赖侧肺通气灌注比降低（*V/Q* 降低），肺泡无效腔减少，导致时相Ⅲ平台期较晚较高出现。对于切除时需要喷射通气或间歇性呼吸暂停的主气管或支气管肿瘤，密切监测 CO_2 波形图是至关重要的，CO_2 波形完全消失意味着通气或循环的停止，或 CO_2 监测仪的断开。呼气末 CO_2 与动脉血 CO_2 的差值（$PaCO_2$-$PETCO_2$）与无效腔通气的程度相关，在单肺通气期间 $PaCO_2$-$PETCO_2$ 往往增加。尽管单肺通气期间偶尔会出现氧饱和度显著下降，但通常能够维持足够的通气和正常的 CO_2。

越来越多的人认为急性呼吸窘迫综合征（adult respiratory distress syndrome，ARDS）与单肺通气之间存在相似之处。最初为 ARDS 制定的通气策略同样能使患者在单肺通气期间获益。允许性中度高碳酸血症正成为单肺通气管理的常规组成部分，而 CO_2 波形图（结合间断动脉血气分析）有助于对通气进行监测。在侧卧位单肺通气期间，增加通气侧肺的分钟通气量，充分排出 CO_2 以补偿非通气肺肺血流灌注期间的高 CO_2 水平。在置双腔管（double-lumen tube，DLT）时分别持续监测主气管和支气管的 CO_2 波形图可有助于双腔管的定位。

术中呼吸容量测定

随着术中实时通气监测在现代麻醉机中的普及，可连续监测吸气和呼气时的肺容量、压力和流量。在胸部手术麻醉期间，特别是在伴有基础肺部疾病或术后并发症高风险的患者中，在单肺通气时使用连续呼吸容量监测可以早期发现双腔管的位置不佳，并可通过优化个体化通气参数设置，最大限度地降低机械通气相关肺损伤的发生。

当肺隔离不理想时，如双腔管向头侧移位，呼气容量将急剧下降，并显著低于吸气容量（由于吸入氧气摄取可致两者超出正常差值 20~30ml/ 次）。同样，当双腔管向尾侧移位，由于设定的潮气量 / 压力施加于单个肺叶可导致肺顺应性显著下降。压力 - 容量环和流量 - 容量环可以显示其特征性变化。术中呼吸容量监测的其他用途包括在单肺通气期间通过流量 - 容量环自动识别内源性呼气末压力（persistent end-expiratory flow，PEEP）。术中呼吸容量监测数据（例如顺应性和平台压）可以结合动脉血气、CO_2 波形图和血氧，对通气参数进行调整，以优化气体交换。准确测量吸气和呼气相潮气量的差异也有助于评估和管理肺切除术中的漏气情况。

动脉血压监测

考虑到胸部手术过程中血流动力学易波动、需要行多次血气分析，患者多存在明显合并症，在目前的临床胸科麻醉实践中常常使用有创动脉血压监测来评估动态血压和衍生的血流动力学参数。在静脉压或周围组织压力无明显升高时，平均动脉压（mean arterial pressure, MAP）是评估非心脏器官灌注压力最有用的参数。

在有创血管压力测量［包括动脉血压、中心静脉压（central venous pressure, CVP）或 PAC 压］的技术方面，目前临床实践中通常使用充满盐水的硬质连接管连接至电子换能器。由动态压力传感器进行信号转导，通过改变电阻或电容，以响应固态设备上的（惠斯通桥系统）压力变化。通过血管内导管记录的压力波形应不失真地传输到换能器，经信号处理后显示。不幸的是，有些现象会干扰测量的准确性。共振或阻尼可引起波形失真，产生错误读数需要识别。“快速冲洗测试”是一种临床上行之有效的方法，以检测这些错误的发生。关于这一主题，详见相关综述以获得更多信息。

监护仪所显示的收缩压和舒张压的读数是一定时间间隔内血压的平均值。从临床的角度来看，换能器必须放置在病人的适当位置。压力传感器的正确放置是至关重要的，而且往往最容易出错。通常根据环境的大气压对压力进行校准，方法是通过打开旋塞阀将压力传感器系统暴露于空气中，并按下监护仪显示器上的校零按钮。换能器必须与患者身体上的特定位置水平对齐，该位置代表需要测量压力的腔室或血管中的上层液位。压力传感器的正确放置对于测量静脉压力（CVP，PAOP）尤为关键，因为传感器相对于患者高度看似微小的误差其数值也会被放大。理想情况下，换能器应该置于胸骨左缘第 4 肋间旁开约 5cm，该位置代表右心房水平。在胸外科手术中换能器的放置尤其重要，因为当病人处于侧卧位时，零点 / 参照水平的误差易影响治疗。例如，只要压力传感器保持在心脏水平，侧卧位时从右 / 左桡动脉测得的有创动脉压力相对于平卧位将保持不变。然而，侧卧位时无创血压在重力依赖侧手臂中测得更高，在非重力依赖侧手臂中更低。无创血压测量的差异是由手臂相对于心脏水平以上和以下的位置决定的，且取决于心脏水平和手臂之间的静水压差。血压与心输出量（cardiac output, CO）和全身血管阻力（systemic vascular resistance, SVR）直接相关。根据欧姆定律血流动力学推论，电流（流量或 Q）与电压（穿过血管床的驱动压力梯度或 MAP－CVP）成正比，与电阻（SVR）成反比。适应于循环，即流量或 Q=（MAP－CVP）/SVR。虽然血压正常不一定代表血流动力学稳定，但低血压确实对充分的组织灌注构成潜在威胁。

当动脉波形从主动脉根部向外周传输时，实际的压力波形就会失真。在胸外科患者中，高龄、高血压和动脉粥样硬化都相对常见，这些均会影响动脉波形的显示。在这些患者的外周动脉分支中，高频成分（如重搏切迹）消失，舒张压下降，收缩压峰值增加，并且由于动脉弹性降低而存在传输延迟。因此，有创压力波形形态和实际压力值取决于压力测量的位置。基于脉冲波形的分析易受到动脉压力测量的机械误差和远端脉冲放大的影响。因此，使用平均动脉压比收缩压或舒张压能更好地指导临床治疗。动脉压衍生变量的应用，如 SPV、PPV、deltaDown 等将在无创血流动力学监测中进行讨论。

中心静脉压

有创压力监测的技术方面在上一节中已进行讨论。CVP 代表全身静脉回流的压力，可用于估计右心室充盈压力。实际 CVP 的测量需通过正确放置中心静脉导管进行。将导管（经颈内或锁骨下静脉）放置于胸部手术同侧，可通过胸外科手术常规放置的胸腔引流管及时治疗操作所致的意外性气胸。常规放置中心静脉导管并不合理，但当术中可能使用血管活性药物、快速输注血液制品、或无法建立大口径外周静脉通路时，应考虑留置中心静脉导管。

在胸部手术建立人工气胸后、压迫右心的纵隔肿瘤切除术中、侧卧位或开放胸部手术时，CVP 的准确性均会受到影响。侵犯心脏结构的肿瘤也会导致 CVP 出现误差。在胸部手术中单独使用 CVP 监测来指导血流动力学的液体治疗是不可取的。CVP 随着时间的变化趋势比其绝对数值更具有临床意义。目前缺乏明确的 CVP“临界值”来可靠地区分液体治疗是否能改变患者的心输出量。使用动态或功能性血流动力学指标可更好地识别容量反应的敏感性，并更好地进行液体滴定治疗（图 20.2）。如下诸多因素限制了使用静脉压力测量来间接评价血管内容量：心脏压力 - 容量关系呈非线性；心室顺应性在术中随麻醉、药物及病理生理状态的持续改变而动态变化。这些顺应性的变化可使 CVP 发生改变，而容量状态并没有任何显著改变。此外，心室前负荷的生理决定因素是跨壁压（心内压力和胸腔内心外压力之差），而非 CVP（以大气压力为参考）。

胸部手术中呼气末正压（PEEP）和可变的胸腔内压力，均可通过影响跨壁压来影响前负荷。例如，维持氧合所需的较高水平的 PEEP 使 CVP 升高，同时减少静脉回流。而单纯使用 CVP 监测无法反映这种矛盾的情况。CVP 波形的形态偶尔也能有助于诊疗。例如心房颤动时“a”波消失，交界性节律时出现大炮“a”波，中重度三尖瓣反流时出现融合的“cv”波。CVP 值受到反流的影响，无法准确反映右心室前负荷。

肺动脉导管监测

气囊漂浮肺动脉导管（pulmonary artery catheter, PAC）可用于估计心输出量，准确测量右心房压力、右心室压力及肺动脉压力，估计左心室充盈压力（通过测量肺动脉阻塞压进行估计）。有

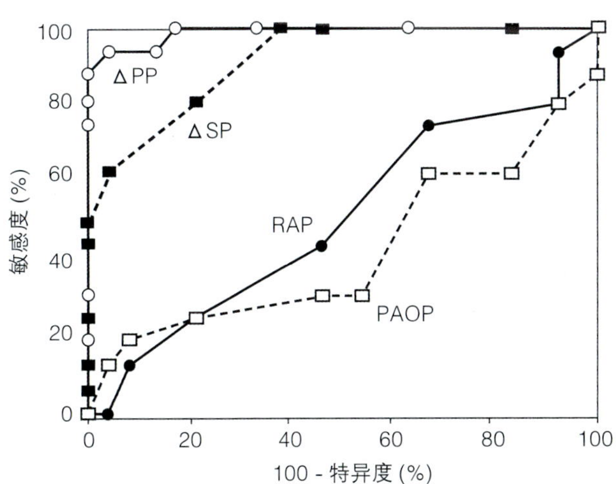

图 20.2　右房压（RAP）、肺动脉阻塞压（PAOP）、收缩压差变异度（ΔSP）和脉压差变异度（ΔPP）预测容量反应性的受试者工作曲线（ROC）。当患者因容量治疗改善心功能时，只有动态参数可对容量反应性进行预测。ΔPP 13% 的截断值可几乎完美地预测患者的容量反应性（ROC 曲线下面积为 90%）。静态参数（CVP，PAOP）预测效果不佳，其 ROC 曲线下面积约为 50%

创压力监测的相关临床技术在前文中已进行讨论。使用肺动脉舒张压或肺动脉阻塞压估计左室前负荷受到许多混杂因素的影响，包括心室顺应性的动态变化和心室跨壁压的影响。肺动脉导管估计左心室舒张末期容积时，低估和高估均可能发生。胸外科手术中变化的胸腔内压力和 PEEP 可能影响肺动脉导管的压力测量。实际上，肺动脉导管的使用在目前的胸部手术麻醉中受到了很大的限制。由肺动脉导管测得压力的“临界值”指导的血流动力学治疗，无法使患者获益。Sandham 等的一项大型随机对照试验发现，与标准监测相比，高危手术患者（包括胸外科患者）使用肺动脉导管监测并不能显著改善结局。此外，FACTT 研究表明，与中心静脉导管指导治疗相比，肺动脉导管指导急性呼吸窘迫综合征（ARDS）和急性肺损伤（acute lung injury, ALI）治疗并不能提高患者的生存率。胸外科手术患者 ARDS/ALI 发生风险较高，而肺动脉导管无法使其获益，进一步限制它成为指导液体治疗的监测手段。肺动脉导管还存在一些其他问题，包括数据错误解析、机械并发症的发生风险（如心律失常、肺梗死、肺动脉破裂、血栓栓塞、感染风险和心脏瓣膜 / 心内膜损伤）。

当心输出量的准确测量至关重要或重度肺动脉高压或右心室功能障碍时，肺动脉导管监测仍具有指导意义。充满空气的肺动脉导管球囊在进入肺血管时往往漂浮至重力非依赖区域。在胸部手术侧卧位肺隔离期间，大多数血流灌注由于缺氧性肺血管收缩集中于重力依赖侧肺，故肺动脉导管的正确定位有一定难度。因此，为了准确估计心输出量，肺动脉导管需要在摆放手术体位前正确“漂浮”至肺动脉中。临床上最常用的是热稀释法监测心输出量，快速静脉输液、三尖瓣反流均可引起测量误差，此外在单肺通气期间热稀释法监测心输出量并不可靠。“血氧测定型”肺动脉导管可以连续测定混合静脉血红蛋白氧饱和度，并基于 Fick 原理计算心输出量。混合静脉血氧饱和度下降反映了心输出量不足以满足全身氧需，也受到动脉血氧饱和度下降和血红蛋白含量降低的影响。“容量测定型”肺动脉导管带有快反应热敏电阻，通过测量残余热信号，可用来估计右心室舒张末期容积（right ventricular end-diastolic volume, RVEDV）。此类肺动脉导管可用于监测 RVEDV，如果 RVEDV 随着心输出量的减少而增加，则提示右心衰竭（如合并肺心病的胸外科手术患者）。当左侧心脏结构发生病理改变（如

二尖瓣瓣膜疾病、左心室功能障碍）也会使肺动脉导管波形发生特征性变化。

经食管超声心动图

经食管超声心动图（transesophageal echocardiography, TEE）在复杂心脏外科手术中是常规监测，在手术室和重症监护病房（非心脏胸外科围术期）中也均有着广泛应用。胸部手术围术期行 TEE 检查可以检测心肌缺血，有助于区分休克的病因，确认是否存在右心功能障碍，并协助放置体外膜肺氧合（extracorporeal membrane oxygenation, ECMO）的导管。胸外科手术放置 TEE 探头的唯一绝对禁忌证是择期食管手术，相对禁忌证包括食管静脉曲张、食管狭窄、Zenker 憩室、不明原因的吞咽困难等。

尽管还缺乏随机临床试验证实 TEE 在胸部手术术中常规监测有助于改善术后结局，但我们认为当手术或患者合并的基础疾病使其发生严重血流动力学不稳定时，使用 TEE 监测是合理的。多项研究已证实 TEE 相对于其他监测方法（如基于心电图的自动 ST 段分析或肺动脉压力变化）检测心肌缺血的敏感性更高。TEE 显示新发的节段性室壁运动异常（regional wall motion abnormalities, RWMA）是心肌缺血最敏感的征象，而心电图上 ST 段改变是心肌缺血的晚期征象。对于血流动力学不稳定的气管插管患者，推荐放置 TEE 探头，可有助于识别休克的病因，并监测对各项干预措施的反应，如液体负荷、血管加压素、输注正性肌力药。当单肺通气或全肺切除术夹闭肺动脉分支时，应评估是否存在右心功能障碍，TEE 检查应包括检查右心室室壁运动、三尖瓣瓣环收缩期偏移和室间隔功能。在急性呼吸衰竭时，ECMO 可用于维持氧合和排出二氧化碳，ECMO 的运转需要放置静脉动脉（V-A）或静脉静脉（V-V）导管。两者的静脉导管均需置于右心房，使用 TEE 指导 ECMO 导管的放置是一种常规的手段（经双腔切面可同时观察下腔静脉和上腔静脉）。心内病变引起的低氧血症（右向左分流）也可通过 TEE 检测。彩色血流图（color-flow mapping, CFM）和多普勒超声心动图等定量工具，可用于评估先天性心脏病变、血管畸形、瓣膜病变，以及测量压力和流量。肺动脉收缩压和舒张压也可以通过超声多普勒进行估测。最近有更深入的研究发现，TEE 可用于局部晚期肺癌的分期，例如评估某些怀疑累及心脏结构和或大血管的晚期非小细胞肺癌患者，以及评估那些 CT 影像显示可疑局部侵犯的肺癌患者手术是否可切除病灶。最近的一项研究得出结论，TEE 测量的心房交界处下腔静脉直径与平均中心静脉压显著相关。组织多普勒成像能够准确评估舒张功能障碍是非常重要的，因为近 1/3 有充血性心力衰竭症状和体征的患者为射血分数基本正常的心力衰竭。目前，超声心动图可诊断舒张功能受损或充盈受限，而其他监测工具不易获得。对于涉及胸主动脉的血管手术和开胸手术，TEE 监测在术中起着至关重要的作用。

微创和无创血流动力学监测装置与组织灌注监测

与其他手术患者一样，胸外科患者术中血流动力学监测的目标是早期识别组织灌注不足，进行目标导向治疗干预，并追踪治疗效果。在胸外科患者中，合理使用液体是至关重要的，而传统的液体疗法可能无法使患者获得最佳结局。例如，肺切除术限制液体被公认为可以改善患者的预后。

与常规术中评估（体格检查、液体出入量计算等）相比，血流监测导向的液体治疗可改善患者预后。此外，有证据表明，与基于导管的监测相比（如热稀释法测量心输出量或中心静脉压监测），基于某些更微创的心输出量监测的治疗可减少患者并发症、缩短住院时间。应同时避免患者低血容量继发的心输出量不足与液体过负荷，平衡两者的风险。越来越多关于液体反应性的动态指标正在监测，以指导术中的液体治疗。功能性血流动力学监测常用于评估液体治疗反应性。与中心静脉导管、肺动脉导管和经食管超声心动图相比，下文所介绍的监测设备创伤更小，甚至无创。表 20.1 对不同的微创监测技术进行了比较。

胸外科患者的关键功能性血流动力学问题包括流量（心输出量）是否能满足全身组织需求，心输出量是否随着液体负荷的增加而增加，低血压是否反映了流量或血管张力的减少，或者两者兼而有之。因此，液体治疗的基础在于确定组织低灌注风险、单独液体负荷（前负荷反应性）和或使用正性肌力药或血管加压素能否增加心输出量和平均动脉压。在固定潮气量的正压通气过程中，低血容量患者的每搏量、动脉收缩压、脉压都存在个体差异。

每搏量变异度（stroke volume variation, SVV）、SPV 和 PPV 测量目标不同，但均与心肺交互作用

表 20.1 目前临床使用的微创血流动力学监测装置的比较

无创血流动力学装置	需要校准	动脉波形高保真	血流动力学参数计算	需要中心静脉置管
Flo Trac 和 Vigileo	否	是	SVV，SV，CO，SVR	否
食管多普勒监测（Esophageal Doppler monitoring，EDM）	否	否	SV、CO 和 FTc（时间校正流量）	否
LiDCO（lithium dilution cardiac output，锂稀释测量心输出量）	是（锂）	是	SVV，SV，CO，SVR，DO_2	是
LiDCO rapid	否	是	SVV，SV，CO，SVR	否
PiCCO（pulse intermittent continuous cardiac output，脉搏指数连续心输出量监测）	是	是	SVV，SV，CO，SVR，EVLW，ITTV，CI	是
Cheetah BioReactance（生物电阻抗）	否	不适用	SV，每搏量随 PLR 变化	否

SVV. 每搏量变异度，SV. 每搏量，SVR. 全身血管阻力，CO/CI. 心输出量 / 心指数，FTc. 校正血流时间心率，DO_2. 氧供，EVLW. 血管外肺水，ITTV. 胸内热容，PLR. 被动腿抬高。

相关。这些变量已被证明优于前负荷反应性的传统评价方法（如 CVP 和 PAOP）。图 20.3 显示了 SVV 和 PPV 的受试者工作曲线。换而言之，SVV、SPV 和 PPV 能更好地预测容量负荷增加所致的心输出量增加，特别是对于预计大量失血或液体再分布的外科手术患者（与图 20.2 相比）。这些变量是根据动脉压力波形及其随通气的变化直接测得。在机械通气过程中，静脉回流伴随呼吸变化，因此脉压和收缩压随着每个呼吸周期，都会发生微妙的变化。图 20.4 和图 20.5 生动地显示了其生理机制。

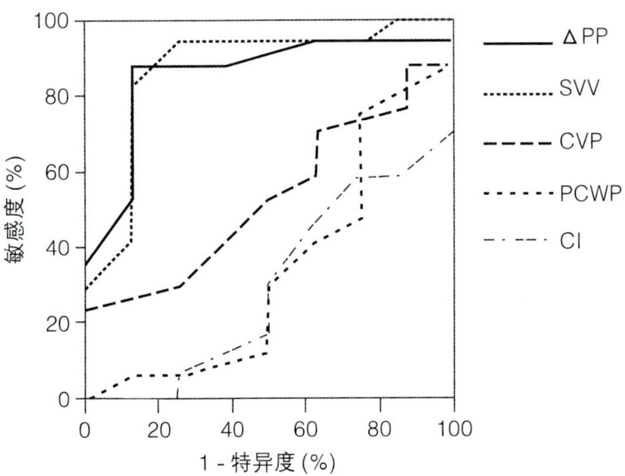

图 20.3 只有动态变量 ΔPP（delta pulse pressure，脉压差变异度）和 SVV（stroke volume variation，每搏量变异度）可区分容量治疗反应性，两者 ROC 曲线下的面积 >0.85。CVP（central venous pressure，中心静脉压），PCWP（pulmonary capillary wedge pressure，肺毛细血管楔压），CI（cardiac input，心输入量）的 ROC 曲线下面积均小于 50%

食管多普勒监测

食管多普勒监测（esophageal Doppler monitoring, EDM）于 1975 年首次应用，此后它成为了最常用的微创血流动力学监测，以优化胸外科手术个体化血流动力学及目标导向治疗。基于多普勒原理，插入到食管中段的探头发射一串连续的多普勒信号，其方向与探头尖端降胸主动脉血流方向一致。超声波波束尽可能平行于降胸主动脉的红细胞通路。红细胞的持续运动反射了部分超声信号。

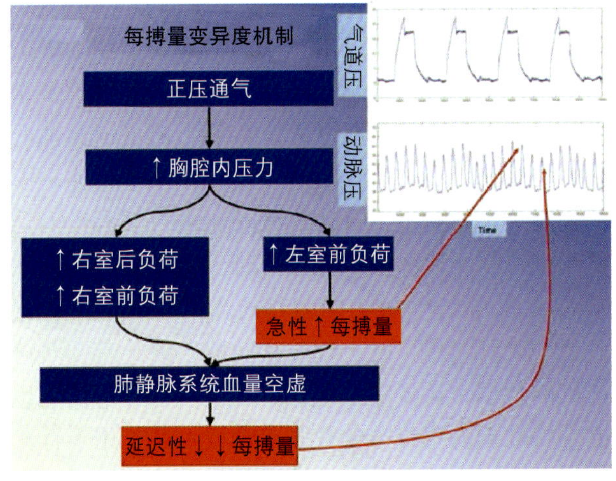

图 20.4 正压通气对每搏量变异度（SVV）的影响机制。左心室每搏量的快速增加与正压通气的吸气相一致。同时显示的气道压力和动脉压力表明，正压通气的吸气过程伴随血压升高和左心室每搏量的增加。这与自主呼吸是相反的，有时被称为反向脉冲悖论

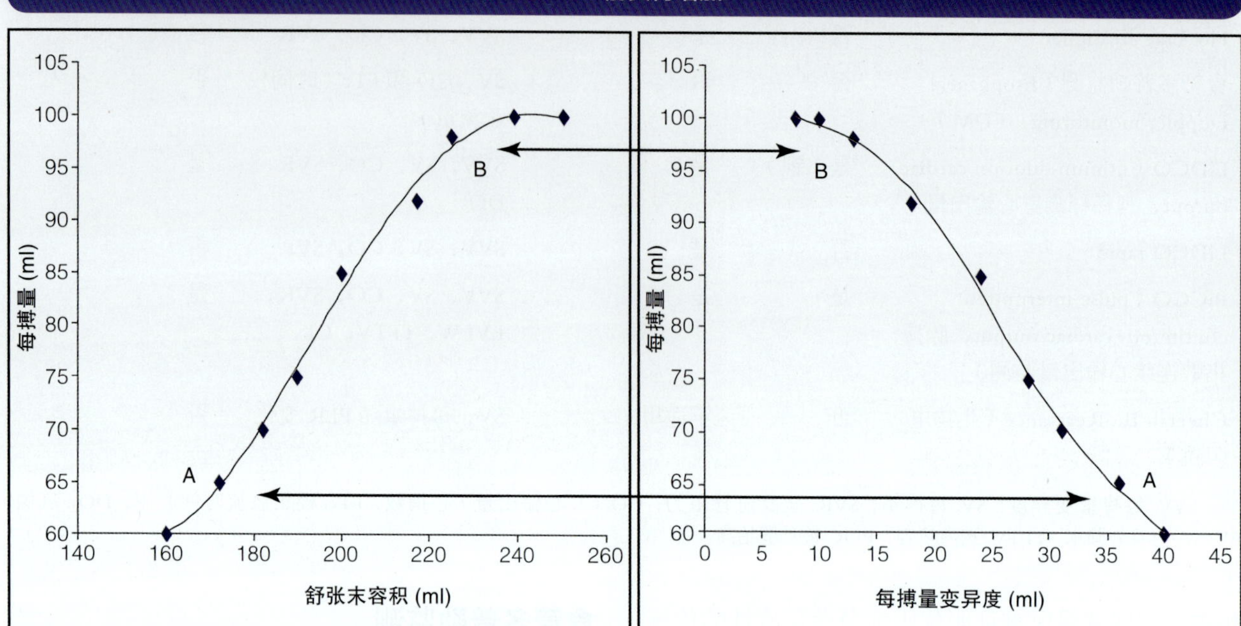

图 20.5 对于接受容量复苏治疗的患者，绘制 Frank-Starling 曲线及对应的 SV-SVV 关系曲线。SV-SVV 曲线与 Frank-Starling 曲线呈镜面关系：心功能随着前负荷增加而增加，直至平台期。同样 SVV 的下降与心功能增加有关。SVV-SV 对比可提供类似 Frank-Starling 曲线的心功能信息

返回信号频率的相对位移称为多普勒频移，与红细胞峰值速度成正比。基于某些假设，单位时间内速度可用于计算患者的每搏量和心输出量。食管多普勒监测可以根据左心室血流实时、全面地评估前负荷、后负荷、收缩力、节律和每搏量。该监测方法已采用热稀释肺动脉导管进行了验证。

需要注意的是，食管多普勒是根据病人的年龄、身高和体重等人口统计数据来估计降胸主动脉横截面积的。当胸降主动脉血流与食管探头发射的多普勒信号间的夹角大于理想的 20° 时，流量通常被低估（尽管已对该差异进行了自动校正）。此外，仪器还对上半身和下半身血流分布比进行了假设。当使用某些影响血流分布的操作时（例如使用胸腔硬膜外镇痛），这些校正因素可能会产生偏差。食管多普勒装置对探头的定位非常敏感，因此若要获得准确的数据，需要频繁地重新定位。电刀的使用也会干扰数据的采集。食管多普勒技术还可用于计算经心率校正的流动时间（flow time corrected, FTc），即左心室射出每搏量所需的时间，也就是经心率校正的胸降主动脉中的收缩血流时间。FTc 的标准范围为 330~360ms。心室负荷越大，射出每搏量所需的时间就越长，反之，心室容积下降越多，射出每搏量所需的时间就越短。在容量严重不足的患者中，FTc 通常降低到 300ms 以下。FTc 已被用于目标导向流体治疗的算法中；但 FTc 是收缩力、前负荷和 SVR 的函数，因此血管阻力对这一变量有显著的影响。在胸外科患者中，已证明食管多普勒可用于监测和纠正低流量状态，并在术中指导血流动力学支持治疗。

遗憾的是，虽然在食管手术中，液体管理是缩短住院时间，改善结局的关键因素，但 EDM 却不能在该类手术中应用。在这些长时间的手术过程中（如食管癌切除术），液体管理的目标是在腹部手术部分补液更为开放，而胸部手术部分补液则相对保守。

脉波指示剂连续心排血量监测（continuous pulse contour analysis，PiCCO）

该装置通过经肺热稀释技术和动脉波形轮廓分析相结合，估测心输出量。热稀释导管和压力波形必须同时从中心静脉通路和动脉通路（股动脉或腋动脉）测量以进行校准。这在手术室环境下是难以实现的，因此该技术在欧洲很大程度上仅限于重症监护病房环境下使用。每搏量是通过动脉波形中与收缩期相对应的部分来估计的。脉动收缩压时间积分（乘以心率可估计心输出量）根据经肺热稀释技

术测量心输出量进行校准。经肺热稀释法校准的优势在于避免通气和呼吸周期的影响。此外，PiCCO 根据经肺动脉导管连续心输出量监测验证了其准确性。该技术依赖于高保真动脉波形，因此对阻尼和共振敏感，在测定心输出量时可能产生误差。PiCCO 系统的另一个局限性在于校准过程或脉搏轮廓波形分析时的干扰，如心内分流、严重的主动脉瓣疾病，以及使用主动脉内球囊反搏装置所造成的误差。截至本节撰写之时，尚未有关于在胸外科手术中使用 PiCCO 作为目标导向治疗（goal-directed therapy, GDT）的前瞻性随机对照研究结果发表。

锂稀释法测量心输出量

该技术基于脉搏功率的物理学分析，与脉搏波形形态无关，并通过校正因子校正阻抗和动脉顺应性。基于有创动脉脉压是主动脉射出压力波和外周反射波的组合，每搏量计算需要将两个波分开。该算法考虑到动脉压力波的大小变化取决于穿刺部位与心脏的接近程度，也取决于患者的年龄。使用校准后的指示剂稀释法（锂离子正常情况下不会出现在血浆中，因此可以产生高信噪比），通过位于动脉通路上的锂离子选择电极感应锂稀释程度，可测得血液流速。所测数据可用于生成浓度 - 时间曲线，然后可通过锂离子量和浓度 - 时间曲线下面积估算心输出量。多项研究比较了通过肺动脉导管连续心输出量测量与锂稀释法心输出量测量（LiDCO plus）系统，确认了两者的相关性（定义为测量值的一致性在 15% 以内）。有多项研究证实，锂稀释法在一定范围内的心输出量测量中与经肺热稀释法相当。这对于心室功能较差的胸外科患者，以及心输出量波动大或高动力循环的个别患者而言，是非常重要的。

由于该设备专有算法无法独立评估不断变化的血管张力对每搏输出量测量的影响，因此必须对此进行校准。该技术的另一个局限性是锂的使用。非去极化肌肉松弛药与锂传感器存在交叉反应，可能导致传感器漂移。严重低钠血症患者的校准也可能产生偏差。在术中使用时，需要在诱导前或气道操作引起的血流动力学应激消退后进行校准。该装置对手术室来说可能很繁重，目前主要用于 ICU 环境下。对于患有严重外周血管疾病或主动脉瓣疾病的患者，以及那些需要主动脉内球囊反搏治疗的患者，该设备的准确性将受到影响。为了获得准确的血流动力学数据，必须确保高保真的动脉压力波形。

LiDCO Rapid 是最近推出的一种专为手术室环境设计的替代装置。该技术使用与 LiDCO plus 相同的内部算法，但允许计算其他血流动力学参数。该装置分析了动脉压力波形，并使用脉搏功率心输出量算法将脉压转换为每搏量和心输出量。该装置不需要用锂校准，并可使用列线图计算动脉顺应性。截至本部分撰写之时，还没有关于 LiDCO Rapid 在胸部手术中应用的相关研究发表。

动脉压力测定心输出量装置（arterial pressure cardiac output device, APCO, FloTrac/Vigileo）

该技术基于脉压与每搏量间关系的物理原理：动脉脉压与左心室每搏量成正比，与主动脉顺应性成反比。一旦由内部算法确定了每搏量，并计数脉率，就可估计心输出量。该装置不需要外部校准，因为该算法在理论上已纠正和补偿了血管张力的动态变化。该装置持续计算心输出量（平均周期为 20s 或 5min）。FloTrac/Vigileo 装置根据动脉压力波形形态分析脉率，检查动脉波形的变化（偏度、峰度和标准差），以确定每搏量的变化。此外，该装置还考虑了影响血管顺应性变化的多个变量（即 Ki 因子）。该常数与患者基于生物学特征（年龄、身高、性别和体重）的个体化血管顺应性相关。第二代分析软件在 SVR<800dynes 时（如继发于脓毒症和肝移植等典型情况下的高动力状态），往往会低估心输出量。随着第三代分析软件的开发，心输出量的估计更加准确，高动力状态下也能达到临床可接受的精度。据推测，在不久的将来，胸外科手术患者将开展进一步的相关重要研究。对于严重外周血管病变、主动脉瓣瓣膜疾病和需要主动脉内球囊反搏治疗的患者，该装置的准确性将产生偏差。为了得到准确的血流动力学数据，高保真动脉波形是必须的。该技术已在心脏手术和心脏手术术后人群中进行了研究。与金标准热稀释肺动脉导管监测相比，使用 APCO 估计心输出量的精度和偏差（Bland-Altman 分析）在可以接受的范围内。该装置与胸外科手术患者相关数据较少。

此外，中心静脉血氧测定还可与该装置一起联合用于临床决策。通过将 8Fr 光纤双腔导管插入颈静脉或锁骨下静脉可测量上腔静脉血氧饱和度（$SvcO_2$），其原理与脉搏血氧饱和度测定的原理一致。因为测量的是上肢、颈部和头部静脉血，测量值比真正的混合静脉血氧饱和度高 5%~7%。而通过肺动脉导管可进行混合静脉血氧饱和度测定，冠状窦和下肢静脉的流入会使测量值较前者降低（全身混合静脉血氧饱和度测量不同于中心静脉血氧饱和度之处）。尽管 $SvcO_2$ 较 SvO_2 高 5%~7%，它依旧是非常好的替代指标，可作为择期胸外科手术高危患者目标导向治疗的敏感指标。

生物电阻抗（Cheetah）

生物电阻抗的基本原理是根据血液从左心室射入胸主动脉所导致的经胸电信号的变化，即通过放置于胸部的电极监测体内电流的相位变化，以监测到胸主动脉血流的相位变化。

研究数据已证明了使用“血流相关相移”无创测量心输出量的可行性。生物电阻抗系统由四个双电极“贴片”组成（两个在胸部右侧，两个在胸部左侧），用于与身体建立电接触。在每个贴片中，一个电极由电流发生器向身体输入振荡的高频正弦波，而另一个电极作为接收器（电压输入放大器）。检测到“相位移”，其与从左心室射入胸主动脉的每搏量成正比。在身体同侧的电极贴片是配对的，这样电流就会在外侧电极之间传递，并且从内侧电极之间记录电压。无创心输出量分别测量身体两侧信号，取其平均值得到最终心输出量。

与其他无创设备一样，该装置的应用更多时在于检测各种操作（被动抬腿或液体治疗）时的心输出量相对变化，而非心输出量的绝对测量。临床用于检测患者容量反应性，指导液体治疗。与依赖于信号幅度变化的生物阻抗相比，胸部生物电阻抗是基于振荡电流相对相移的分析。理论上生物电阻抗分析受到病人活动、环境变化、湿度和贴片位置（如患者个体差异和电极定位）的影响较小。

第 21 章　胸科手术的液体管理

Rebecca Y. Klinger　著
吴德华　译

要点

- 围术期过多的液体输注与术后肺损伤风险增加有关。
- 理解血管内皮质（糖萼）在术中肺损伤和毛细血管渗漏所发挥的重要作用。
- 采用动态指标的“目标导向”液体治疗对非心胸手术有利，但对胸科手术的作用有限。
- 虽然采用限制性液体治疗策略会有发生急性肾损伤的顾虑，但很少有证据表明它跟胸科术后急性肾损伤存在关联。
- 术中采用更小容量的晶体液维持输注，胶体液补充血液的丢失，强心药 / 升压药对抗麻醉或神经阻滞诱导的相对低血容量，以及限制术后液体正平衡状态，对胸科手术患者有益。

引言

达到或维持最佳液体平衡状态是胸科手术麻醉管理最具挑战的部分之一。液体太少可能导致低血容量和器官功能受损，液体太多又可能导致水肿、吻合口瘘和肺损伤。这两种状态均增加围术期并发症发生率和死亡率，因此，最佳液体管理是围术期管理的关键之一。

液体问题

静脉液体治疗是麻醉实践过程的一部分，但是围术期应采用的最佳容量和液体成分仍然存在争议。太少或太多的液体均可能增加术后并发症发生率。液体治疗是维持和（或）恢复术中血流动力学稳定的常用一线治疗手段。麻醉可降低有效循环血容量，降低灌注压，并且可导致器官、组织的氧输送受损害。然而，有效的液体治疗可改善组织氧输送，其效果有赖于整体心血管良好的参数。某些情况下，液体治疗有益，但另一些情况下，液体治疗可能适得其反。

胸外科术后肺损伤

发生率

肺切除术后肺损伤是术后并发症发生率和死亡率的主要原因。既往所谓的急性肺损伤（ALI）现在被定义为轻度的急性呼吸窘迫综合征（ARDS）（按照 2012 年 ARDS 定义工作组柏林标准）。轻度的 ARDS 定义（也就是急性肺损伤）为术后 7d 内患者 PaO_2/FiO_2 比值在 200~300。低氧血症进一步加剧则相应定义为中或重度 ARDS（表 21.1）。肺水肿放射影像学证据也是诊断过程中必不可少的，但常见于术后单侧病变。

胸外科术后急性肺损伤或轻度 ARDS 总体发生率为 2%~7%，平均发生率大约 4%。小部分肺切除术后肺损伤很少发生，但其发生率随着肺切除范围增加而增加，全肺切除术患者达到峰值。早期研究，胸外科术后 ALI 整体死亡率可达到 70%。虽然术后肺损伤整体死亡率可通过改善降低到 26%，但全肺切除术后急性肺损伤死亡率仍然高达 40%。而且，ALI 仍然是肺切除术后主要的死亡原因。

表 21.1　急性呼吸窘迫综合征（ARDS）柏林标准

ARDS 严重程度	PaO_2/FiO_2	相应的死亡率
轻度	200~300	27%
中度	100~200	32%
重度	<100	45%

术后肺损伤危险因素

虽然肺损伤通常见于大范围肺切除术后，需要警惕的是，小部分肺切除术术后也可能发生肺损伤，甚至单肺通气时不伴有肺切除术的胸腔内操作也可能发生肺损伤。胸外科术后肺损伤的病因并不完全清楚，很可能是多因素影响的结果。放射性核素肺扫描显示，肺切除术后剩余肺可出现血管通透性增加。一些围术期因素可导致这种渗透性改变，包括手术引起的肺实质性创伤，淋巴回流障碍，机械通气引起的肺过度膨胀，以及炎性介质的释放。而且，外科因素，患者因素和术中管理因素在术后肺损伤的影响方面均可能发挥重要作用。

外科因素

外科操作和肺手术切除范围都是术后肺损伤的重要风险因素。右全肺切除术明显与术后急性肺损伤增加有关。Zeldin 等第一次报道全肺切除术后肺水肿，在该病例队列研究中，10 例右全肺切除术患者中，9 例患者出现术后肺水肿。右全肺切除术患者比左全肺切除术患者更易出现肺水肿，可能原因为右肺比左肺具有更多的肺组织，右全肺切除术后迫使全心输出量进入肺组织更少的左肺，并且导致肺毛细血管内皮受损。同样相似的原因，相比小范围的切除术而言，更大范围的肺切除术总体上发生术后肺损伤的风险更高。右全肺切除术后较容易发生肺水肿的另一个原因可能与淋巴引流在左右肺不同有关。超过 90% 的右肺淋巴引流是在同侧。左肺的淋巴引流部分在左侧，而超过 50% 的左肺淋巴引流位于右侧。因此，右全肺切除术可导致超过一半的左肺淋巴引流受损，肺水肿风险显著增加；而左全肺切除术导致少量的右肺淋巴引流受损。

患者因素

Fernandez-Perez 等报道了患者相关的危险因素也可能导致胸外科术后急性肺损伤。跟预计的相似，美国麻醉医师协会身体状态分级（ASA 分级）的升高与术后肺损伤增加相关。患者术前存在明确的内科合并症，包括糖尿病、吸烟、慢性阻塞性肺病（COPD）和酗酒（酒精消耗量 >60g/d），也与术后肺损伤增加相关。其他的文献也报道了长期饮酒史是术后肺损伤的危险因素。针对 ARDS 的早期研究显示，长期饮酒史患者 ARDS 发生率为 43%，而无饮酒史患者的发生率为 22%。而且，酗酒患者发展为 ARDS 后的死亡率高达 65%，无饮酒史患者发展为 ARDS 后死亡率为 36%。其机制解释为长期的饮酒可能降低谷胱甘肽水平有关，而谷胱甘肽又是炎性应激时期肺泡表面的重要抗氧化剂。

全肺切除术后肺水肿的主要危险因素包括预测术后肺灌注≤ 55% 和预计术后 FEV1<45%。化疗或放疗史虽然也被认为是危险因素，但是新近的一些研究并未观察到这种危险因素。其他危险因素包括高龄、失血、再次手术、术前白蛋白水平、肿瘤肺转移、精神状态改变、气短、吸烟史或正在吸烟，以及低体重指数。

术中管理因素

术中管理相关的多种因素均可引起术后急性肺损伤。这部分内容在第 10 章（围术期肺损伤）有详细讨论。其中有两个关键因素分别为机械通气策略和血管内液体平衡。本章节主要介绍围术期液体管理对胸外科手术患者肺损伤的影响。

围术期液体管理和急性肺损伤

一些作者认为胸外科术后急性肺损伤与围术期输入过多的液体有关。Zeldin 等通过回顾性研究了 10 例患者发生全肺切除术后肺水肿，并首次报道了术后急性肺损伤与围术期输入过多的液体相关。发生术后肺水肿的患者接受了 4.9L ± 1.2L 的液体，没有发生术后肺水肿的患者接受了 3.5L ± 1L 的液体。同时，一些作者通过犬的动物模型，报道了过多的液体输入导致术后肺水肿。实施右全肺切除手术的犬被分为 2 组，术后前 48h 内分别接受开放性（100ml/kg 晶体液负荷量快速输入，后 >100ml/kg 液体正平衡输入）或限制性（50ml/kg 负荷量，后 <100ml/kg 液体正平衡）液体输入。所有接受开放性液体输入的犬均出现术后肺水肿，接受限制性液体输入的犬均未出现术后肺水肿。当 Zeldin 和同事把全肺切除术后肺水肿归咎于过多的液体输入时，Turnage 和同事却发现全肺切除术后肺水肿和 24h 液体平衡状况无关联，当然后者的标准液体输注是相对限制性的策略。这些矛盾的数据说明液体平衡在术后肺损伤方面发挥了明确的影响，但不是唯一的影响因素。

到目前为止，阐述围术期液体管理和胸外科术后急性肺损伤的关系最好的人类研究证据来自 Licker 和同事的研究报告。作者研究了连续 879 例非小细胞肺癌接受开胸肺切除术的病例。这项回顾性研究显示，只有 4.2% 的患者出现术后肺损伤（肺损伤定义来自统一认可的指南），然而其中 43% 的肺损伤患者出现围术期死亡（26%~60%，根据 ALI 病因作出诊断）。Licker 等认为术中和术后前 24h 过多的液体输入是术后早期急性肺损伤的独立危险因素（OR 2.9）。术后急性肺损伤患者术中术后平均累计接受了 2.6 ± 1.2ml/（kg・h）的液体，没有急性肺损伤的患者接受了 2.0 ± 1.1ml/（kg・h）（P=0.003）。由于术后 24h 两组患者输液量没有统计学差异，术中液体量也因此成为术后肺损伤首要的激发因素。急性肺损伤患者术中接受了 1.68L ± 0.60L［9.1 ± 4.1ml/（kg・h）］的晶体量，无肺损伤患者接受了 1.2L ± 0.72L［7.2ml/（kg・h）］的晶体量，但两组之间总的输液量差异很小。因此定义什么是开放性策略，什么是限制性策略是很难的，肺损伤之前液体输注误差范围也较小。

其他作者也提出了类似的液体容量界限值。Parquin 等指出术中液体输注 > 2L 是全肺切除术后肺水肿的独立危险因素。同样在全肺切除术患者中，Blank 等在单变量分析中发现，患有呼吸并发症（包括术后需要机械通气 >48h，因呼吸功能不全、ALI、ARDS、需要支气管镜检查的肺不张、肺炎和支气管胸膜瘘需要再次插管）的患者接受了中位值为 2.7L 的液体输注，而没有呼吸并发症的患者接受了中位值为 1.8L 的液体输注（P=0.001）。但是，这种联系在多变量分析中没有出现。

ARDS 进行了一项网络随机研究，旨在确定 1000 名重症监护室 ALI 患者（不一定是手术患者）中保守与开放液体管理策略对研究结局的影响。虽然这项研究没有解决液体平衡对急性肺损伤发展的作用，尤其是在围术期，但它确实证实了限制性体液治疗对 ALI 患者的益处。这种益处主要是无机械通气天数的显著增加至 28d，并且死亡率有下降的趋势。

一项类似的研究评估了液体平衡对外科危重患者预后的作用。Barmparas 和同事前瞻性地追踪了 144 名入住重症监护室（ICU）的非心胸外科患者，并根据 ICU 第 5 天（或在 ICU 出院时，如果在第 5 天之前）达到的正或负液体平衡对他们进行分层。正如预期的那样，正液体平衡组的平均日液体摄入量明显高于负液体平衡组（3728ml ± 211ml vs4579ml ± 263ml，P=0.013）。虽然急性肺损伤或急性呼吸窘迫综合征的发生率没有差异，但在调整潜在的混杂因素后，负液体平衡组的住院死亡率比正液体平衡组降低 70%。

最近在胸外科患者中进行了几项研究，特别注意的是这些研究补充了 Zeldin 和 Licker 早期描述的情况。Arslantas 和同事评估了 139 名接受多种类型的胸外科手术的患者的围术期液体管理数据。与没有肺部并发症的患者相比，出现肺部并发症（包括急性呼吸窘迫综合征、需要插管、肺炎、需要支气管镜检查、肺不张、漏气 >7d 和肺扩张失败）的患者在术后 48h 内接受了明显更多的术中晶体、血液制品和其他液体，以及更高的液体输注率。然而，在多变量逻辑回归中，只有术中晶体输注率（和吸烟史）与肺部并发症显著相关。肺部并发症患者的术中液体平均输液率为 6.58 ± 3.64ml/（kg・h），而无肺部并发症患者的平均输液率为 4.61 ± 2.28ml/（kg・h）。

几个研究小组也认为液体输注与食管切除术后急性肺损伤有关。在对 45 名接受食管切除术的患者进行多变量分析后，Casado 和同事分析发现术中液体输注加上 5d 的液体平衡是预测术后急性肺损伤的唯一因素。出现呼吸并发症的患者术中接受了平均 5410ml ± 810ml 的液体，5d 内液体平衡为 7873ml ± 954ml（相比之下，无呼吸并发症组分别为 4174ml ± 1033ml 和 5928ml ± 1047ml）。Tandon 和同事发现，14.5% 的食管切除术后患者出现急性呼吸窘迫综合征，与术中输液和输血需求有关，并可导致 50% 的死亡率（没有出现急性呼吸窘迫综合征的食管切除术患者只有 3.5%）。

液体超负荷的生理学基础

术中液体输注一直以来是麻醉医师的主要目标，以替代因隔夜禁食、手术期间出汗和器官表面暴露引起的非显性损失以及第三间隙液体转移而引起的显性液体丢失。我们现在知道，这些需要容量治疗的液体丢失量被严重高估了，并且这种情况只会导致相对高血容量和围术期液体潴留。手术期间给予的液体负荷量大量转移到细胞外间隙，导致水肿。

围术期输注的液体移出血管腔是有据可查的。在大手术的情况下，静脉液体输入和可测量的来自血管系统的输出（如失血、尿量）之间的差异可达到 3~6L。虽然术中就开始的这种转移会持续到术后，某些情况下会延长到术后 72h。事实上，Lowell 等研究表明，40% 的外科重症监护室收治的患者比术前体重高 10%，可能是由于液体积聚所致。这种额外的液体也不能迅速清除。健康志愿者需要大约 2d 的时间来排出 22ml/kg 的静脉注射生理盐水，对于存在组织损伤和器官功能障碍的术后患者可能需要更长的时间。

尚不清楚的是，手术创伤是否是液体从血管内空间转移到间质（然后用积极的术中液体给药进行治疗）的主要驱动因素，还是静脉内输注了不适当的高容量液体导致血管内容量超载，以及随之而来的间质性水肿。在兔模型中，在完全没有静脉输液的情况下，手术操作和外伤就足以使间质液增加 5%~10%。更有意思的是，伴随着静脉注射晶体液，手术后产生的间质性水肿体积可增加一倍。

多糖蛋白复合物的作用

组织和肺水肿是由毛细血管通透性增加引起的，毛细血管通透性增加使富含蛋白质的液体从血管腔流出进入间质腔。水肿通过 Starling 原理产生早已被理解；然而，最近通过对由内皮多糖复合物和结合的血浆蛋白组成的内皮表面层（ESL）的理解，进一步扩大了我们对液体跨过脉管系统的理解，并对经典的 Starling 模型提出了质疑。

Starling 原理依靠血管内和间质之间的流体静水压和胶体渗透压的差异来解释液体通过毛细血管内皮的运输。然而，一些实验揭示了 Starling 方程式的计算并不正确；特别是基于 Starling 原理计算出的预期淋巴液流量远远超过实际测量值。Adamson 和同事在大鼠肠系膜的研究上证明了这一现象。他们测量了毛细血管后微静脉中的跨内皮液体流，同时通过白蛋白表面灌流改变间质胶体渗透压；结果发现提高胶体渗透压只能使液体过滤增加 Starling 模型预测的一小部分。在青蛙中进行的一项类似研究发现，改变间质胶体渗透压对液体过滤基本上没有影响。

相反，血管内皮多糖蛋白复合物似乎在调节跨血管液体转移中起着关键作用。多糖蛋白复合物位于血管内皮，由膜结合蛋白多糖、糖蛋白和糖脂组成。多糖蛋白复合物吸附血浆蛋白，主要是白蛋白，形成约 1 μm 厚的内皮表层。ESL 负责在内皮表面捕获 700~1000ml 的血浆，从而形成一个向内的渗透力以保留血浆，否则血浆将被流体静水压入间质（图 21.1）。而且，似乎是多糖蛋白复合物下一小面积区域（多糖蛋白复合物下或糖膜下空间）的胶体渗透压，而不是间质的胶体渗透压，负责对抗血管内的胶体渗透压；这同样是基于实验证据，即间质白蛋白浓度的改变对液体过滤没有影响。这种多糖蛋白复合物下渗透压力是由血浆白蛋白在低跨毛细血管液体滤过率条件下扩散到该空间而产生的。通过蛋白质运输，多糖蛋白复合物下区域中的蛋白质被迅速清除到间质中，保持该区域中的胶体渗透压

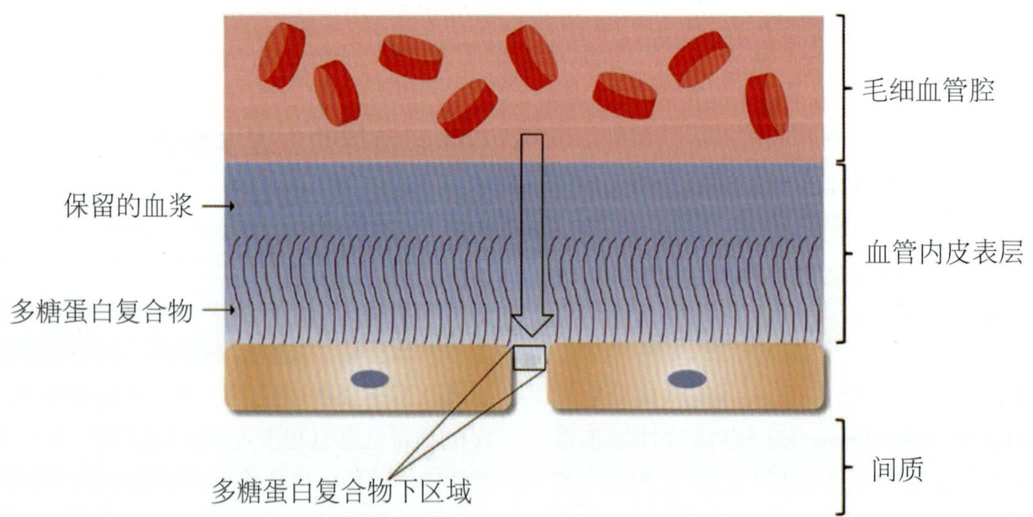

图 21.1　内皮表面层（ESL）是由毛细血管内皮表面层多糖蛋白复合物和保留在表面的血浆蛋白组成。ESL 发挥过滤作用，允许一些血浆蛋白进入多糖蛋白复合物下区域。这些蛋白连续被清除进入组织间隙；因此 ESL 多糖蛋白复合物下区域相比毛细血管血浆胶体渗透压而言（π_c），有非常低的胶体渗透压（π_s），产生渗透压梯度，有助于保留液体在血管腔。液体跨内皮的网状渗透（J_V）是由毛细血管和组织间隙静水压（P_c 和 P_i）以及毛细血管腔（π_c）和多糖蛋白复合物下区域（π_s）胶体渗透压的平衡决定。相比传统 Starling 原理，这是改良的模式，组织间隙胶体渗透压（π_i）并不对液体渗透起作用

极低，并有利于液体在血管腔中的保留。

有人提出内皮多糖蛋白复合物结构可发挥抑制水肿形成的被动屏障作用。血管静水压力的增加（如，运动期间）将加速液体渗透到多糖蛋白复合物下区域，从而快速降低该区域胶体渗透压，并建立有利于液体在血管腔内滞留的高跨多糖蛋白复合物压力梯度。同样，低血管静水压力和降低的液体过滤速率会重新调整毛细血管内皮的 Starling 驱动力，以允许更多的液体过滤到间质中。这种改良的 Starling 原理中可以用下面的等式来概括：

$$J_v = K_f [(P_c - P_i) - \sigma (\pi_c - \pi_s)]$$

其中 J_v 是网状液体过滤。K_f 为过滤系数；P_c 为毛细管静水压；P_i 为间质静水压；σ 是反射系数；π_c 是毛细血管血浆中的胶体渗透压力；π_s 是 ESL 下面多糖蛋白复合物下区域的胶体渗透压力。值得注意的是，在这个修正的模型中，跨血管的渗透压完全是由毛细血管腔和多糖蛋白复合物下区域之间的渗透压差驱动的；在这个模型中，当 ESL 完好无损时，间质渗透压在驱动液体跨膜流中不起作用。就像 Starling 预测的一样，液体不会通过静脉毛细血管重新吸收到血管腔中，而是通过交感神经介导的淋巴回流调节。

围术期液体管理的理念也是与多糖蛋白复合物和 ESL 的破坏有关，这些破坏已被证明可导致组织水肿。大量证据表明，围术期各种调节异常包括缺血 - 再灌注损伤、炎症 / 感染和心钠素（医源性容量超负荷而释放的心钠素，ANP）都可以破坏内皮多糖蛋白复合物。相反，一些策略包括用氢化可的松和抗凝血酶预处理和七氟醚被证明可以防止内皮多糖蛋白复合物的破坏。

研究者在胸科手术围术期液体管理的相关研究中，观察到肺毛细血管 ESL 比其他器官微循环系统明显更厚，有助于解释一些小组的观察，即肺微血管比其他组织更不容易渗漏。一些与 ALI 相关的炎性疾病（如脓毒血症），可导致糖胺聚糖片段的血浆浓度增加，肺损伤动物支气管肺泡灌洗液也可发现多糖蛋白复合物成分，表明肺内皮多糖蛋白复合物降解可能在肺损伤中起重要作用。ESL 的损害可能会通过促进白细胞和血小板黏附到内皮上以及未能防止肺毛细血管渗漏来促进肺损伤。值得注意的是，肺 ESL 损害的影响可能不同于全身脉管系统，多糖蛋白复合物的破坏在肺水肿形成机制的动物研究模型中的作用也存在冲突。

高血容量和多糖蛋白复合物

如上所述，心钠素似乎通过破坏内皮多糖蛋白复合物将液体超载和组织水肿的形成联系起来。容量超负荷导致心房张力增加，引起心钠素从心房释放。而且，心钠素可导致猪动物模型心脏内皮多糖蛋白复合物的破坏，使液体转移到间质间隙。同时，该作者团队也证明，人工输注心钠素会导致血管多糖蛋白复合物破坏，同时显著增加血管通透性和心脏组织水肿。在接受冠状动脉旁路手术的患者中，还发现血浆心钠素增加先于内皮多糖蛋白复合物的脱落。在新近对 18 名心肺健康状况良好，接受择期手术，预计失血量 >500ml 的患者的研究中，重复了上述结果。这些患者都接受了限制性输血策略，使用 6% 羟乙基淀粉胶体分别进行急性等容血液稀释或 20ml/kg 容量负荷。接受容量负荷的患者血清心钠素水平显著升高，而等容血液稀释患者的心钠素水平保持不变。此外，接受容量负荷并出现心钠素水平升高的患者也显示出透明质酸和粘结合蛋白多糖 -1（内皮多糖蛋白复合物的两种成分）的血清水平升高。

机械通气与多糖蛋白复合物

多糖蛋白复合物除了上述的被动屏障功能，有证据表明多糖蛋白复合物还通过机械转导参与主动屏障调节，机械转导通过各种信号分子改变内皮连接的完整性，包括一氧化氮和活性氧。通过这种机制，当肺毛细血管屏障功能障碍时，血管腔内增加的血管内流体静水压和层流剪切力将产生非线性（非 Starling 原理）变化，导致肺水肿。有趣的是，Dull 和同事在大鼠机械通气模型中，摘取整个肺组织研究，发现机械通气可加剧血管内压力对内皮屏障完整性的破坏。在用“标准潮气量”（6~8ml/kg）通气的肺中，血管内压力的增加比使用低潮气量（4~6ml/kg）时更大程度地增加了肺血管内皮的渗透性。在最高血管内压力（左房压 17cmH_2O）下，低潮气量组的通透性增加可高达 5 倍，而高潮气量组增加高达 15 倍。这些数据进一步支持了肺保护性通气策略与液体管理策略对预防肺水肿具有类似同等重要作用的观点。

表 21.2 总结了动物和人类中常见的损伤内皮表层和增加血管通透性的因素，以及对这些损伤有保护作用的因素。值得注意的是，一些保护因素的临床相关性仍有待明确。

表 21.2 损伤和保护内皮表层的因素

损伤因素	保护因素
炎性介质（肿瘤坏死因子 α，TNF-α）	抗氧化剂[a]
缺血再灌注损伤	抗凝血酶Ⅲ
感染 / 脓毒血症（脂多糖，LPS）	糖皮质激素
高血容量（心房钠尿肽，ANP）	瑞舒伐他汀
手术创伤	利多氟嗪
高血糖	七氟烷
低密度脂蛋白	白蛋白
体外循环	新鲜冰冻血浆
高潮气量	非保护性通气
低氧血症	
高血压	

a. 是指动物研究显示具有保护性或修复性物质，包括聚乙二醇，一氧化氮，肿瘤坏死因子 α 抑制药（如依那西普），别嘌呤醇，肝素和透明质酸。

液体成分

围术期容量置换的理想液体尚不明确，超出了本章的范围。关于晶体，我们知道给予非心脏手术和危重疾病患者输注生理盐水（0.9% 氯化钠）（>1.5~2L）与高氯性酸中毒有关。另外，几项大型观察性研究发现，非缓冲、富含氯化物的晶体（如 0.9% 氯化钠）与肾损伤 / 肾衰竭、30d 死亡率、住院时长和严重感染之间存在关联。特别是对于大容量复苏，平衡液不会造成显著的氯化物过负荷，应该是优先选择；然而，这些溶液过量可能导致高乳酸血症、代谢性碱中毒和血液低张力，这取决于它们的确切组成成分。尽管如此，比较生理盐水和平衡液的观察性研究表明，当使用平衡液时，手术患者和重症监护室患者的主要并发症、急性肾损伤和肾脏替代治疗的需求均有所减少。胶体，尤其是羟乙基淀粉，与脓毒症、创伤和其他危重疾病中的肾损害（以及可能的死亡）有关，不过在健康的外科手术患者中很少出现这些并发症。对于在售的各种胶体溶液也应该考虑存在过敏反应和类过敏反应、组织沉积以及对凝血的影响等风险。

一些作者认为晶体和胶体的直接一对一比较是不公平的，因为根据临床情况，一种可能比另一种更好。例如，来自急性等容血液稀释（模拟出血患者）的实验证据显示，晶体和胶体具有非常不同的所谓容积效应。在这些实验中，按照传统的教条，移除约 1L 的血液，同时用三倍量的晶体替代，导致循环血容量减少约 10%。作者估计，只有 17%±10% 输注的晶体液保留在血管内。相比之下，用胶体以大约 1∶1 的比例替换丢失的血液，采用 6% 羟乙基淀粉替换获得的容积效应为 90%±18%，5% 人白蛋白的容积效应为 87%±14%。重要的是，晶体和胶体的这种效应是假设了完整的 ESL，可能并不适用于由缺血、炎症和其他因素导致多糖蛋白复合物受损的围术期环境。这一结果得到了实验证据的支持；研究表明，在正常容量的患者中，可能导致医源性高血容量的胶体输注只有约 40% 的容量保留在血管内。

相比较晶体而言，胶体用于液体复苏没有明显的疗效优势；对肺损伤的风险而言，所用液体的类型亦并不重要。Verhei J 及其同事的一项研究报道称，在没有容量过载的情况下，液体的选择不会影响心脏和大血管手术后肺血管通透性或术后肺水肿的发生率。有趣的是，他们的发现表明羟乙基淀粉改善了肺血管通透性的增加。同样，Huang 和同事的研究表明，对已确诊的脓毒症相关性急性呼吸窘迫综合征患者进行羟乙基淀粉液体复苏不会改变肺呼吸力学或恶化血管外肺水。其他研究人员发现，危重患者的肺毛细血管渗漏随着液体负荷的增加而增加，但所用液体的类型并不影响最终肺水肿的程度。

基于目前已有的证据，围术期只是采用晶体液应该要谨慎。胶体液应该可以用于没有脓毒症和肾功能不全的活动性出血患者，尽管目前几乎没有数据支持它们优于晶体液。

胸外科手术中液体限制的风险

限制性液体管理策略的主要问题是诱发或无法预防急性肾损伤（AKI）。来自胸外科医生协会数据库的数据表明，术后肾功能衰竭的发生率较低，为 1.4%。值得注意的是，这仅反映了需要肾脏替代治疗的患者。食管切除术后肾功能衰竭的发生率略高于 2.0%。急性肾损伤的分类标准包括根据风险、损伤、衰竭、丢失和终末期肾衰竭分类的 RIFLE 标准和急性肾损伤网络工作组（AKIN）标准。根据这些标准，胸外科手术后急性肾损伤的发生率在 6% 左右，并且与住院时间、发病率和死亡率增加有关。

Ishikawa 和同事的研究采用了 AKIN 标准，定义AKI发生在手术后的前72h内，发生率为5.9%。这些病例大多为AKIN 1期（59/67），少数为AKIN 2期（8/67）。使用RIFLE标准时，相同患者中，2.3%的患者被诊断为急性肾损伤。正如所料，急性肾损伤的发生率因手术的创伤大小而异，肺切除术的发生率最高，楔形切除术/肺大疱切除术的发生率最低。在发生急性肾损伤的患者中也存在一些与患者相关的风险因素。围术期液体管理中，仅仅输注羟乙基淀粉液体与急性肾损伤相关，且呈剂量依赖性，因此每250ml羟乙基淀粉可导致急性肾损伤的概率增加1.5倍。单变量分析表明发生急性肾损伤的患者比未发生急性肾损伤的患者接受更多的围术期晶体液，而不是容量限制导致；但是，这种关联在多变量分析中没有得到支持。

Licker和同事采用RIFER标准，发现肺癌手术后AKI的发生率略高（6.8%）。同样，风险最高的是接受更广泛手术切除术的患者，手术和麻醉时间也更长。出现AKI的患者在术中接受了更多的胶体液，并有更高的升压药需求。然而，逻辑回归分析显示液体类型并不是AKI的风险因素；但升压药需求却是AKI的四个独立预测风险因素之一。其他作者在非心脏手术患者中也注意到了这一结果，但尚不清楚使用升压药和AKI之间的联系是否反映了低血压和未补偿的低血容量导致了AKI，还是反映了患者或手术相关的合并症。作者也注意到，在术前接受慢性血管紧张素受体阻滞药治疗的患者中，AKI更为普遍。此外，发生AKI的患者和未发生AKI的患者在静脉输液方面没有差异。

在最近的一项研究中，Ahn和同事回顾了近1500名胸部手术患者，基于AKIN标准，研究术后72h内AKI的发生。在这项研究中，5.1%的患者出现AKI，其中只有0.1%的患者需要肾替代治疗。急性肾损伤的在食管切除术患者发生率最高（13%），其次是全肺切除术患者（11%），肺叶切除术患者（5%），最后是楔形切除术/肺段切除术患者（2%）。术中限制晶体液的使用与胸外科手术后AKI的较高发生率并无关联，甚至晶体液使用量低至≤2ml/（kg·h）时也没有发生更高的AKI，并且对于先前存在肾功能异常的患者也是如此。然而，Ishikawa等发现，羟乙基淀粉的输注与术后急性肾损伤的增加有关，每500ml羟乙基淀粉输注增加1.75倍的急性肾损伤的发生率。但是，多变量分析调整后，羟乙基淀粉的输注仅仅是先前存在肾功能异常的患者术后AKI的一个危险因素（OR 7.6）。

这些发现与常见的外科文献一致。最近一项涉及1594名患者的系统综述和荟萃分析未发现“限制性”术中液体管理与少尿或AKI增加存在联系。同时还发现，实施了逆转少尿的措施与没有实施逆转少尿的措施比较，在急性肾损伤方面没有差异。汇总后研究显示，当少尿未作为研究目标时，限制输液组的术中液体输注比常规输液组低1.9L；而在针对少尿作为目标、并逆转少尿的研究中，限制组术中液体输注仍低1.6L。类似地，FACCT研究未能证明限制性液体管理方法和常规液体管理方法在已确诊急性呼吸窘迫综合征患者中无急性肾损伤天数上的差异。

证据显示液体限制似乎不会增加胸外科手术中AKI的风险，但是，也很少有作者支持大量输液可改善胸外科手术患者的围术期肾功能或尿量。Matot等的一项研究显示，102名电视胸腔镜手术患者，无论患者接受的术中液体量是“高”（平均值为2131±850ml）还是“低”（平均值为1035±652ml）的治疗策略，两组患者尿量相同（中位数为300ml），术后血清肌酐水平均较术前有同程度的降低，且尿量<1ml/（kg·h）的患者与尿量>1ml/（kg·h）的患者术后肌酐水平无差异。

因此，基于目前可得到的证据，术中限制晶体液输注与术后肾损伤风险增加并无关联。

目标液体管理的方法

许多学者支持在围术期保持肺干燥和相对等血容量状态，似乎是一种合理的方法。然而，问题是怎样在不陷入高血容量或低血容量的情况下实现这一目标。常见的围术期文献建议保守的液体管理，即“零平衡”策略，其目标是在不引起低血容量的情况下，最大限度地减少因手术应激诱导的抗利尿激素释放引起的液体输注和盐/水潴留引起的围术期体重增加。

所谓的目标导向液体治疗长期以来一直是麻醉实践中的目标之一。临床医生被认为并不擅长估计患者的容量状态；根据临床评估，只有50%的血流动力学不稳定患者对液体负荷输注有合适的反应（搏出量增加10%~15%）。为了使液体负荷输注能够适当增加每搏输出量，下列条件必须成立：液体输注必须将平均循环充盈压提高到中心静脉压以上，从而驱动静脉回流到心脏，并且心功能位于Frank-Starling曲线的上升部分。此外，对于处在Frank-

Starling 曲线过高部分的患者（前负荷不敏感患者），其容量负荷只会增加静水压和由此产生的水肿，而心输出量的增加很小（图 21.2）。如上所述，当患者处于内皮通透性增加 / 多糖蛋白复合物损伤的疾病过程中，不适当的液体负荷会加重组织水肿和肺水肿。众所周知，血管外肺水的增加是危重患者并发症发生率和死亡率增加的强烈预测因素。

起初，有创监测，包括中心静脉压监测和肺动脉导管被用来帮助指导液体治疗。然而，中心静脉压在评估容量状态或预测容量负荷试验的反应时并不是准确的。肺动脉导管在预测液体反应性方面的性能也较差，而且可能引起一些并发症。现已提倡使用动态血流动力学参数来预测液体反应性，包括收缩压、每搏输出量或脉压的变异度（一般 >13%）。这些指标是基于机械通气周期性增加胸腔内压力的原理，然后根据患者的容量状态对心室前负荷产生不同的影响。这些指标理论上可以预测液体反应性，并为临床医生估计患者的心血管功能在 Frank-Starling 曲线上的位置提供依据。但是，仍然存在一个“灰色地带”（在 9% 和 13% 之间的变化），

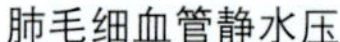

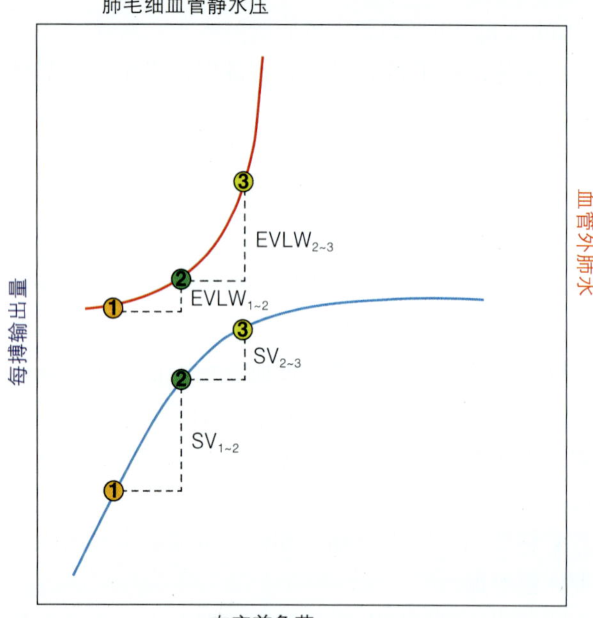

图 21.2 Frank-Starling 曲线图（蓝色）描述了左室前负荷和搏出量 / 心输出量之间的关系，Marik-Phillips 曲线图（红色）描述了肺毛细血管静水压和血管外肺水（EVLW）之间的关系。从点 1 到点 2 的移动表明搏出量较大（$SV_{1\sim2}$）的增加伴随 EVLW 较少的增加（$EVLW_{1\sim2}$）；同时表明是前负荷依赖的患者。相反，从点 2 到点 3 的移动表明搏出量仅仅获得较小（$SV_{2\sim3}$）的增加但伴随 EVLW 较大的增加（$EVLW_{2\sim3}$），同时表明是前负荷非依赖患者

在这个区域中，许多患者的液体反应性不能被可靠地预测。

在胸外科手术中采用这些动态指标有个主要问题：它们的预测值随输送潮气量的不同而出现很大的变化，并且在潮气量小于 7ml/kg 时显著降低。但是这些动态指标在开胸条件下的可靠性在不同的研究中有所不同，一些研究报告可靠性较差，另有研究报告可靠性没有变化。Lee 和同事报道了开胸手术患者，在保护性单肺通气（OLV）策略时，采用脉压变异度预测液体反应性的能力。患者被随机分为保护性通气策略（OLV 时，潮气量 6ml/kg，FiO_2 0.5，呼气末正压 5cmH_2O）或“常规”通气策略（OLV 时，潮气量 10ml/kg，无呼气末正压）。OLV 开始后，患者接受 7ml/kg 6% 羟乙基淀粉的容量负荷，并测量脉压变异度和心脏指数。脉压变异度仅在保护性肺通气组能预测液体反应性（心脏指数增加至少 15%），阈值为 5.8%。相比之下，对接受肺叶切除术的患者进行的一项研究表明，单肺通气期间，只有潮气量至少达到 8ml/kg，搏出量变异度才能预测液体反应性。经食管超声心动图在评估开胸手术期间的血容量反应性方面特别有用，但不太可能用于绝大多数胸部外科手术患者。目前临床使用的各种动态血流动力学监测设备在许多文献中均有报道。

虽然已知容量负荷试验可用来预测液体反应性，但对液体增加的实际血流动力学反应通常是短暂的，且获益不明确。在一项对休克患者的研究中，液体负荷后，液体反应者的心脏指数增加了 25%；然而，液体负荷 30min 后心脏指数回到基线。同样，在脓毒症患者中，液体负荷仅提高了 1h 的平均动脉压，而尿量没有相应增加 。急性呼吸窘迫综合征患者同样经历了平均动脉压在给予液体负荷后的增加，而尿量并没有相应增加。在一项儿科发热患者行液体扩张支持疗法（FEAST）的试验中，与没有液体负荷相比，白蛋白和盐水负荷均可增加 48h 内的死亡率（由心血管衰竭引起，而不是液体过载引起），表明液体负荷可能对正常的神经激素补偿机制产生不利影响。

目前采用的液体负荷模式是为了达到预期目标，即优化组织血流和氧气输送。预期的目标部位（即微循环）在监测液体治疗效果时存在困难，导致围术期液体输注的最佳实践方式一直存在争议。使用微循环作为液体复苏的终点，通过体内显微技术来确定微血管流量指数或舌下二氧化碳描记术来

确定舌下 - 系统性 CO_2 梯度，可能将来更接近达到最佳的围术期液体管理策略。

胸外科的液体管理方法

术后加强康复（ERAS）研究中，液体管理已经成为主要报道内容。仔细和合理的液体管理也是胸外科患者围术期管理的核心，可降低术后并发病症发生率。根据 ERAS 相关文献报道，一些建议值得在胸外科人群中推荐。

基于 ERAS 基础上的液体管理

ERAS 方案对传统的术前准备阶段禁食方案提出了质疑。许多中心和个人仍然按照传统方案在午夜后禁食，包括任何食物和饮料，除了在手术前 2h 以外可以饮用少量清水液体。然而，有足够的证据支持在术前 6h 禁食固体食物和 2h 禁饮清水液体是安全的，而且可以改善预后。一些方案甚至鼓励患者积极饮用碳水化合物饮料直到手术前 2h。虽然这种策略不一定能防止液体过量或急性肺损伤，并且这些研究主要来自腹部外科手术患者，但有利的信号表明患者的住院时间缩短和胰岛素抵抗减弱。碳水化合物饮料是否优于清水液体，以及这些发现是否适用于胸外科患者，仍有待研究。而且，术前患者容量的确切目标也并不清楚。

基于 ERAS 基础的液体管理策略的第二个组成部分是限制术中液体输注，以避免明显的高血容量。虽然维持等体积血容量所需的正确液体量仍然难以确定，并且“限制性”方法的定义变化很大，但 ERAS 基础的液体管理似乎可以降低主要手术并发症的发生率。总体上，液体丢失进入“第三间隙”的可能性很小。根据已有证据，ERAS 倡导者主张将术中维持输液限制在 1~2ml/（kg · h），旨在替代通过皮肤和气道的液体损失、手术区域的蒸发和身体分泌物的丢失。额外的液体只用于补偿外科的失血。国际液体优化小组分析了许多外科手术类型目标导向流体治疗的试验结果。值得注意的是，目标导向治疗的方法并不等同于限制性液体输注方法；在许多试验中，目标导向治疗的患者接受的液体，特别是胶体，比对照组患者还多。将这些方法直接照搬给胸外科患者可能成问题。

肺部手术中的液体管理

胸外科手术患者有独特的术后肺损伤的风险；因此，提出了更严格的液体管理建议。除了保护性肺通气策略之外，胸外科患者还提倡更严格的液体管理方案，以维持正常血容量。Assaad 和同事在一项小型前瞻性观察性研究中提出了一种在不增加血管外肺水的情况下维持正常肾功能的方案。他们首选的液体管理方案包括：补液维持量采用平衡盐溶液以 1.5ml/（kg · h）的输注，持续到恢复口服；用相当于禁食小时数乘以上述维持率的额外液体量来补充禁食导致的液体不足；以 1ml/（kg · h）的速度补充开胸手术中的蒸发损失；如果红细胞比容低于 25%，则用羟乙基淀粉溶液或红细胞 1：1 补充失血量。作者提供了维持心脏前负荷和组织灌注的方案（通过血清乳酸和中心静脉氧饱和度进行评估）。该队列研究中无急性肺损伤病例发生，术后 3d 内的急性肾损伤发生率为 7.5%（基于 AKIN 标准）。这项研究有几个局限性：队列规模很小，只有 40 名患者；常规的禁食导致的液体丢失补液方案已经过时；缺乏一个可供对比的替代液体输注方案分组。尽管这样，该研究结果仍然提供了一些关于液体输注方案的参数指南，结合肺保护性通气策略，对患者并无害处。

在胸外科人群中也尝试了使用动态指标的目标导向方法，结果有喜有忧。Haas 和同事对 27 名接受肺手术或食管切除术的患者进行了一项小规模研究，结果显示目标导向液体治疗方案 [术中维持输注晶体液 9ml/（kg · h），每搏量变异度 >10% 时，5ml/h 胶体液补充] 不会导致血管外肺水的增加。然而，该研究显示手术期间动脉血氧分压 / 血氧饱和度比值（PaO_2/FiO_2）出现下降，尽管非 OLV 时期 PaO_2/FiO_2 仍大于 300mmHg。对 60 名接受胸腔镜肺叶切除术的患者进行了一项更大规模的研究，随机分为 2 组：选择接受目标导向液体治疗或对照治疗。对照组患者接受 8ml/（kg · h）的基础晶体液输注，并由麻醉医师决定选择晶体或胶体液输注，以维持平均动脉压 65~90mmHg，心率 60~100 次 / 分钟，尿量 >0.5ml/（kg · h）。目标导向患者接受相同的基础晶体液输注速率和以下干预措施：每搏输出量变异度 >11% 时使用胶体液负荷量输注，以达到每搏输出量变异度≤ 9%；尽管进行了液体复苏，但平均动脉压 <60mmHg，给予麻黄碱负荷量和去氧肾上腺素 2μg/min 维持输注；多巴酚丁胺输注 [（2~5μg/（kg · min）] 维持心脏指数在 2.5~4L/（min · m^2）之间。与对照组相比，目标导向组接受的胶体和输注的总液体量明显较少，恶心和呕吐的

发生率更低。目标导向组在 OLV 结束前的 PaO_2/FiO_2 比明显高于对照组。30 名目标导向组患者中有 5 名需要注射多巴酚丁胺。该研究在讨论中指出，侧卧位下每搏输出量变异值的变化处理起来更难，而且可预测性更低。因此作者再次强调，考虑到胸外科手术和单肺通气的复杂性，这些动态指标可能达不到要求。

除了关注输注的液体量之外，麻醉医师还必须记住，并非所有低血压事件都是由于低血容量引起的，血流动力学优化可以并且应该包括除液体之外的升压药和强心药的输注。一些指南鼓励使用升压药代替液体静脉输注来对抗麻醉诱导的血管舒张和伴随的相对低血容量。脓毒症相关文献报道显示，去甲肾上腺素在增加静脉回流、增加每搏输出量和心输出量以及提高平均动脉压方面非常有效；这些效应将改善器官和组织灌注，同时最大限度地减少水肿的形成。根治性膀胱切除术患者的一项随机试验表明，与开放性输液方案［6ml/（kg·h）］相比，限制性输液方案［初始液体治疗限于 1ml/（kg·h）]，结合低剂量去甲肾上腺素，随后液体量为 3ml/（kg·h）可导致住院时间较短，输血比率降低，但在主要并发症发生率方面没有显著差异。最后，一项荟萃分析显示，使用液体和强心药相结合的围术期血流动力学优化在减少术后 AKI 方面是有效的。

最后，除术中液体管理目标外，还应注意患者整个围术期液体平衡和术后早期的体重变化。应该避免在术后出现过多的正体液平衡。静脉输液在可行的情况下应尽快终止，术后尽快恢复口服水化和营养。

表 21.3 为胸科麻醉提供了围术期液体管理的建议。

表 21.3 胸外科手术患者围术期液体管理建议

指标	建议
清水饮料可持续到术期 2h	不限制
前 24h 液体输注	≤2mL/（kg·h）
围术期液体正平衡	≤1.5L
升压药 / 强心药	可用于麻醉诱导的血管扩张或低灌注
机械通气	肺保护策略

部分数据引自 Evan 和 Naidu。

食管切除术中的液体管理

食管切除术值得重点考虑，因为这种手术传统上采用了更积极的液体治疗。如上所述，食管切除术后也导致肺损伤发生，但通常比肺手术的液体阈值高。无论如何，这些患者也应避免过量输液。积极的液体治疗和升压药的使用都被认为是导致食管切除术后吻合口并发症发生的原因。虽然食管切除术患者在这方面数据很少，但从腹部手术研究文献的推断表明，避免过量输液可以避免吻合口漏。

最近的一项研究评估了 199 例食管切除术患者目标导向液体治疗的效果。对照组患者由麻醉医师决定接受晶体液和胶体液治疗，唯一的目标是维持平均动脉压 >65mmHg 或基线的 20% 以内。目标导向组患者接受胶体液负荷量输注，以达到并维持搏出量变异度低于 10% 的水平。两组均使用去氧肾上腺素、麻黄碱和去甲肾上腺素来维持平均动脉压。两组之间的并发症发生率或死亡率没有差异。对照组术后平均重症监护室或麻醉后监护室住院时间更长，但总住院时间没有差异。尽管目标导向组患者接受的胶体液比对照组多，但目标导向组患者术中接受的液体总量更少。目标导向组的去甲肾上腺素使用率较高，但对照组的去氧肾上腺素使用率较高。尽管目标导向组患者在二次分析中的肺炎发生率明显较低，但总的肺部并发症两组之间没有差异。对食管切除术患者而言，重要的是，这项研究未能证明目标导向治疗在吻合口漏方面的益处。

Glatz 和同事最近发表了一项对 335 名食管切除术患者的回顾性研究，该研究确定了术中和术后液体超负荷与多种并发症发生之间的联系，包括肺部并发症（占所有并发症的 53%）和吻合口并发症，以及住院期间死亡率。在多变量分析显示，术中液体负荷（术后 0 天的液体平衡）伴随 ASA 分级是围术期不良结局（至少一种并发症）的唯一独立预测因子。与肺部手术中常见的结局相比，本研究中确定开放与限制性液体策略的分界点比较大：术后第 0 天（代表术中给药）的液体平衡为 6L，术后第 4 天为 5.5L。接受限制性输液的患者中吻合口瘘发生率 9%，而接受开放管理的患者中有 21%。

关于升压药的使用，早期的食管切除术动物研究表明，用去甲肾上腺素治疗低血压与胃血管灌注不足有关。然而，小型人体研究表明，在食管切除术中用肾上腺素或去氧肾上腺素治疗硬膜外诱导的低血压并无害处，实际上还改善或恢复了受损的吻合口血流。

虽然食管切除术患者在并发症发生前可以耐受较大的液体量，但现有数据表明，避免过多（几升）的术后液体平衡是可取的，并且使用升压药和强心药来改善术中血流动力学和抵消麻醉 / 神经阻滞导致的低血压是合理的，而没有明显吻合口漏的风险。

小结

胸科手术后的肺损伤仍然是一个与术后并发症发生率和死亡率相关的重要问题。有相当多的证据表明，除其他因素外，术后肺损伤还与围术期液体输注有关。虽然需要更多的研究，但现有的证据表明，更严格的限制性液体管理方法，同时联合使用升压药和强心药来抵消麻醉诱导的低血压，可能对胸外科患者更有益，而没有肾或其他组织损伤的显著风险。尽管动态血流动力学指标与单肺通气和开胸术之间有的许多矛盾，但动态指标可能还是有益的。临床医生除了限制术中液体输注外，还应注意围术期液体的总体平衡。最后，结合容量状态和机械通气策略之间的协同作用，可在胸外科手术患者中采用肺保护性通气策略和明智的围术期液体管理。

第 22 章　胸科手术中的通气策略

Jennifer A. Macpherson　著
陆惠捷　译　吴德华　校

要点

- 单肺通气（one-lung ventilation, OLV）的通气策略应考虑预防术中低氧血症、减少术中肺泡应激力和术后呼吸机引起的肺损伤（ventilator-induced lung injury, VILI）。
- 根据现有证据，在 OLV 期间限制潮气量和通气压力似乎是合适的，前提是不需要提高呼吸频率，并且允许轻度至中度高碳酸血症。
- 对于术后肺部并发症高风险的患者，明确指出了采用低潮气量，≤6ml/kg 预计体重，甚至更好为 4~5ml/kg 且限制吸气压力（<25cmH_2O）的肺保护策略。
- 在适当使用压力和潮气量报警的情况下，可以使用压力或容量控制通气输送所需的潮气量和平台压。
- 内源性的呼气末正压（positive end-expiratory pressure, PEEP）对于 OLV（使用双腔气管导管）很常见，当使用高呼吸频率（短呼气时间）时应格外小心。增加外源性 PEEP 并不能持续地改善氧合，也不能减少 VILI 的发生。任何 PEEP 的使用均应针对个别患者进行滴定。
- 使用几次高吸气和呼气压力的程序性肺开放（lung-opening procedure, LOP）可以改善氧合作用，但必须考虑该操作的血流动力学后果。设立 OLV 后可能需要使用 LOP。

引言

尽管并非所有的胸外科手术都需要特定的术中单肺通气，但单肺通气技术是此类手术的标志。单肺通气（OLV）伴随对侧肺部萎陷，极大地促进了胸腔内的手术。随着电视胸腔镜手术的发展，手术侧肺塌陷已成为必要。这些手术中的 OLV 必须确保充分的气体交换（动脉氧合和静脉二氧化碳清除），对侧肺完全萎陷，并减少术后肺部并发症（postoperative pulmonary complications, PPC）和急性肺损伤（acute lung injury, ALI）的发生率。减少 PPC 和 ALI 变得愈发重要。预防呼吸机相关肺损伤对重症监护病房防治急性呼吸窘迫综合征（acute respiratory distress syndrome, ARDS）和急性肺损伤（acute lung injury, ALI）具有重要意义（见第 10、42 章关于讨论 ALI 和 ARDS 的定义和治疗）。我们不一定总是能够完全实现这三个目标，这就需要麻醉医生的技能来确定每个患者的最佳方案。

开胸手术后 ALI 虽然不常见，但死亡率高。早期的研究表明与术中大量液体输注相关，但随后的研究并未显示出强的相关性。尽管原因是多方面的，包括可能存在的遗传易感性。最近的研究指出，术中大潮气量的机械通气是重要的危险因素。在一项观察性研究中，Licker 等使用病例对照来比较肺保护通气方案的结果。该方案使 ALI 从 3.7% 降低到 0.9%（P<0.01），比值比为 0.34（95% CI 0.23~0.75），该比值针对其他重要危险因素进行了调整，包括长期饮酒、放化疗、癌症晚期、肺切除术和输液量增加。对于程度较术后 ALI 轻微的并发症，结果并不明确。Blank 等在对 1019 例病例的回顾性分析中，使用多元逻辑回归模型发现，较高的潮气量与 PPC 下降有关，但驱动力的增加与并发症的增加有关。然而他们指出，不到一半的患者使用了≥ 5cmH_2O 的呼气末正压（PEEP），并且 73.3% 的患者通气时的潮气量（VT）>5ml/kg。Liu 等对 11 项研究（657 例患者）进行了荟萃分析，发现保护性通气策略（潮气量≤ 6ml/kg）减少了术后肺部并发症的发生率（OR 0.29，95% CI 0.15~0.57）。

尽管选择的通气策略会对氧合作用产生直接影响，然而潜在的不利影响以及许多其他重要的患者及外科因素，使我们难以确定最佳通气模式，甚至难以预测单个患者的最佳通气模式。由于呼吸机有很多选择参数，例如潮气量（tidal volume，VT），压力控制通气（pressure-controlled ventilation，PCV），容量控制通气（volume-controlled ventilation，VCV），PEEP 和程序性肺开放（LOP），因此很少有研究可直接比较。临床医生需要对通气和换气的生理机制以及潜在的肺损伤机制有深入的了解，以便将临床和动物研究纳入背景并为做出适当的临床决策做好准备。

单肺机械通气的生理学（更全面的讨论请参见第 6 章）

尽管有一些特定的术语描述了某些通气的“模式”（例如，压力控制、容量控制、反 I/E 比等），在没有任何自主呼吸的肌松充分的患者中，机械通气从根本上反映了肺及与外部环境之间交互作用随时间变化的压力波形。气体进出肺的最终运动取决于机械通气以及肺，胸壁和气管插管的阻力和顺应性（读者可以参考 Nunn 应用呼吸生理学的第 7 章充分讨论生理）。更重要的是，气体流入和流出各个气体交换单元的流量取决于每个单元的相对气道阻力和肺泡顺应性。

尽管此压力波形可能非常复杂，但显然关键特征是压力从高（吸气）到低（呼气）的循环变化。一些基本的临床测量描述了这些波形，包括吸气压力的峰值和平台压，吸气和呼气时间，吸气（潮气）量和呼气末压力。该波形不仅决定了气体在肺中的分布，而且还通过改变肺血管阻力和胸腔内压力，影响局部灌注和总心输出量。后者在 OLV 期间可能变得非常重要，因为萎陷肺会产生肺内分流，静脉混合血内的氧含量直接决定了动脉氧合。

尽管现代的双腔支气管导管和支气管封堵器，加上常规的纤维支气管镜检查，已大大降低了 OLV 期间低氧血症的发生率，但机械通气方式的选择仍然起着显著的作用。OLV 期间的低氧血症是由分流以及低通气 / 血流比（ventilation/perfusion ratio，V/Q）气体交换单元的静脉血混合引起的。因此，在 OLV 期间，萎陷肺存在分流，而健侧肺由于分流和通气 / 血流比（V/Q）降低导致静脉血掺杂。健侧肺的通气 / 血流比降低主要是由于全身麻醉期间局部肺不张，纵隔及腹腔脏器的重力向下、向胸腔压迫，以及健侧胸壁的顺应性较低。因此，通气策略应使对萎陷肺的灌注最小化，并减少通气中低 V/Q 的区域。由于气体交换并不仅仅涉及提供足够的氧合，还要充分去除 CO_2，因此建议：即不减少 OLV 的潮气量（防止肺不张并保持 CO_2 的消除），并保持双肺的分钟通气量，此时典型的潮气量为 10ml/kg，这通常会导致正常水平至中度的低碳酸血症。在这种情况下，增加 PEEP 会导致心输出量减少以及混合静脉血掺杂增加（图 22.1）。

一直以来，在进行 OLV 时，避免和治疗动脉血氧过低一直是麻醉医师的首要考虑。使用经典的三室气体交换模型，动脉血氧含量的决定因素是血红蛋白浓度，血红蛋白解离曲线（hemoglobin dissociation curve，P50），耗氧量，总心输出量（total cardiac output，Q_t），吸入氧分数（inspired oxygen fraction，FiO_2）和动脉二氧化碳分压（arterial carbon dioxide，$PaCO_2$）（以上均决定肺泡含氧量，alveolar oxygen level，PAO_2），萎陷肺的血流量和通气肺的萎陷（或低 V/Q）区域。后两个因素通常被集中在一起称为肺内分流（shunt，Q_s）或肺血分流率（shunt fraction，Q_s/Q_t）。但是，当考虑通气对 OLV 期间动脉氧合的影响时，通常最好将流过萎陷肺（$V/Q=0$）的血流与通气侧低 V/Q 区域的通气分开考虑，因为通气策略可能会对这些导致静脉血混合的原因产生反作用。通气的变化对这些因素都有直接或间接的影响（表 22.1）。OLV 期间低氧血症的第一个对策是使用 100% 的 FiO_2，许多麻醉医师通常

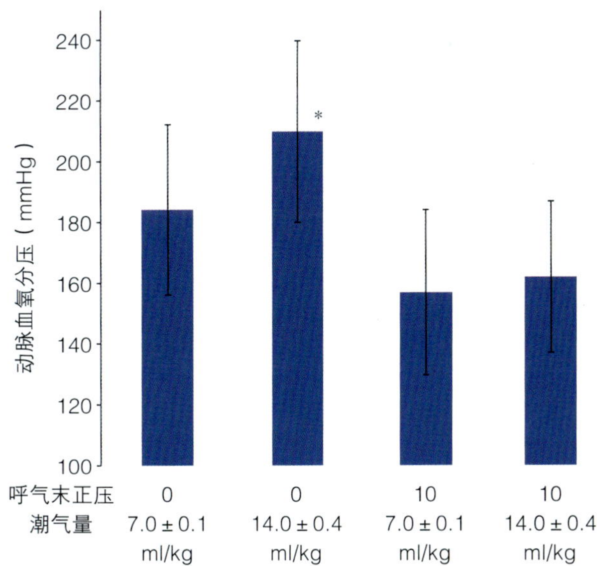

图 22.1 在单肺通气（OLV）期间，当潮气量占总肺活量的 8% 和 16%（分别为 7 和 17ml/kg）时，10cmH$_2$O 呼气末正压的影响（平均值 ±SEM，n=11）。所有情况下的平均 $PaCO_2$ 为 35~38mmHg。*$P<0.05$ 意味着双因素方差分析下与其他情况有统计学差别（基于 Katz 等的数据）

表 22.1 决定动脉血氧的不同的通气策略的作用

动脉血氧含量的决定因素	通气变化的影响
血红蛋白解离曲线的 P50	通气增加会导致呼吸性碱中毒，使曲线向左移动（↓ P50）。尽管这可能会增加动脉饱和度，但可能会损害组织中氧气的释放
	通气量减少会导致呼吸性酸中毒，曲线右移（↑ P50）。当 PaO_2 低时，这可能会降低动脉血氧含量，但这可以通过增加组织中 O_2 解离来抵消（增加组织中的 PO_2）
动脉血二氧化碳（$PaCO_2$）	过度换气会降低 $PaCO_2$，对于给定的吸入氧浓度（FiO_2），会增加肺泡氧（PAO_2），而高碳酸血症会降低 PAO_2。除了在 $PaCO_2$ 极端情况下，这些影响相对较小
总心输出量（Q_t）	通气增加需要更高的平均肺泡压力，这会通过减少静脉回流和增加右心室后负荷来降低心输出量
未通气侧肺的血流（Q_s）	通气的增加和（或）对通气侧肺的 PEEP 的增加（平均肺泡压力更高）可能导致更多的血液从通气侧肺转移，并增加血液流向不通气的肺
血液流经通气肺的非通气区域（肺不张或低 V/Q）	较低的潮气量和（或）ZEEP（呼气末压力为零）可能导致通气肺中出现更多的肺不张和分流

将 100% 的 FiO_2 用于 OLV。较高的氧气浓度将减少任何残留的低氧性肺血管收缩，PAO_2 升高已被明确研究为术后 ALI 的可能原因。在萎陷肺持续施加持续的气道正压，通常会减轻严重的低氧血症。尽管如此在许多手术中这是不可行的，例如，电视胸腔镜肺手术（video-assisted thoracotomy, VATS）。由于 FiO_2 的选择和连续气道正压的使用不是通气策略，因此本章将不再对其进行讨论。

在 OLV 期间不降低总 VT，通气肺的扩张基本上加倍。也就是说，如果双肺总通气的 VT 通常为 10ml/kg（每侧肺 5ml/kg），呼吸频率为 8~12 次 / 分钟，则进入 OLV 相当于增加总潮气量至相当于双肺通气时的 20ml/kg。随着肺保护策略（相当于双肺通气时 VT<6ml/kg）的增加，OLV 期间将 VT 减半可能是不必要的，因为肺复张时并不能显著增加吸气平台压。另外，通气的分布是否均匀，取决于局部气道阻力和肺泡。因此，如此高的潮气量可能会使低阻力、高顺应性肺泡过度扩张。整个肺部的压力 - 容积曲线呈理想的 S 形（图 22.2）。曲线下段低压下相对较低的顺应性表示需要对肺不张的塌陷部分施加压力使其扩张，而高压下较平坦、顺应性较差的部分代表了弹性极限。曲线下端的潮气量（无 PEEP）可能使肺不张区域复张、萎陷导致损伤（肺萎陷伤）；而曲线上端的潮气量（高 PEEP）可能会导致气压伤。然而，Slinger 等实际上测量了单肺顺应性曲线，虽然大约 1/4 的患者没有低位拐点，但在 1500ml 体积或最大压力为 30cmH_2O 的情况下，肺顺应性并未降低（无高位拐点）。

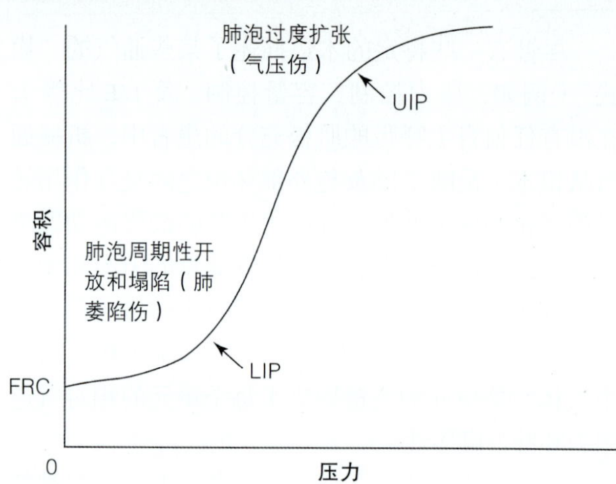

图 22.2 理想的肺压力 - 容积曲线。在麻醉下，功能残气量（functional residual capacity，FRC）太接近残余容量，可能导致在低气道压作为肺不张区域的相对无顺应性的肺膨胀。在高气道压力下，可达到扩张极限。低位拐点（LIP）表示当所有的肺不张区域都打开时顺应性增加时的压力。高位拐点（UIP）表示由于过度扩张而使肺泡顺应性降低时的压力

手术室内 OLV 的机械通气方式

尽管现代手术室呼吸机的设置范围很广，但呼吸机类型之间的主要差异是恒定吸气压力产生的压力波形与恒定吸气流量产生的波形。这些类型通常称为压力控制通气（PCV）和容量控制通气（VCV）。最终的 VT 可能是相同的，但是压力和流量波形却大不相同，尽管当使用恒定流量呼吸时伴随有吸气末暂停，肺容量随时间变化的差异并不明显（图 22.3）。选择 OLV 的通气模式存在三个具有争议的主要领域：①压力 vs. 容量控制通气；②高潮气量 vs. 低潮气量；③使用 PEEP。直到最近，大多数研究关注哪种模式最能改善氧合作用。然而，通过支气管镜确认正确定位的现代双腔管（double-lumen

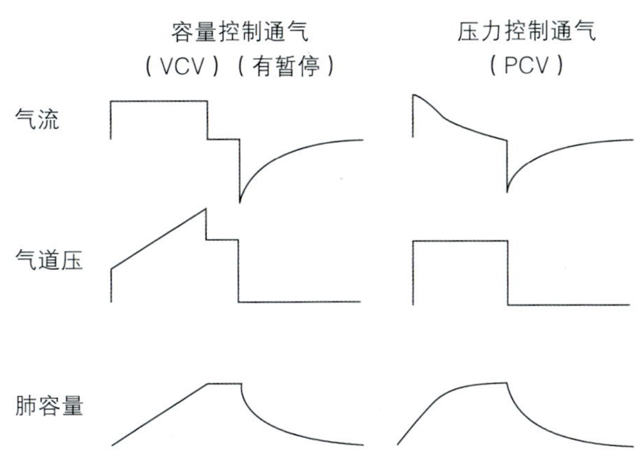

图 22.3　由恒定流量或容量控制通气（VCV）（左）和恒定压力或压力控制通气（PCV）（右）产生的压力、流量和体积。恒流呼吸具有吸气末期暂停功能，产生峰值压力和平台压力，而恒压呼吸仅具有平台压。使用 PCV 时，气流不断从初始最大值下降

tubes, DLTs）或支气管封堵器的使用实际上已大大降低了具有临床意义的低氧血症的发生。由于脉搏血氧仪可进行连续监测，因此在 OLV 期间患者和麻醉师都可以很好地耐受八十几九十不到的饱和度。因此，当前的研究更多地集中在呼吸机模式上，主要是高潮气量与低潮气量，以防止 PPC 和 ALI。

压力 vs. 容量控制通气

手术室常用的两种主要通气模式是 PCV 或 VCV。具有争议的是 OLV 期间 PCV 或 VCV 对氧合的短期影响以及对术后 VILI 的可能影响。没有确定的研究可以得出结论性的具体建议。从图 22.3 可以看出，与 VCV 恒定气流相比，不同模式产生的波形差异是由 PCV 气流减少引起的。 通过在 VCV 模式上增加吸气末停顿，两种模式的容量轨迹不会太相似。图 22.4 说明了两个波形中的任一波形所产生的气道压和平均肺泡压。在给定的潮气量下，VCV 产生的峰值压力归因于气道阻力和顺应性，而平台压则归因于动态顺应性（峰值压力与平台压力之间的差异取决于气道阻力和气流）。两种模式的平台压代表平均最大肺泡压力和所产生的潮气量。平均气道压力（整个吸气 - 呼气周期的时间平均压）决定了平均肺膨胀。

查看这两种模式的另一种方法是 PCV 的吸气峰值流量较高，这在 VCV 中是有限的，而 VCV 的呼吸道压力峰值较高，在 PCV 中是有限的。尽管主要基于动物研究，但高吸气峰值流量和高气道峰值压力均可能导致 VILI。通过限制潮气量并保持足够

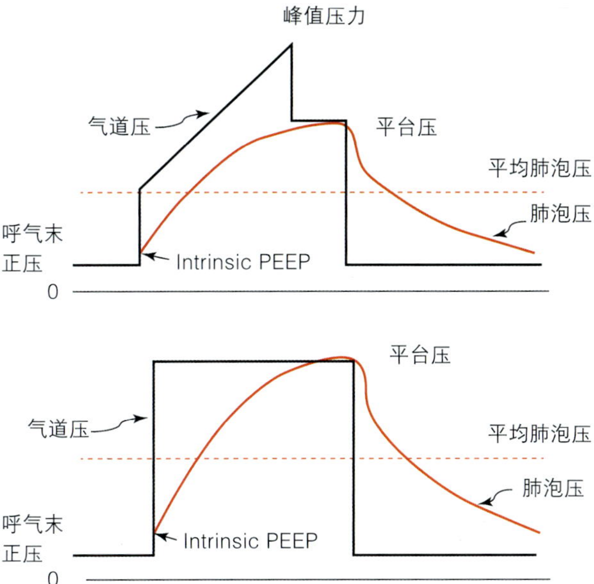

图 22.4　VCV（上）和压力控制通气（下）的气道（气道，黑线）和肺泡（P_{ALV}，红线）压力的比较。对于 VCV，同时能观察到一个峰压（P_{peak}）和一个平台压（$P_{Plateau}$）。这些压力之间的差表示气流阻力。PCV 只有平台压

的吸气时间，无论是 PCV 或 VCV 均可将这两个因素最小化。值得一提的是，在严重受损和炎症肺中，肺泡的顺应性、气流阻力和肺泡单元毛细血管血流的异质性会导致整个呼吸周期的气流，容量和压力分布异常不均（图 22.5）。纵然气道压力和总潮气量均被限制，仍然可能导致某些肺泡单元的极度膨胀（容量伤）。带有最终吸气暂停的 VCV 和 PCV。带有吸气末暂停的 VCV 和 PCV 可以在具有不同气流时间常数的肺泡 - 毛细血管单元之间更好地分配吸气时间，这是由于它们具有相对较长充分吸气时间。但是，这种分配从根本上需要足够长的总吸气时间。在呼吸过程中，延长吸气时间可能很困难。这是由于需要增加呼吸频率（以补偿现在建议的低潮气量）与考虑到呼气时内源性 PEEP 之间存在冲突而排除在外（请参阅本章的下一部分）。

Prella 发现在 ARDS 患者中，当潮气量为 9ml/kg 时，使用 PCV 可以减少气道峰压。但是并没有观察到血气值的差异。尽管在手术室中并不普遍使用，但具有减小吸气流量的 VCV 模式（而不是图 22.3 中所示的恒定吸气流量模式）似乎提供了 PCV 的所有优点，但是限制了 PCV 所能观察到的初始峰值流量可能造成的破坏性影响。

在腹腔镜手术和胸腔手术中，仅有一些 VCV 和 PCV 的直接比较。总的来说，这些研究表明，与 VCV 相比，PCV 在氧合方面几乎没有或仅有很

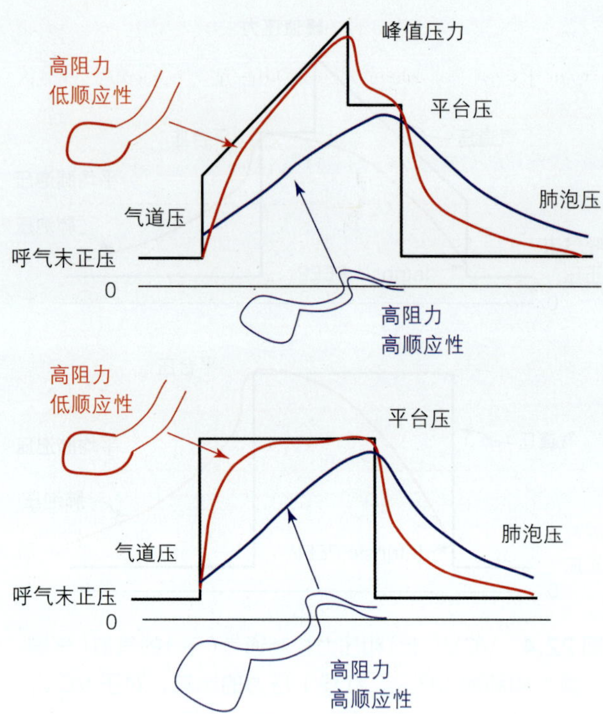

图 22.5 对于 VCV（上）和 PCV（下），具有不同时间常数的肺不同区域的吸气压力分布

小的改善。所有有关 OLV 的研究都使用了相对较大的潮气量（9~10ml/kg），这就导致了正常至轻度低碳酸血症。在所涉及的四项研究中，只有 Tugrul 显示患者 PaO_2 改善在统计学上具有显著意义，而在临床上并无显著差别，因为两种模式下患者的平均 SaO_2 均高于 98%。所有研究均在 VCV 期间使用 10% 的吸气暂停。在这种类型的通气中增加吸气末停顿可以帮助分配吸气并改善氧合，但是，特别是在接受 OLV 的慢性阻塞性肺疾病患者中，减少呼气时间以适应吸气末停顿可能会增加内在的 PEEP 并减少氧合。尚未有临床研究探讨 PCV 与 VCV 预防开胸术后肺损伤的关系。Liu 等发表的有关 OLV 期间机械通气策略研究的荟萃分析得出的结论是，目前的数据不足以确定使用 PCV 而非 VCV，可以降低任何的术后肺损伤风险。

监测 VCV 的气道压力变化和 PCV 的潮气量变化可以提供 DLT 放置不当的重要预警指标。PCV 的可能优点是可以将潮气量警报设置为相对于当前潮气量增加或减少些许。阻力或顺应性的增加（例如，左侧 DLT 在左侧肺通气过程中移位至左下叶）将导致气体输送量减少（对于设定压力），从而发出低容量警报声。或者，从左侧到右侧的泄漏(例如，当使用左 DLT 对右肺通气时，气体从支气管套囊周围泄漏到左肺）会导致气体输送量增加（但气体回流会减少，如果新鲜气体流量足够低，则导致呼吸机的风箱无法完全充满）。对于 VCV 而言，如果左侧 DLT 移位至左下叶，则气道压会增加；但是对于部分泄漏，只有全部的气体回流泄漏才会引起警报。无论使用哪种模式，麻醉医生都应仔细设置与当前音量适当的警报，并了解触发警报的可能原因。通过在支气管镜引导下重新放置 DLT，可以对警报做出及时响应，通常可以防止饱和度降低或术侧肺不必要的膨胀。

高潮气量 vs. 低潮气量

在 ARDS 患者中，有强有力的证据表明，肺保护性策略可以改善预后；然而 Putensen 等指出，目前仍然只有少量的随机对照试验可证实以上观点。这种肺保护策略可能包括潮气量 <6ml/kg、平台压低于 25cmH$_2$O，并根据需要调整呼吸频率以维持 CO_2 清除（正常至轻度高碳酸血症）和 PEEP，以改善氧合而非增加平台压超过 30cmH$_2$O。这种通气策略旨在防止吸气开始时塌陷的肺泡的周期性打开和关闭（肺萎陷伤）以及吸气结束时某些肺泡过度扩张（气压伤）(图 22.5)。这种策略引起的轻度至中度高碳酸血症和呼吸性酸中毒被认为是无害的，甚至可能有一些益处。低潮气量提供保护的基本机制尚不完全清楚，但预防诱发肺和全身炎症反应似乎是常见途径。有趣的是，越来越多的证据表明，即使 P_{peak} 小于 30cmH$_2$O，潮气量的进一步减少可能是有益的，并且可以允许明显的高碳酸血症。

低潮气量保护策略并非没有缺点。在 PROVHILO 试验中，据报道，与低 PEEP（2cmH$_2$O）相比，低潮气量、高 PEEP（12）和 LOPs 联合使用会导致术中低血压的发生率增加以及使用血管活性药物，而 PPC 却没有任何下降。尽管这项研究不是针对胸腔疾病的患者，但可以预期的是，在 OLV 中，由于分流增加，心输出量的任何减少都可能导致严重的低氧血症。然而，Ferrando 和 Belda 利用 PEEP 减量试验来个性化 PEEP（平均 10cmH$_2$O），相对于对照组（固定的 PEEP 5cmH$_2$O）而言，PEEP 减量并未降低心脏指数。

有一点需要澄清，那就是潮气量是表示为 ml/实际体重或 ml/ 预计体重（predicted body weight，PBW）。由于肺容量与身高的关系比体重更紧密，因此使用实际体重可能会使矮胖个体的潮气量特别大。因此最好根据 PBW 设置潮气量。PBW 的计算方式为男性 PBW(kg) = 50+2.3[身高 (in) −60] ；女性 PBW(kg) = 45.5+2.3[身高 (in) −60]。本章中的潮气量建议基于 PBW。

尽管麻醉医师可能会更担心术中急性低氧血症，但胸外科手术后 ARDS 或 ALI 的发病率并不罕见的问题引起了在 OLV 期间使用肺保护策略的关注。虽然在 OLV 期间使用这种策略一直存在争议，但是最近的一项大型观察性研究和其他较小的临床研究（在 OLV 之后检查发生 ALI 的危险因素）均支持使用这种保护性策略。Fernández-Pérez 发现给予每 ml/kg PBW 通气，肺切除术后呼吸衰竭的优势比为 1.56（95% CI 1.12~2.23）（图 22.6）。

然而，麻醉期间使用较低的 VT 涉及术中肺不张的发展，这可能导致术中低氧血症和术后肺损伤的原因。Levin 等在一项大型回顾性研究中发现，低潮气量联合最小的 PEEP 实际上会增加 30d 的死亡率，因此建议低潮气量策略仅对与 PEEP 一起使用时是有益的。

有几项研究中探讨了 VT 对非 ALI 患者短期机械通气影响肺或全身炎症标志物发展的作用，其中一些发现了它们之间有相关性，而其他研究并没有发现高潮气量有促炎作用。另外，其他因素也可能在 OLV 继发的炎症标志物的形成中起作用，包括遗传学、OLV 时间长短和患者处理氧化应激的能力。

即使在没有 ALI 的患者中，也建议使用低潮气量，这是基于我们观察到的高潮气量与其他可能是自身亚临床肺损伤的协同效应（“二次打击”假设）。

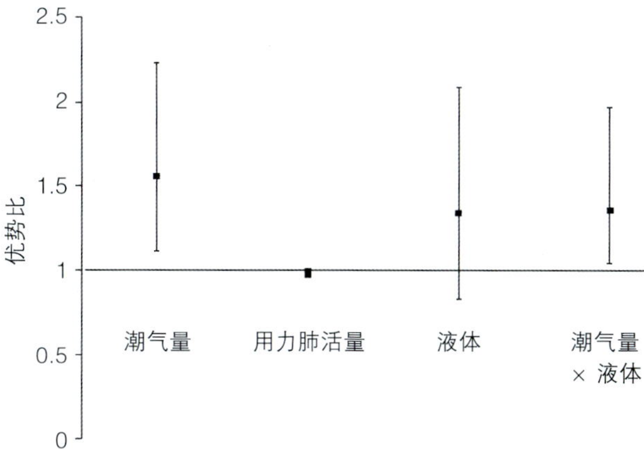

图 22.6　与肺切除术后急性肺损伤相关的危险因素。多元 logistic 回归分析的比值比和 95% CI：VT（潮气量）是按预测的体重计算的 ml/kg；FVC（用力肺活量）是按照每下降百分比计算的；“液体”是按照术中每输注 1L 液体计算的。VT× 液体是逻辑回归模型中的叉积（基于 Fernández-Pérez 等的数据）

上述情况在健康肺或发展为 ALI 患者的高潮气量通气期间发生二次肺损伤的最为明显。目前尚不清楚，当非保护性通气在短期内（术中）发生并在此之前，而不是与可能导致肺损伤的二次事件同时发生时，它们之间是否还具有相同的协同作用。

在有足够大的确定性前瞻性临床试验来决定问题之前，在确定最佳策略时必须考虑几个因素。首先，如前所述，OLV 对单个肺部要求相对较高的潮气量，以确保从正常到中度高碳酸血症。推荐的肺保护通气为 6ml/kg 其实仅为单侧肺 3ml/kg。因此，如果采用双肺通气，则 6ml/kg 的呼吸频率可能需要以每分钟 12~16 次呼吸的频率维持中度高碳酸血症（$PaCO_2$ 40~55mmHg）。启动 OLV 并维持单侧肺 3ml/kg 潮气量可能需要超过 20 次 / 分钟的呼吸频率，仍然可能导致过度的高碳酸血症。如此快的呼吸频率，加上 DLT 的高气道阻力，可能不允许有足够的呼气时间，并且可能会产生过大的内源性呼气末正压（PEEPi）。当前最好的建议是使用较低的 VT，<6ml/kg（PBW），如果可以维持中等程度的高碳酸血症而无需过度快速的通气，则应使用 4~5ml/kg。

呼气末正压

使用 PEEP 是增加 ARDS 或 ALI 患者氧合的主要手段。它也可用于防止肺的不规则区域的周期性打开和关闭（图 22.2 和图 22.7），从而有可能降低这些患者的 VILI。通过增加功能性残气量，PEEP 可以防止呼气末肺泡的闭合，并实现氧合增加和 VILI 降低。然而，两个目标的最佳 PEEP 水平仍存在争议。ARDS 临床试验网络的研究人员发现，为维持氧合而进行低 PEEP（8.3 ± 3.2cmH_2O）或较高 PEEP（13.2 ± 3.5cmH_2O）调整的 ARDS 患者的预后没有差异；后续的研究也证实了这一发现。但是，目前仍然没有明确的方法来确定 ARDS/ALI 中的“最佳”PEEP，甚至可能有一些亚群体会特别受益于更高水平的 PEEP（同时保持气道峰值压力低于 30cmH_2O）。

在 OLV 中为通气肺选择 PEEP 的考虑因素与在 ARDS/ALI 患者中确定 PEEP 的因素不同。首先是已经存在的内源性 PEEP（PEEPi）水平，其次是，OLV 中存在较大分流是由于对非依赖性肺的通气受阻，而不是由于 ARDS 中的异质性肺损伤。内源性 PEEP 是由于下一次吸气开始时（结束呼气）由

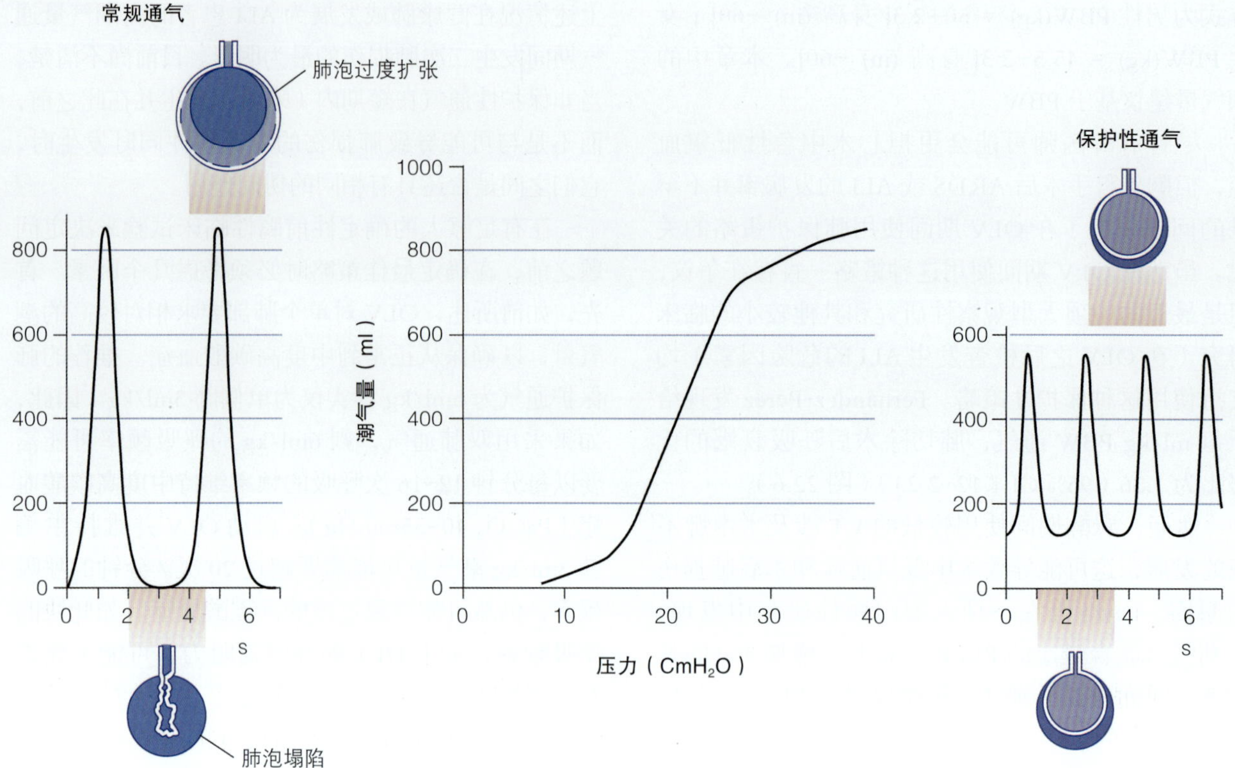

图 22.7 中间所示的压力 - 体积曲线表示患有急性呼吸窘迫综合征的患者的依从曲线。小容量时，由于肺泡塌陷而增加了顺应性，大容量时，由于过度扩张而降低了顺应性。在图中，这些拐点分别出现在 14 和 26cmH_2O 处。在常规的高潮气量（12ml/kg）且无 PEEP 的情况下，肺泡塌陷并在每次呼吸时过度扩张（左）。在低潮气量（6ml/kg）加上 PEEP（LIP 加 2cmH_2O）的情况下，潮气量范围保持在未膨胀，未塌陷的区域（右）。注意在低潮气量下增加呼吸频率以保持二氧化碳的消除（经 Tobin 许可转载。©2001 马萨诸塞州医学会。版权所有）

于肺部未完全排空被动重新回到反冲平衡所致，同时可能来自于患者（肺阻力和顺应性）以及机械通气（气管内导管呼气阻力，潮气量和呼气时间）相关的因素。接受 OLV 胸腔手术的患者有发生 PEEPi 的风险（图 22.8a）。然而，OLV 期间 PEEPi 的大小与 PaO_2 不相关（图 22.8b）。重要的是我们要记住，PEEPi 的幅度并未在通常的气道压力计上显示出来，而是需要特殊的操作来确定其存在。需要考虑的其他因素包括 PEEP 与总心输出量以及通气和不萎陷肺之间的相对血流之间的关系。随着 PEEP 升高，平均肺泡压力升高并导致肺血管系统受压，从而增加了通气肺中的肺血管阻力。这种增加的阻力可能导致更多的血液流向萎陷的肺，从而导致更多的静脉血掺杂。此外，右心后负荷的增加和胸腔内压力增加可能会降低总心输出量并降低混合静脉血氧饱和度，也导致更多的静脉血掺杂。PEEP 的这些负面作用可通过确保更多开放的肺泡来改善通气肺的氧合作用。不足为奇的是，OLV 期间 PEEP 对动脉氧合作用的临床研究显示出了相互矛盾的结果。目前的证据确实表明，没有 PEEP 的高潮气量通气会造成伤害，但是如果没有足够的 PEEP 的低潮气量通气也可能造成伤害。

对 OLV 期间最佳通气模式的早期研究表明，外部 PEEP 倾向于降低 PaO_2；在这些研究中，最佳的通气策略是潮气量相对较大，并且通气肺不进行 PEEP（图 22.1），除非对未通气的肺施加持续的氧气气道正压。尽管在某些亚组中，PEEP 可改善氧合，然而最近的研究普遍证实了前述观点。

Ferrando 等研究了与标准 5cmH_2O 相比，PEEP 的个体化情况。他们在 OLV 开始时使用了 LOP，随后将两组的 VCV 调整为平台压≤ 25cmH_2O。个体化 PEEP 的选择是：通过从 20cmH_2O 中减去 PEEP 以确定产生最大动态顺应性。所得的个体化 PEEP 为 10±2。在 OLV 期间和之后，个体化 PEEP 组的氧合较高，而心脏指数无差异。但是，由于使用了 100% 的氧气，因此两组中的任何患者均无低氧血症。

由于 PEEPi 在 OLV 中非常普遍，因此了解外部 PEEP 和 PEEPi 之间的复杂关系非常重要：实际的总 PEEP 与实际测量的 PEEP 不同，这取决于先

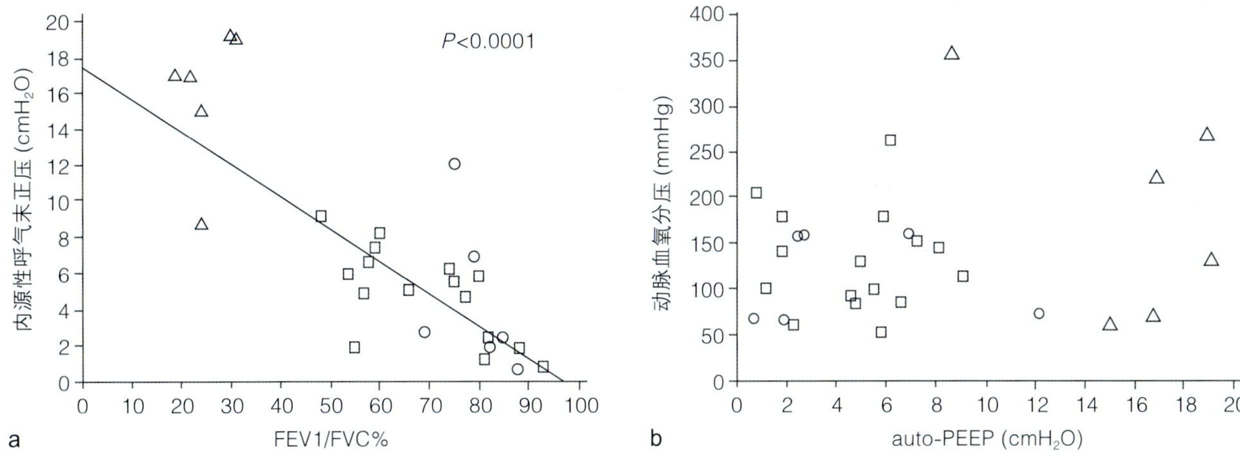

图 22.8 在潮气量为 10ml/kg，呼吸频率为 10~12 的 OLV 期间，对患有中度或无阻塞性肺病（空心圆），严重肺气肿（空心三角）或严重肺病（空心正方形）的患者进行内源性呼气末正压（auto-PEEP）的测量。PEEPi 的量与 FEV1/FVC% 成反比（a）。PaO_2 与 PEEPi 不相关（b）（转载自 Ducros 等。©1999，经 Elsevier 许可）

前存在的 PEEPi。尽管从 Slinger 和 Hickey 的研究中可以明显看出，直到所添加的 PEEP 接近 PEEPi 的值时，总 PEEP 才会大大增加，但应用的 PEEP 和 PEEPi 之间的相互作用并不直接。有人提出，施加与 PEEPi 相等的外部 PEEP 可获得最佳的氧合作用，但 PEEPi 在手术室中不易测量。Slinger 等在一项测量静态肺顺应性曲线的研究中阐明了 PEEP 对氧合作用的影响。通过测量静态顺应性曲线，可以确定低位拐点（图 22.2）。如果不使用外部 PEEP，则低位拐点为 $4.5 \pm 3.5cmH_2O$，但是在研究的 42 位患者中，有 24% 的患者未发现低位拐点。即便添加 $5cmH_2O$ 的外部 PEEP，低位拐点值也没有明显变化。当患者以 10ml/kg 的潮气量和 10 次 / 分钟的频率进行通气时，测得的 PEEPi 为 $4.2 \pm 3.4cmH_2O$，外部增加 $5cmH_2O$ 的 PEEP 时总 PEEP 为 $6.8 \pm 1.8cmH_2O$。

总体而言，增加 PEEP 并没有显著改善氧合。但是，当总 PEEP 最接近低位拐点时，氧合作用得到改善。因此，外部 PEEP 根据低位拐点，内源性 PEEP 和增加外部 PEEP 时的总 PEEP 之间的关系改善了氧合。受益于外部 PEEP 的少数患者具有更低的压力拐点，并且弹性反冲力较好。据推测，这种良好的反冲力导致 OLV 期间通气肺的呼气末肺容积低于正常功能残余容量，从而导致肺不张和血管阻力增加。

程序性肺开放

即使在全身麻醉的健康肺中，肺不张也经常发生，在机械通气过程中肺不张区域的周期性开闭（图 22.7）可能会导致 VILI（肺萎陷伤）。即使采用了保护性肺通气策略，也可能需要定期在吸气和呼气末期施加较高的压力，以打开肺不张区域。这种行为通常被称为“肺泡征募”或“肺部开放”。虽然这种策略可以改善 ARDS 异质炎症肺部的氧合，但与既定的低潮气量肺保护通气相结合，并不能改善死亡率。

有人建议在 OLV 期间使用肺开放术，目的不是通过预防肺不张减少 VILI，而是预防或治疗术中低氧血症。与使用 PEEP 一样，在 OLV 中，非炎症肺的开放程序与在 ARDS 或 ALI 中的使用大不相同。但是，通气侧的肺不张区域可能会受益于程序性肺开放。尽管操作程序的细节有所不同，但从本质上讲，它是在 $40cmH_2O$ 的吸气压力和 $20cmH_2O$ 的 PEEP 下进行几次呼吸（通常为 6~10 次）。在这些高压力之前还有几次“过渡”呼吸。Tusman 等发现，这样的肺复张程序，当潮气量为 6ml/kg（峰值压力小于 $30cmH_2O$），呼吸频率为 15~18，以及 PEEP 为 $8cmH_2O$ 时，PaO_2 显著增加（参见第 6 章，图 6.8）。随后，Cinnella 等研究人员在 OLV 期间以 8ml/kg 的潮气量和每分钟 12 次的呼吸频率对肺复张的生理学影响进行了研究，发现 PaO_2 有与之相似的持续增加。他们还注意到在操作过程中心输出量和平均动脉压下降，但操作后血流动力学变量恢复到基线水平。

结论

麻醉医师在确定术中通气时有很多选择，并且没有确切的证据支持某单一策略来预防术中低氧血症、术中肺泡损伤和术后 ALI。Brassard 等为 OLV 的管理提供了一种“循序渐进”的方法。当前证据支持维持吸气末期平台压≤$30cmH_2O$，优选小于 $25cmH_2O$ 的策略。为此，应在 OLV 期间将潮气量降低至 PBW≤6ml/kg 范围，并增加呼吸频率以维持正常至中度高碳酸血症（$PaCO_2$ 的范围为 40~50mmHg）。使用测得的 $PaCO_2$（可将 $PETCO_2$ 用作指导，但两者之间通常存在很大的梯度）极大地方便了呼吸机的调节。但是由于肺容量较大，因此初始呼吸机设置应基于理想值或 PBW，因为与实际体重相比肺容量与身高更为密切相关。如果必须将呼吸频率提高到十六七次（此处为译者意译），则应谨慎，因为可能会产生过多的 PEEPi，从而导致心输出量降低和低氧血症。初次使用低至中度的 PEEP（$4\sim8cmH_2O$）对维持足够的氧合可能并非必要，但使用低至中度的 PEEP 通常用来预防肺不张，并可能降低 PPC。个体化设置 PEEP 对于优化氧合可能是必要的。但是，由于在 OLV 期间可能存在 PEEPi，因此实际总 PEEP 可能不会随着增加少量外部 PEEP 而发生显著变化。只要维持对气道压力和潮气量变化的适当监测，就可以使用 PCV 或 VCV。这种通气策略应能在大多数患者中防止术中低氧血症，甚至可以降低术后 VILI 的发生率，尤其是在高风险情况下[例如，肺切除术，有酗酒史，术中大量补液，60 岁以上男性，较长时间的 OLV，输注新鲜冰冻血浆和（或）已经存在的 ALI]。如果术中出现低氧血症，可以尝试仔细调整 PEEP 和肺复张程序。当然，只要在 OLV 期间发生低氧血症，就必须验证 DLT 或支气管封堵器的正确位置，并且如果在不影响手术操作的情况下，向通气侧的肺持续呼吸道正压给氧可能有效。

临床病例讨论

一名体重为 98kg，身高 = 168cm（BMI=34.7，PBW=60.3kg），有 43 包 / 年吸烟史（2 周前戒烟）的 72 岁女性拟通过左侧 VATS 行左上叶切除术治疗小细胞肺癌。既往病史包括高血压，2 型糖尿病和阻塞性睡眠呼吸暂停（CPAP 每晚 $10cmH_2O$）。

术前肺功能检查显示：

- FVC=2.82L（预计值的 57%）。
- FEV1=1.58（预计值的 42%）。
- FEV1/FVC=56%。
- DLCO=23.9ml/（min·mmHg）（预计值的 79%）。

轻松放置了左 37DLT，并通过纤支气管镜检查确认其正确位置。患者仰卧位下开始 VCV 模式双肺通气，并合并 10% 的吸气末期停顿，设置潮气量为 550ml，呼吸频率为 10 次 / 分钟。气道峰压为 $22cmH_2O$，呼气末二氧化碳分压（end-tidal carbon dioxide partial pressure，$PETCO_2$）为 45mmHg。吸纯氧时 SpO_2 = 98%。

（a）您将使用哪种通气方式和吸气浓度来启动 OLV？您将使用多少潮气量？

- 无论 PCV 或 VCV 都是可以接受的。初始潮气量应基于 PBW 设置，通常为 4~6ml/kg。6ml/kg×60.3kg PBW=361ml，因此应减小初始潮气量，并记录 OLV 峰值和平台压。

（b）在设置潮气量为 361ml，呼吸频率为 14，并且呼气末压力（ZEEP）为 0 的情况下，吸气峰压为 $28cmH_2O$，$PETCO_2$ 为 49mmHg。呼吸机是否需要进一步调节？其他临床手段是否有用？

- 吸气峰压低于 30mmHg（如果使用 VCV，则更能反映肺泡扩张压的平台压将低于峰压），并且呼气末 CO_2 处于可接受水平，则不需要进一步调整。最初观察到的 $PETCO_2$ 可以指导呼吸频率的设定，但是血气也会有所帮助，因为与这位患者的慢性阻塞性肺疾病相关的肺泡死腔的增加会导致明显的动脉血二氧化碳分压与呼气末二氧化碳分压的差值。

（c）进行这些调整后，您对 PEEP 的建议是什么？

- 在低潮气量和 ALI 的患者中，PEEP 可能有助于减少肺的不张区域的打开和关闭，改善氧合并可能防止进一步的肺损伤。但是，较高的 PEEP 也可能通过迫使更多的血液流向不通气的肺来减少 OLV 期间的氧合。可以使用高达 $5cmH_2O$ 的 PEEP，但应谨慎设置更高的 PEEP。

（d）开始 OLV 后 30min，患者 SpO_2 降至 88%。可以采取什么措施来稳定 SpO_2？

- 每当 SpO_2 急剧下降时，在增加 FiO_2 之后，必须使用纤支镜仔细检查 DLT 的位置。在这种情况下，左支气管腔进入左下叶孔可能会导致 DLT 的气管开口紧贴隆突，并导致右肺通气减少。

使用几次高 PEEP 和吸气压力的程序性肺复张

（LOP）也可能有益，但是，如果有任何血流动力学不稳定的迹象，则必须谨慎行事。

如果在 DLT 放置在最佳位置，并且 LOP 后低氧血症仍持续存在，则 CPAP 到不通气的肺是减少静脉血掺杂的最可靠方法。但是，对于 VATS 手术来说，这可能提供了不太可接受的手术条件。切换到 PCV 或增加 VCV 的吸气末停顿可能会有用。如果 DLT 型号够大且呼吸频率仅为 14，则不太可能出现明显的内源性 PEEP，但可以尝试降低吸频率（也许潮气量增加了）。

如果饱和度降低到更低水平，则应获取血气，并告知外科医生可能需要间歇性地回到双肺通气。由于低心输出量会在 OLV 期间引起低氧血症，因此增加心输出量的干预措施可能很有价值。

第 23 章　开放肺切除手术的麻醉

E.Andrew Ochroch, Gavin Michael Wright 和 Bernhard J. C. J. Riedel　著
唐　炜　译　蒋琦亮　校

要点

- 围术期并发症和死亡在肺切除术后很常见，大多数死亡（>75%）归因于严重肺部不良事件［MAPE；包括肺炎、急性肺损伤（ALI）和急性呼吸窘迫综合征（ARDS）］。
- 围术期风险分为两大类：医源性风险和患者相关风险。临床治疗路径管理医源性风险；同时通过围术期策略，识别和优化管理高风险患者，降低患者相关风险。这些措施将改善患者预后并降低医疗成本。
- 以系统改进为重点、保障患者安全和提供优质医疗，已成为医疗服务机构的核心任务。准确地说，数据的基准化将使患者越来越明晰哪些医疗机构在践行“安全、优质、成本优化”的医疗价值理念。

引言

围术期发病率和死亡率在肺切除术后很常见（表 23.1）。重要的是，尽管表 23.1 中总结的研究强调发病率和死亡率随着肺切除范围的增加而增加，但这些研究一致认为，需要进一步研究并明确术后不良结局的预测因素。此外，发生严重肺部不良事件［MAPE；包括肺炎、急性肺损伤（ALI）和急性呼吸窘迫综合征（ARDS）］的患者死亡率很高，是围术期死亡（>75%）的主要原因。 虽然在过去的 50 年中不良事件发生率有所下降，但重要的是，我们将继续寻求最佳策略，以改善开放肺手术的患者预后。最新临床策略有助于降低 ALI/ARDS 的发病率和死亡率，包括外科手术尝试减少肺切除的体积（例如，进行袖状切除而不是全肺切除术）和保护性肺通气策略（潮气量减少与切除的肺段数成正比）。

进一步改善手术预后的策略需要一个全局方案，包括：①规范临床医疗路径，从而降低医源性风险；②围术期策略应注重识别和优化管理高风险患者，以减少其相应的手术风险。临床医疗路径应包括安全和质量保障，在临床实践应用时，应提高稳定性（减少差异性），保障质量，并考虑与降低成本相结合，以评估所提供的医疗价值。随着社会对医疗质量要求日益增高，我们有责任在控制成本的前提下提供最优化的医疗服务。在不可持续的医疗支出增长（占发达国家国内生产总值的 10%~16%）的推动下，提高质量和降低成本的需求已迅速成为医疗行业的发展关键。美国医学研究所发表了一篇关于患者安全的报告——《人非圣贤孰能无过：建立安全医疗系统》，文中指出，美国医院每年有 10 万人死于医疗失误。这份报告是现代医学的一项里程碑式研究，为当前安全医疗行为做出了重要贡献，患者安全及提供优质医疗服务逐渐成为当代医学的核心问题，也是过去十年医疗服务机构的核心任务。事实上，优质医疗服务是现在全世界共同追求的目标。因此，围术期管理理念和策略也随之发生重大转变：①重点转向系统改进，而非卫生专业人员个体的改进；②医疗机构的领导者是改善患者安全和提供优质医疗的关键因素。

美国医学研究所将“质量”定义为“在现有医学专业知识水平下，医疗卫生服务能够改善患者治疗结局的程度”，并基于此定义提出了六个医疗标准（安全、有效、以患者为中心、及时、高效和公平），以实现优质医疗保健。

此外，诸如医疗报销、市场推动和医疗保健全球化等经济因素将继续推动对优质医疗服务的需求。医院将越来越多地在地方、区域和全球（医疗旅游）层面上，以质量为基础展开对患者的竞争。出于这方面考虑，更多的医疗报销方案将与患者的预后相关联，例如按医疗绩效支付费用，或拒绝赔付那些可预防的医疗事件。基准数据将使患者越来

表 23.1 肺切除术围术期发病率和死亡率的相关研究摘要

作者	发表时间	研究人数	并发症发生率	死亡率	与死亡率相关的因素	备注
Kopec 等	1998		40%~60%（所有并发症）	右 vs 左 10%~12% vs 1%~3.5%		1. 肺切除术文献综述 2. 死亡率相较 1940 年及以前报道的 56.4% 显著下降
Kutlu 等	1991—1997	1139		3.5%	死亡原因 ALI/ARDS=72.5% 心律失常 =12.5% 肺炎 =5% 肺栓塞 =5% 肾衰竭 =2.5% DIC=2.5%	1. 回顾性分析单一机构进行的所有肺切除术 2. 虽然 ALI/ARDS 发病率较低（3.9%），但它是导致死亡的主要原因 3. >75% 死亡患者与重大不良肺事件有关
Vaporciyan 等	2002	257	MAPE 12.8%	总死亡率 6.2%	出现 MAPE vs 无 MAPE 患者死亡率对比 39.3% vs 2.1%	1. 肺切除术的单一机构回顾性分析 2. 手术后 1 个月内戒烟提示为多因素风险的预测因子 3. 在患有重大肺部不良事件的患者中观察到较高死亡率
Dulu 等	2002—2004	2039	ALI/ARDS 发生风险 2.5%	ALI/ARDS 相关死亡率 40%	不同肺部手术 ALI/ARDS 相关并发症发生率（死亡率） 全肺切除术 7.9%（50%） 肺叶切除术 2.96%（42%） 肺段切除术 0.88%（22%）	1. 回顾在单一机构进行肺切除术后 ALI/ARDS 的发生率 2. 随着切除肺体积的增加，ALI/ARDS 的发生率增加 3. ALI/ARDS 患者死亡率高
Tang 等	1991—1997	1376	ALI/ARDS 发生风险 3.2%	ALI/ARDS 相关死亡率 72%	全肺切除术占比 17.4%	1. ALI/ARDS 发生率的回顾性分析，在一个但中心两个时间段内进行的肺部手术患者 2. 患有 ALI/ARDS 的患者死亡率高 3. 2000 年后 ALI/ARDS 发病率（及相关死亡率）下降与两个因素有关： （a）避免全肺切除术 （b）肺保护性通气策略（根据切除的肺段大小调整不同潮气量）
	2000—2005		ALI/ARDS 发生风险 1.6%	ALI/ARDS 相关死亡率 45%	全肺切除术占比 6.4%	
Kozower 等	2002—2008	18 800		总死亡率 3.2%，综合主要发病率和死亡率 8.6%	68.3% 开胸手术 36.9% 腔镜手术 6% 全肺手术	1. STS 数据库审查 2. 111 个临床中心 3. 死亡率的预测因素包括：全肺切除术（$P<0.001$），双肺叶切除术（$P<0.001$），ASA 评分（$P<0.018$），Zubrod 评分状况（$P<0.001$），肾功能障碍（$P=0.001$），诱导放化疗（$P=0.01$），类固醇使用（$P=0.002$），年龄（$P<0.001$），急诊手术（$P=0.015$），男性（$P=0.013$），一秒内用力呼气容积（$P<0.001$）和体重指数（$P=0.015$）

越明晰哪些医疗机构在践行“安全、优质、成本优化”的医疗价值理念。

系统方法

胸外科手术有一定的复杂性，若能从中洞察到患者所面临的各种风险，则可行之有效地持续改善患者的预后。患者术中情况的复杂性多源于疾病本身及相关合并症（患者相关风险；图 23.1），也归因于医疗系统的复杂性（医源性风险）。绝大多数风险来自疾病本身和相关合并症。然而，与不良预后相关的医源性风险（包括麻醉、外科治疗、缺乏相关经验、医疗机构的强制医疗行为等）仍然相当高，据估计在美国每年有 10 万患者因此而死亡。重要的是，这些风险在很大程度上是可以防患于未然的。

图 23.2 概述了一种理解、检查和改进医疗模式的策略，其预期是基于两大风险类别（医源性风险和患者相关风险）改善手术预后。这种系统方法根据 Q1 和 Q2 的决策点将医疗分成三个路径。

决策点 Q1 将择期手术与急诊手术区分开来。虽然急诊手术只占胸外科手术病例的一小部分，但这些患者往往病情危重，术前调整时间有限，住院时间长且费用高，风险很大。决策点 Q2 将治疗分为两个过程：①从改进外科手术的角度，通过实施临床治疗路径，以成本效益高的方式优化手术结局，从而降低医源性风险；②基于成本 / 效益开展围术期风险评估，优化管理高危患者，降低患者相关风险以及相关的术后发病率和死亡率。前者主要针对外科疾病和相应的外科手术，而后者主要针对患者潜在的疾病负担和医疗并发症。

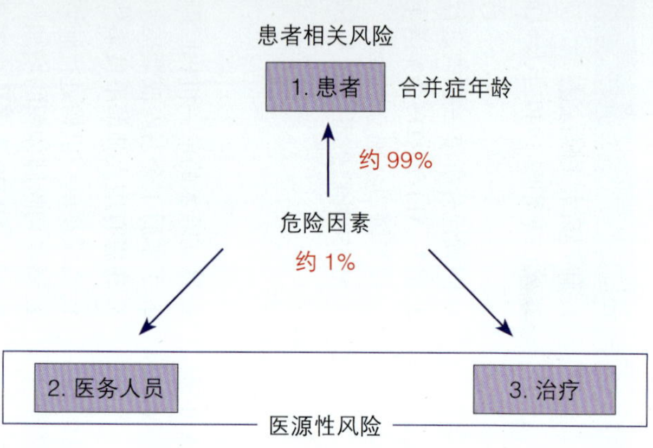

图 23.1 不良预后风险和复杂性源于患者疾病进程和相关合并症（患者相关风险）以及医疗系统的复杂性（医源性风险）

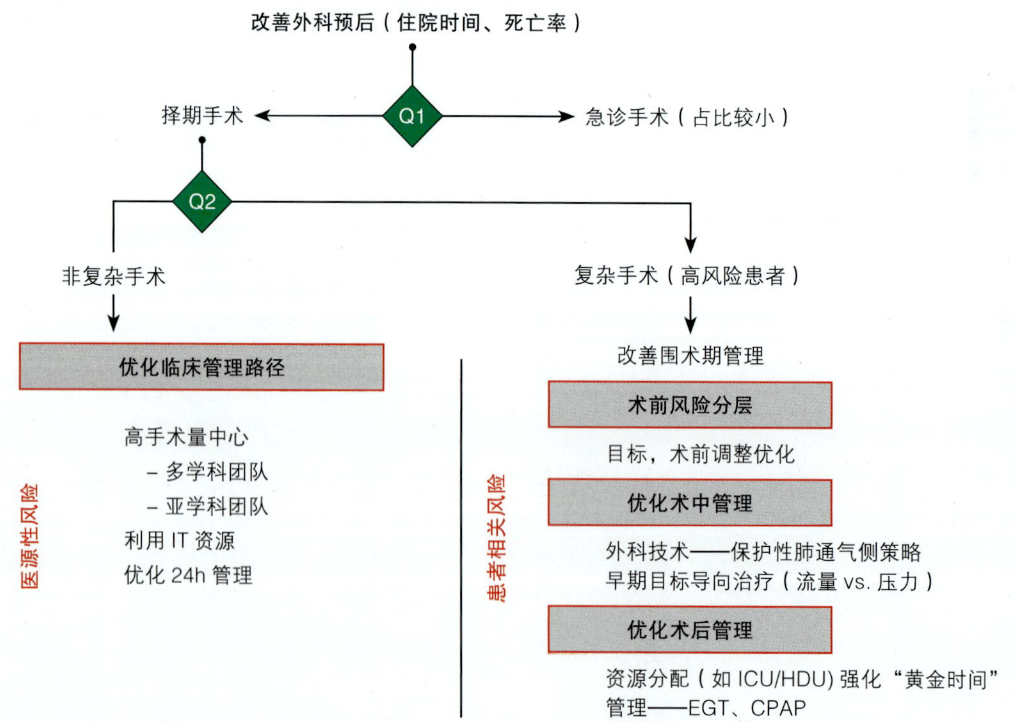

图 23.2 旨在改善手术结局的医疗策略——为患者评估、检查并改进诊疗模式。CPAP. 持续气道正压；EGT. 早期目标导向治疗；HDU. 高依赖单元；ICU. 重症监护病房；IT. 信息技术；Q1Q2. 决策点

胸外科手术患者的麻醉流程

从患者接受胸外科手术到安全出院，期间会历经诸多环节，这是一个极其复杂的过程。整个过程需要通过各学科医疗人员（包括社区医生、肺内科医生、胸外科医生、肿瘤科医生、放射科医生、心脏病医生、护理人员和物理治疗师等）收集、核实和分享大量信息。手术室环境高度专业化，涉及许多围术期生理监测设备和手术器械，使得复杂程度进一步增加。必须实时处理大量的信息，在整个手术团队中进行有效沟通，并根据这些信息做出决策和处理。伤害可能是源自多个层面的。决策过程本身的不确定性和紧迫性会带来风险，同时伴随外部压力因素的参与，如工作负荷、疲劳程度；另外，医疗团队人员调整、手术室环境的变化，都会影响手术团队的决策和干扰治疗，这些都使得风险更加复杂化。手术完成后，患者在麻醉后复苏室，通常由麻醉医生、外科医生和急性疼痛处理小组共同参与术后管理，为患者提供持续的医疗保障。即便在患者安返病房后，仍要进行胸管护理、呼吸道吸痰、X 线随访、药物治疗等，需要医疗人员之间不断的互动和交流。

患者安全方面取得的最新进展源于采用了在航空等其他高风险环境中开发的系统分析方法。Vincent 等采用了这些方法开展医疗工作（表 23.2），并进一步修订以配合外科患者的围术期治疗（表 23.3）。安全性的提升源于对这份详尽列表的研究，它涵盖了患者的各个方面，患者与医疗团队的沟通，医疗团队成员之间的协作，以及医患双方与医院环境之间的相互影响。这使得医疗重点，从只关注外科医生医治患者的个人能力，向优化临床路径的管理策略做出转变。通过这些临床路径，无论是任何医疗实施者都能给予患者最优化的治疗，并确保团队中的个人医疗行为规范，达成理想的团队协作和沟通，同时让所有这些措施可以在更大的医疗组织及环境中协同发挥作用，并最终影响医疗效果。当然，这些临床管理策略需要免于追责的医疗文化做支持，这样才能鼓励聚焦于患者预后的开放性对话。

系统分析在减少医疗差错方面的一个重要应用是关注医疗交接的流程改进，以减少医疗差错。患者接受胸外科手术，从门诊过渡到术前准备、术中医疗、PACU 或 ICU 医疗，然后出院或继续接受家庭医疗。每一次医疗交接都可能导致关键信息的丢失，这些未传递的信息甚至可能影响发病率和死亡率，导致不良结果。尽管尚未在胸外科领域进行研究，但 I-PASS 研究专注于定义医疗交接的关键要素，并且提出了这些关键要素的“结构包”。这些“结构包”将医疗交接方法结构化，在九个部门采用此交接方法后，医疗差错从每百人发生 24.5 例降低到 18.8 例（$P<0.001$）；可预防的不良事件发生率从每百人 4.7% 降低到 3.3%（$P<0.001$）。这套医疗交接方案，在胸外科手术患者中的效果提升应该更为显著。

表 23.2　影响临床实践的因素

因素类型	影响促成因素
体制背景	经济和监管背景
	国家卫生服务管理医疗责任信托制度
组织管理因素	财政资源和制约因素．
	组织结构
	政策标准和目标
	安全文化和优先事项
工作环境因素	人员配置水平和技能组合
	工作量和轮班模式
	设计，可用性和维护设备
	行政和管理
团队因素	口头交流
	书面交流
	监督，寻求帮助
	团队结构（一致性，领导力等）
个人（工作人员）	知识和技能因素能力
	身心健康
任务因素	任务设计和结构清晰，协议的可用性和实用性
	测试结果的可用性和准确性
病人因素	患者自身健康状况（复杂性和严重性）
	语言和交流
	个人和社会因素

摘　自：British Medical Journal. Vincent C, Taylor-Adams S, Stanhope N. 316; © 1998, 经 BMJ Publishing Group LTD 许可使用。

虽然在胸外科方面还缺乏具体的系统研究，但明确的例子比比皆是。虽然有争议，但越来越多研究表明，由训练有素的亚专科外科医师提供医疗服务能降低高风险手术患者的死亡率，提高生存率。这些结果在食管癌手术、结直肠癌手术

表 23.3 手术相关的主要因素

病人因素
主诉
共患病
ASA、BMI、年龄等相关临床信息
手术组
人员
以前一起工作的经验
熟悉程序
疲劳，睡眠不足，压力等过程和程序
附注和管理
计划的充分性
同意和准备
麻醉手术
关键手术事件
失血
轻微及重大并发症
错误补救和恢复
关于病人的信息流动
说明和同意的充分性
特定的术中通讯
交接
技术性的技能
良好的一般外科实践的评分
操作特定步骤的评级
识别具体技术错误
团队绩效和领导力
领导能力
团队成员之间的协调
愿意寻求建议和帮助
响应性和灵活性
决策和形势意识
病人的局限性
行动限制
外科医生的局限性
团队限制
运作环境
设备的可用性和充分性
提供数据，记录
噪声和照明
分心
干扰
电话，留言，手术室外事件等

和血管手术中尤为明显。目前尚不清楚这是否纯粹是一种数量效应，即有更多手术的医院能带给患者更好的结果。2007 年美国全国住院患者样本库（NIS）对 40 460 例胸外科手术的研究表明，如果将医学中心病例数量减至四分之一进行分析，则结果的差异只能用病例数量差异来解释。相似的，基于胸外科医师协会（STS）国家（美国）数据库，在普通胸外科数据库中对食管手术的分析中，没有发现数量效应导致的预后差异。虽然数量效应可能代表外科医生的技术熟练程度，但它也可能反映其他团队成员提供的更熟练的医疗服务，包括麻醉医生、重症监护医生、护士、物理治疗师等。这种更熟练的医疗服务的效果已经在开胸行肺叶切除术的患者中被证明。在这些患者中，明确的医疗临床路径既改善了预后，又降低了医院成本。这些途径更加有利于患者及家庭宣教，管理初级家庭医疗人员和新的医疗团队成员，并更好地收集、分析、管理患者临床数据。

医疗模式和临床预后都需要进行评定和考核以便服务于基准数据；追踪医疗技术、医疗报销或患者问题的变化趋势;同时寻求改善患者预后的方法。这些资料除了需要在当地进行考核外还需要和全国数据进行对照，如普通胸外科数据库 - 胸外科协会（STS）国家（美国）数据库的一个组成部分，该数据库在 2012 年 7 月至 2016 年 6 月期间从 6000 名参与的外科医生和相关的医疗专业人员中收集了 9470 例成人胸外科手术的数据。这些数据中存在潜在偏倚，包括数据是根据意愿自行报告上传的，且大多数参与进来的医学中心是与外科培训和（或）研究机构有关联的，这些机构有可能收治更多或更复杂的患者，因此如果数据没有适当地根据风险进行校正，得出的结果就会更糟。强制性上传报告的数据库，如美国国家外科质量改进计划组织（NSQIP），可提供更可靠的数据比较。因为数据获得更广泛，纳入患者更多样化，从而可以更好地进行风险校正。

一旦确定了医疗路径，并将内部收集的数据进行回顾分析，同时与外部基准数据进行对照考核，就可以实现有临床意义的改变。例如，作为 NSQIP 计划的结果之一，美国退伍军人医院系统实施的医疗改革，使大型手术 30d 的并发症发病率降低了 45%，30d 的死亡率降低了 27%。这种改进有望扩大到其他外科途径，并有可能扩大到并发症发病率和死亡率以外的结果，甚至推广到患者和医疗人员对医疗过程的满意度。

术前医疗管理

在北美和欧洲，大多数患者确诊为癌症或疑似胸内癌症时会接受开胸手术。相比之下，发展中国家的患者很多为创伤或肺部感染手术。患者也经常会有合并症，特别是与吸烟相关的疾病，这大大增加了他们围术期肺部和心脏并发症的风险。无论潜在的疾病机制如何，所有患者都需要进行彻底的术前评估，以解决或改善可纠正的生理问题，并确保在手术干预后有足够的生理储备。术前评估需要集中在术前风险分层、明确可逆性疾病和通过术前优化降低患者的风险（见第 2 章）。除了降低风险外，术前与患者的沟通，还可使医务人员帮助患者做好准备促进恢复。

目前术前戒烟及肺部康复并不总能有效改善预后。一项对 1999 年至 2007 年间共 7990 例胸外科手术的研究表明，随着戒烟时间的延长，吸烟相关风险略有降低，尽管这可能是对门诊患者呼吸道清理加强的结果。因此，医务人员应确保支气管扩张药治疗在整个围术期持续使用。患者需要了解呼吸道清理的重要性并遵嘱使用；此外，需要注意的是，即使积极地采用术后硬膜外镇痛结合多模式治疗，呼吸道清理患者的视觉模拟疼痛评分在术后前 5 天通常还有 5 分（满分 10 分）。

对于有心血管并发症的患者，临时应用 β 受体阻滞药治疗可能会增加心血管损害的风险。同样，术前冠状动脉血管重建的随机试验没有显示出任何明显益处。因此，目前建议对冠状动脉疾病的术前评估只应在症状有急性变化的患者中进行，同时专注于优化药物治疗方案，对于稳定的冠心病患者则应探索其他心脏保护策略（例如他汀类药物）。

如果 β 受体阻滞药有指征用于合并症，那么这些药物应该在手术前而不是手术时开始使用。如冠心病在入院时才被确诊而需进行择期手术的情况下，POISE 试验的结果表明，虽然围术期紧急使用 β 受体阻滞药治疗可能具有心脏保护作用，但它会增加卒中和全因死亡的风险。此外，使用该类药物会降低患者对手术失血的耐受性，导致术后不良事件增加。

研究表明，他汀类药物的多效性作用（非降脂作用，包括抗炎作用和内皮调节）改善了心脏和非心脏手术患者围术期的预后。最好的证据来自血管外科患者，术前至少在 30d 前开始使用氟伐他汀（并在手术后持续至少 30d），可显著减少术后心肌缺血和心血管原因的死亡，同时不会对骨骼肌或肝造成不良损伤（这项研究的一位共同作者 Poldermans 在不墨守成规于既定流程的情况下证实了这一结论。）据报道，对于胸外科手术患者，术前使用他汀类药物，可以使术后心房颤动的发生率降低 3 倍。他汀类药物治疗的这些多效性作用可能转化为围术期对心脏、脑和肾脏的保护，但目前并不常规推荐使用。

抗高血压药物（包括 β 受体阻滞药），HMG Co-A 还原酶抑制药（他汀类）治疗，并在允许的情况下继续抗血小板治疗，三种药物都应连续使用以避免停药相关的潜在心血管损害。然而，对抗血小板治疗的术前管理存在争论，越来越多的数据支持氯吡格雷和阿司匹林在围术期的持续使用，以减少中风和心肌梗死的发生。增加血栓性不良事件风险的因素包括冠状动脉药物洗脱支架内皮化不良、手术应激反应引起的高凝状态以及围术期停用抗血小板治疗引起的反弹。为了防止支架内急性血栓形成，裸金属支架和药物洗脱支架应在支架放置后分别进行至少 3 个月和 12 个月的持续双重抗血小板治疗，并考虑终身抗血小板单药治疗；此后风险增加的患者可能需要终身双重抗血小板治疗。如果可能的话，择期手术应该在这 3 或 12 个月的窗口期外进行，并在整个围术期内继续双重抗血小板治疗，至少用阿司匹林进行抗血小板单药治疗。这种持续用药方案需要与围术期出血的风险和硬膜外镇痛的需要进行权衡。

患者的安全决策同时需要考虑术前准备阶段。最近的焦点是早晨的“碰头会”，外科医生、麻醉医生、护士和技术人员聚在一起讨论当天的病例。确保设备妥当，确定患者的特定风险（乳胶过敏），并有助于制定个体化的多学科诊疗计划。尽管这些更有利于患者安全，但大多数数据仍集中在效率指标。术中需要讨论的安全问题包括手术部位标记、手术计划、过敏史、患者特殊合并症、血栓栓塞预防（弹力丝袜或皮下肝素）、术中保温策略、术前 1 小时内使用抗生素、有创操作的防范措施（长袍和手套），发送给输血科室的血型以及交叉配血信息。

术中医疗管理

手术室准备工作需要对每个患者妥善进行，以确保患者的安全。除了常规准备外，典型的气道管理设备还包括建立气道工具[双腔气管导管（DLT）、支气管封堵器或 Univent 管］和验证肺隔离的工具（纤维支气管镜）。非通气肺的持续气道正压（CPAP）回路装置应该随时可用。还应准备在手术间的其他装置包括：在患者到达前放置在手术台上的“软垫”；用于放置患侧手臂的手臂支架；用于维持患者体温正常的静脉输液器和空气保温毯等保暖装置，从而消除低温对缺氧性肺血管收缩（HPV）、凝血和伤口愈合的不利影响；以及防止血栓栓塞的机械加压装置。

一旦获得知情同意，核对患者信息和手术部位标记，应将静脉导管放置在患（非依赖）侧的手、手腕或前臂。在肘窝处通常不会选择开放静脉，因为手臂的位置在侧卧位将弯曲在 90°，可能会限制静脉输注。一根 18G 静脉导管用于药物输注和液体管理已经足够，因为在单侧开胸术，既往没有以下情况：手术史、胸管放置、创伤或放射治疗，手术失血应该是极少的。然而，在麻醉诱导后，在有意外失血的情况下，通常会放置额外的静脉套管。这在再次手术、术前接受过放射治疗或需要胸膜外入路的患者（例如，胸膜外肺切除术治疗间皮瘤）中尤为必须。如果需要在大静脉（腔静脉或锁骨下静脉）周围进行手术解剖，则应考虑建立对侧静脉通道、中央通道和（或）下肢通道。

椎管阻滞和硬膜外置管入对术后镇痛同样有效。区域麻醉通常在术前区域或诱导前手术室内实施，目的是在手术完成和麻醉苏醒之前建立足够的镇痛。一旦患者拟行区域麻醉，需无创监测（连接脉搏血氧仪和血压袖带）和鼻导管吸氧，然后进行镇静，以利于区域麻醉实施。经典的用于辅助区域麻醉的镇静方案应根据患者焦虑和医疗状况使用滴定剂量的咪达唑仑和（或）芬太尼。右美托咪定是一种可行的镇静替代方案，特别是如果它计划作为全身麻醉技术的一部分，或者计划进行全麻诱导之前清醒纤维支气管镜检查（通常用于预期困难气道）。

在固定区域麻醉导管后，患者处于仰卧位，并放置标准的美国麻醉医师协会（ASA）监测器。心电图导线需要针对不同手术入路进行放置。对于开胸手术，应注意避免将电极和导线夹在患者和床之间，以免引起皮肤压力性坏死。对于左侧开胸术，V_5 导联不能常规置于腋前线第 4 肋间隙位置，因其在手术野内，通常应放置在 V_1 导联位置（胸骨右第 2 肋间隙）。这些因素（改良的导联放置和侧卧位体位）很可能降低这种监测对缺血性事件的敏感性。

在所有无创监测确保正常工作后，开始预给氧。对于慢性阻塞性肺疾病（COPD）患者给予五分钟的潮气呼吸预给氧以补偿延迟的氮气洗出，在此期间，如果需要的话，可以诱导前放置一个有创动脉监测；然而，在开胸术中，目前尚不清楚有创动脉监测是否降低了风险。动脉穿刺通常是首选在健侧的手臂，以避免由于手臂支架压迫患侧的手腕导致的波形干扰。

诱导药物是根据患者的实际状况选择的，目的是减弱与喉镜和插管相关的交感神经刺激，而不产生不良低血压事件。异丙酚剂量为 0.5~1mg/kg，可以充分确保患者无意识，并对血流动力学影响最小。依托咪酯剂量为 0.1~0.2mg/kg，可替代异丙酚。减少诱导药的剂量药物，从而避免低血压，可以通过在诱导过程中加入镇痛药和确保镇痛药物的峰值效果与喉镜刺激一致来实现。 静脉注射芬太尼、舒芬太尼和瑞芬太尼后明显镇痛的起效时间为 2~5min。芬太尼的剂量通常为 2~4 μg/kg。利多卡因 0.5~1mg/kg 也可用于减轻这种交感反应。

临床医师需要了解单肺通气（OLV）的生理学、实施 OLV 的策略以及解决与 OLV 相关的术中问题的方法，以提高手术效率和患者的预后。可以通过使用任务训练器和模拟来提高使用双腔管和支气管封堵器的技能，来提高患者安全。支气管镜解剖可以通过在线模拟进行练习。

为了确保维持患者氧合和正常二氧化碳，任何时候均需保持气道通畅和充分通气。为此，面罩通气需要在意识丧失后迅速建立，紧随其后神经肌肉阻滞迅速诱导，以适应与吸烟相关疾病导致的功能残气量（FRC）的减少，从而缩短这些患者的麻醉氧合时间。反应性气道疾病患者麻醉开始便使用七氟醚，直到获得足够的麻醉深度。目前使用的挥发性药物，如异氟醚、七氟醚和地氟醚，在维持麻醉深度方面，没有明显的差异（见 HPV）。

如果患者计划进行诊断性支气管镜检查，可以放置喉罩（LMA）。然而，如果患者被安排进行纵隔镜检查，标准的首选仍然是单腔气管内导管（最好是 8.0mm 内径）。一旦支气管镜和纵隔镜检查完成，需要使用双腔管或支气管封堵器进行肺隔离，以进行开胸手术。支气管导管（DLT 或带支气管封堵器的单腔管）应该用胶带固定在患侧肺的一侧，如果管子需要在侧卧位时重新定位，则可以很容易地处理胶带。而后，患者侧卧位翻身，100% FiO_2 维持，然后建立肺隔离。支气管导管的正确定位应在患者翻身后再次确认，因为颈部的屈曲或伸展可能会导致支气管导管移位——“管尖跟随鼻尖”；因此，头部延伸导致支气管导管向近端移动，支气管内球囊可以突出并越过隆突。经纤维支气管镜检查确认导管位置改变，可降低肺隔离不佳的发生率。

使用左双腔气管导管进行左开胸手术，如果气管导管近端移位，支气管内球囊横跨隆突，则会增加术中急性低通气的风险，特别是当肺回缩导致左主干支气管尾段移动时。这也可能发生在支气管内球囊的过度膨胀。敏锐的麻醉医生可能会注意到潮气量减少，此时球囊部分阻塞了右主支开口。如果仅有部分遮挡，可能会触发分钟通气警报，如果有完全或接近完全遮挡，则会触发高压警报。麻醉医生根据患者的氧合和外科医生操作及时做出调整。如果患者得到适当的氧合，那么可以短暂地暂停通气，放空气囊并使用纤维支气管镜检查导管位置和支气管开口再将导管推进。如果患者急性缺氧到危险的低水平，那么快速沟通应该通知外科医生迫切需要重新建立双肺通气，通过支气管内气囊的放气，双腔管的气管腔和支气管腔重建双肺通气来实现。一旦患者氧合水平满意，就可以重新定位气管导管，再恢复单肺通气即可。

单肺通气策略在第 6 章中有详细介绍。简而言之，患者在最初的双肺通气过程中保持 100% 的氧气（或与氧化亚氮结合）。这种脱氮作用使得非依赖性（手术）肺在 OLV 开始时能够通过吸收性肺不张更快地萎陷。随着吸气压峰值的增加，急性肺损伤（ALI）风险也相应增加。因此，OLV 期间的通气参数通常力求通过减少潮气量（<6ml/kg）、呼吸频率 >10 次 / 分、I：E 比为 1：2 和吸气峰压 <25mmHg 来降低与创伤相关的 ALI 风险。这种保护性通气策略旨在保持血二氧化碳基线水平或者允许性高碳酸血症（pH>7.25），而不是轻度低碳酸血症。这一保护性通气策略得到了证据的支持，即在 OLV 期间减少潮气量（5ml/kg）可降低全身炎症反应，改善肺功能，并可使食管切除术后患者早期拔管。同样，在双肺机械通气 5h 后，使用较低潮气量的机械通气（6ml/kg 和 10cmH_2O PEEP）可诱导支气管肺泡凝血活性降低，表现为与不使用 PEEP 组的较高潮气量（12ml/kg 理想体重）相比，PEEP 组肺泡灌洗液中凝血酶 - 抗凝血酶复合物、可溶性组织因子和细胞因子Ⅶ a 水平降低。与异丙酚相比，吸入麻醉药对 OLV 期间的炎症有抑制（保护性）作用的倾向。

对于有呼气相延长和 CO_2 潴留的重度 COPD 患者，需要调整呼吸频率和 I：E 比值，以避免呼吸参数不当所致的肺过度膨胀。在右心室功能不全或肺动脉高压患者中，呼吸机参数应以维持高氧和诱导轻度低碳酸血症为目标，以减少肺血管收缩和右心功能进一步恶化。

因此，最佳通气策略为通过保持适当的麻醉深度以减少气道高反应的风险，诱导神经肌肉阻滞以防止腹部或胸壁收缩，双腔管吸痰防止痰液阻塞，以及可视支气管镜检查导管放置以纠正导管错位、扭结和对位不佳。

通常，对于纯氧通气的患者，除非是通气压力或参数的变化，OLV 的启动不会立即引起生理变化。最初的氧合维持是通过停止通气时的氧合反应维持的。停止通气时的氧合持续时间与 FRC 成正比，并取决于对氧气的利用。这过程在低 FRC 的 COPD 患者仅持续几分钟，但在健康的不吸烟患者能持续更长时间（8~15min）。一旦非依赖的肺失去氧气，就会发生分流和低氧血症。缺氧性肺动脉收缩（HPV）（下文讨论）是由线粒体感知氧分压水平下降引起的。

如果在 OLV 期间出现缺氧，第一个反应应该是将这一点传达给外科医生，以防需要恢复双肺通气。需要确保通过正确定位的气管导管输送 100% 的氧气。假设饱和下降速度不太快，最低点是安全的（中度低氧血症，88%~90% 饱和），那么最低点可以耐受几分钟，直到 HPV 有机会使肺内分流减少。如果达到低氧血症的不安全水平，则需要减少分流。这可以通过 CPAP 的应用来实现，使 100% 的 O_2 输送到非依赖侧肺（外科术侧肺）。

对依赖侧肺施加 PEEP 可以消除肺不张，但这通常比 CPAP 对饱和度的影响小。恢复足够的心输出量和血压也可以通过改善依赖侧肺的血流（灌注区）和 V/Q 比值来恢复氧合。麻醉医生需及时提醒外科医生通气的变化，特别是当他们解剖肺门时。显然，如果血氧饱和度下降到危险水平，那么要么恢复双肺通气，要么采取临时夹闭非依赖侧肺的肺动脉。虽然临时肺动脉夹将显著减少分流，但要特别小心，因为它可以引起右心负荷增加和右心衰竭。

在对患者进行体位固定后，在手术前，多学科（麻醉、外科和护理）小组应“暂停”并进行三方核对，以确保正确的患者、正确的手术侧、器械无菌完善和患者安全程序（包括手术部位标记、血栓栓塞预防、维持正常体温的策略、术前 1h 内给予抗生素、血型和交叉配血信息、正确的手术器械等)。让这些信息得以核实,并为解决任何潜在的可能损害患者的问题提供机会。未来,计算机化信息技术(anesthesia information management systems, AIMS)将越来越多地协助支持性决策,智能警报提示关键信息,如及时抗生素管理和风险预测建模,并允许对照国家成果数据库进行基准测试。

在静息状态时,正常的肺血管系统被认为是一个高顺应性、高流量、低压系统,这与体循环形成对比,后者静息水平的动脉和静脉张力要高得多。这种差异部分源于解剖,因为肺毛细血管前小动脉的中层较薄,平滑肌比较少。此外,在休息时,肺血管床上有更多储备的血管,允许流量急剧增加而对压力的影响最小。

全身和动脉系统之间的差异也是由于肺血管内皮对缺氧挑战的反应方式不同,即缺氧性肺血管收缩(HPV)。这种血管收缩被称为欧拉-利杰斯特兰(Euler-Liljestrand)反射。虽然HPV的基本机制是有争议的,但似乎线粒体作为缺氧的主要传感器起着关键作用,细胞内钙水平增加是关键的反应。电压门控K^+通道直接改变线粒体反应。K^+通道去极化促进L型Ca^{2+}通道,它们直接增加细胞内Ca^{2+}水平。经典的瞬时受体电位通道6(TRPC6)、钙池调控钙离子通道(SOC)和Na^+/Ca^{2+}交换器(NCX)也增加细胞内Ca^{2+}水平。这种细胞内Ca^{2+}的上升触发进一步的Ca^{2+}通过激活ryanodine受体从肌浆网释放。最终结果是毛细血管前括约肌和肺小动脉平滑肌收缩。这种钙依赖性血管收缩是HPV的主要阶段,持续15~30min。肺血管收缩的钙无关期(持续期)开始于15min,可持续数小时。它高度依赖于RhoA/Rho激酶(ROCK)介导的Ca^{2+}致敏,可能在肺高压的发展中起关键作用。值得注意的是,NO介导的肺动脉舒张与内皮素-1诱导的肺动脉血管收缩已被证明是由ROCK介导的Ca^{2+}敏化所调节,而不是通过改变Ca^{2+}新陈代谢。

呼末CO_2同样也会影响HPV。肺泡高碳酸血症,但不是动脉高碳酸血症,可以抑制NO合成酶。这种抑制增强了内皮素诱导的血管收缩后肺血管张力的增加。因此,轻度高碳酸血症可以减少分流。然而,低通气可加重低氧血症,右心负荷增加和心输出量减少。

麻醉药物可影响肺血管功能,抑制HPV。吸入麻醉药,如氟烷和安氟醚将抑制HPV,异氟醚、地氟醚和七氟醚亦可在较小程度上抑制HPV,但需要浓度大于1MAC。异丙酚对HPV的影响可能比吸入麻醉药物的要小,但当BIS为40~60时,这种影响并不显著。阿片类、苯二氮䓬类、硬膜外和椎旁镇痛药/麻醉药的影响最小。体温正常、轻度高碳酸血症和轻度酸中毒可能增强HPV。应避免直接使用血管扩张药,如硝普钠和硝酸甘油,因为它们抑制了HPV,从而增加分流和导致低氧血症。抗高血压药物,如β受体阻滞药、钙通道阻滞药和血管紧张素转换酶(ACE)抑制药在理论上可以降低HPV,但在临床实践中影响最小。

常规患者不太可能耐受仅使用区域麻醉,特别是在开胸手术期间。全身麻醉和硬膜外麻醉或椎旁麻醉的技术往往结合起来,以发挥各自优势。每种技术对联合麻醉的相对贡献可能有所不同。该区域阻滞可用于术后镇痛或作为主要麻醉方法,全身麻醉辅助用于遗忘和镇静。区域阻滞既可用于术后镇痛,也可复合一定深度(遗忘和镇静)的静脉麻醉,作为主要镇痛模式。区域阻滞具有减少后负荷、改善肺功能的优点,降低静脉血栓栓塞的发生率,抑制应激反应。潜在的缺点包括建立阻滞所需的时间、潜在的液体需求增加、与交感神经阻滞相关的血压相对降低以及硬膜外血肿等不良并发症的可能性。

一项前瞻性、随机、对照的临床研究先前已经研究了硬膜外麻醉和术后镇痛对高危手术患者术后并发症发生率的影响。接受硬膜外麻醉和镇痛的患者总体并发症较少,心血管或主要感染性并发症较少,尿皮质醇分泌降低(压力反应的标志),住院费用较低。开胸手术的患者在接受全麻和神经肌肉阻断后,肺活量和肺顺应性降低。硬膜外镇痛联合较浅深度全身麻醉的可使得静态顺应性相对较低,术后肺功能改变较少。围术期使用硬膜外麻醉也与较少的术后重要感染有关。 这可能是由于①气管内插管和机械通气持续时间减少,这削弱了许多对抗感染的防御机制;②重症监护病房(ICU)术后停留时间缩短,医院感染风险降低;③抑制手术的内分泌应激反应,对免疫系统有抑制作用;④改善了对呼吸道清理的依从性。与其他麻醉/镇痛技术相比,硬膜外麻醉能更好地保留术后免疫能力。硬膜外麻醉也被报道与较少的心血管并发症有关,例如降低充血性心力衰竭的发生率、减少心肌梗死面积,这可能与改善局部心内膜下灌注有关。改善功能的可能机制包括传入感觉阻断、肾上腺素能水平降低、冠状动脉和全身血管扩张,心脏前负荷和后负荷减少。

局部麻醉起始时间仍然有一定程度的争议。在手术划皮之前完善的区域阻滞可提供超前镇痛，但该模式在测量长期结果（慢性疼痛、生存、再入院等）时，并没有持续的好处。同样，目前尚不清楚术中局部麻醉药的浓度应该是多少，因为丁哌卡因的浓度即使相差一个数量级（0.5%~0.05%），也具有相似的短期和长期疼痛结果，以及相似的发病率和死亡率。现在认为如果要采用硬膜外麻醉，则采用胸段硬膜外局麻药物联合阿片类药物的组合优于仅单纯使用局部麻醉药物或单纯仅使用阿片类药物。对于椎旁阻滞，在局部麻醉联合阿片类药物显示没有好处。使用联合区域和全身麻醉方法的真正优点是能够限制吸入麻醉药的用量，从而从理论上减少 HPV 的抑制。与硬膜外置管相比，椎旁置管给药可降低低血压的风险，但即使是硬膜外麻醉，使用 α 受体激动药和少量的液体治疗也可以很容易地调整血压。

胸外科手术麻醉的维持需要注意外科医生的操作。由于诱导后和切皮之间的时间通常很长，在外科医生切皮后硬膜外或椎旁注射丁哌卡因，便可抑制掉大多数由划皮和牵开器置入导致的交感神经兴奋。由迷走神经和膈神经传入的内脏胸膜和支气管的操作，不能被区域麻醉阻断；因此，这些刺激可能需要补充吸入麻醉药或静脉麻醉药物。

吸入麻醉药物用于胸外科手术时有几个理想的特性。它们降低了通常有气道反应性的患者的气道应激性和气道反射，并且它们保持足够的麻醉深度，同时允许增加吸入氧气浓度。他们可以迅速消除，允许在手术室气管拔管，而不用太担心术后呼吸抑制。虽然它还没有被明确地证明改变预后，但对比异丙酚时，氟化吸入药物能抑制肺部手术引起的肺部炎症。虽然挥发性麻醉药允许吸入高浓度氧气，但它们可能通过增加部分抑制 HPV 引起的分流来降低 PaO_2。由于 OLV 开始时预计会有较大的肺内分流，因此增加吸入氧浓度是谨慎的。术前有边缘性氧合的患者或大疱性肺气肿的患者应避免氧化亚氮使用，以避免氧化亚氮对大疱的扩张。

围术期液体治疗的管理仍然存在争议，没有结论性的数据来指导治疗。争论的根源在于胸外科手术后出现 ALI（以前也被称为“肺切除术后肺水肿”）的患者存在死亡率显著的风险。有回顾性综述强调了液体管理在 ALI 发展中的可能作用，在该篇分析中，关于大量的晶体和血液成分治疗可以预测肺切除后肺水肿。显然，这些预测指标可以简单地描述为对病情更严重的患者进行更复杂的手术。然而，已发布的经典临床指南建议尽量不通过弥补过夜损失量来最大限度地减少晶体液的治疗，使用 α 受体激动药而不是液体负荷来补偿区域麻醉引起的血管扩张，并可忽略低尿量，并考虑适当输血来补偿失血量。这些指南是谨慎的，特别是考虑到伴随的吸烟相关心脏病可以降低收缩功能，并增加了手术所致的右心负荷增加，以及相关的肺血管阻力变化。

总之，已有大量数据表明围术期 ALI 是围术期应激的炎症反应。无论液体的容量如何，生理盐水似乎会在研究环境中引起应激反应。然而，由于缺乏数据表明其他平衡盐溶液会改善这一结果，使用胶体来减少细胞外液的总体增加似乎是合理的。对羟乙基淀粉抗血小板 / 抗血栓作用的担忧主要是源于早期的高分子量化合物，即 HES 200/0.5，当剂量大于 15ml/kg 时的不良影响。含有较小淀粉颗粒的新配方 HES 130/0.42 风险较小，作为代血浆，在治疗失血时，可能是老配方和大容量晶体疗法的更好替代品。白蛋白治疗在围术期液体管理的作用可能微乎其微，除非在手术时大量胸腔积液或腹腔积液已被排出。HES 尚未被证明能降低死亡率。

综上，肺叶切除或全肺切除术的围术期液体管理目标试图保持血容量状态——支持液体限制（1.0~1.5L 总晶体量），并适时使用血管收缩药物如去氧肾上腺素，以维持血流动力学稳定，以期保护肾功能。虽然大量失血是极为少见，但一旦出现都应该采用少浆血来补充。新鲜冰冻血浆只有在围术期检测显示存在凝血障碍时才应被考虑。只有在围术期检测表明有凝血病时，才应考虑新鲜冷冻血浆。除了严重的血小板减少症或与广泛渗出相关的围术期血小板抑制外，很少需要血小板治疗，在这种情况下，几乎没有其他治疗选择。

随着液体治疗的限制，引起了人们对肾损伤的关注。最近的一篇综述表明，出现急性肾损伤（AKI）的患者年龄明显较大，体重指数较大，ASA 分级较高，术前血红蛋白浓度较低，血清肌酐较高，肾小球滤过率较低。此外，AKI 还见于术中接受较大体积晶体液的患者。因此，AKI 似乎与术前合并症和手术难度及持续时间有关。

术后医疗管理

根据现有的证据表明，在高危普外科患者和胸外科患者中，术后积极治疗可以改善预后，决策算法可以用于指导对部分择期入院的患者术后进入加强病房（HDU）或ICU作出筛选。建议的标准包括：年龄>70岁；根据ASA风险评分、功能状态评分和心血管风险评估判断全麻风险增加的患者；以及那些先前存在肺纤维化疾病的患者。接受OLV的患者，特别是术后预测的一秒钟用力呼气量（FEV1）不到44%的患者，以及那些接受广泛淋巴清扫的患者，应在术后前5d密切监测是否有ALI的迹象。这些高风险类别，连同任何术后并发症的迹象，如支气管胸膜瘘（BPF）或脓胸，应立即转移到ICU。

早期识别高危个体将使我们能够在手术后的“黄金时段”内对这类患者进行密切监测并于早期实施治疗。此类治疗包括血流动力学优化的早期目标导向治疗，早期CPAP治疗低氧血症，积极的疼痛管理，以及尽早活动。这些策略有望改善术后结果，缩短住院时间。

肺癌

肺癌目前是全世界癌症死亡的最常见的原因，2015年美国报告了243 820例新增确诊病例和158 080例死亡。世界卫生组织（世卫组织）肺肿瘤分类，最近于2015年修订，仍然是以肺癌命名为基础。肺癌分为两大类：小细胞肺癌（small cell lung carcinoma, SCLC, 15%~20%）和非小细胞肺癌（non-small cell lung carcinoma, NSCLC, 80%~85%）。其他类型的癌症不太常见，例如支气管类癌。SCLC已被证明与吸烟有很强的相关性。NSCLC根据组织学分为几大类：腺癌（38%~61%）、鳞状细胞癌（squamous cell carcinoma, SCC, 21%~38%）、大细胞癌、多形性癌和腺鳞癌。

肺癌临床症状

肺癌的临床表现多种多样。常见症状包括呼吸急促、咯血、胸痛和用力时呼吸困难增加。胸腔积液是在胸片上观察到的一种常见但非特异性的表现。这种积液是由于淋巴回流受阻或肿瘤扩散到肺表面所致。与肺癌相关的胸痛通常是肿瘤同侧发生的迟钝或轻微的非特异性疼痛。转移到胸壁和肋骨可导致局部压痛和胸膜性胸痛。肩关节疼痛可能是由于肺尖肿瘤生长和侵犯臂丛神经（如肺上沟瘤或Pancoast肿瘤）或膈神经所致。肿瘤累及心包可能导致心包炎、心律失常和心包积液，导致心包填塞。此外，上腔静脉直接侵犯或淋巴转移阻碍静脉从头部和上肢的回流。肺癌的其他表现包括侵犯神经丛引起的神经症状。臂丛神经的受累不仅会导致肩部疼痛，还会导致上臂疼痛和无力。膈神经受累可导致单侧膈肌功能障碍，喉返神经受累表现为声音嘶哑。

肺癌肺外转移

常见的肺外转移部位包括淋巴结、脑、骨、肝、皮肤和肾上腺。转移性脑肿瘤的神经学表现包括偏瘫、人格改变、小脑紊乱、癫痫、头痛和谵妄。骨转移主要发生在肋骨、脊椎、肱骨和股骨。虽然脊髓和脊柱的转移不太常见，但它们对疼痛的位置和术后治疗有影响。

肺癌的肺外表现

肺癌的肺外表现影响代谢、神经肌肉、骨骼、皮肤、血管和血液系统。虽然不常见，但这种副肿瘤综合征的全身表现，特别是代谢和神经肌肉表现，以及其他非特异性表现，如不适、体重减轻和恶病质，可能影响围术期管理，影响患者的恢复和生存。

肺癌的代谢表现由肿瘤分泌的内分泌物质引起如下：

- 肾上腺皮质激素（ACTH，库欣综合征）：最常与小细胞肺癌有关。
- 抗利尿激素（过量ADH综合征）：与小细胞肺癌有关；可表现为恶心、呕吐、厌食、低钠血症、癫痫或其他神经功能紊乱。
- 血清素（类癌综合征）：经5-羟基吲哚乙酸（5-HIAA）升高可以诊断。
- 甲状旁腺激素类多肽：与支气管肺癌有关；导致高钙血症和低磷血症。
- 异位促性腺激素的产生和低血糖是罕见的表现。

神经肌肉表现是肺癌最常见的肺外症状，最常与肺小细胞肺癌有关。副肿瘤性肌病，Eaton-Lambert综合征，临床表现为肌无力样症状，特别是骨盆和大腿肌肉。神经肌肉传递障碍是由于抗体介导的突触前钙通道活性的损害，从而减少乙酰胆碱的释放。这种综合征患者对抗胆碱酯酶药物的反应不如重症肌无力患者。相反，这些患者对琥珀胆碱和非去极化肌肉松弛药的敏感性增加。

其他神经肌肉表现包括亚急性脑病、脑脊髓病和多发性肌炎。这些神经病变的原因和发病机制尚不完全清楚。免疫因素在致病过程中被认为是主要因素，因为抗体和 T 细胞反应是针对共同的抗原，这些抗原是由肿瘤异位表达，但在其他情况下只由神经系统表达。

一般来说，这些肺外症状在肿瘤成功切除后会得到解决，实验室指标将恢复正常。

肺癌治疗方案

SCLC 肿瘤在诊断时常有远处转移，因此主要通过化疗来治疗。只有约 50% 的 SCLC 患者在没有化疗的情况下能存活 4 个月。随着化疗，他们的生存时间增加了 4~5 倍。化疗可以单独给予，作为手术治疗的辅助，也可以与放疗联合使用。虽然已经开发了许多化疗药物，但铂类药物一直是治疗肺癌最有效的药物。单用化疗治疗原发性 NSCLC 效果不佳，但当 NSCLC 发生转移时，可延长生存期。

放射治疗可作为 NSCLC 和 SCLC 的治疗手段。放射治疗可作为根治性治疗，姑息治疗（使用较根治疗法剂量更低的放射治疗），或辅助治疗结合手术或化疗。如果患者拒绝手术，或肿瘤已经扩散到淋巴结或气管等区域，使手术切除无法进行，再或者有其他情况不允许进行大手术，则可以进行放射治疗。放射治疗通常只会缩小肿瘤或限制肿瘤的生长，但在 10%~15% 的患者中，它会使癌症长期缓解和肿瘤分期降低。放射治疗与化疗相结合，可进一步延长生存期。

NSCLC 生长更为局限，因此比其他类型的肿瘤更适合于根治性切除。肿瘤的手术切除通常是在局限期的 NSCLC（Ⅰ期或部分Ⅱ期；见第 2 章）。10%~35% 的肺癌可以手术切除，但切除并不总是能完全治愈，因为肿瘤可能已经微转移，并可能复发。肺叶切除术，即外科手术切除肺的解剖叶，由于其保留了肺功能，被普遍认为是早期 NSCLC 的最佳手术方法。部分肺叶（肺段切除）切除术越来越多地被用于治疗由于肺功能严重损害、高龄或广泛的内科合并症而不能耐受全肺切除的患者。在切除孤立病灶且淋巴结阴性的肺癌患者中，5 年生存率目前在 47%~92% 之间，这取决于肿瘤侵袭的大小和程度。除了手术，辅助化疗可用于ⅠB 期、Ⅱ期和ⅢA 期患者，其 5 年绝对生存率为 5.4%。一些预测因素可以预测患者对辅助化疗的反应。根据世界卫生组织对肺腺癌的新分类，通过肿瘤的形态可以预测对辅助化疗的反应。基因表达谱也从辅助化疗的随机试验中被开发出来，以预测哪些早期肺癌对辅助化疗有较差的预后或更好的反应。在 NSCLC 的伴随生物标志物和治疗方面已经取得了许多进展。即便是切除完整的根治性手术也有很高的复发率，这点在治疗疾病中至关重要。特异性基因组突变的存在，特别是激活 EGFR 突变和 ALK 或 ROS1 基因重排，预测了靶向治疗极高的反应率，如吉非替尼和厄洛替尼（EGFR 酪氨酸激酶抑制药）和克列佐替尼（ALK 酪氨酸激酶抑制药）。几乎不可避免的是，随着时间的推移，肿瘤最终会对这些疗法产生耐药性，众所周知，这是由于肿瘤的异质性会在选择性压力下产生耐药的克隆细胞。新一代酪氨酸激酶抑制药其中针对常见的耐药机制目前正在临床试验中。

PDL-1 的表达和肿瘤浸润淋巴细胞（TILs）的存在似乎可以预测免疫检查点抑制剂（如纳武单抗和帕博利珠单抗）的反应，在 15%~20% 的病例中有明显的持久缓解。

这些进展和过去十年来改进的手术结果表明，对肺癌的束手无策已是历史，随着对相关方面研究越发深入，应尽一切努力从具有足够生理储备的患者中切除肺癌。

麻醉与患者长期预后

人们越来越认识到麻醉因素（挥发性药物、阿片类镇痛药、外科神经内分泌反应、输血等）在癌症根治手术后可能影响到残留疾病的进展。麻醉可能通过中性粒细胞、巨噬细胞、T 细胞和自然杀伤细胞功能的损害来抑制细胞和体液免疫功能。区域镇痛通过在很大程度上减少手术的神经内分泌应激反应和最大限度地减少挥发性麻醉药和阿片类药物的需要量来减轻这些不良事件。初步的动物和人体数据表明，区域镇痛可以减少癌症手术后的肿瘤复发。

其他可能影响长期癌症结果的围术期治疗似乎侧重于抗炎途径。他汀类药物通过抑制甲戊酸途径的限速步骤，具有潜在的抗癌作用。有证据表明他汀类药物对食管癌和肺癌患者具有抗癌作用。此外，其他具有已知抗炎作用的药物也被提示有改善癌症患者预后的潜力。在这方面，据报道，阿司匹林的使用与许多类型的癌症的生存时间延长有关，但往往只在多年治疗后才体现出，而围术期使用抗炎剂（Cox-Ⅱ抑制药在肺癌中的使用；抑肽酶在间皮瘤中的使用）与术后生存率的提高有关。此外，区域镇痛在胸外科手术患者中普遍使用，并与某些类型癌症的转移减慢和复发率的提高有关。在我们努力改善长期成果的同时，必须在这一领域开展进一步研究。

外科手术

为了使麻醉医师在多学科团队的综合专业知识范围内发挥作用，并确保患者安全和预后最佳，需要彻底了解手术相关特定问题的重要特征。

肺切除术

在大多数胸外科手术中，手术干预与大约 2/3 的胸内恶性肿瘤或癌症的临床转归有关。解剖切除（肺段切除、肺叶切除和全肺切除术）最常见于肺癌，而非解剖切除（楔形切除）通常用于诊断或治疗目的的肺结节。肺叶切除合并纵隔淋巴结清扫仍然是肺癌治疗的标准手术方法。肺段切除是一种可靠的肿瘤手术方法，通常用于较小的癌症和肺功能储备临界边缘患者，如 COPD 患者。全肺切除术对外科医生来说挑战性更高，更高死亡率的。全肺切除术的死亡率为 8%~10%，相比之下，肺叶切除术的死亡率为 2%。

肺切除术可以通过开放、胸腔镜或机器人辅助的方法进行。无论选择哪种方法，切除的技术基本上是相同的。外科技术的演变和电子和仪器技术的进步重新引起了外科医师对胸腔镜的兴趣，特别是电视胸腔镜手术辅助胸外科（video-assisted thoracic surgery, VATS）和机器人辅助腔镜手术。胸腔镜允许通过几个小入口显示肺结构。这些入口提供了摄像机的接入，显示胸廓结构和允许操纵使用外科器械，如吻合器、解剖器械、凝血器械和激光等。虽然最初只用于小型手术，但 VATS 和机器人技术的应用在诊断和治疗上都有了很大的进展，并越来越多地用于解剖（肺叶切除、肺段切除）和部分（楔形）切除术。

数据表明，VATS 手术提供的优势可能超过开胸手术，包括减少术后疼痛、减少肺损害、降低术后并发症发生率、缩短住院时间，并有可能提高 1 年生存率。机器人辅助胸部手术的益处证据仍较少，但与开放手术相比，它似乎至少在结果上相当于 VATS 手术。如果切口不够大或发生出血时，胸腔镜入路很容易转换为局限的开放手术。对于肺叶切除等更大的手术，VATS 手术似乎更能从积极的疼痛管理策略中获益，硬膜外技术有可能是有益的。因此，外科医生、患者、麻醉医生和急性疼痛服务团队之间的仔细沟通是必要的，以确定每个患者的最佳疼痛管理策略。

在进行手术治疗之前，需要对生理和心脏储备进行彻底的评估。肺活量测定、定量通气 - 灌注扫描和心肺运动试验有助于确定患者的生理储备。当考虑肺切除时，术后 FEV1 或 DLCO 大于 40% 预测值是肺切除术的一般要求。在这方面，对于术前 FEV1 或 DLCO 小于 60% 预测值的患者，进行定量肺扫描以确定术后肺功能是需要的。如果术后 ppoFEV1 或 DLCO 大于 40% 预测值，则手术切除是可行。术后 FEV1 或 DLCO 低于 40% 预测值，则需要额外的心肺运动测试来评估患者的风险。充足的有氧运动能力［术前最大 VO_2>15ml/（kg·min），预测术后最大 VO_2>10ml/（kg · min），或爬楼 >3 层（楼梯 -54 阶）］提高了患者的手术安全性。在那些不符合这些标准的患者中，应该考虑切除的替代方案。肺切除术的相对禁忌证是肺储备不足，包括长期吸氧，严重高碳酸血症（$PaCO_2$>55mmHg）和中度肺高压（肺动脉压力大于一半动脉压力）。

肺切除术的麻醉管理需要有效隔离手术肺、恰当的液体管理以及通气依赖侧肺合适的通气策略。术中出血并不常见；然而，灾难性出血可能与肺动脉损伤有关。对于潜在输血可能的患者需要进行术前血型筛查和备血，有良好的静脉通路和血流动力学监测——通常是有创动脉监测和两根粗的外周静脉导管。中央型肺癌通常会增加术中事件的风险发生。

肺切除术围术期死亡的主要原因仍然是 ALI，多继发于感染、输血相关、肺栓塞，但往往没有具体的可明确病因。两个因素，术中大量液体输注和 OLV 期间持续升高的气道压，一直与围术期肺损伤有关。因此，需要对这些因素进行更合适的术中管理。

在进行解剖性肺切除术时，在肺段水平（肺段切除术）、支气管水平（肺叶切除术）或主干支气管（全肺切除术）上识别和游离三个结构（肺动脉、肺静脉和支气管）。在游离任何结构之前，必须保证麻醉“硬件”（气管插管、吸痰管、鼻胃管、肺动脉导管）不在切除部位。此外，在进行肺段切除或肺叶切除时，气道切割前必须确认其余气道通畅。这需要在外科手术对肺进行临时通气，以确保非切除肺段或肺叶的扩张。术中放置胸腔引流管进行围术期引流。在关胸间，当患者仍然需要正压通气时，这些引流导管应接负吸。在术后漏气最小的情况下，大多数外科医生是不接胸腔引流管负压吸引的（即“水封瓶”）。

无论肺切除术的类型如何，术后都应计划拔除胸腔引流管。充分的术后镇痛是必要的，确保患者可以咳嗽和有足够的潮气量与呼吸，以改善患者的预后。因此，鼓励临床使用胸部硬膜外镇痛。尽量恢复自主呼吸将降低可能的肺气压伤，以及支气管残端破坏和由此形成 BPF 的风险。需要注意优化镇痛、呼吸道清理和胸腔引流，以达到最佳的结果。硬膜外导管区域镇痛提供优越的疼痛控制，促进有效的肺排痰。需要早期动员患者在术后第一天开始下床活动。大多数患者可能有潜在的反应性气道疾病，通常使用支气管扩张药治疗。清醒、床边支气管镜广泛用于气道分泌物管理。可以使用无创呼吸机支持，如 CPAP 或 BiPAP，但更多情况下，气管插管是术后呼吸衰竭的最佳选择，以降低误吸和继发肺炎的风险。

肺叶切除术

肺叶切除合并纵隔淋巴结清扫仍然是肺癌治疗的标准手术方法。肺叶切除术，通常通过开胸或 VATS 进行，与更小范围的肺局部切除术相比，局部肿瘤复发率更低。开胸手术通常通过后外侧开胸切口进行，但前外侧切口和保留肌肉的侧入路切口也偶尔使用。在肺癌临床分期进展的情况下，在手术过程中，可将选择性肺叶切除转化为双肺叶切除或全肺切除术。术中的潜在问题包括使用肺隔离装置时的气道损伤、出血的可能和 OLV 期间的低氧血症。

在肺叶和血管解剖后，由外科医生夹闭手术目标支气管并确认正确的肺叶被摘除。然后，麻醉医生打开手术侧的支气管导管，或者，在支气管封堵器的情况下，将封堵球囊放气，手动再扩张肺通气确认。在 VATS 肺叶切除术中，重新鼓起的肺叶可能会干扰手术视野，因此麻醉医生可能被要求使用纤支镜，以确认非受累肺叶支气管的通畅。一旦肺叶切除完成后，支气管残端通常用 30cmH$_2$O 正压通气进行测试，检测是否存在漏气。在接受了简单的肺叶切除手术后，患者通常在手术室进行拔管，前提是术前呼吸功能足够。为了使患者较舒适，同时具有良好的用力吸气和咳嗽能力，需要积极的术后镇痛，通常采用胸段硬膜外或椎旁阻滞镇痛技术来实现。

肺上沟肿瘤可侵犯或压迫局部结构，包括臂丛、锁骨下血管、星状神经节（导致 Horner 综合征）和椎体。更复杂的切除可能需要两个阶段的手术，最初的手术是后路内固定 / 脊柱固定。在肺叶切除术中，可能需要广泛的胸壁切除，可能需要大量输血。手术时由于同侧血管经常受压，应将外周静脉和监测置于对侧手臂。

袖状肺叶切除术

支气管癌是袖状肺叶切除术最常见的适应证，其次是类癌、支气管内转移癌、原发性气道肿瘤、支气管腺瘤和偶发的良性气道狭窄。在肺储备有限的患者中，袖状肺叶切除术可尽可能多地保留肺组织，为不能耐受全肺切除术的患者提供了一种可替代手术方式。袖状切除技术对主支气管进行切除，保留正常的邻近肺组织，同时可能切除肺动脉，以避免全肺切除术（图 23.3）。再吻合剩余肺叶的袖

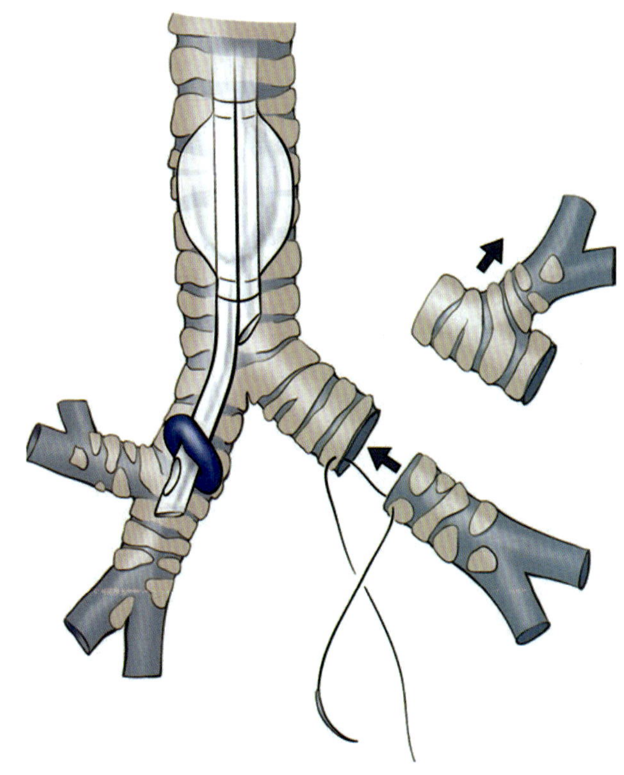

图 23.3　左上叶癌的袖状切除左下叶再植术

状切除，与术后机械通气时间更短、ICU 停留时间更短、局部复发更少、整体生存率提高相关。与相同分期的右肺上叶癌患者相比，袖状肺叶切除术后的短期和远期生存率更好。

理想情况下，接受袖状肺叶切除的患者需要用对侧双腔支气管导管或支气管内导管进行肺隔离，从而改善手术视野以进行切除和再吻合。高频喷射通气可用于靠近气管隆突的手术。在极少数情况下，袖状叶切除术可能需要移植血管，因此需要临时肝素化。在这些情况下胸段硬膜外导管不应在肝素给药后 24h 内被置入。在肺动脉成形术期间，可能会发生不可控的出血。为此，应使用大口径静脉导管。接受袖状叶切除术的患者通常在转移到麻醉后恢复室之前在手术室进行拔管。

全肺切除术

当肺叶切除术及其改良术——双肺叶切除或袖状肺叶切除术，不足以切除原发疾病和（或）同侧转移淋巴结时，则需要行全肺切除术。然而，全肺切除术带来了更独特的挑战，包括更高的术后并发症发生率（心脏并发症，ALI，ARDS）和死亡率（全肺切除 8%~10%，肺叶切除 2%）。全肺切除术总的死亡率与手术数量反比。

手术切除的技术操作同其余肺切除术一样业已经典。全肺切除术通常通过标准的后外侧切口进行。纵隔胸膜切开后，评估肺动脉、上下肺静脉和主干支气管是否可切除。所有血管结扎、支气管缝合后，整个肺从胸腔取出。通常在这时刻进行漏气试验，并完成支气管残端的重建。支气管残端应尽可能短，以防止形成一个囊袋储存分泌物。

除非有禁忌证，接受全肺切除术的患者通常都接受术后胸段硬膜外镇痛。大口径静脉管路的放置是必要的，以防需要输注血制品。有创动脉监测通路用于实时监测血压及动脉血气。建议使用中心静脉导管，以帮助指导液体管理，特别是在术后阶段。全肺切除术患者的肺隔离管理可以通过 DLTs、支气管封堵器或单腔支气管内导管来实现。当对全肺切除术患者使用 DLT 时，最好使用不干扰手术侧气道的插管；然而，偏好使用左侧 DLT（或左侧支气管封堵器）时，在左全肺切除术中，这些装置必须在缝合支气管之前撤回，以避免意外地被缝住。

在全肺切除术后空旷的半侧胸腔也会带来许多问题。 胸外科医生对全肺切除术后胸腔最佳处理方法尚无共识。一些胸外科医生在全肺切除术后不放置胸腔引流管，而另一些医生则更喜欢放置临时引流管来增加或移除空气。为了保持纵隔和气管处于“平衡”位置（正中线），适当的排气（0.75~1.5L），是必要的。一些外科医生放置了一个专门设计用于全肺切除术后的胸腔引流系统，该系统带有高压和低压安全阀，以平衡纵隔。在患者到达 PACU 或外科 ICU 以后，必须行胸部 X 线检查以评估纵隔移位。如果对术侧胸腔的水封瓶进行负压吸引，则有可能导致纵隔移位，阻碍静脉回流到心脏，导致血流动力学崩溃。这时需要适当地注入或排空胸腔内的空气来矫正。虽然罕见，心脏嵌顿（更常见于右全肺切除术后）可能会发生灾难性的后果，需要紧急手术纠正。

与全肺切除术相关的高并发症发生率和死亡率主要由 ALI（也称为“肺切除术后肺水肿”）导致，最终引起呼吸衰竭。全肺切除术后 ALI 发生率仅为 4%，ALI 相关死亡率高达 30%~50%。

ALI 的病因似乎是多因素的。在 Zeldin 等的回顾性研究中，ALI，既往被称为“肺切除术后肺水肿”，其发生的危险因素，包括右全肺切除术、增加围术期静脉补液以及术后期间尿量较多。然而，对 Zeldin 数据的仔细分析表明，10 例中只有 6 例有完整的输入和输出数据。Licker 等最近的一项研究已经表明，在胸外科患者中过度静脉输液（24h 内超过 3L）是与 ALI 相关的独立风险因素。而且，通气功能下降、肺动脉压升高、肺血管阻力（右室后负荷）可能对右室功能有显著的不利影响。

因此，为了降低全肺切除术后围术期并发症发生率和死亡率，围术期管理应侧重于围术期液体治疗的谨慎管理、机械通气期间的潮气量和改进的 ICU 策略。在这方面，一项回顾性综述（表 23.1）表明，全肺切除术后 ARDS 的发病率和死亡率正在下降，这可能与更积极的避免全肺切除术策略、并在手术期间更多地关注保护性通气策略和改善 ICU 对 ARDS 的管理有关。

一项涉及 170 例肺切除术患者的回顾性研究表明，接受潮气量大于 8ml/kg 的患者在全肺切除术后有更高的呼吸衰竭风险。相反，接受潮气量小于 6 ml/kg 的患者呼吸衰竭的风险较低。Schilling 等研究已经表明，在 OLV 期间，5ml/kg 的潮气量显著降低了肺泡细胞因子的炎症反应。考虑到这些因素，在全肺切除术患者中，在 OLV 期间通气策略需谨慎，可使用较低的潮气量（即 5~6ml/kg，理想体重）和限制吸气峰压和平台压（<30 和 25cmH_2O）。

ALI 的表现是双相的，术中的策略（液体限制和较低的潮气量）旨在降低原发性 ALI 发生率，其通常在前 72h 出现临床发作。继发性或迟发性的 ALI 出现在 72h 后，通常与其他并发症有关，如误吸、BPF 或手术并发症。目前，只能对症治疗 ALI，包括液体限制、利尿药、低通气压力和潮气量（如果使用机械通气）以及降低肺动脉压力等措施。

袖状全肺切除术

涉及主干支气管和隆突附近的肿瘤可能需要行袖状全肺切除术。最常见于右肺肿瘤，通常无需借助体外循环心肺转流就可以通过右侧开胸完成手术。气管支气管吻合期间，可将加长的单腔支气管导管插入左主支气管。高频喷射通气也可用于这一手术。由于隆突手术从右侧胸腔进入更容易操作，袖式左全肺切除术通常分为两阶段手术进行，先左开侧胸进行全肺切除术，再右开胸进行隆突切除。手术并发症发生率和死亡率较高，且 5 年生存率明显低于其他肺部切除手术。全肺切除术后肺水肿是右全肺袖状切除术后的一个特别严重的问题。

局限性肺切除：肺段切除和楔形切除

肺段切除和楔形切除是一种局限性的肺部切除手术。肺段切除术是一种解剖性肿瘤切除手术，通常用于肿瘤较小和肺储备较差患者，如 COPD 患者。它需要对特定肺段的动脉、静脉、支气管和肺实质进行解剖性肺切除。肺段切除通常应用于直径小于 3cm、位于肺的外周，同时区域淋巴结没有转移的肿瘤。

相反，楔形切除是一种非解剖性切除，切除 1.5~2.0cm 的部分肺实质，可以通过开胸或 VATS 来完成。楔形切除是通常用于诊断不明确的肺占位或者其他部位原发性肿瘤的肺转移病变。

当患者先前已做过肺叶切除或全肺切除后，又出现了新的原发性占位时，这些患者应考虑行有限肺切除术。肺功能受损的患者在术中存在更大的风险（OLV 期间低氧血症或术后长时间插管）。Cerfolio 等的研究表明了肺功能受损的肺癌患者如果选择适当，可以安全地进行有限的肺切除术。肺段切除和楔形切除可以通过任何标准开胸或 VATS 切口进行。最常切除的节段是左上叶的舌段以及上段和左下叶的背段。

麻醉技术和监测基本上与较大的肺部切除手术相同。为了便于手术视野暴露和单肺通气，有必要使用 DLT 或支气管封堵器。如果患者先前进行了对侧肺叶切除或全肺切除术，使用支气管封堵器可更好地暴露手术视野，同时保持氧合。在特殊的情况下，联合使用 DLT 和支气管封堵器将允许在同侧肺中选择性肺叶萎陷或通气。在选择性肺叶通气过程中使用低潮气量（即 3~5ml/kg）是非常重要的，特别是在以前做过全肺切除术患者，以防止剩余肺叶的过度膨胀。

肺段切除术在第二次的原发性肺癌患者的治疗中起着重要的作用。这些患者中有许多以前做过胸外科手术如肺叶切除或全肺切除术；因此，术中出血风险是增高的。此外，由于许多患者肺功能受损，可能无法早期拔管。手术后常见的并发症是漏气。放置胸管以最大限度地扩张术后肺组织和尽量减少胸腔内死腔。术后采用负吸和水封瓶引流。

支气管胸膜瘘

支气管胸膜瘘（bronchopleural fistula, BPF）可由手术导致（图 23.4），也可来自胸腔内感染或恶性肿瘤的并发症（另见第 43 章）。患者典型的症状为肺切除术后 10~14d 感到不适，伴咳嗽及“鲑鱼色”痰。患者可因 BPF 导致肺部污染和肺炎而死亡。如果 BPF 需要手术治疗，外科医生和麻醉医生必须共同努力，以防止进一步的肺损伤。

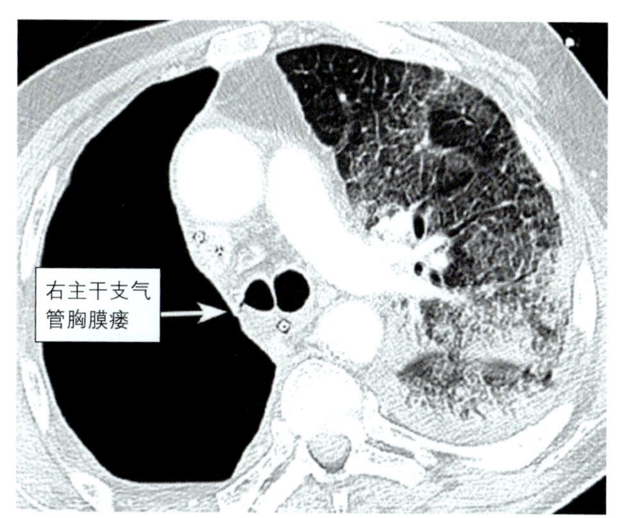

图 23.4　右全肺术后右主支气管胸膜瘘的 CT 图像，并伴对侧肺肺炎

为了获得满意和可持续的通气，团队必须掌握气道管理以及非标准通气策略的知识。对于瘘口小的患者，可行正压通气。然而，在瘘口较大的情况下，不隔离瘘口可能导致无法有效通气，因此保持自主通气可能是必要的。瘘口的最初治疗是胸膜腔充分外流。患者瘘口定位应牢记，瘘口侧应保持在下。瘘口的手术治疗通常包括带血管蒂的皮瓣覆盖或胸腔开窗引流。很少需要肺实质切除。与气管手术一样，使用喷射通气和适当的气道隔离策略是必要的，并需要立即停止正压通气。事实上，如果患者在BPF时正压通气可提供满意的通气和氧合，那么BPF的外科治疗是相对禁忌的。

临床病例讨论

患者，男性，68岁。吸烟史40余年;高血压病，口服地尔硫䓬控制；高胆固醇血症，口服辛伐他汀治疗；无劳力性心绞痛病史。胸部X线显示左上叶肿块（图23.5），计算机断层扫描和核素骨扫描评估无转移性疾病，肺功能测试显示功能受损，中度COPD，预计术后FEV1为48%。

先前的支气管镜检查显示非小细胞肺癌侵犯左主支气管。因此，该患者现拟行支气管镜、纵隔镜和左上叶袖状切除，再吻合左下叶。

问题

1. 纵隔镜检查会导致围术期管理如何改变?
2. 何种气道管理技术是最佳的?
3. 哪些有创监测是必要的?
4. 是否有最佳的镇痛方案?
5. 围术期液体管理会影响预后吗?
6. 什么通气策略会改善患者预后?

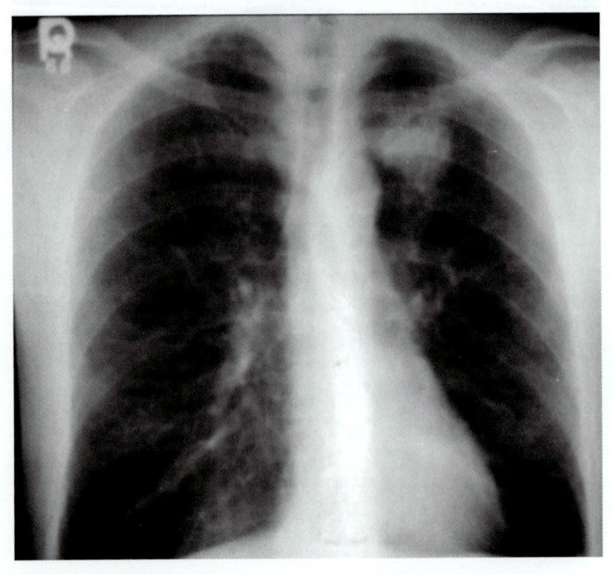

图23.5 胸部X线片显示左上叶肺癌

讨论

考虑到需要输血的失血情况比较少见，较为合适的静脉通路应选择18号或16号静脉导管，最好放在患侧手、手腕或前臂上。最好避免肘前静脉，因为当患者处于侧卧位时，手臂弯曲90°，这会影响静脉的通畅。为了纵隔镜检查后继续行开胸手术，诱导前可予以T5~T8区域胸段硬膜外阻滞（或者椎旁阻滞）。使用标准的无创监护，心电导联放置应避开胸骨正中，从而允许整个胸部手术视野的无菌，以防由于纵隔镜引起的大出血而需要紧急行胸骨劈开术。

诱导后，根据患者的需要，置入8.0mm的单腔气管导管，以方便支气管镜检查。如果不需要行纵隔镜，可以使用喉罩进行支气管镜检查。一旦床位翻转90°进行纵隔镜检查，气管插管通常会被固定到离麻醉机最近的口腔一侧。鉴于没有明显的心脏病，有创动脉监测可以推迟到纵隔镜检查完成后，若没有发现纵隔淋巴结受累，决定继续行开胸手术。在非术侧桡动脉穿刺行动脉压监测。实时的血流动力学监测是必要的，因为急性血流动力学改变经常发生在手术操作期间，且可能发生肺血管损伤的致命风险。血压的显著波动特别见于左胸手术，在手术操作过程中可能会发生心脏受压。

在这种情况下，右侧DLT会更有优势。由于开胸袖状切除术需要手术重新吻合左下叶支气管（图23.3），左侧DLT可能阻碍最佳手术暴露。如果插管非常困难，甚至在交换导管上更换气管插管都会使患者处于极大的风险中，那么应该考虑其他策略，包括放置左主支气管封堵器或将单腔气管导管推进到右主支气管。

如果肺动脉需要切除和重建，外科和麻醉团队之间的明确沟通是必不可少的。在这种情况下，血液制品应在手术室随时可用，并应予以降低肺动脉压力。这些操作步骤可能包括增加氧合（FiO_2，100%）、适度低碳酸血症（$PaCO_2$ 30~35mmHg）、适当的麻醉深度，并尽量减少使用去氧肾上腺素（如果血压低考虑血管加压素），并在通气侧肺吸入肾上腺素治疗。

硬膜外给药时机和神经阻滞药物的选择仍然存在争议。常用方法是在诱导前行硬膜外阻滞麻醉，以便吸入麻醉药浓度可以降低到 HPV 不受影响的水平。术中使用硬膜外也有助于尽量减少全身阿片类药物的使用，以减少术后呼吸抑制的风险。通常，术中使用较高浓度的局麻药物（联合或不联合阿片类药物），而术后使用稀释的局麻药复合阿片类药物。

围术期液体治疗的管理仍有争议，尚无确凿的数据来指导治疗。这一争议的起源源于胸外科手术后出现 ALI 的患者死亡风险巨大，特别是那些在肺切除术后出现肺水肿的患者。经典的指南建议尽量减少晶体液到 1.0~1.5L，因为这可能有助于减少肺叶切除术后肺水肿并促进术后早期拔管。

OLV 期间的通气参数通常力求小潮气量（<6 ml/kg）、呼吸频率 >10 次 / 分、I：E 为 1：2、吸气峰压 <25mmHg，通过以上策略来降低与气压伤或容积伤相关的 ALI 风险。这种保护性通气策略旨在维持 CO_2 基线水平或耐受允许性高碳酸血症（pH>7.25），而不是轻度低碳酸血症。重要的是，长时间的正压通气可能会妨碍袖切除术吻合口的血供，增加 BPF 及其相关并发症的风险。因此，这需要调整全套麻醉技术，以便为患者提供迅速且舒适的拔管。

第 24 章　电视胸腔镜手术的麻醉

Edmond Cohen and Peter Slinger　著

徐江宁　译　姚海霞　校

要点

- 与开胸手术相比，电视胸腔镜手术可以减少高危患者的术后并发症。
- 与开胸手术相比，单肺通气期间治疗低氧血症的方法选择有限。CPAP 可能干扰电视胸腔镜手术中的术野暴露。
- 应使肺萎陷快速而完全。
- 与开胸手术相比，术后镇痛需求减少。
- 可以在术前 CT 引导下放置微线圈定位小和（或）深的实质性病变。
- 单孔电视胸腔镜手术可以促进术后恢复。

电视胸腔镜的历史思考

胸腔镜检查包含建立人工气胸，然后通过胸壁置入一个仪器来观察胸腔内的结构。最近在胸腔镜下应用高清晰度摄像机来放大观察，加上复杂的外科器械和吻合器的发展，极大地扩展了内镜医生的能力，胸腔镜得以在越来越复杂的手术中应用。公认的第一例有记载的胸腔镜检查是由瑞典内科医生 Hans Christian Jacobaeus 使用尼采式膀胱镜实施的。1910 年首次进行的胸腔镜术是通过肋骨间的小切口置入一个照明管，用于治疗肺结核。1882 年，Koch 发现了结核杆菌，Forlanini 观察到患者出现自发性气胸后，结核空洞会萎陷并愈合。在大气压下注射大约 200ml 空气来制造人工气胸的技术广泛应用于肺结核治疗。

Jacobaeus 使用胸腔镜直接观察胸膜粘连，并描述了一种切割胸膜粘连以促进肺萎陷的方法。闭式胸膜内肺松解术，也称为雅各布手术，包括通过胸壁上的另一个小孔将电烧灼器插入胸膜腔，并在胸腔镜下分离粘连。由此医学胸腔镜的双孔技术就这样诞生了。

在引入抗结核药物后，这种手术方法逐渐被淘汰，直到 20 世纪 90 年代早期，光纤传输、图像显示和仪器的进步使得电视胸腔镜手术（video-assisted thoracoscopic surgery, VATS）成为可能。随着视频内镜手术设备的改进和对微创手术方法的日益增长的热情电视辅助胸腔镜手术被引入到诊断和治疗手术的实践中。这些手术大多需要全身麻醉和良好的肺萎陷，需要行单肺通气（one-lung ventilation, OLV）。

电视胸腔镜手术被用于，多种内科和外科手术（表 24.1）。患者群体往往是正在接受诊断的健康患者，或者高危患者，采用胸腔镜手术以避免开胸手术风险。伴有心肺疾病、恶性肿瘤和重度吸烟史的晚期患者需要进行全面的术前评估和优化，因为有可能会改为开放手术。这些高危患者的术中监测应与开胸手术相同。

内科胸腔镜检查　主要用于诊断。起初它仅限于使用硬质胸腔镜；然而随着光纤的引入，扩展到使用软式胸腔镜诊断。不同于多孔的 VATS，内科胸腔镜检查是通过单孔将内镜置入胸腔和胸膜间隙。内科胸腔镜仅限于胸膜疾病、胸腔积液、感染性疾病、肿瘤分期、诊断和活检及化疗，偶尔也用于肺活检。它通常是由肺科专家在诊室而不是手术室实施，并且通常是在局部麻醉下进行的。器械通过胸壁的一个小切口，很容易获得液体和活检组织样本。在大多数情况下由于受到限制，不能进行更广泛的治疗，如楔形切除术、肺叶切除术或全肺切除术，内科胸腔镜检查的应用有限。

外科胸腔镜手术　在 20 世纪 90 年代早期被引入胸外科，需要在胸壁上打多个小切口，使摄像机和外科器械可以进入胸腔。最常见的是由胸外科医生在手术室内全身麻醉下进行手术。近年来外科技术、器械和视频技术的改进和发展，使得 VATS 被应用于各种各样的治疗。

表 24.1　微创胸外科手术谱

诊断性
a. 胸膜疾病 活检，胸腔穿刺
b. 分期 肺癌、胸膜肿瘤、食管癌
c. 实质疾病 肺纤维化，孤立性结节，肺炎
d. 纵隔肿瘤 胸腺瘤，淋巴瘤，肉瘤，生殖细胞肿瘤
e. 心包疾病 心包炎，肿瘤
治疗性
a. 胸膜疾病 胸膜切除术
b. 肺实质疾病 楔形切除术、肺段切除术、肺叶切除术、全肺切除术、肺大疱切除术、肺减容术
c. 心血管疾病 心包开窗，瓣膜修复，冠状动脉旁路移植，心律失常消融
d. 纵隔疾病 肿瘤切除术，胸腺切除术，乳糜胸
e. 食管外科 迷走神经切断术，膈肌切开术，抗反流手术，食管切除术
f. 交感神经切除术 多汗症，反射性交感神经营养不良
g. 脊柱外科

适应证

在过去的十年中，VATS 相比于开胸手术的比例显著增加。目前在作者（Peter Slinger）所在的机构中约 70% 的肺叶切除术是 VATS。以前人们认为肺癌手术后的生存率可能会因切除不完全而降低。然而最近的研究表明，VATS 的长期生存率与开胸手术相比并没有降低。

最初引入临床实践时 VATS 仅限用于短小手术的诊断性操作。随着对胸腔镜技术和腹腔镜技术的日益熟悉，外科医生几乎能够以微创的方式实施任何胸外科大手术。VATS 可用于所有的胸部疾病，并不限于肺、胸膜和纵隔。

诊断

通过 VATS 可以进行胸膜疾病的诊断、胸腔穿刺术以及在直视下对特定区域进行胸膜活检。在许多情况下 VATS 可用于未确诊的胸腔积液，因为后者细胞学检查常无法明确。肺活检、孤立性肺结节楔形切除术或弥漫性间质性肺病等肺实质病理的胸腔镜检查是常见的适应证。在过去做这样的诊断只有对患者进行开胸手术才可能，而开胸手术会增加并发症；或者凭经验治疗患者。VATS 为整个胸腔提供了广泛可视化，基本上取代了传统的小切口，特别是在经皮针吸活检无法明确诊断的情况下。VATS 也可用于其他诊断，例如，传统纵隔镜检查无法触及的淋巴结活检，无论是原发性还是转移性的纵隔淋巴结或纵隔肿块。当需要确定疾病的分期时，这一程序是必不可少的。它也有助于评估可切除性，排除纵隔结构的直接侵犯。需要组织诊断的淋巴瘤或生殖细胞肿瘤，可通过 VATS 明确诊断。涉及心包的诊断，如心包活检和（或）心包积液引流，可通过 VATS 心包窗完成诊断和治疗。

治疗

胸膜疾病可通过 VATS 处理，包括胸膜穿刺术、胸膜擦拭用于恶性肿瘤或气胸导致复发性胸腔积液、胸膜剥脱、脓胸切除和粘连松解术。过去开胸手术是为了进行正式的剥脱术，使肺再扩张。VATS 可以避免开胸手术，尤其是在脓胸的早期阶段。恶性胸腔积液，尤其是很难进行引流的多房性积液，可以用 VATS 有效地治疗。

肺实质疾病，如病灶的楔形切除、肺叶切除或全肺切除都可常规用 VATS 进行。肺储备减少的患者更容易耐受 VATS。VATS 为同时诊断和治疗实质性病变提供了机会。通常采用 VATS 治疗大疱性疾病，尤其是邻近肺严重受压的巨大肺大疱。这些病例通常表现为反复的气胸或与肺尖气疱相关的漏气。重度肺气肿患者对 VATS 肺减容术（lung volume reduction，LVR）的耐受性更好（另见第 46 章）。在 VATS 下纵隔肿块切除是可行的，如胸腺瘤，纵隔囊肿，或后纵隔神经源性肿瘤切除，结扎胸导管治疗乳糜胸及双侧交感神经切除术也可在 VATS 下实现。

多种食管手术可在 VATS 下进行。迷走神经切断术、海勒肌切开术、抗反流手术或食管癌分期都是 VATS 常见的手术。最后在食管胃切除术中，胸段食管的解剖越来越多地采用 VATS 联合剖腹手术的方式进行。

VATS 交感神经切除术通常用于多汗症或反射性交感神经营养不良。肉眼可见交感神经链沿着椎体排列。VATS 的放大作用有助于手术，通常在一次麻醉过程中进行双侧手术。

优势

电视胸腔镜手术的切口通常为 2~4 孔，能允许摄像头、吻合器和镊子通过。由于不撑开肋骨，患者对镇痛药物的需求降低，肩关节功能障碍减轻，恢复到术前活动的时间缩短。呼吸抑制的风险降低，降低了夹板固定导致的肺不张的风险，或降低维持深呼吸的能力，减少分泌物残留。

一项倾向匹配评分研究表明，与开胸肺叶切除术相比，VATS 术后并发症更少（表 24.2）。根据术前肺功能研究，与低风险患者相比，经开胸手术行肺叶切除术的患者被视为高风险，采用 VATS 手术的患者并未增加风险（图 24.1）。慢性阻塞性肺疾病（chronic obstructive pulmonary disease，COPD）患者行肺叶切除手术，VATS 术后的预后比开胸手术有所改善（表 24.3）。一项随机对照研究表明，VATS 肺叶切除术与开胸肺叶切除术相比，患者的术后长期疼痛减轻。VATS 手术似乎对老年患者有益。报道了一个系列，有 5 名 90 岁以上的肺癌患者成功的接受了 VATS 手术。尽管 VATS 肺叶切除术或楔形切除术的并发症发生率降低，但在肺炎发病率上差异并不明显。

外科技术

胸腔镜手术通常是侧卧位下通过患侧胸壁上的 3~5 个切口进行（图 24.2）。将摄像头插入穿刺器中，直接进入胸腔。大气压力通过切口，同侧肺由于胸膜腔内的被动弹性反冲平衡而萎陷。当肺部病变不在肺表面时，外科医生就无法识别病变。此外，仅部分萎缩的肺用吻合器缝合可能导致闭合不足，这可能是持续漏气的来源（图 24.3）。

表 24.2 VATS 与开胸手术比较肺叶切除术后并发症

结果	VATS（n=122）	开胸（n=122）	P
住院天数（天±SD）	4.9±2.4	7.2±3.8	0.001
所有并发症	17%	28%	0.046
房颤	12%	16%	0.36
长时间漏气	3.8%	5.7%	0.54
肺炎	1.6%	4.1%	0.28

数据源自 Bendixen 等。

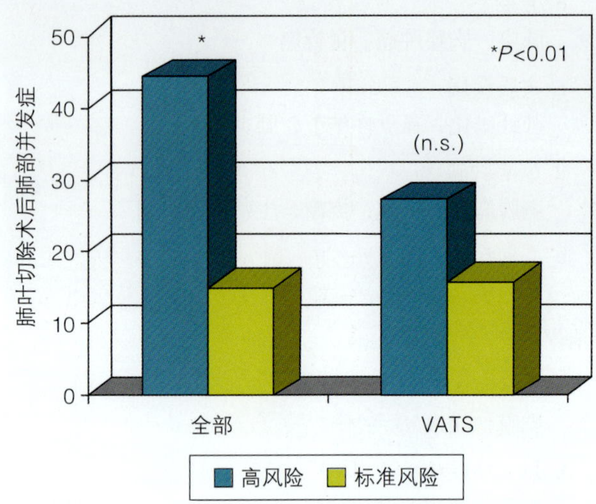

图 24.1 2002—2010 年期间高风险与标准风险患者肺叶切除术后肺部并发症的百分比。根据术前肺功能测试、心功能和运动表现确定为高风险。对于 VATS 手术，高风险患者与标准风险患者相比并发症没有统计学意义上的增加

表 24.3 老年人肺叶切除术后并发症分析

结果	VATS	开胸	P 值
平均住院时间（d）	5	6	0.001
无并发症	72%	55%	0.04
肺部并发症	15%	33%	0.01
心脏并发症	17%	23%	0.44

数据源自 Miyazaki 等。

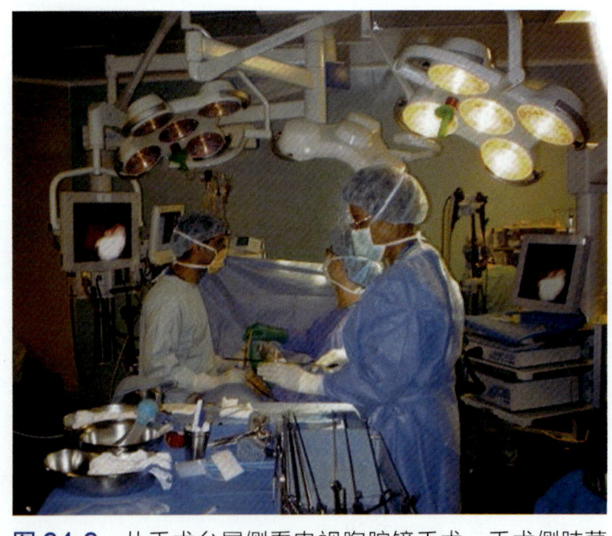

图 24.2 从手术台尾侧看电视胸腔镜手术。手术侧肺萎陷良好对于外科手术很必要

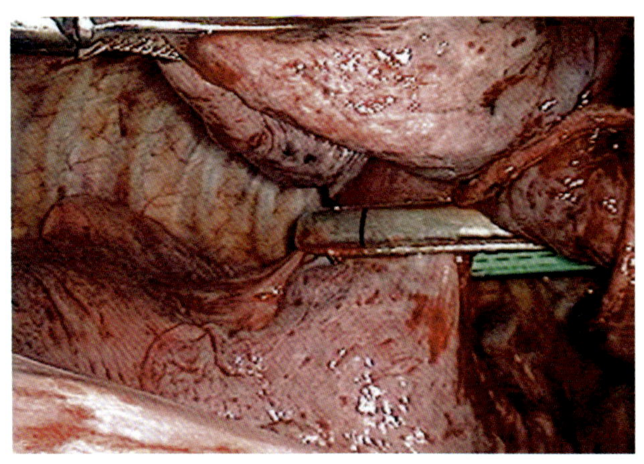

图 24.3 在 VATS 肺叶切除术中，应用吻合器打开叶间裂是手术初始入路的一部分。如果肺没有完全萎陷，会增加吻合口漏气的风险

虽然在胸腔镜手术中很少使用，一些外科医生可能选择向患侧注入 CO_2 气体，以帮助肺萎陷和打破粘连并维持气胸，这与腹腔镜手术不同。没有很好的证据表明注入 CO_2 有任何益处。由于胸腔是一个封闭的腔，向同侧半胸注入 CO_2 可能会导致血流动力学损害和明显的低血压，并且注入 CO_2 会使胸腔内压力升高，会减少静脉回流和心输出量，必须监测胸腔内的压力并保持在低水平。将胸腔内的压力保持在 10cmH_2O 以下应该可以将负面的血流动力学影响降到最低。这个时期外科医生和麻醉医生之间沟通至关重要。

麻醉管理

经过适当的麻醉和手术评估后制定一个麻醉计划，使患者在手术过程中安全麻醉并恢复。大部分患者觉得和麻醉医生的沟通会让人安心。麻醉技术的选择是可变的，取决于患者的意愿和临床医生的经验。虽然简单的诊断可以在局部麻醉辅以轻度镇静来完成，但是更复杂的组织取样最好在区域麻醉（硬膜外、肋间阻滞）或全身麻醉下进行。局部和区域麻醉的主要缺点是患者必须自主呼吸。虽然通常短时间可以耐受这种情况，但目前大多数 VATS 手术都是在全身麻醉下进行，采用 OLV 技术可以提供更好的暴露，并保证侧卧位时气道的安全。

上述每种技术都有其优缺点。应在术前做出关于术后疼痛管理的决策。最好每天由疼痛管理领域的专家对硬膜外镇痛，病人自控镇痛（patient controlled analgesia, PCA），以及护士给予的 PRN 药物（有或没有辅助药物）进行评估管理。其他的术后疼痛管理应考虑继续开胸手术的可能性。

局部 / 区域麻醉

最简单的方法是使用局麻药浸润患侧胸壁和壁层胸膜，并辅以适当的镇静和吸氧。肋间神经阻滞最好在切口水平及上下两个间隙进行（见第 59 章）。也可以使用胸段硬膜外麻醉。对于局部或区域麻醉下的 VATS 手术，通常采用同侧星状神经节阻滞来抑制肺门操作引起的咳嗽反射。为了麻醉脏层胸膜，局部可以使用局麻药。可能需要异丙酚静脉镇静来补充局部神经阻滞。

对于在局部或区域麻醉下进行的 VATS 手术，无需辅助患者呼吸，当空气进入胸膜腔时，手术侧的肺会部分萎陷。由此产生的肺不张可能提供次优的手术暴露。局部或区域麻醉下 VATS 的主要缺点是患者必须自主呼吸。这通常在短时间内是可以忍受的，但是对于较长时间的 VATS 手术，全身麻醉与 OLV 是更好的选择。

肺萎陷为外科医生提供了一个工作空间，手术结束时会放置一个胸引管。当使用局部或区域麻醉进行手术时，PaO_2、$PaCO_2$ 和心律的变化通常很小。在局部麻醉下，自发性气胸通常是可以耐受的，因为皮肤和胸壁在胸腔镜周围形成了密封，限制了肺萎陷的程度。但偶尔这种手术会很难耐受，必须进行全身麻醉诱导。患者处于侧卧位的情况下插入双腔管（double lumen tube, DLT）可能比较困难，在这种情况下可能需要患者暂时处于仰卧位进行插管。

如果需要全身麻醉，DLT 优于单腔管，因为通过单腔管进行正压通气会干扰胸腔镜的观察。此外，如果进行胸膜固定术，通过双腔管全身麻醉可以重新控制肺的复张。区域性阻滞非常适合患者自控良好，外科医生操作轻柔，可持续时间短的手术。区域麻醉的一个好处是，它在几个小时后会慢慢消失，可根据需要添加口服阿片类药物和辅助镇痛药，并将患者的不适降到最低。这种方法的风险包括意外的静脉注射、硬膜外注射或蛛网膜下腔注射相关的毒性或心肺窘迫。在经验丰富的麻醉医生，并发症是非常罕见的，因此可以在 VATS 小手术中常规使用区域麻醉。由于患者未处于全身麻醉状态，且局部麻醉仅作用于胸腔，因此患者可能会主诉在操作肺组织时不适，并伴有肩部疼痛。这里提到的肩痛可能很难与心脏病的心绞痛不适相区别。

全身麻醉

单肺通气的适应证："肺隔离"，包括 OLV 的经典绝对适应证，如大出血、脓胸和肺泡蛋白沉积症或支气管胸膜瘘。目标是保护未患病的对侧肺免受污染。另一方面，"肺分离"用于通气侧肺没有污染风险的病例，其主要目的是改善手术暴露，如 VATS。在电视胸腔镜手术中术侧肺不能完全萎陷会导致手术暴露不佳，这反过来会影响手术进度，甚至可能需要转为开放。由于用 VATS 进行的诊断和治疗越来越多，对 OLV 的需求显著增加。

胸腔镜下低氧血症的治疗 传统上通过向非通气侧肺供氧，应用持续气道正压通气（continuous positive airway pressure，CPAP）被认为是治疗 OLV 期间低氧血症的最佳方法（另见第 6 章）。这种方法在开胸手术中被广泛接受。不幸的是，外科医生在 VATS 术中对 CPAP 的应用耐受性较差，因为部分膨胀的肺阻挡了手术区域（图 24.4）。由于大多数患者在全身麻醉期间侧卧位会出现通气侧肺不张（图 24.5），因此对大多数患者而言，复张操作和对通气侧肺应用呼气末正压通气（positive end-expiratory pressure，PEEP）都是有用的，但严重阻塞性肺疾病患者除外（图 24.6）。在 VATS 手术的单肺通气期间，一种改善氧合的有效方法是在支气管镜引导下将氧气吹入远离手术部位的术侧肺段（见第 6 章，图 6.10）。

改善胸腔镜手术中的肺萎陷 由于手术侧肺萎陷不动是胸腔镜手术进行肺切除的主要基础，麻醉医生的职责之一是促进术侧肺萎陷。有三种基本的方法可以提高肺萎陷的速率：

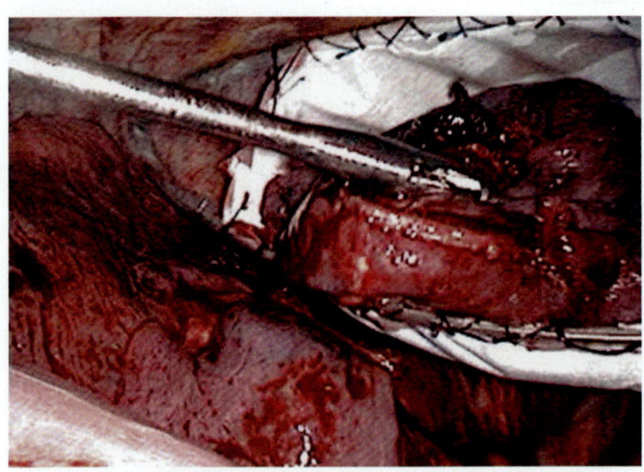

图 24.4 在胸腔镜肺叶切除术中，切除的肺叶被放在一个回收袋中，通过胸壁小切口取出。外科手术需要良好的肺萎陷才能进行手术

1. 在肺萎陷开始前，清除手术侧肺中所有的氮气。空气中溶解性差的氮气延迟了非通气侧的肺泡萎陷。尽管在单肺麻醉期间，使用空气 - 氧气混合物有助于防止通气侧肺不张，但如果在单肺通气开始时术侧肺中存在空气，将会延迟萎陷（见第 6 章）。在开始单肺通气之前，最好用 1.0 的 FiO_2 通气 3~5min，以便对手术肺进行脱氮。在通气侧肺复张后，根据动脉血氧饱和度，如果患者对 OLV 耐受良好则可以吸入空气 - 氧气混合气体。

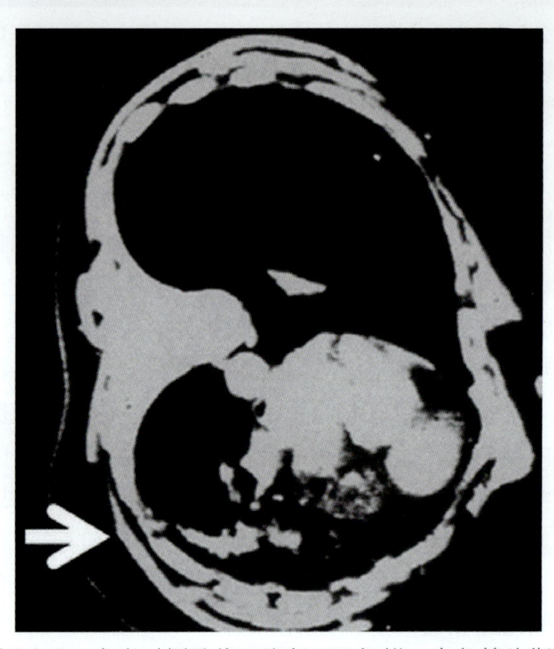

图 24.5 全麻时侧卧位下胸部 CT 扫描。白色箭头指向通气侧肺不张斑块。大多数患者在麻醉期间出现通气侧肺不张

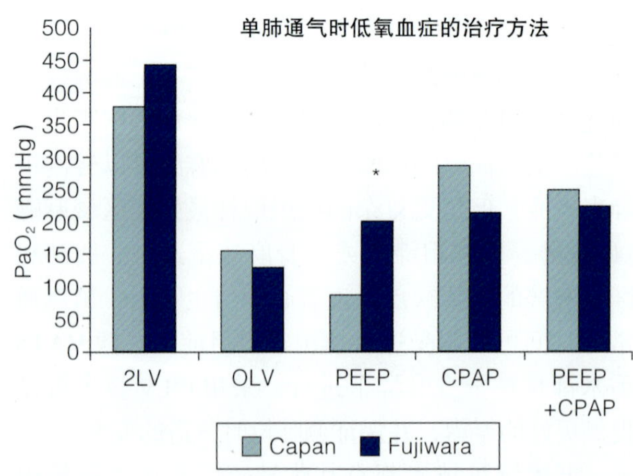

图 24.6 比较 COPD 患者（Capan 组）与正常肺功能患者（Fujiwara 组）在单肺通气时 PEEP 和 CPAP 对氧合的影响。PEEP 明显改善大多数正常肺功能患者单肺通气期间的 PaO_2（* 有显著差异 $P<0.05$），但 COPD 患者的 PaO_2 明显降低

2. 在闭胸单肺通气期间，避免将室内空气带入非术侧肺。许多麻醉医生会在手术开始前尽快开始单肺通气，以加快肺萎陷。然而，在闭胸单肺通气期间，如果通向非通气侧肺的双腔管管腔向大气开放，则非通气侧肺将发生被动反常通气（在通气侧肺的呼气阶段吸气），并且空气将被吸入非通气侧肺，从而延迟萎陷（图 24.7）。已经证明这些被动潮气量大约为 130ml/ 呼吸，远远超过了双腔管一侧的死腔（10~15ml）。一旦大气压进入手术侧胸，这些被动潮气量就会停止。

3. 在单肺通气开始时，对双腔管管腔或者对支气管阻塞导管非通气侧肺进行低压吸引（$-20cmH_2O$），可提高开胸手术和胸腔镜手术的肺萎陷率（图 24.8）。目前尚不清楚吸引效果是由于负压，还是仅仅由于吸引导管防止空气被动地吸入到非通气侧肺（图 24.9）。

VATS 肺叶切除术中检查其他支气管的通畅性　开胸肺叶切除术中，为了确保支气管与剩余肺叶的通畅性没有被影响，外科在切割和缝合所需支气管前，要求麻醉科暂时对不通气的肺重新充气，再用吻合器将手术的叶或段支气管闭合。支气管通畅可确保同侧剩余肺叶的复张。然而，在电视胸腔镜手术过程中，这种操作可能影响术野暴露。为避免在胸腔镜手术中危及未受累支气管，麻醉医生可在此阶段进行纤维支气管镜检查，以确保同侧其余肺叶的支气管通畅（图 24.10a，b）。为此麻醉医生需要详细了解内镜下支气管解剖知识（见第 17 章）。

肺隔离　使用双腔管（DLT）被认为是实现 OLV 的经典“黄金标准”。通常在仰卧位确认双腔管或支气管阻塞导管的正确位置，但最重要的是当患者被置于侧卧位时，因为手术将在该位置进行，

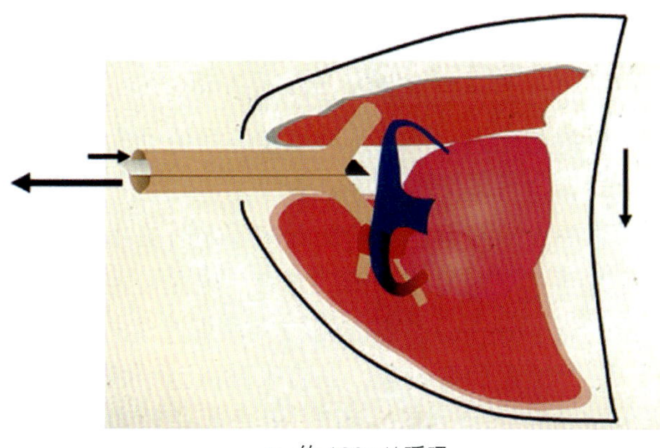

图 24.7　在 OLV 期间，如果胸腔密闭，非通气侧肺会发生被动的反常气体交换。当通气侧肺呼气时纵隔下降，如果 DLT 管腔暴露于大气中，非通气侧半胸内产生的负压将室内空气带入非通气侧肺。这些空气在通气侧肺的吸气阶段被排出。被动潮气量取决于患者的大小，一旦开始胸腔镜手术切口，会使大气压力在非通气侧胸腔内平衡，则停止被动潮气量

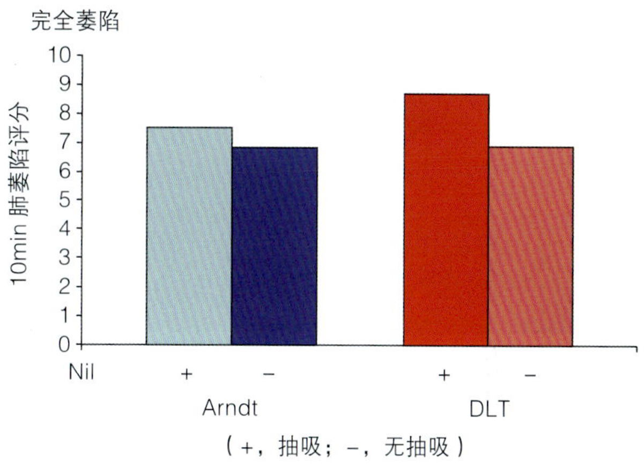

图 24.8　在 OLV 开始后 10min（如图所示）和 20min，对支气管阻塞导管（本例为 Arndt 导管）通道或 DLT 管腔应用低压吸引可显著改善肺萎陷的速度

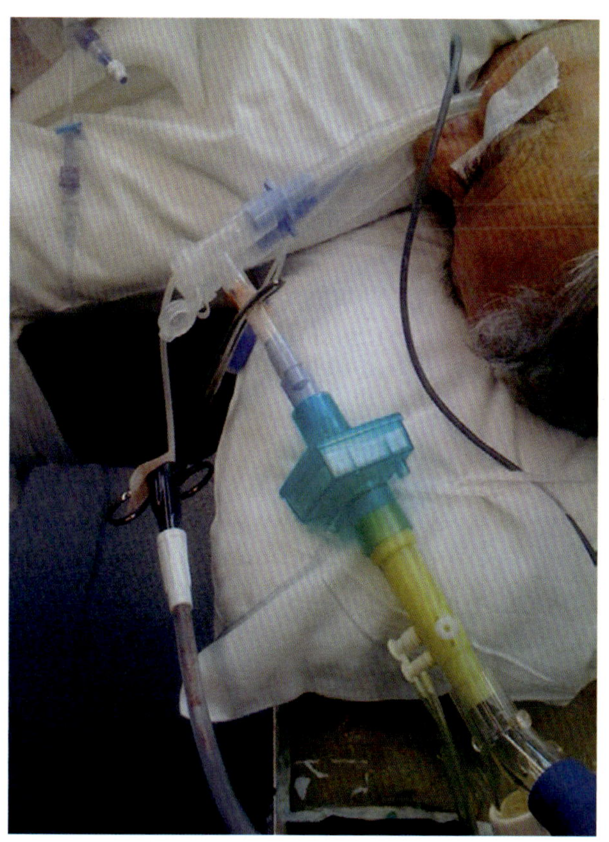

图 24.9　在右侧胸腔镜手术中，通过导管对左支 DLT 的气管腔进行吸引的照片。从 OLV 开始时应使用低压吸引（$-20cmH_2O$），直到不通气侧肺完全萎陷

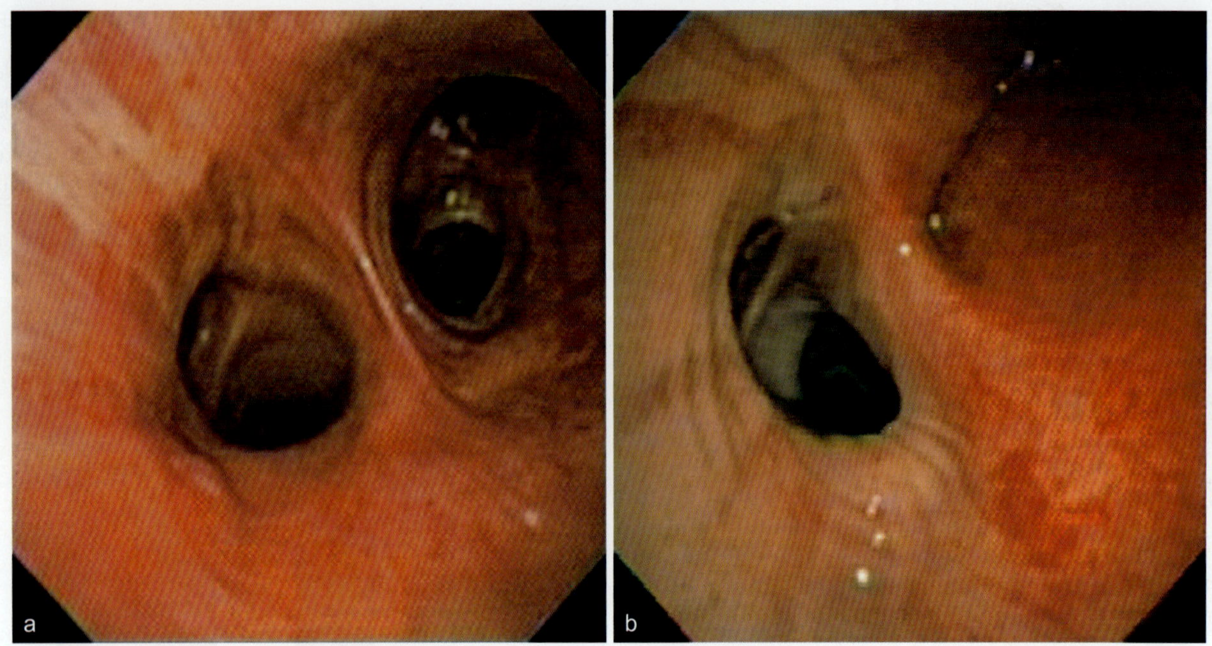

图 24.10 a. 胸腔镜肺叶切除术中纤维支气管镜检查左肺二级隆突的正常解剖。左上叶开口位于右上角。主干支气管的后壁的纵向弹性束在 9 点钟处可见，延伸至左下叶。b. 左上叶支气管应用了外科吻合器。要求麻醉医生在使用吻合器之前确保左肺下叶支气管通畅（如图所示）

在位置改变期间脱位并不少见。Narayanaswamy 和他的同事进行的一项研究显示，在 104 名接受左肺手术的患者中，就手术暴露的质量而言，使用支气管阻塞导管（Arndt 导管，Cohen 导管，富士 Uniblocker）与使用左支双腔管没有差异。然而，在患者首次肺放气时间和首次放置肺部隔离装置后重新定位的次数方面有显著差异，更倾向使用双腔管。由于大多数胸腔镜手术需要肺分离而不是隔离，插入支气管阻塞导管来进行单肺通气是一个有吸引力的双腔管替代方案，尤其是使用支气管阻塞导管无需多次气管插管。此外，当使用双腔管时，困难插管将变得更加困难。

单肺通气的管理

应检查气道峰值压力、呼气量（呼吸容量测定）和二氧化碳描记图的波形，以确定有无 DLT 错位后造成阻塞，导致气体交换不足或呼气末二氧化碳降低。在 OLV 期间可以接受高达 35cmH_2O 的气道峰值压力。气道峰值压力的突然升高（在容量控制通气期间）可能来自 DLT 或支气管阻塞导管的错位。这些导管或阻塞导管的移动通常是手术操作的结果。在压力控制通气期间表现为潮气量的下降。当需要 OLV 时，1.0 的 FiO_2 为低氧血症提供了最大的安全限。当吸入纯氧时，假设有典型的缺氧性肺血管收缩（hypoxic pulmonary vasoconstriction, HPV）反应，OLV 期间的预期 PaO_2 应该在 150~210 mmHg 之间。OLV 期间通常潮气量为 6~7ml/kg，呼气末正压为 5cmH_2O，呼吸频率足以维持 $PaCO_2$ 在 35 ± 3mmHg 以下。OLV 开始时，PaO_2 可持续下降达 45min；因此，脉搏血氧仪不可或缺。如果出现缺氧，应使用纤维支气管镜检查再次确认 DLT 的正确位置。

电视胸腔镜手术的其他麻醉注意事项 除了与胸内手术和麻醉相关的常见并发症外，胸腔镜手术还与大出血和控制重要血管能力的下降有关。在外科医生控制出血之前，维持稳定的血流动力学是一个挑战，这可能需要转为开胸手术。因此，在胸腔镜手术中大口径静脉导管比开胸手术时更重要，因为开胸手术更容易控制肺门血管。出血可能是胸腔镜穿刺器（trocgr）误插入肺或大血管造成的。

一个错误的假设是，患者来做微创手术，围术期的风险认为是“最小的”。患者和他们的家人经常认为 VATS 是简单的进入胸腔。虽然 VATS 手术可以加快愈合，改善肺功能，缩短住院时间，但决不能诱使人们认为这种手术比开胸手术创伤小。越来越多的 ASA Ⅲ ~ Ⅳ级患者应用诊断性 VATS 手术，过去认为这些患者是不能进行开放手术的。举个例子，心脏移植名单上的患者需要在术前胸部 X 线片上对移植前肺部病变进行诊断。因此，重症患者需要完美的肺隔离技术，期待平稳地度过围术期，这给麻醉团队带来了更大的压力。

小实质性病变的定位

随着成像方式的改进，较小的肺部病变可在早期发现，此时进行外科干预最佳。最初认为 VATS 手术不适合于肺实质深处的小病灶，这些病灶需要通过外科触诊来定位，因此开发了许多技术用于手术前识别这些病变，以便用 VATS 手术进行切除。这些技术包括在经皮电子计算机断层扫描（computed tomography，CT）引导下用染料注射病灶或放置钩线。术前 CT 引导放置微线圈已被证明是这些技术中最有用的方法。在清醒的局麻镇静患者中，通过 CT 引导将微线圈放置在病灶附近。然后麻醉诱导后单肺通气。在 VATS 手术中用透视定位病灶进行切除。这种技术在小病灶手术中已被证明有很高的成功率。

具体的麻醉问题是，这些患者中有相当多的人在放置线圈时会出现轻微气胸。麻醉诱导时，所有这些患者都应被假定为具有潜在的支气管胸膜瘘。无肺隔离的正压通气可能导致同侧张力性气胸。作者（Peter Slinger）的管理是一种改良的 DLT 快速序贯麻醉诱导。插管后立即用纤维支气管镜检查和调整 DLT 的位置。在确认 DLT 位置和支气管套囊充气后，开始对侧肺单肺通气。

单孔 VATS

最初 VATS 手术通过 2~4 个手术切口进行。在过去的 7 年中单孔 VATS 已经变得更加普遍。单孔技术现在已经扩展到肺叶切除术，甚至全肺切除术。优点包括可能减少术后疼痛和缩短住院时间。单孔手术是患者处于标准的侧卧胸腔镜体位，采用全身麻醉进行（见图 24.11）。单孔胸腔镜手术切口是在第 4~6 肋间隙腋前线做一个 2~4cm 的保留肌肉的切口。与标准的 VATS 手术一样，单孔技术可以用于非插管、自主呼吸的患者（另见第 25 章）。

疼痛管理技术

关于开胸术后疼痛的广泛讨论见于第 59 章。与开胸手术相比，VATS 手术的一个常见优点是减少了术后疼痛。虽然这在相对意义上是正确的，但电

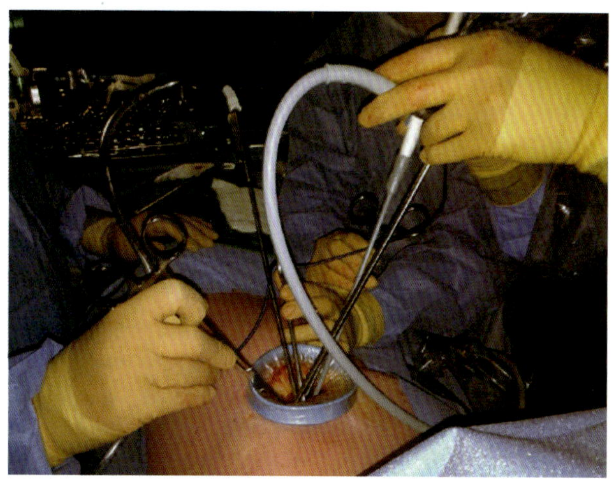

图 24.11　单孔胸腔镜手术照片。病人处于右侧卧体位。多个手术器械可以通过一个孔（照片由 J Bussieres 博士提供）

视胸腔镜手术仍然伴随着大量的术后疼痛，这些疼痛不仅困扰患者，而且可能与疼痛相关的疾病和住院时间延长有关。大量文献表明，与传统开胸手术相比，VATS 肺切除术可减少术后疼痛。Sugiura 和他的同事发现，与开胸手术的患者相比，接受 VATS 的患者使用硬膜外导管的时间缩短，麻醉药品的使用减少，镇痛药的使用频率降低，开胸术后疼痛综合征的发生率可能更低。

胸段硬膜外镇痛具有长期有效性和安全性，被许多麻醉医生视为开胸手术术后镇痛的金标准。不过，目前大多数 VATS 手术都采用其他类型的区域阻滞。虽然其他形式的术后镇痛是可行的，但许多都有不必要的副作用。全身阿片类药物具有呼吸抑制作用，并抑制咳嗽反射。非甾体类抗炎药可以抑制凝血，并且单独使用不足以控制该患者群体的术后即时疼痛。作为硬膜外镇痛的替代方法椎旁阻滞、前锯肌阻滞和竖脊肌阻滞已显示出应用前景。

胸腔手术后患者术后疼痛的控制对其呼吸功能的恢复至关重要。术后胸壁疼痛导致患者胸壁“固定”，从而影响咳嗽和深呼吸，导致分泌物潴留，FRC 降低。这些问题已被证明是肺部并发症高发病率的来源，应该积极管理。应该在术前选择术后疼痛管理方法，而不是术后。与患者详细讨论，了解他们对麻醉和术后疼痛的恐惧。疼痛控制方法包括认知 / 行为（如放松、分散注意力和想象技术），在“24h”和（或）PRN 基础上静脉注射阿片类药物和辅助药物（如非甾体抗炎药、三环类药物），PCA 静脉泵，神经轴（硬膜外、鞘内）药物（局麻药、阿片类药物、氯胺酮、可乐定、α 受体激动药），

间歇性神经阻滞（使用局醉药、冰冻探头、神经溶解剂）或连续神经阻滞（使用胸腔内导管），物理应用热敷和冷敷或 TENS（经皮神经电刺激）。手术技巧对患者术后疼痛程度至关重要。与开胸手术相比，因为胸壁肌肉损伤较少，VATS 手术应该会减少疼痛。因此对于胸腔镜手术是否需要胸段硬膜外镇痛存在争议。胸腔镜疼痛更多地反映内脏、胸膜和膈肌的损伤。多模式技术包括术中肋间神经阻滞、术前和术后口服非甾体抗炎药和术后患者静脉自控阿片类镇痛药，是许多中心大多数胸腔镜手术患者的常用策略。胸段硬膜外麻醉可用于严重肺功能障碍、术后呼吸并发症风险高的患者。

临床病例讨论

一名患有右上叶非小细胞肺癌的 67 岁男性，拟行胸腔镜右上叶切除术（图 24.12）。他患有慢性阻塞性肺病，术前 FEV1 占预计值的 57%，DLCO 为 60%，无其他合并症。静脉麻醉诱导后，用左支双腔管插管。将患者转到左侧卧位，经纤维支气管镜检查确定双腔管的位置，开始单肺通气后使用七氟醚（1MAC）和 1.0 的 FiO_2，压力控制通气，潮气量 6ml/kg，频率 12 次 / 分钟。当外科医生将电视胸腔镜镜头放进右胸时，肺部并没有完全萎陷。可以做些什么来促进肺萎陷？

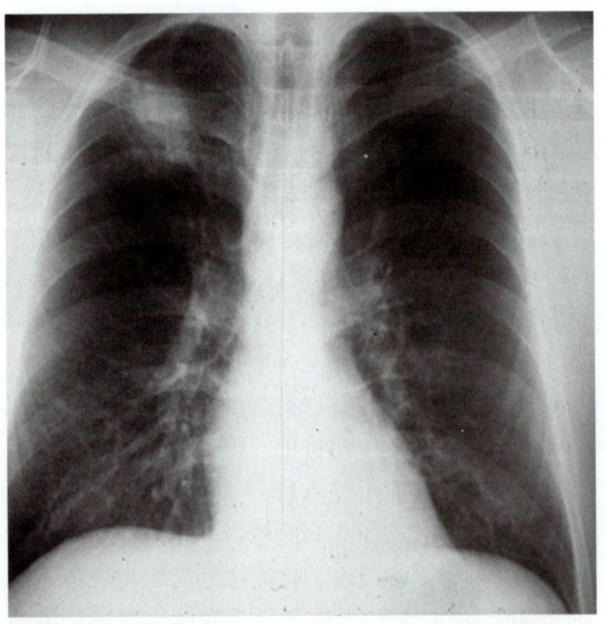

图 24.12 一个右上叶非小细胞肺癌患者的胸部 X 线片，拟行胸腔镜肺叶切除术。患者患有中度 COPD，表现为肺部过度膨胀和心脏轮廓狭窄

答：应通过支气管镜重新确认双腔管的位置。应使用侧流肺活量测定法验证左肺的吸气量和呼气量匹配确认肺隔离是否充分（呼气量通常比吸气量低一小部分，因为吸氧量大于二氧化碳的产生量）。在单肺通气开始前，对手术侧肺使用 1.0 的 FiO_2 会加快肺萎陷的速率，而对非通气侧肺进行低压吸引（$-20cmH_2O$）也会加速肺萎陷（见正文）。

随着开始单肺通气，动脉血氧饱和度开始缓慢下降。其他生命体征稳定：心率 78 次 / 分，血压 130/82mmHg，$PETCO_2$ 32mmHg。手术 20min 后血氧饱和度降至 89%，并继续下降。下一步最合适做什么？

答：经支气管镜再次确认 FiO_2 及双腔管位置正确后，进行左肺的复张操作，并向左肺加 PEEP $5cmH_2O$。尽管有这些治疗，SpO_2 仍在下降，现在是 87%。麻醉医生建议在手术侧左肺应用 CPAP。外科医生坚持认为，如果进行 CPAP，他 / 她将无法完成 VATS 手术，将不得不转为开胸手术。

有没有其他治疗方法可以改善氧合并且不会影响手术暴露？

答：通过纤维支气管镜的吸引通道，以 5L/min 的速度向右下叶的基底节段内引导吹入氧气，持续 30s，同时外科医生使用 VATS 监控吹氧过程（见第 6 章，图 6.10）。在右下叶前、外侧基底段部分再充气后，SpO_2 升高到 93%，手术继续进行，20min 后 SpO_2 降至 <90% 时再次行支气管镜下节段性吹气。手术完成，没有并发症或中转开胸手术。VATS 手术期间低氧血症的管理见表 24.4。

表 24.4 胸腔镜手术中低氧血症的处理

严重或急性去饱和
恢复双肺通气
逐渐去饱和
1. 保证 $FiO_2 = 1.0$ 2. 纤维支气管镜检查双腔管或支气管阻塞导管放置情况 3. 优化心输出量 4. 通气肺复张法 5. 将 $5cmH_2O$ PEEP 应用于通气侧肺（中重度 COPD 患者除外） 6. 非通气侧肺部分通气 （1）节段性再充气（应用纤维支气管镜） （2）高频喷射通气

第 25 章　非气管插管胸科手术的麻醉

Peter Slinger　著
王　委　译　吴镜湘　校

要点

- VATS 手术的日益增加，重燃了外科医生对非气管插管胸科手术的兴趣。
- 局部麻醉——胸壁神经阻滞的新进展，增加了麻醉医生使用非插管胸外科手术麻醉的意愿。
- 镇静方法的改进，提高了患者对非气管插管胸外科手术麻醉技术的满意度。

19 世纪晚期，胸外科手术患者的麻醉都是尝试用非气管插管的方法来完成的，即通过面罩自主呼吸空气 - 乙醚来实现。外科医生打开胸腔后，因肺塌陷和纵隔摆动（见第 1 章），会导致低氧、高碳酸血症和血流动力学不稳定。1900—1910 年，索尔布鲁赫发明了胸科麻醉的负压室，标志着胸科麻醉历史上的第一次重大进展（图 25.1）。患者头部位于负压室外，采用乙醚麻醉，不进行气管插管，但负压室内的负压阻止了胸腔开放侧肺的塌陷。可惜的是，这项技术没有很好地解决分泌物的问题，而在 20 世纪早期，这是个致命的缺点，那时的大多数胸外科手术都是为了解决感染性疾病。

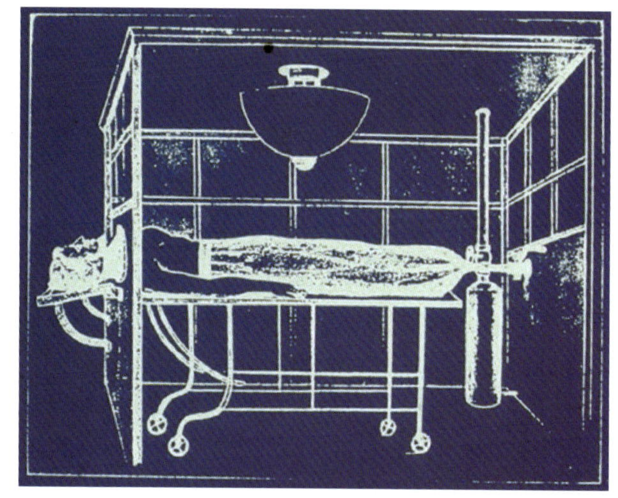

图 25.1　胸外科手术麻醉负压室。于 1900 年由索尔布鲁赫设计。患者的躯干、外科医生和护士在一个密闭的空间里。通过面罩呼吸空气 - 乙醚混合物来诱导和维持麻醉。然后，该空间被抽至 $-10cmH_2O$ 的负压。外科医生打开胸腔时，因患者的肺和负压仓之间的压差，手术侧肺不会发生塌陷。这种装置一直在一些中心使用，直到 20 世纪 30 年代被气管插管和正压通气所取代

随着气管插管、肺隔离技术及正压通气的发展，非插管胸科手术麻醉已经罕有使用，尽管仍偶有腰麻或硬膜外麻醉进行胸外科手术的报道。因为有辅助供氧，低氧血症的问题在非插管胸科麻醉中其实很少出现，而在传统的单肺通气过程中，由于通气侧肺内的正压将肺血流驱至非通气侧肺，部分抵消了由缺氧性肺血管收缩对非通气侧肺血流的重新分配，反而更容易低氧（见第 5 章）。非气管插管麻醉不是正压通气，所以这种效应并不明显，动脉氧合通常与传统单肺通气相当或更好。2010 年，Katlic 和 Facktor 报道了 384 例使用局部麻醉和镇静下进行的 VATS 手术，患者年龄为 21—100 岁（平均 67 岁），手术包括伴 / 不伴滑石粉胸膜固定的胸膜活检引流术（244 例）、脓胸引流（74 例）、肺活检（40 例）、血胸引流（13 例）、心包开窗（7 例）、肺脓肿引流（2 例）、乳糜胸（2 例）、气胸（1 例）和纵隔肿块活检（1 例），没有患者需要术中插管或转为开胸手术。

此后，非气管插管胸外科手术扩大到肺叶切除、肺段切除和肺减容术，继而几乎所有常见胸外科手术都有使用非气管插管麻醉的报道。一项比较插管与非插管 VATS 手术的 Meta 分析显示，非插管麻醉的手术时间、住院时间较短，术后并发症发生率较低。然而，关于非插管胸科麻醉的大多数报道均来自于少数的几家中心，患者的选择可能存在一定程度偏倚。此外，也很难知悉麻醉医生 - 外科医生团队的学习曲线。

非插管麻醉方法可以避免气管插管、肺隔离和

正压通气相关的一些潜在损伤。这可能非常适合于需要进行肺部手术，但对侧肺有肺大疱或支气管损伤的患者（图 25.2）。

非气管插管胸外科手术的麻醉技术

非气管插管胸外科手术的麻醉技术包括多种维持自主呼吸的镇静或全麻方法。应辅助供氧，以免发生低氧血症；患者可能存在高碳酸血症，但轻度高碳酸血症通常耐受较好。静息时有高碳酸血症的患者，使用高流量鼻导管吸氧（见第 54 章）可能有益。右美托咪定联合硬膜外麻醉可为严重呼吸功能障碍患者实施 VATS 手术提供满意的镇静。选择全麻时，无论全凭静脉麻醉还是吸入麻醉，喉罩通气是有用的非气管插管技术。区域麻醉一般采用肋间神经阻滞、椎旁神经阻滞或硬膜外阻滞。对于某些患者，超声引导下的两种胸壁神经阻滞（前锯肌平面和竖脊肌平面）（见第 59 章）任一种都适用。呼吸急促的患者如果没有低氧血症，可以输注瑞芬太尼调节，且能降低咳嗽反射，但须重视呼吸暂停风险，并密切监测通气情况。手术涉及肺门时的主要难题是呛咳，Chen 等描述，在右侧进胸时气管下段、左侧进胸时主动脉窗迷走神经走行处，使用 2~3ml 0.25% 丁哌卡因阻滞胸内迷走神经可抑制咳嗽反射 3h。

转气管插管全身麻醉

非气管插管的胸外科手术中，如患者有持续的躁动、低氧血症、呼吸急促、血流动力学不稳定或高碳酸血症，可能需要改为气管插管全麻。改气管插管全麻的外科指征包括出血和粘连。由于患者处于侧卧位，气管插管可能很困难。此时有几种选择：首先可通过喉罩控制气道，纤维支气管镜引导下通过喉罩置入交换导管（Cook Medical, Bloomington IN），移除喉罩，通过交换导管引导气管插管。插入单腔气管导管控制气道后，可以直接进行双肺通气手术，如需单肺通气，可通过单腔管放置支气管封堵器，其次是使用视频喉镜或交换导管更换为双腔气管导管（见第 16、17 和 18 章）。

临床病例讨论

72 岁男性患者，右全肺切除术后 5d，出现支气管胸膜瘘（图 25.3）。患者已使用抗生素，胸腔引流出 250ml 的液体，并持续漏气，目前没有脓毒血症。患者计划接受胸腔镜探查、肋骨切除并置入大口径引流管，由于支气管残端已经岌岌可危，外科医生要求行非气管插管麻醉。

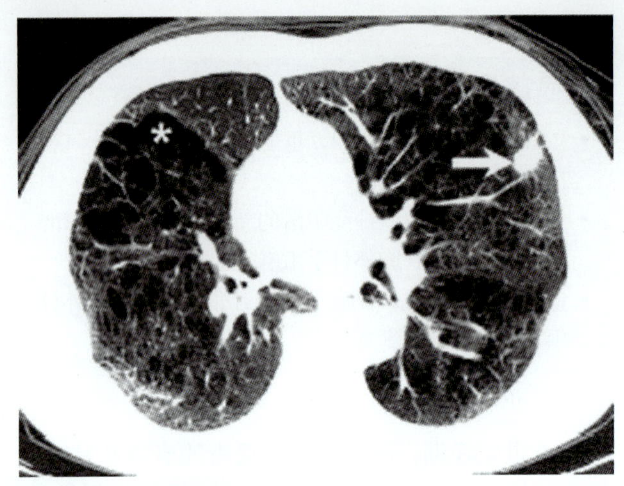

图 25.2 CT 扫描显示左上叶有一实性 16mm 的肿瘤(白色箭头）。该患者先前曾因肺癌行右上叶切除术。右下叶可见多个肺气肿性大疱（星号）（译者注：原文有误，写成了左下叶）。非气管插管麻醉用于左肺段切除术（经许可转载自参考文献［8］）

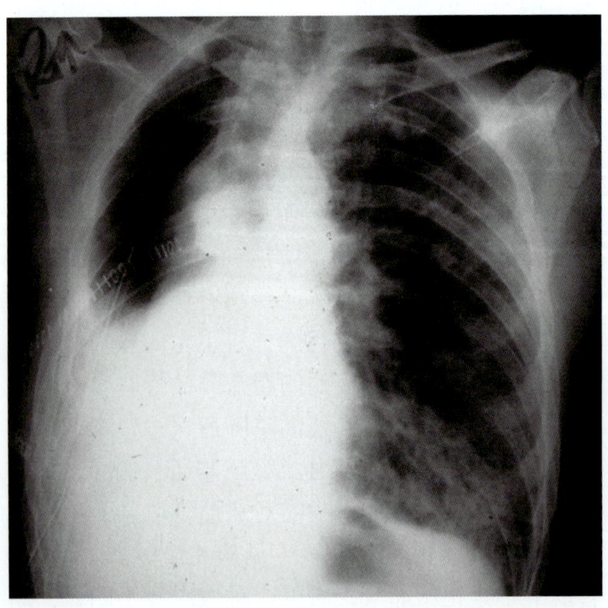

图 25.3 72 岁右全肺切除术后支气管胸膜瘘患者的胸部 X 线

如何实施该手术的麻醉？

按照 ASA 标准实施监测和有创动脉测压后，在 T5~T6 水平旁正中法放置胸段硬膜外导管。注入 2% 利多卡因 3ml 的试验剂量，将 0.2% 丁哌卡因和 10 μg/ml 芬太尼的混合液每次 2ml（总剂量 8ml）缓慢滴定，直到感觉神经阻滞平面达 T2~T10。然后，患者开始静脉输注右美托咪定 0.7 μg/（kg・h），面罩吸氧，然后转为左侧卧位进行手术。

如果是脓毒症患者，你将如何处理？

考虑到脓毒症患者实施硬膜外麻醉有硬膜外脓肿的风险，其他类型的神经阻滞可能是该患者的最佳选择。超声引导下的前锯肌或竖脊肌平面阻滞可代替硬膜外阻滞（见第 59 章）。

第 26 章　困难单肺通气

Danielle Sophia Shafiepour　著

谢首昱　译　鲁云纲　校

要点

- 胸外科手术常伴有围手术期低氧血症，可能是导致这些病例脑血氧饱和度下降的主要原因，并且可能与不良预后有关。
- 在单肺通气期间，血氧饱和度没有公认的“安全下限”。
- 在单肺通气期间，逐步改善低氧血症的方法通常可使手术顺利进行。
- 在单肺通气期间，最佳的通气 / 血流（*V*/*Q*）比值要与通气侧肺的灌注和非通气侧肺的肺血管阻力（PVR）相匹配，使两者同时达到最大值，而减少通气侧肺的肺不张。

引言

通过引入可靠的方法来隔离手术肺，实现单肺通气，在胸外科领域取得了巨大的进展。在此之前，对呼吸窘迫患者进行开胸手术的尝试受到了限制，因为在一个移动的手术野上进行手术是很困难的。这些现象是由于胸膜完整性被破坏，使自主呼吸患者的胸腔暴露于大气压下的结果。在手术中，即使膈肌收缩，患者也不能在术侧胸腔内产生负压，从而导致吸气时纵隔向下移位，发生“摆动呼吸”或反常呼吸，使气体从一侧肺到另一侧肺重复通气。在使用常规纤维镜检确认适当的肺隔离和使用对缺氧性肺血管收缩抑制作用较小的新型吸入麻醉药，低氧血症是单肺通气的常见并发症。然而，即使有现代的肺隔离和麻醉技术，仍有一部分患者可能出现明显的饱和度降低，这对麻醉团队来说是一个相当大的挑战。本章将讨论一个逐步解决这个问题的方法，阐述单肺通气时缺氧的生理学机制。解决术侧肺萎陷不佳的问题也将包括在内。

低氧

允许性缺氧

在解决单肺通气缺氧问题之前，需要注意的是，目前还没有一个安全的血氧饱和度（SpO_2）下限被指定为单肺通气的可接受阈值。然而，这个问题很重要，因为与其他临床情况不同，单肺通气时的血氧饱和度降低可以说是“医源性的”，并且通常通过恢复双肺通气完全可逆。这自然会对手术过程造成破坏，所以在单肺通气中出现缺氧的情况下，麻醉医师仍需决定低到什么程度才算过低，以及当其他操作失败时，应该放弃单肺通气。

一项以循证医学对 OLV 处理的综述建议对吸入氧分数（FiO_2）进行滴定，以使 SpO_2 达到 92%~96% 的目标，以避免肺不张和氧中毒。90% 的血氧饱和度在临床实践中经常被接受，甚至可以容忍 80% 高限（即 90% 不到）的血氧饱和度下降，理想情况下不存在严重的并发症。

越来越多的人认识到，高氧血症通过产生吸收性肺不张和直接肺毒性，以及全身性机制导致肺部疾病，在心肌梗死后或心搏骤停等情况下，结果更糟。因此，人们对评估和采用保守或限制性的氧疗方法与更传统的非限制性疗法相比产生了兴趣。这一领域的研究结果可以推广到胸外科手术人群，并为可接受的（血氧饱和度）下限问题提供进一步的见解。最近的一项国际多中心前瞻性随机研究，比较了非限制性吸氧（≥ 96%）和限制性吸氧（88%~92%）为目标血氧饱和度的两组 ICU 机械通气患者，结果显示，尽管保守组的缺氧发生率较高（SpO_2<88%），但两组在器官功能障碍、ICU 或 90 天死亡率方面无差异。虽然这些初步结果很有趣，但将其推广到典型的单肺通气患者中可能会受到包括患者患有急性呼吸窘迫综合征（ARDS）在内的

多种潜在重大疾病的限制。与典型胸外科人群更相关的结果未被评估，如术后认知功能测试评分的差异。这种方法也不允许个体化的治疗策略，因为患者之间可接受的低 SaO_2 可能不同。

一项探索接受单肺通气的胸部手术患者脑氧合情况的小型观察研究表明，患者在大部分（单肺通气）的时间（脑氧饱和度）显著低于其双肺通气时的基线（脑氧饱和度）。严重的低胸氧饱和（> 基线的 20%）比非胸外科手术组发生得更频繁，在年龄大、体重大、ASA 评分较高的患者中更常见。在其他手术人群中，这种程度的低脑氧饱和已被证明与术后不良结果相关。作者没有研究预后结果，但与其他研究相比，他们在麻醉下使用“基线”值，而不是诱导前的（脑氧饱和度），这限制了临床上显著的低氧饱和阈值的有效性。然而，随后的研究证实了这一发现，并且发现在 OLV 期间脑氧合显著降低的比率甚至更高。在胸外科手术患者中，绝对脑血氧饱和度水平为 65% 与术后器官功能障碍和并发症的增加相关，而那（脑血氧饱和度）水平低于 65% 的时间似乎与 24h 认知功能恶化相关。有趣的是，SaO_2 下降或任何其他常规测得的生命体征通常不能预示这些脑部低氧饱和，但作者指出在 OLV 期间较低的 PaO_2 值而没有直接的缺氧可能会使这些患者处于大脑低氧饱和的风险。已经提出了胸外科手术环境特有的其他机制，可能导致大脑低氧饱和，如心排量随侧卧位和纵隔移位而变化，甚至由于肺血管阻力升高导致中心静脉压升高而导致脑灌注压降低。胸外科麻醉中的脑血氧饱和度的回顾性研究表明，围手术期低氧血症最有可能是这些病例中脑血氧饱和度降低的主要因素。在这一领域的进一步研究可能会为 OLV 期间的氧合提供更个性化和更有针对性的方法。

缺氧的处理

通气侧肺的通气

除了关于 OLV 期间最佳饱和度的相关争论外，90% 以下明显的饱和度降低仍然时有发生，因此管理胸外科患者的麻醉医师在面对这一挑战时必须有一个方法。OLV 期间观察到的典型模式是在 OLV 开始后 20~30min PaO_2 最低点，之后趋于稳定或升高。这是由于持续中度缺氧时开始的缺氧性肺血管收缩反应的双相性所致。如果突然发生严重的低氧饱和，恢复氧合是首要任务，应恢复双肺通气。如由于心脏压迫导致心排量减少或气管导管脱出，应告知外科医生，以便了解病因。FiO_2 应增加至 1.0，双腔支气管导管的支气管气囊或封堵器（阻塞导管）上的气囊应放气。这种情况下，往往是肺隔离装置未正确放置的原因，这可以通过支气管镜验证并纠正。例如，当通过 DLT 的气管腔通气或使用封堵器（阻塞导管）通气时，套囊可能会突出于隆突上，阻塞气管或左 DLT 的位置可能太深，当通过左支气管通气时，左肺通气不全。如果排除了这些可能导致低氧饱和的原因，则在某些情况下不进行肺隔离可能是一种选择，但现实中很少这样选择，尤其是在需要良好肺隔离的电视胸腔镜手术中。在大多数情况下，在 OLV 期间逐步改善氧合的方法可以使 OLV 手术继续进行。

在 OLV 期间，缺氧的主要机制是低氧合的血液分流进入了未通气侧的肺循环。由于纵隔和腹部内容物的压迫，使通气侧肺出现肺不张。通常吸入较高浓度的氧体使肺不张的情况恶化。为了优化在 OLV 期间的 V/Q 匹配，对通气侧肺的灌注和对非通气侧肺的肺血管阻力（PVR）均应最大化。肺容量对 PVR 的影响呈双曲线变化，肺容量在极端值即肺总量（TLC）或残气量（RV）时，PVR 最大。理想情况下，通气侧肺应保持尽可能接近功能残气量（FRC）。任何肺不张在没有正压的情况下都会导致呼气末容积趋向于 RV。肺隔离后，建议采取轻柔的手控通气策略，并使用 3~10cmH_2O 呼气末正压（PEEP）对通气侧肺进行通气。如果发生缺氧，可以尝试肺泡再扩张术（肺复张手法）；但是，对于执行此操作的最佳方法尚无共识。Brassard 等建议将压力缓慢升至 30cmH_2O 至少 10s。其他人则主张通过逐步增加 PEEP 和峰值压力来进行反复使用肺复张手法。在急性肺损伤的大鼠模型上连续施加 30cmH_2O 压力与在相同时间内逐渐增加压力相比，肺损伤标志物增加。两种方法在氧合和肺顺应性方面均产生相同的益处。在使用肺复张手法时或之后，随着灌注瞬间转移到未通气侧肺，通常会看到饱和度短暂下降。

最佳 PEEP 水平取决于具体患者，应注意的是，PEEP 不足和过多都可能加重缺氧。PEEP 不足会导致肺不张的进展，而过度的 PEEP 可能对 PVR 产生不良影响，使血液分流到非通气侧的肺，并增加分流。理想情况下，应滴定 PEEP 以优化肺的顺应性。Ferrando 等描述了一种更精细的方法，通过在 OLV 开始时，从 20cmH_2O 开始，每 2 分钟减少 2cmH_2O 的 PEEP 减量试验，以寻求最大的动态顺应性。将该技术与固定 PEEP 为 5cmH$_2$O 的对照组进行随机比较，研究组在 OLV 结束时氧合和顺应性均有所改善。减滴定组的平均（最佳）PEEP 为 10cmH$_2$O。

使用的正压通气方式对缺氧的影响似乎很小。一项比较 VCV 和 PCV 在 OLV 期间的 6 项研究的 meta 分析显示，PCV 在 PaO$_2$/FiO$_2$ 比值上有统计学差异，但没有临床意义。如果缺氧持续存在，则应检测动脉血气以确保通气充足，因为呼吸性碱中毒会减弱未通气侧肺的缺氧性肺血管收缩（HPV），而严重的呼吸性酸中毒可能会使通气侧肺中 PVR 不成比例增加，因为非通气侧的肺血管已经收缩了。由于许多胸外科患者的患侧肺中存在严重的 V/Q 错配，呼气末二氧化碳（EtCO$_2$）与 PaCO$_2$ 的关联可能较不可靠。

非通气侧肺的管理

如果这些措施不能充分改善氧合，应考虑对非依赖性肺进行持续气道正压通气（CPAP）。使用带有压力阀的氧气源可以精确测量所施加的压力。如果不易获得，则可以将流量约为 2L/min 的氧气管连接到沿非通气侧下行的双腔支气管导管吸引导管（吸痰管）上，并用一条胶带遮住部分负压控制孔，以控制输送的氧气量（图 26.1）。应该在手术区域或在电视胸腔镜外科手术（VATS）屏幕上观察肺部，以评估是否存在过度通气。为了使 CPAP 最有效，CPAP 之前应对非通气肺进行肺复张手法，因为肺泡有一个开放压力（>20cmH$_2$O）。这需要暂时中断手术过程，对于胸腔镜手术，即使少量的 CPAP 也可能损害手术视野。已证明只要在肺复张手法之后应用 CPAP，仅 2cmH$_2$O 的 CPAP 就可以改善氧合作用。

另一种方法包括将标准细菌过滤器（人工鼻）连接到非通气侧肺相应的双腔支气管导管（DLT）的管腔上，并将流量为 2L/min 的氧气连接到气体采样口上（图 26.2）。用拇指封闭过滤器的开口 2s 后，约有 66ml 氧气将进入未通气侧肺；在一组 26 例开胸手术患者中，只有 6 例外科医生注意到肺部移动，并且在任何情况下均未对手术暴露造成负面影响。一个病例报告描述了在机器人 VATS 胸腺切除术中使用"高频 / 小潮气量"特定通气模式成功治疗缺氧。手术在半侧卧位进行，并伴有缺氧，当对非通气的肺应用 5cmH$_2$O 的 CPAP 时无法解决缺氧。作者将非通气侧肺连接到第二个（麻醉机）回路以每分钟 35~40 次呼吸的频率输送 60ml 的潮气量，作者描述了氧合有效且对手术过程没有干扰。

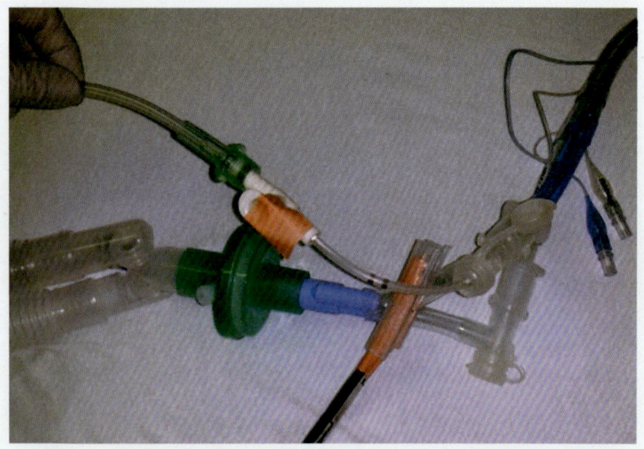

图 26.1 这张照片说明了在 OLV 期间使用双腔支气管导管的吸引导管将氧气吹入未通气的肺

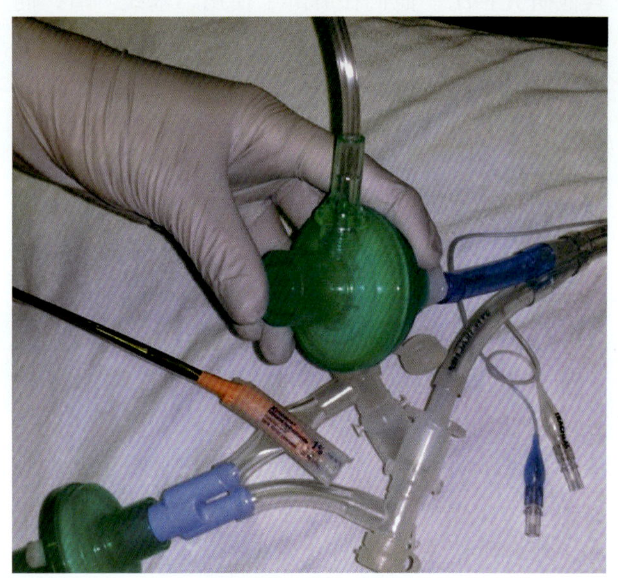

图 26.2 该照片说明了在 OLV 期间使用呼吸回路过滤器向未通气的肺中短暂注入少量氧气

其他技术只允许对部分非通气侧肺进行氧气输入或通气。选择性的肺叶塌陷技术可以通过将支气管封堵器放置于肺叶支气管中来实现，使肺的其余部分通气而实现。当然，这是以恶化术野为代价的。在某些情况下（对侧肺切除术的患者），这是替代间歇性呼吸暂停的唯一方法。也可以选择性地间歇性地将氧气注入手术侧肺远离手术部位的肺段或肺叶。将以流量为 5L/min 的氧气管连接到支气管镜的吸引口上，并在上肺叶手术期间将支气管镜推进到下叶，按下吸引开关数秒（请参见图 26.3）。在手术前应告诉外科医生，因为肺部将移动并且（手术区域）可见性可能仍然会受到影响，但这种情况要比单侧肺 CPAP 少。外科医生还可以将 VATS 镜头对准正在充气的区域，并提醒麻醉医生注意观察

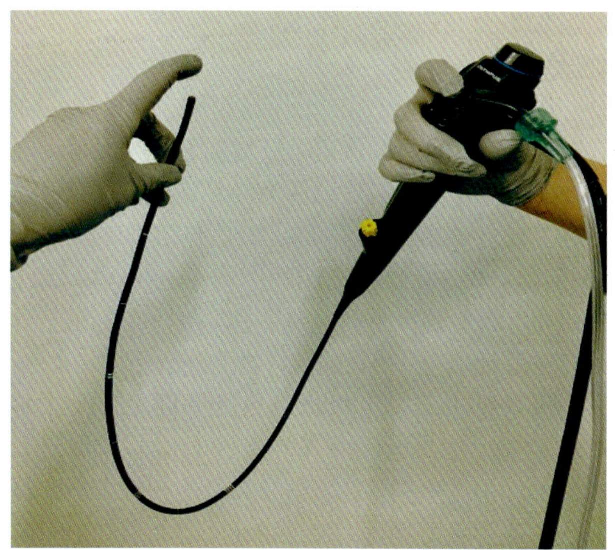

图 26.3　该照片说明了将支气管镜的吸引口与氧气管相连用于选择性注入非通气侧肺的肺段或肺叶

任何的过度充气现象，因为没有压力表并且盲目进行充气的。如果在氧气被逐渐吸收后再次出现缺氧，可以重复此操作。

灌注的调节

除了通气策略外，麻醉医师还应意识到 OLV 期间循环系统和缺氧之间的相互作用。分流分数可通过控制各肺的相对血流来影响。在肺切除术中，由于分流量的减少，将被切除的肺叶的血管阻断通常与饱和度的改善相吻合。如果能将缺氧的问题传达给外科医生，他们也许能通过更快地完成这一任务来提供帮助。在严重缺氧的情况下，外科医生可能会部分或完全阻塞手术一侧的肺动脉，因为考虑到这将显著增加右心室后负荷。

血压和心输出量的急性变化在胸外科中很常见，如由于外科医生对心脏和大血管的操作或使用胸段硬膜外推注（药物）等因素。当处理 OLV 期间的缺氧时，应寻找此类原因，因为它们可能会导致缺氧。心排量主要通过两种方式影响 OLV 期间的饱和度。增加可能会导致肺血管床扩张，增加对非通气侧肺的灌注，从而抵消 HPV 并增加分流分数，从而使氧合恶化。但是，通过增加心排量对混合静脉血氧饱和度（SvO_2）的影响可以抵消这种影响。如果耗氧量相对稳定，则增加 CO 使 SvO_2 上升，并且有明显的分流的情况下（如 OLV），这将对氧合产生积极的影响。总体效果是，增加和减少心排量都可能产生不利的影响，而保持正常心排量是最佳的（请参见第 5 章，图 5.5）。

药理

HPV 对于最小化 OLV 期间 *V/Q* 不匹配的程度至关重要。药物可以增强或减弱这种反应。与麻醉环境特别相关的是，在离体动物研究中，较老的吸入麻醉药（氟烷、恩氟烷和异氟烷）已证明可导致低氧血管收缩反应的剂量依赖性降低，在约 0.5 最低肺泡气有效浓度（MAC）单位时降低了 50%。在活体动物研究中观察到的影响较小，表明异氟烷在 1MAC 时的反应降低了 21%。对新型吸入麻醉药的人类研究不支持异氟醚、地氟醚或七氟醚在 1MAC 剂量下的药物有很大的影响或差异。既往七氟醚和异氟醚复合丙泊酚麻醉全静脉麻醉（TIVA）的比较表明，TIVA 在氧合方面无显著差异。最近的一项对比地氟醚 - 瑞芬太尼和丙泊酚 - 瑞芬太尼的 RCT 质疑了这一点，因为作者证明在测量的所有时间点（OLV 起始后 15、30、45 和 60min）的 PaO_2 值有显著差异。本研究的一个优势是与以往的研究相比，其规模更大，以及观察时间的持续时间更长，这表明之前提到的一项研究仅测量了 10min 的 OLV 可能遗漏了一个差异。然而，这项研究可能会受到批评，因为地氟醚组的平均 MAC 值是 1.1，对于使用瑞芬太尼的平衡麻醉来说似乎偏高了。本研究中 BIS 的靶点较低（30~50），而地氟醚组的确存在更多的低血压，这可能是通过上述对 SvO_2 的影响导致 PaO_2 差异的原因。需要指出的是吸入麻醉药，特别是七氟醚，已被证明在 OLV 期间具有保护作用，减轻肺泡和全身炎症反应。综上所述，将吸入麻醉药的使用量降至 1 个 MAC 或更少或放弃使用异丙酚麻醉的证据并不令人信服。然而，在难治性缺氧的情况下，改用以丙泊酚为基础的麻醉药似乎是可接受的，但获益不大。

关于胸段硬膜外镇痛（TEA）在 OLV 期间对饱和度的影响存在矛盾的结果。两种机制被提出来解释硬膜外腔的局部麻醉药对 OLV 期间缺氧的潜在影响。首先，如果使用 TEA 使心排量下降，则 SvO_2 可能会降低，并且由于存在如前所述较大的分流而对氧合产生负面影响。其次，交感神经张力的降低可能会降低非通气侧肺中的 PVR，从而抵消 HPV。在一项小型研究中，TEA 组和非 TEA 组的平均血压相当，但在 PaO_2 没有差异。另一项研究显示，TEA 组会导致 PaO_2 恶化，但 TEA 组的血压下降也没有显著趋势。这些研究表明，如果维持心排量，TEA 在 OLV 期间对 PaO_2 几乎没有影响。另一些研究发现，TEA 的使用降低了 PaO_2 并增加分流分数（Q_s/Q_t），这支持了第二种理论。

最近的研究热点是确定右美托咪定在 OLV 期间对氧合的影响。右美托咪定可能通过直接的外周 α 效应引起血管收缩，但中枢 α_2 效应可能导致血管舒张。一些研究表明，右美托咪定与吸入麻醉药联合使用滴定 BIS 值对 OLV 期间的氧合有良好的作用。在不同的研究中，使用 1μg/kg 的典型负荷剂量，然后输注 0.5~0.7μg/（kg·h）的维持剂量。在一项研究中，PaO_2 在几个时间点的差异约为 30mmHg。有趣的是，另一项专门观察 COPD 患者的研究显示，右美托咪定组患者术后 PaO_2/FiO_2 比值改善，入 ICU 率降低。其他建议的机制包括减少吸入麻醉药的需求，以及对肺部力学的直接影响。

在 OLV 期间改善氧合作用的另一种潜在策略是选择性地给通气侧肺吸入血管舒张剂，同时或不同时给予全身性血管收缩药以增强非通气肺中的 HPV。例如，吸入 20ppm 的一氧化氮（iNO）（一种选择性的肺血管扩张剂）与使用都可喜（一种全身性血管收缩剂）的组合已被证明可改善患者在 OLV 期间的氧合。然而，每种药物各自的作用尚不确定，因为在这种情况下，单独使用 iNO 并不能持续改善氧合，一项单独服用阿尔米林的小型随机研究确实证明了对 OLV 期间 PaO_2 的改善。由于北美不再使用都可喜（一种呼吸兴奋剂），因此从纯粹的理论角度来看，这些结果更加有趣。然而，对药理调节分流量的兴趣已经导致了对其他可用药物的研究。

在肺移植中，使用吸入前列腺素 E1（PGE1）在第一个肺植入期间（在 OLV 期间，但在肺动脉夹闭后）已被证明可以降低肺动脉压（PAP），并通过减少通气肺分流提高 PaO_2/FiO_2 比值。据推测，该药物优先扩张了受体肺部通气较好的部分，从而优化了 V/Q 匹配。在心脏和肺移植患者中，吸入前列环素（PGI_2，商业上称为 Flolan）是减少 PAP 的一种很有吸引力的替代品，因为它可以通过雾化很容易地直接输送到呼吸回路，而且价格低廉。一个病例报告描述了一个缺氧患者在 OLV 进行手术期间，吸入 PGI_2 50ng/（kg·min）剂量和去氧肾上腺素静脉注射的氧合改善情况。根据我（尽管有限）的经验，在 OLV 期间的低氧患者中使用这种联合治疗，在开始吸入前列环素后不久，饱和度有了适度的改善。需要在这一领域进行进一步的研究，以证实这一效应，并阐明其规模和时间进程。

肺萎陷

有时，尽管正确放置了肺隔离装置，但术侧肺的萎陷并不理想。有时会因胸腔粘连而恶化，但通常是由于空气排出缓慢，特别是肺组织弹性降低的患者，如在慢性阻塞性肺疾病（COPD）。这在 VATS 病例中尤其严重，如果手术团队不能完全看到相关解剖结构，可能需要转换为开放手术。

可以采用某些策略来避免这一问题。在开始 OLV 之前，患者应保持 100% 的 FiO_2，以确保从不通气的肺中排除氮气。胸部开口处的大气压与胸腔内压力达到平衡之后，肺开始萎陷，如果肺部充满的是氧气而不是空气，剩余气体被吸收的速度会快得多。使用支气管封堵器时，麻醉医师应确保封堵器仅在将麻醉机转为手控模式并允许较长时间的通气暂停后才充气，确保不会在（封堵器）部分充气状态下开始肺萎陷。使用 100% 的 FiO_2 并延长呼气时间而不进行 PEEP，这两种操作都将促进在通气肺内形成肺不张，因此可以在 OLV 开始后进行肺复张手法和进行允许 FiO_2 降低（多少）的滴定。

对于有明显阻塞性肺疾病的患者，似乎应该在定位后立即进行肺隔离，以便有时间排气，尤其是对于 VATS 病例。然而，一个有趣的考虑是，在打开胸腔之前，由于通气侧肺通气引起的非通气侧肺胸腔压力的周期性变化，这可能导致氮气通过 DLT 的通气端进入。为了解决这个问题，将非通气侧肺的内腔连接到氧气源。或通过通向内腔的连接吸气管或充满氧气的储气袋。

低吸力（大约 $-20cmH_2O$）的吸气导管可以应用于封堵器，也可以向下穿过 DLT 的管腔。通过从肺中吸出气体并阻止氮气进入非通气侧的肺中而加速肺萎陷。

临床病例讨论

我们的下一个患者是一为 65 岁的男性，因为肺腺癌正等待右上肺叶切除术。他身高 169cm，体重 74.0kg。术前 FEV_1 为 82%，预测为阻塞性通气功能障碍。一秒用力呼气容积 / 用力肺活量（FEV1/FVC）比值和肺一氧化碳弥散量（DLCO）为 58%。他戒烟 3 年，目前正在服用血管紧张素转化酶抑制药（ACEI）治疗高血压，但没有其他合并症。他毫不费力地爬了两层楼梯。

平稳地诱导并放置 39Fr DLT 后，将患者转向左侧卧位。由于患有阻塞性肺病，您需要尽早进行肺隔离，并将 20cmH_2O 负压吸引管放入双腔支气管导管的管腔，以促进肺部排气。呼吸机设置为 15×380，PEEP 为 5，FiO_2 降低到 80%。手术开始，外科医生对肺萎陷感到满意。5 分钟后，您会注意到饱和度逐渐降低，现在徘徊在 87%。

1. 这种情况下低血氧饱和度是否令人意外?

- 肺隔离后的早期，可能由于导管位置不当或 HPV 开始缓慢尚未起效而导致低血氧饱和度。本病例中，危险因素如下：右肺手术意味着可能有更大的分流；术前 DLCO 差表明 OLV 前的 PaO_2 可能已经不是最佳。该患者还在服用可能影响 HPV 的全身性血管扩张药。

2. 此时，请描述您的（麻醉）管理方案。

- 应提高 FiO_2 和流量，以提供 100% 的氧气。如果氧饱和度出现急剧下降，应谨慎通知外科医生并恢复 TLV。由于此处描述的血氧饱和度下降是逐渐发生的，因此可进行纤维支气管镜检查以确定适当的导管位置，并可以逐步改善一侧肺的缺氧。

3. 蓝色套囊的位置高出了隆突，但在检查支气管腔时，您注意到看不到左上支气管，提示该导管太深。较大的分流很可能是由于左上叶完全或部分未通气而导致缺氧，由于导管的位置不正确导致左上叶不能通气。在纤维支气管镜引导下，进入双腔支气管导管的支气管管腔，将双腔支气管导管向回拉，然后通过双腔支气管导管的支气管管腔确认导管尖端位于左主支气管，重新放置导管。下一步你要怎么做?

- 在恢复对通气侧肺的通气之前，可以用持续缓慢的 30cmH_2O 压力持续进行 10s 的肺复张手法，因为此时通气不良的左上叶可能出现肺不张。然后，您可以继续滴定 FiO_2，以达到 92%~96% 的氧饱和度。

4. 饱和度提高到 96%，但是 10min 后再次下降到 88%。纤维支气管镜检查确认 DLT 位置正确。你如何进行下一步?

- 第一步可能包括排除会影响饱和度的病理生理，如灌注减少，通气不足或过度通气。您可以检查由于手术压迫，低血容量或麻醉过深引起的低血压，并检测动脉血气（ABG）评估 $PaCO_2$。通气侧肺的最佳的通气策略是避免肺不张的发展，但又不会过度扩张肺泡，导致肺泡内 PVR 升高。再进行另一次肺复张手法之后，可以采用 PEEP 减量试验，以寻找能够提供最佳肺顺应性的 PEEP。如果使用大于 1MAC 的吸入麻醉药,则应采用平衡（复合）麻醉技术，如果无法减少吸入麻醉药的剂量，则可以考虑采用 TIVA。
- 如果氧饱和度没有改善，则应告知外科医生并商定计划。由于本病例是 VATS，因此外科医生可能非常不愿意对非通气侧肺应用 CPAP。实际上，他们可能更喜欢使用 100% 氧气进行间歇性的温和再次使用肺复张手法，并根据需要重复进行。另一种方法是使用纤维支气管镜，将氧气接在吸引口上，选择性地向下肺叶注入氧气。这需要在外科医生的配合下完成，外科医生可以通过他们的摄像来观察注入氧气的肺叶，避免肺叶过度膨胀。

第 27 章　胸内和气道手术术中体外膜肺支持

Daniel Sellers，Karen Lam 和 Karen McRae　著
徐江宁　译　姚海霞　校

缩略语

ACT	活化凝血时间
APTT	活化部分凝血酶原时间
CPB	体外循环
ECLS	体外生命支持
ECMO	体外膜肺氧合
FEV1	1 秒用力呼气量
FVC	最大肺活量
HIT	肝素诱导的血小板减少症
ICU	重症监护病房
INR	国际标准化比值
IVC	下腔静脉
OLV	单肺通气
RA	右心房
SVC	上腔静脉
SVR	全身血管阻力
TEE	经食管超声心动图
TTE	经胸超声心动图

要点

- 体外支持是肺移植受者围术期治疗的常规方法。
- 术中体外生命支持（ECLS）在胸外科的应用越来越广泛。
- 在危及氧合的临床情况下，VV-ECMO 最常用。这种情况包括患者气道阻塞需开放或患者有终末期肺部疾病。
- 严重危及心功能或大血管血流的手术最好使用 VA-ECMO 支持。这些手术包括威胁生命的纵隔肿块和需要切除心房或大血管的局部晚期恶性肿瘤。
- 非预期的围术期呼吸衰竭可能需要体外支持。
- 细致的多学科术前评估和规划至关重要。麻醉医生应了解 ECLS 装置的性能和局限性。
- 危重患者可能需要在局部麻醉下进行血管插管，该操作在技术上颇具挑战性并可能引起患者不适，最好择期进行，而不是紧急实施。
- ECLS 应用于胸外科手术尚未有强有力的循证医学证据支持，但个案报道可以挽救患者生命。

引言

体外生命支持（extracorporeal life support, ECLS）包括一系列临时机械支持，用于对传统危重病治疗无效的心肺功能障碍患者。通常使用的术语体外膜肺氧合（extracorporeal membrane oxygenation, ECMO），其主要适应证是气体交换功能衰竭。生理目标因患者的需要而变化，包括增加氧合和清除二氧化碳，通过改善灌注增加氧供，以提供肺休息和心脏减负。越来越多的专业中心提供 ECLS 治疗，时间可能很短（几个小时）以方便外科手术，或提供长期支持（几周到几个月）。

在过去的十年中，ECLS 的应用急剧扩展，与 ECLS 相关的年度出版物数量不断增加就是证明。对于感兴趣的临床医生来说，跟上该主题的最新文献是一个挑战。在心衰和心脏手术中使用 ECLS 超出了本章的范畴。应用 ECLS 技术在呼吸系统和心脏疾病的临床益处的最高水平证据是随机的 ECMO 治疗急性呼吸窘迫综合征 acute respiratory distress syndrome，ARDS）的对照试验；所有其他应用将在病例报道或队列研究中描述。

本章旨在让麻醉医生对描述 ECLS 的术语有一个清晰的了解，介绍了 ECLS 回路的结构及其生理效应，以及在重症监护病房和手术室的胸外科患者中的应用支持。大多数胸外科手术需要一定程度的气体交换支持，在本章中我们称之为 ECMO。

历史回顾

ECMO 最早在新生儿肺透明膜病中成为一种公

认的治疗方法，自 20 世纪 70 年代以来一直应用于这一领域。在成人中，尽管几十年来偶尔有报道将其作为危重患者的抢救手段，但高死亡率和显著的神经系统并发症限制了 ECMO 的广泛应用。然而在 2009 年流感暴发期间，人们再次关注到接受重症监护的患者。CESAR 临床试验证明，与传统呼吸机治疗 ARDS 相比，使用 ECMO 有 6 个月的生存优势。此外，简化的 ECLS 技术提高了将危重患者从外部机构运送到具有 ECLS 能力的专业中心的可行性。在过去十年中，ECMO 已经成为重症监护病房广泛接受的严重呼吸衰竭支持治疗方法。在终末期肺病患者中，ECMO 作为患者待移植桥接手段和作为严重原发性移植物功能障碍恢复的过渡手段，都提高了患者的生存率。胸外科团队对患者进行 ECMO 手术方面的经验日益丰富，无论是在 ICU 进行诊断或治疗还是肺移植，这意味着这种形式的支持越来越多地用于无法保证充分气体交换的择期外科手术。从历史上看，全流量体外循环（cardiopulmonary bypass, CBP）一直是复杂胸科手术体外机械和气体交换支持最典型的形式。使用 CPB 具有众所周知的缺点，即需要完全肝素化、输血需求增加、体外循环相关的炎症反应和肿瘤病例中肿瘤细胞的潜在再循环。ECMO 提供的技术改进包括：需要较低预充量的小型化回路、无需心内吸引 / 储血罐的闭合回路限制了空气 / 血液接触，以及改善了回路材料的生物相容性。

ECMO 回路组成

用于心脏或呼吸机械支持的设备是由心脏外科手术的体外循环部件发展而来。最初的 ECMO 回路使用的是 CPB 回路，由氧合器、泵、变温线圈和最小体积的管道组成，没有储血罐。现在有各种不同的回路模式和机械支持的插管选项，但基本组件仍然差不多。重要的是要了解所用回路的不同组成部分，因为它们直接影响麻醉管理的各个方面，如氧合、抗凝、监测、输血、正性肌力药物和容量管理（图 27.1）。

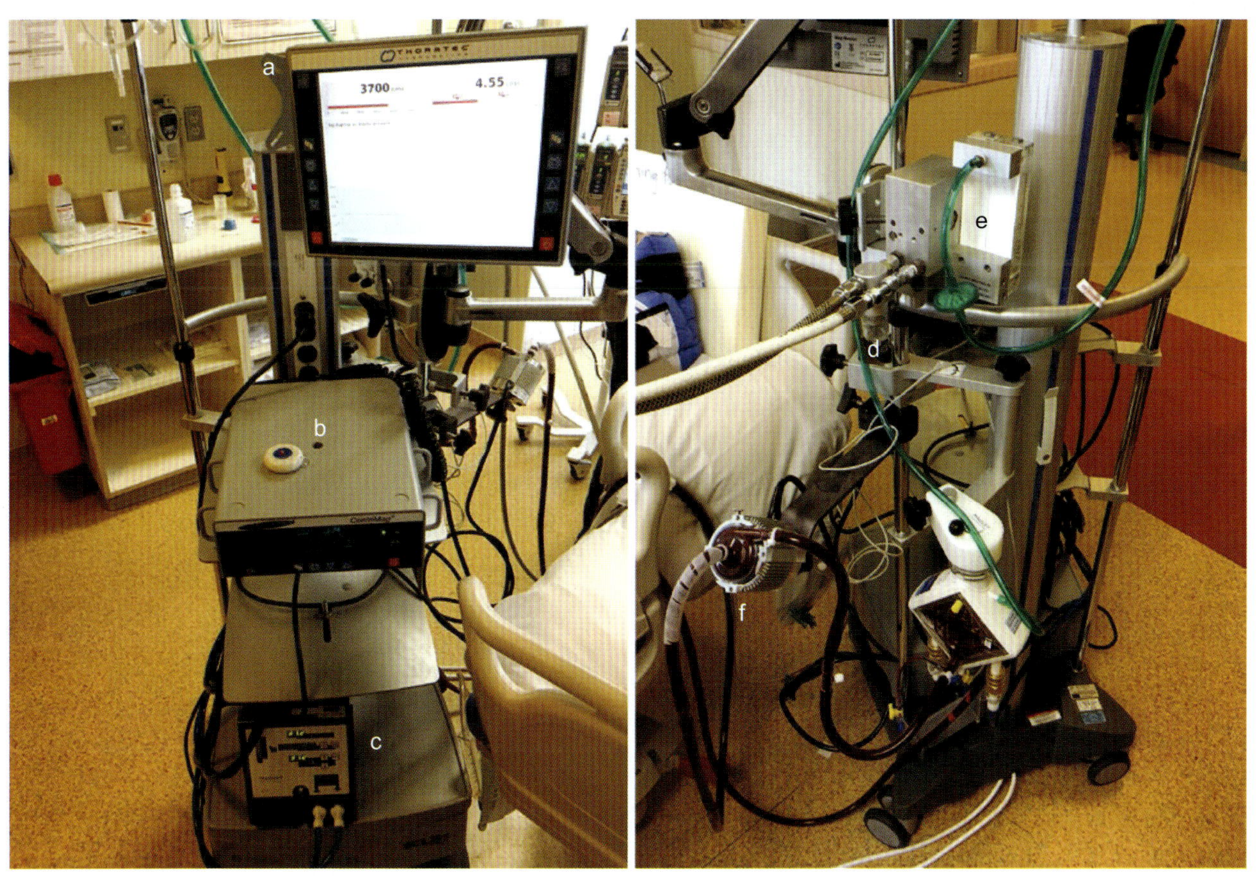

图 27.1　典型的床边 ECLS 回路（所示为前后视图）。a. 显示每分钟转数、泵流量和阻力（下线）；b. 泵控制端子；c. 氧合器变温器；d. 空气和氧气墙壁气体入口；e. 气体流量计；f. 离心泵；g. 氧合器（注：用红胶带标记氧合血管）

氧合器

ECMO 回路中的氧合器将血液引导到中空纤维中，纤维外的气流与血流方向相反。气体沿浓度梯度向下扩散，类似于血液透析的机制。沿纤维的气体交换速率可以通过改变气流量和血流量来控制，从而改变跨膜的氧气和二氧化碳的分压差。氧合主要取决于血流量，而 CO_2 的去除可以通过调节气流量来改变。现代膜式氧合器结构紧凑，血流阻力非常低。它们易受纤维蛋白凝块的影响，显效率降低，最终失效；然而这通常发生在支持数周以后，可用抗凝治疗来延缓这一过程。此外，它们脆弱的结构容易受损。

泵（可选）

滚压泵和离心泵都在 CPB 中使用。不过离心泵在长期使用过程中引起的溶血较少，因此在 ECMO 中它们几乎是专用的。离心泵是由一个一次性圆锥体组成，它位于旋转的磁铁顶部，通过磁力耦合旋转。这种旋转产生的离心力在锥体上产生压差，从而驱动血液流动。泵流量由这个压差及前负荷和后负荷以非线性方式决定。因为可能发生磁体的去耦合，对灌注医生来说通过提高每分钟转数来增加心输出量的范围有限的。与 CPB 相比，流量更受泵的技术设计限制。至关重要的是离心泵的流量取决于前负荷和后负荷。如果前负荷下降或引流管阻塞，离心泵会产生高负压，锥体会减速导致流量下降。在临床上可以观察到引流管抖动，需要补充患者容量来维持所需流量。如果后负荷突然增加，泵两端的压差下降，流量下降。这时可发生血液逆流，相当于给患者放血，也可能从供血管处吸进空气。如果离心泵流量下降太多，灌注医生必须夹紧动脉管路，完全停止支持，直到问题得以纠正。这意味着在血流动力学危机时可能会突然终止支持，这种情况很难管理。

储血罐、回路和接头

ECMO 从 CPB 泵演变的一个重要步骤是去除了诸如静脉储血罐、三通接头、旋塞等部件并缩短管路。这减少了 ECMO 回路所需预充量，最大化降低血液稀释。使用肝素化的回路组成，移除充满静态血液（通常具有空气 / 血液界面）的大型储血罐，意味着抗凝要求低得多（活化凝血时间为 160~200s，而 CPB 时 >400s）。由于 ECMO 回路是完全封闭的，大大降低意外吸入空气的风险（长期使用的要求）。它与 CPB 回路不同，没有输液端口，这意味着所有药物、血液制品和补液量必须通过直接静脉注射进入患者体内。术野血液回收后必须在自体血回收机中处理后才能回输。

ECMO 模式

ECMO 的模式

可行的几种不同 ECMO 模式，具有不同水平的气体交换能力和血流动力学支持（总结见表 27.1）。

静脉 - 静脉 ECMO

VV-ECMO 用于难治性呼吸衰竭，仅需外周静脉置管。血液从中心静脉引流并重新注入。早期使用 VV-ECMO 的最常见模式是将去氧合血从股静脉引出后，经泵输入氧合器，再从颈静脉回输（图 27.2）。氧合血被重新注入右心房（right atrium, RA），与去氧血混合，并通过患者自身的心输出量到肺循环中。VV-ECMO 对心脏功能无直接影响；然而，与缺氧和呼吸性酸中毒相关的心肌功能障碍症状会改善。此外，进入肺循环的氧合血将减弱缺氧性肺血管收缩，增加分流分数，但会降低右心后负荷。VV-ECMO 后原先功能下降的右心室出现改善，这种情况并不罕见。对供血管进行经食管超声心动图（transesophageal echocardiography, TEE）评估，推荐的尖端位置是位于右心房内，在下腔静脉 / 右心房交界外，离房间隔和三尖瓣有一段安全距离。

双腔静脉插管的应用允许从一个经皮穿刺部位（通常是右颈静脉）引流和供血（图 27.4）。最佳插管位置对良好的氧合至关重要；具体来说，回输血流方向应指向三尖瓣。TEE 对位置和流量的评估非常有用，尽管透视也可用于指导静脉插管的放置。这种插管方式避免了股动脉插管，患者的活动能力得到改善，参与康复成为可能，这对于接受移植的患者很重要。

在 VV-ECMO 中 CO_2 去除和氧合在功能上是分开的。氧合主要随着通过膜式氧合器的血流而变化，而 CO_2 的去除取决于吹入氧合器的气流量。氧合也会随着 ECMO 流量与患者心输出量比率而变化。严重肺损伤患者通常需要达到 3~6L/min 的流量来维持可接受的氧合。对于不通气的高动力循环外科患者，可能需要更高范围的 ECMO 流量来满足氧合。如果肺损伤不严重，能进行部分通气氧合，

表 27.1 胸外科体外生命支持配置、适应证及应用

ECLS 模式	高碳酸血症	缺氧	右心衰	右心衰和左心衰	胸外科的应用
低流量 VV-ECMO	是	否	否	否	肺移植桥接
高流量 VV-ECMO	是	是	很少，只有在 ASD 或 PFO 存在的情况下	否	肺移植桥接 肺移植术中 肺移植术后 - 原发性移植物功能障碍 气管外科 无法单肺通气 肺灌注
VA-ECMO	是	是	是	是	肺移植桥接 肺移植术中 肺移植或心肺移植术后心肌功能障碍 气管外科 纵隔肿块 涉及心房或大血管的肺切除术
无泵型 AV-ECMO	是	否	否	否	肺移植桥接 气管外科 无法单肺通气
PA-LA 无泵型 Novalung	否	否	是	否	肺动脉高压的肺移植桥接

引自 Machuca 等。

ASD. 房间隔缺损，AV. 动静脉，ECLS. 体外生命支持，ECMO. 体外膜肺氧合，LV. 左心室，PA-LA. 肺动脉至左心房，PFO. 卵圆孔未闭，PH. 肺动脉高压，RV. 右心室，VA. 静脉 - 动脉，VV. 静脉 - 静脉。

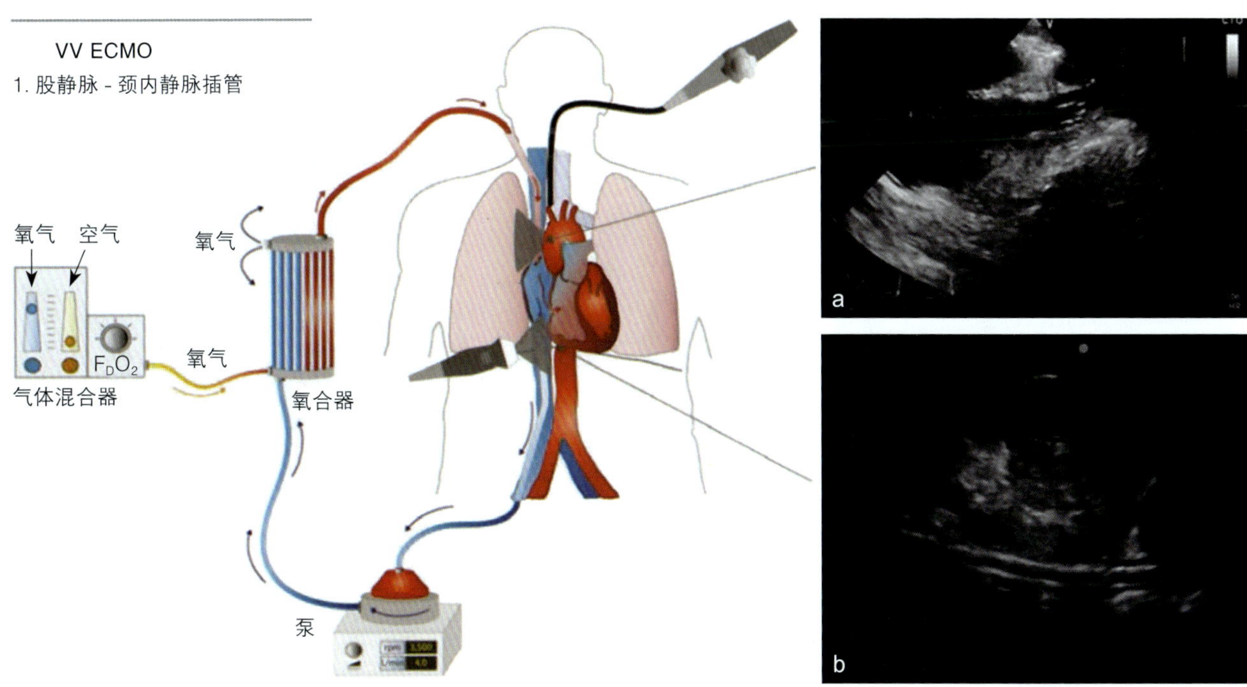

图 27.2 静脉 - 静脉（VV）- ECMO，通过股静脉插管从下腔静脉（IVC）引流去氧血，并通过颈静脉插管将氧合血重新注入上腔静脉（SVC）。右心将氧合血射血入肺循环。a. 食管中段 TEE 切面确认 SVC 中供血管的位置。b. TTE 剑突下切面显示下腔静脉长轴内的引流管（经许可引自 Doufle 等）

则可以用较低的流量维持氧合。低流量 VV-ECMO 通过小尺寸插管可实现高达 1.0L/min 的血流，这足以去除 CO_2，但提供的氧合作用甚微。

静脉 - 动脉 ECMO

VA-ECMO 用于合并或不合并呼吸衰竭的心脏和循环系统支持。血液从静脉引流并经动脉再注入。对于成人的外周 VA-ECMO，最常用股动静脉插管（图 27.3）；而中心插管的可从 RA 引流血液，泵入膜式氧合器，从主动脉中部供血。含氧血液与心脏射血混合，直接灌注到重要脏器。VA-ECMO 的生理效应包括减轻右心室负荷；当 ECMO 血流量较高时，患者的大部分静脉回流都绕过了肺循环。当器官灌注压力提高时，左心室后负荷增加，因为来自 ECMO 回路的血液重新注入动脉增加了压力。选择的插管内径应足够大以允许 VA-ECMO 的血流量比计算的心输出量高 2L/min。由于需要大尺寸的股动脉插管，远端肢体灌注可能会受到影响，常规放置远端动脉灌注插管。VA-ECMO 缺点包括动脉插管的风险：动脉损伤、出血和栓塞，远端肢体缺血和心源性血栓形成（如果心脏保持低流量）。TEE 可用于确认引流管的位置，理想情况是位于 RA 下部，以实现右心减压，继而改善全心功能。

直接在左心房和升主动脉进行中心插管，可以使用内径更大的插管并获得更高的 ECMO 血流量，但这需要开胸，通常用于需要血流动力学支持的手术病例，如肺移植。

因呼吸衰竭而接受 VV-ECMO 治疗的患者，如果随后出现血流动力学不稳定，可以通过增加动脉插管来支持，称为静脉 - 静脉 - 动脉混合 ECMO。两个静脉插管作为引流管，共同将血液引流至 ECMO 回路，再经第三根插管（通常为股动脉插管）回输。

AV-ECMO（无泵型）

Novalung 介入性肺辅助设备（Novalung GmbH, Hechingen, 德国）是一种低阻力气体交换器，设计适用于搏动性血流，由患者心输出量驱动。股动脉引流，股静脉供血，两端通过一个短的无泵回路连接到 Novalung，产生的血流量取决于患者心功能和动脉血压，一般在 1~2.5L/min 的范围内。该装置可以充分排出 CO_2，但只有部分氧合作用，所以对治疗高碳酸血症呼吸衰竭特别有用。无泵模式具有更大的便携性和低灌注量的优点。它们适用于医院间的转运。一旦高碳酸血症得到控制，许多患者可以拔管，下床活动参与康复。

肺动脉 - 左心房无泵 Novalung

另一种无泵模式仅适用于肺动脉高压和右心衰竭的患者。经主肺动脉插管引流，经右上肺静脉插管入左心房供血，两端通过一个短管连

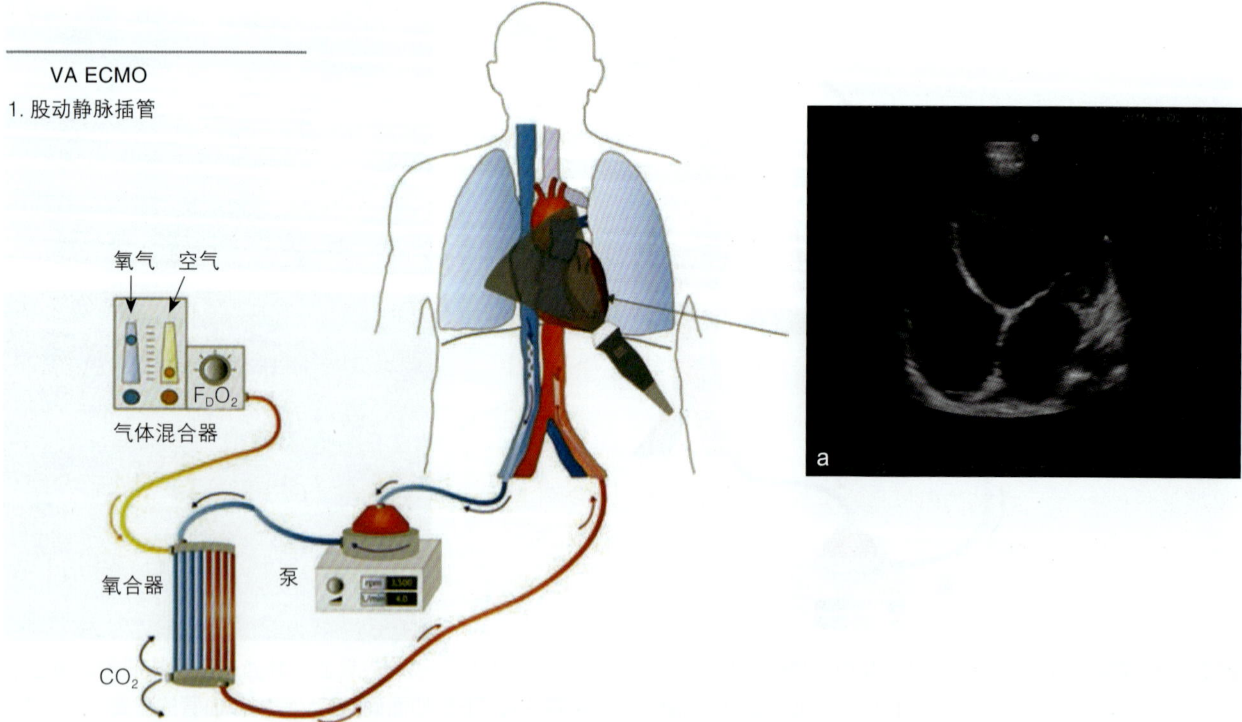

图 27.3　静脉 - 动脉（VA）- ECMO，通过股静脉插管从下腔静脉引流去氧血，并通过股动脉插管将氧合血重新注入升主动脉。a. TTE 四腔心切面评估心脏功能（经许可引自 Doufle 等）

接 Novalung。高右心压力驱动血流通过低阻力 Novalung。这种氧合后的右向左分流可以减轻右心室负荷、减少室间隔移位、改善左室充盈和冠状动脉灌注，最终改善右室功能。这种模式要通过胸骨切开进行中心插管；清醒但血流动力学不稳定的患者可能需要先通过股动静脉插管来进行外周 VA-ECMO，以安全耐受全麻诱导，并在右心减负后进行有计划的脱机。术中 TEE 不能指导插管定位，但对于评估右心室充分减负和左心室的功能状态至关重要。判定左心能否耐受增加的血流是至关重要的。如果出现左室失代偿，则需要长期的 VA-ECMO 支持。在手术结束后，肺动脉和左心房插管穿过上腹部皮肤连至患者体外，然后关胸。作为移植的桥接，许多患者可以拔管并随后下床活动。

在胸外科中的应用

肺移植

越来越多的专业中心使用 ECMO 将恶化的晚期肺疾病患者桥接到肺移植手术。ECMO 桥接患者围术期发病率和死亡率增加，但 1 年生存率很高（>90%）。如果没有移植前的 ECLS，大多数 ECMO 桥接患者都会死亡，这越来越成为一种公认的做法。许多高碳酸血症呼吸衰竭患者可以用无泵型 AV-ECMO 或低流量 VV-ECMO 进行桥接。严重缺氧的患者需要全流量 VV-ECMO，合并血流动力学不稳定的则需要外周 VA-ECMO。缺氧合并重度肺动脉高压的患者使用 VA-ECMO 或 PA-LA Novalung。

肺移植手术的特点是血流动力学改变和呼吸系统损害，最具挑战性的是全身性低血压、肺动脉高压和低氧血症（见第 47 章）。ECMO 正在取代 CPB 成为这些患者 ECLS 的首选形式。如果在术中开始使用 ECMO 的，一般采用中心插管的 VA-ECMO 模式。最近一项对术中使用心肺支持的患者进行的病例对照队列研究显示，与接受 CPB 治疗的患者比较，那些接受 ECMO 治疗的患者有更好的早期结果，机械通气时间、ICU 和住院时间更短。ECMO 患者的血液制品使用量明显减少。

VV-ECMO 是最常见的术前桥接模式。当这些桥接患者接受移植手术时，部分患者能通过持续的 VV 支持得到充分保障。多数患者需要更高流量支持或血流动力学支持，通常采用混合模式 ECMO。带着颈静脉双腔插管和中心主动脉插管到达手术室的患者可以接受静脉 - 静脉 - 动脉支持，通过双腔静脉插管进行引流，并将氧合血供血到心房和主动脉。或者原有的颈静脉置管的 VV-ECMO 保持不变，另外经下腔静脉和主动脉行中心插管，建立一个 VA-ECMO 循环，与 VV-ECMO 同时运转（与 Dr. Marcelo Cypel 私下交流所得）。在手术过程中保持 VV-ECMO，以避免出现任何血栓问题，如有必要可在 VA-ECMO 脱机后恢复运转。

移植完成后，ECMO 将脱机以评估移植肺的功能。虽然术后可以考虑拔管撤机，但能否撤取决于同种异体移植肺的功能。一些患者会拔管撤除所有体外支持，部分低氧血症患者可转为 VV 模式，部分肺动脉高压或严重心肌功能不全的患者需要继续进行 VA-ECMO，晚些时候再返回手术室拔管。任何形式的术后 ECMO 都有缺点，主要是大手术后持续抗凝会增加出血风险。使用 ECMO 治疗原发性移植物功能丧失（primary graft dysfunction，PGD）的肺移植患者，相较无 PGD 的患者，其存活率降低，但与未接受 ECMO 治疗的 PGD 患者结果相似。与 VV-ECMO 相比，用 VA-ECMO 桥接支持恢复的患者具有更高的 30 天死亡率。

气道手术

ECMO 可用于支持严重气道阻塞的患者。喉部以上的病变可以在清醒局部麻醉下光纤引导插管或气管造口。当喉部以下有严重阻塞时，虽然通过声门插管可能并不困难，但可能无法通气。虽然有些病变可以通过硬质支气管镜检查和间歇通气切除处理（见第 11 章和第 13 章），但广泛的气管阻塞需要长时间的切除治疗，而且气道内大量出血，这些都是令人生畏的问题。历史上曾采用局麻下放置股动静脉插管，建立全流量 CPB 支持 。最近有报道称 VV-ECMO 支持用于成人气管内肿瘤切除，支架移位，异物取出，控制咯血，乳头状瘤清创术和减轻外部压迫。已经报道了多种插管策略：股静脉和颈静脉单腔插管和右颈静脉双腔插管。有报道气管肿瘤切除术后咯血死亡，可能是 ECMO 的抗凝治疗加剧出血导致。用 VV-ECMO 和 VA-ECMO 均可缓解儿童气道阻塞。

有报道患者气道阻塞致呼吸心搏骤停，心肺复苏后继续 ECMO 支持，VA 和 VV 都有报道使用。复苏后血流动力学稳定但低氧患者使用 VV 支持是可行的，但如果患者并存心功能障碍，VA-ECMO 是更好的选择。两种情况都有报道，患者在 ECMO 支持下气道恢复通畅、转换为常规机械通气，短期观察神经系统后遗症后成功拔管。

另一个临床挑战是在气管部分切除后，重建完成前，气道离断期间维持氧合和通气。远端气道通气管理通常包括经术野气管插管通气或经气管插管喷射通气，这两种方法都可能会阻碍手术区域操作（见第 13 章）。在 ECMO 支持下复杂的气道重建可能会变得容易，对呼吸储备有限的患者也可采用开放式气道手术。由于术中会重度挤压心脏和大血管，需要广泛的整体切除的晚期肿瘤手术用 VA-ECMO 进行支持处理。中心和外周插管都如前描述。VV-ECMO 支持的报道更多见，适用于气管和隆突切除术，包括隆突全肺切除。有文献报道了一个不寻常的复杂气管食管瘘修补病例，采用无泵型 AV-ECMO 支持，在股动静脉插管间放置一个低阻力回路用于清除 CO_2。同时经气管置入细管至患者隆突处供氧，以满足无呼吸氧合，最终在无肺通气的情况下进行了 12h 的手术。有报道气管切除术也用 AV-ECMO。但当 VV-ECMO 在气道手术期间提供的氧合不足时，可以辅助气管内插管吹入氧气。

难以耐受的单肺通气

拟行胸外科手术的患者肺储备可能有限，因而不耐受单肺通气。成功的肺癌前期治疗可能会使已接受全肺切除术的患者过渡到出现对侧肺疾病。对这些全肺切除术后患者，在 VV-ECMO 支持下可实施对侧肺楔形切除术、肺节段切除术、VATS 肺大疱切除术和食管切除术。在 3 名接受肺段切除术的患者亚组中，低流量 VV-ECMO 足以满足要求。股静脉插入双腔插管，平均 1.6L/min 的血流量和 5L/min 的气流量通过氧合器，可以保持稳定的血气超过 45min。无泵型 AV-ECMO 也被用于全肺切除术后患者进行对侧肺楔形切除和胸膜剥脱。

患有晚期肺实质疾病的患者可能需要进行重要的胸外科手术，但可能不耐受 OLV。没有指南可以确定哪些患者需要体外支持，哪些患者可以耐受而无需体外支持。双肺通气时的动脉 PaO_2、FEV1/FVC 比值和哪侧进行手术通常是预测 OLV 低氧的良好指标；但在危重患者中这些指标提供的信息有限，且不能反映新发肺部并发症，如脓胸或漏气。脓胸手术患者经常有坏死性肺炎或支气管扩张，术中建立 VV-ECMO，以支持广泛胸膜剥脱术。VV-ECMO 支持下双侧胸膜剥脱的危重患者，术后关键一步是 ECMO 脱机，脱机后才可能成功拔除气管导管。

肺气肿患者容易出现肺大疱破裂和长时间漏气，VV-ECMO 支持下或 AV-ECMO 支持的 VATS 肺大疱切除术都有报道。1999 年 Yoshio Tsunezuka 报道了三名 COPD 重度高碳酸血症患者在 ECMO 支持下择期行肺减容术（lung volume reduction surgery, LVRS），虽然这三例患者病情都严重到了不推荐实施 LVRS 的程度。之所以选择 VA-ECMO 是因为正压通气下肺过度膨胀，患者经常会出现预期的血流动力学不稳定。这被认为是一个有争议的治疗方案，因为严重的高碳酸血症是围术期死亡率的一个危险因素。其他机构尚未报道这种做法。VV-ECMO 的使用有利于 LVRS/ 大疱切除术，同时可以将 COPD 患者从机械通气中解放出来。

此外，VV-ECMO 已被用于帮助肺实质明显缺损的患者耐受切除手术：先前有过广泛肺切除的术后转移瘤切除术，肺大疱切除术和肺结核瘢痕形成后曲霉菌球切除术。

除此之外伴有进行性缺氧的肺泡蛋白沉积症患者需要用大量生理盐水对双肺进行全肺灌洗，以清除脂蛋白沉积。传统上这是通过双腔管按顺序进行，但是严重受累的患者可能无法耐受这种情况，许多病例报道了在该患者组中使用 VV-ECMO 支持下进行灌洗。

纵隔肿块

占据前纵隔的巨大肿块有可能导致大血管和右心房受压，导致前负荷和心输出量减少。在清醒的患者中，由吸气产生的负压减少了这种影响，使压迫最小，直到进行外科手术。肌松药可以消除吸气负压的效应，正压通气可进一步加重导致心输出量的减少和心搏骤停。这对患有巨大前纵隔淋巴瘤的儿童来说是一个特殊的风险。历史上已经有 CPB 支持下手术治疗。最近，有报道在儿童和成人中在麻醉诱导前保持自主通气的同时进行股部 VA-ECMO。VA 的模式是由潜在的心血管衰竭决定。这是胸科麻醉中的一个众所周知的问题，关于体外支持的风险评估在第 14 章中有更详细的描述。

晚期肿瘤外科切除手术

过去认为晚期胸内肿瘤伴局部浸润是无法切除的。然而作为多模式治疗的一部分，三级转诊中心越来越多地进行晚期肺和食管恶性肿瘤的切除，且具有相当的生存率。肺癌最常见的胸膜外侵犯部位是左心房。切除操作需要钳夹心房受累区域，以进行补片修补或心房一期缝合，而在钳夹心房期间会造成血流动力学不稳定。在某些情况下无需体外支持也可实现。有报道在 VA-ECMO 支持下切除肺恶性肿瘤并重建上下腔静脉、左心房、远端主动脉和隆突，食管恶性肿瘤侵犯隆突时也是如此。ECMO 插管位置根据切除计划来选择，可能是中心或外周。复杂的胸部恶性肿瘤的切除延伸至肺动脉干、主动脉弓或需要打开心腔的，仅适合采用传统的 CPB。

胸部急症

ECMO 被称为大咯血的救命紧急治疗方法。术中医源性大血管损伤伴大出血最常采用 CPB 治疗，优点是可提供快速输液、自体输血和必要时心脏停搏或深低温停循环。在肺动脉损伤的情况下，通过减少肺动脉干的血流即可进行外科修复，而 ECMO 已被证明对多种气管损伤修复手术和术后愈合有益。这些气管损伤包括医源性损伤、术后瘘和外伤。

肺移植后经常需要在原发性移植物功能障碍时进行 ECMO 支持，直至肺再灌注损伤减轻，但对围术期其他原因的肺衰竭也需进行紧急治疗。这些情况包括血流动力学稳定的急性重度肺栓塞患者行肺栓塞切除术，慢性血栓栓塞性肺动脉高压患者行肺动脉血栓内膜切除术后肺再灌注损伤，其相应的适应证和方法都有综述。对术后输血相关肺损伤（postoperative transfusion-associated lung injury，TRALI）的支持也有详细报道。如何维持患者良好预后方面，最近强调了紧急情况预案的制定和高效多学科团队合作的重要性。此外 ECMO 还在手术室外用于胸部外伤的急救复苏和外科修复。

在紧急情况下选择 VV- 还是 VA-ECMO 主要取决于只需氧合支持还是同时需要血流动力学支持。术中紧急建立 ECMO 时，可用的静脉和动脉插管位置可能取决于患者的体位和可用的血管。

ECMO 术前计划

对于任何需要体外支持的患者，手术计划列表应包括 ECMO 模式、插管位置，插管时机（全身麻醉诱导之前或之后）和预计的脱机拔管时机。患者体位和计划的切口会影响插管位置。如果患者已经使用 ECMO 要转到手术室，应该讨论是否需要改变支持模式或额外插管。这样麻醉医生才能够优化静脉和动脉通路以进行监测和输液。

预计置管的血管够大吗?

表 27.2 总结了目前可用于 ECMO 的插管尺寸。

所需插管的尺寸将取决于患者的体表面积［目标为 2.5L/（min · m^2）］和无需过高压力插管可达到的流速（可从制造商处获得的插管的技术性能）。成人需要直径 8~10mm 的股血管，没有动脉粥样硬化、狭窄或扭曲才能插管成功。这可以在术前用超声检查或最终用血管造影检查。中心插管通常允许放置较大的插管，因此比外周 ECMO 流量更高。

表 27.2　目前可用的 ECMO 插管尺寸

制造商	中心 ECMO		外周 ECMO	
	动脉 Fr（mm）	静脉 Fr（mm）	动脉 Fr（mm）	静脉 Fr（mm）
Terumo	10~26 (3.3~8.7)	28~36 (9.3~12)	20~24 (6.7~8)	19~29 (6.3~9.7)
Medtronic	15~24 (5~8)	28~36 (9.3~12)	None	None
Maquet	20~24 (6.7~8)	32~36 (10.7~12)	15~29 (5~9.7)	19~29 (6.3~9.7)
Edwards	无	无	16~24 (5.3~8)	18~28 (6~9.3)

双腔插管大小在 23~32Fr（7.7~10.7mm）。

患者能耐受此操作吗?

胸内肿块大到足以在诱导时造成梗阻，也可能引起体位性症状，这类患者通常不能长时间平躺。气道肿瘤也经常导致体位性呼吸困难。对于外科医生来说，在患者处于半坐位下很难将这些大插管插入腹股沟，必须小心操作以避免医源性血管损伤。此外，即使进行了细致的局部麻醉，由于插管的进入及血管的神经支配是内脏的而不是躯体的，该过程对患者来说可能是痛苦的。轻度镇静镇痛可能有助于维持呼吸动力和肌肉强度。根据作者的经验，清醒股动脉插管时的血管迷走神经反应可引起心搏呼吸骤停，因此插管只能在完全监护的环境下进行，并备有即刻能用的复苏药物和设备。

插管位置是否正确?

位置不当的插管有可能堵塞或造成再循环（参见“ECMO 故障排除”），导致患者缺氧。可以经 TEE 或透视检查位置。TEE 或透视设备应在诱导前到位。

抗凝有哪些风险，应该如何管理？

一旦插管到位，患者必须充分抗凝以防止在插管尖端或回路中血栓形成。抗凝会对局部神经镇痛和手术出血有潜在影响，而出血可能是明显和迅速的，因此在动静脉插管前应开放适当的静脉通路。

从历史上看，ICU 里呼吸衰竭患者使用 ECMO 产生不良后果的主要原因是需要手术干预的大出血和脑出血，尤其是新生儿。长期接受 ECMO 治疗的 ICU 患者血小板功能和数量低下，纤维蛋白原缺乏，维生素 K 依赖性凝血因子丧失和获得性血管性血友病，导致了复杂的凝血病，最近有文献对此进行了综述。体外生命支持组织（ELSO）的国际指南总结在表 27.3 中。对于 CPB 来说抗凝方法已经很成熟，表 27.3 给出了一个典型的机构方案以供比较。

需要强调的是，术中抗凝治疗的风险 / 益处可能潜在不同，而且这些指南也不是为短期手术使用而设计的。例如，肝素化回路的使用可以显著降低最初 6h 内的肝素需求。从长远来看不会降低肝素的需求量，但可以显著降低术中血栓形成的风险。同样，接受大出血手术的患者也会缺乏血小板、纤维蛋白原和其他凝血因子，在这种情况下，即使没有肝素，可能也会延长凝血时间。有多例报道关于使用无肝素 ECMO 进行高出血风险手术干预。基于这些原因，在我们的机构中通常以 ACT 160~180s 为目标，至少每 30 分钟检查一次，并根据需要单次给予小剂量肝素，而不是持续输注。作为 ACT 的辅助手段，我们也经常使用 ROTEM™ 和血小板功能检测，检测其他潜在的出血原因，如凝血因子缺乏、血小板功能障碍或纤维蛋白溶解。

表 27.3 ECMO 和 CPB 的抗凝

	ECMO（根据 ELSO）	CPB
普通肝素负荷量（U/kg）	50~100	300
肝素维持量	7.5~20U/(kg·h)	ACT 指导下 5000~10 000U
目标 ACT（s）	180~220	480
目标抗 Xa（U/ml）	0.3~0.7	–
APTT 范围	基线 1.5 倍	–
目标纤维蛋白原（mg/dl）	>150	>200
INR	<1.5	<1.5
目标血小板数（$1000cells/mm^3$）	>100	>75
红细胞压积（%）	35~40	24~28

血管通路

外周 ECMO 双腔插管可经股血管（通常为双侧）插管，也可经颈部和股血管插管。单腔 VV-ECMO 插管通常放置在右侧颈静脉，但腋路和锁骨上插管位置也有描述。应与外科医生讨论中心管路的位置，为 ECMO 插管留出最大口径的位置。如果 ECMO 已经就位，需要中心静脉置管，须注意 ECMO 引流管所产生的负压可能导致空气进入。VA-ECMO 里静脉气泡可进入动脉插管，导致反常的动脉空气栓塞风险（ECMO 回路不含气泡收集器或过滤器）。

ECMO 的通气策略

ECMO 的所有模式在清除二氧化碳方面都非常有效，对于 ECMO 患者这意味着，决定 $PaCO_2$ 的主要因素是气流量和二氧化碳张力，而不是患者的分钟通气量。如果可能的话，尽可能保持肺泡 PO_2，因为它有助于剩余肺血的氧合。潮气量和呼吸频率可大大降低，可能超出正常水平。考虑到机械通气和肺损伤之间的既定联系，特别是在胸外科手术和单肺通气中，即使在既往没有损伤的患者中，采用谨慎的肺保护性通气策略，潮气量为 6~8ml/kg（理想体重）可防止肺损伤。预防性使用 5~10mmHg PEEP 将减少肺不张的损伤。将呼吸机频率降低到 6~10 次 / 分钟，可以降低呼吸机平均压，延长吸气压力上升时间，从而可能降低张力相关的急性肺损伤。高肺泡氧张力会加重围术期肺损伤，因此在氧饱和度允许的情况下尽可能低地滴定 FiO_2。

ECMO 的有效性意味着患者可以少量通气或不通气，并保持稳定，因此提倡对 ARDS 患者使用“超保护性”肺通气。这包括潮气量 <4ml/kg，PEEP>10mmHg，呼吸频率为 6 次 / 分钟。对围术期患者的保护程度不是强制性的，但在 ECMO 的支持下很容易达到。

ECMO 患者监测

最近对 ICU 中 ECMO 患者的监测注意事项进行了权威性地回顾，特别强调了 TEE 在插管定位中的重要性。动脉测压管路最好放在右侧手臂，以测量头臂动脉下游的压力和 PaO_2，头臂动脉与右颈动脉和冠状动脉的情况跟患者的病情最为密切相关。中心静脉管路的位置很可能由手术切口决定，但应注意不要将插管尖端伸入中心循环太多，以免吸入 ECMO 插管的内腔。一旦 ECMO 开始，中心静脉压监测可能不可靠。如果 ECMO 插管在上半身，则肺动脉导管可能很难插入，因为导管要穿过被 ECMO 引流管占据的上腔静脉再漂浮到右心，但血流又被持续引流到 ECMO 回路。肺动脉插管球囊有可能被抽吸到引流管中并完全堵住。如果从 PA 监测能看到搏动性波形，则表明 ECMO 容量预充是足够的。

应在右手监测外周氧饱和度，以警惕弥散性缺氧。脑氧饱和度作为脑缺氧的一个指标，应考虑用近红外光谱法去监测。在一个关于该监护仪使用的简短回顾性病例报道中，Wong 等发现 ECMO 开始时大脑去氧不饱和率为 100%，其中 80% 会在血流动力学管理后可逆性改变。

ECMO 故障排除

低氧

流量不足

VV-ECMO 依赖于充足的静脉血流通过氧合器，然后返回到右心房。如果通过氧合器的流量比总心输出量少得多，则该差值将通过不通气的肺循环，从而降低动脉混合氧饱和度。在严重呼吸衰竭时，VV-ECMO 血流需要 60% 的心输出量来维持 90% 以上的 SpO_2。解决方案是尽可能通过肺进行氧合，优化静脉引流，尽可能增加 ECMO 血流，增加吹入气体以确保回流血液的充分氧合，必要时降低心输出量。当这个问题出现在 ICU，偶尔可以使用 β 受体阻滞药，但在手术室中不稳定的患者应谨慎使用。

再循环

在 VV-ECMO 中血液在供血管和引流管之间可能发生再循环。ECMO 供血的目的是使氧合的血液通过三尖瓣；因此，供血口应该在右心房。如果引流管口和供血管口靠得太近，再灌注的氧合血液可能会流入单腔引流管。双腔插管也可能发生再循环，尤其是位置不当和使用更高流速时，但不常见。彩色多普勒超声心动图可用于评估 ECMO 插管位置和血流方向。下腔静脉插管应位于肝静脉下方，上腔静脉插管应位于上腔静脉和右心房的交界处，双腔插管的回流口应指向三尖瓣。

差异性缺氧 / 分水岭现象

在外周 VA-ECMO 中氧合动脉血流从股动脉再灌注插管逆行回到主动脉弓。再灌注的血液与顺行的从左心室排出（去氧）的心输出量竞争。这意味着，当下半身灌注高含氧血液时，可能会出现持续的上半身缺氧（图 27.4）。重要的是，这可能导致缺氧

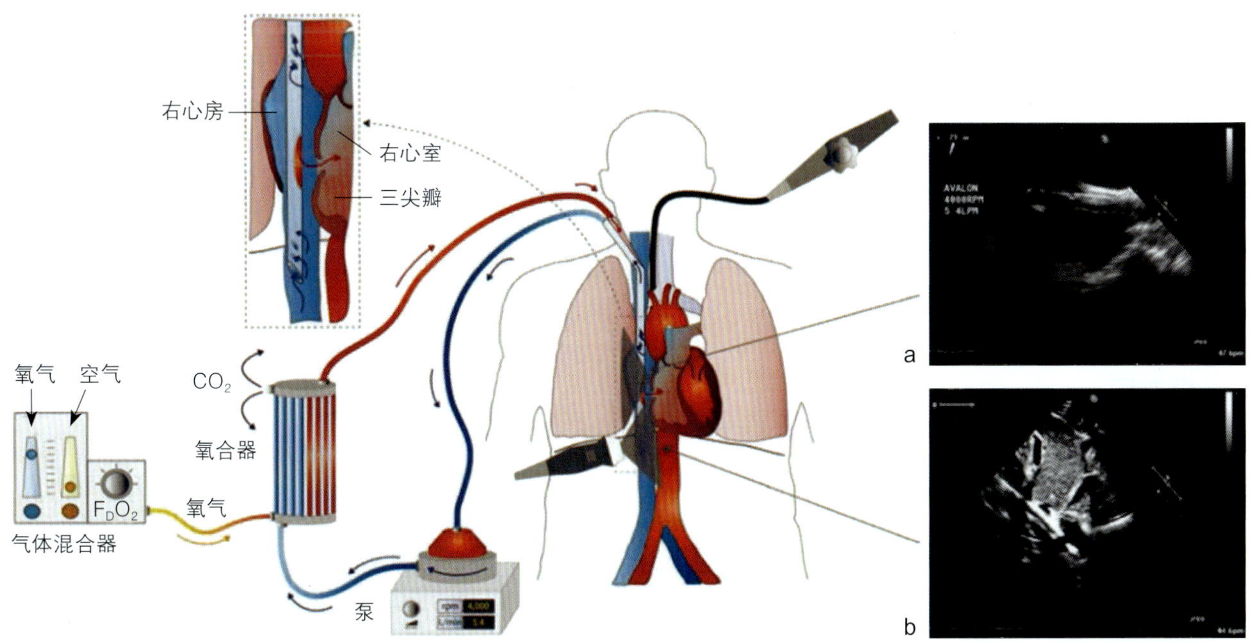

图 27.4　静脉 - 静脉（VV）-ECMO 经颈静脉插入双腔套管。去氧血通过引流导管管腔的孔被吸入：在上腔静脉（SVC）近端和下腔静脉（IVC）远端。氧合血通过心房腔再灌注，回流口朝向三尖瓣（插图）。a. 食管中段双腔切面右心房插管。b. TTE 剑突下切面下腔静脉内插管的尖端对向三尖瓣。经许可引自 Doufle 等

的血液流向大脑和冠状动脉。这对于肺功能不良且心肌功能保留的患者来说是一个特殊的风险。解决的办法是增加 ECMO 血流：这样做的效果是双重的，它将减少肺血流量，同时增加 ECMO 本身血流。用单纯的血管加压药物替代也可能有帮助（图 27.5）。

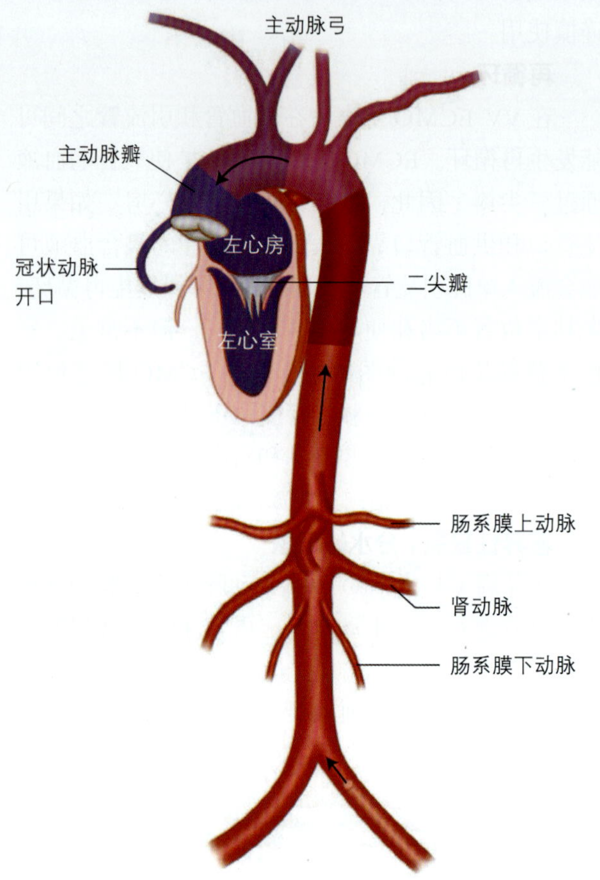

图 27.5　差异性缺氧或分水岭现象。在外周 VA-ECMO 中，氧合血液再流入降主动脉，与从左心室喷出的血液混合。混合点（或分水岭）通常位于主动脉根部的底部，但会根据 ECMO 流量和患者的心输出量而变化。在心肌功能保留的严重肺损伤的情况下，从心脏喷出的去氧血会致分水岭远端心和脑缺氧。右臂的血氧饱和度低于其他肢体。这种现象被称为"丑角综合征"

低血压

VA-ECMO 血流不足

检查引流管：如果有抖动，血流可能阻塞（请外科医生检查），管路可能扭结（灌注医生可以检查），患者的大静脉被挤压（如由于外部压力或收缩），或者患者可能是低血容量。血管内容量状态是麻醉医生的责任，容量必须通过静脉输注，因为灌注回路没有储血罐。检查供血管；如果管路扭结或插管错位，可能会出现低流量。

患者的后负荷过低

麻醉医生负责维持 ECMO 患者的外周血管阻力（peripheral vascular resistance, SVR），需要通过与 ECLS 装置分开的中心静脉导管输注血管加压素。此外 ECMO 流量随所需支持水平和手术操作而变化。支持期间常需要使用强心药。

ECMO 脱机

VA-ECMO

在手术结束时如术后没有计划 ECMO 支持，在肺复张良好、吸痰和保护性潮气量通气下，VA-ECMO 可以通过在 10~20min 内连续降低泵的流量来脱机。在准备脱机过程中麻醉医生必须确保足够的心脏充盈量、后负荷和正性肌力，并准备好呼吸循环恶化时做出快速反应。因为 ECMO 期间没有使用心脏保护，冠状动脉灌注可能受到上述分水岭现象的威胁，右心特别有衰竭的危险。肺部手术可能会改变血管阻力，在 ECMO 支持时相对空的心脏可能会形成血栓。应考虑在 ECMO 脱机前和脱机期间进行全面的 TEE 评估，在降低流量时实时监测右心室大小和功能。一旦流量降至 1L/min 左右，ECMO 泵将完全停止，动脉管路将被夹住。这一过程经常有低血容量，麻醉医生应该做好治疗准备。如果患者情况稳定，5min 后动脉血气充足，则可以拔管。

VV-ECMO

VV-ECMO 脱机在全流量运行下进行，慢慢降低氧气流量和 FiO_2，使氧合器膜内外的氧气和二氧化碳扩散梯度逐步降低到零，让肺接管气体的交换过程。由于流量保持不变，如有必要这一过程可以缓慢进行，以便有时间进行一系列的动脉血气检查、肺部吸引、支气管镜检查、肺复张操作和高 PEEP 试验以优化气体交换。如果低气流量时血气保持良好，可以停泵并拔管。

ECLS 并发症

大多数 ECMO 并发症的研究（表 27.4）都是在 ICU 人群中进行的，在那里 ECMO 的使用持续数周而不是几个小时。这些长期使用风险外推到中短期使用，其发生程度如何尚不清楚。急性肾损伤、溶血和肝素诱导的血小板减少症（heparin induced

表 27.4　肺叶切除术后并发症

并发症	发生率	说明
急性肾损伤	70%~85%	由于原发的严重疾病，发病率很高
心律失常	15%	
出血	总体：10%~30% 胃肠道：4%~6% 插管部位：15%~20% 手术部位：14%~20% 颅内：2%~4% 肺：3%~7%	
癫痫发作	1%~2%	
脑梗死	2%~4%	
全身性栓塞	8%	套管尖端血栓形成率高达 85%，但常在治疗数周后发生
溶血	6%~7%	
肝素诱导的血小板减少症（HIT）	1%~5%	应用肝素后 5~14d
循环凝血	2%~19%	根据成分不同而不同；肝素化回路可能较少
空气栓塞	2%	
氧合器故障	16%	通常是由于亚临床血栓形成引起的慢性病
血管并发症	<5%	例如远端缺血、夹层、假性动脉瘤

thrombocytopenia, HIT）都是长期使用 ECMO 的并发症，不太可能与术中短时使用相关。感染的发生率也与 ECMO 的持续时间相关。与术中 ECMO 支持最相关的问题多半是插管部位和手术部位出血、血栓事件和血管并发症。

ECMO 的神经系统并发症是隐蔽的，因此可能比表 27.4 显示的更常见。在一个回顾性病例系列中，患者平均接受 ECMO 治疗 91h，50% 的患者出现了各种并发症，包括蛛网膜下腔出血、分水岭缺血和缺氧缺血性脑病。临床上明确诊断卒中的不多，与上述表 27.4 中所述 2%~4% 的发病率一致，但该系列死亡患者中 9/10 尸检有脑梗死。类似的一项心脏切开术后接受紧急 ECMO 的患者的尸检研究中，Rastan 等发现未识别的脑梗死发生率为 9%，未识别的静脉血栓栓塞发生率为 32%，未识别的全身性栓塞发生率为 31%。尸检显示 69%~75% 的长期 ECMO 受者存在亚临床血栓形成。此外，ECMO 期间的气体微栓塞率与 CPB 相当，静脉注射是最常见的罪魁祸首，有可能导致术后神经系统疾病。就围术期而言，简单维持外周血氧饱和度和血压并不一定足以确保足够的氧气输送到大脑，应考虑某种形式的主动脑监测，如近红外光谱。

据报道，在采用颈静脉双腔插管引流的高流量 VV-ECMO 时，致命的空气栓塞与气管造口术相关。颈部静脉意外破裂使上腔静脉中的负压将空气吸入 ECMO 回路。避免这种并发症的建议措施包括暂时降低 ECMO 流量，患者头低位下进行气管切开术，并用湿敷料覆盖穿刺部位。在放置上半身中心静脉插管时，可能有类似的空气栓塞风险。

临床病例讨论

患者，男，54 岁，诊断复发性多软骨炎，择期硬质镜下检查并气管支架重新定位。3 年前因气管软化于气管内置入硅胶支架一枚。现因强力吸入支架远端疑似肉芽组织而出现喘鸣，静息时无喘鸣。患者能仰卧而无呼吸困难。既往高血压病，控制良好；稳定型强直性脊柱炎，泼尼松联合阿达木单抗治疗。心功能正常，无瓣膜病变。气道检查示 Mallampati 分级 Ⅰ 级，颈椎运动不受限。入室给予静脉滴定诱导，丙泊酚和瑞芬太尼复合肌松药维持，间歇喷射通气。行硬质镜检查和肉芽组织清除术。多次尝试仍无法取出支架，最终支架被进一步推向肉芽组织的远端。发现气管中段后部黏膜撕裂。

患者出现急性喘鸣和低氧血症，需要紧急再诱导和正压通气。重新进行硬质镜检查，并在隆突部置入 Y 型支架一枚。检查患者发现上胸部和颈部出现皮下气肿。怀疑 Y 型支架的一条臂穿透气管进入纵隔。取出支架，发现气管中部延伸至隆突远端的左主支气管撕裂。

胸外科医生建议通过右胸切口修复气管撕裂。

你中转开胸手术的麻醉计划是什么？

在摆体位和暴露左胸的过程中，目标是提供气体交换的同时，避免高气道压和纵隔气肿的扩展。患者经口气管插管，套囊放在声带下方，气道破损区的上方，以避免对该区域造成压力。由于吸入麻醉药在接下来的复杂肺隔离中不能可靠地进入肺起作用，患者维持全凭静脉麻醉。桡动脉置管测血压，右颈内静脉插管。

在修复气管和左主支气管过程中，给患者供氧和通气有哪些选择？

由于撕裂的位置，通过右侧或左侧的双腔管或支气管内插管进行氧合是不可能的。同样的，直接置入右主支气管的支气管内插管因在手术区域内，修复撕裂期间通气几乎是连续中断的。因此，通过股动静脉插管建立静脉 - 动脉体外膜肺氧合（ECMO），以提供持续的气体交换，便于外科医生完全打开和修复气管。插管和肝素化后，在流量为 2~4L/min 时患者的氧合得到改善。取左侧卧位，通过右胸切口，修复气管和支气管，期间双肺萎陷。隆突处置入 Y 型支架一枚。通过气管内插管和新的支架用正压重新扩张肺部，用 Valsalva 手法进行水密封试验没有发现任何漏气。右胸放置胸管后关闭胸腔。

您将如何停止 ECMO 支持，术后需考虑事项是什么？

ECMO 流量减至 1.5L/min，并且确认患者氧合和血气良好后拔除股动静脉插管。患者带气管插管转至重症监护病房。患者无神经系统受损表现，但由于医院获得性肺炎和清除分泌物困难，两次拔管失败。最终气管造口。术后 18d 转出重症监护病房，术后 45d 出院，颈部保留气管造口，可发声。

小结

随着我们外科同事不断将胸外科手术边界外推，可以预见术中 ECLS 的需求会增加。诱导前常规提供机械支持不太可能，任何大手术也不能轻率实施；借助本章概述的原则，外科同事至少可以感受到我们在处理这些手术中的经验。

第七部分

超声技术在胸科麻醉中的应用

第 28 章 肺部超声

Nathan Ludwig 和 Ahmed F. Hegazy 著
张雨馨 译 邱郁薇 校

要点

- 肺部超声是一种强大的床旁工具，麻醉医师可以利用它快速地制定患者围术期的管理方案。
- 接受过基本超声训练的麻醉医师可以很容易地辨认出肺和胸膜的超声图像，如 A 线、B 线、肺滑动征和肺实变。临床上，这些检查可以为肺水肿、肺不张、气胸、肺炎及正常肺通气提供诊断依据。
- 对于难以明确诊断的呼吸衰竭患者，肺部超声可以缩小鉴别诊断范围；肺部超声还可帮助评估胸腔积液的多少和严重性，并有助于指导围术期的肺复张和呼吸管理。
- 肺部超声可以并入对创伤或休克患者的全套超声评估中。

引言

随着临床超声技术的进步和机器成本的降低，超声在麻醉学的临床实践中得到了广泛的应用。大多数麻醉医师已经习惯于在进行血管穿刺等临床操作时使用超声技术。超声指导下的区域麻醉已经得到广泛应用，渐渐补充或取代了体表定位法和神经刺激器技术。此外，麻醉医师无论是否受过心脏超声训练，都越来越多地使用实时床旁超声心动图来监测心脏功能、瓣膜情况和循环容量状态。利用临床经验和超声知识作为起点，麻醉医师可以很容易地将肺部超声运用到实践中。肺部超声是一种功能强大的超声技术。当与体格检查和其他成像方式结合使用时，还可以诊断和治疗呼吸衰竭。

超声波的物理原理

对于临床医生来说，将超声运用到实践中并不需要对超声物理学进行深入了解。但是，对超声物理学的基本理解有利于理解如何优化图像、解释伪影及认识不同超声换能器的局限性。本章将介绍一些临床医生需要掌握的运用肺部超声的物理知识。

简而言之，超声换能器通过振动的压电晶体将电能转换为机械能，在这一过程产生了能穿透身体组织并反射回换能器的超声波。反射波被转换为电信号，而该电信号经过处理并显示为图像。

人体不同组织对超声波的阻尼有所不同，数学上称其为声阻抗。骨组织对超声波具有较高的声阻抗，大多数超声波都能从骨骼表面反射出来。因此，经常看到的是肋骨下方完全黑暗的现象，即所谓的声影或衰减伪影（图 28.1）。相反，脂肪组织和肌肉声阻抗较低，超声波可以很容易地通过这些组织，可以看到更深的结构。对于超声检查医师而言，了解超声波与各种身体组织的相互作用原理，有助于更好地理解在进行肺部超声检查时将换能器放置在肋间隙正确位置的重要性。

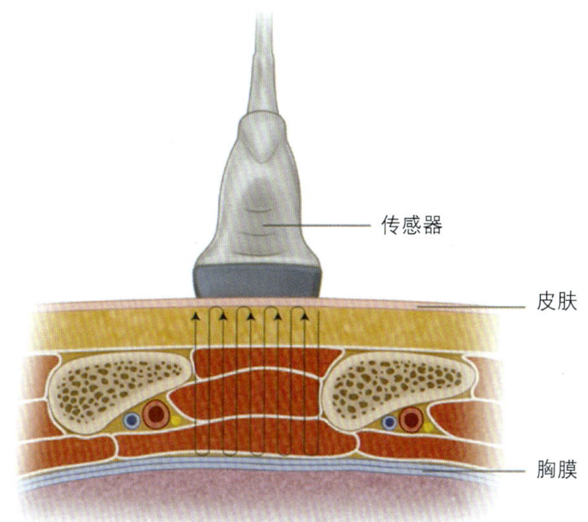

图 28.1 混响伪影。换能器和胸膜线之间的超声波反射导致在屏幕上产生多条水平线，且换能器和胸膜之间等距。在肺部超声检查中，这种伪影称为 A 线

当超声波穿过两种不同的组织界面时，由于声阻抗不同，超声波会反射回换能器。超声波可能在人体的两种组织表面或组织表面与探头之间来回反射。在组织表面和探头间来回反射的超声波会产生所谓的混响伪影（图 28.1）。混响具有重要的诊断价值，可产生特殊的超声图像，称为 A 线（本章稍后介绍），其间距相等。当组织内出现异常液体积聚，超声波束在气泡和液体形成的空间中发生共振，源源不断地向探头发生声波（图 28.2），产生所谓的彗尾现象。彗尾现象具有诊断意义，在超声检查图中称为 B 线（本章稍后介绍）。

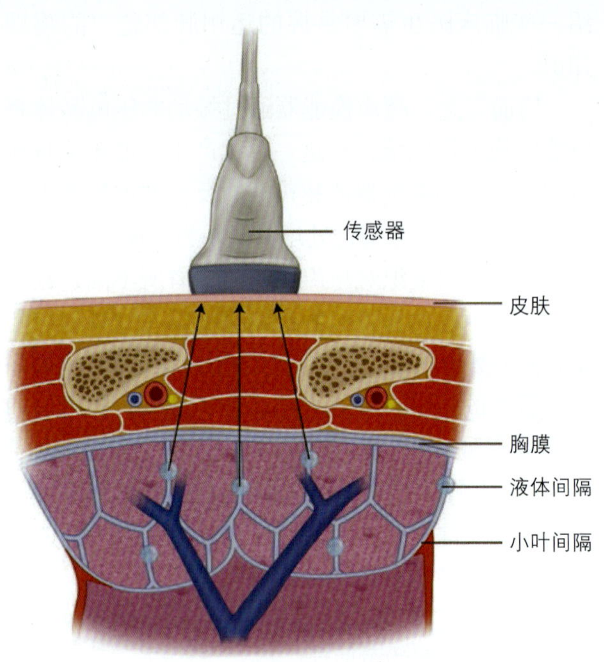

图 28.2　彗尾伪像。超声波在小叶间隔中气泡液体形成的空间内发生共振，导致恒定的能量返回到探头。肺部超声中产生的彗尾伪像称为 B 线

探头

为了节省成本，许多临床科室购买超声机器的同时附带多个换能器（通常称为探头），同一台超声机器可以广泛地用于多种临床情况。临床医生必须了解各种探头的适应证和局限性。便携式床边超声仪通常带有线阵探头、凸阵探头和相控阵探头。这三种类型的探头均可用于肺部超声检查。

线阵探头对麻醉医生来说最为熟悉，经常用于区域麻醉和血管穿刺。线阵探头是高频探头，可以清晰地识别胸膜线等浅表结构。但是，高频超声波在返回线阵探头时衰减较快，因此在尝试观察更深的组织结构时，线阵探头不是一个很好的选择。相比之下，凸阵探头频率较低，超声衰减较少，识别深部肺组织的能力较强。但是，凸阵探头占用体表面积较大，在用于肺部超声检查时，在扫描区域内始终显示肋骨阴影。相控阵探头也是低频探头，较为扁平，占用体表面积较小，非常适合放置在肋骨之间，因此适合用于胸部扫描。此外，相控阵探头能够产生高帧频，可以很好地显示快速运动的结构（如心脏），因此自从相控阵探头研发以来，一直是超声心动图的首选探头。但是，相控阵探头空间分辨率较低。因此，在识别更深的组织平面中，凸阵探头优于相控阵探头，可实时显示针的入路（如实时超声引导的胸膜穿刺）。在检查肺和胸膜时，必须了解每个探头的优缺点。表 28.1 展示了各种探头的特性及其在肺部超声中的用途。

超声术语

了解基本的超声术语有助于沟通交流检查结果。超声屏幕顶部的近场描述的是浅表结构。屏幕底部的远场描述的是更深层次的组织结构。根据从组织器官反射或传输回来的超声波的程度来描述组织结构。高回声组织为强回声，屏幕上（如骨表面）显示为白色。无回声组织不能反射超声波，屏幕上显示为黑色(如液体)。低回声组织部分反射超声波，屏幕上显示为灰色（如脂肪组织或肌肉）。

临床环境

临床医生进行肺部超声检查时必须建立一个合适的检查环境。通常情况下，临床医生站立或坐在患者的一侧。超声机器与临床医生位于检查床的同侧最方便临床医生独立操作。应尽可能必要时才暴露患者的检查部位，以保护患者的隐私。检查完成后，应给患者提供干净的毛巾来清洁体表超声凝胶。超声凝胶有助于保持探头和皮肤良好接触，避免探头皮肤交界处的空气。对于可能直接接触、飞沫传播或空气传播疾病的患者，检查医生应当穿戴适当的个人防护装备。根据医院和制造商的建议，每次使用后，机器和探头都需要清洗。

患者通常在仰卧位时进行肺部超声检查，但也经常处于坐位进行扫描。通常需要使患者处于侧卧位以进行背侧组织结构的检查。手臂外展有助于完全显露一侧胸部结构。在许多临床环境中，由于空

表 28.1 肺部超声中使用的换能器

探头	线阵探头	凸阵探头	相控阵探头
图片			
生成的图像			
频率	高频（5~15MHz）	低频（2~5MHz）	低频（2~5MHz）
分辨率和穿透深度	轴向分辨率较高，但穿透深度有限（不超过 6cm）	轴向分辨率较低，但穿透深度较深（最高可达 35cm）	轴向分辨率较低，但穿透深度较深（最高可达 35cm）
扫描束	垂直光束（产生矩形图像）	散射光束（产生扇形图像）	散射光束（产生扇形图像）
足迹；脚印	线性，占用空间较小	曲面，占用面积较大	小平面，占用面积较小
帧速率	快速帧频	帧频较低，但空间分辨率较高	帧频较高，空间分辨率较低
使用（诊断）	用于胸膜线成像	用于胸膜和肺实质检查	用于胸膜和肺实质检查
用途（操作）	适用浅表组织平面穿刺针的可视化	在更深的组织平面进行充分的针头显影（例如，超声引导胸膜腔穿刺）	组织平面中针的可视化较差

间的限制，临床医生通常需要习惯于使用任意一只手进行检查操作。

图像采集

进行肺部超声检查时，超声探头标记应始终朝向头部方向。至少，应该按照 Lichtenstein 研究著作中概述的那样，对每侧胸部进行三区检查。本章的作者建议尽可能对每侧半胸进行四区检查。如表 28.2 所示，超声图像是以数字方式存储和标记的。我们选择用描述体表位置的首字母缩写来标记图像。

左前胸壁，在解剖学上对应于左上叶。左腋前线，它对应于左舌叶或右中叶。左肋膈角，与左下叶相对应。正如 Lichtenstein 等所描述的，后外侧肺泡胸膜综合征（posterolateral alveoli pleura syndrome，PLAPS）是我们的最后扫描位置。 PLAPS 点对应于仰卧位患者的后基底段，是肺重力依赖区。为了达到更好的 PLAPS 显影，患者需要稍稍旋向对侧。

结束左侧胸部检查后，对右侧胸部进行检查，使用类似的标记方案。和胸部听诊一样，当临床医生认为还需要获得额外的信息时，可以增加其他的扫描位点。

表 28.2 左半胸的扫描位置。然后在对侧半胸重复检查，并做适当的标记。在整个检查过程中，探头标记保持朝向头部方向

左前胸壁： 探头置于锁骨中线第 2 或第 3 肋间附近。对应于左（或右）肺上叶。	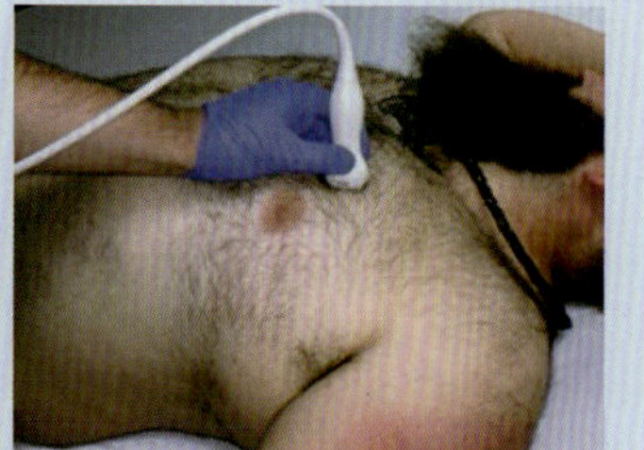
左腋前线： 探头置于腋前线第 4 或第 5 肋间。对应左肺舌叶或右肺中叶。	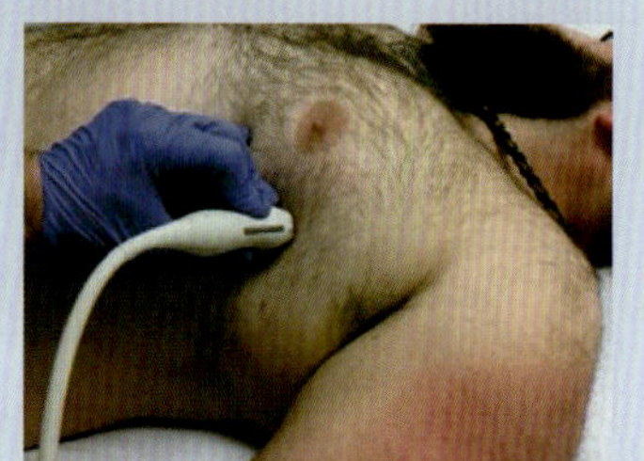
左肋膈角： 探头置于腋中线肺组织与膈肌交界。对应于左（或右）肺下叶。	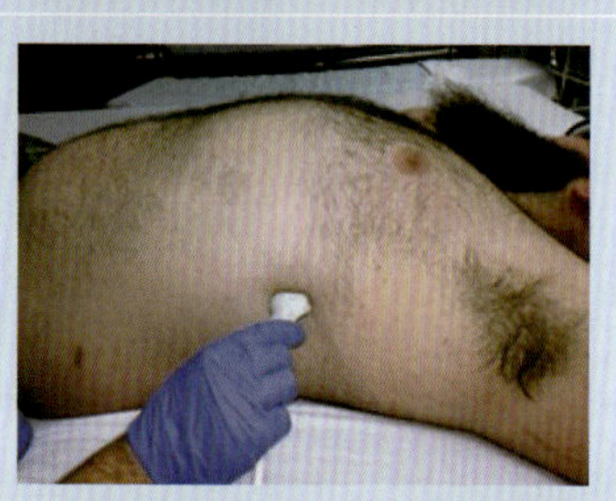
左后外侧肺泡胸膜综合征： 探头沿着横隔膜向后移动到腋后线。为了进行充分检查，患者需稍向对侧旋转。该点对应于左（或右）肺后基底段。对于仰卧位患者，这是肺重力依赖区。	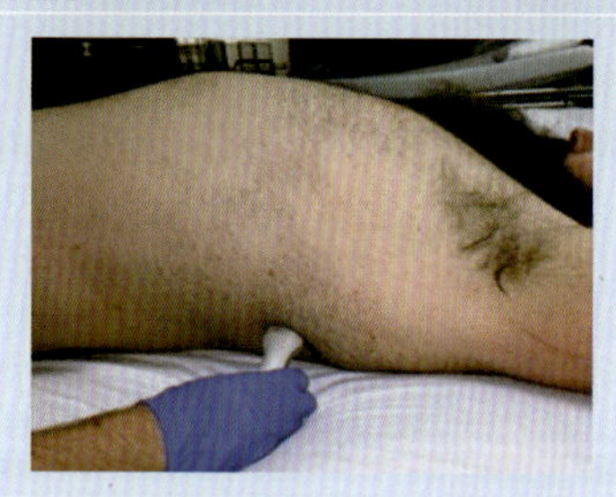

通过学习曲线可以优化图像。超声医生可以利用成像手进行微调及不断调整机器参数设置，来实现图像的优化。有时需要调整探头位置，直到获得明确的肺超声成像（A 线或 B 线）。在描述探头在患者体表的移动时，应当使用统一的术语，特别是对刚接触超声检查的医学实习生。我们通常描述手部的三种探头移动：滑动、旋转和倾斜。探头滑动指的是将探头沿特定方向“向上滑动”，同时保持探头与患者之间角度固定。探头旋转是指在旋转探头的同时保持探头位置不变，就像旋转螺丝一样“顺时针旋转”。探头倾斜是指改变成像平面的角度，同时保持探头与皮肤的接触点不变，“上下倾斜或向右或向左倾斜”。

机器设置

调整成像设置有助于优化图像。首先是检查类型预设，也称为机器模式。现在许多超声都有特定的肺部模式。如果没有这一模式，也可使用腹部模式替代。心脏预设模式不理想，因为心脏模式可用于检测快速的组织运动，但分辨率会较低（适用于超声心动图检查）。

肺部模式和腹部模式均使用“放射学惯例”显示超声图像。放射学惯例中的方位标记显示在屏幕的左侧。在获取肺和胸膜图像时，探头标记始终指向头侧。屏幕上的方位标记——图像左侧将始终代表身体的头侧。这与心脏病学惯例相反，后者方位标记在屏幕右侧。新手在使用相控阵探头同时进行超声心动图检查（使用心脏病学惯例）和肺部超声

检查（使用放射学惯例）时可能会感到困惑。因此，在开始进行肺部超声检查之前，必须将机器预设更改为“肺部”或“腹部”模式，以优化图像质量并将显示更改为标准放射学惯例。

为了优化获得的图像，通常需要调整深度和增益。前外侧检查胸膜线时，所需深度通常很浅。将检查深度设置为 4~6cm 可优化图像分辨率，胸膜滑动征非常明显。但是当使用低频探头检查肺实质时，建议深度至少为 15cm。大多数肺部超声图像都是在 2D 模式下采集的，但 M 型也有很大的实用价值。肺部超声很少需要多普勒模式。

肺滑行征、肺搏动和肺点

在呼吸过程中，脏层胸膜和壁层胸膜之间相互运动产生的肺部超声图像称为肺滑行征。通常表现为每次吸气和呼气时胸膜线的来回轻微移动。肺滑行征阳性表明脏层胸膜和壁层胸膜之间紧密接触，排除了它们之间存在空气或液体。通过检查每侧胸腔的非重力依赖区确认肺滑行征的存在，可以 100% 排除气胸。

心脏搏动传导过来的胸膜移动，导致脏层胸膜和壁层胸膜之间的相互运动，称为肺搏动，通常多出现于左侧胸腔，胸膜以较快的频率（与心率一致）出现轻微的搏动。气胸时可阻止心脏振荡传递到壁层胸膜。因此，胸膜线处的肺搏动可以基本排除探头扫描部位气胸的可能。

可以使用高频线阵探头或低频（相控阵或凸阵）探头创建肺滑动征的 2D 图像。为了提高效率，通常在整个检查过程中使用低频探头，先观察肺部滑动征然后观察深部组织结构。为了显示是否存在肺滑动征及获得更详细的图像，可使用高频线阵探头。

使用 M 模式（运动模式）可以进一步确认肺滑动征。在正常呼吸过程中，胸膜线以下的运动呈现典型的沙滩外观，而胸膜线以上的组织相对静止呈直线状。这一特征图像被称为“海岸线征”（图 28.3）。相反，胸膜线上肺滑动征或肺搏动的消失导致胸膜线上方和下方出现多条静态水平线的 M 型图像，被称为“条形码征”或“平流层征”（图 28.4）。

如前所述，肺滑行征敏感性较高，阳性基本可 100% 排除气胸。但是，肺滑动征消失并非气胸所特有。实际上，任何阻止脏层胸膜向壁层胸膜运动的情况（就像正常呼吸时发生的那样）都将导致肺部滑行征消失，可能原因包括窒息或呼吸暂停、大

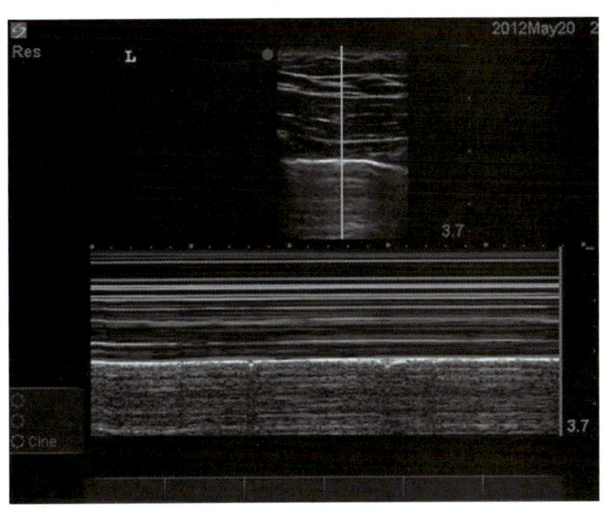

图 28.3　胸膜线 M 型超声“海岸线征”。胸膜线下的“沙粒样”征表明存在肺滑动征（海岸线征）。使用线阵探头捕获的图像

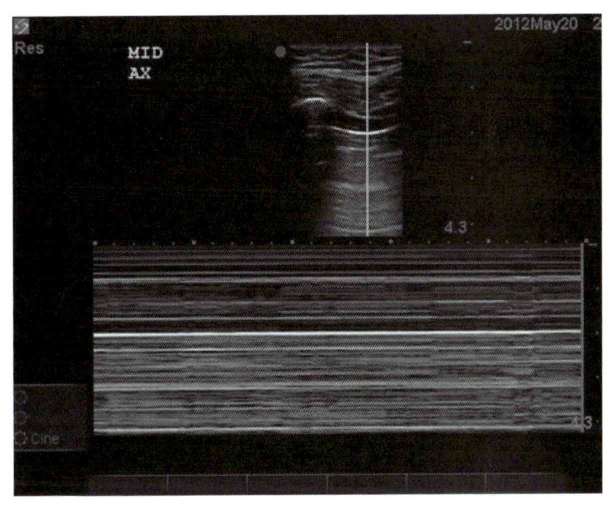

图 28.4　胸膜线 M 型超声“平流层征”或“条形码征”。胸膜下的静态直线表明肺滑动征消失（平流层征或条形码征）。使用线阵探头捕获的图像

面积肺不张导致的肺无法通气、气管内插管和大叶性肺炎。此外，胸膜固定后也不会出现滑动。在一定临床背景下，肺滑动征消失高度提示气胸，但还需要全面的鉴别诊断。

当肺滑行征存在时，肺点的检测可以帮助进一步诊断气胸。肺点是正常肺滑动和肺滑动消失过渡点的超声图像。从解剖学上讲，肺点代表了脏层胸膜和壁层胸膜在气胸时开始分离的交界点（图 28.5）。超声检查时发现肺点，气胸诊断的特异性为 100%。但是，在严重气胸时，肺点可能非常靠后，或者在严重周围性气胸的情况下，肺点可能并不出现。在这种情况下，寻找肺点非常困难而耗时，甚至难以找到。因此，我们并不提倡常规寻找肺点。对于临床表现提示气胸且血流动力学不稳定的患

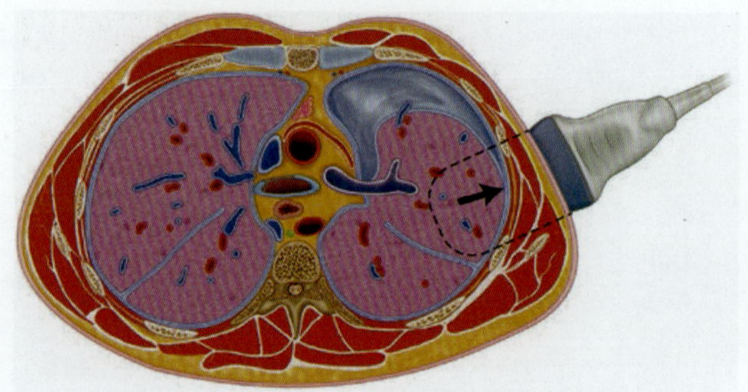

图 28.5　肺点。肺点为脏层胸膜和壁层胸膜的过渡点。肺点是气胸的特异性表现，但肺点定位较为困难

者，肺滑行征消失时应立即进行胸腔减压。紧急情况下寻找肺点可能会延误抢救时间。

A 线、B 线和合并模式

超声评估肺实质的一个重要概念是评估 A 线和 B 线的存在。A 线是由于胸膜与超声探头之间的多重反射而产生的混响伪影的结果（图 28.1）。A 线表现为胸膜线下方的等距、水平、高回声线（图 28.6）。A 线的存在提示无明显的肺泡或间质水肿，无肺部实变。因此，超声图像上显示一条或多条 A 线往往表明探头扫描处肺通气正常。此外，当肺滑行征阳性且双侧肺 A 线明显时，超声显示为正常肺。取决于屏幕设置的深度，通常我们可以看到在胸膜线下方等距的多条 A 线，然而 A 线的数量多少并不能提供其他诊断信息。

相比之下，B 线是起源自胸膜下肺实质的环形声波衰减或彗尾伪影（图 28.2）。在超声图像上 B 线显示为起源自胸膜下延伸至屏幕底部的与胸膜垂直、激光样的高回声线（图 28.7）。B 线的出现通常反映了小叶间隔内液体积聚，提示肺水肿的可能。其他一些病理生理因素，如小叶间隔中蛋白质、结缔组织、细胞或血液积聚也会产生 B 线，常见疾病主要包括肺炎、肺纤维化、肺挫伤和肺肿瘤。此外，节段性肺不张可产生局部 B 线，特别是在肺重力依赖区。

B 线的几个重要特征包括：B 线起源于胸膜线，延伸至远场而不会发生衰减，并且与胸膜滑动同步；B 线优于 A 线，当两条线均可见时，B 线将覆盖 A 线到达屏幕末端；即使在正常的充气肺组织，也可见到一些散在的 B 线；但是作为临床阈值，在同一个视野中存在三条或更多 B 线，或者当 B 线大量融合时往往提示病理性因素。

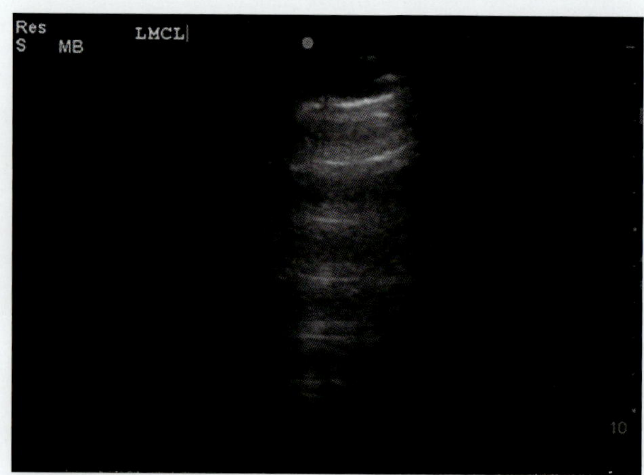

图 28.6　A 线。A 线表现为平行于胸膜线的水平、等距、重复的直线。如果存在肺滑动，则表明探头扫描处为正常肺通气

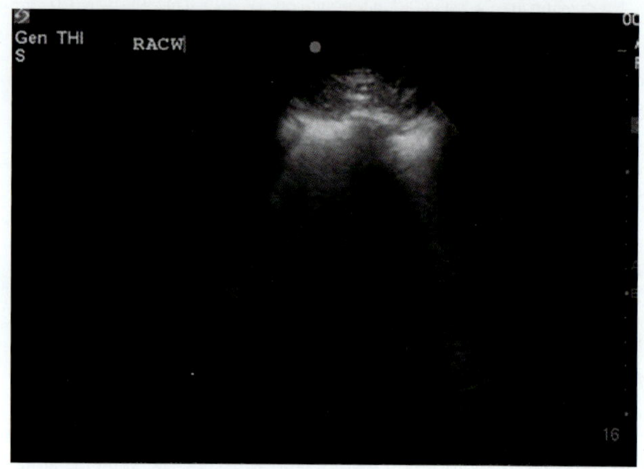

图 28.7　B 线。B 线在超声上表现为与胸膜线垂直的高回声线，起源自胸膜线并延伸到屏幕底端。B 线的存在提示探头扫描位置的肺通气异常

区分 B 线和 Z 线很重要。Z 线也是垂直线，但长度较短、颜色较淡，在到达屏幕底端前发生衰减，因此不延伸至屏幕边缘；不会覆盖 A 线，并且与肺滑动无关。Z 线也是一种常见的伪像，无病理学意义，可忽略不计。

如果无法显示 A 线或 B 线，探头有可能没有垂直于胸膜。为了使 A 线显影，超声波束一定要垂直扫射在胸膜表面。可能需要通过滑动和倾斜探头来调整扫描的角度，直到生成 A 线或 B 线为止。

需要鉴别的第三种模式是肺实变。在长期使用机械通气的患者中，肺重力依赖区的实变比较常见。超声波显示实变的肺密度增加，与肝脏相似，因此有人称这种现象为“肝样肺”（图 28.8）。肺实变的鉴别诊断包括肺叶不张和肺炎。

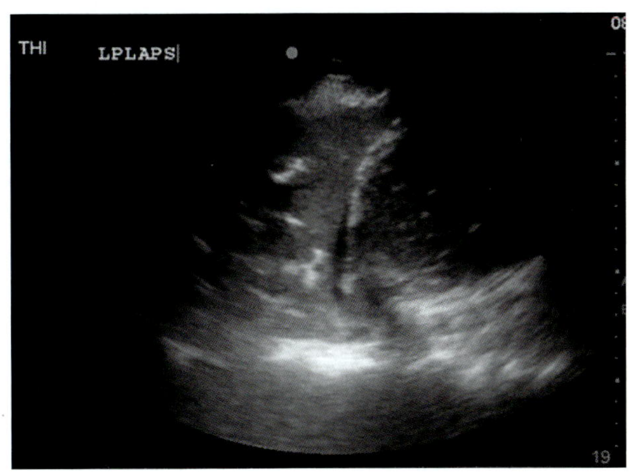

图 28.8 肝样肺。实变肺呈实质器官或肝脏样表现，故称“肝样肺”。注意肺下方少量胸腔积液

临床应用

难以鉴别的呼吸衰竭的超声评估

一线临床医生深知，尽管正确采集了病史，对患者进行了体格检查和胸部 X 线检查，但有时仍可能无法确定呼吸衰竭的原因。肺部超声检查作为额外手段可提供重要诊断信息。肺部超声检查操作快速，一旦成为常规操作检查，甚至可以在询问患者病史和体格检查时同时进行。

作为床旁诊断工具，肺部超声检查通常可提供积极良好的医患互动。当然这也可能成为床旁超声诊断被忽视的一个原因。患者似乎更愿意超声医生花时间在床旁检查，而不是花时间像 X 线片一样分析检查结果。其实当超声操作正确时，肺部超声检查可以实时显示患者的病理状况。表 28.3 列出了以 A 线、B 线和肺实变为主的患者呼吸衰竭的鉴别诊断。

对双侧肺进行全面检查非常重要。当出现单侧病变，如单侧 B 线或单侧肺滑行征消失，分别有助于诊断肺炎或气胸等。

超声显示双侧 A 线明显的呼吸衰竭与胸部 X 线正常的呼吸衰竭相似。这种呼吸衰竭通常继发于非肺实质疾病，如慢性阻塞性肺疾病加重，急性哮喘加重和肺栓塞。肺部超声这时的作用在于可排除其他原因引起的呼吸困难。通过超声检测深静脉血栓也是一种有用的诊断呼吸困难的技术（译者注：可鉴别诊断肺栓塞）。

气胸的超声评估

如上所述，可以通过肺滑动的存在与否来评估气胸。在心血管或呼吸系统不稳定的患者，临床上通常需要排除严重气胸。肺部超声检查比胸部 X 线检查更节省时间，比单纯的临床检查更准确。

仰卧位患者，具有病理生理意义的气胸不太可能只出现在前胸。肺滑动征阳性可排除探头扫描区域的气胸。为提高时间效率，临床医生可以较快地从双侧检查前胸壁的重要部位，来排除造成心脏或呼吸系统损害的气胸。

B 线的存在可提高诊断的准确性。当扫描区存在气胸时，B 线消失。Lichtenstein 等对 73 例 ICU 患者进行了研究，使用 CT 成像作为对照。结果发现，B 线的存在可 100% 排除气胸可能。探头扫描处的肺搏动也可用来排除气胸。

如上所述，肺点可用于排除 / 诊断气胸。针对 ICU 患者的一项研究中，对 66 例气胸和 233 例对照进行了分析，肺点的敏感性为 66%，特异性为 100%。尽管是肺点是诊断气胸的特异性指标，但没有肺点并不能排除气胸。

超声评估气胸对于创伤患者非常有用。它可以在进行复苏时，和其他检查同时进行。超声评估既可以加快诊断速度，也无需将患者转移到 CT 检查台上，可以发现胸部 X 线片漏诊的隐匿性气胸。在最近一篇对创伤患者的文献综述中，超声检测气胸的敏感性为 86%~98%，而特异性为 97%~100%。比较发现，胸部 X 线片在诊断气胸中的敏感性仅为 28%~75%。

表 28.3 呼吸衰竭患者肺部超声的鉴别诊断

A 线伴肺滑行征阳性	双侧弥漫性 B 线	合并型	A 线伴肺滑行征阴性	单侧或局限性的 B 线
慢性阻塞性肺病 哮喘加重 肺栓塞 胸外病变(如酸中毒)	肺水肿（B 线均匀） 急性呼吸窘迫综合征（B 线不均匀）	肺炎（晚期 / 严重） 大叶性肺不张或黏液堵塞（晚期） 压迫性肺不张（由于大量胸腔积液导致）	气胸 气管插管 胸膜固定术后 全肺切除术后 肺叶不张或黏液阻塞（早期）	肺炎（早期 / 轻度） 肺挫伤 肺癌 亚段肺不张

肺水肿与液体耐受性的评估

休克状态的患者通常会需要大量的液体复苏。肺部超声可对肺组织进行间断检查，以确定是否发生肺水肿。对肺部基线扫描后，进行液体复苏，然后重新进行肺部超声以明确B线间距的改变。如果A线占优势，并且患者仍处于休克状态，这表明液体耐受性良好，可以进一步输液。但是，如果B线间距增加，则提示临床医生停止补液，而使用其他血流动力学支持手段。液体耐受性的概念应与液体反应性相区别。体液耐受性是肺水肿的标志，而液体反应性则是由于液体复苏导致心排血量增加。

在某些情况下，A线的存在与低肺动脉楔压（pulmonary artery obstruction pressure, PAOP）相关。在一项对重症监护病房合并感染性休克患者的研究中，Lichtenstein等发现A线的存在与PAOP<18mmHg有关，而B线存在时PAOP范围较大。在最近的一项对ICU患者的研究中，B线的存在与经肺热稀释法测量的血管外肺水相关。然而，在这项研究中，A线仅在射血分数正常的患者中才能预测低PAOP（<18mmHg）。

既往已经尝试将肺部超声检查的结果与实时超声心动图联合，以制定休克患者的治疗方案。在患有心肺功能衰竭的危重病人中，仅靠肺部超声无法提供完整的临床资料。将肺部超声与左室大小和左室功能、右室大小和右室功能及室间隔的动态改变结合在一起，可以对患者进行更全面的评估。因此，我们将肺部超声检查结果与床旁超声心动图检查结果相结合，并鼓励我们的受训人员也这样进行。

当患者在休克的复苏阶段接受利尿治疗时，B线的存在与否也有一定帮助。对于不能撤离呼吸机的患者，B线的存在可能提示需要持续/额外利尿。而当不存在B线时，可提示临床医生寻找其他呼吸衰竭的原因，如表28. 3中列出的那些原因。至少已证明在ICU中使用肺部超声可以最大限度地减少对X线片和CT的需求。

肺炎和肺不张的评估

肺炎时可出现一系列肺部超声表现。它可以表现为B线（单侧或双侧）或合并的“肝样肺”，有或无肺滑动征。肺炎患者，经常可以看到动态的支气管充气征，但它们并非肺炎所特有。在最近的一篇系统回顾中，肺部超声诊断肺炎的敏感性和特异性分别为85%和93%。

在接受长期机械通气的患者，继发于肺不张的肺实变非常常见，尤其是那些胸腔积液的患者。即使在手术中接受短期机械通气的患者通过超声也可检测到肺不张。Tusman等发表了一项方案，建议使用肺部超声滴定手法肺复张和呼气末正压（positive end expiratory pressure, PEEP），以最大限度地减少肺不张和呼吸机相关肺损伤。一旦通过超声确认肺不张，随即采用手法复张，逐步增加复张压力，以确定肺的开放压。随后逐渐降低PEEP，直到超声检查发现肺不张重新出现。将PEEP水平设定为高于此关闭压力2cmH_2O。

急性呼吸窘迫综合征的评估

心源性肺水肿引起的B线与急性呼吸窘迫综合征（acute respiratory distress syndrome, ARDS）的B线不同。心源性肺水肿时，整个胸部扫描B线分布相当均匀。但ARDS时，B线分布不均：部分区域A线为主、部分区域B线为主；ARDS时还会出现肺实变区（通常重力依赖区）和胸膜线异常。对于难以明确诊断的呼吸衰竭患者，肺部超声是一种重要诊断工具，可以很好地区分ARDS与心源性肺水肿。此外，肺超声检查在评估机械通气低氧患者的PEEP滴定和肺复张手法的有效性方面具有潜在价值。

胸腔积液的超声评估

即时床旁超声可以非常准确地区分胸膜和肺实质病变，对胸部X线片难以鉴别的肺野模糊患者具有很大的价值。此外，超声的快速诊断和对胸腔积液的量化可以使急性呼吸衰竭患者受益，可即时指导临床实践。最后，超声可提高床旁胸膜腔引流的安全性，显示胸膜腔边界，引导胸膜腔穿刺。因此，胸腔积液的评估是一项需要掌握的重要技能，对于超声新手来说也相对容易掌握。

与通过伪像进行肺部通气的评估不同，超声可以非常直接、容易地显示胸腔积液。液体是声波传导的良好介质，对超声几乎没有反射。因此，与周围解剖结构不同，胸腔积液在超声检查中表现为无回声（黑色）。

超声诊断胸腔积液必须符合三个标准：首先，胸腔积液在超声上显示为无回声。其次，无回声结构具有典型的解剖学边界。必须清楚地识别周围的胸壁、肺和膈肌，胸腔积液位于膈肌上方而不是下方（图28.9）。第三，必须能显示液体周围边界的

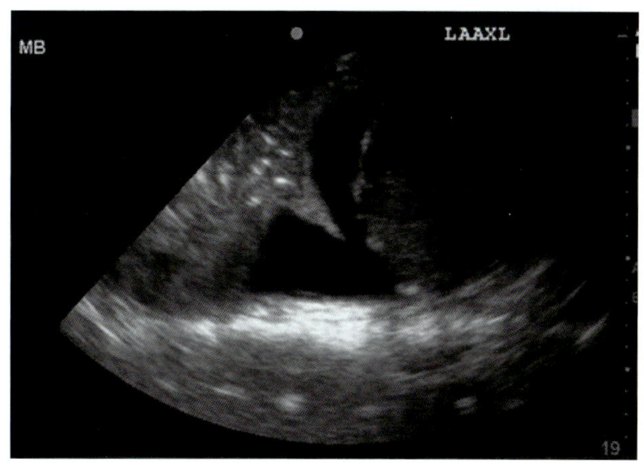

图 28.9 胸腔积液。胸腔积液呈无回声（黑色），位于典型的解剖边界内（肺在上、膈肌在下），并具有动态改变

动态改变，包括每次呼吸时积液旁肺的运动或积液下膈肌的下降。

使用超声可以估计机械通气患者的胸水量。在仰卧位，上半身轻度抬高 15° 时，超声可测定在肺底和膈肌间的胸腔积液。然后测量膈肌表面（壁层胸膜）与肺底（脏层胸膜）之间的最大长径（图 28.10）。使用下面的公式计算胸腔积液量：

胸腔积液量（Ml）= 肺下最大液体长径（mm）× 20

超声 2D 检查可以为胸腔积液的存在提供重要依据。漏出液通常表现为完全无回声，表明胸腔积液中不存在细胞或组织碎片。相反，积液中回声成分增多则高度提示渗出液的存在。胸腔积液中随着心脏收缩或呼吸运动出现的旋涡状碎片称为“浮游征”，提示积液性质为渗出液。其他复杂的渗出液还包括液体间存在分隔（图 28.11）、纤维蛋白积聚、腔室形成、渗出液由于密度不同出现分层等情形。有时会出现脓胸和血胸(血球压积征)。与 CT 相比，超声更容易检测到积液内间隔和纤维蛋白束形成，积液性质的改变往往预示着胸腔引流管留置时间和住院时间的延长，需要胸膜腔内纤溶治疗和手术充分引流的发生率增高。因此，我们建议对所有超声提示复杂的胸腔积液进行早期胸部手术治疗。

臂丛神经阻滞后呼吸系统并发症的评估

臂丛神经阻滞与膈神经阻滞和气胸等肺部并发症相关。其中斜角肌间入路更容易导致膈神经阻滞，锁骨上入路易发生气胸。神经阻滞后患者立即出现呼吸窘迫时，临床医生应考虑膈神经阻滞和气胸这两种诊断。本章提到的一些方法可以基本排除气胸。

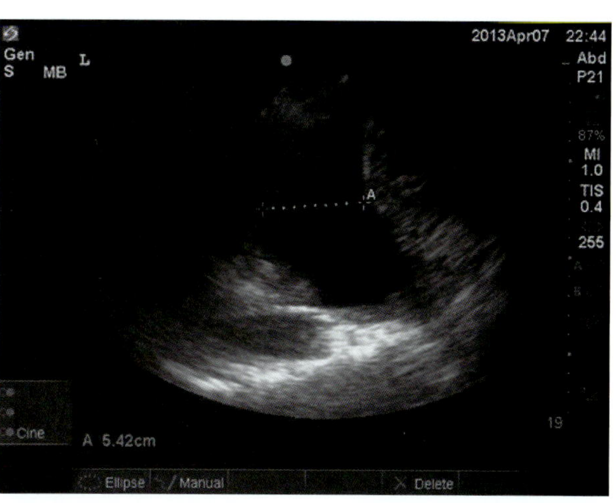

图 28.10 胸腔积液定量。测量脏层胸膜（在肺底）和壁层胸膜（膈肌上方）之间的肺下最大长径。测量距离 =54mm。在此例中，胸腔积液容量估计 =54 × 20=1080ml

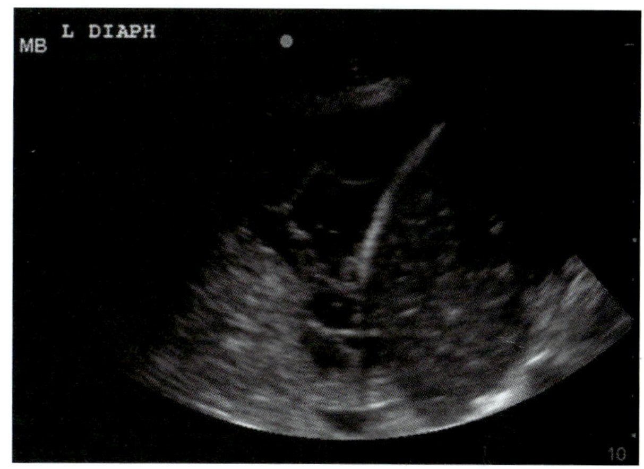

图 28.11 伴有分隔的复杂胸腔积液。胸腔积液内存在分隔表明胸腔积液的复杂性，超声比 CT 能更好地发现胸腔积液。积液内间隔和纤维蛋白束预示着胸腔引流时间延长，潜在的胸腔内纤溶药物的需求增加，住院时间延长，以及需要进一步的手术来实现充分引流。早期胸外科会诊是必要的

与膈神经阻滞相关的膈肌无力的评估更为复杂。简单评估肺滑行征不足以明确膈神经阻滞，因为胸膜运动是所有呼吸肌全部作用的结果；因此需要评估呼吸时的膈肌偏移和膈肌增厚。

临床病例讨论

麻醉后苏醒室的护士请求您的帮助。一名 55 岁的女性患者于 2h 之前接受了左侧电视胸腔镜下滑石粉胸膜固定术治疗慢性左胸腔积液，苏醒期在麻醉后苏醒室一直需要吸入高浓度氧气。护士提到，所有尝试脱氧转回病房的尝试均失败，目前面罩

吸入气中的氧浓度分数（fraction of inspiration O_2，FiO_2）为 0.6。既往史存在缺血性心肌病，预计左心室射血分数为 35%。麻醉过程中血流动力学平稳，出血不多，补液维持 500ml 的轻微正平衡。

患者基本完全清醒，活动佳。血压为 105/60mmHg，心率 82 次 / 分钟，脉搏血氧饱和度为 92%。在麻醉后苏醒室中进行的胸部 X 线检查结果未出（图 28.12）。肺和胸膜超声检查以进一步明确低氧血症的原因。

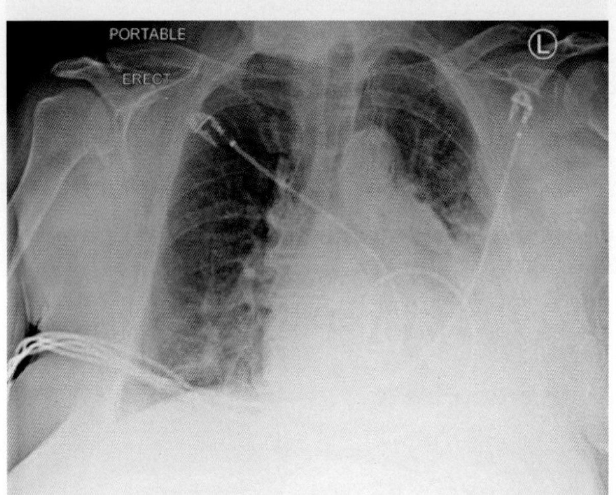

图 28.12 低氧血症未明确诊断患者的普通便携式 X 线胸片。胸片提示肺水肿，但未确诊。作为一种检查方式，普通胸片检测肺水肿的敏感性为 50%~68%

解析

使用相控阵探头，在非手术侧两个位点前胸壁和腋前线进行扫描。由于手术敷料覆盖了手术侧大部分体表面积，因此超声仅检测了非手术侧。图像显示弥漫性 B 线形成，与间质性肺泡综合征一致。在诊断为肺水肿后，静脉注射呋塞米 40mg。接下来的 90min 内，患者排出尿量 800ml，鼻导管氧流量降至 3L/min。达到麻醉后苏醒室出室标准后，患者被安全转移到病房。

超声波在检测肺水肿方面的敏感性远远超过普通胸部 X 射线（100% vs. 65%）。且超声波可以在床旁方便快捷地操作，可以用于诊断或确认临床可疑情况。B 线为垂直高回声彗尾线，（a）起源自胸膜线，（b）一直延伸到屏幕底端，（c）随着肺的滑动而移动，（d）在任何通气模式都可显示（可覆盖 A 线）。当在同一屏幕上可以看到三条或更多 B 线，或 B 线出现融合时，具有临床意义，表明存在肺间质综合征。具有临床意义的 B 线，鉴别诊断包括肺水肿、ARDS、早期肺炎和节段性肺不张。在这例患者，整个前胸部和侧胸部相对一致的 B 线可诊断出肺水肿。

这个病例突出了超声在诊断不明原因疾病方面的价值。通常，围术期超声的适应证包括难以鉴别病因的低氧血症，胸部 X 射线肺野模糊，以及确定进一步液体复苏的安全性。即时床旁超声便于临床医生床边进行诊断，因此可以加快有效管理，使患者及时接受治疗。

第 29 章　超声在血管穿刺中的应用

James P. Lee, Joshua M. Zimmerman 和 Natalie A. Silverton　著

唐　炜　译　蒋琦亮　校

要点

- 超声用于血管穿刺已被证明可以减少并发症和提高成功率。
- 目前的指南建议使用超声进行颈内静脉穿刺置管，但超声也可用于锁骨下静脉和股静脉穿刺置管。
- 熟悉解剖关系是超声中很重要的一点，但解剖变异性也可能存在；因此，在使用超声进行穿刺置管前必须注意区分动脉和静脉。在收缩期和舒张期，静脉通常管壁较薄，很容易压闭；而动脉管壁较厚，且由于血管收缩搏动明显。
- 颈内静脉（internal jugular vein, IJV）从颅骨底部的颈静脉孔垂直在颈部走行，直到与胸腔内的锁骨下静脉（subclavian vein, SCV）汇合形成无名静脉或头臂静脉。左、右头臂静脉汇合形成上腔静脉（superior vena cava, SVC），回流到右心房。
- IJV 可以在短轴或长轴上可视化。短轴成像的优点是，该图像允许显示周围解剖结构，如颈动脉。长轴成像的优点是，针可以"在平面内"引导，允许整个针尖的可视化。
- SCV 是腋静脉的延续，从肩关节前方胸三角肌间沟走行，与 IJV 连接形成无名静脉。锁骨两侧均可进入 SCV，锁骨下和锁骨上入路穿刺技术均可通过超声显示。
- 在紧急情况下，当需要快速建立深静脉通路，但 IJV/SCV 穿刺置管无法实施或存在禁忌时，通常会使用股静脉（FV）置管，可采用短轴或长轴技术进行超声引导 FV 穿刺置管。
- 解剖标志定位或触诊法进行桡动脉置管是最常用的技术，对于穿刺困难或者需要一次成功的桡动脉穿刺置管，可以借助超声引导来完成穿刺置管

引言

自从超声在 20 世纪 70 年代进入临床实践以来，它的使用如今已非常普及。较过去的超声相比，如今的超声分辨率更高，机器更加小巧，使用起来非常方便，同时价格也比较合理。超声指导下血管穿刺是超声在临床中广泛应用的技术之一。中心静脉导管（central venous catheters, CVC）可用于指导血流动力学监测、液体管理、肾脏替代治疗、药物治疗、心脏起搏器放置和全胃肠外营养。在本章中，我们将讨论超声在 CVC 放置及桡动脉穿刺置管中的应用。超声用于指导血管穿刺时，最常用的是颈内静脉穿刺置管。然而，超声这种技术正在越来越多地应用于股静脉（FV）和最近比较流行的锁骨下静脉（SCV)置管。我们将介绍每个穿刺血管的超声技术，同时也将描述使用超声进行桡动脉置管，因为这也是一种常见的操作。

为什么要用超声?

塞尔丁格血管穿刺技术最早报道于 1953 年。传统的解剖定位法的 SCV 和 IJV 的穿刺技术在此后不久慢慢发展起来。传统的解剖定位法出现在超声应用之前，主要是根据血管的解剖关系来预计其在解剖上的皮肤定位，如锁骨和胸锁乳突肌。解剖定位法的前提是假设患者之间解剖变异很小。如今，从基于超声的解剖学研究中，我们知道这个假设并不准确，可能增加并发症的发生率，如神经损伤、气胸、血胸或意外穿刺到动脉。总的来说，中心静脉置管（颈内、锁骨下和股静脉）的并发症风险为 5%~19%。最近对 35 项随机对照试验和 5000 多名患者的回顾分析得出结论，超声用于 IJV 置管时，与意外颈动脉穿刺（相对风险降低 72%）和总体并发症（相对风险降低 71%）的发生率显著降低有关。即使在紧急情况下，如正在进行心肺复苏时，超声也可降低意外穿刺锁骨下动脉和股动脉的发生率。研究表明超声引导应用于三种血管时，穿刺时间更短，第一次成功率更高，总体成功率更高。

基于超声在血管穿刺中应用的证据强度，美国麻醉医师协会在最近的临床指南建议：如果具备超声，应使用实时超声进行 IJV 置管（A1/A2 类证据）和 FV 置管（A3 类证据）。虽然该指南对于使用超声指导进行 SCV 置管证据模棱两可，但他们也指出使用超声可以减少意外穿刺到动脉导致血肿的发生率，同时穿刺时间更短，成功率更高（A2 类证据）。美国外科医师学会和危重症学会也提倡使用实时超声进行中心静脉导管穿刺置管。

尽管有这些指南和证据支持，但 2006 年对麻醉医师的一项调查表明，67% 的人从未或几乎从未使用超声进行 IJV 置管。其中不使用超声的最常见原因是认为“该技术并不必要”。最近，2014 年对急诊医生的一项调查报告显示，44% 的医生“在放置 CVC 时从不使用超声”。最常见的原因是缺乏培训，其次是认为超声太耗时和缺乏设备。

应该使用哪种超声波探头

如今使用的超声探头有各种大小、形状和频率。三种主要类型的超声探头，相控阵探头、凸阵探头和线阵探头，由于目的不同不容易互换。相控阵探头和凸阵探头是一种低频探头，旨在显示身体深处的结构，如心脏、胆囊、腹主动脉或膀胱。标准线阵探头使用高频超声（5~13MHz）晶片按照直线方向一维排布，从而在直线上产生声波。标准线阵探头在矩形图像中显示人体的浅层结构，图像分辨率高。线阵探头频率较高，尽管可提高图像分辨率，但组织穿透力差。因此，建议在血管穿刺时使用线阵探头，因为血管靶点通常距离皮肤表面比较浅（<5cm），高频探头可提高图像质量。

放置探头前：关于无菌技术

应注意放置中心静脉导管的无菌技术。2011 年疾控中心关于预防血管内导管相关感染的建议可概述如下：首先应根据 CDC 指南的建议使用消毒液消毒患者穿刺范围的皮肤，然后铺标准无菌洞巾。操作者应严格执行手卫生，戴手术帽、口罩，穿手术衣，戴无菌手套。超声探头应放入无菌鞘内，现场应使用无菌凝胶，在超声探头套入无菌鞘时，应注意不要污染消毒穿刺部位或操作者。

图像优化

在进行超声引导下的血管穿刺时，探头和屏幕显示最好一致（即一般探头左右或者上下跟屏幕图像的方向标示应当一致），超声屏幕上显示的是从操作者的视角看到的图像。探头标记与屏幕标记方向一致，在操作者左侧。每个探头都有一个指示标记（通常是一个点、一条线或一个小 LED）来识别探头的方向。屏幕上一般显示相应的指示点。探头朝向也可以通过在探头的一侧施加外部压力来确定，一旦确定了探头和图像的方向，操作者应适当调整深度，使整个静脉和周围血管结构易于看清。应调整超声机器上的增益，使血管结构的中心变暗，周围结构加亮(增加对比度)。如果增益增加过多(过度增益)，周围的结构显示过亮，可能使血管结构显示困难。

区分动脉和静脉

在超声图像上，静脉和动脉都呈现为暗性（回声暗区）圆形结构，边界明亮（回声致密）。当用超声探头给血管施加压力时，静脉通常可压扁，而动脉往往形状更圆，搏动更强，不易压扁。瓣膜可以显示在静脉中，但不能在动脉中显示。彩色血流多普勒可用于确定搏动和血流方向，但后者必须谨慎使用，因为显示器上显示的颜色（红色和蓝色）取决于血流相对探头的方向，可能误导新手操作医生。静脉血流信号在收缩期和舒张期持续出现，而动脉血流信号主要发生在收缩期。

超声技术的局限性

静态显影是一种“X 标记”技术，血管穿刺前需要使用超声来标记静脉进行定位，需要进行无菌准备和铺手术巾。尽管静态显影这种技术仍然为美国麻醉医师协会所提倡，实时超声的使用已经被证明可以提高第一次成功率和整体成功率。然而，实时超声需要一定程度的实践和技能，操作者需要一手操作探头，另一手同时操作穿刺针。同样重要的是，超声显示的是二维图像，而针尖的轨迹是三维路径。当图像是以短轴显示时（图 29.1a），针干与针尖不易区分。短轴成像时，超声图像上显示为一个小亮点；在针尖经过和穿透超声光束时，小亮点对针尖和针干无法识别，可能会导致在超声屏幕上看到的针干被误认为是针尖。图 29.1a 说明针尖实际上行进更深，已经越过超声光束，超过显影平面。为了防止针尖越过超声平面，操作者可以沿着皮肤

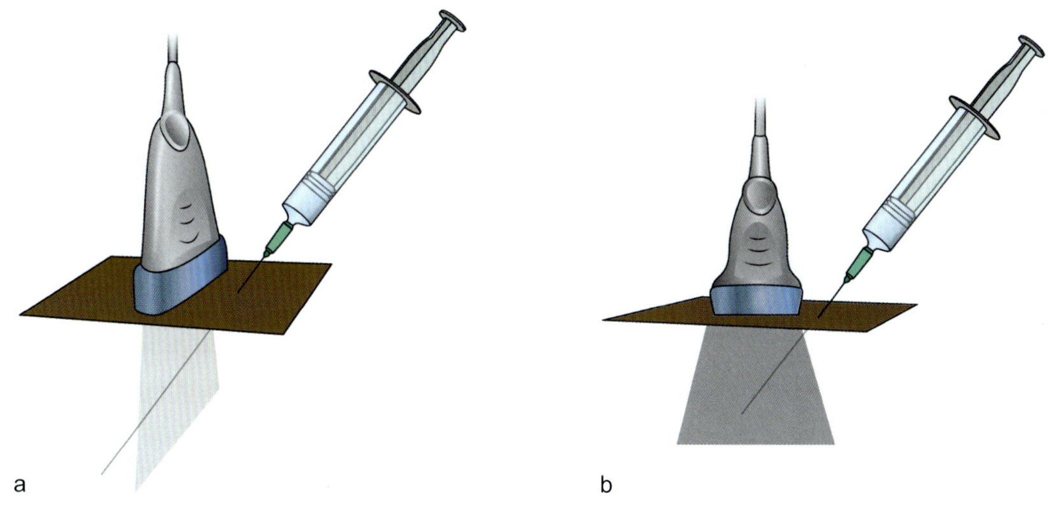

图 29.1　超声的短轴成像技术（a）和长轴成像技术（b）。请注意，在短轴成像（a）中，针尖已远远超出超声光束，穿透动脉；在长轴成像（b）中，整个针尖轨迹可视化

表面移动探头，以确保始终能看到针尖，因为超声探头是可以观察到移动的目标的。或者，可以使用长轴技术来可视化针尖的整个轨迹（图 29.1b）。未能及时识别针尖导致的并发症包括意外穿刺到动脉、气胸和周围结构的损害。

摘要

超声引导已成为颈内静脉置管的标准，其在血管穿刺中的应用总体上正在增加。使用超声的优点是能够“可视化”目标血管和周围的结构。已经证明超声可以减少并发症和提高中心静脉导管放置的成功率，但该技术需要一些技能和实践，以准确地实时显示针尖位置。在本章中，我们将讨论超声在颈内静脉、锁骨下静脉、股静脉和桡动脉置管中的应用，超声在这些穿刺中比较常用。

超声引导下颈内静脉置管

解剖

颈内静脉（IJV）起自颅骨底部的颈静脉孔，沿颈部向下走行；颈内静脉下降至胸锁关节后方与锁骨下静脉（SCV）汇合形成头臂静脉或无名静脉。左、右无名静脉汇合形成上腔静脉（SVC），引流到右心房（图 29.2a）。IJV 与颈动脉（carotid artery，CA）和迷走神经一起位于颈动脉鞘内。通常情况下，颈内静脉位于颈动脉的前部和外侧，但患者之间的解剖变异是相当大的，IJV 往往不在体表标志点预测的范围内。

Sedillot 三角是 IJV 置管的解剖标志，三角的三条边分别为胸锁乳突肌的胸骨头的外侧和锁骨头的内侧，以及锁骨。在三角形的顶点处可探测及 IJV，这是超声探头放置的一个很好的初始点。颈部的超声图像应显示两个主要的无回声暗黑影，在短轴上代表 CA 和 IJV（图 29.2b）。CA 对比 IJV 时有明确的区别，CA 形状更圆，施加压力时不可压缩，并且脉冲血流更明显。IJV 通常管腔更大，横向宽度更长，但实际情况往往并不一致（译者注：尤其是当低血容量，血管充盈差时）。

调整适当的深度和增益，一旦确定两个主要血管的位置，应在颈部上下移动超声探头，以确定理想的穿刺部位。由于 CA 与 IJV 之间的相对解剖关系在整个颈部从上到下会发生变化，因此在颈部可能有一些位置对于区分 CA 与 IJV 更有利（即 CA 和 IJV 在解剖上是分离的，没有重叠）。置管时还需考虑到是否意外置入颈外静脉（如果穿刺部位太高时可能发生）及如果穿刺部位太低，导致气胸或意外的头臂干动脉、锁骨下动脉甚至主动脉损伤的可能性。

短轴技术

在本节中，我们将描述超声引导的 IJV 置管的标准短轴方法。在确定合适的解剖结构并确定置管部位（见上文）后，利多卡因可用于清醒患者的皮肤麻醉。利多卡因局部注射时可以通过超声显示，这有助于防止意外血管内注射利多卡因，当采用较细的针头注射利多卡因时一般不需要超声引导。

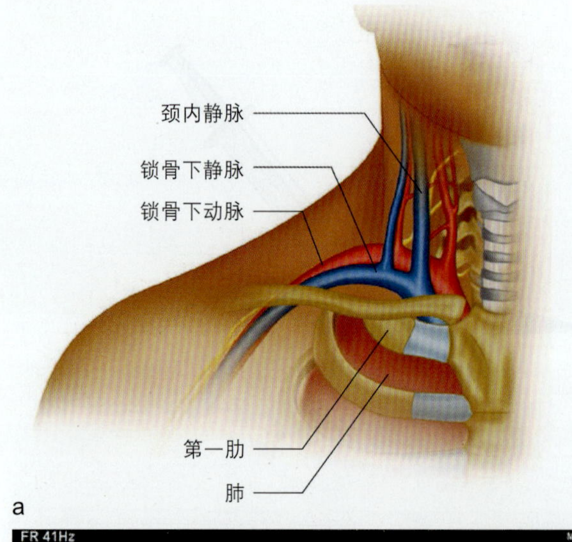

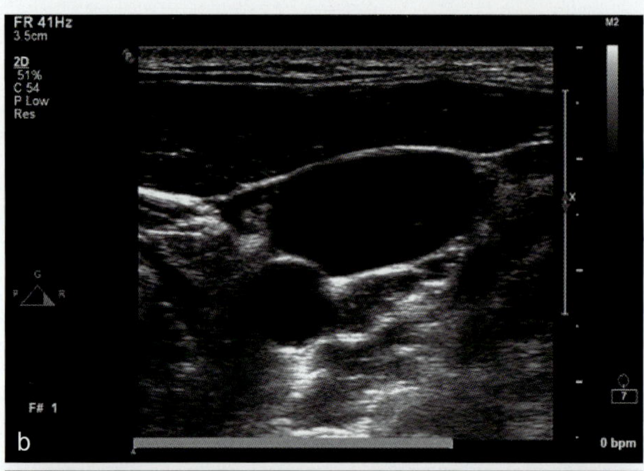

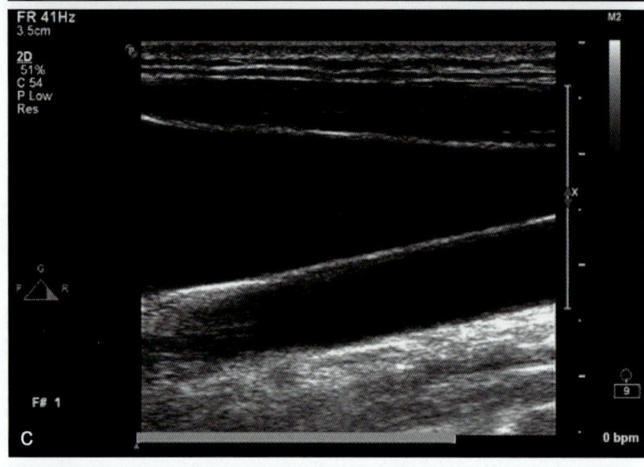

图 29.2 颈内静脉的解剖及其与颈动脉和锁骨下静脉（a）的关系。在短轴（b）和长轴（c）中显示颈内静脉（IJV）和颈动脉（CA）的超声成像

当针以 45° 角推进时，理想的穿刺深度与 IJV 的深度大致相同。使用这种三角测量技术将有助于在超声光束中找到针尖。静脉穿刺的深度通常在皮肤表面以下 1~1.5cm，但在体型较大的患者中，血管较深，进针点应该离探头更远，或者针的轨迹需要更陡，以避免进针过深，针尖越过超声光束以外（图 29.1a）。采用传统的解剖标志技术，进入皮肤后，针头方向指向同侧乳头。与之类似，通过超声技术，针头应该进入 IJV 的内侧皮肤，然后往外向血管中央推进。这种由内向外穿刺的轨迹是为了减少无意中穿刺内侧 CA 的风险。

如上所述，短轴技术的主要局限是针尖识别困难和针尖可能超过显影平面（图 29.1a）。改善针尖可视化的一种方法是将探头上下颈部轻微移动，以识别针的最远端，然后逐步移动超声探头朝向患者脚的方向，因为针是先进入远端的。最后，当针行进过程中，可以看到针尖先到达 IJV 前壁。这就确认了针尖的位置，实时调整针尖位置，使针尖处于血管的中心。随后，可以选择短轴血管穿刺，也可选择长轴平面内穿刺：当针头刺穿血管时，将探头转动 90° ，以确认针尖在长轴上的位置。

长轴技术

虽然多项研究表明，超声引导可提高首次成功率，减少并发症，但意外 CA 穿刺的发生率仍高达 4%。即使在超声引导下，CA 穿刺仍存在一定风险，部分原因是由于使用上述短轴技术时无法准确地显示针尖。此时另一种选择是旋转超声探头 90° ，从而使用长轴或平面内技术（图 29.1b）。长轴技术的优点是，不仅可以可视化针尖，而且针尖可以精确地放置在管腔的中心，避免穿刺针损伤 IJV 的后壁。

研究表明，当进行深静脉穿刺时。“后壁损伤”或 IJV 穿破后壁的发生率在 34%~64%。静脉后壁损伤可引起颈部血肿或静脉血栓。理论上，针尖的直视化将减少这种并发症，目前证据相对有限，尚缺乏大型随机研究。

使用长轴技术时，首先在短轴上识别 CA 和 IJV，然后将探头对准 IJV，旋转探头 90° 在长轴上观察血管（图 29.2c）。然后进行穿刺，超声平面显示针尖轨迹（图 29.1b），在穿刺过程中一直保持针尖可见。一旦针尖刺穿血管，将针尖准确地放置在血管的中间，有利于导丝顺利放置。

长轴技术的主要缺点是，虽然 IJV 和针尖可视化效果很好，但 CA 往往无法显示。但只要 IJV 最初在短轴视图中被清楚地识别，这一点就不成问题。第二个缺点是 IJV 穿刺的相对内侧和外侧位置很难确定，因为探头是与血管平行的。避免这个问题的一个方法是从短轴开始，并继续推进探头，直到到达 IJV 的中心位置。此时换能器旋转 90° ，针尖可视化，并逐渐置入血管中。另外一个选择是使用 Dilisio 等描述的“内侧倾斜”方法：超声换能器只旋转 30° ，以创建一个混合短 / 长轴视图。

导丝确认、问题处理及相关并发症

一旦刺穿 IJV，下一步是通过 Seldinger 技术，经穿刺针推进导丝。然后取出穿刺针，在确认导丝在静脉中后，经导丝置入中心静脉套管。最可靠的导丝确认方法是使用经食管超声心动图（TEE）显示右心房的“J”。这在心脏手术中很方便，因为在很多心脏手术中会使用 TEE。经胸超声心动图（TTE）也可用于此目的，使用肋下视图在右心房中显示导丝。然而，如果 TEE 或 TTE 不是手术或治疗计划的一部分，则可以在 IJV 穿刺点的远端以短轴或长轴显示导丝。然后导丝继续进入远端，有时可以看到导丝越过锁骨进入头臂静脉。然而，由于近端 IJV 和头臂静脉靠近无名动脉和锁骨下动脉，使用该技术并不排除意外动脉穿刺。因此，确认静脉的最佳方法不是超声，而是直接或通过水柱测压进行压力监测。

深静脉穿刺中最常见的一种较麻烦的情况，就是超声下 IJV 穿刺成功后，导丝放置困难。有时可能是患者存在血管异常、狭窄或梗阻，影响导丝从 IJV 直接进入右心房。然而，大多数时候，病人并不存在血管疾病的病史，仍然难以置入导丝。通常在这些情况下，如果使用超声探头重新扫描，再次在长轴上显示穿刺针，针尖可能顶在 IJV 后壁。当发生这种情况时，虽然针尖回血顺畅，但导丝很难置进。使用长轴视图识别解决该问题时，可以轻轻地向后稍退针，直到在血管中心观察到穿刺针，这时导丝就容易顺利置入。

最后，超声可用于诊断与中心静脉置管相关的并发症。在一些穿刺前已放置多根导管或透析的患者中，IJV 血栓、狭窄或异常可以在置管前识别和避免。使用超声可以很容易观察到穿破后壁或 CA 穿刺导致的颈部血肿。在中心静脉导管置入后，高频线性探头也可以放置在胸部，观察肺滑动征、肺搏动或 B 线来排除气胸，在第 28 章中会进一步描述。

总结

超声因为易于使用，并可以提高第一次穿刺的成功率和减少置管相关并发症，因此实时超声引导 IJV 中心静脉导管置入已成为标准。IJV 和 CA 的可视化可以通过短轴、长轴或两种技术的组合来完成。IJV 置管时，虽然长轴技术可显示针尖，但该技术与短轴技术相比更难掌握，因此可能限制了第一次穿刺的成功率，并可能延长穿刺时间。

然而，无论技术如何，安全置管的重要步骤均应该包括确认血管解剖位置、显示针尖、确认导丝放置和确认有无穿破静脉。超声也可用于处理导丝放置困难，确认穿刺后有无血肿或气胸。

超声引导下锁骨下静脉置管

解剖

锁骨下静脉（SCV）是腋静脉的延续，从第一肋骨的外侧走行，与 IJV 汇合形成头臂静脉（图 29.3a）。在最近的一项多中心随机对照试验中，SCV 置管，感染和症状性血栓形成的风险低于 IJV 或股静脉。SCV 的解剖标志为胸骨上凹和锁骨中内 1/3 的交点，SCV 由此进入胸腔。SCV 位于锁骨下动脉（subclavian artery, SCA）的前下，有前斜角肌分隔 SCV 和 SCA。周围其他重要的结构包括臂丛、胸膜和胸导管（左 SCV）。

图 29.3b 显示了 SCV 和 SCA 在短轴上的超声图像。为了生成这一图像，超声探头放置在胸骨旁开 1~2cm、锁骨内侧和中点 1/3 之间的交界处，这是推荐的探头放置位置。探头垂直于锁骨，标记指向病人的头。探头右侧偏高，左侧偏低。在这里，SCV 可以被识别为圆形无回声血管，低于 SCA，高于白色胸膜线。与 SCA 相比，SCV 搏动更小，更易压缩。

锁骨下入路

虽然目前的标准解剖定位法 SCV 置管是一个非常经典的方法，但目前对 SCV 超声引导下穿刺的兴趣正在增加，因为它提供了更好的安全性。在经典方法中，穿刺点为锁骨的内侧和中间 1/3 的交界处，在穿刺点向下向外 1~2cm 的皮肤穿刺点进针；针尖指向胸骨上凹，紧贴锁骨。然后，针头经锁骨下进入 SVC。虽然这种技术通常能成功地进行 SCV 置管，但气胸的发生率高于 IJV 置管，因为该技术毕竟是盲穿，胸膜往往与 SCV 相邻。为了避免气胸，穿刺针应紧贴锁骨下，这一做法往往导致随后的钢丝放置、扩张和导管放置困难。

当使用超声时，标准操作流程是：探头放置在胸部，针穿刺处大约在稍低于锁骨处。如上所述，可以在短轴上识别 SCV 和 SCA，然后超声探头可以在 SCV 上居中（图 29.3b），逆时针转动探头 90°，创建 SCV 的长轴视图（图 29.3c）。然后，将探头对准病人的头部并在长轴上观察到搏动的 SCA，然后将探头向脚侧倾斜并观察可压缩的 SCV

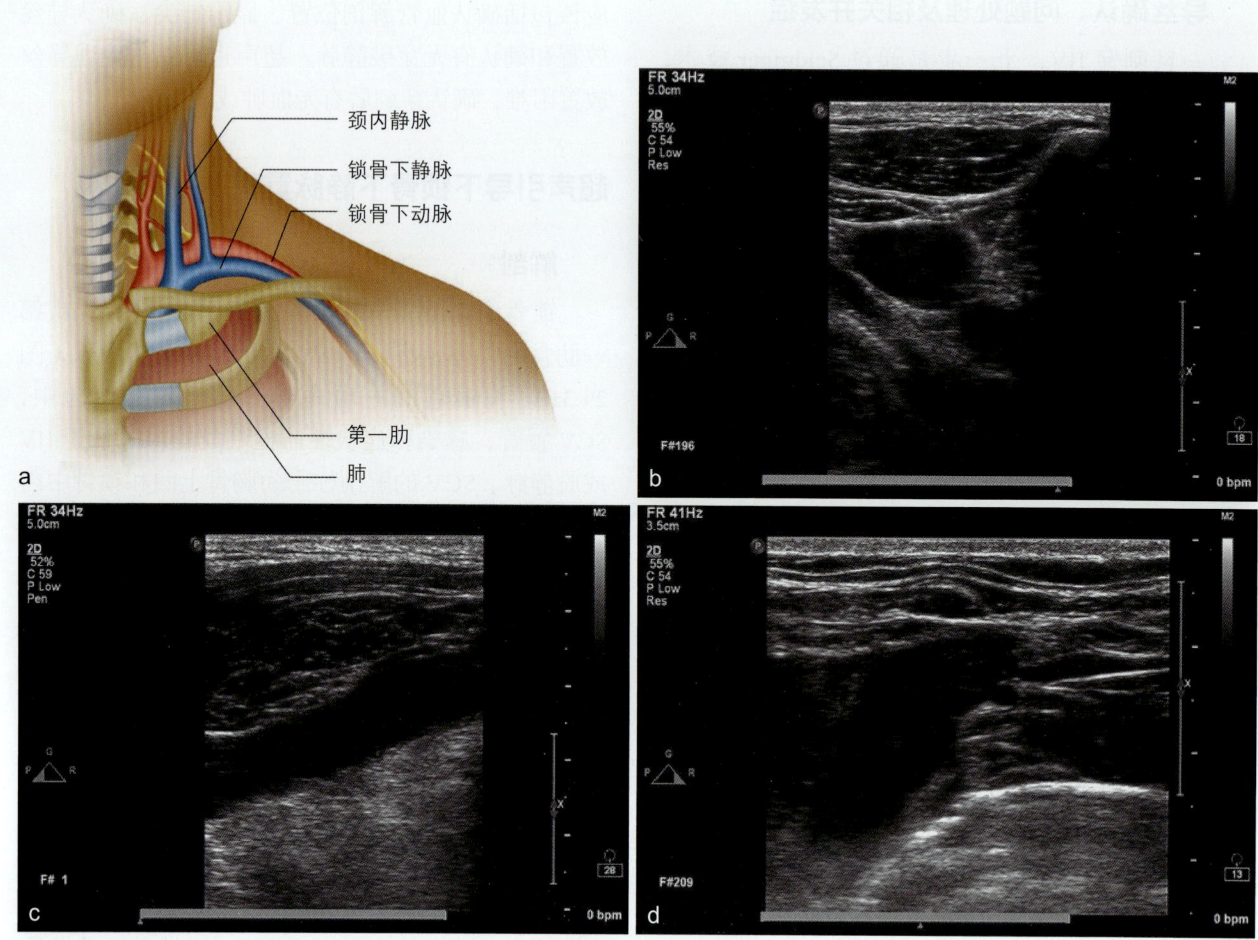

图 29.3 锁骨下静脉的解剖及其与锁骨下动脉、锁骨和肺（a）的关系。锁骨下静脉的超声成像显示在短轴（b）和长轴（c）。重要的是要注意锁骨下静脉（SCV）、锁骨下动脉（SCA）和胸膜线的密切关系。锁骨上入路（d）对锁骨下静脉（SCV）的超声成像也显示了锁骨下静脉（SCV）和无名静脉（InV）与胸膜非常接近

来确认。此时探头将与锁骨呈斜角，与胸骨上凹平行。然后，针尖可以从超声探头的远端沿长轴置入，直至在超声平面上显示穿刺针，进入 SCV 中。根据患者体型的大小和超声探头的轨迹，血管的实际穿刺部位在技术上可能位于腋静脉而不是 SCV。应记住一点，当最终放置导管时，导管的深度可能比标准 SCV 多几厘米。

与传统穿刺技术相比，超声引导 SCV 置管可减少并发症和减少尝试次数。这里介绍了用于 SCV 置管的短轴技术。与 IJV 置管一样，长轴技术具有针尖可视化的优点，这在 SCV 置管中尤为重要，因为 SCV 与胸膜很接近。短轴技术中，静脉后壁穿破率明显高于长轴技术。然而，长轴技术在技术上可能比短轴技术更困难，可能延长穿刺时间，使第一次置管成功率降低。

锁骨上入路

锁骨上入路可替代传统的锁骨下入路技术。锁骨上入路第一次描述出现于 1965 年，锁骨上入路的 SCV 有许多优点，如进入上腔静脉路径更直，离胸膜较远，在心脏或胸部手术时导管不在手术视野内。

锁骨上 SCV 置管的标准解剖定位法：穿刺针从锁骨上方进行穿刺，指向胸锁乳突肌外侧，并向胸骨上凹推进。目的是在 SCV 加入 IJV 形成头臂静脉之前穿刺 SCV。图 29.3 说明了 SCV、SCA、臂丛和胸膜上凹之间的关系，说明了盲穿技术出现并发症的可能性。超声引导下锁骨上 SCV 置管，可能降低意外动脉穿刺、臂丛神经损伤或气胸的风险。

与 IJV 和 SCV 超声技术类似，探头放置在用于标准入路部位的近端。对于锁骨上 SCV 置管，探头放置在锁骨上方，直接在胸锁乳突肌上。超声探头也可以放置在颈部，与 IJV 置管类似的部位，然后在颈部沿 IJV，直到它汇入 SCV。这种技术，IJV 将在短轴上看到，SCV 和头臂静脉将在长轴上看到（图 29.3d）。

有些作者建议使用一种特殊的探头用于锁骨上

SCV 技术，要么是腔内探头或者“曲棍球棒”探头。虽然这些小探头可以方便在锁骨上凹较小空间操作，但也可以使用标准的高频线阵探头。一旦在锁骨下方的长轴上显示 SCV，平面内技术就可以用于针头引导。对锁骨上和锁骨下技术的比较表明，锁骨上入路可能 SCV 成像更好、平均穿刺时间较短、尝试次数较少和导丝错位较少。

导丝确认、问题处理及相关并发症

与 IJV 置管一样，Seldinger 技术是 SCV 导管置入应用最广泛的技术。因此，在穿刺针进入静脉后，下一步是导丝放置。使用实时超声进行 SCV 置管的优点是，超声也可以用来确定导线是否进入头臂静脉不是逆行进入 IJV。其他并发症，如穿刺动脉、血肿，甚至气胸也可以使用实时超声评估。

总结

虽然传统的解剖定位方法仍然被广泛使用，但人们对使用实时超声进行 SCV 置管越来越感兴趣。超声指导 SCV 穿刺置管，容易学习，并且可直接显示周围结构，如 SCA、臂丛神经和胸膜，避免误穿；这一技术可能与减少动脉穿刺和（或）血肿的风险有关。SCV 可以从锁骨上或锁骨下入路进入，两者都可以通过实时超声引导进行。超声引导 SCV 置管的最大优点是能够立即识别并发症，如穿刺动脉、血肿、导丝位置错误或气胸。基于这些优点，超声用于 SCV 置管的使用可能会继续增加。

超声引导下股静脉置管

解剖

尽管一些研究显示股静脉置管与感染和血栓形成的风险增加有关，但当需要快速建立中心静脉通路时或如果 IJV/SCV 置管无法实施或有禁忌时，就可以使用股静脉（FV）置管。FV 是位于股三角区的神经血管束的一部分。股三角的上边界是腹股沟韧带，内侧是长内收肌，外侧是缝匠肌。在股三角内，FV 和股动脉（FA）在鞘内运行，股神经正好在外，在股鞘外侧（图 29.4a）。

股静脉穿刺的经典解剖定位法：在腹股沟韧带以下可以触诊到 FA，在 FA 内侧大约 0.5cm 处进行 FV 穿刺。从穿刺点向远端腹股沟韧带穿刺或拔除导管时，应注意适度按压血管，避免穿破血管后壁形成血肿。然而，在离腹股沟韧带以下太远的地方穿

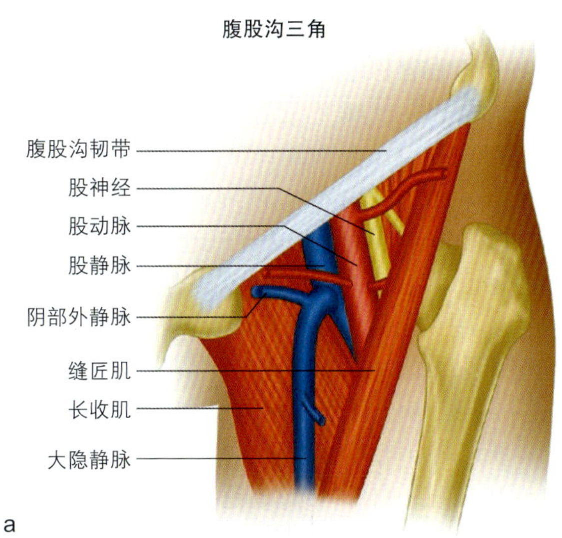

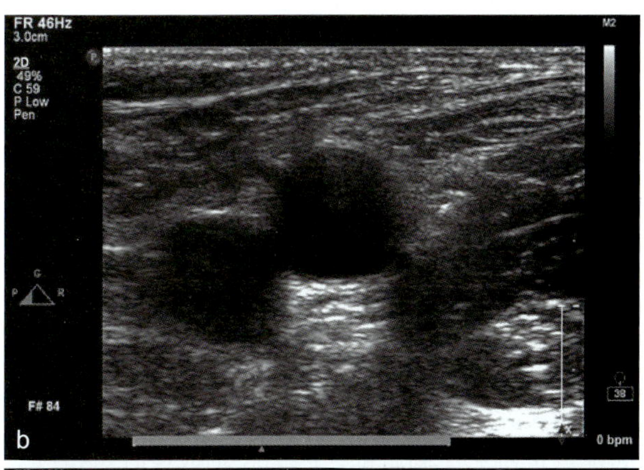

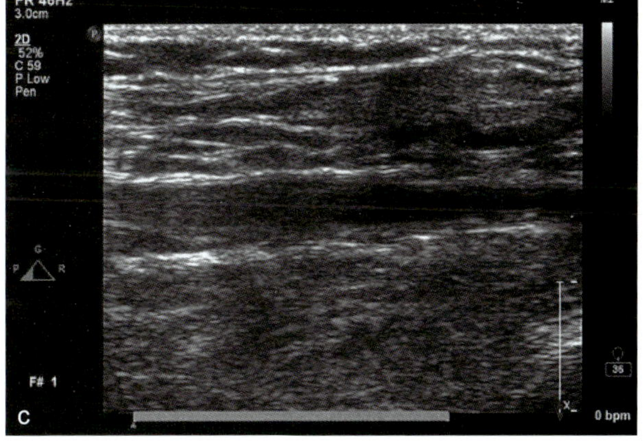

图 29.4　股静脉的解剖（a）。股静脉短轴（b）和长轴（c）的超声成像。重要的是要注意股静脉（FV）、股动脉（FA）和股神经（F）之间的密切关系

刺会增加误穿动脉的风险，因为在大腿的远端，FV 走行到 FA 的后部，而不是位于内侧。

短轴技术

与传统技术相比，实时超声引导 FV 置管与第一次和整体成功率的提高有关，特别是在 CPR 期间。与 IJV 置管一样，超声探头放置在与传统技术描述的相同位置的皮肤上。对于 FV，理想的探头置于

股三角上正好低于腹股沟韧带的位置。通过短轴技术，FA 可以很容易地在短轴识别，为圆形回声并有搏动的结构（图 29.4b）。可在 FA 外侧识别股神经，从而避免误穿。FV 在 FA 内侧的无回声结构，可压缩。超声探头应上下移动，以确定股深部静脉连接 FV 的位置，因为置管应该发生在这一点的近心端。还应注意识别浅部和深部的分支，有时两条动脉与 FV 相邻，易引起混淆。一旦识别了 FV，就可以在距离超声探头远端 1~2cm 进行穿刺，先 45° 角进针，显示针尖。病人体格越大，皮下脂肪和肌肉越多，针的皮肤穿刺点就需要离探头越远，针的角度就越陡。与 IJV 置管一样，应该通过将探针稍微向上或向下移动来寻找针尖。一旦定位好针尖，探头移动到腹股沟韧带，以保持针尖在超声平面中。在穿刺血管之前，血管凹陷将确认针尖位置是否适当。

长轴技术

一旦从短轴刺穿血管，可以将探头旋转 90° ，以确认针尖放置在血管中心。或者，可以在长轴上显示 FV，经平面内技术进行穿刺（图 29.4c）。使用长轴技术的缺点是在长轴中不能在同一平面上看到 FA 和 FV，使得 FV 的识别更加困难。然而，主要的优点是避免穿刺后壁，因为长轴成像时可持续观察到针尖。

导丝确认、问题处理及相关并发症

在 FV 的短轴或长轴视图中，可以通过超声来确认导丝位置。通过在更近心端的 FV 中简单地观察便可确认导丝。无法置入导丝可能是由于针头贴在血管的后壁。这可以通过在长轴上显示针尖和调整穿刺针位置来纠正，使针尖位于血管的中间。并发症，如血肿或误穿动脉也可以立即用超声发现。

小结

实时超声引导 FV 置管很容易学习，并可能提高成功率。虽然没有大型研究表明超声降低 FV 置管并发症的风险，但通过直接可视化可以很容易地避免动脉穿刺，用长轴技术预防后壁穿刺，可能降低血肿的风险。

超声引导下桡动脉置管

解剖

桡动脉是肱动脉的延续，沿着前臂和手腕的外侧运行。肱动脉分为桡动脉和肘远端的正中动脉。在前臂，桡动脉走行到肱桡肌深部，外侧到手腕正中神经，内侧到手腕桡神经。

超声技术

当放置桡动脉导管时，手腕通常固定在一个稍背伸的位置，以确保足够的长度和固定住桡动脉，使其在穿刺时不会滑动。超声探头放置在远端手腕的外侧，可以正常摸到搏动的解剖区域。桡动脉在超声图像上识别为小的搏动血管，当探头施加压力时不易发生塌陷。桡静脉与动脉一起走行，但很容易与动脉区分，因为它无搏动、很容易压瘪。一旦确定了桡动脉，并选择了穿刺的理想位置，应调整深度，以最大限度地放大超声屏幕上的动脉。

当使用无菌技术进行桡动脉置管时，应消毒皮肤，并铺无菌巾。然后应清洗超声探头，将无菌凝胶涂于探头上，并放置在无菌鞘中。穿刺皮肤之前，应注意超声屏幕上看到的动脉到皮肤的深度。针头与超声显示的距离插入相同的距离，以 45° 的角度推进，这将有助于在血管穿刺时显示针尖。短轴技术的主要局限是针尖的持续可视化。可以通过旋转探头 90° 以显示动脉长轴来克服。长轴技术将持续显示针尖，但应用于如桡动脉的这种小动脉时，技术上更困难。

如果用短轴技术成功穿刺血管，一旦看到回血，超声探头也可以转动 90° ，查看动脉长轴，确认针尖在血管中心。然后，在超声下沿血管置入导丝，最后经导丝置入外套管。

无法置管的一个常见原因是穿透和穿刺顶到后壁。长轴技术可以排除这种问题，向后稍退针及导管，直到回血为搏动性血流表明导管尖端回到动脉内。然后重新置入导管，在血管内推进导管，直到保证导管完全在血管内。

小结

虽然桡动脉置管的解剖定位触诊技术是最广泛使用的技术，但超声可用于困难穿刺或在需要一次成功的情况下。实时超声与触诊技术相比，不仅提高了成功率，而且缩短了置管时间。超声在低血容量、解剖改变、肥胖、动脉搏动差和多次置管失败的患者中使用，有助于更好地穿刺置管。

第 30 章　胸部手术术中经食管超声心动图

Massimiliano Meineri　著
龚之皓　译　李琼珍　校

缩略语

TEE	经食管超声心动图检查		
3-D TEE	3D 经食管超声心动图		
TTE	经胸超声心动图检查		
解剖结构		TEE 切面	
LV	左心室	TG SAX	经胃短轴切面
RV	右心室	ME 4C	食管中段四腔切面
LA	左心房	ME 2C	食管中段双腔切面
RA	右心房	ME RV IN-OUT	食管中段右心室流入 - 流出切面
LVOT	左心室流出道	ME BiC	食管中段双侧切面
RVOT	右心室流出道	ME Asc Ao SAX	食管中段升主动脉短轴切面
PFO	卵圆孔	UE Ao Arch SAX	食管上段主动脉弓短轴切面
TV	三尖瓣	计量方式	
PV	肺动脉瓣	LVEDD	左心室舒张末期直径
IAS	房间隔	LVESD	左心室收缩末期直径
IVS	室间隔	LVEDA	左心室舒张末期面积
IVC	下腔静脉	LVESA	左心室收缩末期面积
SVC	上腔静脉	LVEDV	左心室舒张末期容量
PA	肺动脉	LVESV	左心室收缩末期容量
RPA	右肺动脉	RVEDA	右心室舒张末期面积
LPA	左肺动脉	FS	缩短分数
PV	肺静脉	FAC	缩短面积变化
LUPV	左上肺静脉	LVEF	左心室射血分数
LLPV	左下肺静脉	SV	每搏输出量
RUPV	右上肺静脉	TAPSE	三尖瓣环形平面收缩期偏移量
RLPV	右下肺静脉	TR	三尖瓣反流
		RVSP	右心室收缩压

要点

- 尽管 TEE 具有直观的优势，但其在非心脏手术中使用仍存在局限性，需要熟练的麻醉医师进行操作。事实上，很少有研究探讨非心脏手术中 TEE 对患者治疗结果的影响。
- TEE 被认为是一种安全的技术。虽然相对无创，但仍可能存在严重的并发症，因此 TEE 的使用有一定的适应证限制。
- 通过使用 TEE 可以轻松实现基础的血流动力学监测，有效地对左右心室功能进行定性和定量评估，并可将其整合为一套完整的术中血流动力学监测标准。
- 肺移植的 TEE 是许多中心的管理标准，但目前的指南并未将其归入推荐列表。TEE 可以提供理想的术中血流动力学监测，并可在移植再灌注后立即评估所有血管吻合口情况。
- TEE 在急慢性肺栓塞的诊断和随访中都有很好的作用。TEE 可轻松监测急慢性压力过载对右心室的影响，排除危险的心内分流。这些优点使其成为肺栓塞切除术和肺动脉内膜切除术术中监测的有力工具。
- TEE 能够以较高的空间分辨率对心脏结构进行成像，非常适合评估纵隔肿块对心腔的影响。TEE 也可以提供有用的信息来指导手术切除。

引言

在过去的几年中，TEE 在非心脏手术中的应用显著增加。各种原因使得胸外科顺理成章地成为这一强大技术的一个优势应用领域。在许多机构中，心脏麻醉医师（其中大部分是接受过 TEE 培训的）也进行胸外科麻醉。此外，心肺相互作用的生理学、心胸联合手术数量大幅增加、患者病理复杂性日益增加，都加大了术中对心脏功能全面监测的需求。

TEE 在非心脏手术术中血流动力学监测的应用指南并不明确，其在世界各地的实践情况千差万别。随着肺动脉导管的使用逐渐退出历史舞台，术中 TEE 正逐渐成为一种更可靠更有效的选择。

TEE 在胸外科手术中的适应证

胸外科手术中 TEE 的适应证与其他非心脏手术的适应证没有区别，用于“当手术或患者的心血管病变可能导致严重的血流动力学紊乱、肺或神经系统损害时”。目前，还没有评分系统提示如何在基线上识别可能符合这一类指征的患者。因此，TEE 在心脏麻醉之外的应用仍然主要依赖于单中心的资源和实践。根据目前的证据，大部分胸外科手术中 TEE 检查的目的应该是识别房间隔缺损、心肌缺血、低血容量、心包填塞、血栓栓塞事件（B2 类证据：成员意见高度一致）、心包积液、填塞和其他大手术中的肺栓塞（即肺、肾、腹和头 / 颈 / 胸壁手术）（B3 类证据：成员意见中度一致）。

然而，目前的指南建议所有开胸手术都应进行 TEE。肺栓塞切除术和肺移植术可被视为心脏手术，因为它们涉及大血管，并且经常需要机械循环支持。

目前还缺乏专门研究 TEE 在胸外科和一部分心脏专科的作用来推动形成指南和共识；胸外科患者的管理可能与其他手术相同。目前针对非心脏手术中使用 TEE 的研究较少，这是未来研究的一个主要方向。

在手术室内，以及在院内复苏期间，已有专人评估了非心脏病患者心搏骤停过程中行急诊 TEE 的影响。据报道，在这两种情况下，64%~86% 的病例中，TEE 能及时诊断循环停止的原因，54% 能指导完成新的手术干预。据量化，TEE 识别心搏骤停病因的能力,其灵敏度和特异度分别为 90% 和 50%（表 30.1）。新的便携式 TEE 设备的发布，以及 TEE 不干扰心肺复苏（CPR）的事实，使得 TEE 可整合到先进的心脏生命支持算法中。

在北美，麻醉医师是否 TEE 认证，以及是否具备 TEE 设备限制了除心脏手术外 TEE 的常规使用。一些学者认为，移植手术使用简化的聚焦 TEE 检查已足够。美国国家超声心动图委员会已经引入了新的基础围术期 TEE 认证程序，这将有可能扩大 TEE 作为术中监测工具的使用范围。

TEE 探头插入的安全性和并发症

虽然上述研究均未报道使用 TEE 相关的并发症，但 TEE 探头的插入和操作并非没有风险。已有相关报道描述了 TEE 使用中的主要并发症，其中包括食管撕裂和穿孔。

两篇关于心脏外科患者术中 TEE 使用的大型回顾性综述报道了主要并发症的发生率。1 篇显示主要并发症发生率为 0.2%，无相关死亡，另一篇显示主要并发症发生率为 0.1%，其中死亡率为 0.02%。

需仔细评估每一位患者术中 TEE 检查的潜在获益与其潜在并发症。

术前评估是非常重要的，应尽可能征得患者的同意。回顾患者的病史，以排除胃食管病变。若出现吞咽困难，则应怀疑食管狭窄。放射性钡餐检查仍是排除食管狭窄的金标准，只要临床有指征就应进行该检查。

放置 TEE 探头的操作一定要轻柔，在推进食管出现阻力时应小心施力。若出现食管穿孔或撕裂，可在取出探头后不久出现咽部或鼻胃管大量出血，也可在探头插入后 48h 以上出现。

麻醉后患者的食管插管可在直视下进行，也可借助下颌推力手法间接进行。食管插管是一种强烈的刺激，因此必须保证足够的麻醉深度和肌松以减少血流动力学的影响。许多中心的标准做法是在放置气管内导管后立即插入 TEE 探头。

为了将食管损伤的风险降至最低，对于体型非常小的成年人，应考虑使用小儿 TEE 探头（图 30.1）。

基础血流动力学评估

完整的术中 TEE 评估包括使用全平面 TEE 探头和 28 个标准 TEE 切面的分析。它应该在基线上进行，并且需要 TEE 方面的专业知识。目前的指南

表 30.1 TEE 在非心脏手术中的应用

作者 / 年份	患者人数	指征	手术类型	研究类型	改变血液动力学管理	改变手术管理
Canthy/2009	13	Ⅰ 4 (30%) Ⅱ 9 (70%)	妇科、神经外科	回顾性研究	9/13 (69%)	2/13 (14%)
Schulmeyer/2006	98	Ⅱ 98 (100%)	腹部、妇科、泌尿科	前瞻性研究	47/98 (48%)	3/98 (3%)
Hofer/2004	99	Ⅱ 99 (100%)	血管、肺移植、肝移植、胸外科、骨科、整形外科	前瞻性队列研究	54/99 (55%)	3/99 (3%)
Denault/2002	155	Ⅰ 44 (28%) Ⅱ 57 (37%) Ⅲ 54 (35%)	血管、神经外科、肺移植	回顾性研究	43/155 (27%)	10/155 (6%)
Suriani/1998	123	Ⅱ 123 (100%)	血管、腹部、肝脏、胸外科、头颈外科、泌尿科	回顾性研究	78/123 (63%)	2/123 (1%)
Kolev/1998	224	Ⅰ 48 (26%) Ⅱ 151 (67%) Ⅲ 15 (7%)	心脏病 155 人 (69%)，非心脏病 69 人 (31%)	前瞻性多中心队列研究	所有干预措施中，25% 的干预措施是以 TEE 为唯一基础的	9/224 (4%)
Brandt/1998	66	Ⅰ 66(100%)	心脏病和非心脏病	回顾性研究	53 (80%)	15 (23%)

没有明确规定在手术过程中多长时间重复一次完整的检查，以及术中的血流动力学监测应该使用哪一个切面。

在完整的基线检查后，许多学者选择将 TEE 探头留在胃内，使用经胃短轴切面（TG SAX）持续评估左心室功能。

在许多研究中，TG SAX 切面中对 LV 短轴的可视化分析为左右心室功能提供了充分的定性、线上及容量状态评估。

据报道，TEE 可预测外科心肌血管重建术后患者的术后心肌梗死的发生，但其在非心脏手术中心肌缺血的监测作用存疑。

一种简化的术中 TEE 血流动力学监测可确定 5 种可能的血流动力学状态（表 30.2）：正常、低血容量、左心室收缩衰竭、左心室舒张衰竭和右心室（RV）衰竭。

通过检测左心房（LA）压力来评估左右心室功能，可以轻松完成血流动力学状态的鉴别诊断。

目测评估机械通气患者 LA 压力的一个简单方法是确定呼吸周期中房间隔的移动（图 30.2）。房间隔固定，不向左右移动代表 LA 压力升高；该技

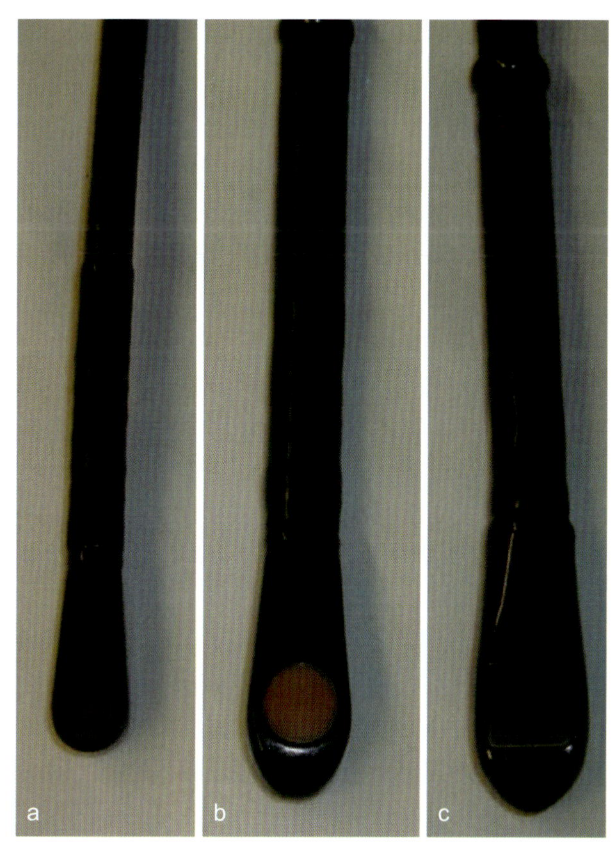

图 30.1 探头。现有的三种类型 TEE 探头：a. 小儿；b. 成人通用探头；c. 成人 3D 探头

表 30.2 血流动力学状态

状态	LV EDV	LV 收缩功能	LV 舒张功能	RV 收缩功能	收缩期 IAS
正常	正常	正常	正常	正常	摆动
低血容量症	减少	正常 / 增加	正常	正常	摆动
LV 衰竭	增加	减少	正常 / 异常	正常	固定
LV 舒张衰竭	减少	正常	异常	正常	固定
RV 衰竭	减少	正常	正常 / 异常	减少	固定

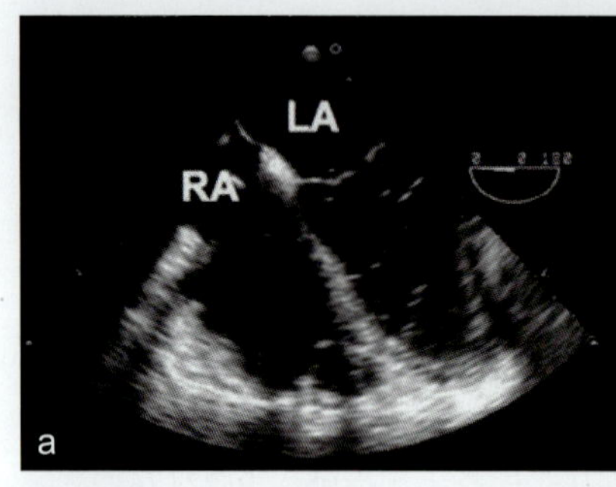

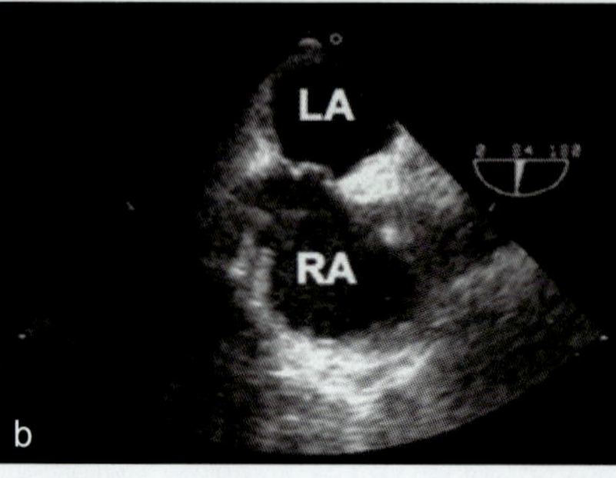

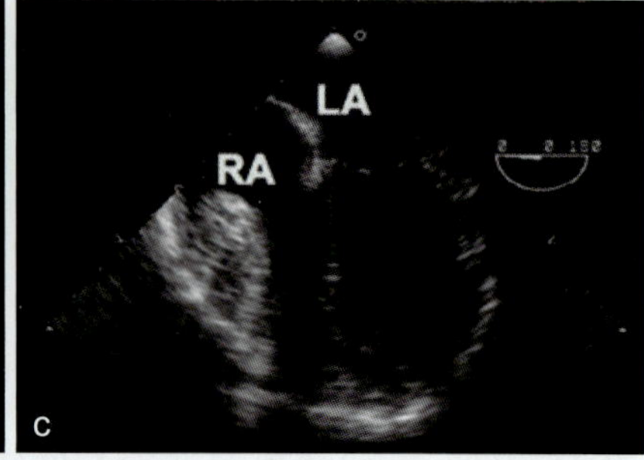

图 30.2 房室间隔移位。在机械通气的患者中，在呼吸周期中，房间隔（IAS）的移动反映了房室的压力。高 LA 压力导致 IAS 向右侧隆起，不随呼吸周期中改变（a）。低 LA 压力允许左右 IAS 移位，通常表现为“皱纹样” IAS（b）。IAS 向左侧固定凸出是高 RA 压力的特征（c）

术通过与有创监测进行对比证明其具有可行性。本文将在下一段详细讨论左右心室功能的评估。

有报道称，初学者可在简单的指导带教下，完成基础血流动力学的评估。

左心室（LV）功能的评估

左心室功能评估包括左心室前负荷、全局、区域收缩功能和舒张功能评估。

对于左心室功能的基本评估，需从三个标准切面体现。TG SAX、食管中段四腔切面（ME 4C）和食管中段两腔切面（ME 2C）（图 30.3）。

左心室舒张末期容量（LVEDV）是评估左心室前负荷的最佳指标。LVEDV 可通过线性测量 LV 舒张末期直径（LVEDD）或更准确地测量 TG SAX 视图中 LV 舒张末期面积（LVEDA）估算（图 30.4）。收缩末期左心室腔模拟化及左心室完全排空是前负荷降低的标志。

LV 射血分数（LVEF）是心动周期内 LV 容量变化的百分比，反映了整个 LV 收缩功能，可由以下公式计算：LVEF=[（LVEDV-LVESV）/LVEDV]×100，其中 LVESV 为左心室收缩末期容量。

TG SAX 可以直观地评估全局性的左心室收缩功能，且与测量所得 LVEF 有良好的相关性，该方法初学者也能轻松完成。

LV 功能的量化可以通过一维（测量直径）、二维（测量面积）或三维（测量容量）完成（图 30.4）。

LV 功能的线性测量包括测量心动周期内的缩短分数或 LV 直径变化的百分比。可以通过从 TG SAX 切面寻找一条横跨最大 LV 直径的线来完成，虽然该测量方法基于整个 LV 的两个移动的点，但它的值是与 LVEF 相关的。

在同一切面上，可以测量得到心动周期中心室横截面积的变化百分率，即缩短面积变化（FAC）。该值可通过观察收缩末期和舒张末期的心内膜边界算出。FAC 的计算很容易，并且与射血分数有很好的相关性。目前自动心内膜边界检测和自动连续计算 FAC 的软件已经开发并成功用于术中的连续监测，但却一直没有得到广泛的应用。

全局性的左心室功能也可以通过多普勒测量左心室流出道（LVOT）水平的血流来评估左心室每搏输出量（SV）。该技术比较复杂，且由于多普勒光束和左心室流出道血流的错位，可能会使 LV SV 的测量值低于实际值。

左心室容量可以用双平面法测量（修改后的辛普森原则）。它的概念是将左心室腔分为 20 个椭圆切面，其高度与左心室上的长度直接相关。最新的超声心动图机在手动描记 ME 2C 和 ME4C 切面的

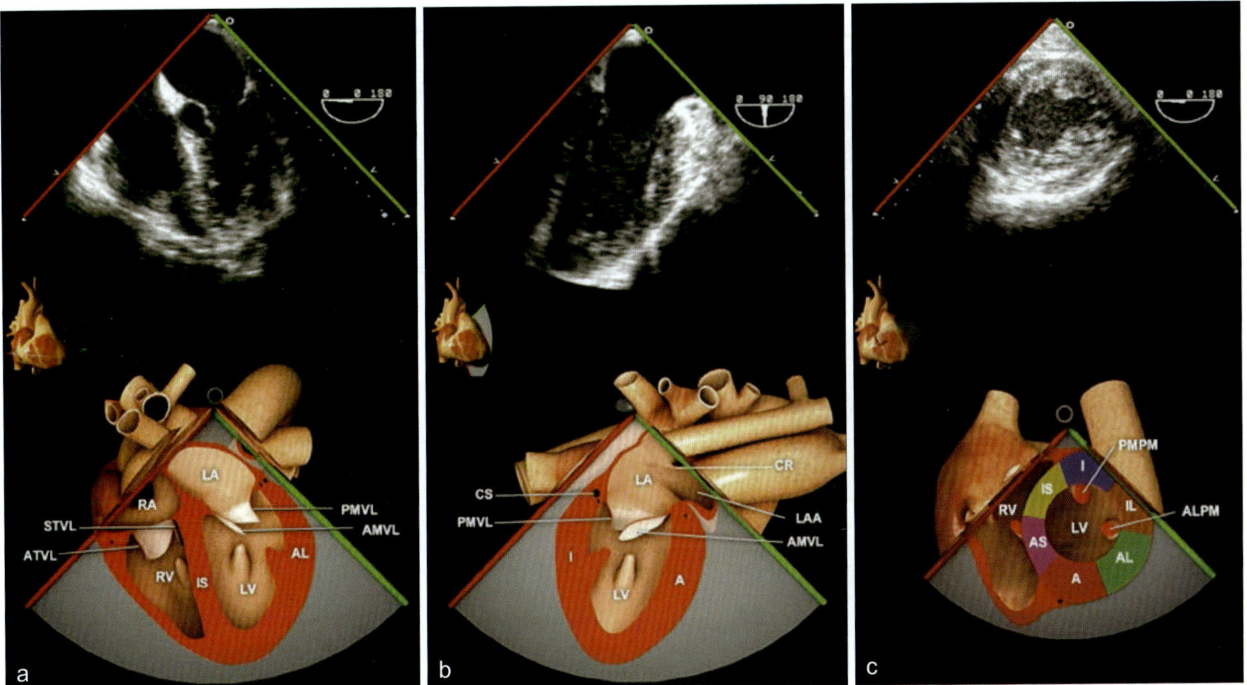

图 30.3　LV 切面。评估左心室功能需要获得以下三种标准切面：食管中段四腔切面（a）、食管中段两腔切面（b）、经胃左心室中段短轴切面（c）

舒张末期和收缩末期的心内膜边界后，可自动计算 LVEDV、LVESV、SV 和 EF。该方法被视为其测量的金标准，但它耗时较长，对图像质量要求较高，且需要有一定的技术经验。

为了规范局部 LV 壁运动的评估，美国超声心动图协会（American Society of Echocardiography, ASE）将 LV 分为 17 个节段（图 30.5）。这些节段分为三个层次，即基底（6 个）、室中（6 个）和心尖（4 个），外加一个心尖帽。为了全面评估局部左心室壁运动，应根据评分标准显示所有节段并进行单独评估（表 30.3）。

所有的节段都归属于主冠状动脉（图 30.5）；因此，节段壁运动的分析可以实现单个冠状动脉狭窄的定位。

TG SAX 切面可以同时显示三条主要冠状动脉。

舒张功能障碍的定量评估十分复杂，需要多种测量方法进行评估。

表 30.3　LV 壁运动

定义	标准术语	标志
运动正常	正常	++
运动减低	运动减低	+
运动消失	运动消失	0
收缩期向外鼓出	矛盾运动	−
固定向外凸起	动脉瘤	−−

三维 TEE 技术的出现使得直接、准确测量 LV 容量成为现实。

高质量的左心室图像是必要的，目前需要采集四次或八次心搏的三维数据集。获得的三维容量“区块”随后将用离线量化软件（Philips QLab™, Tomtec™）进行分析。

目前的软件提供了一种半自动的左心室三维重建方法：只需给定左心室收缩期和舒张期全容量扫描的三个正交切口上的六个解剖标志，软件就会自动形成一个移动的 LV 腔的三维模型。全局左心室容量的变化则会立即以左心室容量 / 时间的图形呈现，并同时测量出 LVEDV、LVESV、LVSV 和 LVEF。

为了评估局部左心室壁运动，根据 ASE 17 段模型将左心室三维模型分为 17 个金字塔，并绘制每个金字塔的容量随时间的变化。

通过对所有节段的容量 / 时间图进行叠加，可以评估其不同步性。

三维 TEE 评估左心室不同步性的可靠性已被广泛验证（图 30.6）。

目前三维技术的局限性在于它不是实时的，需要专业人员来获取和处理数据集。在更新、更强大的机器能够自动重建左心室图像之前，3D TEE 技术在术中实时监测左心室功能的作用十分有限。

测量方法	公式	正常值
缩短分数（FS） 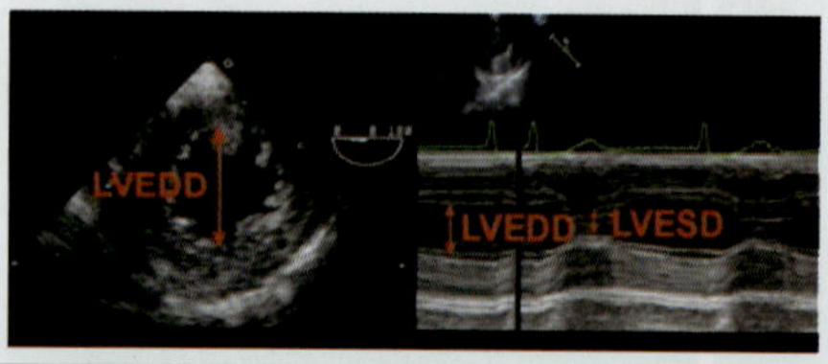	[(LVEDD−LVESD)/LVEDD] × 100	FS：25%~45% LVEDD：4~5cm
分数面积变化（FAC） 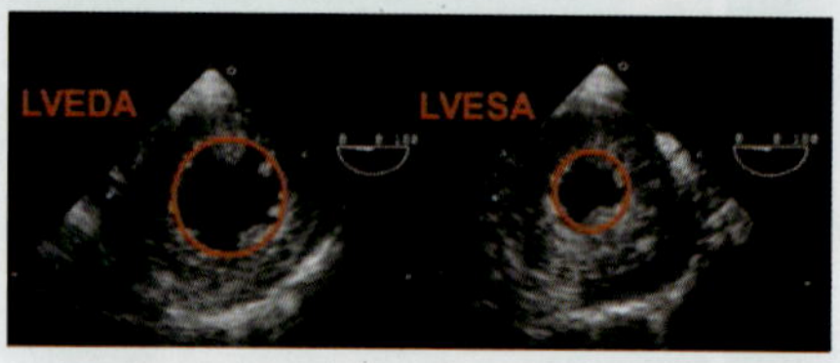	[(LVEDA−LVESA)/LVEDA] × 100	FAC：>55% LVEDA：8~12cm^2
射血分数（EF） 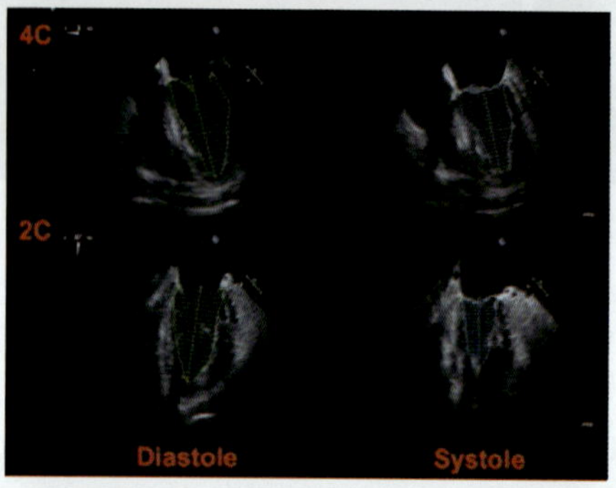	根据辛普森公式自动计算	EF：>55%
每搏输出量（SV） 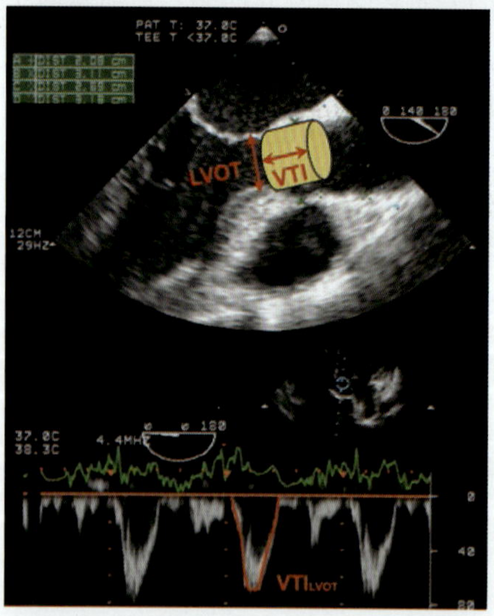	$TT(d_{LVOT}) \times VTI_{LVOT}$	SV：50~70ml

图 30.4 LV 功能量化的常用方法与规范

在非心脏手术中，术中舒张功能障碍可能导致术后患者预后不佳。目前尚不清楚如何处理程度不高的术中舒张功能障碍。

然而，对于基础血流动力学评估，识别严重的舒张功能障碍导致的房室压差增加十分重要。

对接受冠状动脉血管重建术的患者从短期和长期的治疗结果方面进行功能障碍分级可作为评估舒张功能的简化方法。该方法需要检测二尖瓣流入早波（E）峰值和侧壁中压环组织多普勒早波（E′）速度。E′ <10cm/s 定义为 DD。E/E′ 用于分级 DD 严重程度。E/E′ <8，轻度；E/E′ 9~12，中度；E/E′ >13，重度。

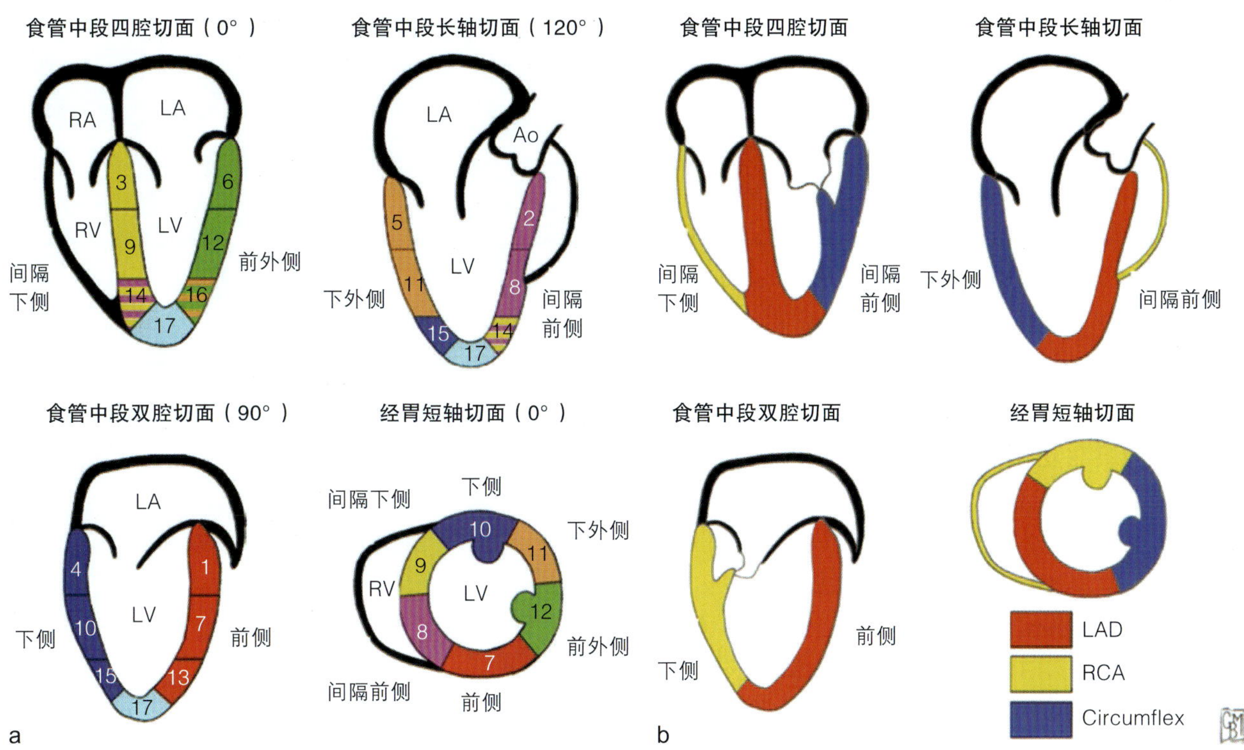

图 30.5 17 节段模型和冠状动脉分布。该图解释了在最常见的左心室 TEE 切面中可以看到哪些左心室节段（a）；冠状动脉的相对分布如图（b）

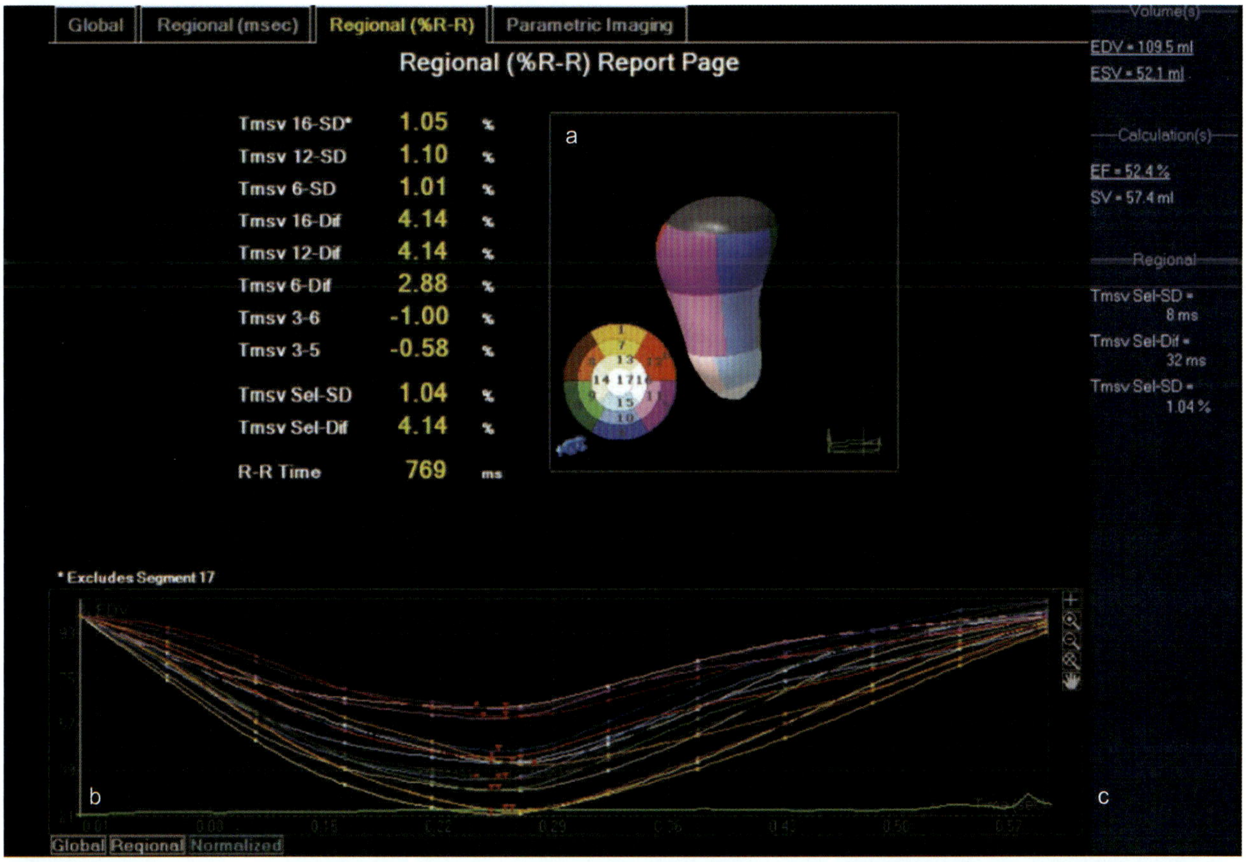

图 30.6 3D TEE 评估 LV。a. 表示左心室（LV）重建。左心室腔被分为 17 个楔形，每个楔形对应 17 个节段中的一个。17 个节段中每个节段的形状变化随时间变化绘制（b）。自动测量左心室舒张末期容量、收缩末期容量和射血分数（c）

右心室（RV）功能评估

RV 功能障碍在严重肺部疾病患者中非常常见。TEE 可以及时诊断 RV 功能障碍，我们需要熟练掌握 RV 功能障碍的病理生理学和复杂的三维解剖学。

RV 功能障碍的特点是 RA 压力增高、静脉淤血、低心输出量、左心室舒张功能障碍和左心室前负荷降低。可能由 RV 压力或容量超负荷和 RV 缺血所致。RV 功能的评估包括 RV 形态和 RV 收缩功能的评估。

右心室具有复杂的三维结构，因为它环抱着圆锥形的左心室。RV 在解剖学上可分为三部分：入口，由三尖瓣（TV）、脉络膜和乳头肌组成；小梁肌顶；出口，由平滑肌流出道（RVOT）组成。

RV 的显著解剖特点是：从游离壁到 IVS 有一条突出的肌肉带，接近 RV 尖（调节带）、三尖瓣（TV）的隔叶比二尖瓣（MV）的前叶更附着于尖部，以及存在两个以上的乳头肌。

RV 是一种薄壁结构，通常暴露在低压力下。RV 的顺应性很强，对后负荷的变化很敏感；后负荷的急性增加可以导致 RV 扩张。慢性 RV 压力过载会导致同侧心肥大。

RV 功能基础的 TEE 评估需要收集以下三个标准切面。ME 4C、TG SAX、食管中段 RV 流入 - 流出（ME RV in-out）切面（图 30.7）。

ME 4C 切面可以体现呈三角形的 RV 长轴。在该切面中可以测量 RV 舒张末期面积（RVEDA）并与 LV EDA 进行比较（图 30.8a）。正常的 RVEDA/LVEDA<0.6，RVEDA/LVEDA>1 表示严重的 RV 扩张。在同一切面中，我们可以观察到随着 RV 的扩张，它失去了三角形的形状，当它与 LV 一样大时，右心则开始与左心一起共同构成心尖部位，最后以严重的扩张来取代左心室（图 30.8c）。

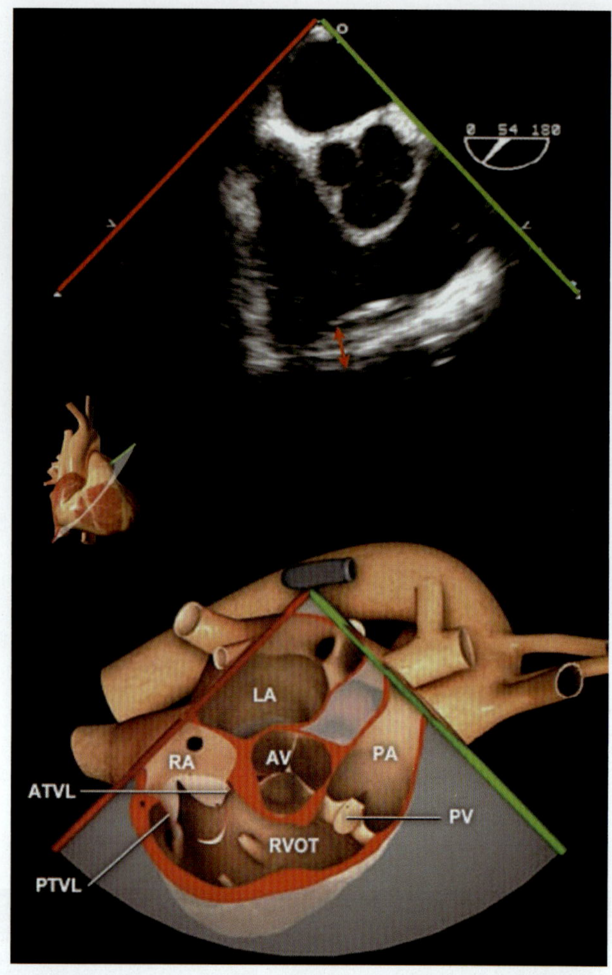

图 30.7 RV 流入 - 流出视图。在此视图中，超声束将 RV 贯穿其整个长度。箭头表示 RV 壁厚度

ME RV 流入流出切面可展示新月形的 RV。在此切面中，可以看到 RV 流入道、游离壁和流出道；线性测量包括 RVOT 直径和 RV 游离壁厚度。舒张末期游离壁厚度 >5mm，表示 RV 肥厚。

TG SAX 切面显示 RV 短轴为新月形，附着在圆形的 LV 上。RV 压力超载时，RV 扩张使室间隔（IVS）向左移动。IVS 的变形可通过左室偏心指数

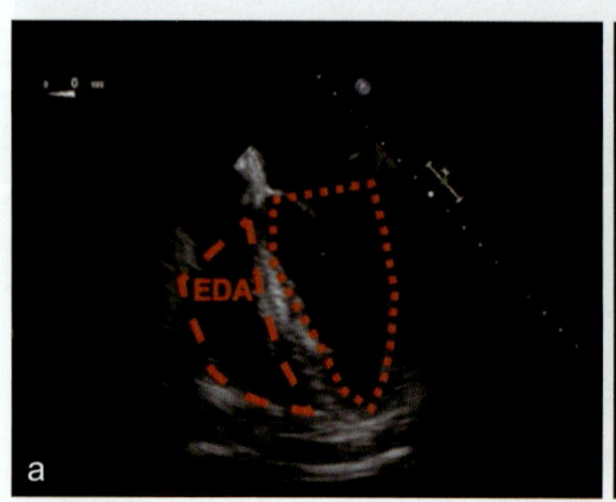

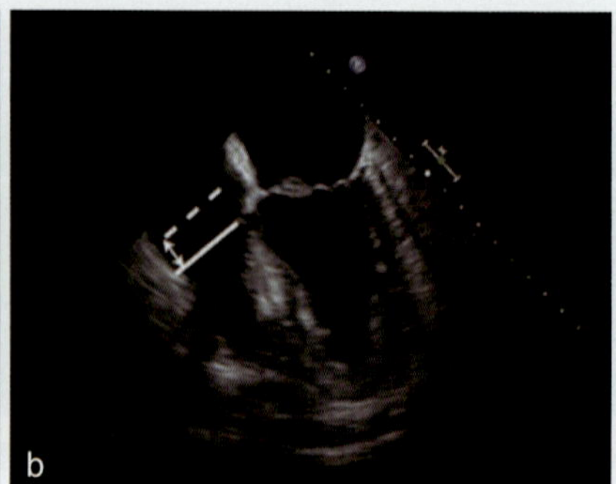

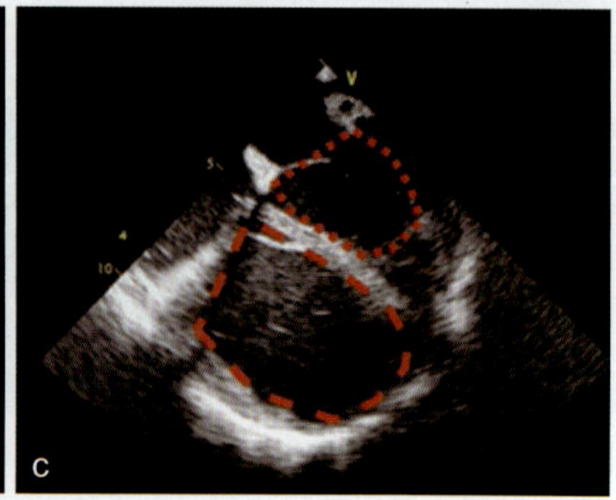

图 30.8 RV 功能评估。在食管中段四腔切面，可以测量右心室（RV）舒张末期面积，并与 LVEDA（a）进行比较。三尖瓣环（TAPSE）的收缩期位移（箭头）反映了 RV 功能（b）。随着扩张，RV 腔失去原有的三角形状，并占据心尖（c）

体现，该指数是左室短轴内侧和外侧直径的比值（图 30.9a）。当发生严重的 RV 扩张时，LV 则失去其原有的圆形变成 D 型（偏心指数 >1）（图 30.9b）。

RV 射血由三个独立的机制产生：RV 游离壁的内移、TV 环的心尖移位及 LV 收缩对游离壁的牵引。

RV 功能的定性评估包括在 ME 4C 和 ME RV in-out 切面中目测 RV 游离壁的内移（图 30.8）。

在 ME 4C 切面中，RV FAC 可以测量心动周期中 RV 面积变化的百分比。RV FAC 与心脏 MRI 测量的 RV EF 有很好的相关性。RV 游离壁的运动主要是由 RV 的流入部分到下腔静脉的连续纵向收缩，如今的新技术可以通过追踪 RV 游离壁肌肉斑点的位移（speckle tracking）来测量。在 ME 4C 切面中，RV 游离壁的斑点追踪可以测量肌肉缩短的百分比，即应变，是 RV 功能的准确量化标准，正常值 >20%，该数据在预测心脏手术人群预后上具有一定价值（图 30.10）。

在同一切面中，可以确定 TV 环形平面收缩期偏移（TAPSE）（图 30.8b）。在正常心脏中，TAPSE 为 1.5~2.0cm，TAPSE<1.5 可能导致心力衰竭患者的一些不良后果。但是 TV 环的移动平面几乎垂直于 TEE 超声束，这使得 TEE 不能准确测量 TAPSE。

最近的一项工作在与经胸超声心动图的直接比较中进一步强调了这一局限性，并建议使用斑点追踪技术。

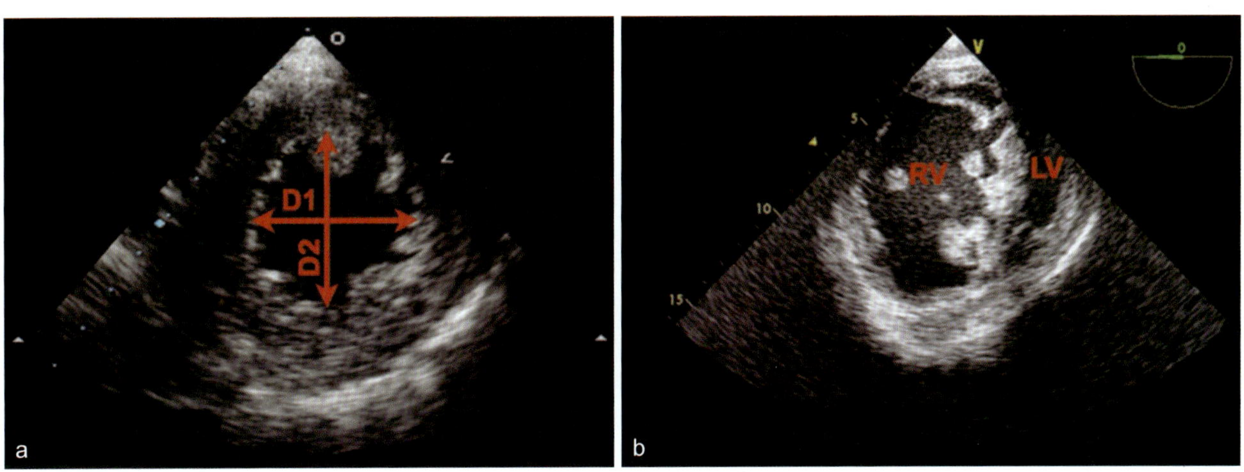

图 30.9　左心室偏心率。室间隔（IVS）的扁平程度可以用偏心指数（EI）来量化。EI=D1/D2，其中 D1 为室间隔内径，D2 为侧室间隔直径（a）。RV 扩张时，IVS 扁平化导致 LV 总切面呈“D”形（b）

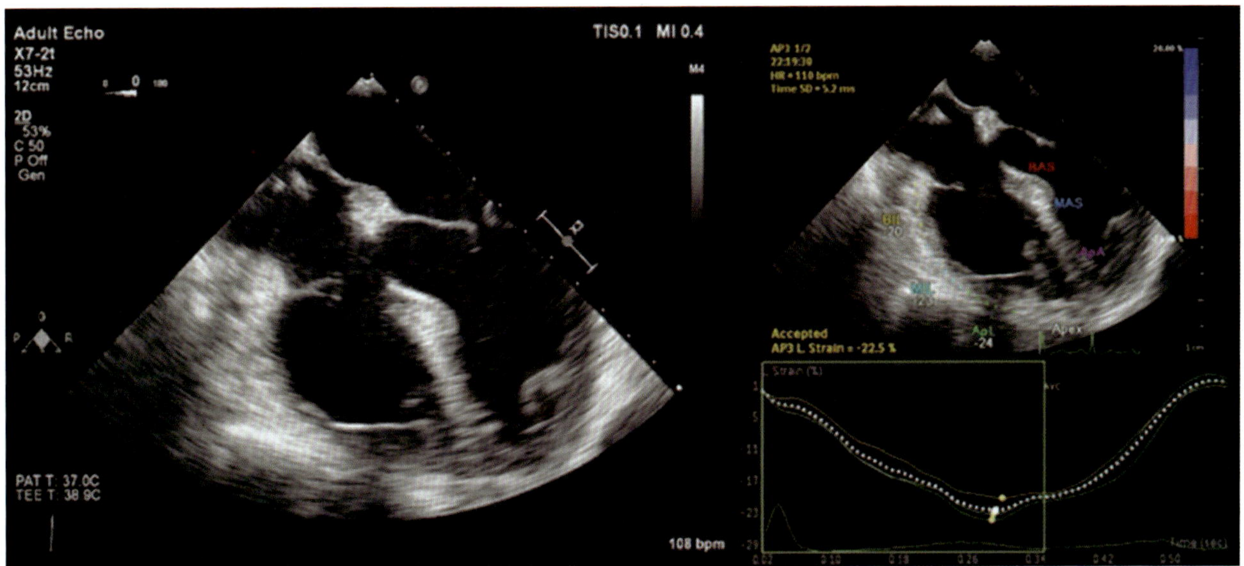

图 30.10　TEE RV 应变。RV 自由壁应变的测量。使用 LV 应变软件对 ME 4C 视图进行分析，并将 ME LAX 模型应用于 RV，以保持侧壁和室间隔壁的命名。隔膜被排除在分析之外，并测量了 22.5% 的全局纵向应变，这被认为是在正常范围内

RV 的扩张导致 TV 环状扩张和反流（TR）。TR 的严重程度与 RV 功能障碍的严重程度没有直接关系。随着 RV 功能的恶化，RV 产生压力的能力受损，从而使大而湍急的 TR 射流变成低速的层流。相反，使用肺动脉内膜切除术（PEA）等治疗 RV 压力超负荷后，RV 重塑，TR 得到改善。

由于 RV 形状复杂，其容量的测量不能用通常用于 LV 测量的标准 TEE 那样使用多边形模型。

实时三维 TEE 克服了二维 TEE 的一些局限性。RV 的全容量三维数据集可通过多个相应的心脏搏动测得。获得的三维区块可用特殊的分析软件（4D RV-Function© 应用程序；TomTec Imaging Systems GmbH，德国慕尼黑）离线测量右心室容量和功能。4D RV-Function© 软件可以创建 RV 腔的模型，并提供 RV 容量和 EF 的自动测量（图 30.11）。

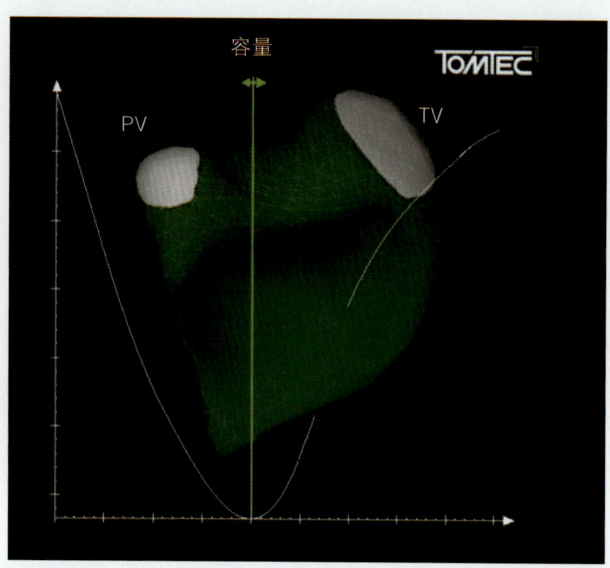

图 30.11 3D TEE RV 评估。4D RV-Function© 应用程序（TomTec Imaging Systems GmbH，德国慕尼黑）允许离线处理 3D TEE 数据集和半自动重建 RV 腔。在 RV 重建中，可以识别三尖瓣环（TV）和肺动脉瓣环（PV）

术中 RT 三维 TEE 的可行性已有相关报道；然而，所有评估该技术准确性的文献都是基于经胸超声心动图（TTE），且与心脏 MRI 具有良好的相关性，重现性优于二维 TTE，可用于评估成人和儿童的右心室容量和功能。

TEE 评估 PFO

卵圆孔未闭（patent foramen ovale, PFO）是指两个房间隔瓣未发生融合，即原发隔（左侧）和继发隔（右侧）（图 30.12a）。胎儿出生前，继发隔上的一个孔被可移动的原发隔所盖住，使母体血液循环可通过胎儿心脏。

胎儿出生后，左心房压力超过右心房，卵圆孔发生功能性关闭。随着功能性关闭的时间延长，两个瓣膜可永久性融合，卵圆孔因此被封闭。

PFO 在普通人群中较常见，尸检中约 25% 存在 PFO。

TEE 是检测 PFO 的金标准，其敏感性在 80%~100%，特异性为 100%。

为了排除 PFO，TEE 应着重在 ME 4C 切面下对房间隔（IAS）进行检查。探查到 IAS 时探头即向右旋转，使 IAS 位于屏幕中间。考虑到 PFO 通常较小，在二维检查时不太可能发现其间隙，此时可使用彩色多普勒覆盖整个 IAS，并将 Nyquist 极限调整为 45~55cm/s（图 30.12b）。在保持 IAS 位于屏幕中央的同时，旋转全平面角度，从 0 到 120°~130° 缓慢扫描 IAS。

为了提高检查的灵敏度，应该再做一个增强对比测试。即通过中心静脉或外周静脉注入激活的生理盐水（发泡试验：将生理盐水和少量空气混合，经静脉注射），观察气泡在 IAS 上的分流情况。

正常情况下，左心房压力高于右心房，即使注射激活的生理盐水，也不能看到气泡在 IAS 上的分流。注射时采用咽鼓管充气或咳嗽等刺激性动作，以增加右房压力（图 30.12c）。

在机械通气患者的手术中，突然停止肺复张动作会导致静脉回流增加，随后 RA 压力增加。因此，在屏气结束时立即评估心房收缩的传递十分重要。

PFO 是一种良性的心脏畸形，在许多患者中可能终身未被诊断。决定 PFO 临床意义的因素有孔的大小、隐源性卒中、RA 到 LA 的压力梯度和下腔静脉（IVC）的流量。

较小的 PFO 不太可能引发临床症状，但有可能引起反常栓塞从而导致卒中。在上述情况下，必须将关闭 PFO 作为预防策略的一部分。

在 RA 和 LA 压力正常的情况下，PFO 导致左向右分流。各种原因引发的 RA 压力增加都可以逆转分流方向并导致缺氧。RA 压力增加在具有肺部疾病或 RV 压力超负荷增加的胸外科患者人群中非常常见。在肺移植等重大胸部手术中，肺动脉的夹闭导致 RV 压力突然升高，反映在 RA 上，即可引起缺氧性右向左分流。

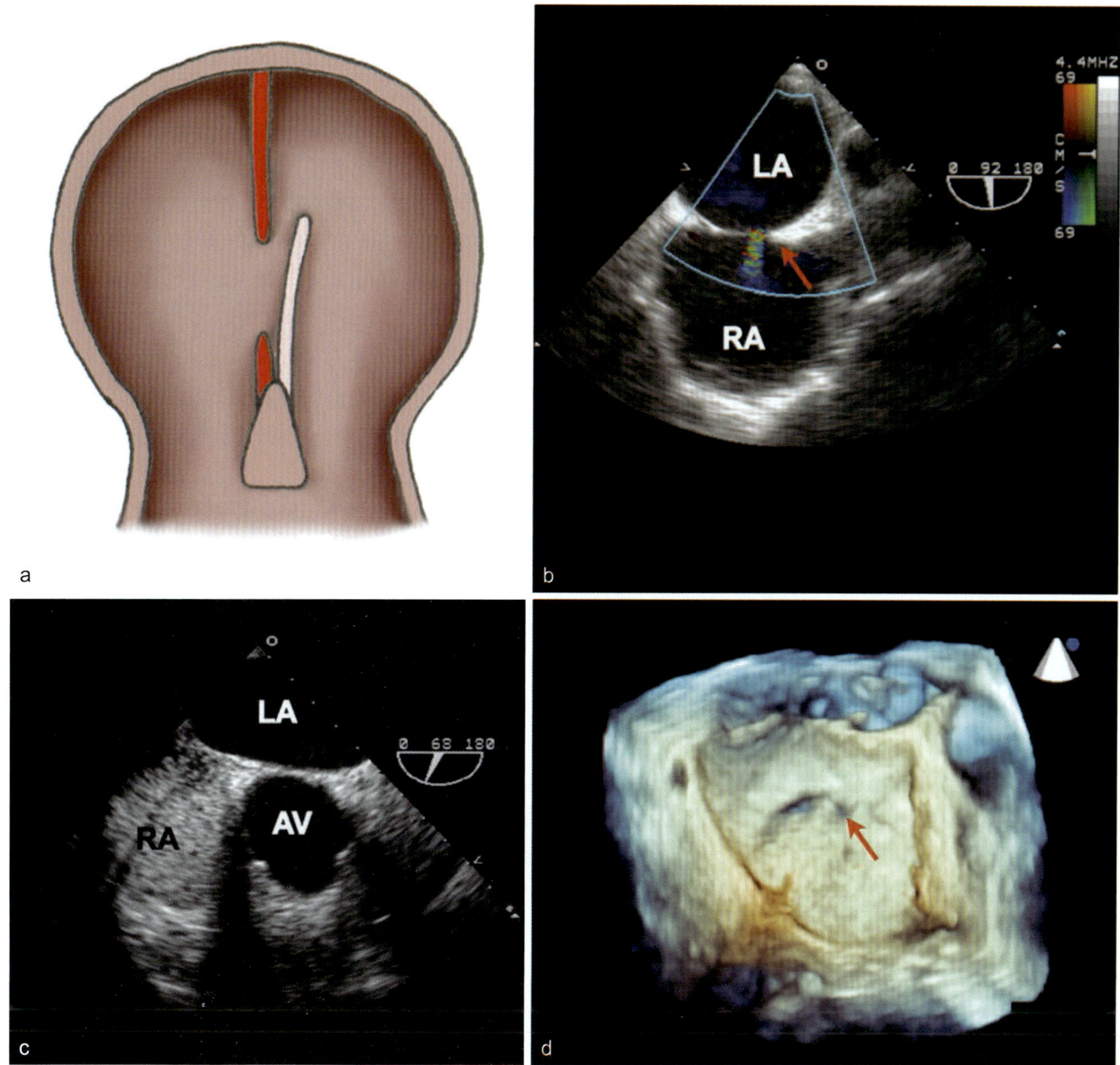

图 30.12　卵圆孔未闭。卵圆孔未闭（patent foramen ovale，PFO）是由于原发隔（左侧）和继发隔（右侧）未融合所致（a）（照片由 GM Busato 提供）。彩色多普勒可以识别 PFO 的血流，通常会形成一个小的左向右分流（b）。搅动的生理盐水是确认和检测 PFO 存在的首选造影剂（c）。三维 TEE 可以提供房间隔的正面视图。在 d 组中，PFO 从左心房侧可见

在右肺切除术后，由于解剖结构的改变，IVC 血液向 PFO 的反向分流可能是导致其他意外严重缺氧的原因。

经皮封堵 PFO 由于安全性高且创伤性小的优点，成为如今处理 PFO 的首选手术方式。外科手术关闭 PFO 虽然过程简单，但需要在体外循环下打开心腔。

在胸外科手术过程中，对每一位术中 TEE 诊断为 PFO 的患者应进行单独评估。当检测到持续或间歇性的右向左分流，尤其是当手术涉及使用心肺分流（CPB）时需要关闭 PFO。

在无症状患者术中偶然发现 PFO 的情况下，最佳的手术处理方法尚不明确。最近的一项研究显示，心外科患者在手术关闭 PFO 后，神经系统功能会下降。

具体应用

肺移植

由于肺移植需求的增加，以及新技术的应用扩大了供体库，肺移植手术的数量不断增加。

随着受体年龄和合并症的增加，术中优化麻醉

管理更具挑战性。心脏结构和功能异常常常会合并严重肺动脉高压。高达 30% 的终末期肺病患者存在冠状动脉疾病，在肺移植的同时进行外科冠状动脉血管重建手术并不罕见。

体外膜肺氧合（ECMO）和无泵体外肺支持（Novalung™）也越来越常用于肺移植手术（见第 47 章）。

尽管 TEE 对患者预后的影响尚不明确，但其在肺移植过程中提供了理想的术中监测。目前的指南没有特别提到该手术是 TEE 的适应证；但它确属于开胸手术的范畴。较早的 ASE 指南认为肺移植手术使用 TEE 为Ⅱ类适应证，因为肺移植受者术中血流动力学受损和手术吻合口问题的风险很高。

表 30.4 总结了肺移植不同阶段术中 TEE 检查的重点。

终末期肺部疾病患者置入 TEE 探头的唯一直接禁忌证可能是硬皮病，因为高达 30% 的硬皮病患者可能合并食管狭窄。

有作者建议在气管内插管同时插入 TEE 探头，以便及时诊断肺移植手术麻醉诱导后出现的异常血流动力学不稳定。麻醉诱导后应尽快开始 TEE 检查，因为切皮后，长期使用电灼可造成伪影，加大 TEE 图像解读的难度。

TEE 检查应首先测定术前基础指标，因为从术前评估到手术当天可能已经过去了相当长的时间。

TEE 基线评估应尽量进行全面的检查，需特别注意 RV 功能和心内分流的存在。如前所述，良性的左向右分流，如小的 PFO，在手术过程中可能会因肺动脉（PA）夹闭或心脏操作过程中右房压力增加而出现缺氧。外科医生在这些情况下可选择性地使用 CPB 来修复 PFO。

体外循环时使用 TEE 评估需要了解基本的转流路径和动静脉插管技术。目前的 ASE 指南没有考虑将 TEE 用于这一特定适应证。

Novalung™ 是介入性肺辅助装置中的一种无泵膜氧合器，用于严重的呼吸衰竭患者，可清除二氧化碳和改善氧合。经皮股动脉穿刺进行动脉插管，将动脉血引流到氧合器，氧合后血液经插管返回至股静脉。通常短 Novalung™ 导管在 TEE 中是看不到的。在严重的 RV 压力过高和缺氧的情况下，Novalung™ 成功置入主 PA 和左上肺静脉之间，形成一个类似于房间隔造口术的分流。在这种情况下，TEE 可以很容易地看到导管并评估流量（图 30.13）。

当出现呼吸功能不全伴有心力衰竭时，则必须使用 ECMO。静脉插管引流静脉血至氧合器，通过离心泵将其泵回患者的动脉或静脉。经皮插管常选择股动静脉或颈内静脉。通常无法通过 TEE 发现经外周置入的较短的动脉插管，但 TEE 可指导长静脉插管的定位，特别是在使用颈部 Avalon™ 套管时。

表 30.4　肺移植的 TEE 指标

诱导	切面	PA 夹闭	供体再灌注	移植后
TR、RVSP 肺静脉 LV、RV 功能 IAS：R/O PFO 和心内分流	左心室、右心室充盈和功能	RV 功能	心腔内空气和 LV 功能	TR、RVSP RV、LV 功能 肺静脉（四条）和肺动脉：R/O 狭窄 / 血栓

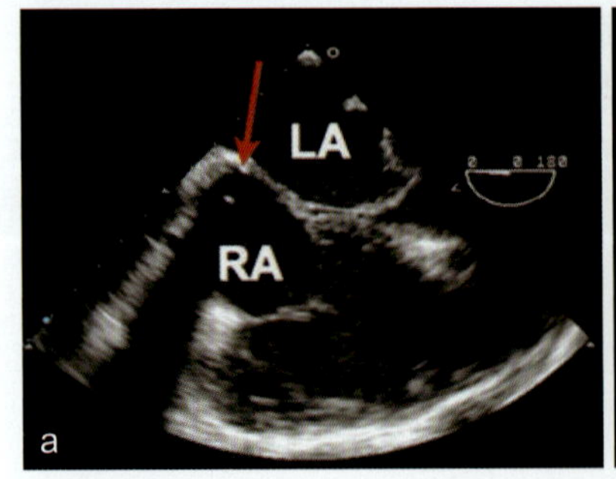

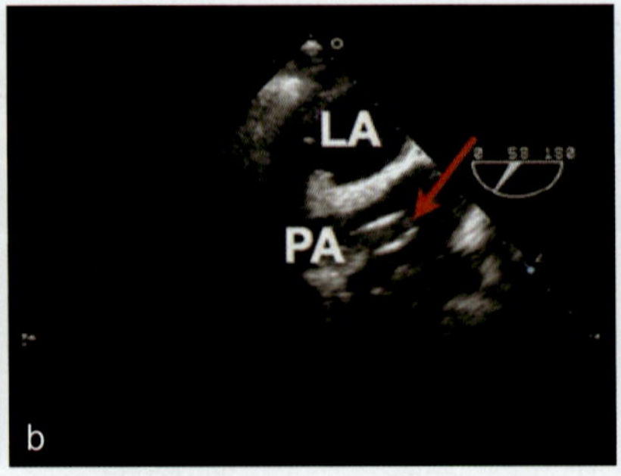

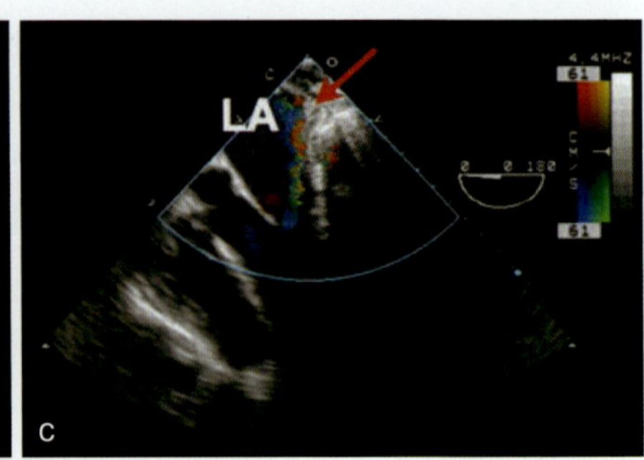

图 30.13　插管。TEE 可评估 ECMO 或 Novalung 的心房插管。箭头表示右心房的 ECMO 静脉插管（a）。当 Novalung™ 用于右心室转流进行右心减压时，流入插管（流向 Novalung）放置在肺动脉（PA）（b），流出插管（返回患者）放置在肺静脉（此处为左肺上静脉），并引流至左心房（LA）（c）

静脉插管位置不当将导致静脉回流受阻，无法提供足够的动脉血。对于肺移植受体，TEE 应评估初始静脉插管的位置和通畅性，在 CPB 后可按需评估。

在解剖受体肺的过程中，对心脏的显著机械压迫和大血管的扭曲可引起血流动力学不稳定。TEE 可及时排除其他原因引起的低血压，人为造成的心腔压迫通过 TEE 很容易就可发现。

肺移植中应用 CPB 虽然与死亡率的增加无关，但肯定会带来显著的不良反应，如全身炎症综合征和凝血障碍。

肺移植过程中选择性使用 CPB 的一个适应证是需要同时进行开胸心脏手术。鉴于缺乏指南，不同机构对肺移植使用 CPB 的门槛不尽相同。CPB 通常在发生急性循环衰竭时使用，通常表现为在夹闭 PA 后出现的严重右心衰竭。在这种情况下，TEE 是一种敏感性非常高的方法，可以实时评估 RV 功能，发现夹闭 PA 后 RV 衰竭的早期症状，及时应用 CPB，从而避免循环衰竭。

供体吻合完成后，松开动静脉吻合口时观察到低血压和心室衰竭的情况并不少见。通过 TEE 观察到的常见原因是在此过程中有气泡从供体肺冲入 LV。冠状动脉空气栓塞、低体温和保存液的代谢产物可能在此过程导致严重的左心室衰竭。

与所有心脏手术一样，TEE 可监测心腔排气和指导血流动力学管理来帮助 CPB 停机。TEE 可以及时诊断 CPB 后动态左心室流出道梗阻，并有效指导这种情况下的血流动力学管理。

注射鱼精蛋白后可观察到严重的肺动脉高压和 RV 衰竭；因此，TEE 在监测 RV 功能方面至关重要，且在手术过程中需准备肺血管扩张剂以便不时之需。

供体再灌注后，应再次进行全面检查。肺移植后 RV 功能改善不足与预后不佳相关。

在这一阶段，所有肺静脉和肺动脉的血流的可视化和测量至关重要，需要先进的 TEE 技术的帮助。

ME RV 流入 - 流出道切面可观察到主肺动脉的近端、PV 和 RVOT；在这个切面中，可以测量其近端直径。其他两个切面也可应用于评估肺动脉：食管中段升主动脉短轴切面（ME Asc Ao SAX）和食管上段主动脉弓短轴切面（UE Ao Arch Sax）（图 30.14）。

食管中段升主动脉短轴切面（ME Asc Ao SAX）在其分叉处显示 PA 长轴和右 PA（RPA）。由于被左主支气管遮挡，左侧 PA（LPA）不易观察到。在此切面可以评估 PA 吻合口的直径和血流类型（层流与湍流）。食管上段主动脉弓短轴切面（UE Ao Arch Sax）可显示了 PA 的长轴、分叉和 RPA，它可以最佳的校准多普勒扫描束与 PA 流动方向的关系，并测量血液流速。当 TEE 图像质量不理想或无法显示 LPA 时，应考虑进行经心包超声心动图检查。

肺静脉可以从两个标准切面观察：食管中段二腔心切面（ME 2C）和食管中段双腔静脉 / 双房切面（ME BiC）。从 ME 2C 切面中，当稍稍拉动 TEE 探头时，我们可以看到位于左心耳右上方的左上肺静脉（LUPV）。将探头推进 1~2cm，可以看到左下肺静脉（LLPV）。LLPV 比较难观察，通常与 LUPV 合并形成一条共同的血管。通过向右旋转探头，可以看到右上肺静脉（RUPV）在 SVC 上方进入 LA。通过推进探头并稍稍向右旋转，可以看到右下肺静脉（RLPV）。在上述提到的切面中，可以测量所有 PV 的直径及流量。多位学者报道了肺静脉（PV）吻合口存在狭窄和血栓形成，PA 狭窄的发生率约为 7%，PV 狭窄的发生率约为 10%。直径 <5mm 和收缩期峰值速度 >1m/s 被定义为 PV 狭窄的阈值（图 30.15）。

诊断 PV 狭窄和血栓形成的金标准仍然是血管造影。

心外膜超声心动图也被认为是评估肺静脉吻合口的有效替代方法，特别是在 TEE 图像不理想的情况下。

心肺移植

一些患有先天性心脏病和（或）肺动脉高压的患者可以进行心肺联合移植。这些患者可在 ECMO 或 Novalung™ 辅助下进行手术。TEE 检查的目的是指导 CPB 安全撤机。

基线评估需评估插管的位置和流量。手术包括心脏和肺的整体移植，需要四个吻合口：气管、升主动脉、下腔静脉和上腔静脉。撤离 CPB 后，TEE 可排除 IVC 和 SVC 中的狭窄。在这些病例中，由于肺静脉和 PA 吻合口不受手术影响，因此没有狭窄的风险。

CPB 时间延长可能导致心脏和纵隔明显水肿；心肺移植后可能由于心肌水肿胸骨拉拢后导致 RV 受压和低血压，这种情况下可能延迟关胸。

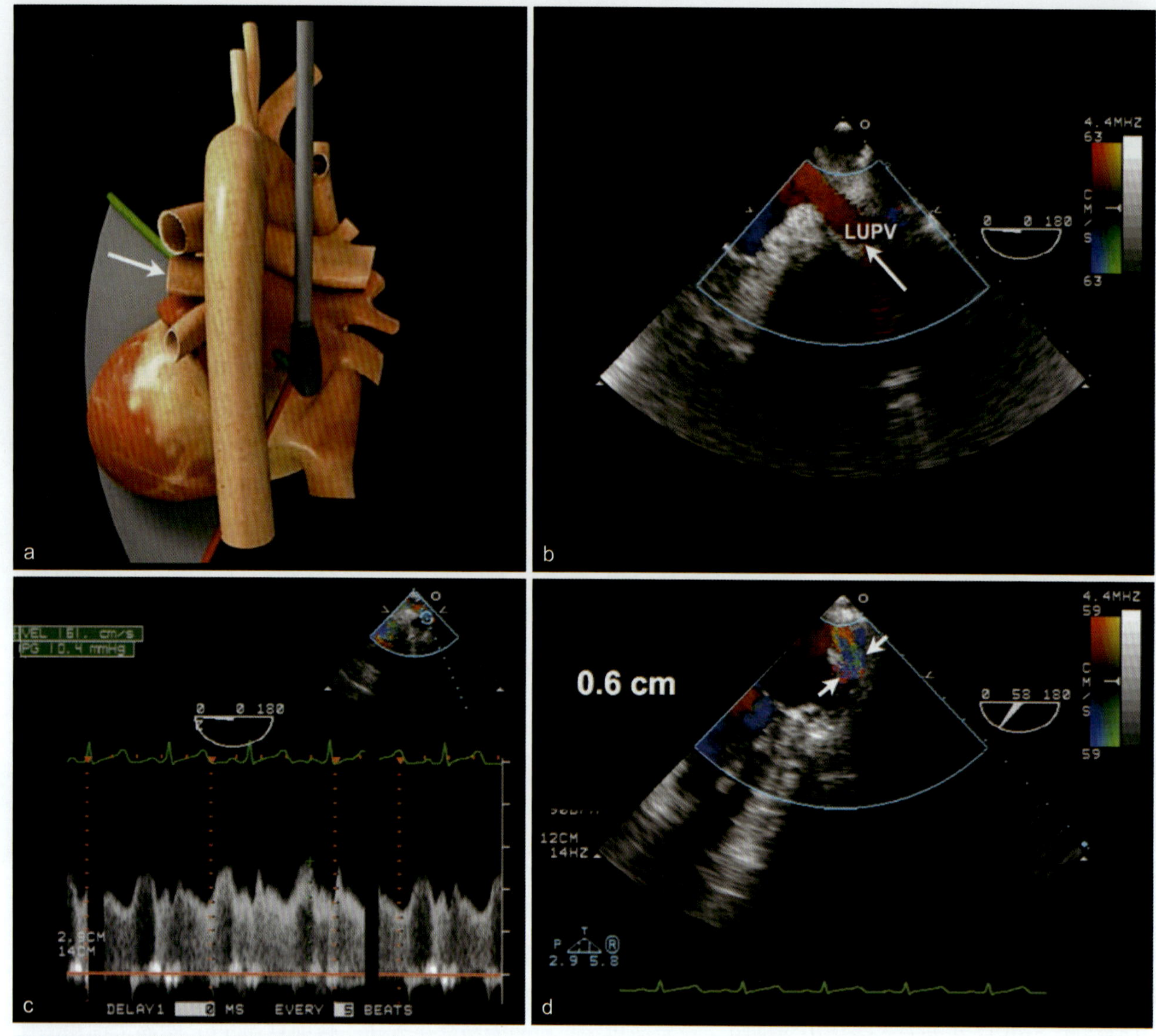

图 30.14 肺静脉的 TEE 切面。双肺移植后应检查四条肺静脉（a）。左上肺静脉（箭头）最容易成像（b）。紊流可能与狭窄相关（d），通常会导致流速加快（c）

肺栓塞

目前的 SCA/ASA 指南没有特别提到 TEE 在肺栓塞手术中的应用。虽然缺乏评估 TEE 具体应用的研究结果，但它已经成功地用于手术室内和心肺复苏过程中急性肺栓塞（PE）的诊断。

外科肺栓塞手术多在三级医疗中心进行，包括在 CPB 辅助下主 PA 中的新鲜血栓吸出，并留置 IVC 滤器。

慢性 PE 导致肺动脉高压，最终会导致 RV 衰竭。肺动脉血栓内膜剥脱术（PTE）是该情况下肺动脉高压明确的治疗方法。它通常在 CPB 伴深低温停循环技术下进行，包括清除血栓和彻底切除肺动脉内膜。TEE 通常是这两种手术术中监测的一部分。表 30.5 总结了 PTE 术中 TEE 检查的重点。

基线时进行完整的 TEE 检查，重点是检测血栓、评估 RV 功能、排除其他原因引起的肺动脉高压。

从 TEE 可以清晰显示下腔静脉、RA、RV 和近端 PA 的新鲜血栓（图 30.16）。绝大多数患者 RA 中游离漂浮的血栓存在与 PE 有关。

表 30.5 肺栓塞手术的 TEE

诱导	撤离 CPB	PA 夹闭
TR 和 RVSP 肺动脉多普勒图像 LV、RV 功能 IAS：R/O PFO 和心内分流 RA、RV 和 PA 中的 R/O 血块	RV 和 LV 排气 RV、LV 功能	TR 和 RVSP RV 功能 R/O PA 血块

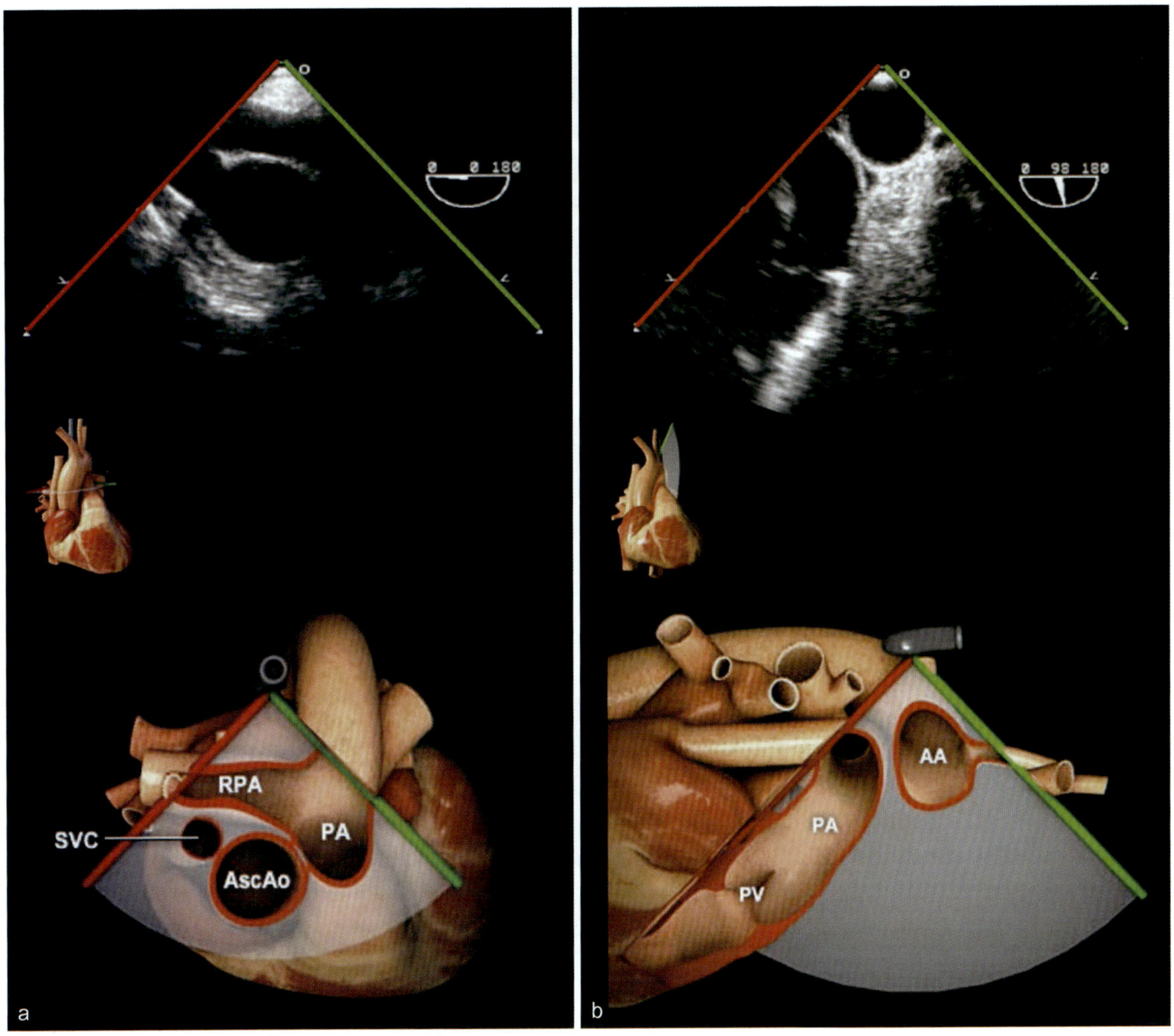

图 30.15 右肺动脉（RPA）（a），肺动脉（PA）和肺动脉瓣（PV）（b）的 TEE 切面

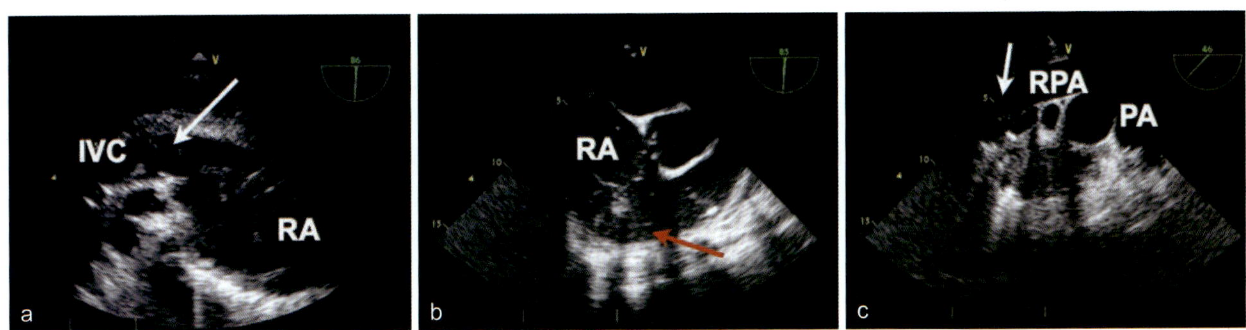

图 30.16 肺栓塞。在下腔静脉（a）和右心室（箭头）（b）存在血栓（箭头）（c）往往与肺栓塞相关

由于 TEE 只能对显示肺血管近端，且 LPA 常被左主支气管遮挡，因此 TEE 对肺循环中血栓的定位能力存在局限性。PE 导致 RV 压力过高，表现为 PA、RV 扩张和 TR（图 30.17 和图 30.18）。PE 过程中 RV 功能障碍与院内不良预后相关。鉴于反常栓塞的高风险，PFO 的评估至关重要，一旦出现 PFO，则预后通常不乐观。

基线时 TR 的基本分级十分重要，该过程可以在食管中四腔心（ME 4C）和右室流入 - 流出道（RV in-out）切面下进行评估。包括追踪 TR 的面积和测量 TV 小叶（血管收缩）水平的 TR 反流宽度。在 ME RV in-out 切面，多普勒测量 TV 反流峰值

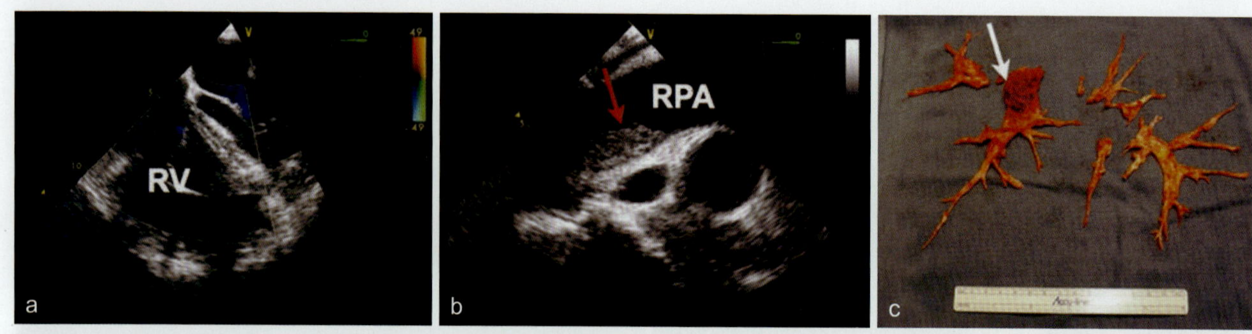

图 30.17 慢性肺栓塞。慢性肺栓塞导致肺动脉高压和右心室超负荷和扩张（a）。TEE 可以检测到右 PA 的血栓（b，箭头）。肺动脉内膜切除术包括清除血栓（箭头）和肺动脉内膜切除术（c）

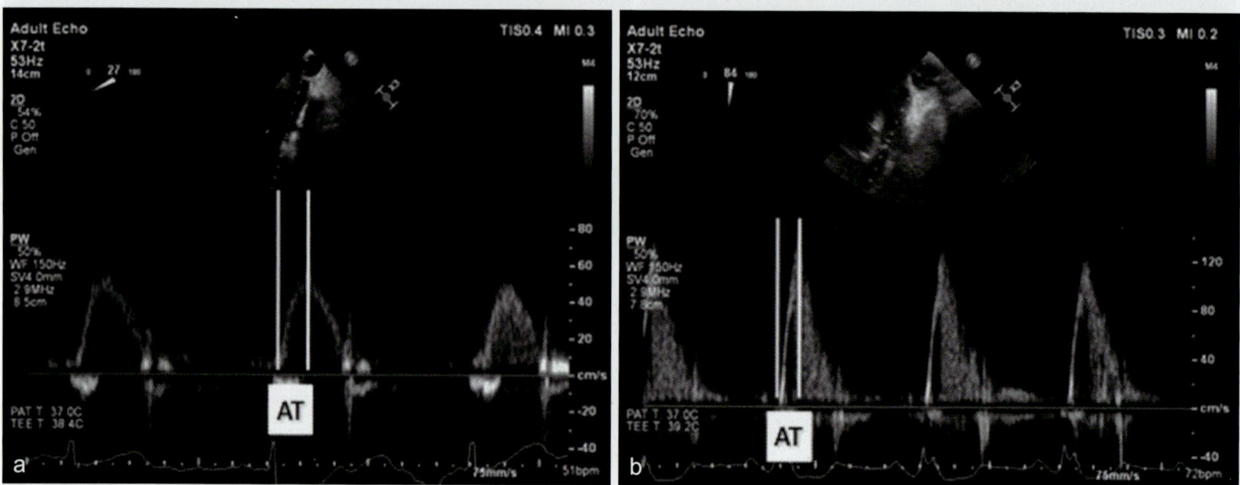

图30.18 肺动脉高压。食管上段主动脉弓短轴切面（UE Aortic Arc SAX）主肺动脉的脉冲多普勒。正常肺动脉压力时，右室流出道加速时间（AT）（从零到速度峰值的时间）> 100ms（a）。肺动脉高压时表现为 AT < 100ms（b）

流速可以计算 RV 收缩末期压力（RVSP）。由于多普勒光束和 TR 流速方向常存在错位，TEE 测量值往往低于实际 RVSP。

肺动脉血流多普勒的评估可以量化主肺动脉的压力。速度达峰时间的缩短，上升坡度增加，这与肺动脉压力增加相一致（图 30.19）。速度呈尖峰状是该类患者的典型表现，收缩期切迹也十分常见。切迹的存在可能与肺血管阻力严重增加有关。

在 CPB 撤机时，TEE 可指导心腔排气和血流动力学管理。术前迟发切迹（晚于射血中段），计算为切迹比（NR）小于 1，与术后预后不良有关，也可能提示疾病进展更加严重（图 30.19）。

手术结束时需进行重复完整的检查，并对 RV 功能、TR 和 RVSP 进行分级。

RV 功能和 TR 的改善是手术成功的标志；但 RV 功能障碍持续存在及 TR 没有改善并不是进一步手术的指征，因为 RV 功能重塑及 TR 的改善往往需要在 PTE 后数周才能达到目标。

肺和纵隔肿块

TEE 已成功应用于纵隔肿块的诊断和治疗。

TEE 可偶然发现心包积液引流患者的纵隔肿瘤；TEE 可确定外科海绵纱布的存在，也可诊断食管癌；在巨大前、中纵隔肿瘤的切除术中，术中 TEE 起到关键作用。

TEE 可以评估所有心腔，并明确可能的外在压迫和肿瘤侵犯。如前文报道，纵隔肿块的存在易导致麻醉诱导时的循环衰竭，这是使用 TEE 的 I 类适应证。

在左肺癌患者中，TEE 可在术前评估胸主动脉外膜是否受累，与 CT 扫描相比，TEE 的敏感性更高。

病例分析

一位 54 岁的女性患者需进行双肺移植。患者诊断为闭塞性细支气管炎导致的终末期肺部疾病。术前超声心动图显示 RV 和 LV 功能正常，瓣膜正常，

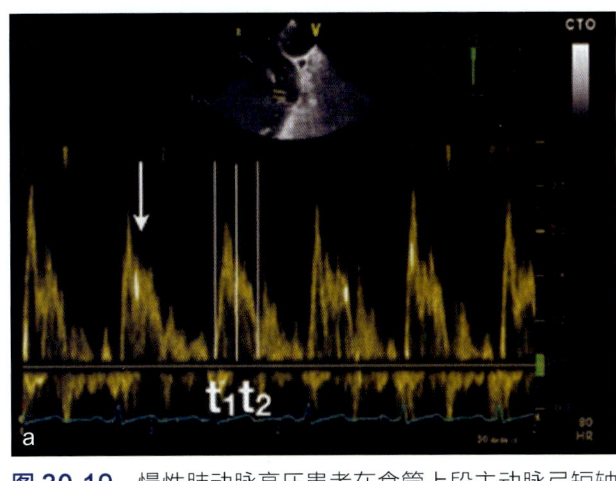

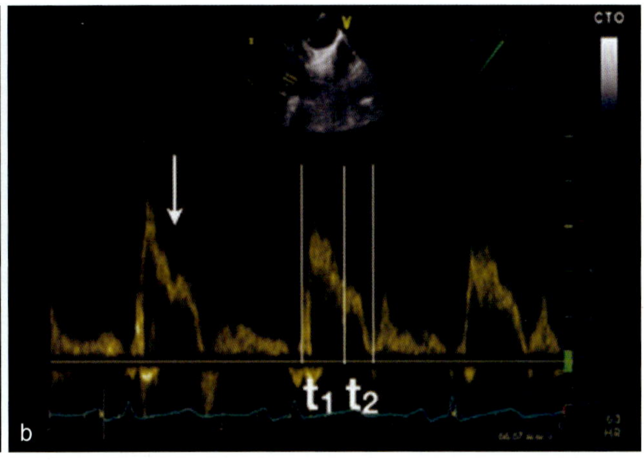

图 30.19　慢性肺动脉高压患者在食管上段主动脉弓短轴切面观察到的脉冲波多普勒（箭头）和切迹。切迹比（NR）计算为 t_1/t_2。早期切迹（NR<1）（a）与晚期（NR>1）（b）相比，疾病进展的严重程度较低，肺动脉内膜切除术后效果较好

RVSP 为 34mmHg。MUGA 证实左室功能良好，排除心肌缺血。麻醉诱导顺利后，插入 TEE 探头，显示 ME 4C 切面。对 MV 进行彩色多普勒分析。

- MV 有何异常？
  - 二尖瓣后叶基底部钙化，其房室面有一肿块附着（箭头）。
- 该病理的鉴别诊断可能是？
  - 血栓、感染性赘生物或肿瘤。
- 为了更好地评估 MV，应该做哪些检查？
  - 采集二尖瓣伴或不伴彩色多普勒的多个切面。
- 这一发现可能对手术有什么影响？
  - 体外循环辅助下，手术探查二尖瓣并最终进行瓣膜手术。对心脏轻柔地操作，防止附着在二尖瓣上的肿块移位。实施双肺移植，未应用 CPB。没有对 MV 进行手术，也未进行手术探查。
- CPB 术后即时 TEE 检查的重点是什么？
  - 评估二尖瓣后叶有无反流和肿块。

CPB 停机后，大剂量强心药无法改善患者持续的低血压症状。TEE 显示 LVOT 的异常血流和严重的 MR。

- 发生了什么情况？
  - 这是一例动态的左心室血流梗阻、二尖瓣前叶收缩期前移伴有严重二尖瓣反流的病例。高动力状态、肥厚的左心室产生了横跨 LVOT 的梯度压差，借由伯努利效应吸住了二尖瓣前叶（SAM）。
- 该如何治疗？
  - 扩容，停止注射强心药，给予短效 β 受体阻滞药和血管紧张素。
  - 术后病程复杂，意识水平下降。术后 7d，脑部 CT 扫描显示多处卒中。无法排除 MV 肿块脱落所致的栓塞可能是造成这一临床症状的原因。

第八部分

特殊患者的麻醉

第 31 章 终末期肺部疾病患者的麻醉

Florin Costescu 和 Martin Ma 著
邱郁薇 译 张雨馨 校

要点

- 术前优化患者的肺功能，加强胸部物理治疗、戒烟、宣教，有助于改善终末期肺部疾病（end-stage lung disease, ESLD）患者的预后。
- ESLD 患者，常合并肺动脉高压及右心功能不全；这类患者麻醉处理的目标包括优化前负荷、维持相对较慢的窦性心律，维持一定心肌收缩力，减少肺血管阻力，保持体循环动脉压力高于肺动脉压力。
- 局部麻醉与镇痛较全身麻醉相比可减少肺部并发症的风险，减少围术期并发症。
- ESLD 患者即使对轻微的肺损伤耐受性也很差。机械通气时应维持小潮气量和低气道压力，从而减少容量伤、气压伤和急性肺损伤。
- 良好的术中管理有利于促进患者术后早期康复，促进麻醉后早期拔除气管导管。推荐使用短效麻醉药物。ESLD 患者，吸入麻醉药在体内清除减慢，建议采用全凭静脉麻醉（total intravenous anesthesia, TIVA）。维持正常体温，避免术后寒战加重呼吸氧耗。
- ESLD 患者术后有效镇痛非常重要。局部镇痛优于静脉使用阿片类药物。使用一些辅助性镇痛药物可减少阿片类药物的用量。
- 慢阻肺是 ESLD 的常见原因。严重呼气受阻可导致气体潴留、气胸、过度肺膨胀。除积极扩张支气管治疗外，通气时维持较低吸呼比（1：3~1：4.5）、较低的呼吸频率（6~10/min）有助于改善呼气。
- 囊性纤维化是一种多脏器全身疾病，可导致黏液分泌异常增加。气道分泌物清除下降可导致气流受阻和慢性肺部感染。围术期应加强痰液排出，减少气道阻塞。
- 间质性肺病可导致限制性通气功能障碍，主要表现为肺部慢性炎症和肺纤维化。机械通气时应尽量降低潮气量和气道压。

引言

终末期肺部疾病（ESLD）的患者实施安全麻醉具有很大的挑战。这类患者，对术后肺部并发症（postoperative pulmonary complications, PPCs）耐受较差，术后严重并发症及死亡率明显增加，因此术前就应开始实施减少术后并发症风险的措施，包括宣教、戒烟、肺功能训练。尽管实施起来难度很大，但这些措施确实可减少围术期并发症。术中麻醉时的风险包括通气及氧合不佳、气压伤、容量伤和急性肺损伤（acute lung injury, ALI）。对高风险患者，促进患者快速恢复和早期气管拔管非常有必要。ESLD 患者围术期管理的优化和调整应鼓励多学科积极参与，包括呼吸内科医师、外科医师、护理团队、理疗师、呼吸治疗师和麻醉医师。本章接下来将开始介绍 ESLD 患者围术期管理的相关内容。表 31.1 总结了 ESLD 患者麻醉处理的基本原则。对 ESLD 最常见的原因如慢性阻塞性肺部疾病（chronic obstructive lung disease, COPD）、囊性纤维化（cystic fibrosis, CF）、肺间质性疾病（interstitial lung diseases, ILDs）等相关疾病的特殊处理也会在其后一一论述。

术前优化

戒烟

既往研究已证实吸烟可增加围术期并发症。吸烟可使术后肺部并发症增加高达 6 倍。其中，喉痉挛和支气管痉挛的风险明显增加。体内一氧化碳水平增高可限制血红蛋白结合和输送氧的能力，使手术患者增加组织缺氧的风险。吸烟可增加气道黏液的分泌，损坏纤毛功能，导致痰液排出不畅。吸烟还可影响免疫功能，增加术后肺炎的风险。长期影响方面，吸烟可导致气道阻塞，表现为第一秒用力肺活量（forced expired volume in 1s, FEV_1）的下降。尽管戒烟并不能完全逆转吸烟导致的气道阻塞，却可减少 FEV_1 下降的速度（图 31.1）。尼古丁还可直接引起冠状动脉收缩，增加心率 × 收缩压的乘积（反映心肌耗氧的指标）。

表 31.1　终末期肺疾病（ESLD）患者麻醉处理的基本原则总结

术前优化	鼓励患者戒烟
	鼓励患者积极进行肺功能锻炼
	宣教患者术后胸部理疗
	术前常规扩张支气管治疗
麻醉	患者术前可能合并肺动脉高压（见表 31.4）
	局部麻醉和镇痛可减少术后肺部并发症
	谨慎使用中短效肌肉松弛药，确保肌松恢复完全再拔除气管导管
	适当补液，避免容量过多（见表 31.6）
	使用短效麻醉药物和全凭静脉麻醉（TIVA）更好预测麻醉苏醒
	维持正常体温
	避免预防性置入胃管
通气策略	使用小潮气量（6~8ml/kg 预计体重）保护性肺通气策略
	维持较低的气道压
术后管理	患者术后常规监护（如二级加强病房，重症监护病房）
	鼓励患者早期下床活动，吸气训练，胸部理疗
	减少阿片类药物的使用，增加非阿片类药物的使用

吸烟患者，即使无冠状动脉疾病病史，术中发生 ST 段压低的事件也较非吸烟者明显增多。吸烟还会影响伤口愈合，引发手术部位的感染。尼古丁可导致机体高凝状态，使围术期静脉血栓栓塞事件增加。表 31.2 总结了吸烟导致的一系列可逆反应。考虑到吸烟潜在的围术期心血管和呼吸系统的风险，因此术前戒烟对 ESLD 患者很有必要。

戒烟的长期益处毋庸置疑，但术前戒烟时间究竟达多久可减少术后并发症，目前尚不清楚。既往有研究表明术前短期戒烟（<4~8 周）反而会增加术后肺部并发症的风险，然而越来越多新的证据不支

表 31.2　吸烟导致的一系列可逆反应

呼吸系统	
↑血一氧化碳	
↑黏液产生	↑低氧血症风险 ↑肺部感染风险
↓纤毛功能	
↓免疫功能	
↑气道反应性	↑支气管痉挛风险
心脏	
↑心率 - 压力乘积	↑心肌缺血风险
↑心肌氧耗	
冠状动脉收缩	
血液系统	
↓巨噬细胞功能	↓免疫功能 ↑血栓形成风险
↓血小板聚集	
↓凝血因子	
影响伤口愈合	

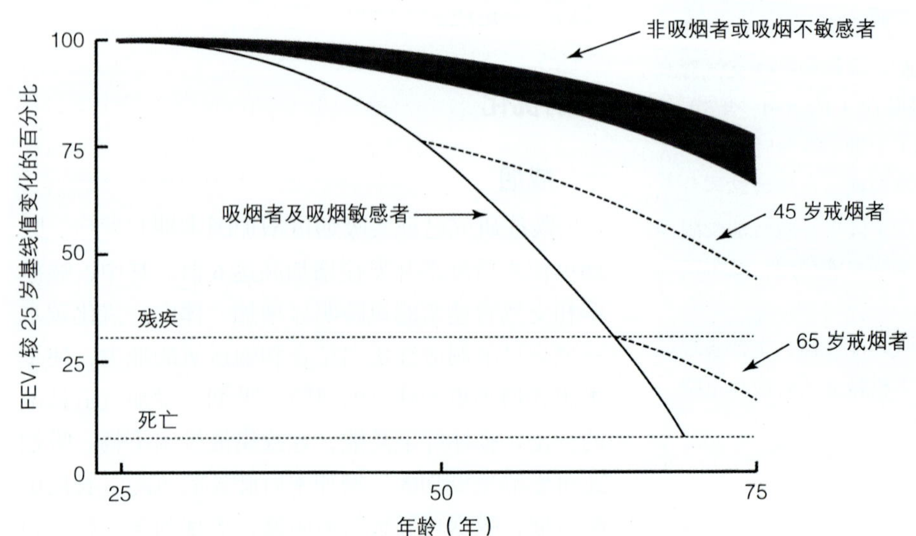

图 31.1　FEV_1 随年龄增高和吸烟降低（引自 Kemp et al. © 2009 with permission from Elsevier）

持这个矛盾的观点。随机对照试验的数据显示，术前戒烟可明显减少术后肺部并发症和切口愈合不良的风险。而大量研究显示术前戒烟可改善吸烟患者术后 1 年的临床转归。因此，目前共识仍提倡术前戒烟。围术期并发症的减少对患者戒烟也可起到促进作用。术前应尽早开始戒烟，从而改善临床结局。

对计划戒烟的患者，有效措施还包括提供医学咨询，尼古丁替代治疗，安非拉酮或伐伦克林等药物治疗等。一项试验中，120 例择期行骨科手术的吸烟患者随机分为两组：干预组给予戒烟咨询和尼古丁替代治疗 6~8 周。与对照组相比，干预组中 89% 的患者成功戒烟或吸烟量下降了 50%，而对照组仅有 8% 的患者戒烟。干预组术后总的并发症发生率显著下降（18% vs. 52%，P=0.0003），伤口相关并发症也明显降低（5% vs. 31%，P=0.001）。一项多中心研究将拟行择期手术的吸烟患者随机分组，与安慰剂组相比，干预组术前 1 周接受 12 周疗程的伐伦克林治疗。所有的患者都接受了戒烟咨询指导。12 个月后，伐伦克林组 36.4% 的患者成功戒烟，安慰剂组为 25.2%（P=0.04）。两组间术后并发症的发生无显著性差异，但伐伦克林组恶心的发生率高于安慰剂组。

肺功能训练

ESLD 的很多患者存在进行性呼吸困难、体力活动减少和心肺功能下降等情况，所有这些都会导致呼吸困难和生活质量进一步恶化。肺功能训练是多学科参与的综合性治疗手段，包括体能训练、营养支持、宣教、心理支持等措施，旨在打破上述恶性循环。肺功能训练的重要一环，是通过有氧锻炼和力量锻炼改善肌肉功能和活动耐量。对于其中任何一项运动，都可减少乳酸的产生，减少二氧化碳的产生，从而减少呼吸做功耗氧。这一措施对所有 ESLD 患者都有益处，但对 COPD 患者益处更大。过度换气会导致呼气时间不足，加重肺过度膨胀和呼吸困难。宣教使患者更好地了解疾病和相关治疗。宣教的内容包括戒烟，早期识别和处理肺功能恶化，了解锻炼对改善肺功能的意义，以及促进患者对治疗的依从性。ESLD 患者多合并营养不良、肌肉分解代谢增加；然而，这类患者仅靠积极的营养支持并不能改善患者的功能结局。营养支持与功能锻炼联合可改善肌肉组织功能，促进功能恢复。

肺功能训练项目在 COPD 的患者中进行了大量的研究，结果显示肺功能训练可显著改善运动能力，缓解呼吸困难，从而改善生活质量。最近一项荟萃分析纳入了 65 项随机对照研究，涵盖了 3922 名 COPD 患者。结果显示肺功能锻炼可有效改善运动能力，增加 6min 步行试验的距离达 44m。呼吸困难、疲劳、情感问题等也得到显著改善。

尽管肺功能锻炼在 ESLD 患者中研究不多，但现有证据显示肺功能锻炼是有益处的。另一项荟萃研究纳入了 162 名肺间质性疾病的患者，结果显示肺功能锻炼可明显改善患者短期临床结局，6min 步行试验的距离提高了 44m，最大耗氧量（peak oxygen consumption, $VO_{2\,max}$）提高了 1.24ml/(kg・min)。患者呼吸困难的症状和生活质量均得到了改善。然而长期结局尚不清楚。一些随机对照研究结果显示肺功能锻炼能提高 CF 患者的运动能力和生活质量。一项荟萃分析纳入了 21 项随机试验的 772 例哮喘患者，显示体能锻炼能大大提高最高心率和最大耗氧量，但对肺功能测试结果影响不大。还有一些研究显示功能锻炼能改善该类患者的生活质量，减少心理 - 社会的痛苦不适。一项纳入了 25 例肺高压的小样本研究，显示运动锻炼可降低纽约心脏协会呼吸困难评分，提高 6min 步行试验的距离。现有指南强烈推荐对 COPD 和其他病因的 ESLD 患者进行肺功能锻炼。

肺减容手术（lung volume reduction surgery, LVRS）的患者和肺移植手术的患者术前肺功能锻炼也是必要的。对这些高风险手术，肺功能锻炼的成功实施，不仅仅能反映患者能动性和依从性，还能预测手术风险。例如，全国肺气肿治疗研究（National Emphysema Treatment Trial, NETT）显示功能锻炼后，原发性上叶肺气肿和最大做功负荷降低的患者可以从 LVRS 中获益；与之相比，功能锻炼后，非上叶肺气肿和高做功负荷的患者进行 LVRS 手术时，较药物保守治疗死亡率增高。

越来越多研究感兴趣于术前是否开展功能锻炼是否能：①改善功能储备，使临界患者能够耐受手术；②改善围术期临床结局。患者是否能接受肺切除手术一般来说取决于三大因素：呼吸力学、肺实质功能、心肺储备功能。当肺功能相对固定时，心肺储备功能可以得到改善。一项小样本初步研究显示，8 例患有可切除肺癌的 COPD 患者，由于肺功能差最初不符合外科手术的指征（术前平均预计 FEV_1%=40%）。经过 4 周的肺功能锻炼，所有 8 例患者均顺利接受了肺叶切除手术。另一项研究，择期行肺切除手术的 12 名患者，基础 $VO_2 \leq$ 15ml/

(kg·min);经过 4 周的肺功能锻炼,术前 VO_2 平均增加了 2.8ml/(kg·min),其中 11 例患者接受了肺切除手术,围术期无 1 例死亡。1 项 40 例患者行肺叶切除手术的随机试验表明,术前接受高强度训练较对照组可有效改善术后 VO_2。关于改善患者临床结局,一项小样本研究分析了 45 例行冠脉搭桥手术的 COPD 患者:结果显示肺功能锻炼可显著缩短呼吸机支持的时间和住院时间,减少术后并发症。尽管术前肺功能锻炼似乎有一定作用,但目前尚无充分证据支持使用肺功能锻炼来改善术后临床结局。

优化药物调整

为减少围术期肺部并发症,临床上应优化调整 ESLD 患者的术前药物治疗。COPD 患者往往存在支气管痉挛和排痰不畅的问题,支气管扩张、CF 也会导致低氧、肺不张和肺炎的发生。术前短时期内使用最大程度的支气管扩张药物和吸入糖皮质激素可降低上述风险。急性发病期,积极地针对性使用抗生素或抗病毒药物可使患者获益,并且建议推迟择期手术(一般推迟到 6 周后)。所有 ESLD 的患者均应考虑肺高压的可能。药物治疗应注重降低肺动脉压力(pulmonary artery pressure, PAP),改善右心功能,如长期给患者吸氧,谨慎地使用利尿药,术前给予更积极地治疗。总的来说,更积极地治疗主要是指 1 型肺动脉高压患者接受包括钙离子拮抗药、前列环素激动药、内皮素受体拮抗药、NO-cGMP 增强药等治疗(表 31.3),而这些治疗在其他类型的肺动脉高压患者可能有害(第 34 章)。利奥西呱,一种鸟苷酸环化酶增强剂,也可以考虑在慢性血栓性肺动脉高压患者中使用(见第 49 章)。

胸部物理治疗

黏液、纤毛清除率下降,肺容量减少,肺不张,卧床,膈肌功能不全,浅快呼吸,疼痛等都可导致术后肺部并发症。各种形式的胸部物理治疗包括呼吸训练器、咳嗽/深呼吸锻炼、间歇正压呼吸、持续气道正压通气,对减少术后肺部并发症有类似或相同的效果。1 项研究中,174 例择期行腹部大手术的患者随机分为术后胸部物理治疗组和对照组。结果表明胸部物理治疗可明显降低肺炎和总肺部并发症的发生率(6% vs. 27%;$P<0.001$)。胸部物理治疗的益处在那些接受术前强化胸部物理治疗宣教的患者中更为显著。一项随机对照研究纳入了 279

表 31.3 第 5 版肺高压研讨会对肺高压的定义

1. 肺动脉高压(pulmonary arterial hypertension,PAH)
1.1 特发性 PAH
1.2 可遗传性 PAH
1.2.1 骨形态蛋白Ⅱ型受体基因异常
1.2.2 其他基因突变:*ALK*-1,*ENG*,*SMAD*9,*CAV*1,*KCNK*3
1.2.3 异常原因
1.3 药物或毒素引发
1.4 其他疾病相关
1.4.1 结缔组织病
1.4.2 HIV 感染
1.4.3 门静脉高压
1.4.4 先天性心脏病
1.4.5 血吸虫病
1′ 肺静脉梗阻性疾病和(或)肺毛细血管多发性血管瘤
1″ 新生儿持续性肺高压
2. 左心疾病继发的肺高压
2.1 左心室收缩功能障碍
2.2 左心室舒张功能障碍
2.3 瓣膜性心脏病
2.4 先天性/后天性左室流入/流出道梗阻或先天性心肌病
3. 肺部疾病或缺氧引起的肺高压
3.1 慢性阻塞性肺疾病
3.2 肺间质疾病
3.3 阻塞和限制混合型疾病
3.4 睡眠呼吸障碍
3.5 肺泡低通气
3.6 高海拔
3.7 发育性肺疾病
4. 慢性血栓栓塞性肺高压
5. 不明原因多因素引起的肺高压
5.1 凝血异常:慢性溶血性贫血、骨髓增殖性疾病、脾切除术
5.2 全身性疾病:结节病、组织细胞增多症、肺淋巴管平滑肌瘤病
5.3 代谢性疾病:糖原堆积病、戈谢病、甲状腺功能异常
5.4 其他原因:肿瘤梗阻性、纤维纵隔炎、慢性肾功能衰竭、节段性肺高压

引自 Simonneau 等,经 Elsevier 许可。

名接受冠状动脉搭桥手术的患者，随机分为强化肌肉训练组（intensive muscle training, IMT）和对照组。IMT 组训练患者术前每天接受 1 次呼吸功能训练、用力呼气、学习使用吸气肺量计，持续至少 2 周；对照组指导宣教患者术前 1d 学习深呼吸、咳嗽和早期活动。两组患者术后处理无区别，主要包含呼吸训练器、胸部理疗和早期下床活动。与单纯术后理疗相比，IMT 可进一步减少术后肺部并发症（18% vs. 48%，P=0.02）和肺炎的发生（6.5% vs. 16.1%；P=0.01），减少大约 60%。最近的一篇随机对照试验的综述也证实了上述研究结果。术前对患者进行理疗宣教和功能锻炼可提高患者术后对治疗的依从性和参与度，从而减少肺部并发症。

总的处理原则

术前评估

ESLD 患者术前评估的主要侧重点在于呼吸和心血管系统。患者的既往病史、功能状态、日常活动量、体格检查等信息对评估患者均有价值。正如第 2 章中讨论的，患者呼吸功能的评估包括：①呼吸力学；②肺实质功能；③心肺储备能力。肺功能测试对进展性肺部疾病患者制定术中管理和术后处理的措施非常重要。询问详细的病史有助于评价患者的心肺储备能力、功能状态，6 分钟步行试验等可对患者进行量化评估。ESLD 患者，需要抽取麻醉诱导前的动脉血进行血气分析，确定基础 PaO_2 和 $PaCO_2$。动脉血气检查可指导术中管理，包括调整呼吸机参数和各种监测，动脉血气还可指导术后管理。

ESLD 患者术前评估还应进行超声心动图检查，以评估右心室大小、厚度和心功能。超声心动图还可明确患者右心室压力及是否存在容量超负荷，在右心室压力增高的患者超声心动图还可明确是否存在心脏结构性疾病导致右向左分流。超声心动图还可发现或排除导致肺高压的一些原发瓣膜疾病或左心功能不全。心脏超声的多重参数对肺高压合并右心功能不全的患者具有一定的诊断价值。尽管超声心动图是评估肺高压的一线手段，但由于心超敏感性（60%~87%）和特异性（74%~79%）较低，对一些患者可能无法进行诊断。对肺实质病变的患者，超声图像采集质量可能不佳。

夜间睡眠时低氧血症

即使是正常的患者，睡眠时也会有呼吸功能的生理性改变；在睡眠的各个阶段，化学感受器和机械感受器敏感性下降，导致分钟通气量降低，快动眼睡眠期下降尤为显著。膈肌和呼吸辅助肌群收缩功能下降，也会进一步降低通气反应，导致睡眠时浅快呼吸。

昼夜节律的正常波动也会导致夜间发生支气管收缩。图 31.2 总结了睡眠期间呼吸的改变，这些改变，最终导致低通气，功能残气量（functional residual capacity, FRC）降低，通气 / 血流比例失调。正常人群，夜间 PaO_2（动脉血氧分压）会下降 8~10mmHg 的水平。

昼夜节律导致的低氧血症对心血管系统（如加重肺高压、右心衰、心律失常）、神经系统、血液系统（红细胞增多症）产生不良影响，这种影响对日间就已存在低氧血症的患者更为显著。夜间低氧血症，在 COPD 和 CF 人群中研究较多，然而 ESLD 的其他病因，包括 ILDs 和原发性肺动脉高压，也与夜间低氧血症发生率增高有关。由于围术期 FRC 进一步下降且患者使用阿片类药物进行镇痛，严重低氧血症的发生率有所增加，因此这些病理生理改变更应高度重视。尽管氧疗可成功降低夜间低氧血症的发生率，然而目前没有明确证据表明治疗单纯性夜间低氧血症可降低死亡率。在一些患者，氧疗可能会加重高碳酸血症，加重肺高压和右心功能不全。

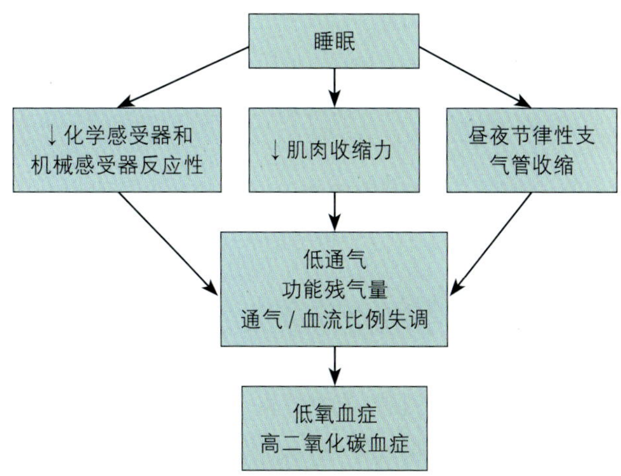

图 31.2　睡眠对呼吸的影响

肺高压和右心功能

原发性肺高压是导致ESLD的原因之一，其发病率较低，每百万人中1~2人。原发性肺高压更常见于ESLD和慢性低氧血症的患者。表31.3详细列举了肺高压的最新分类。由于疾病的严重程度和评估方法的差别，肺高压发生率报道不一，在进展期COPD、特发性肺间质纤维化（idiopathic pulmonary fibrosis, IPF）和CF患者，肺高压（平均肺动脉压>25mmHg）的发生率在35%~50%。由于肺动脉压力增高，右心后负荷增加，导致右心室代偿性肥厚，患者可出现肺心病。随着疾病进一步发展，右心室代偿能力下降，导致右心室扩张、右心功能不全。在美国，慢性肺心病占所有心衰入院人群的10%~30%，其中84%继发于COPD。右心缺血的风险也相应增加。正常情况下，整个心动周期，右心室都会有血液灌注。然而肺高压时，升高的右室跨室壁压和右室腔内压会限制收缩期右冠状动脉的血液供应，尤其当肺动脉压接近体循环血压时。

由于肺高压对右心功能不全的影响，麻醉时需要特别引起关注。麻醉时，心脏管理的目标与其他心输出量相对固定的疾病类似。表31.4总结了肺高压时麻醉管理的目标。围术期应采取措施避免出现低氧血症、高碳酸血症、酸中毒、低体温等加重肺高压的因素。肺高压患者对影响右心室充盈的因素，如心动过速、心律失常等耐受性较差。理想状态，麻醉时应维持右心室收缩力和体循环阻力（systemic vascular resistance, SVR）不变或增加，肺血管阻力（pulmonary vascular resistance, PVR）下降，从而保证前向血流，减轻右心室缺血的风险。然而临床中，实现这些目标仍有很大难度。因为麻醉药物通常可降低SVR，对PVR影响不一（如丙泊酚、硫喷妥钠、吸入麻醉药等）。有趣的是，氯胺酮是例外。由于拟交感作用，氯胺酮可增加心肌收缩力和SVR。然而，氯胺酮对PVR的作用报道不一。尽管对氯胺酮潜在的加重肺高压的作用有所担心，但动物实验和临床研究均显示氯胺酮可降低PVR，或者至少维持一定肺循环阻力/体循环阻力的比值。在笔者所在的单位，氯胺酮可常规并安全用于严重肺高压患者。正性肌力药物，如多巴酚丁胺和磷酸二酯酶抑制药（如米力农）可改善右心室功能并降低PVR。然而，这些药物也会同时显著降低体循环血管张力，减少右室冠脉血流灌注。

表31.4 肺高压时麻醉管理的目标

最适前负荷	低血容量会进一步降低心输出量
	高血容量会加重右心衰，影响左室充盈
维持较慢的正常心率	心动过速会减少心室充盈，降低心输出量
维持右心室收缩力	考虑使用正性肌力药物如肾上腺素、去甲肾上腺素、多巴酚丁胺、磷酸二酯酶抑制药
维持或降低肺血管阻力（PVR）	避免增加PVR的病理状态（低氧血症、高碳酸血症、酸中毒、低体温、高气道压、肺不张）
	避免使用笑气
	静脉输注多巴酚丁胺、磷酸二酯酶抑制药、前列腺素
	吸入前列腺素、NO、磷酸二酯酶抑制药
维持或升高体循环阻力（SVR）	维持右室灌注，保证SBP>PAP
	使用缩血管药物包括去甲肾上腺素，去氧肾上腺素和血管加压素

为维持体循环压力（systemic blood pressure, SBP）高于肺动脉压（pulmonary artery pressure, PAP），常常使用血管收缩药如去氧肾上腺素或去甲肾上腺素。其中，去甲肾上腺素由于可维持心指数，降低PAP/SBP的比值，因此更适用于肺高压患者；而去氧肾上腺素可降低心指数，PAP/SBP的比值维持不变。有趣的是，血管加压素也可用于维持体循环血压。血管加压素明显升高SBP，且不影响肺高压患者的PAP（图31.3）。去甲肾上腺素和去氧肾上腺素对桡动脉和肺动脉可产生剂量依赖性的缩血管作用，而血管加压素仅对桡动脉产生类似的强效缩血管作用，对肺血管没有影响。严重肺高压患者，可使用选择性肺血管扩张药物如吸入NO、吸入前列腺素。第9章详细讲述了常用药物对PVR的影响。

机械通气的两个极端，高容量伤和肺不张也会压迫肺泡外间质内血管，引起PVR升高（图4.5）。因此，通气策略既要避免肺不张，也要防治过度肺膨胀。

术中监测

ESLD患者，动脉血-呼出气CO_2分压差常明显升高。有创动脉置管术中可抽取动脉血样进行分析，确保氧合和通气维持正常。肺高压患者，持续

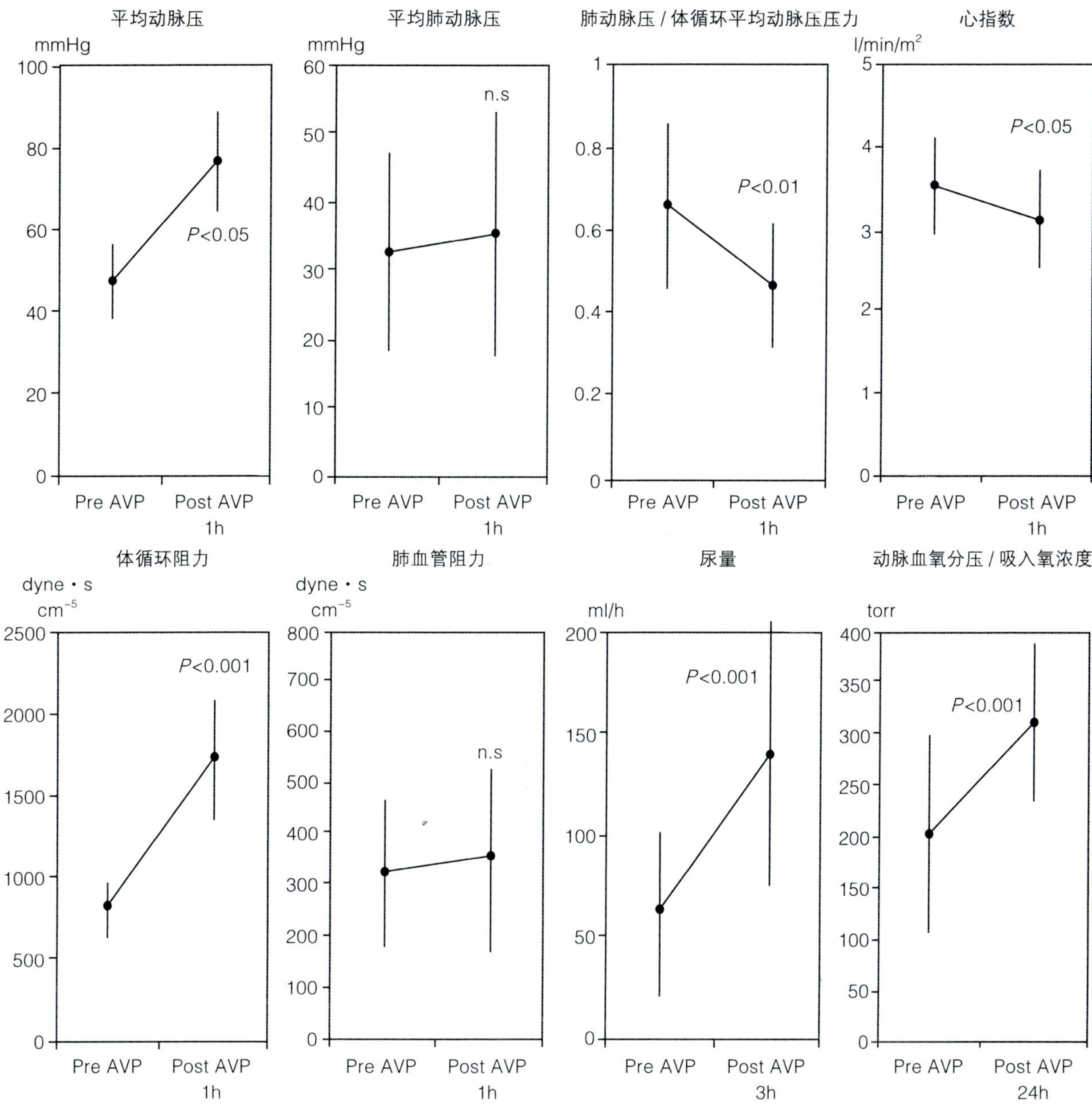

图 31.3 精氨酸血管加压素（AVP）对平均动脉压（mSBP）、平均肺动脉压（mPAP）、肺动脉压 / 体循环压力（Pp/Ps）、心指数（CI）、SVR、PVR、尿量和氧合指数 PaO_2/FiO_2 的影响

动脉压监测很有必要。中心静脉压的建立也有助于监测和处理中重度肺高压的患者。肺动脉导管（pulmonary artery catheters, PAC）在肺动脉压力接近体循环压力时使用。PAC 的使用目前仍存在争议。一项大样本随机对照研究显示，行限期或择期非心脏手术的 ASA Ⅲ级和Ⅳ级的患者，PAC 的使用并不能降低死亡率，也不降低术后肺炎的风险。目前尚无研究特别关注肺高压患者围术期 PAC 的使用。在笔者单位，在严重肺高压患者行大手术时，应常规放置 PAC，因为 PAC 可提供 PAP/SBP 的比值、心输出量等有用数据，从而有助于指导血流动力学管理。需要指出，肺高压的患者使用 PAC 时，肺动脉破裂的风险增高。

全身麻醉与局部麻醉

选择全身麻醉或局部麻醉是否会改变手术后临床结局，争论已达十数年。局部麻醉可降低死亡率，减少深静脉血栓、肺梗死、心肌缺血、出血的风险，目前证据表明术中神经干麻醉、术后神经干镇痛可降低术后肺部并发症。一项荟萃分析显示神经干麻醉后，肺炎的风险降低 39%，呼吸抑制的风险降低 59%。由于全身麻醉可减少肺泡巨噬细胞的数量和活性，抑制黏液纤毛的清除，因此可能增加肺部感染的风险。全身麻醉也会引起依赖区的肺不张，造成功能残气量下降，V/Q 不匹配。最终导致低氧血症的发生。胸科和上腹部手术后，由于膈肌功能下降等原因，肺不张及 FRC 下降可能会持续 2 周。尽管确切机制尚不清楚，可能是内脏传入神经功能紊乱或内脏痛、膈神经反射被抑制的结果。证据表明术后硬膜外镇痛可以阻断引起膈神经反射被抑制的刺激，恢复正常膈肌功能。

Park 等对 1021 名 ASA Ⅲ ~ Ⅳ级，拟行腹主动脉、胃、胆道、结肠手术的患者，随机分为两组：①全身麻醉，术后静脉吗啡镇痛组；②硬膜外阻滞联合浅全麻，术后硬膜外吗啡镇痛组。结果显示：两组患者死亡率、主要并发症发生率等无显著性差异。硬膜外组呼吸衰竭的风险相对较低，接近统计学有意义的界值（P=0.06）。对 374 例行腹主动脉手术的患者进行亚组分析显示硬膜外麻醉可显著降低心肌梗死和呼吸衰竭（14% vs. 28%；P<0.01）的发生率。亚组分析还提示硬膜外麻醉有降低肺炎发生率的趋势（51% vs. 71%；P=0.06）。Rigg 等进行了一项大样本研究，将 915 例行腹部大手术的患者随机分为：①全身麻醉，术后阿片类药物静脉镇痛组；②全身麻醉联合硬膜外麻醉，术后硬膜外镇痛组。这些患者均合并 9 种高危风险中的任一危险因素。结果显示，硬膜外麻醉组可降低呼吸衰竭的发生率（23.3% vs. 30.2%；P=0.02），其他指标无明显差别。

硬膜外麻醉对呼吸功能的改善，对那些存在既往肺部疾病的患者更为重要，因为这些患者术后肺部并发症的风险发生率更高。而且 ESLD 的患者手术后拔管也存在一定挑战，术后可能需要长时间呼吸支持。近些年，在一些严重呼吸功能异常的患者行腹部手术时，避免全身麻醉、单独使用神经干麻醉逐渐被接受。van Zundert 等对 1 例患有 α_1 抗胰蛋白酶缺乏（FEV_1/FVC=19%）拟行腹腔镜胆囊手术的 47 岁男性患者进行了联合硬膜外麻醉，穿刺位点在第 10 椎间隙。Savas 等报道使用硬膜外麻醉有助于重度 COPD 患者乙状结肠切除术、开放胆囊切除术、切口疝修补术、腹腔镜切口疝修补术术后快速清醒。

至今，只有少数研究专门比较局部麻醉与硬膜外麻醉对进展期肺部疾病患者的预后。一项回顾性队列研究分析了美国全国外科医师手术质量改善项目数据库（ACS-NSQIP）。2644 名 COPD 患者采用倾向性匹配法匹配了合并症、呼吸困难的程度、出血性疾病史、原发性手术类型。与使用局部麻醉的患者相比，全身麻醉为主的患者术后肺炎发生率明显升高（3.3% vs. 2.3%，P=0.0384），呼吸机通气时间延长（2.1% vs. 0.9%，P=0.0008），术后非预期气管插管发生率增加（2.6% vs. 1.8%，P=0.0487）。两组 30d 内死亡率相似（2.7% vs. 3.0%，P=0.6788）。

机械通气与 ESLD

过去 20 年里，通气策略对急性呼吸窘迫综合征（acute respiratory distress syndrome, ARDS）的影响已更加清楚。从大潮气量通气［V_T=10~12ml/kg 预计体重（PBW）］无 PEEP 到小潮气量（V_T=6ml/kg PBW）加 PEEP 的改变，大大改善了生存率，小潮气量联用 PEEP 已成为 ARDS 患者在重症监护室的标准治疗手段。无论是否患有 ARDS，患者均可从术中小潮气量通气策略中获益。迄今最大的一项临床研究，将 400 名拟行腹部大手术合并中到高 PPC 风险的患者随机分为：保护性肺通气组［V_T 6~8ml/kg PBW+PEEP 6~8cmH_2O+ 每 30min 1 次肺复张手法（recruitment maneuvers, RM）］和非保护性通气组（V_T 10~12ml/kg PBW 无 PEEP 无 RM）。主要终点指标为术后 7d 肺部并发症（肺炎或需要呼吸支持）和非肺部并发症（脓毒症或死亡）的总发生率。结果保护性通气组总发生率低于非保护性通气组（10.5% vs. 27.5%，P=0.001）。此外，保护性通气组患者术后肺炎、肺不张、需无创呼吸支持、脓毒症的发生率都低于非保护性肺通气组。两组死亡率无差别。

最近的研究证据显示改善临床结局最重要的参数是低驱动压的应用。驱动压是平台压与 PEEP 的差值。Neto 等进行了一项荟萃分析，从 17 项随机对照试验中纳入了 2250 名患者，比较了保护性通气和传统通气方式的差异。多元参数分析表明与 PPCs 相关的唯一变量为静态肺顺应性和驱动压。有趣的是，V_T 和 PEEP 与 PPC 的降低无明显关联。而且，有一些患者，PEEP 水平的增高最终可导致驱动压升高，反而增加 PPCs 的风险（OR=3.11，P=0.006）。推测原因可能是，在轻度肺不张的患者，肺复张手法联合 PEEP 可能会导致肺泡过度牵拉、肺顺应性曲线变陡直。还有些患者增加 PEEP 并不影响或反而降低驱动压，PPCs 的风险并不增加。

目前尚无研究专门探讨 ESLD 患者术中应选择何种通气方式。尽管证据尚不充分，我们仍建议对这一特殊人群，谨慎使用保护性肺通气策略，同时熟悉牢记每种特定疾病的特殊病理生理机制（见本章中特殊疾病章节）。然而，最新文献给我们提示治疗方法即联合使用预设的 VT、PEEP、FiO_2 和 RM 也许并不能达到最佳的结局。个体化因病施治，即根据患者的病理生理、肺和呼吸系统顺应性、可复张肺不张的肺泡数量、手术需要、与其他脏器的交互作用等，可能会改善临床结局。

微创外科手术

微创外科手术可减轻术后疼痛，使患者迅速恢复手术前状态。腹腔镜胆囊切除术和结肠切除术，可减少 FEV_1 和用力肺活量（forced vital capacity, FVC）的降低，且术后胸片显示肺不张发生率较开放手术明显降低。尽管这些指标有所改善，但是术后肺部并发症并无明显差别。然而 ESLD 患者腹腔镜手术的麻醉管理依然是个挑战。腹腔镜手术本身可导致 FRC 下降，从而引起肺不张和低氧血症。CO_2 气腹可造成高碳酸血症和呼吸性酸中毒，尽管这种生理紊乱可通过调高分钟通气量来进行纠正，但在存在呼吸动力学异常和气体交换受损的患者，这种纠正措施可能效果有限。特殊情况下，ESLD 患者需要在局部麻醉清醒下完成腹腔镜操作，CO_2 气腹的负担可能会加重呼吸衰竭。低氧血症、高碳酸血症、酸中毒（均可导致肺血管收缩）也会加重肺高压和右心衰竭。因此，必须仔细监测通气参数和心功能，尤其是实施 CO_2 气腹时。如果发生呼吸或心脏失代偿，必须考虑停止气腹或转为开放手术。

优化苏醒期管理

ESLD 患者应当监测体温。术后低体温和寒战都会增加氧耗和二氧化碳产生增多。ESLD 患者对氧耗的增加耐受性较差，可能导致呼吸衰竭。术中使用保温毯或保温机维持正常体温非常重要。ESLD 患者可选择多种技术和药物来安全进行麻醉诱导和维持。推荐选用短效药物减少苏醒期呼吸功能不全的风险。这类患者对抑制呼吸的药物非常敏感，如苯二氮䓬类药物和阿片类药物，因此对这些药物要酌情减量。建议使用支气管扩张药和不抑制肺血管收缩（hypoxic pulmonary vasoconstriction, HPV）的药物。因此，新型吸入麻醉药，如七氟烷和地氟烷更适合这类患者。然而，由于 ESLD 患者存在弥散障碍和通气血流比失调，吸入麻醉药的消除可能难以预测，导致苏醒延迟。对于术前存在低氧血症和（或）肺大疱的患者，应避免使用笑气。麻醉维持时，全凭静脉药物更优于吸入麻醉药物。静脉麻醉药不影响 HPV，停药后苏醒可预测，可使用一些短效药物如丙泊酚和瑞芬太尼。氯胺酮可扩张支气管、维持肺功能和加强镇痛，但氯胺酮同时有 20%~30% 术后幻觉和噩梦的风险，因此应谨慎使用。

术后管理

对于肺功能储备受限的患者，有效的术后镇痛至关重要。术后镇痛不佳，尤其是胸腹部手术，可增加术后肺部并发症如呼吸衰竭的风险。如无禁忌，建议采用多模式镇痛药物如对乙酰氨基酚和非甾体抗炎药。尽管静脉使用阿片类药物可有效镇痛，然而用于开胸手术和开腹手术的剂量可能引起镇静过度和通气不足。很明显，这并不是 ESLD 患者所希望的，尤其是那些处于夜间阵发性低氧血症的患者。相反，镇痛良好的局部阻滞技术（如胸段硬膜外、椎旁阻滞）可提供有效镇痛，从而改善术后临床结局。严重呼吸功能不全的患者，应考虑微创手术如胸腔镜手术或腹腔镜手术联合局部阻滞镇痛。在笔者单位，COPD 行肺减容术的患者，硬膜外镇痛是金标准。关于术后镇痛详细的讨论可见第 59 章。

尽管术中常规留置胃管以利于术后胃肠减压，然而胃管的使用可能增加肺不张和肺炎的风险。一项荟萃分析纳入了 24 项研究，结果显示，常规胃管的使用可明显增加肺部并发症的风险（OR=1.4；95% CI=1.08~1.93）。因此应避免术后留置鼻胃管。

慢阻肺

根据慢阻肺的全球倡议（Global Initiative for Chronic Obstructive Lung Disease, GOLD）的定义，慢阻肺（COPD）是一种常见的可防可治的疾病，由于暴露于有害颗粒吸入物或气体导致的气道和（或）肺泡异常，引起气流呼出受限。主要表现为持续的呼吸系统症状。COPD 与慢性炎症有关，肺实质受损，气道反应性增高，不能完全逆转。尽管 COPD 最常见于慢性支气管炎和肺气肿，但 COPD 疾病谱里还包括哮喘，临床上有一定交叉。COPD 是全球发病率和死亡率的主要原因，可影响 5%~12% 的人群，每年可造成大约 300 万人死亡。到 2020 年，预计 COPD 将成为第三大致死原因。

COPD 的诊断和进程

当患者存在呼吸困难、慢性咳嗽或咳痰，和（或）危险因素暴露史，均可考虑患有 COPD。肺功能试验有助于确诊 COPD，当使用支气管扩张药后，FEV_1/FVC<0.7，即可诊断。FEV_1% 预计值将患者分为四个阶段，见表 31.5。FEV_1% 预计值也可用于预测患者生存率，但 BODE 指数——一种综合评分涵盖了体重指数（B）、气流受阻程度（O）、呼吸困难程度（D）和活动能力（E），可更好地预测患者生存。表 31.6 列出了计算 BODE 的各种参数和对应的评分。根据这些参数计算出 BODE 总评分，范围从 0 到 10。图 31.4 描绘了根据 BODE 评分的 Kaplan-Meier 生存曲线。BODE 评分在预测患者生存期上效果上优于 FEV_1，这也说明 COPD 不仅仅是一种单纯的肺部疾病，它的临床转归与全身因素包括心肺储备密切相关。

表 31.5 GOLD 对吸入支扩药后测定的 COPD 的分类

GOLD Ⅰ	轻度	FEV_1/FVC<70%
		FEV_1 ≥ 80% 预计值
GOLD Ⅱ	中度	FEV_1/FVC<70%
		50% ≤ FEV_1<80% predicted
GOLD Ⅲ	严重	FEV_1/FVC<70%
		30% ≤ FEV_1<50% predicted
GOLD Ⅳ	非常严重	FEV_1/FVC<70%
		FEV_1<30% predicted

COPD 的病因

COPD 的发生与暴露于有害气体和颗粒密切相关。导致 COPD 最重要的危险因素是吸烟量和吸烟时间，75%~90% 的 COPD 患者都有吸烟史。全世界范围内，用于取暖和烹饪的生物燃料的使用（如木材、木炭、植物类、动物粪便），也是导致 COPD 的重要危险因素。事实上，与吸烟者数量相比，暴露于生物燃料的人群数量接近其 3 倍。WHO 预计 22% 的 COPD 源于吸入生物燃料的燃

表 31.6 计算 BODE 指数的变量和评分

	BODE 指数分值			
变量	0	1	2	3
体重指数	>21	≤21		
气流阻塞 - FEV_1% 占预计值	≥65	50~64	36~49	≤35
改良的英国医学研究委员会呼吸困难量表	0~1	2	3	4
运动能力 -6min 步行试验的距离（m）	≥350	250~349	150~249	≤149

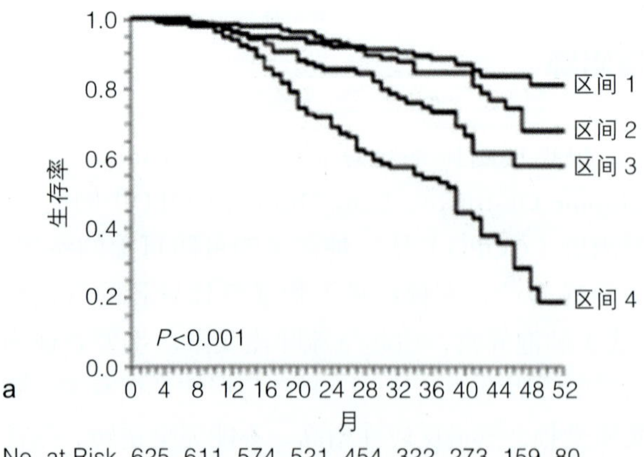

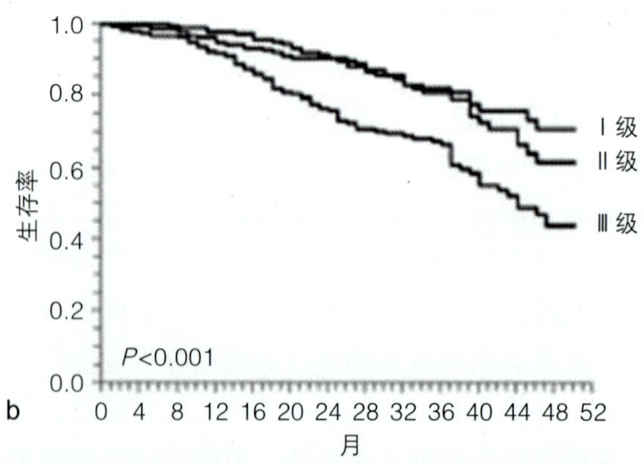

图 31.4 a. BODE index 四个区间 Kaplan-Meier 生存曲线；b. 美国胸外科医师协会定义的慢性阻塞性肺疾病三级严重程度。a. 区间 1 即得分 1~2，区间 2 即得分 3~4，区间 3 即得分 5~6，区间 4 即得分 7~10。四组患者生存率有显著性差异（对数秩检验 P<0.001）。b. Ⅰ级定义为第 1 秒用力呼气量（FEV_1）超过预计值的 50%；Ⅱ级定义为 FEV_1 占预计值的 36%~50%；Ⅲ级定义为 FEV_1 占预计值的不超过 35%。不同分级生存率差异有统计学意义（对数秩检验 P<0.001）

烧释放。其他危险因素还包括空气污染、职业暴露和肺结核病史。吸入有害气体后，诱发巨噬细胞和中性粒细胞释放炎症介质、细胞因子和蛋白酶。蛋白酶尽管具有一定预防感染的作用，但也可损伤肺组织。后者可使用蛋白酶抑制剂如 α_1 抗胰蛋白酶来预防。然而，慢性炎症和氧化剂引起的抗蛋白酶的失活，最终导致机体失衡。这一进程继续进展，最终导致气道纤维化，肺泡破坏。图 31.5 总结了 COPD 的发病机制。

基因异常可能也参与了 COPD 的发病，α_1 抗胰蛋白酶缺乏是已知最重要的基因异常。目前已基本确定了 100 多个 α_1 抗胰蛋白酶的等位基因，最常见的是正常 M 基因和异常 S、Z 基因。尽管仅需要一个正常 M 基因来产生正常的基因表型，然而杂合子 MZ 或 MS 比正常 MM 少产生 65% 的抗胰蛋白酶 -1。纯合子异常（ZZ）导致抗胰蛋白酶 -1 无法产生，2%~3% 的 COPD 归因于此，患病率在 1/1575~1/5097。疾病的起病情况各不相同，吸烟的人中通常在四五十岁甚至更早的时候就可出现症状。正常个体（MM）肺气肿更容易产生于肺尖部，与之不同，α_1 抗胰蛋白酶缺乏导致的肺气肿在肺组织内相对均匀分布。其他一些异常，如 TGF β_1，Serpine2 基因多态性的改变，也可增加吸烟者患 COPD 的风险。

儿童时期所患肺部疾病，如新生儿支气管肺发育不良及持续性哮喘也可能引起 COPD。

呼出气流受阻的原因

呼气流速受限是由于胸腔内压力对气道的压缩造成的。在正常人群，这种情况仅发生在用力呼气时才会发生，其机制如图 31.6 所示。在吸气开始前和气流启动之前，气道内压力始终为 0。静息时胸内压为 $-5cmH_2O$，$5cmH_2O$ 的跨壁压可维持气道通畅。正常吸气，胸内压和肺泡压都下降 $3cmH_2O$，开始出现气流。尽管这种压力也可传递到气道，但由于气道阻力导致上述压力进行性降低。假设吸气时气道压为 $-1cmH_2O$，$7cmH_2O$ 的跨壁压可维持气道开放。在吸气结束时，随着气流停止，气道压力恢复为 0（图 31.6c）。呼气时，胸内压和肺泡压都会增加。与吸气一样，由于气道阻力，从肺泡传导的压力在气道内下降。平静呼气，肺和胸壁被动回缩、恢复到平衡状态，胸腔内和肺泡内产生 $3cmH_2O$ 压力（图 31.6d）。因此，气道压总是会超过胸内压，即使增加到 $8cmH_2O$ 气道也不会塌陷。用力呼气时，当胸膜腔压力超过气道压，导致气道压缩，胸膜腔压力等于气道压力时的压力称为等压点（equal pressure point, EPP），超过这个压力，再用力呼吸，呼气气流受限，气道发生塌陷。举例来说，当用力呼气时，当胸膜腔压力和肺泡压力均增加了 $24cmH_2O$，EPP 就会出现在 $16cmH_2O$。当气道内压力低于 $16cmH_2O$，气道就会发生塌陷（图 31.6e）。因此，有效驱动压 = 肺泡压−最小胸膜腔内压。表 31.7 总结了 COPD 患者气流呼出受限加重的因素。

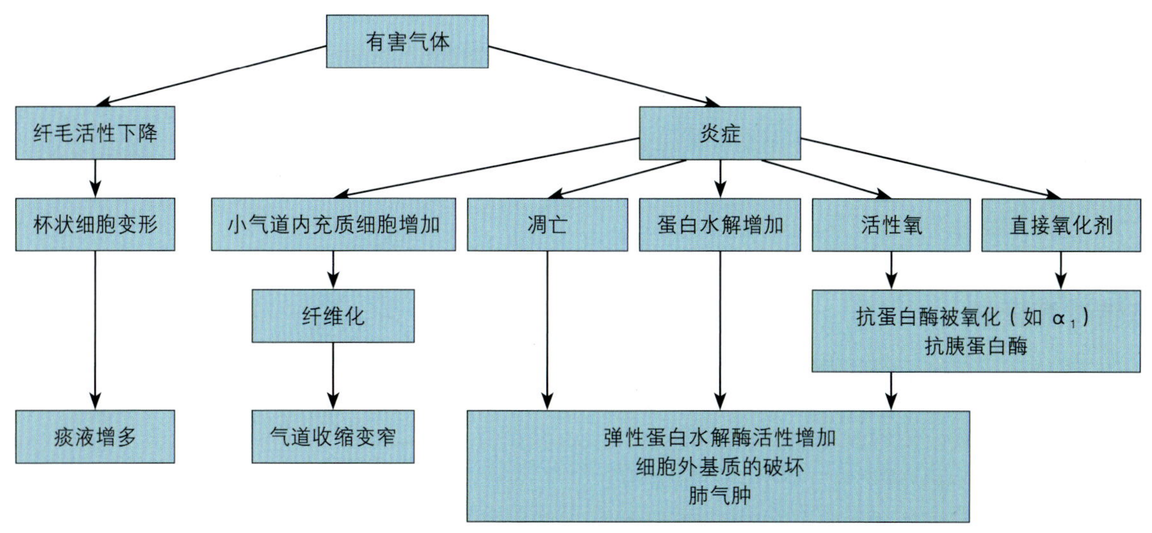

图 31.5 慢阻肺的发病机制

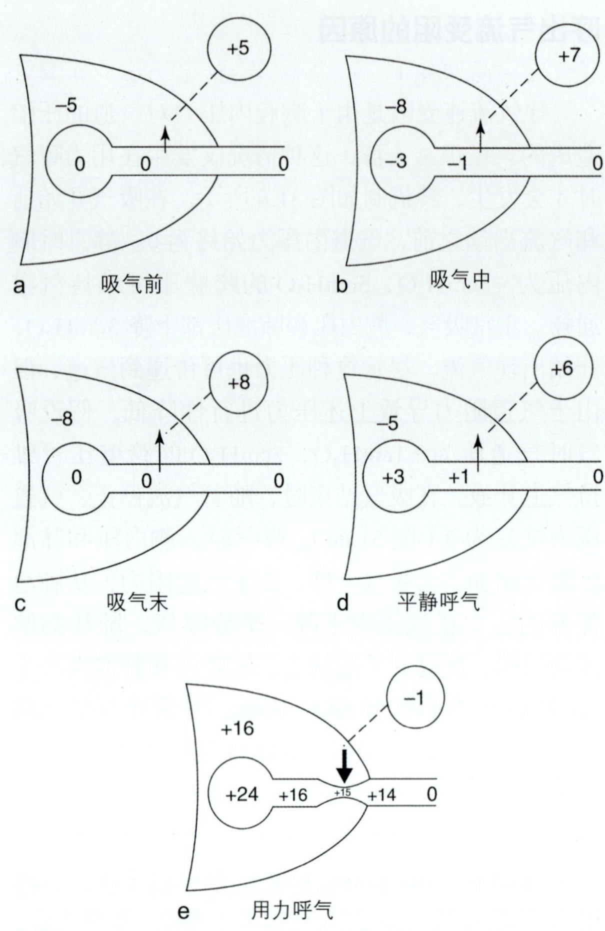

图 31.6 胸膜腔内压力和肺泡压力对气道开放的影响

改善治疗效果，应包括进行积极支气管扩张治疗、减少气道分泌物导致的气道梗阻。肺气肿患者，弹性回缩力下降，导致胸腔内负压减少，肺实质的向外牵引力下降，呼出气流进一步受限，降低了保持气道畅通的跨壁压力和有效跨肺驱动压。图 31.7a，吸气末时，胸腔内压力为 $-2cmH_2O$，跨肺压较正常人群低 $6cmH_2O$（图 31.6c）。炎症及纤维化引起的小气道收缩、变窄使气道更容易塌陷。结果，严重 COPD 患者平静呼气时，即使增加 $3cmH_2O$ 正常压力，也会导致气流呼出受限（图 31.7b）。

动态肺过度膨胀

COPD 患者，呼吸频率增加、体力活动增加、COPD 症状加重等均会使气流受限急性加重。当发生呼出气流受限，COPD 患者在下一次吸气开始前，无法恢复至功能残气量状态。残存在肺组织里的气道正压称为内源性 PEEP（intrinsic PEEP, PEEPi）。每次吸气，就会发生呼吸气体滞留，最终肺泡变得进一步越来越膨胀。最开始，内源性 PEEP 可改善呼吸力学，减少气流受限的影响。由于 COPD 患者通常在静息时就已按照最大流量 - 容积环呼气，他们进一步增加呼气流量的能力非常有限（图 31.8）。在这种情况下，低水平的内源性 PEEP 可通过增加驱动压和呼出气流，暂时改善通气。

表 31.7 COPD 患者气流呼出受限的因素

1. 肺弹性回缩力丧失 → 有效驱动压下降
2. 肺泡壁破坏 → 气道失去控制
3. 气道纤维化、变窄
4. 支气管痉挛
5. 肺内分泌物增加

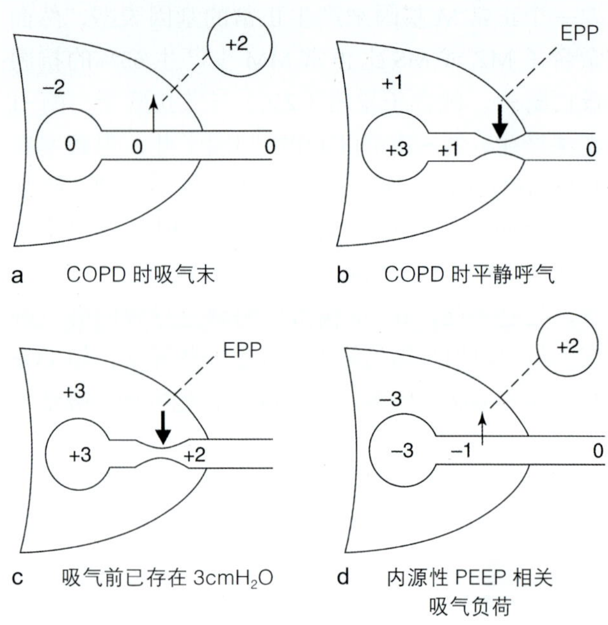

图 31.7 COPD 患者胸膜腔内压力和肺泡压力对气道开放的影响

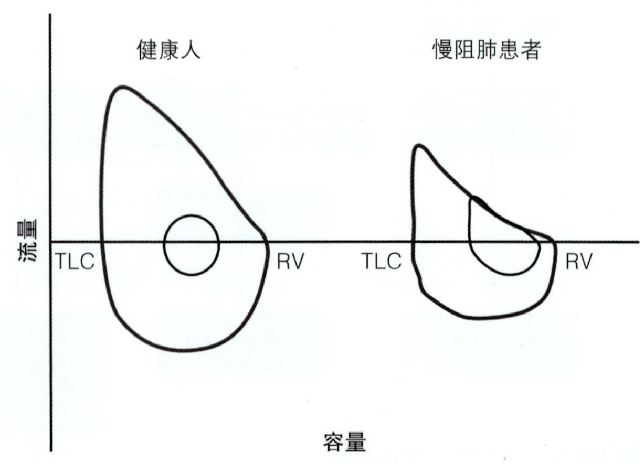

图 31.8 健康人和 COPD 患者流量 - 容量环。黑线表示安静状态下流量 - 容量环，灰线表示最大深呼吸时的流量 - 容量环（源自 Pepin 等）

然而，随着动态肺膨胀进展加重，呼吸做功显著增加。原因有 2 个：其一，肺泡内压力必须低于大气压，吸气才能开始。在正常人，呼吸做功很小。但如果存在内源性 PEEP，吸气前甚至吸气开始时，吸气压力必须等于或大于内源性 PEEP 才能产生吸气气流。在本质上，内源性 PEEP 会额外吸气负担。例如，当存在 3cmH$_2$O 的内源性 PEEP 时（图 31.7c），吸气压必须达 −3cmH$_2$O 时肺泡压力才能降至大气压（图 31.6a，b）。结果，尽管肺泡内压力发生改变，但并无有效气流产生。要产生 −3cmH$_2$O 的肺泡压力正常人只需要正常潮气量吸气（图 31.6a，b），而 COPD 患者则需要更大的吸气负压，即 −6cmH$_2$O 才能产生吸气气流（图 31.7d）。第二，呼气末肺容量的动态增加导致每次潮气量呼吸时，容量 - 压力顺应曲线的平台部分右移（图 31.9）。这增加了呼吸的功，因为为了维持给定的潮气量，需要更大的吸气压力。肺过度膨胀还会使吸气肌群缩短，包括膈肌在内。这种机械性改变最终可导致功能性肌肉萎缩无力。因此，动态性肺膨胀的患者会出现显著的呼吸困难、呼吸窘迫和呼吸肌疲劳。

肺过度充气的患者还常发生血流动力学的不稳定。内源性 PEEP 可导致胸内压增高，使静脉回流减少，增高的胸内压还可直接压迫心室，这两个因素综合起来使前负荷下降，舒张期心脏充盈减少。高水平的内源性 PEEP 还会导致 PVR 增加，后者可进一步损害右心功能。极端情况下，严重的肺过度充气还可导致心搏骤停、复苏困难。Lazarus 综合征，

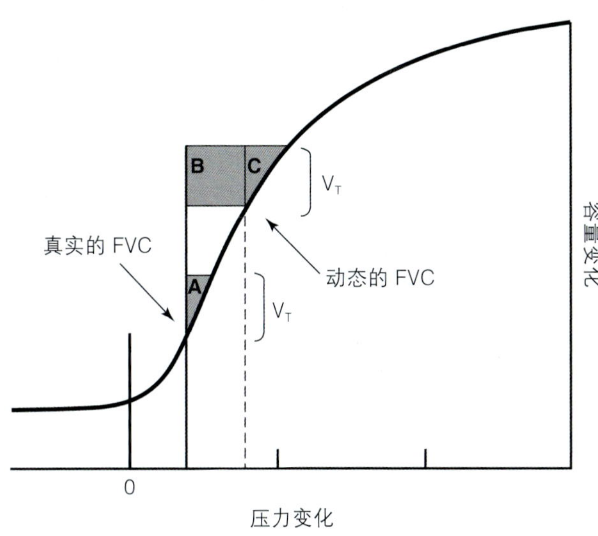

图 31.9　肺顺应性曲线（源自 Kemp 等）

即患者只有在停止继续复苏和正压通气后才能从心搏骤停中恢复过来，可能是由于动态肺过度充气停止的缘故。

麻醉期间，动态肺过度充气通常表现为诱导后不久当开始手动或机械通气时，气道压力升高和严重低血压。其他可能导致类似临床表现的并发症还包括张力性气胸、过敏反应和心肌缺血。当怀疑动态肺过度充气时，应将麻醉回路与患者断开，以充分排出肺内气体。

术中，内源性 PEEP 的大小较难评估。理想情况下，内源性 PEEP 的大小应当在呼气末、气流暂停时直接测定。虽然这一功能在重症监护呼吸机上很常见，但在麻醉机上很少使用。然而，术中可以通过呼气末二氧化碳分压监测和流量 - 容量环来间接评估。完全呼气结束时，呼出气二氧化碳监测通常显示为平台期，反映的是肺泡中恒定的 CO$_2$ 浓度。梗阻性肺疾病，虽然由于死腔气体稀释了呼出的二氧化碳浓度，二氧化碳记录仪通常会上升，但当呼气完成时，二氧化碳记录仪仍将处于平台期。如果下一次呼吸是在 CO$_2$ 平台期之前启动的，则应怀疑是否存在内源性 PEEP。同样，当呼出气 CO$_2$ 在下一次呼吸前没有降到 0 时，可以从流量 - 容积环推断存在气体滞留（图 6.6）。

COPD 的呼吸驱动

呼吸的调节主要由动脉血二氧化碳分压（arterial partial pressure of carbon dioxide, PaCO$_2$）的调节来完成。PaCO$_2$ 每升高 1mmHg，分钟通气量增加 2~3L/min。然而，这种调节有一定自限性。在中枢神经系统（CNS）内，严重的高碳酸血症和酸中毒可导致谷氨酰胺和 γ - 氨基丁酸（GABA）升高，以及谷氨酸和天冬氨酸水平的降低。这些改变导致患者意识水平下降，分钟通气量和吸气驱动力降低。通常，当 PaCO$_2$ 大于 60~70mmHg 时，就会出现这些中枢神经系统效应。补充碳酸氢盐的慢性高碳酸血症患者，可以耐受更高的 PaCO$_2$ 而不发生呼吸抑制。

分钟通气量与 PaCO$_2$ 呈线性相关反应；与之相反，只有当 PaO$_2$ 降至 60mmHg 以下时，分钟通气量才会增加。患有严重 COPD 的患者，通常在静息时就已存在 PaCO$_2$ 的升高，究其原因是由于这些患者呼吸做功不足以维持 PaCO$_2$ 在正常水平。这些患者给氧反而会加重高碳酸血症的程度。临床医生往

往认为慢性高碳酸血症的患者对 $PaCO_2$ 升高引起的通气反应变得迟钝，呼吸驱动力主要依赖于低氧，因此给氧会抑制呼吸驱动，降低分钟通气量。虽然这一解释是正确的，但它却夸大了给氧抑制呼吸驱动在 $PaCO_2$ 升高中的作用。在一项针对 COPD 患者急性呼吸衰竭的研究中，以 5L/min 的速度给氧仅使呼吸频率和分钟通气量减少了 14%，这一下降不足以解释 $PaCO_2$ 的升高。此外，虽然给氧后通气驱动力降低，但仍然是正常人的 3 倍。在另一项研究中，分钟通气量减少在 $PaCO_2$ 升高中的作用只有 22%。相比之下，48% 的 $PaCO_2$ 增加归因于死腔增加，30% 是由于 Haldane 效应的下降（SaO_2 影响血液中 CO_2 含量的效应称为 Haldane 效应）。COPD 患者，HPV 调节使 V/Q 不匹配和死腔通气程度降至最低。HPV 将血液从通气不良的区域重新分配到通气良好的区域。给氧限制了这一效果，导致死腔增加，二氧化碳排出减少。Haldane 效应，即血红蛋白与氧结合促进血中二氧化碳从红细胞中解离的效应。氧合血红蛋白对二氧化碳的亲和力远低于脱氧血红蛋白，因此脱氧血红蛋白有助于从外周组织携带更多的 CO_2，而在肺内，氧合血红蛋白则导致二氧化碳释放。Haldane 效应的大小与混合静脉血氧饱和度和动脉血氧饱和度之差成正比。换句话说，当混合静脉 - 动脉血氧压差较大时，肺会释放更多二氧化碳。COPD 患者，吸入高浓度的氧（inspired fractions of oxygen, FiO_2）导致混合静脉血氧饱和度显著增加，从而限制了血红蛋白结合和清除外周组织 CO_2 的能力。COPD 患者氧疗可能会增加 $PaCO_2$，但滴定氧疗可避免缺氧。急性呼吸衰竭患者，给氧相关的通气驱动力的减少实际上可能是有益的。较慢的呼吸频率可以最大限度地降低动态肺膨胀的风险、减少过度呼吸做功和呼吸肌疲劳的发生。氧疗患者需要密切监测中枢神经系统抑制和二氧化碳麻醉的迹象。应经常检查动脉血氧分压（PaO_2）和二氧化碳分压（$PaCO_2$）。对于大多数患者来说，滴定氧疗维持氧合在 SPO_2 在 88%~92% 是合适的。

肺大疱

肺大疱是指肺实质内直径大于 1cm 的囊状气泡。肺大疱最常见于肺气肿恶化。当局部区域肺泡结构缺乏弹性组织支撑，就会形成大疱。周围肺组织的弹性回缩力牵拉肺大泡向外，使其增大。胸部 X 线和 CT 显示出典型的“膨胀”的肺大疱。虽然肺大疱貌似压缩了相邻的肺组织，但直接测量结果显示它们并没有对周围组织施加正压。令人惊讶的是，肺大疱并没有显著增加死腔通气量。尽管肺大疱和正常气道保持解剖上的相通，但几乎没有气流交换。弹性回缩力的缺乏使完全膨胀的肺大疱在呼气时无法排空或在吸气时进一步充盈。此外，由于肺大疱相对无血管结构，它们并不参与气体交换。当肺大疱超过一侧胸腔 1/3（即“巨大肺大疱”）时，随着可用肺组织减少，可能会出现限制性 - 阻塞性混合通气功能障碍。肺泡结构完整性的丧失使患者容易出现严重并发症，包括肺大疱破裂、张力性气胸和支气管胸膜瘘。虽然使用正压通气会增加这些不良事件的风险，但只要气道压力保持在较低水平，就可以安全地使用。如果出现这些并发症，可能需要插入胸管进行闭式引流和进行肺隔离。

慢阻肺患者的通气策略

为重度 COPD 患者提供有效的机械通气具有一定挑战性。关键目标包括避免动态过度肺充气、避免气压伤和容量伤，以及维持足够的氧合和通气。如前所述，当呼气时间不足导致气体滞留时，就会发生动态肺过度充气；使用 1∶3 到 1∶5 范围内的低 I/E 比及减慢呼吸频率，可以降低此风险。这可能会导致分钟通气量降低，从而引起高碳酸血症和低氧血症，这两种情况都会加剧肺动脉高压和影响右心功能。较高的潮气量可改善这种气体交换异常，但也可能会进一步增加气道压力，加大容量伤和气压伤的风险。

慢阻肺患者自主呼吸时，施加等于或小于内源性 PEEP 的外源性 PEEP 可减少气体滞留相关的呼吸做功。相比之下，对于机械通气患者，外源性 PEEP 在阻塞性疾病中的使用存在争议。理论上，应用外源性 PEEP 的优点在于可保持呼吸力学更正常的区域内肺泡开放，维持易塌陷的小气道开放，从而减少呼气流速受限。在一些研究中外源性 PEEP 的使用改善了气体交换和血流动力学，但另一些研究却显示呼气气流恶化。在一项对 8 名患者的研究中，Caramez 等使用 4 种不同的通气设置，将外源性 PEEP 从内源性 PPEP 的 0% 增加到 150%，以总 PEEP、FRC 和平台压作为呼气流速限制的标志物进行比较。结果显示呈双相反应：当外源性 PEEP 小于内源性 PEEP 时，流速限制没有变化或略有增加；一旦外源性 PEEP 超过内源性 PEEP，流速限制就会急剧上升。然而，当分析个别患者的数据时，研究者也观察到对外源性 PEEP 有三种不同的反应（图 31.10）。有 5 名患者，在接受 4 种通气设置中至少一种时，使用外源性 PEEP 可减少气体滞留和过度充气。但遗憾的是，患者对外源性 PEEP 的反应无法预测，可能与疾病种类、机械或通气参数无关。在另一项研究中，Jolliet 等发现外源性 PEEP 占内源性 PEEP 的 80% 时，内源性 PEEP 的水平（7.8cmH_2O；$P<0.001$）和气体滞留量（216~120ml；$P<0.001$）均明显降低，但血流动力学参数（平均动脉压和心输出量）或气体交换（PaO_2 和 $PaCO_2$）没有变化。抛开临床意义不谈，很难在术中准确测量内源性 PEEP 的大小，因此，也很难选择一个不超过它的外源性 PEEP。外源性 PEEP 大于内源性 PEEP 时，会恶化呼气气流受限，增加过度充气。考虑到证据有限，目前尚无法明确呼气 PEEP 的目标及加剧气体潴留的风险，因此慢阻肺患者机械通气时的外源性 PEEP 应该最小化。

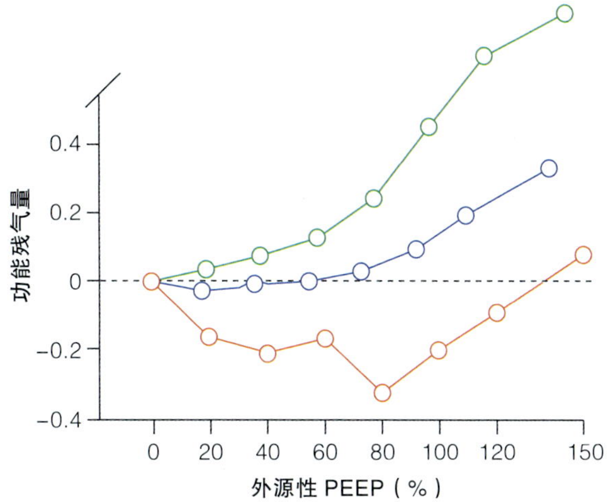

图 31.10　当施加外源性 PEEP 时 FRC 的三种可能反应。PEEPi 的百分比表示从内源性 PEEP 的 0% 开始计算施加外源性 PEEP 的百分比。蓝线呈双向反应；绿线为经典的肺过度膨胀曲线；红线为矛盾反应，即随外源性 PEEP 增加，FRC 降低或维持不变

CF

CF 是一种常染色体隐性遗传性疾病，发病机制是由于钠离子、氯离子和水通过上皮的转运功能受损，从而导致分泌物异常黏稠，引起呼吸道、胰导管、胆道系统、肠道和汗腺的阻塞。表 31.8 总结了受 CF 影响的器官系统。这种疾病在高加索人发生率较高（1 ∶ 3000），但也会影响西班牙裔（1 ∶ 9500）、非裔美国人（1 ∶ 15 300）和亚裔美国人（1 ∶ 32 100）。在过去的半个世纪里，随着医疗的改善，CF 患者的预后有了显著的改善，2015 年预测存活年龄的中位数为 41.6 岁（图 31.11）。CF 患者早期死亡主要是肺部并发症的结果，包括气胸、大咯血、严重呼吸道感染和呼吸衰竭。

表 31.8　囊性纤维化的临床表现

器官系统	临床表现
肺	黏液清除受损，黏液阻塞气道
	慢阻肺
	支气管扩张
	反应性气道
	咯血
	反复发作的感染和细菌定植（如金黄色葡萄球菌、流感嗜血杆菌、曲霉菌、伯克霍尔德菌）
心血管	肺高压和右心衰
肝胆系统	胆汁排空受损，胆石病，胆囊炎
	脂肪肝、肝硬化导致门静脉高压，食管静脉曲张，凝血障碍
	肝脾肿大导致血小板破坏，血小板减少
胰腺	胰导管堵塞，胰腺炎
	外分泌异常致胰酶减少，维生素 A、D、E、K 吸收不良，使凝血因子合成障碍
	内分泌异常，糖耐量减低，CF 相关性糖尿病
耳、鼻、喉	鼻息肉，鼻窦炎
肌肉骨骼	骨密度下降，易发生骨折，驼背畸形
	肥大性骨关节病

CF 的肺部表现

与 COPD 一样，主要特征是气流阻塞，但也可能出现不同程度的限制。在疾病早期，呼气流速受限是由于呼吸道内浓稠的黏液所致。脓性分泌物不能清除会促进细菌的生长，随着疾病的进展，气道内会有铜绿假单胞菌和金黄色葡萄球菌的定植。感染其他细菌虽然不太常见，但通常要严重得多。例如，伯克霍尔德菌可导致肺功能迅速恶化、支气管肺炎失控和死亡。感染会引起炎症细胞在气道内大量积聚，但一旦细菌感染确立，这种免疫反应就会

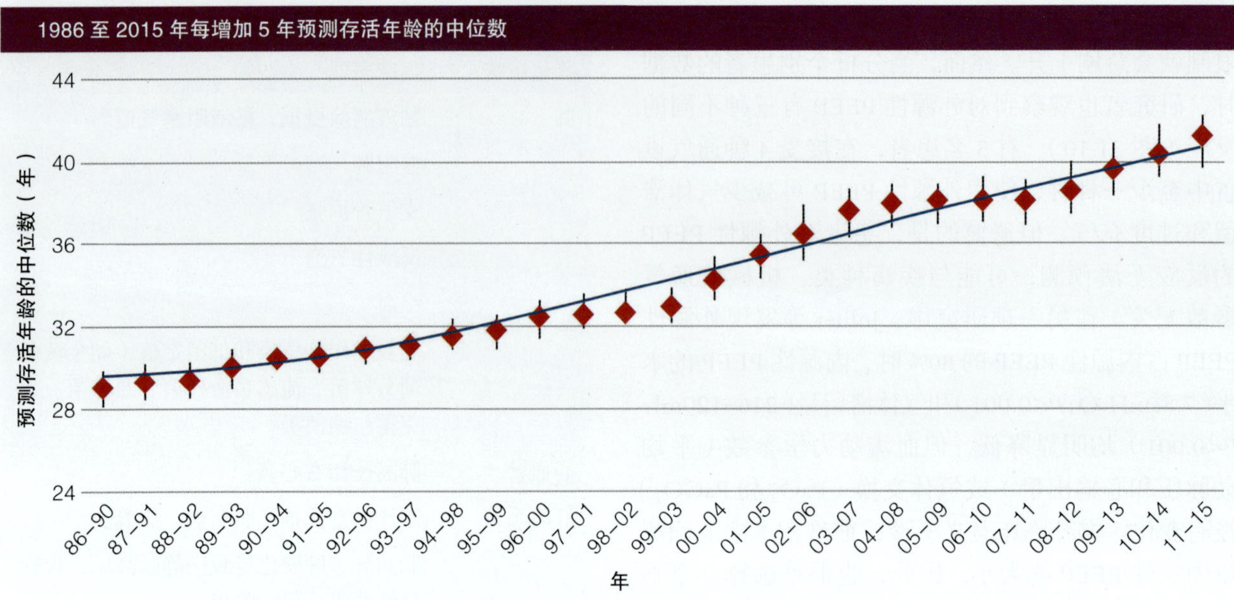

图 31.11 1986 至 2015 年每增加 5 年预测存活年龄的中位数（数据源自 Cystic Fibrosis Foundation Patient Registry Annual Data Report, 2015）

失效，反而导致疾病的进展。中性粒细胞释放的弹性蛋白酶强于肺的抗胰蛋白酶机制，导致气道支持组织的破坏，呼气时气道塌陷，支气管扩张，加重气道阻塞。气道改变的结果，使纤毛功能受损，进一步限制患者气道清除分泌物的能力。在某些情况下，反应性气道疾病也可能导致气流阻塞。与其他导致阻塞性肺疾病的原因一样，CF 患者发生肺动态过度充气和气胸的风险增加。机械通气期间应维持低气道压，延长呼气时间。慢性感染和炎症还会导致支气管动脉肥厚增生，导致气道内血管增加。扩张、弯曲的血管对创伤非常敏感，因此，咯血在 CF 患者中很常见。大多数咯血发作可自愈，但一些患者可能需要支气管动脉栓塞，甚至手术干预。对于接受全身麻醉的咯血患者，正压通气可能会增加气道壁张力，并引发大咯血。研究报道 12 例在全麻和气管插管下接受支气管动脉栓塞术的患者，3 例发生大咯血并死亡。相比之下，接受镇静治疗的 8 名患者无一人发生大咯血。

CF 的管理

有效的排痰是 CF 长期管理的重要目标。促进排痰的长期做法是进行胸部物理治疗。胸部物理治疗传统上包括体位引流和拍打排痰。然而，随着更多的 CF 患者存活到成年，理疗方式也发生了转变，患者也可自行理疗，理疗方法涵盖了从简单的呼吸和咳嗽到使用不同复杂度的医疗设备。胸部物理治疗尽管是标准护理，但检验其疗效的高质量临床研究数量有限。吸入 DNase Ⅰ是一种人类重组酶，可以通过水解细胞外 DNA 来降低痰液黏度，改善肺功能，减少肺功能恶化的发生率。在一项对 968 名 CF 患者进行的随机对照试验中，每天吸入 2 次 DNase Ⅰ可使 FEV_1 提高约 6%（$P<0.01$），并将肺部恶化的风险降低 37%（$P<0.01$）。吸入高渗盐水可以降低痰液黏度。高渗盐水会促进气道黏膜中的水渗透到管腔内。在一项 164 名患者的研究中，吸入高渗盐水将肺部恶化的风险降低了 56%（$P=0.02$）。

CFTR 调节剂是一类新开发的药物，用于直接改善有缺陷的囊性纤维化跨膜调节蛋白的功能。它们已经在随机试验中被证明可以改善肺功能，减少肺功能恶化。然而，这些药物只被批准用于特定的基因突变，并不是所有的 CF 患者都能从中受益。

为了优化 CF 患者的状态，应在手术前立即进行胸部物理治疗。对于既往吸入 DNase Ⅰ和高渗盐水的患者，围术期应继续使用这些药物。无论是在麻醉期间还是在术后，都可以通过湿化吸入气体来降低气道内分泌物的黏度。同时仔细监测患者的容量状态，避免低血容量（使分泌物更加黏稠）和可能引发心力衰竭的高血容量。增加气道分泌物的药物（如氯胺酮）或增加痰液黏度的药物（如抗胆碱类药物）属相对禁忌。声门上气道已成功用于需要全身麻醉的 CF 患者，但通常首选插入管径较粗的气管导管，可以更好地控制通气，并便于通过吸痰管和（或）光纤支气管镜进行支气管内清洗。在适当的情况下，最好使用区域麻醉和非阿片类药物辅助药物来控制术后疼痛。除呼吸抑制外，阿片类药物还会减弱咳嗽反射，减少痰液清除。

CF 的肺外表现

受 CF 影响的器官中，胃肠功能障碍是麻醉时需要特别注意的问题。与正常人相比，胃食管反流在 CF 患者中的发生率是正常人的 6~8 倍，并可能导致呼吸道症状恶化。应积极治疗胃食管反流。麻醉期间应考虑减少胃酸和误吸风险的预防措施（如使用抗酸药、快速顺序插管）。CF 患者肠道内浓厚的分泌物堆积，会增加便秘和肠梗阻的风险。麻醉药物的使用可能会进一步增加这种风险。尽管罕见，但 CF 患者也可能会出现凝血障碍，并因胆道梗阻增加出血的风险。通常 CF 患者只会出现无症状的肝功能障碍。然而，随着 CF 患者预期寿命的增加，晚期肝病和肝硬化的发展可能会发生出血性并发症，如食管静脉曲张出血、凝血因子合成障碍，以及继发于肝脾肿大的血小板减少。此外，85% 的 CF 患者存在胰腺外分泌不足，导致蛋白质、脂肪和脂溶性维生素吸收不良，导致维生素 K 缺乏；维生素 K 是合成凝血因子Ⅹ、Ⅸ、Ⅶ和Ⅱ的重要前体。CF 也会影响胰腺内分泌功能。大约 75% 的患者发生糖耐量异常，而 10% 的患者发展为 CF 相关糖尿病。

妊娠与 CF

在过去的几十年里，CF 患者预期寿命的提高导致了怀孕期间就医患者数量增加。与患有 CF 的男性（其中 95% 不育）相比，患有 CF 的年轻女性生育能力几乎不受影响。然而，妊娠期一些生理变化可能会恶化 CF 患者的呼吸状态，包括氧耗量增加 30%~60%，呼吸频率增加，胸壁顺应性降低，FRC 降低。怀孕会导致相对的免疫抑制状态，且维持胸部物理治疗变得更加困难，因此 CF 患者暴露于呼吸道感染的风险增加。最近的一项对 1100 多名 CF 产妇的观察性研究显示，与没有 CF 的产妇相比，CF 产妇围产期死亡、需要机械通气、肺炎、急性肾功能衰竭和早产的风险增加。

这组患者的麻醉管理遵循上述讨论的 ESLD 患者相同的原则。在需要剖宫产的患者中，低氧血症和困难插管的风险会进一步损害 CF 患者的呼吸功能，强烈推荐使用区域麻醉而不是全身麻醉。然而，意外高平面阻滞也会影响通气功能。虽然腰麻是常用的麻醉方法，但起效迅速的不利之处在于可导致显著的血管扩张。在肺动脉高压患者中，血压的大幅下降可能导致右心缺血。硬膜外滴定给药可降低血流动力学不稳定性，更好地控制阻滞平面，并提供更好的术后疼痛管理。分娩后，应谨慎使用催产素和甲基麦角新碱等缩宫药，因为这些药物可能导致严重的血流动力学紊乱，包括心动过速、低血压或血管收缩。15- 甲基前列腺素 F2-α（去氧胆酸）不仅可加重肺动脉高压，还可导致明显的支气管痉挛，CF 患者应避免使用。而米索前列醇，一种前列腺素 E_1 的类似物，副作用较小，在心肺疾病患者中可能有更有利。

ILDs（间质性肺病）

ILDs 是一组与肺实质炎症和纤维化相关的疾病。ILDs 的特点：肺功能测试显示限制性通气功能障碍，与其他肺外限制性呼吸疾病不同，ILDs 患者一氧化碳弥散（diffusing capacity for carbon monoxide, DLCO）能力受损。与 COPD 和 CF 一样，炎症在 ILDs 中起着不可或缺的作用。然而，与 ILDs 相关的炎症主要导致肺泡壁和小气道的弥散性瘢痕和纤维化，而不是组织破坏。哪种炎症因素会加重临床结局尚不清楚。约 35% 的 ILDs 原因明确，如暴露在无机粉尘、有机抗原、药物或辐射中。其余 65% 的患者，即使发病模式可能具有一个特定名称，但导致 ILDs 的因素是未知的（表 31.9）。

确诊患者有一定难度，可能需要有经验的呼吸科医生、放射科医生和病理科医生等多学科合作，采集临床病史、放射学图像（胸片上的网纹图像，CT 上的疾病特异性表现——间质模糊）、生理功能（限制性肺功能障碍、DLCO 受损）和病理学（肺活检、支气管肺泡灌洗）证据。

ILDs 的肺部表现

由于肺泡壁的炎症和纤维化，肺弹性回缩力增加，变得不容易膨胀，肺容积收缩变小。疾病早期，尽管最大自主通气量减少，但患者可通过增加呼吸频率来克服较低的潮气量。随着病情的恶化，需要增加呼吸做功和能耗来维持足够的潮气量，以防止通气不足。肺组织中，肺泡 - 毛细血管单位的不均一可导致显著的通气 - 灌注不匹配，是 ILDs 患者低

表 31.9 ILDs 的常见原因

明确病因	特发性因素
吸入无机粉尘	特发性间质性肺炎
二氧化硅（矽肺）	特发性肺纤维化（常见间质性肺炎）
石棉（石棉肺）	脱皮间质性肺炎
滑石粉（滑石肺）	呼吸性细支气管炎
铍粉（铍中毒）	ILD
煤（煤矿工人的肺尘埃沉积病）	急性间质性肺炎
石墨（炭尘肺）	不明原因引起的组织肺炎
锡（锡尘肺）	非特异性间质性肺炎
铁（铁尘肺）	结缔组织病相关性肺纤维化
其他金属和硅酸盐	风湿性关节炎（RA）
吸入有机物（高敏性肺炎）	系统性红斑狼疮
嗜热真菌（农民肺，谷物处理者肺）	红斑狼疮
细菌（湿化器肺）	硬皮病
动物蛋白（鸟类饲养员肺）	结节病
化学物质	肺嗜酸性肉芽肿
合成纤维	
PVC	
气体	
药物引发	
化疗药物（博来霉素、丝裂霉素 C、环磷酰胺）	
甲氨蝶呤，卡莫司汀）	
其他（胺碘酮、呋喃妥英、咪唑硫嘌呤、金制品）	
放疗导致	

氧血症的主要原因。肺泡 - 毛细血管壁的炎症和纤维化也会减少气体交换的表面积，导致氧合恶化，影响气体弥散。这一病理生理过程最终导致慢性低氧血症、肺动脉高压和右心功能不全。

ILDs 的药物处理

许多 ILDs 的治疗方案围术期都需特定考虑。最近，两种新的药物被用于 ILDs 的治疗。口服抗纤维化药物吡非尼酮和酪氨酸激酶抑制剂尼达尼布除可以减慢肺功能下降外，还有胃肠道副作用和肝脏毒性。除了增加感染风险外，一些免疫抑制疗法还与肾脏和血液毒性有关（如环孢素、硫唑嘌呤）。接受慢性糖皮质激素治疗的患者，围术期应激需要调整激素剂量。

限制性肺部疾病的通气策略

虽然已经使用了各种全身麻醉技术，包括使用喉罩的气道管理和自主通气，但当实施全身麻醉时，通过气管导管进行控制通气是优化 ILDs 患者氧合和通气的最可靠和最安全的方法。ILDs 患者机械通气的目标是维持足够的通气和氧合，同时最大限度地降低气压伤、容量伤和 ALI 的风险。将气道压力降至最低的策略包括使用高 I/E 比（例如，1∶1 到 1∶2)，以及结合使用低潮气量和高呼吸频率。然而，对于每一次潮气量呼吸，低潮气量的策略可能会导致肺泡通气量相对减少，并加重术中高碳酸血症，从而加重肺动脉高压。应密切监测动脉血气。与阻塞性肺部疾病相比，PEEP 可以安全地应用于 ILDs。

ILDs 与胸外科手术

ILDs 患者最常见的手术是用于确诊的外科肺活检。该手术可以在全身麻醉下通过开胸手术或电视胸腔镜手术进行，术中常需要单肺通气。据报道，择期手术肺活检的围术期总死亡率低于 2%。然而，很多危险因素与围术期死亡率明显较高相关：术前低氧血症、ILDs 急性加重或急性进展期接受非择期手术、男性、高龄、特发性肺纤维化或 ILDs 相关结缔组织病，以及合并其他杂症。

接受肺癌手术的 ILDs 患者术后肺部并发症的风险也特别高，包括 ARDS、住院时间延长和死亡，切除组织较多时（即全肺切除与肺叶切除或楔形切除相比）风险更高。在对 1763 例接受肺癌切除术的 ILDs 患者进行的回顾性研究中，9.3% 的患者术后肺部疾病急性加重，30d 死亡率为 43.9%。与楔形切除相比，接受肺叶切除术和全肺切除术的患者围术期 ILDs 急性加重的风险显著增高（OR 值分别为 3.9 和 7.0）。

病例分析

一名 70 岁男性患者因小肠梗阻择期行开腹手术。患者既往有严重的慢阻肺病史，自行在家中进行氧量和每日呼吸训练。2 个月前，FEV1 和 FEV1/FVC 分别占预计值的 35% 和 40%。既往吸烟史，长达 60 年。此外还合并稳定性 2 型心绞痛、高血压和血脂异常。

如何优化患者的术前准备？

- 戒烟咨询：即使在手术前几个小时戒烟也会降低一氧化碳和尼古丁的水平，降低术中低氧血症和心脏应激的风险。术后戒烟的依从性也会影响伤口愈合，从长远来看，戒烟将减慢 FEV1 下降的速度。
- 积极扩张支气管：该患者需要最大程度的扩张支气管治疗。然而，使用时，冠心病患者必须充分衡量 β 受体激动药诱发心动过速和心肌缺血的危险。
- 类固醇预防：过去一年内接受长期的类固醇治疗的患者，围术期应继续使用。
- 物理治疗：术后对患者进行积极的胸部理疗，以最大限度地减少肺部并发症的风险。早期宣教可改善患者依从性和预后。

麻醉诱导前所需哪些检查？

- 胸部 X 线检查：肺片可明确肺过度充气的程度，并有助于确定是否存在肺大疱。考虑到 COPD 患者术后肺部并发症的风险增加，术前胸片也可提供有价值的基线资料。
- 动脉血气：动脉血气可确定低氧血症的严重程度，了解患者是否存在 CO_2 潴留，这对 COPD 患者的术中和术后管理至关重要。
- 超声心动图：根据临床病史、体格检查或心电图，如果患者存在肺动脉高压或右心室功能不全的迹象时，都需进行超声心动图检查。

该病例如何进行麻醉管理？

- 监护。除了标准的监护（心电图、无创血压、脉搏血氧饱和度、二氧化碳分压、药物浓度监测）外，该患者需要进行动脉置管来监测呼吸状态和血流动力学稳定性。中心静脉置管测压有助于评估容量状态和右心室功能。
- 全身麻醉 vs. 局部麻醉。虽然可以单纯使用局部麻醉，但当进行范围较大的剖腹手术时，外科医生和患者可能难以耐受。当需要全身麻醉时，联合使用硬膜外麻醉和镇痛将最大限度地减少术后肺部并发症。
- 呼吸。考虑到患者呼气气流高度阻塞和肺损伤的风险，术中通气目标应包括低气道压力、低 I/E 比和低呼吸频率。最小化 PEEP。
- 促进及早拔管。避免术后呼吸抑制。使用短效的麻醉药物。完全逆转肌肉松弛药的作用。麻醉维持时建议使用 TIVA 替代吸入麻醉。积极对患者进行保温。
- 术后护理。该患者术后需要完善的疼痛管理。理想情况下，术后镇痛可通过硬膜外镇痛和非阿片类药物共同来实现。术后需要在监护病房或重症监护病房进行观察。

手术 15min 后，患者突然出现低血压。具体到患者的具体病情，最重要的鉴别诊断是什么，每个诊断的最终处理是什么？

- 张力性气胸。双侧针头排气减压，然后插入胸腔引流管。
- 动态过度肺膨胀。断开呼吸回路以便于充分排气。
- 心肌缺血。这可能继发于肺动脉高压或潜在的冠心病。使用正性肌力药物来升高血压。避免加重肺动脉高压和右心衰竭的药物和生理状态。如果怀疑冠状动脉闭塞，请心内科医师进行会诊，必要时进行急诊冠状动脉血管成形术。
- 硬膜外局部麻醉药的使用。可使用缩血管药物，同时进行小剂量液体滴定治疗。

第 32 章 老年患者的胸科手术

Maria D. Castillo，Jeffrey Port，Paul M. Heerdt 著

李琼珍 译 龚之皓 校

要点

- 随着人口老龄化的趋势，行胸外科手术的老年患者越来越多。
- 随着年龄的增长，患者身体素质下降，生理储备降低，从而影响患者应对手术应激的能力。年龄的增加也与合并症的增加有关。
- 老年癌症患者仍可能从手术中获益，因为肺癌和食管癌若未行手术切除存活率很低。
- 围术期发病率和死亡率与术前健康状况和肿瘤分期的关系比年龄更为密切。
- 微创外科技术如电视辅助胸腔镜手术已被证明是一种有效切除肿瘤的方法。
- 与开胸肺叶切除术的患者相比，接受电视辅助胸腔镜手术的患者术后肺功能更好，术后疼痛较轻，并发症更少，因此电视辅助胸腔镜手术可能是生理储备值较低的高龄患者的一个不错的选择。
- 这一类患者处理手术应激的能力下降，因此仔细的术前评估和术后护理是十分关键的。

引言

人口预测显示，到 2030 年，美国 65 岁以上人口将超 7000 万，80 岁以上人口将占总人口的 5%。目前百岁老人人口的增长速度最快，这一现象凸显了人口老龄化增长带来的公共医疗卫生问题。

肺癌是大多数胸外科手术的主要原因，在老年人群中尤为突出，是本章讨论的重点。因此，麻醉医师需要承担越来越多管理老年患者的任务，需要关注与衰老有关的正常生理变化以及与其年龄有关的各种并发症。术前评估、麻醉药理和术后管理这些基本内容综述将在其他章节中进行回顾，本章主要侧重于老龄化对心肺和肝肾的影响、老龄化对胸外科手术人群的影响、老年癌症患者实施胸外科手术的风险 - 效益关系和微创外科技术这一新兴角色的作用。

老年生理学

认识到老年人口的规模和范围都在扩大这一事实，强调了了解老年生理学的重要性。总体上，由于高龄患者的生理变化和合并症的增加，特别是心血管疾病和慢性阻塞性肺疾病（chronic obstructive pulmonary disease, COPD）的发病率增加，使得老年胸科手术患者的围术期处理往往比年轻患者复杂。总的来说，随着年龄增长，老年患者的最大生理储备下降，限制了他们对大手术或急性疾病引起的应激做出充分反应的能力。从功能上讲，老年人可能会出现非典型的精神异常症状如反应迟钝，这些症状甚至可能会被误诊为单纯由高龄引起。

心血管

衰老会引起主动脉、心肌和心脏传导系统中发生各种分子和结构变化，这些变化在一定程度上是相互关联、相互适应的（表 32.1）。例如，随着衰老，由于弹性大动脉僵硬度增加和脉冲波速率的上升，左心室后负荷增加。伴随年龄增长，左室增大，可能与心肌细胞肥大、心肌纤维化与瓣膜硬化和钙化有关。血管硬化是由于弹性蛋白和胶原蛋白的分解所致。随着这些结构变化，心肌细胞钙循环的亚细胞发生改变，使心室能够在较长的时间内对后负荷增加进行代偿。然而，即使这些改变在某些情况下是有益的，但有时可能出现适应不良的情况，比如心动过速时，舒张延迟会阻碍心脏充盈。在心脏和循环中发生的直接变化的基础上，抑制了稳态反射，加大了年龄对心血管储备下降的功能影响。

表 32.1　衰老导致的心血管变化

心脏	左心室肥大 - 重量增加，顺应性降低
	脂肪浸润、纤维化、淀粉样变性增加，胶原蛋白交联改变
	传导缺陷的风险增加
	搏出功增加
	心脏舒张延迟（松弛度变差）
血管	特性阻抗和周围血管阻力增加
	冠状动脉疾病、斑块、钙化病变和固定狭窄的风险增高
	动脉弹性降低，脉压升高
	主动脉扩张，顺应性降低，管壁张力变高
反射性调节	压力感受器敏感度降低
	心肌对儿茶酚胺的变时性和变力性反应减弱
	最大心输出量和心率降低
	周围血管阻力的自主调节能力降低

摘自 Castillo 和 Heerdt。

肺

一般来说，衰老与肺实质的改变、胸壁“风箱”功能和呼吸中枢的调节有关（表 32.2）。毫无疑问，呼吸系统并发症是胸外科手术后发病和死亡的主要原因。老年患者功能状态存在巨大差异，因此很难对老年人的手术风险统一进行概括，这在很大程度上反映了病理变化（例如 COPD）与年龄变化的叠加性。因此患者的身体功能状态比起年龄更能决定围术期的风险。尽管如此，所有老年患者无论功能状态如何，都会表现出结构、分泌和调节的变化，这些变化会影响通气和呼吸。这些身体上的变化和围术期事件叠加起来甚至能影响短期的结果。比如，如果一位 80 岁的老年患者在胸外科手术后由于体温过低而发生寒战，由于中枢神经系统对呼吸驱动的反应性降低，再加上胸壁功能和肺泡气体交换受损，对二氧化碳生成增加的代偿能力受损。在这些影响的基础上，还叠加了阿片类药物对呼吸中枢的进一步抑制，以及胸廓切开术带来的额外机械性损伤。最终，患者出现严重高碳酸血症的风险增加。

肝肾系统

衰老使得肝脏和肾脏发生进行性改变（表 32.3），这对药物代谢和药物清除率有重大影响。一名 80 岁的患者，其肝脏大小减少 40%，肾组织减少 30%。同时，由于年龄增长，人体器官灌注模式改变，导致流向肝脏和肾脏的血液减少。最终，肝脏体积减小及灌注变化影响到各种药物的血浆清除率，如阿片类药物、巴比妥类药物、苯二氮䓬类药物、丙泊酚、依托咪酯、大多数非去极化肌松药，以及其他经由肝脏代谢的药物。组织萎缩和肾血流减少导

表 32.2　衰老导致的呼吸系统变化

结构上	肺泡减少
	肺毛细血管床减少
	弹性回缩力降低，外周气道塌陷程度增加
	气道变细
	肺泡毛细血管表面积减少
	胸膜内负压降低
	呼吸肌功能变弱
	纤维化和钙化引起胸壁变硬
分泌和免疫	黏液纤毛运输效率变低
	保护性气道反射迟钝
	对外来抗原的延迟型超敏反应降低
	对自体抗原的反应增强
	多形核白细胞功能下降
中枢调节	对缺氧的呼吸反应迟钝
	对高碳酸血症的呼吸反应迟钝
	睡眠时周期性呼吸增加
功能表现	功能残气量增加
	残气量增加
	第 1 秒用力呼气量降低
	用力肺活量减少
	弥散量降低
	静脉血氧合降低
	闭合容量增加
	最大自主通气量降低
	呼吸功增加
	肺泡动脉供氧梯度变宽
	死腔量增加
	通气 - 灌注不匹配增加
	感染倾向增加
	静息血氧分压降低

摘自 Castillo 和 Heerdt。

表 32.3 衰老导致的肝肾变化

肝	肝脏大小减少
	灌注减少
	合成和代谢能力下降
肾	肾组织质量减少
	灌注减少
	肾小球滤过率和功能储备降低
	肌酐清除率下降
	对抗利尿激素反应性降低
	保存钠或浓缩尿液的能力降低
	无功能肾小球增多
	增加肾缺血和肾功能衰竭的易感性

致肾小球滤过率、肌酐清除率、肾功能储备、抗利尿激素的反应性降低，增加肾缺血和急性肾功能衰竭的易感性。这些与年龄相关的变化导致需要肾脏清除的药物和代谢物的清除半衰期延长。随着年龄增长，单独计算的药代动力学参数的变化性也变大，因此老年患者的药物清除率也可能会有很大差异。

神经系统

与其他系统一样，认知功能在基线缺陷和储备方面变化很大。最近的数据突出显示了术后谵妄和长期预后之间的关系，强调了即使是短期认知障碍也可能导致严重的多脏器损害。然而，有相当多的数据表明，心外科患者出现术后谵妄是由于手术操作心脏和主动脉引起的脑微栓塞损伤，然而其他报道则着重于对非心脏外科手术患者的影响。罗宾森等发表了一篇针对 144 名 50 岁以上患者的研究，其中超过一半进行了非心脏胸科手术，他们发现在一系列的功能和认知评估后，44% 的患者出现术后谵妄。谵妄平均出现在术后 2.1 ± 0.9d，并持续 4.0 ± 5.1d。风险因素包括年龄增长、低蛋白血症、贫血、术中低血压、酗酒史、并发症、加上术前存在的痴呆和功能状态受损。重要的是，谵妄与住院时间延长、出院后再入院发生率和 6 个月内死亡率增加有关联。

老龄化与胸外科手术人群

患者于任何年龄都可能罹患癌症，但从比例上来说，老年人的发病率更高。癌症是导致 60–79 岁人群死亡的主要因素，也是 80 岁及以上人群的第二大死亡因素。数据表明，65 岁以上人群的癌症发病率是 65 岁以下的 9.8 倍。根据国家癌症研究所监测、流行病学及预后计划的数据，有 56% 新诊断的癌症患者年龄在 65 岁以上。与人口的总体老龄化和癌症诊断时年龄增长趋势一致的是，罹患可能可切除的恶性肿瘤的老年患者绝对数量增加。尤其是肺癌，手术切除患者的中位年龄现在已超过 70 岁。

需手术治疗的老年患者人数上升也受其他因素影响。例如，预测表明女性肺癌的发病率很快将与男性持平，那么老年女性接受肺叶切除的人数也会增加。同样，局部晚期Ⅲ期非小细胞肺癌患者的新辅助化疗和放疗使接受肺叶切除术的患者范围扩大。有研究支持这一趋势，这些研究表明，与单纯手术相比，术前接受化疗后再进行手术的患者有显著的生存优势。新兴数据表明，接受食管癌新辅助化疗的老年患者术后死亡率和并发症没有明显增加，尽管剖腹术和剖胸术后身体功能均有损伤。

老年人接受外科手术干预的风险 - 效益关系

目前的数据表明，手术切除仍然是治疗早期肺癌的首选方法，然而有部分报道表明老年患者接受手术的结果不尽相同。基于这些数据以及考虑到老年患者可能出现严重术后并发症，临床医生通常会对老年患者提出相对保守的治疗方法，有些医生甚至推荐非手术方法或不建议解剖切除。然而现在围术期护理和外科技术的进步使得有许多医生建议老年患者进行手术切除。最终，对大多数患者来说最根本的问题是，手术风险与其他干预措施或完全不干预的风险相比如何。目前数据表明，初诊时，老年患者比年轻患者更容易诊断出早期肺癌。此外，鳞状细胞肺癌发病率普遍较高，其生长速度较低，转移可能性较小。然而，这些数据需要在手术风险的背景下进行解释，以及“长期”对 85 岁的老人来说可能意味着什么。

与年龄相关的围术期发病率和死亡率

Birim 等通过一项回顾性研究得出了结论：70 岁以上的患者可以采用肺切除术治疗癌症，其术后发病率和死亡率非常低。在这一人群中，行外科手术的患者住院死亡率为 3.2%（相对于 65 岁以下患者的一般死亡率为 1.5%），轻微并发症发生率 51%，严重并发症发生率 13%，最常见的并发症是心律失常（31%）和持续超过 5 天的漏气（21%）。5 年和 10 年生存率分别为 37% 和 15%，吸烟、慢性阻塞性肺病和病理分期是总生存率的重要危险因素。1983 年发表的肺癌研究数据表明 80 岁以上患者的并发症发生率和死亡率远高于 65 岁以下人群（死亡率分别为 8.1% 和 1.6%）。然而最近的研究表明 80 岁以上患者进行肺切除术的结果有所改善。1998 年，日本胸外科协会报道了 225 名 80 岁以上老人接受肺癌切除术的死亡率为 2.2%，而其他人群的死亡率不到 5%（表 32.4 和表 32.5）。一项对 68 例非小细胞肺癌患者行肺切除术的回顾性队列研究证实健康状况和肿瘤分期在预后和生存率方面比年龄更重要。在这项研究中，ASA 分级、FEV1<1.5L 和疾病分期是影响长期生存率的强有力的独立预测因子。同样，在一项针对 80 岁以上接受切除手术的患者的研究中，其死亡率为 1.6%，Ⅰa 期患者的 5 年生存率为 82%。Miyazaki 和他的同事报道了 5 例 90 岁以上患肺癌老人接受肺切除术的案例，每名患者围术期都存活了下来，其中两人有轻微并发症。一名患者死于严重心律失常，一名患者曾有局部肿瘤复发，其

表 32.4 老年患者手术切除术的发病率和死亡率

来源	患者数量	手术方法	发病率	死亡率	平均年龄
Onaitis 等	500	VATS 肺叶切除术	20	1.2	65
McKenna 等	1100	VATS 肺叶切除术	15.3	0.8	71
McVay 等	162	VATS 153 人	18	1.8	83
		肺叶切除术 3 人			
		双肺叶切除术 3 人			
		全肺切除术 3 人			
Matsuoka 等	40	肺叶切除术 16 人	20	0	82
		肺段切除术 12 人			
		楔形切除术 12 人			
Port 等	61	肺叶切除术 46 人	38	1.6	82
		肺段切除术 6 人			
		楔形切除术 5 人			
		全肺切除术 4 人			
Brock 等	68	肺叶切除术 47 人	44	8.8	82
		楔形切除术 11 人			
		肺段切除术 5 人			
		双肺叶切除术 4 人			
		全肺切除术 1 人			
Koizumi 等	32	VATS 肺叶切除术 17 人	56	12.5	82
		开胸肺叶切除术 15 人			
Aoki 等	35	标准或扩大肺叶切除术 25 人	60	0	80
		楔形切除术 10 人			
Pagni 等	54	肺叶切除术 43 人	42	3.7	82
		扩大肺叶切除术 2 人			
		双肺叶切除术 2 人			
		肺段切除术 3 人			
		楔形切除术 3 人			
		全肺切除术 1 人			

表 32.5 80 岁以上患者手术切除术发病率和病死率

来源	患者数量	平均年龄	发病率	病死率	5 年存活率
Feczko 等	45	82.2	62	2	52
Tutic-Horn 等	88	82	58	1.1	45
Port 等	121	82	53.7	1.7	56.6
Okada 等	44	81.8	20	0	44.9
Dell' Amore 等	73	81.8	41	2.7	78
Matsuoka 等	174	82.6	24.3	1.15	48.3
Fanucchi 等	82	81	30	2.4	36
Zhang 等	52	83.6	44.2	3.8	19.1
Srisomboo 等	24	（>80）	29	4	74
Miura 等	49	83	40.8	4.1	53.1

余患者在随访期间都存活了下来。然而让人意想不到的是，最近几项关于食管癌患者接受切除术的研究报告表明，老年患者的死亡率、术后并发症和长期结果与年轻的患者相似。

风险和肿瘤结局

相比于年轻患者，老年患者治疗目标侧重点不同。由于手术干预的风险与并发症的严重程度成正比，患者的优先级可能会发生变化。长期生存可能不如缓解症状、提高生活质量和维持功能水平重要。因此，老年患者可能不倾向于接受大手术的风险，即使疾病可以治愈，他们可能更倾向于较保守的治疗方法。然而老年患者的身体状态各不相同，成功率高的大手术对很多患者来说是很合适的治疗方法，数据表明，70 岁男性和女性平均预期寿命目前分别增加了 14.4 年和 16.6 年。85 岁男性和女性平均预期寿命分别增加 5.9 年和 7 年，即使是 100 岁的老人预期寿命也平均增加了 2 年。然而随着年龄的增长，手术治疗的预期寿命的绝对增长明显减少。然而，未经手术治疗的肺癌患者的预期寿命更低，因此对于一位 85 岁高龄的肺癌患者来说，切除术仍然可以显著延长其寿命。比如，认为 80 岁肺癌患者的预期寿命将受到自然死亡的限制的这种看法，与美国人口普查数据的实际情况不一致。事实上，美国 80 岁以上老人的平均预期寿命已延长 8.6 年，根据生命表计算，这意味着这一类人群的五年生存率为 80%。此外，这五年的大部分时间是指患者仍具活动能力并能独立生活。鉴于这些事实，对老年患者的生存率和生活质量影响最大的不是年龄而是他们与癌症相关的死亡率。一项回顾性研究显示，49 名早期癌症患者抑或拒绝手术，抑或由于并发症导致手术失败，导致他们的存活时间只有 14 个月。一项针对参与计算机断层扫描但未接受手术治疗的早期癌症患者的荟萃分析发现了类似的结果，另一份针对患Ⅰ期和Ⅱ期非小细胞肺癌只接受放射治疗的老年患者的研究显示，他们的两年存活率和五年存活率分别为 40% 和 16%。总的来说这些数据表明，早期肺癌是一种致命疾病，并且对于 80 岁以上的肺癌患者来说，最大的死亡原因与肺癌的进展有关而非其他因素。

新兴的微创外科技术

由于老年患者肺切除的大小与术后并发症密切相关，一些外科医生主张“微创”手术方法保留尽可能多的肺部组织，如楔形切除术和肺段切除术来治疗恶性肿瘤。这些手术创伤较小，切除范围较少，但是否会增加局部复发风险仍存在争议。Mery 等从监测、流行病学及预后项目的数据库中发现，在 75 岁及以上的患者中，肺叶切除术组和局灶切除组的总生存时间没有差异。

科学文献和专业出版社均有报道电视辅助胸腔镜手术（video assisted thoracic surgery, VATS）是一种治疗肺癌和食管癌的真正“微创”方法。已发表的数据表明，与开胸手术相比，VATS 患者的胸导管留置时间更短、术后住院时间更短、术后疼痛药物的需求降低、肩关节功能障碍减少。同样，与传统剖胸手术相比，接受 VATS 治疗的患者术后疼痛减轻、恢复术前活动水平的时间缩短、对手术结果的满意度增加。此外，微创手术还可降低术后认知障碍的发生率，后者与术后发病率和死亡率增加相关。VATS 肺叶切除术患者术后也更容易找肿瘤医师接受辅助性化疗。最近一项研究观察了 1100 例平均年龄为 71.2 岁、接受肺叶切除术伴淋巴结取样或淋巴结切除的患者，结果表明死亡率和发病率均较低（<1%），84.7% 的患者无明显并发症。已有数种针对食管切除的微创技术，包括采用胸腔镜和（或）腹腔镜实施典型的三阶段上腹右胸两切口手术的方法、采用腹腔镜进行食管切除术的方法，以及采用机器人技术的方法。最新的数据证明这些治疗肿瘤的方法是有效的。Galvani 等报道了一例经机器人辅助的腹腔镜食管切除术，证明了这种方法既安全又有效。

尽管有良好的围术期数据结果，但是关于剖胸肺叶切除术和胸腔镜肺叶切除术是否对癌症有同等的治疗效果仍存疑。然而，一项对 159 例采用胸腔镜肺叶切除术治疗一期和二期非小细胞肺癌的研究显示，与开胸手术相比，胸腔镜手术远期疗效和局部复发率至少是相当的。一项对 100 例 ⅠA 期非小细胞肺癌患者的前瞻随机性试验表明胸腔镜肺叶切除术的长期生存率与局部复发率与剖胸手术相当。另一项研究甚至显示相比于开胸手术，采用 VATS 治疗的一期肺癌五年存活率更高，这可能是因为 VATS 术后肺功能恢复更好。其他几项研究也有相似的结果。对于老年人群，一项针对 32 例 80 岁以上老人接受肺切除术的回顾性研究（17 例进行胸腔镜手术，15 例进行开胸手术）也表明胸腔镜术后五年生存率更高。最近我们自己的一项针对 80 岁老人接受胸腔镜肺切除术的回顾研究显示，相比接受开胸手术的患者，其在 ICU 和住院的时间显著缩短，并发症发生率也降低。有趣的是，出院后需要去正规康复中心的患者明显减少，大都出院后直接回家。

迄今为止，大多数大型报告表明，在所有年龄组中，接受胸腔镜肺叶切除术都是安全的，有些案例的发病率甚至比以往的开胸手术更低。其他数据表明，相较于接受开胸手术的患者，进行 VATS 的患者的肺功能（以肺活量和第一秒用力呼气量为检测标准）更好。Kirby 等发现进行 VATS 和开胸手术的患者在手术用时、出血量或住院时间上没有差别，但进行开胸手术的患者术后并发症明显更多，肺漏气时间明显延长。

对老年人来说，胸腔镜或开胸术后肺功能的改善格外重要。为了确定 VATS 肺叶切除术是否比开胸手术在老年患者中具有特殊优势，一些回顾性研究比较了这两种方法在老年患者群体中的应用。Jaklitsch 称对于 65 岁以上接受胸腔镜手术的患者，术后 30d 死亡率更低，并且与传统开胸手术相比住院时间更短，而这些与年龄的关系并不大。最近，Cattaneo 等分析了年龄≥ 70 岁、接受肺叶切除术和开胸手术的患者术后并发症的发生率和等级（这两类人的年龄、性别、并存病和临床分期是完全相同的），这项研究显示进行胸腔镜手术的患者总体并发症发生率较低、肺部并发症发生率较低并且住院时间较短。另外，VATS 组的并发症严重程度较低，这表明微创治疗可以提高高危老年人群的耐受性。

VATS 肺叶切除术是否对心血管有益尚不清楚。多项研究表明年龄与肺叶切除术后房颤是有关联的，近期数据表明 60 岁以上患者的房颤发生率为 27%（采用连续遥测心电监护诊断）（译者注：遥测监护是指在一定距离内，通过有线或无线的方法对生理参数如心电信号等进行数据采集和监护）。两个大数据研究成果表明 VATS 术后的预期房颤发生率比开胸手术低（2.9%~10%）。然而，这两项研究都未对高危患者（例如老年患者）进行常规术后遥测，并且有可能未报道无症状房颤发作。相反，Park 等的一项匹配的病例对照研究，比较了 244 例接受 VATS 术或开胸手术的患者，发现其术后房颤发生率并无差异，胸腔镜术组患者术后房颤发生率为 12%，开胸术组为 16%（P=0.36）。这两组中发生房颤的患者（平均年龄 72 岁）比未发生心律不齐的患者（平均年龄 66 岁）明显年长。

术前评估和术后护理

尽管文中其他地方所概述的术前评估的基本原则仍然适用，但围术期评估和计划的各个方面在老年人中变得越来越重要，需要特别说明。

术前评估

根据目前由美国胸科医师协会制定的胸外科患者术前评估指南，首先应做体格检查、心血管评估和肺活量测定。已知肺实质的改变与衰老和阻塞性生理倾向有关，测量肺一氧化碳弥散量很重要，特别是对于有呼吸困难临床症状与呼吸量测定结果不匹配的患者。第一秒用力呼气量或肺一氧化碳弥散量低于预测值 80% 的患者（在老年患者中较常见），术后预计 FEV1 和 DLCO 值（译者注：ppoFEV1 和

ppoDLCO）应按第 2 章所述进行计算；在所有老年患者，这两者任一数值低于 40% 都与术后预后不佳显著相关，如果患者同时存在衰老引起的肺储备能力下降，影响更大。重要的是，这些测量结果需要与患者的临床症状相结合，左主支气管肿瘤患者的低 FEV1 值应与具有类似低值且周围病变较小的患者区别对待。

指南建议，通过心肺运动试验和最大耗氧量的估计来进一步确定患者的风险具有一定价值。VO_2 最大值低于 15ml/（kg·min）是与患者预后呈负相关。如不能进行心肺运动试验，可以采用其他的替代方法如爬楼梯、往返步行和 6min 步行测试。如果患者不能爬完一层楼梯或不能往返走 25 次，通常最大氧耗量小于 10ml/（kg·min）。然而，虽然运动实验是一种有力的检测方法，但由于关节炎或外周血管疾病等的存在，这种方法并不适用于所有老年人群，这些疾病与最大耗氧量无关，但都限制了患者的活动能力。

在老年人群中，识别另外一些风险因素也是很重要的，例如痴呆、营养不良、血栓栓塞性疾病、亚临床糖尿病、甲状腺疾病和肾脏疾病等。对于许多患者来说，可以通过运动、营养和激素优化来降低术前风险。然而与 20 年前发表的研究建议手术前进行 8 周优化不同，在当前环境，对于患有进行性恶性肿瘤的患者，可真正用于术前优化的时间通常是很短的。

术后计划

在没有严重并存疾病或术中并发症的情况下，门诊患者包括老年患者在内都可以进行诊断和分期检查，如支气管镜检查、颈纵隔镜检查以及微创楔形切除活检。在胸腔镜手术、剖胸肺叶切除术或是全肺切除术后，老年患者通常都会进术后重症监护病房。此外，在大型手术后，如双侧肺叶切除术、食管切除术或切除大的或粘连的纵隔肿块后，患者通常会由于发生严重呼吸和心血管术后并发症的可能性增加而需要进入 ICU 病房。

制定出院计划同样重要，在老年患者术前首次就诊时即可着手制定。例如，有必要考虑谁将在哪里为出院后的患者提供医学支持。很多术前能独自生活的患者可能在术后很长一段时间内无法自理，因此早期出院计划变得至关重要。

结论

随着人口的老龄化，越来越多的老年人会患上肺癌。由于近期新辅助化疗的进步，加上最新的数据表明手术治疗即使对 80 岁的老人来说也有着良好的风险效益关系，因此越来越多的患者会接受手术治疗。老年人群之间年龄和生理状况往往存在很大的差异，数据表明肿瘤分期、术前功能状态和合并症对预后的影响大于年龄的影响。然而即使是对健康的老年患者来说，正常的衰老使得心肺生理储备变低，导致身体不能很好应对围术期所带来的应激。越来越多数据显示微创技术在治疗肿瘤方面的效果与传统开胸手术是相当的，微创技术还能降低老年患者围术期的发病率。因此对麻醉医师来说，未来的工作可能要包括管理接受微创胸外科手术的高龄患者。

临床病例讨论

一例 84 岁的男性患者在做右全膝关节置换术评估时，胸片显示左肺有肿块，经胸肺活检发现肿块为非小细胞肺癌。影像学检查发现肺门腺癌可能，纵隔镜检查显示左侧胸腔内淋巴结阳性，病理显示非小细胞肺癌阳性ⅢA 期。随后该患者接受了新辅助化疗。最新一次的评估显示肿块变小，肺门肿块消退。

患者目前计划进行胸腔镜手术切除左上肺叶。他的既往病史包括吸烟（戒烟已 20 年），每日饮酒（2~3 杯葡萄酒），高血压（控制下），高胆固醇血症和严重的右膝骨关节炎（他在 78 岁时接受过左膝关节置换术）。术前评估贫血（红细胞压积 33%）、轻度 COPD、多巴酚丁胺负荷超声心动图缺血阴性（活动受限是由于膝关节疼痛和关节不稳定）。体格检查：体健，精力旺盛，但由于膝盖不稳，走路超过一个街区时只能坐轮椅。他计划在肺叶切除术恢复后继续进行膝关节置换手术。

问题

1. 从生理角度来看，这个患者可以接受肺切除术吗？
2. 从肿瘤学角度看，这个患者可以接受左上叶肺叶切除术吗？
3. 患者可能出现哪些并发症？

4. 这个案例使用电视辅助胸腔镜手术会有哪些可能的优点?

讨论

1. 虽然患者看起来很健康，精力充沛，但所有老年患者都会由于衰老发生生理改变，术前储备功能下降，而手术的影响可能使术前功能储备的减少显露出来。例如，由于寒战导致二氧化碳负荷增加，这名患者可能出现最大自主通气量减少，导致术后患高碳酸血症的风险增加。其他由衰老引起的呼吸功能的改变，如 PaO_2 降低，DLCO 降低，通气-灌注不匹配增加，患者缺氧的风险增加。

虽然该患者的多巴酚丁胺负荷超声心动图显示缺血是阴性的，但是他的高龄表明他有一定程度上的左心室肥厚和心肌舒张功能减退，心动过速时，对心脏充盈有负面影响。

围术期应牢记这些变化。然而，功能状态良好的患者，即使是 84 岁的老人，也能安全度过手术。

2. 肺癌是致命性疾病，如不接受手术治疗，预计五年存活率为 16%。因此，一名身体状态良好的患者，Ⅰ期肺癌接受手术切除，不论其年龄高低都可延长其一定的生存时间。本例患者接受了针对ⅢA 期癌症的化疗，其肺门肿块消退，肿瘤变小。最近研究表明这类患者在化疗后接受肺切除术是有好处的，可以延长其生存时间。
3. 任何接受肺叶切除术的患者都有可能出现心血管和呼吸系统并发症。房颤等心律失常是最常见的并发症，但也有可能出现心肌缺血和出血。肺炎和呼吸衰竭、长时间漏气、支气管胸膜瘘和脓胸也是进行肺部手术可能出现的风险。然而术前健康状态、慢性阻塞性肺病史、吸烟史和肿瘤分期状态对手术的预后都比年龄影响更大。
4. VATS 相比开胸手术来说对预后可能更好。最近研究表明接受 VATS 术的患者比起接受开胸手术的患者住院时间更短、术后疼痛较轻、术后并发症较少、恢复术前活动的时间更短、对手术结果的满意度也更高。数项研究表明采用 VATS 取代开胸手术进行肺叶切除的术后并发症发病率更低，这可能与微创手术后可以更好地保留肺功能有关。无论年龄大小，接受胸腔镜手术患者的死亡率也明显更低。

第 33 章 病态肥胖和肥胖合并阻塞性睡眠呼吸暂停患者的胸科麻醉

George W. Kanellakos，Jay B.Brodsky 著

谢首昱 译 鲁云纲 校

要点

- BMI>30kg/m² 的患者被视为肥胖。BMI>40kg/m² 的患者为病态肥胖（也称为Ⅲ级肥胖）。肥胖症是指 BMI>50kg/m² 的患者。
- 病态肥胖（MO）与高血压、2 型糖尿病、心血管疾病、阻塞性睡眠呼吸暂停综合征（OSA）和肥胖低通气综合征（OHS）等疾病有关。
- 超过 50% 的 MO 患者存在中度至重度 OSA，并且经常未被发现。鉴别 OSA 患者的最佳筛查工具是 STOP-Bang 问卷。在没有多导睡眠图（PSG）进行明确诊断的情况下，应将所有 MO 患者视为 OSA 进行治疗。
- 麻醉医师应高度怀疑 OHS 的存在。OHS 患者心血管疾病和肺动脉高压的风险更大。
- 术前持续气道正压（CPAP）治疗可以显著改善 OSA 症状。术后恢复期间，患者应将 CPAP 设备带到医院使用。
- 许多 MO 患者常出现面罩通气困难，但通常可通过直接喉镜进行气管插管。
- MO 患者困难气管插管的最佳术前预测指标是 Mallampati（Ⅲ或Ⅳ）评分高和颈围增加（男性 >48cm，女性 >40cm）。
- 肥胖患者在仰卧时必须有辅助通气措施。麻醉诱导前，所有 MO 患者应处于"头抬高喉镜插管位"（HELP）。
- 术前应避免服用抗抑郁药，因为它们会降低对低氧血症和高碳血症的通气反应，并在 OSA 存在的情况下引起气道塌陷。
- 尽可能使用区域麻醉技术，包括用于胸腔手术的硬膜外或椎旁阻滞麻醉。
- 肥胖患者的胃反流风险不高，因此通常不需要快速序贯诱导。
- MO 患者在侧卧位可耐受单肺通气（OLV），但在仰卧位不太可能耐受单肺通气（OLV）。
- 对于 MO 患者，应根据去脂体重（LBW）计算诱导药物和阿片类药物，根据 IBW 计算非去极化肌松药的剂量和根据 TBW 计算琥珀酰胆碱的剂量。
- MO 患者经过长时间的手术后会出现横纹肌溶解症（RML）。任何相关的肌红蛋白尿均可导致急性肾功能衰竭。RML 可通过积极的静脉输液治疗。

引言

麻醉医师应用新的气道技术、新药和设备可以处理最复杂的胸外科患者。患有病态肥胖（MO）的患者尤其具有挑战性。在过去的二十年里，全世界的肥胖已经达到了流行病的水平。极度肥胖的患者通常会接受手术。MO 患者由于其解剖结构和生理变化而不同于正常体重的患者。他们通常患有严重的合并症，可能会使手术过程复杂化，并增加术后问题的风险。阻塞性睡眠呼吸暂停（OSA）在肥胖症中非常常见，进一步加剧了这些患者治疗的复杂性。

肥胖通常用体重指数（BMI）来描述。BMI 的计算方法为患者体重（kg）除以身高（m）的平方，表示为 BMI=kg/m²。BMI 是对肥胖的间接估计，因为它考虑了体重的任何增长，而不仅仅是脂肪组织的增长。这些年来，肥胖的定义已经发生了变化。目前的 BMI 类别见表 33.1。根据这些定义，超过 1/3 的美国成年人肥胖（BMI>30kg/m²），近 5% 为 MO（BMI>40kg/m²）。极端体重人群增长最快，一个新的 BMI 类别称为超级肥胖，现在用于描述较大体重的患者（BMI>50kg/m²）。

本章将介绍肥胖胸外科患者的围术期麻醉注意事项。迄今为止，已经发表了有关该主题的论文数量有限。大多数对接受胸外科手术的肥胖患者的建

表 33.1　修改后的世界卫生组织体重指数（BMI）分类

BMI（kg/m^2）	分级
低于 18.5	低体重
18.5~24.9	正常体重（理想体重）
25.0~29.9	肥胖前期（超重）
30.0~34.9	肥胖 Ⅰ 级（肥胖）
35.0~39.9	肥胖 Ⅱ 级（肥胖）
超过 40	肥胖 Ⅲ 级（病态肥胖）

议来自于对接受其他手术的患者的研究，尤其是减肥手术。

术前注意事项

需要为每位手术患者进行全面的术前评估。对于 MO 患者，除了手术的医学适应证外，麻醉医师还必须考虑与极端肥胖相关的合并症（包括高血压和心血管疾病，2 型糖尿病，OSA 和 OHS，骨关节炎）。这些医学合并症的具体术前处理不在本章范围之内，读者可参考该主题的章节。

体重

术前记录 MO 患者的身高和体重对于优化药物管理策略非常重要。麻醉药物通常是根据患者的体重来使用的，可以是患者的总体重（TBW）、理想体重（IBW）或去脂体重（LBW）给药。药物开发过程中的临床试验通常不包括肥胖和 MO 受试者，因此仅根据实际或 TBW 对这些患者进行给药量可能导致剂量过量，使围术期管理复杂化。

IBW 是人寿保险公司在 20 世纪 40 年代最初推出的一种测量方法，用来描述在统计上与最大预期寿命相关的特定身高的男性或女性的体重。在过去的 70 年里，由于患者的平均体重显著增加，但他们的寿命却延长了，因此 IBW 的公认价值也在增加。在正常体重的患者中，TBW 近似于 IBW，即“正常”体重在 IBW 的 ±10% 之间。对于药物剂量，男性和女性的 IBW 可以用 IBW=22×（以 m 为单位的身高）^{2} 来估算。

LBW 包括肌肉、骨骼、肌腱、韧带和体内水分的重量。它等于实际重量（TBW）减去脂肪重量。对于非肥胖患者，LBW 男性应为 80% 的 TBW，女性应为 75% 的 TBW。LBW 和 TBW 都随着患者的体重增加而增加，这是因为除了脂肪组织的大量增加之外，肌肉和体内的水也有所增加。LBW 可能占到多余 TBW 的 20%~40%。LBW 在临床上难以测量，但是可以通过几个公式来计算。大多数的体重比公式不适用于极端肥胖人群。公式 33.1 和公式 33.2 用于准确估算肥胖患者的 LBW（去脂体重）：

$$\text{LBW}(\text{kg})=\frac{9270\times\text{TBW}(\text{kg})}{6680+216\times\text{BMI}\ (\text{kg/m}^2)}\ (\text{男性})$$

（公式 33.1）

$$\text{LBW}(\text{kg})=\frac{9270\times\text{TBW}(\text{kg})}{8780+244\times\text{BMI}\ (\text{kg/m}^2)}\ (\text{女性})$$

（公式 33.2）

临床麻醉药物剂量，肥胖患者的去脂体重可以大致通过他们的 IBW+20%~30% 来估计。

肺功能

体内多余的脂肪会显著降低胸壁和全肺的顺应性。自主呼吸的 MO 患者的气道阻力和呼吸做功增加。术前肺功能测定通常显示出限制性功能障碍，其功能残气量（FRC）降低，主要是补呼气量（ERV）降低，并伴随潮气呼吸中的小气道塌陷。这些变化导致通气 / 灌注（V/Q）不匹配，分流分数升高和相对的低氧血症。

术前肺功能检查已用于预测哪些患者可以安全耐受肺切除术。至少 40% FEV1 和 40%DLCO 的最小值在 MO 患者中可能没有用，因为这些测量值未与体重相关。目前尚无针对接受肺切除的 MO 患者的预测性基础肺活量测定研究。然而，随着 BMI 的增加，术后 FEV1 和 FVC 值成比例地降低。例如，在腹部手术后，与正常体重的患者相比，MO 患者的肺不张明显增加，FRC 降低更多，PaO_2 值降低。因此，MO 患者在胸部手术后的肺功能下降很可能比非肥胖患者的肺功能下降更大，但仍未得到证实。

阻塞性睡眠呼吸暂停

阻塞性睡眠呼吸暂停（OSA）的特征是睡眠期间上呼吸道反复塌陷，从而导致气流完全停止（呼吸暂停）或接近完全停止（低通气）。呼吸暂停被定义为持续至少 10s 的气流完全停止。低通气是指气流下降≥ 50% 或下降≤ 50% 至少 10s。这些事件与睡眠觉醒或≥ 3% 的氧饱和度降低有关。如果呼吸暂停的同时伴有费力呼吸，则此状态是“阻塞性”

睡眠呼吸障碍；而中枢性睡眠呼吸暂停则不存在费力呼吸动作。除了打鼾，频繁的觉醒和睡眠中出现呼吸暂停以外，OSA 患者还经常有白天嗜睡，早晨头痛，烦躁，性格改变，抑郁，认知障碍和视觉不协调的病史。严重的 OSA 与睡眠碎片化，短暂性低氧血症和高碳酸血症，胸腔内负压大福波动以及血压明显升高有关。

OSA 由“睡眠研究”（多导睡眠图,PSG）确诊。呼吸暂停指数（AI）是总睡眠时间中呼吸暂停的次数 / 小时。低通气指数（HI）是总睡眠时间的低通气次数 / 小时。AI 和 HI 的总和为呼吸暂停低通气指数（AHI）。唤醒指数（ARI）是不符合呼吸暂停或低通气定义的总睡眠中唤醒的次数 / 小时。ARI 和 AHI 的总和是呼吸障碍指数（RDI），该指标与日间过度嗜睡显著相关。AHI>5 并结合临床症状可诊断 OSA。

在一般人群中，中度至重度 OSA［呼吸暂停低通气指数（AHI）≥ 15 次 / 小时］的患病率为 10%~20%，而在进行减肥手术的 MO 患者中高达 70%。另一项研究指出，MO 患者的 OSA 发生率分别为 84%（AHI>5）,47%（AHI>15）和 27%（AHI>30）。提出了许多用于诊断 OSA 的筛查工具。目前在麻醉实践中使用了 STOP 和 STOP-Bang 问卷。STOP 调查表包括与打鼾、疲倦、呼吸暂停和高血压有关的四个问题。STOP-Bang 调查表还有四个人口统计学问题：BMI、年龄、颈围和男性。表 33.2 给出了已发布的 STOP 和 STOP-Bang 问卷的敏感性和特异性。患 OSA 的可能性与 STOP-Bang 分数呈正相关。易用性和高灵敏度导致问卷被广泛用作术前诊断的筛查工具，如果未获得 PSG，则很有效。

OSA 患者也有代谢变化。间歇性高碳酸血症继发于夜间甚至白天的阻塞性呼吸暂停或低通气，可导致血清碳酸氢盐水平升高，作为急性呼吸性酸中毒的代偿机制。碳酸氢盐升高与 AHI 相关，当与 STOP-Bang 评分联合使用时，中重度 OSA 的特异性显著增加。

表 33.2　手术患者的 STOP 和 STOP-Bang 问卷的敏感性和特异性

	STOP 问卷		STOP-Bang 问卷	
	敏感性（%）	特异性（%）	敏感性（%）	特异性（%）
OSA（AHI>5）	65.6	60	84	56.4
OSA（AHI>15）	74	53	93	43
OSA（AHI>30）	80	49	100	37

改编自 Chung 等。

识别患有阻塞性睡眠呼吸暂停的患者具有重要的围术期意义。低氧血症和高碳酸血症引起的间歇性夜间交感神经激活引起全身高血压。反复的低氧性肺血管收缩最终导致肺动脉高压和左右心室肥厚。OSA 患者的并发症发生率较高，包括插管困难、面罩通气困难、心肺并发症、意外再插管、入 ICU 等。

连续气道正压通气（CPAP）用于治疗中度至重度 OSA。CPAP 可以支撑上呼吸道并保持其通畅。对于需要高水平 CPAP 的患者或那些有慢性阻塞性肺疾病的患者（如许多胸外科患者），使用双水平气道正压（BIPAP），因为它可以独立调节吸气和呼气气道正压，而不像仅固定 CPAP 的设置。如果在手术前开始接受 CPAP 治疗，计划进行择期手术的 OSA 患者的症状会明显改善。使用 CPAP 数周后，舌头体积减小，咽间隙增大，可能简化气道管理。术前使用 CPAP 还可以改善其他合并症，包括充血性心力衰竭、高血压，甚至肺动脉高压。

由于阻塞性睡眠呼吸暂停在 MO 人群中很常见，所有患者都应该被假定患有阻塞性睡眠呼吸暂停，并在此背景下进行管理。美国麻醉学家协会（ASA）关于 OSA 患者围术期管理的共识指导文件和 Corso 等最近的一项综述。对于任何接受胸外科手术的 MO 患者的围术期管理都是有用的资源。

肥胖低通气综合征

OHS 患者表现出与 OSA 患者相同的症状，但通常白天的氧饱和度较低，肺动脉高压更为严重。OHS 定义为肥胖症患者（$BMI>30kg/m^2$）在没有其他任何原因引起的通气不足的情况下睡眠呼吸障碍，白天高碳酸血症和低氧血症（$PaCO_2$>45mmHg，PaO_2<70mmHg）。OHS 最严重的形式被称为“肥胖低通气综合征”（Pickwickian syndrome）。在 OHS 中，尽管 $PaCO_2$ 升高，但对呼吸反射中枢的效应却减弱了。尽管 OHS 在普通人群中很少见，但据估计，MO OSA 患者中的发病率在 5%~10% 之间，严重肥胖患者的发病率最高。

与伴有睡眠呼吸障碍的严重 MO 患者相比，OHS 患者发生严重心血管疾病的风险更高。心电图显示右心劳损和肥大是常见的。应当在术前获取患者动脉血气样本，最好是吸空气血气。它将作为基础值并记录 $PaCO_2$ 升高的程度和碳酸氢盐升高的程度。红细胞增多症通常继发于慢性低氧血症，这进一步增加了已经升高的术后肺栓塞风险。鉴于极端肥胖症在外科手术人群中的流行率已大大提高，临床医生可能会遇到计划开胸手术的 OHS 患者。因此，对高度可疑人群保持警觉，可以及早发现和治疗，降低与未诊断和未治疗的 OHS 相关的高发病率和死亡率。

心血管功能

肥胖患者的绝对血容量和心输出量增加。OSA 的存在进一步增加肺动脉高压和全身性高血压的风险。这些因素最终导致老年 MO 患者“偏心”的右心室肥大，左心室肥大以及左右心衰竭（“肥厚型心肌病”)的进展。常规心电图对于大多数 MO 患者，甚至那些有动脉高血压的患者来说都是足够的。然而，即使在无症状的肥胖患者，超声心动图也可以显示一定程度的右心室功能不全。出现心绞痛或其他心脏症状需要更彻底的心脏评估。在一项小型研究中，50% 的中度或重度 OSA 患者存在中度或重度左室舒张功能不全，而无或轻度 OSA 患者无任何疾病。长期或严重的阻塞性睡眠呼吸暂停应提示肺动脉高压和右心室衰竭的可能性，术前应立即进行超声心动图检查。

术前用药

中枢抑制药可以降低任何肥胖患者对低氧血症和高碳酸血症的通气反应，但对于患有阻塞性睡眠呼吸暂停的 MO 患者，这些药物也会降低咽部舒张肌的张力和活动，从而导致上呼吸道塌陷。许多麻醉药和药物与喉咽部肌群塌陷有关，包括阿片类药物，苯二氮䓬类，氧化亚氮，硫喷妥钠，丙泊酚，甚至小剂量的肌松药。对于任何 MO 患者，术前给予的镇静药都可能有较长的效果，而当 OSA 出现时，甚至在术后阶段也会增加呼吸抑制的风险。对于 MO 胸外科患者，镇静前用药应慎用或最好完全避免。

术中管理

麻醉药的诱导剂量

麻醉药物应始终按照每千克的剂量给药。测量 MO 患者的 TBW 并计算 IBW 和 LBW 很重要。MO 患者的额外体重由脂肪和去脂肪组织组成，脂肪增加的比例较高。由于脂肪的血液流量比去脂肪组织的血流量低，如果以 TBW 为剂量，MO 患者的静脉注射药物的血浆浓度会显著升高。

应采用针对病态肥胖的生理变化而制定的给药方案。大多数诱导剂和阿片类药物是基于 LBW 给药的。非去极化的肌松药剂量基于 IBW 给药的，而琥珀酰胆碱是基于 TBW 给药的。可以预见，基于 TBW 的异丙酚诱导剂量会增加心血管副作用，如低血压和心肌抑制。LBW 是 MO 受试者丙泊酚诱导时更准确的剂量。

患者体位

与体重正常的患者不同，一个清醒的自主呼吸的 MO 患者在麻醉诱导前不应该平躺。在仰卧位，MO 患者的 FRC 进一步降低。这可能导致危险的低氧血症，尤其是在呼吸空气的情况下。与采用常规仰卧位预充氧的相似肥胖患者相比，采用坐位预充氧的肥胖患者在肌松后对呼吸暂停的耐受性显著提高（更长的“安全呼吸暂停时间”SAT）。此外，在仰卧位时，由于腹压增加而导致的下腔静脉压迫所导致的静脉回流减少可引起低血压。

MO 患者在麻醉诱导前应将其上半身和头部抬高至胸骨和耳部在同一水平线上的位置（也称为“头抬高喉镜插管位”或“HELP”），见图 33.1。此外，如果患者血流动力学稳定，则手术床应处于头高足低位（RTP）。患者的上半身抬高 25°~30° 时，半

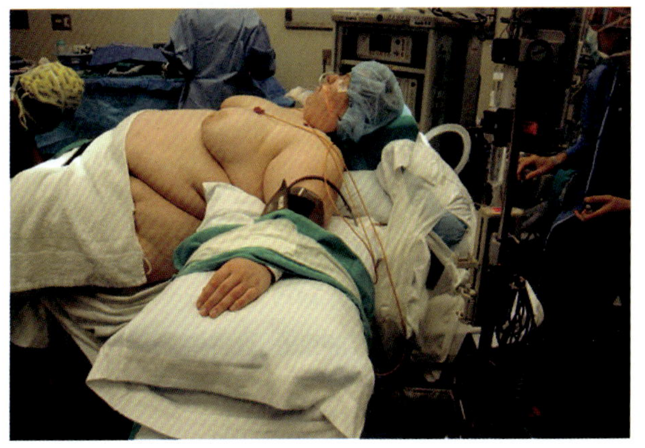

图 33.1 在进行全身麻醉之前，不应让病态肥胖的患者平躺，而应将其置于头抬高喉镜插管位置（HELP）。在此位置，可以从其胸骨到耳绘制一条假想的水平线。HELP 可改善直接喉镜检查过程中的视野，并增加肌松后的安全呼吸暂停时间。如果患者血流动力学稳定，则手术台应头高足低位 30°，以进一步延长安全呼吸暂停时间

坡卧位也延长了 SAT，但 30° RTP 更好。在这些抬头和上身抬高的体位，患者的膈肌下降，这反过来又增加了 FRC。头抬高喉镜插管位（HELP）的患者与头高足低位（RTP）的手术台相结合，可以最大限度地提高 FRC 并改善直接喉镜插管时的视野。

肥胖患者的抬头体位，如果手臂没有足够的支撑，可能会导致臂丛神经损伤。更改为开胸或胸腔镜的侧卧位，身体需要额外的支撑和器械。应使用大号腋窝枕以保护臂丛。用沙袋支撑侧卧位的患者可能由于其腹围过大而无法充分包裹在患者的周围，需要用束带或胶带包绕骨盆对患者进行约束。由于颈部成比例缩短，很难将头部支撑在侧卧及屈曲的体位，并且需要创造性地（根据头与床间隙的大小）放置毛巾和毯子，以确保头部处于贯穿患者脊柱的水平线上，处于中间位置（图 33.2）。

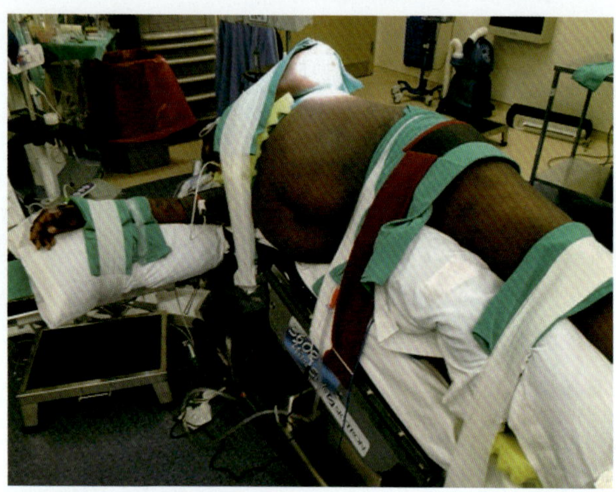

图 33.2 在许多 MO 患者中，将脖子转向一定比例后，将患者转到侧卧位屈曲位置后，很难支撑患者的头部。需要创造性地放置毛巾和毯子，以确保将头部放置在延伸穿过患者脊柱的水平线上，并保持中立位置

气道

应该回顾患者先前的麻醉记录，以记录先前遇到的困难气管插管。一名 MO 患者，尤其是有 OSA 病史或症状的患者，可能会因咽后壁脂肪沉积而使咽间隙缩小，这可能会使通气道和面罩通气变得困难。应该仔细检查患者的气道和解剖结构。MO 患者的气道管理已在其他章节进行了回顾。

美国麻醉医师学会特别工作组将困难气道定义为“经过正规临床培训的麻醉医师遇到以下困难：①上呼吸道的面罩通气；②气管插管或两者兼有”。

用于定义困难面罩通气的标准通常包括无法维持氧饱和度（SpO_2）>92%，需要两个医师和（或）完全无法进行面罩通气。BMI 升高和 OSA 病史都是困难面罩通气的独立预测因素，并且普遍认为 MO 患者（尤其是仰卧时）比正常体重的患者更难以通过面罩通气。年龄大于 49 岁，脖子短和颈围是导致面罩通气困难的独立预测因素。

许多研究已经考虑到 MO 人群中的气管插管。直接喉镜所获得的视野通常被用来作为插管困难或失败的一种参考。然而，尽管喉镜视野不佳（暴露不佳），但单腔气管导管（ETT）仍很容易放置，即使视野合适（暴露充分），也可能插管困难。在 MO 患者中，可视喉镜可改善插管条件并减少诱导过程中的低氧事件。困难气管插管的最佳术前预测指标是 Mallampati 评分（Ⅲ / Ⅳ）和增加的颈围。

非肥胖患者可通过用枕头或头垫将枕骨抬高 8~10cm 来达到气管插管的标准嗅花位。肥胖患者需要将头部、颈部和肩部（HELP）抬高更多才能达到（正常患者）相同的插管轴线。在 MO 患者中，头部位置不是最理想的 HELP，对于 Cormack-Lehane3 级和 4 级的患者，直接喉镜暴露困难的发生率可能更高。用可视喉镜进行常规的气管插管可能使 MO 患者的声门暴露得更好。麻醉中遇到喉镜暴露困难的患者，另一种确保气道安全的方法是在纤维支气管镜的引导下通过喉罩插入单腔气管导管（ETT）。

肥胖或 MO 患者在临床上更有可能出现直接喉镜暴露困难。如上所述，在某些 MO 患者中，较高的 Mallampati 评分，较大的颈围和过多的气管前脂肪组织可能会使喉镜暴露更加困难。但是，单纯体重的增加与气管插管难度的增加并不相关。BMI 对造成喉镜暴露困难没有直接影响，这些 MO 患者的气管插管成功率与非肥胖患者相似。在一小部分男性中，颈部较宽，OSA 且 Mallampati 评分较高的 MO 患者进行直接喉镜插管可能会更加困难，因此应考虑使用可视喉镜。对于任何 MO 患者，麻醉医师应始终谨慎行事，因为面罩通气困难非常普遍，并且所有肥胖患者的肌松后喉镜暴露时均出现安全呼吸暂停时间（SAT）变短。

对于大多数 MO 患者，使用异丙酚和琥珀胆碱进行静脉麻醉诱导是确保气道安全的最佳方法。可以使用罗库溴铵，但前提是必须立即准备舒更葡糖钠。由于对肥胖症患者常有的误解是肥胖会增加麻醉诱导过程中误吸和肺部损伤的风险，因此对所有 MO 患者都需要进行快速序贯诱导（RSI）。现在认为大多数 MO 患者不比正常体重的患者（误吸和肺部损伤的）风险更高。胃酸误吸风险较高的肥胖患者是那些患有严重胃食管反流 GERD 和糖尿病胃轻瘫的患者，以及以前接受过胃束带手术的患者。对于这些患者，仍建议使用 RSI。RSI 并非没有风险（知晓，用药不足或过量，喉镜插管过程中视野不佳，SpO_2 降低），这些风险可能比误吸造成的风险更大。

总之，对于 MO 肥胖的患者，麻醉诱导和气管插管应包括让患者头高位，保持足够的预充氧时间直至呼气中氧浓度 >80%，使用速效阿片类药物作为麻醉诱导药物，滴定诱导药物直至失去知觉，避免压迫环状软骨（如果可能），并在给予肌松药后持续进行面罩正压通气，直至患者肌松完全并准备进行气管插管。面罩通气可能很困难，无效的面罩通气会导致胃胀气，增加反流和胃酸进入气道的风险。应有气道处理经验的助手，最好是另一位麻醉医师，在遇到困难时随时可以提供帮助。

肺隔离

安全可靠的肺隔离和选择性肺通气对于现代胸科麻醉至关重要。肺隔离可通过 DLT 或带气囊的阻塞导管来完成。没有“最佳”的肺隔离方法，技术的选择取决于手术的具体要求，患者的气道以及麻醉医师的个人喜好和经验。尽管放置任何气道装置存在技术方面的问题，但也已表明成功实现肺隔离的最重要障碍之一是操作人员对支气管解剖结构的了解。可以使用在线模拟器在 www.thoracicanesthesia.com 或 www.pie.med.utoronto.ca/VB 或发布的插图中查看支气管镜下气管支气管的解剖结构。

在肥胖和体重正常的患者中，使用直接喉镜成功放置 DLT 或 ETT 应该没有什么区别，前提是对合适体位的肥胖患者进行喉镜有效暴露。在体重正常的患者和肥胖的患者中，使用 DLT 进行气管插管通常比使用单腔管困难。

预计喉镜暴露困难时，或者尝试放置 DLT 时遇到困难，可以使用交换导管作为导引器，经多种喉罩气道（LMA）中的任何一种通过纤维支气管镜或使用任何其他方式其他插管辅助工具例如 Trachlight®（发光探条）放置 ETT。一旦放置了 ETT，便可以通过 ETT 放置阻塞导管，或者可以使用 100cm 长的交换导管将 ETT 更换为 DLT。DLT 甚至可以通过纤维支气管镜直接放置。

如果交换导管不可行，则经常可以通过 ETT 联合阻塞导管来实现肺隔离。对于那些 Mallampati 评分高且脖子粗大且有潜在“困难”气道的 MO 患者，阻塞导管可能是更好的选择。无论使用阻塞导管还是 DLT，肺塌陷的质量均不受影响。如果有计划进行术后通气，则不使用 DLT，通过 ETT 使用阻塞导管可能更安全，因为在手术结束时更换气管导管可能对 MO 患者有潜在的危险。

插管前应检查患者的胸片或 CT 扫描，以确定气管支气管解剖结构和气管直径。与慢性阻塞性肺病导致气管和支气管扩张不同，与肥胖症相关的限制性肺疾病不会发生类似的改变。相对地，在体重非常大的患者中经常发现气管直径较小。即使需要使用较细的 DLT，气道阻力也不是问题。与普遍的看法相反，大多数规格的 DLT 与 ETTs 相比都降低了气道阻力。

单肺通气

患者的体位对 OLV 期间的低氧血症有显著影响。正常体重患者在平卧位进行 OLV 时，其动脉氧分压明显低于同一患者在侧卧位时。对于开胸手术患者，在平卧位、半卧位和侧卧位时，在 OLV 开始后氧合逐渐减少。仰卧位的 OLV 与低氧血症发生率最高，通常发生在 100% 氧的 OLV 启动后约 10min。虽然 MO 患者在侧卧位 OLV 期间仍能保持足够的氧合，但他们在仰卧位耐受 OLV 的可能性要小得多。仰卧 MO 患者术前存在基础肺不张，并在全身麻醉诱导后恶化。麻醉后，特别是在实施 OLV 之前，MO 患者可从肺复张手法中受益。由于与正常体重的患者相比，（MO 患者）在通气侧肺区域存在更多的肺不张，因此需要采取肺复张手法和 PEEP 来维持充足的氧合。尽管如此，在 OLV 期间，MO 患者的动脉血氧分压仍显著低于正常体重的患者。如果脂肪可以从躯干移开并解除对通气侧横膈的压迫，从技术上讲 MO 患者在侧卧位成功进行 OLV 是可能的（图 33.3）。

包括 MO 患者在内的所有患者在 OLV 期间均应采取保护性肺通气策略。传统的通气参数（大潮气量，没有肺复张手法或 PEEP）可能会导致 ARDS 和其他术后肺部并发症的发生，即使在没有肺部疾病的患者中也是如此。在 OLV 期间使用高达 13ml/kg（IBW）的潮气进行通气不能改善氧合作用，并且可能导致过高的峰值压力。在 MO 人群中，根据实际体重（TBW）或身高估算潮气量是在机械通气期间提供过高潮气量的风险因素。与体重正常的患者一样，OLV 期间的潮气量应基于 IBW（4~6ml/kg IBW）。

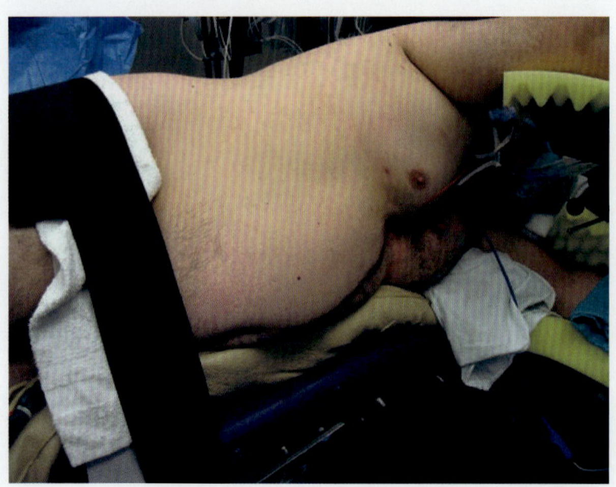

图 33.3 如果脂肪可以从躯干移开并解除对通气侧横膈的压迫，则从技术上讲，在 MO 患者中成功的单肺通气（OLV）可能是在侧卧位。MO 患者在仰卧位耐受 OLV 的可能性要低得多，因为许多患者平躺已经使 FRC 下降且相对低氧血症，即使在平躺时进行两肺通气

由于胸壁和膈肌活动受限导致吸气峰值压力增高以及 DLT 狭窄的管腔会进一步限制 OLV 期间使用容量控制模式的机械通气。OLV 期间压力控制的通气模式可以改善正常体重患者的氧合作用并降低峰值压力。压力控制的 OLV 可能适用于 MO 人群，但是如果给 FRC 很低的患者设定太低的潮气量，则低氧血症会恶化。在 MO 患者双肺通气时，PEEP 是有益的。在 OLV 期间，已证明对单侧通气的肺使用轻度至中度水平的 PEEP，如果（PEEP）不超过肺压力 - 容积环的较低拐点，则可以改善氧合作用。高 PEEP 会导致肺血管阻力增加，从而增加分流分数并加重低氧血症。

麻醉药物 / 麻醉维持

MO 患者应像 OSA 患者一样进行管理。临床上应使用包括区域麻醉在内的阿片类药物抵免的麻醉技术。短效麻醉药和镇痛药是 MO 患者的合适选择。所有阿片类药物均具有呼吸抑制的特性，静脉给药时应根据患者的个别需要谨慎滴定。在 MO 患者中，瑞芬太尼应根据 LBW 来给药。

一些麻醉医师倾向于使用异丙酚和瑞芬太尼进行全静脉麻醉（TIVA）技术，而大多数发现吸入技术联合硬膜外镇痛对于开胸手术是最好的。在一项针对 120 例 MO 患者的研究中，这两种技术均与术中知晓无关。

在当前的麻醉实践中，丙泊酚是外科患者包括 MO 患者首选的诱导药物。理论上，丙泊酚等脂溶性制剂应根据 TBW 的剂量进行用药，但如果在 MO 患者中使用，如此大的剂量可能会导致心血管衰竭，尤其是在液体限制开胸的患者中。对于 MO 患者，丙泊酚的诱导剂量应基于 LBW。

MO 患者气管插管应选用琥珀酰胆碱。假胆碱酯酶（代谢琥珀酰胆碱的酶）的浓度随着重量的增加而增加。根据 TBW 使用 1mg/kg 的琥珀酰胆碱比非去极化肌松药可提供快速的深度肌松和更好的插管条件。可以使用罗库溴铵，但前提是可以使用舒更葡糖钠。非去极化肌松药的初始剂量是基于 LBW 给药的，并使用神经肌肉监测器来指导额外的给药。

当考虑使用吸入性麻醉药时，异氟烷比地氟醚或七氟醚具有更高的亲脂性，使其更易溶于脂肪组织。地氟醚和七氟醚已分别作为 MO 患者的麻醉药被批准上市。但在肥胖患者中脂肪灌注不良，麻醉持续 2~4h 后，肥胖和非肥胖受试者中，两种药物的恢复时间相近。当精确滴定麻醉药浓度时，接受地氟醚或七氟醚的 MO 患者在苏醒和恢复方面没有临床差异。然而，一项关于该主题的荟萃分析综述发现，给予地氟醚的患者从麻醉中苏醒的时间更短；也就是说，他们对睁眼、握手、为拔出气管做准备以及说出自己名字的指令所花的时间更少。两种药物在围术期的血流动力学和呼吸功能方面均无差异。在麻醉后护理单位的出院时间、恶心或止痛需求方面没有显著差异。尽管有相反的主张，但在 MO 患者中任何一种吸入麻醉药都没有明显的优势。

静脉输液管理

临床常规做法是限制静脉输液，以减少肺切除术后肺水肿的发生率。因此，对开胸手术患者围术期血容量（BV）的评估尤为重要。正常体重成人的 BV 平均值通常为 70ml/kg，但这个值不能用于肥胖和 MO 患者。随着 BMI 的逐渐升高，总循环 BV 也随之升高，但以 ml/kg TBW 计算的 BV 呈非线性下降。使用 70ml/kg 会高估 MO 患者的 BV，而在大量液体输注和（或）出血的情况下，会导致晶体、胶体和红细胞输入不足。

苏醒和拔管

肺切除术后早期拔管降低了因正压通气和气道导管损伤导致的继发性支气管残端破裂和肺漏气的风险。对于正常患者，可在患者仍处于侧位时拔出 DLT，辅助面罩通气直至患者完全清醒。对于 MO

患者，尤其是患有 OSA 的患者，可能难以在侧卧位进行面罩通气。MO 患者的拔管应在 HELP 体位且手术台应在头高位（RTP）上进行，以优化通气并在需要重新插管时控制气道。

在拔管前，MO 患者必须充分清醒并有规律的呼吸波形。虽然很少有必要，但 DLT 可以通过气道交换导管替换 ETT，然后进行苏醒。或者，使主气管和支气管的套囊抽气并拔出双腔管，至总气道后套囊重新充气，将 DLT 作为单腔管使用。完全在气管中的 DLT 刺激比在支气管中的 DLT 刺激少。即使 DLT 保留在支气管中，患者也可以忍受，大多数麻醉医师选择将 DLT 保留在适当的位置。在满足常规拔管标准后，拔管。

建议采用无创正压通气（NIPPV）来减少拔管后并发症。Cochrane 数据库回顾表明，在肺切除术后中使用 NIPPV 并没有额外的益处。分析了诸如肺部并发症，再插管率，死亡率，非肺部并发症发生率，术后抗生素的使用量，重症监护病房住院时间，住院时间以及与 NIPPV 相关的不良反应等结果。基于低到中等质量的证据，作者得出结论，需要更多的研究来确定这一结论。

尽管有这些发现，但对于术前已经使用 CPAP 或 BIPAP 的 MO 患者，应在气管拔管后立即使用这些设备并用于支撑上呼吸道，以减少呼吸做功并改善潮气量和气体交换。无创 Boussignac 面罩-CPAP（BCPAP）系统不需要呼吸机，非常有助于维持 MO 手术患者自主呼吸时满意的氧合。应该经常给氧，但使用时要谨慎，因为氧疗会增加 OHS 患者的 AHI、低通气和 $PaCO_2$ 水平。连续的、无创的经皮二氧化碳（$PtcCO_2$）监测是准确的，已应用于 MO 患者，特别是阻塞性睡眠呼吸暂停（OSA）和 OHS 患者，以评估其肺泡通气异常。

术后疼痛控制

满意的开胸镇痛对于最大限度地发挥肺功能非常重要，特别是对于术前肺功能受限的 MO 患者。与静脉阿片类药物相比，硬膜外阿片类镇痛（无论是否使用局麻药）可减轻疼痛、改善肺功能和氧合，并减少开胸术后并发症。在手术过程中，局麻药也可以作为全麻的补充，减少对阿片类药物的需求。开胸手术的术后疼痛控制在本书的其他章节有详细介绍。

在术后期间，患者肺容量显著减少。肥胖患者的肺容量可能会进一步减少。胸部硬膜外镇痛（TEA）与常规阿片类镇痛在术后肺容量测定中的作用尚未在开胸手术的肥胖患者中进行研究，但在开腹手术患者中有研究。围术期肺活量值随 BMI 升高而显著下降，拔管后肺活量降幅最大。TEA 对肺活量的影响在所有接受 TEA 的患者中均较低，但在体重指数 >30kg/m^2 的肥胖患者中，肺活量的差异明显高于正常患者。在接受 TEA 的患者中，肺活量的恢复明显更快，尤其是在肥胖患者中。

使用硬膜外镇痛，任何术后低血压和（或）局部麻醉的运动阻滞将限制 MO 患者下床行走，增加本已增大的肺动脉栓塞风险。Cochrane 的一项综述显示，在开胸手术后切口疼痛中，连续胸椎旁镇痛（PVB）的镇痛与硬膜外镇痛一样有效，并且并发症的发生率较低，包括较少的肺部并发症，较少的恶心和呕吐，低血压和阻滞失败比硬膜外镇痛更少。与硬膜外镇痛不同，椎旁镇痛仅阻滞手术侧和同侧交感神经链。在一些研究中，PVB 手术后的应激反应比硬膜外镇痛更低。随着 PVB 有效性的证据越来越多，一些人预测它可能会取代硬膜外镇痛，成为开胸术后控制疼痛的首选方法。

对于 OSA 的 MO 患者，应尽早采用术后多模式镇痛方案，包括局部麻醉药，胸膜腔局部麻醉药输注，非甾体抗炎药和其他协同药物，以减轻中枢性药物的呼吸抑制作用。α_2 激动药（可乐定、右美托咪定）不会抑制呼吸，具有镇痛作用，已作为硬膜外局麻药的辅助药物用于开胸术后镇痛。

并发症

研究报道，与正常体重的患者相比，接受心脏外科手术的极度肥胖的患者恢复时间更长，术后并发症和死亡率的发生率更高。尽管对于开胸手术的 MO 患者也是如此，但很少有研究结果可以证实这一点。大多数已发表的开胸术后结局研究都集中于肥胖（BMI>30kg/m^2）而不是 MO 或超肥胖患者。最近的一项研究确实发现肥胖（BMI>30kg/m^2）与胸外科手术后住院时间增加之间存在弱相关性。有趣的是，低 BMI（<18.5kg/m^2）患者开胸术后并发症发生率更高。其他许多非胸腔手术患者也报道了相似的结果，即肥胖（BMI>30kg/m^2）不是主要危险因素，但低 BMI（<18.5kg/m^2）与手术并发症和死亡高度相关。这种联系被称为“肥胖悖论”。

在接受非胸腔手术的 MO 手术患者中，术后发生血栓栓塞，肺不张和肺炎的风险被认为更大。推测接受胸腔手术的类似体型的患者也是如此，但同样没有研究可以证明这一点。

有一种术后并发症在MO手术患者中比较常见，但在正常体重的患者中比较少见。横纹肌溶解症（RML）是由于非生理性体位（如侧卧位）长期维持导致的骨骼肌受压损伤所致。长时间手术是主要的危险因素，但其他因素包括肥胖症，男性患者以及高血压、糖尿病和（或）周围血管疾病的病史。术中填充所有受压部位和密切注意患者的体位对于预防MO患者的RML，压疮和神经系统损害至关重要。受伤的肌肉释放肌红蛋白、电解质和蛋白质进入体循环。肌红蛋白尿可导致急性肾衰竭（ARF），电解质紊乱可导致心律失常甚至心搏骤停。RML的局部体征和症状是非特异性的，包括疼痛、压痛、肿胀、瘀青和虚弱。麻木和肌肉疼痛的主诉常见，但是硬膜外镇痛可以掩盖症状并延误诊断。

肌红蛋白尿通常表现为“茶色”尿或褐色尿。RML的主要诊断指标是血清肌酸磷酸激酶（CPK）水平升高。MO患者若在术后出现臀、髋、肩疼痛，且血清CPK水平>为1000U/L，即为RML。一旦CPK水平超过5000U/L，就应该进行治疗。尽管术中补液可以降低术后RML的风险，但在肺切除术中通常限制补液。然而，一旦诊断为RML，就需要使用大量静脉输液进行积极的水化治疗和使用利尿药，以从肾脏滤除肌红蛋白。

手术问题

MO患者的手术暴露可能不是最佳的，因为通常的侧卧位和极端的屈曲可能导致胸壁的不能充分撑开。胸壁厚度的增加会进一步影响暴露。在视频胸腔镜（VATS）手术中，软组织厚度也变得很重要，因为需要更长的器械并且操作范围可能是有限的。VATS的条件不理想可能导致更频繁地中转为开胸手术，但同样，尚不清楚这种并发症是否在MO患者中更常见。从VATS改为开胸手术的可能性具有重要的意义，因为当行开胸手术的可能性很高时，是否在术前为VATS患者置入硬膜外导管存在“技术困难”。如果外科医生可以放置椎旁导管以控制术后疼痛，则可以减少不必要的放置硬膜外导管的麻烦。

结论

MO患者在胸外科患者中所占比例不断增加。肥胖不是胸外科的禁忌证；然而，考虑到极端肥胖的潜在问题，周密的围术期计划是预防问题的关键。关于MO胸外科患者的研究很少，所以目前的麻醉管理是基于肥胖患者接受非胸外科手术的经验。需要研究进一步完善MO手术患者的特定麻醉管理策略。

临床病例讨论

一名56岁，180cm，148kg（BMI 46kg/m^2）的肺癌患者计划进行右上肺叶切除术。自诉活动自如，可以胜任建筑行业的工作。既往史包括轻度高血压和2型糖尿病。从未住过院，也没有手术史。在术前访视时，其妻子说患者晚上打鼾很响。且从未进行过正式的睡眠检查（多导睡眠监测仪，PSG）。经检查，患者气道Mallampati Ⅲ级，颈围为50cm。患者及其外科医生希望尽快进行手术。

术前管理

还需要哪些进一步检查吗？

- 虽然肺功能检查可能有用，它是否能证明该患者不能耐受手术仍值得怀疑，因为该患者活动正常且无呼吸障碍。肺功能研究表明MO患者肺容量减少（主要是FRC）和限制性通气功能障碍。

患者是否应该接受术前PSG检查？

- 考虑到患者的BMI（46kg/m^2）和打鼾史，他有阻塞性睡眠呼吸暂停（OSA）的可能性更大。该患者的STOP-Bang评估（打鼾，高血压，BMI，年龄，颈围和男性）中有6/8个问题呈阳性。尽管PSG检查可以确诊，但即使不行该检查，也应将该患者（和大多数MO患者）按OSA处理。

让患者使用CPAP是否应该推迟手术？

- 该患者急于进行手术。术前进行数周的CPAP治疗可能会有所帮助，但手术将推迟。许多患者不能耐受CPAP，他可能拒绝佩戴CPAP设备。

除了常规的心电图检查外，他的心脏状况是否需要进一步评估？

- 考虑到年龄和合并症，平板运动试验是有用的，但这不是必要的，因为患者有很高的运动耐量并且活动正常。大多数 MO 手术患者不需要进行全面的术前心脏检查。

麻醉诱导前需要做什么？

- 在术前区域，除非患者极度焦虑，否则应避免镇静。可以静脉注射咪达唑仑 1~2mg，但不使用阿片类药物。
- 既然计划开胸，就应在术中和术后使用胸部硬膜外（TEA）。连续椎旁阻滞（PVB）是一种替代方案，其优点是与 TEA 相比，它具有更好的术后表现（更少的低血压和无运动障碍）。对于患有 OSA 的 MO 患者，重要的是所有围术期阿片类药物，包括术后 PCA 阿片类药物，都要保持在最低水平。
- 应该放置一条动脉导管以获得基础血气并进行术中和术后监测。
- 到达手术室时，患者应尽可能避免平躺，因为这将导致他的 FRC 进一步减少并减少安全呼吸暂停时间（SAT）。应将患者放在手术台上，并用枕头和毯子将上半身抬到“头部抬高的喉镜位置”（HELP）。

术中管理

患者的气道应该如何插管？

- 插管时可能存在潜在的困难，特别是因为术前评估表明其 Mallampati 评分高且颈围大。选择常规静脉麻醉诱导，直接喉镜插管，可视喉镜插管，甚至是“清醒”的纤维支气管镜插管，都取决于麻醉医师的信心和经验。随着可视喉镜的普及，几乎不需要使用纤维支气管镜进行插管（通常需要镇静）。可视喉镜可以用双腔支气管导管（DLT）或单腔气管导管（ETT）插管。然而，第二名训练有素的医生或护士应随时协助进行面罩式通气（这在 MO 患者中经常是困难的）和（或）气道插管。
- 患者应先用 100% 的氧气预充氧，直到呼气末的氧气 >80%。真正的“快速序贯诱导”是不需要的，因为该患者没有误吸危险因素。一旦出现呼吸暂停，应增加面罩的通气量，在喉镜插管前延长 SAT。
- 如果选择静脉诱导药物，我们倾向于丙泊酚和琥珀酰胆碱。可以使用罗库溴铵，但前提是可以使用舒更葡糖钠。琥珀酰胆碱可为气管插管提供更好的肌松。
- 如果采用直接喉镜插管，患者的 Cormack-Lehane 视线情况良好，则可以放置左 DLT 并用纤维支气管镜检查。
- 如果视野不佳，可将引导管（Bougie）插入声门，然后经 Bougie 插入单腔管，如果不能通过直接插管或可视喉镜插管，也不能使用 Bougie，可以放置 LMA，然后使用纤维支气管镜插管气管。气道控制后，肺隔离可通过放置 ETT 或支气管阻塞导管完成，或使用长的气管交换导管（AEC）将 ETT 替换为 DLT。

单肺通气技术 - 全静脉麻醉（TIVA）或吸入麻醉技术哪个更好？

- 尽管 TIVA 具有理论上的优势（减少低氧性血管收缩反射的抑制），但在临床上，使用这两种技术在单肺通气期间氧合没有差异。
- 任何一种麻醉技术在手术期间都应避免使用长效阿片类药物。
- 肺容量小不会随着肥胖而增大。OLV 期间容量控制的潮气量应基于理想体重（4~6ml/kg IBW），而非实际体重。压力控制通气期间的最高压力不应超过 30cmH$_2$O。
- 对非通气侧肺进行 CPAP 有助于维持氧合。通气侧肺也应使用 PEEP。

术后管理

TEA 或 PVB 使用正常，如果患者主诉疼痛该怎么办？

- 补充静脉输注阿片类镇痛应保持在最低限度；多模式镇痛技术应在手术期间和术后使用。

如何处理术后少尿？

- 鉴别诊断包括在开胸手术期间常规限制液体导致血容量不足和（或）横纹肌溶解，这在 MO 患者中较为常见。在任何一种情况下，都需要额外的静脉输注。
- 应获得血清 CPK 水平，以排除横纹肌溶解导致肾功能衰竭的可能性。临床上显著的横纹肌溶解导致肌红蛋白尿。这通常不会发生，除非 CPK 水平 >5000U/L，但是如果 CPK 水平 >1000U/L，则应采取积极的液体疗法，这是 RML 的诊断标准。

第 34 章 肺动脉高压患者行肺切除术的麻醉

Alexander Huang，Katherine Marseu 著
苗 青 译 邱郁薇 校

要点

- 肺动脉高压患者接受肺切除术与围术期发病率和死亡率增加相关；然而，评估、治疗和术中管理的进步使这些患者接受肺切除手术成为可能。
- 对这类患者的术前评估需要多学科参与，结合各种诊断性检查，以评估肺高压严重程度并制定适当的治疗方案。应该在手术前进行优化管理。
- 这类患者的麻醉目标包括优化前负荷，维持正常的较慢的心率，维持一定心肌收缩力，降低肺血管阻力，并确保体循环压力高于肺动脉压力。
- 术中监测应包括有创血压监测，根据具体情况来决定是否使用肺动脉导管和（或）经食管超声。
- 了解麻醉药与肺血管生理学之间的相互作用至关重要。静脉麻醉药可能影响右心功能，应慎用。氯胺酮已被证明可安全用于肺动脉高压患者。
- 吸入一氧化氮和前列腺素在术中管理肺动脉压方面是潜在有用的辅助手段。
- 对于肺动脉高压患者行肺切除术，有效的疼痛管理至关重要。硬膜外麻醉是有效的，可能会减少肺部并发症和总死亡率，但由于其对血流动力学的潜在影响，因此需要密切监测。椎旁阻滞也是一种选择。
- 术后心律失常、急性肺动脉高压和右心衰竭是肺切除术后常见的并发症，需要在过渡病房或重症监护病房对这些患者进行必要的术后监护。

缩略语

ARDS	急性呼吸窘迫综合征
ECG	心电图
ECMO	体外膜肺氧合
ERA	内皮素受体拮抗药
iNO	吸入一氧化氮
NYHA	纽约心脏协会
OLV	单肺通气
PAC	肺动脉导管
PAP 或 PA	肺动脉压
PCA	患者自控镇痛
PDE-5	磷酸二酯酶 -5
PGI_2	前列环素
RHC	右心插管
RVSP	右室收缩压
SPAP	肺动脉收缩压
TEE	经食管超声心动图
TTE	经胸超声心动图
VATS	胸腔镜手术
WHO	世卫组织

引言

肺动脉高压的定义为静息状态下，平均肺动脉压≥ 25mmHg，它对胸科手术患者具有重要意义。肺动脉高压通常与严重的终末期肺部疾病相关，也可能与许多肺外疾病相关。肺动脉高压的分类最近一次更新是在 2013 年，总结了导致肺动脉高压的五组疾病（表 34.1）。目前，肺动脉高压在全球范围内的患病率为 1%；然而，在 65 岁以上的人群中，这一比例可能会高达 10%。对于麻醉医生来说，要重点关注两种类型的肺动脉高压：与左心疾病相关的肺动脉高压和与肺部疾病相关的肺动脉高压（表 34.2）。目前，随着诊断检测和治疗的改进，肺动脉高压患者到手术室进行手术的情况不再少见。本章将介绍肺动脉高压患者行肺切除手术的围术期风险概况，并讨论该人群如何进行术前评估、术中和术后处理。

围术期风险

很多文献都显示，肺动脉高压与围术期发病率和死亡率增加相关。接受非心脏手术的肺动脉高压

表 34.1　世界卫生组织肺动脉高压分类

1 肺动脉高压
1.1 特发性肺动脉高压
1.2 遗传性肺动脉高压
1.2.1 骨形态发生蛋白Ⅱ型受体基因异常
1.2.2 其他基因突变：*ALK*-1，*ENG*，*SMAD*9，*CAV*1，*KCNK*3
1.2.3 未知
1.3 药物和毒素相关性肺动脉高压
1.4 疾病相关性肺动脉高压
1.4.1 结缔组织病
1.4.2 HIV 感染
1.4.3 门脉高压
1.4.4 先天性心脏病
1.4.5 血吸虫病
1′ 肺静脉闭塞病和（或）肺毛细血管瘤病所致的肺动脉高压
1″ 新生儿持续性肺动脉高压
2 左心疾病相关肺动脉高压
2.1 左心室收缩功能不全
2.2 左心室舒张功能不全
2.3 心脏瓣膜病
2.4 先天性 / 获得性左心流入道 / 流出道梗阻型心脏病和心肌病
3 肺疾病和（或）缺氧所致肺动脉高压
3.1 慢性阻塞性肺疾病
3.2 间质性肺疾病
3.3 其他限制性和阻塞性混合型肺部疾病
3.4 睡眠呼吸暂停
3.5 肺泡低通气疾病
3.6 慢性高原病
3.7 发育性肺部疾病
4. 慢性血栓栓塞性肺动脉高压
5. 由多种未知因素导致的肺动脉高压
5.1 血液疾病：慢性溶血性贫血，骨髓增生性疾病，脾切除术
5.2 系统性疾病：结节病，肺组织细胞增生症，淋巴管肌瘤病
5.3 代谢性疾病：糖原贮积病，戈谢病，甲状腺疾病
5.4 其他：肿瘤压迫，纤维纵隔炎，慢性肾功能不全，节段性肺动脉高压

改编自 Simonneau 等，经 Elsevier 许可使用。

表 34.2　麻醉用肺动脉高压改良分类法

左心疾病	肺部疾病
收缩功能障碍	肺血管疾病
舒张功能障碍	慢性肺部疾病
二尖瓣狭窄、反流	低氧血症
先天性心脏病	睡眠呼吸暂停
	血栓栓塞性肺动脉高压：
	自身免疫，代谢

患者，围术期心力衰竭、血流动力学不稳定、脓毒症和呼吸衰竭的风险增加。此外，肺高压患者机械通气时间、重症监护时间和住院时间均延长。肺动脉收缩压 / 体循环收缩压比值增高与围术期死亡率成正比。文献显示，接受非心脏手术的肺高压患者，发病率和死亡率分别为 14%~42% 和 1%~18%。总体而言，肺高压患者在围术期面临重大挑战。

肺切除的一般适应证包括活检（例如，肿瘤和肺纤维化的开胸肺活检）或治疗恶性肿瘤、先天性畸形、感染和创伤。如前所述，肺动脉压升高与肺部疾病并存并不少见。既往，对肺高压患者进行肺切除手术需谨慎甚至不建议进行。一些小样本研究和病例报告研究显示，接受肺切除术的患者，肺动脉高压的存在与术后并发症发病率和死亡率的增加有关（发病率和死亡率分别增加了 50% 和 25%）。大出血、术后肺动脉压力升高、右心室衰竭均有报道。然而，最近魏医生及其同事对 298 名接受肺癌肺切除术的患者（19 名患有肺动脉高压）进行了一项回顾性研究。在这项研究中，与非肺动脉高压患者相比，肺动脉高压的存在与术后并发症发病率或死亡率的增加无关。虽然规模很小，但这项研究表明在这一人群中进行肺切除是安全可行的。

需要考虑肺切除手术对潜在肺动脉高压的病理生理学的影响。肺实质的切除会导致肺血管的减少，从而导致肺血管阻力增加。研究表明，全肺切除术在术后即刻以及术后长达 4 年的时间内会产生右室功能障碍。这种功能障碍的原因可能是由于右心室后负荷增加。多普勒超声心动图测量的肺动脉收缩压在全肺切除术后也明显升高。关于肺次全切除术（肺叶切除术、肺段切除术和楔形切除术）对肺动脉压的影响，研究结果各不一致且结果不明确。然而，目前绝大多数已发表的关于肺次全切除术的研究都没有纳入肺动脉高压的患者。据推测，肺切除术对术前并存肺动脉高压患者（以及现有右心功能不全）的影响可能更为显著，值得麻醉医师特别关注。

术前评估

胸科手术患者的术前评估将在第2章中详细讨论，适用于已知或疑似肺动脉高压的患者。

病史、体检和调研

已知或疑似肺高压的患者通常表现为呼吸困难和疲劳。患者还可能伴有其他症状，包括黑矇、晕厥、心绞痛和右心衰竭的症状（外周水肿、腹胀和厌食症），这些症状可能反映疾病的进展和严重程度。然而这些症状不太典型，缺乏特异性，在常见心肺疾病中均可存在。此外，一般而言，这些症状在胸部手术患者中很常见，这使得对肺高压的鉴别诊断具有挑战性。病史上的其他特征，如阵发性夜间呼吸困难（提示左心疾病），关节痛或皮肤变化（风湿性或结缔组织疾病），或打鼾或观察到的呼吸暂停（阻塞性睡眠呼吸暂停）可能有助于评估或帮助诊断。

在已知的肺动脉高压患者中，右心衰竭的症状可衡量患者临床进展的程度。世界卫生组织（WHO）还基于纽约心脏协会（NYHA）分级开发了肺高压患者的功能分级（表34.3），这对于评估疾病的严重程度、进展和治疗反应有一定价值。WHO/NYHA功能分级与特发性肺动脉高压患者的长期存活率密切相关。

除了病史和体格检查外，对疑似或确诊为肺高压的胸部手术患者的评估还应包括胸部X线片和心电图（ECG）。胸部X线片不仅可以评估肺实质和即将手术的特定病变（例如肿瘤），还可以显示与肺动脉压力升高一致的特征，如肺动脉段凸出或右心室增大。心电图可提示或支持肺高压，包括右心室肥厚或电轴右偏。无论是胸部X线还是心电图都缺乏足够的特异性或敏感性来排除肺动脉高压。

表 34.3 世界卫生组织肺高压患者功能状态分级

分级	临床描述
Ⅰ	肺高压患者日常体力活动不受限。日常体力活动不会导致气短、乏力、胸痛或黑矇
Ⅱ	肺高压患者体力活动轻度受限。休息时无不适，但日常体力活动会出现气短、乏力、胸痛或近乎晕厥
Ⅲ	肺高压患者体力活动明显受限。休息时无不适，但轻微活动即导致气短、乏力、胸痛或近乎晕厥
Ⅳ	肺高压患者不能进行任何体力活动，可能有右心室衰竭的征象。休息时可有气短和（或）乏力，任何体力活动都会加重症状

改编自Barse等，经Elseviar许可使用。

鉴于经胸超声心动图（TTE）的便利和无创性，它已迅速成为肺高压患者筛查和随访的首选方法。TTE可以估计右心室收缩压（RVSP），在没有肺动脉流出道梗阻的情况下，右心室收缩压（RVSP）与肺动脉收缩压（SPAP）非常接近。超声心动图测得的RVSP与右心导管法测得的SPAP有中到强的相关性（相关系数 R=0.57~0.93）。然而，在某些情况下，在许多患者中，使用TTE测量的RVSP可能与右心导管术得出的SPAP值偏差高达10mmHg，可能低估真实的SPAP。此外，TTE诊断肺动脉高压的敏感性和特异性差异很大，分别为79%~100%和60%~98%。其他超声心动图特征包括右心室扩大或肥厚，右心室功能不全，右心房扩大，存在明显的三尖瓣反流，室间隔变平，以及心包积液。这些特征的出现与肺动脉高压患者预后较差有关。

右心导管术（RHC）仍然是评估和诊断肺高压的金标准。RHC可以测量肺动脉压力（诊断肺动脉高压的金标准）和肺血管阻力。从RHC可以获得其他有用的信息，包括右心压力（右心室压和右心房压）、肺毛细血管楔压、心输出量和肺血管反应性的估计。

除上述检查外，根据肺切除术的具体适应证，可能还需要进行其他检查。这些附加检查的详细讨论可以参考第2章。

治疗和会诊

肺动脉高压的管理和治疗需要多学科的协作，这远远超出了本章的范围。然而，胸科麻醉医师应该对肺动脉高压患者的处理和肺动脉高压治疗的相关围术期影响有一个基本的了解。理想情况下，所有患有严重肺动脉高压的患者都应该咨询肺动脉高压专家，并进行持续的随访，如果可以的话，还应该咨询相关科室的专科医师了解肺动脉高压的潜在病因（例如，左心疾病相关的心脏病专科医师，结缔组织疾病的风湿病专科医师）。围术期管理应包括咨询这些专科医师，以确保患者入手术室之前进行优化治疗和调整。

肺动脉高压的具体治疗取决于其病因；然而，药物治疗可能涉及血管扩张药、利尿药、类固醇、免疫抑制药以及抗凝药的使用。这些药物的使用增加了围术期管理的难度。

肺血管扩张药，如内皮素受体拮抗药、前列腺素和磷酸二酯酶 -5 抑制药，可以单独或联合使用来治疗肺动脉高压（第 1 组）。

内皮素受体拮抗药（ERAs）拮抗内皮素 -1 受体，内皮素 -1 受体介导血管收缩，在肺动脉高压的发病机制中起重要作用。常用的抑制药包括波生坦、安贝生坦和马西坦，所有这些都是口服用药。虽然一般耐受性良好，但肝毒性和转氨酶升高是 ERAs 众所周知的不良反应，应该在开始治疗后不久进行不良反应的筛查。其他不太常见但严重的不良反应包括贫血和低血压。

前列环素是前列环素类似物，通过增加细胞内环磷酸腺苷可强效舒张血管。目前，有三种前列环素类似物可供选择：环前列烯醇（持续静脉输注）、曲普替尼（持续皮下注射）和伊洛前列素（吸入性给药）。这些药物的半衰期相对较短，需要连续或频繁给药。依波前列烯醇的半衰期不到 5min，因此治疗需要通过便携式输液泵持续静脉输注。曲普替尼和伊洛前列素的半衰期为 45~60min。突然停止前列腺素治疗可导致危及生命的肺动脉高压反弹。关于前列腺素的其他担忧包括全身性低血压的可能性，以及由于前列腺素介导的血小板聚集抑制而增加的出血风险。

磷酸二酯酶 -5（PDE-5）抑制药最初用于勃起功能障碍的治疗，但已发现在肺动脉高压的治疗中具有重要作用。PDE-5 主要存在于肺部，可抑制环鸟苷酸（cGMP）的分解。cGMP 增强一氧化氮的血管舒张作用，扩张肺血管。PDE-5 抑制药的口服抑制药包括西地那非和他达拉非。这些药物通常耐受性良好，不良反应轻微，主要包括头痛、面部潮红和消化不良。

一般来说，这些药物（特别是前列腺素类药物）可以在围术期继续使用；然而，可能需要由有经验的处方医生进行药量调整和管理。

术中管理

在肺动脉高压患者行肺切除术时，了解肺动脉高压的病理生理学及其对全身麻醉的影响至关重要。右心室衰竭和继发于肺动脉高压的心血管系统衰竭是围术期最大的风险。右心室通常在心脏收缩期和舒张期都接受血流灌注。然而，肺动脉压力升高会导致右心室跨室壁压和腔内压力增加，这会限制收缩期间的心室灌注，导致右心室缺血。重度肺高压患者对低血压及心动过速和心律失常耐受性很差，后者可导致右心室充盈受损。较低的体循环压 / 肺动脉压比值与较差的预后相关，术中应避免。右室后负荷增加（肺动脉高压）时右室衰竭的病理生理过程如图 34.1 所示。

此外，需要注意预防可能使肺动脉压恶化的情况，包括低氧血症、高碳酸血症、体温过低、酸中毒和肺泡压力升高。理想的麻醉药应在降低肺血管阻力的同时维持或提高右室功能和体循环阻力。然而，这在手术室实践中是具有挑战性的。血流动力学和通气目标汇总如表 34.4 所示。

表 34.4　肺动脉高压麻醉期间的血流动力学和通气目标

参数	目标
血流动力学目标	
前负荷	避免容量负荷过高 - 导致右心衰竭
	避免低血容量损害每搏输出量和心输出量
	患者对低血容量较高血容量耐受性更好
后负荷	维持体循环收缩压大于肺动脉收缩压以维持右心室灌注
	可以使用升压药维持
右心室收缩力	避免过度心肌抑制（使用麻醉药时）
	必要时考虑使用正性肌力药
心率	维持正常心率 - 避免心动过速，心动过速会损害右心室充盈和心输出量
肺血管阻力	避免增加肺血管阻力的因素（缺氧、高碳酸血症、酸中毒、体温过低、交感神经张力增加）
通气	
改善氧合	根据需要保持较高的 FiO_2，避免缺氧，进行 PEEP 滴定
二氧化碳	维持二氧化碳在正常水平或轻度低碳酸血症（二氧化碳分压 30~35）
pH	正常 pH 轻度碱中毒促进肺血管扩张
气道压	尽量降低吸气峰压
	吸气峰压 <30mmHg
	避免 PEEP 过大

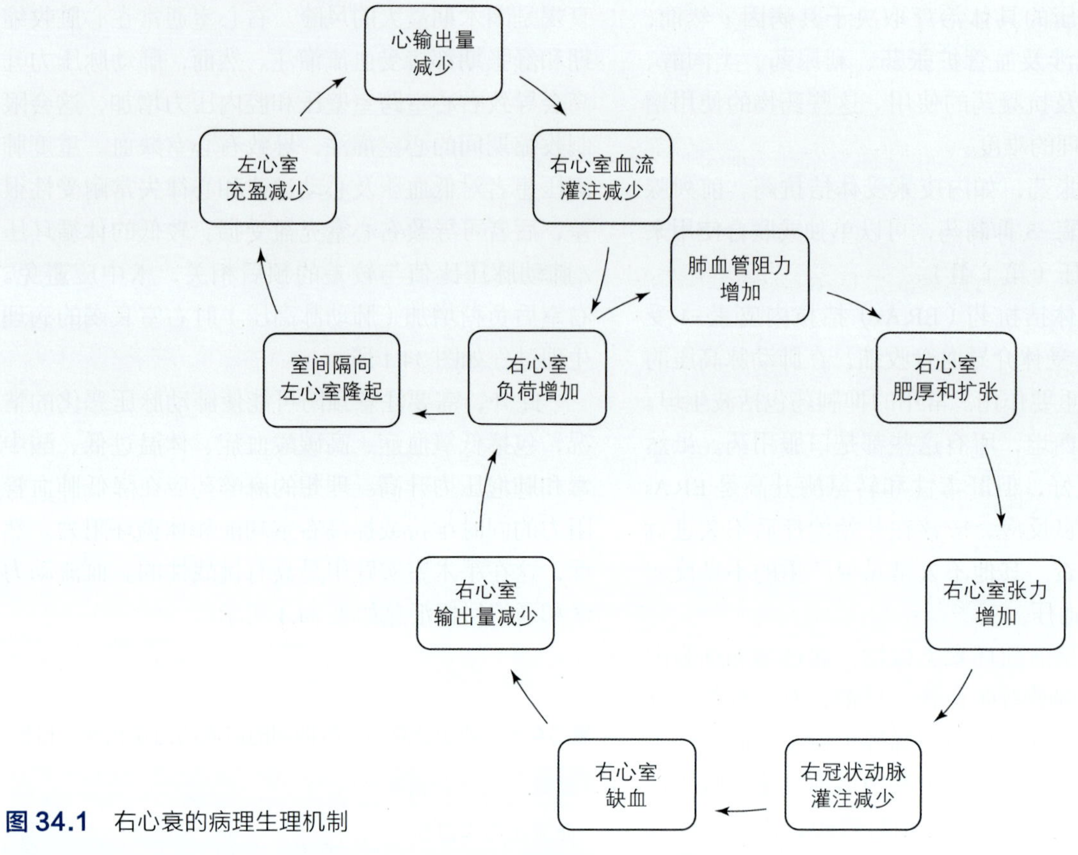

图 34.1　右心衰的病理生理机制

术前用药

围术期对所有患者都会带来一定程度的应激，因此许多中心通常会选择在术前为患者提供抗焦虑药物。为肺动脉高压患者术前使用镇静药（如苯二氮䓬类）时，应该小心和谨慎，因为术前并非均实施连续监测。术前抗焦虑药物通常有镇静作用，可能导致患者通气不足，发生高碳酸血症，在某些情况下，还会导致缺氧。缺氧和高碳酸血症可导致肺血管阻力显著增加，甚至危及生命。对于有明显肺动脉高压的患者，应谨慎使用或避免使用镇静药。如果需要，应提供持续的血流动力学监测和持续吸氧。

术中监护

胸腔内手术，包括肺切除手术，需要更高水平的术中监护。除了常规的无创监护仪，包括 5 导联 ECG、脉搏血氧饱和度、二氧化碳描记、体温和无创血压监测外，还需进行有创血压监测。在进行胸部手术的患者中，作者所在医院在麻醉诱导前，通常会通过动脉置管进行有创血压监测，可在麻醉诱导和维持期间持续监测全身血压。同样重要的是，动脉置管还可抽取动脉血气进行定期采样分析，以评估氧合和通气。

中心静脉通路应考虑用于有明显肺动脉高压、右心室功能不全的患者，或进行较大范围的肺切除术时，因为中心静脉通路有利于血管升压药和正性肌力药的输注（下面将进一步讨论）。中心静脉通路还有利于插入肺动脉导管（PAC），持续测量肺动脉压和心输出量。在文献中，使用 PAC 进行术中和围术期监护一直存在很大争议。一项大型观察性研究显示，在接受非心脏手术的患者中，围术期使用 PAC 与术后心脏不良事件（心肌梗死、心绞痛、心源性休克、心室颤动 / 心动过速、心搏骤停或完全心脏阻滞）和非心脏不良事件（肺栓塞、非心源性肺水肿、机械通气时间延长、肺炎、肾功能衰竭、中风或消化道出血）发病率增加相关。随后一项涉及高危非心脏手术患者的前瞻性随机对照研究发现，就总体死亡率或心脏和非心脏并发症而言，使用 PAC 没有任何益处。然而，在这两项研究中，胸部手术患者只占研究人群的一小部分，而且都没有专门评估肺动脉高压及其意义。目前还缺乏大样本临床试验研究 PAC 在胸部（肺切除或其他）手术中的应用。

由于术中缺乏持续监测肺动脉压的替代手段，在有明显肺动脉高压的情况下，尤其是在肺动脉压接近或超过体循环压的患者中，应积极考虑在行肺切除术的患者中使用 PAC。对 PAC 数据的解读在肺高压患者中具有挑战性，即使对于经验丰富的临床医生也是如此。持续增高的肺动脉压力是临床状况恶化的重要指标；然而，肺动脉压力降低并不一定预示肺动脉压力下降达到了预期效果，也可能意味着即将发生右心室衰竭和心血管系统衰竭。因此，必须结合血流动力学其他指标，如动脉压、心输出量和中心静脉压来解释 PAC 数据。还应该注意的是，PAC 的使用并非没有风险，因为肺动脉高压是 PAC 相关肺动脉破裂的已知危险因素，虽然罕见（发生率 0.03%~0.2%），但高度致命（死亡率约 70%）。

术中经食管超声心动图（TEE）是一种具有可行性和实用性的监测工具，特别是可提供动态心室功能评估（参见第 2 章）。术中 TEE 已被反复证明能影响术中手术决策。美国麻醉医师协会推荐术中 TEE 用于非心脏手术，尤其是在“当计划手术的性质或患者已知或怀疑的心血管病变可能导致严重的血流动力学、肺部或神经损害时”。由于在肺动脉高压恶化的情况下右心衰竭是术中主要关注的问题，TEE 在评估右心功能方面的作用越来越引起人们的兴趣。术中使用 TEE 作为肺高压患者的监护仪，可以评估基线右心室功能和是否存在显著的右心室功能障碍，这已被证明是心脏手术中一个重要的预后指标。然而在左心室，可以通过单一的切面进行连续的 TEE 监测，与之不同的是右心室结构复杂而不规则因此需要多个切面来评估局部功能的变化。在肺动脉高压恶化的情况下，既要进行持续监测，同时还要管理潜在的右心室衰竭，对于单人操作来说比较困难。新的三维 TEE 技术的出现可以在几分钟内快速、准确地评估右室功能，未来可在手术室中对右室功能进行简单、可靠和持续的监测。

麻醉管理

常用麻醉药的药理和生理效应使肺高压患者的麻醉诱导和维持具有挑战性。理想的麻醉药应既可提供一定深度的麻醉，又可维持心功能（特别是右心室）和全身血管阻力，同时降低肺血管阻力。在临床中，常用的麻醉药物通常会降低心肌收缩力和全身血管阻力，而对肺血管阻力的影响则不同或不明确。

静脉麻醉药

静脉麻醉药物在手术室内患者麻醉管理中的使用非常普遍。越来越多的药物，以及它们之间不同的药理药效学作用，在使用前需要进行更仔细的检查，特别是在肺高压患者已存在心肺功能紊乱的背景下。

异丙酚是麻醉诱导和维持最常用的静脉药物之一。异丙酚对肺血管张力的影响尚不清楚，然而动物研究表明，在肾上腺素能活性增加时，给予异丙酚对肺血管有收缩作用。然而，在人体，在正常条件下给予异丙酚对肺血管有舒张作用。异丙酚对肺血管的真实效果到底如何引起人们的怀疑。然而可以明确的是，异丙酚对心肌功能和全身血管阻力都有抑制作用。这两种影响都会直接或间接通过降低体循环压来减少右心室的冠脉灌注，从而损害右心室功能。因此，在肺动脉高压患者使用异丙酚时应该谨慎，特别是在右室功能不全的情况下。

依托咪酯作为静脉诱导药不太常用。依托咪酯对血流动力学影响小，可以维持右心室功能和灌注。此外，体外人肺动脉模型显示依托咪酯对肺血管具有舒张作用。虽然这些特性使依托咪酯成为肺高压患者的理想诱导药，但最近发表的一项针对 31 000 多名患者（ASA Ⅲ ~ Ⅳ 级患者）的回顾性分析发现，与接受异丙酚的患者相比，使用依托咪酯会增加 30d 的死亡率和心血管不良事件发生率。虽然这项研究没有特别包括肺高压患者或接受胸部手术的患者，但结果确实引起了人们对依托咪酯在高危患者中安全性的担忧。

氯胺酮是一种 NMDA 受体拮抗药，对其他部位包括阿片受体、乙酰胆碱、去甲肾上腺素、多巴胺和 5- 羟色胺受体也都具有作用。因此，氯胺酮作为静脉用药有许多特殊点，包括它的拟交感神经作用可增加心肌收缩力和全身血管阻力，以及氯胺酮还可扩张支气管、具有镇痛和抗抑郁作用。关于氯胺酮对肺动脉压的影响有很大的争议。早期氯胺酮对心血管系统影响的研究表明，氯胺酮可增加肺动脉压力和肺血管阻力。因此，普遍认为在肺高压患者中应避免使用氯胺酮。但是，这些早期研究没有控制高碳酸血症或缺氧，这两者是肺血管收缩的两个关键触发因素。最近，人体和动物研究表明，当控制通气、氧合和酸碱状态时，使用氯胺酮不会增加肺血管阻力，可安全用于肺高压患者，并且可能产生肺血管扩张作用。值得注意的是，在作者所在的单位，氯胺酮常规用于患有严重肺动脉高压和右室功能障碍拟行心脏、胸部和肺移植手术的患者。

苯二氮䓬类药物和阿片类药物通常与静脉诱导

药联合使用，除了减弱交感神经张力外，对血流动力学的影响很小。

吸入麻醉药

现代吸入麻醉药通常用于维持术中全身麻醉。虽然关于吸入麻醉药（特别是地氟醚、异氟醚和七氟醚）对心血管的影响的大部分文献都集中在它们对左心室功能的影响上，但也有一些研究认为吸入麻醉药对右心室功能也有显著的影响。动物研究表明，七氟醚、异氟醚和地氟醚均可抑制右心室收缩力，其中七氟醚的作用相当显著。此外，七氟醚似乎能更大程度地降低全身血管阻力，而不会改变肺血管阻力。与地氟醚相比，这会造成不利的肺 - 体压力比，在这种情况下，全身血管阻力往往保持不变，而肺动脉压只有小幅度增加。

血管收缩药

由于保持体循环压对维持右心室灌注的重要性，血管收缩药在肺动脉高压患者的术中管理中是有用的。如前所述，维持较高的体循环压力 / 肺动脉压比值对于避免血流动力学恶化很重要。常用的加压药，包括去氧肾上腺素、去甲肾上腺素和血管加压素，对包括体循环压和肺动脉压在内的血流动力学参数有不同的影响。早期动物模型表明，常用药物，包括去氧肾上腺素、去甲肾上腺素和肾上腺素，都能不同程度地增加体循环压力和肺动脉压力，同时很大程度上维持了肺血管阻力。除收缩血管作用外，去甲肾上腺素还具有肾上腺素能 β_1 受体介导的变力作用，这似乎可以改善右心室 - 肺动脉之间的偶联，维持心输出量和右室功能。动物模型也表明，在低于 0.5μg/（kg · min）的药量下，去甲肾上腺素对肺血管阻力的影响微乎其微。相反，去氧肾上腺素已被证明通过增加肺血管阻力对肺动脉高压患者的右心室功能产生负面影响。围术期表现为肺高压患者行心脏手术时，去甲肾上腺素和苯肾上腺素均可增加体循环压力和肺动脉压力，但对其他血流动力学参数有明显差异。使用去甲肾上腺素可降低肺动脉压与体循环压的比值，但不会降低心脏指数。相反，使用去氧肾上腺素虽然可以保持肺动脉压与体循环压的比值，但会降低心脏指数。这些结果提示去甲肾上腺素治疗肺高压患者低血压时优于去氧肾上腺素。血管加压素对肺动脉压的影响一直备受争议。动物模型表明加压素既可导致肺血管收缩，同时也可产生肺血管舒张，令人费解。众所周知，在人体肺血管系统中不存在加压素受体。最近，一个使用人体桡动脉和肺动脉的实验模型表明，尽管加压素对桡动脉显示出强大的血管收缩作用，但它对肺血管张力没有影响。在这一发现之后，许多文献都表明，使用加压素治疗合并肺高压患者低血压时，可持续改善体循环低血压，而对肺动脉压的影响微乎其微。这些特性使加压素成为治疗肺高压患者低血压的另一有价值的药物。

血管扩张药

除了在术中使用药物维持体循环压力外，使用血管扩张药以降低肺血管阻力也引起了人们的极大兴趣，特别是吸入型一氧化氮（iNO）、米力农和前列腺素等药物。

iNO 在急性呼吸窘迫综合征（ARDS）、心肺移植和右心衰竭领域的作用引起了研究者广泛的兴趣，但效果优劣参差不齐。从给药途径上讲，iNO 可采用无创途径给药，或通过呼吸机回路输送，并优先指向通气的肺泡。通过其血管舒张作用，iNO 在理论上可改善肺泡气体交换，降低肺血管阻力，而不会导致全身性低血压，所有这些都对肺高压有利。临床上，药量范围通常为 10~40ppm。在肺动脉高压导致右心衰竭的情况下，iNO 的使用效果比较复杂，不同的患者和不同的临床情况也不同。一项研究调查了胸外科患者在单肺通气期间使用 iNO（40ppm）的情况，证明 iNO 对单肺通气期间肺血管阻力和缺氧的改善仅见于先前存在肺高压的患者。然而，由于费用昂贵，以及其他替代肺血管扩张药的出现，术中使用 iNO 使用有限。然而，考虑到它的作用机制，以及单肺通气时的潜在益处，在处理手术室的肺高压患者时应该考虑 iNO。

米力农是一种磷酸二酯酶 -3 抑制药，静脉给药时既有正性肌力作用，又有血管扩张作用。由于其降低肺和全身血管阻力的效果，静脉注射米力农对由肺动脉高压导致的单纯右心功能不全疗效有限，通常需要同时伍用升压药来治疗由此产生的低血压。然而，米力农在肺动脉高压引起的全心衰竭患者中显示出了有效性。近年来，吸入米力农用于肺血管扩张引起了人们的极大兴趣，特别是在心脏外科。在进行体外循环心脏手术的肺高压患者中，转流前吸入米力农（5mg）可降低肺动脉压、增加心输出量，对平均动脉压影响极小。然而，接受米力农吸入的患者在术中或术后并发症（包括右心衰竭）方面没有明显改善。此外，吸入米力农和吸入前列环素似乎对肺血管扩张有相加作用。目前，尚无关于吸入米力农在胸外科人群中使用情况的调查研究；然而，鉴于在心脏外科人群中观察到的血流动力学的改善，它为肺切除手术提供了一个潜在的有价值的选择。

如前所述，前列腺素在肺动脉高压的治疗中起着重要作用，静脉和吸入制剂都可以在术中使用。单肺通气的动物模型已经证明，雾化和静脉注射前列环素（PGI_2）均可降低肺动脉压。静脉滴注 PGI_2 可显著降低全身血管阻力，雾化吸入 PGI_2 可选择性扩张肺血管。同样，静脉注射前列腺素 E_1（一种肺部代谢的短效前列腺素），在猪的单肺通气期间使用，可以降低肺血管阻力和肺动脉压，但未能显示出选择性的肺血管扩张。在术中，吸入前列环素已用于心脏手术合并肺高压的患者，在降低肺动脉压方面有显著效果，对体循环压力影响轻微。吸入前列环素也用于治疗肺移植期间的肺动脉高压，以及无肺高压的患者在胸腔镜手术中单肺通气期间的低氧血症。如前所述，虽然使用前列腺素已被证明能显著降低肺高压患者的肺动脉压力，但其对血小板功能和出血风险的影响仍存在相当大的不确定性，这需要在术中应用时充分考虑。

镇痛

肺切除手术的镇痛策略通常根据切口的类型［开胸手术与胸腔镜手术（VATS）］以及患者的具体因素来确定，后者包括患者是否存在肺储备减少、慢性疼痛或阿片类药物使用史。在作者所在的机构，VATS 手术的镇痛由外科医生在关胸前应用肋间神经阻滞和术后静脉患者自控镇痛（PCA）完成。开胸手术时，如果患者不存在任何禁忌证，我们常规在麻醉诱导之前使用胸段硬膜外放置导管提供患者自控硬膜外镇痛。

硬膜外镇痛有很多好处，与静脉自控镇痛相比镇痛效果更好。此外，已经证实在包括胸部手术在内的大手术中使用硬膜外镇痛可以减少心血管和肺部并发症、降低总死亡率。此外，使用胸段硬膜外不会影响单肺通气时的氧合。特别重要的是对高危患者心肺疾病发病率有益，例如那些并存肺高压的胸科手术患者。然而，硬膜外镇痛的使用和肺动脉高压之间的关系仍不清楚。

胸段硬膜外镇痛对左心室功能的影响已进行了大量的研究，结论不一。取决于特定的临床情况，胸段硬膜外既可增加也可减少左心室射血分数和心输出量。在冠心病患者中使用胸段硬膜外镇痛似乎可以改善左心室功能。既往还有研究观察胸段硬膜外麻醉对右心室的影响，动物模型显示，胸段硬膜外麻醉的使用损害基线右心室功能，并抑制右心室后负荷增加（肺动脉高压）引起的右室收缩力的反应性增强。然而，在接受开胸肺切除术的患者中，使用胸段硬膜外阻滞可降低右心室收缩力，但不影响右心室后负荷急剧增加带来的右心室收缩力代偿性增加。这些对心室功能的负面影响可能是由于胸段硬膜外阻滞对心脏交感神经的影响。

总体而言，这些结果表明，在开胸手术的肺高压患者中使用胸段硬膜外阻滞可能会抑制全心功能，应该谨慎和注意。然而，硬膜外麻醉不会消除后负荷急剧增加时右心室收缩力的增加，因此并不是胸外科肺高压患者的禁忌。此外，由于在这一人群中术后并发症的风险增加，胸段硬膜外镇痛的益处还是值得肯定的。然而，必须认识到，在使用胸段硬膜外镇痛时，这些患者术后需要适当的监测，可能需要正性肌力药物和（或）血管升压药进行血流动力学支持。

椎旁阻滞是胸段硬膜外镇痛和静脉自控镇痛用于开胸手术后疼痛控制的替代选择。与胸段硬膜外麻醉相比，椎旁阻滞具有一定优势，特别是椎旁阻滞不抑制对侧交感神经链，对血流动力学影响轻微。在接受开胸手术的患者中，椎旁阻滞已被证明可提供与胸段硬膜外类似的镇痛效果，并可减少低血压、术后恶心呕吐、瘙痒和尿潴留的发生。然而，关于椎旁阻滞对心功能的影响或在肺动脉高压患者中应用的文献有限。因此，椎旁阻滞是胸段硬膜外阻滞用于开胸术后疼痛管理的一种替代选择，对于肺切除合并肺高压患者的效果还需要更多的研究。

单肺通气的管理

胸外科单肺通气（OLV）与肺动脉高压的管理目标直接冲突。避免缺氧、高碳酸血症和气道压力升高对于最小化肺血管阻力很重要。在 OLV 早期，由于潮气量的改变（导致气道压力升高）和肺血流从双肺流向单肺，导致肺动脉压急剧升高。低通气和肺血分流会进一步加重这种情况，产生不良的高碳酸血症和低氧血症，特别是在原有肺动脉高压患者中影响更大（图 34.2）。胸外科 OLV 的管理在本书的其他章节有所讨论，同样的原则也适用于肺高压患者，但有几个关键区别。目前在 OLV 期间推荐使用肺保护通气策略，潮气量设定为 4~6ml/

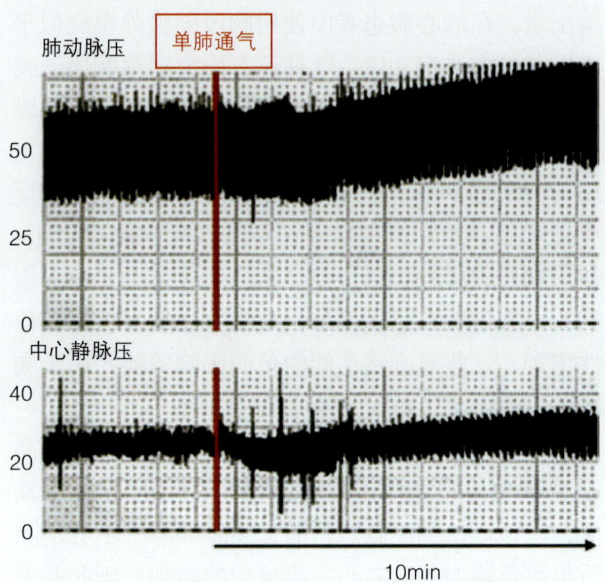

图 34.2　单肺通气（OLV）对肺高压患者肺动脉压（PAP）和中心静脉压（CVP）的影响（转载自 Mc Glothlin 等）

kg 预测体重，建议应用 5~10cmH_2O 的呼气末正压（PEEP），并将吸气峰值压力维持在低于 30cmH_2O。适当的吸入氧分数（FiO_2）尚存争议，因为较高的 FiO_2 已被证明会促进肺不张的形成导致低氧血症。因此建议在 OLV 期间控制 FiO_2<1.0。然而，氧气是一种有效的肺血管扩张药，特别是在肺高压患者中（无论基础诊断如何）。在这些患者中，建议 OLV 开始时保持较高的 FiO_2，并根据肺动脉压和动脉血气仔细滴定。同样，动脉二氧化碳分压（$PaCO_2$）的管理也非常重要，在 OLV 期间提倡轻度低碳酸血症（$PaCO_2$<30~35mmHg），因为碱中毒已被证明会扩张肺血管。在处理 OLV 和 OLV 期间缺氧的过程中使用肺复张手法也很常见，但也存在低血压导致血流动力学不稳定的风险，并有可能导致肺动脉高压的急性恶化。人体研究和动物研究已经证明在肺高压患者手法复张的显著益处，应用 30cmH_2O 维持 FiO_2 持续 1min，然后调整 PEEP，对慢性血栓栓塞性肺动脉高压患者可改善氧合，对血流动力学影响不大。

OLV 期间肺血管阻力增高和缺氧通常是难以避免的，但需要立即关注和处理。如前所述，iNO 是一种有效的选择性肺血管扩张药，已被证明可以改善接受肺切除术的原有肺动脉高压患者的肺动脉高压和缺氧。对于严重肺高压患者，应在开始 OLV 的同时给予 iNO，以限制肺动脉压的升高，改善通气 - 血流灌注匹配。

在肺动脉高压 OLV 模型中，前列腺素也被证明是有效的肺血管扩张药。给药途径是前列腺素和 iNO 的重要区别，前列腺素有静脉给药（环前列烯醇）和吸入给药（依洛前列素）两种形式。伊洛前列素的肺选择性，使得其既可以扩张肺血管，又不会导致严重的全身性低血压，可以用于 OLV 期间。重要的是，除了肺血管扩张，吸入前列腺素还可以改善 OLV 期间的氧合。此外，iNO 和前列腺素的结合在肺动脉高压动物模型中效果相加；然而，在 OLV 期间还没有对此进行研究。

对于已经接受全身给药肺动脉高压治疗（静脉或皮下）稳定的患者，应认识到麻醉下体循环低血压恶化和 OLV 期间缺氧性肺血管收缩机制可能受损。因此，术前应与肺动脉高压专科医生一起制定这些药物的术中管理计划。幸运的是，这些药物半衰期相对较短，可以在启动 OLV 之前仔细滴定。在这些患者中，建议在开始 OLV 之前使用吸入性肺血管扩张药，并安全滴定静脉用药（图 34.3）。

术中液体管理

多年来，大手术（包括胸部手术）的术中液体管理一直备受争议。文献表明，术中液体过多与围术期急性肺损伤和 ARDS 的发生率增高有关。容量超负荷联合机械通气会造成肺内皮细胞损伤和炎症，导致肺水肿。此外，胸科手术 OLV 动物模型表明，与双肺通气相比，OLV 增加了急性肺损伤的可能性。此外，在肺切除期间，术中过量输液［>6ml/（kg·h）］可增加肺部并发症，如肺不张和肺炎的风险。

避免或减少肺部并发症对于肺高压患者的围术期处理很重要，因为急性肺损伤、肺炎和肺不张都会使本已虚弱的患者变得更差。此外，在存在右心室功能不全和高右心室后负荷的情况下，优化液体管理对于维持适当的右心室前负荷至关重要。过量输液会导致右心室过度扩张、最终衰竭，而输液不足会影响心输出量和血流动力学。这些患者的液体管理通常是微妙的平衡。

尽管胸科手术患者过量输液是有害的，但对这些患者的输液管理仍有许多未知和不确定因素，包括正确的液体类型，以及在胸部手术中要达到的理想液体平衡。目前对术中液体管理的建议是采用目标导向的方法，根据特定的心血管参数（包括每搏量、心输出量、液体反应性或基于 TEE 的指导）对输注液体进行个体化和滴定。

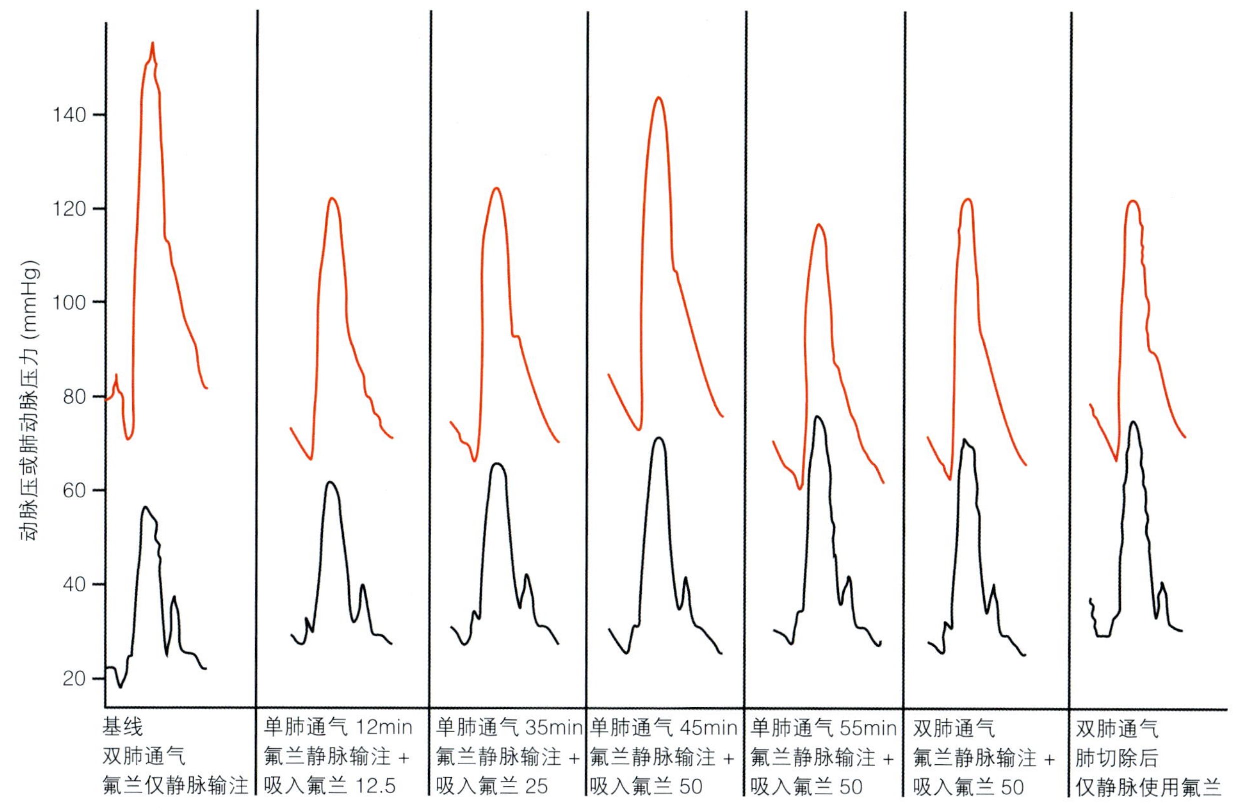

图 34.3　肺高压患者在肺叶切除术中动脉压和肺动脉压力的描记。术前接受静脉注射氟兰（依前列醇）的既往肺高压患者在肺叶切除术中动脉压和肺动脉（PA）压力的同步描记。随着双肺通气（DLV）转为单肺通气（OLV），减少静脉注射氟兰的药量，并开始吸入氟兰，以最大限度地扩张通气肺的肺血管，并尽量减轻静脉使用氟兰对缺氧性肺血管收缩的有害影响。在肺切除后和恢复术前氟兰药量后，PA 压力相对于基线仍然升高

体外循环在肺切除术中的应用（另见第 27 章）

体外循环特别是体外膜肺氧合（ECMO），在各种临床情况包括 ARDS、心力衰竭和移植中的使用越来越多。文献中已经描述了体外循环支持，如 ECMO 或完全体外循环在肺切除手术中的使用，主要用于有严重心肺损害的大肿块或需要气管或隆突切除的手术。在肺高压患者中，使用 V-A ECMO 可以在不增加肺动脉压的情况下实现最佳的气体交换，维持心输出量和冠脉灌注。体外循环目前仅在一些医疗中心的胸外科使用，在使用过程中需要抗凝，增加了出血的风险。目前还缺乏 ECMO 在肺高压患者行肺切除术中的应用的报道，这种替代治疗需要进一步研究。

术后处理

严重肺高压患者行肺切除术术后，往往需要进入加强监护病房。由于严重的心肺功能损害和术后并发症风险的增加，肺高压患者需要一个由熟练和有经验的医护人员参与、能够进行频繁监测（如果无法连续监测）的术后环境。通常，这些患者需要入住重症监护病房，接受有创心血管监测（如有创血压监测、中心静脉压监测或肺动脉导管）、术后机械通气支持及血管升压药、正性肌力调节药或肺血管扩张药的药物支持。有人建议，这应该成为一种标准的护理流程，不管术中疗程如何。

在非心脏手术患者中，呼吸衰竭和右心衰竭是最常见的并发症，也是肺高压患者术后早期（少于 30d）死亡率的影响因素。在减少可能导致呼吸衰竭肺部并发症的风险方面，一些策略已被证明是有益的，包括呼吸锻炼、持续气道正压和用力肺活量测定。在上腹部和胸部手术中，使用这些策略可以将肺部并发症减少一半。呼吸锻炼和持续气道正压治疗可能并不会广泛使用，可能会对虚弱或临界性肺高压患者造成一些安全问题。用力肺活量测定是鼓励深呼吸和肺扩张的一种简单而可行的方法。如前所述，过量输液会增加术后心肺并发症的风险，术中合理的液体管理策略也应在术后继续进行。右心衰竭是肺动脉高压患者术后死亡的主要原因，一项研究指出它可导致该人群 50% 的死亡率。

右心衰竭的潜在原因很多，在术后即刻，包括肺栓塞、感染、出血/贫血、心律失常和肺动脉高压的急性恶化。在这些原因中，肺栓塞和感染应该通过适当的术中和术后措施来预防。持续出血和由此引起的贫血应该立即识别和处理，因为低血容量和贫血都会增加心肌（特别是右心室）的做功，对此耐受性很差。

术后心律失常，特别是房性快速性心律失常，在开胸手术后很常见，最常发生在术后第2天和第3天。心房颤动和扑动都与右室衰竭、临床恶化和死亡有关，需要立即处理。对于不稳定的患者，电复律是首选的治疗方法，不应延迟。就房性快速性心律失常的血流动力学稳定患者而言首选药物治疗，β受体阻滞药和钙通道阻滞药应谨慎使用，因为它们可降低心肌收缩力，产生血管舒张作用，肺高压患者对此可能耐受性差。相反，在这些情况下，可以考虑使用胺碘酮和（或）地高辛来控制心律和（或）心率。静脉注射镁是文献中推荐的另一种治疗和预防开胸手术后房性心律失常的方法，在作者所在的单位，肺切除患者通常在术中缓慢输注2.5~5g硫酸镁以预防心律失常。然而，应该小心，因为快速注射镁可能会产生明显的低血压。

肺动脉高压恶化是肺切除术后右心衰竭的另一个潜在原因，术后应密切监测。肺动脉压力恶化有多种机制，包括大量肺实质切除后右心室后负荷增加。这在全肺切除术后较为显著，但在肺次全切除术后较少见。术后也应避免导致肺血管收缩的因素，包括酸中毒、高碳酸血症、缺氧、体温过低和疼痛。术前接受肺血管扩张药治疗的患者术后应尽早恢复肺动脉高压治疗，以防止反跳性肺动脉高压。对于术中需要肺血管扩张药的患者，可能需要在术后持续一段时间并缓慢减停。口服PDE-5抑制药已被证明在患者停止iNO后防止反跳性肺动脉高压方面非常有用。

最后，术后优化疼痛管理非常重要。疼痛控制不当会加重肺动脉高压。如前所述，胸段硬膜外麻醉、椎旁阻滞和静脉使用阿片类药物都是常用的治疗方法，胸段硬膜外麻醉可能会降低肺部并发症和死亡率。最初的疼痛管理对于术后进入监护室的患者也很重要，因为所有的镇痛策略在肺动脉高压患者中都有潜在风险。具体地说，胸段硬膜外阻滞和椎旁阻滞可能会产生明显的低血压，需要血管收缩药来支持；而静脉阿片类药物可能会导致通气不足，产生高二氧化碳血症和低氧血症，需要立刻识别和处理。肺切除术后的镇痛需要在急性镇痛服务小组的指导下进行。

结论

肺动脉高压患者接受手术治疗时，在围术期面临着巨大的挑战，其并发症的发病率和死亡率很高。肺动脉高压的诊断和管理方面的改进，以及在手术室内监护和治疗手段的改进，使得这些患者在肺切除手术期间安全管理成为可能。然而，仍然存在巨大的风险，胸科麻醉医师必须对这些患者的评估和管理足够重视。了解肺动脉高压的各种病因及其药物治疗的理解，以及术中肺动脉高压的治疗策略（监测、药理学、通气等）。在单肺通气过程中，应尽可能维持右心功能，最大限度地减少肺动脉压力的增加。此外，有效的术后镇痛对这些患者非常重要。虽然肺动脉高压患者行肺切除术是可行的，但应该在有经验的医护人员和适当的术后监护中心进行。

临床病例讨论

一位68岁的女性因新近诊断为肺癌而计划接受肺切除术。患者因咳嗽和呼吸急促，在初级保健医生处做了胸部X线检查。发现右侧肺部病变。进一步检查包括CT扫描和CT引导活检显示右下叶肿块为3cm×5cm×3cm，病理证实为鳞状细胞癌。

既往史：包括40包/年的吸烟史，自从几周前确诊后戒烟。其他还包括高血压、高胆固醇血症、轻度胃食管反流病，以及髋关节和膝关节的骨关节炎。最近被诊断出癌症之前，有很长一段时间的NYHA 2~3级呼吸困难的病史。

目前她已被转介给胸科医生进行治疗，接受胸部手术，计划是行开放右肺下叶切除术。

应为该患者安排哪些术前检查？

1. 肺功能检查
   （1）FEV1占预计值的70% (ppoFEV1 50%)
   （2）FEV1/FVC<70%
   （3）DLCO占预计值的65%(ppoDLCO 46%)
2. 6min步行试验：步行400m，占预测距离80%。测试过程中出现气短，吸空气时氧饱和度低至88%。
3. 动脉血气（吸空气）：pH7.35，二氧化碳分压48，氧分压70。
4. 胸部CT表现：无明显大疱性病变，弥漫性小叶型肺气肿。右下叶病变。

5. 转移检查：无转移迹象。
6. 心电图：窦性心律。
7. TTE：左心室大小和功能正常，左室舒张功能障碍。轻度右心室增大，功能低于正常。三尖瓣轻度反流，右室收缩压为 55mmHg。没有其他明显的瓣膜病。TTE 期间血压为 140/92mmHg。
8. *V/Q* 测试：左肺灌注占优势（60%），右肺灌注（40%）。
9. 右心导管术：见下文。

上述检查揭示了几个关键信息。肺功能测试显示肺活量异常，符合中度 COPD。DLCO 也是异常的，与 COPD 的诊断一致。然而，拟行手术的术后预测值仍然可以接受。6min 步行试验提示心肺储备减少，可能需要进一步的功能测定来评估这一点。吸空气的动脉血气与慢性阻塞性肺病的基本诊断是一致的。影像和心电图都在预期参数之内。

考虑到患者具有心脏危险因素（吸烟史、高血压、高脂血症）和由于呼吸困难而导致运动能力受限（6min 步行测试受限），需要进行进一步的心脏检查（超声心动图）。无创心脏应激试验也是可行的检查。该患者 TTE 结果显示了肺动脉高压（RVSP 升高）的明确证据，并伴有肺动脉高压的继发性改变（RV 增大和收缩功能受损）。鉴于没有任何病史或检测结果提示其他诊断，肺动脉压升高的潜在原因很可能是由于慢性阻塞性肺疾病。

是否进行进一步的有创性心脏检查，特别是右心导管术，这一决定尚有争议。TTE 结果高度提示肺动脉高压，右心导管术可能不会提供额外信息影响决策。虽然不像右心导管术那样准确，但患者 TTE 检查显示肺动脉与体循环收缩压比值在 0.5 以下，这一结果比较乐观。因此，无创心脏应激试验可能是下一步需要进行的检查，观察到的任何异常都会提示进行心导管检查。

通气 - 灌注测试用于评估不同肺的肺灌注，并有助于确定术中单肺通气的耐受性。在这种情况下，左肺灌注占优势较好，因为尽管预计需要进行左肺单肺通气，但术中缺氧和肺动脉压升高的风险可能较低。但这种预测并不绝对。

你如何综合考虑上述检查提供的信息？你如何处理这个病例？

这位患者的临床表现是肺部恶性肿瘤，需要切除。她的术前检查提示中度慢性阻塞性肺疾病，运动耐力和心功能下降。此外，她的超声心动图显示了肺动脉高压的明确证据，很可能与她长期患有 COPD 有关。根据文献中关于肺高压患者围术期处理的证据，患者所有这些结果都提示其发病率和死亡率高于平均水平。

然而，最近的证据表明，肺动脉高压患者接受肺切除术（根据 TTE 诊断）并不是手术的绝对禁忌证。考虑到单肺病变的存在且无转移，患者可接受手术治疗。此外，除外肺动脉高压，她的其余检查结果尚可，可以进行手术。

因此，谨慎地进行切除是可以接受的。在入手术室之前，患者和外科医生应该有一个明确的计划和讨论，以讨论增加的风险和特定术中和术后监护的必要性。尽管采取了足够的预防和管理措施，但如果术中出现肺动脉高压，应该中止手术。

对于这一手术应该进行哪些术中监护？

常规的无创监护仪，包括 5 导联心电图、脉搏血氧饱和度、二氧化碳分压、体温以及有创和无创血压监测，都是肺切除手术所必需的。有创血压监测对肺动脉高压患者至关重要，因为它可以进行准确的实时血压监测，并便于动脉血气采样以评估氧合和通气情况。该手术推荐中心静脉入路，因为很可能需要使用血管活性药物来管理血流动力学。

考虑到需要随时及时处理肺动脉压的急性升高，术中应监测肺动脉压力。评估肺动脉压（和右心功能）最常见的选择是肺动脉导管或 TEE。如果不能同时采用两种方案，则应根据可操作性以及与患者相关的潜在风险和益处来决定采用哪种方案。

通常，PAC 很容易操作，并可连续测量肺动脉压。与有创血压监测相结合，可以很容易地确定并优化肺动脉压力与体循环压力的比值。这位患者没有 PAC 的禁忌证。然而，解释 PAC 数据可能具有挑战性。此外，PAC 不能直接监测右心室功能。应尽量避免 PA 压力的增加，如果右心功能良好尚可代偿。相反，肺动脉压力降低可能代表肺血管阻力的改善，但也能即将发生右室衰竭，需要结合其他参数如中心静脉压和体循环压力来解释。

术中 TEE 的使用正在增加，但在非心脏手术中使用仍然存在障碍。TEE 允许术中监测右室功能，因为该患者术前存在右室增大和右心功能损害，因此 TEE 具有一定益处。此外，TEE 还可以评估整体心功能。TEE 具有一定局限性，包括直接评估肺动脉压的能力有限，可以计算 RVSP，但不能连续测定。此外，右心室功能的评估需要多个 TEE 切面，这也使得及时连续监测变得困难。此外，评估侧位 TEE 切面（如开胸或 VATS 所需）可能在技术上具有挑战性。

这位患者是否应该实施硬膜外麻醉？

考虑到拟议的手术方式为 VATS 下肺切除术，因此通常不会为该患者实施硬膜外麻醉。然而，考虑到术后并发症的风险高于平均水平，可以考虑使用硬膜外阻滞（或椎旁阻滞）。与静脉自控镇痛相比，硬膜外麻醉提供了更好的镇痛效果，并且与减少肺部并发症和死亡率相关。虽然这位患者术后预测 FEV1 和 DLCO 尚可，但考虑存在的肺动脉高压，优化肺呼吸力学仍然是必要的。需要权衡硬膜外相关的潜在益处与硬膜外相关的并发症，以及继发于神经阻滞的低血压和可能的心功能障碍。

实施硬膜外麻醉的决定也应该考虑到上面讨论的风险和益处，转开胸手术的风险（需要与外科医生讨论），和患者的意愿。

应该采取什么策略来预防或管理术中肺动脉压的升高？

肺动脉压力升高应立即发现并处理。优化通气参数、血流动力学和药物干预都应该考虑。

从双肺通气过渡到单肺通气的这个时期，很多因素都会恶化肺动脉高压，特别是缺氧和高碳酸血症。对于该患者，应该使用高 FiO_2 的肺保护策略来优化左肺通气。为了最大限度地减少缺氧的风险并避免严重的高碳酸血症，OLV 开始时，FiO_2 应该保持在 1.0。潮气量为 4~6ml/kg，维持一定呼吸频率，目标是 $PaCO_2$<30~40mmHg。正常碳酸血症（或轻微低碳酸血症）是理想的；然而，过度通气（较高的潮气量或较高的呼吸频率）会产生较高的气道峰值压力，导致肺血管阻力恶化。如果没有明显的代谢性酸中毒，可以将 $PaCO_2$ 设定为保持 pH>7.2。应仔细滴定 PEEP（0~10cmH$_2$O），以将气道峰值压力维持在 30~35cmH$_2$O 以下，此患者可能不需要使用 PEEP，因为阻塞性肺疾病会有内源性 PEEP。

术中将肺动脉与体循环收缩压比值维持在基线水平也很重要，比值越高，预后越差。这可以通过增加收缩压或降低肺血管阻力来实现。去甲肾上腺素和加压素是增加全身血管阻力和维持右心室灌注和心输出量的理想加压药。如果随着 OLV 开始，体循环压力开始下降，任何一种药物都应该及早启动。如果肺动脉压明显升高，也应考虑使用肺血管扩张药。应该考虑使用 iNO 或静脉用环前列烯醇来解决这个问题。iNO 可能是首选，因为它的肺选择性意味着可以在 OLV 开始之前使用，而且不太可能产生全身血管扩张。在加入第二种药（如静脉环前列烯醇）之前，应将 iNO 滴定到最大药量 40ppm。

文献中对肺动脉绝对压或肺动脉与体循环压力比值的阈值没有明确定义，但应该考虑患者的基线比值（在本例中小于 0.5），以及右心室对肺动脉压力升高的反应。使用 PAC 连续监测 PA 压力适用于前者，而 TEE 更有利于评估后者。对于这位患者，首先考虑到她的术前基线值，尽管使用了静脉血管升压药和肺血管扩张药，肺动脉压力 / 体循环压力比值仍持续上升，超过 0.5，这是非常令人担忧的。其次，任何 PA 压力增高产生右室功能障碍的迹象（基于 TEE 或 PA 压力降低、中心静脉压升高和低血压），对血管升压药或肺血管舒张药没有反应，也值得警惕。此时，应恢复双肺通气（如果可能），并讨论是否继续手术。

手术入路对拟行肺切除术的影响也应考虑在内。在对肺高压患者的 VATS 与开胸手术的研究还缺乏证据，但两种手术方式都可成功进行肺切除。VATS 入路是有利的，因为它术后疼痛较少，但更依赖于 OLV，可能与较长的手术时间有关。对于这位患者来说，开胸手术需要良好的硬膜外镇痛，但手术暴露更好，OLV 时间较短。开胸手术视野暴露的改善也允许采用其他先进的通气技术（选择性肺叶通气，CPAP 的应用），这可能有助于改善通气。对于该患者，术前应与外科医生讨论手术入路。最初尝试 VATS 手术可能是合理的，但应设定一个阈值，如果外科医生认为转开胸手术会加快手术速度，随时应该调整。

这个患者手术后应该住在哪里？

该患者需要术后进入重症监护病房，与术中病程无关。至少应该进入加护病房；然而，如果术中需要使用血管升压药或肺血管扩张药，则该患者必须进入重症监护病房。

第九部分

复杂胸科手术

第 35 章　胸壁和膈肌手术

Peter Slinger　著
曹　晖　译　李婷婷　校

要点

- 良性胸壁畸形手术最常见的原因是美容，但在某些情况下是因为呼吸或心血管系统受到限制的缘故。
- 切除病灶后大于 5cm 的胸壁缺损将需要重建胸壁，以减少胸壁矛盾运动和气体交换障碍。
- 所有累及全层的膈肌缺损在确诊后都应修复，以防止腹部内容物疝入胸腔内引起迟发穿孔或坏死。
- 只有在出现气体交换受损症状时，才需要修复膈疝。

胸壁外科

肿瘤

胸壁良性肿瘤包括软骨瘤、骨软骨瘤、骨纤维结构不良和韧带样瘤。因为手术时通常无法确定病理，所以良性肿瘤与恶性肿瘤被同等对待，并进行广泛的切除。胸壁恶性肿瘤包括软组织肉瘤、软骨肉瘤和其他种类的肉瘤。它们被切除时距切缘至少 4cm 以上，包括病损上下各几根肋骨的范围。对于胸骨病变，需行胸骨切除并切除两侧相邻距离的肋弓。

胸壁小于 5cm 的缺损通常可一期缝合，无需重建。任何直径大于 5cm 的缺损都需用合成网状物重建。较大软组织缺损的重建可能包括背阔肌、胸大肌、腹直肌或其他肌肉和（或）网膜的皮瓣。

切除胸壁肿瘤的麻醉考虑包括肿瘤对胸腔内心血管或呼吸系统可能的侵袭或压迫作用（图 35.1）。术后疼痛和呼吸受限是巨大胸壁肿瘤切除后的主要问题。胸段硬膜外镇痛可用于术前呼吸功能处于临界值的患者。

先天性畸形

最常见的先天性胸壁畸形是漏斗胸（图 35.2）。这是由于胸骨下部和相邻肋骨形成的向后凹陷。胸

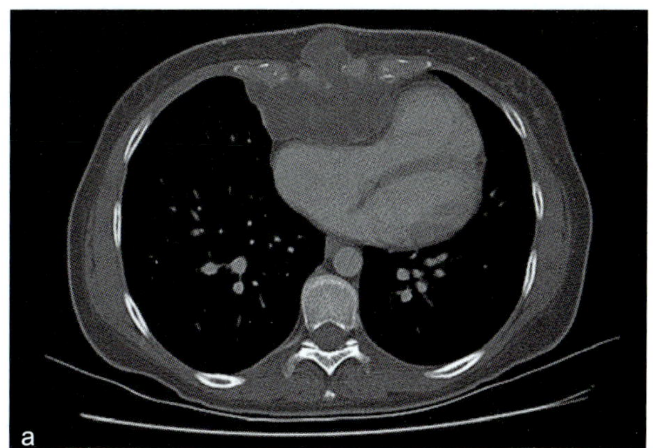

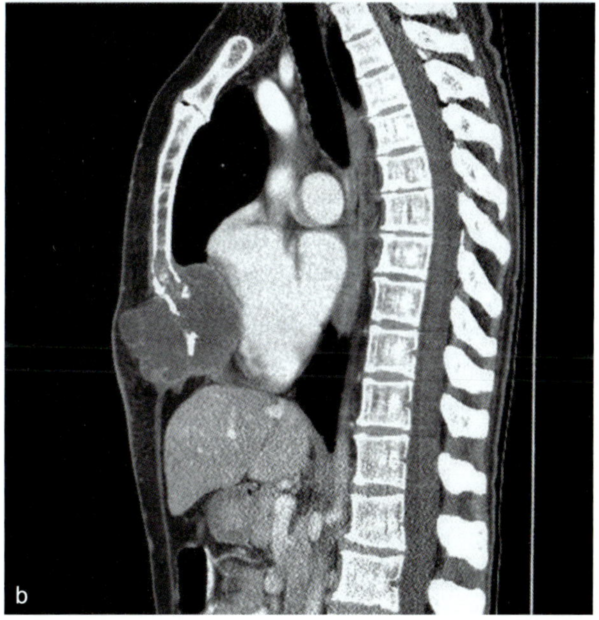

图 35.1　胸骨下段软骨肉瘤患者的横断面（a）和矢状面（b）CT 扫描图。肿瘤压迫右心室

廓指数是胸廓左右横径与前后径（胸骨后缘至脊柱前缘最短距离）的距离比，可在胸部影像学上评价胸骨畸形的严重程度。在正常人中，这一比例约为 2.5，而在漏斗胸患者中，这一比例通常超过 3.5。它可能与脊柱侧凸或马方综合征有关。肺功能测试通常表现为轻微的限制性通气功能障碍；然而，修复后这种情况并没有明显改善。但是，畸形的修复

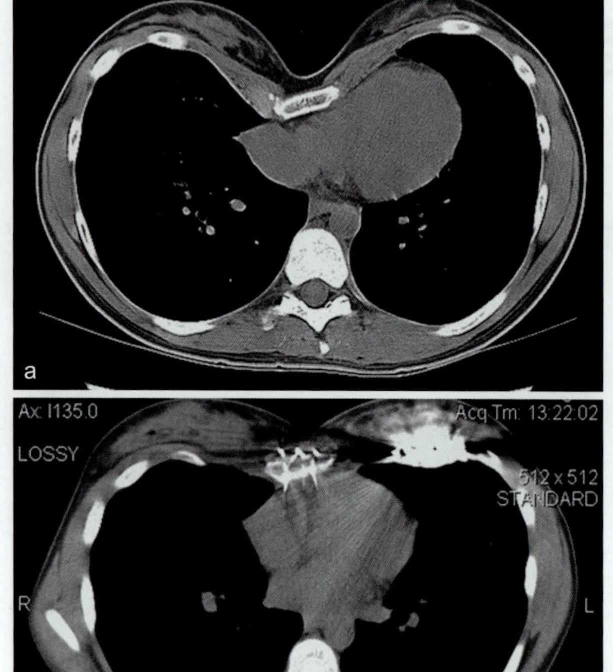

图 35.2 漏斗胸患者的横断面 CT 扫描。a. 手术前，胸骨压迫右心室。b. 手术后，可以看到胸骨和部分胸骨与左胸肋骨相连的内固定

确实提高了运动能力，其次是心输出量和每搏量的改善。

有几种不同的手术方法用于矫正漏斗胸。大多数开放手术包括切除畸形部位的肋软骨、胸骨切除、内固定术等（图 35.3）。在儿童和青少年中，也可以选择微创手术，插入 Nuss 矫形钢板提升胸骨。

其他一些不太常见的先天性胸部畸形，如鸡胸和 Poland 综合征，也可以进行手术。漏斗胸和其他畸形的麻醉考虑与胸壁肿瘤切除的麻醉基本相同。

胸廓出口综合征

胸廓出口综合征是指胸部入口处的锁骨下血管和（或）臂丛受到压迫。它可能与颈部肋骨的存在有关，也可能与之无关。血管或神经压迫主要是第一肋造成的。患者可出现一系列各种外周神经或血管受压症状，包括体位性疼痛和感觉异常，通常发生在手和手臂内侧 C_8~T_1 的神经分布范围。确诊可能需要神经传导检查或血管造影。基础治疗是保守物理疗法。在难治性病例中，可能需要切除第一肋和（或）颈肋。手术是通过胸外入路进行的，麻醉方面的考虑与其他类型的头颈部手术类似。

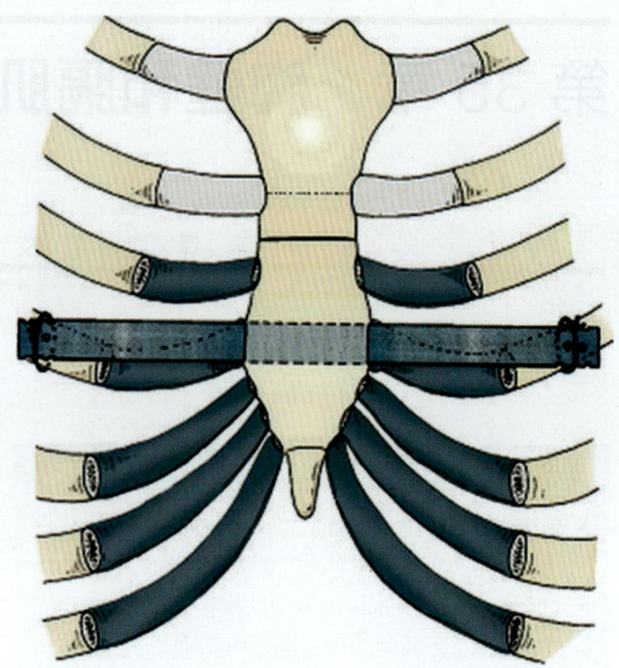

图 35.3 漏斗胸开放手术中胸骨下部后方放置的胸骨矫治钢板

膈肌手术

膈疝

婴儿先天性膈疝的修复将在第 50 章讨论。成人也可以因先天性或后天性因素产生膈肌缺损。成人先天性膈肌畸形可在胸部影像上偶然诊断，也可因胃肠道内容物凸入胸腔内而引起各种压迫症状。腹部内容物进入胸部最常见的部位是通过食管裂孔（图 35.4）。其他部位还包括 Bochdalek 孔（通常在左侧）和 Morgagni 孔（通常在右侧，图 35.5）。后天性膈疝可能是由突然的严重钝性腹部创伤引起的。膈疝症状可能出现得较晚，甚至在最初创伤之后很长一段时间才出现。所有的膈疝在诊断后都应予以修补，因为疝内容物在胸腔内有可能发生绞窄性肠穿孔。修复最常见的方式是开腹或腹腔镜手术。对食管裂孔疝的麻醉关注与其他类型的良性食管疾病相似（第 38 章），如诱导时误吸的风险增加。

膈肌抬高

膈肌的抬高是由于部分肌肉系统发育不完全而使横膈肌的一部分抬高。鉴别诊断是膈肌瘫痪。必须排除肺癌等膈神经麻痹的原因。大多数成人患者都是采用保守治疗，但严重的呼吸困难或端坐呼吸可能是手术的适应证。外科修复是通过折叠横膈的受累部分来完成的，可以使用微创手术来完成（图 35.6）。

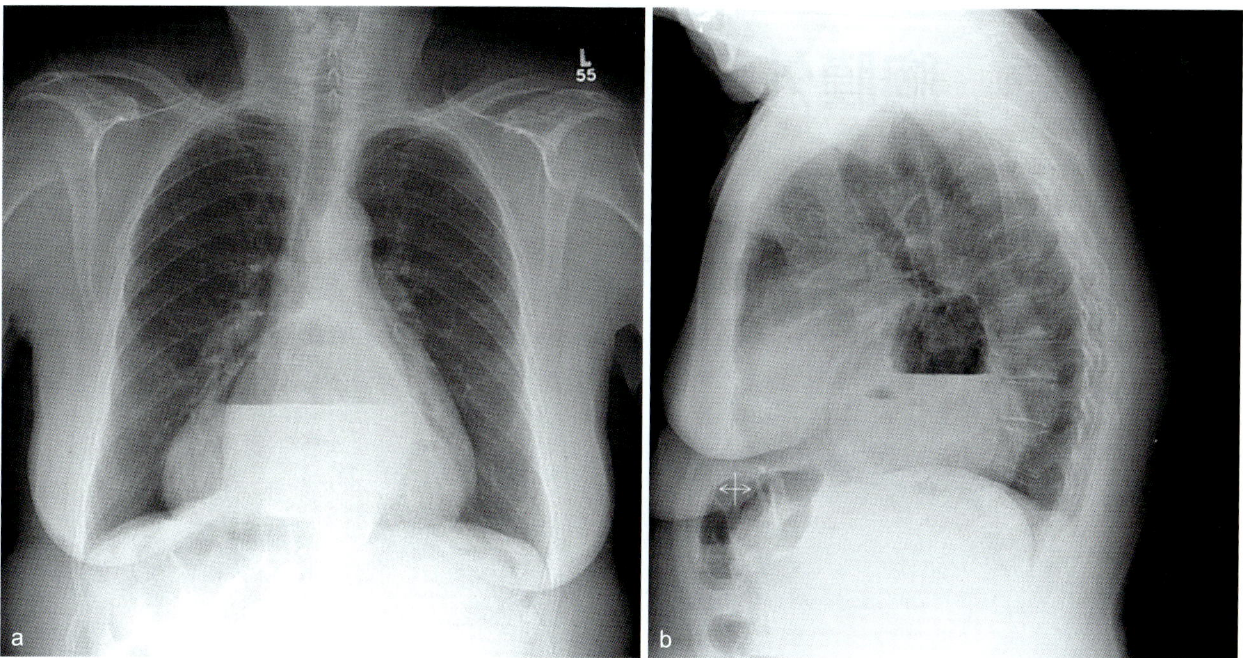

图 35.4　前后位（a）与侧位（b）胸腔内胃通过膈肌食管裂孔突出的患者的胸片。可以看到麻醉诱导期间胃内容物吸入的风险

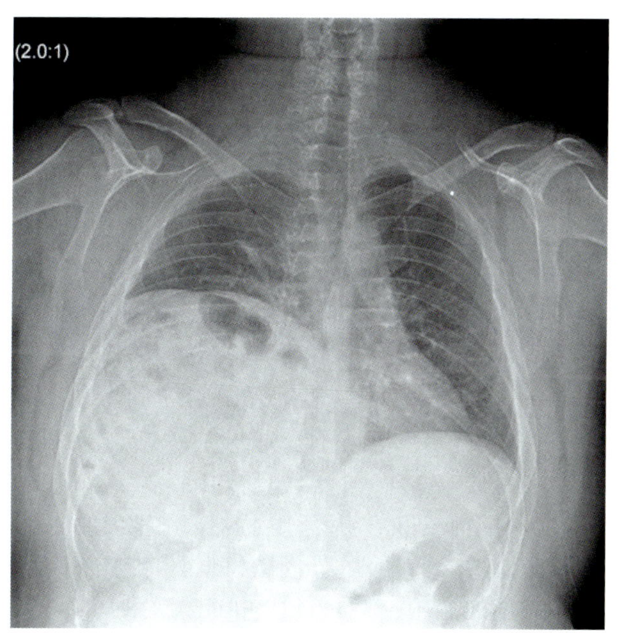

图 35.5　成人经 Morgagni 孔入右胸行肠疝修补术的胸部 X 线片

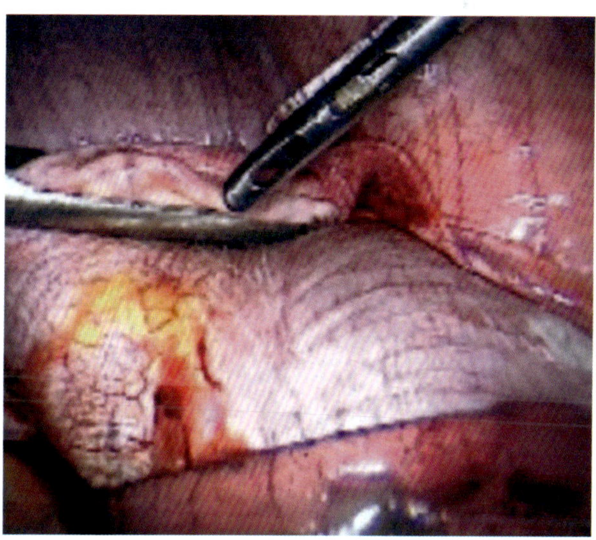

图 35.6　单肺通气时胸腔镜膈肌折叠术

第 36 章 胸膜外全肺切除术

Ju-Mei Ng 著
刘志云 译 苗 青 校

要点

- 胸膜全肺切除术（extrapleural pneumonectomy, EPP）是对预期寿命有限的患者进行的一项具有挑战性的外科手术。麻醉管理可通过控制术中生理紊乱、减轻术后疼痛、早期识别相关的术后并发症来进行早期干预，从而改善围术期的发病率和死亡率。
- 除全肺切除术的标准麻醉管理问题外，还有许多重要的“EPP 特有”的麻醉问题。包括因失血量更多，需要对血容量和血制品进行更精细的管理，手术损伤对静脉回流影响更严重，心律失常发生率更高，以及与心包开窗及其补片修补相关的血流动力学不稳定因素。
- EPP 期间低血压的常见原因包括肿瘤或手术操作对心脏或大血管的压迫，失血和（或）液体复苏不足，以及胸段硬膜外阻滞引起的交感神经阻滞。
- 无论 EPP 或全肺切除术，目前还缺乏单一的最佳麻醉方案。为了在手术结束时早期拔管优先考虑使用短效的吸入和静脉麻醉药，并减少静脉阿片类药物的使用，胸段硬膜外镇痛广泛应用于术中，可提供镇痛而不抑制感觉或呼吸驱动力。
- 由于 EPP 术中预计失血较多，可能出现血流动力学不稳定，同时要考虑到化疗药物的肾毒性，以及急性肺损伤加重的可能性。另外，围术期的液体管理仍然是一个挑战。

引言

胸膜全肺切除术（EPP）是一项具有挑战性的外科手术，包括肺、壁层和脏层胸膜、心包和膈肌的全部切除。最初用于治疗结核性脓胸，目前通常用于恶性胸膜间皮瘤（malignant pleural mesothelioma, MPM）的局部控制。它也可用于累及胸膜腔的恶性肿瘤或感染，包括胸腺瘤和非小细胞肺癌(NSCLC)。尽管最近的系统回顾显示该类手术围术期死亡率在 0~11.8%，与 20 世纪 70 年代报道的 31% 相比显著降低，但这类手术术后严重并发症发生率仍然很高（12.5%~48%），手术量较大的医疗单位，MPM 手术的死亡率和发病率明显降低。目前，许多人认为 MPM 的综合治疗中 EPP 和保留肺的胸膜切除术（pleurectomy/decortication, P/D）起着关键作用。本章将讨论重要的“EPP 特有”麻醉问题，包括术中胸腔内热灌注化学疗法（intraoperative intracavitary hyperthermic chemotherapy, IOHC），该方法已在一些中心应用，以更好地控制 MPM 中的局灶性病变。

恶性胸膜间皮瘤和恶性肿瘤的胸膜播散

MPM 起源于胸壁的胸膜表面、肺、心包或膈肌，容易局部扩散或复发，通常在确诊 1 年内死亡。已经确定的病因与石棉接触相关，但是并非所有的间皮瘤患者都有石棉接触的病史，因此还存在其他病因。据估计，美国每年间皮瘤的发病率约 3300 例。在 2000 年左右达到顶峰，现在由于控制石棉暴露而呈下降趋势。然而没有任何一种治疗方式被证明可以显著提高 12 个月以上的中位生存率。EPP 可以最大限度地切除癌组织，但仍然会出现局部复发。近来据报道，在胸腺瘤、肉瘤和非小细胞肺癌这些局部晚期疾病中，将 P/D 或 EPP 的手术切除与化学疗法、放射疗法或光动力疗法相结合的多模式治疗方法在改善存活率方面取得了显著的成功。在Ⅳa 期胸腺瘤或Ⅳ期 NSCLC［EPP 结合诱导化疗和（或）辅助放疗］，5 年生存率分别为 53%~78% 和 24%~55%。但是报道病例很少，主要是一些小样本的研究。除 IOHC 以外，这些多模式疗法通常不会对 EPP 的麻醉管理产生很大影响。

术中胸腔内热灌注化疗

术中应用化学疗法 IOHC（通常为顺铂）以解决关胸前胸腔内残留的微小病灶，对麻醉管理有重要意义。胸腔内化疗直接针对复发部位（包括腹部），且剂量要高于全身可耐受的剂量。加热化疗药可增加细胞的通透性和代谢活性，从而增强其消灭肿瘤的作用。

外科手术注意事项

EPP 技术包括几个基本步骤：

1. 切开并暴露顶层胸膜，扩大后外侧切口并切除第 6 根肋骨是最常见的方法。
2. 胸膜外分离，将肿瘤与胸壁分离。
3. 游离肺门结构，完整切除肺、胸膜、心包和膈肌，从前侧开始钝性和锐性联合剥离胸膜，并推进至胸顶以上，使肿瘤从后纵隔和上纵隔向下移动（图 36.1）。
   - 请注意在前方和顶端剥离时损伤内乳血管 / 移植物和锁骨下血管，以及对上纵隔的奇静脉和上腔静脉造成的牵引损伤。
   - 此外，在左 EPP 中，肋间动脉，胸导管和喉返神经容易受到损伤。
   - 然后进行后路解剖，并将食道从肿瘤中剥离出来。环行切开膈肌（图 36.2），钝性地与下层腹膜分离（图 36.3），打开心包。
   - 在游离膈肌中部时，可能损伤或撕裂下腔静脉。
   - 解剖分离出肺动脉和肺静脉，在心包外或心包内离断。在将主支气管解剖离断后，用光纤支气管镜观察支气管吻合端，以确保支气管残端较短。胸腔内多处血管渗血，可通过填塞来暂时止血，直到取出标本后再止血。

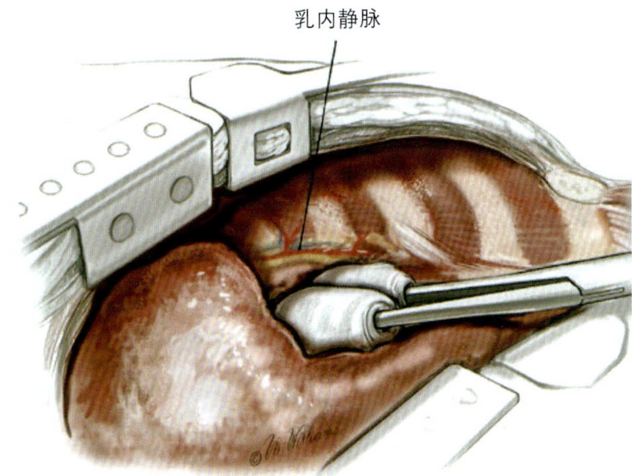

图 36.1　钝顶壁解剖与乳腺内部血管的识别

4. 根治性淋巴结清扫术
   进行根治性纵隔淋巴结清扫术，检查支气管残端。然后分别用温盐水或蒸馏水冲洗胸腔（冲洗阶段），以低渗透压方式溶解残留的肿瘤细胞。
5. IOHC5 的选择性给药。
6. 膈肌和心包的重建（图 36.4）。

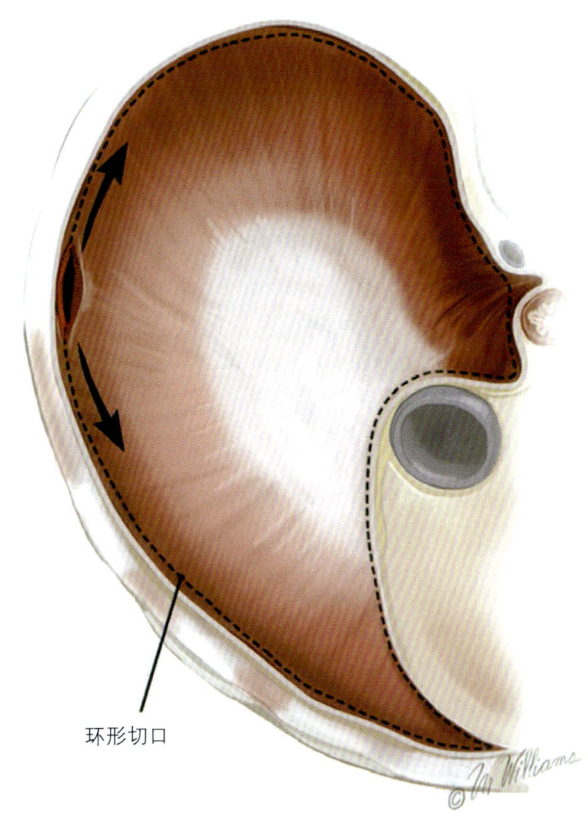

图 36.2　隔膜沿四周方向切开

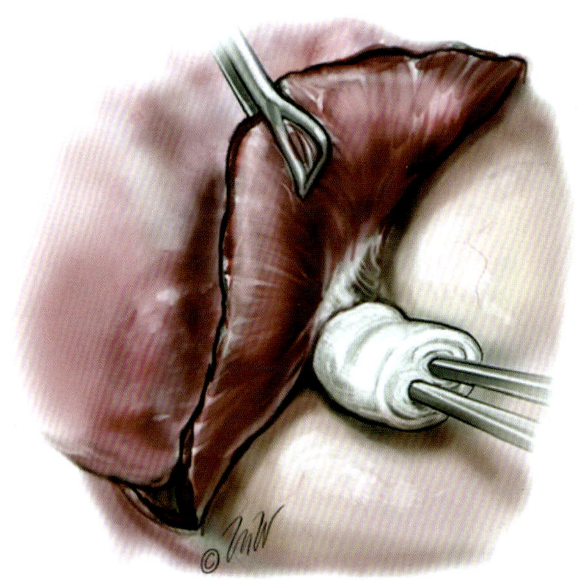

图 36.3　隔膜从下面的腹膜钝性切开

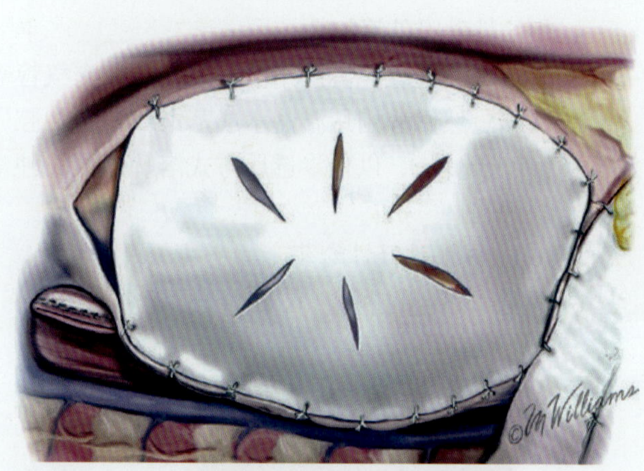

图 36.4 膈肌和窗状心包修补术可预防疝气

最后一步是膈肌和心包的重建使用诸如 Gore-Tex DualMesh（W.L.Gore and Associates, Inc., Flagstaff, Arizona）之类的假体。这些补片可防止之后的腹部内容物和心脏疝入空的胸腔。

IOHC 技术

在肿瘤切除和止血后，将两根灌注管（流入和流出）放置在开放的胸腔内。化疗透析液维持在 42℃通过泵循环 60min。调节灌注液的容积以保证其充满半胸腔，从而最大限度地增加残留的肿瘤细胞和局部高浓度的顺铂之间的接触表面积。在化疗前或后进行的，静脉给予细胞保护剂，具体取决于所使用的药物（表 36.1）；选择合适的时机，最大限度地提高化疗药物作用的同时保护肾功能。硫代硫酸钠与血液中的顺铂共价结合并使其失活。阿米福汀（注射用氨磷汀）（Ethyol, Alza Pharmaceuticals, USA）也可以使用，其对正常细胞有 100 倍的优先摄取能力并摄取细胞内自由基，但服用氨磷汀可能会引起低血压。

患者选择

表 36.2 列出的最有利生存统计数据的一般排除标准，对于降低风险至关重要。预测术后用力呼气量在（predicted postoperative forced expiratory volume in 1s, ppoFEV1）小于 0.8L 的患者被推荐行是 P/D，而不是 EPP。

术前准备

了解心肺储备，肿瘤的解剖范围和影响以及共存的疾病状态，麻醉医生可以制定包括有创的监测在内的麻醉管理和计划，预先有效地应对可能面临的问题。如果计划进行 IOHC，肾保护策略应从术前开始补液和停用非甾体类抗炎药开始（表 36.1）。

表 36.1 术中胸腔内热灌注化疗加顺铂对 EPP 的肾脏保护策略

术前入院进行静脉补液
服用非甾体类抗炎药的治疗时间为 7d
静脉注射氨磷汀（IOHC 之前 30min）进行第一次给药，2h 后第二次给药（910mg/m^2 和 500mg/m^2）
IOHC 后静脉注射硫代硫酸钠（4g/m^2 推注），在 6h 内达到 12g/m^2
IOHC 术中、术后开放静脉补液，避免全身性低血压
碱化尿液（$NaHCO_3$ 45mEq/h × 2h，22.5mEq/h）

表 36.2 推荐的 EPP 排除标准

Karnofsky 评分 <70%
肌酐异常
肝功能检查异常
CT，MRI，超声心动图无法切除的证据
$PaCO_2$>45mmHg
PaO_2<65mmHg
左室射血分数 <45%
预测的术后 FEV1<1L[a]

Karnofsky 评分 70 – 自我照顾：无法进行正常活动或主动工作。

CT. 计算机断层扫描，MRI. 磁共振成像，FEV1. 第一秒用力呼气量。

a. 建议对术后预测 FEV1<2L 的患者进行定量放射性核素通气 - 灌注扫描。

心肺风险评估

对心肺储备的评估尤其困难。传统上用来预测开胸手术的肺部并发症包括 ppoFEV1，最大耗氧量（maximal oxygen consumption, VO_{2max}）和一氧化碳弥散能力（diffusing capacity for carbon monoxide, DLCO）。术前经胸超声心动图检查是常规检查，如果有心室功能不全或肺动脉高压的证据，则分别采用心脏容量负荷和右心导管检查。病史、体格检查和超声心动图检查将反映心功能状态，但可能无法预测全肺切除术在发生体液移位的情况下的应激反应。最近 3 个月内有心肌梗死史或危及生命的心律失常的患者应考虑为 P/D 而不是 EPP。

放射学研究

胸部计算机断层扫描（CT）和磁共振成像（MRI）在评估肿瘤侵袭胸壁、椎骨、膈肌和纵隔结构方面起着重要作用。它们用于分期和（或）评估肿瘤的可切除性。麻醉建议包括在胸段安全部位放置硬膜外导管，建立有效静脉通路，估计需用血液和血液制品的数量，以及考虑在手术过程中体外循环的必要性。

麻醉注意事项

EPP 的特有问题对麻醉的影响

除全肺切除术的标准管理外，表 36.3 列出了重要的“EPP 特有”可能影响麻醉管理的相关问题。

静脉通路和监护手段

建立足够有效的静脉通路十分重要，并且手术应该常规备血。如果上腔静脉可能受到影响，则下肢静脉通路是必需性的。鼻胃管在术中有助于食管解剖定位,并在术后有助于胃减压（预防胃酸吸入）。有创监测（动脉和中心静脉管路）是常规。中心静脉通路的部位很重要，因为必须权衡在手术侧进行手术解剖时应避免在非手术侧肺引发气胸的可能性，避免锁骨下静脉损伤。

尽管肺动脉（PA）导管在手术切除肺期间有潜在的隐患，但它们可能对术后液体和右心管理有价值。经食道超声心动图（TEE）是对左右心室功能的监测更为有效和可靠，并且对于心肌缺血的监测更为敏感，尤其是在左 EPP 时，如果手术切口无法适当放置 EKG 导联线。但是，没有直接证据表明 TEE 可以改善治疗效果，而且有技术专长的成本和工具条件的限制，仅在特定情况下才有价值。

表 36.3　胸膜全肺切除术对麻醉的影响

表 36.3 胸膜全肺切除术对麻醉的影响
与全肺切除术相比，出血量显著增加
血管内容量和血液成分的更精细管理
对静脉回流的影响更大
手术破坏主要血管结构的风险更大
非手术侧肺的生理（限制性和阻塞性）更复杂多变
乳内动脉和冠状动脉破裂的可能性较高
心律失常的概率很高
冲洗阶段心电图上频繁发生的“假性缺血性”ST 改变
与心包开窗及其补片修补相关的血流动力学不稳定的可能性更大
与较大切口相关的术后疼痛和肺功能障碍

麻醉的选择

一般而言，没有单一麻醉对 EPP 或肺切除术有普遍的优越性。早期拔管的优先考虑是使用短效的吸入和静脉麻醉药物，而限制传统麻醉药物的使用。

胸段硬膜外镇痛

尽管出现被认可的开胸术后镇痛技术，但胸段硬膜外镇痛（thoracic epidural analgesia, TEA）仍然是 EPP 的首选技术。TEA 减少了围术期的肺部和心脏并发症，包括肺部感染，肺不张，心肌梗死以及开胸后室上性心动过速的发生率。TEA 被广泛用于 EPP 的术中和术后，它还可通过提供强烈的镇痛效果，而不会出现呼吸抑制或呼吸无力而便于手术结束时的早期拔管。

如果在 EPP 剥离阶段或之前进行阻滞，TEA 的交感神经作用可能会使血流动力学管理复杂化，因此通常在手术后期开始对硬膜外导管进行推注给药。最终，导管插入部位，低血压，瘙痒，恶心，阿片类药物耐受，镇静或其他副作用等的方案和输液速度遵循个体化原则。

单肺麻醉

肺隔离技术

可使用双腔气管插管（double-lumen endotracheal tube, DLT）或支气管阻塞导管实现肺隔离以便于手术暴露。对于 EPP，DLT 允许在进行交叉钳夹时快速通气或使任一侧肺塌陷，有效吸引，并实现不间断的肺隔离。我们喜欢选择左侧 DLT 用于右侧 EPP（反之亦然），保证操作的支气管管腔中没有多余的物件，并且与支气管阻塞导管相比，左侧的 DLT 在外科手术中不太容易移位。尽管右侧 DLT 的安全范围较小（由于右上叶解剖结构距隆突近），但这很少会妨碍其有效使用。当异常高的右上叶妨碍了在支气管套囊处的有效密闭性时，可以通过将阻塞管向下通过气管腔来轻松纠正。困难气道解剖的患者主要使用阻塞器进行左侧 EPP，并在吻合支气管之前将其撤出，以避免意外地纳入缝合线。

优化单肺通气（one-lung ventilation, OLV）期间氧合

“保护性通气策略”（小潮气量 5~6ml/kg，气道

峰值压力 <35cmH$_2$O，联合呼气末正压通气（positive end-expiratory pressure, PEEP）目的是减少机械性肺损伤和肺不张。可以采用手法复张策略（RM）和在患者耐受的情况下降低 FiO$_2$<1.0。

EPP 患者在侧卧位 OLV 期间通常表现出受肿瘤重量和手术操作强加的限制非手术侧肺的生理因素。肺顺应性发生较大变化，需要保持警惕，以防止高气道压（取决于通气方式）。在腔内灌洗过程中，顺铂灌注液会压迫纵隔，RM 和 PEEP 均对预防肺不张有价值。此外，在切除大肿瘤期间，很容易发生气胸，需要进行手术减压。如果胸膜缺损得不到充分的修复，IOHC 液可能会积聚在胸腔中。

尽管非手术侧有更大肺不张的倾向，术侧肺分流可能增加（由于更有力的手术操作抑制了缺氧性肺血管收缩），但 EPP 的 OLV 期间的低氧血症是不常见的。这是因为 OLV 期间氧饱和度的最佳预测指标是流向手术肺的血流量增加（> 心输出量的 55%），这种情况在 MPM 中很少见。

表 36.4 EPP 期间低血压原因

常见	肿瘤或手术压迫心脏或大血管
	失血 / 容量不足
	胸段硬膜外交感神经阻滞
不常见	空气滞留（“自动 -PEEP”）
	张力性气胸
	药物（血管扩张药 / 负性肌力调节药）
	右心功能不全 / 衰竭
	心脏疝
	心包补片移位
	关胸后纵隔移位
	心肌缺血
	心律失常
	栓塞事件
	输血反应
	药物反应

血流动力学管理

高血压

在手术解剖分离阶段应避免高血压，因为会增加胸壁静脉撕脱导致出血的风险。当取出标本，并且静脉回流入心脏突然增加时，这也可能是一个问题。

低血压

这种情况更为常见，应尽可能根据其病因治疗（表 36.4）。静脉回流减少是最常见的原因，主要是大血管解剖分离或扭转时对纵隔施加机械压力。静脉回流受阻的手术关键阶段包括诱导期、解剖分离期和终末复位期。在 IOHC 期间，当核心温度超过 38℃时，可能会发生因体温过高而导致的血管扩张。

诱导期

对于肿瘤负荷大，有大量积液或心脏或主要血管侵犯的影像学证据的患者，应特别注意预防性使用血管收缩药和谨慎地选择麻醉药诱导剂量。通常，胸段硬膜外试验剂量效应在诱导时仍处于峰值，可能增加了血管收缩药的需求。

解剖阶段

由于失血、失去知觉、肿瘤、手术牵拉和钝性分离操作，会造成不同程度的压迫导致静脉回流受阻。这种情况需要通过晶体扩容，结合血管升压药，和血液制品一起，可暂时性地纠正静脉回流受阻所致的低血压，直到标本被取出。在这一阶段，与外科医生的沟通是非常重要的，协调一致的努力是必要的，以保持血流动力学良性发展。在此阶段中，较低的血液管理阈值通常证明具有战略意义。取出标本后，静脉回流，血流动力学和呼吸顺应性应恢复正常。如果仍然持续性低血压提示血容量不足。

改变体位和紧急情况

在手术结束后恢复仰卧位时，可能会突然发生心脏疝（特别是右 EPP），大血管扭转和循环停止。此刻应立即返回到侧卧位处理方式。这通常可以改善血流动力学参数，必要时可以为再次手术做准备。

当此时仅发生中度低血压时，诊断就不那么容易了。主要的原因包括部分心脏疝（心包补片松动或部分破裂）、填塞（心包补片紧密或残留心包积液）、下腔静脉被压迫（右膈补片过紧）、血容量减少和纵隔偏移等。

静脉回流受阻是常见的原因。在离开手术室之前，如果出现对容量复苏和血管活性药反应迟钝的低血压，都应该考虑和排除静脉回流受阻的机械性因素。硬膜外大剂量推注给药可能会混淆诊断。床旁胸片有助于排除局部心脏疝或通过从胸腔引流管中抽出空气来帮助纵隔恢复中位。TEE 可能有助于诊断。

容量管理

预计 EPP 手术术中平均失血量为 0.5~1.5L。一般情况下的失血是在钝性分离顶壁胸膜和胸壁的过程中，以渐进的、持续的方式发生的，但在剥离肺门或心尖部时，可能会损伤大血管而发生灾难性大出血。需要密切监测失血程度并与外科医生保持沟通。

在 EPP 手术中未发现抗纤溶药物能对红细胞的减少有帮助。与任何肺切除术一样，术中应避免过多的晶体，因为这可能加重肺切除术后急性肺损伤的肺水肿。因此，在间歇性中度至重度失血有着显著的血流动力学波动的情况下，液体管理的平衡十分重要。出于对接受 IOHC 的患者肾毒性的考虑，则需要更多的液体扩容来实现这种平衡。

在开胸的情况下，观察中心静脉压、肺动脉压和动脉波形随呼吸的变化，可能是不可靠的指标。应密切关注手术区域（包括心脏充盈）、尿量、血气和血细胞压积结果，偶尔进行 TEE 监测具有指导意义。

肺切除术后肺水肿（postpneumonectomy pulmonary edema，PPE）

由于过度的容量复苏可能导致 PPE，因此区分低血容量血症和静脉回流障碍十分必要。全肺切除后余肺的肺水肿发生率在 2%~4%，死亡率超过 50%。EPP 的发病率可能高达 5%~8%，部分原因可能是与 EPP 相关的较大的血管床减少。很明显，在急性肺损伤时，肺毛细血管通透性增加，过度的晶体或胶体会加重水肿和低氧血症的程度。强调关注 EPP 患者输液与失血相匹配的重要性，是对全肺切除患者实施保守（限制性）液体管理的基础。

心血管系统注意事项

心律失常

EPP 后室上性心律失常（supraventricular dysrhythmias, SVD）的发生率（21%~44%）比标准肺切除术发生率高（13%~20%）。与同等硬膜外镇痛麻醉药相比，用丁哌卡因进行胸段硬膜外阻滞可减少围术期 SVD 的发生,并且越来越多的证据表明，医学上的预防措施（胺碘酮，β 受体阻滞药，镁和钙通道阻滞药）可预防一般胸外科手术后的心房颤动。尽管目前尚无足够证据为所有接受肺外科手术的患者推荐常规预防房颤的方法，但对于那些中至高危患者术前未服用 β 受体阻滞药心脏功能正常的患者，给予地尔硫䓬是合理的。

对于 EPP 来说，针对 SVD 的常规预防是不常见的，但重要的是如果正在使用 β 肾上腺素能阻滞药物应避免停用。术中心律失常通常由机械刺激引起，因此不能预测术后 SVD。除颤仪应常规连接 EKG 导联上，以便术中同步电复律。

心肌缺血

在 EPP 期间可能很难监测到心肌缺血，因为心脏位置相对于体表 EKG 导联位置的改变可能会影响它的敏感度。在左侧开胸手术中，监测 V5 导联是不切实际的。当怀疑心肌缺血时，应使用 TEE。

胸腔冲洗期可能会出现显著的 ST 段抬高。这些往往在冲洗后发生，停止后立即恢复，提示心肌缺血的表现和其他血流动力学改变无关（图 36.5），最有可能的原因是局部心肌温度改变或表面电解质改变相关的非缺血性电生理改变。除非持续存在，产生血流动力学不稳定，或者经 TEE 证实与室壁运动异常有关，否则不需要治疗。

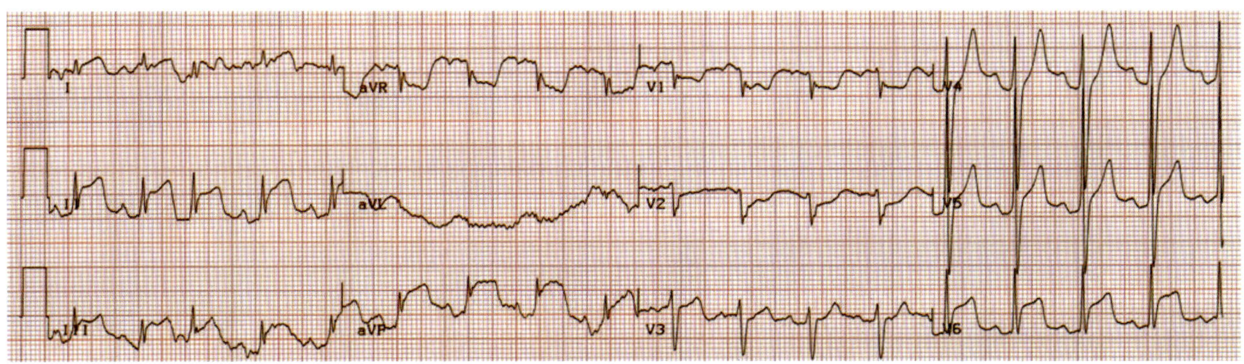

图 36.5 在取出标本（包括心包）后，用温水冲洗阶段所获得的心电图。同期 TEE 未发现整体或局部室壁运动异常。停止冲洗后心电图迅速恢复正常

围术期疼痛管理

越来越多的证据表明，含局部麻醉药和阿片类药物的 TEA 在缓解疼痛方面具有优势，在早期拔管过程中起关键作用，并能减少术后肺部并发症，并有可能降低术后开胸疼痛综合征发生率。尽管可以在 EPP 手术切口之前经硬膜外使用大剂量的局部麻醉药，但是由于血流动力学不稳定的风险，通常不建议术中持续的硬膜外阻滞。尽管如此，积极控制术后急性疼痛非常重要。

既往与间皮瘤相关的疼痛并不少见，经常会使用阿片类药物治疗。一般在治疗 1~2 周后可能会出现耐药性，这些患者在术后疼痛控制和生理戒断方面都具有挑战性。接受过慢性阿片类药物治疗的 EPP 患者通常会接受无阿片类药物的硬膜外阻滞镇静，并控制静脉阿片类药物的使用，同时尽量减少戒断症状的发生。氯胺酮可能是有用的辅助药。

术后早期注意事项

根据大多数中心的经验，患者可以在手术室中拔管。这样可以最大限度地减少因正压通气对支气管残端的压力，并避免与呼吸机相关的肺泡气压伤和感染。但在 IOHC 病例中，建议在困难或复杂的 EPP 中大量输血或输液量过大时需要谨慎。

术侧胸腔空隙的处理

除了可能引起心脏疝及其相关不良血流动力学波动（如前所述）外，从破裂的膈肌补片中快速流入液体、血液或腹腔内容物也可能损害心肺功能。在手术结束时从胸腔引流中排出空气 / 液体，使纵隔尽量处于中位。这是一个不精确的过程，到达 ICU 时应该拍胸部 X 线片以评估纵隔位置。胸腔内压力监测可以指导肺切除术后空间的间歇性排空。这样可以防止快速液体积聚，导致呼吸困难，同时避免对侧肺过度膨胀，静脉回流受损以及过度和（或）快速排空导致的低血压。

其他 EPP 特有的注意事项

- 接受 IOHC 治疗的患者在最初的 24h 内接受扩容治疗，这是肾脏保护策略的一部分（表 36.1）。
- EPP 患者标准的胸部按压无效，因为纵隔是动态的并且移动到空的半胸腔内。

结论

EPP 是一种根治性、侵袭性的手术，是胸科麻醉医师的挑战。除了用于全肺切除术的标准麻醉概念外，管理还包括对 EPP 技术，术中常见的生

表 36.5　手术关键阶段的低血压

时段	机制	管理策略
诱导	静脉回流减少 血管扩张（诱导药物，硬膜外） 肿瘤压迫 FRC 减少 正压通气	对于肿瘤较大，胸腔积液较多或有心脏或主要血管侵犯的影像学证据，应特别注意预先使用血管收缩药和选择诱导药和剂量
解剖分离	肿瘤、手术操作的牵引器和钝性分离造成的不同程度的压迫、失血、渗血	与外科医生及时沟通是非常重要的 合理使用血管升压药 适当使用血制品
体位苏醒	循环骤停 心脏嵌顿［（尤其是右侧 EPP 时），伴有 SVC 和 IVC 的扭曲移位］ 中度低血压 部分心脏嵌顿（心包补片过松或损坏） 心包压塞（心包补片过紧） 低血容量 纵隔移位 硬膜外药物剂量过大（苏醒时）	立即回到侧卧位 对液体和血管升压药反应迟缓应排除静脉回流的机械性障碍 床旁胸片有助于排除部分心脏嵌顿或纵隔移位

理性紊乱和预期并发症的理解。新兴的 MPM 多模式疗法还需要额外的麻醉管理和思考。其中之一，IOHC 的麻醉问题，是在一般 EPP 特定背景下讨论的。

临床病例讨论

一名 50 岁男性计划进行右胸膜全肺切除术。通过胸膜活检诊断间皮瘤，他已经完成了 6 个周期的化疗。无吸烟史，高血压控制良好，无其他合并症。

问题

1. 除肺切除术的常规术前评估外：

（a）如何进行专门的心脏和肺功能检查？

- 超声心动图通常用于评估心脏功能。
- 只有在病史、检查和超声心动图提示有重大心脏病时才进行运动负荷试验。
- 常规评估 FEV1，DLCO 和运动能力。
- 如果 FEV1<2L，建议进行通气 / 灌注扫描。
- 预测术后 FEV1<1L 可能阻止 EPP。

（b）影像学检查的重要性是什么？

- 手术分期和肿瘤可切除性。
- 麻醉考虑包括硬膜外导管的安全放置、静脉通路的建立、计划用血和血液制品的数量，以及评估在术中体外循环的必要性。

2. 胸膜全肺切除术与全肺切除术有何不同？请参阅表 36.3。

3. 低血压的常见原因和治疗策略是什么？（表 36.5）

4. 术中腔内热灌注化疗的应用对麻醉管理有何影响？

- 应采用肾脏保护策略（表 36.1）。
- 单肺通气期间 EPP 患者随着灌注液的增加出现的限制性呼吸困难，呼气末正压对预防肺不张尤为重要。
- 液体管理时要平衡肾脏保护和液体超负荷加重急性肺损伤的风险。

第 37 章　Pancoast 肿瘤与脊柱联合切除术

Valerie W. Rusch，Ilya Laufer，Mark Bilsky，Alexandra Lewis，David Amar　著
陈　旭　译　陆晓斐　校

要点

- Pancoast 肿瘤是非常具有挑战性的肺癌，因为其涉及臂丛神经、锁骨下血管和脊柱等重要结构。
- 通过诱导放化疗进行多模式治疗管理是目前标准的治疗方案。
- 胸外科、麻醉科和神经外科之间的术前规划至关重要，包括肺隔离技术、有创血流动力学监测、神经生理学监测以及疼痛管理计划。
- 手术入路由肿瘤的解剖位置决定，可通过后径或前径，亦可前后径联合。
- 由于涉及锁骨下动脉和静脉，术中有可能切除这些血管，因此必须提前计划好充足的血管通路和动静脉监测。
- 疼痛管理、肺灌洗、物理治疗是实现令人满意的术后康复的关键。

引言

Pancoast 肿瘤（又称肺上沟癌），因其常侵犯胸廓入口及附近的重要结构，所以是一种手术治疗极富挑战的非小细胞肺癌（NSCLC），可直接侵犯臂丛、锁骨下血管和脊柱，因此需要外科医生和麻醉医生谨慎地制定术前计划。1924 年，宾夕法尼亚大学的放射学家 Henry K. Pancoast 首次描述了这种肿瘤，并于 1932 年再次报道了这种非小细胞肺癌。在接下来的 20 年中，这类肿瘤一直被认为不能手术切除且具有致命性，直到 20 世纪 50 年代末，放疗和手术相结合给治疗带来了希望。由于 Pancoast 最早描述了与这种胸顶部肿瘤相关的一系列症状，包括肩部和手臂疼痛、Horner 综合征以及手部肌肉萎缩等，因此将其命名为 Pancoast 综合征。

Pancoast 肿瘤的解剖

了解肺上沟的解剖对于 Pancoast 肿瘤的诊断和治疗至关重要。肺沟在解剖学上与胸腔后部的肋椎沟（肋骨与脊柱的交界）所指同处，从第 1 肋向下跨越胸腔直到膈肌。肺上沟包绕了肺沟的最顶端。因此，Pancoast 肿瘤是一种生长于肋椎沟肺尖部的非小细胞肺癌，局部侵犯以下任一结构都会引起持续疼痛，包括胸壁、脊柱、肋间神经、臂丛、锁骨下血管、交感神经干和星状神经节等。Pancoast 肿瘤的典型症状与侵犯破坏的结构直接相关。例如，肩部疼痛是由于局部侵入胸壁和肋间神经造成的。沿手臂尺侧面放射到第 4、5 手指的持续疼痛是由 T_1 神经根受累所引起，手部运动无力则表明 C_8 受累。Horner 综合征是由肿瘤侵犯了位于肺上沟后方的交感神经链和星状神经节而产生的。由于一些位于肺上沟的 NSCLC 已累及锁骨下血管而不是椎旁区，NSCLC 的分类已扩大到包括所有肺上沟瘤，无论是否累及臂丛或星状神经节。位于胸顶累及第 2 肋或更低部位的非小细胞肺癌，目前不认为是 Pancoast 肿瘤，通常被称为尖端肺癌。

胸廓上口是治疗 Pancoast 肿瘤时要了解的最重要解剖区域，因为该区域包括重要的神经血管结构和肌肉骨骼组织，并且临床症状与肿瘤位置和这些结构的受累程度直接相关。肺上沟瘤的手术切除需要对这些解剖关系、切除的后果、重建的需要以及对患者的创伤风险有全面的了解。胸廓上口是胸廓上部的孔径，其边界为后侧的第 1 胸椎（T_1）、外侧的第 1 肋骨和前方的胸骨柄上缘（图 37.1）。颈根部位于胸腔上口的正上方，臂丛位于前斜角肌和中斜角肌之间的上外侧位置，高于第 1 肋骨。

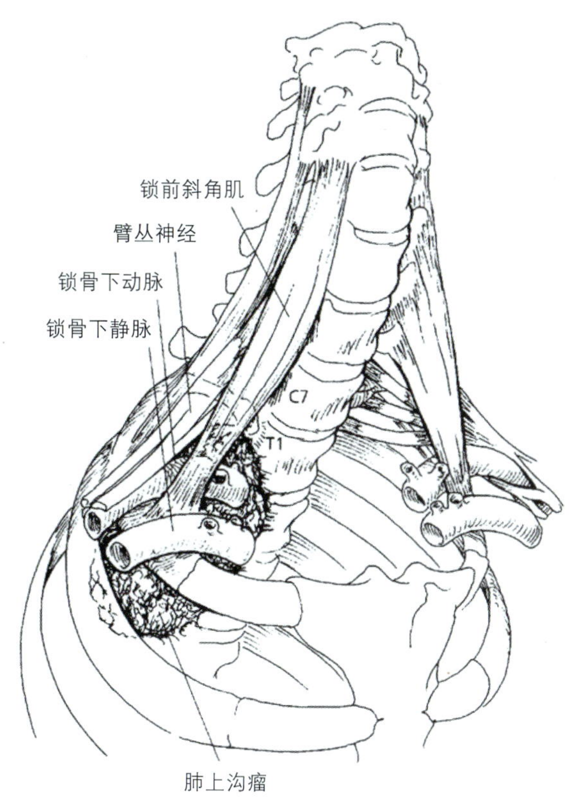

图 37.1 胸顶结构图

根据第 1 肋上的前、中斜角肌以及第 2 肋上的后斜角肌，胸廓上口被分成三个不同的间隔。前间隔位于前斜角肌的前面，包含胸锁乳突肌和舌骨肌、锁骨下静脉和颈内静脉及其分支。此部位的肿瘤倾向于侵犯第 1 肋间神经和第 1 肋骨，导致上胸壁和前胸壁疼痛（图 37.2）。中间隔位于前斜角肌和中斜角肌之间，包括锁骨下动脉、臂丛主干和位于前斜角肌前表面的膈神经（图 37.3）。位于中间隔的肿瘤可侵犯前斜角肌、膈神经、锁骨下动脉以及臂丛和中斜角肌的主干。这些肿瘤往往表现出与臂丛神经直接受压或浸润相关的体征和症状，如尺神经分布区域疼痛和感觉异常。后间隔包含臂丛神经根、星状神经节和脊柱、锁骨下动脉的后侧、椎旁交感神经链和椎旁肌肉组织。后间隔的肿瘤可侵犯横突和椎体，以及椎孔（图 37.4），并与神经肌肉病理相关，如 Horner 综合征（上睑下垂、瞳孔缩小和无汗）和臂丛神经病变（手固有肌群无力）、手指屈肌麻痹（类似“爪手”），以及手臂、前臂和手内侧感觉减弱（与 C_8 和 T_1 破坏有关）。

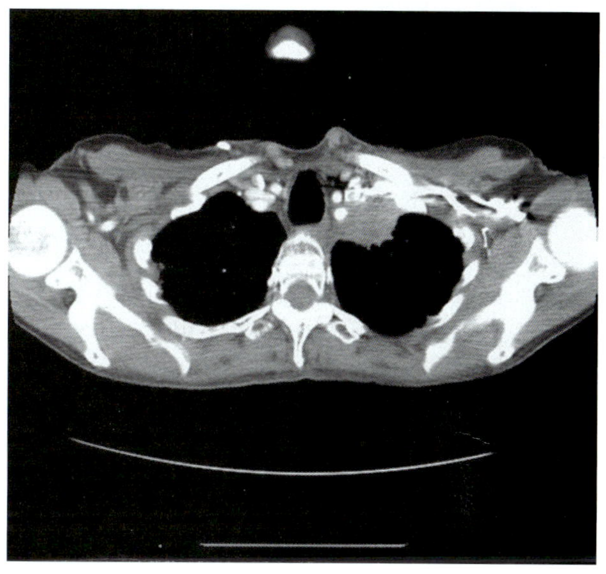

图 37.3 左侧 Pancoast 肿瘤累及锁骨下血管，需行前路“Dartevelle”切除术

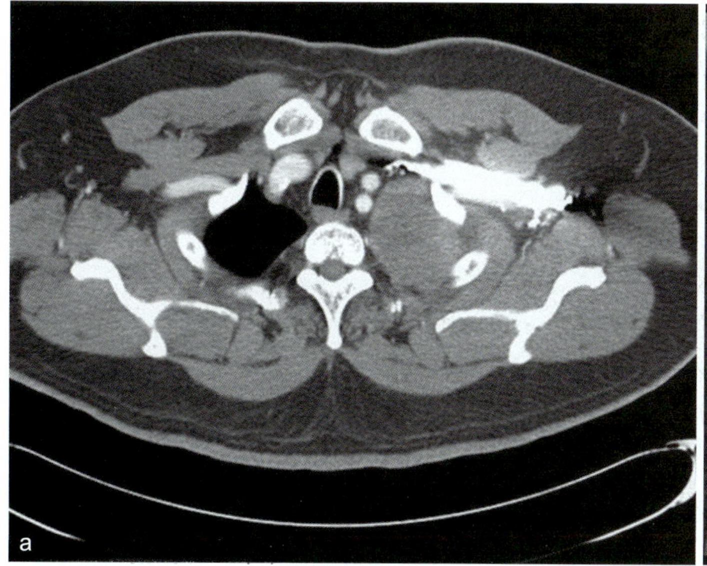

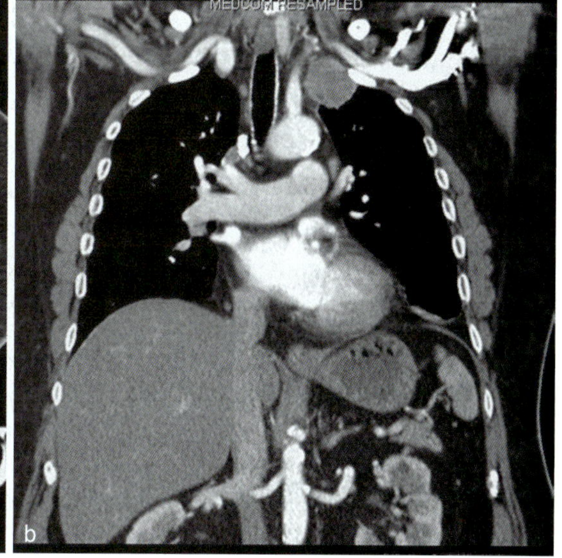

图 37.2 a. Pancoast 肿瘤，临床分期 T3，充满肺上沟但未侵犯脊柱及锁骨下血管。b. 在 CT 检查的冠状面上，肿瘤的范围也清楚地显示出来

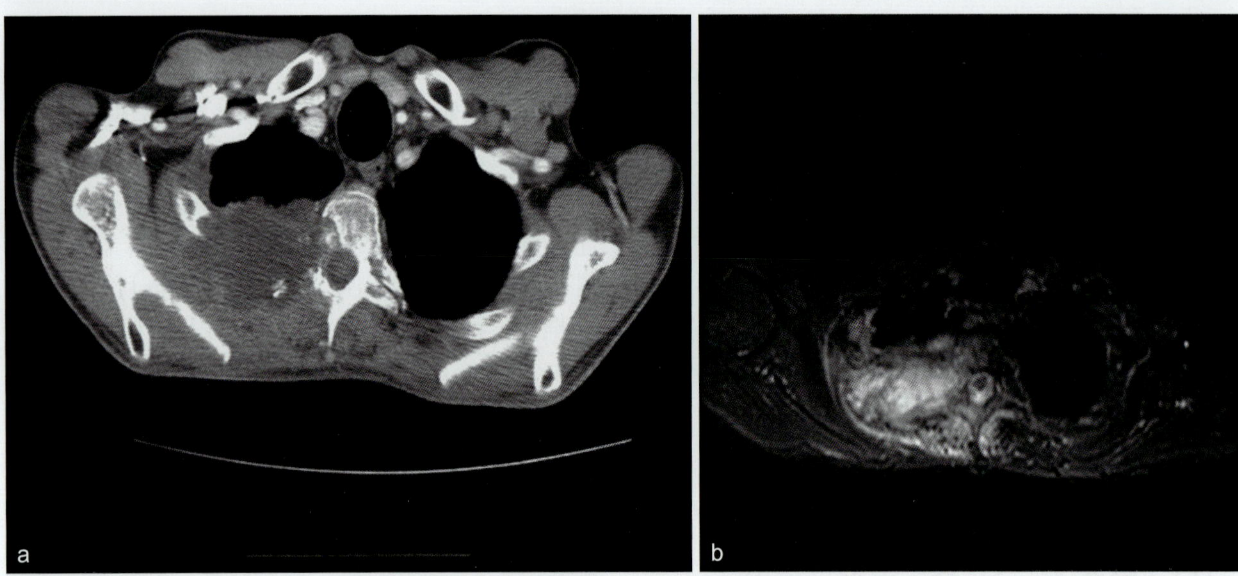

图 37.4 CT（a）和 MR（b）扫描显示右 Pancoast 肿瘤侵犯胸壁并破坏邻近椎体

初步评估

与胸部和手臂疼痛相关的肺上沟肿瘤或肿块可能是由其他病理过程引起的，包括感染性疾病，如肺结核或其他恶性肿瘤疾病包括淋巴瘤、原发性胸壁肿瘤或其他肿瘤的转移性疾病（表 37.1）。因此，在制定明确的治疗方案之前 NSCLC 的诊断必须明确。这最好通过经胸细针穿刺（FNA）或芯针活检来完成。

一旦确诊为 NSCLC，应在考虑手术切除前评估疾病的程度。对患者进行胸部和上腹部的计算机断层扫描（CT）和静脉造影，包括肾上腺、全身正电子发射断层扫描（FDG-PET）和脑磁共振成像（MRI），以排除胸外和纵隔的转移性疾病。根据定义，Pancoast 肿瘤至少是Ⅱ B 期肺癌，有 10%~20% 的患者有显著的纵隔淋巴结转移风险。由于有纵隔淋巴结受累的 Pancoast 肿瘤（N2 或 N3 期）的存活率明显低于 N0 或 N1 的肿瘤，如果 CT 和 PET 提示纵隔淋巴结病变，则应考虑通过支气管内超声（EBUS）和（或）纵隔镜进一步分期。

由于这些肿瘤独特的解剖位置，增强 MRI 的诊断成像在确定局部浸润范围和可切除性方面起着至关重要的作用。臂丛、锁骨下血管、脊柱和神经椎间孔的显示效果最好。T_1 受累和切除耐受良好；然而，切除 C_8 神经根和臂丛下干通常会导致手部功能和前臂功能的永久丧失。脊柱受累的影像学证据，或神经症状和体征提示神经根或臂丛病变，需要胸外科医生和脊柱外科医生对这些患者进行联合评估。在斯隆·凯特琳纪念医院，所有 Pancoast 肿瘤的治疗都是由胸外科医生和脊柱神经外科医生共同计划的。

表 37.1 Pancoast 综合征的病因

肿瘤源性	
肺肿瘤	原发性支气管源性癌
	腺样囊性癌
	血管外皮细胞瘤
	间皮瘤
转移性肿瘤	喉癌
	宫颈癌
	尿路上皮癌
	甲状腺癌
血液肿瘤	淋巴瘤
	浆细胞瘤
传染源性	
细菌性	葡萄球菌
	肺炎假单胞菌
	肺炎放线菌病
真菌性	曲霉菌病
	隐球菌病
	结核病
寄生性	包虫囊肿

多模式治疗

从 20 世纪 50 年代末到今天，对 Pancoast 肿瘤的治疗方法已发展成为多学科和多模式的治疗方案，包括诱导放化疗和手术切除。1956 年，Chardack 和 MacCallum 描述了通过完整切除右上叶、胸壁和神经根，然后辅以放射治疗，成功地治疗了一种 Pancoast 肿瘤，使该患者存活了 5 年。1961 年，Shaw 和他的同事报道了他们的经验，一名患者出现了 Pancoast 综合征，但在 30Gy 的放疗后症状消失，然后进行了成功的切除。这一治疗策略随后被应用于另外 18 名患者，诊疗后局部控制良好且长期存活率优于预期。Shaw 和 Paulson 基于诱导放疗和整体切除的方法，成为后来 Pancoast 肿瘤的治疗标准。在接下来的 30 年里，治疗的基本方法保持不变。这项由斯隆·凯特琳癌症中心发表的迄今为止最大规模的回顾性研究确定了不良预后因素，包括纵隔淋巴结转移、N2 期、椎体和锁骨下血管受累以及未完全切除。只有 64% 的 T3N0 患者和 39% 的 T4N0 患者实现了完全（R0）切除，局部复发最为常见。解剖性肺叶切除术比亚肺叶切除术有更好的预后，术中近距离放射治疗并不能提高总体存活率。这项回顾性研究记录了近 40 年来对可切除 Pancoast 肿瘤进行“标准”治疗的结果，并强调需要新的方法来改善局部控制和生存率。

由于联合疗法越来越多地用于其他局部晚期 NSCLC 亚群［如Ⅲ A（N2）期］，在北美一项针对 Pancoast 肿瘤的大型前瞻性多中心Ⅱ期试验（T3~4 N0~1M0 肿瘤）中，对诱导放化疗后手术切除进行了研究。共有 110 名符合条件的患者参与了这项研究，他们接受了 2 个周期的顺铂和依托泊苷化疗以及 45Gy 同步放疗的诱导治疗。病情稳定或有反应的患者随后接受开胸肿瘤切除术，随后再接受两个周期的化疗。诱导疗法耐受性良好的入选患者中，有 75% 可以继续行开胸手术。91% 的 T3 和 87% 的 T4 期肿瘤实现了 R0 切除。大约 1/3 患者没有残余的肿瘤存活，1/3 患者显微镜下有微小残留，1/3 患者病理上有明显的肿瘤残留。接受 R0 切除术的患者 5 年生存率为 53%，最常见的复发部位是远处而不是在肿瘤局部。最近的几项研究，包括日本的一项多中心前瞻性临床试验，证实了这些结果，并将诱导放化疗和手术确立为可切除 Pancoast 肿瘤的标准治疗。

手术切除方法

任何癌症手术的目标都是彻底切除肿瘤，并保持切缘阴性。对于 Pancoast 肿瘤，由于其位于胸顶的独特位置，有时累及胸廓上口，完全切除具有挑战性，切除范围通常包括肺上叶、有 / 无锁骨下血管累及的胸壁、部分脊柱和 T_1 神经根，以及或多或少的交感神经链。

后路

患者处于侧卧位，稍微向前旋转以暴露椎旁区域（图 37.5）。在第 5 肋间进行标准的后外侧开胸手术，探查胸部以确保无转移性疾病。如果肿瘤看起来是可以切除的，沿着棘突和肩胛骨边缘之间的中线将切口向上延伸到颈根部（图 37.5）。围绕肩胛骨前缘向前延伸切口至腋下也可用于增强暴露。肩胛骨用肋骨撑开器或乳房内撑开器抬起胸壁，暴露胸顶。斜角肌与第 1 和第 2 根肋骨分离，第 1 根肋骨暴露。受累的肋骨向前分开，以留出距肿瘤 4cm 的边缘。解剖沿第 1 肋骨骨膜下平面上缘由前向后进行。为了便于后路解剖，竖脊肌从胸椎游离，以便能显露肋椎沟。为了提供足够的后缘，横突和肋骨头部通常被整块切除。肋骨前分离有利于胸壁与脊柱的脱离，如有可能，应在横突切开之前进行。触诊关节间（即小关节的外侧边界）确定横突截骨术的内侧边界。截骨术通常使用弯曲的骨刀，用于横切横突和肋椎关节。然后胸壁可以横向和向前缩回，暴露肋间神经，肋间神经在分离前仔细结扎，以防止脑脊液泄漏。椎间孔附近的出血用双极电刀仔细止血。T_1 以下的胸神经根被切断后一般不会留有神经后遗症。由于 T_1 神经根为手提供运动神经支配，因此要检查是否有肿瘤侵犯，只在肿瘤侵犯的情况下才进行结扎。切断 T_1 神经根可能导致手部固有肌肉的轻度无力，但切断 C_8 神经根将导致永久性瘫痪。冰冻切片在手术中被广泛应用来确定必要的切除范围。神经根的解剖和结扎通常是胸壁与脊柱分离的最后一步。胸壁切除完成后，允许分离的胸壁落入胸腔，并以标准方式完成上肺叶切除和纵隔淋巴结清扫。胸壁重建不是必须的，除非产生的缺损大于前三根肋骨，在这种情况下，肩胛骨的角度可能疝入胸腔，导致疼痛和运动障碍。如果需要胸壁重建，在一定张力下将 2mm 厚的 Gore-Tex 补

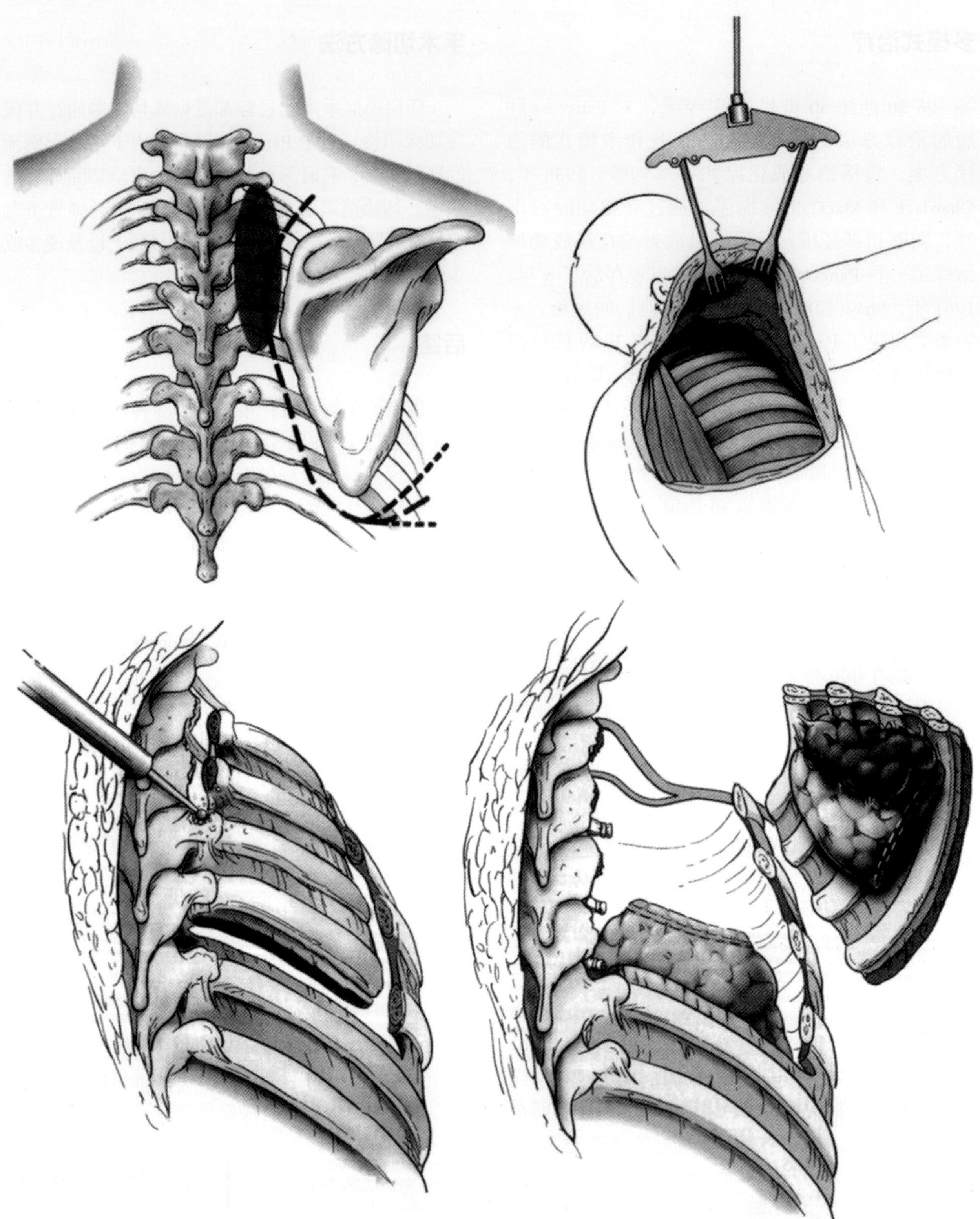

图 37.5　后外侧开胸术插图。左上：切口在棘突和肩胛骨内侧缘中间，并延伸到下缘。右上：切开菱形和提肩胛肌，用乳房自持牵开器将肩胛骨从胸壁抬起。左下：解剖椎旁肌，露出椎板和横突的交界处。钻头用于切除椎弓根远端的横突，露出神经孔。对于 C 型切除术，切除椎板、小关节和椎弓根以暴露外侧硬脑膜。右下：向前推胸壁，在神经孔远端结扎神经根。完成胸壁整体和肿瘤切除（摘自参考文献［17］，经允许使用）

片（WL Gore, Flagstaff, AZ, USA）缝合到切除边缘并固定到位。

累及椎体和硬膜外区的肿瘤

Pancoast 肿瘤侵犯椎体不一定是手术切除的禁忌证。更好的脊柱稳定器械的发展现在允许对这些肿瘤采取更积极的治疗方法。目前，累及椎体或硬膜外区域的 T4 期病变可考虑进行治疗意向的切除。在斯隆・凯特琳纪念医院的癌症中心，采用脊椎 MRI 图像，根据脊柱和神经管受累的程度，将肿瘤分为四级，A~D。A 级和 B 级肿瘤是 T3 期病变，可以完全切除 R0。A 级肿瘤仅累及椎体骨膜，B 级肿瘤仅限于肋头和远端神经孔（图 37.6）。C 级和 D 级肿瘤是 T4 期病变，不适合整体切除，但仍可完全切除。C 级肿瘤延伸至神经孔，有或无局限性的椎体受累，但有单侧硬膜外压迫。D 级肿瘤涉及脊柱、椎体和（或）椎板，有或没有硬膜外压迫。A、B 级肿瘤及部分 C 级肿瘤可经后外侧开胸入路。使用高速钻头取出受累椎体。椎体和椎弓根之间的连接处为椎体切除提供了一个重要的标志，发出接近脊髓的信号。后纵韧带被移除，并在前硬脑膜上形成一个边缘。邻近肿瘤的椎间盘间隙被摘除，以辅助脊柱固定。仅前路重建就足以切除一到两个椎体。自体髂骨嵴或非病变肋骨、同种异体腓骨、带 Steinman 钉的甲基丙烯酸甲酯或椎体切除融合器均可用于重建。前入路进入 T_1、T_2 椎体和硬膜外间隙非常有限。因此，需要在上胸椎进行任何程度的硬膜外减压的患者通常在接受前路手术的同时还接受后路手术。此外，肿瘤明显延伸到椎体，使患者面临术后机械不稳定的高风险，特别是在支撑性胸壁被移除的情况下。这类患者可以受益于长节段后外侧脊柱内固定和融合术，以避免发生衰弱畸形。

累及后部（棘突、椎板和椎弓根）的 D 级肿瘤通过前后联合入路切除。在手术的第一阶段，病人要俯卧，并做一个后正中切口。骨膜下剥离用于暴露肿瘤的平面以及肿瘤上下的几个平面，以便放置后路脊柱内固定。棘突、椎板和椎弓根的受累区域被切除。硬膜外肿瘤被从硬脑膜上剥离，并对受影响的神经根进行多平面切除。后路固定是为了保持冠状面和矢状面的稳定性（图 37.7）。如果重建上的软组织不充分，可以由整形外科医生进行肌瓣旋转，以降低皮肤破裂和脊柱器械感染的风险。一旦完成后方切除和重建，关闭切口，患者转向外侧卧位，进行后外侧开胸手术，完成肺和胸壁切除。开胸和正中切口的接近以及方向平行给伤口愈合带来了一个具有挑战性的环境，建议降低整形外科会诊的门槛。

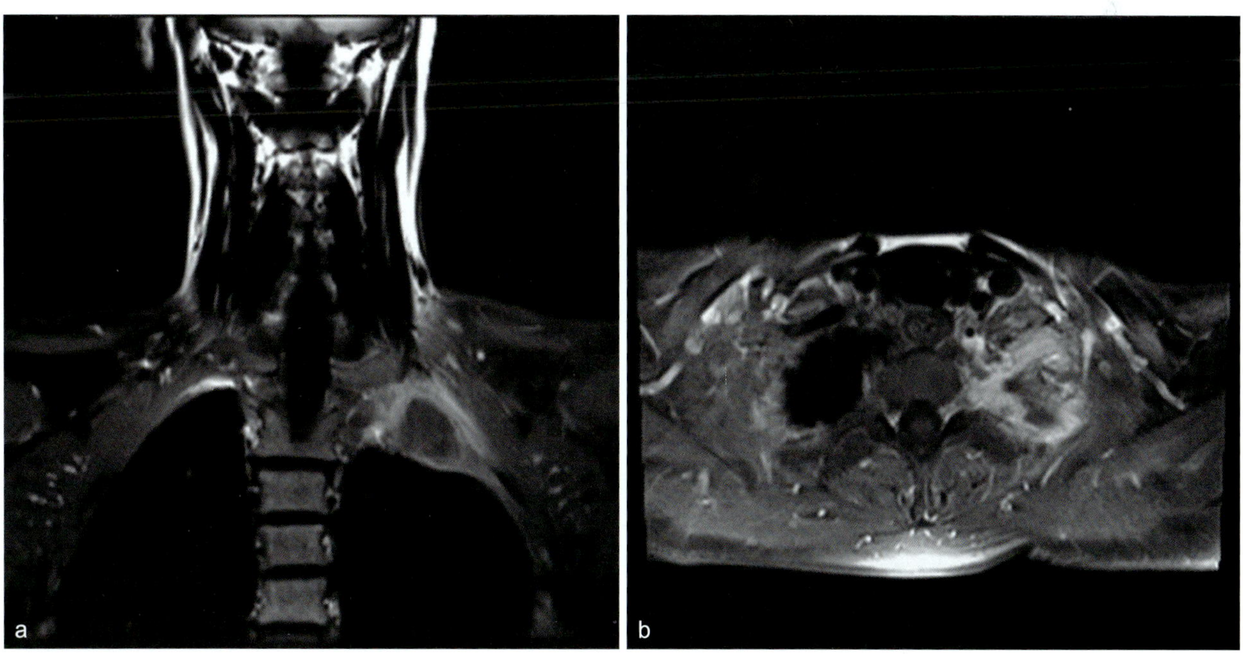

图 37.6 B 型肿瘤（a），侵犯肋头和神经孔（b）。患者经后路开胸行 R0 切除

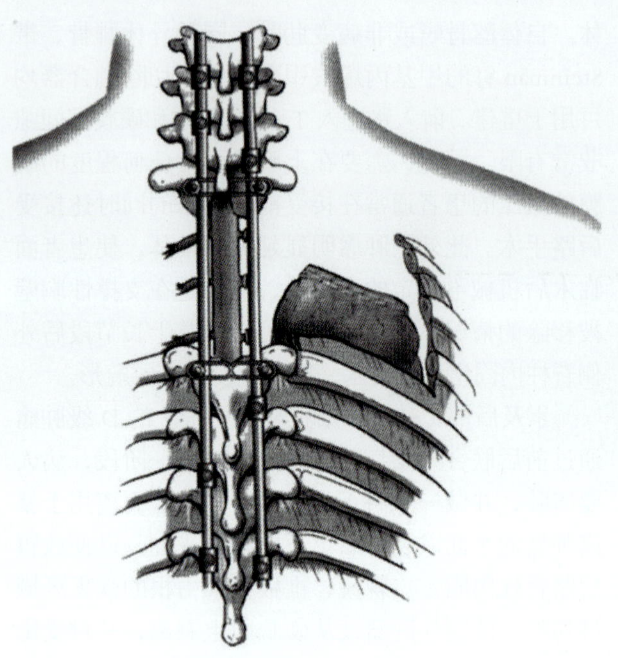

图 37.7　经椎弓根后外侧路 D 级肿瘤切除 + 后路双侧椎体节段固定术（摘自参考文献［17］，经允许使用）

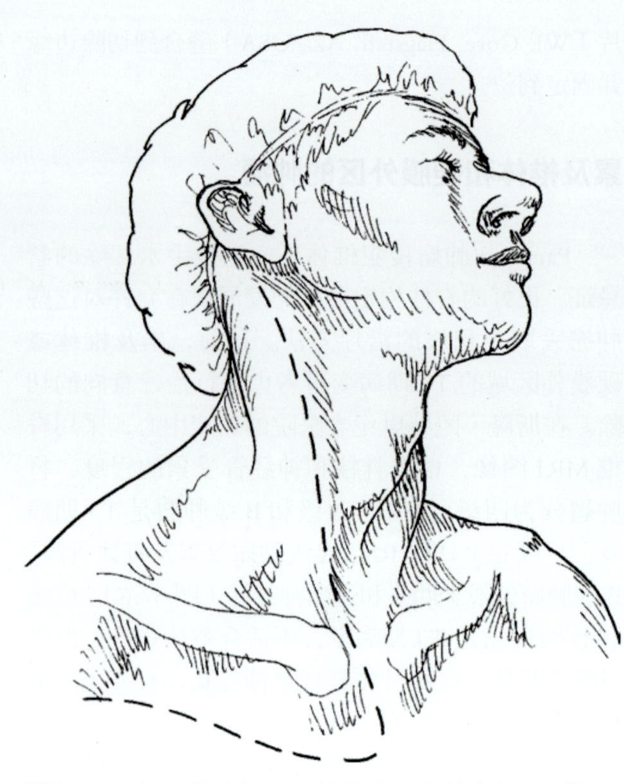

图 37.8　经颈前路切开至锁骨头下方转弯行 L 型切口（摘自参考文献［3］，经允许使用）

前路手术

累及锁骨下血管的 Pancoast 肿瘤手术入路最好从前方进入。虽然已经描述了几种不同的入路，但由 Dartevelle 最初描述并由其他人改良的经颈椎前路入路，被认为是治疗这一类肿瘤的标准入路。

患者仰卧，颈部过度伸展，头部转向健侧。倒 L 形切口沿胸锁乳突肌前缘向下，向锁骨下方延伸至第 2 肋间水平，然后沿着锁骨下方的平行线水平旋转至胸三角沟（图 37.8）。沿胸大肌切断胸锁乳突肌胸骨端。然后将肌皮瓣横向折叠，露出胸廓入口。切除斜角肌脂肪垫并送冷冻切片，以确定其内淋巴结是否受累。如果肿瘤被认为是可切除的，则将柄上部分开，并通过 L 型切口将切口带入第 2 肋间间隙。切除锁骨下静脉的受累部分但无需重建（该区域周围的侧支静脉血流充足）。

接下来，切断第 1 肋处前斜角肌。注意识别和保护膈神经。锁骨下动脉被切除并用 8 或 10mm 的聚四氟乙烯人工血管重建（图 37.9）。在第 1 肋附着点上方切断中斜角肌，露出 C_8 和 T_1 神经根。从外侧向内侧分离，直至其汇合成的臂丛下干。然后从 C_7 和 T_1 椎体的前侧切除同侧椎前肌、椎旁交感神经链和星状神经节。T_1 神经根通常仅在 T_1 椎间孔的外侧分开。

下面进行胸壁切除。切断第 1 肋骨的前外侧弓与肋软骨交界处，第 2 肋骨在其中点切断。第 3 肋骨在其上缘向后方肋椎角方向被切断，第 1、第 2 到第 3 肋骨从横突处离断。进胸完成上肺切除术。如果肺叶切除术和胸壁切除术暴露不充分，则关闭前切口，患者转为侧卧位。其余部分的切除可以通过后外侧开胸切口进行。

麻醉注意事项

根据外科医师和麻醉医师的经验和偏好，可以使用左侧双腔导管或右侧支气管封堵器进行肺隔离。有创动脉压监测和大口径静脉通路应放置在肿瘤的对侧。如果有可能进行上腔静脉或无名静脉切除，建议通过股静脉或下肢建立静脉通路。如果没有足够的外周静脉通路，或者如果患者的心血管储备有限，并且预计围术期使用血管活性药物，可以考虑在非手术侧进行中心静脉导管置入术。关于在 Pancoast 肿瘤切除术中是否采用神经生理监测的数据很少。在胸和胸腹主动脉瘤修复的情况下，脊髓缺血是一种毁灭性的并发症，最近一项对 233 名患者的前瞻性研究表明，术中体感运动诱发电位监测正常则一般不会有神经受损，患者醒来时不太可能出现神经功能缺损，而监测到的不可逆变化与术后

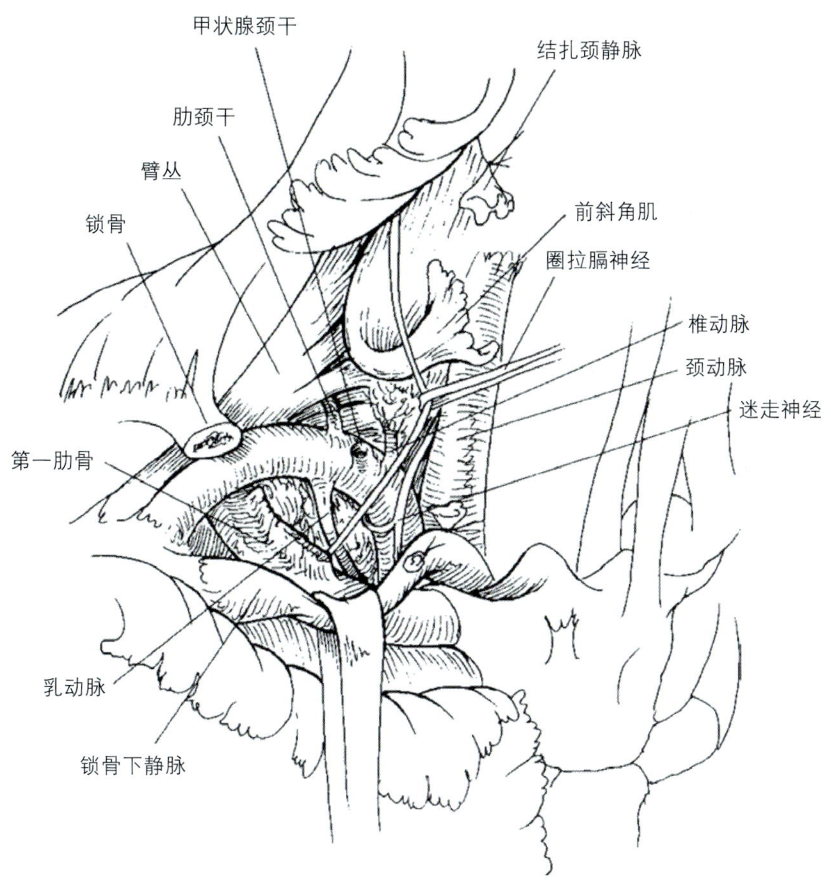

图 37.9 圈拉膈神经和锁骨下静脉回撤，分离前斜角肌显露锁骨下动脉（摘自参考文献［3］，经许可使用）

立即出现的神经功能缺损显著相关。如果需要脊柱稳定，我们的做法是术中使用体感和运动诱发电位监测。术中神经功能缺损可逆性改变的原因通常是节段性脊髓动脉受压或脊髓低灌注。这两种情况都可能导致脊髓梗死，除非予以纠正，通常手段是通过药物升高患者的血压。在神经生理监测中，使用吸入剂可降低诱发电位的波幅，延长潜伏期。一般认为，振幅降低 >50% 和潜伏期延长被定义为具有临床意义。因此，在可行的情况下，习惯上采用微量吸入麻醉，并辅之以全静脉麻醉方案和脑电双指数监测。

由于某些病例需行肺叶切除术或全肺切除术，考虑到这些患者术后有肺水肿和呼吸窘迫的风险，推荐采用保护性单肺通气和适宜的液体管理。脉压变异度（PPV）的趋势可以无创地用于评估麻醉期间的液体状态和开胸手术期间的单肺通气。一项小型研究表明，与传统的单肺通气（FiO_2 1.0，潮气量 10ml/kg，无 PEEP）相比，PPV 可以预测保护性肺通气（FiO_2 1.0，潮气量 6ml/kg，PEEP 5mmHg）下的液体反应性，该应用可能会改善个别患者的血流动力学状况。其他评估液体状态的传统方法包括传统的血流动力学参数和尿量。尽管知道患者可能相对偏“干”，但这通常是我们在肺切除术患者管理中的选择。

尽管液体管理是复杂的，但疼痛管理对麻醉医生来说是更大的挑战。疼痛管理必须完善，通常使用硬膜外导管镇痛，以帮助患者早期活动、肺灌洗和胸部理疗。强烈建议在硬膜外镇痛的同时考虑多模式镇痛方案。术前使用加巴喷丁或普瑞巴林治疗神经病理性疼痛是合理的选择。使用非阿片类佐剂，如静脉注射右美托咪定和氯胺酮，可以减少术中阿片类药物的需求。尽管关于右美托咪定用于神经监测的研究有限且存在争议，但无负荷剂量的低剂量输注可防止术中低血压，并将诱发电位的变化降至最低。在复杂脊柱手术过程中，右美托咪定作为地氟醚和瑞芬太尼麻醉的辅助药物，当目标血浆浓度高达 0.6ng/ml 时，尚未观察到体感诱发电位和运动诱发电位出现任何临床意义上的显著变化。与右美托咪定不同，氯胺酮血流动力学更稳定，对平均动脉压和心率的影响最小。氯胺酮的优势在于其兼具强效镇痛药和麻醉药的双重特性，可引起体感诱发电位和运动诱发电位波幅增加。虽然在神经监测过程中，使用氯胺酮和右美托咪定作为辅助药物正获得广泛认可，但对于不符合硬膜外置管条件的患者，手术期间使用静脉利多卡因正成为一种合理的选择。利多卡因已被证明可降低体感诱发电位的波幅并延长其潜伏期，但其作为全麻用药的一部分时，体感诱发电位波形仍可被保留并解读。对乙酰氨基酚和非甾体抗炎药作为常规用药，强烈推荐用于无肝肾功能障碍的患者。

对于复杂的慢性疼痛患者，强烈推荐由疼痛专家协助进行术中和术后疼痛管理。患有慢性疼痛的患者可能对阿片类药物耐受，因此需要一种谨慎的多模式镇痛，可能包括硬膜外麻醉、静脉注射氯胺酮以及在极端情况下加用美沙酮。

术后注意事项

最常见的术后并发症是呼吸系统并发症（肺不张、肺炎），并且与切口范围和相关疼痛有关。充分的疼痛控制和加强呼吸护理是预防这些问题的关键。患者应在术后第一天活动，并重视胸部理疗。对于咳嗽无效的患者，可能需要清醒的支气管镜吸痰来清除残留的分泌物。肺切除术后其他较为常见的并发症，包括室上性心律失常、出血、伤口感染或脓胸。乳糜胸可能发生于那些在椎旁区域（右侧或左侧）进行过广泛切除的患者。用于脊柱稳定的器械感染是一种不常见但非常严重的不良事件，可能需要再次手术和引流。

临床病例讨论

患者，男，50 岁，近期出现活动后呼吸困难，一年内肺炎反复发作，拟行右肺尖巨大肿块切除术（图 37.4a）。患者 40 年烟龄，患有多发性硬化症（中度），现临床稳定。患者主诉右肩疼痛，可放射至手臂，但右手的肌力和功能正常。已行 CT、PETCT 和 MRI 检查，未见明显远处转移，但肿块已延伸到椎旁区域及脊柱。

问题

1. 患者手术时应选择什么体位下进行肿块切除？
2. 你的有创监测和血管通路计划是什么？
3. 你认为胸壁重建有必要吗？
4. 如果累及椎体，手术还需要什么其他位置的暴露？
5. 你对液体管理和术后疼痛治疗有什么策略？

讨论

根据病史及术前影像学资料，该患者诊断为肺上沟瘤或称 Pancoast 肿瘤，涉及胸廓入口和脊柱等重要结构。完整切除需要后路和前路联合入路（见正文描述）。为了切除受累脊椎和脊柱稳定，患者将被放置在俯卧位。该部分手术完成后，病人随即转为侧卧位，并行后外侧开胸手术，以完成肺叶切除、胸壁切除及重建术。

第 38 章　食管手术的麻醉

Randal S. Blank，Stephen R. Collins，Julie L. Huffmyer，J. Michael Jaeger　著
童朝阳　译　黄成娅　校

要点

- 食管手术的患者常伴有合并症，包括心肺疾病，应根据已发布的 ACC / AHA 指南进行评估。应特别注意食管梗阻引起的症状和体征、GERD 以及可能影响围术期并发症风险的营养不良。
- 术后疼痛控制策略由食管的手术方式决定。经胸食管切除手术患者使用胸段硬膜外镇痛可提供最佳的疼痛控制，允许患者早期拔管和下床活动，可能改善结局。
- 食管手术的患者通常会存在一些病理疾病，增加反流和误吸的风险。尤其是患有贲门失弛缓症和其他食管运动障碍，严重食管梗阻，食管憩室和严重 GERD 的患者。应考虑在患者头高位的情况下进行清醒插管或快速顺序诱导，并进行包括胃引流在内的适当的术后护理。
- 围术期静脉输注过量液体可能会导致过多的液体向细胞间质转移，从而增加并发症的发生，如伤口愈合不良，胃肠功能恢复减慢，腹腔综合征，吻合口愈合受损，心脏氧供需求增加，肺炎和呼吸衰竭。大型食管手术的理想输液方案应个性化，优化心输出量和氧供，同时避免过量液体输注。
- 急诊修复食管破裂或穿孔的患者可能会出现血容量不足，败血症和休克。麻醉管理策略应基于这些情况的严重程度和手术计划的性质。
- 食管吻合口瘘是一种常见的并发症，与高发病率和死亡率相关，可能与多种外科、全身性和麻醉性因素的作用有关。由于吻合口的完整性依赖于充足的血液流动和氧气供应，因此吻合口瘘的发生可能与术中管理因素有关，尤其是全身血压，心输出量和氧供，因此可能通过麻醉管理来进行调整。在正常血容量的患者中，使用血管升压药似乎不会损害管状胃或吻合口的灌注。

缩略语

ALI	急性肺损伤
ARDS	急性呼吸窘迫综合征
COPD	慢性阻塞性肺疾病
CT	计算机断层扫描
CXR	胸部 X 线检查（放射线）
DLT	双腔气管导管
ECG	心电图
EGD	食管胃十二指肠镜
ERAS	术后恢复增强
EUS	内镜超声
GDFT	目标导向液体疗法
GERD	胃食管反流病
GI	胃肠道
LEA	腰硬膜外镇痛
LES	食管下括约肌
LVEDVI	左心室舒张末期容积指数
MIE	微创食管切除术
MRI	磁共振成像
NGT	鼻胃管
OLV	单肺通气
PCA	病人自控镇痛
PEEP	呼气末正压
PET	正电子发射断层扫描
PH	食管旁疝
PONV	术后恶心呕吐
PVB	椎旁阻滞
SLT	单腔气管导管
SVV	每搏变异度
TEA	胸膜硬膜外镇痛
TEF	气管食管瘘
THE	经食管裂孔食管切除术
TTE	经胸食管切除术
UES	食管上括约肌

食管的解剖和生理

成人食管是一根长 18~26cm 的肌性管道，是食物从口腔进入胃的通道（图 38.1）。

食管始于口咽处，在气管和左喉返神经后方进入上纵隔，在左主支气管后方进入后纵隔。继续向后穿过左心房，位于降主动脉之前。在 T_{10} 水平，食管通过右膈肌的裂孔后在贲门与胃相连。

食管上段由甲状腺上、下动脉的动脉分支供血，食管中段则由支气管动脉、右肋间动脉和降主动脉分支供血。食管远端由左胃动脉、左膈下动脉和脾动脉的分支供血。食管上段静脉回流至甲状腺下静脉，中段回流至奇静脉，食管下段回流至胃静脉。奇静脉和胃静脉在门静脉和全身静脉系统之间形成一个静脉丛，是门静脉高压患者食管静脉曲张的部位。

食管由副交感神经和交感神经共同支配。副交感神经起源于延髓的迷走神经，影响蠕动，而副交感神经和交感神经都通过脊髓向中枢神经系统传递信息。食管神经解剖通路由心脏和呼吸系统共享，因此很难确定哪个器官引起胸痛综合征。

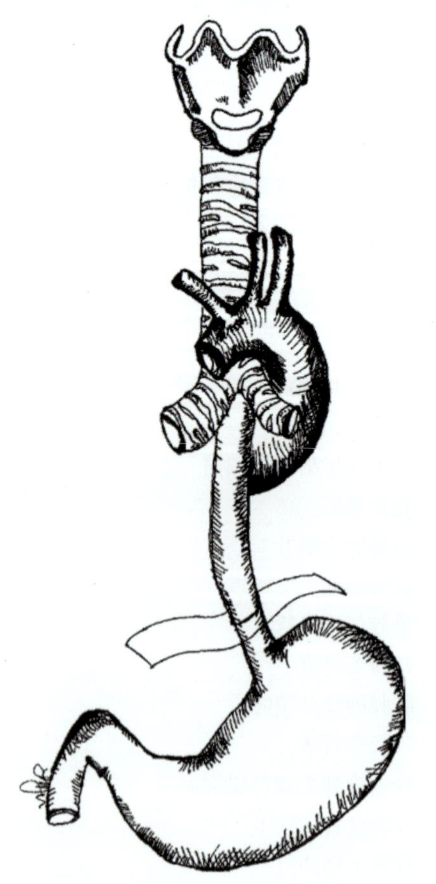

图 38.1　食管、气道、主动脉、横膈和胃之间的解剖关系

食管在结构上由四层组成：黏膜、黏膜下层、固有肌层和外膜。固有肌层执行食管的大部分运动功能。在食管的上 1/3 处，固有肌层是骨骼肌，而在远端 1/3 处是平滑肌，中段是骨骼肌和平滑肌的混合体。食管上括约肌（UES）位于食管的近端起点，下咽缩窄部与环咽肌相连。UES 在静息时会收缩，从而阻止正常呼吸时吸入空气。食管下括约肌（LES）是一个 2~4cm 长的不对称圆形平滑肌。休息时，LES 收缩，防止胃内容物反流。吞咽引起一个蠕动波，在迷走神经的控制下，并在 5~10s 内将一团食物从咽送到胃。LES 的协调舒张使食物团进入胃。

许多药物会影响 LES 张力。已知能降低 LES 张力的药物包括抗胆碱能药物、硝普钠、多巴胺、β 肾上腺素能激动药、三环类抗抑郁药和阿片类药物。已被发现增加 LES 张力的药物包括抗胆碱酯酶、甲氧氯普安、丙氯哌嗪和美托洛尔。

非恶性食管疾病及外科治疗

食管裂孔疝，胃食管反流病（GERD）和食管狭窄

胃食管反流和食管裂孔疝可单独存在或共存。食管狭窄可由多种损伤引起，但常与胃食管反流有关。胃食管反流是一种常见的疾病，可能影响到 80% 人群的饮食和生活方式。胃食管反流病（GERD）一词适用于症状比正常人群更频繁或更严重的情况，包括组胺阻断药和质子泵抑制药在内的药物治疗被广泛应用，可以显著改善症状，减少手术治疗的需要。GERD 患者的手术适应证包括对优化的药物治疗无效、食管狭窄、哮喘和慢性咳嗽等肺部症状，以及严重的糜烂性食管炎。与内科治疗相比，胃底折叠手术通常能够更好地控制症状，达到更高的患者满意度，但对于 GERD 手术治疗的长期效益和潜在危害，仍存在相当大的不确定性。

胃食管反流病常与食管裂孔疝并存，但许多食管裂孔疝患者无症状。食管裂孔疝包括滑动性裂孔疝（Ⅰ型）和食管旁疝（Ⅱ型、Ⅲ型、Ⅳ型）（图 38.2）。滑动性食管裂孔疝最常见，发生于胃食管交界处及部分胃底疝经膈肌轴向进入胸腔时。食管裂孔疝与食管和胃之间的屏障压力降低有关，从而促进食管反流。食管旁疝（PH）发生时，胃的一部分，常见的为胃底，疝入胸部前外侧到食管远端（图 38.2b 和图 38.3）。PH 比Ⅰ型食管裂孔疝少见得多，

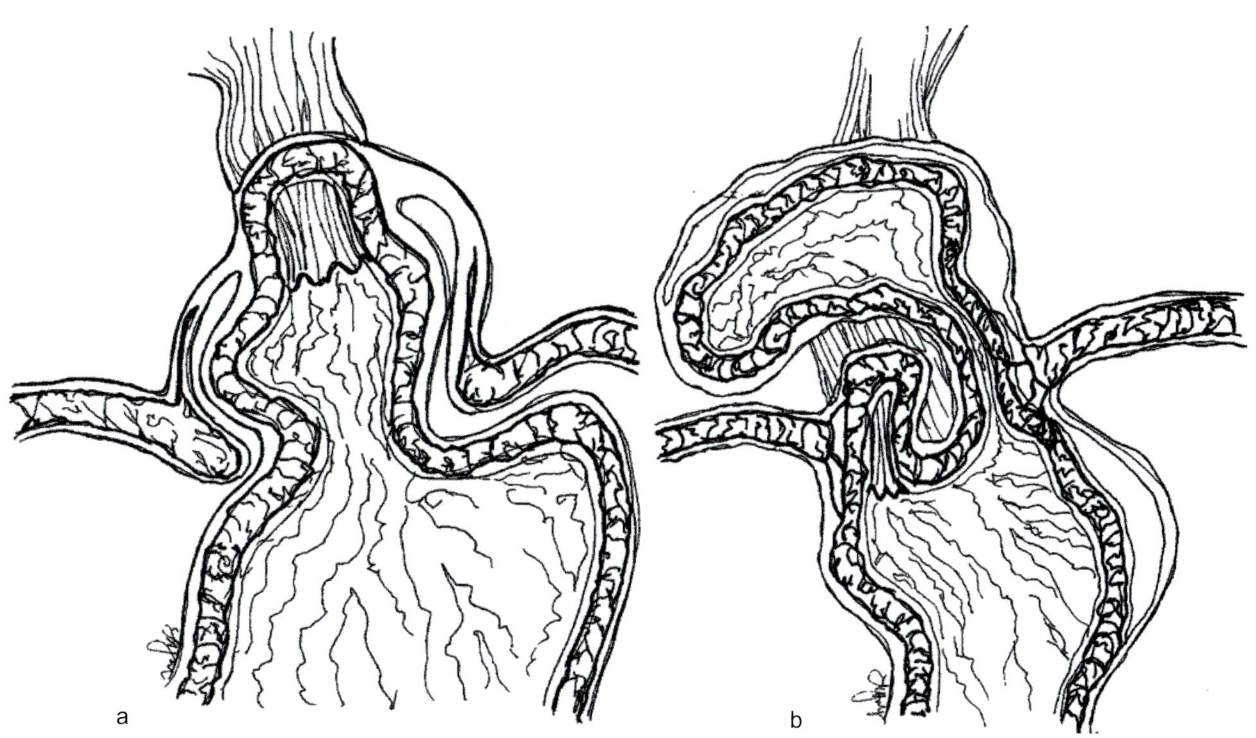

图 38.2　a. Ⅰ型裂孔疝（滑动疝）。注意肌性食管裂孔变宽，导致胃贲门疝。b. Ⅱ型食管裂孔疝（食管旁疝）。疝的主要部位是胃底

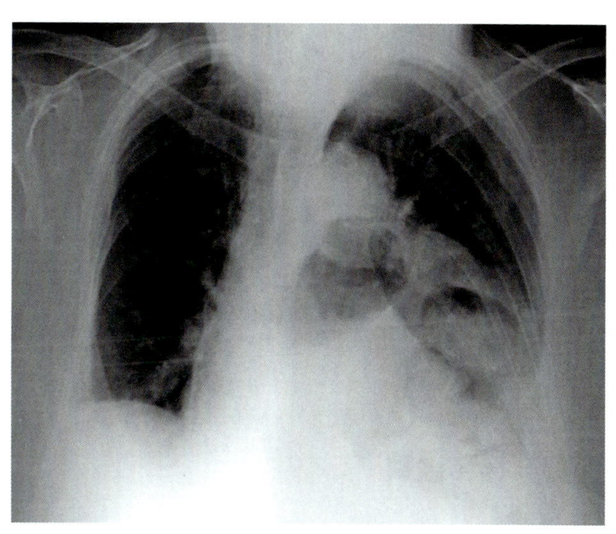

图 38.3　胸片显示左侧 4 型食管旁疝

占裂孔疝的 5%~15%。PH 有嵌顿的风险，因此 PH 的存在被认为是外科修复的适应证。胃食管反流病和食管裂孔疝的外科治疗可以通过许多手术途径来实现，但大多数是通过腹腔镜进行。虽然腹腔镜 Nissen 胃底折叠术（使用 360° 包绕）是 GERD 外科治疗的主要方法，但是 Toupet 胃底折叠术（270° 包绕）可能同样有效，术后症状改善更为明显。其他手术选择包括腔内、机器人辅助腹腔镜和经胸入路。最近发展起来的经口无切口胃底折叠术（TIF）是一种可以由胃肠科医生或外科医生进行的完全腔内手术。尽管还需要进一步的研究，但 TIF 似乎是一种安全且相对有效的，可替代更具侵袭性的外科手术方法，可使大约 75% 的患者的药物需求持续降低。机器人辅助腹腔镜胃底折叠术的结局与标准腹腔镜手术相当，但成本要高得多。与开腹手术或经胸手术相比，腹腔镜手术可能产生相对较少的疼痛，且无需胸腔切口，使用较小的切口还可降低术后切口疝的风险，并可为其他腹内病变的诊断提供直观的影像。

经胸全胃底折叠术（Nissen）通过左侧开胸手术进行（表 38.1 胸段食管手术和麻醉注意事项的总结）。保留迷走神经，显露分叉和左肝叶，游离食管远端和食管胃交界处。应外科医生的要求，麻醉医师经口放置食管扩张器并使其通过胃食管交界处。将近端胃放入胸部，并用胃底制作一个 2cm 胃底折叠套。取出扩张器，将胃底折叠包裹物无张力置于隔膜下方。术后留有鼻胃管（NGT）和胸腔引流管。当由经验丰富的外科医生进行手术时，Nissen 胃底折叠术会达到很高的患者满意度（90%~95%）。经胸部分胃底折叠术（Belsey）与 Nissen 胃底折叠术相似，但食管包裹仅延伸 240° ~270° ，因此是部分胃底折叠术。Belsey 胃底折叠术可减轻 GERD 症状，其效果可与 Nissen 媲美，并可减少术后阻塞性症状。

表 38.1 常见经胸食管手术和麻醉注意事项

外科手术	手术切口 / 入路	麻醉注意事项
经胸全胃底折叠术（Nissen） 经胸局部胃底折叠术（Belsey） Collis 胃成形术	左胸廓切开术	疼痛控制 单肺通气 误吸风险
胸腔镜食管肌切开术 Heller 肌切开术和改良 Heller 肌切开术	左侧胸腔镜（4~5 个端口） 左胸廓切开术	疼痛控制 单肺通气 高误吸风险 术中食管镜检查
经食管裂孔食管切除术	中线剖腹术 左颈切口	误吸风险 气管、支气管损伤、出血、心脏受压 心律失常
经胸食管切除术（Ivor Lewis） 三孔食管切除术（McKewin）	右胸廓切开术 中线剖腹术 右胸廓切开术 中线剖腹术 左颈切口	误吸风险 单肺通气 保护性通气 优化氧气输送的液体和血流动力学管理 疼痛控制 早期拔管
微创食管切除术	右侧胸腔镜（4 孔） 腹腔镜（5 孔） 左颈切口（可变）	误吸风险 保护性通气 手术持续时间
机器人辅助食管切除术	多个腹部和胸部切口	误吸风险 手术持续时间 定位要求和风险 高碳酸血症 心血管损害 中转开胸

慢性胃食管反流病可导致食管溃疡，并可导致食管轴向缩短和狭窄。对于有症状的狭窄，药物治疗并不彻底，大多数可以使用扩张技术缓解狭窄症状。扩张后，外科治疗的目的是减少复发和防止复发。结肠胃成形术，经典的经胸入路，旨在延长食管，以促进随后的无张力胃底折叠术。该手术通过缝合吻合术从较小的胃曲度组织中形成食管直径的通道，以便随后可以在“食管”周围进行腹部内胃底折叠术。在晚期 GERD 伴食管缩短的情况下，颈胃成形术联合 Belsey 术或 Nissen 胃底折叠术可以很好地缓解大多数接受治疗的患者的 GERD 症状。不能扩张的食管狭窄可能需要食管成形术或食管切除术。

PH 可以通过正中剖腹、腹腔镜手术或开胸手术来修复。通过左开胸切口，食管可以很容易地游离，疝囊打开，减少其内容物到腹部，食管裂孔变窄。食管延长和胃底折叠手术也经常作为同一手术过程的一部分进行。尽管复发率仍然是这两种手术的关注点，但经胸和腹腔镜修复 PH 的方法都有很好的效果。

食管穿孔和破裂

食管穿孔通常发生在医院，且是医源性的。穿孔有多种病因，包括上消化道内镜检查和放置食管扩张器、鼻胃管和气管插管错位。食管穿孔或破裂也可能是由外部创伤（通常是枪伤或不太常见）、钝性创伤、异物或化学物质摄入引起，但也可能会因使用联合通气管或食管闭孔气道管而导致气道管理出现异常。食管穿孔患者的住院死亡率和 3 年生存率分别为 17.5% 和 67%。

相反，食管破裂通常是由于腹内压力突然升高，食管松弛，食管口阻塞，呕吐、劳累、举重、分娩、排便或腹部和胸部的钝性挤压伤造成。呕吐时食管自发性破裂称为 Boerhaave 综合征。食管远端在高压下发生破裂，迫使胃内容物进入纵隔和胸腔。

临床表现可能与损伤方式有关，但通常是非特异性的。疼痛是最常见的症状，但也可能出现发热、呼吸困难和捻发音。Mackler 三联征，通常与自发性食管破裂有关，包括胸痛、呕吐和皮下气肿。纵隔的污染引起炎症反应，导致纵隔炎。腹部穿孔可导致腹膜炎。这些病人可能出现败血症性休克，尤其是在没有积极的复苏和治疗下很可能迅速恶化。

食管穿孔或破裂的评估包括胸部 X 线片（CXR），可显示纵隔或游离气腹、胸腔积液、气胸、纵隔增宽和皮下气肿。计算机断层扫描（CT）也可以确认食管破裂，如食管水肿和增厚，可疑脓肿形成，胸腔积气和（或）积液。水溶性食管造影可以通过可视化造影剂的渗出来帮助确定破裂的位置和程度。食管破裂或穿孔的治疗主要取决于损伤的程度、部位和食管的疾病状态。影响患者预后的因素包括位置、与恶性肿瘤的关系、败血症、呼吸衰竭和其他合并症以及诊断和治疗之间的时间间隔。颈部食管穿孔可单独通过引流治疗；胸部或腹部食管穿孔通常首选外科修复。对于没有严重食管病变的稳定患者，可以尝试一期胸部或腹部食管穿孔闭合。如果损伤部位有病变，可能需要进行食管切除术。在一项研究中，紧急食管切除术与择期食管切除术治疗穿孔的短期生存结果相当。然而，紧急食管切除术的 1 年和 5 年存活率明显降低。Boerhaave 综合征的早期积极手术治疗是有利的；不治疗这种情况几乎总是致命的。对稳定的食管瘘患者，积极引流和适当的抗生素治疗保守非手术治疗，是一些临床医生的首选，并且可能与可接受的低发病率和死亡率相关。大量病例还证明了使用可自膨胀塑料和金属支架治疗食管穿孔和食管吻合口瘘的有效性。最近开发的内镜治疗食管穿孔的方法包括内镜夹闭和真空治疗。

贲门失弛缓症与运动障碍

贲门失弛缓症是一种食管运动功能受损的疾病，最常累及远端食管。每年 10 万人中约有 1 人受到影响，男女发病相等。贲门失弛缓症的病因尚不清楚，但其特征包括：LES 压力升高、吞咽不完全松弛、蠕动丧失，导致食管排空障碍。原发性贲门失弛缓症是由于肌间神经丛中神经节细胞完全丧失或相对缺失所致。这导致兴奋性和抑制性神经元之间的不平衡，从而导致 LES 的舒张功能受损。其他原发性食管运动障碍包括胡桃夹食管（译者注：胡桃夹食管是非心源性胸痛中最常见的食管压力异常性疾病，食管下段剧烈蠕动收缩并伴有收缩时程的延长。）和弥漫性食管痉挛。继发性贲门失弛缓症最常由 Chagas 病引起，这是一种由克鲁兹锥虫感染引起的全身性疾病。其他继发性食管运动障碍与系统性疾病有关，如硬皮病、糖尿病、淀粉样变性、帕金森病和骨骼肌神经肌肉疾病。

贲门失弛缓症进展缓慢，因此当患者接受治疗时，通常处于疾病的晚期。贲门失弛缓症的症状包括吞咽困难，先是固体，然后是流体。随着食管扩张，反流成为一个更常见的问题。患者可能会主诉由于食管痉挛引起的胸痛。贲门失弛缓症患者常出现体重减轻，胃食管反流病的症状及有吸入性病史（如肺炎和慢性咳嗽）。

晚期贲门失弛缓症的影像学特点包括胃泡消失、食管扩张和液体充盈。吞咽钡剂显示食管内的液体充盈水平，以及由食管松弛受损引起的典型鸟喙狭窄（图 38.4）。食管测压是贲门失弛缓症的敏

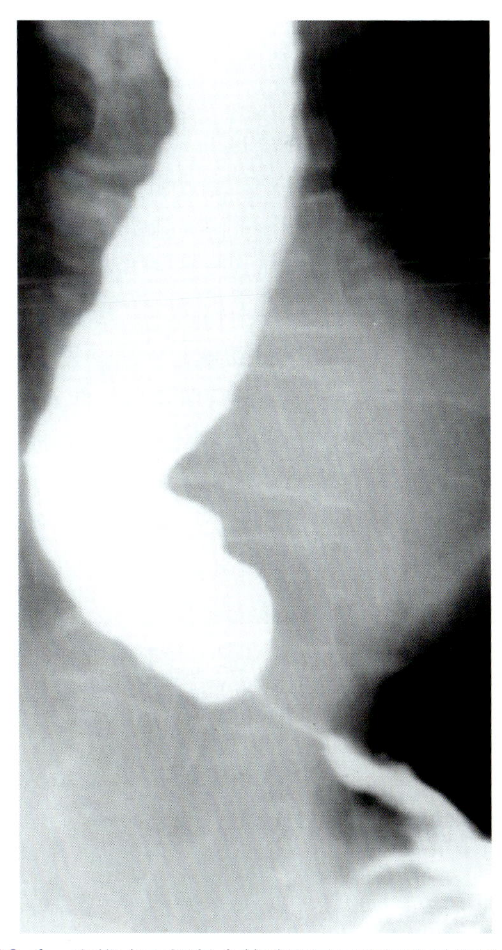

图 38.4　胸椎水平钡餐食管造影显示贲门失弛缓症的典型影像学特征——鸟喙样

感诊断试验，其表现包括 LES 静息压升高、LES 不完全松弛、食管体无侧支、食管下段基线压力升高。此时，贲门失弛缓症无法治愈。贲门失弛缓症的治疗目标包括消除食管狭窄引起的食管流出道梗阻，减轻吞咽困难，减少胃食管反流。药物治疗包括钙通道阻滞药和硝酸盐，但由于它们的不良作用和吸收不可预测，药物治疗通常只适用于不适合手术或内镜治疗的患者。注射肉毒杆菌可使括约肌松弛，并可暂时改善吞咽困难，但容易复发，大多数患者需要反复治疗。LES 的气动扩张与低穿孔风险相关。虽然伴有胃底折叠的肌层切开术比单次扩张产生效应更好，但连续扩张的策略可能同样有效。

腹腔镜食管肌层切开术，包括食管远端、食管胃交界处和近端胃的前纵肌切开术，通常患者处于逆 Trendelenburg 体位。胸腔镜下食管肌切开术是通过胸腔镜经左胸进行的，这使得下段食管和心食管交界处暴露效果最佳。胸部 Heller 和改良 Heller 的食管肌切开术是通过左胸切口进行的，并且在肌层切口的范围和胃底折叠的范围上有所不同，以尽量减少回流。Heller 手术采用一个较短的肌层切口，切口仅延伸至胃 1cm 或以下。改良 Heller 肌切开术包括一个 10cm 的肌层切口和部分胃前胃底折叠术，以降低术后复发的风险。

微创腹腔镜和胸腔镜 Heller 和改良 Heller 食管肌层切开术被证明是安全、有效和持久的治疗贲门失弛缓症的方法。然而，贲门失弛缓症微创食管肌层切开术后患者的预后通常腹腔镜手术更佳。多个研究者发现，与胸腔镜手术相比，腹腔镜手术患者的吞咽困难得到了更好的缓解，术后并发症更少。这种差异可能是由于在将食管肌切口延伸入胃部和在胸腔镜下形成胃底折叠包绕方面的限制造成的。

经口内镜下食管肌层切开术（POEM）代表了贲门失弛缓症的最新治疗方法。POEM 完全是一种内镜手术，在黏膜上开一个小的食管中段切口，形成一个黏膜下隧道，并通过隧道进入贲门。然后用电灼法切开环状肌。POEM 是一个相对较新的技术，虽然初步结果表明这种技术是安全、有效和耐受性良好的，但仍需随机试验证明。

气管食管瘘（TEF）

成人患者获得性 TEF 或支气管食管瘘通常是恶性肿瘤、长时间气管插管、食管手术（包括食管切除术）、创伤、支架腐蚀和感染所致。虽然不太常见，但也有报道先天性的 TEF。在极少数情况下，TEF 是在围术期的术中或慢性气管插管患者中诊断发现的。

TEF 的治疗因瘘管的病因和位置、相关症状和临床后遗症的性质和严重程度而异。治疗恶性 TEF 的主要方法是在食管或气管或在两者同时放置自扩张涂层支架，而很少需要行外科治疗，且与发病率和死亡率的高风险相关。对于大多数非恶性 TEF 患者，手术治疗是首选的，临床回顾性的队列研究证实，其瘘口成功闭合率高，TEF 复发率低。在依赖机械通气的危重病人中，使用食管支架暂时闭合良性 TEF 已被证明是安全有效的姑息性方法。

食管憩室

食管憩室根据其解剖位置（颈部或胸部）和病理生理学（假性或牵拉性憩室）进行分类。

大多数憩室是后天性的，发生在老年患者中膨出性或假性憩室是最常见的形式，由缺乏肌肉覆盖的部分外翻构成；也就是说，食管壁仅由黏膜和穿过肌层的黏膜下层突出组成。大多数假性憩室是 Zenker 憩室，位于下咽。膈上憩室位于胸段食管内，通常位于食管远端。由于食管旁肉芽肿性纵隔淋巴结炎通常是由结核或组织胞浆菌病引起的，其特征是食管壁全层受累，在胸段食管的 1/3 处出现真正的或牵拉性憩室。这些憩室通常很小，大多数无症状。并发症并不常见，但可能参与 TEF 形成。

Zenker 憩室的临床表现通常包括固体食物吞咽困难和未消化食物的反流。患者也可能会抱怨口臭、吞咽时的咯咯声，以及与吸入有关的症状，如夜间咳嗽、声音嘶哑、支气管痉挛和慢性呼吸道感染。通过钡剂造影明确显示憩室，诊断明确。

Zenker 憩室的手术矫正通常是通过左颈切口完成的，包括环咽肌切开术。对小憩室而言，肌层切开术可能是一种有效的治疗方法，但较大的憩室需要憩室切除术或憩室固定术。用于治疗 Zenker 憩室的微创技术包括内镜下缝合憩室造口术、纤维内镜电灼术和激光凝固技术。一般来说，Zenker 憩室的微创治疗在大多数患者中取得了令人满意的结果，并且大多数患者可以在一个需要短时全身麻醉的内镜设备或清醒状态进行。最近一项关于 Zenker 憩室治疗的系统性回顾报道了开放式和内镜手术治疗的失败率分别为 4.2% 和 18.4%。两组的死亡率都很低，但开放手术有较高的并发症发生率。因此，内镜技术可能更适合体弱的不太可能耐受全身麻醉的病人。

胸段食管憩室通常为膈上憩室，多数与食管运动障碍如贲门失弛缓症有关。多数患者没有明确的憩室相关症状，而且这些症状，很难与相关运动障碍相区分。无症状或有轻微症状的患者不适合手术治疗。症状包括吞咽困难、胸痛、吞食食物反流和误吸的症状。对于有膈上憩室的病人，建议同时进行吞咽钡剂检查（见图 38.5 中食管憩室的钡剂食管造影图）和食道测压术，以确定任何相关的病理学，如运动障碍、恶性肿瘤或狭窄。有失能症状的病人需手术治疗。

手术的目的包括切除憩室，通常用肌层切开术来治疗伴随的运动障碍，并且可以根据病情进行抗反流手术。传统的手术入路是左开胸切口，通过这个切口可以解剖和切除憩室；也可以进行肌层切开术和胃底折叠术。手术治疗结果良好，74% 的患者完全消除了症状。胸腔镜和腹腔镜手术，以及联合手术，已经被报道，并且似乎是可行的。与开胸手术相比，腹腔镜手术具有较低的术后发病率。关于膈上憩室理想手术入路的不同结论有待于更大规模的研究，而这些研究又因这些病变的相对罕见而受到限制。

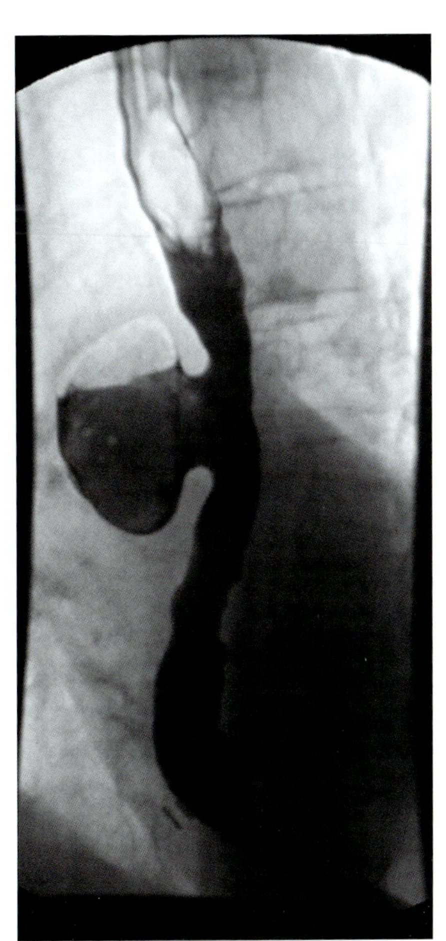

图 38.5　胸片吞钡食管造影显示大的食管中段憩室

食管恶性疾病与食管切除术

食管癌

食管恶性肿瘤可根据组织学类型（鳞状细胞癌和腺癌）进行分类，这两种类型在受影响人群、发病率、病因和危险因素方面有所不同。虽然鳞状细胞癌仍然占全世界食管癌的绝大多数，但在整个西方世界，腺癌的发病率却急剧上升，目前在许多国家占食管癌的近一半。通过流行病学研究确定的潜在病因和易感因素包括吸烟和过量饮酒、胃食管反流、肥胖、贲门失弛缓症和社会经济地位低下。

食管癌患者的临床表现是多种多样的，患者可能表现为吞咽困难和进行性体重减轻。评估应包括全面的病史和体格检查，注意局部肿瘤影响、可能的转移部位和一般健康状况。

临床检查包括钡剂造影以确定食管解剖结构和食管胃镜检查以允许活检和确定肿瘤类型。CT 扫描和磁共振成像（MRI）都是用于食管癌分期的无创检查。内镜超声（EUS）已用于局部 / 局部食管疾病的成像，可被认为是 CT 扫描的补充（食管癌患者食管增厚的 CT 图像见图 38.6）。正电子发射断层成像术（PET）正被越来越多地用于食管癌的分期和评估诱导化疗的反应。

为了避免与食管切除术相关的发病率、死亡率和费用，许多中心正在采用相对较新的方法来避免切除恶性和癌前病变患者的食管。由于对许多食管癌前病变患者的密切随访，许多高级别异型增生和

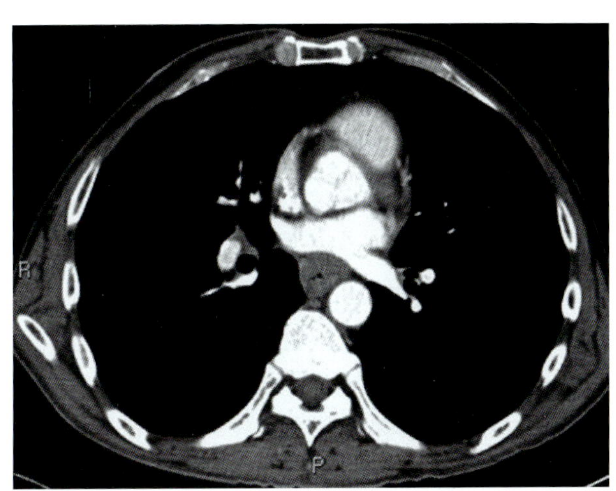

图 38.6　CT 显示一例食管癌伴吞咽困难的患者增厚的食管

上皮性腺癌得以早期确诊。微创内镜技术的应用进展可以通过内镜活检和适当的内镜下腺癌切除术（仅限于食管黏膜）对食管癌进行分期。

不幸的是，患者常表现为晚期局部 / 区域性的转移性疾病。手术治疗晚期局部疾病的失败以及食管癌的早期全身扩散，使得人们对改进化疗方案和开发更具针对性的治疗方法产生了极大的兴趣。化疗的目标是在手术切除前减轻肿瘤负担，减少肿瘤扩散和微转移。化疗被用于缓解食管癌局部晚期转移性疾病，并越来越多地作为外科切除的辅助手段。氟尿嘧啶和顺铂广泛用于食管腺癌和鳞状细胞癌的术前联合治疗。对于局部晚期鳞状细胞癌和腺癌行食管切除术的患者，建议在食管切除术前行诱导放化疗。

食管切除术

食管切除术适用于无局部侵袭或转移的食管癌，食管高度发育不良的治愈性切除，以及严重的非恶性疾病，包括食管损伤、非扩张性狭窄、严重复发性胃食管反流病和贲门失弛缓症。食管切除手术可通过经食管裂孔入路、同时使用剖腹和右胸切开术（Ivor Lewis）的两切口入路、三切口入路（McKewin），包括颈切口进行吻合，左胸腹入路，以及在有或不需要机器人辅助的情况下使用腹腔镜和（或）胸腔镜的微创手术（见表 38.1）。以下将讨论经食管裂孔、经胸、微创食管切除和机器人辅助食管切除术。

经食管裂孔食管切除术（THE）可对整个食管的肿瘤进行切除，但通常是较低位肿瘤的首选。这种切除方法的主要优点是避免开胸手术和胸腔内吻合口漏的可能性。该手术通过一个大的上腹部切口来完成，用于移动胃组织，并通过该切口进行经食管裂孔食管切除，并通过颈部切口引入导管进行吻合。经食管裂孔食管切除途径需要外科医生通过腹腔间隙从纵隔中经手解剖食管。

关于 THE 相对于经胸食管切除（TTE）的相关风险仍有相当大的争议。尽管过去几十年中与之相关的发病率和死亡率有所下降，但 THE 相对于 TTE 在早期发病率和死亡率方面已被证明的优势仍然存在争议，并被反驳。在最近的胸外科学会数据库研究中，开放性经食管裂孔和开放性 Ivor Lewis 食管切除术的围术期发病率和死亡率相似。NSQIP 研究也报道了类似的结果，即两种方法在死亡率或发病率方面没有显著差异。同样，最近的荟萃分析报道两种手术入路的 5 年生存率没有差异。应该理解的是，在肿瘤学和其他结果方面的等效性的发现不一定意味着相同疗效，因为经胸组的癌症可能处于更晚期。总的来说，经食管裂孔食管切除术与较高的吻合口漏、狭窄和喉返神经损伤相关，而经胸食管切除术与较长的住院时间和较高的呼吸并发症和伤口感染率相关。还应注意的是，不同的经胸途径食管切除术在预后风险方面可能并不相同。开放式三孔（或 McKewin）食管切除术可能比 Ivor Lewis 食管切除术具有更高的风险，因为在风险调整模型（OR 1.59；1.20~2.10）中，这种方法与发病率和死亡率的增加相关。

经胸入路食管切除术是针对恶性肿瘤，癌前病变，或非恶性食管疾病，采用腹部切口移动胃组织，形成胃管或其他食管通道，右开胸切除病变食管部分并进行吻合。当切除范围延伸到其他纵隔结构，已知或怀疑纵隔纤维化，肿瘤可能累及气管或血管结构，或需要胸腔内吻合时，通常首选经胸食管切除术。

“微创食管切除术”（MIE）包括各种各样的食管切除术的手术方法，这些方法试图将手术侵入一个或多个体腔的程度降到最低。真正的微创食管切除术使用腹腔镜和胸腔镜在有限的几个中心开展。与开放手术类似，微创食管切除术有几种变体，包括 Ivor Lewis 微创手术、三孔（McKewin）食管切除术和经食管裂孔食管切除术。

在 MIE 的情况下避免开胸和（或）开腹手术切口对降低食管切除术后的主要并发症，特别是肺部并发症有很大的潜力。MIE 的可行性和安全性已被广泛证明，但是，尽管开展了大量的随机试验，但目前可获得的比较这些方法的客观数据很少。一项小型随机试验比较 MIE 和开放性食管切除术，结果表明 MIE 组食管癌患者肺部感染明显减少。1 年的随访显示 MIE 组 1 年时的生活质量和疼痛较好，3 年时无病生存率相当。大多数回顾性、非随机化研究和荟萃分析也报道了 MIE 同等或更好的临床结果，肿瘤预后相似或改善。

机器人辅助微创食管切除术利用达芬奇手术系统，辅助腹腔镜和胸腔镜部分食管切除术的微创治疗。该系统提供了许多理论和实际上的手术优势——三维放大的手术视野，正常的手眼协调，震颤过滤和运动缩放。尽管机器人食管切除术是一个新兴的和不断发展的领域，临床系列的一些报告已经证明了这种方法的可行性和相对安全性。目前正在进行一项比较机器人辅助和开胸食管切除术的随机试验，该试验将进一步阐明短期和长期疗效方面的益处（如果有的话）。

食管导管

虽然食管切除术后使用了多种导管，但由于胃的血液供应良好，胃可以轻易地移动到胸部或颈部，而且只需要一次吻合（图 38.7）。然而，在先前的胃手术或肿瘤受累的情况下，胃可能不是一个合适的导管。在这种情况下，必须使用替代导管。带蒂结肠间置术利用带血管蒂的结肠段作为食管替代导管。虽然带蒂结肠移植物具有足够的蠕动性，但其使用与许多并发症相关，包括导管冗余和与食物转运不足相关的症状，这可能会影响生活质量和长期结果。此外，动脉粥样硬化性疾病可能影响结肠的血管供应，进而增加结肠缺血和坏死的风险，这是发病率和死亡率的主要原因。

空肠作为食管替代物比结肠有许多理论上的优势。首先，它的直径更接近食管的直径。其次，它一般是无病的。此外，它内在的蠕动活动可以改善食物运输和减少术后症状。空肠的血管解剖结构限制了空肠的应用。空肠肠系膜缺乏结肠的侧支循环，这些侧支循环可以到达胸部和颈部的中间位置。间位移植物的缺血是空肠环坏疽的可能原因，这种坏疽困扰着早期的尝试，并引起了人们对间位移植物血管增强的兴趣，现在称之为“增压”，或血管增强。

微血管外科的最新进展使专业中心能够将空肠间置术的适应证扩大到短段食管置换术之外。带有“增压”空肠插管的食管切除术是一阶段程序，包括食管切除，代食管和空肠重建的插管构建。空肠上段血管弓血液供应通过再植入颈或乳内动脉而“增压”。下弓保留了肠系膜上动脉的天然供应。临床试验证明了该方法的可行性和相对安全性。使用增压技术构建空肠间置移植物重建食管的成功率为 92%，出院时无复发症状，95% 的患者出院时可规律饮食，无复发症状。最近一项比较了先前接受带血管蒂空肠间置植入或常规胃患者的导管功能的研究显示，发现在反流、倾倒、吞咽困难、狭窄和导管排空方面，导管功能水平相似。尽管取得了这些成功，这项技术仍然是高度专业化的中心和多学科团队的权限，并且只有在没有合适的胃导管的情况下才被考虑。

食管手术患者的麻醉管理

术前评估和准备

在麻醉患者进行食管手术之前，应详细询问病史和进行全面体格检查。合并症应在手术前进行评估和优化。胸科手术的麻醉前评估已在本书第 2 章进行过讨论。应特别注意食管阻塞，GERD 和无声误吸的体征和症状。食管阻塞的症状，尤其是吞咽困难和吞咽疼痛，可能导致口服摄入量减少和营养不良，从而导致发病率和死亡率增加。严重的胃食管反流病（GERD）的症状可能包括反酸（反流导致流涎过多）、仰卧时咳嗽、癔球症（但无吞咽困难）、喉炎和哮喘样症状。

外科手术对主要的心血管疾病患者有重要意义。根据 ACC/AHA 围术期心血管评估指南，对患者进行心血管风险评估。食管外科手术期间心血管并发症的发生风险可能会因手术和麻醉治疗的一些固有因素而增加，包括计划的生理侵犯程度、低氧血症、出血、心律失常和疼痛。单肺通气（OLV）

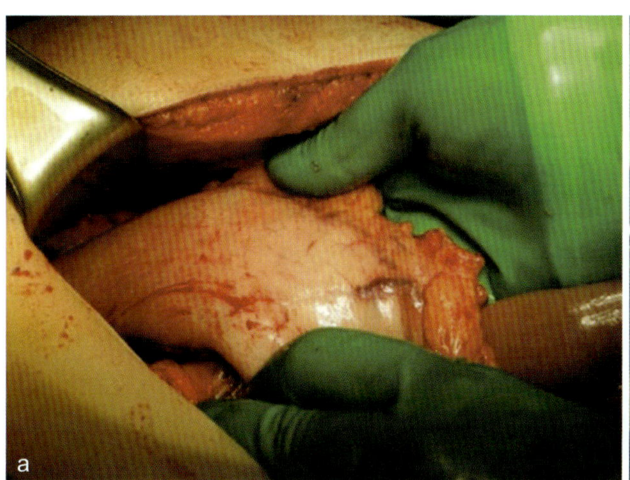
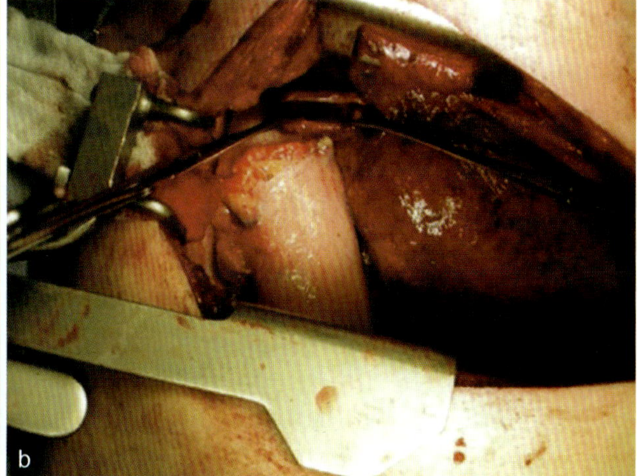

图 38.7 a. 吻合前的胃导管。b. Ivor Lewis 食管切除术中吻合前经胸胃导管和食管近端

是食管外科手术中经常需要的。肺疾病患者的氧合、通气和脱离机械通气可能更加困难。对心肺系统的术前评估至少应包括12导联心电图（ECG）和CXR。术前心电图可作为心肌缺血和心律失常的筛查试验，并为围术期心脏并发症的比较提供基线。术前CXR可显示吸入性疾病以及肺和心脏疾病并存的证据。有病态肥胖或慢性肺部疾病病史的患者，如果手术涉及开胸手术，也应进行术前肺功能测试。

严重胃食管反流病患者或其他有吸入性肺炎风险的患者可从预防性药物治疗中获益，以增加胃pH值并减少胃容积。虽然缺乏降低风险的明确证据，但已知使用H_2受体拮抗药或质子泵抑制药进行适当的药物预防可以减少胃容量和胃酸，因此，如果发生吸入性肺炎，可能会降低肺炎的发生率和严重程度。

在接受新辅助化疗和（或）放疗后，患者可能需要进行食管切除手术，与单纯手术治疗相比，这两种方法都可以提高生存率。用于治疗食管癌的化疗药物引起骨髓抑制，患者常出现一定程度的贫血和血小板减少。在大手术前优化病人状态的需要应该与延迟切除恶性肿瘤的风险相平衡。偶尔，严重的血小板减少可能会限制术前放置硬膜外导管，在这种情况下，应制定其他镇痛计划。

术中监护

一般来说，食管手术的术中监护应与择期手术中固有的生理损伤程度以及患者合并症的性质和严重程度相符（见第20章术中监护的讨论）。常规监测应包括脉搏血氧饱和度、无创血压监测和心电图。由于许多食管手术的患者都有心血管和呼吸系统的合并症，因此在适当的情况下，应考虑使用有创监测。除晚期心血管或肺部疾病患者外，常规术中监护通常适用于仅限于腹腔镜和微创手术的患者。经胸入路食管切除通常需要更高要求的监测方法。连续测量全身动脉血压的留置动脉导管是这些手术的标准监测。胸、纵隔组织的手术操作可显著影响心脏功能，包括静脉回流和心脏充盈，并可能导致心律失常，所有这些因素都会影响心输出量和血流动力学状态。此外，许多手术操作需要肺隔离和OLV，这种通气策略，可显著影响动脉氧合，并可能增加肺损伤的风险。外科手术会导致意外的出血，有时是大出血。动脉血气的实时监测有助于评估和维持足够的动脉氧合、酸碱状态以及血红蛋白和电解质浓度。

在心血管储备正常的患者中，中心静脉通路通常不需要，也不能为容量管理提供有用的信息。然而，对于周围静脉通路非常有限的患者，尤其是肥胖患者，术中很难建立静脉通路的患者，由于感染性并发症而需要紧急手术治疗食管外伤或穿孔的患者，以及可能需要血管加压素支持的患者，中心静脉还是需要的。接受食管手术的病人也应该接受膀胱导尿减压和监测尿量。通过在口咽、腋窝或膀胱导管中插入监测探头，可以很容易地实现体温监测。通过使用加热毯和液体加热仪可实现液体温热。

疼痛控制

食管手术后的疼痛控制主要取决于食管的手术方式（有关疼痛处理的详细讨论，请参见第59~61章）。大多数接受食管内镜手术的患者术后几乎没有疼痛，因此不需要积极的镇痛方案。同样，腹腔镜手术通常与术后高的镇痛需求无关。然而，在大多数经胸食管手术中常见的开胸手术切口是强疼痛的手术切口之一。因此，用于术后疼痛控制的麻醉技术在优化经胸食管手术的预后方面发挥着极其重要的作用。虽然已经采用了多种疼痛控制方法，但大多数医疗中心倾向于使用胸段硬膜外镇痛（TEA），因为它具有良好的镇痛效果，较高的安全性，成本低，可减轻围术期炎症反应的潜在作用，改善经胸段食管手术的预后，以及作为多模式镇痛的一个组成部分加速食管切除术患者的术后活动和恢复。与单独静脉注射阿片类药物的疼痛治疗相比，TEA在食管切除术后提供了更好的镇痛效果，被大多数麻醉医生和外科医生认为是经胸食管切除术后疼痛控制的“金标准”。然而，出于技术和安全原因，并非所有患者都适合放置胸段硬膜外导管。对于不能进行TEA但硬膜外镇痛本身无禁忌的患者，腰椎硬膜外镇痛（LEA）可能是胸腹部食管切除术后镇痛的一种折中方法，尽管术后疼痛控制不如TEA。

人们已经研究出多种非椎管内阻滞技术，并且推荐将其用于开胸术后疼痛控制；最有前景的方法包括胸膜内阻滞、肋间阻滞和椎旁阻滞。肋间神经导管的放置与患者自控镇痛（PCA）的结合与TEA进行比较，结果不一。尽管缺乏与标准疗法的严格比较，胸膜内和开胸切口局部输注管也被使用。随机试验和荟萃分析表明：椎旁神经阻滞作为一种替代疗法的前景，其在开胸手术中的镇痛效果与TEA相当，且具有更少的副作用，并已被多位作者推荐作为一种更好的疗法。最近Cochrane的一篇综述比较了 PVB 和 TEA 用于开胸手术的镇痛效果，证实了 PVB 具有相当的镇痛效果，并降低了轻微并发症的风险。然而，就死亡率、住院时间或主要并发症而言，这两种方法之间没有差异。PVB 用于开胸食管切除术镇痛的一个明显限制是，为了给中线开腹手术和高位后外侧开胸手术提供足够的镇痛，需要阻断大范围的脊柱 / 皮肤水平。这些挑战限制了 PVB 在开胸食管切除术中的应用，尽管在微创食管切除术中采用静脉注射舒芬太尼联合双侧 PVB 的方法已经显示出合理的疗效。肋下腹横肌平面（TAP）阻滞联合 PVB 和单独 TAP 阻滞分别在微创食管切除术和混合 Ivor Lewis 食管切除术中显示出一定的疗效，值得进一步研究。椎旁镇痛是否会取代 TEA 治疗开胸术后疼痛，可能取决于这种技术适应于食管切除术相关的特定镇痛挑战的能力，以及是否具备同目前 TEA 相一致的结果优势。

具体的硬膜外管理策略应考虑切口范围、切口疼痛对呼吸功能的影响、呼吸抑制的可能性和影响以及术中硬膜外产生的交感神经阻滞术对血流动力学状态的影响。由于胸腹式食管切除术需要开胸和开腹手术切口，任何术后疼痛控制计划都应解决这一问题。目前已经报道了多种管理策略，但是大多数实施经胸和胸腹食管手术的医疗中心采用多模式方法进行疼痛管理，包括术前放置胸段硬膜外导管（除非禁忌）、术中或术后追加以及输注稀释的局部麻醉药，如罗哌卡因或丁哌卡因辅以芬太尼或氢吗啡酮。也有报道称双硬膜外导管技术可以改善 Ivor Lewis 食管切除术的镇痛效果，但这可能会进一步增加管理的复杂性。硬膜外注射不含防腐剂的吗啡可提供更广泛的神经轴扩散，并可与输注的局部麻醉药协同，但由于呼吸抑制延迟的可能性，需要术后监测呼吸。术前或术中追加或输注硬膜外镇痛药一直是麻醉医师争论的话题。关于预先开始镇痛可能提供更好的急性和慢性疼痛控制的论点主要是基于理论上的考虑。到目前为止，结果还不确定，但结果表明术前硬膜外导管给药可以更好地控制急性疼痛。然而，尽管硬膜外镇痛可以降低开胸术后慢性疼痛的发生率，但预先给药并不能改善开胸术后慢性疼痛。

诱导和气道管理

在接受食管手术的患者中，全身麻醉的诱导和气道管理在很大程度上取决于患者因素，包括诱导时的心肺功能状态、血流动力学和营养状态、纵隔肿块（如果存在）的影响、吸入性肺炎的风险，以及包括手术预期时长和性质（是否需要进行胸内手术）在内的手术因素。接受食管和胃的急诊手术患者可能缺少心肺功能状态的术前评估，并可能因多种因素［包括潜在的心肺疾病、误吸、败血症、急性呼吸窘迫综合征（ARDS）或出血］而出现不稳定的心肺功能状态。大多数医师倾向于静脉诱导药物，如丙泊酚、硫喷妥钠、依托咪酯或氯胺酮，以及短效神经肌肉阻滞药，如琥珀胆碱或罗库溴铵，以促进麻醉的顺利诱导和快速气管插管。

接受择期食管手术的患者在诱导时是稳定的，但是纵隔肿块引起的并发症可能伴随着麻醉诱导、正压通气和肌肉松弛而出现。纵隔肿块患者的气管支气管压迫或阻塞以及与麻醉诱导相关的心血管衰竭已经得到很好的描述，并在第 14 章中进行了讨论。也有报道称，在后纵隔肿瘤和上纵隔肿瘤患者中，气道损害是自发的或在麻醉过程中发生的。后纵隔肿块，包括食管起源的肿块，可能会压迫气道并导致阻塞。贲门失弛缓症患者的风险特别大，因为扩张的食管可能会通过直接压迫上气道、气管支气管树或肺实质造成的呼吸困难。

由于缺乏软骨支持，气管最容易被向后压迫，因此，向后压迫可导致近乎完全的呼气阻塞。对有心肺并发症风险的纵隔肿块患者的识别是不准确的，但是已经报道了与风险增加相关的特定因素，这可能有助于气道管理。

吸入的潜在风险对食管手术患者的麻醉管理提

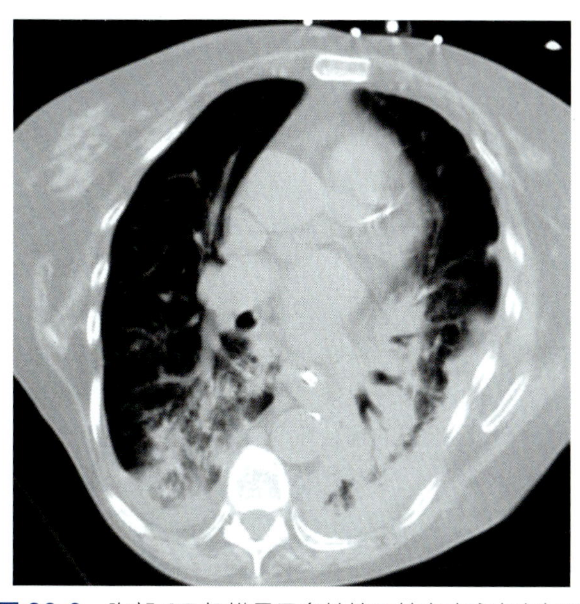

图 38.8　胸部 CT 扫描显示多灶性双基底动脉实变与吸入性肺炎相符

出了额外的挑战。需要进行食管手术的患者被广泛认为有高吸入风险及其产生的后果（图 38.8），快速序贯诱导技术被广泛使用和提倡。对一所大学医院围术期误吸的回顾性分析表明，在各种外科操作中，接受胸段食管手术的患者肺误吸发生率最高。

患有严重胃食管病变的患者，尤其是患有阻塞性疾病、运动障碍综合征、食管旁疝和食管憩室的患者，可能是高危亚群，但缺乏明确的风险分层。贲门失弛缓症与自发性吸入性肺炎高度相关，更长时间的 NPO 状态对这些患者更有益处。术前禁食的实践指南已经出版，禁食方案的效果已经通过审查，但适用于健康患者和择期外科手术。严重胃食管病变患者的 NPO 状态的最佳时期尚不清楚。

快速序贯诱导和插管已被广泛提倡用于有较高反流和误吸风险的患者。这种技术通常是指快速静脉注射诱导剂和肌肉松弛药，同时按压环状软骨（Sellick 手法）和立即喉镜检查和气管插管，而不进行正压通气。这种方法的基本原理是：①环状软骨位于食管的前面；②仰卧位患者环状软骨上的向下压力将通过挤压后方的椎体而传递到食管阻塞食管腔；③这种挤压将对麻醉患者的被动反流和误吸产生临床上显著的影响。可以说，压迫环状软骨的快速序贯诱导代表了许多医疗中心对有肺误吸风险患者的护理标准。然而，目前对这种操作的有效性和安全性存在相当大的争议；这一主题最近已被广泛讨论。人们还意识到，压迫环状软骨在防止反流和误吸方面的有效性假设仍未得到证实。最近的一项随机试验比较了有微小误吸风险的患者的压迫环状软骨与无压迫环状软骨。尽管使用了敏感的生物标志物进行检测，但两组之间没有发现统计学上的显著差异。

施加在环状软骨上的压力可能会增加食管的侧向位移，而不会确切地压缩它。按压环状软骨似乎确实压迫了下咽部，使其直径减小了 35%，并可能使食管入口消失。抑制呼吸所需的适当力量也是一个相当大的争议主题。然而，最近的一项临床研究量化了阻塞食管入口所需的力。不足为奇的是，患者之间有相当大的差异。50% 的男性和女性完全闭塞食管入口所需的环状软骨力中位数分别为 30.8N 和 18.7N。由于过度用力可能会使气道管理变得复杂（见下文），而力量不足可能无法实现预期的临床效果，因此使医师能够监测阻塞程度的方式似乎是大家所期望的。食管实时超声在这方面显示了一些早期的前景，并被提倡快速顺序诱导期间确认食管适当的压迫和闭塞，但其在这方面的效用仍未得到证实。

临床医师应该理解，环状软骨压迫的应用有可能压缩气道，潜在地增加气道管理的困难，并且在已知或怀疑环状软骨或气管损伤和颈椎不稳定的情况下以及在呕吐期间禁用。此外，环状软骨压迫与软骨骨折和其他各种风险有关。还值得注意的是，环状软骨压迫与食管下括约肌压力和食管屏障压力的降低有关，这会增加麻醉患者被动反流的风险。这与环状软骨加压时的反流和误吸现象是一致的。由于我们目前对误吸和环状软骨压迫保护作用的理解（如果有的话）不完全，在快速序贯诱导的情况下应用环状软骨压力的决定应该是个体化的，并基于对相关解剖和生理原理以及具体临床环境的理解。

虽然没有明确的证据来指导医生减少误吸风险，但我们建议采用以下方法。如果有任何解剖学或历史证据表明插管困难，应认真考虑在患者清醒状态下插管，特别是对高误吸风险的患者——患者表现为贲门失弛缓症、严重食管梗阻和需要紧急手术。对于重度贲门失弛缓症患者，建议清醒状态下放置大口径胃管和清醒插管。对于那些被认为气道管理容易的患者，要谨慎使用快速序贯诱导。最大限度地减少从意识丧失、肌肉松弛到使用润滑的气管导管插管的时间可能会降低风险。体位对误吸风险的可能影响也值得考虑。我们通常采用平举或反向 Trendelenburg 体位，因为这可能会减少胃内容物的被动反流和误吸风险。此外，这种体位改善了肺部力学，特别是在肥胖患者中，并且以前曾被推荐过。应该注意的是，虽然抬头姿势可以减少被动的反流，但头部向下倾斜的姿势也是合理的——将嘴放在比喉部入口和气管位置更低的位置，尤其是对于在诱导期间有呕吐风险的患者。

胃内容物的吸入可能是胸外科患者肺部并发症发生的一个促成因素，这一观点部分来自于开胸手术气管插管患者术中气管误吸的证据。在这项研究中，术前服用雷尼替丁降低了胃酸反流的发生率，但对减少气管误吸酸性物质的影响没有统计学意义。显然，在使用双腔气管导管插管的患者中，误吸酸性物质是可能的，尽管染色剂的研究表明管套的凝胶润滑可以减少泄漏和吸入。降低食管手术患者气管误吸风险的其他策略包括为高危患者放置大口径胃管，术前以及拔管前对原位胃管及口咽部进行吸引。食管大手术后持续低水平的鼻胃管吸引也有助于降低术后亚急性和慢性误吸的发生率。

术中管理

在全身麻醉诱导和气管插管后，麻醉的维持可以通过各种方法来完成，尽管许多作者更喜欢平衡麻醉技术，通过使用挥发性吸入麻醉药，如异氟醚、七氟醚或地氟醚，非去极化肌肉松弛药，静脉阿片类药物以及通过硬膜外导管应用局麻药和（或）阿片类药物。由于挥发性麻醉药已知可以预防心肌缺血来防止随后发生的缺血性损伤，因此使用这些药物具有理论上的优势。鉴于冠心病和食管疾病的风险因素重叠，患有外科食管疾病的患者也可能有心肌缺血的风险，因此可能受益于这种保护，尽管缺乏该人群获益的临床证据。异丙酚静脉麻醉也是一种可行的选择，尽管这种技术缺乏预防心肌缺血的理论优势，并且可能更加昂贵，尤其是对于长时间手术。

麻醉药已被证明可以调节与大手术、机械通气尤其是 OLV 相关的全身和肺部炎症反应。由于大型食管手术相关的炎症反应可能是严重的，并且全身性和肺部炎症均可预测术后肺部并发症，因此在确定这些调节作用方面研究者有相当大的兴趣。然而，基于挥发性麻醉药的方案与基于丙泊酚的方案进行比较的研究产生了一些不一致的结果。在猪模型中，与丙泊酚相比，七氟醚可引起免疫淋巴细胞反应，并在肺组织中似乎引发凋亡，但在两种不同的动物模型中，七氟醚更有效地减轻与 ARDS 和 ALI 相关的肺部炎症反应和氧损伤。然而，在胸外科手术患者的随机试验中，抗炎作用归因于丙泊酚和挥发性药物。在一项针对食管切除术患者的丙泊酚与七氟醚的小型试验中，丙泊酚更有效地降低了肺内炎性细胞因子的浓度。相比之下，七氟醚显著减弱了大型胸外科手术的全身和肺部炎症反应。然而，迄今为止，无论是静脉麻醉药还是挥发性麻醉药都没有明确显示出有意义的临床结果。最近的大型临床试验比较了丙泊酚和地氟醚，表明两种麻醉方案之间的主要发病率没有差异。

肺隔离和单肺通气

肺隔离和 OLV 技术的发展极大地促进了胸段食管外科手术的发展（参见第 6 章 OLV 的讨论，和第 16~18 章关于肺隔离的详细信息）。在大多数主要医疗中心，肺隔离和单肺通气被认为是经胸食管手术的标准步骤，对胸腔镜食管手术至关重要。最常用的方法是双腔气管导管（DLT）和支气管内封堵器。左侧 DLT 最常用于经胸食管手术；它具有易于放置的优点，提供了极好的肺隔离和操作条件，同时为支气管镜检查、吸引、通气和 CPAP 提供了进入双侧肺的通道。此外，因为左主支气管比右主支气管长，定位更容易完成，而不会影响左上叶通气。

然而，在一些患者中，DLT 的使用可能是相对或绝对禁忌的，或者可能难以实现，需要另一种方法。首先，使用 DLT 进行气管插管可能比使用单腔管需要更多的时间。这可能会增加高危患者的误吸风险，尤其是在困难气道的情况下。尽管使用例如 GlideScope 视频喉镜、McGrath 视频喉镜、气道镜和 Airway Scope 喉镜等辅助装置有助于困难的 DLT 气管插管，但使用 DLT 可能更难使用辅助气道装置，如气管导管引导器。可视喉镜改善了 DLT 插管过程中咽喉部位的暴露，已被推荐。

一些患者可能出现气道解剖异常，如声门下狭窄或气管或主支气管的外部压迫。在这种情况下，通过 DLT 可能很困难，甚至很危险。如果患者可能需要术后机械通气，或者因其他原因导致拔管延迟，则在手术结束时将 DLT 换成单腔管会使患者面临额外的窒息和误吸风险。DLT 的上述局限性促使人们对支气管内封堵器在食管手术中的应用感兴趣。支气管内封堵器及其应用的详细讨论见第 16~18 章。支气管内封堵器通过单腔管（同轴）或偶尔沿单腔气管导管外部（SLT）放置，可用于气管造口术或经鼻气管插管的患者。支气管内封堵器的使用在胸部手术中有很好的应用，包括食管手术，并且被一些学者所优选，因为使用 SLT 和快速序贯诱导可降低吸入风险，改善管理困难气道的简易性，并且肺萎陷评分相当于或优于 DLTs。

液体管理

不同患者和手术过程中的液体需求差异很大，总量包括术前丢失量、维持需要量和持续损失量的总和（关于胸外科液体管理的讨论见第 21 章）。严重食管疾病患者的术前液体缺失可能很严重，尽管还没有很好的定义。接受食管手术的患者的液体需求量可能会比较复杂，因为患者在长时间的术前禁食后可能会相对低血容量，特别是如果存在食管梗阻或吞咽困难限制了液体的摄入。围术期液体丢失通过多种机制发生，包括泌尿、胃肠和蒸发损失、出血和组织间液的转移。这种液体从血管内转移到间质的过程伴随着外科创伤，可能反映了血管损伤和内皮完整性的破坏。所谓的“第三间隙”损失描述了液体损失进入非间质的细胞外空间，该空间与血管内不平衡,因此被认为是“无功能的”细胞外液。这个空间没有被很好地描述，它的存在是不可避免的。

一般来说，小手术和微创外科手术往往液体需要不多。接受更长、更复杂的开放腹部和（或）胸部切口手术的患者可能需要更多术中液体来维持体内液体平衡。虽然胸外科液体管理的循证指南尚不存在，但最佳的实践共识正开始形成。食管切除术围术期液体管理原则和围术期液体转移的病理生理学已被广泛审查。对多糖蛋白复合物功能的最新认识，过量液体负荷的病理生理学意义，以及应用先进的监测仪器推动合理的目标导向液体治疗（GDFT）证明了以下几个结论。

首先，过量的围术期静脉输液，特别是晶体液，会导致过多的液体流向细胞间质，潜在的增加伤口愈合不良、胃肠功能恢复缓慢、腹腔间隔综合征、吻合口愈合受损、心脏氧供需求增加、肺炎和呼吸衰竭相关并发症的发生。过量液体输注的不良后果在食管切除术患者中可能尤其显著，因为胃管和吻合口处的水肿可能导致炎性浸润和组织氧合减少，可能使吻合口处发生坏死和吻合口瘘风险增加。

对接受大手术的患者进行“自由”和“限制性”输液方案的前瞻性试验通常倾向于限制性液体输注，对接受肺切除术和食管切除术患者的回顾性研究也是如此。然而，由于缺乏“限制性”和“自由性”的两个术语的标准定义，对这些前瞻性试验的解释受到了限制。在一项研究中为自由性补液，在另一项研究中可能是限制性补液。回顾性分析在这方面受到潜在的不可控偏倚的限制。然而，这两种类型的大多数研究都表明液体超负荷确实与不良后果有关。这一概念得到了一项大型荟萃分析试验的支持，该试验比较了择期手术中自由与限制性液体管理，报告限制性组围术期并发症大幅减少。围术期液体管理似乎是食管癌切除术后并发症的独立风险预测因子，正向液体平衡预测食管癌切除术后的肺部并发症。

然而，在围术期大量失血的患者中，液体复苏不足也可能是有害的，会导致低血容量和每搏量、心输出量和组织氧输送减少，这可能损害肾功能、伤口愈合、吻合口完整性，甚至心血管稳定性。大型食管手术的液体需求似乎比以前认为的要少，专家共识也已经发表。考虑到最近的发现，即液体限制［<3ml/（kg・h）］不是大型胸外科手术中肾脏损伤的危险因素，对接受液体限制的大型胸外科手术患者的急性肾脏损伤的关注可能被夸大了。

优化输液方案应取决于个体患者的实际输液需求,而不是依赖于“限制性”或“自由性”方案的公式。尽管在进行食管手术的患者中对液体的需求还没有得到很好的说明，但是最近对进行结直肠手术的患者在维持左心室舒张末期容积指数（LVEDVI）的晶体需求进行了评估。开腹和腹腔镜结直肠手术患者维持 LVEDVI 所需的晶体输注速率分别为 5.9ml/（kg・h）和 3.4ml/（kg・h）。然而，个体间的差异很大，这与个体化方法的需求相一致。可以直观地看出，针对大型手术（包括食道手术）的理想输液方案是个性化的，优化心输出量和氧气输送，同时避免过多输液。越来越多的证据表明，实现个体化和特定的与血流相关的血流动力学（如每搏输出量、心输出量）液体疗法，或用于测量液体反应性（如每搏输出量变化）的液体疗法，统称为目标导向液体疗法（GDFT）可提供优于固定疗法或基于心脏充盈静态测量（如中心静脉压）疗法的替代方案，后者不能预测住院或经胸食管切除术患者的液体反应性或相关循环血容量 。大手术背景下的 GDFT 已被证明可缩短住院时间，促进肠功能的早期恢复，并减少术后恶心和呕吐（PONV）、发病率和升压药的使用。利用 GDFT 对九项研究进行的回顾显示，其中七项报告住院时间缩短，三项报告 PONV 和肠梗阻减少，四项报告并发症减少。几项大型荟萃分析同样支持确切方案的使用，包括液体管理和变力疗法,以优化血流动力学和(或)组织灌注。事实上，在美国促进康复协会和围术期质量倡议的联合共识声明中，建议在结肠直肠手术的加强康复计划中采用目标导向的液体管理方法。

GDFT 对改善胸外科手术预后的作用不太清楚，大多数研究的样本量都很小，主要研究接受心脏手术的患者。肺动脉导管衍生心输出量测量通常不用于大多数普通胸外科手术，经食管超声心动图和食管多普勒模式也不适用于食管外科手术，目前有许多与经胸食管外科手术兼容的微创模式可用。这些主要包括使用专有算法来估计心搏量指数、心脏指数和（或）每搏量变异度（SVV）的设备。用于指导 GDFT 的大多数微创技术基于呼吸变异和心肺相互作用来预测液体反应性。由于单肺通气和（或）胸壁开放可能导致这些相互作用在胸外科手术中发生实质性改变，因此它们在指导胸外科手术中液体管理方面的作用尚不清楚。然而，Hass 等使用 SVV

来指导肺手术和食管切除术中的液体管理，并证明这种方法不会导致液体超负荷，正如血管外肺水指数所评估的那样。此外，开胸肺手术患者单肺通气期间的脉压变化预测了最佳阈值为 5.8% 的液体反应性，表明心肺相互作用的动态变化在某些条件下对指导液体治疗仍然有用。然而，每搏量的变化结果是复杂的。SVV 似乎可以预测胸外科手术和 OLV 手术期间的容积反应性，但随着潮气量降低至与保护性通气一致的水平，其预测价值显著降低。SVV 评估食管切除术后容积状态和反应性的效用尚不清楚。然而，在一项单中心观察性队列研究中，对行食管切除术的患者在实施 SVV 的 GDFT 方案前后结局进行比较，表明使用 GDFT 与减少 ICU 住院时间及降低肺炎、纵隔脓肿和管胃坏死的发生率相关。虽然这些结果很有趣，但该领域仍需其他手术类型中因目标导向液体管理临床结果获益的明确证明。

与晶体相比，胶体在普外科手术，特别是大型食管外科手术中的优越性，目前还没有共识。胶体液体疗法的理论和实验优势，特别是在实验环境中，包括更多和更快的血管内扩容和吻合结肠猪模型微循环血流的改善。这些发现可能与食管手术有关，在食管手术中，吻合口的完整性可能与血流和氧气输送到潜在的血流受损的管状胃 - 食管吻合口有关。胶体的使用也与 GDFT 前瞻性试验的良好结局有关。很容易得出这样的结论：胶体在最小化流体穿过潜在损伤的血管屏障方面可能更优越。Chappell 和他的同事在一篇综述中研究了这一主题，在这篇综述中，作者提出了用胶体来替代由于液体移动或出血而造成的血浆容量损失的观点。专家建议目前还包括使用胶体来代替失血。

在包括食管手术在内的大型胸外科手术中，用于血浆扩容的胶体溶液的理想选择也需要进一步阐明。美国用于此目的的主要胶体溶液是人白蛋白、羟乙基淀粉和第三代泰斯特淀粉（万汶）——一种具有许多理论优势的低分子量淀粉，可改善肾功能受损患者的清除率和减少对肾脏完整性和凝血功能的不利影响。在内皮细胞 - 白细胞相互作用方面，万汶似乎与其他合成胶体具有相同的有利特性，并且与明胶和晶体相比，在接受心脏手术的患者中与抑制全身炎症有关。

在两项针对危重患者的大型淀粉试验发表后，美国食品和药物管理局（FDA）发布了脓毒症肾损伤的安全建议，并进一步建议限制肾功能障碍患者和心脏手术患者使用淀粉。尽管上述试验有许多缺点和局限性，但这一行动已导致围术期淀粉胶体使用的显著减少（在美国）。随后的 CRISTAL 试验报告了胶体组获益的死亡率，且围术期无明显阴性结果数据，并就此问题进行了大量辩论。

虽然胸外科手术中理想的液体管理策略仍然难以捉摸，但我们认为，大量证据支持在采用双肺通气的大型腹部食管手术中使用 GDFT，目的是优化血流动力学参数和组织灌注，同时避免医源性液体超负荷。接受包括食管切除术在内的大型经胸食管手术的患者的液体管理仍在继续发展，理想的液体管理仍不清楚。虽然 GDFT 仍然是乐观的，生理学上是有吸引力的，并且在其他手术类型中得到很好的支持，但是在这种方法成为经胸食管手术的标准管理之前，还需要额外设计良好的前瞻性研究。我们认为，目前可获得的大部分证据支持在这些患者中采用非常严格的方法，并支持 Chau 和 Slinger 之前推荐的方法。只需稍加修改，建议的目标是①将术后第 1 个 24h 的正液体平衡限制在小于 20ml/kg；②除了液体损失增加的异常情况，将术中晶体输入限制在 2L，术后第 1 个 24h<3L，以及以 1∶1 的比例使用胶体来替代血液损失（直到达到输血阈值）。

术中并发症

食管切除手术患者的术中管理可能会因各种手术和麻醉问题而变得复杂。在大型食管手术中低血压并不少见，可能是由于心脏或主要血管受压、心肌缺血、低血容量、血管扩张或硬膜外置管导致胸交感神经阻滞所致。

食管手术的低氧血症发生在患者 OLV 期间，通常是由非通气侧肺的右向左分流以及通气侧肺（通常依赖）的容量损失和肺不张引起的。第 6 章回顾了 OLV 的策略以及 OLV 期间低氧血症的预防和治疗。经胸食管手术中的低氧血症较少见，如果由通气侧肺的创伤和由此产生的张力性气胸所致，可通过针头或对侧胸膜穿刺进行手术治疗。液体超负荷，心力衰竭以及对药物和其他免疫原（包括乳胶）的免疫反应可导致肺水肿。在食管外科手术中，液体超负荷和（或）心力衰竭的诊断可能很困难，因为经食管超声心动图检查通常是禁忌或难以实施，并且来自中心静脉或肺动脉导管（如果存在）的资料在这方面的价值有限。心电图显示心肌缺血伴有肺水肿，特别是在食管切开术前发现，且药物治疗在

不能改善心肌氧供 / 氧需平衡时，可能需要中止手术。肺栓塞很少发生在优先通气、灌注的肺上。

术后管理和并发症

食管手术患者的术后管理在很大程度上取决于具体的手术操作和患者对麻醉和手术的反应。一般来说，大多数行择期食管手术的患者，特别是那些接受食管镜检查和微创腹腔镜或胸腔镜手术的患者，适合术后拔管。如果患者在血流动力学和代谢方面是稳定的，神经肌肉和呼吸功能良好，且镇痛良好，则通常适合在手术室内拔管。大多数情况下，胸段硬膜外导管的镇痛药在缝合伤口过程中可产生良好镇痛效果，因此可减少静脉或吸入麻醉药用量。如果存在鼻胃管，应吸净口咽部分泌物，等待全身麻醉患者苏醒，自主呼吸功能恢复后拔管。将患者头部抬高置于 30° 可以改善肺通气，降低误吸风险。如果术后留置胃引流管，应在患者恢复自主呼吸和拔管前固定。尤其对于未完全清醒或不合作的患者，鼻胃管固定装置可降低意外脱落的风险。

食管手术后出现低血压并不罕见。原因包括术中血容量不足、出血、心律失常（最常见的是快速房性心律失常）、气胸和胸段硬膜外置管引起交感神经阻滞（参见第 56 章有关胸腔镜手术后心血管并发症的讨论）。对术后患者血流动力学进行仔细评估，应能区分低血容量和其他原因。怀疑有持续出血的患者，应仔细观察尿量和胸腔引流量，并监测血红蛋白浓度。经胸或经腹手术的患者，以及怀疑有术后心血管或呼吸系统并发症的患者，均应行常规术后胸部 X 线检查。术后低血压最常见的原因是硬膜外相关交感神经阻滞，可以通过追加补液，暂时停止输注药物，头低位或抬高腿部以增加静脉回流或降低硬膜外导管中局麻药浓度来改善。血流动力学不稳定的患者有时可能需要用阿片类药物如氢吗啡酮或吗啡代替硬膜外麻醉药，尽管通常不是最佳的控制疼痛的方法。

快速房性心律失常常发生在胸外科手术后，包括食管手术，由于快速的心室反应和（或）心肌缺血，可能导致明显的血流动力学不稳定。这种并发症已在接受食管切除手术的患者中得到了很好的研究，下面将进行讨论。适当的患者选择，术前心血管评估和血栓预防可显著降低心肌缺血，充血性心力衰竭和肺血栓栓塞性并发症的发生风险。

呼吸功能不佳（最常见于呼吸功能基线受损的患者）可能与神经肌肉阻滞逆转不足而导致的肌无力有关。通常，这些患者会出现二氧化碳潴留，并可能出现高碳酸血症和昏迷。此外，也可观察到因上呼吸道梗阻而引起的三凹征。应采用适当的诊断方法排除其他通气不足的原因，例如支气管痉挛、吸入性肺炎、肺水肿、气胸和 ARDS。开胸或剖腹手术后疼痛控制不充分也会导致潮气量减少和换气功能不足。通常，对切口痛进行充分的治疗可显著改善呼吸功能。胸部手术后急性呼吸失代偿的患者应立即进行胸部 X 线和动脉血气分析检查。

特定食管手术和疾病的麻醉注意事项

食管镜

食管镜检查可通过使用硬性或软镜进行，用于多种特殊的诊断和治疗目的。一般来说，大多数诊断性食管镜检查都是使用可折叠内镜，通常在病人清醒 / 镇静的时候进行，且经常是在胃肠病房中开展，而无需麻醉医师的看护。由护士或其他助手在内镜医师（通常是胃肠科医生）的指导下进行的清醒镇静通常是通过使用苯二氮䓬类药物（如地西泮或咪达唑仑）和（或）不添加阿片类药物（如哌替啶或芬太尼）来完成的。通常，局部麻醉药，如利多卡因或苯佐卡因用于局部，以便于患者接受和减少手术过程中的梗阻。患者在没有镇静药的情况下，使用传统的方法，即使是超细的食管镜，也非常受限。然而，最近经鼻入路行食管镜检查的临床经验证实，当由耳鼻喉科医师进行时，在无镇静的局部麻醉下，这种手术耐受性良好。食管胃十二指肠镜检查中，如果使用局麻药，应仔细考虑总剂量，因为高铁血红蛋白血症与外科手术中局部使用苯佐卡因有关。胸外科医师也会在食管手术前进行食管软镜检查，以评估食管病变的位置和范围以及食管阻塞的程度。这些患者中的大多数已经知道食管疾病，并且正在接受治疗性或姑息性食管手术。这些患者通常有较高的反流和误吸风险，应适当治疗。在全身麻醉下进行食管检查之前，应确保气道安全。

越是复杂的内镜手术通常需要更深的镇静或全身麻醉。在这些手术过程中，维持患者的气道、优化氧合和防止误吸是首要考虑的问题，特别是对于肥胖、较长手术时间和俯卧位的患者。虽然在未经气管插管的患者中，延长食管镜检查，一定程度的低氧血症是常见的，但原位内镜的存在可能有助于支架在咽部水平打开气道。然而，在这些病例中，需要高度警惕以发现气道梗阻和即将发生的低氧血症。如果标准操作不能缓解气道阻塞，则可能需要拔出食管镜进行气道管理。许多市面上可买到的设备都被设计成可以容纳内镜，同时允许给氧和（或）通气。这些设备包括面罩，一个胃喉管，以及最近推出的喉罩胃通气道（LMA Gastro Airway）——一种声门上装置，旨在为内镜提供较大空间的同时形成口咽密封。

硬质食管镜最常用于提取食管异物，通常见于儿童，以及清除残留的食物。与喉镜检查一样，这是一个刺激非常大的过程，如果没有全身麻醉，患者可能不太耐受。这些患者也应该被认为是高误吸风险的患者，在麻醉诱导之前或之后立即迅速放置一个带套囊的气管插管。在部分患者中，如果认为采用这种方法吸入的风险较低，并且符合 NPO 指导原则，那么考虑更深的镇静可能是合适的。使用右美托咪定用于硬性食管镜检查的麻醉镇静，以及肉毒毒素注射扩张 UES 治疗吞咽困难。基于异丙酚监测麻醉下的管理也通常用于不需要气管插管的患者，尤其适用于较长或更困难的病例，包括食管癌黏膜下解剖。硬质食管镜检查的麻醉管理考虑因素包括：外科医生希望将口腔食管轴线对准颈部，一旦从食管中取出，就有可能吸入异物，以及需要放松的患者在手术过程中尽量减少体动。后者可以通过较深的吸入麻醉或短效肌肉松弛药来实现。

食管镜检查的其他治疗用途包括放置食管支架治疗气管食管瘘（TEF）、良性和恶性狭窄，穿孔，贲门失弛缓症的非手术治疗，包括食管扩张和食管内注射肉毒毒素，以及经口内镜肌切开术（POME）——一种内镜替代经典 Heller 肌切开术。内镜技术也可用于食管上部肿瘤的分期和黏膜腺癌的完全切除和消融。

气管食管瘘（TEF）

由于多种原因，TEF 患者的麻醉管理面临独特的挑战。首先，正压通气不可避免地导致气体进入食管和胃。第二，不可避免的大气道漏气可能导致肺通气困难或无法通气。第三，胃肠道通气可能会因腹胀而导致肺顺应性恶化，这也可能进一步增加误吸和其他并发症的风险。基于这些原因，维持自主通气通常是首选的，可以通过吸入诱导或清醒插管来完成，尽管在麻醉诱导后，受影响侧肺功能和顺应性的基线下降可能增加充分氧合和通气相关的困难。如果有必要进行正压通气，术前胃造口置管将有助于排空胃，但如果已行管状胃手术，则禁止使用。此外，慢性吸入、肺炎、脓毒症和低氧血症可能会使这些患者的麻醉管理复杂化，尤其是在 OLV 期间。一旦肺隔离完成，正压通气就可以安全地进行。肺隔离对于预防 TEF 的漏气、提供足够的肺通气以及防止肺部进一步受污染至关重要。成人 TEF 患者气道管理和通气的麻醉计划应根据瘘管在呼吸道的解剖位置。一般来说，瘘管的识别和定位是在手术开始前进行的。在极少数情况下，先前未被诊断的 TEF 可能在简单的气道管理后表现出来。有时，不知道瘘管的确切位置。虽然并不总是成功的，但支气管镜检查可以确定气道受累的程度，并且可以在术前进行。经 DLT 或 SLT 气管插管后也可进行支气管镜检查，指导 TEF 的定位。很少情况下，食管镜也可以用来确定 SLT 相对于瘘管的位置。

在大多数 TEF 病例中，DLT 是首选，因为它可以被放置在与瘘管对侧的主支气管中，从而提供肺隔离，OLV 并防止通气侧肺污染。因此，应将右侧 DLT 用于左侧病变，反之亦然。或者，可以将 SLT（理想情况下是为支气管内放置而设计的）放置在健侧支气管中。有时，对于气管 TEF 远高于隆突的患者，如果可以将充气套囊送到瘘管下方，则可以使用 SLT。而对于远端气管瘘管或术前未发现的瘘管，最好正确使用 DLT。在严重肺部疾病患者中，OLV 可能与充分的氧合和通气不相容。在极少情况下，可能需要替代的氧合和通气方法，以尽量减少气体进入食管。使用左 DLT 在右侧进行肺隔离并进行高频喷射通气，以优化 TEF 和 ARDS 患者的低气体交换。通气困难的良性 TEF 患者的另一种方法是使用临时性支架置入术以在功能上分离气道和食管，最大限度地减少漏气并改善 CO_2 潴留。该手术操作易于执行且耐受性良好，可以作为改善患者状况后进行最终手术矫正的桥梁。

术后目标包括优化肺功能，以促进恢复自主通气和充分的气体交换。持续正压通气可能导致食管闭合中断，从而导致通气性漏。要达到这一目标需要足够的疼痛控制，也可能需要在瘘出现前用支气管镜检查进行积极的肺灌洗。

经胸 Nissen 和 Belsey 胃底折叠术，Collis 胃成形术和食管旁疝修补术

经胸的抗反流手术需要与开胸手术相类似的动静脉通路监测。大多数有食管裂孔疝的病人，特别是食管旁疝和（或）有症状的胃食管反流病，尽管缺乏明确的危险分层，仍被认为是围术期胃内容物

吸入的高风险人群。因此，针对气道解剖可靠的患者，快速序贯诱导是许多麻醉医师的首选。

经胸入路食管切除需要肺隔离和 OLV。支气管封堵器在这些情况下是理想的，原因如下：①封堵器可以通过快速序贯诱导后置入单腔管，完成气道保护后，再置入 SLT；②当使用 SLT 而不是 DLT 时，快速序贯诱导可以更快、更容易、更安全地进行；③如上所述，现代支气管封堵器在肺隔离和操作条件方面的性能与 DLT 相当；④因为这些手术大多采用左进胸，因左主支气管较长，更容易实现左主支气管阻塞。

术后疼痛控制也需要一个积极的计划——通常是 TEA。在诱导、插管和放置引流管后，患者被置于右侧卧位。拔出留置胃管后，应外科医生的要求，将一个大的探条 / 扩张器伸入食管，以便于胃底折叠。扩张器应使用水溶性润滑剂充分润滑，并通过手动引导或使用喉镜辅助进入食管口，无损伤性地进入食管上部。在推进过程中应小心，与外科医生沟通很重要，特别是当遇到阻力时，可能会发生食管破裂。然后缓慢通过食管胃交界处，并保持在这个位置，直到胃底折叠缝合线固定，此时可以将其取出。

除非术中遇到并发症，大多数患者在手术结束时可以麻醉苏醒，并拔除气管导管。术后应用鼻胃管引流胃。正常肠活动恢复后开始口服，在开放性修复后这可能需要几天。一些患者在手术后几周内会出现吞咽困难，在经胸手术和全胃底折叠术中更常见，但通常会自行恢复。

食管切除术

经食管裂孔食管切除术（THE）

接受此种手术的患者需要标准监测、导尿管和动脉导管来持续监测动脉血压。患者也将受益于术前放置硬膜外导管以控制术后疼痛。在预充氧和全麻诱导后，使用单腔气管导管进行气管插管，同时开通动脉和足够的静脉通路——通常包括两个外周静脉导管和一个动脉导管。食管吻合术后放置鼻胃管并固定。

经食管裂孔食管切除术需要外科医生用手从纵隔经腹裂孔解剖食管。人工压迫心脏和大静脉通常会导致低血压，通常是暂时的。在此步骤之前优化容量状态可部分缓解低血压和心输出量的降低。在这一过程中，外科医生和麻醉医生之间的密切沟通是至关重要的，因为外科医生可能需要暂时停止操作以恢复血流动力学，特别是在老年或衰弱的患者中。食管剥离期间低血压的持续时间可能与心脏病病史和食管中段肿瘤的存在有关。经食管剥离术也可能导致心房和（或）心室异位，这可能导致低血压和心输出量减少。房性心律失常通常与食管剥离术相关，更可能发生在心脏病患者。在一项关于经食管裂孔行食管切除术的小型研究中，65% 的病例在食管操作期间发生心律失常，但心律失常是短暂的，不需要治疗，与低血压无关。其他潜在的术中并发症包括气胸、主动脉或奇静脉损伤引起的纵隔出血和气管膜部损伤。气胸很容易通过外科手术来处理。大出血是罕见的，但可能需要紧急开胸手术和积极的输血和复苏。气管损伤也需要彻底的修复，麻醉医师可能需要将气管插管推进超过损伤部位，以便在修复过程中进行通气。因此，只有足够长度的未切割的气管导管才可用于经食管裂孔食管切除术。

完成颈部吻合术和切口缝合术后，鼻胃管固定到位。硬膜外导管应在出现疼痛前适当给药。当气道保护性反射恢复后拔除气管导管，将患者转送至一个可以进行适当监测和控制疼痛的病房。床头应抬高 30°~45°，以优化呼吸力学，最大限度地减少反流和误吸的可能性。术后治疗包括抗生素和血栓预防。术后并发症包括喉返神经损伤，可导致声音嘶哑，增加吸入性肺炎、乳糜胸和吻合口瘘的风险。

经胸食管切除术（Ivor Lewis；TTE）

除非有禁忌，术前应放置胸段硬膜外导管。全身麻醉的诱导和维持可以用标准药物完成。基于以上列举的原因，建议采用快速序贯诱导法，拔出气管插管应注意误吸风险。开腹手术不需要肺隔离，因此，一些医生开始时用 SLT 插管，在开胸切口前和胃切除后用 DLT 代替。在诱导时放置 DLT 也是合理的，除非对于吸入风险高的患者，如高度梗阻、胃轻瘫或急诊手术，预计难以放置。在这种情况下，医生应先用支气管内镜或气管切开术，迅速取出胃内容物。

诱导后，放置鼻胃管，考虑到可能的部分或完全食管梗阻，可能需要外科手术协助远端定位。胃和食管导管的减压是最重要的，因此术中应固定胃管，以防止病人将其取出或在病人移动和运输过程中无意中取出。肌肉松弛与非去极化肌肉松弛药提供最佳的手术操作条件。诱导后应建立动脉导管和大口径外周或中心静脉通路。术中低血压可能发生在经胸食管切除术中，通常由低血容量和（或）

TEA 相关交感神经阻滞引起。低血压可能导致心肌或脑缺血，也可能导致胃部分缺血。因此，应立即寻找和治疗潜在的原因。移动的胃组织通道血供有限，通常来自胃网膜右动脉，远端血流减少。低血压等因素可能会进一步影响胃的灌注，从而增加吻合口瘘的风险。由于吻合口的完整性取决于充足的血流和氧气输送，吻合口漏的发生可能与术中管理因素有关，特别是全身血压和心输出量，因此可以通过麻醉管理加以改变。

一些食管外科医生避免使用血管收缩药，因为他们担心理论上会对管状胃血流产生不良影响。然而，现有数据并不支持这种推理。血管收缩药对管状胃血流的影响可能会反映容量状态和其他变量，但临床和实验证据支持以下概念：①新形成的管状胃中的血流调节失调是血压依赖性的；②低血压会损害管状胃血流；③超正常血压不会使管状胃血压高于正常血压；④在血容量欠缺的患者中，使用血管加压素治疗低血压，并不损害管状胃血流，实际上有可能显著改善灌注。Al-Rawi 和他的同事证明，TEA 诱导的交感神经阻滞术减少了食管切除术期间的管状胃血流，静脉注射肾上腺素恢复了血流。作为多模式麻醉方案的一部分，在食管切除术中使用去甲肾上腺素维持动脉血压与降低呼吸系统发病率有关，而不会增加吻合口并发症的发生率。这些结果与一个猪管状胃模型是一致的，在这个模型中，使用去甲肾上腺素达到超正常血压并没有改善管状胃血流，但同样也没有对该变量产生不利影响。临床上可使用的结论也可以从 Pathak 等的研究中得出，该研究证明了经胸段硬膜外导管的局麻药推注对管状胃血流有不良影响，输注去氧肾上腺素可恢复平均血压和管状胃灌注。鉴于管状胃血流与吻合口瘘之间已建立的关系，维持正常的血流动力学应是这些患者术中处理的重点。为此，在低血压患者中，可以谨慎地更改或减少硬膜外导管中的药物剂量，并考虑使用具有或不具有血管升压活性的药物。

在顺利完成经胸食管切除术后，只要患者体温正常，代谢和血流动力学稳定，氧合良好，并采用适当的控制疼痛方式，大多数患者都可以在手术室拔管。虽然一项比较食管切除术后早期拔管与晚期拔管的早期随机试验报道早期拔管组死亡率较高，但这种差异在统计学上并不显著，随后的研究也没有观察到这种现象。食管切除术后早期拔管已被广泛研究，并得到许多回顾性和观察性分析的支持以及标准化管理方法和快速临床路径的报道。可以预测早期拔管失败或并发症的因素包括吸烟史和慢性阻塞性肺疾病（COPD）。硬膜外镇痛已被证明有助于早期成功拔管。

从结直肠外科的最初成功开始，人们对各种外科服务项目中的加速康复项目［加强术后康复（ERAS）］产生了极大的兴趣。尽管各机构之间存在着相当大的异质性，但大多数 ERAS 项目都在努力优化疼痛控制，同时尽量减少阿片类药物的使用，防止医源性液体过量，并改善术前和术后康复。食管切除术患者 ERAS 护理的具体内容包括术前教育、包括吸气肌训练在内的预适应能力、术前碳水化合物营养、硬膜外镇痛、早期活动和康复、避免提前停止鼻胃管和其他引流管、早期进食，出院教育。尽管相对于其他外科手术服务项目而言，用于食管切除术的 ERAS 仍处于起步阶段，但已有大量证据支持食管切除术患者围术期护理的康复途径。到目前为止，在食管切除术中，一些类似 ERAS 的治疗方案已经被认为是一种预后优势，包括减少术后并发症、疼痛、住院时间、住院费用 ，以及恢复正常活动的时间，且再入院率没有增加。以这种方式优化围术期护理似乎也减少了与食管切除术相关的全身性炎症反应，这可能是某些特定结果改善的原因。食管切除术 ERAS 项目的近期 meta 分析证实了项目设计导致在很大程度上存在差异，且因潜在混杂因素未经校正存在局限性。然而，尽管在这些限制条件下，ERAS 的有效性仍得到普遍支持，减少了吻合口和肺部并发症发生以及住院时间，而不会增加再入院率（第 52 章讨论了胸部手术中的 ERAS）。

在紧急情况下，患者处于仰卧位 30° 以上的位置，并在恢复保护性气道反射后拔管。增加氧气供应可以通过面罩或鼻导管输送。如果术后需要通气支持或因其他原因必须延迟拔管，可通过喉镜检查、辅助气道装置或通过更换气管导管进行换管。

微创食管切除术（MIE）

微创食管切除术（MIE）是一个笼统的术语，用于描述各种微创的食管切除方法。MIE 可指经食管裂孔食管切除术的腹腔镜方法，与 Ivor Lewis 食管切除术（腹腔镜和胸腔镜）相当的完全微创方法，或多种混合方法。目前，几乎没有具体的数据可以指导微创食管切除术患者的麻醉管理，但开放性食管切除术患者的管理原则可能适用。OLV 对于任何胸腔镜手术都是必不可少的，包括 MIE，因此需要肺隔离。DLT 和支气管封堵器在食管手术中的应用已经在上面讨论过，这里也同样适用。

目前尚不清楚接受 MIE 手术的患者是否需要更有效的疼痛控制方式，如 TEA，以实现术后最佳疼痛控制。然而，TEA 仍然是进行这些手术中心的标准操作步骤，这主要是因为 TEA 在开胸食管切除术和胸外科手术中的理论和已证明的优势。

机器人食管切除术

从麻醉医师的角度来看，使用达芬奇机器人手术系统辅助食管切除术有可能显著影响手术过程中的病人管理和安全。因此，麻醉医师有责任了解机器人使用的含义，尤其是与患者接触和特定风险有关的含义。达芬奇机器人系统利用了一个外科医生控制台，一个有四个机械手臂的侧推车与病人接触，还有一个额外的手推车，里面装有摄像机系统的光学设备。通常情况下，患者轴与麻醉医师和麻醉机的角度至少为 90° 。在放置端口和机器人对接后，接近患者的机会非常有限。机器人底盘在患者头部上方的位置限制了接近气道。麻醉医师应该意识到机器人手术操作相关的风险，包括手臂过度移动导致臂丛神经损伤的风险，以及机械臂与患者身体发生碰撞的可能性。同样，进入病人身体的空间也是相当有限的。在机器人最终定位之前，麻醉医师必须确定 DLT 或支气管封堵器的理想位置。所有的液体通路必须是安全的，并且管路通畅。动脉和静脉的延长管也是经常需要的。最近开发的肺隔离产品（Viva-Sight, ET-View）在 DLT 或单腔管中集成了一个小的高分辨率成像摄像机，以提供远端气道的连续和实时成像。这些设备允许麻醉医师持续监测 DLT 或封堵器的位置，提供正确的定位和即将发生位置错误时的早期警告。

在机器人手术过程中，麻醉医师还需要考虑使用二氧化碳气胸加压喷出来增加手术暴露。二氧化碳可导致高碳酸血症、气体栓塞和心动过缓。胸腔内过度充气可导致血流动力学不稳定，其程度与张力性气胸相似。一般来说，稳定期患者对低气胸压（<5mmHg）的耐受性很好，大多数患者可以耐受轻微压力的气胸（8~10mmHg）。然而，较高的压力可能会导致血流动力学的紊乱，因此应尽量减少充气压力。如果需要更高的压力，缓慢增加充气压力（高达 14mmHg）可能会使血流动力学影响最小化。此外，手术侵犯对侧胸膜可能导致呼吸或血流动力学紊乱。最后，麻醉医师应该为机器人操作失败时开胸手术做好准备（见第 39 章，机器人胸腔手术麻醉的详细讨论）。

食管切除术病人的术后护理

通过适当的疼痛控制方案，大多数病人可在手术室拔管。早期下床和胸部理疗可减少呼吸道并发症。只要引流量很小，确定没有漏气，胸腔引流管就可拔除，纵隔引流管可以保留到胸腔内吻合口正常恢复为止。通常留置硬膜外导管，并将其留在原位，直到胸腔引流管被拔除，此时可通过肠外或肠内药物充分控制疼痛。空肠造口术后，进食通常在术后 24h 开始，并持续数天。造影剂检查通常在术后第 5 天或第 5 天左右进行，如果正常的话，这时就开始经口进食流食。正如上面的讨论中所指出的，虽然食管切除术后立即采用口服营养的研究有待于进一步随机试验证实。出院时，病人应进食固体食物，空肠造口管夹闭。在几周后的手术随访中，取下营养管。

食管切除术后的不良结局

食管切除术后的不良结局历来分为手术并发症和麻醉并发症。虽然这种划分是合乎逻辑和引起兴趣的，但最近对主要胸腹外科手术后并发症的病理生理学的深入了解开始模糊了这一区别。

食管吻合口瘘

如上所述，食管吻合口瘘是食管切除术后常见和严重的并发症（图 38.9）。在最近一项大型回顾性研究中，来自胸外科学会数据库的数据显示，吻合口瘘的发生率为 12.9%。当漏液位于纵隔时，这种并发症尤其令人担忧。胸腔内漏的死亡率从 3.3% 到 71%。术前、术中和术后可能导致吻合口瘘的因素已在文献中得到了很好的描述，包括糖尿病、肺部疾病和心血管疾病等合并症，以及各种外科和技术因素，术后因素包括胃扩张、长时间机械通气支持、缺氧。虽然食管吻合口瘘仍被认为是手术并发症，但越来越多的证据表明，术中处理可能会影响这种并发症的发生率。由于活动管胃的供血不足，液体状态、血流动力学和氧合可能通过影响氧气输送和血流影响吻合口的完整性。尽管通过对血流动力学、液体状态和氧合的适当管理来优化组织供氧是所有围术期患者的首要任务，但这一事实对食管吻合术患者尤其重要。

心血管并发症

心血管并发症是食管切除术后发病率和死亡率

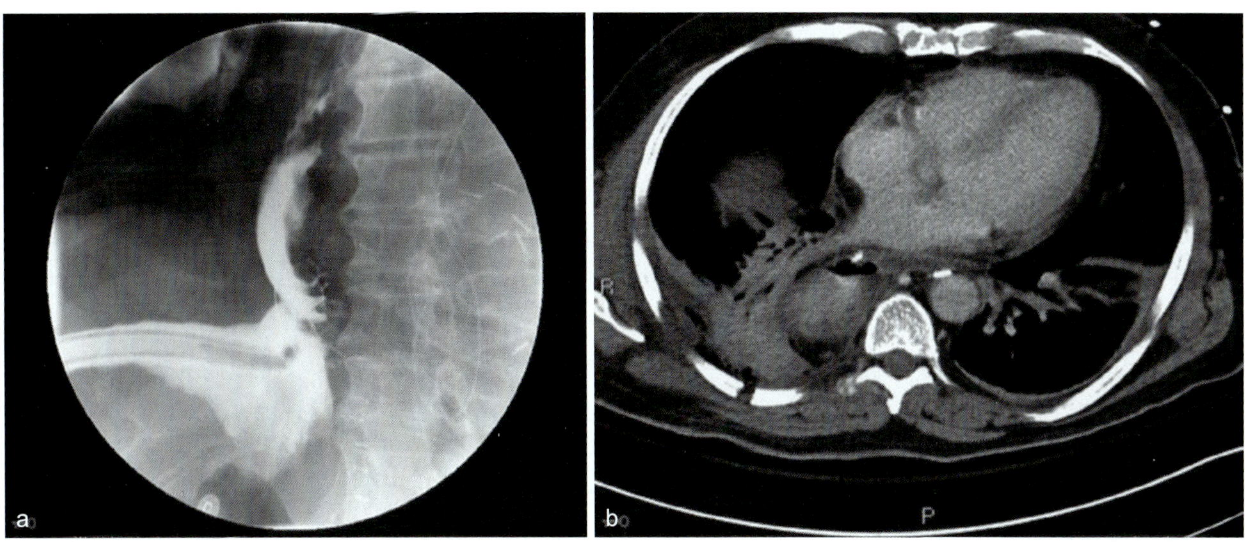

图 38.9　a. 食管切除术后吻合口瘘的透视图像。注意造影剂漏入右半胸。b. 胸部 CT 扫描显示食管切除术后吻合口瘘造影剂漏入右半胸

的重要原因。最常见的心脏并发症是心律失常，典型的房性心动过速，如心房颤动、心房扑动和阵发性室上性心动过速。虽然通常认为这在心外科手术后是常见的，但这些并发症在包括食管切除术在内的胸外科手术后预后可能更差。相当多的证据表明食管切除术后快室率房性心律失常与较高的 ICU 住院率、较长的住院时间和较高的死亡率相关。这些发现与非心胸外科手术的普外科患者结果一致，房颤是发病率和死亡率增加的标志。食管切除术后心房颤动也与较高的肺部并发症、吻合口瘘和败血症相关。食管切除术后发生房性心律失常的危险因素包括经胸入路、高龄、围术期使用茶碱、低弥散能力、COPD、男性和心脏病史。对普通胸外科患者（包括食管切除术）的更大样本研究表明以下因素发生心房颤动的风险相似：男性、老年、充血性心力衰竭病史、心律失常、周围血管疾病和纵隔肿瘤切除术、肺切除术、食管切除术以及术中输血。

在普通胸外科手术中预防快室率房性心律失常已成为众多临床试验和观察研究的课题，但尚无预防的临床标准。对预防术后房性心律失常的药物试验的回顾性分析表明，钙离子通道阻滞药和 β 受体阻滞药降低了快室率心律失常的风险，尽管后者增加了肺水肿的风险。常规预防性使用地高辛、氟卡尼和胺碘酮并没有得到现有证据支持。一项针对经胸食管切除术患者的随机试验表明，随机接受胺碘酮的患者术后房颤的相对风险降低了 62.5%。现有证据支持对快室率房性心律失常风险较高的患者进行预防。这种预防措施应该是个体化的，可以使用胺碘酮、钙离子通道阻滞药或 β 受体阻滞药，但应注意后者潜在的不良影响。

肺部并发症

胸外科手术后常发生呼吸系统疾病，尤其是食管切除术后。胸部手术的肺部并发症在文献中有不同的定义，包括肺炎、吸入性肺炎、ARDS、支气管胸膜瘘、肺不张和肺栓塞。这些并发症单独或合并发生都可能导致呼吸功能不全甚至呼吸衰竭，从而需要进行特殊治疗，包括继续或恢复机械通气。严重呼吸系统疾病的总体发病率差异很大，但在大多数大型研究中，发病率在 10%~30%。预测食管切除术后肺部并发症的因素包括年龄、吸烟、饮酒、COPD、近端食管肿瘤和手术时间，以及预测 COPD 患者肺部并发症的第 1 秒用力呼气量（FEV1）。此外，术前气道细菌定植可预测术后肺部并发症增加，并与死亡率增加相关。

ALI 和 ARDS 是食管切除术后最严重的肺部并发症之一，其发病率在一个大样本研究中分别为 23.8% 和 14.5%。ARDS 与 50% 的死亡率，更高的非呼吸器官衰竭风险，以及更长的 ICU 和住院时间相关。危险因素包括低体重指数、吸烟史、手术史、手术时间和 OLV、吻合口瘘和心肺功能不全。ALI 和 ARDS 的病理生理学机制复杂，是由直接或间接的肺损伤所致。虽然损伤可由多种机制引起，但最终途径似乎均涉及细胞因子、细胞介质等炎症介质。手术应激仍然是一个非常活跃的研究领域，已经很清楚的是手术应激本身会引起一种很具有特征

性的严重炎症反应，涉及的细胞因子有 IL-1、IL-8、TNF-α、IL-6、选择素、中性粒细胞弹性蛋白酶和血栓调节蛋白。尤其是 IL-8 参与了 ARDS 的发生，并可能为中性粒细胞的趋化迁移提供了一个强有力的信号，从而导致肺泡浸润是疾病进展过程的特征。食管切除术后中性粒细胞脱颗粒和肺毛细血管通透性增加已被证明是肺损伤的模型。IL-8 拮抗药在动物模型中的研究发现，通气肺和非通气肺中都存在高浓度的 IL-8，灌洗液中 IL-8 浓度之间的关系，灌洗液中 IL-8 浓度之间的关系，以及食管切除术后肺部并发症的后续发展，提示了 IL-8 的病因参与。

改善食管切除术的预后

食管切除术患者营养不良的风险增加，且营养不良使他们的发病率和死亡率大大增加，因此改善术前和术后营养状况已成为围术期医生护理这些患者的主要关注点。进行食管切除术的患者可能出现多种原因的营养不良，包括营养摄入减少，分解代谢和营养需求增加，吸收功能受损。术前肌萎缩和低体重指数与食管切除术预后较差有关。此类人群的营养不良已经被证实可以预测再次手术、呼吸系统并发症，以及总体生存率和癌症特异性生存率的下降。术前营养状况似乎是食管切除术后并发症的一个独立危险因素，并且可以使用现有的预后评分方法改进风险预测。此外，营养不调似乎在术后第一年持续存在，有些患者可能永远不会恢复正常。营养干预可能显著改善预后，尽管多数研究只关注术后营养状况。在一项随机试验中，在食管切除术前和术中静脉注射氨基酸可导致中心温度升高和外科感染并发症的发生率降低。术后肠内营养优于其他途径，可减少体重减轻，降低肺炎的发生率，并可能减弱细胞因子对手术的反应。术后结局（包括伤口感染和住院时间）的进一步改善归因于上消化道手术中的免疫营养（含有特定的免疫系统增强营养素）和食管切除术后立即恢复口服营养。后一种肠内营养（口服途径）的方法仍然存在争议，因为可能导致误吸和渗漏。一项直接比较口服和空肠造口术进食的多中心随机对照试验正在进行。

食管切除术后肺部并发症的高发生率使人们对研究通过吸气肌训练改善术前心肺功能的效果产生了极大的兴趣，这种方法在其他胸外科手术中有一些初步的支持。一项前瞻性研究比较了胸腔镜和开放性经胸食管切除术中胸部物理疗法的效果，结果表明两组患者的肺机械功能都有所改善，这表明这种方法对两种手术途径都是有用的。

肺预康复是否能改善临床预后仍有争议。对食管切除术患者的回顾性分析表明，物理疗法与减少呼吸系统并发症之间存在关联。

比较高强度和持久性吸气肌训练的前瞻性试验证明了这两种方案的可行性和高强度训练改善呼吸肌功能的有效性，但这种治疗在减少术后肺部并发症方面的效果不同。

前文已对 TEA 用于术后镇痛的应用进行了综述，但其在改善食管切除术预后的潜在价值值得进一步提及。TEA 用于经胸食管手术术后镇痛相关的改善结果可能包括术后肺功能的改善、肺部并发症的减少和管状胃血流量的改善有关。在一项食管切除术患者的回顾性研究中，使用 TEA 与降低吻合口瘘风险相关。动物实验和一项具有类似发现的临床研究提示使用 TEA 能改善管状胃的微循环和动力。基于这些原因和高级别疼痛控制的充分性证据，TEA 是大多数机构对 TTE 的管理标准。

虽然肺损伤是多因素的，但人们逐渐意识到其和麻醉和围术期的因素有关（关于围术期肺损伤的讨论，见第 10 章）。肺损伤包括 OLV 期间非通气侧肺的肺不张，通气侧肺的容积伤或气压伤的直接损伤作用，通气侧肺的氧化应激和氧毒性，手术侧肺再通气后的缺血再灌注损伤。目前对这些机制的认识已被广泛回顾。大型胸外科手术后保护肺功能和改善预后的策略如果能最大限度地减少这些伤害性刺激，最有可能成功。在缺乏明确的围术期结局数据的情况下，指南主要基于动物模型、肺损伤替代标志物、肺损伤患者以及最近接受各种外科手术的患者的研究结果。目前已发表的专家建议，几项随机试验，包括一项微创食管切除术的试验，已经提供了一些可能改善临床预后的策略。

通气策略，特别是在 OLV 期间，应根据患者生理情况进行调整。通过对 OLV 期间和之后细胞因子和补体水平的研究发现，OLV 本身可能是胸食管手术后炎症反应的一个因素。因此，通气应尽可能地以生理方式进行，以尽量减少容积伤的可能。所谓的“保护性通气”策略代表了潮汐通气的一种生理方法，并且可能通过最小化肺泡过度膨胀以及肺泡通气塌陷（肺不张伤）和肺不张的风险来改善患者的预后。具体而言，胸部手术 OLV 中的保护性通气策略指的是较低的潮气量（4~6ml/kg 理想体重），并增加呼气末正压（PEEP）。在经胸食管切除术患者中，这种通气策略已被证明可以减少全身炎症标志物（IL-1β、IL-6、IL-8），同时改善术中和术后氧合，并减少机械通气的持续时间。由于氧毒性和氧化应激也可能导致不良结果的发生，因此，应尽量减少 FiO_2 程度，尽管 OLV 期间非通气侧肺的右向左分流很大地限制了这种操作的可行性。

食管切除术后炎症反应强度可预测术后的结局，从而有研究尝试用药物去减轻炎症反应。许多研究已经证明了糖皮质激素对食管切除术预后的影响，有一项研究提示可能受益，但最终的结论仍有待可靠的随机试验的结果。在食管切除术患者中测试的其他抗炎疗法包括辛伐他汀和中性粒细胞弹性蛋白酶抑制药西维来司。

食管破裂穿孔的外科治疗

急诊修复食管破裂 / 穿孔的患者可能会出现疼痛、低血容量、败血症和休克。麻醉管理应基于这些表现的严重程度和手术计划的性质，后者可包括内镜闭合术、一期纵隔引流外科闭合术或食管切除术。在可能的情况下，术前应尽可能纠正体液不足，并在适当的情况下通过标准和有创监测进行指导。由于可能出现进一步的液体丢失和血流动力学失代偿，建议使用动脉导管进行连续血压监测和动脉血气采样。

麻醉管理的原则是基于纠正术前液体不足，最大限度地减少血流动力学紊乱，避免腹压升高加剧胃食管内容物漏出，以及最大限度地降低吸入风险，特别是在诱导期间。一般来说，快速序贯诱导应根据患者的血流动力学状态选择诱导剂量和神经肌肉阻断药。如果计划开胸或可能开胸手术，使用 DLT 将有助于手术暴露，但 DLT 的使用还应考虑到气道解剖、预期插管的容易程度，以及如果放置 DLT 需要额外的时间、可能会增加误吸的风险。

术中管理需要持续液体复苏。动脉血气分析和肺动脉导管数据可用于指导液体管理和血浆扩容以及对血液制品的需求。这一因素加上持续的液体转移、肺水肿的可能性，以及对正性肌力药物和血管加压素的需要，术后往往需要通气支持。

贲门失弛缓症手术

食管肌层切开术最常用于缓解括约肌层面的食管阻塞，以及缓解食管痉挛引起的疼痛。食管肌切开术可以通过内镜、腹腔镜、胸腔镜或开胸手术进行，伴或者不伴有抗反流手术。最重要的麻醉考虑是麻醉诱导失去保护性气道反射时误吸的可能性。同时，由于贲门失弛缓症导致食管扩张，运动功能受损，食管内残留食物的可能性大大增加。为了减少食物滞留，在手术前 2d 限制进食，只口服清饮料。前面已经讨论过减少反流和误吸风险的方法，对这些患者尤为重要。

食管肌切开术的其他麻醉考虑包括疼痛控制（非内镜手术）和肺隔离（经胸入路）。与开胸手术相比，使用胸腔镜进行经胸肌层切开术无疑减少了疼痛强度，并且可能不需要 TEA，尽管许多麻醉学者仍然喜欢 TEA。在用 DLT 或 SLT 和封堵器诱导插管并放置胃管后，患者转为侧卧位，通常为右侧卧位，并进行经胸肌层切开术。大多数病人在恢复气道保护性反射后可以在手术室拔管。正常的蠕动活动恢复后，胃管通常会拔除并开始进食。

最近对 POEM 的麻醉管理进行了描述。临床系列报道平衡全麻在气管插管患者中的应用和术前使用食管镜清除食管内容物。通过延长非手术期（24~48h）和长期（3~5d）饮食限制，将吸入风险降到最低，因为患者在先前的 EGD 期间食管食物滞留被判断为较高风险。由于 POEM 手术使用二氧化碳注入，建议麻醉医师密切监测潜在问题和并发症，包括高碳酸血症、呼吸机气道压力升高和皮下气肿。

食管憩室手术

Zenker 憩室

虽然 Zenker 憩室不属于胸段食管疾病，但其修复通常由胸外科医师进行，因此我们对其简要讨论。Zenker 憩室的麻醉管理应以预防误吸为主。术前应限制患者纯液体饮食至少 24h，可能的话，患者麻醉诱导前手动按压排空憩室。避免误吸憩室内容物的其他措施包括诱导期维持头部朝上（30°）和无环状软骨压力的快速顺序诱导。对于气道解剖复杂的病人，最好在麻醉诱导前插管。放置胃引流管或食管探条时应谨慎，因为可能插入憩室并导致穿孔。

胸憩室

胸段食管憩室的患者可能是围术期误吸风险最高的一类患者。原因有二。第一，这些憩室可能很大，内含大量食物。第二，尽管可能成功放置大口径引流管，但这些憩室手动通常不能排空。另外，大多数胸腔憩室与食管运动障碍相关，如贲门失弛缓症，这本身就是一种高风险误吸性疾病。因此，应采取所有合理的预防措施，包括在适当的情况下采用头高位，根据预期气道管理简易程度采取快速序贯诱导或清醒插管。

经胸修复食管憩室通常经左胸切口完成。肺隔离和 OLV 有助于手术暴露。解剖过程中，麻醉师可以在外科医师指导下插入一根大号食管探条，直到它通过憩室开口。如插入位置不当，则应留置鼻胃管，并维持到术后几天食管造影显示食管完整为止。大多数病人在选择性经胸食管憩室切除术后，只要有适当的疼痛控制策略，就可以在手术后拔管。

食管手术临床病例探讨

61 岁男性，有 14 个月的偶发固体食物进行性吞咽困难病史，不伴疼痛或体重减轻。EGD 和活检显示高度不典型增生，高度怀疑侵袭性食管腺癌。手术前进一步评估还包括静脉注射 14.014mCi 的 ^{18}F-FDG 后全身 PET-CT 扫描。图 38.10 标志物高亮信号显示远端食管病变。既往病史有冠心病（12 年前因心肌梗死接受血管成形术），近期未行心导管介入术；间歇性室上性心动过速（PSVT），目前用地尔硫䓬控制，否认既往电生理学检查；高血压（依那普利）；高胆固醇血症（辛伐他汀）和哮喘（沙丁胺醇和氯雷他定）。有 $C_{4\sim7}$ 椎间盘切除融合和 $L_4\sim S_1$ 椎板切除术史。最终决定对他采取 Ivor Lewis 食管切除术。

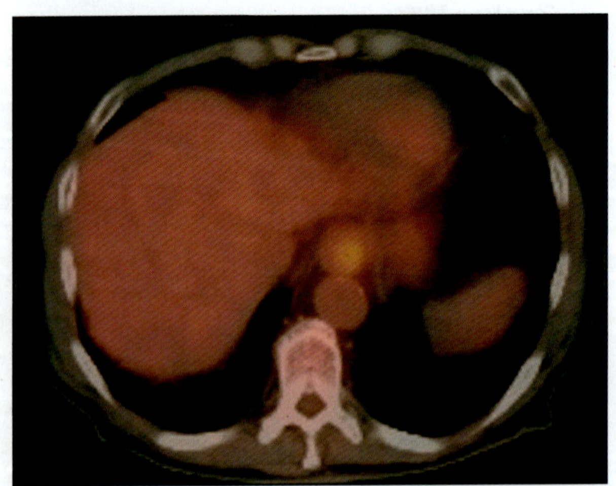

图 38.10 PET 扫描显示食管癌的胃食管交界处远端食管局部软组织增厚，FDG 摄取增加

问题

- 还需要进行哪些进一步的术前评估？
- 这种食管手术的麻醉考虑因素是什么？
- 对该患者需进行哪些术中准备？
- 该患者的术后注意事项是什么？

重点术前病史、体格检查和检查

- 患者报告每日需要 MDI，最近已从病毒性咽炎中康复（体格检查，术前使用 MDI；请参见第 8 章）。
- 心脏评估：基线心电图评估 PSVT 病史和地尔硫䓬使用情况下的脉冲起始部位，AV 节点传导和 QTc。进行应力超声心动图以评估可闻的杂音和功能（请参见第 2 章）。
- 仔细评估气道，尤其要注意颈椎融合后的颈椎伸展。
- 进行神经系统集中检查以发现术前出现的任何缺陷，考虑到左侧卧位位置相关的神经系统损伤风险（参见第 19 章）。

哪些术中考虑因素将优化患者的手术？

- 胸段硬膜外麻醉可为右开胸手术和上中腹部剖腹手术提供镇痛（见第 38 章和第 59 章）。
- 避免使用 β 受体阻滞药，因为有明显的反应性气道疾病史和长期使用钙通道阻滞药。术中应用体外电极进行紧急心脏复律，起搏或除颤。钙通道阻滞药可用于治疗血流动力学稳定的 PSVT（参见第 8 章）。
- 液体管理策略，旨在优化氧供，特别注意高风险的食管吻合。可以使用多种方法来指导液体治疗（碱缺乏，血清乳酸，混合静脉氧饱和度）。最佳的液体管理将设法优化心排出量和氧气输送，同时避免过量的液体管理（见第 21 章和第 38 章）。
- 术后出现房性心律不齐的风险较高，尤其是房颤。治疗通常包括使用 β 受体阻滞药控制心率，尤其是在患有 CAD 的患者中，但是术前使用钙通道阻滞药和哮喘病史可能会限制其使用。如果房颤持续并对钙通道阻滞药耐受不良，可以使用胺碘酮（见第 53 章和第 56 章）。

第 39 章　机器人胸科手术的麻醉

Javier Campos　著
姚海霞　译　徐江宁　校

要点

- 机器人胸外科手术患者的管理需了解相关胸外科微创手术技术知识。
- 麻醉医生必须熟悉达芬奇机器人手术系统。
- 需具备使用左侧双腔气管导管或支气管阻塞导管进行单肺通气管理技术和使用可弯曲光纤支气管镜检查技术。
- 使用机器人系统时，应注意患者体位并防止并发症（例如神经损伤或撞击伤）。
- 了解胸腔内充入二氧化碳（CO_2）时的血流动力学变化 。
- 中转为开胸或开腹手术的可能性。

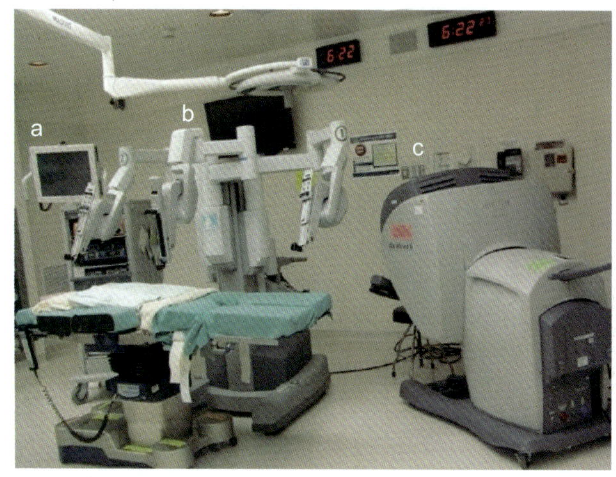

图 39.1　显示屏（a）、三臂达芬奇机器人手术系统（b）和控制台（c）

概述

微创技术在心脏、胸部和食管手术中已变得越来越流行。十多年前，随着机器人系统（特别是达芬奇机器人手术系统）的引入，进行了各种各样的外科手术，并取得了一些令人鼓舞的结果，但优势仍有一定的局限性。本章概述了关于纵隔肿块切除、肺切除和食管手术患者达芬奇机器人系统的应用及对麻醉的影响。

达芬奇机器人手术系统

达芬奇机器人手术系统可提供三维（3D）视频成像以及远程操纵的灵活效应器仪器。该系统由三个主要组件组成：外科医生控制台、带有四个交互式机器人手臂的床旁机械臂系统、装有机器人摄像头光学设备的成像系统，图 39.1 显示了达芬奇机器人手术系统。

简而言之，外科医生坐在控制台进行手术操作，并通过显示屏观看手术区域的 3D 图像。患者侧的推车（实际的机器人）由三个或四个机械臂、两个或三个器械臂以及一个装有摄像头的内镜臂组成。全套的机械手臂（直观外科手术）可协助手术。这些机械手臂有七个自由度，远超于开放手术中外科医生手所能承受的范围，并可完成两个轴向旋转度达到人类手腕般的活动。在临床操作中，前两个臂代表外科医生的左手和右手，分别握着机械手臂；第三臂放置内镜；可选择性的第四臂是达芬奇机器人手术系统的最新设计，外科医生可通过它添加第三台机械手臂而提高手术技术。手术器械通过特殊的端口置入并固定在机器人手臂上。坐在控制台上的外科医生触发高灵敏度的运动传感器，将外科医生的操作动作传输到仪器的尖端。此外，达芬奇机器人手术系统还开发了达芬奇技能模拟器。因此，外科医生和手术团队可进行其专业范围内的系统技能练习。图 39.2 显示了控制台和一名正在坐着进行机器人手术的外科医生。图 39.3 显示了胸外科手术过程中的机械手腕器械。

机器人外科手术通常由两名外科医生执行，一名坐在控制台上，一名在手术床边，手术床边的外

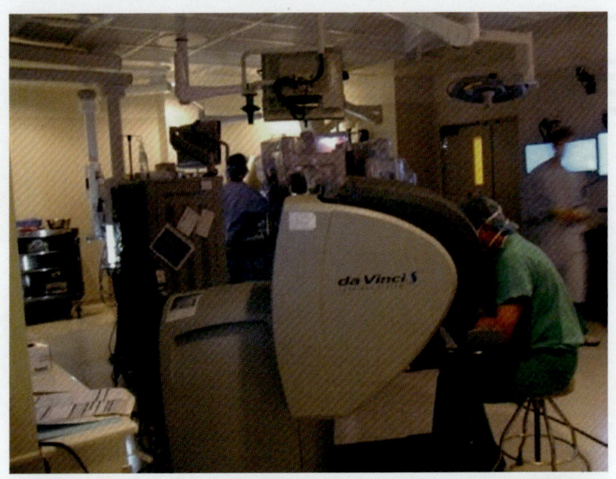

图 39.2　一名外科医生坐在控制台进行机器人手术

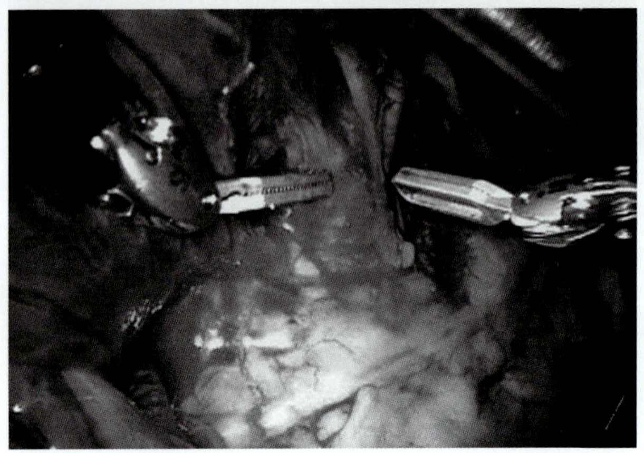
图 39.3　胸外科术中的机械手臂

表 39.1　机器人胸外科手术的优缺点

优势
住院时间缩短
疼痛轻
出血少
瘢痕小
恢复快
恢复正常活动更快
缺点
手术时间长
需要手术室人员多
存在中转为开放手术的可能
成本和结果（需要与其他技术进行比较）

表 39.2　达芬奇机器人手术系统可进行的胸外科手术类型

胸腺切除术
纵隔肿瘤切除术
Nissen 胃底折叠术
食管游离术
食管切除术
肺叶切除术

科医生负责置入穿刺器将其与机械臂连接起来，并在需要时通过其他端口更换机器人器械。机器人穿刺器的尺寸相对于双目机器人摄像机为 10mm，相对于仪器为 8mm。在胸外科手术中使用机器人手术系统的优势为住院时间较短、疼痛较轻、失血和输血更少、瘢痕小、恢复快以及恢复正常活动较快。表 39.1 显示了机器人胸外科手术的优缺点，表 39.2 显示了使用达芬奇机器人手术系统可进行的胸外科手术类型。

机器人胸外科手术的麻醉意义

胸部微创手术的基本原理（即胸腔镜手术；另见第 24 章）也适用于机器人辅助的胸腔手术。结合患者体位、单肺通气（one-lung ventilation, OLV）技术和外科手术操作，改善通气侧和非通气侧肺的通气和灌注。在机器人辅助胸腔手术中进行肺隔离的首选方法是使用左侧双腔气管插管，它具有更大的安全性，可更快更可靠达到肺萎陷，同时便于手术过程中进行支气管镜检查。

全麻期间必须严密监测呼吸道，体位变化可能会导致气管导管移位。在行机器人胸部手术时，由于机器人底盘放置在患者上方，单肺通气麻醉管理更具挑战性。患者的呼吸道通常远离麻醉区域，某些情况下，由于附近有机械臂，靠近气道不是很方便。为了使机器人胸腔外科手术期间的视野更清晰，手术期间通常持续进行胸腔内二氧化碳（CO_2）充气，这可能会增加气道压力。使用 CO_2 时，胸腔内压力不应超过 10~15mmHg，过高的胸腔内压力（即 >25mmHg）会影响静脉回流和心脏顺应性；通气侧肺也会产生更高的气道压力，通气会变得更困难。在手术过程中，FiO_2 应保持在 100%，吸气压力峰值应保持在 30cmH_2O 以下，可通过调整通气参数尽量使 $PaCO_2$ 维持在约 40mmHg。

机器人辅助纵隔肿瘤手术及麻醉

迄今为止，使用达芬奇机器人手术系统进行的胸外科手术中有胸腺切除术。在计划行机器人胸腺切除术的患者中，有部分患者因有重症肌无力症状而被诊断为胸腺瘤。此类患者术前应评估和改善神经系统状况；在某些情况下，可能需要继续抗胆碱酯酶治疗和血浆置换（另请参见第 15 章）。麻醉管理应注意正确使用肌肉松弛药，并考虑到巨大纵隔肿物可能会影响氧合和通气。

使用机器人系统进行胸腺切除术时要求患者体位达到最佳手术位置，这种情况，使用沙袋将患者右侧垫高卧位（右侧成 30° 角）或左侧卧位。抬高侧的手臂尽可能靠后地位于患者两侧，以便外科医生为机械手臂留出足够的空间（图 39.4）。在使用机器人时，必须考虑采取各种策略来保护所有受压点并避免抬高的手臂不必要的拉伸，若不注意这点的话会损伤臂丛神经。另外，在手术时由于机器人的手臂放置于胸腔内，在整个过程中必须保持完全的肺萎陷。达芬奇机器人手术系统的机器人手术不允许在机器人对接后改变患者在手术台上的位置。机器人胸腺切除术要求将手术台旋转 90°，远离麻醉医生的工作区域。因此，在手术时进入气道以对双腔管进行调整非常困难。在某些病例，可能需要进行双侧手术。在这种情况下，手术分两个阶段进行，需要将手术台旋转 180°，便于医生在第二阶段手术时进入对侧胸腔。麻醉医生应当心在进行这些改变时避免气道出现问题，并确保管路和监护仪导线有足够的松弛度以适应位置的变化。在这些情况下，麻醉师必须警惕对侧胸膜是否受损，尤其是在使用二氧化碳气胸的情况下，因为对侧半胸腔中胸腔内压力升高会导致通气困难，并由于胸腔引流管功能障碍而导致心血管衰竭或张力性气胸。必须特别关注患者抬高的手臂和头部，以防止机器人手臂挤压受伤。最近的一个案例报告报道了一名 18 岁男性患者在机器人辅助胸腔镜进行胸腺切除术后发生了臂丛损伤，在该报告中，患者左上肢轻度外展。需谨记，为了给机器人的操作臂提供最佳空间，抬高的手臂过度外展会导致神经损伤。外科医生和麻醉医生就机器人的体位和功能进行密切沟通，并且必须适当使用软垫以及避免过度绑架手臂的措施。应使用吊索搁置装置保护抬高的手臂。手术室工作人员应时刻警惕望远镜光源，因为当望远镜和摄像机被更换时，这些设备与手术单和患者皮肤的直接接触会迅速导致严重烧伤。

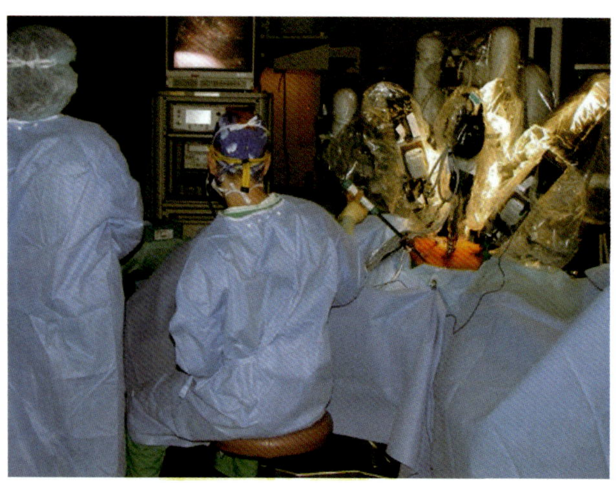

图 39.4　纵隔肿瘤切除术

Bodner 等早期报道了 13 例采用达芬奇机器人手术系统切除纵隔肿块的患者无并发症和死亡发生。在这一系列患者中，进行了完整的胸腺切除，并完全切除了肿瘤周围的所有纵隔脂肪。但在本报道中，病例仅限于肿瘤直径小于 10cm 的患者。

Savitt 等报道了 14 例接受机器人辅助胸腺切除术的患者，所有患者均接受双腔管单肺通气；此外，监测了动脉压和中心静脉压力。所有 14 例患者均进行了胸腺完全切除术。通过选择性的肺通气和充入 10~15mmHg 压力的 CO_2 达到右肺萎陷，以使术侧肺远离手术区域，同时麻醉医生要警惕胸腔内充入 CO_2 的影响。该报道结果显示：没有发生中转开胸，也没有任何术中并发症或死亡，住院时间中位数为 2d（范围为 1~4d）。

Rückert 等的另一份报告报道了 106 例机器人辅助胸腺切除术，死亡率为零，术后总并发症发病率为 2%。因此，机器人胸腺切除术是很有前景的微创手术技术。与传统的胸骨切开术相比，机器人胸腺切除术的住院时间更短。图 39.5 显示的是一例纵隔肿块切除术。

最近的一项系统评价和荟萃分析比较了机器人辅助微创手术与开放胸腺切除术，结果显示：与开胸手术相比，接受机器人胸腺切除术的患者住院时间缩短，术中出血量减少，胸导管放置天数减少，

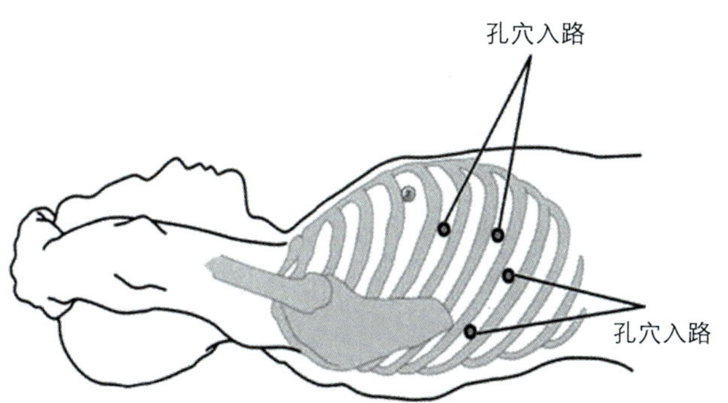

图 39.5　机器人胸部入路的定位

术后并发症较少。相比之下，另一项荟萃分析研究比较了机器人辅助微创胸腺切除术与普通腔镜辅助胸腺切除术，结果显示两组之间的手术结局（中转开胸率、手术时间、平均天数、住院时间）在统计学上没有显著差异。

此外，有报道机器人手术已应用于手术入路相对困难的后纵隔肿瘤，并取得了良好的效果。

机器人辅助肺叶切除术

随着达芬奇机器人手术系统的引入，人们对其在胸部微创手术中的应用产生了广泛的兴趣。肺叶切除术联合淋巴结清扫仍是早期肺癌根治性切除术的基础。然而，由于低剂量计算机断层扫描的使用，每年通过 CT 扫描诊断为早期肺部疾病的患者（可通过肺叶切除术或节段切除术进行治疗）数量都在增加。为了给患有肺病的患者提供更多的微创切除选择，目前已经开展了腔镜辅助肺叶切除术 / 肺段切除术以及后续的机器人辅助肺叶切除术 / 肺段切除术。

自 2002 年引入机器人辅助肺叶切除术 / 肺段切除术以来，激起了胸外科医生的兴趣。与传统开胸手术相比，机器人肺叶切除术 / 肺段切除术的优点为切口更小、术后疼痛减轻、恢复时间更快、存活率更高。

Park 等的报道显示机器人辅助胸外科肺叶切除是安全可行的。在该报道中，使用机器人系统对原计划 34 名中的 30 名患者完成了手术。其中 4 名患者中转为开胸手术。Anderson 等报道了 21 例行机器人肺癌切除的患者，在此报道中，30d 死亡率和中转开胸率均为 0，平均手术时间为 3.6h，平均失血量为 100ml，并发症发生率为 27%（包括房颤和肺炎）。Gharagozloo 等报道了 100 例机器人辅助肺癌肺叶切除术得出结论：机器人有助于视频辅助胸腔镜肺叶切除术中游离纵隔、肺门、肺血管。

行机器人肺叶切除术患者的体位摆放步骤为：将患者放在沙袋上，处于最大屈曲的侧卧位，同时抬高的手臂稍微外展，从而避免操作机械臂进入胸腔时对手臂造成损伤。接受机器人肺叶切除术的患者必须具有肺隔离装置达到单肺通气。大多数情况下，使用左侧双腔管，并且使用可弯曲纤维支气管镜检查定位使其达到最佳位置。在少数人认为气道困难的情况下，可以使用单独的支气管阻塞导管，并使用纤维支气管镜获得最佳位置。最初的胸腔探查是用常规胸腔镜进行的，以确定肿瘤的位置。在机器人辅助的肺叶切除术中，必须有效实现肺塌陷使外科医生获得最佳视野，并避免对血管或肺实质产生不必要的损害。

所有接受机器人辅助胸腔肺叶切除术的患者均应动脉导管置管行连续有创血压监测。麻醉医生要做好可能转换为开胸手术的准备。在 Park 报道中的四个病例中有三个由于少量出血中转为开胸术；另一个病例肺隔离失败，转为开胸手术。据报道参与这些病例的麻醉医生对放置双腔管非常有经验，并可借助纤维支气管镜调整双腔管达到最佳位置。在机器人手术过程中术中使用纤维支气管镜调整双腔管位置有一定难度。因为手术台从麻醉师的工作领域旋转了 180°，并且机器人的底盘通常放置在患者头部上方，为麻醉医生进入气道只留下一个非常小的区域。

Gharagozloo 等报道了 100 例早期肺癌（Ⅰ和Ⅱ期）患者于机器人辅助下行肺叶切除术和完全纵隔淋巴结清扫术，其中 1 例非紧急转为开胸手术。在本报道中，通过在 2~8 个肋间隙的胸膜下隧道中放置导管持续输注局部麻醉药 0.5% 丁哌卡因 4ml/h 行术后镇痛。所有患者均在手术室拔管，平均手术室时间为 216min（范围为 173~369min），30d 总死亡率为 4.9%，平均住院时间为 4d。术后并发症包括房颤 4 例、持续漏气 2 例、胸腔积液需要引流 2 例，这些并发症的发生与胸腔镜手术无差异。

2015 年的荟萃分析报告评估了机器人辅助胸腔镜手术对早期肺癌围术期的影响。这项荟萃分析报告显示，两组的发病率和围术期 30d 死亡率相似。然而，最近的一项荟萃分析比较了机器人与腔镜辅助肺叶切除术 / 段切除术治疗肺癌的情况，结果表明机器人辅助肺叶切除术是电视辅助胸腔镜手术的一种安全可行的替代方法，发病率相似且 30d 死亡率低。该研究还报道开胸手术发生率低，但手术时间较长，增加了手术费用。机器人病例必须缩短手术时间，同时降低成本并提高治愈率，才能替代其他手术技术。

开胸术后的急慢性疼痛仍然是一个难题。胸外科微创手术方法可减少组织创伤，缩短恢复时间并改善美容效果。最近的一项研究对机器人、电视辅助胸腔镜手术、开放式解剖肺切除术后的急性和慢性疼痛结果进行了评估。结果显示：与开胸手术相比，机器人和电视辅助胸腔镜手术可减轻急性和慢性疼痛。但是，机器人和电视胸腔镜手术之间相比没有显著差异。该报告表明对于术后疼痛，无论手术组选择哪种微创手术都没有区别，并且机器人技术与胸腔镜技术相比没有优势。

机器人手术中的二氧化碳气胸

微创胸腔手术中，持续低流量充入二氧化碳气体有助于暴露手术视野。这个方法是用于双肺通气行胸腔镜时提供手术暴露的唯一方法，常与双腔支气管导管或独立的支气管阻塞导管联合使用达到单肺通气，通过二氧化碳对肺实质的压缩达到扩大操作空间的作用。

Ohtsuka 等的一项研究报道了 38 例患者在心脏外科手术期间接受微创内乳腺切除时其平均中心静脉压、肺动脉压和肺动脉楔压显著升高。他们还发现对胸腔进行充气时，与左侧胸腔注气相比，右侧胸腔注气时，平均动脉血压和心脏指数略有下降。这项研究得出结论：双侧胸腔持续注入 8~10mmHg 的 CO_2 30~40min 对血流动力学的影响较轻，但对右侧的影响更大。该结论得到另一项研究的支持，这项研究报道了 20 例胸腔镜下交感神经切除术的患者，得出的结论：与左侧胸腔相比，手术期间右侧胸腔充入 CO_2 对腔静脉和右心房的影响与静脉回流减少、心脏指数降低和每搏量降低有关。充入 CO_2 对呼吸系统的影响也有报道。El Dawlatly 等报道了容量控制通气期间，气道峰压显著增加、动态肺顺应性降低，但潮气量或分钟通气量无变化。

在进行二氧化碳充气前，必须先经胸腔镜检查评估二氧化碳充气口无血管结构或肺实质损伤后才能开始充入 CO_2 气体。针对这一点，外科医生，麻醉师和手术室人员之间的沟通至关重要。理想情况下，CO_2 气体应先在 4~5mmHg 的低压下开始充气，同时监测患者生命体征逐渐增加充气。在充气时，麻醉医生应时刻警惕发生气体栓塞的可能性。如果突发心搏骤停，应立即停止 CO_2 充入。在 CO_2 持续充入期间，为了保证足够的氧合应不断调整通气量大小，并使 $PaCO_2$ 和 pH 保持正常范围。若对侧胸膜有损伤，会造成 CO_2 充向对侧胸腔，进行性发展为皮下气肿，从而导致通气困难、血流动力学障碍。此外，可能会发生静脉回流受阻或进行性动脉氧饱和度下降。

机器人辅助食管手术及其对麻醉的影响

经胸食管切除加淋巴结清扫术比经裂孔食管切除术并发症的发生率更高。食管切除术是一种姑息性和具有潜在根治性疗效的食管癌治疗方法。已开展的微创食管切除术可减轻手术创伤和疼痛。Kernstine 等报道了第一例使用达芬奇机器人手术系统进行食管切除术的患者，这例患者在达芬奇机器人辅助下成功进行了经胸食管切除术加腹腔广泛淋巴结清扫术。此后，另一篇报告报道了 6 例接受达芬奇机器人手术系统行食管切除术患者，术中无任何并发症发生。本报道中的手术都是在右侧胸腔进行，选用左侧双腔支气管导管选择性地使右肺塌陷维持左肺通气。

Hillegersberg 等报道了 21 例接受机器人辅助胸腔镜食管切除加淋巴结清扫术的患者，其中 18 例在胸腔镜下完成，3 例因粘连和出血中转为开胸手术。在本报道中所有患者接受的是左侧双腔支气管导管和胸段硬膜外麻醉。这些患者均是左侧卧位，并向俯卧位倾斜 45°。当完成机器人胸腔镜检查术后将患者置于仰卧位，接着进行正中开腹手术，最后在颈部行食管胃吻合术后完成手术。

在这一系列病例中，前 10 例患者发生了肺部并发症（60%），其中 3 名患者（33%）主要由左侧肺炎和相关的急性呼吸窘迫综合征引起。这些并发症可能与潮气量大和吸气峰压力高导致的左肺气压（通气肺）伤有关。在后续的 11 例患者中，同一麻醉医生调整了通气参数，使用压力控制通气模式，并在单肺通气期间采用 5cmH_2O 的持续气道正压通气。改为这种方法后，肺部并发症的发生率降低到 32%。

Kim 等报道了 21 例使用 Univent® 支气管阻塞管（富士系统公司，日本东京）在俯卧位行机器人辅助胸腔镜食管切除术的患者。所有胸腔镜手术在机器人辅助下完成，最后进行颈部食管胃吻合术。在 Kim 的报道中，主要并发症为：吻合口漏 4 例、声带麻痹 6 例、腹腔内出血 1 例。俯卧位会导致中心静脉压和平均肺动脉压升高、静态肺顺应性降低。该报道认为俯卧位下行机器人辅助食管切除术在技术上是安全可行的。另有研究报道了机器人辅助经裂孔食管切除术也是可行和安全的。

另一项研究报道了关于 14 例在不同手术阶段使用达芬奇机器人手术系统进行食管切除术的患者。结果表明，对于包括腹腔镜胃部手术在内的完整的机器人食管切除术，手术室平均时间为 11h，而手术操作时间为 5h，平均失血量为 400±300ml。在该报道中，患者于侧卧位完成了机器人胸部手术后，将患者置于仰卧位并拔除 DLT 重新进行单腔气管插管。每个患者的头部后仰并转向右侧，露出左颈便于手术。14 例发生了术后肺部并发症中，5 例发生了房颤。

在 Kernstine 的报道中，在这些情况下提高效率的建议之一是“使用经验丰富的麻醉医生，可以在手术过程中有效地插管和管理单肺通气，并维持血流动力学稳定。”这和 Nifong 和 Chitwood 关于麻醉和机器人技术的建议一致，他们认为需要一个对机器人手术有独到认识的护士、麻醉医生和外科医生组成的专业团队。

机器人辅助食管切除术的数据表明，该手术方式是安全可行的，术前相关性与开放和微创性食管切除术相似。然而，手术相关并发症发生率、疼痛、手术时间、总费用方面无明显改善。表 39.3 显示了机器人辅助纵隔、肺和食管胸外科手术的并发症。

表 39.3 机器人辅助胸外科手术的并发症

参考文献	n= 例数	手术方式	术中并发症	术后并发症
Rea 等	33	胸腺切除术	0	乳糜胸 n=1 血胸 n=1
Savitt 等	15	纵隔肿块切除	0	房颤 n=1
Kernstine 等	14	食管切除术	中转为开胸手术 n=1	胸导管瘘 n=3 声带麻痹 n=3 房颤 n=5
Ruckert 等	106	胸腺切除术	出血 n=1	膈神经损伤 n=1
Pandey 等	1	胸腺切除术	–	臂丛神经损伤
Bodner 等	14	纵隔肿块切除术	0	术后因左侧病变致声音嘶哑 喉返神经损伤
Cerfolio 等	153	前纵隔下 / 后取病理术	0	转换为开胸 n=1 食管漏 n=1 心房颤动 n=4 气胸 n=2 持续漏气 n=1
Park 等	34	肺叶切除术	转换为开胸手术 n=3 肺隔离失败 n=1	室上性心律失常 n=6 出血 n=1 漏气 n=1
Gharagozloo 等	100	肺叶切除术	0	房颤 n=4 漏气 n=2 出血 n=1 胸腔积液 n=2
Van Hillegersberg 等	21	食管切除术	中转为开胸手术 n=3	肺部并发症 60%，10 例 肺部并发症 32%，11 例
Kim 等	21	食管切除术	出血 n=1	吻合口瘘 n=4 声带麻痹 n=6
Suda 等	16	食管切除术		声带麻痹 n=6 吻合口瘘 n=6 肺炎 n=1
Dunn 等	40	食管切除术		吻合口漏 n=10 近期喉神经损伤 n=14
Cerfolio 等	22	食管切除术	从腹腔镜中转为开腹手术 n=1	吻合口瘘 n=1 房颤 n=1

与胸腔镜微创食管切除术相比，机器人辅助微创食管切除术的结果相似，但使用机器人技术的优势之一是减少了声带麻痹的发生率。三维图像增强了对喉返神经的识别，因此减少了损伤神经的机会。一项研究报道使用机器人辅助技术时，声带麻痹发生率降低了约 50%（6/38 vs 15/20）。其他报道的并发症为：吻合口瘘、出血、心律失常、急性肺损伤。

摘要

达芬奇机器人手术系统在胸外科和食管外科中的使用不断获得认可。尽管其使用减少了手术瘢痕并减少了住院时间。但使用这一技术的具体适应证仍需确定。迄今为止，所有报道都描述了胸外科手术术中管理的重要部分是使用肺隔离装置（最常见的是左侧双腔支气管导管）以促进手术视野暴露的方法。此外，由于不同的胸外科手术入路不同，最佳的位置不是标准的，而且在具体的外科手术中也会有所不同。注意保护患者抬高的手臂避免神经损伤或被机器人手臂压伤。在微创胸腔手术中，持续的低流量充入 CO_2 气体已被用作外科手术暴露的辅助手段。转为开胸手术的概率需要手术团队和麻醉医生充分准备。达芬奇机器人手术系统的使用将在未来几年内增长，需要进行前瞻性研究来定义此机器人系统的特定优势。

第 40 章　心胸联合手术的麻醉

Marcin Wąsowicz　著
陆惠捷　译　吴德华　校

要点

- 从生理角度来看，肺泡毛细血管膜是呼吸系统最重要的部分。在使用体外循环的心脏外科手术期间，肺泡毛细血管膜经常会受到轻微损伤。因此，二次打击（例如部分肺切除）可能导致急性肺损伤，并且胸腔和心脏手术相结合会导致不良后果。
- 膈神经损伤后膈肌功能障碍以及胸骨切开术或开胸术引起的胸壁力学障碍可能导致对呼吸系统的额外伤害。
- 临床医生在选择将肺切除术和心脏手术相结合时应具有选择性。联合肺切除术和心脏手术会带来更多的额外风险，尤其是肺部并发症和出血问题。这些操作应在具有心脏和胸外科手术专长的三级医疗中心进行，包括使用体外生命支持系统。
- 麻醉管理必须个体化，并且要基于术前评估，手术范围以及是否需要使用体外循环。处理这些病例的麻醉医师应已接受心脏和胸科麻醉的大量培训。强烈建议麻醉医师在经食管超声心动图方面有专长。

介绍

心脏和胸腔手术相结合的情况很少见。然而，由于外科手术技术的进步以及体外生命支持（extracorporeal life support, ECLS）技术的使用，心胸联合手术的数量正在增加。这些复杂的高风险手术的麻醉和围术期管理需要熟悉心脏和肺部生理学、肺隔离技术、心肺分流术（cardiopulmonary bypass, CPB）的多器官影像以及其他监测技术[例如经食管超声心动图（transesophageal echocardiography, TEE）]方面的专业知识。联合手术可能包括切除浸润性肿瘤、肺动脉内膜切除术、心脏血供重建联合肺切除术以及心脏手术联合肺移植（例如 PFO 封闭）。这些手术的最佳管理仍存在争议，并且没有得到很好的描述。实际上，它们主要局限于病例报道。支持联合手术者提倡避免第二次手术和麻醉，减少住院时间。反对者会基于限制手术创伤、失血、体外循环对多器官的影响以及重症监护发病率高，主张分两步进行手术，因此有可能带来更好的长期生存。

接下来的章节将简要介绍各种胸腔和心脏手术的麻醉方法。为了更好地理解为什么 CPB 影响肺功能，作者将简要介绍 CPB 使用过程中的血气屏障的结构和功能以及其损伤的病理生理学。

肺泡 - 毛细血管屏障的结构

人体肺组织由 300 000 000 个肺泡组成。每人都有一个密集的毛细血管网络，形成血气屏障（肺泡毛细血管膜）。从生理学的角度来看，血气屏障是呼吸系统最重要的部分。它是气体交换的场所。此外，肺泡 - 毛细血管屏障将外部环境与肺循环分离开来，调节从肺泡到毛细血管的液体和分子的运输，并且是人体自然防御机制的重要组成部分（另见第 7 章）。

结构　肺泡 - 毛细血管屏障具有三个组成部分：Ⅰ型肺泡细胞（上皮细胞），内皮细胞及其共同的基底膜（图 40.1）。典型地，内皮细胞和上皮细胞具有各自独立的基底膜。但是肺泡是基底膜融合在一起的独特部位。这会形成一个非常薄的屏障（0.2~0.4 μm），可以有效交换氧气和二氧化碳。Ⅰ型肺泡细胞非常薄，覆盖了 95% 的肺泡表面。其余的 5% 被Ⅱ型肺泡细胞覆盖，后者会产生表面活性物质。Ⅱ型肺泡细胞（也称为颗粒细胞）位于肺泡的“角”内，因为它们的大细胞结构使它们无法进行气体交换（图 40.1）。Ⅱ型肺泡细胞最终分化为Ⅰ型肺泡细胞（祖细胞）。在肺泡表面损伤期间，受损的Ⅰ型肺泡细胞被大的、立方的、快速分裂的Ⅱ型肺泡细胞所代替。这些较大的立方形细胞形成

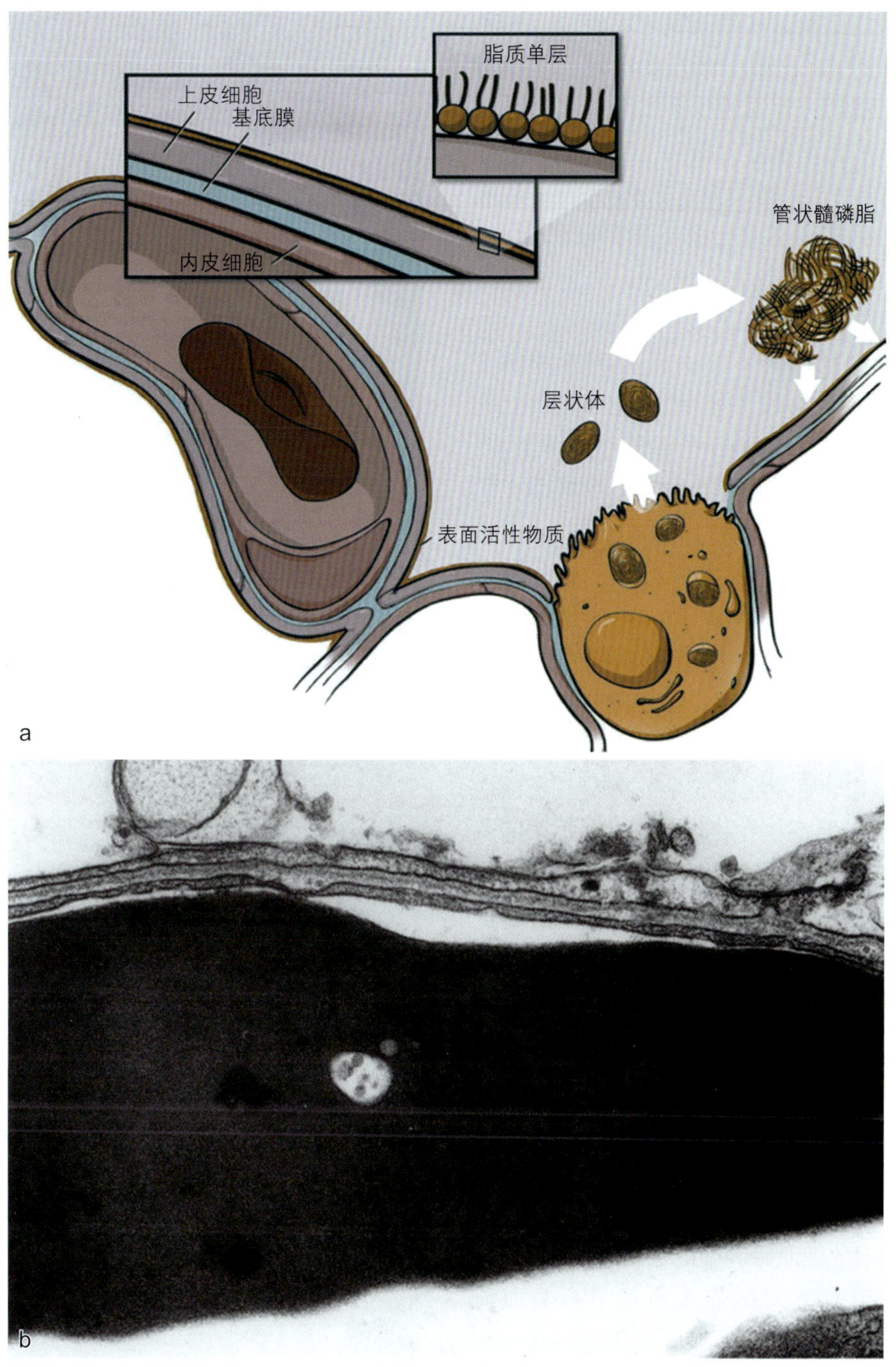

图 40.1　a. 显示了一种由内皮细胞、上皮细胞（Ⅰ型肺泡细胞）及其共同基底膜组成的血 - 气屏障的结构。大立方细胞是Ⅱ型肺泡细胞，其胞质内含有大量的表面活性物质（洋葱状结构），细胞外排进入肺泡腔，转化为管状髓鞘，表面活性物质单层覆盖在Ⅰ型肺泡细胞表面。左侧插图显示肺泡毛细血管薄膜的细节；右侧插图显示表面活性物质单层的结构。b. 电子显微镜照片显示血气屏障

了较厚的肺泡 - 毛细血管屏障，导致气体交换效率变差。

上皮细胞（肺泡壁细胞）之间的紧密细胞间连接是液体不可渗透的，这与高度可渗透液体的内皮细胞连接形成鲜明对比，内皮细胞连接可在毛细管和肺间质之间连续交换血浆成分。共同的基底膜由层粘连蛋白、黏多糖、Ⅳ型胶原和纤连蛋白组成。黏多糖集中在基底膜的一侧，调节其渗透性。在肺泡 - 毛细血管屏障的所有组成部分中，这是最关键的部分，其损伤会导致血气界面的永久性损伤。肺泡 - 毛细血管屏障的三个稳定元素：肺表面活性物质、肺循环和肺泡间隔的结缔组织。

肺表面活性物质　肺表面活性物质由脂质（90%）和蛋白质（10%）组成。脂质成分主要由磷

脂酰胆碱（双极性脂质）和磷脂酰甘油组成。两种脂质都具有亲水的“头”和“亲脂的”尾巴（参见图 40.1a，右上插图）。表面活性物质形成在肺泡表面上衬的单分子层，亲水部分指向上皮细胞。表面活性物质的生物化学结构类似于去污剂表面活性层，旨在降低表面张力并稳定肺泡的形状和结构。表面活性物质可保护肺泡免于塌陷并防止过度扩张。此外，表面活性物质充当抗肺水肿物质。

蛋白质成分包括四种不同的表面活性物质蛋白 - A、B、C 和 D（SP-A 表面活性物质蛋白 A、SP-B、SP-C 和 SP-D）。这些分子在局部防御机制、表面活性物质代谢、循环和在肺泡表面扩散中起重要作用。此外，还参与了局部的防御机制。SP-A 是一种 28 000~36 000kD 的蛋白质，参与了单分子层形成和肺表面活性物质的再循环。SP-D 是最大的表面活性剂蛋白（42 000kD），还具有亲水性，其主要作用是调节局部防御机制。SP-B 和 SP-C 是具有亲脂特性的相对较小的蛋白质（分别为 9.000 和 4.000kD），它们对单分子层形成至关重要。表面活性物质在Ⅱ型肺泡细胞中产生，并被视为所谓的层状体（洋葱状结构）（图 40.2）。层状体被排入肺泡腔，转化为管状髓磷脂（图 40.3），然后以单分子层形式扩散到Ⅰ型肺泡细胞表面（图 40.1）。表面活性物质的新陈代谢是独特的；它是可回收的。表面活性物质的分子被内吞回Ⅱ型肺泡细胞，而没有分解进入层状体。肺泡巨噬细胞会消化少量的表面活性物质（7%~8%）。在正常的生理情况下，肺循环内不存在表面活性物质（分娩后肺干燥时的新生儿除外）。如果肺循环中存在表面活性物质，则其含量可反映出对肺泡 - 毛细血管屏障的损害程度。

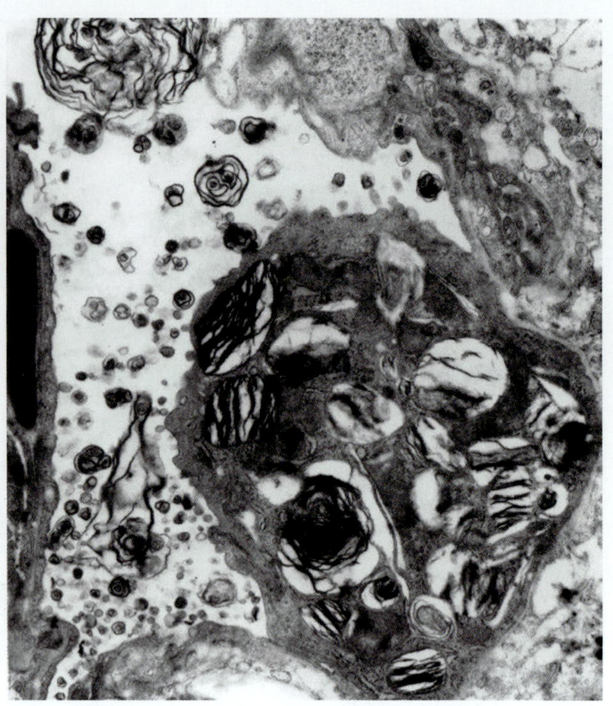

图 40.2 电子显微镜照片显示Ⅱ型肺细胞充满了层状体（洋葱样结构），其中一些胞吐到肺泡腔中

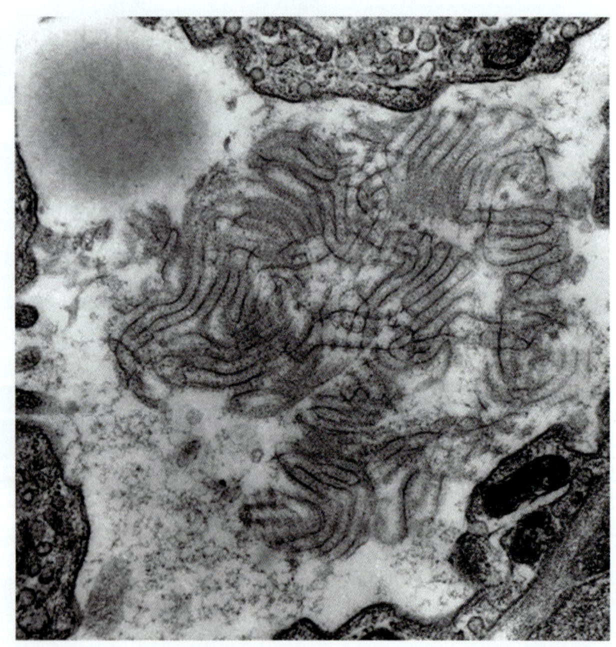

图 40.3 电子显微镜图片，显示了管状髓磷脂的结构

肺循环 通过肺循环的血流量等于全身血流量，可实现有效的气体交换。肺循环在肺的代谢和过滤功能中也起着重要作用。肺循环是一种低压系统，受到形成 West's zones 的重力的影响。肺泡毛细血管与多个肺泡接触，从而增加了气体交换的效率。肺泡血管由胶原蛋白和弹性纤维组成精细网络而稳定，形成与血气屏障基底膜相连的统一体。肺泡毛细血管的位置和结构使其易于受到肺泡空间内压力变化的影响。肺泡内压力的升高将减少肺泡毛细血管的容积并增加其阻力。

结缔组织 肺泡间隔的结缔组织（间质）既负责其弹性，又负责机械阻力。间充质由细胞和细胞外成分组成。细胞部分主要由成纤维细胞组成，成纤维细胞负责产生结缔组织的细胞外成分，例如胶原纤维、弹性纤维、纤连蛋白、动素、黏多糖和基底膜成分。细胞外结缔组织形成从肺门延伸到每个肺泡的连续体。因此，肺组织内的任何结构变化都会对每个肺泡产生传播影响。这意味着肺内任何形状的变化都会影响每个肺泡。胶原蛋白纤维是主要的机械支撑和约束力。弹性纤维的存在可以抵消这一点，弹性纤维负责肺实质的弹性回缩及其顺应性。胶原蛋白纤维与弹性纤维交织在一起，这两种元素都有助于稳定肺泡毛细血管膜。受损期间，弹性纤维更容易受到损害，这会在肺部的阻力 - 弹性力中产生不平衡，从而导致肺组织弹性变差，顺应性降低。

心肺旁路手术期间的肺损伤

将 CPB 与心脏和胸外科手术相结合是有争议的。如果使用 CPB 进行心脏胸部联合手术，包括切除肺实质（肺叶切除术或全肺切除术），则呼吸并发症的发生率可能高达 49%。据推测，CPB 是引起上述并发症的主要原因。因此，以下段落将简要描述 CPB 对呼吸系统造成的最常见损害。

使用 CPB 进行心脏手术后发生的呼吸系统并发症相对普遍，但绝大多数是轻度的且具有自限性的。需要强调的是，涉及 CPB 的手术后呼吸衰竭的原因是多方面的；术后早期，患者因素与 CPB 的直接损害作用相结合，损害了肺功能。呼吸系统的第二次伤害（例如部分肺实质切除）可能加重损伤，并导致急性肺损伤和不利的预后。

6%~7% 的患者在心脏手术后会接受长时间的机械通气，最重要的预测因素是先前心脏手术史、左心室射血分数降低、休克、涉及先天性心脏病修复的手术和体外循环时间。呼吸系统最严重的伤害形式——急性呼吸窘迫综合征（acute respiratory distress syndrome, ARDS）——在心脏病病例中的发生率为 1%~2%，死亡率很高（40%）。

组织损伤 大多数使用 CPB 进行心脏手术的患者表现出一定程度的组织学肺损伤。显微镜观察显示在血气屏障的结构中检测到一定范围的损害。轻度损伤表现为内皮（Ⅰ型肺泡细胞）和上皮细胞水肿。更严重的损伤是会导致基底膜的剥落，伴随着上皮质丢失（图 40.4）。在最严重的情况下，肺泡毛细血管膜的基底膜会失去连续性，这意味着它们会永久性受损。基底膜受损的肺泡充满液体和层状体（表面活性物质），后者无法在上皮细胞表面扩散。除了观察到的肺泡毛细血管膜的损伤外，作者还观察到肺泡毛细血管内的充血和多核白细胞（嗜中性粒细胞）的积累，其中许多是外渗的（图 40.5）。从血管内间隙迁移至间质或肺泡间隙后，中性粒细胞能够存活 6h。随后中性粒细胞的分解会释放大量的蛋白水解酶，活性氧和自由基来加剧肺泡损伤。总之，在所有使用 CPB 进行手术的患者中，肺实质内都会发生一些损伤。

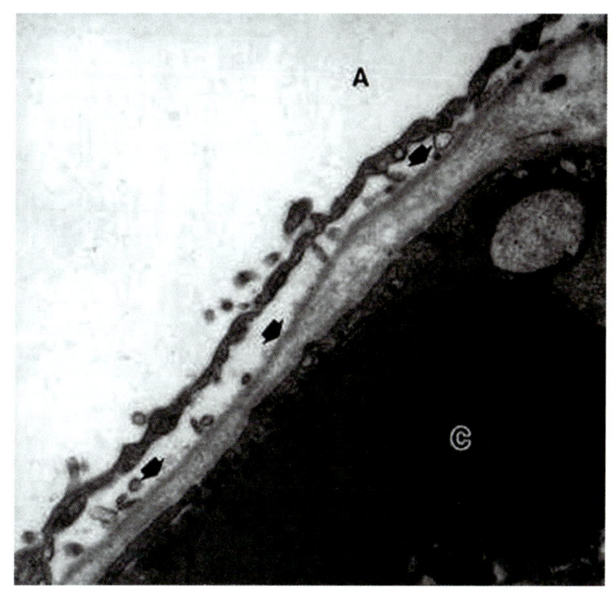

图 40.4 电子显微镜照片显示肺泡毛细血管屏障的一部分，基底膜部分“剥落”（箭所示）。A. 肺泡腔；C. 毛细血管腔（从 Taylor 和 Francis 获得出版许可，见参考文献［29］）

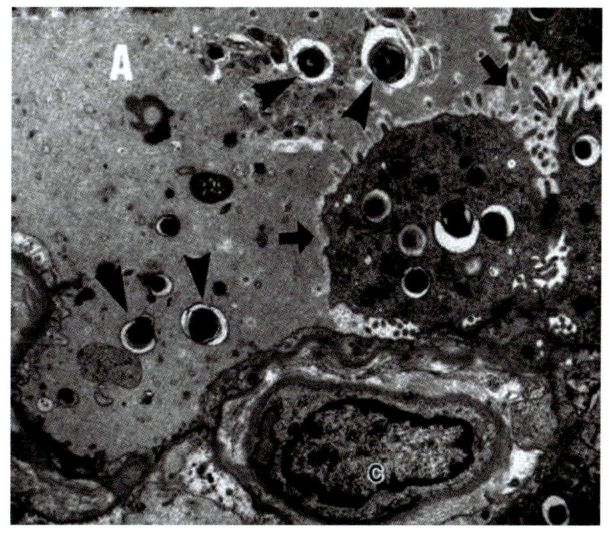

图 40.5 电子显微镜照片显示了 CPB 后发生严重的血气屏障微观损伤。肺泡腔充满水肿液，表面活性物质结构（层状体 - 粗箭头所指处）无法扩散。箭指示Ⅱ型肺泡细胞（从 Taylor 和 Francis 获得出版许可，见参考文献［29］）

系统性炎症反应综合征 CPB 会导致全身性炎症反应综合征（systemic inflammatory response syndrome, SIRS）。这导致嗜中性粒细胞、巨噬细胞和包括补体在内的多种细胞因子的活化，通常与自由基形成有关。补体蛋白（主要是 C3a 和 C5a）促进中性粒细胞活化，随后可黏附于内皮细胞并迁移到间质中，从而促进局部损伤和炎症。肺是活化的中性粒细胞的“过滤器”，因此与其他器官相比，肺通常更容易遭受 CPB 相关损伤。除释放促炎性介质和酶外，活化的嗜中性粒细胞还表达表面受体 CD11a 和 CD18b，这些表面受体有助于白细胞与内皮的进一步黏附和趋化作用。那些保留在肺泡毛细血管腔内的活化的嗜中性粒细胞倾向于在充血的血管中积聚并释放其内含物，从而导致从肺泡毛细血管“渗漏”到细胞外间隙和肺泡腔内。嗜中性粒细胞不是被体外回路激活的唯一细胞。巨噬细胞也属于受 CPB 激活的第一类细胞。它们释放多种细胞因子。参与炎症过程和肺损伤的主要细胞因子是白细胞介素 6 和 8。在 CPB 末期，它们在肺泡壁内的浓度比在血浆中的浓度高。

脂质过氧化 CPB 引起脂质过氧化和自由基的释放，主要是由于缺血 - 再灌注损伤而释放。应当强调的是，在主动脉钳夹期间，除了来自支气管动脉的少量血流之外，肺没有血液供应。在再灌注过程中，由于黄嘌呤氧化酶激活，大量自由基从缺血的肺组织中被清除。自由基对细胞膜具有很高的亲和力，导致脂质成分的氧化（所谓的过氧化）。自由基也激活白细胞。

外科因素 CPB 不是心脏手术后呼吸系统功能障碍的唯一原因。其他常见因素包括：

- 胸骨切开，乳内动脉搭桥术和其他手术操作可导致肺力学的改变。表现为肺组织弹性增加（顺应性降低）。CPB 造成的损伤也导致肺顺应性下降，是由于肺血管通透性增加，体液正平衡和嗜中性粒细胞积聚所致。
- 肺不张是在全身麻醉下进行任何重大、长时间手术后常见的术后并发症。在有或没有使用 CPB 的接受心脏手术的患者中，有 70% 发生肺不张。心脏手术后，肺不张在左下叶最常见，肺不张被认为是肺泡动脉氧分压梯度增加的最常见原因。肺不张也是导致进一步的炎症性损伤的主要因素之一，导致心脏手术后恢复阶段的肺功能进一步恶化。在术后期间，胸腔积液或气胸会加重肺不张，这可能是由于机械通气、中心静脉置管或手术操作肺漏气所致。
- 膈神经损伤导致膈肌功能不良。膈神经损伤最常见的原因是使用冷盐水冲洗进行额外的心脏保护。幸运的是，大多数中心都放弃了这种心脏保护方法。
- 术后感染：肺炎。所有上述影响肺力学和纤毛清除的因素都会增加术后感染的风险。此外，如果患者在进行任何心脏手术后仍长时间气管插管，则呼吸机相关性肺炎（ventilator-associated pneumonia, VAP）的风险会增加至 44%（气管插管 7d 后）。术后肺部感染并发症的其他重要危险因素包括吸烟（在接受心脏和胸腔手术的患者中是非常普遍的习惯）和使用 H_2 阻滞药。
- 大量输注红细胞和其他血液制品也会导致术后呼吸功能障碍。

心脏手术后预防肺损伤

尽管 CPB 引起的严重肺损伤（ARDS）很少见（1%~2%），但其他肺部并发症仍然是心脏手术后死亡和发病的重要原因。其中有许多与患者相关的危险因素，这些因素会导致术后肺功能障碍，其中一些是可以改变的。危险因素中最重要的是吸烟、肥胖、慢性阻塞性肺疾病（chronic obstructive pulmonary disease, COPD）（请参阅第 2 章）和质子泵抑制药的使用。最近，我还确定一些术中危险因素，这些术中因素可使 CPB 外科手术后机械通气时间延长。同时，长时间的机械通气可能损害肺功能，加重对剩余肺实质的损害。

毫无疑问，CPB 是心脏手术后发生肺功能障碍的“罪魁祸首”；但是其他因素在其发病机制中也起着重要作用。过去 40 年来，由于对心脏手术后呼吸系统并发症的病理生理学进行了广泛的研究，因此临床医生已探讨出多种策略来预防。避免 CPB 是最常见的方法之一，可将其应用于冠状动脉搭桥手术。另一方面，关于非体外循环不停跳冠状动脉旁路移植术（off-pump coronary artery bypass graft, OPCABG）的真正好处，目前尚无定论。当然，新型的氧合器（中空纤维）以及使用离心泵代替辊式泵可以减少中性粒细胞的活化和随后的肺功能障碍。加入白细胞还原过滤器过滤活化的多核白细胞也被证明有益。类似地，使用肝素涂层管路可观察到益处。另一方面，一些作者建议将患者的肺作为一个天然的氧合器（所谓的 Drew-Anderson 技术）。尽管它改善了术后呼吸系统的功能，但增加了手术技术的复杂性（额外的插管部位），使其不适用于心胸联合手术。似乎一个更简单的方法是继续小潮气量的通气、呼气末正压（positive end expiratory pressure, PEEP）和在手术过程中使用空气混合器以及在 CPB 停止前使用肺活量调整策略。旨在减轻

CPB 有害作用（包括肺功能障碍）的心脏手术中使用的最古老的方法之一是使用皮质类固醇。尽管使用甲泼尼龙减少了炎性白介素（IL-6 和 IL-8）的释放并提高了补体水平，但它仍然是一把双刃剑。在预防肺部并发症的同时，也可以导致其他重要的术后问题（胸骨伤口感染、胰岛素抵抗和腹部并发症）。

在许多旨在预防呼吸道并发症的方法中，我们还应该提到术后使用的策略。它们包括使用低潮气量通气、积极预防急性呼吸道感染（详细讨论超出本章范围）、尽可能早拔管、积极理疗和激励性肺活量测定。实现上述目的的关键之一是在术后保持有效的镇痛。

总之，心脏手术后肺部并发症的发生率很高，长时间机械通气的发生率为 6%~7%。联合心胸手术后，长时间机械通气的发生率甚至更高；但是，文献中没有数据。预防手段的进展以及外科手术和麻醉技术的进步使其中大多数并发症只是暂时发生。另一方面，鉴于当前正在进行心脏外科手术的许多患者年龄较大且患有多种合并症，这可能是不愿进行心胸联合手术的主要原因。反对联合手术的主要论点是，大多数患者会因使用 CPB 而遭受某种程度的肺损伤，并且因手术切除而对肺组织造成的额外伤害可能会显著增加死亡率和发病率。

手术注意事项

许多胸外科医生熟悉体外循环技术。有一些胸腔手术，须常规使用 CPB 进行。其中最常见的是肺移植和肺动脉内膜切除术；但是最近，大多数中心相比 CPB 更喜欢使用静脉 - 动脉体外膜肺氧合（veno-arterial extracorporeal membrane oxygenation, VA-ECMO）。由于在本教科书的其他章节中讨论了在这些过程中使用麻醉药物的情况，因此此处不再赘述（见第 47 章和第 49 章）。本节中的讨论范围将集中在患有侵犯心脏或主要血管结构的胸腔内恶性肿瘤患者以及接受并发冠状动脉疾病的接受胸外科手术的患者的围术期管理。由于上述问题，许多外科医生不愿进行一阶段的心胸手术。此外，如果手术切口和随后的 CPB 插管是通过胸骨正中切口进行的，则胸外科手术进入游离肺可能是困难的。此外，外科医生对于使用肝素和大量出血的可能性也存在忧虑。除了对呼吸系统的损害外，一个令人担忧的考虑是使用 CPB 可以导致肺部恶性肿瘤的播散。另一方面，同一阶段的联合手术避免了进行第二次胸部大手术。对于同时存在的肺部恶性肿瘤和冠状动脉疾病，答案似乎很简单。心脏病介入专家进行的术前血供重建（PCI——主要冠状动脉介入治疗）可能会导致随后的癌症手术显著延迟。因此，同期行外科冠状动脉血供重建和肺癌切除术可能是最佳治疗方法。在大多数情况下，无需使用 CPB（非体外循环冠状动脉搭桥术——OPCABG）即可进行血供重建；因此可以避免 CPB 的有害影响。这些心胸联合的结果令人鼓舞；然而，发表的结果通常只涉及少数患者。

在考虑妥善处理侵犯心脏结构的胸腔恶性肿瘤时，应该提到外科切除仍然是大多数胸腔内恶性肿瘤的唯一治疗选择。有时，传统的胸外科技术不能完全切除侵犯心脏或大血管的肺部肿瘤。因此，彻底的手术切除可能需要使用 CPB。最常见的例子是累及左心房和肺动脉或浸润降主动脉的肿瘤。

涉及切除或打开心脏结构的大多数操作都是通过正中胸骨切开术进行的。与侧开胸手术相比，此类手术暴露一些肺门结构更加困难。通过正中胸骨切开术进行左下叶切除术和纵隔淋巴结清扫术在技术上尤其具有挑战性。可能在大多数情况下，最初建议使用纵隔镜或超声支气管镜检查来排除疾病的纵隔转移。所有这些都引起了一个问题，即是否应该通过外科手术切除肺实质和心脏或主要血管结构进行积极治疗。答案显然不是。这种治疗模式只能在为这些复杂病例做好准备的科室进行，并且可以为这些患者提供心胸联合手术以及麻醉和术后重症加强护理病房（intensive care unit, ICU）护理方面的专业知识。而且，接受这种类型手术的患者的功能状态应该比较好，以使他们能够在重症监护环境中长期接受治疗。

心胸联合手术的麻醉管理

很少有文献描述同期行心胸联合手术的患者进行麻醉管理的文献，这些文献主要包括病例报告。接下来我们将对一些个案进行总结并报告作者所在机构进行心胸麻醉的经验。负责计划进行心胸联合手术麻醉医师应具有心脏麻醉和胸科麻醉的专业知识。这些手术操作通常很复杂，需要由两名高级顾问医师进行管理。对于大多数情况，我们还需要灌注师在场，他们将积极参与需要使用 CPB 和体外生命支持（extracorporeal life support, ECLS）的病例的管理，或者进行装机准备，使机器处于待机状态。

术前评估

除了在术前进行标准的术前评估外，为患者准备心胸联合手术的麻醉医师还必须对呼吸系统和心血管系统进行详细评估。本专论的其他部分对呼吸系统评估进行了详细描述（请参见第 2 章）。简而言之，评估肺功能的麻醉医师应专注于肺力学、肺实质功能和心肺储备。评估肺力学的最流行的测试是肺活量测定。麻醉医师最常使用的是 1 秒内的呼气量（forced expiratory volume in the first second, FEV1）。一旦需要切除部分肺实质，FEV1 可用于计算预测的术后 FEV1（ppo-FEV1）。ppo-FEV1 的值低于 30%~35% 被认为是呼吸系统并发症风险增加和机械通气时间延长的预测因子。最大耗氧量用于评估心肺储备，并测量一氧化碳的扩散能力以评估肺实质的气体交换功能。任何准备进行联合手术的患者都需要非常仔细的气道评估。 需要进行这类手术的胸腔内恶性肿瘤通常会导致气道受累，引起大气道的扭曲或受压。而且，它们可以侵犯或压迫大的血管结构。除了临床症状外，麻醉医师还必须检查计算机断层扫描（computed tomography, CT）的结果，以准确显示疾病的范围和可能的受累血管。术前超声心动图应与放射学检查相辅相成，应在进行任何心脏外科手术之前常规进行。在进行肺切除术时，应特别注意右心室的功能和反映肺循环压力的右心室收缩压的值。

术前评估的“第二条腿”侧重于心血管系统的状况。受其术前疾病严重程度的影响，心脏外科手术患者的死亡率和发病率很高，大多数术前风险评分中的重要因素包括年龄，性别，左心室功能，手术类型，手术的紧迫性，再次心脏手术，不稳定的心绞痛，充血性心力衰竭，周围血管疾病和脑血管疾病的病史，肾功能不全和糖尿病病史。在大多数情况下，可以从病史、体格检查和简单的实验室检查结果（包括心电图和超声心动图）中获取此信息。此外，超声心动图的结果提供了瓣膜结构和病理学，左心室和右心室的收缩性以及大多数大血管的形态的详细描述。如果心室功能不佳（射血分数 <30%），建议考虑替代治疗方法，而不是联合心胸外科手术。如果患者患有冠状动脉疾病，则在术前通过心脏导管检查（冠状动脉造影）评估冠状动脉狭窄程度。该信息对于麻醉医师非常重要，他们将在术中使用经食管超声心动图（transesophageal echocardiography, TEE）评估心肌特定部分的收缩力。

计划进行联合心胸外科手术的患者经常患有多种合并症。在这些合并症中最重要的是周围血管疾病、糖尿病和肾功能不全。这些合并症多数在围术期加重，这反过来又显著增加了死亡率和发病率。麻醉医师必须收集患者当前正在服用的药物的详细清单。

麻醉管理

在同期行心胸手术过程中提供监护的麻醉医师面临着多重挑战。她 / 他经常必须同时处理血流动力学不稳定、低氧血症、通气问题和大量出血。全面讨论心脏麻醉的所有挑战超出了本章的范围，并且与胸腔麻醉有关的大多数主题都在本教科书的其他地方介绍。因此，作者将重点讨论在心胸联合手术中最重要的问题。

1. 气道管理。如果在 CPB 之前或之后进行肺切除，则患者将需要进行肺隔离。详细的技术和选择方法在第 16 章中讨论。应始终用光纤支气管镜检查双腔管或支气管封堵器的位置。如果要在 CPB 期间切除肺实质，则可以使用标准的单腔管给患者插管。

2. 第 6 章讨论了单肺通气期间低氧血症的处理。

3. 经食管超声心动图（见第 20 章）。TEE 的使用是心胸联合手术患者术中麻醉管理的关键组成部分之一。在心脏和胸腔联合手术期间从术中 TEE 获得的重要信息包括评估左心室功能和右心室功能（在肺切除术之后尤其重要），诊断新的室壁运动异常（冠状动脉搭桥手术），评估瓣膜修复 / 置换的效果和疾病的扩展（例如，肺肿瘤侵犯左心房或肺静脉）。

4. 肺动脉导管（pulmonary artery catheter, PAC）。TEE 是一种很好的诊断工具，但在现阶段，它的使用还存在局限。它无法连续监测血流动力学状态，尤其是右心室（right ventricle, RV）功能和 RV 后负荷。因此，PAC 在心胸联合手术的管理中非常有用，尤其是在术后。它可以监测心输出量（读取 RV 的功能）、肺动脉压力，它们随治疗和某些生理现象的反应而变化，并对 RV 功能障碍进行报警（高 CVP、低 PAD 压或在 PA 线中如有 RV 通道时则出现平方根征）。在外科手术中，麻醉医师必须记住在全肺切除术中，在肺动脉或其分支被钳夹之前，要求外科医生触诊检查导管。如有必要，必须在切除前将 PAC 拉回。

5. 麻醉医师和体外技术（CPB 和 ECLS）。CPB

在心脏手术期间具有三个主要功能：①取代心脏的功能（血液循环）；②替代肺功能（氧合和二氧化碳去除）；③从手术区域转移血液以创造最佳手术条件。为了实现这些目的，需要对上腔静脉和下腔静脉进行插管，并将血液引流排入 CPB 静脉储血器。然后，血液被氧合，并通过通常放置在升主动脉远端的主动脉插管返回患者体内。对于切除侵犯降主动脉的肿瘤的胸腔血管外科手术，可以使用部分旁路术，将部分血液从左心房转移到一侧股动脉。由于 CPB 的主要功能是给血液充氧并灌注重要器官，因此麻醉医师的一个重要问题是什么是最佳的灌注 / 充氧？即使自人类首次使用体外循环已经超过 50 年，也没有确切的答案。血液多次暴露于体外回路的异物表面，导致全身炎症反应综合征（systemic inflammatory response syndrome, SIRS）和微栓塞，这会影响人体的每个器官。除肺损伤外，CPB 还可导致认知功能障碍，肾损伤或衰竭，胰腺炎，或者在最坏的情况下还导致多器官功能障碍。预防或减少这些并发症是麻醉医师的职责。由于体外技术的发展以及在某些情况下 ECLS 灌注的有效性，VA-ECMO 可能代替完全体外循环。它允许使用相对较小剂量的肝素［通常活化凝血时间（activated coagulative time, ACT）在 140~200 s 之间］，随后可减少凝血功能的严重障碍。另一方面，ECLS 仍会引起全身性炎症反应和随后的血管痉挛。当使用 ECLS 时，我们必须记住它是完全封闭的系统，不允许灌注者增加任何容量。当用于静脉动脉配置时，它可以减轻心脏负荷。但是，它不能实现循环完全停止。

6. 在不使用 CPB 的情况下采用麻醉方法进行联合手术。对于需要在进行冠脉血供重建的同时进行肺切除的患者，OPCABG 是冠状动脉疾病的首选手术治疗方法。通常在手术的第一部分进行血供重建，然后切除肺部病变。OPCABG 麻醉管理的最重要原则包括积极维持正常体温以防止出血和（或）酸中毒以及在心脏外科手术中保持血流动力学稳定性。第一个目的是通过在手术室中使用保暖的毯子、保暖器、液体加温仪和调节室温来实现。维持血流动力学稳定性对手术的最终成功至关重要。因此，需要外科医生与麻醉医师之间进行理想的沟通与合作。它是通过强心支持，适当的容量治疗（通常是通过“深”Trendelenburg 体位）和抗心律失常预防相结合来实现的。外科医生应用轻柔操作（例如切开右胸膜以避免心脏受压）和使用特定器械（例如 Starfish™, Medtronic International Ltd., Minneapolis, MN 或冠状动脉内分流器）以保持心脏心室及其几何形状及其收缩力，并防止二尖瓣反流。

7. 血流动力学支持，右心衰竭。心胸麻醉医师必须熟悉所有形式的循环支持，以在手术期间和之后提供血流动力学稳定性。通过优化前后负荷，保持或改善收缩力以及保持稳定的窦性心律来实现。联合心胸手术最令人担忧的血流动力学问题是右心功能不全或衰竭。通常是由于右心后负荷（压力）迅速增加所致，尤其是在肺实质切除后（例如全肺切除术）。预警症状包括外科医生和麻醉师直接直视下右心室扩张，低心输出量状态和超过肺动脉舒张压（pulmonary artery diastolic pressure, PAD）的中心静脉压（central venous pressure, CVP）。如果我们正在监测 RV 压力，压力追踪分析可能会显示特征性平方根信号警告麻醉医师 RV 功能障碍。

治疗包括：

- 降低 RV 前负荷（如利尿药促进利尿）或在对利尿药无反应的情况下尽早采用肾脏替代疗法。
- 降低肺循环压力 - 过度通气、提高氧浓度和药物支持。在降低右心室后负荷和改善收缩力的静脉药物中，多巴酚丁胺和米力农是首选。当对静脉内药物缺乏反应时，使用吸入性肺血管扩张药（一氧化氮或前列环素）。保持右心室良好的灌注压和心室相互依赖性（去甲肾上腺素或加压素）和（或）使用主动脉内球囊反搏。
- 由于每搏量通常在 RV 功能障碍或衰竭时相对固定，为了增加心输出量，建议增加心率（如 A-V 起搏）。

8. 凝血障碍的治疗。使用 CPB 进行心胸联合手术常因出血过多而变得更为复杂，这可能有两个原因：外科手术（广泛手术）和与长时间 CPB 相关的凝血障碍。如果手术切除肺实质并进行心脏手术，CPB 持续时间通常会超过 2h。CPB 的持续时间与凝血障碍的程度直接相关。由体外循环引起的过多的、非手术性出血有多种机制。其中最重要的是血液稀释，SIRS，血小板消耗，凝血因子耗竭，继发性纤维蛋白溶解亢进，低血红蛋白和体温过低。治疗基于实验室测试的结果（国际标准化比值、活化部分凝血活酶时间、纤维蛋白原水平和血小板计数）或使用床旁医疗设备。当前，许多三级医学中心都按常规使用它们。它们的应用程序可基于从全血样品获得的结果快速评估凝血状态。最受欢迎的是血栓弹力图（thromboelastography, TEG）和旋转式血栓弹力计（thromboelastometry, ROTEM）。在我们机构中发生大出血和凝血障碍可能性很高的情况下，对于大多数联合心胸手术的病例，我们至少要安装两个大口径静脉导管，以便能够在相对较短的时间内输注大量血液制品。在大多数情况下，我们通常使用氨甲环酸输液作为抗纤维蛋白溶解剂的治疗。我们遵循 Dowd 和 Karski 提出的规程；但是，对于肾功能不全或衰竭的患者，应调整（降低）输注速度。

总结

对于同时患有心脏和胸部疾病需要手术治疗的患者，目前还没有完全一致的意见。同期手术的理由是避免第二次手术 / 麻醉，并减少住院时间和费用。但是，由于将 CPB 的影响降到了最低，因此分两阶段进行的手术可能会减少外科手术的创伤和失血，并可能提供更好的长期生存。应在专门的中心进行心胸联合手术，这些中心在心脏和胸腔麻醉以及外科手术方面具有更佳的专业知识。本章简要介绍了重要的围术期注意事项和处理原则。由于很少有文献描述心胸联合手术的麻醉管理，上述建议是基于作者所在机构的经验和临床实践。

病例介绍

一名 21 岁的患者接受再次心脏手术以切除复发的侵犯肺组织的左心房血管肉瘤，最近的胸部 X 线和 CT 扫描证实了这一点（图 40.6 和图 40.7）。拟定的手术流程还将涉及肺实质的切除。他之前的手术是在 3 年前进行的，没有并发症，随后进行了多个疗程的化疗。否认其他重大合并症。麻醉医师需评估决定该患者是否能承受心胸联合手术，以及需要做什么额外的检查。

问题

- 患者还需要做什么额外的检查？
- 患者可以承受手术吗？患者需要接受何种胸科手术以彻底切除肿瘤？
- 麻醉计划是什么？

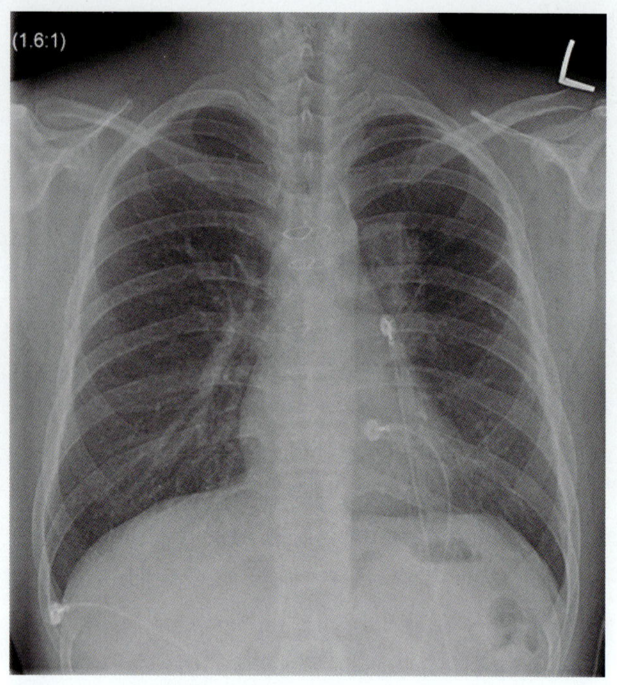

图 40.6 术前拍摄的胸部 X 线片

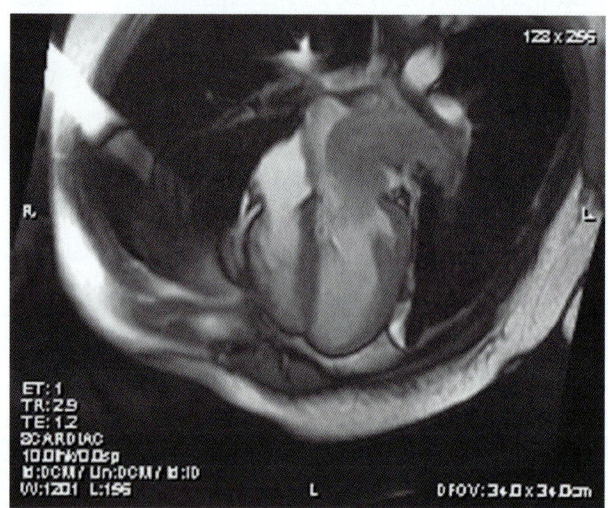

图 40.7 计算机断层扫描显示手术前肿瘤的侵犯

- 术中管理有什么特定考量？
- 预期会有什么样的术后并发症？

图片显示了术中经食管超声的发现（图 40.8 和图 40.9）。

问题

- 应该进行哪种心脏手术？
- 哪些肺静脉被侵犯？
- 预期会有什么样的术后并发症？

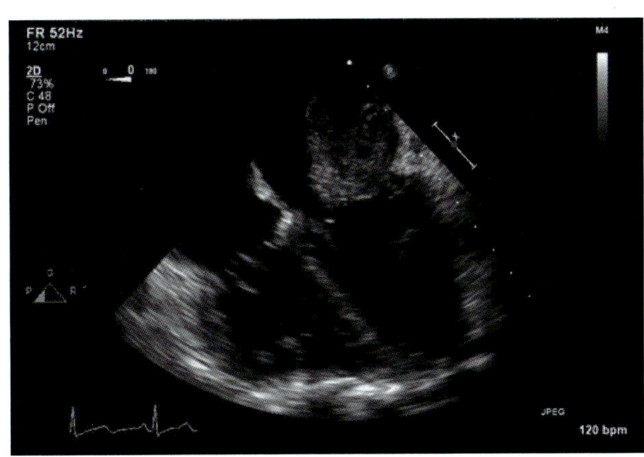

图 40.8　术中经食管检查获得的图像。食管中部，四腔心视图

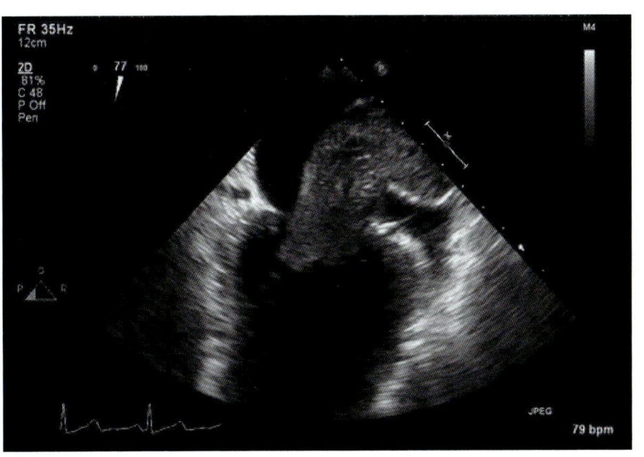

图 40.9　术中经食管检查获得的图像。食管中部，两腔心视图

第 41 章 胸腹主动脉瘤的开放修补术

Helen A. Lindsay, Coimbatore Srinivas, Maral Ouzounian 著
张雨馨 译 邱郁薇 校

要点

- 开放胸腹主动脉手术风险很高，主动脉钳夹阻断会导致严重的生理紊乱。其中主要的并发症包括呼吸衰竭、肾功能衰竭、截瘫、卒中和主要心脏并发症。
- 这类手术对麻醉技术要求很高，需要麻醉医师具备高水平的专业知识，熟练掌握单肺通气和大量失血、凝血障碍和脑脊液引流的处理能力。
- 为了预防脊髓缺血，可以使用不同的技术来达到相同的维持脊髓灌注压的生理目标。预防和减少脊髓缺血的技术主要在于通过维持平均动脉压和降低脑脊液压力，最大限度地增加侧支循环血流量，同时通过低温和药物治疗来延长缺血耐受时间和减少再灌注损伤。
- 预防肾损伤的主要干预措施包括避免肾毒性损害和选择性低温肾灌注。
- 人们越来越多地认识到定义统一化、研究报告结果标准化和多中心试验质量控制的重要性，以便提高制定指南所需的证据质量。

引言

主动脉和动脉系统是心血管系统的重要组成部分，可为组织和细胞的有氧代谢提供氧气和其他基本元素。这对于维持终末器官功能和预防缺血性损伤至关重要。胸腹主动脉瘤（thoracoabdominal aortic aneurysm, TAAA）修复术对麻醉医生来说是最具挑战性的手术之一，因此需要完善的麻醉方案来应对手术过程中可能出现的严重生理紊乱。此外，尽管手术技术已经有所改进，但手术的发病率和死亡率依旧高居不下。如果围术期团队成员具有高水平的专业知识和医疗能力，则对结果有重要影响。

主动脉疾病多种多样，涵盖了从直接威胁生命的急性主动脉综合征（包括需要紧急修复的主动脉夹层或创伤性损伤）到进行性的、通常无症状的动脉瘤性疾病（选择性修复以防止进展为急性破裂）。主动脉疾病不仅可发生在由于长期吸烟或高血压而导致患有退行性变和动脉粥样硬化性疾病的老年人，还可发生在患有各种遗传性主动脉病变的年轻人，如马方综合征（Marfan syndrome）患者。显然，这些不同亚型的主动脉疾病其相关合并症也并不相同，制定管理计划时应考虑到这种临床差异。本章暂不详细介绍各种类型主动脉疾病手术矫正的诊断指南和适应证。此外，本章还将概述择期 TAAA 手术的管理。虽然讨论的许多细节与紧急情况同样重要，但需要考虑实施的可行性。

自从 20 世纪 50 年代开始手术修复 TAAA 以来，临床医生已经认识到脊髓损伤的风险。下肢神经功能的缺陷可以是暂时性的，也可以是永久性的，功能损伤范围可以从轻微的缺陷到完全麻痹。已发表的研究结果中关于开放 TAAA 手术后脊髓损伤发生率差异很大，从 0 到 44% 不等。自 20 世纪之初以来，术后脊髓损伤发生率已普遍下降到 6%~8%，这可能是因为常规使用了保护性辅助手段的原因。最近，一项关于开放性 TAAA 手术最大的单中心观察性研究显示，永久性截瘫和截瘫的发生率分别为 2.9% 和 2.4%。尽管发生率并不太高，但一旦永久性瘫痪发生将会对患者的生活质量和长期预后产生毁灭性的影响，并且出现并发症或者死亡的风险增大，重症监护和住院时间延长。与所有其他大型胸部和血管手术一样，TAAA 手术后出现其他并发症的风险也很大，这些并发症与发病率和死亡率息息相关。心肌梗死、心力衰竭、室性心律失常、感染性并发症和因出血而再次手术的风险在 1%~5%，神经认知障碍和肾功能衰竭需要血液透析的风险高达 10%，而最常见的术后并发症呼吸衰竭的风险在 5%~15%。

目前仍缺乏强有力的临床证据来证实优化麻醉管理能够改善 TAAA 的临床结果。这在很大限度上是由于当前研究中单中心观察性研究占比较大，围

术期技术细节上存在很大的差异，缺乏统一的定义，报告结果的标准也不一致。虽然研究小组以及国家和国际注册管理机构已开始在主动脉弓以及其他类型的心胸血管外科手术中解决这些问题，但在制定出实质性的循证指南之前，还需要做更多的工作。本章的目的是回顾当前的文献并为胸腹主动脉手术患者的结构化方法提供理论依据。本教科书的其他章节对某些内容进行了补充，因此本章主要介绍 TAAA 手术的特殊注意事项，特别是脊髓和肾脏保护措施。

解剖与生理

TAAA 修补术的 Crawford 分类

TAAA 修补术通常按 Crawford 及其同事设计的分类法进行分类，根据所需修复的程度将 TAAA 分为四个解剖学类别（图 41.1）：

Ⅰ型：从近端肋骨延伸到第 6 肋，通常以左锁骨下动脉为起点，一直延伸到肾上腹主动脉，包括内脏段的斜面远端吻合口。

Ⅱ型：从左锁骨下动脉延伸至主髂动脉分叉处。该型应用最为广泛。

Ⅲ型：从胸主动脉远端延伸到第 6 肋，一直延伸到主髂动脉分叉处。

Ⅳ型：从膈肌下方延伸，累及整个内脏主动脉段，通常是大部分腹主动脉。

除了对修复的解剖范围提供统一的描述外，Crawford 分类还可协助临床医师评估手术风险。特别是，Ⅱ型 TAAA 修复的发病率和死亡率最高，尤其是脊髓缺血和肾功能不全的发生率最高。

主动脉钳夹阻断的病理生理学

胸主动脉阻断钳的夹闭和开放可产生重要的机械、体液、炎症和代谢性效应。我们对这些影响的了解并不完整，很大程度上局限于既往的动物研究结果；到目前为止，这些研究还没有产生任何对临床有益的治疗干预措施。主动脉钳夹阻断涉及的生理学知识非常复杂，多种因素间的相互作用取决于既往疾病的类型、主动脉钳夹的位置和主动脉阻断的持续时间；不仅以独特的顺序影响多个末端靶器官，而且还影响整个动态系统中的大血管和微血管结构，术中出血、使用麻醉药物和液体治疗也会对这些血管结构产生影响。

在钳夹胸主动脉后，全身血管阻力突然增加，夹闭近端的动脉血压增加高达 40%，心率变化有限。在主动脉钳夹远端，终末器官灌注压力降低至基线的 10%~20%。如果已有的血管闭塞性疾病侧支血管发育良好或钳夹位于远端，这些改变的严重

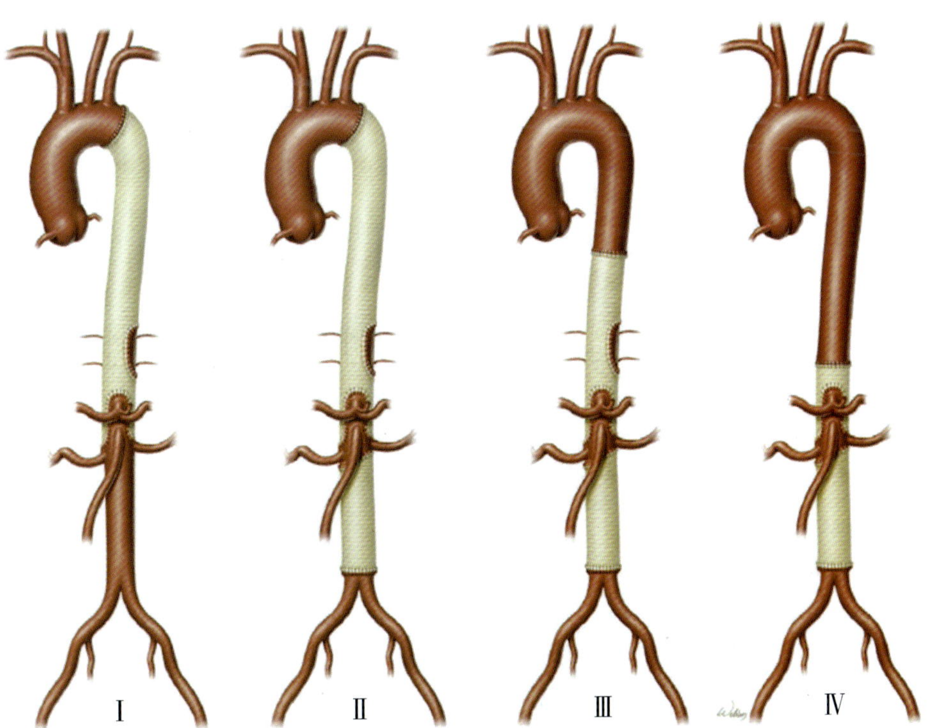

图 41.1　胸腹主动脉瘤的 Crawford 分类（贝勒医学院提供）

影响将大大降低。动物模型已经证实，主动脉夹闭近端的前负荷和血压的增加是由于各种潜在的机械和（或）体液机制使血流从内脏血管系统转移到下腔静脉。经食管超声心动图评估时，左心室充盈压可增加 40%，舒张末期容积增加 28%，收缩期容积增加 70%。后负荷显著增加，前负荷在一定程度上增加导致左心室扩张，机体的代偿能力很大程度上依赖于心脏储备的离子功能。但在冠状动脉疾病和心内膜下局部缺血的情况下，或者主动脉阻断过长，体液和炎症产物浓度增加时，这种代偿能力可能会受到严重的限制。

移除主动脉夹后，由于机械和复杂的缺血性扩张的体液 / 新陈代谢机制，动脉血压突然下降，全身血管阻力突然降低。心输出量相应增加，但这取决于患者的心脏储备，以及逆转寒冷、高钾血症、酸中毒、缺血性代谢产物的影响，以及其他动态因素，如急性出血的程度而有所不同。

脊髓损伤的病理生理学研究

在过去的 10 年里，我们对脊髓血液供应的机制研究取得了重大进展，强调了对脊髓损伤采用更广泛、更具生理学意义的治疗方法的必要性。

脊髓的血液供应

Adamkiewicz 和 Kady 在 1881 年首次准确描述了脊髓的血液供应。他们的经典模型显示，脊髓的血液供应建立在两条后外侧动脉和一条脊髓前动脉（anterior spinal artery, ASA）的基础上，ASA 在多个节段通过主动脉发出的肋间动脉和腰动脉得到强化。这一解剖模型中存在着显著的个体间差异。在胎儿发育过程中，原来的 31 条双侧节段动脉平均退化至 6 条，范围为 2~14。最大的节段动脉（Adamkiewicz 动脉）最常见起源于左侧肋间动脉，75% 的患者位于 T_9~T_{12} 之间，15% 的患者位于 T_5~T_8，10% 的患者位于 L_1~L_2。使用运动诱发电位（motor evoked potential, MEP）的功能研究也表明后天获得性主动脉动脉瘤和动脉粥样硬化性疾病会导致明显的解剖学变异。

在过去的十年中，脊髓侧支动脉网（spinal collateral arterial network, SCAN）的证据已经取代了解剖学上定义的单一重要血液供应的经典模型，即沿整个脊髓的重要动脉丛支持了脊髓全长的血液供应。肋间和腰部节段动脉与椎管内动脉（由 ASA 和硬膜外弓组成）、椎旁组织和多块棘旁肌有多方面的纵向和横向联系，后者是三者中最大和最广泛的（图 41.2）。在这个模型中，强调了额外的血管流入的重要性，包括通过锁骨下动脉发出的椎动脉、甲状颈干和肋颈干，通过肋间动脉发出的内乳动脉，以及通过骶外侧动脉和髂腰动脉发出的髂内动脉。

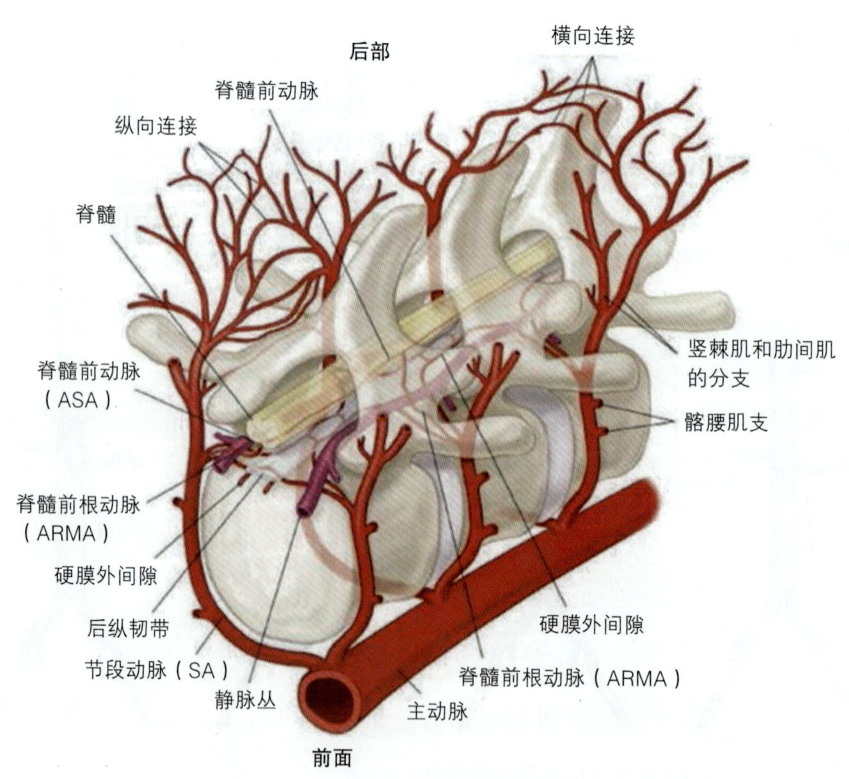

图 41.2 脊髓血供示意图（Etz 等提供）

在猪的研究中，也有证据表明个体间存在重塑能力的显著差异。

考虑到在这两个模型均可能存在个体差异，脊髓血供成像的进展对定义和修正个体风险方面提供了潜在的益处。不过，目前选择有限。有创动脉内导管血管造影术操作成功时可提供最佳的图像质量；然而据报道，这种造影术检测的敏感性并不稳定，并且存在肾损伤或医源性截瘫的风险。磁共振血管成像技术已经取得了显著进步，可以可靠地对 Adamkiewicz 动脉和其他较大的节段动脉成像，但在较小口径的侧支血管方面仍然受到限制。当侧支动脉位于动脉远端时，术中检测到 MEPs 下降特异性为 97%，敏感性仅为 37%。

脊髓损伤的生理学研究进展

虽然目前的解剖学知识已经有了很大的进展，但对脊髓侧支动脉网水平上的循环生理学了解仍然有限，这也是脊髓损伤的进展和治疗仍然止步不前的主要原因。

简而言之，当细胞新陈代谢所需的营养供应不能满足组织活力的要求时，就会发生局部缺血。如果脊髓血供完全中断达到一定时间，将会导致不可逆转的缺血性坏死。在使用“夹闭缝合”技术的早期研究中，主动脉阻断 30min 后这种风险显著增加，60min 后几乎可以确定会出现缺血性坏死。另外，灌注可能会永久性减少，并且在某个“临界点”变得不足以维持脊髓的功能，这解释了在介入 27d 后出现延迟性脊髓损伤的原因。个体之间的差异使得出现延迟性脊髓损伤变得更为复杂。例如慢性高血压可能会改变临界点，而治疗干预可以提高缺血耐受性。在节段动脉血供完全阻断，导致脊髓灌注压（spinal cord perfusion pressure, SCPP）持续降低的研究中，仅有大约一半的病例出现脊髓损伤。此外，虽然分期进行动脉阻断最大限度地降低了 SCPP 并改善了整体功能结果，但队列研究无法预测在没有分期的情况下机体是否能够耐受 SCPP 下降。这一点在解释不同研究结果的差异时非常重要。

此外，SCPP 可能会受到多种机制的影响。主动脉钳夹直接阻断动脉或用人工血管替换主动脉，可导致脊髓血供减少。原发性主动脉病变（动脉粥样硬化、主动脉夹层）和栓塞也会影响脊髓侧支动脉网的吻合情况。主动脉阻断和脑缺血 / 再灌注损伤继发水肿引起的脑脊液（cerebrospinal fluid, CSF）压力升高可产生“房室综合征”效应。全身性低血压或盗血现象将进一步加剧灌注不良。这些不同因素的潜在联系进一步增加了复杂性，缺血可以加剧水肿，从而螺旋式进一步加剧缺血。

归根结底，SCPP 的充足取决于多种因素的相互作用，这些因素不仅影响个体 SCPP，而且还决定了预防脊髓损伤（spinal cord injury, SCI）所需的 SCPP（图 41.3）。这在每个个体患者中创造了独特的风险平衡，并要求采用多模式方法来预防 TAAA 干预后的脊髓损伤。

外科技术

为了外科修复主动脉病变，在病变上下放置阻断钳，切开主动脉，用移植物替换病变节段（图 41.4）。胸主动脉是通过左开胸入路，当还涉及腹主动脉时，左开胸手术切口延长到旁正中开腹切口。

公认的 TAAA 手术方法包括“夹缝”技术、左心转流、部分体外循环和深低温停循环。目前尚无法证明某一种技术优于另一种技术，而现有的指南认为医疗单位的经验是技术选择中的重要因素。因

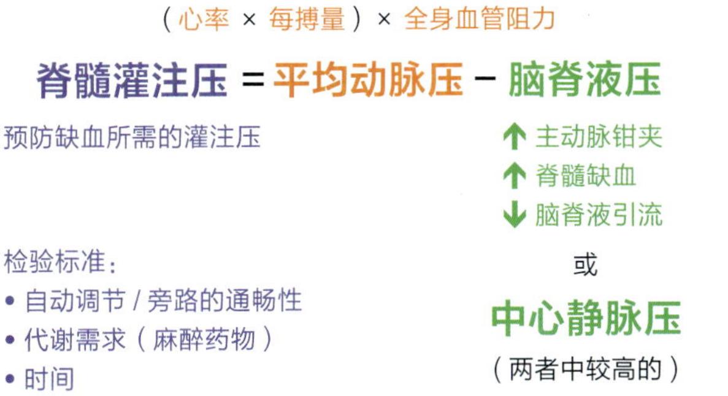

（心率 × 每搏量）× 全身血管阻力

脊髓灌注压 = 平均动脉压 − 脑脊液压

预防缺血所需的灌注压

↑ 主动脉钳夹
↑ 脊髓缺血
↓ 脑脊液引流

检验标准：
- 自动调节 / 旁路的通畅性
- 代谢需求（麻醉药物）
- 时间

或

中心静脉压
（两者中较高的）

图 41.3　多种因素决定了个体的脊髓灌注压（SCPP），以及预防脊髓损伤（SCI）所需的 SCPP

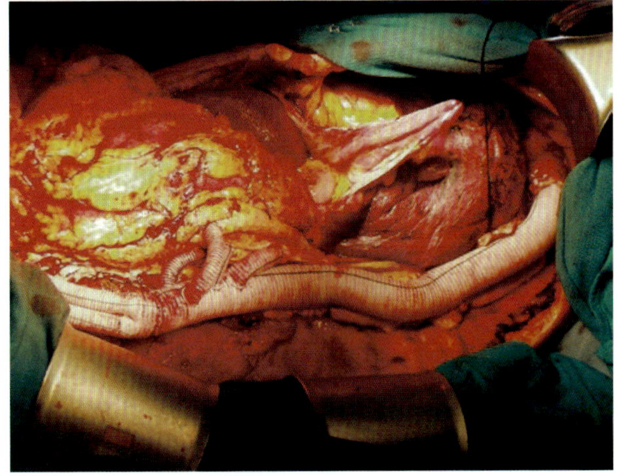

图 41.4　完成Ⅱ度胸腹联合多分支移植物和主动脉远端分叉移植物修复（贝勒医学院提供）

为当主动脉阻断预计超过 30min 时，术后可能会出现明显的神经功能缺损以及肠系膜和肾脏缺血，因此大多数机构已经不再使用简单的“夹缝”技术。

左心转流术 左心转流术通过离心泵在主动脉夹闭期间提供主动脉远端灌注，并有可能会对肠系膜内脏动脉和肾动脉进行额外的选择性灌注。可以从左肺静脉插管引流出氧合血液来实现近端减压。也可以选择使用左心耳，但定位通常比较困难，出现空气栓塞的风险更大。通过远端主动脉或股动脉插管进行远端灌注。麻醉医生和灌注医生之间需要密切沟通，以确保前负荷和泵速的平衡是最佳的。部分体外循环与此类似，它通过插入股动脉和股静脉来确保远端灌注，但是它是通过使用完全体外循环来维持足够的心脏前负荷以支持心脏和脑循环。这种体外循环可获得更高的流速，这对左心功能不佳的患者或主动脉阻断时间较长的患者是有利的；但是，它需要完全肝素化，增加了失血和凝血障碍的风险。

深低温停循环（deep hypothermic circulatory arrest, DHCA） 深低温停循环（DHCA）是指不能安全实现近端主动脉钳夹时，通常发生在主动脉夹层或动脉瘤时。DHCA 的好处在于它可提供简单、清晰的手术视野，不需要额外的插管或主动脉操作。其主要局限性是体外循环时间。根据先进的生理和临床测试，DHCA（12~20℃）的安全上限为 25~30min。在 Svensson 等的一项里程碑式的临床研究中，DHCA>40min 会增加神经损伤的风险，>65min 会增加死亡的风险。在最近的一项对 490 名患者的研究中，据报道，就卒中风险而言，DHCA（18~20℃）安全使用时间长达 50min，但只有 61 名患者的停循环时间 >40min。虽然已经证实器官新陈代谢与低温程度成正比，但人们越来越多地认识到与深低温（<14~20℃）相关的潜在危害。各种各样的实验研究提出了对凝血障碍、促炎反应和终末器官功能障碍的风险的猜测，但这些猜测尚未在临床研究中得到证实。终末器官缺血相关结果的报告标准也不一致，极大地限制了对这些技术的安全温度和时间参数的评估。此外，目前对相关患者或造影剂等参数的影响了解甚少。

选择性脑灌注在 TAAA 手术中并不常用，也更难实施。这方面的细节在以前的综述中有更详细的介绍。如果肾缺血超过 30min，一些指南建议选择性低温晶体液进行肾灌注，后面“肾脏保护”部分将对此进行讨论（图 41.5）。

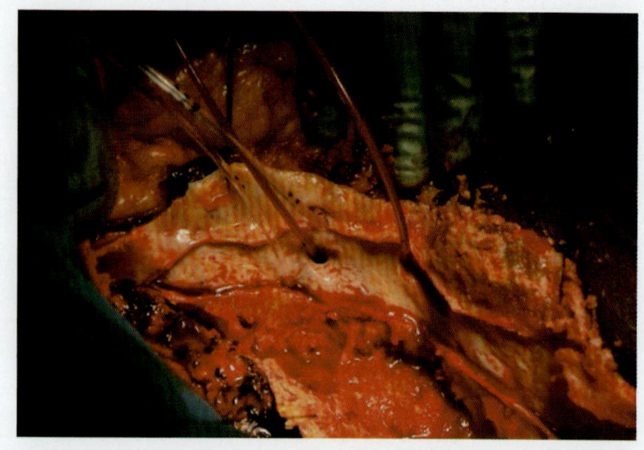

图 41.5 内脏灌注。恒温血液从左心搭桥回路的回流管输送到腹腔动脉和肠系膜上动脉。冷晶体溶液间歇地输送到左肾动脉和右肾动脉（贝勒医学院提供）

术前评估

主动脉疾病的临床表现差异很大，对术前评估和麻醉计划有重要影响。这些细微差别的详细描述已经超出了本章的范围，建议适当查看当前的指南。从麻醉的角度来看，掌握不同主动脉疾病的差异对于评估可能的相关疾病、手术治疗的紧迫性和风险以及益处是很重要的。

除了完整的麻醉史、病史和体格检查外，还应该采用系统的方法来考虑是否需要进行额外的检查。可以回顾第 2 章中的内容，第 2 章的内容与开胸患者的术前评估和优化以及 TAAA 手术有关。考虑到 TAAA 手术需同时进入胸腔和腹腔应属于大手术，具体考虑因素包括：

- 血液检查。电解质和肌酐用于评估肾脏和内分泌功能、药物治疗的副作用，以及优化心律失常时的潜在途径。血细胞计数以评估骨髓抑制和贫血。如果发生贫血，应检查铁含量、C- 反应蛋白（C-reactive protein, CRP）、维生素 B_{12}、叶酸和甲状腺功能检测，以评估原因。凝血检查可以评估出血性疾病。如果有肝病的提示或危险因素，应进行肝功能检查。白蛋白也是一个潜在的营养状态和身体状况的标志物。
- 12 导联心电图，为心律失常或结构性心脏病提供基线测量和评估的证据。对于有间歇性心悸或晕厥病史的患者，可考虑进行 24h 动态心电图监测。
- 如果有任何心脏疾病的危险因素或证据，包括某些指南中年龄 >40 岁，应进行静息超声心动图检查。

- 目前加拿大心血管学会指南推荐测定脑钠肽（brain natriuretic peptide, BNP）水平。如果患者的心功能较差或无法评估，则根据当前的美国心脏协会指南进行动态心脏超声检查（包括多巴酚丁胺实验或心肌灌注扫描）。目前专家认为，患有不稳定冠状动脉综合征和严重冠状动脉疾病（即左主干狭窄或三支病变）的患者应该在胸部手术前或手术时进行血供重建，而对于临床稳定的限制性冠心病患者的益处尚不清楚。
- 如果有脑血管疾病的危险因素或证据，应该考虑神经认知测试、双侧颈动脉扫描、头臂干血管造影和脑成像。虽然一些指南认为这些合理检查有助于评估患者风险状况，但它们并不是常规的，有效性也不确定。
- 需要最近的胸部 X 线或计算机断层扫描来评估心肺疾病，包括主动脉疾病引起的气管变形或左主支气管扭曲，并有助于确定双腔管（double lumen tube, DLT）的大小。
- 在第 2 章中详细讨论了动脉血气、肺活量测定、肺功能测试和心肺测试的应用。

为了完成这些评估，应重视多学科团队的沟通，这对于制定最佳的患者管理计划非常重要。同时手术团队应对手术的适应证和手术的具体要求提供详细的计划，包括计划的主动脉钳夹位置、是否需要额外的分流、旁路循环支持以及选择性器官灌注技术。与重症监护科室的联系也很重要，可确保术后支持治疗的顺利进行。对于合并症严重的患者，可能需要转诊进行评估或与其治疗的内科医生联系，以确保最大限度地优化患者的合并症并为患者的长期生存预后提供帮助。

完成上述所有的评估后，麻醉医师还需要为患者和外科医师提供不进行手术的具体风险的总结，并权衡围术期的风险。一份围术期计划应该为术前优化患者健康状况的所有要素做好准备。

当前的国际指南为优化心脏风险的医疗管理提供了最好的证据支持。除了在手术前特意停用血管紧张素转换酶抑制药 / 血管紧张素受体阻滞药 24h 以防止死亡和血管并发症外，还建议在手术当天早上停用所有抗高血压药物以维持受损的远端灌注压力。还应该提供戒烟的咨询服务。对于那些具有可逆性气道疾病的患者，应该优化吸入药物治疗。如果手术时间允许，应治疗贫血和肾损伤。术中和术后计划应重视将并发症风险降至最低所需的监测和干预措施，特别是减少脊髓和肾脏损伤风险的保护策略，如后面“脊髓保护策略”和“肾脏保护策略”部分所讨论的。

虽然指南建议将实施脊髓保护技术定义为“高风险”，但尚无公认的标准来定义该人群的“高风险”。自从 Crawford 对 TAAA 病进行分类以来，主动脉修复术的程度一直被认为是一个重要的决定因素；然而，许多机构将所有开放的 TAAA 修复术归类为高风险，这显然是不合理的。尽管患者差异和手术因素被认为是术后 SCI 的危险因素，但尚无一致的证据。如何制定脊髓保护策略取决于外科医生和患者的情况。以下是 Logistic 回归模型确定的开放性修复术脊髓损伤的独立危险因素的总结：

- 疾病范围，包括仅Ⅱ型、Ⅰ型和Ⅱ型，以及Ⅰ型、Ⅱ型和Ⅲ型的 Crawford TAAA 动脉瘤分类。
- 既往胸部或 TAAA 手术。在另一项研究中，胸主动脉瘤修复是保护性因素。
- 存在主动脉破裂。
- 主动脉阻断时间。在同一组后续的一项研究中，通过重复分析显示主动脉远端灌注消除了这一危险因素。
- 糖尿病。
- 术前有肾功能不全病史，肾功能衰竭（肌酐 >2.0mg/dl，既往肾功能衰竭或功能不全病史或正在进行透析治疗）。

在最新也是迄今为止最大的单中心发表的研究中，Coselli 等发现永久性截瘫的独立危险因素随 TAAA 程度的不同而不同。对于Ⅱ度修复，冠心病和慢性主动脉症状增加了风险，而遗传引发的疾病是保护性的。对于Ⅲ度修复，脑血管疾病、紧急手术修复和选择性内脏灌注增加了脊髓损伤的风险。

术中管理

监测

除了美国麻醉医师协会（American Society of Anesthesiologists, ASA）监测标准之外，还需要对心脏和神经功能进行监测，以便及早发现并将并发症降至最低。在第 20 章中已讨论了许多关于监测的内容，可进行回顾。

五导联心电图和除颤电极

虽然 V 导联可以评估左心室侧壁，并对探查术中缺血具有最高的灵敏度，但导联的位置直接位于手术视野内。除颤电极应该在麻醉诱导前放在胸部前后方。

有创血压

右桡动脉或肱动脉置管提供了主动脉夹闭近端的压力，包括大脑循环的压力，即使左锁骨下动脉血流可受到主动脉夹闭的影响。如果使用远端灌注技术，可以放置一条右股动脉导管测压，保留左股动脉用于旁路体外循环插管。如果不需要远端灌注压监测，我们建议在左桡动脉或肱动脉放置第二条动脉导管专门用于采血，以防止压力监测中断或频繁采血对右侧动脉通路的影响。

肺动脉导管(pulmonary artery catheter, PAC)

对于这些病例，我们常规在右侧颈内静脉放置鞘管和 PAC，尽管尚缺乏证据表示这些措施可改善临床结果。PAC 使用具有一定局限性，肺隔离右肺通气时可能会高估左心室舒张末期压力；左心室功能包括左室充盈压力和心输出量的资料对优化血流动力学管理有一定意义。

经食管超声心动图（transesophageal echocardiography, TEE）

在没有绝对禁忌证的情况下，放置 TEE 探头在我们的医疗机构是合理的常规操作。除了可对急性循环不稳定的患者或主动脉瓣受累的患者明确诊断外，超声心动图还可提供有关充盈压力、容量状态、心输出量、后负荷和局部室壁异常缺血的动态信息。然而，并不是所有的医疗中心都能提供这种专业的培训和设备。

脊髓监测

TAAA 手术围术期及早发现患者脊髓灌注不足非常重要，可以使受损的脊髓组织发生不可逆梗死之前实施改善灌注的干预措施。促进患者及早从全身麻醉中苏醒和对清醒患者进行定期的神经学评估是术后管理方案中的关键干预措施。

体感诱发电位（somatosensory evoked potential, SSEP）和经皮质运动诱发电位（transcortical motor evoked potential, TcMEP）被用来间接评估麻醉患者的脊髓灌注，为手术和麻醉处理提供信息。建议有足够资源和经验的机构使用，尽管目前几个手术量大的医疗中心在术中并不常规使用神经监测技术。虽然 SSEP 监测的应用会受到缺血检测延迟和假阳性率过高的限制，但在Ⅰ/Ⅱ型 TAAA 的开放修复手术中，使用高灵敏度的 MEP 监测能降低脊髓损伤的发生率。但需要注意的是，MEP 监测可能会限制神经肌肉阻滞和挥发性麻醉药的使用，理论上有出现癫痫、心律失常或神经肌肉并发症的风险。

近红外光谱（near infrared spectroscopy, NIRS）监测脊柱旁肌肉的血红蛋白氧饱和度是一种新的评估侧支循环灌注充足与否的连续无创技术。可行性研究表明，NIRS 的使用可以可靠地预测脊髓损伤的发生，并且与 MEP 结果有很好的相关性。目前还需要进一步的研究来证明试验结果的可重复性，来确定最佳的电极位置，并明确使用它是否可以改善脊髓损伤患者的临床结局。

术中脑脊液压力和引流量监测至关重要。这不仅可确保脊髓灌注压最佳化，还可防止脑脊液引流过多引起的并发症，这在“脑脊液引流的技术规范”一节中有更详细的介绍。

脑监测

虽然术中可以使用各种脑监测技术，但没有明确证据表明使用其中任何一种技术都能降低神经损伤的风险。脑监测目前的主要作用是帮助评估脑灌注是否充分和是否对称，但对急性主动脉夹层栓塞和灌注不良继发的神经功能障碍的预测很差。事实上，目前对大脑循环的评估仅限于额叶，这一发现具有潜在意义。NIRS 监测大脑功能不全的阈值和灵敏度仍然不确定，并且大多数研究使用多模式监测策略是用于提高检测相关缺血性脑功能障碍的灵敏度。

尽管 NIRS 在临床中使用广泛，并且已发表了大量相关文献，但对其在心脏外科手术中的使用进行系统性回顾时发现，就神经学结果而言，NIRS 的使用证据等级较低。最近对心脏手术中的 NIRS 进行的一项系统评价建议，从改善总体结局（例如住院时间和多器官发病率）的角度，强烈推荐心脏外科手术中使用 NIRS，而这项系统评价没有对神经功能进行具体评估。虽然一些研究表明脑血氧饱和度降低与各种神经功能恶化之间存在关联，但 NIRS 是否能为干预措施提供信息以改变神经损伤的风险仍不清楚。一项随机试验（n=100）显示，在体外循环（cardiopulmonary bypass, CPB）期间当脑饱和度 < 基线的 85% 时使用干预性算法治疗可以显著改善术后 1 周和 1 个月的认知测试结果。近年内即将开展的一项大样本可行性试验有望给出明确答案。

其他监测手段由于受到技术和原理等因素的影响，常规使用常常受限，且目前尚缺乏证实其有效性的证据。双侧经颅多普勒成像可用来评估大脑中动脉血流的对称性和栓塞现象；然而，这只能提供对前循环的评估，并且仅在 3/4 的患者中发现信号合适。听觉和体感诱发电位和多通道脑电图可用于确认术中脑意外事件和大脑代谢抑制。但是，目前尚缺乏证据表明使用这些技术可提供标准监护外的临床益处。颈静脉球饱和度在检测脑缺血方面具有很高的特异性，可以检测大脑代谢的最大抑制，但敏感性较差，且为有创操作。

体温

在实施主动或被动降温时，除了标准鼻咽温度监测外，还应记录核心直肠温度或膀胱温度。

血管通路

考虑到快速失血的可能性和大量输血的必要性，我们建议开放两条粗大的静脉通路。我们建议将 Belmont 快速输液器连接到颈内静脉或锁骨下静脉中的 7Fr PAC 鞘，并在患者处于右侧卧位放置于左侧更为方便。建立 14G 外周静脉通路并牢固固定作为备用输液通路。液体通路应该直接连接到输液器上，无针阀和注射端口可显著降低最大可达流速。也可常规置入四腔中心静脉导管。

其他管路

在手术开始时就应放置导尿管。这不仅是出于术后管理的目的，更是考虑到术中可能输入大量的液体和甘露醇。尿量用于评估术中肾功能或全身体液平衡不太准确，也不能预测术后肾损伤的风险。但是需要防止尿潴留，并对患者的临床状态进行全面评估，以实现体液平衡。

鼻胃管可能适用于术后管理，特别是进行肠系膜血供操作后。如果要放置 TEE(经食管超声)探头，我们建议麻醉诱导后放置。

麻醉技术

TAA 手术要求较多，麻醉医生将根据需要针对特定的患者和医院条件而制定特定的方案。在本中心的临床实践中，通常会静脉注射芬太尼 / 舒芬太尼、利多卡因，然后复合适当剂量的异丙酚和非去极化肌松药来进行平稳的诱导和插管。麻醉维持时避免使用吸入麻醉药物（最低肺泡有效浓度 <0.3）和大剂量肌肉松弛影响 SSEP 和 MEP 监测。如果采用瑞芬太尼［0.1~0.2 μg/（kg · min）］或效应室浓度 4~7ng/ml 和异丙酚［75~125 μg/（kg · min）］或效应室浓度 3~6 μg/ml 全凭静脉麻醉，应在麻醉深度监测仪和患者血流动力学指导下使用。

体位摆放

对于 TAAA 开放修补术，在麻醉诱导和所有血管通路放置完成后，将患者置于右侧卧位。左髋关节和左肩（程度较轻）水平方向略微后倾，以便于手术中插入股动静脉。侧卧位和单肺通气的生理意义在第 5 章中已经全面介绍。如第 19 章强调的，压力点保护和患者各种通路是重要的考虑因素，我们建议采用系统的方法来确保合适的管理。应该检查所有的监测和血管通路，以确保牢固连接且远离手术区域，并且不会导致压力性损伤。通常使用各种软垫装置来稳定病人体位。或者，患者可以用一条宽胶带固定在手术床上，跨过左髋关节，覆盖在髂骨和股骨头之间的软组织上，以避免形成压力区。也可以使用胶带或尼龙搭扣带将手臂安全固定在臂板上，但不能固定太紧而导致间隔综合征。为了识别多个监视器、线路和设备，创建一个有序、符合人体工程学和功能的工作空间非常重要。我们单位用于胸腹主动脉手术的常规体位放置如图 41.6 所示。

单肺通气

左肺塌陷的肺隔离技术对 TAAA 修复很重要，可以改善手术暴露，减少手术时间，并最大限度地减少了肺部牵拉和肺损伤。除非主动脉病变压迫气管和左主支气管，否则应常规放置左侧双腔支气管导管（DLT）。相反，可以使用右侧 DLT 或封堵左侧支气管。此操作的技术和注意事项在第 16、第 17 章节中已经介绍。

在手术结束时，应该考虑将双腔支气管导管换成单腔气管导管（single lumen endotracheal tube, SLT），以便最大限度地减少心血管重症监护病房（cardiovascular intensive care unit, CVICU）中 DLT 位置不佳造成气道损伤、通气不足和气道污染的风险。然而在进行这项操作前，必须考虑到术前是否存在面罩供氧和气管插管困难的情况，权衡在存在严重气道水肿的情况下，无法控制气道的危险。我们单位，除非有严重的面部水肿，否则我们都会在手术结束时在手术室内使用电子喉镜常规检查声门。如果没有明显声门水肿，则可在直视下使用气道交换导管将 DLT 更换为 SLT。如果出现声门水肿，将每隔 24h 在 CVICU 中进行一次系列评估，并延迟换管，直到水肿消退。

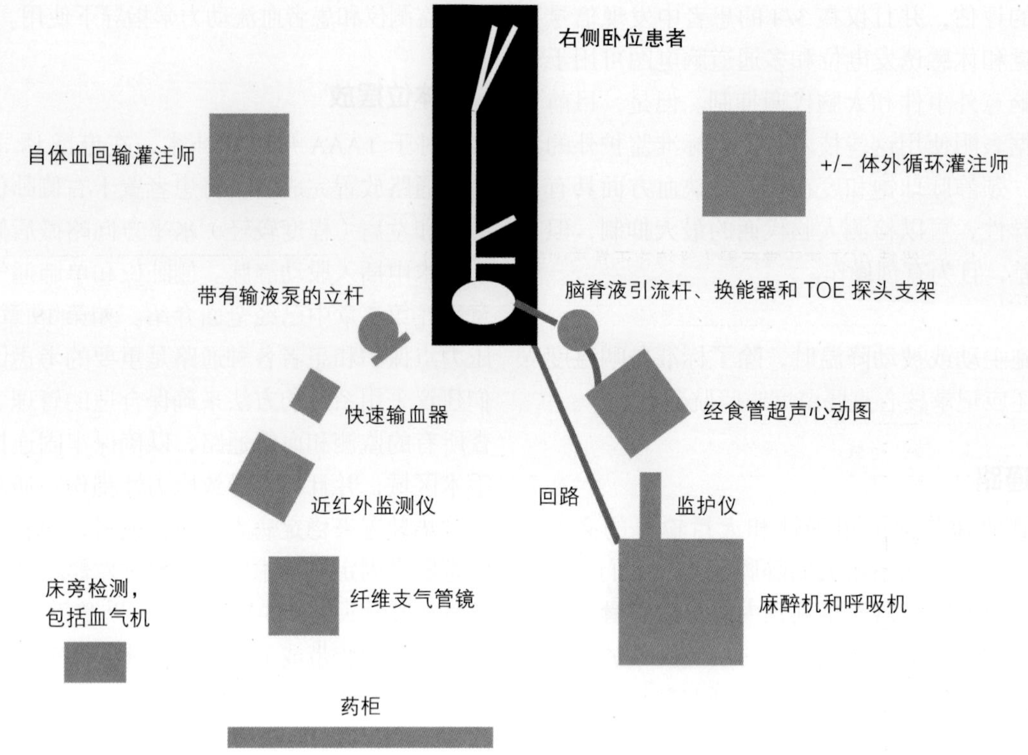

图 41.6 一个符合人体操作距离的麻醉空间

血流动力学管理

这种大血管手术一个关键的注意事项是在整个围术期严格控制血流动力学。为了限制病变主动脉血管壁剪切力的变化，应最大限度地减少血压和心率的过高或过低波动。在主动脉阻断和大出血的情况下，达到这种要求会更加困难。有许多方法可以达到同样的结果，麻醉医生应该考虑使用他们熟悉的药物，以达到最佳效果。

近端主动脉钳夹时，最重要的是要避免左心室充盈压过高和心率过快，因为这会增加心肌耗氧量，同时减少冠脉灌注。对于有一定程度冠状动脉疾病的患者，这将导致心内膜下缺血。同样，如果主动脉夹闭远端的末端器官灌注依赖于侧支循环，则至少需要维持主动脉近端的“正常”压力（即相对于患者清醒的基础血压）。虽然术前应维持良好血容量以避免肾前性损伤，但钳夹主动脉前应避免输入过多的液体。有少量证据支持硝酸甘油比硝普钠可更有效地降低前负荷，降低主动脉钳夹后的左室充盈压力，同时更好地保存冠状动脉、肾脏和脊髓的侧支血流。β 受体阻滞药，如具有 α 和 β 效应的拉贝洛尔或具有短效、$β_1$ 选择性的艾司洛尔，可以作为二线药物，但需要密切监测其负性肌力作用。尼卡地平是一种二氢吡啶类钙通道阻滞药，起效和消除作用相对较快，主要与扩张动脉有关；在心动过缓或反应性气道疾病的情况下，它可能较 β 受体阻滞药更适合。

为预防主动脉钳松开后出现的急性低血压，可通过预先输入液体，开放前大约 10min 给予升压药 / 正性肌力药物支持。一旦出现顽固性或严重低血压，重新主动脉钳夹阻断需要 1~2min。同样，主动脉阻断钳释放后，当器官灌注充足时，也必须避免血压过高，以免对吻合口造成张力，增加出血的风险。

大量失血的液体管理

对大量输血和凝血障碍处理的具体讨论并不在本章范围。同时，我们会参考当前的国际标准。与血库和手术室工作人员（如护士、麻醉助理和护理人员）密切沟通可以手术期间人员利用率。

根据床旁黏弹性测定法［例如，血栓弹力图（thromboelastogram, TEG）或旋转血栓弹力图（rotational thromboelastometry, ROTEM）］指导的靶向输注可减少输血量。目前尚无单一的可靠算法，而是应在医疗单位、多个部门投入和定期审核的情况下实施。图 41.7 提供了一个经过验证的流程，我们单位在体外循环心脏手术中会使用此流程。有可能的话，对大出血患者需要大量输血的方案来优化血制品的输注。

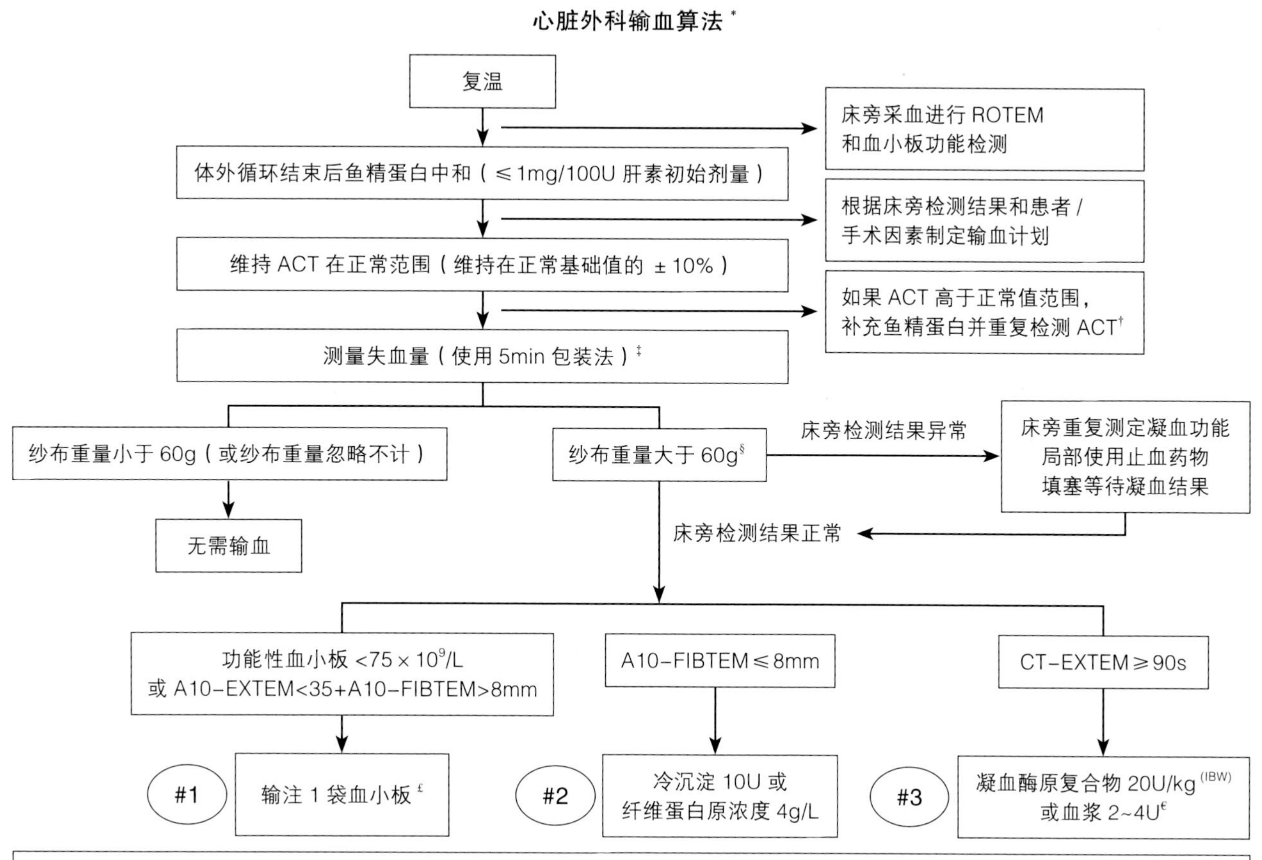

* 该算法不适用于各机构惯用的基于血红蛋白水平的红细胞注法；

† 如果追加额外的鱼精蛋白不能缩短 ACT，应考虑 ACT 延长的原因是由于存在纤维蛋白原水平降低或获得性凝血因子缺乏（总鱼精蛋白最大剂量：1.2mg/100U 初始肝素剂量）；

‡ 如果出血严重，可不进行纱布称重，应立刻开始治疗。并结合具体情况调整治疗措施；

§ 除非出血严重，否则应循序渐进地进行治疗，并在每一步治疗之后评估疗效；

£ 大出血、功能血小板 $<15 \times 10^9$/L 时，或目前正在使用抗血小板药物时，可考虑输注 2 袋血小板；

€ 当存在右心衰竭、容量超负荷或近期使用华法林的情况时，可以考虑输注凝血酶原复合物，如果 FIBTEM 也较低（≤10mm）或出现大出血，应优先使用血浆。

图 41.7　根据旋转血栓弹力图检测结果进行的靶向输血算法（Karkouti 等提供）

预防性使用抗纤溶治疗，特别是氨甲环酸，已被证明可以减少围术期出血和减少输血量。这一研究结果对心脏手术中非常重要；考虑到大出血的风险，氨甲环酸特别适用于 TAAA 手术。在多项随机试验中，包括最大的和最近的阿司匹林和氨甲环酸用于冠状动脉手术（aspirin and tranexamic acid for coronary artery surgery, ATACAS）试验，没有证据表明氨甲环酸会增加血栓并发症的风险；然而，术后癫痫的发作与氨甲环酸具有剂量依赖性。

脊髓保护策略

为了预防脊髓缺血，需要维持脊髓灌注压以防止截瘫，可以使用不同的技术来达到此效果。预防和减少脊髓损伤的技术主要是通过维持平均动脉压、降低脑脊液压来尽可能地增加侧支循环血流量，同时通过延长缺血耐受时间、低温和药物疗法对再灌注损伤的方式来尽可能地增加侧支血流。尽管技术方法很多，但是大量的文献之间结果存在差异，因此难以获得明确的推荐措施。除了一项关于脑脊液引流（cerebrospinal fluid drainage, CSFD）的随机对照试验外，绝大多数研究证据等级为 B 级，来源于仅有数百名患者的单中心队列研究。除了病理生理学的内在差异外，不同研究之间结果的可比性还受到定义、纳入 / 排除标准和治疗组合不同的限制。单中心研究的结果是否可推广至一般人群尚不明确，因为外科医生的经验、机构的患者数量和规范化操作流程的实施会对患者临床结局有显著影响。

脑脊液引流（CSFD）

来自 20 世纪 60 年代动物学研究的结果表明，降低脑脊液压力可以改善 SCPP，这为最初进行

CSFD 试验提供了证据。CSFD 逆转脊髓损伤症状的案例和 Coselli 等具有里程碑意义的随机对照试验，均证实了降低脑脊液压力可使患者受益。但是，也有一些病例，尽管进行了预防性 CSFD，但脊髓损伤仍在发展，而在无 CSFD 的情况下脊髓损伤恢复。系统评价和 Cochrane 综述也强调了文献结果间存在差异。尽管现有的证据力度并不充分，然而这两篇综述都推荐将 CSFD 作为一种对高危患者多模式脊髓保护的措施。2010 年 ACCF 和 2014 年 ESC 指南同样推荐将 CSFD 用作高危开放胸主动脉修复术患者的脊髓保护策略。然而，这些指南并没有统一的标准来识别“高危”患者，因此指向并不清晰。Cochrane 综述的作者同时也谨慎地指出，CSFD 仅对 Coselli 试验入选的患者具有益处（即，在技术精湛的医疗中心入选的 Crawford Ⅰ型～Ⅱ型 TAAA 开放手术患者），结论无法外推。另一项系统综述将“高风险”指定为“Crawford Ⅰ型～Ⅲ型主动脉病变行开放手术患者，合并或不合并主动脉夹层”。鉴于脊髓损伤的风险不可预测，许多中心对所有患者均使用 CSFD，包括那些接受 Crawford Ⅳ型手术的患者。

人们也越来越多地认识到 CSFD 存在的风险，尽管在目前很多文献对 CSFD 并发症的发生率和风险报告很少。就潜在的发病率和死亡率而言，颅内出血最为严重，发生率为 0.45%~7.8%；一旦发生颅内出血，其中 10%~50% 的患者会出现明显的神经功能缺损或死亡。硬脊膜穿破后脑脊液渗漏性头痛(发生率 0.74%~9.7%)、神经鞘内血肿（发生率 0~3%）、导管断裂、脑膜炎、腰旁感染和外展神经麻痹（发生率 <1%）也有文献报道。

更重要的是，缺乏文献来规范 CSFD 的管理标准从而尽可能地减少使用过程中出现的并发症。规范的管理应该包括明确脑脊液压力阈值和脑脊液最大引流量、CSFD 引流时间和硬件要求等。脑脊液引流过多是出血并发症最一致的独立预测因素，还有人注意到在主动脉阻断时中心静脉压过高。目前专家指南强烈推荐，手术期间连续监测脑脊液压力（CSFP），维持 CSFP>7~10mmHg，脑脊液引流速度保持 <15~25ml/h，保持适度仰卧位（<30° 的反向 Trendelenburg 式），术后 48~72h 尽早拔除脑脊液引流导管，在拔除前 24h 盖住引流管以使 CSFP 恢复正常。即使在拔除引流管后也要谨慎使用抗凝治疗。文献中还介绍了各种系统流程操作。然而，这些内容并没有涵盖所有的方法。有人还提出了一种更灵活的方法，即将术中和术后脑脊液引流量限制在脑脊液总量的上限（140~165ml）；另外有人建议将脑脊液基线压力个体化，参照术前引流管放置即刻的“开放压力”。虽然在 50% 的病例中，血性脑脊液引流只与颅内出血的放射学证据有关，但血脑脊液是脑出血风险增加的敏感指标，需要立即密切关注以降低显著的发病率和死亡率，如“脑脊液引流的技术规范”部分所述。无论每个组成部分的实用价值如何，一项最近的研究均表明，规范化、流程化的 CSFD 管理可显著降低并发症发生率（从 24.1% 降至 5.7%，P=0.067）。

维持脊髓灌注压（SCPP）

人们越来越多地认识到，术后至少 48h 内维持一定的体循环压力（平均动脉压 80~100mmHg）和心输出量对维持 SCPP 非常重要，直到脊髓侧支动脉循环（spinal collateral arterial network, SCAN）充分重构以代偿节段动脉供血的缺失。虽然直接测定 SCPP、进行功能性 MEP 测试和危险因素分析都支持这一点，但提高血压在逆转症状性脊髓损伤中的作用最令人信服。推荐根据患者的基础动脉压力指导术前降压药的停用。积极输血来优化组织氧供也在现有的操作规程中具有重要意义。

具备丰富经验的医疗单位认为，在开放修复Ⅰ～Ⅱ型 TAAA 中，通过体外循环（CPB）或左心转流的主动脉远端灌注可使患者获益。指南建议主动脉钳夹近端平均动脉压维持在 90~100mmHg，远端动脉压维持在 60mmHg，以确保充分的脊髓灌注。同时，也有证据表明，在相同的平均动脉压力下，搏动型灌注优于非搏动型灌注。以上内容在“外科技术”一节中进行了更多技术方面的介绍。

其他优化侧支血液流向脊髓的外科技术其实是富有争议的。既往，通过肋间动脉和腰动脉进行节段动脉重建供血一直是外科 TAAA 修复术的主要保护策略。然而，延长主动脉阻断时间的干预方法也具有一定风险。根据出血、术中 MEP 或术前影像学的临床评估等具体情况来判断选择何种技术。一些回顾性分析显示，在Ⅰ/Ⅱ型开放修复术中，当损伤临界区（T_9~L_1）肋间血管时，脊髓损伤的风险增加了 10 倍，而选择性重建节段动脉作为多模式策略的一部分在某些情况下具有显著的保护作用。然而，Griepp 等的研究（n=95）和后来的 Etz 等的研究（n=100）挑战了这一说法。他们在 EP 监测下广泛阻断节段动脉，结果并没出现脊髓损伤。在认识到观察性研究存在一定局限性的同时，作者认为可以使用其他手段维持 SCAN，节段动脉重建并不是必要的手段；相反由于延长手术时间可能会引起盗血现象，加重脊髓损伤。实际上，这两种论点都具有一定价值，对于大多数人来说脊髓节段动脉重建可能不是必须的，但这对少数人来说可能是至关重要的。这证明了在当前多模式保护策略中选择性节段动脉重建的合理性。

供给脊髓侧支循环（SCAN）的单独一根动脉通畅和血供重建的重要性同样具有争议。虽然一些研究已经确认左锁骨下动脉血流阻断是脊髓损伤的危险因素，但不同研究间结果并不一致。此外，为了降低卒中或左手臂缺血的风险，预防性血供重建是合理的。

分期修复是一个目前相对较新的概念，其临床基础是通过 SCAN 重塑从而维持侧支循环。虽然 SCPP 分期的生理学效应具有说服力，但对临床结局的影响具有复杂性，特别是对个体患者的影响，还没有完全了解。但这并不仅限于开放修复术，还包括各种杂交手术和血管内分期成型的概括已经超出了本章的范围，可以参考前面的章节。

体温

低温的保护作用早已得到认可。各种降低体温的方法，包括局部硬膜外降温、伴或不伴心脏停搏的体外循环深低温（<20~22℃）、中度低温（30~34℃）、部分体外循环（主动脉 - 股静脉或右心房 - 股动脉）和轻度允许性低温，在有丰富经验的医疗机构中使用时对高危患者具有保护作用。

然而，如上文“外科技术”一节所述，主动脉手术患者体温过低（<34.5℃）与术后器官功能障碍和死亡率增加之间具有相关性，因此不能常规使用，尤其是在开放 TAAA 修复术中，要特别关注凝血障碍、肺功能障碍和心律失常等风险的增加。目前，在开放的胸主动脉降段修补术中，适度的全身低温是保护脊髓的合理策略，并且可以考虑用低温溶液进行硬膜外灌洗。

药物

虽然人们一直试图使用药物来进行保护，但目前证据基础仍然薄弱。静脉注射纳洛酮和鞘内注射罂粟碱在人体试验中显示具有保护作用，但硫喷妥钠、类固醇激素、利多卡因、鞘内甲泼尼龙、去铁胺、超氧化物歧化酶、米诺环素和促红细胞生成素、睾酮和右美托咪定的益处仅限于动物研究。

2010 年 ACCF 指南建议可以考虑使用大剂量全身糖皮质激素，甘露醇治疗渗透性利尿，鞘内注射罂粟碱和各种麻醉药物来抑制代谢。

高压氧

在作者的机构中，有 3 例患者在早期高压氧治疗中取得了积极的效果，他们都完全恢复了神经功能。虽然证据基础目前仅限于案例报告，但这是一个新兴的研究领域。

脑脊液引流技术规范

麻醉医师应熟悉并使用推荐的专用脑脊液引流套件，其中包括 14G 穿刺引流针、多孔硅胶引流导管以及外部引流和监测系统。确定具备 CSFD 的指征后，还应考虑重要的禁忌证。应遵循当前神经相关的凝血指南。在医源性颅内低血压的情况下，颅内疾病可能会增加神经损伤或颅内出血的风险，应与外科医生沟通，包括脑动脉瘤、动静脉畸形、脑萎缩、颅穹静脉异常、慢性硬脑膜下血肿或近期头部外伤史。还应根据当前的神经学指南评估感染并发症的风险，菌血症或硬膜外脓肿需要推迟手术，引流管也不应放置在局部感染区域。其他准备工作包括完全知情同意、严格无菌和监测，也应符合当地或国家对神经相关技术的要求。

在我们中心，一般是在手术前一天进行 CSFD。患者保持清醒，侧卧位下，在下腰椎间隙进行穿刺置管。对此不同的研究报道不一。在创伤或出血的情况下，手术前一天放置 CSFD 可以允许一些预防性准备工作，包括推迟手术和进行 24h 全身抗凝。但是，这可能会占用大量资源，因为需要在 CVICU 夜间观察患者，以确保不会因引流管扭曲或血块形成而堵塞。将病人置于侧卧位是为了降低脑脊液柱的静水压力，限制在插入引流管时脑脊液排出无法控制。理论上，在脊髓圆锥水平之下穿刺硬脑膜不大可能会损伤脊髓终丝。患者保持清醒状态，如果出现感觉异常，可以重新调整针和引流管的方向减少神经损伤的可能性。

已发表的文献里描述了采用不同的技术将 8~20cm 的导管送入蛛网膜下腔。要确保插入足够的长度以避免随患者移动而发生导管移位。导管置入的深度常受到给置管困难、试图限制脑脊液过多引流、患者感觉异常等因素的限制。如果需要调整导管位置，则在通过针头将导管拉回时应特别小心，因为导管有可能针尖剪切的影响。如果感觉到任何轻微的阻力，必须将整个针头和导管作整体退出，然后重新开始操作。

一旦插入引流管并取出导引针，应小心固定引流管，将扭曲的风险降至最低，并在保持严格无菌的同时将其连接至压力传感器和引流袋（图 41.8）。传感器的高度应设置在右心房的水平并调零，理想情况下应固定在患者和（或）病床上。当开始引流时，应密切监测传感器和引流管的液面，并将患者保持在 Trendelenburg 反向 30° 以下（适度仰卧位），保持高度警惕，以避免脑脊液过度引流。文献（LiquoGuard®, Moller Medical GmbH, Fulda, 德国）描述了一种压力控制或容量控制脑脊液的自动引流装置，这比标准滴滤在安全方面可能更有益处，但尚未得到证实。

如果在手术前一天放置，夜间应停止持续引流，而是每小时打开一次，引流 1~2 滴以确保通畅。一旦患者进入手术室并准备接受手术，在主动脉阻断之前，应仔细检查传感器并开放引流以控制 CSF 压力至 10mmHg，引流速度限制在 10~20ml/h（其原理已在之前的“脊髓保护策略”一节中进行了探讨）。至少每小时检查并记录引流压力（绝对数和波形）、引流量和是否引流液中有任何血液，这是保障安全

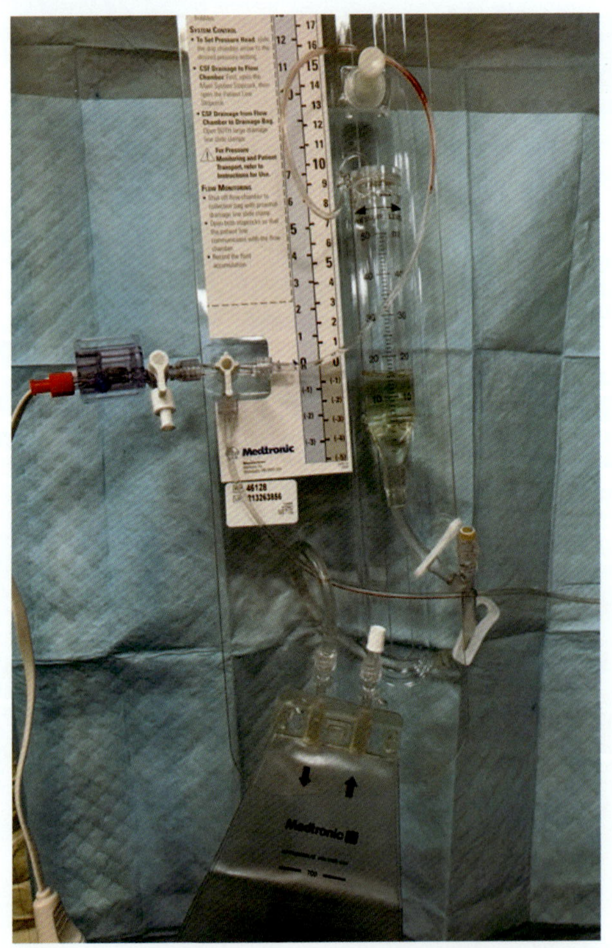

图 41.8 建立脑脊液压力电子变送器。请注意，使用此设置时，必须取消传感器上的加压冲洗功能

使用的重要步骤。同样，手术结束时，患者需要重新摆放体位时，应该夹闭引流管直至患者回到 CVICU 床上并且可以进行密切监护时才能打开。

在术中或术后出现神经功能缺损的情况下，应增加平均动脉压，检查血红蛋白指标以及考虑进一步降低脑脊液压力和增加引流来优化脊髓灌注。术后，需要影像学检查（理想情况下是磁共振成像，但不一定可行）以评估是否存在脊髓缺血或硬膜外血肿，并且在优化治疗方案后也可以考虑高压治疗。如果出现明显的血性脑脊液引流，应考虑停止或减少引流，优化凝血功能；一旦患者病情稳定，立即进行影像学检查以评估是否有颅内出血，并酌情进行神经科会诊。

应尽快停止 CSFD，减少感染性并发症。一些指南建议术后引流至少应持续 48~72h 以防止迟发性截瘫。一旦患者神经功能正常，下肢表现正常，血流动力学稳定，如果神经状态持续稳定 24h，就可以夹闭 CSFD 并拔除导管。在拔除引流管之前，应检查凝血状态，如在插入引流管前所述。如果患者在术后期间发生脓毒症，应仔细考虑移除 CSFD 的风险 - 收益平衡，CSFD 不仅是潜在的感染源，而且是细菌的定植点。如果移除 CSFD 后出现迟发性神经恶化，且在血压支持下没有改善，则应考虑是否需要重新插入 CSFD。

虽然没有足够的证据来验证哪种方式是 CSFD 安置和管理的最佳技术，但证据表明每个医院都应该制定标准的操作流程。所有参与患者 TAAA 手术的医疗工作人员都应该熟悉并掌握这个操作流程，任何偏离医疗目标的情况都应该在多学科会议上进行讨论。

肾脏保护策略

肾功能不全是 TAAA 手术后的常见并发症，虽然需要永久透析的比例很小，但它仍然是患者发病率和死亡率的一项重要的独立预测因子。评估急性肾衰竭的标准缺乏一致性，因此限制了发病率、危险因素的评估和预防肾功能不全的有效治疗措施。此外，肾损伤的机制是多样的，不同患者的发病机制并不完全相同，包括：

- 肾毒性作用，即术前使用造影剂。
- 与主动脉钳夹、低血压和贫血相关的缺血。
- 动脉粥样硬化栓塞。
- 不同化学免疫调节剂介导的再灌注肾小管损伤。

术前肾功能不全（肌酐 >1.5mg/dl）一直是术后肾功能不全的重要预测因子。缺血时间过长（主动脉阻断时间 >100min）、术中血流动力学严重不稳定、出血多、术后需要再次手术与肾功能预后较差有关。

在没有任何有效干预措施能治疗肾功能衰竭的情况下，预防肾损伤至关重要。尽管目前发表了大量的研究，但仅有有限的证据支持药物具有肾脏保护作用。呋塞米、甘露醇和多巴胺已被证明无效，甚至可能有害，而皮质类固醇、非诺多巴和多培沙明（译者注：多培沙明是一种新合成的儿茶酚胺类药物，化学结构与多巴胺相似，有很强的 β_2 肾上腺素能受体兴奋作用，但对多巴胺DA1和DA2受体，以及 β_1 肾上腺素能受体的兴奋作用较弱；尚能抑制神经元对儿茶酚胺的摄取。）的效用仍未得到证实。

术前优化患者至关重要。应尽可能地识别“高危”患者并在术中实施积极的肾保护措施。充分水化和 N- 乙酰半胱氨酸可使造影剂诱发的肾损害得以缓解，或者通过使用替代成像技术（如磁共振成像）来完全避免造影剂。来自动物研究的少数证据也支持后处理的概念，在后处理中，主动脉开放时逐渐增加的血流量可以降低再灌注损伤的程度。

在围术期除维持良好的血容量、足够的心输出量和血压外，还可以选择性地进行肾灌注。将灌注导管插入肾动脉，快速注入冷晶体灌注液 250~300ml，然后以 20ml/min 或 1000ml/h 的速度对每侧肾进行灌注。虽然技术上很简单，但具体使用的适应证和技术还存在争议。随机研究结果显示使用低温（4℃）晶体（乳酸林格液）优于常温或冷血；然而，晶体类型或向灌流液中添加甘露醇或类固醇的效用尚不清楚。美国指南建议使用低温（4℃）晶体或血液灌注，而欧洲指南规定当缺血时间大于 30min 时使用低温肾灌注。

术后管理

这本教科书的第十二部分全面介绍了胸外科手术后的管理要求和潜在的并发症。第 46 章和第 47 章专门介绍了处理术后严重疼痛和预防慢性开胸术后疼痛的策略。

对于 TAAA 手术而言，在术后即刻，维持脊髓和终末器官功能仍然是主要关注的问题。与术中一样，严格的血流动力学管理、良好的血容量、正常的凝血功能、严密的 CSFD 规范管理和每小时一次的神经系统评估对于改善长期预后至关重要。

在我们单位中，患者术后被转运重症监护室维持镇静和机械通气。一旦患者血流动力学稳定，暂时停止镇静，规律地检查评估神经功能。停止镇静药物使用后，患者通常在术后 12~24h 内拔管。我们的常规术后镇痛方案包括：手术中放置椎旁导管，患者到达 ICU 时 0.2% 罗哌卡因，5ml/h 持续椎旁输注，患者清醒后复合使用阿片类药物（氢吗啡酮 / 吗啡）患者自控镇痛（patient controlled analgesia, PCA）。

小结

Cambria 说得最好——“TAAA 手术中没有绝对正确的方法或理论，过于绝对往往最终被证明是错误的。”因为当前的文献还存在很多缺陷，而且患者病理学多种多样非常复杂，无法预测所有的病例。

尽管知识体系和临床操作标准还不完善，我们仍在努力制定各种重要措施改善患者临床结局，包括制定围术期管理流程，增加医疗机构的经验，采取积极措施保护脆弱的神经和肾组织免受缺血，以及及早确定折中方案，将长期损伤的严重程度降至最低。

临床病例讨论

患者，40 岁，女性，马方综合征，Crawford Ⅱ型 TAAA，病变长 6.4cm。既往吸烟，无其他严重合并症。

问题 1：围术期的主要问题是什么？

问题 2：在左锁骨下动脉远端有一个合适的近端夹闭部位。这种情况下的灌注管理有哪些选择？

问题 3：患者术后第一天在 ICU 出现双腿无力。你会怎么处理这种情况？

回答 1：有关这些问题的完整讨论，请参阅“术中管理”部分

（A）大出血和凝血障碍

（B）脊髓损伤

（C）急性肾损伤

（D）由于长时间的单肺通气（one-lung ventilation, OLV）、手术操作和大量输血造成的急

性肺损伤。

回答 2：完整的讨论见“外科技术”部分

（A）首选左心转流

（B）部分体外循环

（C）深低温停循环

回答 3：完整的讨论，见“脊髓保护策略”和“脑脊液引流技术规范”部分

（A）将 MAP 提高到 90~100mmHg

（B）增加脑脊液引流以维持颅内压（intracranial pressure, ICP）低于 10mmHg

（C）将血红蛋白提高到 90~100g/L 以上

（D）MRI/CT 扫描以排除硬膜外血肿

第十部分

特殊肺部手术的麻醉管理

第 42 章　发展中国家的胸科麻醉

Swapnil Yeshwant Parab，Sheila Nainan Myatra　著
刘　坤　译　黄成娅　校

要点

- 为平衡可用资源和改善患者预后之间的关系，通常会修订手术和麻醉方案。
- 胸部手术患者通常患有化脓性感染、结核和蠕虫病，除了疾病、病态和传染性，他们还患有慢性营养不良和贫血。
- 呼吸物理治疗，包括肌肉增强锻炼，有助于改善患者的心肺条件。进行物理治疗练习的时间是改善呼吸功能的重要决定因素。
- 在发展中国家，肺隔离装置的选择很大程度上取决于设备和光纤支气管镜的可用性。在没有纤维支气管镜的情况下，双腔支气管导管盲法插入，通过胸廓起伏和听诊等临床方法确定其位置，相比支气管阻塞导管，双腔支气管导管是首选。
- 感染性病变的胸外科手术术中易出血。
- 随着麻醉和手术方法的改进，胸外科治疗肺结核的并发症相比以前减少。因此，手术的需求日益增加。
- 一些因脓胸而接受手术的患者可能有潜在的支气管胸膜瘘，应仔细查询与体位相关的排痰咳嗽史。

引言

过去 50 年，围术期死亡率显著下降（1970 年以前为 10 603/100 万，1990 年至 2000 年为 1176/100 万）。围术期护理改善使围术期麻醉相关死亡率降低。死亡率的降低很大程度上归功于麻醉和围术期医学领域的大量研究和发展，使人们对生理学有了更好的理解，以循证为基础的安全麻醉实践、应用药物和技术并在围术期加强监护意识。然而，这种改善在全球范围内并不统一，主要发生在发达国家。与高收入国家相比，低收入国家的围术期死亡风险仍然高出 2~3 倍。麻醉和围术期医学的发展程度因国家而异，每个国家内不同地区也是如此。在发展中国家，在可用资源的限制下，努力满足重症病人负荷的需求，很少有医疗中心能维持与发达国家相同的护理标准。在这些基本护理需求未得到满足的国家，胸科麻醉等专业领域还有很长的路要走。

发展中国家胸科麻醉医生面临的挑战

各种疾病　呼吸系统疾病是全世界死亡的主要原因之一。2008 年，肺部感染（主要是肺炎和结核病）、肺癌和慢性阻塞性肺病（chronic obstructive pulmonary disease, COPD）共造成全球 950 万人死亡（占全球死亡总数的 1/6）。在这些疾病中，肺部感染是发展中国家死亡的主要原因。免疫接种率低、过度拥挤、营养不良和艾滋病病毒感染是急性肺部感染的常见原因。另一方面，工业化、空气污染、室内烟雾和吸烟是慢性阻塞性肺病、石棉肺、尘肺和哮喘等慢性呼吸疾病发病率不断上升的常见原因。文明进步的同时道路交通事故和胸部创伤的数量也有增加。胸科手术主要是为了治疗与感染相关的疾病，如支气管扩张、脓胸、肺脓肿、肺包虫病和合并肺结核（tuberculosis, TB）。这些病人经常生病，具有易染性。许多病人长期营养不良和贫血。由于意识不强和贫穷，他们经常延误治疗。

人力资源　在发展中国家，特别是农村和贫困地区缺乏安全的麻醉服务。一些三级护理中心和私立机构提供胸科麻醉等亚专科服务，但数量少，无法满足数量庞大的患者需求。通常患者需要长途跋涉才能到达这些医疗中心。大多数训练有素的医生宁愿在大城市工作，以获得更好的机会、收入和生活方式，导致了医生资源不均衡分布。一项关于发展中国家海地的麻醉服务的研究表明，大多数麻醉过程都是由非医师人员实施。另一项调查显示，在赞比亚的大学教学医院也存在严重的人力和其他资源短缺问题。Dubowitz 等强调，与发达国家相比，发展中国家的人均麻醉提供者数量要少得多。

除了麻醉医生和胸外科医生外，胸外科团队还包括训练有素的护理人员、胸科医生和物理治疗医生积极参与。在许多发展中国家，既没有护士、麻醉医生，也没有技术人员。麻醉医生有提供安全麻醉的责任。护士和其他辅助医务人员缺乏成体系的培训和微薄的工资往往是缺乏熟练辅助人员的原因。

技术和基础设施资源 除了训练有素的麻醉医生，麻醉安全还取决于可用的监测、药物、麻醉工作站等设备。此外，充足的实验室、血库和放射诊断设施也必不可少。在发展中国家，这种技术和基础设施资源缺乏统一的供应。即使在21世纪，在发展中国家如乌干达，74%的麻醉医生报告在手术室中没有脉搏血氧测量，最常用的挥发性麻醉药是乙醚（68%），69%的麻醉医生不能使用非去极化肌松药等药物。对于胸部麻醉，许多中心都不能使用儿童纤维支气管镜、透视机、超声机、小尺寸支气管阻塞器、双腔管（double lumen tube, DLT）和多通道监护仪。在一些中心，肺功能经常通过床旁试验评估，没有客观肺活量检查项目。心肺运动测试（cardiopulmonary exercise testing, CPET）和肺灌注扫描在全国只有少数中心可用。无法获得这些资源的原因是财政负担和缺乏训练有素的工作人员来维持这些服务。因此，胸科麻醉医生往往要适应需求和现状，合理利用现有资源，以提供安全的麻醉。这导致了胸科麻醉实践中许多“适应性修改”的发展。这些将在本章后面的单独章节中讨论。

教育和研究 在发展中国家，提供麻醉学教育方面缺乏一致性。具有三级诊疗水平的中心数量很少，而且在这些中心，经常缺乏教师。许多受过训练的专业人员因为教学机构的工资微薄不从事教学工作。因此，对于医学生、住院医生和护士的培训不能有效地进行。在许多发展中国家，语言障碍是麻醉学教育的主要障碍。即使在一个国家内，也没有统一的民族语言，而在交流中经常使用当地语言。因此，发达国家的教师在会议上进行教学是一个很大的困难。

报告不足、医疗记录维护不善、缺乏电子数据库、没有进行适当的审计以及质量改进训练是医学研究领域的一些障碍。如果以在期刊上的文章发表为研究标准的粗略指标，那么对高引用麻醉期刊的文献分析显示，来自低收入国家的贡献很低（0.3%）。

胸科麻醉在发展中国家的应用：迎接挑战

手术和麻醉实践经常被修改，以达到可用资源和改善病人预后之间的相互平衡。在发展中国家，胸外科麻醉的管理原则在术前、术中和术后有一些共同的方面。同时，麻醉管理的某些方面又因疾病的特殊性而改变。以下是发展中国家胸外科手术麻醉管理的共同方面。

术前护理：评估和优化

营养不良 胸科手术患者通常患有化脓性感染、结核和蠕虫病。除了生病和传染性，他们还患有慢性营养不良和贫血。由于持续进行的分解代谢和摄入的不足，患者体重和肌肉质量下降，发展为蛋白质-能量营养不良的状态（定义为在几天内100g氮和10 000kcal的负平衡）。由此产生的生理和心理变化导致患者发生“去适应作用”。它需要一个由营养学家、呼吸物理治疗医师和心理学家组成的团队改善病人的健康状况。在发展中国家，由于缺乏熟练的医疗辅助人员，导致住院医生、麻醉医生和患者家属共同承担改善患者身体状况的责任，有时还需要社会医务工作者的帮助。改善病人营养状况的一切努力都需要尽早开始。营养需求因患者而异，但需要满足患者对蛋白质、能量和微量元素的需求。食管疾病患者患有严重的吞咽困难，肠内营养优于肠外营养。这类病人应接受内镜引导下置入鼻胃管。食管癌的新辅助化疗缓解了许多患者的吞咽困难。通常，需要1周的营养支持来平衡病人的代谢旺盛状态，需要1个月的时间来恢复营养状态。高价值营养产品的缺乏，病人经济状况不佳，以及文盲都会导致病人营养优化不足。

贫血：贫血是发展中国家一个主要的公共卫生问题。在发展中国家，5岁以下儿童中有42%患有贫血，5—14岁儿童中有53%患有贫血。育龄期妇女形成另一个易患有贫血的人群。近7.5%~33%的COPD患者还伴有贫血，最常见的原因是慢性贫血。贫血通常是由缺铁引起，常伴有厌食症、不良饮食习惯、饮食中缺乏铁剂和蠕虫感染。特别是儿童，应考虑口服阿苯达唑等驱虫剂，应该从第一次就诊就开始补充血液和多种维生素。如果患者不能耐受口服铁补充剂或无法吞咽，则应在手术前进行静脉补铁或输血。目前，有效的静脉补铁可在术前安全、有效、快速地提高血红蛋白水平，并可避免输血相关风险。

呼吸优化 呼吸道感染是发展中国家死亡的主要原因，慢性呼吸道疾病在发展中国家也很普遍。主要包括限制性肺疾病（如尘肺、石棉肺、棉屑沉着病等），以及阻塞性气道疾病，如哮喘和慢性阻塞性肺病（肺气肿、外周性气道疾病和慢性支气管炎）。患者应进行术前影像学检查和肺功能检查，以了解疾病的严重程度。呼吸优化包括使用支气管扩张药、良好的水合作用、频繁地雾化、分泌物的体位性引流和抗感染治疗。呼吸物理治疗包括加强肌肉锻炼，有助于改善患者心肺功能。进行物理治疗练习的时间是呼吸功能改善的重要决定因素。对痰液分泌过多的患者（如慢性支气管炎），胸部物理治疗最有效。因此，胸部物理治疗应尽早开始。需要对患者进行适当的教育和咨询，以提高患者进行物理治疗锻炼的依从性。

术中护理

在术中，胸科麻醉医生的目标是在缺乏技术资源和熟练人力的情况下保障患者安全。患者的总体状况不佳往往增加了挑战。以下是针对在发展中国家进行胸外科手术麻醉时需要特别注意的几个方面。

抗生素的使用 呼吸道感染患者通常在术前使用抗生素。麻醉医生需要确保术前给予足够的剂量，并在术中及时追加必要的剂量。一些抗生素，如万古霉素可导致严重的过敏反应和术中低血压。应注意药物间的相互作用，特别是当患者正在接受抗结核治疗时（本章另一节有单独介绍）。

低血清白蛋白和血管内液体的选择 低血清白蛋白水平的营养不良患者，胶体渗透压降低导致无法维持血管内容量。低血清白蛋白水平也被认为是食管癌术后急性肾损伤的独立术前危险因素。术中血管内容量的替代品是琥珀酰明胶和羟乙基淀粉等半合成胶体溶液。静脉注射的白蛋白通常紧缺并且价格昂贵。在没有胶体的情况下，血液制品也用于替代扩容。

出血量 急慢性肺部炎症患者在胸外科手术中出血量较大。在术前贫血的情况下，即使手术失血很少，也需要输血，因此增加了输血相关感染以及围术期的过敏和免疫风险。有些医院没有输血科，在手术室申请血液制品可能会出现延迟，麻醉医生一般预先申请一个单位的红细胞或全血。

体位 除少数手术需要正中切开胸骨外，胸部手术多采用侧卧位。摆放正确的体位是麻醉医生和外科医生的共同责任，需要注意防止体位不当而造成的神经血管损伤。长期营养不良和脱水的患者在从仰卧位转向侧卧位后容易出现低血压。这样的患者也更易发生压疮或压疮风险。麻醉医生需要格外警惕，在骨头突起处提供足够的填充物以防止压疮。

肺隔离 在发展中国家，肺部隔离技术主要是为了便于胸腔镜手术期间的术野暴露和防止肺部非感染区域受到污染。在发展中国家的许多研究所，通常没有合适型号的肺隔离装置、儿科支气管镜、备用的透视和先进的血流动力学监测设备。在许多中心，手术采用开胸入路，双肺采用低潮气量通气。在这些中心，如果必须进行肺隔离，那么患者将被转到有先进设施的中心。一些中心拥有先进的外科技术（如胸腔镜、机器人手术等），但无法提供肺隔离所需的麻醉设备（纤维支气管镜、阻塞导管等）。在这种情况下，麻醉医生需要适应和创新，利用现有资源提供高质量的肺隔离而又不危及患者安全。值得注意的是，这些都不是标准的做法，可供推荐使用这些方法的证据有限。若有可能，最好使用标准设备和技术。以下是对文献中报道的此类少数适应性做法的讨论。

肺隔离装置的选择

在发展中国家，肺隔离装置的选择在很大程度上取决于有无这类装置和纤维支气管镜。在没有儿童纤维支气管镜的情况下，双腔支气管导管比阻塞导管更可取，因为双腔管可以盲法插入，并且可以通过检查胸廓、听诊等临床方法确定其位置，然后对其位置进行微调。小尺寸的双腔管（26F、28F、32F）和小儿尺寸的阻塞导管通常是缺乏的。因此，对儿童和身材矮小的成年人进行肺隔离更困难。在这种情况下，发展中国家通常采用支气管内插管和 Fogarty 球囊导管等措施。

在没有双腔管的地方的儿童手术（8 岁以下），可以将单腔气管导管插入手术对侧的主支气管。如果在右主支气管，墨菲孔可对右上叶通气。在决定气管导管的型号时，要考虑支气管直径和管尖到套囊上缘的距离。支气管插管的主要问题是导管脱出和不能对支气管进行吸引。这些问题可以通过使用尽可能大尺寸的单腔管，倾斜的手术台头向下，以及频繁地通过放置在气管内的管外吸引导管吸引来克服。这种技术通常在发展中国家的儿科患者中使用。

Fogarty 动脉栓塞切除术导管（Edwards Lifesciences, Irvine, CA, USA）不是为气道设计的；然而，发展中国家普遍使用 Fogarty 导管对幼儿进行肺隔离，因为没有小儿型号的阻塞导管和双腔管。这些导管可以通过腔内或腔外，如果可行的话，还可以通过纤维支气管镜确定其位置。置入 Fogarty 导管时面临的两个主要困难是如何将导管尖端引导到目标支气管，以及通过 FOB 识别透明的球囊。使用导丝将导管尖端弯曲至 45°，以便引导进入所需的支气管。气囊中可以填充含亚甲蓝的生理盐水，便于使用纤维支气管镜识别。

辅助肺隔离装置的方法

在没有儿童纤维支气管镜的情况下，发展中国家最常采用的做法是盲法置入双腔管，然后听诊确定双腔管的位置。然而，当小儿纤维支气管镜无法使用时，有一些技巧可以帮助进行肺隔离装置，下面将讨论这些技巧。

插管前气管和支气管的测量　在没有儿童纤维支气管镜的情况下，在放置任何肺隔离装置前，通常使用成人纤维支气管镜测量中切牙到隆突、隆突到二级隆突的距离。这些测量值被用来确定双腔管或阻塞导管通过中切牙的确切距离。一项研究显示，纤维支气管镜按距离放置双腔管组与盲置组相比，双腔管的最佳定位成功率明显更高。

通过 CT 扫描或胸部 X 线片在环状软骨水平测量气管直径，支气管直径，有助于正确选择双腔管型号。这在亚洲人群中尤为重要，因为在亚洲人群中，根据身高来选择双腔管是没有帮助的。对于小于 150cm 的亚洲人群，麻醉医生将 35F 双腔管通过气管声门下部分时经常遇到困难。回顾性分析小于 150cm 的日本女性，首次插管失败的主要原因是环状软骨水平气管直径狭窄。更换另一个肺隔离装置除了会造成第二次插管的血流动力学改变外，还会给患者带来额外的费用。因此，在选择双腔管大小之前，测量环状软骨水平的气管直径可能是有必要的，特别是在身高小于 150cm 的亚洲人群。在这些患者中，通常使用较小的双腔管而不是较大的双腔管。

阻塞导管的使用　阻塞导管是指在纤维支气管镜的帮助下，通过气管导管的管腔进入支气管。然而，在小孩和气管切开病人中，阻塞导管和纤维支气管镜很难同时通过气管内管。在这种情况下，当纤维支气管镜无法使用时，阻塞导管需经腔外，可使用经气管内管腔的成人或小儿支气管镜引导至适当位置。有关于儿童 5F Arndt 阻塞管（Cook Medical Ltd）在 2 岁以下儿童腔外使用的案例报道。Templeton 等的一项研究比较了成年患者腔内和腔外使用 9F Arndt 阻塞管，发现腔外放置阻塞导管比腔内放置更快，在肺隔离和术后咽喉痛上没有任何差异。

肺隔离装置定位的方法

使用基本的临床技能和听诊　在发展中国家，双腔管的位置通常通过胸部扩张和听诊来确定。将听诊器固定在病人非手术侧的胸部并通过听诊局部通气是一种安全的做法。这种做法使麻醉医生能够发现术中支气管痉挛、肺隔离装置脱落、肺水肿、肺不张等问题。现代麻醉机以顺应性、气道峰压力、呼吸末二氧化碳曲线、呼出潮气量等形式准确输出，并提供持续的通气监测。然而，在许多发展中国家的中心，没有麻醉机，患者需要手动控制通气。在这种情况下，麻醉医生手中的球囊是监测患者呼吸力学的唯一手段。临床方法如手触脉搏可有效评估患者的血流动力学状态。这些基本的监测方法可帮助麻醉医生在没有先进的监测设备的情况下继续安全用药。

透视和胸部 X 线片　透视可协助在支气管中放置肺隔离装置。透视机通常用于骨科和介入放射科。双腔管、阻塞导管（bronchial blocker, BB）或单管支气管插管都可以通过透视确定。当小儿纤维支气管镜无法使用时，可使用这种方法。胸片也用于同样的目的。然而，这些方法增加了患者和医疗工作者在手术室的辐射暴露风险。

肺部超声的应用　纤维支气管镜可明确双腔管在气管、支气管的位置，但不能明确肺塌陷的情况。术侧肺是否塌陷，另一侧肺是否得到适当的通气，可通过评估局部通气来确定。传统上通过听诊确定。但是，通过听诊来确定肺隔离装置的正确位置精度不高。肺部超声检查可通过胸膜滑动征和肺脉搏体征区分通气肺和非通气肺。在胸壁上应用线阵探头检测高回声明亮胸膜线的肋骨低回声阴影（见第 28 章）。在肺通气过程中，胸膜线的滑动可检测到胸膜顶 - 肺交界面的移动，这种征象叫作肺滑动。当肺部不通气时，则没有这样的运动，看不到肺的滑动。肺不张时，胸膜线随心跳而动，这种征象称为肺脉搏征。肺脉搏征诊断肺不张的敏感性为 93%，特异性为 100%。这些迹象可用于评估放置肺隔离装置后的通气区域分布。这是一种可床旁进行、无创、有效、实时的局部通气监测设备。该方法已被用于确定双腔管的位置，并被证明比听诊更有效。在没有儿童纤维支气管镜的中心，或在不能使用支气管镜的情况下，肺超声检查比听诊更好地确定双腔管的位置。

超声在围术期医学中有许多应用，从超声心动图到血管穿刺定位。虽然超声机器本身较昂贵，但是它应用广泛，维护成本低，不失为一个经济实惠的选择。该技术的一个局限是，超声检查是主观的，可能存在个体差异。麻醉医生需要掌握额外的超声检查技能，术中不能在无菌区域进行。尽管有这些限制，肺部超声仍可用于发展中国家胸外科麻醉医生评估放置双腔管后肺的局部通气情况。

支气管套囊压力监测 肺隔离装置在术中脱落，可能会导致肺隔离失败以及污染健侧肺。纤维支气管镜可用于确认和纠正肺隔离装置的位置。然而，如果没有纤维支气管镜，麻醉医生必须依靠临床经验来判断和纠正移位。Araki 等利用无液压力计监测支气管套囊压力，连续监测支气管套囊压力是检测双腔管位移的一种敏感技术。当双腔管移位时，先会发现支气管套囊压力降低，这个变化发生在压力容积或呼气末二氧化碳曲线变化前。当没有纤维支气管镜可使用时，支气管套囊压力也可用于指导双腔管的盲置。在一项有 79 例患者的研究中，使用喉镜将双腔管置入气管，并通过盲法将导管旋转至同侧进一步推进至支气管。双腔管继续前进，直到任何进一步的移动都受到抵抗。此时将支气管套囊充气 1~2ml，慢慢取出双腔管，同时手动监测支气管套囊压力。当感觉支气管套囊压力下降时，往出退双腔管，当支气管套囊充气后，双腔管再进入 1cm（双腔管 39F 时为 1.5cm）。随后经支气管镜确认，有 50 例双腔管处于最佳位置，有 27 例患者处于安全范围内。因此，在没有纤维支气管镜的情况下，该方法可以帮助盲置双腔管。

胸部手术患者的术后护理与镇痛

手术后，患者被转移到恢复室，恢复室里经常人手不足，通常没有指定的麻醉后护理房间。护患比高意味着一个护士要照顾两到三个以上的病人。多通道监测仪通常是不可用的，生命体征的监测主要是由初级护士手动进行。管理恢复室区域的医生通常没有接受过重症医学的培训。由于缺乏动脉血气分析仪、便携式胸片和超声检查的机器，可能会延误对病人一些并发症的诊断和治疗。这经常导致为做其他诊断，将患者转出恢复室，不仅花费人力和时间，还增加了将患者转移到监测不理想区域的风险。辅助人员，如物理治疗师和营养师，与患者数相比人数较少，不能花足够的时间陪伴每个患者。患者家属对照顾患者起着重要的作用：比如喂养、搬动、清洁、为患者提供心理支持。

术后疼痛缓解没有得到很好的解决，一部分原因是由于认知少、对呼吸抑制的恐惧、药物或输注泵等设备的缺乏以及护理不足。开胸手术后疼痛严重且使人丧失活动能力，导致胸部理疗锻炼不足、排痰差、下床活动延迟和慢性开胸手术后疼痛综合征，如果不治疗，可导致发病率和死亡率增加，完善的疼痛管理极为重要。疼痛评分被认为是第五生命体征，然而护理人员缺少评估和记录。在术前患者不会咨询各类控制疼痛的方法，许多患者没有受过教育，也不知道有哪些选择可以控制疼痛，他们常常认为疼痛是手术的必然结果，服用过多的止痛药会导致副作用。只有少数医疗中心提供专门的急性术后疼痛管理中心。

阿片类药物是术后镇痛的重要组成部分，成本低、效果好。然而，在发展中国家的许多中心都没有阿片类药物。一份报告显示，世界上近 85% 的吗啡是由 10 个发达国家 15% 的世界人口消费的，而其余 85% 的人口仅消费 13% 的吗啡。对成瘾的恐惧、吗啡处方的严格管制条例以及进口吗啡的高昂成本是发展中国家使用吗啡的障碍。即使有阿片类药物，治疗师对于使用阿片类药物来控制疼痛也有明显的恐惧，通常被称为“阿片类恐惧症”。此外，护理人员和监控设备不足，使得在术后病房开阿片类药物处方不安全。非甾体抗炎药（NSAIDs）和扑热息痛是最常用的术后镇痛药物。在术后疼痛管理中发挥重要作用的区域阻滞技术，如硬膜外镇痛、椎旁阻滞、肋间神经阻滞等，由于缺乏设备（如输注泵、患者自控镇痛系统等）、药物（如丁哌卡因、氯尼定等药物）、缺乏临床专业知识等，往往得不到充分利用。氯胺酮等具有术后镇痛的药物在儿科中广泛使用。一项对尼日利亚大学术后患者的处方模式和镇痛充足性的研究表明，将近 68% 的患者抱怨术后疼痛难以忍受。常用弱阿片类药物处方，肌内注射是最常见的给药途径。因此，在发展中国家，术后疼痛的管理还有很长的路要走。

伴有感染性肺部疾病的胸外科手术的麻醉

呼吸道感染是发展中国家肺部疾病的主要负担。虽然这些感染主要通过治疗可以控制，但有时可能需要进行胸外科手术来处理感染过程中发生的并发症。肺结核和化脓性、寄生虫性胸膜和肺实质感染是下呼吸道感染的主要形式，可能需要手术治疗。这些疾病包括支气管扩张、脓胸、肺脓肿和肺蠕虫病。对这些患者的管理需要在术前、术中和术后采取预防措施。以下是关于发展中国家常见的感染性肺疾病麻醉管理的讨论。

肺结核

发病率和患病率

结核病是全世界发病和死亡的主要原因，在低收入和中等收入国家更是如此。2015 年，全世界报告了约 1040 万新发结核病例和 140 万结核死亡病例。按病例数降序排列，前 6 个国家为印度、印度尼西亚、中国、尼日利亚、巴基斯坦和南非，占新病例的 60%。大约 120 万患者（即所有新结核病例的 11%）同时感染了人体免疫缺陷病毒（艾滋病病毒）。除艾滋病外，吸烟、糖尿病、抗肿瘤坏死因子抑制药物和新的免疫抑制治疗是结核病的重要危险因素。

世界卫生组织遏制结核病战略于 2014 年由世界卫生大会批准。战略目标是，到 2030 年，与 2015 年相比，结核病死亡人数减少 90%，结核病发病率减少 80%。高收入国家的结核病发病率显著下降，主要原因是社会经济条件改善和抗结核病药物的使用。在引入利福平和异烟肼后，化疗成为结核病的主要治疗手段，手术治疗仅用于复杂病例。目前采用直接督导短程化疗（directly observed treatment short-course, DOTS）治愈率超过 85%；然而，在多重耐药菌普遍存在的国家，它并不那么有效。2015 年，估计有 48 万耐多药结核（MDR-TB）的新病例，其中结核分枝杆菌至少对利福平和异烟肼有耐药性。在发展中国家，另外 10 万名利福平耐药结核病患者也可以接受耐多药结核病治疗。印度、中国和俄罗斯这三个国家病例数占总数 58 万例的 45%。“广泛耐药结核病”（XDR-TB）的迅速出现越来越令人担忧，定义为对利福平、异烟肼、氟喹诺酮类药物以及以下至少一种可注射抗结核药物——氯霉素、卡那霉素或丁胺卡那霉素产生耐药性。世卫组织建议将 5~7s 系列药物组合用于耐多药结核病的管理。一些新药和一些合成药物（碳青霉烯类、利奈唑胺、甲氟喹等）也正在研究用于治疗耐多药结核病。

病理生理学

结核分枝杆菌通过空气中的小飞沫（0.5~5 μm）传播。结核可以影响身体的各个器官，肺是最常见的受累器官。肺实质和淋巴管炎形成原发综合征，通常发生在肺的中间 1/3，感染的原发部位也可在胸膜下。在大多数情况下，这些病灶会自行愈合。然而，在免疫缺陷患者中，原发性肺结核迅速从渗出性肺炎发展为坏死和空洞（图 42.1）。肝门淋巴结也会发生干酪样坏死，导致血液播散到其他器官。支气管或支气管内结核是由于感染从原发性实质病灶和受影响的淋巴结直接扩展或通过血行播散导

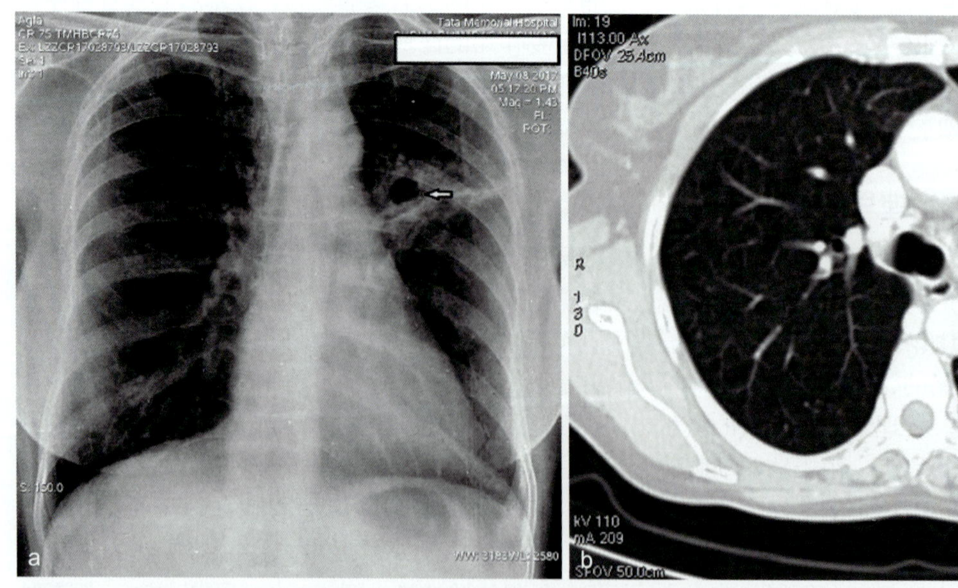

图 42.1　a. 胸片显示空洞性病变（箭标记），左侧正中邻近肺不张。b. 胸部计算机断层扫描显示左上叶厚壁、均匀强化的空洞病变（箭标记），周围有毛刺状突起和偏心钙化点。左侧上叶可见肺塌陷 / 实变区，多发界限不清的结节。可见胸膜增厚和牵拉支气管扩张区

致。右上叶支气管和右主支气管是最常见的感染部位。淋巴细胞浸润支气管黏膜导致充血和水肿。炎症进一步发展导致干酪样坏死和肉芽肿的形成。炎症引起的纤维性改变导致支气管腔狭窄，称为支气管狭窄。肿大淋巴结或支气管狭窄压迫支气管会导致阻塞性肺不张。

肉芽肿内的细菌可能处于休眠状态，导致潜伏期感染。在这个阶段，病人通常没有症状，但结核菌素皮肤试验可能显示阳性。潜伏期感染再激活导致原发性或继发性结核。最常见的侵犯部位是上肺叶的尖部或尖后段，原因是较高的氧分压，有利于分枝杆菌的生长。肺弥漫性累及可导致粟粒样肺结核（图 42.2）。身体虚弱的病人会咳出大量痰或咯血是肺结核的特征。其他肺部并发症包括气胸、胸腔积液、脓胸、支气管胸膜瘘 BPF、大咯血、肺纤维化伴实质体积减少以及气管支气管分支扭曲变形（包括支气管狭窄）。

手术和结核病

历史上第一个胸外科手术是由希波克拉底进行的肺结核脓胸开放引流。在 20 世纪上半叶，很多通过外科手术减少结核分枝杆菌的供氧。这些手术包括胸廓成形术、诱发性气胸、充填术和膈神经剥离手术。与开放手术相似，胸腔镜也首次用于结核患者的胸膜活检和粘连分离。自从在 1960 年引进利福平，化疗成为结核病的一线治疗手段，而手术仍然是结核病并发症的选择。

在过去 20 年里，由于全球发病率和耐多药结核病的出现，外科手术重新出现在结核病治疗中。随着麻醉和手术方法的改进，胸外科手术变得不那么可怕了。因此，手术的需求日益增加。

肺结核病人进行胸外科手术的适应证是：

1. 肺结核发生肺部并发症如咯血、脓胸、结核瘤、纤维化所致的“肺损伤 ”等。

2. 化疗不敏感，临床、放射学或微生物学改善不佳的患者。

即使经过至少 6~8 个月的抗结核治疗，痰液持续呈阳性的患者也可以在肺部手术中获益。一项荟萃分析评估了在耐多药结核病患者中肺切除术的作用，报告显示有 84% 的成功率，仅 6% 的失败率，3% 的复发率和 5% 的死亡率。保留肺实质的肺切除术，肺叶切除术比全肺切除术更常见。对有多发肺空洞病变的患者行肺切除术。双侧病变时，手术切除单侧主要病变，对侧较小的病变采用药物治疗。然而，有时这些小病变在将来也需要手术治疗。

因此，当满足以下标准时，应考虑肺切除。

1. 充分的（即 6~8 个月）抗结核治疗未能治愈患者。

2. 病灶局限，允许解剖性肺切除的患者。

3. 患者有足够的心肺储备功能可耐受手术风险。

“肺损伤”是肺结核的疾病进展，其特征是肺纤维化和干酪样淋巴结炎，并进一步发展为肺不张或

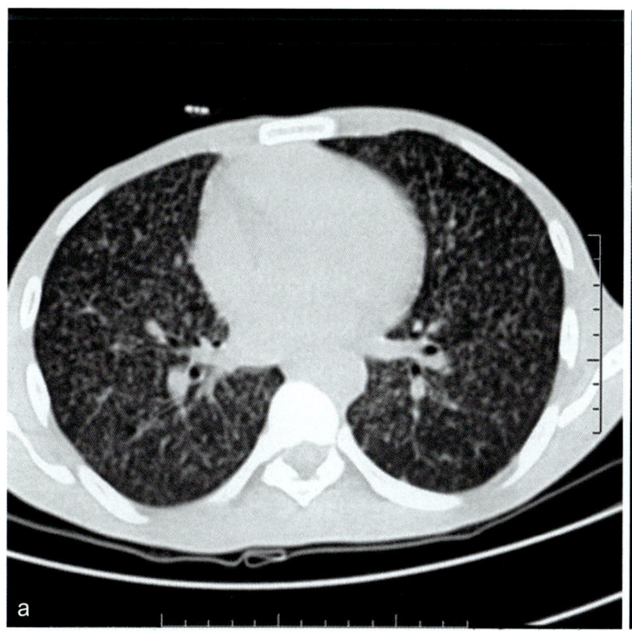

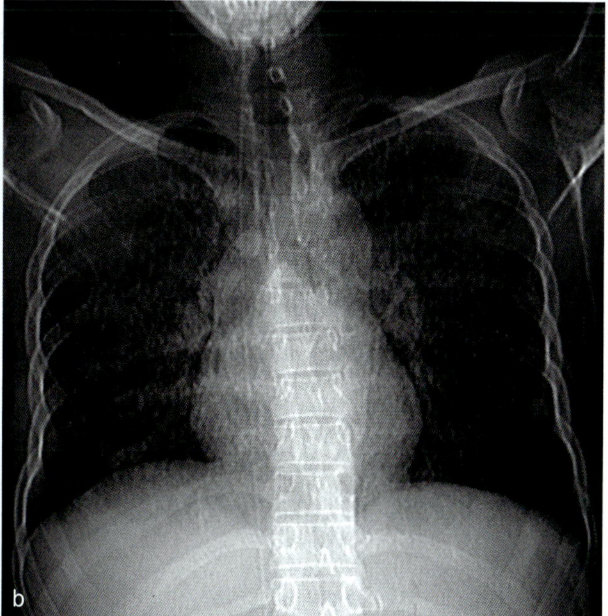

图 42.2 a. 胸部正电子发射断层扫描显示两肺均匀分布有大量小结节，提示粟粒样肺结核。b. 胸部正位正电子发射断层扫描显示双肺广泛分布离散结节，提示粟粒样肺结核

支气管扩张。患者既往长期多次抗结核治疗、耐药、肺功能进行性恶化。手术切除可以降低感染的风险和防止危及生命的并发症。同样，结核瘤也表现为不同大小的肺结节，通过手术切除以减少感染。反复咯血是晚期肺结核的常见症状。如果患者出现大咯血，可能需要紧急手术。当结核性脓胸存在胸膜增厚导致下肺不张时，建议手术处理。

结核病对麻醉的影响

对于正在接受胸外科手术的肺结核患者，对麻醉医师主要有三个方面的影响：

1. 患者的一般情况和结核病对受累器官功能的影响。
2. 抗结核治疗和麻醉药物之间的相互作用。
3. 结核病传播给工作人员和其他患者的风险。

肺结核患者行胸外科手术，麻醉时应注意以下事项：

- 需要详细的病史、检查和相关的调查来确定器官功能障碍的程度。肺结核患者通常是慢性疾病、营养不良和贫血。长期、慢性肺结核病患者的肺实质发生纤维化和支气管扩张，导致肺功能进行性下降。肾上腺结核患者的围术期可能发生严重的肾上腺皮质功能不全。颈椎结核患者在气道操作时应采取特别的预防措施，特别是在进行纵隔镜检查等颈过伸手术时，要避免对颈椎的损伤。
- 择期手术应推迟到患者不具有传染性时。如果患者接受了 2~3 周的抗结核化疗，临床症状好转，连续三次痰涂片阴性，则认为患者无传染性。
- 由于抗结核药物（异烟肼、吡嗪酰胺、利福平）有肝毒性，麻醉医生应该复查患者肝功能。联合抗结核治疗和抗逆转录病毒治疗可导致肝酶轻度升高。然而，有症状的肝炎是一种潜在的危险，其死亡率接近 5%。在这种情况下，应该立即停止使用抗结核药物，并考虑使用替代药物。肝功能改善后，可以在专科护理下，谨慎地重新使用抗结核药物。在此期间应避免择期手术。
- 大剂量使用利福平可引起血小板减少症。INH 可引起周围感觉神经病变，在实施区域神经阻滞前应检查并记录。使用吡哆醇有助于治疗神经病变。
- 在手术当天可能会使用抗结核药物来保持血生化水平稳定。
- 药物相互作用是由于肝酶诱导后的药代动力学变化而发生的。利福平是细胞色素 P450 系统的有效诱导剂，特别是同工酶 3A4，它导致代谢增加，引起麻醉药物的亚治疗效果和（或）有毒代谢产物的增加。INH 是一种 CYP450 抑制药。当患者同时接受抗逆转录病毒治疗，特别是蛋白酶抑制药时，药物相互作用会更加复杂。当药物进行静脉输液时，诱导剂代谢迅速。静脉注射过程中可能发生意识改变，需要提高注射速度以避免这种现象。使用氟烷会增加患肝炎的概率。因此，新型挥发性试剂是首选。新陈代谢的增加影响非去极化肌松药如维库溴铵和罗库溴铵的作用时间。这些药物的使用剂量需要神经肌肉监测。代谢增加也会影响阿片类药物使用，可能需要更频繁的给药。

防止结核病传播给其他患者和卫生保健工作者（health care worker，HCW）

手术室（OR）、医院工作人员和其他与结核病患者密切接触的人员有感染结核病的风险。表 42.1 给出了结核病患者存在的和增加传染风险的特点。

根据美国麻醉医师协会关于结核病患者围术期处理的指南，为防止结核病传播给医护人员，我们提出了以下建议：

- 择期手术应在患者无传染性之前进行（一个肺结核患者在临床症状好转后 2~3 周，并且在不同的时间点 3 个痰标本呈阴性，则被认为无感染性）。
- 应该在手术当日的最后安排疑似或确诊结核病患者的治疗，并且该手术室中应该安排尽

表 42.1 结核病患者增加传染风险的特征

1	咳嗽
2	胸片有空洞
3	痰涂片抗酸杆菌阳性
4	累及喉部的呼吸道疾病（主要传染性）
5	累及肺或胸膜的呼吸道疾病（只累及胸膜感染性较低）
6	未治疗、不适当或持续时间短的抗结核治疗
7	进行诱导咳嗽或产生气溶胶的过程（如支气管镜检查、痰诱导和雾化药物的使用）

量少的卫生保健工作者和其他病人，以便最大限度地利用清除空气污染的时间。

- 外科工作人员，特别是那些接近外科领域的人员，应该使用呼吸防护（例如无阀 N95 一次性面罩）来保护自己和手术患者。
- 如果手术间有接待室，接待室应该与走廊和手术间相比为正压，或与走廊和手术间相比为负压。在通常的设计中，手术间没有接待室，手术室的门应该关闭，进出房间的交通应该尽量减少。
- 应当将细菌过滤器（在空载和装载状态下均能过滤大小为 0.3 μm 的颗粒，并且在呼吸机的最大设计流量下，其过滤效率在过滤器的使用寿命内 ≥95%）放置于患者的气管导管（或在使用呼吸机或麻醉机的呼吸回路的呼气侧）。

术后护理

结核病患者应在隔离室进行护理，并采取空气感染隔离措施。该隔离区每小时应接受负压下至少 12 次的换气。房间应将从房间排出的空气直接排到建筑物外部或通过空气微粒过滤器进行空气再循环。

术后护理包括抗生素、止痛药、胸部物理治疗、呼吸练习、血液置换，以及良好的胸管护理。应定期监测引流量和患者一般情况，并按要求进行胸片检查。开胸术后的早期和晚期并发症如漏气、支气管胸膜瘘、残余的胸腔间隙、脓胸、合并症等，应予以妥善处理。

一旦患者对肠内营养产生耐受，就应恢复术前抗结核化疗。手术器材应进行细菌学培养。关于术后抗结核化疗持续时间的指南见表 42.2。

表 42.2 术后抗结核治疗时间

手术时培养阴性患者：
对易感结核病，手术后至少 4 个月
耐多药 / 广泛耐药结核术后 6~8 个月（取决于术后恢复情况）
手术时培养阳性患者：
合并易感结核培养转换后 4~6 个月
合并耐多药结核培养转换后至少 18 个月
合并广泛耐药结核培养转换后至少 24 个月

支气管扩张

支气管扩张的定义是非正常的支气管持续性扩张。它可以是局灶性的，局限于肺实质区域的支气管扩张，也可以是弥漫性的，气道受到广泛的影响。局灶性或局限性支气管扩张通常发生在肺部感染治疗不当后，但预后良好。另一方面，弥漫性支气管扩张见于患有先天性肺纤毛缺陷和免疫球蛋白缺乏的患者。弥漫性支气管扩张与双侧肺呼吸功能迅速下降有关。

病理生理学及原因

支气管扩张是由于炎症破坏了支气管壁的结构。炎症是由感染或接触有毒物质或免疫反应引起。扩张的气道，缺乏纤毛运动和气道阻塞导致肺部分泌物滞留和进一步的感染。这就形成了进行性炎症和反复感染的恶性循环（图 42.3 和图 42.4）。

表 42.3 列举了支气管扩张的常见原因。

在发达国家，抗生素的使用、免疫接种政策和卫生状况的改善降低了支气管扩张的发病率。然而，在肺部感染普遍存在的发展中国家，支气管扩张是一种主要的呼吸系统疾病。

患者长期咳嗽，痰液过多，咯血，呼吸功能进行性下降。咳嗽常与体位改变有关，咯血可能危及生命。病史加上影像学检查可明确诊断。

大多数患者可以通过医疗管理来治疗。包括：

1. 抗生素治疗病原体感染。
2. 支气管扩张药改善可逆性的气道阻塞。

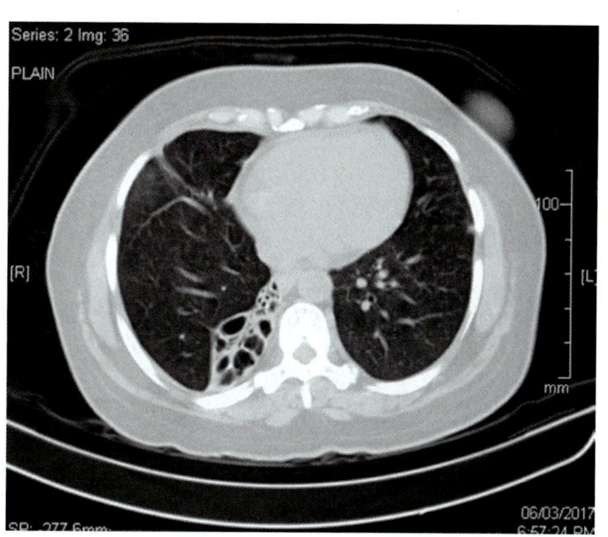

图 42.3 胸部计算机扫描 CT 显示囊性支气管扩张并导致右下叶后胸段肺塌陷，提示急性或慢性感染

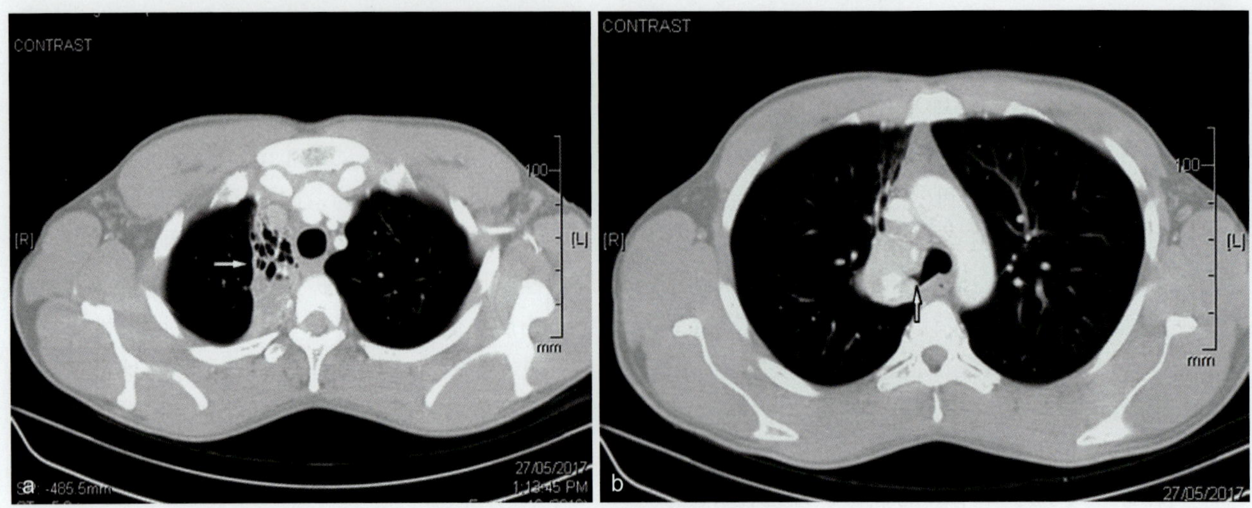

图 42.4 a，b. 胸部计算机断层扫描 CT 显示右肺门有一个均匀性增强肿块，支气管内向右主支气管延伸（箭标记）。右肺上叶可见阻塞性后支气管扩张

表 42.3 支气管扩张的原因

A. 感染 病毒（如腺病毒、流感病毒） 细菌（如葡萄球菌、克雷伯菌、厌氧菌等坏死性微生物） 肺结核——坏死性炎症对实质的直接破坏，支气管狭窄引起气道阻塞以及肿大的淋巴结对气道的外在压迫 由于支气管内肿瘤和异物引起的慢性气道阻塞 接触有毒物质如氨或酸性胃内容物 免疫——变态反应性支气管肺曲霉菌病
B. 宿主因素 免疫球蛋白缺乏症 原发性纤毛动力障碍 囊性纤维化 溃疡性结肠炎，类风湿关节炎 干燥综合征 抗胰蛋白酶缺乏症 黄甲综合征

3. 祛痰疗法和物理疗法，促进清除分泌物。

对于以下患者，考虑手术处理：

- 不能耐受药物治疗。
- 有疾病进展迹象。
- 存在危及生命的咯血或复发性肺炎。
- 局部病灶适于解剖性肺切除。

外科手术需要仔细切除病变的肺段。对于以咯血为主要症状的广泛性疾病，支气管动脉栓塞是首选。弥漫性支气管扩张经过最佳药物治疗但仍呈进行性恶化的患者，可考虑肺移植。

麻醉注意事项

感染性肺部疾病患者围术期的护理中，麻醉管理的一些原则是相同的。这些在表 42.4 中进行了总结，并在本章的前面部分进行了详细讨论。以下介绍的是关于围术期支气管扩张的护理。

- 术前应进行支气管镜吸痰，不仅可以提供培养样本，而且还能清除痰液和改善局部通气。在咯血的情况下，支气管镜可帮助找出气管支气管树的出血点，也可以发现支气管内肿瘤或异物来制定手术计划。
- 手术前应根据培养报告进行适当的抗生素治疗。如果患有免疫缺陷疾病，可以在术前管理中静脉或皮下注射免疫球蛋白 G。吸入性皮质类固醇可用于非感染性炎症。

表 42.4 感染性肺部疾病患者麻醉管理原则

术前补充营养，纠正贫血，戒烟，胸部理疗，体位引流，必要时使用抗生素
麻醉诱导过程中要小心患者的体位，尽量减少对健肺的污染
在患者重新摆体位前使用肺隔离装置，特别是 DLT，以防止污染
预测术中失血量、做好监测和替代治疗
围术期继续使用抗生素
注意麻醉药物的滴定，可能与抗生素发生相互作用
采取预防措施，防止感染源从患者传染给医护人员和其他病人
营养支持，胸部物理治疗，充分镇痛，术后抗生素

- 麻醉医生最关心的是预防健侧肺污染。在麻醉诱导过程中，若没有肺隔离的情况下，分泌物可从受累肺段溢出到其他肺叶。因此，应根据病变位置调整患者体位，如果患者患有左下叶支气管扩张，应使患者处于左侧卧位和半坐位。
- 如果各种措施后仍存在大量分泌物，则可以进行清醒支气管镜引导下气管插管，然后经支气管镜吸痰并放置阻塞导管，实现选择性肺叶阻塞，避免污染健康的肺。
- DLTs 比阻塞导管更受青睐，因为阻塞导管术中移位的发生率更高，且吸引通道狭窄，不便于吸引病变肺段。
- 在纤维支气管镜引导下，在同侧主支气管放置左侧双腔，可以阻塞左侧或右侧上叶。采用硬质支气管镜诱导时，用盐水纱布阻断下或右中叶支气管。在手术中，一旦支气管被打开，纱布就会被移除。
- 炎症增加了术中出血的风险，宽孔静脉插管和术前确认可获得的交叉配血是必要的。
- 使用神经阻滞技术，特别是在支气管扩张和其他感染性疾病中施行胸段硬膜外镇痛时，处于感染期的患者有发生硬膜外脓肿的风险。个体风险 / 效益评估应事先进行并与患者和（或）家属讨论。在大多数情况下，对于没有脓毒症且有明显肺疾病的患者，由于胸椎硬膜外麻醉技术的优越镇痛作用，其风险是可以接受的。

脓胸

脓胸是胸膜壁层和脏层之间积聚了感染的液体，最常继发于肺炎，也可发生在胸外科手术、外伤或食管瘘口后。2%~16% 的病例肺切除术后发生脓胸，并与围术期死亡率增加相关。脓胸常见于儿童和老年人群，发病率和死亡率较高。发展中国家的数据缺乏统计，在英国和美国等发达国家，每年胸膜感染的发病率约为 8 万例。在英国，20% 的脓胸患者死亡，20% 的患者发生感染后的 12 个月内，需要手术治疗。

细菌学

社区获得性胸膜感染最常见的是革兰阳性需氧菌（链球菌、金黄色葡萄球菌），而医院获得性胸膜感染最常见的是金黄色葡萄球菌，其中耐甲氧西林金黄色葡萄球菌（MRSA）是最常见的。革兰阴性菌（肠杆菌科、大肠埃希菌、流感嗜血杆菌）和厌氧菌（梭杆菌、拟杆菌）的感染见于免疫力下降和有合并症的患者。

病理生理学

肺炎后脓胸的发展经过三个阶段：

1. 简单的渗出物。
2. 纤维脓性增生阶段。
3. 机化阶段，胸膜剥离形成。

第一阶段胸膜腔内液体自由流动，白细胞计数（white blood cell, WBC）降低，乳酸脱氢酶（lactate dehydrogenase, LDH）低于血清水平的一半，pH 正常，通常是无菌的。用抗生素治疗是有效的，通常不需要胸腔管引流（图 42.5）。

如果在第一阶段不治疗，然后感染进展到纤维蛋白聚集阶段，细菌侵入破损的内皮。导致免疫反应与促凝血机制增强和纤溶活性降低。本阶段生化检查显示 WBC 计数和 LDH 升高，pH 下降。患者单纯使用胸管引流是不够的，需要使用纤溶药物或胸腔镜手术以促进粘连分解和脓液清除。虽然有研究发现纤溶药物可以改善胸腔积液的引流，但它的使用与降低死亡率、手术次数、住院时间或长期放疗预后无关。

第三阶段胸膜明显增厚，实性胸膜剥离形成，阻碍肺扩张。大多数患者在这个阶段被转到三级护理中心进行外科胸膜剥离治疗。

脓胸手术

当患者有持续的胸腔积液和脓毒症时，不但要放置胸管引流、使用抗生素，手术也是必需的。对于慢性血气胸，当肺被压迫 50%，在负压吸引 4~6 周后没有明显的肺复张时，需要进行手术治疗。手术的目的是行彻底的清创，切除坏死的组织、剥离粘连、闭合所有的漏气点。手术方式可通过开胸或胸腔镜手术入路，手术方式取决于脓胸的严重程度，早期手术能取得好的治疗效果。

以下是对脓胸患者的麻醉处理：

- 一些患者会出现潜在的支气管胸膜瘘（bronchopleural fistula, BPF），应仔细询问咳嗽或感染的慢性病史、既往存在并发症和有胸腔管引流情况提示可能发生了 BPF。如果仅仅依靠病史和检查不确定是否存在 BPF，

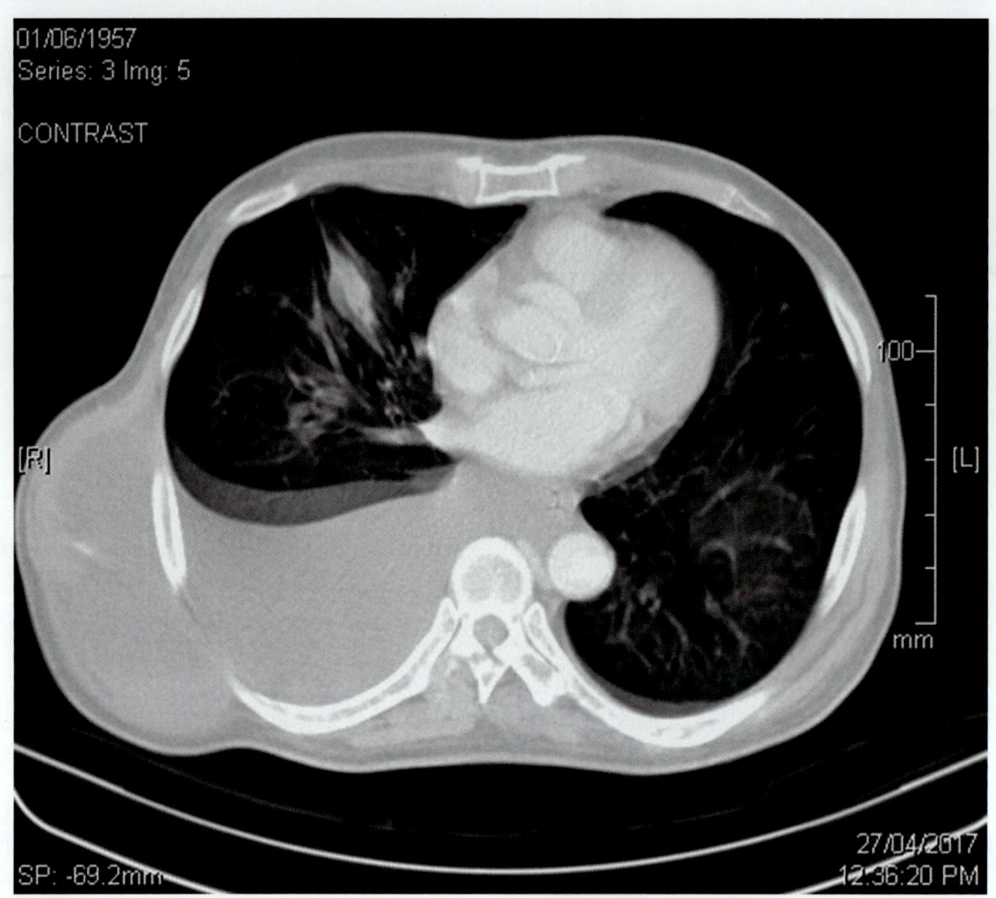

图 42.5 胸部和腹部计算机断层扫描显示右侧有中量积液，左侧有少量积液。右侧积液与右侧胸壁积液相通，疑似脓胸。患者随后接受超声引导下穿刺，在培养基础上接受 4 周抗生素疗程

那么最安全的做法是预见患者存在 BPF 并相应地计划性实施麻醉。

- 脓胸和胸膜的形成是炎症过程，导致血流增加，胸膜剥离清创可导致明显的失血。应提前预估患者会发生大失血，并事先做好麻醉计划。慢性的肺萎陷应逐渐扩张，防止发生复张性肺水肿。
- 胸膜粘连松解术可导致肺实质漏气，如果有明显的漏气，可能需要进行肺隔离。术中应检查漏气量，并与外科医生讨论术后恢复计划。
- 如果 BPF 或肺脓肿与气道相通，应做好完全的肺隔离，避免潮气量减少或污染对侧肺。在这种情况下，DLT 比阻塞导管更适合。

肺脓肿

肺脓肿是一种肺实质感染，会导致液化性坏死，形成边界清晰的空洞。在没有抗生素的时代，肺脓肿死亡率很高。肺脓肿的病因分为原发性和继发性，主要原因为吸入感染的口咽分泌物导致肺实质感染，或在免疫功能低下的宿主引起坏死性肺炎（图 42.6）。次要原因为血液播散性感染。老年人、酗酒者、昏迷者、糖尿病患者和接受免疫抑制治疗的患者发生肺脓肿的风险较高。患者表现为发热、发冷、胸痛、盗汗、干咳、进行性呼吸困难和体重减轻。支气管梗阻引起远端分泌物滞留可导致肺脓肿。脓肿可能在支气管切除术中发现，并可导致肺部非感染区域的污染。因此，麻醉医生应该回顾患者的术前影像学检查，以确定是否有远端支气管阻塞的肺脓肿。微生物学方面，致病微生物主要是厌氧菌（拟杆菌、梭杆菌、胃链球菌），包括需氧菌如金黄色葡萄球菌、肺炎链球菌、肺炎克雷伯菌、铜绿假单胞菌、流感嗜血杆菌等。开胸切开引流脓肿曾是治疗的首选。然而，目前的治疗主要以抗生素治疗 4~6 周或 CT 引导下经皮引流为主，很少需要手术治疗。

手术治疗适用于那些使用适当的抗生素 6~8 周并没有改善的病人。脓胸和支气管胸膜瘘需要手术治疗。在 CT 引导下经皮引流脓肿是一种安全有效的替代开胸手术，特别是对于脓毒症和脓肿逐渐扩

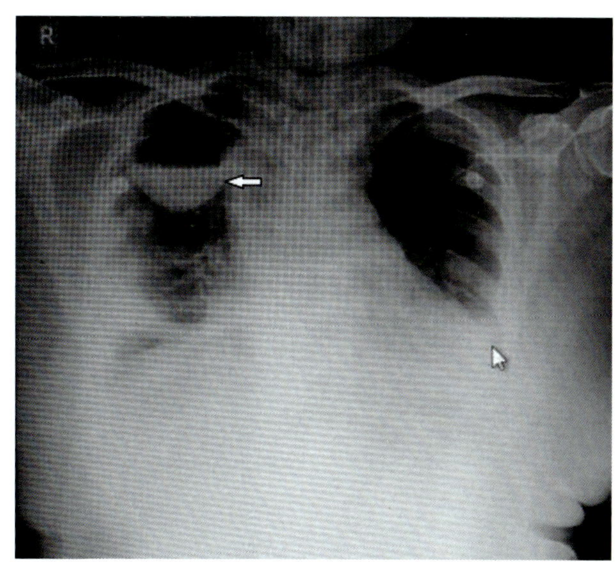

图 42.6 右上区清晰的薄壁空腔，内有空气液位（箭标记），提示感染病因的肺脓肿。右侧中下区为片状实变区，右肋膈角变钝

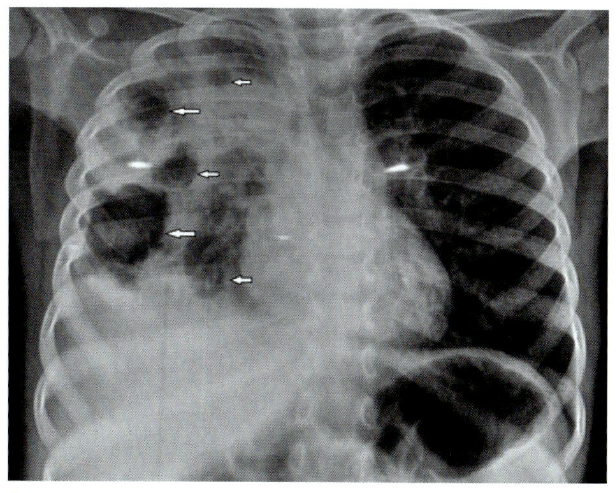

图 42.7 片状不透明区域累及右肺，有薄壁囊性空间（以箭表示），内缘光滑，无气液平面，提示肺囊肿

大的危重病人或那些不适合进行胸外科手术的病人。

脓肿的溢出物进入肺部的非感染区域是手术治疗病人的主要问题。麻醉处理原则与支气管扩张或脓胸的处理基本相同（在本章的前面部分讨论）。

肺囊肿

肺囊肿是创伤或肺炎后出现的薄壁囊状充气腔（图 42.7）。这些通常是肺炎（发生肺炎的第一周内）或外伤的并发症，在 6 周内会自行消失。继发性感染和空洞逐渐增大仍然是主要的并发症。空洞可能发生破裂并发展张力性气胸。张力性气囊肿是一种不常见的现象，它是由正压通气患者的单向阀机制引起的。大的肺膨出(占半胸的 50%)可并发肺不张、支气管胸膜瘘和继发感染，需手术切除。手术减压可在 CT 扫描或透视引导下经皮穿刺吸针导管或胸管引流。

肺包虫病

肺包虫囊肿是水样的、寄生的囊肿，含有绦虫的幼虫、细粒棘球绦虫。棘球蚴病在澳大利亚、新西兰、南美、北极北美、非洲和亚洲部分地区流行。

囊肿的组成

完全成熟的囊肿由三层组成。外层，即周膜，由肺实质发炎的纤维组织构成；外囊是一个中间的脱细胞层，最里面的内囊是一个萌发层，产生孵化囊或次生囊肿。完整的囊肿充满大量的液体，这些液体在本质上是具有抗原性的。它包含了被称为“棘球蚴砂”的钩状物和棘节，肝和肺是最常见的受累器官。儿童肺包虫囊肿多见于右侧（约 60%），30% 的患者有多个肺囊肿，60% 的囊肿位于肺下叶。肺囊肿直径增加的速度逐渐每年 1~5cm。

小囊肿仍无症状，大囊肿由于质量效应压缩相邻结构的支气管、食管、肺血管会有症状。囊肿会发生自发性或外伤性破裂从而溢出液体、寄生虫和碎屑进入周围的肺实质或支气管、胸膜，甚至进入循环系统。囊肿破裂溢出到血管会发生碎片和寄生虫的全身性栓塞。过敏性反应可伴有荨麻疹甚至危及生命的支气管痉挛。囊肿破裂进入支气管会导致突然剧烈咳嗽、呼吸窘迫或窒息感，破裂进入胸膜腔导致液胸。随着囊肿变大或患者接受抗蠕虫治疗，更易发生囊肿破裂，大于 7cm 的囊肿建议手术切除。破裂的囊肿可能被细菌或腐生真菌或侵入性真菌感染，可通过胸片或 CT 扫描诊断。

手术选择

手术目标是完整切除囊肿，最大限度保留肺实质。当单发或多发囊肿占据肺叶大部分时，需解剖性切除。一种替代的外科技术是向完整的囊肿中注射一种杀虫剂（高渗生理盐水、溴棕三甲铵、碘聚维酮、福尔马林、乙醇或过氧化氢）对其进行灭菌，然后抽吸内容物并取出已排空的囊肿。

麻醉的注意事项

- 化脓性囊肿患者应在术前开始体位引流和抗生素治疗。抗虫药物会削弱囊肿壁，增加囊肿破裂的可能性。然而，如果囊肿内容物外溢，可以使用甲苯达唑或阿苯达唑来降低继发性包虫病的风险。预防性药物治疗在手术前 4d 开始，并持续 1~3 个月。
- 在囊肿的剥离过程中，肺隔离或减少潮气量有助于防止囊肿的早期突出。通过手动吸气保持增加气道压力有助于囊肿的释放。可以用高渗盐水或 1% 甲醛溶液保护手术部位。
- 在囊肿切除后，通过向手术区域注入生理盐水，并对肺进行通气寻找是否有气泡产生（漏气测试）来检查肺实质和支气管是否漏气，尽量缝合和关闭漏气口。
- 建议用囊腔闭合法（即在囊肿前后壁缝合或缝合）来完全关闭空腔。如果存在大的支气管开口，有人为制造的支气管 - 大气造口（BAF）的病例，主要是担心缝合后，会留下 BPF 或影响远端气流。创建 BAF 后，最好是自主通气。

第 43 章　支气管胸膜瘘

Andrew Ian Levin　著
张晓峰　译　赵明晔　校

要点

- 麻醉诱导前，麻醉医生不仅要评估瘘口的绝对尺寸，还要评估瘘口的“有效”尺寸。
- 瘘口有效尺寸小的可以实施常规麻醉诱导和肺隔离。
- 瘘口有效尺寸大的麻醉诱导应保守，维持患者自主呼吸直到瘘口被隔离。
- 在使用常规方法或吸入麻醉进行麻醉诱导后，支气管胸膜瘘（bronchopleural fistulae, BPF）患者通常使用双腔管来控制通气。有右侧瘘时宜用左支双腔管（double-lumen tubes, DLT），反之亦然。
- 介入肺病学使用多种支气管闭塞技术治疗支气管胸膜瘘方面发挥着越来越大的作用。
- 对于在重症监护室（intensive care unit, ICU）机械通气的持续支气管胸膜瘘患者，其管理策略包括双腔气管插管、独立肺通气、高频通气和（或）体外膜肺氧合。

概述

支气管胸膜瘘（BPF）是气道和胸膜腔有交通而发生的漏气。BPF 分两大类，肺实质与胸膜腔连通的称肺实质 - 胸膜瘘，气管支气管树与胸膜腔连通的称支气管胸膜瘘。在麻醉诱导之前，麻醉医师不仅要评估瘘口的绝对大小，更要评估瘘口的“有效”大小。评估瘘口的有效大小时既要考虑瘘口的物理尺寸，又要考虑间歇正压通气（intermittent positive-pressure ventilation, IPPV）时肺力学对气体分布和瘘口气流的影响。如果 IPPV 导致气体优先通过瘘口，肺泡通气会变得困难甚至不可能。当存在较大的 BPF 时，患者功能残气量会减少，麻醉诱导开始 IPPV 后可能会导致严重缺氧和通气困难。最安全的方法是在麻醉诱导前确定瘘口的有效大小，并以此来确定安全的麻醉诱导方法。瘘口“有效尺寸”小的，可以实施常规麻醉诱导并按需进行肺隔离。瘘口有效尺寸较大的应使用保守方法，诱导期应维持患者自主呼吸直至瘘口被隔离。隔离瘘口可在吸入诱导下置双腔气管导管来实现，或者清醒置单腔气管导管再行肺隔离，隔离瘘口后才可转 IPPV。支气管胸膜瘘越来越多地由肺内科介入医生使用微创技术进行治疗，支气管内瓣膜置入术已在许多情况下被证明是有效的。ICU 中 BPF 的管理是一个复杂问题，主要管理目标是治疗基础肺疾病，优化 IPPV 和动脉氧合，使用肺隔离或其他技术管理瘘口漏气是次要的。

支气管胸膜瘘的病理生理及发病机制

肺弹性回缩力有致肺萎陷趋势，而胸壁扩张有致肺扩张趋势，在肺力学上这两者维持平衡，同时形成胸膜腔负压。

在胸膜腔的密闭性遭破坏后，肺会因弹性回缩而萎陷。气体（通常是空气）会充满胸膜腔而形成气胸。如果仅是胸壁受损，而未及肺本身，那么这仅是单纯性气胸。单纯气胸可通过胸管连接水封瓶或单向活瓣来引流排出胸膜腔气体。单纯气胸一旦引流，漏气也不再持续，胸膜腔负压就会恢复，肺就会扩张。

如果支气管或其他气道受损，同时与胸膜腔连通，情况就大不一样了。在这种情况下，支气管内气体在患者自主呼吸时被吸入胸膜腔，要在间歇正压通气时被压入胸膜腔。胸膜腔负压消失，肺因弹性回缩而萎陷。经皮放置胸管连接水封瓶可见持续的漏气。肺只会部分充气膨胀甚至根本没有。这种状况称为支气管胸膜 - 皮肤瘘。对于支气管胸膜瘘甚至是单纯的皮肤胸膜瘘，如果气体继续进入胸膜腔且不能引出，胸腔内压力会成正压，患者会发生张力性气胸。如果瘘管起到单向活瓣的作用，那么患者无论是正压通气还是自主呼吸都会发生张力性气胸。张力性气胸会进行性损害心血管功能和呼吸功能。所以处理支气管胸膜瘘患者前，要确保胸管到位、通畅，且正确连接水封瓶或挡板引流。

胸膜腔瘘依病理生理可分为支气管胸膜瘘和肺泡胸膜瘘，两者对应不同的病理生理条目，发病机制也不同，但可以同时存在于单一患者（表 43.1）。

支气管胸膜瘘可能发生在穿透性或钝性创伤后，创伤会导致支气管断裂并形成支气管胸膜交通。

非医源穿透伤可能发生在刀伤或枪伤、刺伤或其他形式的创伤之后。通常表现为不能解决的气胸或立即出现大量漏气。

医源性穿透伤可能源于气道内的医疗操作和器械（气管插管导芯、bougie、交换导管、支气管内活检、鼻胃管误入支气管内等），也可能源于肺外（放胸管、经皮肺活检、中心静脉穿刺）。支气管胸膜瘘是开胸手术后的常见并发症，所有类型肺部手术（如全肺切除术、肺叶切除术、肺大疱切除术等）的总体发生率为 1.5%~28%。肺切除后 BPF 最常发生于残余的支气管端。其他风险因素包括全肺切除、右肺切除、术前并发感染，如肺结核、肺脓肿和脓胸、肺恶性肿瘤切除、支气管切除处肿瘤残留、术前放疗和（或）化疗，以及伤口愈合状况差，如合并糖尿病、营养不良、贫血和类固醇治疗。支气管残端裂开与术后间歇正压通气和支气管镜下吸痰有关。由于该并发症的发生率较高，应重视手术方法以预防该并发症的发生。预防措施包括避免支气管残端缝合过紧，避免支气管残端留存过长，避免过度解剖支气管周围和气管旁组织，残端 U 型缝合加固，以及规范胸管放置及管理。

钝性创伤可能通过以下三种机制之一导致支气管胸膜瘘：

表 43.1 支气管胸膜瘘病因

1. 支气管胸膜瘘
穿透性创伤
① 气道内器械造成的医源性损伤
② 气道或胸膜外组织破裂后的医源性损伤
③ 非医源性穿透伤，如枪击、刀伤或刺伤
④ 钝器伤、重物坠落压伤，以及机动车辆事故中的加速减速伤
⑤ 医疗疾病放疗和化疗
2. 肺泡 - 肺实质 - 胸膜瘘
通常与机械通气损伤有关

1. 在声门紧闭的情况下胸部受压可导致气管支气管膜部破裂。气管支气管损伤大多（76%）发生在隆突上下 2cm 以内。左主支气管长且柔韧，还受周围主动脉和纵隔结构的保护，因此损伤发生率低；右主支气管较短且连接着较重的右肺，损伤发生率较高。
2. 突然前后挤压胸部可致胸腔和肺侧向增宽，撕裂隆突部位。
3. 加减速伤会将肺本身的重力施加在相对固定的隆突上，导致气管、支气管破裂。

肺泡 - 肺实质 - 胸膜瘘的常见原因是机械通气气压伤。Macklin 和他的同事阐明了间歇正压通气导致支气管胸膜瘘的机制，称“马克林效应”，该机制分三步（图 43.1）：

1. 机械通气时，容量伤会导致肺泡和终末细支气管破裂。除非有穿透性外伤，这种破裂不会殃及致密的胸膜而使肺泡破入胸膜腔。

2. 从肺泡和终末细支气管逸出的气体进入支气管血管鞘，并撕裂鞘间隙，最终逸出气体到达纵隔。临床表现为间质性肺气肿。

3. 纵隔积气沿筋膜间隙外逸，形成颈或胸部皮下气肿，伴或不伴具有支气管胸膜瘘特征的气胸。这种从肺内至“外周”的漏气称为肺泡 - 胸膜或肺实质 - 胸膜瘘。这类瘘还可能并发纵隔积气、筋膜鞘剥离致心包积气或气腹。

患者疾病和治疗会导致 BPFs。原发性（不存在潜在肺疾患）或继发性自发性气胸可能导致持续的漏气。详细的调查表明，这类 BPF 患者中 90% 存在慢性阻塞性肺疾病，并伴有胸膜下气肿或大疱。较大的肺大疱会破入胸膜腔，导致 BPF。有时，感染（肺脓肿、肺结核）、原发性肺肿瘤或胸膜肿瘤或转移性肿瘤侵蚀支气管形成支气管胸膜交通。医源性 BPF 是由放疗和化疗引起的。

大漏气的病理生理后果

在有肺漏气的情况下，部分潮气量会通过支气管胸膜瘘丢失。漏入胸腔的气体形成无效（死腔）通气，肺泡通气量减少。

当出现较大的单侧肺漏气时，受影响的肺会萎陷。缺氧性肺血管收缩引起的肺血管阻力增加和萎陷肺体积减少都会使肺血流从受影响的肺转移到“正常”肺。这将减少受影响肺内的分流量和低通气 - 灌注肺泡的数量。因此，缺氧不是不复杂的支气管胸膜瘘的突出特征。

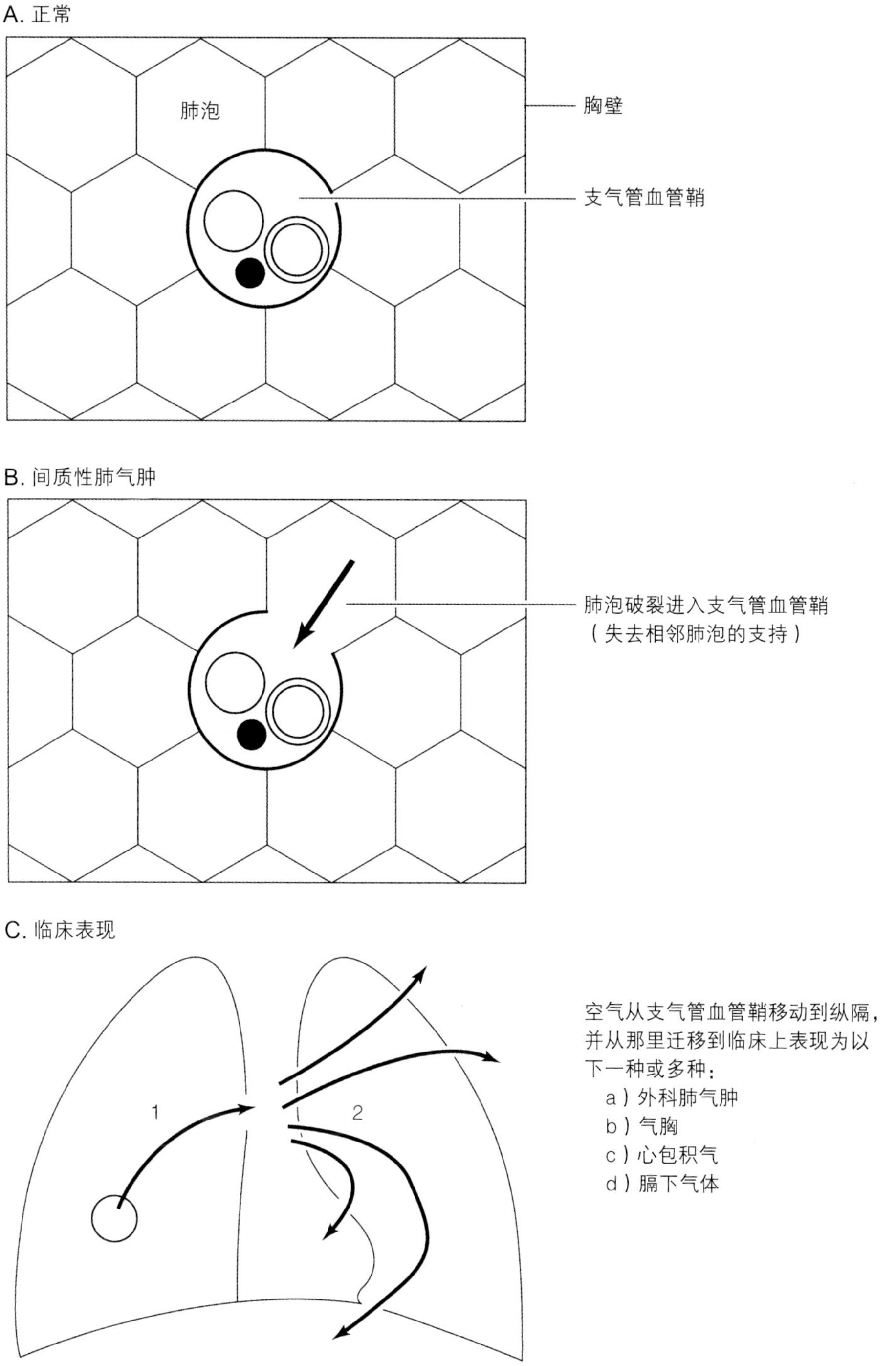

A. 正常

肺泡

胸壁

支气管血管鞘

B. 间质性肺气肿

肺泡破裂进入支气管血管鞘
（失去相邻肺泡的支持）

C. 临床表现

1

2

空气从支气管血管鞘移动到纵隔，
并从那里迁移到临床上表现为以
下一种或多种：
a）外科肺气肿
b）气胸
c）心包积气
d）膈下气体

图 43.1 “马克林效应”（经 Visser 等许可重绘）

死腔区域损害会导致呼吸性酸中毒，刺激呼吸中枢，增加分钟通气量，这会加剧患者的呼吸窘迫感。在间歇正压通气时，通过支气管胸膜瘘漏出的气体在一定程度上有助于二氧化碳的排出。

当出现单侧较大的支气管胸膜瘘时，呼吸力学变得无效。膈肌和肋间肌运动不再能产生通常所需的胸腔内负压来增加跨肺压梯度并扩张肺部。呼吸力学上的无效，再加上呼吸性酸中毒导致的分钟通气量增加，将造成患者呼吸困难、呼吸窘迫、窒息感和呼吸急促。这种状况会因感染增加二氧化碳生成或对侧肺实质疾病（限制性）而恶化。此时很难区分是支气管胸膜瘘导致的症状，还是患者已有的肺疾患。

BPF 的其他并发症和后果包括间歇正压通气期间不能维持呼气末正压通气（positive end expiratory pressure，PEEP），不能对未受影响肺进行手法复张。较大的双侧 BPF 患者可能会迅速死亡。支气管胸膜瘘可使气道微生物进入通常无菌的胸膜腔，导致感染，阻碍漏口的闭合。出现支气管胸膜瘘时，肺功能测试是不可靠的。

支气管胸膜瘘、间歇正压通气与有效瘘大小

正压通气可能导致通气气流优先通过 BPF 和胸管而漏出，影响有效的肺泡通气。要了解这是如何起作用的，需要考虑影响瘘口气流的物理因素和肺泡通气力学间的相互关系。瘘口气流量与阻力成反比，与瘘口内外的压力梯度成正比。在 IPPV 期间，近端气道瘘口处压力基本等同于气道峰压，远端气道瘘口处等同于气道平均压。

最糟糕的情况是瘘口较大且肺顺应性低。肺纤维化、囊性纤维化、急性肺损伤、肺容积小、胸膜或胸壁疾病会降低肺顺应性，此时需要较高的跨肺压力梯度和较高的气道压才能扩张肺，产生有效的潮气量。气道压高，瘘口漏气多。此外，在瘘口非常大的情况下，可能不能达到足够高的气道压和跨肺压来产生足够的潮气量。在这种情况下，间歇正压通气会因瘘口漏气多而发生无效肺泡通气。

BPF 瘘口较小，肺顺应性正常或由于气肿而偏高，则情况较好。肺顺应性正常或偏高时，产生足够潮气量所需的跨肺压较小。低气道压力和较小的瘘口减少了经 BPF 的气流，保证了足够的肺泡通气量。这种情况常发生在有肺大疱的慢性阻塞性肺病（chronic obstructive pulmonary disease, COPD）患者并发自发性气胸时，肺切除术后支气管残端有小而持久的瘘且余肺未受影响的患者也有发生。

综上，对 BPF 不仅要关心瘘口的绝对大小，也要知道其力学特征。肺力学对瘘口的漏气会产生影响。这些概念可以用术语“有效瘘口尺寸”来概括，依据该尺寸，临床基本可以对间歇正压通气过程中 BPF 的漏气和有效潮气量之间的平衡做出估计。有效瘘口尺寸较大时，间歇正压通气时输送的潮气量大部分将通过瘘口逸出，导致肺泡通气变差。

麻醉和 BPF

在开始麻醉诱导之前，确保胸管在胸膜腔内的正确位置是至关重要的。还要确认胸管通畅，水封瓶或单向挡板阀门必须运作正常。胸管可能会被感染性物质或血凝块堵塞，也可能在运送患者的过程中被人为夹住或意外扭结。胸管不通的情况下开始间歇正压通气可导致张力性气胸，影响血流动力学。支气管胸膜瘘小且局限的可以不放胸管，如某些肺手术后的并发症。

胸管应该有足够粗，阻力足够低，能在间歇正压通气时有效排出胸膜腔气体，避免发生张力性气胸。胸管内气体流动情况可以用范宁方程来总结，$V=\prod {}^{2}r^{5}\,[P1-P2]\,/fL$，其中 V 是流量，$[P1-P2]$ 是胸管两头的压力梯度，“f”是范宁摩擦系数，“L”是胸管的长度，“r”是胸管的半径。范宁方程说明胸管越短、越宽，胸膜腔气体排空速率就越高。

如果胸管在病房是连接负压吸引的，最好在麻醉诱导期间保持负压吸引，但要想到这可能会导致或加重诱导期间的吸入麻醉药排出。

麻醉诱导要考虑的关键因素是患者对无呼吸和间歇正压通气的耐受程度（表 43.2）。在给予阿片类药物和（或）其他诱导药后，患者可能会发生无呼吸；在给予神经肌肉阻滞药后会呼吸停止。麻醉医生要考虑的一个关键问题是何时开始正压通气。转为正压通气可能会使气流优先通过瘘口，导致肺泡通气困难甚至不可能，继而发展为不能通风 - 不能氧合的局面。

另一个生理学上的不利方面是在无呼吸和（或）肺通气不足时患者可能快速出现缺氧。在有瘘的一侧，肺会因弹性回缩而发生不同程度的肺萎陷。这会降低患者的功能残留量和氧储备。此外，呼吸更

表 43.2 支气管胸膜瘘麻醉处理的注意事项

（Ⅰ）	开始前：胸管是否位于胸腔内，位置是否恰当，粗细是否合适，引流是否正常
（Ⅱ）	诱导：在麻醉诱导之前，仔细估计瘘口有效尺寸和通气在肺内的分布，再开始间歇正压通气
（Ⅲ）	分肺通气 ± 肺隔离：肺隔离的最佳方法是什么？使用气道内器具是否有撕裂瘘口的风险？如果有，如何避免？有脓胸肺脓肿时是否有污染“健康肺”的风险，怎么避免
（Ⅳ）	关心外科医生和（或）肺科医生会做什么
（Ⅴ）	根据前三项结果，最好的麻醉诱导方法是什么？如果瘘口较小，可以考虑常规全身麻醉。如果有效瘘口较大，可考虑采用自主呼吸下吸入麻醉诱导再置双腔气管导管，最好在光纤镜引导下进行，以免瘘口损伤加大。对于瘘口大者，也可以清醒下置单腔气管插管，然后将气管导管推进到恰当的支气管行肺隔离；或置支气管阻塞器行肺隔离，但隔离效果不能确保
（Ⅵ）	术后要关注的问题：是否可以避免术后机械通气，以防止瘘再发？术后镇痛的最佳方法是什么？硬膜外镇痛是否可行，是否存在局部感染

费力和（或）并发感染会增加氧耗量。因此在麻醉诱导后，无呼吸、低通气不足和肺泡通气困难会导致快速出现缺氧。

当患者出现通气困难且氧饱和度快速下降时，麻醉医生可能会仓促地尝试肺隔离和通气控制。双腔管或单腔管位置不正确时无法控制漏气，也无法获得足够的肺泡通气。仓促插管的另一个风险是导管误入瘘口或撕裂瘘口，使情况恶化。

因此，BPF 诱导具有潜在的困难气道（程度较低）特征，与所有潜在困难气道麻醉一样，周全的麻醉计划是至关重要的。该计划必须考虑如何最佳地实施麻醉诱导和肺隔离。事前也不能准确预测瘘口的确切大小。事实上，BPF 治疗方面缺乏高质量的科学证据，大多数文献都是小规模病例系列或是令人印象深刻的病例报告。

在麻醉诱导之前，该文作者从瘘口的物理尺寸和肺力学两方面寻找线索，来评估“瘘口的有效尺寸”（见上文），这是对间歇正压通气过程中 BPF 漏气量和潮气量间平衡点的临床评估。确定“有效瘘口尺寸”不是一门精确的科学，但对决定如何最佳管理麻醉诱导是有用的。有效瘘口较大时，间歇正压通气输送的大部分潮气量很可能通过瘘口逸出，患者实际肺泡通气较差。在这种情况下，最好在诱导期间和通气气流分布得到控制之前避免 IPPV。通气气流分布的控制通常使用肺隔离技术来实现。

可以从各种信息来源中估计瘘口的物理大小。确诊 BPF 的病因可能是有用的。例如，通常胸部穿透性或钝性损伤会造成大的瘘口，而肺切除后的瘘多小而局限。影像检查，特别是胸部计算机断层扫描，能显示瘘口的物理大小和确切位置（图 43.2）。纤维支气管镜也可以用来评估瘘的位置和大小。

肺力学显著影响 BPF 对患者的作用。评估双肺的力学特性以确定达到有效肺泡通气所需的气道峰压是高还是低是有用的。产生足够肺泡通气所需的跨肺压力梯度的高低在很大程度上取决于通气肺的顺应性和阻力。气道峰压高，瘘口漏气严重，反之会改善。理解肺的基础病理生理学并应用于临床有助于评估肺顺应性。从患者的病史也可见一斑，例如长期吸烟史并有严重的阻塞性呼吸道疾病者，有限制性肺部疾病者，或 ICU 中急性肺损伤者，其肺顺应性都不同。此外，胸壁和胸膜状况以及腹内压和肥胖等影响肺容积的因素都会影响跨肺压力梯度。这些肺力学的重要因素会影响瘘对患者的作用。肺部成像可提供肺实质或胸膜疾病以及肺体积的有用信息。

在评估“瘘口有效尺寸”方面，肺力学尤其是受 BPF 影响肺的顺应性是重要因素。在估计能产生足够潮气量所需的跨肺压力梯度时，影像上瘘同侧肺萎陷程度可能是有用的。尽管放置胸管且持续负压吸引，但瘘同侧肺完全萎陷，提示瘘口较大和（或）肺顺应性较低。这表明瘘口有效尺寸大，间歇正压通气可能会出现问题。相反瘘同侧肺在放置胸管引流后扩张好提示 BPF 较小和（或）肺顺应性高。这表明瘘口有效尺寸很小，间歇正压通气不太可能出现问题。患者呼吸窘迫程度也与瘘口的有效尺寸有关。

水封瓶排出气泡的量（即通过瘘管排出的气体体积）可以为评估瘘口有效尺寸提供线索。根据水封瓶漏气多少、漏气是在吸气期间还是在呼气期间还是持续的或仅在咳嗽期间发生，瘘口大小通常分

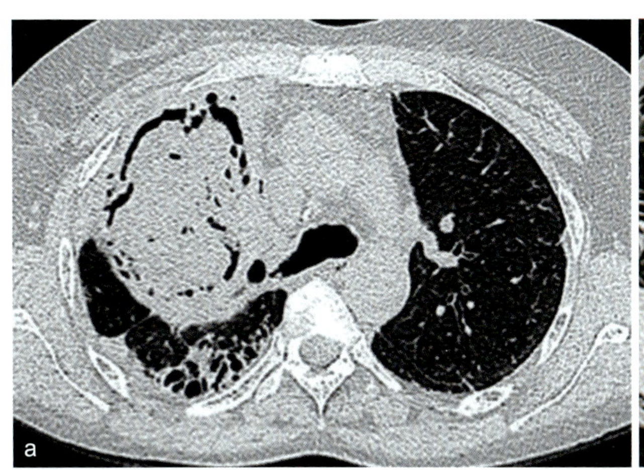

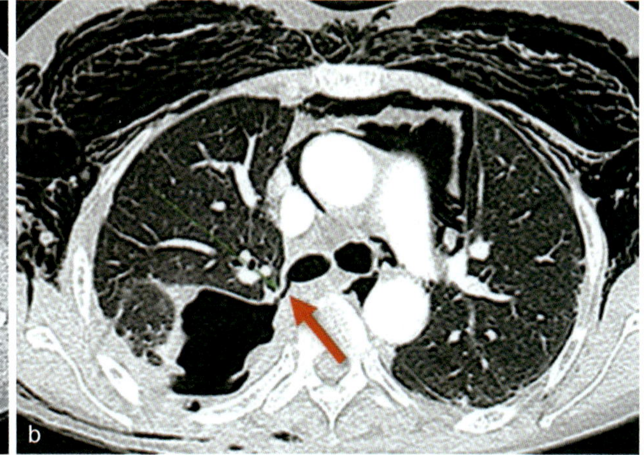

图 43.2 一例既往肺结核并右上叶足分枝菌病患者胸部 CT。左图是右上叶手术切除前，右图中的箭所指是术后 2 周支气管残端的支气管胸膜瘘。最终通过手术闭合瘘口

为小、中或大三类：

1. 小的，琐碎的：只有在 Valsalva 动作或咳嗽时才会出现空气泄漏。

2. 中：只有呼气时才有漏气现象。

3. 大：吸气和呼气过程中均存在漏气现象。

通过瘘管漏出的气体量可以用放置在胸管和水封瓶或挡板阀间的肺活量计或气体测定仪来定量。Kempainen 和 Pierson 认为，机械通气患者其吸入潮气量和呼气潮气量之间的差异超过 100ml 就算漏气大。这在临床医学中是不切实际的，也很少采用。通过水封瓶查看漏气程度是评估瘘口有效尺寸大小的可靠措施，但这在很大程度上取决于胸管和水封瓶整体的引流通畅性，而胸管容易被脓液或血凝块堵塞。胸管加水封瓶的引流系统其本身引流阻力是很小的，但胸管加“含有挡板、单向海姆利希型活瓣的无水胸腔引流装置”时，情况可能并非如此。该类无水引流装置并非按统一标准设计制造，具有固有的引流阻力，对胸膜腔引流效率会低于传统水封引流。

麻醉医生面对支气管胸膜瘘患者时必须努力预测瘘口有效尺寸大小，预测正压通气时气流在 BPF 漏气和有效肺泡通气间的分配情况。瘘口有效尺寸大的，间歇正压通气会有问题，呼吸机输送的大部分潮气量会通过 BPF 漏出，而不是到达肺泡成为有效肺泡通气。预测“瘘口有效尺寸”需要“临床判断”，精明的临床医生也需权衡多种因素。这种预测不是一门精确科学，预测结果也可能是错误的。但要小心的是，气道内器具或呛咳可能会破坏和（或）增大 BPF。如果瘘口之前被疏松组织覆盖，气道器具或咳嗽可能会把覆盖组织顶出。因此瘘的初始表现或其“瘘口有效尺寸”可能并不总是代表瘘的实际或潜在的大小。

确定瘘口有效尺寸后，才能决定如何麻醉诱导和肺隔离（表 43.2）。尽管“分开”研论，但实际开始麻醉前诱导方案和肺隔离方案要一并确定，包括在优选隔离措施失败下的备选隔离方案。之后在开始麻醉之前做各种实际准备工作来优化所选的技术方案。如果判断瘘口有效尺寸较小，可以实施“常规”麻醉诱导，顺序使用阿片类药物、麻醉诱导药和非去极化或去极化神经肌肉阻滞药，然后加压面罩下间歇正压通气。然后通常行软镜或硬支气管镜气道检查，以更好地确定瘘的范围。

如果评估瘘口有效尺寸大，避免间歇性正压通气直到肺隔离就很关键。在这种情况下，麻醉医生必须使用“非常规”诱导技术，以确保患者保持自主呼吸，直到肺隔离且两肺通气得到控制，可以使用吸入麻醉诱导或清醒插管后再行肺隔离来实现。七氟醚并高浓度吸入氧进行麻醉诱导通常是安全有效的。在吸入麻醉诱导后，通常很容易进行双腔气管导管插管并实施肺隔离，在 IPPV 后实现肺通气。也可以使用单腔管来达到肺隔离效果。胸部手术麻醉医生必须熟练掌握在患者自主呼吸下、吸入诱导置入双腔导管的操作，作者首选表 43.3 中所述的技术。如果瘘在上气道，也可以越过瘘口置入单腔气管导管来通气。然后使用阻塞管来实施肺隔离，或者直接使用单腔管来实现。这可以在患者清醒状态下，或保留自主呼吸下，或吸入诱导下进行。麻醉医生需要精通清醒（单腔）气管插管，不让患者、周围工作人员或自己感到痛苦不安。常有人炫技清醒下行双腔气管导管插管，但个人建议在纤维支气管镜下或交换导管（合适的尺寸、硬度和长度）下进行。这种方法技术上具有挑战性，作者也是偶有使用。

在支气管胸膜瘘瘘口大的情况下，会使用非常规的通气和氧合方法，包括高频振荡通气结合自主呼吸、体外膜肺氧合（extracorporeal membrane oxygenation, ECMO），避免全身麻醉和气道内操作，使用硬膜外或局部麻醉。使用什么方法取决于能使受影响肺的 BPF 漏气下降多少。

当很难确定瘘口有效尺寸是小还是大，或真是“中等”大小时，对患者的麻醉管理会出现诸多疑问。是保留自主呼吸下吸入诱导好，还是冒险常规诱导给非去极化肌松药后开始 IPPV 好？常见的预备方案是预给氧后麻醉诱导，然后给琥珀胆碱。按既定的肺隔离技术可以很容易地控制气道和通气，也不会花费很长时间。虽然琥珀胆碱是“短效的”，但上述方案成功的前提是控制气道前或恢复自主呼吸前患者经历无呼吸的时间得短。随着舒更葡糖钠环糊精的广泛引入，罗库溴铵成为琥珀胆碱的替代品。但 BPF 患者功能残气量低，在通气得到控制前或自主呼吸恢复前，可能会出现严重的缺氧。此外，在与血氧饱和度持续下降的时间赛跑中，仓促的气道器具操作可能会损害瘘管。最好在麻醉诱导前做出明确的决定，依据瘘口大小，采用常规或非常规麻醉诱导程序。这样也使麻醉医师更频繁地使用、练习和教授他们的“非常规”麻醉技术，也会增加患者的安全。

在使用常规或吸入麻醉技术进行麻醉诱导后，

表 43.3 推荐的自主呼吸下挥发性吸入麻醉诱导技术

Ⅰ 步骤 1：准备插管用具，包括桑德斯注射器、硬质和光纤支气管镜、气道交换导管和吸痰管，外科医生到场
Ⅱ 步骤 2：预给氧：吸高流量纯氧进行预给氧。在所有用于上气道的措施中，高流量经鼻吸氧可能有助于维持氧合，前提是不会引发高 PEEP 并损害瘘管
Ⅲ 步骤 3：在维持自主呼吸的同时进行吸入诱导
1. 在保持自主呼吸下用纯氧进行七氟醚麻醉诱导
2. 在诱导开始时可以考虑使用小剂量咪达唑仑（1~2mg/80~100kg）
3. 在吸入诱导期间进行柔和压力支持可能是有用的。要注意的是吸入麻醉下维持患者自主呼吸依靠的是二氧化碳分压，应保持分压高于呼吸暂停点约 0.5kPa，过度辅助可能导致患者呼吸暂停
Ⅳ 步骤 4：在置喉镜和双腔导管前应减弱气道反应。下述方法各有其优缺点，实施前多考虑
1. 气道表面麻醉。当患者达到“足够深的麻醉”时，可以使用硬喉镜将 10~15ml 的 2% 利多卡因注入气管支气管树。笔者常用此法。局部麻醉后，重新戴上麻醉面罩，纯氧下给予七氟醚，直到患者再次进入“足够深的麻醉”
2. 气管内滴注局麻药时可能会诱发喉痉挛，患者麻醉足够深时，这种情况很少发生。患者清醒时经气管喷射局麻药，很少引发喉痉挛
3. 通常不需要预先给予抗胆碱能药，但可以考虑
4. 替代气道表面麻醉的另一方法是使用超短效阿片类药物，如单次给予阿芬太尼 10~15mg/kg，或按大于等于 0.1μg/（kg·min）输注瑞芬太尼或靶控 1~2ng/ml，持续 1min 后进行气道操作。阿片类药物的缺点是不可避免地致患者呼吸暂停，且当与全麻药联合使用时，患者恢复自主呼吸的时间不确定！
5. 尽管进行了气道表面麻醉，且保留自主呼吸下七氟醚诱导，但作者坚持在气道操作前给予异丙酚 0.5mg/kg。再一次，呼吸暂停会接踵而至！
气道操作：
1. 直接喉镜下置入首选气管导管（双腔或单腔气管导管），但止于气管上部，即 BPF 位置近端。如果患者麻醉前评估没有困难气道，在吸入麻醉下置入 DLT 通常也是容易的
2. 在气管导管进入上气道后，为方便纤维支气管镜气道检查应吸痰。吸痰可以使用吸痰管也可通过纤维支气管镜进行。在纤维支气管镜直视导引下将双腔或单腔气管导管推到更远的位置，避免导管对支气管胸膜瘘的物理损伤

通常使用双腔导管来控制 BPF 气流。右侧瘘管通常使用左支 DLT，反之亦然。

在麻醉或清醒下置入单腔气管导管后，通常利用单侧支气管插管技术或使用支气管阻塞器来实施肺隔离行两肺通气。单侧支气管插管操作简单，通常在支气管镜引导下将大小适中的单腔导管推入单侧支气管完成。因其技术简单，在患者危及生命的紧急情况下也具有潜在的使用价值。这项技术适合左主支气管插管，这样整个左肺会通气良好。缺点是对侧支气管不能引流吸引，而右支气管插管往往进入中间支，仅右中下叶通气，缺氧风险高。在放置单腔导管后，可以通过气管导管在瘘口近端放置支气管阻塞器。也可以从气管导管外部在纤维支气管镜引导下将支气管阻塞器放置到位。后一种“导管外”方式更适合麻醉患者。

将支气管阻塞器用于支气管胸膜瘘是有一些争议的。双腔气管导管在确保肺隔离和控制左右肺通气方面更可靠。支气管阻塞器因为可靠性较差，尤其是用于较短的右主支气管时，不是很合适。但双腔管清醒插管可能非常困难，这个方案也是可以考虑的，即清醒单腔管气管插管然后加用支气管阻塞器。这些考虑因素可能更适用于上气道控制困难的患者。对于已经使用单腔导管插管的患者（例如 ICU 患者），支气管阻塞器的放置要容易些。

支气管胸膜瘘位于下气道的患者行气道内操作应在支气管镜下进行，以避免破坏瘘管的完整性。气道内装置可能进入并破坏瘘管，扩大瘘口。有时瘘口虽很小，但其周围组织可能非常脆弱。气管内操作、双腔管或支气管阻塞器等可能会卡在支气管残端缝线上，直接进入并进一步破坏瘘管。因此，关键是要避免盲目推进任何气道内装置，只有在柔性支气管镜直视下，才能轻轻地推进气道内装置。气道内吸痰清除脓液和分泌物也要小心。气道内装置不太可能加重肺泡实质性瘘的损害。

受影响的胸腔可能含有大量脓液或感染物质。通常发生在胸部手术后感染的情况下。如果脓液稀薄和（或）瘘口很大，在患者转到侧卧位后有脓液污染非术侧肺的风险。在麻醉诱导期间，实现肺隔离之前，可以利用重力来防止或限制脓液流向对侧正常肺。在诱导过程中，应当通过适当倾斜手术台或患者，将患侧置于健侧下方。此外，双腔气管导管或支气管阻塞器应实现密封效果，并确保将患者转至侧卧位时不会移位。胸科手术翻身时常规抽瘪支气管套囊内充气，对此，麻醉医生应掂量一下这一操作的后果。BPF 患者麻醉时手头要备吸痰管和可用的吸引器。如果瘘管非常小，可能不需要经典的肺隔离来控制两肺通气，但污染对侧“正常”肺的风险还是存在的，特别是在受瘘影响的病侧胸腔中积存有稀薄脓液时。

术后正压通气可能会使缝合的支气管或修复的瘘口产生张力，并与瘘管的再形成或复发有关。在这种情况下避免术后 IPPV 是谨慎的。BPF 修补术后无创通气支持可能更合适。

在出现全身和局部感染、胸腔有脓液引流出的情况下，不建议实施硬膜外镇痛。

支气管胸膜瘘的介入肺科治疗

介入性肺病学技术已被用于治疗 BPF。这些技术以前主要处理高危外科患者，现在越来越多地用作 BPF 的首要干预措施。麻醉医生要了解介入医生的治疗计划并配合。感兴趣的读者可以参考 Slade 关于 BPF 介入治疗技术的简明综述。

漏气具体源于支气管何处可以通过计算机断层扫描或支气管镜检查来识别。有时，产生漏气的支气管可能无法辨认，因为它们处于支气管树远端或检查不仔细。对于这类病例，可以使用顺序 Fogarty 导管支气管闭塞技术来识别有问题的支气管。

一旦确定漏气位置，可以使用各种技术来闭塞有问题的支气管。可以在瘘口部位放置渡边硅胶套管、血管闭塞线圈、气管支气管硅胶支架或自膨式金属支架，来机械性阻塞瘘口。Amplatzer 心内和血管闭塞装置也成功用于大的瘘口。通过支气管内局部灌注氰基丙烯酸酯或纤维蛋白胶也能成功闭塞直径小于 5mm 的瘘口，但可能对昂贵支气管镜造成损害。还可以通过黏膜下注射硬化剂、使用 Nd：YAG 激光和氩等离子体凝固术来实现支气管闭塞。

大多数介入肺病学方法只有病例报告或病例系列，但单向支气管内瓣膜的使用有强循证数据支持。这种单向瓣膜最初是为肺减容手术设计的。置入支气管内后，可限制或阻止气体流进入该支气管远端，促使远端实质肺不张。现有证据表明，这种单向活瓣在治疗各种原因的 BPF 方面取得巨大成功，包括自发性气胸；手术后、创伤性或医源性 BPF；囊性纤维化。支气管内瓣膜也紧急用于危重患者急性并发 BPF 者。放置单向瓣膜后患者逐步停 ECMO、机械通气，最终拔除胸管。随着漏口数量增多，瘘口增大，从逻辑上讲使用介入方法处理瘘会变得困难甚至不可能；因此，在大量漏气的情况下，最好调整呼吸机策略。

支气管胸膜瘘（BPF）通常是潜在肺部疾病的一个表现，尤其在成人急性呼吸窘迫综合征（acute respiratory distress syndrome, ARDS）患者中。因此，在患者既有肺部疾病得到改善之前，通过各种措施来减少漏气多半不成功。即使成功地降低了漏气的严重程度，也对气体交换影响甚小，这可以通过动脉血气来测量验证。

机械通气患者支气管胸膜瘘的处理

麻醉医生会遇到患者在 ICU 发生支气管胸膜瘘的情况。机械通气患者通常发生肺泡 - 实质瘘，中心支气管不受累。这类瘘的出现表明患者基础肺疾病或机械通气相关肺损伤程度严重，预后不佳。麻醉医生可能会参与患者用药和通气管理，还会参与通过介入或外科手术关闭瘘口的治疗。这方面的详细讨论超出了本章范围，但简要说明可能会对麻醉医生有用。

这类患者的主要治疗目标应该是对基础肺疾病（通常是急性肺损伤）进行最优的药物治疗和通气管理。随着基础肺疾病的改善，小的瘘管会自已消失。要积极治疗支气管痉挛和肺部感染，改善患者营养状况以促进愈合。次要的治疗目标是优化呼吸策略，最大限度地减少漏气，促进 BPF 闭合，改善气体交换。气道峰值和平均压越高，瘘口漏气越多。调整呼吸策略的终极是通过任何手段将气道压降至最低。包括应用适当的呼气末正压、最小潮气量和尽可能低的跨肺压，并允许高碳酸血症。

实现这一目标的传统通气策略包括减少潮气量、缩短吸气时间、最小化 PEEP、使用不同的通气模式（压力支持、压力控制、同步间歇强制正压通气）和（部分地）使患者脱离机械通气。当使用压力支持通气时，医生必须考虑到只有当吸气流量降至特定值以下时，呼吸机的吸气支持才会终止，而这在大量漏气的患者可能不会发生。Kempainen 和他的同事建议采用一种“适当无作为”的通气策略。这一策略包括容忍较大的漏气，采用更高的吸入氧气浓度，以及容忍允许性高碳酸血症。虽然这些策略都饱含智慧，但患者结局仍不确定。

已有提倡在这些情况下应使用非常规通气方法。高频喷射通气时气道峰压较低，对肺实质正常但气道断裂的患者明显有用。但在肺泡 - 肺实质疾病相关瘘的患者，从常规通气转到高频喷射通气后，其低氧血症恶化。只有当高频通气降低气道峰值和平均压力时，肺泡 - 肺实质瘘的漏气量才会减少。高频通气产生 PEEP 的倾向可能解释了其在肺泡 - 肺实质疾病中应用失败而在气管 - 支气管破裂中有效。高频振荡通气可能是急性肺损伤合并 BPF 的另一种选择。

放置双腔气管导管属于非常规"ICU"技术，但在麻醉医生专业范围内。双腔管可以用来控制通气的两肺分布，争取时间来制定明确的 BPF 治疗策略。此外，双腔导管有利于对两肺进行分开、独立的通气，特别是两肺有不同的病变时。分肺通气不必只使用一个呼吸机或采用相同的通气模式；例如，一个肺可以进行同步间歇指令通气，而受 BPF 影响的另一侧肺则进行持续气道正压通气或高频通气。分肺通气可以利用通气技术使受 BPF 影响的肺"休息"（最小化跨肺压力），并允许小瘘自然愈合。通过对未受瘘影响侧的肺进行更好通气管理，可以获得更好的肺泡通气，促进气体交换，防止该侧肺的通气损伤。分肺通气对血流动力学的有害影响甚少，不需要同步。尽管如此，呼吸机的电子连接和同步还是会使用。

在 ICU 中使用双腔气管导管会带来许多潜在的技术问题，如移位、气道排痰和分泌物堵塞。即使患者深度镇静并使用非去极化肌松药制动、细致吸引气管内分泌物，这些问题仍可能发生。由于这些原因，在 ICU 中使用 DLT 不可避免地涉及人力资源问题，会随时需要支气管镜检和熟练掌握双腔管技术的麻醉医生。DLT 支气管和气管的套囊高压可能会影响局部黏膜血流。当漏气得到缓解时，即两肺间潮气量和顺应性差分别小于 100ml 和 20% 时，可以考虑撤双腔管，改用单腔管行常规通气。另一可行办法是使用 Fogarty 导管或支气管阻塞器选择性阻断肺叶来实现差异化肺通气。

条件允许，可以考虑最终关闭瘘。可在开放手术下或电视胸腔镜辅助下闭合瘘口、行胸膜切除术和（或）胸膜固定术。上面讨论的任何微创技术，特别是支气管内瓣膜的使用，都可以并且已经被用来实现最终的瘘管闭合。ECMO 作为过渡手段也已成功用于肺移植 BPF 修复，术后降低呼吸机通气支持，促进支气管愈合。

在 ICU 中使用常规和非常规通气技术时，必须要求胸管在位且功能正常。在有胸膜感染、粘连和多处渗漏的情况下，达到以上要求有一定的困难。可以通过细致地放置多根胸管来解决这个问题。胸管手法排空，特别是胸管持续吸引，可以促进胸膜腔引流和肺扩张，有利瘘管闭合。Pierson 建议胸管负压吸引也应谨慎，维持使肺扩张的最低负压即可。过度胸管吸引可能导致呼吸性碱中毒，不能改善甚至恶化气体交换，还会触发呼吸机自动呼吸补偿。通过间歇夹闭胸管使胸膜腔内产生正压，当正压与 PEEP 相等时可以改善患者氧合。虽有人力捧此法，但采纳者寥寥，且有多根胸管时不可行。

第 44 章　大咯血

Jean S. Bussières，Marili Frenette　著

李婷婷　译　曹　晖　校

要点

- 通常大咯血的死亡是由窒息导致而不是失血引起的。
- 在控制出血源的同时需要积极预防窒息的发生。
- 支气管内和(或)血管造影控制出血通常是可行的。
- 目前支气管动脉栓塞术(bronchial artery embolization, BAE)是首选的治疗方法。
- 在大咯血的处理上，手术干预的地位在下降，对于稳定的有选择性的无出血患者的手术效果更好。
- 尽管肺动脉损伤很少见，但死亡率高，可通过 BAE 治愈。

引言

大咯血(massive hemoptysis, MH)是一种医学急症，此类患者往往面临窒息和死亡的风险。由于 MH 往往引起很严重的后果，因此快速且恰当的处理措施显得尤为重要。由于 MH 的潜在致死风险，需深入地研究及快速、妥善地处理。

MH 的定义并不统一，通常是根据咳出的血量。在已发表的文献中，我们发现其定义差别很大，从 100~1000ml/24h 不等。根据共识(表 44.1 和图 44.1)，MH 定义为出血速率超过 600ml/24h，即超过 25ml/h。按照此定义，只有 1.5%~5% 的咯血是真正的大咯血。进行性咯血的定义是出血速率超过 150ml/h 或失血量超过 1000ml/24h 或在一次咯血时失血量超过 300ml。

MH 出血的定量很困难，从临床实际操作来看，这样的标准用处不大。基于大多数成人的主要气管支气管树的解剖无效腔大约为 200ml，因此有人提出应该根据咯血可能引起的病情危重程度来定义咯血的严重程度。MH 可定义为出血量足以导致气道梗阻进而危及生命的咯血，而不是通过出血量的大小来定义。

表 44.1　咯血的定义

咯血	大量的	失血
一次咯血(ml)		>300
ml/h	>25	>150
ml/24h	>600	>1000

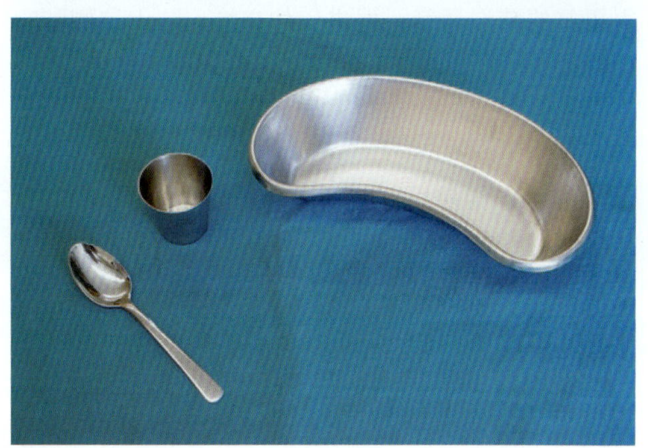

图 44.1　评估咯血的严重程度。从左至右：一茶匙 =5ml，一个药杯 =60ml，一个弯盘 =650ml

与中度或轻微咯血相比，大咯血意味着患者的死亡率更高。已发表的系列研究显示，经过医疗干预的大咯血患者的死亡率从 12%~50% 不等。而未得到充分治疗的患者死亡率则远超 50%。

治疗决策的制定是一个多学科参与的过程，涉及危重病医生、肺内科支气管镜医生、介入放射科医生、胸外科医生和麻醉医生。

历史考量

MH 治疗最初只有外科手术一种选择。从 20 世纪 40 年代到 60 年代，人们采用了不同的手术方法来控制和治疗 MH。1973 年，Remy 和他的同事第一次报道了支气管动脉栓塞治疗 MH，并自此改

变了 MH 的治疗选择。在 1974 年 Hiebert 报道了第一例使用 Fogarty 球囊导管通过硬支气管镜对一个濒临死亡的支气管大出血患者成功止血。随后支气管镜逐渐从硬支气管镜过渡为软纤维支气管镜（flexible fiber-optic bronchoscopy，FOB）。近期介于支气管动脉取栓术（bronchial artery embolectomy，BAE）易于实施且效果显著，早期支气管镜检查（主要是 FOB）的地位受到质疑。

自从引入介入栓塞术以来，麻醉医生对大咯血的干预越来越少。随着 BAE 的迅速应用，潜在的大咯血可以迅速得到控制，手术干预（急诊、半急诊或择期后处理）的需求越来越少，因此，麻醉医生参与也越来越少，现在只是偶尔参与气道管理，肺保护，以及在介入治疗期间的协助。

参考文献通常时效性不足，而且只有回顾性的系列报道或病例报告支持 MH 的调查建议和治疗计划。因此不难理解，对这类人群设计一个前瞻性随机对照研究是非常困难的。

病因

咯血的定义是咳嗽出血来自气管支气管树或肺实质。大咯血的潜在诱因有很多。快速识别是否为肺出血非常重要，因为它也可能来自鼻咽或上消化道。

肺有双重血液供应，肺循环和支气管动脉供血。支气管循环是一个高压系统，只向肺提供 1% 的动脉供应，但超过 90% MH 病例与支气管动脉树相关。支气管动脉出血颜色鲜红。支气管动脉起源于主动脉，为肺实质和大气道提供营养。70% 的支气管动脉通常来自第 5 和第 6 胸椎水平的降主动脉。剩下的 30% 来自其他部位，如锁骨下动脉。供应支气管动脉的血管也可以通过复杂的吻合网络供应食道、纵隔淋巴结，甚至脊髓。

肺动脉循环负责气体交换，造成大咯血的比例不到 5%~10%。肺床是一个高顺应性的低压系统（收缩压 15~20mmHg，舒张压 5~10mmHg）。但是如果合并肺动脉高压，这个低压系统也可能会变成高压系统，甚至达到体循环水平。因为血液没有充分的氧合，因此肺动脉出血往往颜色暗红。

咯血按照来源可分为体循环来源（即支气管动脉供血）或是肺循环来源。支气管树咯血最常见的原因是炎症性肺病（支气管扩张和肺结核）和肿瘤（表 44.2）。肺循环咯血最常见的原因是动静脉畸形和 Rasmussen 动脉瘤（由肺结核引起）。肺漂浮导管（Swan-Ganz）引起的医源性肺动脉破裂出血很少发生，但由于麻醉医生与该事件往往密不可分，将在本章的另一节深入地讨论这个问题。

表 44.2 大咯血的可能原因

大咯血的可能原因
感染性疾病
支气管扩张（包括囊性纤维化）
慢性支气管炎
结核
非结核分枝杆菌
肺脓肿
坏死性肺炎
霉菌瘤
心血管疾病
动静脉畸形
肺栓塞或梗死
二尖瓣狭窄
主动脉瘤或支气管血管瘘
血管炎，Wegener 肉芽肿
肿瘤性
肺癌
支气管腺瘤
肺转移瘤
其他
吸入性异物
肺挫伤，外伤
特发性肺含铁血黄素沉着症
医源性（经胸或经支气管活检，肺动脉漂浮导管）

临床表现

在咯血的急性期，肺内相应部位有血液积聚。通过咳嗽反射，血液被排出，产生咯血。在这段时间内，血液可以扩散到双侧的支气管树中，而此时临床评估往往容易偏侧化不够全面。

由于受累的肺叶或肺内的血容量无法量化容易造成出血量被低估，甚至大量的出血也可能会被低估。许多咯血患者往往有肺功能受损的病史，即使少量血液进入支气管树也会导致严重的呼吸窘迫。咳出的血常被吞咽而无法测量。窒息是 MH 最致命的，很快便会导致血流动力学不稳定，是 MH 常见的死亡原因。

MH 的初始治疗

针对 MH 患者的最佳治疗尚未达成共识。此外，从 21 世纪初开始相关的大型研究寥寥可数。在这一部分中，我们将介绍这些研究的结论、文献中的一些共识以及存在的各种争议。大咯血的初期治疗需要快速同时做到以下几点。治疗的第一步是鉴别小咯血与大咯血。对于表现为 MH 的患者的处理，通常可分为三个步骤：气道保护、定位和治疗。病人的初始治疗方法应根据临床表现而定。快速出血或严重功能失代偿的患者首先需要保护气道，这意味着应尽一切努力保护尚未受影响的肺免受出血的影响，并保证足够的气体交换以防止窒息。继发于肺出血或血凝块所致的窒息是导致死亡的主要原因。其次，确定出血的来源是非常重要的，这意味着尽可能精确地找到出血的来源或至少找到发生 MH 的一侧肺。第三，特定的治疗是必需的。有效的治疗选择包括保守治疗、支气管内治疗、动脉栓塞或手术。

所有出现 MH 的病人都应该被送入重症监护病房接受进一步的检查和治疗，或者转移到放射介入室进行 CT 或血管造影检查，极少情况下也可直接送到手术室。在进行诊断过程中，病人应该保持直立，并给予 100% 的氧气。应建立适当的静脉通路，并从血库备好血液以备不时之需。应进行凝血功能检测，以确定有无凝血障碍，包括由乙酰水杨酸（阿司匹林®）、氯吡格雷（波立维®）以及其他抗血小板药物引起的血小板功能障碍，和新型抗凝药所致的凝血功能异常。如有可能，应尽一切努力逆转抗凝作用。由抗凝治疗、出血性疾病或 Goodpasture 综合征所致的咯血并不适合有创治疗。

在 MH 急性期，使用抗焦虑药物或咳嗽抑制药物进行轻度镇静几乎没用。但在渡过危急期，出血得到很好控制的前提下，这类药物可以用来抑制过度咳嗽，降低因咳嗽加重或诱发再次咯血的可能性。不能使用支气管扩张药，因为它们具有扩张血管的作用，并可能导致再次出血。

危急时刻的干预治疗

发生 MH 时，应及时采取多种预防气道受累的措施。如果来不及或无法进行肺隔离，无论气管插管与否，都应将病人置于患侧卧位，即出血的肺靠下，从而以防止累及未受影响的肺（上侧）。

肺隔离可用于避免出血肺的血液溢出到未受影响的肺。肺隔离可采用不同的方法进行，包括选择性气管内插管、支气管封堵器（bronchial blocker, BB）的使用或双腔管（double-lumen tube, DLT）插管。最后两种肺隔离技术并非咯血专用，因为它们经常在胸部手术麻醉期间使用（见第 16 章）。

如果视野足够好，便于引导气管导管，那么可以选择在 FOB 引导下行主支气管插管。然而，血液和血块会阻碍 FOB 的视野。血液会高度吸收 FOB 的光，从而影响其识别气管分叉以及引导支气管内插管的能力。可尝试盲支气管内插管，并通过听诊验证。然而，主气道中大量的血液可能会影响单侧听诊的准确性。

支气管封堵器（BBs）可用于肺隔离，可作为 MH 的一种治疗手段。在有生命危险的情况下，它可以是一种临时措施，直到采用更具体的治疗实施。在 FOB 的引导下，支气管封堵器可以插入出血的支气管，以达到支气管内填塞止血的目的。当 DLT 不能立即使用或插入 DLT 有困难时（如经皮气管切开术），支气管封堵器可用于肺隔离。其他任何肺隔离措施都首选使用 FOB，但由于存在血液和血块，气道可视化可能很困难。BB 可用于非插管（通过鼻孔）或插管患者。它可以定位并稳定在气管插管或 DLT 管腔的旁边或内部。在某些情况下，BB 可通过 DLT 引入。届时，可能需要使用非常小的 FOB（2.8mm），主要是使用较小尺寸的 DLT（35~37F）。与其他型号相比，Uniblocker BB（日本东京富士系统公司）使用起来很方便，现在它是该操作的金标准。

Hiebert 于 1974 年首次提出支气管内球囊导管填塞术控制 MH 出血。这是一个很好的方法，以达到控制出血和保护对侧肺和潜在的同侧非出血肺叶或肺段。作者用经硬支气管镜插入的球囊导管阻塞了出血的支气管。已有多种导管被用于控制 MH 出血，包括 Foley 导管、Fogarty 导管、Swan-Ganz 导管、特殊的双气囊导管，以及最近的支气管封堵器。除了填塞压迫止血外，血管活性药物也可以通过管腔内给药。这给我们争取了治疗时间，以便进行确切的干预。由于在 FOB 视野下支气管封堵器应始终保持瘪气状态，所以如果可能的话，应该用 DLT 或单腔管代替 BB，以便进一步评估和抽吸出肺内的血。2006 年，Giannoni 等报道一个双侧并发大咯血并使用多个球囊导管成功控制出血的案例。2017

年，Caddell 报道了一例急诊肺取栓术并发急性大咯血的病例。作者使用双支气管封堵器系统，结合顺序充气和放气技术来定位出血，来达到肺隔离和通气的目的。

第三种方法是放置双腔管（DLT）或普通支气管导管。这些 DLTs 是专门为右或左主支气管选择性插管而设计的。对于 MH，选择性左肺插管更为可取。左侧气管比右侧导管更容易定位，因为右侧导管有阻塞右上叶支气管的风险。已发表的文献证实双腔管在 MH 治疗当中所起的作用不大。不过，其中一些观察结果是在 DLT（其定位可通过 FOB 进行验证）进入临床之前发表的。其他文献涉及 DLT 的治疗作用，大多在其他疾病方面的应用而非 MH，其结论不能用于评价 MH 期间 DLT 的安全性。然而，已有研究表明，在胸科麻醉方面经验有限的麻醉医师，常常无法成功地放置肺隔离装置、DLT 或支气管封堵器。

笔者认为，插入左侧双腔管是一个好的策略。DLT 的许多问题都是因为使用旧的非一次性 DLT 或旧的 FOB 所导致的。当遇到大咯血时，使用 DLT 和新的具有较大抽吸通道的 FOB 是有帮助的。插入非出血肺的管腔用于给病人通气。另一个腔与出血的肺相连，可作为 FOB 进入的通道。这些管腔直径小于 4.2mm 的 FOB，有一个工作通道，可以从出血部位抽吸血液和血凝块。直达出血肺的管腔可用于进行相对“盲”且小心的导管抽吸。在细致的操作下，对出血的肺应用持续正压通气（continuous positive airway pressure，CPAP）或机械通气加呼气末正压（positive end expiratory pressure，PEEP）可以减少出血和（或）改善气体交换。

即便一位经验丰富的麻醉医师在大量出血影响 FOB 视野前提下，也很难将 DLT 顺利插入。此外，在病人频繁地从重症监护室转移到放射科或病人在床上反复重新定位时，DLT 很容易移位。笔者更倾向于使用带隆突钩的左侧 DLT 来加强 DLT 在隆突上的稳定性，并将其固定在上颌骨上以减少其移位。有时碰到大咯血时，使用隆凸钩有助于在非可视情况下放置 DLT。值得注意的是，BBs 比 DLTs 更容易因患者的移动或转移而移位。因此，DLT 或 BB 患者通常不应移动，除非绝对必要，有时这些患者应使用肌肉松弛药，以防止咳嗽，直到咯血得到治疗。

一旦获得充分的肺隔离，病人可以健侧卧位，有助于患侧肺血液分流，这将有助于控制出血，因为它减少了出血侧肺的灌注。这种体位还可以改善通气 / 灌注（V/Q）比。病人应进行 100% 氧气通气，并对健侧肺使用 PEEP 以改善气体交换。PEEP 或 CPAP 也可用于出血侧肺，起到止血以及帮助气体交换的作用。

诊断工具和治疗方法

关于支气管镜检查和影像学检查的顺序存在争议。在危重病人中，初次计算机断层扫描（CT）被认为可以缩短检查时间，但对于大咯血患者，病因诊断不如立即止血过程重要。

胸片检查简便易行，是寻找出血的原因以及定位肺部病灶的重要诊断手段。高清晰度计算机断层扫描（HDCT）血管造影也是一个很好的诊断工具。在非紧急情况下，在支气管镜检查前应该进行 CT 扫描。它比支气管镜和胸片更能找出咯血的潜在病因和出血部位，特别是在支气管扩张、支气管癌和曲霉菌瘤病例中。血管病变，如动静脉畸形或动脉瘤，是导致咯血的罕见原因，在增强 CT 扫描检查中也能清楚地显示出来。最近的 CT 扫描技术可以在很短的时间内（12~15s）对胸部进行薄层扫描（1.15mm）。在同一研究中，用 80~100ml 的对比剂可检测引起咯血的病变，以及来自支气管或非支气管系统的供血动脉。在血管造影术对照研究中，86%~87% 的血管是通过 CT 血管造影（CTA）发现的。

支气管镜检查

对于出现 MH 的患者，医疗团队可以选择早期或晚期进行支气管镜检查。支气管镜检查可以是硬的也可以是软的，其主要目的是定位出血点或至少定位出血侧肺。第二个目标是清除气道内可见的血。最后，第三个目标可能是使用药物来控制出血。如果情况不严重，可以进行 FOB 快速检查以确定出血的来源或至少确定出血的一侧。如果患者的氧合功能明显受损或活动性出血，则应使用气管插管（8.0mm 或更大）进行选择性口腔插管；这可以与支气管镜检查同时进行。

时机

尽管大多数权威机构建议使用支气管镜检查来帮助确定 MH 出血的部位，但何时使用支气管镜仍然存在争议。在文献中，经常提到 MH 患者需要紧急支气管镜检查。但提出这一论断的论据是出血会随着时间的推移而增加，进而影响视野。有研究称支气管镜检查有助于发现有弥漫性肺病患者的肺或肺叶的出血部位。

最近出现了一种新的治疗选择。出现 MH 的患者立即送到血管造影室，同时进行诊断性血管造影和支气管动脉栓塞术。支气管动脉栓塞术前就有窒息危险的患者可从肺隔离技术中获益。几天后再进行 FOB 检查。这种治疗顺序的主要依据是，在严重 MH 的急性期，气道内充满大量血液，限制了支气管镜检查的使用，因此支气管镜下的治疗也作用不大。有时，内镜检查可能会加重出血，并且延误更有效的治疗。Hsiao 等在 2001 年报道，考虑到需要镇静、延误最佳治疗、低氧血症和高成本等风险，支气管镜检查不是治疗过程中的先决条件。在这项研究中，任何时间段的支气管镜检查结果均纳入了研究。不进行支气管镜检查并不影响血管内治疗的效果。支气管镜检查结果并不影响患者血管造影以及血管内治疗的过程。在这项观察性回顾性研究中，28 例患者在有活动性和大量出血时不需要急诊支气管镜检查。

在一项对 28 例大咯血患者的回顾性研究中，使用软支气管镜检查成功地定位了 26 例患者的出血部位。相比之下，胸片定位出了 23 例患者的出血部位。这表明，在大咯血患者中，软支气管镜在确定出血部位方面是有效的，但是放射学定位足以保证在不使用支气管镜的情况下进行支气管动脉栓塞术。

尽管“缺乏证据”表明早期支气管镜检查是有益的，但一般专家一致赞成早期支气管镜检查，尤其是对于大咯血的患者。早期检查能为临床医生提供最大限度的信息，以作为未来决策的依据，特别是对于突然复发或出血加速的患者。然而，早期支气管镜检查并没有被严格证明能改善预后。实际上，对于临床稳定或出血停止的患者，应在最初的 12~18h 内进行早期支气管镜检查。而对临床不稳定或失代偿患者来说，在安全可行的情况下，应尽早进行支气管镜检查。在一些机构中，对于不稳定的 MH 患者，若可立即进行诊断性血管造影治疗，是定位出血部位的首选方法。

支气管镜检查分类

根据每个机构的实际情况，硬性或软支气管镜都可用于评估及控制出现 MH 的患者。这种选择基于不同机构或操作者的经验。尚没有研究涉及这个问题。

硬支气管镜

在此之前，硬支气管镜检查一直是初次胸片检查后的首选方法。许多外科医生和许多旧文献都强烈主张使用硬支气管镜。硬支气管镜检查之所以是首选，因为它一般能够吸出大量液体和凝固的血液，其次可以在支气管镜检查中使用多种治疗方法，如直接烧灼或填塞支气管病变，并能持续提供通气。显然，上述操作需要在手术室并且全身麻醉的情况下进行。与之相比纤维软支气管镜检查的视野范围要小得多。

随着时间的推移，硬支气管镜使用越来越少，甚至在许多机构中并不可用。因此，硬支气管镜通常用于床边纤维支气管镜（软镜）检查失败后仍有大咯血的病人。软性支气管镜也可通过穿过硬镜管腔与其结合使用，这样可以更好地检查更远端和上肺叶的气道。1998 年的一项调查指出，79% 的医生在治疗大咯血时，倾向于将软支气管镜（FOB）作为初始治疗选择，而在 1988 年进行的一项类似调查中，这一比例为 48%。

纤维支气管镜

FOB 作为插管或未插管患者的初始治疗已广为认可。与硬性支气管镜相比，FOB 的主要局限性在于其较小内径导致其吸引能力有限。此外，大咯血时，下气道中的血液可能会吸收 FOB 透射的光，因而视野会很暗。如上所述，FOB 可通过与硬支气管镜结合使用，可进行进一步检查。

为了尽可能保证安全，大咯血的时候绝大多数病人应该在气管插管后再进行气管镜检查。如果在手术过程中出血增加或再次出血，可以取出支气管镜，使用吸引器来控制气道。支气管镜下的视野常常会被镜头上的血凝块所模糊；因此，能够安全地取出内镜、清洁镜头并吸净气道以继续检查非常重要。支气管镜检查在急性出血的情况下的缺点包括支气管内出血而导致的能见度低和常常无效的治疗选择。

支气管内治疗

激光光凝或切除、电灼和冷冻疗法是治疗轻中度咯血的有效工具。但是，这些技术对大咯血很少有效。如果支气管镜检查提示局部出血性黏膜病变，可考虑激光治疗或电灼术（如果可行）。这两种技术都可以通过软性或硬性支气管镜进行。由于此时对视野的要求更高，因此具有更好吸引作用的硬性支气管镜可能是首选。

药物辅助

一些辅助药物可通过 FOB 使用。局部用药，如温盐水等，初始有助于分解大血块并确定出血部位。

一旦确定出血侧，可连续使用 50ml 冰盐水灌洗出血部位来控制出血，最多可用到 500ml。肾上腺素（1：20 000）也可作为血管收缩药局部应用来止血。凝血酶、纤维蛋白原凝血酶或纤维蛋白前体溶液，例如止血药，可通过 FOB 的导管进行支气管内注射。

机械疗法

如果病变没有供血血管而不能通过栓塞治疗，且手术也不可行的时候，那么可以通过插入肺隔离装置来保护对侧肺。但这项措施可能只是权宜之计。当前，用自膨式气道支架覆盖出血段支气管口，既可以起到填塞又可以起到隔离出血源的作用。

全身治疗

静脉注射血管加压素可用于治疗大咯血，其方法与治疗胃肠道出血相似。因此，血管加压素的使用可能会减少 BAE 的使用。其他可以促进凝血并能成功治疗大咯血的疗法包括静脉注射雌激素（Premarin®）、去氨加压素（DDAVP®）、ADH（血管加压素）、氨甲环酸（Cyklokaprant®）和重组活化凝血因子Ⅶ。

支气管动脉栓塞（bronchial artery embolization，BAE）

Remy 等 1973 年首次报道的 BAE 在 MH 的治疗中应用已经非常广泛。它已成为治疗 MH 的首选，无论是首次出现还是复发。BAE 的出现是 MH 治疗的一个巨大进步，既可以作为一种临时措施，也可以作为某些患者的最终治疗方法。经过几次改进，BAE 现在被认为是大咯血和复发性咯血的首选治疗方法，应立即进行。它现在也被认为是 MH 最有效的非手术治疗方法。这种方法降低了病变肺实质内支气管动脉的动脉灌注压。在有经验的血管造影医师的手上，能够即刻止住超过 85% 的出血，尤其是在支气管血液循环和全身动脉供血已明确的情况下。

在情况稳定的病人中，可由多种影像学检查来确诊并定位出血部位，包括胸部平片、胸部 CT 和支气管镜检查。但是对于不稳定的 MH 患者，诊断性血管造影是定位出血部位的首选成像方法，因为它可以立即进行治疗。

经导管栓塞术的第一步是进行胸部血管造影，以显示和定位病肺的主要体循环供血动脉。一旦供血动脉被定位，进一步行选择性支气管动脉造影检查以明确出血血管。确定出血血管后，使用栓塞剂。关于用于 BAE 的材料有很多种选择。它们都有不同的特性，如粒子、线圈或具有不同尺寸的不规则或球形的栓塞材料。

栓塞后，进行支气管动脉造影和胸主动脉造影，以确保所有供血动脉完全阻断，无供血动脉出血。早期复发的咯血通常是由于漏诊的供血动脉出血引起的，而晚期复发则可能是由于供血动脉或新出血血管的侧支循环或再通所致。

多篇文章（从 1983 年到 2007 年，包括 609 名患者在内的 10 个系列研究）已经证明，BAE 控制出血的即刻成功率在 70%~95% 之间，复发率在 13%~43% 之间。这些研究还指出最低的并发症发生率小于 1%。BAE 最严重的并发症是脊髓前动脉（Adamkiewicz 动脉）被造影剂或栓塞颗粒意外栓塞造成的缺血性损伤。大约 5% 的病人脊髓前动脉起源于支气管动脉。据报道，这种并发症的发生率为 1%。这种风险已经通过超选择性栓塞技术降低了，这种栓塞技术使用了可以放在远端的更小的导管。造影剂负荷引起的肾功能不全是一个值得关注的问题，尤其是在因失血而血流动力学不稳定的患者中。

大咯血进行 BAE 前必须对患者进行正确临床评估并稳定通气功能。在 FOB 辅助下，用单腔或双腔管插管有助于监测放射介入止血，并清除下呼吸道的残余血液和血块。

手术治疗

历史上，肺切除术是控制和预防复发性出血的最有效方法。比较内科与外科治疗的结果并不容易，主要有以下几个原因。不同机构的手术指征不同，容易受到手术技术或医院水平等偏移的影响。选择偏倚的主要问题体现在更容易死亡的患者不太可能接受手术。

对于发生在一侧的、完全局限并无法控制的出血的患者，应尽早评估是否需要手术，以防出血仍然很活跃且对其他措施无反应的情况发生。对于 BAE 无法挽救的病人，手术可作为最后的治疗手段。

出现 MH 的患者病情太重，无法进行相关术前评估，可以利用患者的既往检查结果评估患者接受肺切除术的能力。手术的相关禁忌证包括严重的潜在肺部疾病、活动性肺结核、弥漫性基础性肺病（囊性纤维化、多发性动静脉畸形、多灶性支气管扩张）和弥漫性肺泡出血。

持续性大出血并接受急诊手术的患者并发症发生率和死亡率明显高于非出血患者的择期手术。在大多数研究急诊手术治疗的研究中，大咯血的手术死亡率约为 20%，2000—2003 年发表的系列研究中，手术死亡率从 10%~38% 不等，此外还有 25%~50% 的并发症发生率；然而，这些研究中的大多数患者都在 20 岁以上。

高死亡率和高并发症发生率的原因可能与血流动力学不稳定时仍伴有持续出血相关，还与残存的健康支气管肺段受到术前和术中污染有关。术前、术中、术后对侧肺的污染是术后呼吸衰竭的主要原因，导致长时间呼吸机辅助通气、医院获得性肺炎和死亡。一种解决方法是先进行 BAE，以尽量推迟手术，争取维持血流动力学稳定，并在术前和术后进行支气管灌洗。在决定进行手术前，外科医生应确保可用的介入手段，如球囊支气管封堵器、硬支气管镜或 BAE 能以最佳方式使用，以期尽量争取时间延迟手术，保证手术效果。

医源性肺动脉破裂（iatrogenic pulmonary artery rupture，IPAR）

由于经食管超声心动图的广泛应用，肺动脉导管（PAC）在手术室的使用越来越少。然而，PAC 仍然是诊断和治疗许多心脏或肺部疾病的有效工具。病情较重的患者可能需要置入 PAC，而这些病情较重的患者通常是导管诱发肺动脉破裂的高危患者。治疗医源性并发症的最佳方法是预防。预防的第一步是正确选择病人。导管诱发肺动脉破裂的危险因素包括女性、年龄超过 60 岁、导管放置不当和先前存在的肺动脉高压。第二步是对 PAC 的合理使用和管理。当导管引起肺动脉破裂时，医生需要有一个明确的干预方案来处理这种严重的并发症。

破裂的发生率不是很高，平均为 0.01%~0.47%。在一项对使用 Swan-Ganz 导管的患者进行的大型回顾性研究中，Kearney 等发现肺动脉破裂（PAR）的发生率为 0.031%，死亡率为 70%。肺动脉破裂的死亡率平均为 50%，但抗凝患者的死亡率高达 75%。死亡通常继发于窒息。如果延误了最佳治疗时机，将会导致更高的死亡率。

最初的表现既可能像大面积肺出血一样明显，也可能像伴有咳嗽的小咯血一样难以察觉，或者完全没有症状。此外，由于 PAC 伴随的高 PAR 或假性动脉瘤形成风险，因此一旦出现咯血症状必须详细检查。当出血进入胸膜腔而非气道时 PAR 可能表现为血胸。

导管诱发 PAR 的机制包括：气囊尚未充气时，随着 PAC 进入而导致导管尖端刺入血管壁中，或是由于气囊偏心膨胀导致导管尖端暴露并刺入动脉壁，或由于导管进入较小的动脉后膨胀气囊导致的破裂出血。导管致肺动脉破裂的主要处理是预防窒息。继发于肺出血或血凝块的窒息是导致死亡的主要因素。防止未受影响的肺受到污染是至关重要的。至于其他类型的 MH，失血量很少大到足以对血流动力学造成很大威胁，轻微低血压可以通过容量复苏来治疗。

IPAR 的治疗需要三管齐下，治疗遵循急救复苏的“ABC”原则，即气道（A）、呼吸（B）和循环（C）。目标是（A）肺隔离保护，（B）维持适当的气体交换和氧气输送，以及（C）容量复苏。在此期间建议不要拔除 PAC，以方便后续介入治疗。在没有影像学支持的情况下，不要给球囊充气（见后面的讨论）。根据临床表现的不同，治疗策略也有所不同，主要取决于在何种环境下进行，重症监护室、手术室，还是放射科。

重症监护室

当插入肺动脉导管时，无论大咯血还是微不足道的咯血，都要拍胸片，通常显示为导管尖端周围有浸润影或是表现为胸腔积液。PAC 侧往往可以作为判断出血来源的一侧。由于大多数 PACs 位于右肺（90%），主要是右下叶，因此如果情况危急，可以预先假定出血来自右侧。

在进行诊断检查的过程中，应给患者 100% 的氧气。如果肺尚未隔离，病人应当患侧卧位，以防止出血溢出到健侧。如果情况不是很危急，可以用短纤维支气管镜检查以确定出血的来源。

病人须行选择性插管以达到肺隔离的目的。肺隔离可以用多种技术进行，包括标准气管插管、支气管封堵器或 DLT 进行选择性插管。如前所述，我们认为最好的策略是放置 DLT，但如果 DLT 不能立即获得或很难插入，则可使用支气管封堵器进行肺隔离。

肺隔离后，纤维支气管镜检查可用于确认肺隔离是否到位，并可确定出血部位。由于气管支气管树中的血液可大量吸收纤维支气管镜的光，所以很难很好地观察到这些结构。

有人认为可以对 PAC 球囊放气，抽出几厘米，进而留在肺动脉中。球囊膨胀可以压迫出血的血管或暂时阻塞供血动脉。我们建议这种技术只能在荧光透视和血管造影的控制下使用，以精确地调整球囊的位置，以避免球囊的错位。位置不当会增加血管裂伤或将肺血流分流至受伤血管的风险，从而增加出血量。

由于 Swan-Ganz 导管的内径非常小，通过 PAC 进行肺血管造影不太现实。对于病情稳定或诊断不清的病人，可以进行 CT 增强扫描，这是一种有价值的诊断工具。它可以确认有无肺动脉假性动脉瘤（PAFA）的可能，同时也可排除其他咯血原因。在必要且可行的前提下，CT 扫描后通常要进行血管造影和栓塞（表 44.3）。

手术室

大多数心脏手术中发生的危及生命的咯血往往是由导管所致的肺动脉穿孔引起的。如果在手术过程中发生咯血，可以迅速实现肺隔离，并在病人仍处于麻醉状态时开始诊断和治疗程序。如果咯血发生在择期手术之前，在尚未查明并稳定住 PAR 之前不能进行该手术。在心脏手术中，若出血发生在体外循环（CPB）建立后但尚未进行肝素拮抗之前，应重新启动 CPB 以绕过肺循环来止血，给麻醉小组留出时间以确定出血的一侧，并隔离肺部，以期最大限度地增加氧合（图 44.2）。如果在注射鱼精蛋白后开始咯血，最好的方法是完成手术，同时进行肺隔离以便充分查明原因并处理破裂的肺动脉。

在心脏手术当中发生咯血一旦除外 PAC，往往还需要考虑手术创伤、插管损伤、由肝素或抗凝药物所致的伴随疾病（肿瘤、肺水肿）加重。心脏手术当中发生的单侧咯血，如果气管镜和手术医师都无法确定出血原因（既往病史或可疑病灶），而病人又无法平稳转运至造影室，急诊开胸探查除外肺动脉出血相较介入栓塞更为稳妥。

放射科

在心导管术中，PAC 可用于评估肺血管阻力和楔压。在这种情况下，当导管引起肺动脉破裂时，将 PAC 向后拉几厘米并在直接可视下重新充气气囊相对容易。因此，在进一步的介入治疗之前，是有可能达到止血的目的。然而，这项措施并不稳妥。这就是为什么笔者建议使用荧光透视和造影剂显影来确认 PAC 在出血血管的近端，并确定球囊充气后能够阻断通过撕裂血管的血流。这种情况下，诊断性血管造影和栓塞可以很容易地进行。这有助于避免插管、肺隔离和术后通气。由于血液对视野的阻碍，使用 FOB 对 MH 患者的 DLT 或 BB 进行初始定位可能很困难，因此在放射科辅助下可以通过荧光透视来帮助引导肺隔离装置（图 44.3）。

表 44.3 肺动脉导管所致肺出血的处理

1. 首先将患者侧卧位，未隔离，出血侧肺位于下方位置
2. 气管插管，氧合，气道吸引
3. 肺隔离：支气管内双腔或单腔管或支气管封堵器
4. 将肺动脉导管抽出几厘米，留在肺动脉干内。不要给气囊充气（除非有荧光镜引导）
5. 隔离非通气侧出血肺。如果可能的话，对出血侧肺使用呼气末正压
6. 如果可行，运送患者至医学影像科进行诊断和栓塞

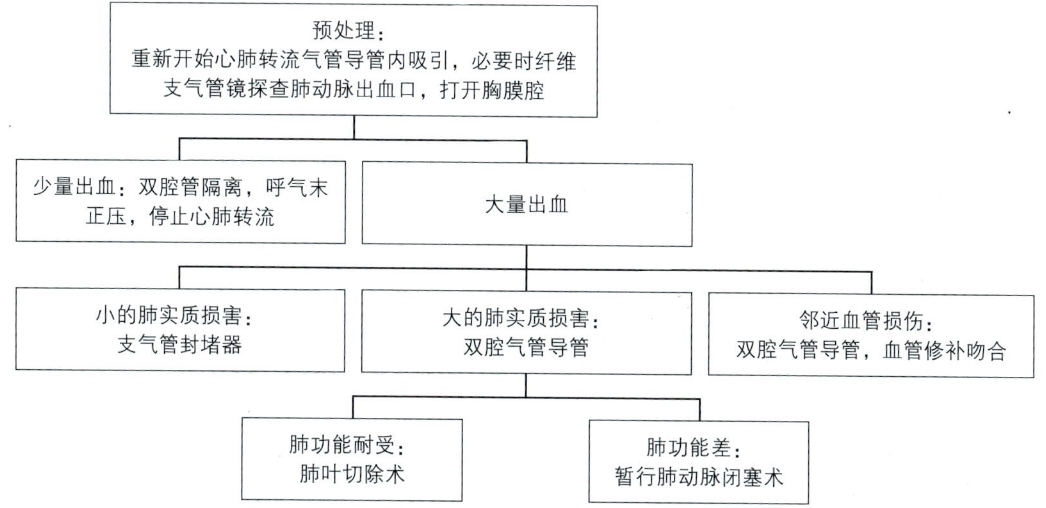

图 44.2 体外循环撤机过程中大咯血的处理流程图

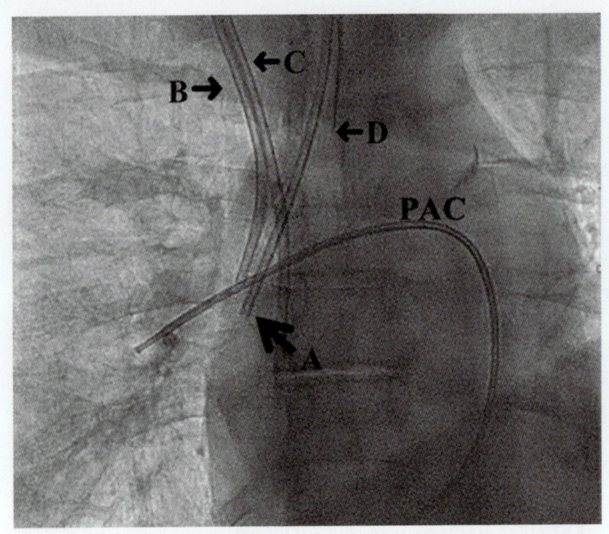

图 44.3　Arndt 气管封堵器（箭 A）在荧光显影指导下插入右总支气管（一例右心导管插入术中出现大咯血的病人）。在中心静脉导管（箭 B）、近端肺动脉导管（箭 C）、气管导管远端（箭 D）之间可以看到支气管封堵器。PAC 远端肺动脉导管（经许可改编自 Addante 等）

肺动脉假性动脉瘤（pulmonary artery false aneurysm, PAFA）

PAFA 的形成是继发于肺实质压迫的动脉瘤囊内的血液积聚。尽管没有完整的血管壁来容纳出血，但肺实质可以阻止进一步的外渗。PAFA 需要治疗干预，因为你永远不能确定能否自愈。延迟性肺出血发生在 30%~40% 的由导管引起的肺动脉破裂所致的 PAFA 病例中。再出血最迟可发生在初次出血后 2 周至 7 个月。

随着介入性心脏病和各种血管设备的发展，近年来出现了新的治疗 IPAR 的方法。例如，血管封堵器（Amplatzer® AGA Medical Corp., North Plymouth, MN）的成功应用。如果在 CT 扫描中怀疑有 PAFA，就应该做血管造影。当临床怀疑肺动脉破裂或患者不稳定时，血管造影仍然是首选手段，因为它允许诊断和治疗干预同时进行（图 44.4）。如果确诊为 PAFA，选择性栓塞有助于降低并发症发生率和死亡率。栓塞成功率为 75%，再出血率约为 20%。PAFA 的栓塞治疗有时会对肺功能造成损害。在这些情况下，可以尝试保守治疗。对这种类型的病人，需要定期进行 CT 增强扫描。

其他原因

本文还介绍了 IPAR 的一些其他诱因或表现。在经皮插入胸腔引流管时也可能会诱发，这种情况极为罕见，但由于通常使用大口径胸导管，可能会造成严重的后果，有时可能会迅速致命。文献报道过心脏手术中的特发性双侧支气管出血病例，尽管进行了积极的抢救治疗，病人还是在第 6 天死亡。

咯血后处理

大咯血发生后，无论气管镜下、介入治疗还是手术治疗，最终需要气管镜下彻底清理气管支气管树中小气道内的血及血块。这有助于患者更快更好地康复。

气管切开出血

另一个临床上具有挑战性的大咯血是气管造口出血。出血在气管造口术后即刻发生，通常是从局

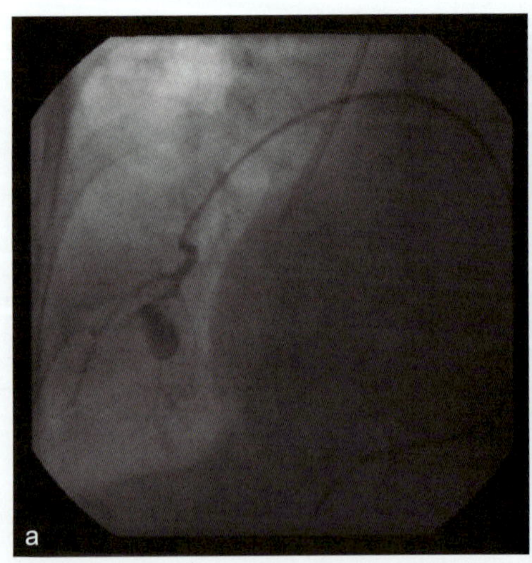

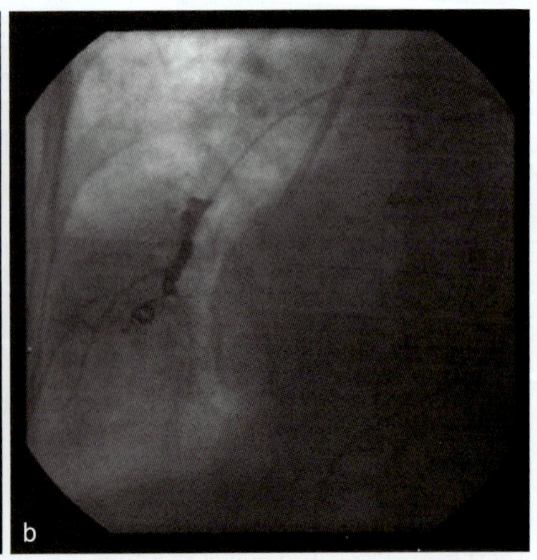

图 44.4　a. 造影剂注射显示右下叶肺动脉假性动脉瘤，因肺动脉导管破裂引起大咯血。b. 放射介入下在同一病人右下肺动脉假性动脉瘤中放置了一个线圈。造影剂注射显示动脉瘤已栓塞，无进一步渗漏

部血管如颈前静脉或甲状腺下静脉来源。术后 1~6 周大出血最常见由于气管无名动脉瘘。大多数病人在大出血前都会有少量前哨出血。表 44.4 概述了气管无名动脉瘘的治疗方案。

表 44.4 气管无名动脉瘘出血的处理

1. 气管造口套囊过度充气以填塞出血。如果失败：
2. 用口腔气管插管代替气管造口插管。在 FOB 引导下将套囊置于隆突上方
3. 用手指穿过气管造口对胸骨后无名动脉进行指压。如果失败：
4. 缓慢退出 ETT，同时套囊过度充气以填塞止血
5. 然后进行进一步治疗：胸骨切开和无名动脉结扎

结论

支气管内治疗和动脉栓塞从根本上改变了大咯血的治疗方法。对有经验的医师来讲，BAE 是一种有效的治疗手段，在危及生命的大咯血的治疗中起着关键作用。一部分患者通过非手术治疗即可控制出血，部分保守治疗失败需要手术治疗的患者也可通过非手术治疗暂时止血后进行择期手术治疗，以降低并发症发生率和死亡率。

基于以上信息，以下方法是处理大咯血患者的合理流程。首先，稳定患者的氧合、通气和血流动力学状态。早期纠正凝血功能异常，重症监护医生、肺内科（支气管镜检）、介入放射科医生、胸外科医生和麻醉医生的早期介入同样必不可少。应及早进行支气管镜检查和其他适当的诊断评估。如果病人持续出血，动脉造影是最合理的定位和治疗方法。如果栓塞后仍有出血，或病人病情太重而不能进行血管造影，则应考虑进行阻塞治疗或插入双腔管，以便在手术室进行硬支气管镜检查，并在必要时进行肺切除。虽然手术仍然是唯一确定有效的治疗方法，但除非无其他更好选择，否则不应在紧急情况下进行。外科手术因为其难度较大，并且与高并发症发生率相关，包括肺动脉结扎术、肺段切除术、肺叶切除术或全肺切除术，因此非紧急情况不建议进行。

临床病例讨论

一位 26 岁的女性在笔者所在的研究所因一种复杂的先天性心脏病继发的艾森曼格综合征（Eisenmenger's syndrome）而为大家所知晓。她有动脉导管未闭，在 4 岁确诊时因为没有医院开展该项手术而错失最好机会。她 4 年前因为肺动脉高压被转诊到我们中心。当时观察到右肺动脉直接起源于主动脉。她已经用依前列醇（Flolan）治疗了 3 年。

几个月前，她出现了间断的中度咯血症状，并接受了 BAE 治疗。有一天，她出现了一种新的中度咯血，需要进行 BAE 治疗。她被转入重症监护病房 5d，但没有观察到出血。然后她被转移到支气管镜检查室，尝试寻找阻塞右下叶支气管的出血点。在镇静和局部麻醉的帮助下，很容易就找到了出血部位。顺利清除了部分血块。当试图清除剩余的血块时引起了咳嗽，并导致下叶大量出血。

问题

应立即采取哪种程序？

1. 鼻导管吸氧，进行 FOB 检查。
2. 右侧卧位，保护左肺不受血液溢出的影响。
3. 用冷盐水冲洗出血的部位。

出血继续并变成 MH。下一步是什么？

4. FOB 辅助下左侧单腔支气管插管术。
5. 左侧卧位改善左肺气体交换，减少右肺出血。
6. 将支气管内单腔管换成双腔管。

病人在麻醉辅助下被转移到放射科进行的血管造影和 BAE 检查。在诊断性血管造影和栓塞治疗后，放射科医生想知道右肺出血的情况。我们能做些什么来帮助她？

7. 纤维支气管镜检查

在此过程中，吸净右侧支气管树。此时，发现活动性出血源于右肺下叶背段支气管。新一轮 BAE 后，出血停止，双侧支气管树清洁完成，未发现其他出血部位。

病人带着 DLT 转移到重症监护室，并持续镇静及呼吸机辅助通气，直到第二天早上拔管。她没有复发，然后被转移到另一个中心进行肺移植评估。

第 45 章　全肺灌洗

Jean S. Bussières，Etienne J. Couture　著
蒋琦亮　译

要点

- 肺泡蛋白沉积症患者患有限制性肺疾病且缺氧。
- 用大量盐水进行肺灌洗时需要认真确保肺隔离。
- 十多年来，双侧肺灌洗在一次麻醉期间完成。
- 当需要时，粒细胞集落刺激因子现在是全肺灌洗的补充疗法。

引言

本章回顾了全肺灌洗（whole lung lavage, WLL）的历史、治疗时机、技术细节、并发症，以及这种不寻常的治疗方式的最终疗效。区分 WLL 和支气管肺泡灌洗术（bronchoalveolar lavage, BAL）很重要。BAL 是一种在局部麻醉下借助纤维支气管镜进行的诊断手段，在一个肺段内使用 300ml 液体。WLL 是一种治疗方式，需要在患者全身麻醉的情况下，通过双腔管将 10L 以上的生理盐水滴注到一个完整的肺中。

历史考量

WLL 在 1928 年首次被描述。在 20 世纪 60 年代早期，这项技术的第一次应用是用于治疗肺泡蛋白沉积症（pulmonary alveolar proteinosis, PAP）。当时，该手术包括通过经皮经气管导管在支气管树中盲目定位的重复肺段灌注。这项技术是在清醒的病人身上进行的，每天重复 4 次，持续 2~3 周，通过体位导入不同的肺段。1980—2000 年期间现代单侧 WLL 技术得到发展，这是在全身麻醉和肺隔离的情况下进行的。自 20 世纪初以来，在同一麻醉期间进行双侧 WLL 是金标准。与此同时，自从发现粒细胞 - 巨噬细胞集落刺激因子（GM-CSF）在表面活性剂分解代谢中的作用以来，WLL 病理生理机制得到了更好的定义。

指征

WLL 是症状性肺泡蛋白沉积症最有效的治疗方法。WLL 还治疗了各种病理状态，包括囊性纤维化、哮喘、慢性阻塞性肺病、放射性粉尘吸入、肺泡微石症、类脂肺炎或外源性类脂肺炎和矽肺，并取得了不同程度的成功。

肺泡蛋白沉积症

原发性肺泡蛋白沉积症是一种罕见的原因不明且自然病史多变的疾病。这种肺部疾病是由肺泡积聚的一种具有表面活性的脂质物质引起的。这种物质的积累形成了真正的肺泡毛细血管阻塞，患者出现呼吸困难和低氧血症，并因运动而加重。

发病机制和分类

直到最近，PAP 的发病机制尚不清楚。大多数研究者假设表面活性物质从肺泡间隙的清除率降低。在过去的十年里，人们在阐明 PAP 的分子机制方面取得了迅速的进展。最近的数据表明，粒细胞集落刺激因子在 PAP 发病机制中起着关键作用，因为它是正常表面活性物质稳态所必需的。这种疾病与中和抗粒细胞集落刺激因子的自身抗体有关。这一新进展使得这种孤儿肺病的新分类和新疗法的使用得以发展。已经对吸入和皮下注射 GM-CSF 进行了一些研究。后一种治疗使 48% 患者的氧合和生活质量得到改善。主要结论是，GM-CSF 疗法似乎有益于一部分 PAP 患者，可能是重复全肺灌洗的一种新的替代方案。

现在已经认识到有 3 种形式的 PAP：原发性、继发性和先天性。原发性（特发性）PAP 是最常见的疾病表现，占所有病例的 90% 以上。它的发病发生在成年期，并且有自身免疫性。它与循环中抗粒

细胞集落刺激因子抗体表达上升相关。肺部局部粒细胞集落刺激因子活性的降低，继发于中和抗粒细胞集落刺激因子抗体的存在，使肺泡巨噬细胞功能障碍，导致表面物质过量和积聚。没有其他相关的潜在疾病或暴露因素。

第二种形式也在成年时一定条件下发生，可分为两大类：全身炎症性疾病或恶性肿瘤和特定的外源性暴露。暴露在大量无机粉尘（如二氧化硅、铝、钛、水泥、木材）或烟雾（氯、气体、汽油、塑料）中被认为是重要原因。继发性 PAP 可能与 GM-CSF 的相对缺乏和相关的巨噬细胞功能障碍有关。

先天性形式通常出现在新生儿期，由非常罕见的基因突变引起。这种突变与表面活性物质受体基因或 GM-CSF 基因有关。这种形式很少见，但通常非常严重。新生儿呼吸窘迫综合征是先天性 PAP 的一种表现形式。

临床表现

在成年人中，发病的典型年龄是 30—50 岁。男女比例为 2∶1。PAP 的主要症状是进行性呼吸困难和用力时的低氧血症，持续数月甚至数年。呼吸困难是最常见的症状，55%~80% 的患者报告有呼吸困难；然而，尽管肺泡发生肺泡渗液，大约 1/3 受影响的病人是无症状的。干咳、疲劳、体重减轻和低热也是常见症状。

虽然可能会发生自发性缓解，但 PAP 的治疗决策取决于疾病的进展和生理损伤的程度。自 1965 年 Ramirez 首先开展 WLL 以来，PAP 的预后有了很大改善。WLL 的通常目标是改善病人的临床、生理和影像学表现。

放射学发现

尽管是非特异性的，胸片是最有用的筛查手段。在胸片中，位于中、下或上肺区中央的双侧对称肺泡影具有典型表现，呈“蝴蝶”分布。高分辨率计算机断层扫描（HRCT）显示磨玻璃影，呈均匀分布。也可以观察到典型多边形的增厚叶内结构和叶间隔，称为“碎石路征”，碎石路征是典型表现，但不是 PAP 特有的，也可在患有急性呼吸窘迫综合征、类脂肺炎、急性间质性肺炎、药物相关超敏反应和常见间质性肺炎上叠加的合并弥漫性肺泡损伤的患者中观察到。

生理功能检查

肺功能测试显示限制性通气功能障碍，总肺容量和肺活量减少。当存在时，一氧化碳弥散能力（DLCO）的降低通常与限制性通气功能障碍的程度不成比例。动脉血气分析显示轻度至中度低氧血症，在吸入纯氧时，肺泡 - 动脉氧分压梯度升高，肺动静脉分流分数升高。

实验室检查

BAL 可能有助于临床疑似病例的诊断。肺泡灌洗液不透明，呈“乳白色”外观，有大量颗粒状、非细胞性嗜酸性脂蛋白物质，即高碘酸希夫染色（PAS）。BAL 液的电镜检查可以证实诊断。当静置时，液体自发地分离成淡黄色、几乎半透明的上清液和厚沉积物。

长期以来，通过开胸肺活检进行组织病理学检查一直是金标准。现在对于大多数 PAP 病例，通过电视胸腔镜进行活检已经不必要了。临床表现、影像学发现和支气管肺泡灌洗结果的结合通常足以做出诊断。必要时可偶尔进行经支气管活检。很少需要外科肺活检来做出诊断。

此外，抗 GM-CSF 抗体越来越多地被用作 PAP 的诊断工具。参考实验室 GM-CSF 抗体的定量评估是一项重要的诊断和治疗指导措施。原发性、特发性 PAP 患者的所有血清和支气管肺泡灌洗液样本中都存在 GM-CSF 抗体。与血清滴度相比，GM-CSF 抗体的 BAL 液体水平与 PAP 的严重程度更相关。持续监测 BAL 或血清抗 GM-CSF 抗体可能有助于监测疾病活动和治疗反应。

治疗

治疗取决于 PAP 的种类。在治疗原发性 PAP 时，可以考虑使用 WLL、GM-CSF、利妥昔单抗（Rituxan）或血浆置换（见下文）。对于继发性 PAP，治疗潜在的疾病或清除致病因子应作为首要考虑。当面对先天性 PAP 时，WLL、支持疗法或肺移植是最终的治疗方法。

全肺灌洗

原发性 PAP 的治疗已经从使用各种非特异性和大部分无效的药物发展到从肺中物理去除脂蛋白物质（WLL），并发展到针对潜在发病机制的特异性治疗。长期以来，WLL 一直被认为是 PAP 决定性疗法。积聚的物质可以从 PAP 患者的肺中物理去除的想法最早是在 20 世纪 60 年代初提出的。

肺灌洗的具体指征包括明确的组织学诊断和以下条件之一：休息时 PaO_2<65mmHg，肺泡动脉氧分压梯度≥ 40mmHg，肺动静脉分流分数测得值 >10%~12%，严重呼吸困难，休息或运动时低氧血症。至关重要的是，当患者患有活动性细菌性肺炎时，不能进行 WLL 治疗，因为这会导致全身性败血症和休克。

通过生理盐水反复稀释来物理去除脂蛋白物质被认为是 WLL 的机制。其他机制包括抗 GM-CSF 抗体的大量清除，以及对效应细胞（如肺泡巨噬细胞或Ⅱ型上皮细胞）的其他可能的免疫效应。

尽管耐受性良好，WLL 有时仅提供暂时的症状性改善，然后不得不重复几次。灌洗需要长时间的全身麻醉，操作复杂，并有潜在的并发症。这些因素使反复 WLL 成为一种不太理想治疗手段。因此，寻找替代疗法仍然至关重要。

GM-CSF

肺泡巨噬细胞参与和抗 GM-CSF 抗体的发现导致了多项临床试验来检验 GM-CSF 治疗的有效性。初步数据表明，约 48% 接受皮下 GM-CSF 注射的患者，肺部症状和功能有所改善，然而，改善者的数量似乎少于全肺灌洗。鉴于 GM-CSF 治疗尚处于试验阶段，使用肺灌洗仍然是 PAP 的主要治疗方法。

据报道，吸入雾化的 GM-CSF 可以改善肺功能，促进 GM-CSF 抗体复合物从肺中清除。此外，最近一项采用双管齐下方法的研究显示，在 WLL 治疗后进行雾化吸入 GM-CSF，可降低对 GM-CSF 用量的需求。并且，似乎高剂量的外源性 GM-CSF 可以克服内源性中和抗体，尤其是当 GM-CSF 直接给药于肺部时。这一结果似乎可以用 WLL 清除脂蛋白物质来解释，此时吸入 GM-CSF 更容易到达肺泡。

尽管 GM-CSF 的积极作用已在原发性 PAP 中得到证实，但仍存在许多重要问题，包括 GM-CSF 的最佳剂量、最佳疗程时长、与抗 GM-CSF 抗体滴度的关系以及 GM-CSF 的最佳给药途径。

其他疗法

利妥昔单抗（Rituxan®）是一种针对 B 淋巴细胞的单克隆抗体。自 1997 年以来，利妥昔单抗已被证明对各种自身抗体介导的疾病有效，例如 PAP。用血浆置换法降低抗 GM-CSF 抗体水平的治疗结果喜忧参半。尽管采用了多模式治疗，但健康状况恶化的患者有进行肺移植的报道，但有病例报告称移植后有复发现象。

全肺灌洗技术

在作者的医疗中心，团队由训练有素、经验丰富的工作人员组成，包括两名呼吸治疗师、一名护士、两名物理治疗师和一名负责麻醉和肺灌洗的麻醉医生（表 45.1）。

表 45.1 全肺灌洗过程

阶段	全肺灌洗过程	
1	麻醉诱导 用隆凸钩插入左 DLT	
2	灌洗前评估（吸入纯氧） 常规通气 5min →动脉血气（arterial blood gas, ABG） 左 OLV 5min → ABG 右 OLV 5min → ABG	
3	第一次肺灌洗 OLV 时 PaO_2 较差的一侧肺进行灌洗 多次灌洗 / 引流循环 第五次循环在侧卧位完成 * 通气侧肺的污染风险 第五次循环：引流阶段中期手动通气 当引流液变清澈时结束循环 通过 FOB 轻柔抽吸来清理气道	
4	恢复 / 肺休息 保护性双肺通气 潮气量 6~8ml/kg，PEEP 7~12cmH_2O，如果耐受良好，使用 FiO_2<0.6 液体平衡和利尿药，如果需要，时长：30~45min 用加热毯覆盖患者 时长：30~45min	
5	准备第二次肺灌洗（纯氧） 对刚完成灌洗的肺行 OLV 5min → ABG	
	如果 PaO_2>70mmHg 进行第二个肺灌洗	如果 PaO_2<70mmHg 考虑辅助手段（吸入 NO，肺动脉导管） 报告第二肺进展情况
6	第二次肺灌洗 同第一次灌洗	
7	结束阶段 使用气管导管更换 DLT 通过 FOB 轻柔抽吸来清理气道	
8	苏醒阶段 监护病房中的保护性通气（2~4h） 麻醉恢复室 重症监护病房 ABG 和胸片 唤醒和拔管	
9	观察阶段 监护病房监护 24h ABG 和胸片评估 根据需要进行无创正压通气	

监护

全肺灌洗是在全身麻醉下实现的，在基本监测加呼吸监测下进行，有时还需建立有创监测。除标准监测装置外，动脉插管还用于持续血压测量和血气分析。一些作者还建议使用肺动脉导管，连续监测混合静脉血氧饱和度，以及使用经食管超声心动图（transesophageal echocardiography, TEE）。通过将血流从灌洗侧肺中分流出来，肺动脉导管可以更多地用作辅助治疗而不是监测装置。在肺高压的情况下，经食管超声心动图有时可用于评估心脏功能，尤其是右心室。

大多数新式麻醉机自带的呼吸机监护仪在 WLL 过程中能提供重要信息。连续观察气道压力 / 容量环（肺活量测定法）有助于监测任何肺隔离的丧失，从而防止通气肺的溢流。

全身麻醉

术前用药仅限少量抗焦虑药物。必须进行高效预充氧。全身麻醉是用静脉药物诱导和维持的，如镇痛药、苯二氮䓬类、静脉麻醉药和肌肉松弛药。吸入麻醉药很少使用。由于来自肺泡灌洗的许多升液体将被重新吸收入血，因此应尽量减少静脉补液。通常，单侧灌洗的过程持续 3~4h，双侧灌洗持续 5~6h。腿部使用保暖毯有助于最大限度地减少热量损失，因为手术过程中胸部完全裸露。

肺隔离

使用一次性左侧双腔管（double-lumen tube, DLT）进行肺隔离。出于 WLL 的目的，使用了带隆凸钩的左 DLT。因为在肺灌洗过程中会进行许多操作，隆凸钩可以提供更好的稳定性。DLT 的适当定位是通过使用 FOB 实现的，气密性可通过封闭良好的压力 - 容量环来确定。在手术前后测量双肺气体交换和各个单肺的气体交换可以客观地测量 WLL 效果。

肺灌洗术

病人保持仰卧姿势。为了提高灌洗的效果，用纯氧通气数分钟，使两肺去氮。灌洗前通过影像学和双侧序贯单肺通气（one-lung ventilation, OLV）期间的血气交换来确定哪个肺损伤最严重。受损最严重的肺最先被灌洗。

在非灌洗侧肺进行 OLV，并通过压力容量环确认肺隔离完全。一个自制的一次性冲洗和排水系统（图 45.1）用于灌注大约 1L 的温热生理盐水（37℃）。冲洗液悬吊在患者中胸段水平以上 30cm 处，灌注时间为 2~5min。

在肺部完全充满生理盐水后大约 2min，在 5~10min 的时间内，在低抽吸压力水平（<20cmH_2O）的帮助下，将其迅速排入位于患者中胸段水平下 60cm 的容器中。根据需要，重复该过程十次或更多次，以获得清澈的排出液。

机械手段可被用来提高 WLL 的效率。这些技术包括手动胸部理疗，主要是叩击、振动和在灌流和引流阶段施加压力。法兰绒布用于保护病人的皮肤免受重复操作的伤害。体位改变对冲洗和引流所有不同肺段非常有用。在手术过程中，最少使用一次侧卧位，通常是在第五个周期。当灌洗的肺位于上方时，必须格外小心，以避免从这个非依赖侧灌洗肺泄漏到依赖侧通气肺的风险。在六或七个循环的灌洗和引流后，在引流阶段的中途经常使用灌洗肺的手动通气来帮助肺泡物质的排空。当排出的灌洗液清澈时，治疗完成。

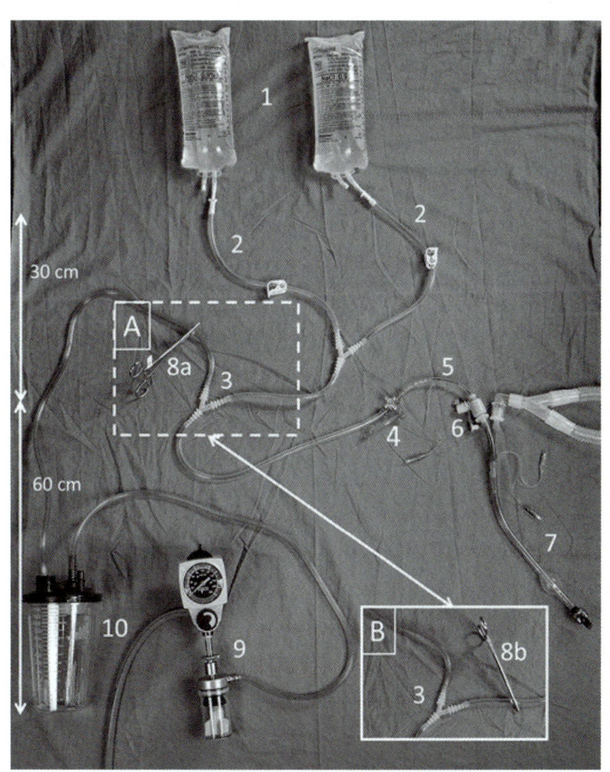

图 45.1 灌注和排放系统。（1）生理盐水袋，（2）用于膀胱冲洗的大口径管道，（3）Y 形接头，（4）用于肠内营养的三通，（5）5.0ml 单腔气管导管，（6）旋转接头，（7）双腔支气管导管，（8a）在灌洗阶段夹在引流侧管上，（8b）在引流阶段夹在灌注侧管上，（9）吸引器，（10）抽吸瓶（经许可改编自 Libbeg）

双侧 WLL

同一麻醉期间进行双侧 WLL 已经有超过 15 年的历史，效果良好。在此之前，首先在病情较严重的肺上进行；至少 1 周后，完成对侧肺的 WLL。当时，氧合通常不是问题，因为在第二次手术中，经过治疗且现在接近正常的肺被用来支持气体交换。根据双侧 WLL 的经验我们发现，一侧肺灌洗后的恢复速度很快，足以让对侧肺 WLL 在 1h 内进行。

当排出的灌洗液在首先灌洗的肺上变得清澈时，应进行仔细的抽吸，用吸引导管盲吸也可结合 FOB 在直视下进行。为了在对侧肺上安全地进行 WLL，必须为刚完成灌洗侧肺留出恢复期。两个肺都以正常潮气量（8~10ml/kg）和 7~12cmH_2O 的 PEEP 通气 30~45min。在此期间，可以使用速尿（10mg）来利尿，患者的身体完全覆盖着一层保暖毯，以保持其体温接近正常。

在确定刚完成灌洗的肺具有支持对侧肺灌洗所必需的 OLV 的足够能力之后，如前所述进行另一次 WLL。我们的目标是在开始 WLL 之前，在有或没有呼气末正压的情况下，吸入纯氧获得大于 70mmHg 的氧分压。当不能达到令人满意的氧合时，吸入 20ppm 一氧化氮，和（或）在荧光透视下插入肺动脉导管，以便将血流从灌洗的肺分流到通气侧肺。当氧合充足时，第二个肺的 WLL 过程与第一个肺相似。

相关支气管肺泡灌洗术

在某些特定情况下，当肺泡渗出的分布不均匀，更多地局限于某些特定的肺叶时，笔者在标准 WLL 后增加一系列 BAL，很好地针对主要的受累肺叶。BAL 是在 WLL 手术后进行的，将 DLT 换成了一个 8ml 以上的气管导管。使用常规的 FOB 来获得更大的抽吸通道。BAL 在肺段水平上进行。最多注射 150ml 等分的生理盐水，随后通过与常规 WLL 使用的系统相同的系统进行引流。根据需要重复 BAL，也就是说，直到从处理过的肺叶返回清澈的液体。每一个受累的肺叶都用同样的技术冲洗。

并发症

主要并发症是动脉血氧饱和度下降，主要是在引流阶段。也可能发生于从灌洗肺到未灌洗肺的液体溢出时。气胸和胸腔积液等其他并发症很少，但可能需要引流，导致手术延期。术后并发症包括肺炎、败血症，以及罕见的急性呼吸窘迫综合征。

氧饱和度下降

在引流阶段，非通气肺的血流量增加（图 45.2）。这导致动脉血氧饱和度下降。在通气的肺上使用呼气末正压有助于在灌注期改善氧合，但在引流期可能使血氧分压恶化。此时，如果需要［低血氧饱和度，即 <80% 和（或）持续一段时间］，透视下在灌洗侧肺动脉中放置肺动脉导管，通过球囊暂时单侧阻塞肺动脉。球囊阻塞将血流从灌洗侧肺转移到通气侧肺以改善氧合。已有报道一氧化氮合并或不合并阿米替林的使用。其他还有在高压氧条件下进行全肺灌洗的报道。有时病人出现严重的气体交换障碍，无法进行 OLV。此时可使用静脉 - 静脉或静脉 - 动脉体外膜肺（extracorporeal membrane oxygenation, ECMO）或体外循环（cardiopulmonary bypass, CPB）来避免 OLV 期间严重低氧血症。

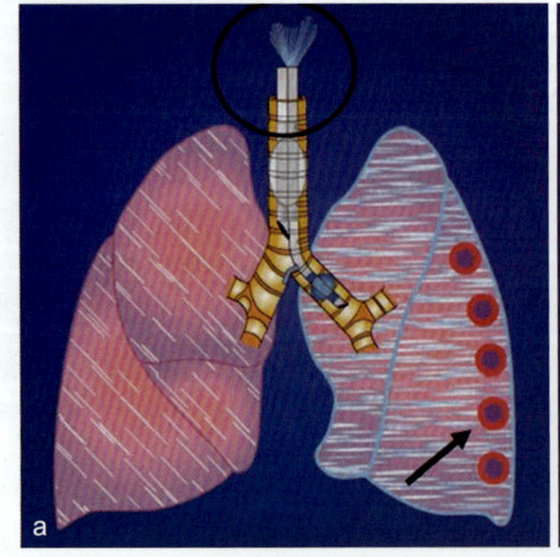

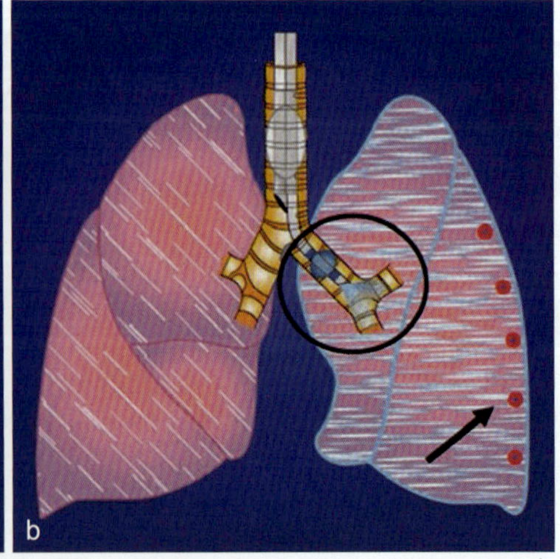

图 45.2 氧饱和度降低。a. 在灌流期，通过肺血管压迫（箭）减少流向非通气肺的血流。b. 在引流阶段，非通气肺有再灌注（箭），产生分流并导致氧饱和度降低（经许可改编自 Anesthesiology Clinics of North America）

ECMO 的使用还被报道用于双侧同时全肺灌洗。超氧溶液的使用也被研究。与作为灌洗溶液的生理盐水相比，其使用改善了氧气供应，没有明显的副作用。

泄漏

必须连续使用肺活量测定法来监测和诊断从灌洗侧肺液体的泄漏。液体泄漏的机制因灌洗侧肺位于哪一侧而异（图 45.3）。当在右肺进行全肺灌洗且左侧 DLT 就位时，超压来自气管并施加于支气管气囊近端。当泄漏发生时，左肺有积水。当在左肺灌洗期间发生泄漏时，泄漏是由于左肺超压作用于支气管球囊或 DLT 近端位移引起的。它会造成从左肺到气管，最后到右肺的泄漏。

如果压力 - 容量环监测某一方面有所改变，那么怀疑通气肺的溢流是很重要的。此时，根据时间的不同，停止灌注或增加排液是至关重要的。应通过 FOB 进行确认，并通过对相关肺进行强有力的引流和膨肺进行治疗。在继续灌洗之前，评估非灌洗侧肺功能至关重要，以确保漏入灌流液的肺在随后的单肺通气期间能够提供足够的氧合。在单侧 WLL 的情况下，当非灌洗的肺发生漏液时，通常需要在术后延长机械通气时间以促进恢复。对这种并发症的最佳治疗是预防，这可以通过牢固地固定双腔管、使用带有隆凸钩的双腔管以及防止在病人和头部操作时双腔管移位来实现。

结束阶段

临床上用于停止肺灌洗的终点是当流出的灌洗液是清澈的。通常，每侧肺灌注 10~15L 生理盐水（最多 50L），超过 90% 的容量重新排出，缺失量不足 10%。在手术结束时，对灌洗肺进行彻底吸引，吸出的残余液体的体积计入严格的灌洗液体的“进和出”平衡中。

全肺灌洗的排出液根据所治疗疾病不同而有不同的外观。对于 PAP（图 45.4）来说，在 WLL 之后，这种沉积物可能看起来乳白色，而对于矽肺来说，

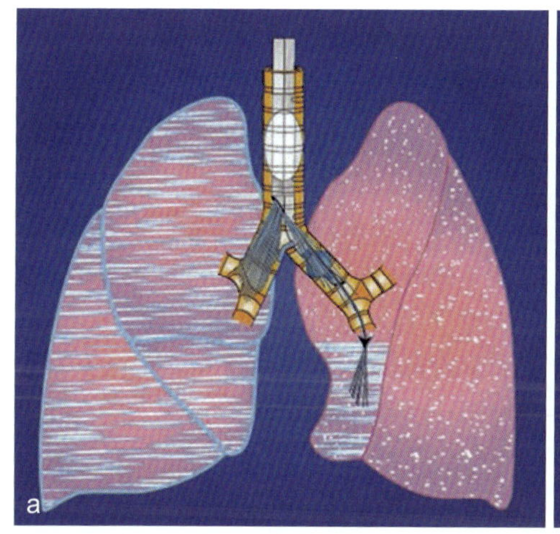

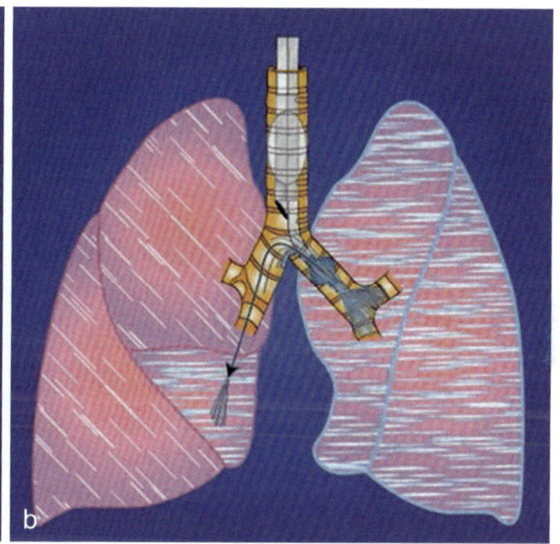

图 45.3　从灌洗侧肺到非灌洗侧肺的渗漏。a. 在右肺灌洗期间，气管中的过压会引起左通气肺中的渗漏。b. 在左肺灌洗过程中，左肺的过压或 DLT 的位移会引起右通气肺渗漏（经许可改编自 Anesthesiology Clinics of North America）

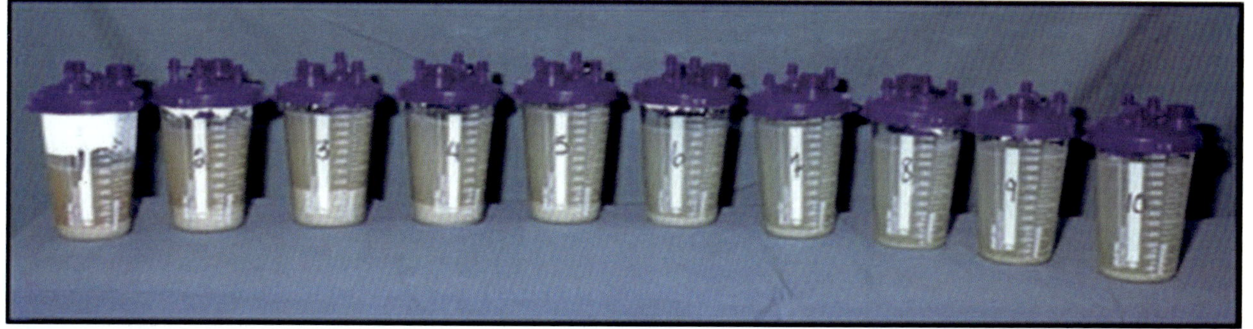

图 45.4　从全肺灌洗收集的液体。从 WLL 收集的肺泡蛋白沉积症的液体看上去是乳白色的。当液体静置几个小时后，收集瓶的底部会出现厚厚的沉淀物。在第一个收集瓶中最多，在最后一个收集瓶中接近于零（经许可改编自 Anesthesiology Clinics of North America）

如果进行肺灌洗，则可能看起来像砂质。在过去的几年里，笔者分别评估了 WLL 期间每个肺的沉积物回收量(图 45.5)。在灌洗收集液静止放置 2~3h 后，测定沉积量。然后，液体自发地分离成半透明的上清液和厚厚的沉淀物。所有吸入瓶中沉积物的总高度可用来量化每个肺 WLL 效果。每个肺的蓄积量可能从 50~150mm 不等，这意味着在双侧 WLL 后可达 300mm。

在用气管导管再次插管后，进行纤维支气管镜检查，以发现整个过程中未检测到的泄漏。在 FOB 检查期间，作者常规观察远端气管黏膜继发于 WLL 期间 DLT 移动的局部刺激。使用带有隆凸钩的 DLT 显著降低了这种刺激的发生率。

联合 PEEP 的传统机械通气持续至患者在恢复室醒来，以恢复肺功能，通常不到 2~4h。WLL 后

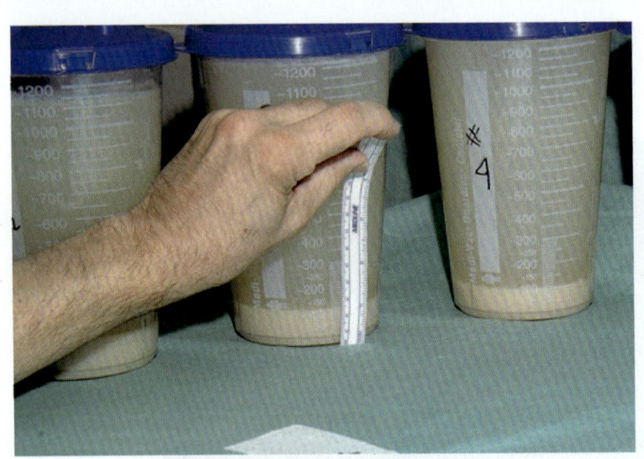

图 45.5 沉积物测量。所有吸引瓶内沉积物的总高度可用于量化每个肺的灌洗效果

即刻可在胸片上观察到肺泡渗出，通常在 24~36h 内清除(图 45.6)。在重症监护室观察 24h 是常规流程的一部分。

全肺灌洗后的病程演变

因为缺乏随机前瞻性试验或大型长期登记，WLL 对原发性 PAP 自然病史的影响很难确定。然而，该手术的实践者普遍认为，由于气体交换更好，PAP 患者的症状得到改善。全肺灌洗后，患者通常有明显的主观改善，这与 PaO_2(在休息和运动时)、肺活量、弥散量和胸片(图 45.6)或 CT(图 45.7)的阴影清除增加有关。有些病人需要每隔几个月灌洗一次，而有些病人则持续几年处于缓解状态。这种疾病最终可能会出现晚期复发。在 PAP 中，WLL 被证明是成功的，因为灌洗去除了肺泡脂蛋白物质的大量积累，但也可能因为它中断了致病循环，降低了肺泡部位的抗 GM-CSF 抗体水平，并暂时恢复了巨噬细胞的活性和功能。应该注意的是，先天性 PAP 似乎不太可能对 WLL 有反应。

Seymour 和 Presneill 在 2002 年发表了一篇对所有已发表文章的优秀回顾性综述，描述了 400 多个 PAP 病例。他们报道说，41 名患者在灌洗前和灌洗后的气体交换结果中发现他们的 PaO_2 在 WLL 后改善了 20mmHg。在其他肺功能参数或弥散能力方面的改进不太显著。他们的结果还表明，进行肺灌洗的总次数的中位数是 2 次，WLL 一次后的无症状期的中位数是 15 个月。

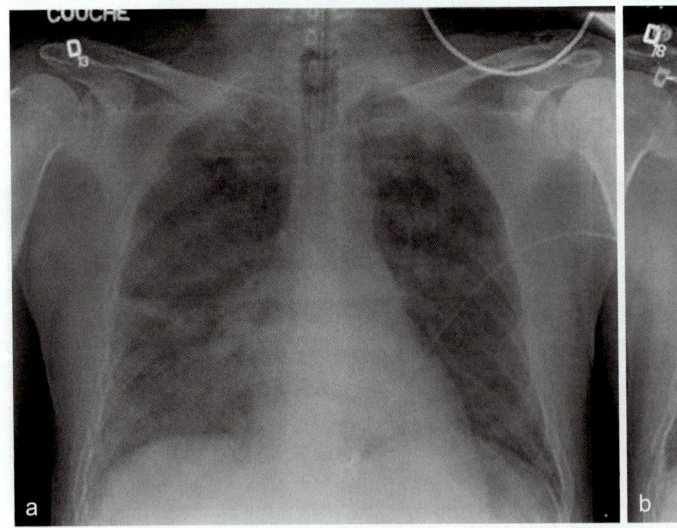

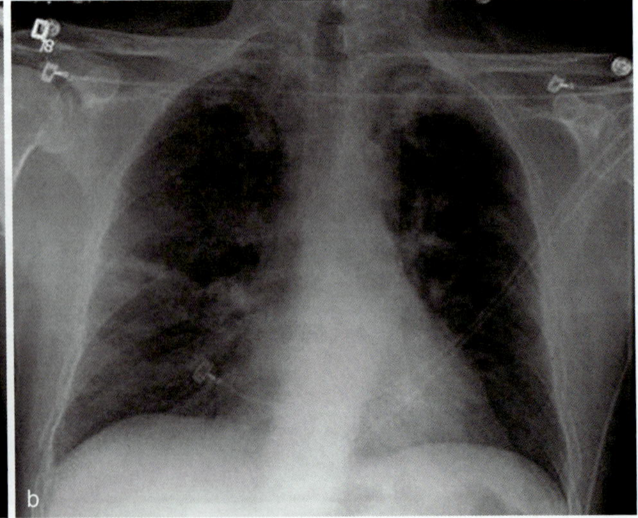

图 45.6 放射学影像。a. 在左全肺灌洗后可见手术引起重要的肺泡水肿。b. 右侧全肺灌洗后第一天，可见双肺的重要改善(经许可改编自 Springer)

关于存活率，Seymour 和 Presneill 在对文献的分析中指出，在疾病过程中接受治疗性肺灌洗的患者从诊断之时起 5 年的总存活率较高（94% vs 85%，对于未行肺灌洗的患者）。这是基于 146 名接受灌洗的患者和 85 名未接受灌洗的患者的系列研究。

儿科全肺灌洗

全肺灌洗已在儿科和新生儿中使用，并取得了一些成功。在婴儿和幼儿中，全肺灌洗在技术上是困难的，因为在一部分肺或一侧肺的灌洗过程中，无法保证肺的其余部分或另一侧肺安全和充分地通气。

现在，8—10 岁以上或体重超过 30kg 的儿童可以使用小 DLT（Bronchopart®，型号 26、28 和 32，Willy Rusch AG, 71394 Kernen，德国或 Broncho-Cath®，型号 28 和 32，Mallinckrodt Medical, Athlone，爱尔兰）。小 FOB 也可用于验证和调整 DLT 的最终位置。当儿童的气道接受 DLT 时，WLL 技术与成人类似。

如果气道太小，无法插入 DLT，WLL 在技术上更具挑战性。已经有不同肺隔离方法的报道。一项病例报道了在 11kg 的儿童行单侧 WLL 时使用两个并排带套囊气管导管（一个 3.0mm，一个 3.5mm）的情况。甚至对 2kg 的婴儿也有肺隔离的报道。当获得两个肺的完美隔离时，WLL 的表现与放置 DLT 时相似，但是更加注意气道装置的稳定性。

当不能应用上述技术时，主要是在体重小于 10kg 的患者中，可以使用 ECMO 对患者进行氧合，同时进行双侧同步 WLL。不同血管穿刺置管途径都有报道。最后，一个病例报告描述了对一名 6 周大的 3.4kg 的婴儿在 ECMO 辅助下进行 WLL 后使用潘氟隆（译者注：一种富氧载体）（LiquidVent®；Alliance Pharmaceuticals Corp. and Hoechst Marion Roussel）进行为期 4d 的部分液体通气。

结论

经过 50 多年的发展，全肺灌洗成为一种高效、安全的技术。这种疗法可以适用于各种各样的病人和疾病。当 WLL 不能带来实质性的效果时，现在有了可以与 WLL 联合使用的新方法。

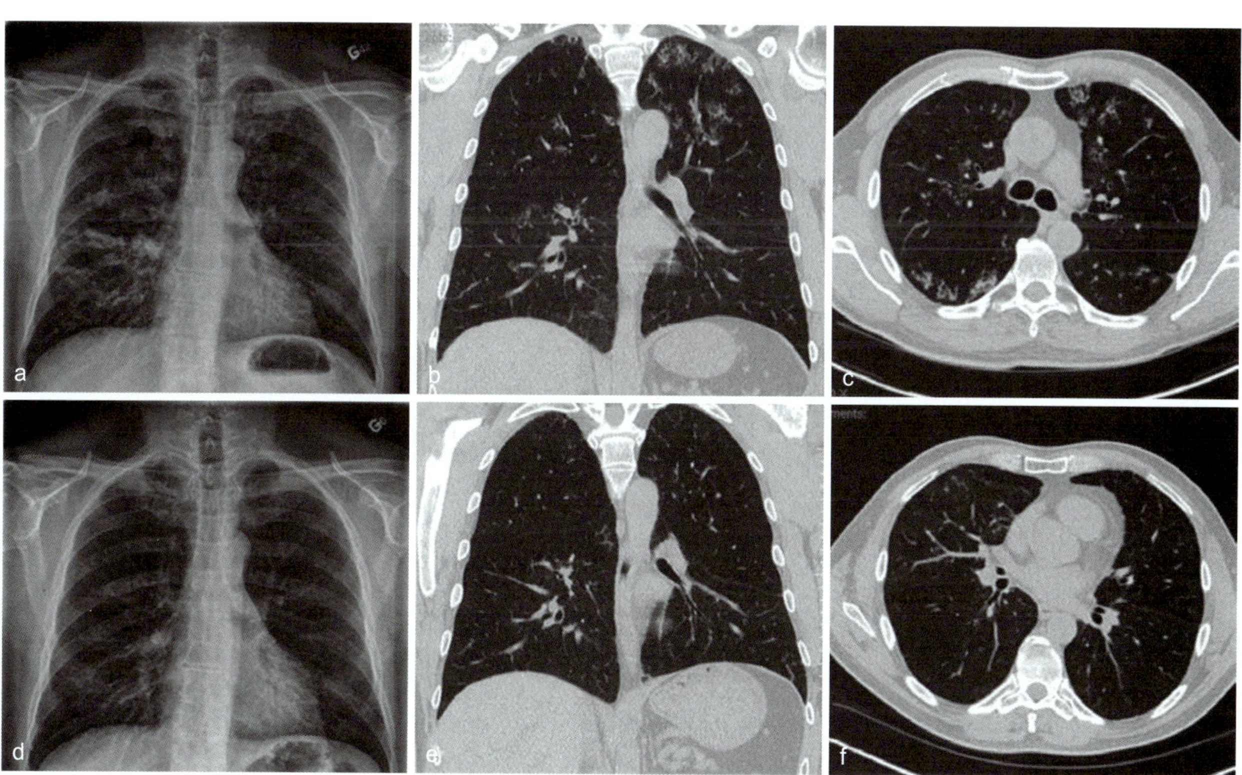

图 45.7 全肺灌洗和雾化吸入 GM-CSF 前（a~c）后（d~f）的放射学影像。a. 前后位胸片，显示不均匀的渗出影。它们主要位于左上叶和双侧下叶的背段。b. HRCT，冠状面，显示同样的病变。c. HRCT，横断面，显示左上叶碎石路征。d. 前后位胸片显示渗出影消失。e. HRCT，冠状面，显示同样的改善。f. HRCT，横断面，显示与 c 相比，肺泡物质已清除（经许可改编自 Springers）

临床病例讨论

10 年前（2008 年），一名 47 岁的女性被推荐到我们团队接受 WLL。当时，她出现症状已经有 6 个月，主要是呼吸困难持续增加。她所在的医院实施了开胸肺活检，以确诊 PAP。我们中心进行的肺功能检查显示轻度限制性综合征，DLCO 值为 58%，PaO_2 为 68mmHg。放射学检查显示均匀渗出影分布，累及双侧上叶、中叶和双侧下叶背段。BAL 证实了 PAP 诊断。

进行了第一次双侧 WLL 治疗，获得了中度有效的结果。在接下来的 2.5 年中，患者接受了 6 次双侧 WLL 检查，间隔时间在 4~12 个月之间，临床状态、实验室结果和放射学影像方面没有很好的改善。在最后一次 WLL 期间，进行了 BAL，因为影像学检查显示主要累及左侧上叶和双侧下叶的背段。

9 个月后，病人抱怨出现同样的症状，在任何一次 WLL 后都没有明显的改善。监测 GM-CSF，结果为 203 μg/ml（正常值 <3 μg/ml），证实了原发性 PAP 的诊断。在接下来的几个月里，患者接受了 GM-CSF 治疗，但由于没有出现改善并观察到许多副作用，该治疗被终止。几个月后，患者接受了利妥昔单抗（Rituxan®）治疗，但由于临床和影像学表现恶化，治疗在几个周期后也结束了。

在这种情况下，我们实施了一次新的 WLL，并联合实施特定的 BAL。BAL 后沉积物回收量增加。在之后从 WLL 恢复的几天里，我们开始每天雾化吸入一次 GM-CSF。在 1 个月和 3 个月的随访中，患者的临床状况有了显著改善，这是自第一次 WLL 以来的首次。这种联合疗法后的放射学影像也完全改善，但实验室检查结果还维持原状。

我们对她进行了长期随访以评估疗法的长期效果。在最后一次 WLL 后的 4 年里，因为结果显示有小的渗出，她在每年的 CT 检查后进行雾化吸入 GM-CSF。最后一次随访是在最后一次 WLL 后 8 年，她仍然没有症状。一年一度的 CT 检查显示影像干净，至于最后四次，她没有吸入任何 GM-CSF。

该病例报告支持了多模式疗法的有效性，该疗法能有效治疗患有 PAP 的患者。

第十一部分

终末期肺疾病外科治疗的麻醉

第 46 章　肺减容术

Erin A. Sullivan　著
王　委　译　吴镜湘　校

要点

- 对于特定的肺气肿患者，肺减容术（lung volume reduction surgery, LVRS）是一种可行的选择。
- 有效的术前肺康复和严格的患者选择有利于改善预后。
- 有效的围手术期疼痛管理和早期拔管是最大限度地减少术后并发症并导致更好预后的重要因素。
- 对于特定的患者，LVRS 可改善呼吸困难和运动耐受，并延长患者的生存时间。

引言

美国约有 1350 万人患有慢性阻塞性肺疾病（chronic obstructive pulmoniary disease, COPD），其中 310 万人患有肺气肿。慢性支气管炎或肺气肿相关的肺、胸壁弹性回缩功能丧失以及小气道坍塌导致的气流受限，可形成永久的肺过度膨胀。胸壁前后径明显扩大、膈肌扁平，导致进行性呼吸困难和呼吸做功逐渐增加。随着疾病的发展，患者日渐虚弱，需要吸氧，且运动耐量下降。对于特定的患者，肺减容术（LVRS）有助于提高运动耐量、减少呼吸困难、改善生活质量并延长寿命。因此有人认为，除肺移植外没有其他治疗手段能像 LVRS 一样给患者带来获益。

最近，创伤更小的支气管镜手术也实现了与 LVRS 相同的目标。支气管封堵、支气管内活瓣和生物胶，被用于晚期非均质性肺气肿患者，达到了类似肺减容的效果，且手术风险更小。对于目前暂不考虑 LVRS 的患者，这项技术也可以缓解病情。

肺减容术（LVRS）的历史

1957 年，Otto Brantigan 博士描述了一种治疗终末期肺气肿的外科技术，旨在减轻严重呼吸困难和运动不耐受的症状。Brantigan 的意图是切除丧失功能的肺组织，以恢复弹性回缩力，从而增加小气道的外向牵引力，进而改善气流。他认为这种技术可以恢复膈肌和胸部轮廓，从而改善呼吸偏移。此外，他推断通过切除无功能的肺组织，可以减轻对正常肺组织的压缩效应，并改善 *V*/*Q* 比值。不幸的是，该手术死亡率极高，且其受益又缺少客观的衡量标准可供记录。因此，作为终末期肺气肿患者的一种可行的治疗方式，1993 年以前 LVRS 一直处于弃用状态。

1996 年，Joel Cooper 发表文章，认为 LVRS 技术是一种“合乎逻辑、生理上可行的方法，对于特定的没有其他替代治疗方法的患者有明显的益处”。他进一步指出，LVRS 成功的关键是“通过提高对肺生理学的理解、改进麻醉和外科技术以及从肺移植手术中学习经验”。虽然 Cooper 医生认为 LVRS 对特定患者有益，但他也没能将手术风险降至最低，表明这并非是一项能在所有医疗中心都开展的手术。他提出以下建议①医疗机构应将 LVRS 手术限定于少数优秀医疗中心；②应要求这些中心记录和报告有关发病率、死亡率和评判客观结果的具体信息；③在批准继续执行该手术之前，应由科学小组定期审查和评估这些临床数据。此外，他主张，有资格接受肺移植的患者应同时进行 LVRS 评估，以便他们接受最合适的手术方案。LVRS 是用于缓解呼吸困难、提高运动耐力和日常生活质量的一种姑息疗法。Cooper 的大多数患者实现了这些目标：改善气流，减少肺过度膨胀，增加肺泡气体交换。

在 Cooper 关于 LVRS 的报道发表后不久，该技术就得到了广泛应用。对医保患者结局数据的分析显示，LVRS 后 12 个月的死亡率为 23%，1996 年因手术相关风险和成本过高而停止了对这一手术的资金支持。随后，国家心脏、血液和肺研究所设计了一项前瞻性随机临床试验，即国家肺气肿治疗试验（national emphysema treatment trial, NETT），评估 LVRS 加药物治疗与单独药物治疗的有效性和安全性。

肺气肿的临床特征

肺气肿通常是由吸烟导致的，也可由 α_1 抗胰蛋白酶缺乏引起。它是一种慢性进行性疾病，最终导致残疾和早逝。肺气肿的主要病理生理是肺组织弹性回缩力下降，导致最大呼气气流减少，空气滞留和肺过度膨胀，运动能力严重受限。

严重的肺气肿区域构成死腔，压迫邻近肺组织，使其不能给邻近气道施加良好的弹性回缩力。由于维持肺实质内气道通畅的驱动压和跨壁压的下降，导致气道阻力增加和呼气气流减少。

肺实质中肺气肿的存在，伴有通气驱动力的增加、吸气过早启动、肺过度膨胀和内源性呼吸末正压（auto-PEEP）对肺泡气体交换产生不利影响。随着疾病的发展，需要更大的吸气负压来抵消 auto-PEEP，吸气愈发困难。肺过度膨胀可通过膈肌扁平化和肋骨前后径的改变导致胸壁重塑，导致肺气肿相关的呼吸做功增加。

肺气肿患者的术前管理

美国胸科学会制定了肺气肿的诊疗指南。准备进行 LVRS 治疗的患者，即便已经进行医疗优化，但仍可能有症状。在 LVRS 之前，应建立一个结构化的肺康复程序，目标是阻止肺功能的进行性下降、防止疾病的恶化、提高运动能力和生活质量，并延长生存时间。可通过运动训练、优化药物治疗、患者教育、社会心理评估以及营养咨询和管理来实现。

目前唯一被证明能明确改变 COPD 进展速度的治疗方法是戒烟，如果患者考虑进行 LVRS，多数要求戒烟至少 6 个月。

严重肺气肿的患者即使轻微体力活动也会导致严重的呼吸困难，因此会经常久坐，导致渐进的运动障碍。所以，运动训练是 LVRS 患者术前准备的重要组成部分。最佳训练计划应当在专业护士和医生监督下完成，并在术前持续至少 6 周。训练包括平地步行一段距离、自行车测力仪训练和举重。这些运动需与特殊饮食相结合。手术前运动计划有几个优点：①评估患者的依从性；②提高耐力和运动耐受性，有助于手术后的早期活动；③可以增加受试者的最大耗氧量。

建议接种流感和肺炎球菌疫苗，以预防危及生命的感染。用类固醇和抗生素治疗支气管痉挛和加重的感染。此外，β 肾上腺素能激动药，如茶碱和抗胆碱药，被推荐用于治疗 COPD 和哮喘。虽然这些干预措施可以减少症状发作频率及时间，尚无证据表明它们能改变病程和降低死亡率。支气管扩张药可改善 COPD 患者的肺功能、运动耐力和生活质量，但对不可逆性气道疾病的患者获益有限。

长期家庭氧疗治疗慢性低氧是 COPD 患者主要治疗方法，可以降低死亡率。辅助治疗方式，例如使用化痰药控制呼吸道分泌物，或用镇静药减少呼吸窘迫，在某些 COPD 患者中有用。终末期 COPD 患者，最后的治疗手段是单肺或双肺移植，但受限于经济条件和供体器官的数量。

有呼吸困难和哮喘危象病史的患者，LVRS 术前往往非常焦虑。心理因素可导致哮喘发作，围术期较为凶险。焦虑导致呼吸频率增加，动态肺过度膨胀和呼吸困难。因此，术前麻醉医生应与患者建立良好的关系。术前准备、术前访视、胸段硬膜外导管置入、全身麻醉和术后早期治疗由患者熟知的同一名医生或团队实施，可能会达到最佳的心理条件。必要时，术前和围术期需要抗焦虑治疗。

LVRS 患者评估及选择标准

一般评估

Weinmann 和 Hyatt 描述了患者选择的一般标准和筛查程序。这些选择标准可因各机构而异。Daniel 等发表了 LVRS 患者的选择标准（表 46.1）。

患有严重高碳酸血症患者是否应进行 LVRS 是有争议的。此外，研究报告，有 15% 的 LVRS 患者伴有显著的冠心病（冠状动脉狭窄 >70%），但无临床症状，这部分患者仍建议术前进行心导管检查，主要因为有 LVRS 期间和术后发生心肌梗死的若干个案报道。其他单位建议将心脏筛查仅限于经胸超声心动图。一般来说，对于 LVRS 临床经验较少的中心，为了最大限度地降低患者的发病率和死亡率，严格控制手术指征是非常合理的。

解剖学 / 放射学评估

胸部 X 线诊断证据包括：肺过度充气、肋间隙增宽、胸骨后充气影、膈肌扁平和肺透亮度增高（图

表 46.1　LVRS 的一般纳入标准

确诊为 COPD
病史、体格检查、肺功能检查、胸部 X 线检查等
戒烟 1 个月以上
年龄 <75 岁
FEV1在预测值的 15%~35% 之间
$PaCO_2$<55mmHg
泼尼松 <20mg/d
PAPsys<50mmHg
没有开胸或胸膜固定手术史
无冠状动脉疾病症状
无哮喘或慢性支气管炎
承诺术前和术后监护下进行肺康复锻炼 6 周

转载自 Daniel 等，经 Wolters Kluwer Health 许可。

COPD. 慢性阻塞性肺疾病；FEV1. 第 1 秒用力呼气容积；$PaCO_2$. 动脉二氧化碳压力（mmHg）；PAPsys. 收缩期肺动脉压力（mmHg）。

46.1a）。为了提高形态学评估的精度，需进行胸部高分辨率计算机断层扫描（high-resolution computer tomography, HRCT），以识别肺内充气非均匀区域，并确定可切除的目标区域。当肺结构存在显著的不均一性，即同一肺内同时存在正常的肺组织和严重受损、过度膨胀的肺组织时（图 46.2a），在解剖学上，是实施 LVRS 理想的先决条件。肺气肿组织均匀分布则是 LVRS 一个不利的先决条件（图 46.2b）。

一些研究者认为，肺气肿组织严重不均一的患者 LVRS 受益高的原因主要有 2 个：①切除邻近过度膨胀、无功能、破坏的组织后，被压缩的正常肺组织得以释放，从而改善了剩余肺组织的呼吸力学；②目标区域清晰可见，手术更容易进行。许多中心仍常规采用肺灌注造影作为 LVRS 患者的筛查，主要是为了排除通气 / 灌注不匹配。然而，在评价患者方面，胸部 CT 优于肺灌注造影。

肺形态学评价是半定量指标且难以标准化，只有大约 25% 的患者存在疾病的不均匀分布。因此，用术前肺功能评估指标作为预测因子就十分重要。

生理评估

目前，LVRS 手术禁忌证为：术前肺功能 FEV1 <20% 预测值，同时肺气肿形态均匀；或者伴有一氧化碳扩散能力下降，<20% 预测值，此类患者实施 LVRS 与单纯药物治疗相比，死亡率显著增加。

肺气肿患者的肺机械力学严重受损，LVRS 后可显著改善，体现在与肺机械力学相关的几个参数，术后出现特定的变化。研究人员检测了这些参数作为 LVRS 后效果的术前预测因子，其中 FEV1是常用的预测预后指标，其与肺气肿患者死亡率密切相关。此外，压力 - 容量环和呼吸困难评分也被用来预测预后，因为严重的呼吸困难会导致生活质量显

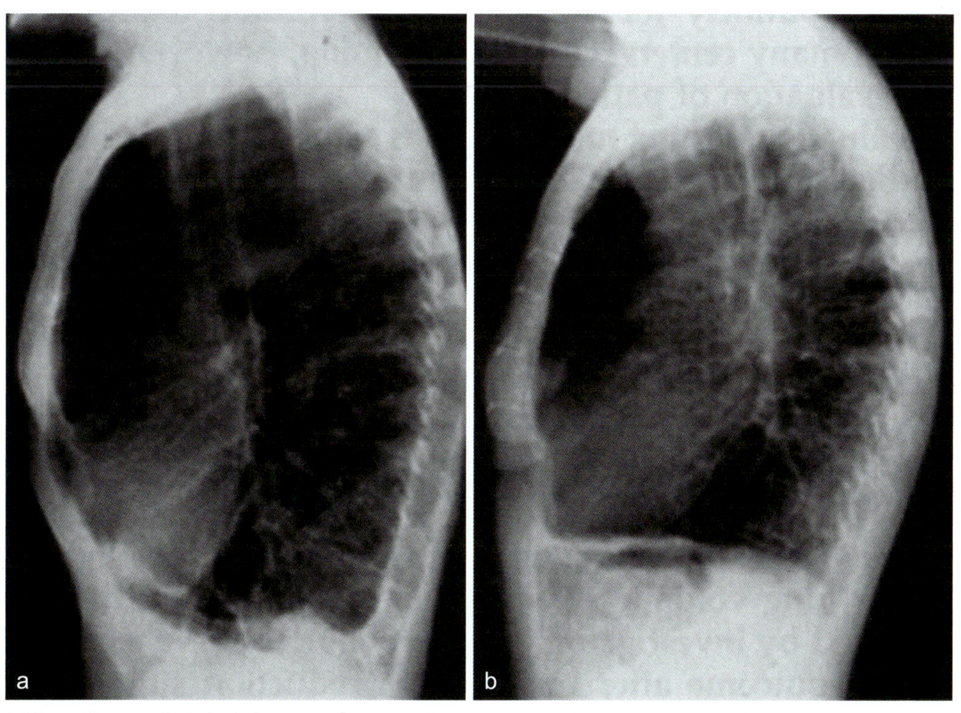

图 46.1　胸部侧位 X 线。a. 肺减容术（LVRS）前：桶状胸，伴肺部高透亮影，胸骨后巨大的充气影，膈肌凹陷、扁平。b. 同一受试者胸部 X 线，LVRS 3 个月后显示：肺野透亮度下降，胸骨后充气影明显减少，膈肌呈几乎正常的凸形

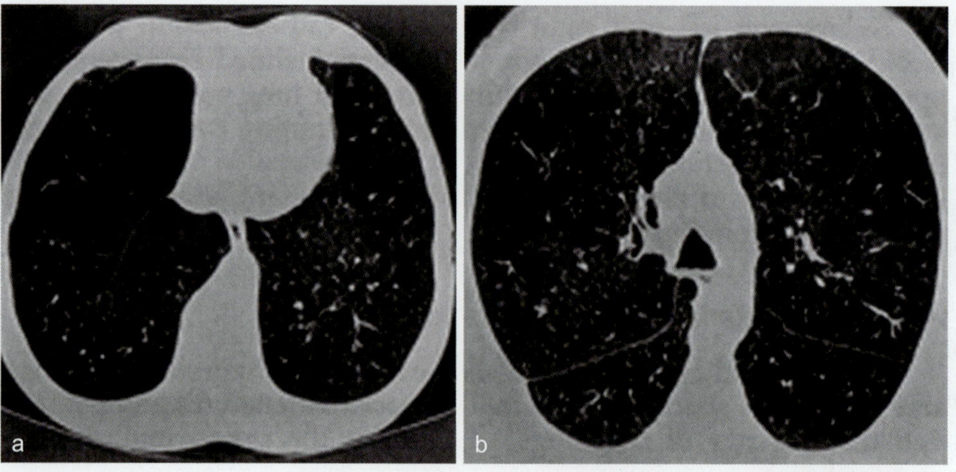

图 46.2　a. 肺气肿分布不均匀的病人进行高分辨率计算机断层扫描（HRCT）。肺腹侧的实质破坏更大，因此功能区很容易与非功能区分开。b. 对肺气肿分布均匀的病人进行 HRCT 分析。难以确定哪些节段需要切除

著下降。

Ingenito 等推测，患者吸气阻力显著升高，患有显著气道疾病可能性大，LVRS 后不太可能改善呼气流量，手术获益有限。并证明术前吸气相肺阻力与 FEV1（L）的变化呈负相关（r=−0.63；P<0.001），从而验证其假设，相比之下，呼气相肺阻力升高的患者，术后改善明显。

术前 PEEPi 是一项与动态肺过度膨胀相关的指标，它与标准化的 FEV1% 预测值术后增量之间有很好的相关性（r=0.69，P<0.0002）。术前 PEEPi 截点为 5cmH_2O，预测 LVRS 手术后 FEV1% 的变化大于 40% 的阳性预测值为 86%，阴性预测值为 92%。呼吸困难评分变化也发现了类似的结果。

尽管存在这些和其他一些有希望来预测 LVRS 预后效果的方法，但大多数方法耗时、测量技术复杂，且很难纳入标准的临床实践。因此，迄今没有一项评价指标被广泛接受。

手术方式：外科手术与支气管镜

视频辅助胸腔镜手术（video-assisted thoracoscopic surgery，VATS）

手术治疗与单纯药物治疗相比，已被证明对某些患有严重肺气肿的患者有益，同时也是肺移植术前的桥接治疗技术。据报道，LVRS 成本效益高，可显著改善肺功能、运动耐量、生活质量，甚至能改善特定患者群体的生存率。对于肺气肿以上叶为主的病变以及运动耐力低的患者，5 年存活率、3 年内运动能力有所提高，5 年总体症状有所改善。胸骨正中切开和电视胸腔镜手术的结局相当；然而，国家肺气肿治疗试验（NETT）表明，与胸骨正中切开术相比，VATS 患者恢复更快，并且更具成本效益。供体肺相较于受体胸腔过大时，LVRS 也被用于接受肺移植手术的患者。

LVRS 的患者选择标准已在上一节进行了描述。对 LVRS 来说，最重要的适应证是非均质性肺气肿，但大约只有 20% 的重度肺气肿患者满足这一先决条件。LVRS 的目标是切除构成死腔、压缩功能肺段的非功能肺组织，从而允许功能性肺段扩张并改善气体交换。双肺减容术需要在全麻和序贯单肺通气下进行。

支气管镜下放置支气管内活瓣和封堵器

尽管 LVRS 已被证明对非均质肺气肿患者有益，但这只占有资格接受 LVRS 患者的 20%。因此，支气管镜下肺减容术治疗非均质性和均质性肺气肿的方式得以发展。这种微创方法的基本原理是：通过支气管阻塞肺气肿区，让这些特定的节段发生塌陷，减少肺过度膨胀，减轻症状，从而避免外科手术。目前可用的支气管镜治疗技术包括支气管内封堵 / 活瓣、生物胶和气道旁路。

图 46.3 描述了目前美国用于非均质性肺气肿患者经支气管镜 LVRS 的封堵器和活瓣装置。将这些装置放置到患者段支气管中，以阻止空气进入目标节段，同时允许空气和黏液通过单向阀（Zephyr® EBV、PulmonX 和 IBV 阀，Spiration 公司）或装置周围（IBV 阀，Spiration 公司）逸出。 这两种装置都是在压缩状态下使用纤维支气管镜在全身麻醉下直视置入。这项技术的优点是，避免外科手术的风险，且必要时可重新定位或移除。

初步研究结果显示这些装置有良好的应用前景，随机临床试验正在进行中，置入 EBV 阀后，FEV1、残气量、6min 行走测试、St. George 呼吸问卷和医学研究委员会的中位呼吸困难评分均有所改善，43% 的患者能够停止氧疗。IBV 设备的结果仍待证实。

虽然支气管内使用封堵器 / 活瓣取得了可喜的结果，但远期效果不如外科手术。通气 / 灌注扫描评估表明，某些病例中采用封堵器 / 活瓣置入造成的肺不张无法维系，可能是由于密封不严存在侧支通气。PulmonX 已经开发了一种辅助检测装置，即 Chartis 系统（图 46.3c），可以直接评估目标叶的侧支通气，在 Zephyr® 活瓣治疗中这是识别治疗反应良好的关键标准。为了评估准确，患者须在适度镇静、自主呼吸下进行侧支通气筛查。

Ingenito 等开发了另一种方法来解决经支气管镜肺减容术对非均质性肺气肿疗效不太理想的问题。他们采用经支气管镜，使用冲洗液和纤维蛋白胶来使异常肺的目标区域塌陷、封闭和产生瘢痕的技术实现并维持肺减容疗效。初步结果表明，在短

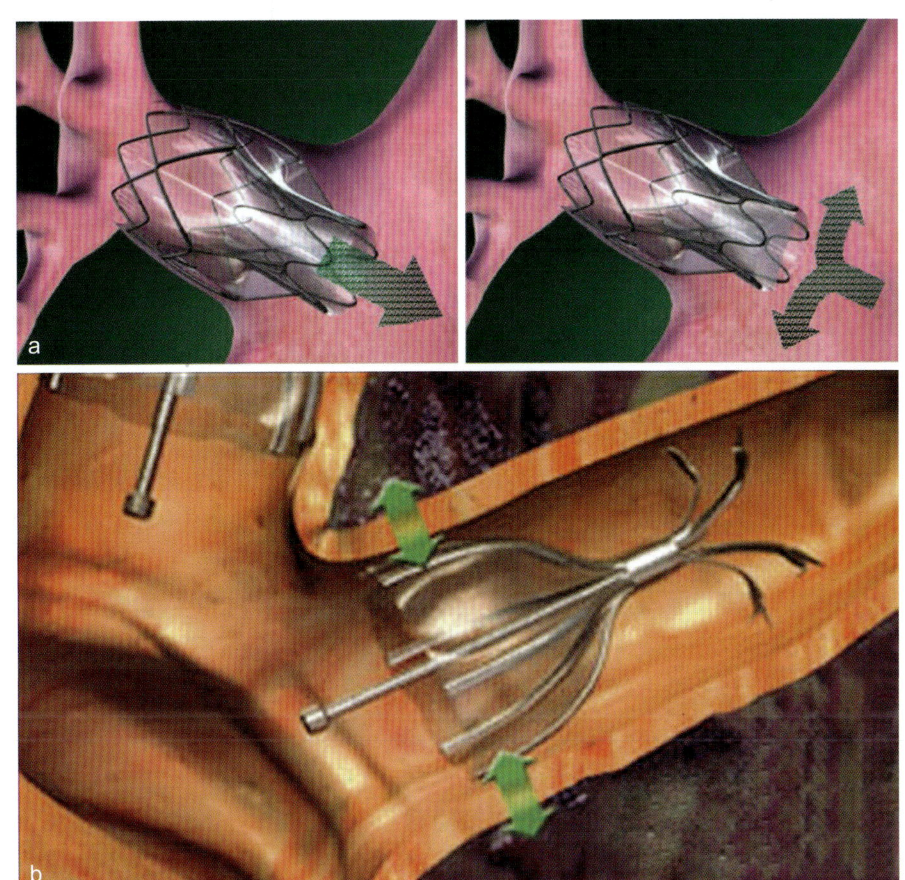

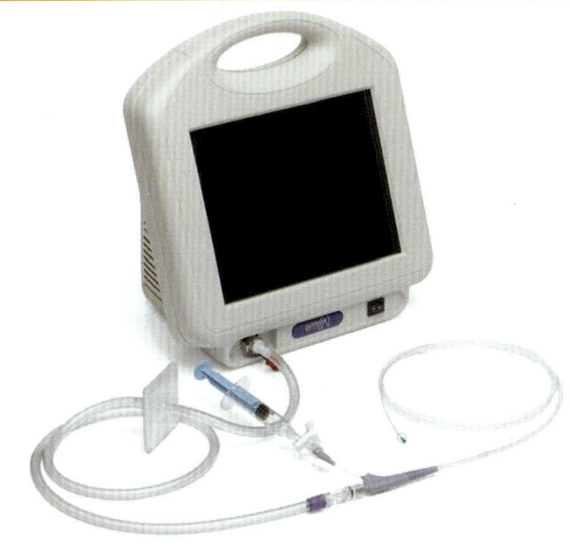

图 46.3 a.Zephyr® EBV（Pulmon X 公司的注册商标）。b. IBV（SpirationInc）这两种设备已被用于非均质性肺气肿患者支气管镜 LVRS。c. 用于检测侧支流量和确定患者适合于 Zephyr® EBV 的 Chartis 系统（Pulmon X)空心球囊导管用于阻塞肺叶或肺段支气管。通过测量球囊远端的持续呼出气体流量，可以检测到阻塞区域的侧支气流（经 2010 年 ©Pulmon X 公司许可转载，版权所有）

期随访中，患者平均肺活量改善，残气量减少，残/总比降低，6min步行距离延长，呼吸困难评分改善。

另一种即使肺裂有损伤，也能减少非均质性或均质性肺气肿患者的肺容量的装置报道也有效。RePneu™ LVRC（图46.4）是由镍钛诺构成，镍钛诺预成形为线圈形状，在适度镇静或全身麻醉下，通过支气管镜放置到目标肺叶中。可放置多个植入物来获得最佳效果。这种装置可完全移除，临床前研究表明，肺容积减少可高达50%。

目前对于重症肺气肿患者的介入治疗尚无共识，也无合适的随机对照研究。有的中心倾向于选择肺减容手术，有的选择支气管镜手术，采用支气管镜介入治疗的中心主要倾向于活瓣或线圈。

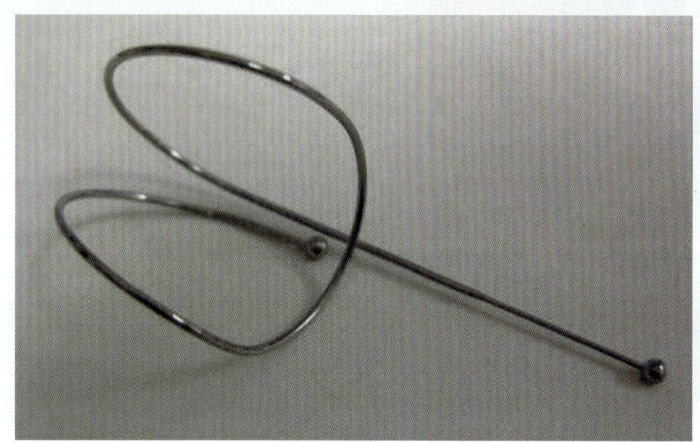

图 46.4 RePneu™ 肺减容装置（Pneum Rx，Mountain View，CA）是为了减少非均质性和均质性肺气肿的肺体积。即使肺裂间存在侧支通气也是有效的。预先成形的线圈通过纤支镜以线性结构放置到节段或亚节段支气管。展开后，该装置恢复其线圈形状，压迫肺气肿肺组织

麻醉管理

术前评估

药理学准备

大多数LVRS患者需要长期支气管扩张药（β肾上腺素能激动药）、类固醇（吸入或全身）和化痰治疗。此外，这些患者通常需要使用抗生素。大多数中心建议在LVRS之前继续进行支气管扩张药和化痰治疗，包括手术当天。患者必须在LVRS前至少3周无呼吸道感染，且术前不需要抗生素治疗。在类固醇治疗方面，目标是在LVRS前逐渐减少全身类固醇的剂量。

许多患者在LVRS前长期接受茶碱治疗，在茶碱血药水平处于治疗范围时，一些患者就会出现中毒症状。主要的副作用是紧张、震颤和心动过速。如果患者表现出明显的副作用或血清水平>20ng/ml，则应在LVRS之前停用茶碱。

疼痛管理

胸段硬膜外镇痛

迄今普遍认为，胸段硬膜外镇痛（thoracic epidural analgesia, TEA）是LVRS术后最为理想的疼痛管理模式。术前患者清醒状态下，在T_3~T_4或T_4~T_5椎体水平置入胸段硬膜外导管。在全麻诱导前应仔细评估镇痛阻滞平面，以避免镇痛不足导致术后即刻的通气不足。TEA时，局部麻醉药如丁哌卡因或罗哌卡因，可与阿片类药物联合使用。由于肺气肿患者常合并血容量不足，在TEA之前，补充（1~2ml/kg）容量负荷十分重要，以避免严重的低血压。在TEA起效前，应适当使用升压药，如去甲肾上腺素或去氧肾上腺素。罗哌卡因通常优于丁哌卡因，其循环抑制较少，低血压的发生率较低。

大多数麻醉医生认为TEA对于降低LVRS手术围术期发病率和死亡率至关重要，可惜目前还缺乏随机对照研究证实，主要是一些麻醉医生顾虑到研究设计有可能违反伦理，因为患者可能因随机分组的原因不能接受最佳的疼痛管理。有证据表明，肺功能正常的患者肺切除术后，充分的TEA术后镇痛可以降低发病率和死亡率；不过其他专家强调TEA对肺切除术预后的影响尚未被证明，应该进行临床研究。尽管如此，TEA仍然是公认的LVRS患者术中最佳镇痛手段之一，应当持续使用TEA直至胸腔引流管拔除，以保证最优的镇痛效果。

椎旁神经阻滞

椎旁神经阻滞是一种多节段的肋间神经阻滞技术，已经取代了肋间神经单次和多次阻滞、冷冻治疗和胸膜间神经阻滞等。椎旁神经阻滞可通过多次注射或将导管置入椎旁间隙，以持续输注局部麻醉药。当采用多模式镇痛方案时，包括椎旁神经阻滞联合静脉使用阿片类药物和非甾体抗炎药（nonsteroidal anti-inflammatory drugs, NSAIDs），可媲美TEA的镇痛效果和肺功能恢复水平。椎旁神经阻滞对于胸部手术，尤其是LVRS术后发病率和死亡率的研究结果，尚未确定。联合椎旁神经阻滞的多模式镇痛是TEA的一种很好的替代方法，已被广泛接受。可以经皮或开胸直视下置入椎旁神经阻滞导管。这种技术对于那些难以或禁忌放置TEA的患者特别有用。

术中管理

监测指标

LVRS 的监测应包括六导联心电图、脉搏血氧饱和度、有创血压监测、连续核心温度监测和中心静脉压力监测。肺动脉导管是否常规使用还有争议；当然，持续监测肺动脉压力（PAP）可能有益，因为在单肺通气期间 PAP 可大幅度增加，导致急性右心室衰竭。经食管超声心动图也可用于术中心脏监测。

全身麻醉

在双腔气管导管插管过程中，使用局部麻醉药（如 2% 利多卡因）喷洒咽喉，可大大降低静脉镇痛药的需求。插管后，使用 TEA 维持镇痛。值得注意的是，肺气肿患者插管时，麻醉过浅可能会引发危及生命的支气管痉挛。

LVRS 全麻期间，使用短效的镇静和肌松药，以便于术后早期气管拔管，应避免长时间正压通气导致的漏气。异丙酚是合适的镇静药，如患者易发生支气管痉挛，挥发性吸入麻醉药如七氟醚或异氟醚则可能优于静脉麻醉药。常选用短效且无组胺释放的神经肌肉阻滞药（如维库溴铵或顺式阿曲库铵）。

使用保温毯、加热垫和静脉输液加温来保温，使患者的核心温度和外周温度维持在正常范围内。患者体内热量降低会导致拔管后寒颤，同时二氧化碳和氧耗增加。终末期肺气肿患者通常无法适应因颤抖引起的通气需求增加，颤抖可能会引发术后再插管，应避免出现。

机械通气

LVRS 的最佳机械通气策略是必须提供足够的动脉血氧，同时严格避免空气潴留增加可能的气胸风险。合适的潮气量（双肺通气期间≤9ml/kg，单肺通气期≤5ml/kg）、低呼吸频率（双肺通气期间≤12 次 /min，单肺通气时≤16 次 /min），延长呼气时间（双肺通气和单肺通气时 I/E=1：3）来降低空气潴留的风险。如果术前 HRCT 显示左右肺组织质量有较大差异，最好先切除功能较差的肺。

限制机械通气时的气道压力（≤35cmH_2O）非常重要，避免气压伤导致的气胸或张力性气胸。机械通气过程中，麻醉医生应持续关注吸入和呼出量。为此，应密切监测呼气末 CO_2 波形。大多数接受 LVRS 的患者，单肺通气过程中麻醉医生将不得不容忍呼气末 CO_2、$PaCO_2$（动脉血二氧化碳分压）的升高，这种允许性高碳酸血症是预防 LVRS 机械通气过程中气压伤必须承担的代价，术后双肺通气时，$PaCO_2$ 值将迅速恢复到正常范围。

早期拔管

尽管有使用牛心包加固吻合器吻合面的外科新技术，也很难完全避免漏气的发生。正压通气会加剧漏气，而自主呼吸过程中产生的胸膜腔负压可使漏气最小化。因此，LVRS 后早期拔管至关重要。拔管前，须满足几个标准（表 46.2）。如不能满足所有这些标准，在拔管前应将患者安置于安静的环境中，如重症监护病房或麻醉后护理单元。通常可在 1~2h 内拔管，此方法对患者无害，比在手术室内过早拔管后出现长时间动脉低氧血症更可取。

表 46.2 LVRS 后拔管标准

1. 病人清醒、合作
2. 患者呼吸充分，即浅快呼吸指数（每分钟呼吸频率 / 潮气量，L）<70
3. 动脉氧合充足：病人自主呼吸（FiO_2 ≤ 0.35）SaO_2 ≥ 92%
4. 足够的镇痛
5. 患者核心温度 >35.5℃
6. 无寒战
7. 血流动力学稳定

术后管理

超过 50% 接受 LVRS 手术的患者会出现术后并发症。其中包括①过度镇静；②气道分泌物积聚；③气胸；④支气管痉挛；⑤膈神经麻痹；⑥肺炎；⑦持续漏气；⑧心律失常；⑨心肌梗死；⑩肺栓塞。再插管和机械通气与高并发症和高死亡率有关。

大多数患者在手术室内拔管，最初的 48h 内极少需要再插管。然而，麻醉药的残余作用或镇痛不完全，可能会出现明显的高碳酸血症和酸中毒。与其他接受肺切除的患者不同，这些患者的胸管在接水封瓶时无需吸引。余肺回缩力的丧失和阻塞性生理因素使其不易发生容量相关的气胸，肺的脆弱性使其更容易受到跨肺压增加和胸管抽吸引起的过度扩张产生不利影响，有增加患者漏气量和延长漏气时间的风险。为了最大限度地减少这些副作用，术后管理应当包括①合理清除肺内分泌物；②应用支气管扩张药；③ TEA 或椎旁神经阻滞进行有效的围术期镇痛；④避免全身性应用皮质类固醇。

总结

对于特定的肺气肿患者来说，LVRS是可行的治疗方式。作为肺气肿患者的替代治疗方式，支气管内活瓣和封堵器有较好的前景，其临床试验正在美国进行。无论选择何种治疗方式，目标都是相同的：改善呼吸，提高运动耐量及生活质量和延长患者生存时间。

患者的选择对于LVRS的结局至关重要。麻醉医生必须积极参与，因为他们将直接负责患者的围术期管理。在患者选择过程中，应仔细权衡患者病史、术前状态、胸部X线、HRCT扫描和右心导管检查的结果。患者的精心选择和术前准备是最大限度地减少围术期并发症和获得手术成功的关键。此外，必须强调的是，麻醉医生的作用对于LVRS的成功实施至关重要。

临床病例讨论

一名58岁终末期肺气肿的女性患者计划采用电视胸腔镜（VATS）行双侧LVRS手术。主要病史回顾：吸烟史（60包/年；2年前戒烟）、高血压和心房颤动（美托洛尔控制）。其他药物史：每日服用81mg的阿司匹林。8周前成功完成术前锻炼计划。此刻，患者非常焦虑，希望在术前与她的麻醉医生进行交流。

问题

- 从肺功能的角度来看，还需进行哪些术前准备?
- 你将如何缓解病人的焦虑?
- 对于围术期疼痛管理有何建议?
- 对于术后管理，具体关注些什么?

术前肺部准备

- 成功完成术前锻炼计划，包括6min步行、自行车测力仪和举重训练（参见“肺气肿患者术前管理”一节）。
- 持续氧疗，支气管扩张药和化痰药用至手术当天（见“药理学准备”一节）。
- 如果正使用类固醇药物，术前应逐渐减量。
- 如果正接受茶碱治疗，并表现出毒性症状（紧张、震颤、心动过速），或血清水平超过20ng/ml，则应停止用药。
- 确保患者无感染，术前至少3周无需使用抗生素。

治疗焦虑

- 未经治疗的焦虑可能会导致急性支气管痉挛、动态肺过度膨胀和呼吸困难的发作（参见“肺气肿患者术前医疗管理”一节）。
- 减轻患者焦虑的一种有效方法是麻醉医生对患者进行术前评估，建立良好的医患关系。
- 术前和围术期可能需要抗焦虑治疗。

围术期镇痛

- 镇痛不足或无效，患者围术期肺部并发症的风险增加。
- 胸段硬膜外镇痛或椎旁神经阻滞镇痛可降低肺部并发症的风险（见“胸段硬膜外镇痛”和“椎旁神经阻滞”）。
- 应保留TEA或椎旁神经阻滞导管，直到胸腔引流管被拔除，后期口服止痛药。

术后管理(参见“早期拔管”和“术后管理”部分)

- 正压通气可加剧漏气。因此，在保证安全的前提下，应尽快拔除气管导管，最好在手术室内拔管。术后维持1~2h的机械通气是安全的，这优于过早拔管后出现动脉低氧血症。
- 50%的LVRS患者会出现术后并发症。
- 术后再插管和机械通气与高并发症和高死亡率相关。
- 通过清除肺内分泌物、支气管扩张药的使用、胸段硬膜外或椎旁神经阻滞进行有效的疼痛管理和避免全身性应用皮质类固醇，可以最大限度地减少术后并发症。

第 47 章　肺移植

Andrew Roscoe，Rebecca Y. Klinger　著
苗　青　译

要点

- 术前评估对于术中策略的制定至关重要。
- 避免循环系统衰竭，麻醉诱导需谨慎。
- 经食管超声是一种实用的术中监测工具。
- 围术期体外膜肺氧合支持对患者有益，但也给麻醉医生带来了新的挑战。
- 减少术后早期并发症，可带来长期生存益处。

概述

肺移植（lung transplantation，LT）是一些终末期肺部疾病或肺血管疾病患者的首选治疗方法。肺移植包括肺叶移植、单肺移植（single-lung transplant，SLT）、双肺移植、双肺序贯移植（bilateral sequential lung transplant，BSLT）和心肺联合移植（heart-lung transplant，HLT）。第一例人类肺移植是在 1963 年报道的，但在 20 世纪 80 年代环孢素和新的外科技术出现之前，移植结果很差。首次报道的成功肺移植手术是 1983 年在多伦多总医院进行的。在过去的 30 年中，肺移植的数量显著增加（图 47.1），结果逐渐改善；现在肺移植的中位生存期约为 6 年（图 47.2）。

捐献器官

捐赠者通常在肺移植重症监护病房接受治疗。在诊断为脑干死亡后，必须对其病理生理后遗症进行适当的处理，以达到器官保护的目的。这包括通过静脉输液和血管活性药物治疗，维持平均动脉压超过 70mmHg，心率达到每分钟 60~120 次，中心静脉压或肺动脉楔压在 6~10mmHg 之间。限制静脉输液和合理使用利尿药有助于减少肺部积液。由甲状腺素、甲泼尼龙和加压素组成的“激素”疗法的使用已被证明可以增加可移植器官的数量。改变通气设置以保护供体肺。这包括使用压力控制通气和适当的呼气末正压，提供 6~8ml/kg 的潮气量。用支气管镜用清除肺残留的分泌物。基本的危重治疗，包括控制体温、抗菌药物的使用、营养、纠正电解质失衡和治疗尿崩症都是必不可少的。

在取供体过程中，捐赠者接受系统的肝素化，肺动脉用冷保存液冲洗。前列腺素被注入供体肺循环，来抑制由于低温肺保护液导致的血管收缩反应，并抑制血小板聚集。供体肺在整个冲洗过程中进行通气，并在离断气道之前充气至 10~20cmH_2O 的压力。然后将收获的同种异体移植物储存在 4℃下，以便转移到受体中心。

由于在实体器官的捐赠者中，只有不到 20% 的人拥有适合移植的肺。这可能与脑干死亡的病因有关，或继发于脑损伤时肺吸入胃内容物。因此，等待移植的候选人数量与可获得合适的捐赠器官之间存在不平衡，供体肺的“标准”已经扩展到包括“边缘”供体（表 47.1）。

表 47.1　供体肺标准

	标准供体	边缘供体
ABO 兼容性	是	是
年龄（年）	<55 岁	>55 岁
PO_2/FiO_2 (mmHg)	>300	<300
吸烟史（包 / 年）	<20	>20
胸部 X 线片	正常	肺水肿
微生物	革兰染色阴性	抗菌治疗
支气管镜检查	非化脓性	化脓性 / 炎症性
胸部创伤	无	轻微

FiO_2. 吸入氧的浓度。

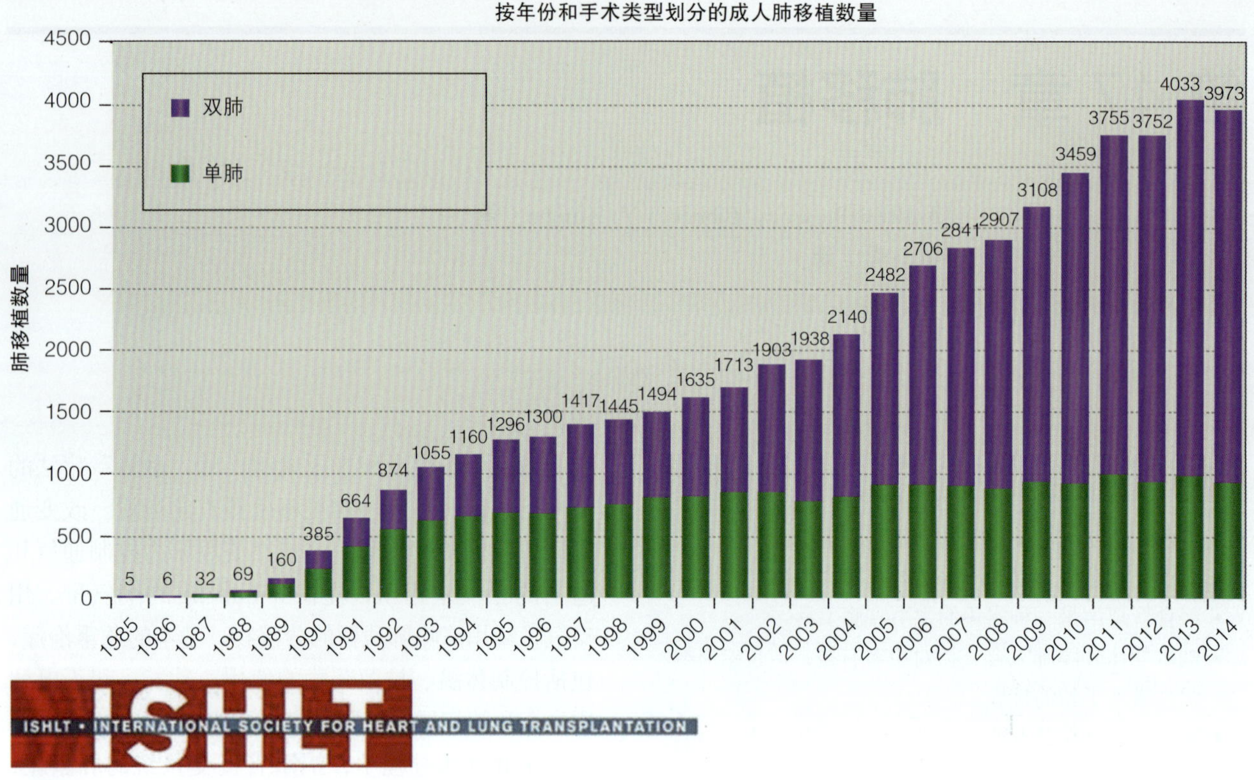

图 47.1　按年呈报的肺移植数目（源自国际心肺移植学会，经允许使用）

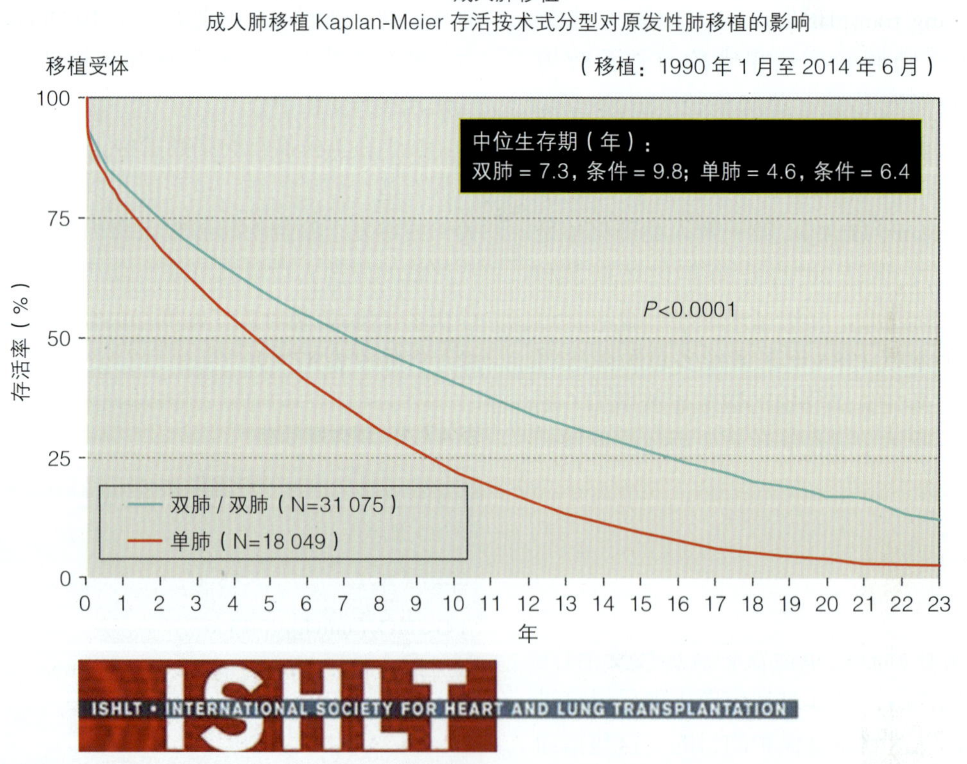

图 47.2　成人肺移植的存活率。中位存活率是所有接受者中有 50% 死亡的估计时间点。条件中位生存期是存活至少 1 年的受者中有 50% 死亡的估计时间点。因为移植后第一年的存活率下降最大，所以条件存活率为移植后早期存活的受者提供了一个更现实的生存时间预期（源自国际心肺移植学会，经允许使用）

这些“边缘”供体可能会降低受者存活率，而且原发性移植物功能障碍的发生率也更高。已经制定了几种策略，试图增加捐赠者的器官库。这包括使用马斯特里赫特第三类患者：心脏死亡后捐献。捐赠者通常是危重 ICU 环境中的患者，他们预计会在停止积极治疗后 60~90min 内死亡。伦理考虑要求使用两个独立的团队：一个用于停止治疗，另一个用于器官采集。在心源性死亡被证实之前，肺保存干预被搁置。肺的独特之处在于它们能耐受至少 1h 的热缺血时间。心脏死亡后捐献受者的结果与脑干死亡后捐赠者的结果相当。体外肺灌注（Ex vivo lung perfusion, EVLP）和修复技术是允许评估和优化潜在供体肺的技术。器官采集后，肺在外部回路上灌注并通气（图 47.3）。然后可以在移植前优化和评估肺的功能。患者移植后的结果与传统移植相似。EVLP 的作用现在正在扩大：评估供体肺不受循环死亡的限制；可以在体外评估供体器官以排除功能受损的肺；延长移植物灌注时间有助于更好地选择移植手术的时机。

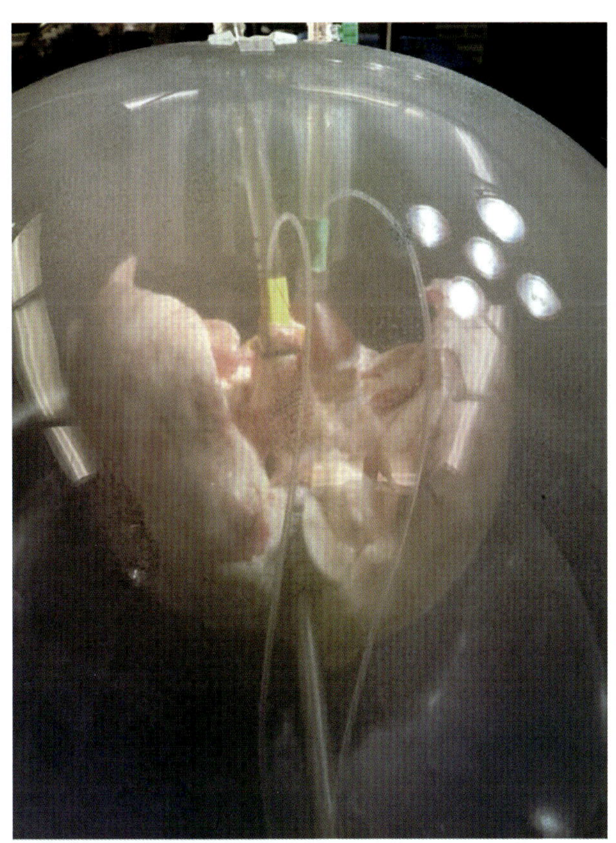

图 47.3 无菌塑料穹顶内接受体外灌注的供肺。在通过供体气管内的气管导管进行通气的过程中，向肺部灌流晶体溶液。黄色插管位于主肺动脉，绿色插管位于供体左心房袖口

候选受体

移植适用于内科治疗失败的终末期肺部疾病患者，目的是提供生存益处。由于供体器官的相对短缺，有必要只列出实际可受益的患者。当移植后的预期寿命超过未手术时的预期寿命时，应列入移植名单。捐献者和接受者根据血型和大小配对。导致 LT 转诊的常见潜在病理包括慢性阻塞性肺疾病（chronic obstructive pulmonary disease, COPD），α_1 抗胰蛋白酶缺乏（alpha-1 antitrypsin deficiency, AATD）、囊性纤维化（cystic fibrosis, CF）、肺动脉高压（pulmonary hypertension, PHT）和间质性肺疾病（interstitial lung disease, ILD）、合并普通间质性肺炎（incorporating usual interstitial pneumonitis, UIP）、纤维化性非特异性间质性肺炎（non-specific interstitial pneumonitis, NSIP）和非特发性间质性肺炎（non-idiopathic interstitial pneumonitis，non-IIP）（图 47.4）。表 47.2 列出了 LT 的禁忌证。

表 47.2 肺移植的禁忌证

绝对禁忌证
恶性肿瘤 2 年内 / 血液系统恶性肿瘤 5 年内
不能治愈的主要器官功能障碍，不能联合移植治疗
明显的冠状动脉疾病，不能再血管化
慢性感染耐药菌感染
活动性结核分枝杆菌感染
明显胸壁畸形体重指数 >35 kg/m^2
精神疾病与不坚持药物治疗
药物滥用 / 依赖
缺乏足够的社会支持
相对禁忌证
相对年龄 >65 岁
体重指数 >30 kg/m^2
既往广泛的胸部手术后高耐药性
生物感染 HIV、肝炎、大肠伯克霍尔德菌或分枝杆菌脓肿
合并严重营养不良
严重症状性骨质疏松症

HIV. 人类免疫缺陷病毒。

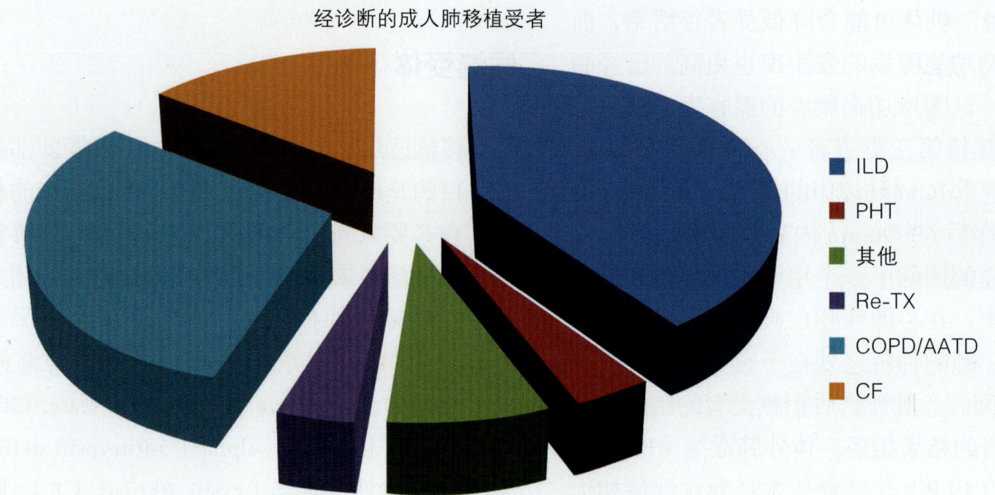

图 47.4 肺移植适应证。AATD. α_1 抗胰蛋白酶缺乏，CF. 囊性纤维化，COPD. 慢性阻塞性肺疾病，ILD. 间质性肺疾病，PHT. 肺动脉高压，Re-TX. 再次移植（基于国际心肺移植学会的数据 https：//www.ishlt.org，2017 年 5 月访问）

表 47.3 总结了转诊和列出移植的疾病特定适应证。使用 BODE 指数对患有肺气肿疾病的患者进行评估，该指数包括对体重指数、气流阻塞、呼吸困难程度和运动量进行评分，范围从 0 到 10。BODE 指数≥7 与移植后的存活率低于预期有关。COPD 患者一年内三次或三次以上的病情恶化与死亡率增加有关，急性高碳酸血症呼吸衰竭的发作一次可导致一年死亡率达到 43%。在一些肺气肿患者中，肺减容手术可能提供一种替代或移植的桥梁。囊性纤维化患者易受抗药性病原体侵袭的。感染大肠伯克霍尔德菌和非结核分枝杆菌与发病率和死亡率增加有关，在一些中心被认为是禁忌证。ILD 患者在转诊为 LT 的患者中预后最差。肺分配评分（lung allocation score, LAS）系统的引入，旨在对等待名单上死亡率最高的患者进行优先排序，增加了接受移植的 ILD 候选患者的数量。肺动脉高压靶向药物治疗的重大进展改善了这类患者的管理，并推迟了在这一人群中列入 LT 的转诊。继发于肺静脉闭塞疾病的肺动脉高压的患者在诊断时应该进行 LT 评估，因为没有既定的药物治疗，而且预后很差。自 LAS 系统引入以来，再次移植的发生率有所增加。初始 LT 列表使用相同的标准。无论是计划中的 SLT 还是 BSLT，建议切除失败的同种异体移植物，以降低感染风险和持续免疫系统刺激。在最初的手术 2 年后需要再次移植的患者比那些在 30d 内再次移植的患者有更好的结果。以前，接受机械通气或体外生命支持（extracorporeal life support, ECLS）的危重患者被认为不适合入选。然而，技术的进步和 ECLS 管理经验的扩展使得这类患者可以桥接到 ECLS 移植，取得了可接受的结果。

表 47.3 肺移植特定疾病标准列表

疾病	标准
慢性阻塞性肺疾病	BODE 指数≥7
	FEV1<20%
	1 年内 3 次病情加重
	进展期肺动脉高压
囊性纤维化慢性呼吸衰竭	PO_2<60mmHg/PCO_2>50mmHg
	FEV1<30% 伴功能快速下降
	WHO 功能Ⅳ级
	进展期肺动脉高压
间质性肺病	FVC<80%，预测 FVC6 个月内下降 >10%
	DLCO<40%，预测 DLCO6 个月内下降 >15%
	6-MWT：距离 <250m 或氧饱和度下降 <88%
	进展期肺动脉高压
肺动脉高压	6-MWT：距离 <350m
	心脏指数 <2L/（min·m^2）
	右房压 >15mmHg
	WHO 功能Ⅲ级或Ⅳ级

6-MWT. 6min 步行试验，DLCO. 一氧化碳弥散量，FEV1 .1 秒用力呼气量，FVC. 用力肺活量，WHO. 世卫组织。

肺移植手术的麻醉

术前评估

由于 LT 的性质，麻醉师通常只有有限的时间进行术前评估。在一些中心，麻醉医师会在评估诊所对列出的候选人进行审查，以计划相关的麻醉方案。患者通常虚弱，心肺储备较差。潜在的缺血性心脏病和右室（RV）功能不全并不少见，特别是在老年患者中，尽管非危重冠状动脉疾病的存在似乎不会影响术后结果。入院接受手术后，优化患者的时间有限：物理治疗以清除分泌物，支气管扩张药治疗，以及大量胸腔积液或气胸的引流。除标准的术前评估外，麻醉评估应侧重于：

- 基本诊断：梗阻性、限制性或化脓性病状。这便于选择适当的通气设置。
- 肺动脉（PA）压力：这将决定是否使用体外生命支持进行手术的可能性。
- 通气 / 灌注（V/Q）扫描：（在 BSLT 中）每个肺的不同灌注将决定最初哪个肺更能耐受肺动脉夹闭和全肺切除。
- 动脉血气（ABG）：基线 PO_2/PCO_2 有助于确定术中可接受的限度。
- 超声心动图：对右心室和左心室（LV）功能的了解将影响体外生命支持的需求。

标准的预先用药包括免疫抑制药物、支气管扩张药治疗和吸氧。不推荐常规使用抗焦虑药物，任何镇静药都应谨慎使用，因为它们会加剧低氧血症和高碳酸血症，导致更严重的 PHT 和 RV 衰竭。

监护

常规监护包括心电图（ECG）、脉搏血氧饱和度、有创动、静脉压（CVP）测量、肺动脉插管（PAC）、体温测量、二氧化碳分压测定和吸入麻醉药监测。微创心输出量监测已广泛应用于非移植围术期和非肺移植，结论不一。混合静脉血氧饱和度已成功应用于术中，脑血氧饱和度已被证明可改善心脏手术的预后。使用麻醉深度监测可以减少觉醒的发生率，当与闭环麻醉结合使用时，输送系统提供更好的药物滴定，使麻醉医师有更多的时间专注于术中血流动力学和手术事件的处理。及早发现和预防术中体温过低对于预防心律失常、凝血障碍和药物代谢改变以及降低术后感染的风险非常重要。

经食管超声心动图

术中经食管超声心动图（TEE）在肺移植手术中的价值是确定的。与 PAC 相比，TEE 在确定预负荷和容量状态方面更为准确。它有助于血流动力学不稳定性的快速诊断，包括 PA 夹闭后右室功能的评估、左心室功能障碍、气栓的检测和外科吻合口位置的评估。肺静脉吻合口明显狭窄更多见于左侧（图 47.5），可导致肺静脉充血和移植失败。然而，TEE 可能高估肺静脉多普勒峰值速度，在解释研究结果时需要谨慎。当肺血管阻力（PVR）增加或 PEEP 增加时，房间隔缺损或卵圆孔未闭可导致明显的从右向左分流。TEE 的及时检测可以帮助诊断这一恶化低氧血症的原因。随术中体外膜肺氧合（ECMO）支持在 LT 手术中的扩大，TEE 在遇到低 ECMO 流量时也有助于帮助插管定位和区分低血容量和插管阻塞（图 47.6）。

麻醉诱导

麻醉诱导应当十分谨慎，先对病人进行充分预充氧。麻醉诱导可能会导致心血管系统崩溃，原因有多种：全身血管扩张和麻醉药的负性肌力作用，正压通气和 PEEP 引起的胸腔内压增加导致的静脉回流减少，以及由于通气不足和伴随的高碳酸血症导致 PVR 增加而导致的 RV 衰竭。

对于患有阻塞性肺疾病的患者，重要的是要有足够的时间在呼气相出现，并避免呼气末正压，以减少动态过度充气的风险。麻醉诱导后过度的人工

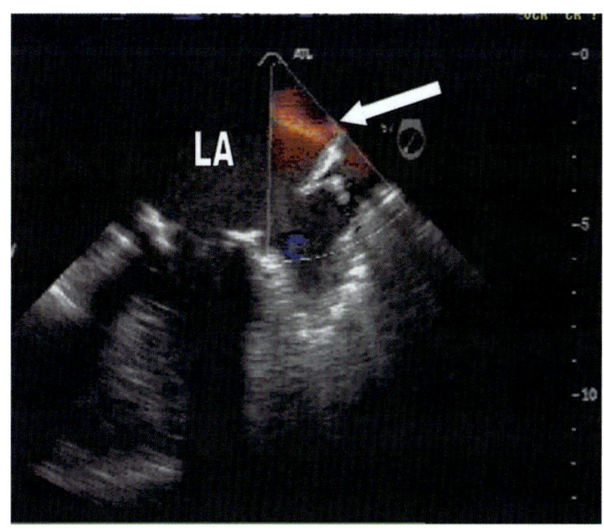

图 47.5　经食管超声心动图显示左肺静脉狭窄吻合口的彩色多普勒血流显像（箭）显示湍流。LA. 左心房

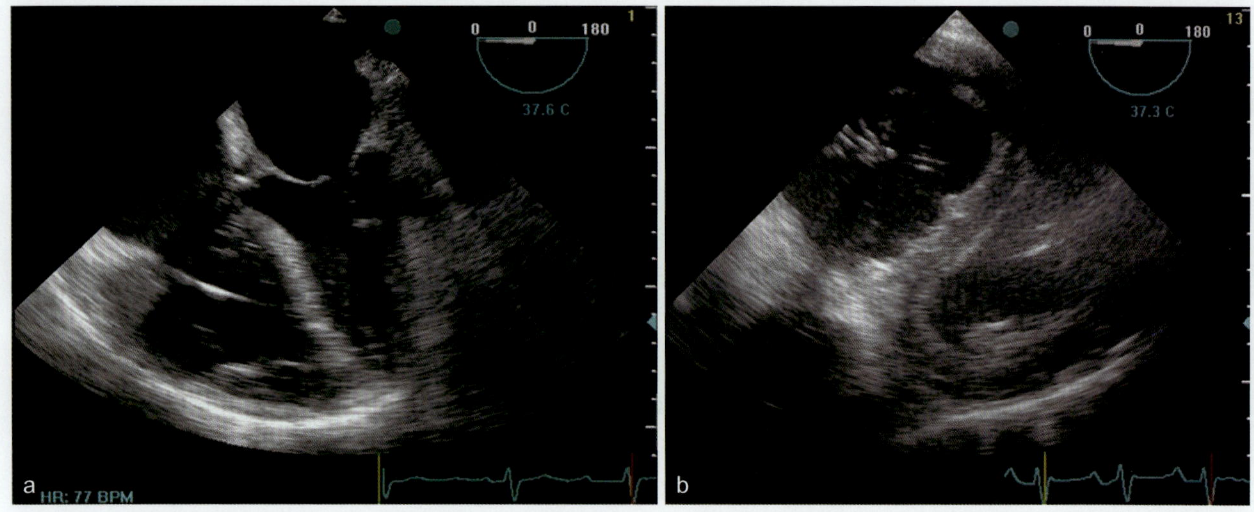

图 47.6 经食管超声心动图（A）和经胃（B）切面显示右心室扩张和室间隔变平并向左移位

通气可能会导致严重的肺气肿，使肺部过度膨胀，从而减少静脉回流和直接影响心脏——“肺填塞”。随之而来的是严重的低血压，正确的处理方法是将患者与呼吸回路断开，以便有足够的时间排出滞留气体。

限制性肺病的患者通常需要更高的通气压力才能提供足够的潮气量，并经常受益于应用更高水平的 PEEP。采用与急性肺损伤（ALI）相似的通气策略更适合这类患者。

有化脓性病变的受者可能有混合的阻塞性或限制性呼吸缺陷，因此应适当的个体化通气。患者插管后彻底支气管灌洗可减少术中痰堵塞，并有助于在整个手术过程中保持充分的通气。

对于肺血管病患者，顺利的麻醉诱导对于预防全身性低血压、PA 高血压危象、心肌抑制、低氧血症和高碳酸血症至关重要。在麻醉诱导使用血管升压药之前获得中心静脉通路可能是有用的。麻醉目标包括：

- 避免右室前负荷急剧增加：右室扩张增加了右室壁张力，增加了需氧量；提高了右室舒张末压（RVEDP），减少了氧气输送；以及加重了三尖瓣反流（TR），加剧了容量过载。
- 保持 RV 灌注：避免全身低血压和 RVEDP 增加。
- 保持窦性心律和正向变时性。
- 必要时使用正性肌力药物支撑增强 RV 的收缩性。
- 降低 PVR：避免低氧血症、高碳酸血症和酸血症。

对于危重症的患者，氯胺酮可能是更合适的诱导药，血管活性药物泵注在诱导之前就开始了。吸入性肺血管扩张药和预诱导体外生命支持的使用已被描述。麻醉医师在诱导后应做好紧急体外循环（CPB）的准备。

表 47.4 总结了特定疾病的术中麻醉注意事项。

诱导后，用单腔或双腔管（DLT）插管。单腔导管结合支气管封堵器可替代 DLT 的技术。在序贯双肺移植 BSLT 中，支气管封堵器需要在支气管镜引导下重新定位，以便在对侧进行手术。左侧 DLT 优于右侧 DLT，后者可能会干扰右侧支气管吻合。在有严重化脓性病变（例如囊性纤维化）的患者中，先插入单腔导管，以便于支气管镜检查抽吸厚分泌物，再更换 DLT。支气管镜灌洗样本可以送去进

表 47.4 特定疾病的术中注意事项

病理	术中并发症
慢性阻塞性肺疾病	老年伴发冠心病
	动态过度充气、气体滞留、自动 PEEP 正压通气致“肺填塞”
囊性纤维化	黏稠、坚韧的分泌物，堵塞 DLT 管腔
	难以维持正常碳酸血症
	手术困难：胸腔小，多发性粘连
间质性肺疾病	高通气压，减少静脉回流
	继发性肺动脉高压
	相关病理：硬皮病、类风湿关节炎
肺动脉高压	麻醉诱导时右心室衰竭、心血管崩溃

行微生物分析，以指导术后的抗菌治疗。预防性抗生素方案与机构有关，但必须提供足够的革兰阳性和革兰阴性覆盖。CF 患者通常需要替代的抗菌药，这取决于他们的过敏史、微生物定植和耐药生物体的存在。

麻醉的维持

麻醉的维持是通过吸入或静脉给药实现的。应避免氧化亚氮，因为它可能会增加 PVR。SLT 可以通过标准的后外侧开胸手术（患者处于侧位）或通过前开胸手术（仰卧位）进行。如果需要紧急体外生命支持，后一种方法提供了更容易的手术插管途径。BSLT 可以通过胸骨正中切口、双侧开胸或“蛤壳”切口进行。

开始单肺通气（OLV）最初会导致分流增加，并伴有不断恶化的低氧血症，直到手术缝合 PA 为止。在 OLV 期间，通过降低气道峰压，压力控制通气可能比容量控制通气更有优势。无法耐受 OLV 的患者将需要 CPB 或 ECMO 支持。

在术中，最佳的液体管理是最重要的。患者的血流动力学受血容量状态的影响，预负荷优化至关重要。然而，移植肺易发生肺水肿，继发于再复张损伤、缺血再灌注微血管渗漏和栓塞以及无淋巴引流。建议采用限制性液体方案，手术失血用胶体或血液制品输注代替。

右室功能障碍的处理

在 OLV 期间手术夹闭 PA 可以减少分流和改善氧合，但会导致 PA 压力的急剧增加。对于既往有肺动脉高压的患者，外科医生谨慎地应用临时 PA 夹闭来确定对 PA 压力和 RV 功能的影响。TEE 可早期诊断 RV 障碍，及时指导和处理可潜在地避免体外生命支持。重度 PHT 的受者很少耐受 PA 钳夹，因此建议选择使用体外生命支持。

PVR 的急剧升高会引起一系列不利影响，最终可能导致 RV 衰竭。RV 后负荷的增加最初会降低 RV 收缩，导致右室舒张容积（RVEDV）上升。右室扩张可加重 TR 的严重程度，加重容量超负荷，进一步增加 RVEDV，进而增加右室舒张末压力（RVEDP）。室间隔左移，抑制左室舒张充盈，减少左室每搏量。随后心输出量的下降导致全身性低血压，再加上 RVEDP 的增加，右室灌注压降低。随后是右室缺血，进一步的右室失代偿和衰竭。

使用选择性肺血管扩张药、吸入一氧化氮（iNO）和前列环素治疗可以减少 PVR，改善氧合，并可以逆转 RV 衰竭。儿茶酚胺和磷酸二酯酶抑制药（PDE-I）将提供正性肌力并改善右心室的收缩性。PDE-I 可以减少 PVR，但也有全身血管扩张和低血压的不良反应，通常需要增加血管升压药支持来维持冠状动脉灌注。左西孟旦（Levosimendan）通过减少 PVR 和增加 RV 收缩性来恢复 RV-PA 偶联，但也与全身血管扩张有关。去甲肾上腺素是首选的血管收缩药：它改善心室收缩相互作用和冠脉灌注，也可能改善 RV-PA 偶联。在顽固性低血压的情况下可以加用加压素。

体外支持

在使用 CPB 方面存在制度性和外科差异。重度 PHT 和 HLT 受者可选择使用体外生命支持，全 CPB 或 ECMO。SLT 通常通过开胸手术进行“非体外循环”。当 BSLT 在“非体外循环”时，应该首先替换灌注较少的肺（术前 V/Q 扫描）。对于体外循环的 BSLT，保持心脏温暖和跳动。第一次同种异体移植物植入后，心脏被允许少量排出，肺被轻轻通气。

近年来，全体外循环的使用已经被其他形式的体外循环所取代：静脉 - 静脉（VV）和静脉 - 动脉（VA）ECMO 支持。与全体外循环一样，VA-ECMO 同时提供心脏和呼吸支持，但需要较少的肝素化。中心插管部位，右心房（RA）和升主动脉，通常是首选，因为可以获得更高的 ECMO 流量，需要较少的抗凝。外周插管，通常是股静脉（FV）到股动脉，允许在严重移植物功能障碍（PGD）病例的术后期间继续提供 ECLS 支持，并且可以关闭胸腔。然而，麻醉医生在术中必须保持警惕，因为外周 VA 插管，较低的 ECMO 流量时，由于肺功能不全，心脏搏出的血氧合不足，这可能会出现上半身缺氧状况即 ECMO 小丑综合征（ECMO Harlequin syndrome）。脉搏血氧饱和度和动脉压监测应该放在右上肢，以确保足够的氧合，脑血氧饱和度监测是有利的。VV-ECMO 仅提供呼吸支持，但纠正低氧血症和高碳酸血症可显著增强 RV 功能，从而改善血流动力学。插管通常是外周的，可以通过单个双腔插管或通过两个插管来实现。ECMO 支持期间的液体管理更具挑战性：ECMO 流量高度依赖于患者静脉压力，因此必须给予足够的液体以维持充足的ECMO流量，而不会导致液体超载和肺部“湿润”。使用ECMO支持代替CPB给患者带来了更好的结果。如果术后可能使用VV-ECMO，在手术中避免使用右侧颈内静脉作为中心通道可能是有用的。

器官再灌注

同种异体移植的患者应在5~10min内逐步进行器官再灌注，因为储存供体的肺保护液、炎症介质和气栓可能会释放到体循环中，从而导致严重的低血压。同时，开始肺泡复张和通气时，气道峰压有限，PEEP适中（5~10cmH_2O），最初吸入氧分数（FiO_2）低于40%。在BSLT中，残留的自身肺可以用高FiO_2通气来维持动脉氧合，而新的同种异体肺则通过保护性通气进行再灌注。在最初的再灌注后，必要时增加同种异体移植物的FiO_2，同时停止对自身肺的通气以进行外科植入术。缺血-再灌注损伤（IRI）表现为低氧血症，尽管增加了FiO_2，肺顺应性降低，PHT，在严重的情况下，还有肺水肿。由于IRI引起的PGD与增加的死亡率相关。静脉注射iNO在改善IRI病例的氧合方面是有效的，但常规使用它来预防IRI的益处较小。严重的PGD可以用VV-ECMO体外生命支持治疗，有利于预后。

术后镇痛

术后镇痛不充分会阻碍自主呼吸、充分咳嗽和痰液清除。镇痛选择包括扑热息痛、静脉阿片类药物和局部神经阻滞技术，包括硬膜外和椎旁镇痛。鼓励限制阿片类药物以减轻呼吸抑制。硬膜外置管可以在手术前进行，有利于术后早期拔管，或在排除凝血障碍后进行。作为硬膜外镇痛的替代方法，外科医生可以在SLT结束时放置椎旁导管。小剂量静脉注射氯胺酮可能会起到减少术后阿片类药物需求。由于接受钙调神经磷酸酶抑制药免疫抑制的患者肾功能不全的风险增加，因此避免使用非甾体抗炎药。

术后护理

在手术室早期拔管是可行的，特别是在SLT之后。优点包括避免正压通气，潜在的气压创伤，减少血管外肺水，降低肺动脉压，降低对血管活性药物的要求，以及早期进行物理治疗。短效麻醉药的使用、硬膜外镇痛以及术中无并发症，都有利于早期拔管。对于返回重症监护病房进行术后通气的患者，双腔管改为单腔导管，并允许早期通过鼻胃管给予肠道免疫抑制。

肺气肿SLT患者的通气支持涉及肺保护策略和潜在的差异肺通气。如果预计要延长通气时间，可以考虑气管切开术。

早期并发症包括PGD、出血、医源性外科吻合口异常、感染、心律失常、肾功能衰竭和静脉血栓栓塞。早期并发症对长期生存有负面影响。急性排斥的预防是通过类固醇、钙调神经磷酸酶抑制药、抗增殖药和哺乳动物雷帕霉素（MTOR）抑制药的联合治疗。常规使用单克隆或多克隆抗体诱导治疗是有争议的，但在BSLT中可能会带来一些生存益处。晚期并发症包括慢性排斥反应，表现为闭塞性细支气管炎、感染、肾功能不全、糖尿病和恶性肿瘤。

临床病例讨论

病例汇报

52岁男性，患有混合性间质性肺疾病/慢性阻塞性肺疾病，经右开胸左侧膈肌折叠术行右单肺移植。在静息时需要每分钟3L的氧流量和运动时每分钟10L的氧流量支持。有40年的吸烟史，5年前戒烟。既往史有8年前五支冠状动脉搭桥术和5年前腹主动脉瘤的腔内修复。十几岁时，他的左颈遭受创伤性损伤，导致左声带和半膈瘫痪。

术前用药清单包括沙丁胺醇、阿托伐他汀、阿奇霉素、加巴喷丁、美托洛尔、奥美拉唑、舍曲林和西地那非。没有药物过敏史。

术前检查显示：

体重87kg，身高176cm，心率80次/min，血压108/70mmHg，体温37.0℃，血氧饱和度97%，鼻导管吸氧3L。

心电图：窦性节律正常伴间歇性室性早搏，左心室肥大，血红蛋白13.7g/dl，红细胞压积42.3%，白细胞计数10×10^9/L，血小板229×10^9/L，Na^+ 138mmol/L，K^+ 4.1mmol/L，Cl^- 103mmol/L，CO_2 28mmol/L。BUN 20mg/dl，Cr 0.8mg/dl，葡萄糖103mg/dl，INR 1.0。

室内空气动脉血气：pH 7.37，PCO_2 49mmHg，PO_2 59mmHg，HCO_3^- 28mmol/L，BE 2mmol/L。

预测术后FEV1 51%，预测术后FVC 59%，FEV1/FVC 86，通气/灌注扫描：左肺差灌注46%，右肺 54%。

经胸超声心动图：LVEF50% 伴下壁运动减慢，右心室收缩功能正常，少量三尖瓣反流

左心导管插管：明显的冠脉血管病变，所有移植血管通畅。

右心导管术：肺动脉压 52/14mmHg（平均 28mmHg），肺血管阻力 2.4Wood units，心脏指数 2.6L/（min·m^2），肺毛细血管楔压 9mmHg。

术前影像学检查如图 47.7 和图 47.8 所示。

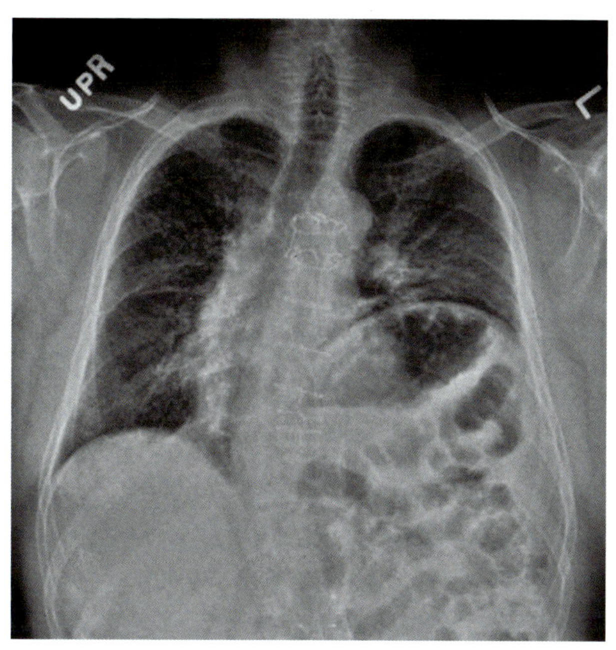

图 47.7　术前直立后前位胸片。左半膈抬高，与胸骨正中切开和冠状动脉旁路移植术后，以及腹部内的主动脉支架移植后一致

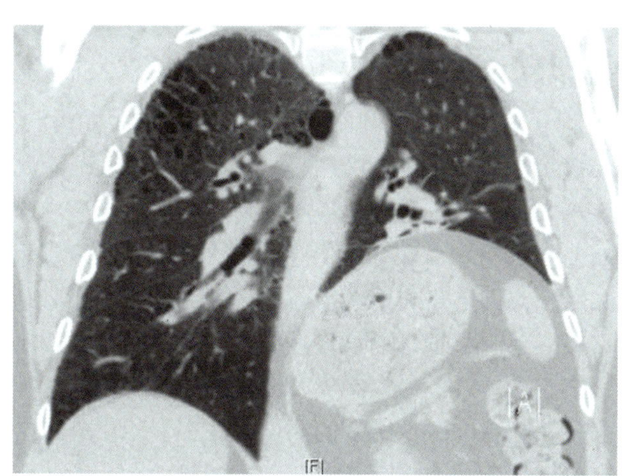

图 47.8　术前胸部 CT 冠状切片。左半膈抬高，左半胸容积减少，右肺过度充气，双侧肺尖肺气肿

问题

1. 在麻醉诱导之前，您会插入中心静脉导管和（或）肺动脉导管吗？选择哪一侧中心静脉导管插入重要吗？
2. 你如何给这个病人诱导麻醉？
3. 你如何固定气道？
4. 如果病人有以下基础疾病，你的麻醉考虑会有什么不同：
   （A）囊性纤维化？
   （B）慢性阻塞性肺病？
   （C）原发性肺动脉高压？
5. 这种移植可以在没有体外循环（CPB）或体外膜氧合（ECMO）的情况下完成吗？

继续病例

麻醉诱导后，插入左侧 DLT，连接所有有创监护仪和放置 TEE 探头，实现肺隔离，建立单肺通气（OLV）。手术开始和 OLV 30min 后，患者的血流动力学保持稳定，但在 100% 吸氧的情况下，SpO_2 已经下降到 85%，动脉血气现在是 pH 7.21，PCO_2 68mmHg，PO_2 51mmHg，HCO_3^- 22mmol/L，BE −2mmol/L。

问题

6. 你将如何管理 OLV？
7. 你将如何解决在 OLV 过程中出现的低氧血症？你能忍受多大程度的低氧血症和（或）高碳酸血症？

继续病例

在为右肺移植做准备时，外科医生夹住了右肺门。夹闭后心率 90 /min，血压 129/74mmHg，中心静脉压 10mmHg，肺动脉压 46/17（平均 29mmHg），血氧饱和度 99%。右肺被移植。然后将右侧供体肺植入并再灌注，在此期间存在严重的血流动力学不稳定。

问题

8. 你预计肺动脉压会随着右肺动脉夹闭而改变吗？
9. 血流动力学的不稳定的原因是什么？

继续病例

供体（右）肺现已通气。不久，可以看到明确的肺水肿来自双腔导管的气管（右）腔。

问题

10. 你将如何给供体肺通气？
11. 经食管超声心动图对右肺静脉的脉搏波多普勒评估显示峰值速度为 110cm/s。你如何建议外科医生？
12. 肺水肿的发生原因是什么？

讨论

问题 1：在麻醉诱导之前，您会插入中心静脉和（或）肺动脉导管吗？中心静脉插入的侧向重要吗？

该患者没有明显的肺动脉高压，因此不需要预先插入肺动脉导管（PAC）。然而，在有明显肺动脉高压的患者中，预先插入 PAC 可以在麻醉诱导期间进行精确的血流动力学管理。尽管这种中心通道对于临时输液不一定是必需的，但是它提供使血管活性药物快速输注（例如肾上腺素）来支持右心室的优点，值得注意的是，许多肺移植患者不能耐受诱导前中心静脉 /PAC 插入术，因为他们可能不能耐受 Trendelenburg 卧位，甚至仰卧位。重要的是，在给肺移植受者使用镇静药时必须非常小心，因为他们经常有呼吸微弱状况。高碳酸血症或因为镇静加重的低氧血症，可能导致肺血管的急剧收缩，循环阻力增加，而导致右心室功能障碍 / 衰竭。

如果患者的肺动脉压接近或甚至超过全身动脉压力，考虑在局麻下预先放置股血管插管，以便先发制人或紧急建立 ECMO/CPB 可能是谨慎的。我们的做法通常是在超声引导下通过左颈内静脉放置中心静脉和 PAC；这使得在移植过程中或之后需要循环支持（例如 ECMO）时，可以接触到右颈内静脉。在这位患者中，左颈的血管通路可能会因先前的损伤而变得复杂。

问题 2：对于患者您将如何麻醉诱导？

肺移植受者的麻醉诱导应特别注意血流动力学的稳定和肺动脉高压的处理，以及气道的保护。对于肺动脉高压的治疗，最重要的是要避免体循环阻力的显著降低，这会降低右心室的灌注，从而影响右心室功能。在经喉镜插管期间，还必须通过避免低氧血症、高碳酸血症、酸中毒和“浅”麻醉等因素导致的肺血管阻力的增加。诱导前的有创动脉监测血压是必须的，采用阿片类药和苯二氮䓬类药物的心脏病患者的麻醉慢诱导，能维持血流动力学稳定性。虽然快速插管是可行的，但常规的快速序贯诱导技术在右室功能障碍患者中可能是不能耐受的。尽管依托咪酯有抑制肾上腺皮质功能的可能，但一些麻醉医生仍然愿意选择依托咪酯结合琥珀胆碱的快速序贯诱导。无论选择何种药物进行诱导，血管收缩药和正性肌力药都应随时用于血流动力学支持和复苏。避免使用全身血管扩张作用的药物。术前应仔细评估气道，并为困难气道制定应急方案，因为这些患者可能无法忍受长时间的呼吸暂停。考虑到这位患者的左半膈肌瘫痪，导致左侧肺容量降低，这位患者在诱导期间可能会经历比其他的肺部疾病所预测的更快的氧饱和度降低。此外，该患者仅接受单肺移植，因此，应做好肺隔离，以免误吸，因为这可能会损害剩余的肺。

问题 3：您如何保护气道？

在绝大多数肺移植患者中，典型的做法是在支气管镜引导下放置左侧 DLT。具有化脓性病理性疾病（例如囊性纤维化）的患者，先插入单腔管可以允许通过支气管镜检查清理气道。这很可能会对改善单肺通气时的氧合情况有帮助。

通过支气管封堵器实现肺隔离，但在手术牵拉肺门期间容易移位，并且不能有效的吸痰，也不可以对未通气的肺应用持续气道正压（CPAP），也不能对两个肺进行差异通气。

问题 4：您的麻醉考虑会有什么不同？如果患者有：

（A）囊性纤维化？

（B）慢性阻塞性肺病？

（C）原发性肺动脉高压？

当今肺移植的主要适应证是肺纤维化、慢性阻塞性肺疾病和囊性纤维化。需要从病理、手术过程和麻醉方面考虑可能的影响。例如，纤维化患者通常接受单肺移植，而囊性纤维化患者总是需要双肺移植。

麻醉诱导对于所有的病理都是相似的，并且如上所述关注肺动脉压力和右心室功能。

另一方面，通气策略应根据肺部病理情况量身定制。肺纤维化患者的肺顺应性较低，存在与机械通气相关的气压伤风险。在降低传输到肺部的气道压力方面，压力控制通气可能比容量控制通气更可取。患有阻塞性肺病（如慢性阻塞性肺病或囊性纤维化）的患者容易出现空气滞留和动态过度充气（见问题 6）。

像这样接受单肺移植的患者在自体肺和移植肺之间的肺顺应性可能有明显的不平衡，需要通过双肺双腔管进行不同的肺通气。

问题 5：这种移植可以在没有体外循环（CPB）或体外循环的情况下完成吗?

体外循环（CPB）在肺移植中具有改善血流动力学稳定性和改善全身氧合的优点。然而，CPB 也有许多缺点，包括与完全肝素化和凝血障碍相关的出血，增加血液制品的使用，增加晶体用量，炎症，以及可能对其他器官的损害。尽管如此，难治性疾病患者 OLV 期间的低氧血症或 RV 功能障碍导致的血流动力学损害可能需要 ECMO 或 CPB 辅助。ECMO 通常比 CPB 更受欢迎，因为它允许较少的肝素化，并且如果需要可以很容易地延长到术后。

问题 6：您将如何管理 OLV ?

移植前 OLV 期间的担忧包括低氧血症、高碳酸血症、动态过度充气（在阻塞性肺疾病的情况下）和过高的气道压力（这可能导致 RV 衰竭）。为解决动态过度充气问题，通气应集中于减少潮气量、降低呼吸频率、取消呼气末正压（PEEP）、调整吸气/呼气（I：E）比率，延长呼气时间，允许性高碳酸血症。气道压力升高可以通过减少潮气量、提高呼吸频率和调整呼吸机 I/E 比来改善。

问题 7：您将如何解决 OLV 期间出现的低氧血症?

你能忍受多大程度的低氧血症和（或）高碳酸血症? OLV 时的低氧血症可以用持续气道正压通气（5~10cmH_2O）对非通气肺进行氧合分流，也可以用 PEEP（5~10cmH_2O）对通气肺施加 PEEP（5~10cmH_2O）以减少肺不张。值得注意的是，PEEP 可以潜在地减少静脉回流到心脏，导致缺氧性肺血管收缩，增加肺血管阻力。OLV 期间分流引起的低氧血症的确切治疗是通过外科手术将 PA 夹在未通气的肺上实现的。通过降低吸入的挥发性麻醉药浓度或仅使用 TIVA 和避免静脉注射血管扩张药（如硝酸甘油），可以改善缺氧性肺血管收缩。如果经上述操作和使用 100% 吸入氧气，仍然出现顽固性低氧血症，可能需要 ECMO 或 CPB。

在麻醉诱导之前，动脉血气值的管理应以患者的基线值为目标。虽然一定程度的允许性高碳酸血症可能是实现充分氧合所必需的，但严重的高碳酸血症、低氧血症或导致血流动力学不稳定的酸中毒是 ECMO 或 CBP 的适应证。

问题 8：你预计肺动脉压会随着左肺动脉夹闭而改变吗?

手术夹闭任一肺动脉后 PA 压力升高是合理的，因为现在整个心输出量都通过对侧肺。PA 压力的增加可能取决于通过自然肺的基线灌注程度（参照术前通气/灌注肺扫描）。如果 PA 夹闭时 PA 压力没有增加看上去似乎让人放心，但麻醉医生应该时刻警惕 RV 功能恶化的可能性。

问题 9：血流动力学不稳定的原因是什么?

在这种情况下，血流动力学不稳定的可能原因包括右心室功能恶化，这位患有严重冠心病的患者由于缺血导致左心室功能恶化，以及移植肺再灌注期间发生空气栓塞。经食管超声心动图（TEE）是监测心功能和诊断术中血流动力学不稳定原因的最佳工具。TEE 将能够区分这些情况，并允许确定血流动力学不稳定的原因。

问题 10：您将如何给供体肺通气?

任何新移植肺的治疗目标包括避免肺不张、高氧和气压创伤，这些都会迅速引起肺水肿。在双肺移植过程中，在第一次和第二次植入之间会出现一个特别脆弱的时期，此时新灌注的第一个肺必须容忍正常血流量的 2 倍（即全心输出量）。单肺移植很容易受到新移植肺和剩余肺顺应性差异的影响。新移植肺围术期通气的标准化做法普遍适用于目标 PEEP（例如，8mmHg）、首选氧浓度（例如，空气或维持 SpO_2 高于 90% 的最低吸入氧浓度）和最大吸气压（例如，低于 30mmHg）。在我们机构，吸入型一氧化氮（iNO）或吸入型前列环素被常规应用于降低肺动脉压和支持右室功能，尽管其在肺移植中的益处是有争议的。

问题 11：对右肺静脉的 TEE 脉搏波多普勒评估显示峰值流速为 110cm/s。您如何建议外科医生?

术前和术后 TEE 评估为辅助麻醉管理和辅助诊断手术并发症提供了宝贵的信息。术前评估应集中于右心室和左心室功能，任何瓣膜病变或心内分流（如 PFO）的识别和量化，以及基线肺静脉流速和肺动脉大小的评估。

移植后 TEE 应再次评估右室和左室功能。最重要的是，再灌注后应仔细评估右、左肺动脉和所有四条肺静脉（如果可能），包括：

- 评估肺动脉和肺静脉吻合口的直径，如果可见

- 彩色多普勒评估肺动脉吻合口，如果可见
- 彩色血流多普勒评估肺动脉吻合口，并用脉冲波多普勒测定肺静脉血流速度，一般情况下，吻合口直径 >0.5cm，肺静脉脉搏波多普勒峰值收缩速度≤100cm/s 是可以接受的。

尽管几乎没有专门的指南，但收缩期峰值速度 >100~170cm/s 可能出现梗阻情况（吻合口扭曲或狭窄），应该在关胸前立即与外科团队进行讨论。

问题 12：肺水肿发生的原因是什么？

再灌注损伤通常表现为低氧合、高肺动脉压和肺水肿。重要的是要排除机械原因，如肺静脉或动脉吻合口狭窄或扭曲（如上所述，最好通过 TEE 进行评估）。否则，应采用保护性肺通气策略。降低患者的吸入氧浓度，吸入肺血管扩张药可能有帮助。最终，严重的再灌注损伤或原发性移植物功能障碍可能需要使用 ECMO。

第 48 章　肺移植术后患者的麻醉

Maureen Cheng　著
陆晓斐　译　陈　旭　校

要点

- 肺移植后，患者的生理发生改变，使他们在围术期容易发生呼吸相关不良事件。
- 麻醉关注点包括移植肺功能和气道并发症、免疫抑制结果、手术对气道管理以及肺功能的影响。
- 对于接受过单肺移植的患者，在正压通气时，必须考虑到自体肺和移植肺二者顺应性的差异性。

引言

肺移植是一种治疗终末期肺病的方式，肺移植手术量逐年递增。目前医疗水平的提高，使患者的预期寿命延长，双肺移植后患者的中位生存期为 7.3 年。因此，遇到这些患者的可能性越来越大，他们可能会回来进行治疗与移植有关的并发症、随访检查或其他外科疾病的治疗。在制定围术期管理策略时，必须考虑患者肺移植术后发生的生理改变、肺移植前原发疾病病理的影响以及与免疫抑制药的相互作用。

肺移植术后的常见手术

肺移植术后常见的外科手术类型大致分为：肺移植术后早期进行移植相关的手术和非移植相关的手术。

出血相关并发症（如心包积液、胸腔出血，这些都是肺动静脉吻合口狭窄相关的并发症）需要在术后早期再次入手术室进行手术。在术后随访中，通常需要通过支气管镜检查评估患者吻合口愈合情况，或通过支气管活检排除感染和移植物排异反应。

移植后人群中常见的胃肠道不良事件包括：胃肠道反流病（gastrointestinal reflux disease, GERD）（22.9%）、感染性结肠炎（15.1%）、胃瘫（10.7%）、消化道溃疡（8.8%）和胆囊炎（8.3%），其中超过 20% 的患者需要手术治疗。此外，囊性纤维化患者更易发生胰腺炎和远端肠梗阻等并发症。使用免疫抑制药引起的骨质疏松可导致骨折或髋关节缺血性坏死，需要骨科医生固定治疗。单肺移植术后患者可行自体肺减容手术，肺癌患者可行肿瘤切除术。

肺移植后的肺生理

受体肺功能在移植后第一年迅速改善，但接近理想肺通气及弥散功能预测值的程度取决于进行的是单肺移植还是双肺移植。Pochettino 等的一项研究表明慢性阻塞性肺疾病（chronic obstructive pulmonary disease, COPD）患者行双肺移植后第 1 秒用力呼气量（forced expiratory volume in 1s, FEV1）最佳值可达预测值的 80%，而单肺移植的患者为 50%。FEV1与用力肺活量（forced vital capacity, FVC）比值下降，可以反映由于感染、排异反应或气道并发症（如支气管吻合口狭窄）而恶化的移植肺功能。在没有其他混杂因素的情况下，FEV1≤80% 的持续下降，提示可能进展为闭塞性细支气管炎综合征（bronchiolitis obliterans syndrome, BOS），这是由小气道进行性闭塞和瘢痕组织导致气道狭窄所致。

迷走神经感觉纤维的破坏导致支气管吻合口远端气道咳嗽反射传入信号损害以及黏液纤毛清除障碍，Duarte 等的随访研究发现支配咳嗽反射的感觉神经可在 6~12 个月内恢复。肺移植患者术后胃食管反流发生率较高，进一步导致了吸入性肺炎的增加和肺部感染的进展。支气管高反应性是肺移植患者另一个常见特征，24% 的患者肺移植 6 个月后支气管激发试验呈阳性。肺缺氧性血管收缩反应移植后仍然存在，但研究显示，机体对高碳酸血症的反射调节发生了变化。在离断支气管的同时中断了淋巴回流，所以肺移植患者胸腔积液的发生率很高，人类机体是否如动物实验一样可重建淋巴回流还有待进一步证实。前期临床研究显示在犬类模型的淋巴回流重建之前，血管外肺水增加。

超过 90% 的单肺移植患者是由于患有限制性或阻塞性肺病而行移植手术。肺移植术后，通气和灌注的分布主要向移植肺转移，COPD 患者的表现比肺纤维化患者更明显。一定要注意自体肺和移植肺二者顺应性的差异，这会影响单腔管正压通气期间通气的分布。据报道，COPD 患者行单肺移植时自体肺的顺应性为移植肺的 2.6 倍以上，导致了大部分通气气流流向自体肺，最终会导致肺过度膨胀和纵隔位移。

麻醉管理

术前评估应侧重于：①移植肺功能和气道并发症；②免疫抑制的后果；③手术对气道管理和肺功能的影响。

肺移植患者的围术期管理应采取多学科合作，与常规随访患者的移植团队保持联系是非常重要的。复查患者术前的肺通气功能和弥散功能，以明确患者是否存在低肺储备。闭塞性细支气管炎在肺功能恶化中占相当大的比例，并且影响超过半数肺移植术后存活 5 年以上的患者。BOS 是肺移植术后存活超过 1 年患者死亡的主要原因。当需要实施肺隔离技术时，需尤其关注患者气道并发症情况，如最常发生于中间支的支气管狭窄（图 48.1），气管支气管软化，感染所致的坏死、裂开或瘘管形成。

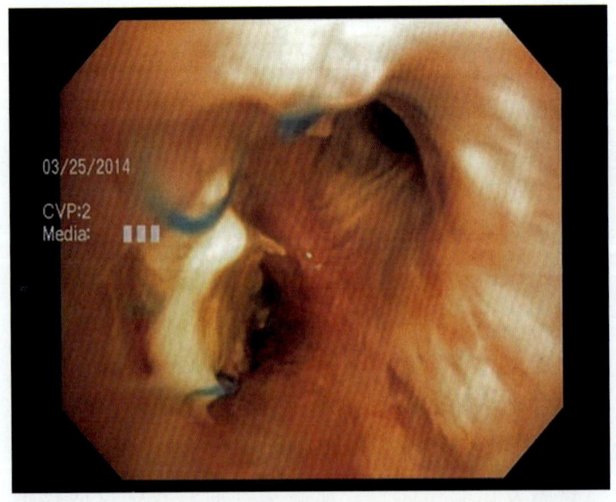

图 48.1 肺移植后中间支气管狭窄（经原作者同意转载）

近期的胸部感染也需要针对性地使用抗生素治疗。

确定患者近期是否存在移植排斥反应，需要类固醇激素冲击治疗或改变原来的免疫抑制方案很重要，因为这些可能导致药物相互作用和各器官系统相关并发症。常见的免疫抑制方案包括糖皮质激素（泼尼松龙）、钙调神经磷酸酶抑制药（环孢素或他克莫司）及核苷酸阻断药（霉酚酸或硫唑嘌呤）。哺乳动物雷帕霉素靶向抑制药，如西罗莫司或依维莫司，可用于对核苷酸阻断药无效或无法耐受药物副作用的移植排斥反应患者。围术期应进行治疗药物监测，并注意药物的相互作用，如使用抗真菌药物或大环内酯类抗生素时，钙调神经磷酸酶抑制药的药物水平增加。围术期患者应继续维持目前的免疫抑制治疗，如果不能口服药物，应与移植团队协商改用静脉免疫抑制药。常用免疫抑制药的副作用见表 48.1。在移植术后 5 年内，患者肾功能不全的发生率为 53.6%，其中 3.3% 需要慢性透析。对于糖皮质激素和钙调磷酸酶抑制药经常出现的不良反应，如糖尿病（80.3%）和高血压（37.4%），应进行标准的术前管理。

表 48.1 常用免疫抑制药的不良反应

免疫抑制药	不良反应
皮质类固醇	
泼尼松龙	库欣综合征，高血压，水钠潴留 葡萄糖不耐受 消化性溃疡 骨质疏松，股骨头缺血性坏死
钙调神经磷酸酶抑制药	
环孢素	肝肾功能异常
他克莫司（FK-506）	高血压，高脂血症 高钾血症，低镁血症，高尿酸血症 神经毒性（头痛，视觉障碍，癫痫发作） 葡萄糖不耐受
抗代谢药物	
霉酚酸酯（Mycophenolate mofetil，MMF）	高 / 低血压，周围性水肿 高血糖 低钾血症、低镁血症和低钙血症 肝肾功能异常 造血功能障碍（全血细胞减少）
硫唑嘌呤	肝毒性 白细胞减少和血小板减少

麻醉技术的选择应考虑手术方式和术中对通气和肺功能的影响。骨水泥植入综合征可能会增加肺血管阻力和右心室衰竭的风险，从而使骨科固定手术变得复杂。上腹部手术可导致膈肌功能障碍，使胸壁力学恶化。

如果患者进行外周手术，区域麻醉技术可避免气道操作和阿片类药物的呼吸抑制作用。周围神经阻滞可用于四肢的手术；然而，大约 3% 的肺移植术后患者存在膈神经麻痹，对此类患者使用一些已知会影响膈神经的技术（如斜角肌间阻滞），可能会导致原本已存在膈肌功能损害的患者呼吸窘迫加重。中枢神经阻滞技术可用于骨科手术（如髋关节置换），或作为一种辅助镇痛技术用于大型腹部或胸部手术。应谨慎避免液体负荷过多，密切监测患者是否有因肋间肌功能受损所致的呼吸参数恶化。

术中气道及通气管理

对于不需要气管插管或肌松要求的手术，声门上装置（如喉罩）可用于自主通气，但使用免疫抑制药造成严重黏膜炎的患者禁忌使用。胃食管反流病在肺移植术后患者中发病率较高，快速序贯诱导气管插管更适合此类反流患者。

肺隔离装置的放置如双腔管（double-lumen tube, DLT），除了便于胸外科手术的手术视野暴露以外（如肺切除术或肺大疱切除术），也有助于需要控制机械通气的单肺移植后患者。由于自体肺和移植肺顺应性的差异，通气的差异性分布可能导致顺应性较大侧肺过度扩张发生严重并发症，如纵隔移位（图 48.2）、气压伤和张力性气胸。必须重视术前已存在的气道并发症，最常见的是肉芽组织形成导致支气管吻合口狭窄，重者可能需要放置气管支架。在气管插管过程中，应借助气道辅助装置谨慎操作如使用弹性橡胶探条，以避免支气管吻合口破裂或气管支架断裂。推荐使用纤维支气管镜来定位肺隔离装置。单肺移植术后患者通气策略需要考虑其原发病病理改变（阻塞性或限制性通气功能障碍）。当单肺移植患者原发病病理改变是阻塞性通气功能障碍时，放置双腔管后进行正压通气，移植肺的通气参数设置可根据常规的单肺通气进行调整，而自体肺只应接受氧气吸入或呼气相延长的低压通气。

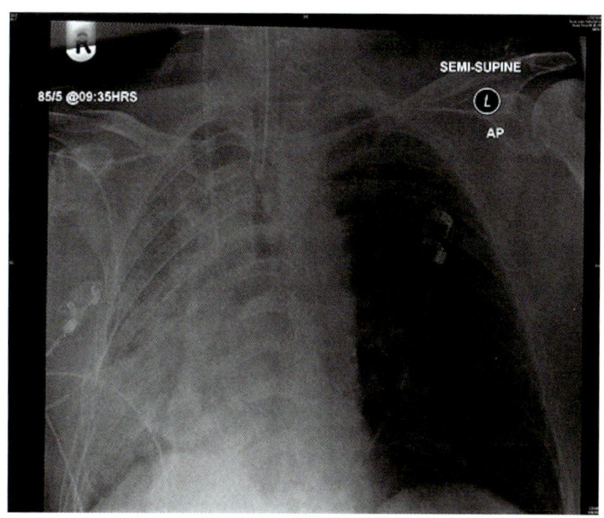

图 48.2　COPD 患者右侧单肺移植后胸部 X 线片，其自体肺过度膨胀引起纵隔移位

术中管理

全身麻醉的目标是维持术中血流动力学稳定，使用短效药物以尽早拔管。据推测，环孢素可增强神经肌肉阻滞药的作用，如阿曲库铵和维库溴铵，但其机制尚不清楚。目前，还没有任何研究明确证实与其他诱导药物或神经肌肉阻滞药存在药物不良相互作用。鉴于肺移植患者肾功能不全的发生率很高，应尽量避免使用长效药物，术中应进行肌松深度监测，以指导用药剂量。同时还应避免使用可能造成急性肾损伤的药物，如非甾体抗炎药物。

肺移植术后淋巴回流障碍还未见报道，但鉴于此类患者肾功能不全发生率较高，应注意围术期液体平衡管理。根据临床情况使用中心静脉导管，密切监测出入量平衡可能是必要的。

服用类固醇药物作为免疫抑制药的患者围术期应继续使用基础剂量的类固醇激素。围术期是否补充应激剂量类固醇激素还存在争议，但接受大型手术患者应予以补充以补偿下丘脑垂体轴的抑制。

术后管理

由于肺移植术后患者气道反射受损，有误吸风险，在拔管前应注意确保患者恢复足够的气道控制能力，并仔细评估呼吸功能和残余神经肌肉阻滞。根据患者潜在的残余肺功能和范围、手术持续时间，术后可能需要进入重症监护病房继续行机械通气治疗。

临床病例讨论

54 岁男性，择期行腹腔镜胆囊切除术。患者由于肺气肿曾接受右侧单肺移植。无其他合并疾病。术前肺功能检查提示 FEV1 为 1.6L（预测值 69%），FVC 为 2.5L（预测值 78%），DLCO 为预测值 84%。

问题

- 还有哪些其他移植相关的重要病史？
- 你在术中需要关注什么，该患者术中的通气方案如何选择？
- 术后镇痛方案有哪些？

移植相关病史

确定患者近期是否存在移植排斥反应，需要类固醇激素大剂量冲击治疗或改变原来的免疫抑制方案是至关重要的，因为药物剂量的改变可能造成药物相互作用和影响肾功能。围术期免疫抑制药的剂量应与移植团队共同讨论。还应注意患者近期是否发生需要改变抗菌药物方案的感染事件。

术中关注问题

如果他有胃食管反流病的重要病史，应考虑快速序贯诱导。由于患者自体肺的顺应性较高，易造成气体涌入自体肺，故应采用差异性肺通气。通过单腔管进行正压通气将导致优先向自体肺通气，致使自体肺过度膨胀，直接压迫心脏，造成严重低血压。推荐使用纤维支气管镜对双腔管进行定位，避免破坏支气管吻合口。移植肺的通气参数设置可以根据常规的单肺通气进行调整，而自体肺只应接受氧气吸入或呼气相延长的低压通气。围术期应仔细监测液体平衡，以避免液体过负荷。手术结束应充分拮抗神经肌肉阻滞作用，拔管前应确保患者气道反射恢复。

术后镇痛

术后应采用多模式镇痛，包括对乙酰氨基酚、阿片类药物和局部浸润麻醉。如果手术由腹腔镜转为开腹手术，则应考虑硬膜外麻醉，以避免使用大剂量的阿片类药物。非甾体类抗炎药物与钙调神经磷酸酶抑制药同时使用时，存在潜在的肾毒性，因此应尽量避免使用。

第 49 章　肺动脉血栓内膜切除术的麻醉

Timothy M. Maus，Dalia Banks　著
鲁云纲　译　谢首昱　校

要点

- 慢性血栓栓塞性肺动脉高压（chronic thromboembolic pulmonary hypertension，CTEPH）由复发或肺动脉腔内残留组织纤维化导致肺血管阻力（pulmonary vascular resistance，PVR）增加的严重的肺动脉高压，最终导致右心衰竭（right heart failure，RHF）。
- 血栓栓塞性疾病的发病率难以估计，因为其表现症状的非特异性以及公众对该疾病缺乏认识。
- 肺动脉血栓内膜剥脱术（pulmonary thromboendarterectomy，PTE）是一种肺血管树近端的内膜剥脱术，是慢性血栓栓塞性肺动脉高压的首选治疗方法。
- 慢性血栓性肺动脉高压最常见的症状是劳力性呼吸困难。经超声心动图、右心导管和肺血管造影确诊。
- PTE 最常见的并发症是再灌注肺水肿（reperfusion pulmonary edema，RPE）、肺出血和持续性肺动脉高压。
- Riociguat 是第一种 FDA 批准的用于治疗慢性血栓栓塞性肺动脉高压（CTEPH）的药物。
- 肺血管球囊成形术是无法手术治疗的慢性血栓栓塞性疾病患者的替代方法。

引言

肺血栓动脉内膜剥脱术（pulmonary thromboendarterectomy，PTE）是一种完全切除肺血管树内膜的手术，是治疗慢性血栓栓塞性肺动脉高压（chronic thromboembolic pulmonary hypertension，CTEPH）的最佳方法。肺栓塞（pulmonary embolism，PE）是一种相对常见的心血管疾病，在少数情况下会慢性化，重复的微栓塞以及持续的炎症反应导致结缔组织和弹性组织在肺血管内皮沉积。

肺血栓栓塞是世界范围内的重要死亡原因。据估计，在美国急性 PE 每年每十万人发生约 63 例，住院患者的病死率为 11.1%。这些统计数字很可能是低估的；因为 70%~80% 的主要死亡原因是 PE 的患者，在死前未能诊断。

如果不经治疗，CTEPH 患者的预后很差。事实上，一旦 CTEPH 患者的平均肺动脉压达到 50mmHg 或更高，3 年的死亡率接近 90%。虽然医疗手段可以暂时缓解症状，但该病通常不可治愈。唯一可能的治疗选择是肺移植和 PTE，PTE 是首选，因为它可以长期降低发病率和死亡率。

本章在很大程度上基于加州大学圣地亚哥分校（University of California，San Diego，UCSD）的经验，提供了一篇回顾 CTEPH 和 PTE 历史的综述，讨论 PTE 和 CTEPH 独特的麻醉，通过病例讨论该手术令人恐惧的并发症——肺动脉大出血的管理。

肺动脉高压的分类

肺动脉高压（pulmonary hypertension，PH）被世界卫生组织按 Evian 分类法分为五种类型：①动脉性肺动脉高压（pulmonary arterial hypertension，PAH）；②主要由左心疾病引起的肺静脉高压；③慢性支气管炎、肺气肿、低氧血症等呼吸道疾病引起的肺动脉高压；④栓塞性疾病引起的肺动脉高压（CTEPH）；⑤影响肺血管的疾病引起的肺动脉高压。

Galie 等将肺动脉高压的进一步分类定义为毛细血管前和毛细血管后肺动脉高压。毛细血管前肺动脉高压以右心导管评估的平均肺动脉压（mean pulmonary artery pressure，mPAP）>25mmHg 为特征；正常肺毛细血管楔压（pulmonary capillary wedge pressure，PCWP）<15mmHg；肺血管阻力（pulmonary vascular resistance，PVR）超过 300dynes/（s·cm^5）。毛细血管后肺动脉高压是最常见的形式，常由左心疾病引起，表现为 mPAP>25mmHg，

PCWP>15mmHg，PVR 正常。

慢性血栓栓塞性肺动脉高压（CTEPH）

大多数急性 PE 在数周内消退，患者恢复到以前的功能水平。由于未知的原因，栓塞的解除有时是不完全的。如果急性栓子在 1~2 周内没有溶解，栓子物质就会附着在肺动脉和小动脉壁上。随着时间的推移，栓塞物质逐渐转化为结缔组织和弹性组织。这种慢性阻塞性疾病可能导致肺小动脉平滑肌细胞过度增殖的小血管病变。这种血管病变见于其余开放的血管，这些血管长期暴露于高流量和高压下。肺动脉高压是由机械梗阻和小血管病变引起的。一旦出现肺动脉高压，患者需要进一步治疗。CTEPH 患者一般对非手术性医疗处理反应不佳。唯一的治疗选择是通过动脉内膜剥脱术切除血栓栓塞物。

发病率

PE 引起的肺动脉高压的发生率尚不清楚。据估计，每年有 50 多万急性 PE 发作的幸存者。最近的一项前瞻性研究表明，血栓栓塞性疾病在急性 PE 患者中发生的比例高达 3.8%。因此，保守估计在美国每年有 19 000 人发展到 CTEPH。考虑到全世界每年只有 200~300 例 PTE 手术，显然急性 PE 和 CTEPH 诊断不足，PTE 未得到充分利用。

病因因素

CTEPH 的发生没有明确的病因，高凝状态肯定是一个风险。大约 10% 的慢性血栓栓塞患者可检测到狼疮抗凝物，20% 的患者携带抗心磷脂抗体、狼疮抗凝物或两者都含有。最近的一项研究表明，39% 的 CTEPH 患者血浆Ⅷ因子水平升高。Ⅷ因子是一种与原发性和复发的静脉血栓栓塞有关的蛋白。对慢性血栓性疾病患者血浆蛋白的分析表明，这些患者的纤维蛋白在体外对溶栓具有耐药性。在本研究中，纤维蛋白 β 链 N 端对溶栓治疗特别耐药，提示它可能是血栓不溶的原因。

病例报告和个体经验表明，慢性血栓栓塞与既往的脾切除术、永久性静脉导管和脑积水患者的脑室心房分流术或慢性炎症有关。除此之外，还有镰状红细胞贫血、遗传性口形红细胞增多症和 Klippel-Trenaunay 综合征的相关性。绝大多数的 CTEPH 病例不能追溯到特定的已知凝血缺陷或潜在的医学问题。

病理学和病因学

虽然大多数患有 CTEPH 的患者没发现既往有血栓栓塞或深静脉血栓形成，但 CTEPH 很可能源于未完全解决的急性栓塞发作。有些病人的血栓不能溶解的机制还不清楚，但多种因素可能发挥作用。可能是急性栓塞物质的体积超过了溶解机制的限度。大的动脉分支阻塞可能阻碍溶解成分的到达，因此栓子不能完全溶解。也可能栓子是由不能被正常机制溶解的物质构成的。可能是机化的纤维血栓、脂肪或来自胃、乳房、肾脏和右心房（黏液瘤）的肿瘤栓子。溶酶机制本身可能异常，或一些患者可能存在高凝状态。高凝状态可能导致肺血管床内自发血栓形成、栓塞或导致栓塞物质延长。随着时间的推移，以前正常的肺血管床上的压力增加，肺血流床在小动脉出现新的血管病变，类似于艾森门格综合征。由此导致右心衰竭，最终无法手术，威胁生命，所以建议早期手术干预。

临床表现

CTEPH 最常见的症状和一般的肺动脉高压一样，是劳力性呼吸困难。这种呼吸困难与临床检查中发现的异常不成比例。晕厥是肺动脉高压的另一常见症状，尤其是在晚期患者中。其他常见的表现包括胸闷、咯血、周围水肿和早期饱腹感。

无论潜在的病理生理变化如何，肺动脉高压的体征都是一样的。常见颈静脉怒张和显著的 V 波。右心室通常在胸骨左下缘附近可触及，在第 2 肋间可听到肺动脉瓣关闭音。晚期疾病患者可能发生发绀。以三尖瓣反流为特征的收缩期杂音很常见，肺部血管紊流引起的肺野杂音也可见到。

辅助检查可能包括胸片（chest radiograph, CXR）、肺功能测试、右心导管与肺血管造影术、高分辨率磁共振成像、动脉血气分析、通气/灌注扫描和超声心动图。CXR 可显示提示瘢痕样的透过度减低，高透光区提示局部血流减少，右心扩大和肺血管扩张（图 49.1）。弥散能力（diffusing capacity, DLCO）常降低，可能是肺功能检测唯一异常。肺动脉压升高，有时会超过体循环压力。静息心输出量通常较低，同时肺动脉氧饱和度降低。许多病人表现出缺氧，尤其是在运动时；吸空气下动脉 PO_2 在 50~83 托之间，平均为 65 托（译者注：托 torr，压强单位，1torr=1mmHg=133Pa）。虽然

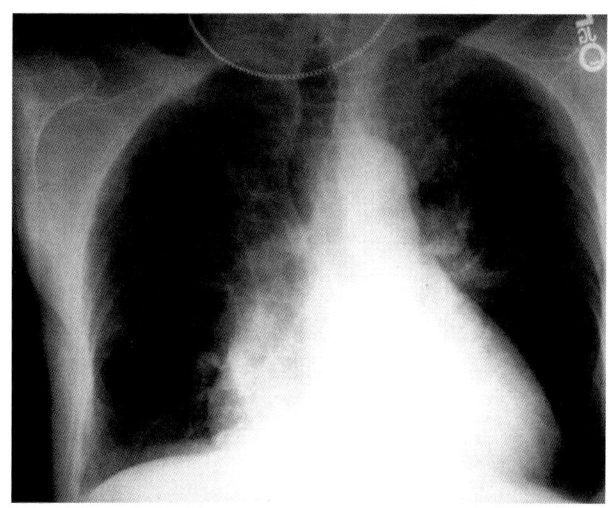

图 49.1 一位晚期慢性血栓性肺动脉高压患者的胸片。心影增大、肺门充盈和肺野血管分布减少

通气死腔增加，但 PCO_2 通常略微降低。通气 / 灌注研究显示中度错配，但与肺血管梗阻程度相关性较差。

经胸超声心动图通常是发现肺动脉高压的首选检查。通过多普勒三尖瓣反流计算肺动脉收缩压。超声心动图的表现取决于疾病的分期，包括右室增大，室间隔左移，扩大的右室凸入左室，左室收缩和舒张功能异常。值得庆幸的是，在成功的 PTE 手术之后，许多异常都消失了。超声心动图可显示卵圆孔未闭，这是右房高压力打开先前关闭的房间隔通道的结果。肺血管造影是确诊肺血管解剖的金标准，用于确认诊断，确定血栓栓塞性疾病的位置和手术可能性。在血管造影中，血栓表现为不寻常的充盈缺损、囊袋、蛛网或条带，或完全血栓形成的血管,可能类似于先天性血管缺失（图 49.2）。最近，高分辨率计算机断层扫描，SPECT-CT 结合成像和磁共振血管造影术已被成功用于筛查疑似血栓栓塞性疾病的患者。

在大约 10% 的病例中，原发性肺动脉高压与远端小血管肺血栓栓塞性疾病之间的鉴别诊断仍然不清楚且难以确定。对于这些病人，肺血管镜检查通常是有帮助的。肺血管镜是一种纤维镜，通过中心静脉进入肺动脉。尖端有一个气球，气球里装满了盐水，然后推到血管壁上。因此可以获得一个无血视野来观察肺动脉壁。经血管镜检查的慢性肺血栓栓塞性疾病的典型表现包括内膜增厚、内膜不规则和瘢痕，以及小血管间的网状交叉结构。可用来诊断栓塞性疾病、血管闭塞或发现血栓性物质。

许多 CTEPH 患者有长期肺动脉高压；高达 37% 的患者接受了药物治疗。这种治疗可能包括抑制磷酸二酯酶 5 抑制药（如西地那非），内皮素 -1 抑制药（如波生坦）和前列环素类似物（如伊洛前列腺素、依前列醇、曲前列素钠）。谨慎的做法是

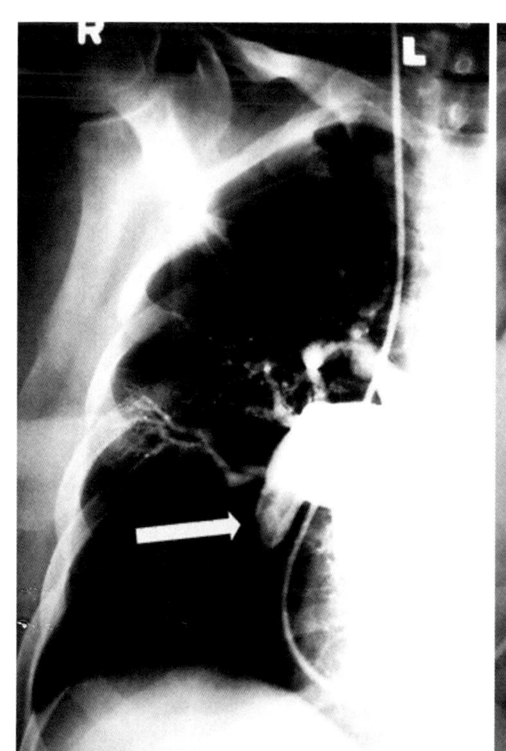

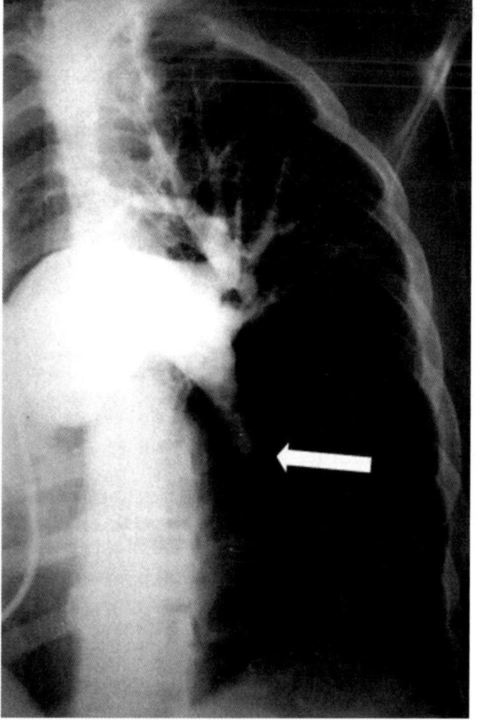

图 49.2 肺动脉造影显示充盈缺损（箭）和大范围的透过度增高，是肺血管梗阻的结果

在术前继续使用这些药物，如果手术结果不理想，则应考虑术后使用这些药物。前列环素类药物的突然停止可能导致灾难性的肺动脉高压反弹。如果一个病人既往在应用依前列醇（epoprostenol，商品名 Flolan™）（译者注：别名前列环素），处理是继续在整个体外循环（cardiopulmonary bypass, CPB）前应用，CPB 期间停用，如果手术后结果欠佳重新开始应用。如果手术效果良好，可以术后再次出现肺动脉高压时开始应用。

外科手术

手术方法和技术

PTE 是一种肺近端血管树的动脉内膜剥脱术，手术入路为胸骨中线切口，需要体外循环（CPB）和深低温停循环（deep hypothermic circulatory arrest, DHCA）。过去使用过侧胸切开入路，结果并不理想。胸骨正中切开术可以治疗双侧肺动脉，这在几乎所有病例中都是必要的。CPB 的停循环为完整细致的肺叶和段手术提供了必要的无血操作视野。

这个操作遵循四个基本的重要原则：①内膜剥脱术必须为双侧，因此是采用胸骨正中入路。②识别正确的解剖平面是至关重要的，有时解剖面必须确定在每个段和亚段。③完美的术野是必不可少的，而完全的远端动脉内膜剥脱术必须使用停循环。循环停止通常限制在每次 20min，并通过降温维持在 18℃。④对最小血管的远端进行完整的动脉内膜剥脱术是必要的。

胸骨正中切开术后，采用升主动脉、上下腔静脉插管建立 CPB，立即进行降温。动脉血与膀胱/直肠温度之间的梯度不超过 10℃。这样使得降温和复温更均匀，也有助于防止复温时气泡释放到循环中。插入肺动脉和肺静脉引流管。在降温阶段，静脉血饱和度增加，在 25℃时饱和度为 80%，在 20℃时为 90%。血液稀释至红细胞压积 18%~25%，降低血液黏度，优化毛细血管血流，促进均匀降温。完全降温通常需要 45~60min，这取决于患者的体重和灌注情况。

当核心温度接近 20℃，鼓膜温度接近 16~18℃时，阻断主动脉。阻断主动脉后，立即将停搏液注入主动脉根部。心脏周围循环冷水降温提供额外的心肌保护。医生站在病人的左侧，在右肺动脉处做一个切口。右肺动脉内建立膜剥脱术平面并继续进行，直到支气管动脉血流阻断处清晰可见。因此停循环势在必行。这些病人经常有大量的支气管血流，没有停循环不能完成彻底的动脉内膜剥脱术。

停循环时间限制在 20min。经验丰富的外科医生通常可以在这段时间内完成整个单侧动脉内膜剥脱术。如果需要额外的停搏时间，在核心温度 18℃再灌注至少 10min。内膜剥脱术完成后，重新灌注，同时关闭肺动脉切口。

在 10min 的低温灌注后，切开左肺动脉，行动脉内膜剥脱术。完成左动脉内膜剥脱术后，若有卵圆孔未闭，则进行修复。任何额外的操作，如冠状动脉旁路移植或瓣膜置换可以复温期间执行。

手术亚型

肺动脉阻塞性疾病根据疾病进展程度分为五类。UCSD 分类系统根据血栓栓塞情况描述了这些不同的水平，并对应于动脉内膜剥脱术的难度程度（表 49.1）。0 级代表没有慢性血栓栓塞性疾病存在的证据；换句话说，有误诊，或者一侧肺完全没有受到血栓栓塞性疾病的影响，这两种情况都很罕见。虽然瘀血可导致继发性血栓，但在这种情况通常存在原有的小血管疾病。小血管疾病可能与血栓栓塞事件（“原发性”肺动脉高压）无关，也可能与血栓栓塞性肺动脉高压有关，而血栓栓塞性肺动脉高压是由以前未受影响的血管中的高流量或高压状态导致的，类似于艾森门格综合征的产生。我们认为也可能是交感神经从一个狭窄区“干扰”到同侧肺的其他区域或“干扰”对侧肺。Ⅰ级（图 49.3）是指存在血栓栓塞，并且在左右肺动脉的开口处很容易看到血栓栓塞。Ⅰ级疾病的一个亚型，即ⅠC 级，是左肺动脉或右肺动脉完全闭塞且该肺无灌注。完全闭塞可能表现为一种完全不同的疾病，特别是它发生在单侧和左侧。在Ⅱ级（图 49.4），该病开始于叶级动脉或叶间级动脉而肺动脉主干未受影响。Ⅲ级（图 49.5）疾病仅限于段级血管的血栓栓塞。

表 49.1 UCSD 的 CTE 分类

Ⅰ级	慢性血栓栓塞完全阻塞肺动脉主干
ⅠC 级	慢性血栓栓塞完全阻塞一侧肺动脉主干
Ⅱ级	慢性血栓栓塞发生在叶级肺动脉或在肺动脉主干远端
Ⅲ级	慢性血栓栓塞发生在段级肺动脉水平
Ⅳ级	慢性血栓栓塞发生在亚段级肺动脉水平
0 级	双肺无慢性血栓栓塞的证据

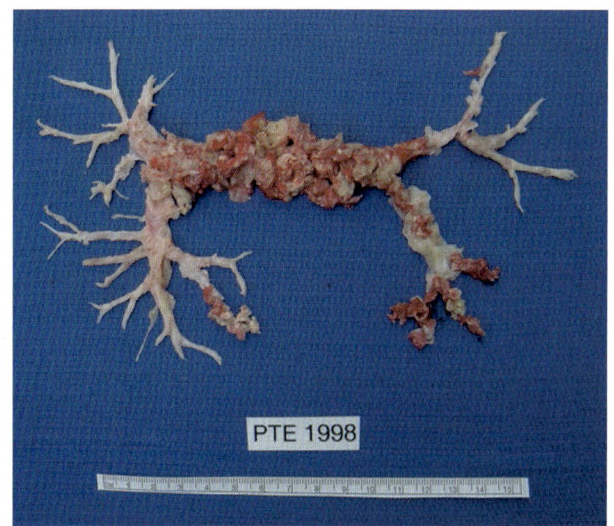

图 49.3　Ⅰ级血栓栓塞性动脉内膜剥脱术标本。摘除血栓和纤维结缔组织的肺血管树

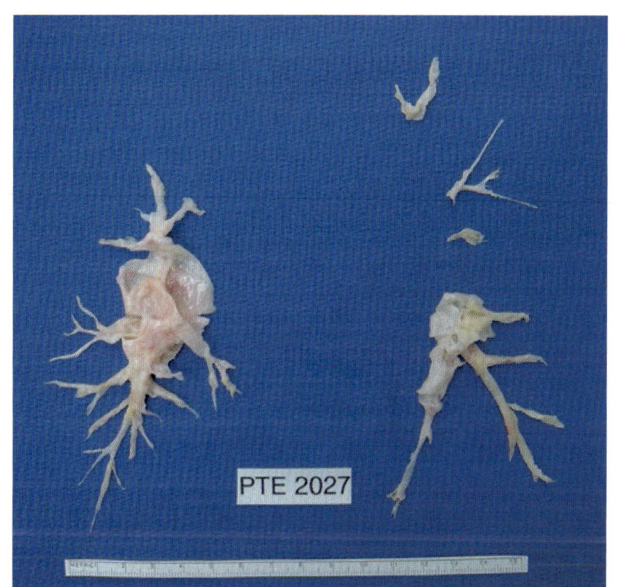

图 49.4　Ⅱ级血栓栓塞的动脉内膜剥脱术标本。肺血管树的纤维结缔组织被切除

Ⅳ级（图 49.6）是亚段级血管的病变，没有其他更严重的病变。Ⅲ级和Ⅳ级是最具挑战性的手术。该病位置非常远端，局限于段和亚节段血管分支。

麻醉管理

麻醉准备

肺内膜剥脱术的经典“准备”包括经食管超声心动图（transesophageal echocardiography, TEE）、肺动脉导管、血流动力学支持、脑功能监测和头部降温装置。手术当天，建立大口径外周静脉导管和桡动脉导管穿刺。然后病人可被给予轻微的镇静（务必小心）后带入手术室。即使是少量的镇静也可能导致呼吸抑制，导致肺血管阻力的灾难性上升。术前应考虑给氧，特别是在使用镇静时。

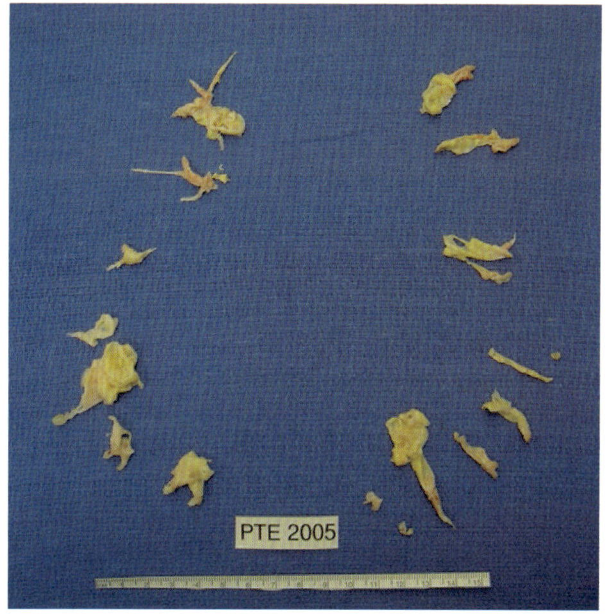

图 49.5　Ⅲ级血栓栓塞的动脉内膜剥脱术标本。术中仅见远端纤维结缔组织（译者注：应该是“段级”）

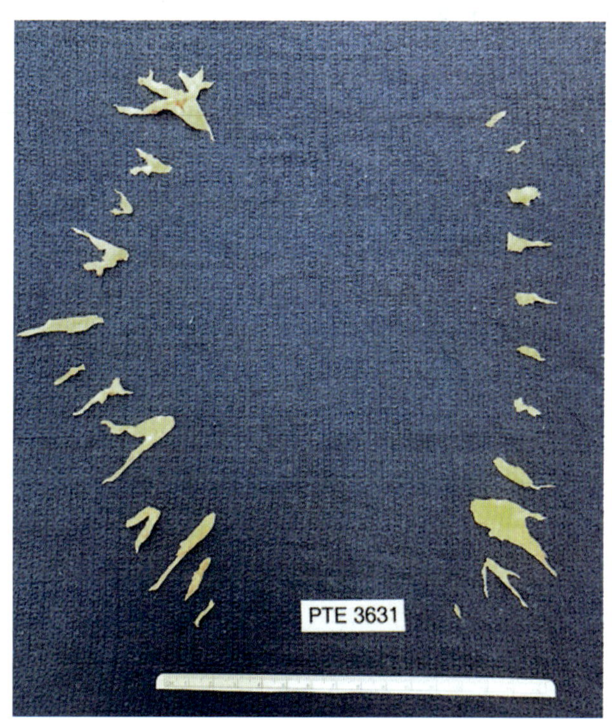

图 49.6　Ⅳ级血栓栓塞的动脉内膜剥脱术标本。术中仅见亚段级纤维结缔组织

麻醉诱导和 CPB 前管理

在经过充分的预充氧和通气支持后，可以使用咪达唑仑、芬太尼和肌松药来完成麻醉诱导。心肌

抑制药如异丙酚应该谨慎使用。对于脆弱的血流动力学，依托咪酯可能更适用，因为它对心血管抑制相对轻。因为患者到达手术室时血流动力学状态和目标通常已经知道，肺动脉导管一般在诱导后放置，而不是在诱导前。另外，对于晚期疾病患者，仰卧或 Trendelenburg 位可能会使清醒状态的患者病情加重，有时会导致心肺系统不稳定。如果术前经胸超声心动图显示有右心房或右心室血栓，则应在诱导后置入肺动脉导管之前，先放置 TEE。

虽然一些 CTEPH 患者在肺动脉内膜剥脱术伴有左心改变，但大多数没有。因此，血流动力学的管理以右心室功能为中心。右心室通常肥厚和扩张，右心房也是如此。由于右心压力高，冠状动脉对右心室的供血存在危险。维持适当的体循环阻力（systemic vascular resistance, SVR）、心肌收缩状态和正常窦性心律有助于保持全身性血流动力学和右室冠状动脉灌注。术前心导管检查资料，包括心输出量、肺血管阻力（pulmonary vascular resistance, PVR）、冠状动脉通畅度和右心室舒张末压（right ventricular end-diastolic pressure, RVEDP），对计划麻醉诱导是有用的。RVEDP 升高（>14mmHg），严重的三尖瓣反流，以及术前 PVR>1000dynes/（$s \cdot cm^5$）是即将发生失代偿的指征。在这种情况下，应考虑在诱导和 CPB 前阶段就增强心肌收缩（如多巴胺或肾上腺素）以及血管加压的支持（如苯肾上腺素或血管加压素）。CTEPH 患者一般因机械性梗阻而有固定的 PVR。然而，高 PVR 基础上仍可因 PVR 升高的因素而加重（如缺氧、高碳酸血症、酸中毒、疼痛和焦虑）。因此，在诱导和 CPB 前期应尽量减少这些压力。应避免应用药物降低 PVR（如硝酸甘油、硝普盐等），因为它们对 CTEPH 的治疗效果极低，且可能危及冠状动脉对右心室心肌灌注压。这会迅速导致低血压和心血管崩溃。直接肺动脉血管扩张药如一氧化氮和前列腺素在其他类型肺动脉高压患者的治疗中可能有用，但对围术期肺动脉内膜剥脱术患者的疗效有限。Rich 等研究了去氧肾上腺素对肺动脉高压患者右心室功能的影响。研究表明，去氧肾上腺素改善了右心室性能［增加平均动脉压（mean arterial pressure, MAP）、冠状动脉灌注压、维持心输出量］。由于在这些患者中血流动力学崩溃发生会非常迅速，因此及时而积极地治疗血压和心率下降就显得尤为重要。肌松药的选择根据气道问题和理想的血流动力学反应而决定。泮库溴铵、罗库溴铵和维库溴铵都已成功地用于这些患者。

如果上腔静脉未闭，则插入颈内静脉导管和肺动脉导管。由于右心房和右心室扩张，以及三尖瓣反流和肺动脉病理，肺动脉导管的放置可能是困难的。经食管超声心动图对 CTEPH 患者行肺动脉导管置管有很好的指导作用。

接下来，放置股动脉导管。这是因为在长期低温 CPB 的情况下，在 CPB 后期，桡动脉导管明显低估了全身动脉压。这一现象已经被其他的人注意到，并且似乎被长时间的深低温加重。在 CPB 开始后出现平均动脉压（MAP）二者压差高达 20mmHg 的情况并不少见。机制尚不清楚；其原因包括外周血管收缩和舒张。虽然桡动脉波恢复的时间进程不一定，通常桡动脉和股动脉压力数值在术后早晨出现合理的同步。

PTE 术中，TEE 是有助于监测和评估心脏功能。最有用的平面包括经胃底短轴乳头肌切面，可评估左室大小和室间隔的运动（图 49.7）；食管中段四腔切面可评估心腔大小、心内血栓和三尖瓣（图 49.8）；食管中段双腔切面（房间隔完整，大静脉血栓形成）和食管中段升主动脉短轴切面可以测量肺动脉（pulmonary artery, PA）尺寸和 PA 内血栓。PA 的实质性扩张以及血栓的出现并不少见（图 49.9）。房间隔的完整性用震荡生理盐水试验（译者注：一种超声心动图的造影技术，agitated saline test）来检查。25%~35% 的 PTE 患者中存在卵圆孔未闭(PFO)。如果合并卵圆孔未闭则对其进行修复，因为术后一些患者可能会出现右心高压。在卵圆孔未闭的情况下，这种压力可导致右向左分流和低氧血症。

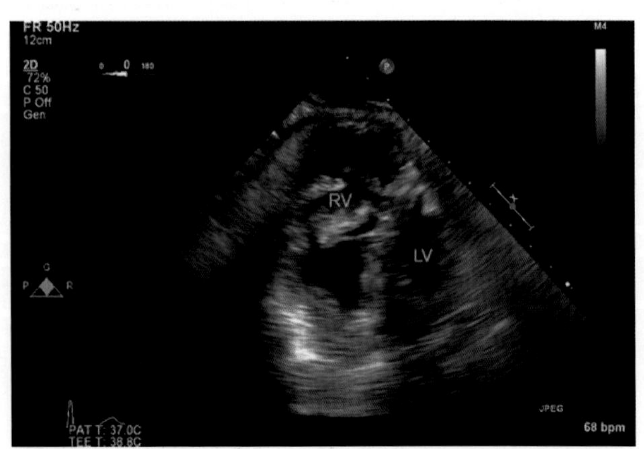

图 49.7　PTE 患者的经胃底短轴乳头肌切面，右心室显著增大，室间隔移位。RV. 右心室，LV. 左心室

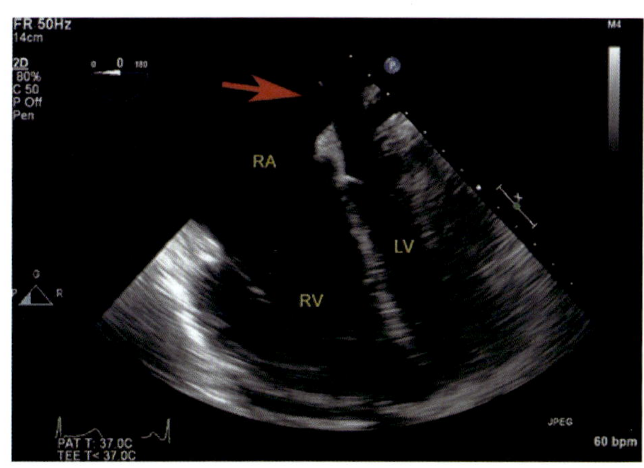

图 49.8 PTE 患者食管中段四腔心切面，右心房和右心室严重扩张。注意室间隔和房间隔移位（红色箭）以及左心充盈不足。RA. 右心房，RV. 右心室，LV. 左心室

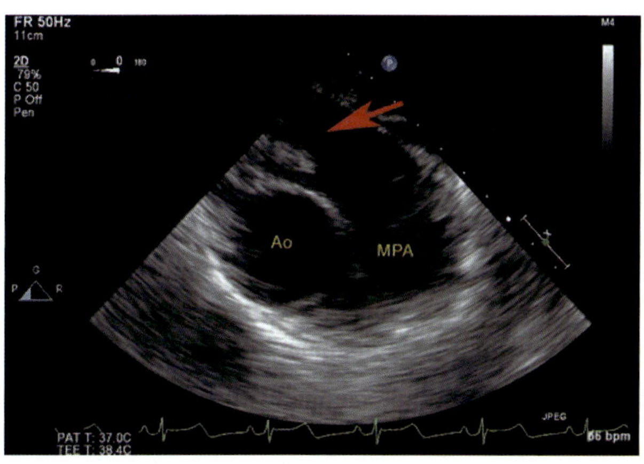

图 49.9 食管中段升主动脉短轴切面，显示右肺动脉起源处的血栓（红色箭）。Ao. 升主动脉，MPA. 肺动脉主干

在整个手术中都要监测经过处理的脑电图（electroencephalogram, EEG）。这使得在循环停止前（等电位脑电图）确认大脑的最低氧利用率，以及在正常体温期间监测意识水平。在我们的机构采用 SedLine 监护仪（Masimo, Irvine, CA），一种四通道的脑电图监视器，提供监测等电位脑电图和确认大脑循环停止前的最低氧利用率。温度监测由具有温度监测功能的导尿管、直肠探头和鼓膜探头完成，鼓膜探头提供了脑温度。直肠和膀胱探头测量核心温度，PA 导管测量血液温度，可以量化温度梯度。在 CPB 前，将头部包裹在循环冷水毯中，水流通过电动泵把毯子温度维持在 4℃。这个系统（Polar Care, Breg Inc., Vista, CA）设计的最初是用于骨科和理疗科“膝盖包”（knee wrap），很容易用于头部。它的液体循环系统中包含一个温度计，用于确认适当的毯内温度，以及一个流量控制盘。在 UCSD 的所有 PTE 中都使用这种头包，未出现并发症。我们相信，该装备全面提供了更好的头部表面降温，尤其是枕骨区域，比冰帽的使用更简便。

在红细胞压积和血流动力学允许的情况下，采集 1~2 单位的自体血用于 CPB 后的回输。另外的考虑因素是肝素的早期暴露和反应。由于先前的接触，一些患者产生肝素诱导的抗血小板抗体，导致肝素诱导的血小板减少倾向。这些患者的抗凝治疗采用肝素前应用伊洛前列素（一种类似于前列环素的药物）、类肝素药物、水蛭素和双缬草素。最近，我们成功地使用过血小板抑制药替罗非班。

深低温停循环（DHCA）的管理

预先使用甘露醇（12.5g）、甲泼尼龙琥珀酸钠（30mg/kg；最大剂量的 3g），苯妥英钠（15mg/kg）。甘露醇用于促进渗透利尿，减少细胞水肿，清除自由基。甲泼尼龙理论上是一种细胞膜稳定剂和抗炎剂。苯妥英钠对术后癫痫发作有一定的预防作用。历史上曾用硫喷妥钠（6mg/kg）进行脑保护。由于硫喷妥钠缺乏商业供应，异丙酚（2.5mg/kg）被用于确保在实施深低温停循环之前大脑的完全等电位。尽管没有明确的临床证据支持异丙酚或巴比妥的更加适合 DHCA，我们应用异丙酚仍有三个顾虑：①大脑降温不均匀或不彻底；②复温过程可能出现脑栓子（肺动脉内膜剥脱术是一种“开放式”手术）；③即使在 18℃我们应用异丙酚时经常发现稀疏脑电图活动。

在确定等电位脑电图，鼓膜温度维持 18℃或更低，膀胱或直肠温度 20℃或更低后，循环停止。此时，所有与患者相连的通路都关闭，减少了放血时空气进入血管的风险。DHCA 的持续时间限制在 20min，典型的左右肺动脉内膜剥脱分别为一个周期。如果任何一次需要额外的时间，在额外的 DHCA 前 10min 恢复低温循环。监测颈静脉球氧饱和度可用于监测快速复温对脑的不良影响或预测术后神经功能。由于我们的复温速度缓慢，神经学预后良好，我们选择不让我们的病人暴露于颈静脉球导管插管的额外风险。表面脑氧测定是一种无创技术，应用近红外光谱测量血红蛋白氧饱和度的大脑传感器。监测仪报告的数字是 rSO_2，这是一种对大脑中动脉和静脉血混合的测量。由于静脉血容量占脑总血容量的 70%~90%，rSO_2 反映了静脉血的氧饱和度，从而反映了脑氧代谢（需求）与脑血流（供应）

的关系。在健康志愿者中，rSO_2 已被发现与颈静脉饱和度相关，尽管在心脏手术期间，两个监测仪之间的相关性并不总是密切相关。这个领域正在进行的研究和其他的神经病学结果研究可能证明这种监测在进行 DHCA 时是有用的。

DHCA 后的复温

复温中维持血液和膀胱 / 直肠温度梯度不超过 10℃，灌注液温度不大于 37.5℃。变暖过快会让整个系统内生成气泡，可使脑血氧饱和度下降，复温不均。复温时间与病人的体重和全身灌注有关；通常需要 90~120min 才能达到核心温度 36.5℃。适当甚至重新复温的目的是防止“再降温”，即不均匀的复温在 CPB 停止后热量重新分布，导致温度下降，随之而来的低体温风险。

CPB 撤机

除了以下几个例外，CPB 撤机的过程与其他应用 CPB 的手术相似。评估这些患者在 CPB 前或后通气状况，呼气末二氧化碳（end-tidal carbon dioxide, $ETCO_2$）是一个很差的指标，因为通气死腔是该疾病过程中不可缺少的一部分。手术成功之后，动脉 -$ETCO_2$ 梯度可能与术前相比下降，但这个改变的过程通常需要数周到数月。由于 CPB、体温过低和 DHCA 可能引起代谢性酸中毒，一般要使用有创机械通气。麻醉医生在此时应检查气管内泡沫痰或出血，及早发现两种最可怕的并发症——再灌注肺水肿和气道出血。在复温过程中（手术的肺动脉切口仍然开放时）气管内吸引可以在肺动脉回路增压前早期发现出血。在 CPB 中，TEE 被用于检测心腔内空气以及评估左右心室功能。

由于低温和主动脉阻断时间长，CPB 撤机需要适度的强心支持［例如 3~7 μg/（kg·min）的多巴胺］往往是必要的。对心室功能特别差的患者，可采用 0.04~0.15 μg/（kg·min）的肾上腺素。在停 CPB 前，与手术小组沟通 CTEPH 分型和内膜剥脱术是否成功。如果小血管病变的手术只有部分成功，可以考虑使用肺血管扩张药，如米力农、静脉注射前列环素和吸入一氧化氮。如果手术成功，TEE 可立即显示左、右心的结构改善。右心房和右心室扩张明显减小，使左右室功能改善（图 49.10）。如果在肺动脉内膜剥脱术前出现三尖瓣反流，则已大大减少或消退。血流动力学状况的显著改善，包括心脏指数翻倍，PA 压显著降低，PVR 降至术前的 25%。

CPB 后管理

拮抗肝素后，出血倾向是罕见的，输血需求通常不大。抗纤溶剂如 ε-氨基己酸（ε-amino-caproic acid）在我们的机构中并不常用。两种与手术相关的并发症可能在 CPB 撤机后立即出现。如有粉红色泡沫痰，提示可能出现再灌注肺水肿。在这种情况下，气管插管内吸引，将 PEEP 并从 $5cmH_2O$ 上调至 $8\sim10cmH_2O$。如果肺水肿严重，需要频繁更换麻醉回路，维持高水平的 PEEP。如果氧合和通气明显受损，由此引起的缺氧和高碳酸血症可导致右室功能恶化。静脉 - 静脉体外膜肺氧合（venovenous extracorporeal membrane oxygenation, VV ECMO）可改善缺氧和高碳酸血症。

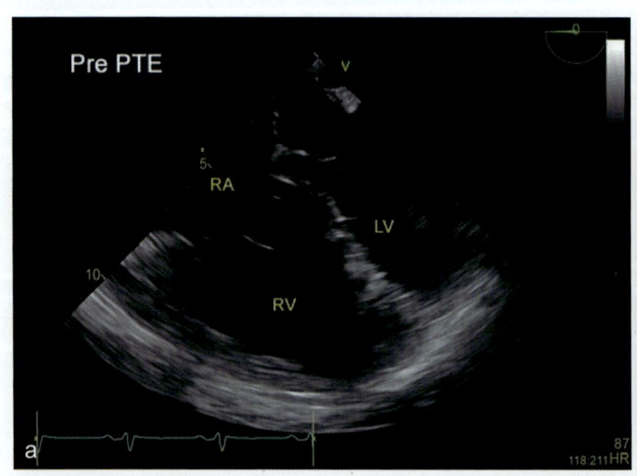

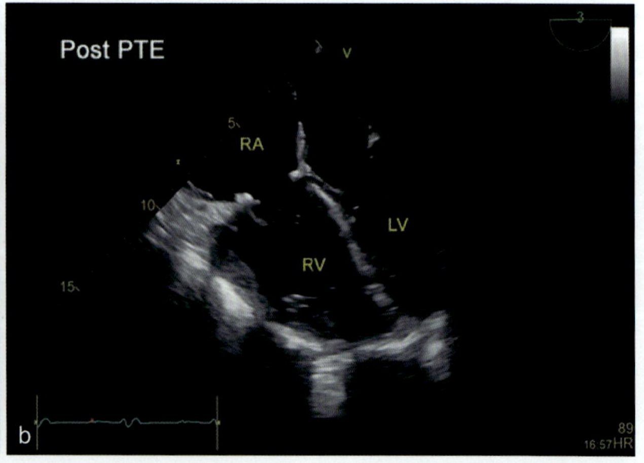

图 49.10 a. 肺动脉血栓内膜剥脱术前 CTEPH 患者食管中段四腔心切面。可见右心扩张，室间隔偏曲，左心充盈不足。RA. 右心房，RV. 右心室，LV. 左心室。b. 同一病人在肺动脉血栓内膜剥脱术和三尖瓣修复后的食管中段四腔心切面。注意在 RA 和 RV 减小同时左心增大。RA. 右心房，RV. 右心室，LV. 左心室

其次，如果有血性液体从气管插管中流出，那么血 - 气道屏障的破坏很可能发生在手术损伤之后。这种情况下，通常高度怀疑外科相关的动脉外膜破裂。在关闭肺动脉切口给肺动脉回路加压之前，麻醉医师应该在气道插入吸引导管。如果发现气管内有血，则进行纤维支气管镜检查。如果发现肺出血是在心脏射血过程中对肺动脉加压后发生的，定位责任病灶可能很困难。在外科团队和灌注师的协助下，缓慢的心脏射血的同时通过支气管镜观察可以确定具体的病灶位置。随后的处理包括通过放置支气管封堵器隔离肺或肺叶、调整 PEEP、CPB 撤机、逆转抗凝和凝血治疗。如果充分给氧、通气、凝血充分，则在纤维支气管镜下把支气管封堵器的球囊充气。

严重的肺出血可能导致氧合不良、通气不足和潜在的后续心功能障碍，需要 ECMO 的支持。支持方式的选择取决于临床情况，如图 49.11 所示。在正常心功能情况下，可通过 VV ECMO 改善氧合和通气。通过右颈内静脉使用 Avalon Elite 双腔静脉导管（Maquet, Rastatt, 德国），可以进行 VV ECMO，而用最低或不需要抗凝，在处理严重肺出血时具有优势。当右室功能不全时，可采用右房引流和肺动脉供血 ECMO。如果发生左右室衰竭，可采用 VA ECMO。

高度怀疑外膜破裂
是
否
CPB 且 PA 切口开放时，
行气管镜检查
准备撤离 CPB
发现肺动脉出血
或早期灌注性肺水肿
气管镜正常
直视下将该区域暂停血供
准备撤离 CPB
出血较少或早期灌注性肺水肿
快速，广泛，搏动性出血
传统治疗：
1. 肺隔离
2. 撤离 CPB
3. 肝素拮抗
4. 抗凝治疗
探查肺动脉后，
外科修补或阻断
供氧、机械通气
和血流动力学支持有效
供氧、机械通气
和血流动力学支持无效
考虑直视下的球囊扩张
考虑 ECMO
左右室功能完好
右室功能差且左室功能完好
左右室功能均差
考虑 VV-ECMO
右房引流和肺动脉供血 ECMO
考虑 VA-ECMO

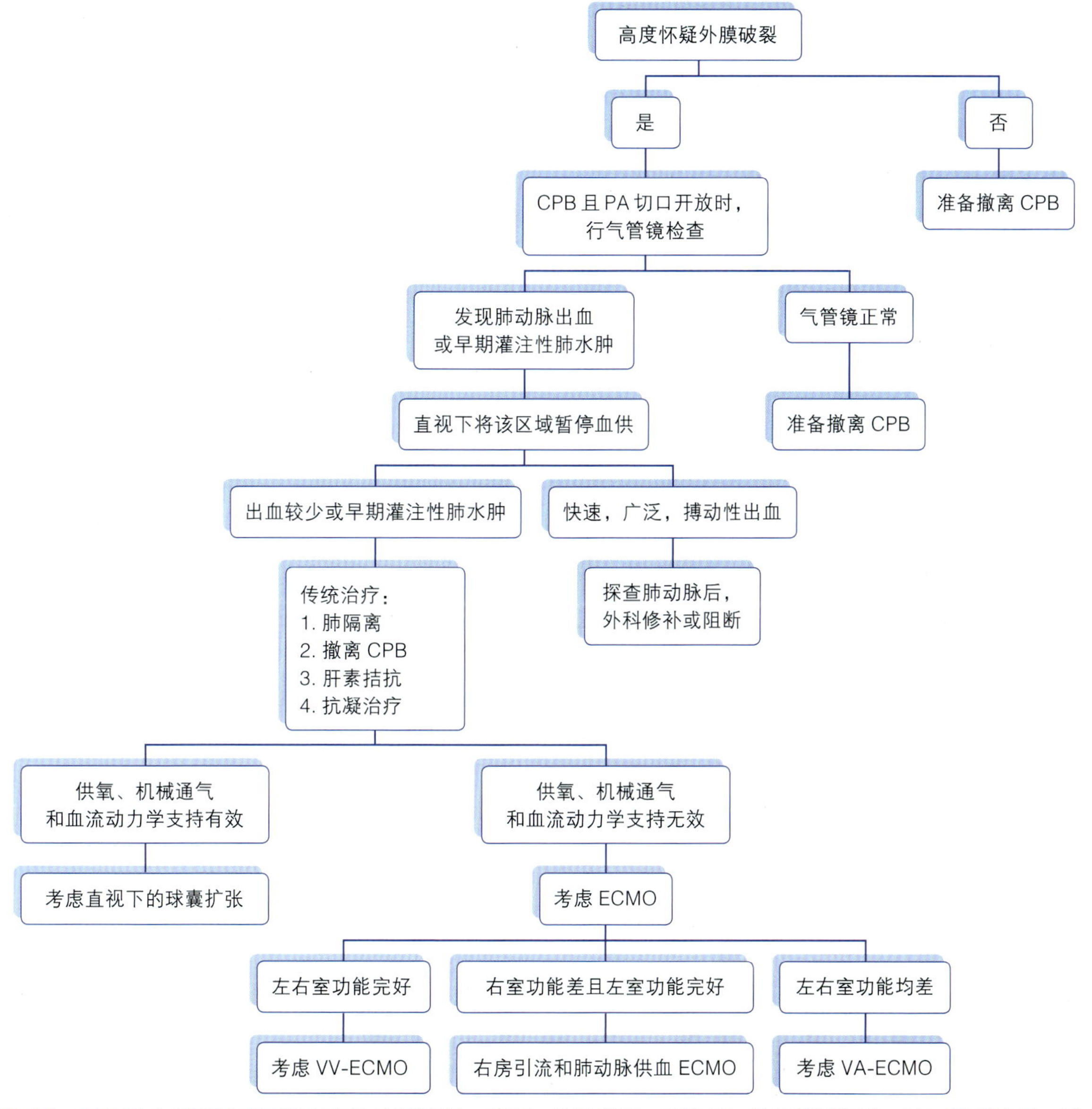

图 49.11　肺动脉内膜剥脱术后肺出血的处理流程。CPB. 体外循环，ECMO. 体外膜肺氧合，VA. 静脉动脉，VV. 静脉静脉（Cronin 等）

术后管理

重症监护病房（intensive care unit, ICU）的管理与其他心脏手术后的病人相似，只有少数例外。PTE 的两个特殊的术后并发症是在 ICU 出现再灌注肺水肿和肺动脉盗血。再灌注性肺水肿是高通透性（非心源性）肺损伤的一种局部表现形式，是一种成人呼吸窘迫综合征，出现在肺动脉内膜剥脱术后的区域。通常发生在 PTE 术后的前 24h，但可能出现至 72h 后。在大多数情况下，它是温和的；只有 10% 的病例出现再灌注肺水肿，导致临床上病死率显著增加。在最严重的情况下，它会在 CPB 后在手术室立即出现。这些病人通常病情严重，需要积极的重症监护和呼吸机管理。合理地使用压力控制、PEEP 和反比通气以改善 V/Q 比，减少进一步的肺损伤。偶尔需要 ECMO 支持。肺动脉盗血是指将肺动脉血从以前灌注良好的区域再分配到新的动脉内膜剥脱的区域。其原因是否为新切除的动脉内膜段的自我调节失败，还是继发的小血管，先前开放节段的变化尚不清楚。长期随访发现，大多数患者的肺血管逐渐减少，表明肺血管床发生了重构。

其他术后并发症很少见，但可能包括肺出血（0.4%）、神经系统后遗症（0.4%）、纵隔出血（3.5%）、胃肠道出血（1.6%）、房颤（2.6%）、需要肾替代治疗的肾功能衰竭（1%）和脓毒症（1.2%）。

PTE 患者通常在术后 1~2h 内苏醒，可进行简短的神经学检查。然后给病人注射异丙酚和止痛药使其镇静。由于再灌注肺水肿的发生可能延迟，他们仍需插管过夜。如果肺、心、神经功能良好，且无出血症状，则在次日早晨拔管。通常在术后第二天或第三天离开 ICU，通常在手术后一周出院。

PTE 的转归

自 1980 年以来，UCSD 的 CTEPH 死亡率稳步降低，目前围术期死亡率低于 3%（图 49.12）。我们认为这是由于术前准备、手术技术、麻醉管理、灌注技术和术后管理的改进所致。随着病例数量增加，积累了经验，对预后的积极影响已经在其他复杂手术中得到了很好的证明，如肝移植。此外，我们在肺内科、心脏外科和麻醉科之间建立了密切的合作关系。我们相信，这种“团队方法”对于一个成功的 PTE 治疗是绝对必要的。

通过这种手术，降低肺动脉压和肺阻力，以及相应的肺血流和心输出量的改善通常是立即和持续的。死亡率和血流动力学的改善很大程度上取决于手术亚型，CTEPH 1 型和 2 型优于 3 型和 4 型。0 型不是 CTEPH，而是小血管疾病，与不良预后相关。Madani 等发现，患者有出现更多的段性和亚段性发病的趋势。尽管随着手术复杂性的增加，更多患者出现了病灶远端化的趋势，但我们的经验仍然显示肺动脉压力和肺血管阻力显著降低（表 49.2）。经历了成功 PTE 的患者可以获得长期的益处。通常病人的美国心脏病学会（NYHA）分类术前在Ⅲ或Ⅳ级，而术后长期维持在 NYHA Ⅰ和Ⅱ级。

未来展望

虽然 CTEPH 的外科手术仍是公认的主要治疗手段，但对这些患者的药物治疗和经皮治疗都在不断进步。Adempas®（Riociguat）是 FDA 批准的一种通过鸟苷酸环化酶和一氧化氮起作用的药物；该药物是一种肺血管扩张药，特别用于治疗 PTE 后残余或复发性肺动脉高压或 CTEPH 不能手术的患者。

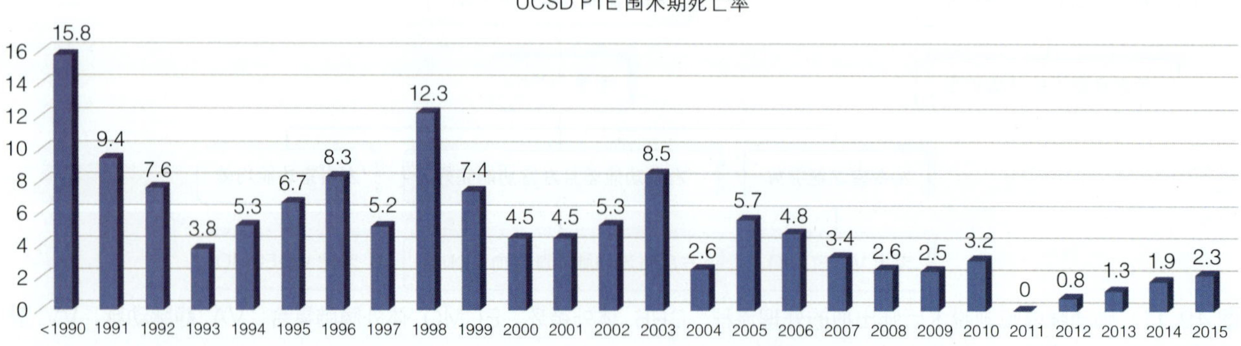

图 49.12 UCSD 的 PTE 围术期病死率，条形图显示 UCSD 患者围术期病死率的逐步改善。x 轴为年，y 轴是病死率百分比

表 49.2 术前或术后血流动力学结果和手术时间

参数	组 1 (*n*=1000)	组 2 (*n*=500)	*P*
PVR[dynes/(s・cm^5)]			
术前	861.2±446.2	719.0±383.2	<0.001[a]
术后	294.8±204.2	253.4±148.6	<0.001[a]
心搏出量(L/min)			
术前	3.9±1.3	4.3±1.4	<0.001[a]
术后	5.4±1.5	5.6±1.4	<0.001[a]
肺动脉收缩压(mmHg)			
术前	75.7±18.8	75.5±19.1	0.8932
术后	46.8±17.3	41.7±14.1	<0.001[a]
肺动脉平均压(mmHg)			
术前	46.1±11.4	45.5±11.6	0.3854
术后	28.7±10.1	26.0±8.4	<0.001[a]
三尖瓣反流速度(m/s)			
术前	4.2±0.7	4.0±0.8	0.0263[a]
术后	3.0±0.6	2.9±0.6	0.0075[a]
手术时间			
总手术室内时间(min)	488.6±80.1	534.6±64.3	<0.001[a]
外科操作时间(min)	388.5±73.4	430.5±58.8	<0.001[a]
CPB 时间(min)	231.5±45.6	265.4±37.9	<0.001[a]
主动脉阻断时间(min)	95.7±26.5	105.7±25.4	<0.001[a]
停循环时间(min)	35.2±12.5	36.3±12.5	0.1309

数据以平均值+标准差或数字(百分比)表示。
上面数据是术前值，下面数据是 CPB 术后值。
CPB. 体外循环，PVR. 肺血管阻力。
a 表示具有显著统计学意义 $P<0.05$。
第 1 组包括 1000 名患者(手术时间 1999 年 3 月至 2006 年 10 月)，第 2 组包括 500 名患者(手术时间 2006 年 10 月至 2010 年 12 月)(Madani 等)。

其作用以及其他肺血管扩张药(如磷酸二酯酶抑制药、内皮素拮抗药、前列腺素等)在治疗中的作用仍在进一步阐明。手术前的药物治疗的确切好处仍然不清楚。

经皮球囊肺血管成形术(balloon pulmonary angioplasty, BPA)的经验在不断增长，它可以替代那些无法进行 CTEPH 外科手术的患者，或者有其他围术期高风险的患者。再灌注性肺水肿和肺血管损伤仍然与这种经皮技术有关。BPA 在 CTEPH 患者治疗中的确切作用还需要进一步研究。

应当进一步研究 CTEPH 的病因，以及导致再灌注肺水肿、盗血和缺血性神经损伤的机制和因素。了解这些过程将最有可能改进预防和治疗。麻醉医师更是围术期处理有关研究的重要组成部分。这将包括努力改进残余“小血管病变”的管理、右心室衰竭、脑功能和氧合监测、术后肺水肿、肺出血和器官保护。

临床病例讨论

一名 68 岁女性的 CTEPH 患者经历 PTE，刚刚 CPB 撤机。外科医生告诉你，动脉内膜剥脱术很困难,因为该患属于 3 型,而且血栓栓塞物质特别“黏”。你预计外科医生在右肺手术需要两次停循环，他通常一侧肺只需要一次停循环。当你开始机械通气时，气管内涌出大量深色的血液。

问题

- 出血最有可能的原因是什么？
- 可以进行哪些诊断操作来确定出血的原因和位置？
- 有哪些治疗方案，将如何选择？

最可能的原因是手术创伤，侵入性内膜剥脱术造成的肺远端动脉穿透伤。其他可能性包括非手术 PA 破裂(高压、PA 导管损伤)。初步的处理包括重建 CPB，经肺动脉切口给肺动脉树减压，暂时减少气道出血量。纤维支气管镜可以帮助确定出血的位置。较小的出血可通过肺隔离、CPB 撤机、拮抗肝素以及纠正凝血障碍来处理。肺隔离技术包括双腔管和支气管封堵器。首先把气管插管尺寸更换大一点(即 9.0mm 气管插管)，允许支气管同时进入封堵器和一个更大的成人尺寸的支气管镜。儿童尺寸的气管镜难以进行吸引。如果可能，尽力把支气管封堵器放置在亚段，最大限度地保留肺，同时防止溢出的血液进入剩下的肺段。更大的肺出血事件可伴随缺氧和高碳酸血症，可能需要 ECMO。决定采用哪种 ECMO 取决于 TEE 对患者的血流动力学状态和心室功能障碍的判断。假设左右室功能完整，VV ECMO 可通过经皮放置在右颈内静脉的套管进行。这种方法允许使用最小的抗凝来维持 ECMO。图 49.11 给出了治疗 CPB 术后出血的流程。

临床病例讨论

第十二部分

小儿胸科手术的麻醉

第 50 章　小儿胸科手术的麻醉

Robert Schwartz，Cengiz Karsli　著
徐益萍　译　周建文　校

要点

- 儿科患者从早产儿到生长发育完全的青少年，处于不同的发育阶段。了解不同发育阶段的独特生理状态将有助于指导麻醉管理。
- 对幼儿的术前评估应包括新生儿病史，因为新生儿病史可能提示肺部和心脏疾病以及相关综合征。
- 在小儿胸外科手术中，肺部隔离并不总是必要的。适当的肺隔离技术将取决于患者的年龄和体型大小，因为没有一种技术适合所有的儿科患者。
- 单肺通气的生理影响在儿童中可能比成人更明显。胸腔顺应性高、可压缩的肺实质、麻醉下功能残气量（functional residual capacity，FRC）的降低以及儿童较高的耗氧量，都可能加重肺隔离时的低氧血症。
- 成人胸外科常与肿瘤切除有关，而小儿胸外科疾病的病理类型更多。每种疾病状态都有其独特的麻醉方法和管理策略。
- 儿科患者的疼痛管理的发展包括更多地使用区域和神经阻滞技术，甚至在最小的婴儿中已广泛使用。
- 术后管理将取决于手术的类型和切口的大小、切除或病变的程度以及潜在疾病的性质。许多儿科患者需要术后呼吸支持或者持续心电监护。

引言

儿科和新生儿胸科麻醉首先要了解这一患者群体特有的生理和解剖学差异。儿科患者的体型和体重各不相同，从小于 1kg 到大于 100kg，从极度早产到较大的十几岁儿童，都处于不同的发育阶段。因此，儿科麻醉师必须了解与这些极端情况相关的生理差异，以及它们对麻醉管理的影响。

这些生理限制以及用以确保通气和氧合技术的可实施性往往决定了麻醉管理和手术方法。在成年人中，单肺隔离几乎是普遍适用的，但在大多数新生儿中，这充其量只是一个痛苦的挑战，甚至是不可能的。同样，在儿科人群中，确保有创监测如动脉或中心静脉通路的建立也可能存在问题。这意味着儿科麻醉师必须认识到由于病人和手术过程的性质而产生的妥协，同时要有足够的灵活性和知识来安全地实施麻醉管理。术后疼痛管理和心理监测可能与成年人有显著不同，主要取决于疾病过程、手术干预和病人的生理成熟度。胸腔镜手术继续应用于更小、更年轻的患者，也带来了他们独特的挑战和危险。

本章的目的是向麻醉医师提供这类病人的基本生理和解剖特征，以及如何实际应对这些差异。对儿科患者的心肺发育进行一般性讨论；但是，应该寻找专门的文本来深入报道这个主题。病例介绍和检查将在可能的情况下使用，为读者介绍实用的儿科胸外科手术过程。对这些技术的理解和实践将使儿科麻醉医师能够将这些知识应用到更复杂和更具挑战性的病例中。

小儿生长发育

正常的胚胎发育开始于怀孕期间，并持续整个生命的前 8 周。在这段时间内，胎儿细胞会分裂并开始器官形成。在胚胎发育的第四周，原始的心脏和肺出现了。在这一节点上，神经细胞也开始生长，最终形成大脑和脊髓。

从这个阶段，肺开始形成，气管和支气管树出现，到生命的第 8 周，肺段支气管和膈膜就形成了。在接下来的几个月里，气道将通道化，表面活性剂将产生。虽然分娩后肺会继续成熟，但一般认为在妊娠第 27 周时，胎儿肺的成熟度足以维持子宫外的生存。

同样地，在妊娠第 22 天开始搏动的心管将经历一系列的折叠和间隔的形成，四腔的心脏将在妊娠

第 8 周完整。不久之后，分隔这些腔室的阀门也将形成。一旦器官发生的过程完成，胎儿发育的剩余部分就致力于细胞数量的增加和这些器官的成熟。肠道旋转将促进肠道整体大小和体重的显著增加。这种正常发育途径的中断会对胎儿产生重大影响。在器官形成时致畸物的作用可以影响器官的形成。异常的形态发生可导致腭裂和生殖前膈疝。染色体异常，那些不是致命的，可能有一组症状，当组合在一起形成基础的儿科综合征。同样的问题早产儿（出生少于 37 周）几乎完全是由于胎儿器官系统的不成熟导致。

肺和气道的成熟持续到大约成年后的第八年，在此期间肺泡的数量和大小稳步增加。从子宫内过渡到子宫外环境，当第一次呼吸时，空气将取代以前充满液体的肺泡。随着肺泡氧分压从宫内生活氧分压升高，血红蛋白氧离曲线开始右移。

从新生儿到婴儿，再到成年，气道所经历的解剖学变化已经得到了很好的描述。成人的声门开口通常位于第 3 颈椎，而不是 C_4~C_5。此外，1 岁以下婴儿的舌头相对较大，会厌又长又软。结果，新生儿和婴儿的整个舌头都位于口腔，而年龄较大的儿童和成人只有舌头的前 2/3 占据口腔。这就解释了新生儿和婴儿使用镇静药、意识水平下降或在麻醉过程中容易发生上呼吸道阻塞的原因。在 7 或 8 岁之前，环状软骨水平处的气管直径要比声带窄，从而形成圆锥形喉。一个穿过声带的气管插管不一定会穿过环状软骨环。相对较大的头部、较短的颈部和气管意味着，虽然气管插管并不困难，但需要一种与成人患者略有不同的技术。

在子宫外生命的最初时刻，当肺部充满空气时，肺血管阻力（pulmonary vascular resistance, PVR）将下降,导致肺血流的急剧增加。随着 PaO_2 的上升，动脉导管会收缩，通常在出生后的第一周完全关闭。左房压升高，关闭卵圆孔。新生儿心肌顺应性相对差，不能根据充盈压力的变化调整收缩力。因此新生儿的心输出量依赖于心率，而正常的心率通常在每分钟 100~150 之间。

相对的身体成分变化也发生在出生后的第一年。身体脂肪比例最高的是在 1 岁时（约 30%），通常会在成年后逐渐减少。总的身体水分（占体重的百分比）在出生时最高（75%），到 1 岁时下降到成人（60%）水平。估计的血容量（作为体重的百分比）也降低了。典型足月婴儿的血容量估计为 95ml/kg，而到 1 岁时，血容量下降到 65ml/kg。除此之外，液体、电解质组成、能量需求、血液系统和生命体征都有显著变化。在成长的各个阶段，儿科医生对这些变化的了解将有助于指导对患者的管理，因为药物剂量、通气参数和设备必须根据患者的年龄和成熟程度进行调整。

特殊注意事项

早产

早产婴儿有几个独特的特点，这里将简要介绍。更详细深入的报道可以在任何新生儿或小儿特定麻醉文章中找到。胎儿表面活性物质由Ⅱ型肺细胞在妊娠 22 周左右产生。这项工作的一半通常在第 28 周完成，另一半在第 37 周完成。给母亲服用类固醇可以加速这一过程。缺乏表面活性剂可导致呼吸窘迫综合征（respiratory distress syndrome, RDS）。呼吸急促、三凹征和血氧饱和度降低是由肺泡表面活性物质水平不足导致的肺泡塌陷引起的。这导致肺顺应性降低，开放压力升高，FRC 降低和呼吸频率增加。动脉血气分析常表现为低氧血症、高碳酸血症和酸中毒。

RDS 的早期处理包括无创 CPAP/BIPAP 形式的氧合和辅助通气。在这些患者中，暴露于高浓度氧可能导致早产儿视网膜病变（retinopathy of prematurity, ROP）和其他并发症，尽管麻醉药物在导致 ROP 中的作用尚不清楚。避免组织低氧血症和避免氧气的毒性作用的平衡是一项挑战。谨慎地认为，使用尽可能低的 FiO_2 来维持足够的组织氧合是可取的。氧疗经常调整以达到 90%~95% 氧饱和度；然而，如果有证据表明缺氧引起的血液不稳定或其他终末器官衰竭，不应为防止 ROP 而牺牲氧疗。持续的氧饱和度降低（低于 90%）或持续性酸中毒可能需要气管插管和机械通气。通气的目的是尽量减少压力和容量的创伤，同时保持氧饱和度之间 90% 和 95%。为此，通常允许出现相对高碳酸血症（$PaCO_2$ 45~60mmHg）。就像 ARDS 的管理一样，应仔细调整 FiO_2 和 PEEP 比率，以在达到上述目标的同时使两者最小化。

外源性表面活性物质也可以在婴儿出生时和出生后定期给药。表面活性物质的作用是降低肺泡表面张力，并已被证明可以降低 RDS 相关的发病率和死亡率。RDS 的长期后遗症是典型的支气管肺发育不良（BPD）。这些儿童可能继续有继发于肺顺应性下降、气道阻力增加以及死腔间隙增加的呼吸困难。

肺动脉高压

肺动脉高压的典型定义是：静止时平均肺动脉压 >25mmHg，活动时平均肺动脉压 >30mmHg。在新生儿中，超声心动图显肺血管阻力（pulmonary vascular resistance，PVR）大于全身性血管阻力的一半通常被认为是肺动脉高压。这种状态发生在过渡到子宫外生活后 PVR 没有下降。严重的肺压升高会导致肺内血流减少，促使右向左分流，导致发绀和低氧血症。新生儿持续性肺动脉高压的原因见表 50.1。

肺动脉高压的治疗包括治疗潜在的病因和降低肺动脉血管张力。为此，采用补充供氧和控制通气来避免高碳酸血症和酸中毒。必要时，可给予肺血管舒张药，如静脉注射前列环素、磷酸二酯酶抑制药（如米力农）和（或）吸入一氧化氮。西地那非已显示出前景，并越来越多地用于治疗这类患者中的反应性肺动脉高压。单独或联合疗法用于新生儿和婴儿群体，取得了一定的成功。一氧化氮为通气肺泡优先增加血流量以改善肺泡通气量与血流量的匹配提供了理论依据。另外，体外膜肺氧合（ECMO）也被用于缓解肺动脉高压或作为肺移植的桥梁。

表 50.1　新生儿持续性肺动脉高压的原因

新生儿持续性肺动脉高压的原因
围产期事件引起的急性肺血管收缩
胎粪吸入
呼吸窘迫综合征
肺炎
肺换气不足 / 窒息
体温过低
低血糖症
脓毒症
特发性
母亲使用非甾体抗炎药或 SSRI
肺血管发育不全
先天性膈疝
羊水过少
先天性囊性腺瘤样畸形（CCAM）
肺
心脏病变
肺闭锁伴完整的室间隔
大动脉转位（TGA）
完全性肺静脉异常引流（TAPVD）
三尖瓣闭锁

心脏疾病

动脉导管未闭（patent ductus arteriosus, PDA）是早产儿的常见疾病。经 PDA 的血流通常是左向右的，但如果存在肺动脉高压，血流也可以逆转。术前应通过超声心动图进行评估。根据早产的原因，这些婴儿也可能有其他形式的先天性心脏病（congenital heart disease, CHD），应该在麻醉前进行评估。无论通过药物治疗或者手术方式尽早关闭 PDA 都是必须的，但如果存在其他的发绀性心脏病，PDA 的封闭会被延迟，直到病变被修复或通过另一种手术分流术得到缓解。对于未修复或姑息性分流的病人，胸部手术的麻醉管理是一个特别的挑战。正压通气和氧合受损可能导致右至左分流的恶化。

不成熟的器官功能和消耗的代谢储备易使早产儿患上其他几种与年龄有关的疾病。早产儿肝脏中缺乏糖原储存使这些患者面临低血糖的风险。低血糖未经治疗的影响可能相当严重，包括癫痫发作和发育迟缓。手术的正常应激反应是由儿茶酚胺和皮质醇引起的血糖升高。然而，这种情况可能不会发生在重症患儿身上。5% 或 10% 的葡萄糖溶液应该作为儿科患者的维持液，尽管在什么年龄应该停止这种做法还不清楚。为避免高糖血症，在给予负荷量时应使用平衡液。

早产儿呼吸暂停是一种常见的疾病，其发生率与胎龄及胎儿体重成反比。呼吸暂停（气流停止持续超过 15s）可伴有心动过缓和缺氧。可能的机制是由于脑干和外周化学受体水平上不成熟的神经元控制。阻塞性原因导致呼吸暂停也经常出现。其他危险因素包括血红蛋白 <100g/L 或 Hct<30%。处理措施包括尽量减少麻醉药物的使用、刺激和气道支持，以及药物治疗（如咖啡因）。对于年龄小于 50~60 周的早产儿和前早产儿，必须进行术后呼吸暂停观察和监测。

术前评估

与成人一样，对儿童患者的术前评估主要是病史、体格检查和实验室检查，尽管与年龄相适应的评估是必要的。儿科医生必须意识到，某些先天性畸形并不是孤立发生的。例如，气管食管瘘可能与其他明显异常相关（椎体、肛门、心脏、食管瘘、肾、桡骨和肢体异常）。相关异常的存在和严重程度应加以鉴别，因为它们可能影响麻醉管理。

对新生儿的评估通常从怀孕、分娩和出生开始。分娩时的 Apgar 评分和复苏措施很重要，因为它们可能提供诊断线索。例如，在生命早期长时间气管插管可能预示声门下狭窄的存在。儿童在 NICU 出院多年后，可能还存在新生儿呼吸窘迫综合征（neonatal respiratory distress syndrome, NRDS）导致的支气管肺部发育不良（bronchopulmonary dysplasia，BPD）后遗症。这两种情况可能导致麻醉医师修改他的气道管理或通气策略。

由于这可能是患儿第一次接受麻醉，必须询问其生物学父母是否有家族性麻醉并发症。恶性高热和胆碱酯酶缺乏（最主要的）有遗传性，可能会在第一次麻醉中出现。如果有麻醉记录，就应该重新回顾一下。与成年人一样，应特别注意面罩通气和插管的难易程度。在儿科患者中，还必须注意静脉通路建立是否困难以及麻醉诱导前儿童的情绪状态。气管导管（endotracheal tube, ETT）的大小和气管导管周围的泄漏也应该注意。

在评估功能时应考虑到患者的年龄。婴儿不能充分进食，在进食期间出汗和（或）发绀可能是心力衰竭的指标。在蹒跚学步的幼儿和年龄较大的儿童中，活动水平、奔跑或玩耍的能力是更好地衡量心肺功能能力的指标。一个有用的指标是孩子在玩耍时是否能跟上同龄人的步伐。如果一个孩子经常小睡，或者在他的同伴还在玩的时候必须停下来坐着，这明显表明他的活动能力下降了。基于身高和体重的生长分析也将提供发育不良的证据，而发育不良可能是由功能下降引起或加剧的。

儿科病人的体格检查可能很有挑战性。不服从和偶尔的争斗将妨碍彻底的检查。大多数成人的困难面罩通气和困难插管标志不适用于婴儿和儿童。新生儿 Mallampati 评分的评估可能无法实施且徒劳的。取而代之，儿科麻醉师评估颅面部轮廓或侧面，重点关注回缩或小颌畸形的证据。戴手套的手指也可以用来感觉高拱和（或）腭裂的存在，这可能与喉镜检查困难有关。

呼吸损害或窘迫不仅表现为呼吸急促，也可能表现为吸气凹陷、鼻翼、打鼾、使用辅助肌或矛盾呼吸。这些在儿童身上都很容易识别。应注意寻找周围发绀和灌注减少的证据。评估儿科患者的血管内容量状况可能具有挑战性。直立性生命体征变化在新生儿中普遍不做，并且颈静脉搏动（jugular vein pulsation, JVP）不容易被看到。然而，皮肤充盈、毛细血管充盈、囟门充盈、意识水平和尿量，以及液体摄入总量都可以很容易地进行评估。体重持续增加的新生儿不太可能出现血容量不足。

生命体征随着年龄的增长而变化，因此应与普通患者的统计标准相一致。易怒或不合作的孩子的血压测量可能不可靠或无法完成。对正常心音和杂音的听诊是重要的记录。心脏衰竭、肺水肿和呼吸检查气喘的证据也应引起关注。

儿科患者的实验室调查应基于疾病的表现和手术建议。预定进行胸段处理的儿童通常至少要有一个胸部 X 线检查（chest X-ray examination, CXR），以评估肺病理、水肿、脊柱侧弯和血管结构充盈的证据。如果可以的话，还应查看计算机断层扫描（computed tomography, CT）或磁共振成像（magnetic resonance imaging, MRI）。这将有助于确定肺隔离的可行性和病变程度。如果疾病与支气管有关（如先天性囊性腺瘤样畸形，congenital cystic adenomatoid malformation, CCAM），应特别注意，因为这可能改变通气策略。前纵隔肿块可能压迫大血管、气管或心脏本身。对心血管侵害的证据，无论来自病史还是体格检查，都提示进一步行经胸超声心动图检查。通常，对疾病的病理生理学和相关的心脏异常的理解将支持这项调查。心电图在这种情况下非常有用。

由于大多数胸部手术都有可能失血，术前应进行全血细胞计数。在红细胞压积显著升高时，这个测试也可以显示缺氧的程度。通常电解质和肾脏功能指标都需检测。在其他方面健康的孩子，可能不需要做血液检查。动脉血气监测可能是有用的，但可能因惊吓到幼童而无法实施。毛细血管或静脉血气监测在儿科更容易获得并提供几乎和动脉血气相同的信息。与成人胸外科患者不同的是，通常不可能获得可靠的肺功能测试或肺活量测定。无论如何，这都不应该成为进行手术计划的障碍。任何进一步的检查都应该基于这些在术前评估中阐明的关注领域。

最后，术前评估应该用来向孩子和（或）父母解释麻醉方案和病人的最终处置。应解决风险和并发症，并获得同意。关于术前镇静和诱导时父母干预的决定也可以在这个时候做出。术后疼痛管理和关注事项也需要同时交代。

肺隔离策略

小儿肺隔离的适应证包括防止血液或脓液污染，治疗大的支气管胸膜瘘或严重的单侧支气管扩张，以及在手术过程中便于手术暴露。虽然在不隔离肺部的情况下可以对非常小的婴儿进行胸腔镜手术（开胸引起的气胸常常足以压缩肺组织并提供手术暴露；如图 50.1 所示），但在暴露不充分的情况下，必须做好隔离肺部的准备。小儿肺隔离的技术和方法可能不同于成人，因为婴儿和儿童的支气管尺寸没有相配的管子。尽管如此，儿童肺隔离的基本原则与成人相似。有三种基本的肺隔离技术：单腔支气管插管、支气管阻塞导管和双腔支气管插管。

在历史上，单腔管支气管插管曾经是儿童肺隔离唯一的方法。虽然它现在很少被用作肺隔离的最优先选择方法，但它的优点是容易获得，不需要什么专业技术，并且可以在任何大小的病人身上进行。右总支气管插管是很容易做到的，几乎每个麻醉医师都经历过（无意或其他）。左总支气管插管，可以盲插，只需将气管导管（endotracheal tube, ETT）旋转 180° 并将患者头部转向右侧。这一动作使气管倾斜，有利于左总支气管插管向前推进。另一种方法是在直接视野下，用纤支镜将气管导管置于适当的主总支气管。无论使用哪种技术，建议使用纤支镜验证正确的导管放置。

这项技术的其他优点包括实施非常快速，可以应用在紧急情况如肺出血。技术经验要求不高，不需要专门设备。因为单腔管有各种各样的尺寸，所以没有病人不适用这种方法。然而，请注意，由于气管至支气管的直径在逐步缩小，应考虑放置一个比常规气管导管稍小的 ETT。

这种技术有很多缺点。首先，转换为临时双肺通气是一个不方便操作的过程。这需要将受固定好的 ETT 从支气管取出到气管。如果需要再次肺隔离，在患者侧卧位、手术消毒铺单下来完成重新定位是很麻烦的。同样，支气管处的不完全密封也会使气体逸出，使术侧肺膨胀。气体泄漏也会污染房间；然而，更重要的是，来自手术侧的碎片、血液和分泌物可能污染健侧肺。如果采用右主支气管插管，尤其在使用带套囊气管导管时，可能会造成右上叶阻塞。最后，如果出现低氧血症，CPAP 无法作用于萎陷的肺。如果 PEEP 不能改善低氧血症，唯一的解决方案是将 ETT 重新定位于隆凸上方并恢复双肺通气。

支气管阻塞导管在小儿肺隔离中发挥重要作用，特别是对 3 个月至 9 岁的患者。目前有三种主要的设备可用：Fogarty 阻塞导管（Edwards Lifesciences, Irvine, CA, USA），Univent® 导管（Vitaid, Lewinston, NY, USA）和 Arndt 支气管内阻塞管（Cook® Critical Care, Bloomington, USA）。Fogarty 阻塞导管用于肺隔离已得到很好的描述，并已用于所有类型的胸部手术。导管可以放置在标准 ETT 旁边或里面。如果导管放置在 ETT 之外，导管在直接喉镜下通过声带向前推进。阻塞导管头端大于 3F 时可轻微弯曲（图 50.2），然后将其向所要的肺旋转 90°，进入主支气管。然后把 ETT 放入气管。通过纤支镜显示，可以在球囊尖端充气前确认导管的位置。然后将整个装置固定在病人身上。

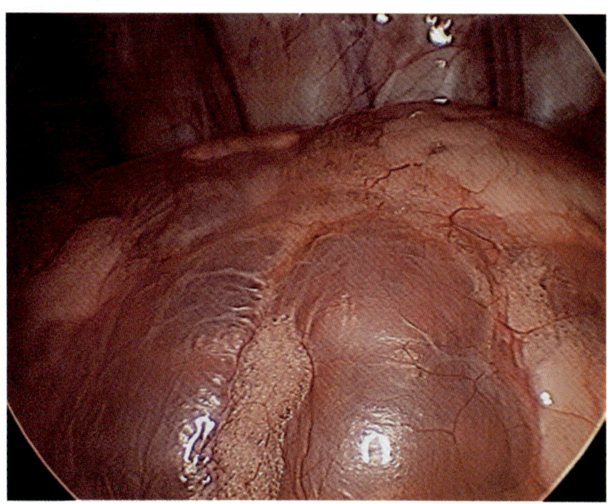

图 50.1　一名 6 个月婴儿右胸胸腔镜视图，胸腔镜下无肺隔离的胸腔已经满足了手术肺部暴露需要，不需要进行肺隔离。右下叶几乎全部由先天性囊性腺瘤样畸形（CCAM）构成

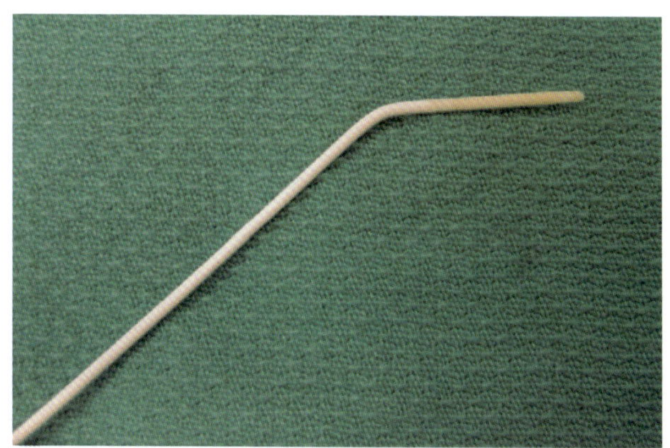

图 50.2　大小为 4F 的 Fogarty 阻塞导管（Edwards Lifesciences，Irvine，CA，USA）的尖端，其形状便于操作并插入主干支气管。除 2F 和 3F 大小外，所有 Fogarty 阻塞导管都含有可移动的导丝，可用于以这种方式塑造针头

如果将 Fogarty 阻塞导管放置在 ETT 的管腔内，放置方法如下。如先前所述的选择性支气管插管，ETT 被推进到所需的支气管。将 15mm 连接接头从气管导管中取出，并将 Fogarty 阻塞导管通过 ETT 的管腔置入支气管。ETT 撤回到隆突上方的位置，同时主要保持导管的支气管内位置。再次验证阻塞导管位置和膨胀气囊应在纤支镜下完成。然后将 ETT 和连接接头安全地固定，这样 Fogarty 阻塞导管被固定在连接接头和 ETT 之间（图 50.3）。在 ETT 管腔内放置 Fogarty 阻塞导管的一个缺点是它可能会显著减小内径。如果使用非常小的 ETT，这可能会干扰通气，但更常见的情况是，它会使纤支镜难以通过。因此麻醉诱导前必须准备和测试所有气道装置的合适性。

Fogarty 阻塞导管的主要优点是它可以用于非常小的婴儿和较大的儿童。表 50.2 列出了儿童实践中使用的各种阻塞导管的大小以及相应的气管导管的大小。一般来说，病人越小，导管的正确放置就越困难。气囊放气将使手术肺的重新充气变得简单而迅速，而不需要移动 ETT。

Fogarty 阻塞导管的一个缺点是气囊是一个小容量，高压装置。因此，气囊膨胀应该在直接可视化的情况下进行应用最小的压力来封闭支气管。表 50.2 显示了各种阻塞导管的最大膨胀体积。由于阻塞管的移动哪怕只有几毫米就会导致气囊滑入气管内腔并阻塞双肺，因此必须保持警惕并准备立即通过气囊放气进行干预。

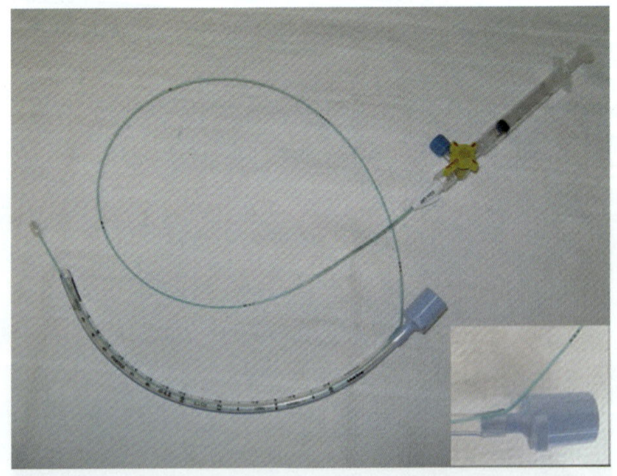

图 50.3 用于小儿肺隔离的阻塞导管和气管导管组合。一个 3F 大小的 Fogarty 阻塞导管（Edwards Lifesciences，Irvine，CA，USA）通过一根 4.5mm ID 的气管导管（Sheridan），置于主支气管。阻塞导管被固定并密封在气管导管腔内和 15mm 连接接头之间。或者，可以将阻塞导管放置在主支气管的气管导管外

表 50.2 用于小儿肺隔离的支气管阻塞管大小

年龄	摘要大小（ID、mm）	支气管阻断管大小（F）[a]	气囊最大气量（ml）	充气气囊直径（mm）
<2 个月	3.0~3.5	3.	0.6	5
2~6 个月	3.5~4.0	4	1.7	9
6 个月~1 年	4.0	4	1.7	9
1~2 年	4.0~4.5	5	3.0	11
2~4 年	4.5~5.0	5	3.0	11
4~6 年	5.0~5.5	5	3.0	11
6~8 年	5.0~5.5 有套囊	6	4.5	13
8~10 年	5.5~6.0 有套囊	6	4.5	13

Univent® 管设计了一个含有支气管阻塞管的通道。传统的喉镜将单腔导管置入气管，然后通过纤维支气管镜引导球囊尖端导管进入手术侧肺。当气囊位置合适时，Univent 管将实现隔离肺，并允许简单地通过气囊放气轻松转换为传统的双肺通气。

儿科尺寸可提供小到 3.5mm 内径。然而，外径却有 8mm，因此不适合用于 6 岁以内的患者。在这些较小的管道中，支气管阻塞管及其通道也会占用 ETT 的管腔，相应地增加通气阻力，同时需要使用较小的纤支镜。在支气管阻塞管中，ID 小于 6.5mm 的 Univent® 管的阻塞导管没有中央管腔。因此，氧和 CPAP 不能用于较小的 Univent® 管。

Arndt 支气管内阻塞管是最新可供儿科麻醉医生使用的设备。它由一个气囊的传统阻塞器和四个连接接头组成。气囊被设计成一个大容量的低压系统。儿童尺寸包括 5F 和 7F 大小的阻塞管，可分别用于 4.5mm 和 6.5mm 口径的气管插管（表 50.3）。Arndt 支气管阻塞管的制备和使用与成人相同（见第 16 章）。

表 50.3 小儿 Arndt 支气管内阻塞管的大小[a]

阻塞管的大小（F）	ETT 大小（ID, mm）	FOB 尺寸（OD, mm）	气囊充气体积（ml）
5.0	≥4.5	≤2.8	0.5~2.0
7.0	≥6.5	≤3.5	2.0~6.0

ETT. 气管内管，ID. 内径，OD. 外径。

a. Cook® 重症监护，布卢明顿，美国。

使用儿科尺寸的 Arndt 支气管阻塞导管的一个独特挑战是当阻塞导管和纤支镜导管同时占据 ETT 管腔时保证充分的通气。必须使用最小尺寸的纤支镜来放置支气管内阻塞导管。如果缺乏小尺寸纤支镜（2.2mm OD），Arndt 支气管阻塞导管也可以像 Fogarty 阻塞导管一样放置在 ETT 外。纤支镜的头端穿过阻塞管的尼龙环，并将阻塞管插入手术侧的支气管。然后在直视喉镜下插入气管导管。另一种情况是，如果纤支镜与阻塞导管都位于术侧肺时，患者能够获得足够的氧合与通气，纤支镜可以退至阻塞导管气囊上方，在完全退出前继续观察气囊充气的过程。一旦就位，尼龙环可以从支气管阻塞导管中取出（无法重新插入），中央通道可以用于吸痰、给氧和 CPAP。Fuji System（东京，日本）最近发布了一个 5F 大小的儿童独立支气管阻塞导管，uniblocker®。

双腔支气管导管（double-lumen endobronchial tube, DLT, Bronchopart® GA, USA）；与上述设计显著不同的是，选择性支气管插管后气管内仍存在第二个管腔。通过这种方法，可以实现单肺或双肺通气。不幸的是，由于这种设计必须更大的外径，儿童的尺寸受到限制。26F 是目前最小的可用尺寸，外径 9.3mm，相当于 6.5mm 内径的气管导管。适合 8—10 岁或体重约 30kg 的儿童使用。在此基础上，前面提到的那些隔离技术可能更合适。双腔管的大小将取决于孩子的身高和年龄。简单的来说，28F DLT 适合 12 岁的孩子，32F 适合 14 岁的孩子，35F 尺码适合 16 岁的孩子。

DLT 的使用简单明了。传统的喉镜下将双腔管放入气管中，通过旋转到适当的一侧，以与成人患者相同的方式将其推进到适当的位置。建议纤支镜检查，以确保定位正确。最常用的是左侧 DLT，因为它插管容易且没有阻塞右上叶的风险。正确的位置意味着支气管管腔位于适当的主支气管内，气管管腔位于隆突上方。将纤支镜放置在气管腔内，可以观察支气管套囊的充气情况。气囊充气后，通过调节专门的通气回路转接装置可以实现手术侧肺通气受阻但排气正常。

DLT 的优点包括容易进入肺部进行吸引或通气、供氧和 CPAP。转换为双肺通气快速而简单。DLT 的缺点主要是由于它笨拙的尺寸和形状。已有文献报道医源性损伤，在气道困难的患者中放置可能特别具有挑战性。如果术后需要继续通气，应该常规用 ETT 替换 DLT。

特定程序和疾病的麻醉管理

支气管镜检查

通过支气管镜检查评估气道，无论是硬镜的还是软镜，都有诊断和治疗适应证。这是为数不多的可以在手术室外、全身麻醉下进行的小儿胸外科手术之一。事实上，根据病人的年龄和支气管镜检查的适应证，麻醉医师可能根本不参与，因为一些儿科肺科医师会在门诊提供气道局麻和静脉镇静。这些适用于年龄较大，能够合作儿童且没有严重的呼吸损害的患儿。对于那些确实需要手术支气管镜检查的患者，必须特别关注支气管镜检查的原因和呼吸紊乱的程度。手术的类型通常会决定维持气道的方法、是否需要麻醉以及麻醉的类型。硬质支气管镜取出异物需要全身麻醉。对气管和支气管其他病因的诊断评估通常可以通过纤支镜进行。在这种共享气道的情况下，支气管镜检者和麻醉医师之间的交流是必不可少的。为确保在支气管镜检查期间保持通气，应选择适当大小的 ETT 或喉罩。

能够理解并与麻醉师和支气管镜医生合作的大一些的儿童可以通过气道局部麻醉和静脉镇静成功地得到完善的管理。这包括注射丙泊酚、瑞芬太尼或氯胺酮，一种或多种药物合用，加或不加咪达唑仑。最近，右旋美托咪定和丙泊酚的输注被使用。虽然理想情况下，这种手术应该在手术室内进行，但为了控制成本和提高效率，这种手术现在经常在手术室外进行。儿童需要比成人更深的镇静才能耐受支气管镜检，滴定麻醉达到可接受的麻醉深度，同时保持自主呼吸对麻醉医生是一项挑战。监测和随时准备可能转变为肌松下全麻是必要的。另一名医生应随时待命，负责患者监测和气道管理。

对于那些不适合镇静和气道局麻的患者，存在几种气道管理的选择。这些包括但不限于面罩，喉罩，气管插管和通过硬质支气管镜侧孔进行通气。面罩通气与其他方法相比具有优势，因为它允许对口咽和（或）鼻咽进行纤维支气管镜检查，并且可以通过两种方法中的一种来实现。最简单的方法是，采用间歇面罩通气或在患者暂时摘除面罩时通过支气管镜辅助供氧。这需要麻醉医师和支气管镜医师之间的协调，可能会出现通气不足或呼吸暂停的情况。如果选用吸入麻醉药，那么术中知晓和房间废气污染将是关注的问题，因为在手术过程中，病人将把吸入麻醉药呼入房间。因此，全凭静脉全麻（total intravenous anesthesia, TIVA）的使用可能是首选方法。此外，由于支气管镜医生必须反复进出气道，因此其诊断价值可能受损。为了克服这些限制，研制了带有角度侧孔的面罩，使面罩能够持续应用于患者并通过连接器进行通气，同时支气管镜医师使用内联隔膜，将气体泄漏降到最低（图 50.4）。

虽然使用喉罩会导致无法进行上气道检查，但它仍然是重症监护病房外的儿科患者诊断和治疗用的最常用的气道工具。有小尺寸可用且易用使之成为合理选择。它的耐受性比气管导管更好，并可根据需要适用于自主通气和正压通气。几项研究表明，它非常适合用于支气管镜检查，即使是小婴儿。需要一种带内嵌隔膜的有角度的支气管镜连接器。如果喉罩（LMA）有孔径条，则可能需要将其移除，它们会损害纤支镜通过的范围。在大多数情况下，支气管镜会与声门开口对齐，一旦就位，就不需要对喉罩位置进行再一步的调整。

气管插管为气管镜检查提供了最安全、可控的气道管理手段。在危重症监护病房接受支气管镜检查的大多数儿童都在 ETT 插管状态下进行，以评估支气管通畅度或病理、气管软化和痰标本。在重症监护病房之外，婴幼儿以及呼吸系统严重受损的患者可选择气管插管进行支气管镜检查。高风险患者也可能需要一段时间的术后通气支持。通过 ETT 进行支气管镜检查的缺点包括无法检查上气道以及支气管镜大小的限制。必须选择适当尺寸，以便 ETT 的剩余腔内有足够的通气。

硬质支气管镜的优点是可以对从口咽到亚节段支气管的气道进行动态检查。大多数小儿硬质支气管镜都有一个 15mm 的侧孔，可以供氧让肺泡膨胀甚至是正压通气。是小儿异物取出术的首选器械。

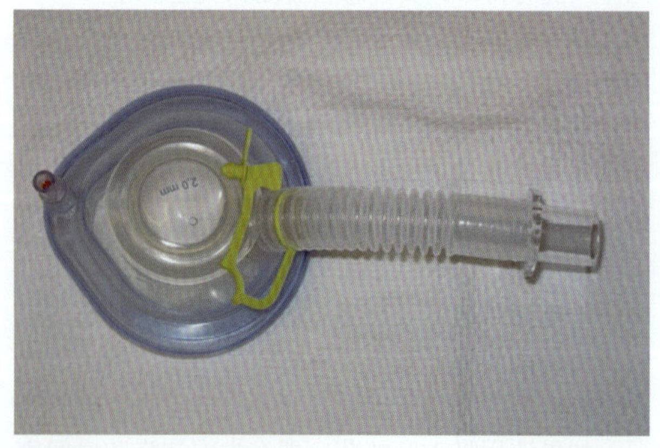

图 50.4 儿童内镜面罩（VBM Medizintechnik GmbH，Sulz，Germany）设计用于同时通气和对儿童进行内镜检查。该组件可用于纤支镜检查或气道内镜检查

硬质支气管镜检查的缺点包括患儿需要深度麻醉才能接受支气管镜检查，如果使用挥发性麻醉药，室内空气污染是一个问题。在这种情况下，可以在支气管镜的底部进行抽吸或气体清除，以减少污染。因此，许多儿科医师的实践经验是复合使用以丙泊酚为基础的静脉全麻技术与应用于声带和隆突局部麻醉相结合。为此，小剂量的瑞芬太尼［0.05μg/（kg·min）］或右美托咪定［0.5~2.0μg/（kg·h）］输注可能是一种有效的麻醉用药。典型的目标是在不使用肌肉松弛药的情况下保持通气。然而，正压通气可以通过硬质支气管镜的侧孔进行，这可能需要肌肉松弛。

发热在纤支镜检查后并不罕见，没有必要对所有这类患者使用抗生素。支气管镜检查后发热伴有脓毒血症的病例报告已被报道；然而，这些通常发生在免疫功能低下的患者中，他们需要抗生素治疗。同样，硬质支气管镜检查也显示可引起短暂性菌血症，但通常不需要抗生素治疗。支气管镜检查的并发症发生率很低。最常见的不良事件是一过性低氧；然而，也可能出现喉部痉挛和支气管痉挛。

开胸及胸腔镜手术（thoracotomy and video-assisted thoracoscopic surgery，VATS）

传统上，所有儿童胸部手术都是通过开胸或胸骨正中切开术进行的。肋骨机械撑开和压缩肺组织通常用于提供所需的外科暴露。由于技术的进步和从成人患者中获得更丰富的外科经验，电视胸腔镜手术（VATS）现在可以更容易地用于儿科手术，甚至在极端的年龄和体重情况下。据报道，VATS 在成人手术中的优势，包括术后疼痛减少和缩短住院时间，加速了该技术在儿童中的应用。虽然在儿童中进行的结果研究非常少，但 VATS 用于越来越多的情况，包括脓胸、肺活检和切除、纵隔肿块、创伤、肺隔离症和 CCAM（图 50.1）。即使是非常小的婴儿，患儿也可以在胸腔镜下结扎动脉导管未闭（patent ductus arteriosus, PDA）。儿科胸外科使用的胸腔镜套管（Trocar）直径有 5mm 和 3mm 两种（图 50.5）。

虽然开胸手术并不总是需要对儿童进行肺隔离，但在没有适当的肺隔离和手术肺萎陷的情况下，VATS 是相当具有挑战性的。只有小婴儿例外，他们的肺可能会因麻醉诱导而萎陷。

儿童单肺通气会引起许多与成人相同的生理紊

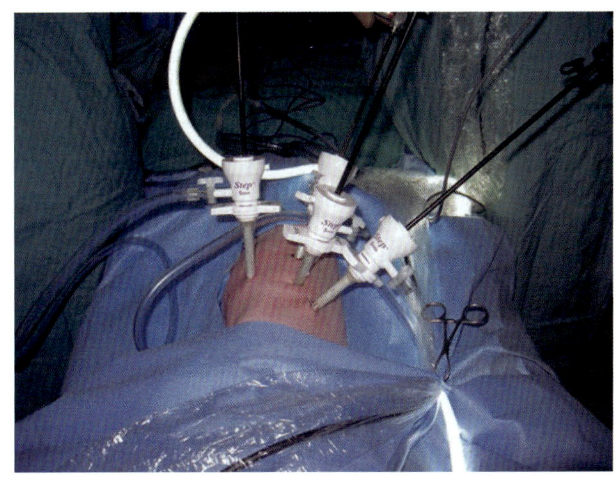

图 50.5 胸腔镜下植入婴儿胸腔镜 Trocar。用于儿童的 Trocar 有直径 5mm（如图所示）和直径 3mm

乱（见第 6 章）。术侧肺会优先将通气导向依赖侧（非外科）肺。术侧肺的低氧性肺血管收缩（hypoxic pulmonary vasoconstriction, HPV）增加了依赖侧肺的灌注，因此试图纠正分流。在成年人中由于病变的肺处于非依赖的位置，这种安排实际上可以改善氧合。不幸的是，在婴儿和新生儿中，情况往往不是这样。顺应性较大的胸腔和可压缩的肺组织允许纵隔进入依赖侧肺，从而减少该肺的通气。定位不良和注入压力增加将进一步加剧这种情况。即使在 HPV 完好无损的情况下，两个胸腔之间的静水压力梯度降低也使得 V/Q 匹配的改善相对较小。此外，当 FRC 接近残余容积时，婴儿更容易出现肺泡塌陷。与成年人相比，FRC 的较高耗氧量将进一步加剧缺氧。

许多与成人同样的并发症也发生在儿科人群中。Trocar 错位（进入脾脏或肝脏）可能导致严重的并发症。胸腔镜下人工气胸的注气压力会通过降低前负荷和后负荷而降低心输出量和血压。在儿科治疗方案中，病人的体位更为重要，因为位置不合适的胸垫会很容易挤压顺应性大的胸腔，减少依赖侧肺内的肺容积。侧卧位通过垫垫子或“塑性袋”挤压腹部，将迫使腹部内容物进入胸部。与任何涉及在压力下注入二氧化碳的操作一样，在发生突然严重的血流动力学紊乱时，必须考虑二氧化碳栓塞，尽管这种情况很少见。

与成人一样，单肺通气期间，防止和治疗低氧血症的方法同样适用于儿科。初始常规使用 100% 氧直至肺隔离，扩大了安全边界并削弱了依赖侧肺的 HPV。一旦手术开始，血流动力学稳定性得到确认，可以在可耐受的情况下降低 FiO_2。如果潮气量在 5~10ml/kg 之间，可以使用压力控制通气。为此，允许轻度高碳酸血症，以避免气压性创伤。将 PEEP 应用于依赖侧肺可改善氧合，如果保持 <10mmHg，通常对 PVR 的影响最小，且不会使血流从通气肺转移。术侧肺应用 CPAP 改善氧合并不实际适用于儿童，因为会干扰手术部位暴露。

综上所述，决定继续开胸还是胸腔镜手术必须由外科医生和麻醉医师提前讨论。双方团队必须全面了解风险和优势，然后向家长和患者解释。麻醉医生和外科医生之间的讨论必须包括关于使用 VATS 技术的时间。如果在这段时间内没有达到手术目标，则应考虑转向开胸手术。最重要的是，必须对术中出血进行紧急处理讨论并制定紧急转向开胸手术的计划。儿科患者，尤其是小婴儿和新生儿，会非常迅速地出血进入胸腔。在开胸手术和手术控制出血的时候，可能已经发生了致命的并发症。在这种情况下，即使是快速的心肺复苏术也是极其困难的。如果出现明显的血流动力学不稳定，建议减少人工气胸的二氧化碳压力，并尽早转为开胸手术。

脓胸

小儿胸腔积液最常具有感染性，其中 50%~70% 为肺炎性反应。其他不常见的胸膜积液的原因，包括心脏疾病、恶性肿瘤和先天性心脏病有关的，将不在这一部分讨论。

脓胸的形成通常有三个阶段。第一阶段为渗出性，伴随少量无菌液体积累和中性粒细胞补充。第二阶段是细菌经已受损的胸膜内皮细胞转位，接着是中性粒细胞的进一步激活。这一细菌性侵袭阶段的特征是纤维蛋白和胶原液的沉积。随着葡萄糖代谢和二氧化碳和乳酸水平的增加，胸膜化学物质将呈酸性。最后阶段有组织的脓胸形成厚厚的脓性液体，充满细胞碎片和沿膜的胸膜“剥离”沉积。

除了临床检查外，最常见的检查技术包括正侧位胸片和超声检查（US）。超声检查的优势是能够量化胸液量，指示位置，并定位理想的引流管放置部位。CT 检查也能可以提供胸膜腔的详细评估，但通常没有指征。

在大多数机构中，内科治疗仍然是处理肺炎性积液的主要手段，尽管早期的胸腔镜手术干预可以达到同等的临床疗效并缩短住院时间。

经验性抗生素治疗是基于以往患者统计学资料和已知常见流行的细菌病原体。常见病原体包括肺炎链球菌、化脓性链球菌、金黄色葡萄球菌和感染型嗜血杆菌。回顾性病例分析显示，大约 1/4 的病例仅用抗生素治疗就能成功治疗。其余病例需细针胸腔穿刺术和（或）小口径胸腔管引流。

胸腔积液引流的临床路径是由机构驱动的，并以最近的文献为基础。几个不同的小组提出了胸腔引流的适应证。任何胸腔积液超过 1cm 或胸腔宽度的 25%，或存在持续呼吸困难，尽管有足够的抗菌药物覆盖，可能仍然需要置入小口径引流管。介入下治疗通常需要静脉镇静和局部麻醉浸润。最常见的是咪达唑仑、氯胺酮、右美托咪定和（或）芬太尼，滴定剂量的使用是足够的，尽管丙泊酚的镇静剂量对大多数患者是耐受的，患者仍需要鼻导管吸氧和标准监测。

如果引流管插入后积液仍然存在，这是典型的局限化和纤维蛋白沉积的结果。最初的方法是将一种溶栓剂（例如，链球菌激酶、尿激酶、tPA）通过胸导管注入胸膜腔。这将理想地分解粘连，促进进一步引流。大约 15% 的患者需要进行多种纤溶药物治疗。

临床改善失败或积液进展时需要考虑手术剥离。3% 的患者在保守治疗后可能需要手术干预。手术可以通过开胸手术或更常见的电视胸腔镜手术（VATS）来完成。在这一阶段脓胸可能形成一层厚的纤维斑块，阻止了受影响的胸膜腔的塌陷。因此，肺隔离并不是常规应用。由于脓胸液和增厚的胸膜形成了充满液体的空间，使受影响的肺从胸壁上塌陷，因此 Trocar 插入胸腔时不需要进行肺隔离。

这些病人的麻醉监测包括常规的无创监测，如果临床需要，还可以加有创动脉监测。由于经常需要输血，适当的静脉通路是必要的。麻醉诱导通常不复杂，尽管这些病人可能有明显的呼吸窘迫。

在大多数情况下，术后患者可以快速拔管；然而，一部分患者可能需要术后通气支持。抗生素治疗应继续实施。绝大多数儿童术后症状完全缓解，没有任何后遗症。

动脉导管未闭（patent ductus arteriosus, PDA）

外科 PDA 修复可能是最常见的心脏手术，由非心脏专科儿科麻醉医生管理。现代麻醉技术和外科技术快速不断发展，对这种疾病的外科治疗也在进步。过去大的侧开胸手术今天已经被小的保留肌肉的“迷你”开胸手术所取代。此外，许多中心使用 VATS 技术获得良好的成功率。通过介入血管造影术经皮封堵 PDA 也很普遍，但这里不讨论。

在胎儿发育过程中，动脉导管是引导血液从高压肺循环流向体循环的重要导管。它最常出现在主肺动脉的前表面，并与降主动脉连接，靠近左锁骨下动脉。为了应对出生后 PaO_2 的增加，导管的肌肉组织收缩并有效地关闭结构。出生体重较小的婴儿和早产儿更有可能有持续性的 PDA。如果不加治疗，由 PDA 产生的从左到右分流会导致肺循环过度、肺水肿和呼吸功能不全。右心室功能衰竭也可能发生，尤其是当肺动脉压升高时。很少情况下，这可能导致分流反转。对于血流动力学稳定的 PDA 患儿，仍然需要关闭，因为细菌性心内膜炎的风险相当高。

如果存在明显的肺循环超负荷，患者可能需要在 NICU 进行气管插管以支持手术前的呼吸。这些病人可能经常被限制液体和给予利尿药，以帮助减轻由此造成的心脏瓣膜功能不全。为此，偶尔也需要正性肌力药物支持。外科手术的应激反应将进一步加重先前已经受损的呼吸和血流动力学状态。同样的，任何已经存在的疾病或综合征都应该在麻醉诱导前进行评估。无论是通过开胸术还是胸腔镜，PDA 的手术时间通常都很短（一般小于 1h），出血量也很小。为了评估升主动脉（导管前）和降主动脉（导管后）的血流量，可以在下肢上放置无创血压袖带，并在右脚和左脚上安装氧饱和度探头。有创动脉压测量已不再迫切需要。当识别 PDA 有困难时，外科医生可以在血管结构上放置临时的夹子，观察对患者的影响。正确夹闭 PDA 将导致舒张压升高，而阻断主肺动脉将导致氧饱和度和 $ETCO_2$ 降低。暂时的降主动脉闭塞会使患者在保持导管前饱和度的同时，突然失去下肢饱和度和血压。

麻醉的诱导取决于病人术前状态。那些出现呼吸或血流动力学损伤的患者在诱导时通常可接受高剂量阿片类药物（例如芬太尼 10~20 μg/kg，静脉注射）与肌肉松弛。在这种情况下，应使用最小吸入麻醉药，并可根据需要给予额外阿片类药物。对于适于术后快速拔管的患者，还可以使用瑞芬太尼和低浓度挥发性麻醉药。除用于诱导的标准静脉外，诱导后应建立较大的外周静脉导管。如果发生手术事故，手术室应提供血液用于液体复苏。开胸术不需要肺隔离或单肺通气。简单的肺压缩就足以提供手术暴露。然而，最近的研究显示了 VATS 方法在 PDA 修复中的有效性。通气策略包括肺隔离（通过前面所述的任何技术）或放置单腔 ETT，并通过人工气胸来实现手术暴露。Muraldihar 等评价了右主支气管插管与双肺低潮气量高频通气，发现支气管插管患者的血氧饱和度更高。Miyagi 等报道了 Fogarty 阻塞导管作为支气管阻塞导管在一系列 PDA 封堵术中的应用，非常成功。尽管存在出血的可能性，但许多研究表明这种手术方式修复 PDA 是安全有效的。PDA 手术后存在的危险因素，无论进路如何，仍然是出血，残余开放和喉返神经损伤。Odegard 等描述了一种简单而有效的方法来识别喉返神经，通过使用 Teflon 神经刺激探针并记录诱发的肌电图来防止喉返神经损伤。

气管食管瘘（tracheoesophageal fistula, TEF）

TEF 的发病率约为 1/3000，虽然它可能单独发生，但约 50% 的病例会伴有其他先天性异常。VACTERL 关联（椎体、肛门和心血管缺陷、TEF、肾脏和桡骨肢体缺陷）已被很好地描述。最常见的相关心脏缺陷是房间隔缺损、PDA 和法洛四联症。在进行任何外科手术之前，对这些缺陷进行检查是必不可少的。气管和食管是在生命的第 4 周和第 5 周由原始的前肠产生的。气管从原始的前肠腹侧伸出，气管食管皱襞融合形成食管和气管之间的隔层。这两个支柱分离不完全失败可导致孤立的食管闭锁（罕见）或更常见的 TEF。大体分类描述了六种最常见的 TEF 形式。C 型最常见在 85% 的 TEF 病例中，瘘管位于略高于隆突处并有近端食道闭锁。患儿在开始喂养时出现剧烈咳嗽，伴有大量的唾液，容易窒息和发绀。诊断是由于无法将抽吸导管送入胃，在胸片上经常可以看到胃气泡。对大多数患者来说，手术干预在出生后的第一周进行。在此期间，这些病人应保持头高或侧卧位，并插入鼻胃管以防止误吸。早期气管插管很少需要。在除 TEF 外无其他异常的新生儿中，存活率几乎是 100%。如果 TEF 与低出生体重、早产、心脏异常或肺部并发症有关，存活率会迅速下降。

一期修复包括瘘管结扎和食管吻合。偶尔，不稳定、早产或出生体重过低的患者需要阶段性修复。这包括在局部麻醉下经皮胃切开术将球囊尖端导管置入食管远端。这种延缓措施有助于防止反流，并使患儿能够更有效地通气，特别是在需要高气道压力时。当病人病情稳定后，就可以进行彻底的修复。传统的做法是在主动脉弓对面开胸。瘘管结扎后再行食管吻合。如果食道两端相距太远，则将瘘管结扎，结肠的一部分可以在以后用作替代吻合。胸腔镜下修复已经被报道，并在一些中心成为首选手术方式。

麻醉管理首先要认识到在诱导时应尽量减少正压通气。如果瘘管很大，压力气体流通过瘘管进入胃。这将导致胃扩张，导致进一步的通气障碍和可能的胃内容物反流进肺。严重呼吸衰竭和心脏骤停均有过报道。诱导的目的是将 ETT 放置在瘘管的远端和隆突的近端。这通常通过盲插至主支气管随后回退 ETT 直到双侧呼吸音听诊可及。现在许多中心提倡首先在吸入麻醉或静脉麻醉保留自发呼吸的条件下进行硬支镜检查，以便在气管插管前确定瘘口的大小和位置。然后用纤支镜验证气管插管后导管的正确位置。在插管前，应充分行胃管吸引以尽可能减少反流误吸并充分预充氧。建议麻醉前使用阿托品。传统上，对这些病人在清醒状态下进行气管插管。最近，儿科麻醉医师开始采用吸入麻醉药来诱导麻醉，同时保持自主呼吸，或者采用快速序贯诱导。一旦 ETT 正确定位，接着可以使用肌松药和温和的正压通气。一些麻醉医师坚持在瘘口结扎前保留自主呼吸且不提供正压通气。对于胸腔镜下 TEF 修复，一般不尝试肺隔离。麻醉诱导和气管插管与开放修复相同；然而，在瘘管结扎前保持自主呼吸是不可取的，因为肌松下所建立的气胸可以为手术视野提供足够的暴露。

术中监测包括常规的无创监测和可能的有创动脉监测，同时准备一个粗大的外周静脉通路。左腋下放置听诊器将有助于发现 ETT 进入右主支气管。应使用纤维支气管镜，因为术中可能需要调整导管的位置。由于对术侧肺的手术操作可能会导致碎片或分泌物阻塞 ETT，因此应备好吸引管。

术中并发症通常包括通气困难导致的低氧血症和（或）高碳酸血症。增加氧浓度，调整通气设置，加深肌松可能有助于改善这一状况。偶尔，通常是在胸腔镜手术中，需接受一定程度的高碳酸血症和低氧饱和度。虽然一些最强壮的病人可能适合术后拔管，但大多数病人接受短时间的通气支持是有益的。小心地将气管导管撤回到瘘管的近端位置，并在直视下轻轻地将术侧肺重新膨胀。同时在胸腔内灌注温暖的生理盐水，以测试确保修补后的瘘管部位没有漏气。术后早期并发症包括肺不张，气道分泌物增加导致小气道塌陷，以及与液体需求增加相关的电解质紊乱。晚期并发症包括食管吻合口瘘、支气管食管瘘形成和食管胃狭窄形成。

纵隔肿块

对纵隔肿块的儿科患者的管理对麻醉医生提出了独特而严重的挑战。一个常见的误解是，与成人相比，儿童纵隔肿块更容易引起症状。事实上，与成人相比，儿童出现症状更少。症状的存在对于成人来说可能预示着恶性；然而，这似乎并不适用于儿童。在儿童中发现端坐呼吸（仰卧呼吸困难）可能是气管明显狭窄的先兆，它的存在应该提醒临床医生意识到麻醉诱导时气道阻塞的可能性。每个病人都应该评估端坐呼吸的存在和程度。有轻微症状的较大的儿童可以平卧，有咳嗽或压迫感。中度症状患者只能短期仰卧，严重症状患者无法忍受仰卧位。评估婴幼儿的呼吸困难的程度是比较有挑战性的。无症状的婴儿在仰卧时看起来不会有压力，而轻度症状的婴儿在仰卧时可能看起来害怕或不安。试图区分儿童或婴儿的中度或严重症状是困难的，而且在临床中几乎没有用处。在任何一种情况下，婴儿都可能看起来非常痛苦，可能有喘息甚至发绀出现。

尽管存在纵隔肿块的高龄儿童的端坐呼吸具有预测价值，但在无症状的情况下，尤其是在婴儿和幼儿中也可能会出现危及生命的并发症。

另一个主要的并发症是由心脏或主要血管受压引起的心血管崩溃。心包积液的存在与麻醉期间心血管并发症的风险增加有关。前纵隔肿块患者在全身麻醉诱导后死亡一直是一个风险。麻醉死亡主要见于儿童。这可能是由于以下事实：

1. 儿童的气道结构是可压缩的软骨。
2. 目前的体征和症状与肿瘤大小相关性很差。
3. 孩子们不太能够给出可靠的历史。
4. 儿童活检时更多接受全身麻醉。

诊断和风险分层

对纵隔肿块最重要的诊断检查是气管和胸部的 CT 扫描。虽然胸片检查通常有助于发现纵隔肿块，但 CT 扫描能提供有用的信息，如肿块的大小和压迫程度。然而，为了正确的肿瘤分期，需要胸部、腹部和骨盆的 CT 扫描。幸运的是，在更现代化和更快速的 CT 机的帮助下，扫描时间可以缩短到 20s 以内。另外，病人的头部和胸部也可以提升到 30°，且不影响扫描质量。此外，如果有必要，扫描也可以让病人侧位甚至俯卧位进行。

在开始 CT 扫描之前确定病人最舒适的体位是非常重要的。大多数病人，包括不合作的儿童，在被限制在医院的病床上时，通常会采取这种姿势。此外，许多主要的儿科中心采用了在孩子自然睡眠时间进行扫描的巧妙做法。分散注意力（用音乐或视频）已经成功地应用于年龄较大的儿童。就实际用途而言，这意味着扫描可以在病人自然睡眠时以最舒适的体位进行，从而减少对镇静的需要。麻醉医师不应被迫强行迫使症状严重的病人平躺、仰卧、或在深度镇静或麻醉下进行 CT 扫描。在这种情况下，如果上述措施无效或无法实施，应慎重考虑在 CT 前给予类固醇或选择性放疗以减少肿瘤体积。

对于那些不合作但症状不严重的患者，需要采取谨慎的方法，可以给予适当的镇静。虽然世事无绝对，但谨慎的单一药滴定给药，特别是对小孩子可能比多种药物联合使用更安全。一项长达 6 年的对 1.6 万例儿童镇静药的研究表明，使用多种药物［优势比（OR）4.9，95% CI 2.9~8.4］发生不良事件的概率几乎是使用单种药物的 5 倍。作为一种单一的药物，50% 的笑气与氧气一起使用可以满足幼童镇痛和镇静需要。或者，咪达唑仑或依托咪酯 0.1mg/kg，氯胺酮或丙泊酚 0.25mg/kg 静脉滴注或持续滴注可达到效果。虽然苯二氮䓬类药物和阿片类药物联合使用时，气道阻塞和低氧血症的风险增加是大多数人的共识，但即使使用单一药物，高风险患者也可能无法耐受。同样重要的是对病人进行适当的监测，对并发症的早期识别和治疗，以及在手术过程中注意病人的体位。平卧位从来都不是强制的。

上腔静脉阻塞（superior vena cava, SVC）引起静脉高压和静脉充盈，导致头、颈和上肢发绀和水肿，称为 SVC 综合征。儿童 SVC 综合征最常见的病因是原发性淋巴瘤或淋巴细胞白血病。成人纵隔肿块常表现为SVC综合征而不伴有气道损害。然而，对于有这种肿块的儿童，SVC 综合征与急性气道损害的发展密切相关，并可能预测其进展。由于 SVC 阻塞引起喉部水肿，气管插管可能更加困难。这个障碍病变也可引起肺动脉收缩影响右心室输出量，引起右心衰竭。麻醉引起的心肌抑制，可能带来灾难性的后果。对于有明显 SVC 梗阻的患者，脑静脉引流和脑灌注压也有降低的可能。因此，任何出现 SVC 综合征的患者都应被认为是高危患者。因此，有心血管症状和 SVC 综合征的患者如果不能给出足够病史，应该通过经胸超声心动图来评估心脏、肺血管压迫程度。

历史上，CT 显示气管支气管压迫大于 50% 的儿童被认为是全麻的高危人群。最近的研究发现，有端坐呼吸或SVC综合征的存在可能是麻醉相关并发症的前兆，但症状的程度与CT扫描显示的气管狭窄程度并没有很好的相关性。根据这些研究和作者的临床经验，提出以下关于全麻安全性的风险分层评估指南。轻微或无端坐呼吸且接近正常气管支气管腔面积正常的患者有可能耐受全身麻醉。与此相反，中到重度的端坐呼吸且气管支气管腔面积＜50%，或有SVC症状或心包积液的患儿应被认为是高危患者。不幸的是，有几类患者的全身麻醉风险仍然不确定。他们包括轻度端坐呼吸且气管支气管直径未知的儿童，以及年龄稍大但无法提供病史的患儿。

纵隔肿块组织活检是传统的、首选的诊断方法。然而，对于高危或有症状的患者，全身麻醉、开胸、纵隔镜检查或胸腔镜检查的风险可能相当大。胸外淋巴结的切除活检通常足以确诊以实施适当的治疗。越来越多的对胸液的细胞检测和免疫细胞化学研究也被成功地用于确诊，避免进行深度镇静或全身麻醉。淋巴母细胞性淋巴细胞瘤的胸腔积液发生率很高，胸腔穿刺术特别有用。

对于没有胸外淋巴结病变或胸腔积液的高危患者，超声或CT引导下经皮穿刺肿瘤活检可能是一种安全的选择。在有介入放射学专家的医疗中心，患者可以在超声引导下以半直立或侧位进行穿刺活检。这可在局部麻醉和轻度镇静下完成。穿刺活检最明显的缺点是，存在着一定的“诊断失败”率。这种情况在开胸活检中也存在一定比例。

由于极端和快速的反应，通常会尽量避免在组织活检前使用皮质类固醇来减少肿瘤体积。普遍认为活检前的类固醇药物会干扰准确的组织学诊断，导致治疗不理想或复发，而造成预后不良。一项对儿童前纵隔肿瘤的10年回顾性研究揭示并推翻了这个观点。86例患者因为临床诊断为呼吸功能受损而接受活检，其中有23例活检前接受了氢化可的松治疗，在23名儿童中，有5人被认为活检前类固醇治疗对病理诊断有不良影响；然而，这5例患者的存活率未受影响，作者得出结论，活检前使用类固醇来减轻患者症状是可行的。在最近的一系列研究中，有1/3的纵隔肿块的儿童在诊断前接受了皮质类固醇治疗，因为他们被认为是高风险的。95%的患者在接受类固醇治疗后仍能得到明确的诊断。在这种情况下，与肿瘤医生进行密切和持续的协商是必要的。如果病人有明显的气道或心血管压迫的症状和CT证据，而且年纪太小或不能单独耐受局部麻醉，活检前的类固醇治疗可能是合理的（而且可以说是必要的）。典型的治疗方案包括每平方米体表面积20mg泼尼松，每日三次。肿瘤医生，外科医生和麻醉医生之间的协调是必要的，因为活检应该在开始类固醇治疗后的12~24h进行。应对这些患者进行监测和治疗，以预防肿瘤溶解综合征的发生，包括高钾血症、高尿酸血症、高磷血症、继发性低钙血症和急性肾功能衰竭等一系列代谢异常。

对于高危患者，另一种替代术前类固醇的方法包括放疗，同时留下一小块覆盖着铅的区域供随后的活检。对于大多数患有纵隔肿块的儿科患者来说，这并不是一个可行的选择，因为这需要患者的配合，并且能够在治疗期间静止不动。

对于前纵隔肿块患者，在术前评估时通常会安排流量-容量环监测。具体地说，从直立到仰卧时，上升的呼气平台的出现被认为是可变的胸内气道阻塞的病征，也是麻醉诱导过程中有气道塌陷风险的患者的一个指标。然而，仔细查阅文献发现，这种对流量-容量环的强调源于一例病例报告。除个别病例报道外，流量-容量环的研究显示与气道阻塞程度相关性较差。流量-容量环在评估前纵隔肿块患者中的应用在标准麻醉文献中有很好的描述，在麻醉专业考试中也经常被问到。然而在临床应用中，除了从病史和胸部影像中获得的信息外，很难看出流量-容量环如何给予额外有用的信息。当然，在选定的患者中，流量-容量环可能与气道阻塞有一定的相关性。然而，现代胸部影像不仅能告诉临床医生是否有梗阻，还能告诉医生梗阻的位置、严重程度。这些才是真正重要的信息，决定如何管理患者的气道前纵隔肿块。

虽然对于大多数有症状的患者应避免深全麻和肌松，但麻醉医师总是要面对一些纵隔肿块已经压迫周围组织但不能配合的儿童，且必须在全麻下进行诊断或治疗。这些病人的处理是根据他们的症状和CT扫描来指导的。建议逐步麻醉诱导，并持续监测通气效果和血流动力学变化。这可以通过吸入挥发性麻醉药如七氟醚或丙泊酚、氯胺酮和（或）右美托咪定的静脉滴注来实现，这些静脉滴注可以保持自然通气，直到气道完全安全或手术完成。如果CT扫描显示气管远端无压迫区域，诱导时常规插入ETT，只有年龄较大、成熟的儿童患者才能在诱导前清醒插管。如果需要肌松，首先应逐步手动进行通气，以确保正压通气是可行的，然后才能使用肌肉松弛药。在一些中心，在整个手术过程中尽可能避免肌松，因为有些患者可能由于肌张力丧失而导致心肺衰竭。

在手术的任何阶段都应该预见到可能出现的气道或血管压迫。在术前评估中，患者需要向麻醉医生提供一个压迫症状最轻的舒适体位。在麻醉诱导前，应将这些结果连同胸部影像的发现告知整个手术团队。如果术中发生危及生命的气道或心血管崩溃，应立即将患者置于预定的体位，这通常会带来显著的临床改善。俯卧位在这种情况下也能挽救生命。采用硬支气管镜和梗阻远端通气是必要的。因此，经验丰富的支气管镜医生和硬质支气管镜设备必须随时可用。在紧急情况下，通常不可能推动一个普通的 ETT 通过受压迫的气管远端。通气和氧合可以通过硬质支气管镜的通气孔或通过硬质镜的喷射通气来重建。最后，应将弹簧加强型 ETT 放置在阻塞处远端的气道支架上。这可以通过在硬质支气管镜直视下远端通过气道交换导管，然后拔出支气管镜,并使用气道交换导管作为 ETT 的向导来实现。事实上，在所有纵隔肿块患者中使用弹簧管是合理的；然而，仍需要一个导芯将管推进远端的受压部位的气道内。根据对上述紧急措施的反应，患者可能必须尽快苏醒，并探索寻找其他手术选择。

有气道部分堵塞的患者可以使用 Heliox 以减少呼吸做功。Heliox 是氦和氧的混合物（通常为 70：30），由于氦密度的降低，更容易通过狭窄的气道减从而减少了湍流气流阻力。

对于年龄较大和合作的儿童来说，如果考虑全身麻醉“不安全”，可以在麻醉诱导前通过股动静脉建立体外循环（cardiopulmonary bypass, CPB）。尽管紧急经皮 CPB 已经成功地应用于几乎完全性气道阻塞的成年患者，但这对年幼、受惊的儿童来说并不是一个很好的可行方案。此外，即使最小的股动静脉插管直径也太大，不能用于体重小于 15~20kg 的患者。在这种情况下，应考虑术前类固醇治疗。

在尝试麻醉诱导过程中，CPB“待机”的概念充满了危险，因为在突然的气道衰竭后，通常没有足够的时间在缺氧脑损伤发生前建立 CPB。对于前纵隔肿块的儿科患者，这不是一个实用的选择。对于主要表现为心血管压迫而非气道压迫的患者，当发生心血管崩溃时，硬质支气管镜将不是一种有效的复苏方法。术中复苏可能需要适当的胸骨切开术，将肿瘤从心脏和大血管中取出。因此，在可能的情况下，心血管压迫患者应在麻醉诱导前做好手术准备。

先天性膈疝（congenital diaphragmatic hernia，CDH）

大约每 2500 例活产儿中就有 1 例发生先天性腹腔内容物疝出。大多数情况下，如果母亲接受了标准超声检查，产前可以明确诊断。有部分患者，在产后早期确诊。胎儿肺发育时，腹部脏器侵入胸腔内，导致肺发育不良和肺动脉高压。这可能促使胎儿循环出生后持久存在（卵圆孔未闭和 PDA 无法关闭）。CDH 多发生在左侧 Bochdalek 孔处，占单侧疝的 80%。较少见的是在 Morgagni 孔或食管裂孔本身的疝出。死亡率与缺陷的大小和心血管异常的相关性有关。有 10%~30% 的 CDH 患者会有其他先天性异常。这些疾病包括先天性心脏病、染色体异常（如 18- 三体和 21- 三体）、中枢神经系统异常（如脊柱裂、脑积水）和胃肠道异常（如 TEF、旋转不良、闭锁）。右侧疝通常与这些缺陷有关。大的膈疝未在产前诊断，将在出生后导致患儿出现严重的呼吸窘迫和发绀。体格检查包括单侧或双侧呼吸音减弱。鼻部内收、鼻部外扩和辅助呼吸肌的使用预示着呼吸衰竭。触诊气管常显示偏离受累侧。在患侧胸可以听到肠蠕动声。胸片将显示纵隔移位，以及胸腔内充满空气的肠襻。鼻胃管的位置将在膈肌的上方。

由于压迫和干扰正常肺的发育，受影响的肺体积减少和发育不全。肺表面活性物质缺乏导致肺顺应性差。这导致气体交换不良和更严重的缺氧，高碳酸血症和酸中毒。随着胎儿循环持续存在，PVR 可能继续升高。高气道压力和血流动力学不稳定可进一步驱动肺动脉高压。PDA 情况下，当 PVR 升高时，将发生从右到左的分流。其他部位的分流也可能存在，取决于相关的基础心血管疾病。由于存在右向左分流，全身缺氧将继续下去，疾病进展将加速。如果术前没有适当的支持，这种持续的缺氧、酸中毒、PVR 增加和右至左分流将导致心功能障碍和患者死亡。常规术前超声心动图检查可以发现上述缺陷、估测 PVR 和心室功能。

CDH 的管理策略在过去几十年中发生了变化。目前，建议术前稳定后手术修复。尽管如此，修复的最佳时机目前仍在争论中。最近的研究主要集中在优化这一患者群体的血流动力学和通气支持上。目前还没有一种最佳策略得到普遍认同。历史上，复苏的目的是通过主动过度通气来减少肺高压，从而达到碱中毒的目的。当今的“温和”通气指南旨在通过限制最大吸气压力（<25cmH_2O）和潮气量来最小化气压伤。正如成人 ARDS 的管理，一定程度的缺氧和高碳酸血症是可以接受的。事实上，如果 PaO_2 保持在 60mmHg，$PaCO_2$ 接近 65mmHg，那么这些患者的存活率就会提高。在建立有创动脉通路之前，目标是动脉导管前氧饱和度为 85%，动脉导管后氧饱和度为 60%。常规通气未能达到上述目的，可能需要改为高频振荡（HFO）或喷射通气。为了促进这种通气方法，需要明智地使用镇静、镇痛药物和肌松药。另外，进行性高碳酸血症和酸中毒且 A-a 梯度 >500mmHg 是 ECMO 的适应证。治疗肺动脉高压的药物包括吸入一氧化氮、萘酚、前列腺素和前列环素。在这种情况下，通常需要正性肌力性支持。随着术前管理的改进，报道总生存率 >75%。

在分娩时，麻醉医师可能首先参与到复苏过程中。早期插入鼻胃管可以给胃肠道减压。胃内空气的减少将有助于胃蠕动。同样，面罩通气应保持在最低限度，以避免进一步胃扩张。高流量氧下如果氧饱和度继续下降，那么应行气管插管。镇静、镇痛药和肌松药常用于气管插管和正压通气。

如前所述，术中麻醉医师必须努力保持通气和氧合。手术前应尝试从 HFO 转换为常规通气，尽管对使用 HFO 通气的患者也可以进行 CDH 修复。应限制最高气道压力，以避免气压伤和加重 PVR。气道压力突然升高或肺顺应性下降可提示对侧气胸，必须及时诊断和治疗，因为它可能导致预后不良。麻醉管理通常包括麻醉和肌松技术。除了基本的监测外，还应放置一条动脉导管（最好是右桡动脉）以及动脉导管前后的氧饱和度监测仪。动脉导管后氧饱和度的降低可能提示右至左分流加重和 PVR 增加。膈疝的闭锁可能会影响下肢静脉回流，因此首选上肢静脉通道。插入颈内静脉导管并不是必要的，有引起气胸的风险，但如果已经存在，可以作为监测右房压力和静脉血氧饱和度的辅助手段。

手术通常包括腹部切口，将疝出的内容物缩小到腹部。小的缺陷可以首先被关闭，而大的缺陷可能需要使用一个合成补丁。在腹部压力升高的情况下，关闭腹腔也可能需要使用补片来避免心肺损伤。在完全复位后，由于肺发育不良反应进行积极的通气，因为这将增加气压伤和对侧气胸的风险，而且通常很少或没有治疗价值。

CDH 的微创修复在儿科人群中已有文献记载。不幸的是，支持这项技术的文献可能存在患者选择偏倚（大多数稳定的患者选用这项技术）。目前的共识声明不推荐常规使用微创修复。

肺活检

肺实性肿块的最佳治疗方案几乎总是需要通过受侵犯组织的活检做出正确的病理诊断来确定。然而，获取这样的样本是有挑战性的，尤其是在处理儿科患者时。传统的方法是肺活检，并发症高并伴有巨大痛苦。越来越多的低侵入性操作，如支气管内活检和影像引导下经皮活检被用于儿童。有关支气管内活检的问题包括出血和能否获得充足的组织学样本。轻微的黏膜出血很常见，但无需担心，因为从气道异物取出的经验来看，黏膜的轻微出血并不会导致不良后果。虽然并不是所有的肺肿块都可以通过支气管活检得到，但对于哮喘控制不良、囊性纤维化（cystic fibrosis, CF）和肺移植后监测的患者，经支气管活检是一种有用的诊断手段。Salva 等对年龄在 2.5 岁到 16 岁之间的 170 名儿童进行了前瞻性研究，这些儿童因各种慢性呼吸疾病接受了纤支镜活检。从每个病人身上至少取三个活检样本。这些儿童接受全麻在门诊使用 LMA（喉罩）完成。结果是令人鼓舞的，因为没有病例发生需要干预的黏膜下出血，也没有病例发生气胸、咯血或肺炎。

影像引导下的经皮肺活检可在 CT 或超声引导下进行，这取决于肿瘤的位置和可及性。深度镇静加局麻药浸润或全身麻醉可根据患者的年龄、配合程度和医疗状况而定。与全身麻醉相比，缺点包括不能暂停呼吸来辅助活检定位。在一系列 CT 引导下对年龄在 0.6 岁至 20 岁的儿童进行的经皮肺活检中，大多数病例在深度镇静的情况下成功地进行了活检。在 85% 的病例中获得了足够的组织样本。不需要处理的围术期并发症包括亚临床气胸（17%）、胸腔积液（3%）、皮下出血（12%）和术后咯血（3%）。有一例张力性气胸需要插入胸管。不良事件和活检次数之间没有联系。所有儿童在手术后大约 6h 或更早接受胸部 X 线检查。尽管总的并发症率为 28%，经皮穿刺活检比手术开放活检的历史数据要好。手术时间、总的住院时间和手术费用也倾向于每次经皮活检。

对于经皮穿刺活检术不能做出诊断的病人，以及肺病理不适合这种技术的病人，手术肺活检是必需的。这可以通过开胸或胸腔镜进行。虽然术后的并发症比经皮穿刺活检高，手术活检仍被许多人认为是金标准。Gluer 等对 VATS 技术用于弥漫性肺实质疾病患者肺活检的可行性、有效性和安全性进行了前瞻性评估。这是在无肺隔离的单腔管全身麻醉下进行的。21 例患者的平均年龄为 3 岁（12 天至 15 岁）。只有两个病例需要从胸腔镜转到开胸术，并且没有其他手术并发症。比较胸腔镜和开放肺切除术在儿童中的应用的研究表明，胸腔镜手术的成功率、安全参数和临床结果具有可比性。随着小儿胸腔镜手术经验的增加，我们看到使用该技术进行活检手术的数量在增加。

囊性纤维化（cystic fibrosis, CF）

浓稠的浓缩分泌物引起气道阻塞、肺不张和继发性肺炎是这种多器官疾病的一些肺部后遗症。有些病情严重患者会发生呼吸功能衰竭。病情的进一步发展可导致肺心病、气胸、耐药菌感染，支气管扩张。肠吸收不良和胰腺、肝功能障碍是最常见的肺外效应。干预措施，如胸部物理治疗、支气管药物、抗菌治疗和化痰药，可以显著改善许多患者的预后和生活质量。尽管如此，最终的呼吸衰竭仍然是常态，而且，对许多人来说，肺移植可能是唯一的选择。CF 患儿可能在生命的不同阶段接受手术。新生儿可能出现胎粪性肠梗阻或需要放置中心静脉导管补充营养。年龄较大的儿童可能出现气胸，需要胸腔穿刺和支气管镜冲洗浓缩分泌物，任何阶段都可能发生感染。

麻醉管理的前提是优化术前呼吸功能。所有 CF 患者都需要咨询肺科医生。临床处理包括适当的抗生素治疗，优化支气管扩张药物的使用，以及化痰（如 Pulmozyme 治疗），通常需要患者在术前提前入院。术前实验室检查应包括动脉血气、电解质、肝功能和血糖测试。回顾最近的肺量计测试或肺功能检查结果以及胸部影像将有助于确定呼吸衰竭的程度。应在术前和术后早期进行胸部物理治疗以清除分泌物。关于最有利的围术期液体处理策略存在争议。虽然开放性补液可降低肺分泌物的黏度，但一些麻醉医师倾向于限制输液以减少分泌物的量。到目前为止还没有找到最好的策略。无论采用哪种方法，最好在手术开始时使患者具有高血容量。在保留病人自主呼吸的情况下，可以通过喉罩（LMA）进行支气管镜检查、支气管肺泡灌洗和经支气管活检；然而，麻醉深度必须足以防止咳嗽和喉痉挛。越来越多的儿童肌肉松弛和温和的正压通气通过喉罩（LMA）的使用来简化支气管镜检查的麻醉方法。如果使用气管导管，它必须足够大以保证纤支镜的通过及足够通气。常规的无创监测对于简单的操作是可以接受的；然而，在更多的病例中，建立有创动脉监测可能有助于评估氧合、通气和血糖监测。

严重呼吸功能障碍患者吸入诱导可能起效缓慢，因此静脉诱导通常是该患者的首选。术中需要注意的并发症包括黏液堵塞、气胸、支气管痉挛和肺不张。吸入的气体应加湿，在整个过程中应定期进行气管支气管吸引。一些临床医生反对儿童 CF 使用氯胺酮，因为这种药物会增加气道分泌物。局部疼痛管理技术在减少呼吸抑制和全身麻醉使用方面具有理论上的优势，应予以考虑。对于接受外周手术的成熟儿童或青少年，局部麻醉加或不加轻度镇静可能都是合理的选择。术后通气策略必须由手术团队、麻醉、重症监护医生和患者家属一起讨论。由于手术、术后镇静、麻醉性镇痛和微弱咳嗽引起的呼吸损害将增加术后需要呼吸机支持的可能性。

肺泡蛋白质沉积症（pulmonary alveolar proteinosis，PAP）

PAP 是一种罕见的疾病，在肺泡中磷脂蛋白类物质的积累导致肺功能损害。粒细胞 - 巨噬细胞集落刺激因子（GM-CSF）活性不足导致巨噬细胞缺陷和肺中表面活性物质清除率降低。定期给予 GM-CSF 和支气管肺泡或全肺灌洗是治疗该病的一个重要部分，通常能迅速改善症状和影像学的表现（另见第 45 章）。

对于麻醉医师来说，PAP 患儿全肺灌洗是一个特别的挑战。在青少年和成人中，常使用双腔支气管导管行肺隔离供灌洗；然而，目前还没有用于较小儿童的双腔管。已经报道一些技术可用于较小儿童的肺隔离，以便允许灌洗。没有一种方法被证明是完美的，而且每种方法都有其风险和局限性。采用体外循环，可进行双侧全肺灌洗；然而，它是侵袭性的，可能与显著的发病率相关。通过带套囊 ETT 腔外的纤支镜进行灌洗可以改善肺隔离；然而，这可能是一个漫长的过程，而且还可能导致支气管黏膜损伤。使用肺动脉漂浮导管来灌洗也可以通过硬质支气管镜或 ETT 进行。这种方法还可以进行肺部隔离；然而，肺动脉导管口的直径小，引流可能不充分。儿童肺灌洗最常用的方法是通过纤维支气管镜进行单叶或多叶灌洗。这可能通过 ETT 或 LMA 执行。它比全肺灌洗花费更多的时间，然而，可能与较低的灌洗液回收量有关，并且不能隔离肺。对于 9 岁以下儿童的全肺灌洗，真正的肺隔离可通过使用模拟双腔管的各类双腔组装设备实现。两根带套囊的气管导管穿过声门，一根位于支气管内，隔离待洗的肺，另一根位于气管内。然后，这些管被连接到标准双腔支气管接头上（图 50.6）。虽然这种方法可以进行适当的肺灌洗、单肺通气和术后通气的需要，但潜在疾病的性质可能要求该操作在持续严密监测下进行。由于手术的性质和气道组件，如果要使用这种技术，全静脉麻醉可能是更好的。这种类型的气道装置除肺灌洗外，可用于需要双肺各自通气和（或）严格肺隔离的婴幼儿。缺点包括需要同时通过声带的两个气管的尺寸必然较小。手术前可给 0.1mg/kg 地塞米松，静脉注射，以减少环状软骨水平的黏膜水肿的风险。

外伤、气胸、血胸

由于儿童独特的和不断变化的生理和心理，儿科创伤患者的处理可能与成人有很大的不同。虽然单独胸部损伤在儿童中很少见（占创伤的 5%~15%），但如果与其他损伤相关，死亡率可高达 25%。60%~80% 的儿童创伤是钝性撞击，通常是由机动车碰撞造成的。儿童肋骨的不完全骨化意味着与骨折相比，在创伤性攻击下胸腔更有可能偏转。因此，与成年人相比，即使没有上胸部肋骨骨折，儿童也更容易发生肺挫伤。相反，肋骨骨折的儿童很可能遭受了严重的、高强度的胸部创伤。在对有多根肋骨骨折的儿童进行手术治疗时，应考虑置入胸段硬膜外导管。枪支暴力和刀刺伤造成的穿透性胸部伤害在儿童中并不常见。如果婴儿出现肋骨骨折，应怀疑虐待儿童。

肺挫伤可能是儿童人群中最常见的胸外伤。在肺实质内，表现为肺泡水肿和实变，有时伴有出血。由于儿童的氧代谢消耗较高，肺损伤可伴有明显的低氧血症。虽然大多数肺部挫伤可以通过创伤更小的方法治疗，但可能需要机械通气。这包括吸氧、无创面罩通气、疼痛控制、液体限制和适当时的肺活量的锻炼。预防和治疗肺不张是至关重要的，因为这将降低肺炎的风险和进一步的呼吸衰竭。

气胸易感患者可自行发生，但更常在手术结束或外伤时发生。对于胸膜与大气相通的开放性气胸，治疗方法是插入一根胸管，使其在吸气时能够排气而不会进一步使空气进入。胸管设备通常放在水封下或连接吸引装置。在大多数胸外科手术结束时，

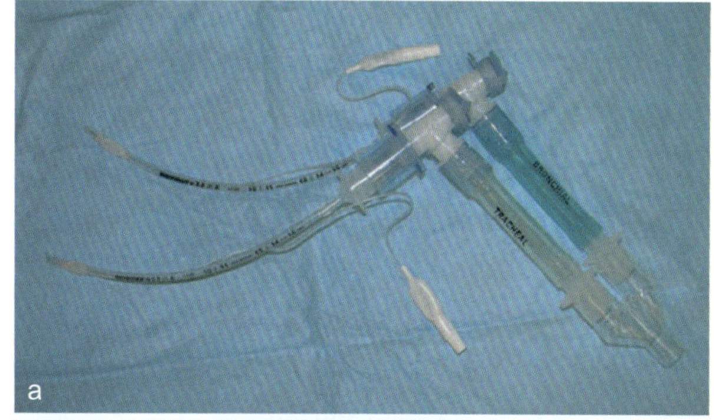

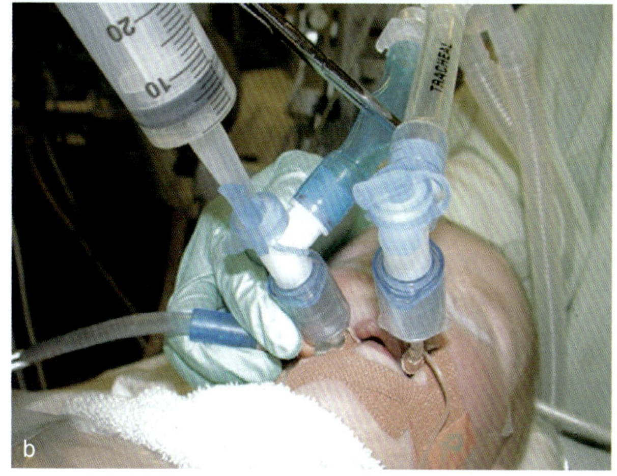

图 50.6　a. 用于儿童的气道组装，模仿商用的双管腔支气管。两根带套囊的单腔管通过声门，一根位于支气管内，隔离肺部进行灌洗，另一根位于气管内。然后将这些管子与标准双腔支气管管组的角形和 Y 形接头连接。b. 3 岁儿童通过气管组件的支气管进行全肺灌洗，同时通过气管导管进行正压通气

外科医生都会选择这种设备的合适位置。对于胸内小手术，一些外科医生会选择不放置胸管。在这种情况下，由于胸壁关闭，空气被抽走，而麻醉医师对肺进行积极的膨胀。这些操作尽可能减少残余气胸。术后需要进行胸部 X 线检查，并仔细监测患者是否有气胸增加的迹象。大多数无关紧要的微小气胸，会在几天内自主消失。

张力性气胸发生时空气在胸腔内积聚而不与大气交流。随着胸膜腔内压力的增加，同侧肺将随着纵隔移位的增加而进一步塌陷。病人的临床恶化将变得明显。低血压、缺氧和心排血量下降需要紧急处理。诊断可通过同侧呼吸音降低、气管偏离受累肺和心尖搏动减弱来确认。不应因影像学检查延迟紧急放置胸管或者临时用穿刺针减压后插入胸管。

胸膜腔出血可发生在任何胸部手术的术中或术后。在这种情况下，如果在关胸之前止血的话，由于血胸造成的失血量应该是最小的。然而，在胸外伤的情况下，失血量会很快危及生命。肋间动脉或

静脉的破裂是这种情况下最常见的罪魁祸首。与张力性气胸一样，血液的积累会影响通气和心输出量。如果血液不能及时排出，就可能重新机化成纤维性团块，从而导致慢性肺不张和肺 V/Q 不匹配。除此之外，血液还可能成为细菌生长的培养基，从而导致脓毒症和脓胸的形成。当胸腔导管仍有引流且或患者血流动力学仍不稳定时，必须考虑手术探查血胸。一些临床医生提倡采用定量方法，如果插入胸管后引流的血液超过 15ml/kg，或者持续引流超过 4ml/（kg·h），则需要手术探查。

主气道断裂在儿童创伤中是罕见的，但可能发生在穿透伤、快速加速伤或减速伤的情况下。当出现这些伤害时，可能会立即危及生命。在 80% 的病例中，断裂位于气管远端或主支气管。伴有肺纵隔、皮下肺气肿、胸管内大量持续空气泄漏和呼吸窘迫时应怀疑气道损伤。通常通过硬或软支气管镜确诊。当怀疑有气道损伤时，应采用纤维支气管镜插管，并将 ETT 放置在中断处的远端，以避免进一步损伤或造成假通道。虽然观察到轻微的损伤时，需要延迟手术修复，但主要的气道损伤可能需要立即手术修复。远端损伤可以通过简单的切除来治疗，而近端损伤可能需要广泛的修复。术后并发症可能包括裂开、气道狭窄、肺不张和肺炎。在声带内收时，对胸部的严重打击会导致罕见的损伤模式，这是儿科特有的。外伤性窒息表现为颈部和面部肿胀、瘀斑、皮下肺气肿和纵隔气肿。胸内压的突然升高导致上气管出现小撕裂，迫使空气进入颈部、面部和纵隔周围的组织。治疗通常是非手术性支持治疗。

肺移植

小儿肺移植仍然只占所有肺移植手术的一小部分。尽管如此，在儿童身上进行移植手术的数量仍在增加，移植手术的最低年龄也在下降。许多大型的儿科移植中心已经建立了活体捐赠计划和维持生命的措施，例如 Novalung® 已经被用于等待捐赠肺的儿童（多伦多肺移植计划，多伦多儿童医院统计，2009 年，个人沟通）。绝大多数小儿肺移植手术是在 10—17 岁的儿童中进行的。儿童 CF 占 64% 以上，其次是原发性肺动脉高压（14%）、肺间质性疾病（7%）和再次移植（7%）。与老年人相比，小儿肺移植的精算生存率往往更有利。

一个多学科的团队和临床路径是至关重要的，以满足将面临的外科、药物、心理、身体和饮食的挑战。10 岁以下的儿童（例如那些太小不能接受双腔支气管的病人）通常在体外循环下进行肺移植。在小儿肺移植中使用体外循环的其他适应证包括原发性肺动脉高压和严重的右心室功能不全。由于肺高压恶化或持续的低氧血症，儿童从非体外循环序贯双肺移植到紧急体外循环的中转率仍然显著。非体外循环的优点是序贯肺移植时可以避免体外循环所需的系统抗凝。术后短时间的通气可用于监测早期并发症，如缺血再灌注损伤、感染、急性排斥反应、出血和吻合口瘘。

术后及疼痛处理

开胸手术患儿的术后处置取决于许多标准，包括手术的类型和长度，切除或病变的程度，以及潜在疾病的性质。一般来说，对于婴儿和幼儿来说，较短时间的术后通气对成人患者更有效。无论手术的类型或干预的原因，儿科患者都应该在适当的环境中保持呼吸状态和适当的疼痛控制。即使患者在手术室拔管，也应考虑特级护理和监护。

因为现在许多手术都是用侵入性较低的电视胸腔镜技术来完成的，术后疼痛的处理已经变得比较容易。这些患者通常可以通过非阿片类药物口服、静脉输注或患者自控。表 50.4 概述了儿科常用的镇痛药。在放置 Trocar 前可以进行局麻药浸润，所有患者都应考虑多模式镇痛。最近，随着区域麻醉技术的广泛应用，儿科患者的疼痛控制得到了重新发展。这些技术被广泛应用于儿科人群，并取得了良好的成功和最小的并发症。术后疼痛的正确处理可以避免一些与疼痛治疗不当相关的不良生理结果。这些症状包括交感神经活动增强、新陈代谢增加、免疫功能下降，以及呼吸功能不良（尤其是胸科手术）。一个简单的选择区域镇痛包括肋间神经阻滞在皮肤切口前或手术关闭前直接实施。由于该部位血浆吸收迅速，应减少局麻药剂量。胸廓神经的重叠分布需要阻断其上、下的神经。留置肋间导管也可由外科医生放置，可以用来术后持续输注。

儿童的硬膜外间隙与成人的评估方法相似。理想情况下，硬膜外导管头端应放置在与手术部位相对应的皮肤节段。应使用特定尺寸的儿科用针，以尽量减少并发症，并提供更好的麻醉平面的控制。与成人不同，胸腔硬膜外导管几乎总是在儿童麻醉后放置。因此，在推进穿刺针时必须多加小心，因为病人将不能清楚地表达出神经根疼痛的存在。尽管存在这一缺点，但没有证据表明儿童的穿刺并发症高于成人。

表 50.4 儿科常用镇痛药物[a]

镇痛药	剂量[b]	注入剂量	PCA 剂量（μg/kg，每 6~10min）
吗啡	50 μg/kg	10~40 μg/(kg · h)	10~30
芬太尼	0.5 μg/kg	0.5~2 μg/(kg · h)	0.2~0.5
Hydromorphone	0.15 μg/kg	3~5 μg/(kg · h)	3~5
Remifentanil	0.5 μg/kg	0.05~2 μg/(kg · min)	只在术中使用
Ketamine	0.15mg/kg	1~4 μg/(kg · min)	如果阿片类副作用大可替代使用
对乙酰氨基酚	po 75mg/（kg · d）	N/A	口服 q4h 给药，直肠 q6h 给药
布洛芬	5~10mg/kg po q6h	N/A	适用于 6 个月以上儿童
Ketorolac	0.5mg/kg（最多 15 mg）q6h	N/A	6 个月大以上适用。限制在 48h 内，然后改用口服布洛芬

PCA. 患者控制镇痛，po. 口服。
a. 改编自《儿童急性疼痛手册》，2010 年。加拿大多伦多儿童医院。
b. Dose 是静脉注射的，除非另有说明。

对于较小的婴儿，使用超声引导下入路，可以很容易地进入尾侧硬膜外间隙，并将导管推进到所需的胸椎高度。与成人一样，许多不同的局麻药溶液和辅助剂已在儿科人群中使用。最常用的局麻药仍然是丁哌卡因和罗哌卡因，无论是“单针”麻醉还是持续输注硬膜外麻醉。建议的神经节段和剂量指南适用于儿科胸外科手术，见表 50.5。硬膜外麻醉通常用于降低局部麻醉药的剂量要求和提高阻滞质量。硬膜外吗啡、芬太尼和氢吗啡酮是最常用的麻醉药物。优化疼痛管理策略的目的不仅是为了保持儿童舒适，而且通过深呼吸和咳嗽来避免肺部功能障碍。这有助于预防肺不张和术后肺炎。还鼓励早期步行，以进一步加快病人的康复，并预防与长期静止和住院有关的疾病。

临床病例讨论

一名 3 岁幼童，新近诊断为左肺肿块，1 周后接受开胸手术及肿瘤切除。对儿童的初步检查将集中于肺肿块的功能状态和大小。影像学检查对于确定肿瘤的大小和位置以及排除纵隔肿块是非常重要的。需要进行 CT 扫描，如果孩子配合，可以不使用镇静药。否则，可能需要谨慎的逐步镇静。在证实是否有明显的纵隔肿块前应推迟任何镇静。组织样本可通过小切口开胸术获得；然而，在三级儿科中心，影像引导的针芯活检是首选，并且与低并发症相关。大多数 3 岁的孩子需要深度镇静或全身麻醉。在 CT 或超声引导下，可以维持自主呼吸。通常不需要气管插管，患者的气道可以通过面罩或者

表 50.5 神经轴块和剂量指南适用于儿科胸外科手术[a]

阻滞类型	配方	注射速率 [ml/（kg · h）]
胸 epidural[b]	0.125% 丁哌卡因 + epi 1：40 万 ± 芬太尼 1~2 μg/ml	0.1~0.16，最大 10ml/h
胸 epidural[b]	0.1% 丁哌卡因 + epi 1：50 万 ± 芬太尼 1~2 μg/ml	0.1~0.16，最大 12ml/h
胸 epidural[b]	0.0625% 丁哌卡因 + epi 1：80 万 ± 芬太尼 1~2 μg/ml	0.1~0.16，最大 14ml/h
Paravertebral[c]	0.125% 丁哌卡因 + epi 1：40 万	0.2，最大 15ml/h
Intercostal[d]	0.125% 丁哌卡因 + epi 1：40 万	0.016~0.032 per rib，最大 1ml/（h · rib）
Intrapleural[e]	0.125% 丁哌卡因 + epi 1：40 万	0.2~0.3，最大 20ml/h

a. 改编自《儿童急性疼痛手册》，2010 年。加拿大多伦多儿童医院。
b. 平衡，尾部或腰部入路，硬膜外导管螺纹至胸椎。建议加载剂量 0.2~0.25ml/kg 0.25% 丁哌卡因 + epi：1：20 万，最多 10ml。
c. 建议加载剂量 0.3~0.5ml/kg 0.25% 丁哌卡因 + epi：1：20 万，最多 15ml。
d. 建议每肋间隙 0.05ml/kg（最大 2ml） 0.25% 丁哌卡因 + epi：1：20 万。
e. 建议加载剂量 0.2~0.3ml/kg（最大 20ml） 0.25% 丁哌卡因 + epi：1：20 万。

喉罩来管理，可以单独用全凭静脉麻醉或复合吸入麻醉来完成。短暂的呼吸暂停用来帮助完成活检。这可以通过暂时加深麻醉和提供正压通气来实现。活检后应行 X 线检查以确保无明显残余气胸。很少需要插入胸管。肿瘤切除可通过胸腔镜或开胸手术进行。无论哪种情况，麻醉师都应做好隔离肺的准备。3 岁孩子的选择包括：①选择右主支气管插管需准备 4.5 或 5.0mm ID 气管导管；②在 4.5mm ID 气管套管外放置 5F 型号的外科取血栓导管到左主支气管内；③通过 5.0mm ID 气管导管在左主支气管放入 5F Ardnt 支气管阻塞管。不管选择哪种方式，纤支镜验证正确的导管位置或阻塞套囊的位置是至关重要的。准备一个 2.2 或者 2.8mm OD 的儿童纤维支气管镜，以确保当占据气管管腔时能够提供足够的通气。作者倾向于不进行选择性的右主支气管插管，因为导管经常滑脱到右上叶开口的远端，导致右上叶肺不张和严重的低氧血症。除标准监测外，监测还应包括有创动脉血压。疼痛控制将部分取决于是否进行胸腔镜或开胸手术。作为一般的指导方针，在开胸手术中使用中枢神经轴阻滞，如果使用 VATS 则使用全身镇痛药。术后 12~24h 患儿在重症监护病房接受特级护理。

第十三部分

创　伤

第 51 章　胸部创伤麻醉管理

Stephen V. Panaro，Tzonghuei Herb Chen　著
吴德华　译　苗　青　校

要点

- 胸部创伤患者的初始评估和稳定病情对于预后至关重要。掌握相关解剖结构，对重要结构损伤后体征和症状的理解，将最大限度地减少灾难性的漏诊。
- 在处理血流动力学不稳定的胸部创伤患者，经食管超声心动图是一种有价值的工具，可靠地诊断和指导钝性心脏损伤、主动脉损伤和低容量血症的处理。
- 气道管理和肺隔离给麻醉医师提出了挑战。术前确定气管支气管损伤的部位将决定损伤后的隔离方法。肺隔离技术对麻醉新手来说更具挑战性。管理胸部创伤患者的麻醉医师应该熟悉这些技术。
- 目前没有管理肺挫伤的一级证据指导。肺挫伤和急性呼吸窘迫综合征之间有相似之处，出现肺挫伤的患者应采用肺保护性策略进行通气。
- 心脏创伤的管理需要了解损伤的类型，而且及时的诊断至关重要。必须迅速识别心包填塞的迹象，并紧急对心包进行减压。超声心动图是评估损伤和指导不稳定患者治疗的有用工具。
- 胸主动脉损伤越来越多地采用血管内技术进行处理，但并不适用于所有患者。了解胸主动脉钳闭的生理及其对血流动力学管理的影响很重要。同样，还必须考虑开胸修复主动脉期间的脊髓保护策略。微创主动脉损伤修复术正在变得更加普遍。
- 麻醉医师在胸壁损伤患者的疼痛管理中起着不可或缺的作用。硬膜外镇痛可改善患者的预后，但许多患者不适合硬膜外阻滞镇痛。对于符合排除标准的患者，应考虑其他技术，包括椎旁阻滞。

引言

胸部创伤是一件威胁生命的事情。美国外科医生协会估计每年 16 000 个死亡人口中，胸部创伤占 10%，占所有创伤死亡的 25%。考虑到创伤是 1—45 岁人口死亡的主要原因（超过一半的死亡发生在 13—32 岁之间，80% 发生在青少年时期），也是 75 岁之前人口死亡的主要原因，其影响巨大。在一项分析显示，如果将伤害考虑在内，美国人口的预期寿命从发达国家的第 19 位上升到第一位。由于胸部的重要结构被骨性胸腔很好地保护，需要很大的力量才能破坏，在钝性创伤中胸部很少有单独的受伤。事实上，胸部损伤联合其他多系统损伤可高达 70%。

本章将试图从潜在损伤及其治疗的角度描述胸部创伤。这种方法并不新鲜，至少可以追溯到公元前 17 世纪的古埃及人埃德温・史密斯（Edwin Smith）的记载。虽然目前的工具和管理已发生改变（现在不再用新鲜肌肉捆绑来治疗出血），但这一章的组织结构将遵循他们的方法——在某种程度上是按损伤类型来陈述的。

虽然胸部创伤患者的表现令人生畏，但管理这些创伤患者的原则是麻醉医生必须熟悉的专业内容。对这些患者进行合理、逐步的评估和管理不仅能改善预后，而且也会清楚地发现它们并没有什么神秘之处。同理，这个过程始于对相关生理学、解剖学以及评估工具的理解。

解剖

根据定义，胸部处于颈部和腹部之间，位于躯干的上部，由 12 个胸椎和相应的肋骨形成。胸部创伤可能包括胸壁、胸膜、气道、心脏、大血管、膈肌和食管的损伤。损伤的含义因结构及其伤害的机制而异。最致命的损伤是涉及纵隔结构的损伤。纵隔本身分为四个部分。前纵隔位于胸骨和心包之间，除了脂肪、淋巴结、胸部内血管（乳内血管）和胸腺外，几乎不包括其他成分。中纵隔包括心包、心脏、上腔静脉下半部、升主动脉、气管分叉以及肺动脉和肺静脉。后纵隔是气管分叉和脊柱之间的空间，包含降主动脉、奇静脉、食管和胸导管。最后，

上纵隔由胸骨柄和前四块椎骨界定。它含有主动脉弓、头臂静脉、上腔静脉上半段、左颈总动脉和锁骨下动脉以及头臂干。心脏的刺伤是通过典型的心前区（所谓的死亡之盒）发生的，80% 的心前区是由上缘的胸骨切迹、侧面的乳头和下面的肋骨来界定的。心脏创伤的入口只有少数情况下是通过心前区（46%），但是躯干的任何类型的伤口都应该引起对心脏损伤的关注。

胸部创伤患者的首诊

许多胸部损伤是高度致命的。事实上，只有 2/3 的病人会活着送达医院。首次接触胸部损伤的患者时，应立即识别和处理六种最致命的损伤最为重要，对胸部创伤患者的评估应遵循 ATLS® 的方案。尽管有数据统计，大多数到达医院的患者（90% 的钝伤和 70%~85% 的胸部穿透伤）不需要手术干预，大多数可以通过 ATLS 课程中常见的简单程序进行处理，包括气道控制和胸部减压（胸腔放置导管或用穿刺针减压）。对胸部创伤患者的评估与对任何其他创伤患者的评估并没有区别，首先是全面检查，重点是寻找胸部六种最直接致命的损伤。包括气道阻塞、张力性气胸、心包填塞、开放性气胸、大量血胸和连枷胸。每发现一个重要问题必须马上解决，因为每一个问题都可能立即致命。一旦初步检查完成，病情稳定，就进行第二次检查。二次检查中发现的典型损伤在首次检查中不易识别，可能会被遗漏。然而，每一种检查出来的问题其实都有潜在的致命性。《ATLS 学生手册》重点介绍了八种潜在致命性诊断，包括单纯性气胸、血胸、肺挫伤、气管支气管损伤、钝性心脏损伤、创伤性主动脉破裂、创伤性膈肌损伤和钝性食管破裂。本章节将从最致命的六种损伤开始。

任何麻醉医师都应该清楚气道阻塞的诊断。体检发现呼吸暂停、发绀、喘鸣、皮下气肿以及呼吸窘迫患者的外观都应该是我们所熟悉的。病因可能来自撕脱的牙齿、分泌物、扩张的颈部血肿、喉部创伤或气管撕裂或横断。任何气道受损的患者都需要立即插管。本章稍后将讨论气道中断患者的特殊考虑，以及创伤患者的气道管理。

当空气进入胸膜腔而不能排出时，将发生张力性气胸，导致纵隔移位，上下腔静脉扭曲，心输出量严重降低。患者出现呼吸窘迫、单侧呼吸音、颈部静脉扩张、气管偏离（少见）和发绀（后期发现）。如果这一系列症状刚好发生在插管后，必须立刻警惕。外科的一句格言认为，患者永远不应该有一张张力性气胸的胸部 X 线片（chest X-ray, CXR）。一旦发现应立即用针穿刺减压处理（经典的教材要求在第二肋间隙，锁骨中线插入一个 14 号导管），随后进行导管胸廓造口术，当然腋下入路穿刺减压也是可以接受（见下文）。

心包填塞通常是穿透性创伤的结果，但也可以在钝性创伤中见到。正常的心包囊是坚韧的纤维性包膜，当液体快速积聚时，只需要 75~100ml 会引起心包填塞。典型的 Beck 三联征（颈静脉怒张、低血压和心音遥远）可出现在 1/3 的病人身上。虽然 Kussmaul 征（吸气时中心静脉压升高）是可靠的，但在创伤患者中是不实用的，因为很少有患者在诊断之前就有建立了中心静脉通路。压力相等(如果碰巧有 Swan-Ganz 导管）或收缩压与舒张压差小于 30mmHg 也可能提示心包填塞。创伤诊断中常常见到持续低血压，而没有明显的失血。超声对创伤的重点评估（focused assessment with sonography for trama, FAST）检查具有很高的准确性。患者可以临时给予实施心包穿刺引流术，但这种操作在技术上对慢性心包积液患者有利，对于创伤性心包积液患者具有更大挑战性。创伤性心包填塞只需要少量液体就可引起明显症状，而且血凝块也很难吸出。现实中，创伤患者在危急关头应该采用开胸术进行治疗。对于比较稳定的患者，如果有专科医生在场，则可使用 FAST、TEE 进行评估，或根据当地经验、资源和临床情况，实施剑突下心包开窗引流术。后者可在手术室进行，但必要时可考虑在急诊科进行。一旦心包填塞确诊，应积极给予液体治疗，直到患者接受针对性治疗措施。如果心肌发生穿透性损伤，可能需要非体外循环下紧急处理。因为外伤患者通常禁用大剂量肝素。腺苷可为外科医生提供 15 或 20s 的心搏停止，有利于心脏修复。

致命的六个问题中的另外三个通常不难诊断。患者出现休克并且一侧无呼吸音或呼吸音遥远，应怀疑存在大量血胸（>1500ml 血液或超过 200ml/h 且持续 4h）。尽管患者的生理情况是紧急外科处理的主要考虑，但 24h 内出血量超过 1500ml 的患者都应该接受外科探查术。CXR 可显示胸腔内的液体，但并非所有情况下都需要。扩展的 FAST（eFAST）为血胸提供了快速和敏感的评估，这部分将在胸部创伤的超声心动图部分进一步讨论。六个问题中的最后两个问题（开放性气胸和连枷胸）应该很容易辨认，且在后面的章节中有进一步讨论。

超声心动图在胸部创伤中的应用

超声心动图已成为评估外伤患者的一种非常有用的工具。胸部创伤患者首先接受 FAST 检查，也就是快速的床边超声检查，可作为外伤后心包积液和腹腔积血的筛查工具。而且，FAST 已被证实在评估心包方面极其可靠，对于疑似心包填塞的患者，可以在不到一分半钟内完成，灵敏度高达 100%。扩展的 FAST（或 eFAST）在 FAST 上增加了双侧胸前超声，从而可以检测气胸。

如果血流动力学稳定，超声心动图并不建议对钝性心脏损伤（blunt cardiac injury, BCI）的患者作为首要筛查工具，但正规超声心动图，经胸超声心动图（TTE）和经食管超声心动图（TEE），扩展了 FAST 和 eFAST 的功能，在胸部创伤患者的处理中发挥着重要作用，可快速诊断导致严重血流动力学不稳定和（或）心肺骤停的胸内病变。经胸超声心动图和（或）经食管超声心动图可提供快速诊断和治疗，从而稳定患者，并有助于防止终末器官缺血和随后的并发症发生率和死亡率。这两种超声心动图检查都是便携式的，不像其他放射性成像方式，如计算机断层扫描（CT）和血管造影术，只要可以携带超声心动图机和探头就可以在任何地方进行检查。只要有经验丰富的操作者，它还可以简洁快速地反馈实时更新的数据。

然而，在创伤患者中，经食管超声心动图可能更有优越性。一项前瞻性研究比较了 105 例钝性胸部创伤患者的经胸超声心动图和经食管超声心动图的检查效果，发现 19% 的患者经胸超声心动图产生的图像质量较差，需要经食管超声心动图替代。因此，TEE 在诊断心肌挫伤（其中 30% 被经胸超声心动图遗漏）和主动脉损伤方面优于 TTE。TTE 的问题可能在于它在胸壁创伤患者中的局限性。另一项比较两种模式的前瞻性研究也报道了类似的发现，经胸方法受到机械通气、皮下气肿、胸腔或腹腔置管的存在以及对其他正在进行的手术干扰的限制。

TEE 在 20 世纪 80 年代早期首次用于心脏外科手术。从那以后的几十年里，它的使用已经扩展到了现在美国 91% 的教学医院都使用经食管超声心动图。特别是，它被用于几乎每一个心脏手术室，常规揭示新的病理，偶尔改变手术处理，而且经常在非心脏手术中也能看到，典型的是以“抢救性超声心动图”的形式在不稳定的患者中帮助确定血流动力学紊乱的原因，通常取得了巨大的成功。它比其他有创血流动力学监测器有明显的优势，因为它直接评估心脏内容量和左右心室收缩功能。

虽然遵循经食管超声心动图探头插入和操作的指南时操作通常是安全的，但据报道也有严重的并发症，包括食管穿孔、食管损伤、血肿、喉麻痹、吞咽困难、牙齿损伤和死亡。据报道，与经食管超声心动图相关的死亡率 <1/10 000，而并发症发生率为 2~5/1000。虽然没有足够的文献来定义经食管超声心动图的禁忌证，但大多数专家认为，既往的食管切除术或食管胃切除术、食管狭窄、气管食管瘘和食管创伤是绝对的禁忌证。对于有食管静脉曲张、既往放疗、既往减肥手术、Zenker 憩室和结肠间置的患者经食管超声心动图使用的安全性，几乎没有共识。然而，只要预期的利益超过潜在的风险，专家们同意使用经食管超声心动图也是合理的。对于创伤患者，对疑似或已知食管或颈椎损伤的患者应格外谨慎。

在没有禁忌证的情况下，目前的指南建议在所有开放的成人心脏和胸主动脉手术中使用 TEE，并考虑将其用于冠状动脉旁路手术和经导管心内手术，以确认术前诊断，检测新的病变，指导麻醉和手术计划，并评估手术结果。在非心脏领域，以下情况指南建议使用经食管超声心动图：“当计划手术的性质或患者已知或怀疑的心血管病理可能导致严重的血流动力学、肺或神经系统损害”以及“当尽管进行了纠正治疗，但不明原因的危及生命的循环不稳定仍然存在”时。指南特别提到了在遭受严重胸部创伤的患者中使用经食管超声心动图。

在需要立即手术干预的血流动力学不稳定的胸部创伤患者中，经食管超声心动图能够诊断该患者群体中最常见的病因，可靠地检测各种钝性心脏损伤（心肌挫伤、急性瓣膜功能不全、心包填塞）、主动脉损伤和低血容量。它在指导和改变低血压患者的围术期管理，进行液体、血液、升压药和强心药的复苏过程中也是一个理想的工具。在一项评估经食管超声心动图对创伤患者影响的前瞻性研究中，患者首先通过了临床检查、心电图、CK-MB 和胸部 X 线进行筛查，TEE 能够检测出意外的心肌挫伤、瓣膜损伤、心包积液、主动脉病变和低血容量。总共做出了 30 个新诊断，而 32 个先前的诊断无效。其中 20% 的患者经食管超声心动图检查后“做出了新的临床相关诊断，进行紧急治疗”。一项回顾性研究表明，经食管超声心动图能够在 16 例心胸创伤患者中做出多种诊断，且无相关的并发症，其中 10 例为穿透性，6 例为钝性，范围从右心室梗死、主动脉损伤到瓣膜功能不全、主动脉 - 右心室瘘和心内异物，而且对每例患者的治疗均产生积极影响。最近，在 37 例休克创伤患者的围术期抢救中，超声心动图为 49% 的患者产生了治疗的改变。低血容量是最常见的发现，其次是左心室和右心室衰竭、动态的左心室流出道梗阻（left ventricular outflow tract obstruction, LVOTO）、心包填塞、瓣膜功能障碍、B 型主动脉夹层和纵隔气肿。其中 LVOTO 和右心室衰竭的诊断对患者管理的影响最大。另一篇文献回顾了 364 例患者围术期抢救采用了超声心动图的文章，同样发现有 59% 的患者采用超声心动图检查后影响了治疗方案。

图像采集

美国超声心动图学会（ASE）和心血管麻醉医师学会（SCA）在文献中描述了一种全面的经食管超声心动图检查，并对经食管超声心动图探头的维护、清洁和去污、探头在食管内的安全插入和操作以及完整检查所需的图像采集和优化提出了建议。经验丰富的超声心动图医师可以在不到 10min 的时间内完成由 20 个标准切面视图组成的综合检查，但这在血流动力学不稳定的胸部创伤患者中不可行。可以改为进行有重点的经食管超声心动图检查，文献中也描述了许多案例。最终，所获得的图像和采集顺序将按照提供者的偏好和特殊患者的特定区域来决定，至少，超声心动图医师会获得表 51.1 中所示的切面视图，并回答以下问题：

1. 容量状态：是否存在低血容量？
2. 心肌功能：左心室和右心室收缩充分吗？是否有任何室壁运动异常？
3. 有没有瓣膜异常？
4. 是否有心包积液或心包填塞？
5. 主动脉完好吗？

随后应进行钝性心脏损伤、低血容量或创伤性主动脉损伤的诊断，并给予针对性的处理。

钝性心脏损伤（BCI，包括心肌挫伤、瓣膜功能不全、心包积液和心包填塞）

目前有多种评估钝性心脏损伤的方法可以使用。心肌同工酶的检测常被采用，特别是肌钙蛋白 I（troponin I，cTnI）是心肌损伤非常特异的指标，但敏感不高。cTnI 与心电图（ECG）结合使用时，诊断价值显著增加，ECG 也被推荐对所有怀疑有 BCI 的患者使用。心电图本身并不是一个理想的诊断工具，ECG 异常通常是非特异性的，可以由创伤相关的其他疾病引起。此外，心电图主要来评估左心室，因此可能遗漏右心室挫伤，右心室挫伤又是最常见的 BCI。然而，异常心电图结合异常心肌同工酶与临床上显著的心脏并发症相关。相反，如果患者心电图正常，同时有两个系列 cTnI 测试阴性相结合，则可除外 BCI，这些检测具有 100% 的阴性预测值。BCI 有许多表现，虽然上述检测可以预测 BCI 的存在与否，但它们无法阐明确切的病理生理学情况。超声心动图在 BCI 评估中已被证明是有用的，并优于其他影像学检查。它可以直观地评价右心室和左心室挫伤，以及精确定位节段性室壁运动

表 51.1 创伤患者建议的 TEE 检查内容

切面	平面角度	关键结构显像	病变诊断
经胃底乳头肌短轴	0	左心室，右心室	钝性心肌损伤，低血容量
食管中段四腔心 +/- 彩色多普勒	0	左心室，右心室，左心房，右心房，二尖瓣，三尖瓣，房间隔，室间隔	钝性心肌损伤
食管中段两腔心 +/- 彩色多普勒	90	左心室，左心房，二尖瓣	钝性心肌损伤
食管中段右心流入流出道 +/- 彩色多普勒	60	右心房，右心室，三尖瓣，肺动脉瓣	钝性心肌损伤
食管中段主动脉瓣短轴，长轴 +/- 彩色多普勒	40，130	主动脉瓣，升主动脉	钝性心肌损伤，主动脉创伤
食管中段升主动脉短轴，长轴	0，90	降主动脉	主动脉创伤
食管上段到食管下段降主动脉短轴，长轴	0，90	升主动脉	主动脉创伤
食管上段主动脉弓短轴，长轴	0，90	主动脉弓	主动脉创伤

异常。经食管超声心动图检测非预期的心脏瓣膜病变比较容易，并指导治疗。瓣膜损伤比较少见，通常可影响三尖瓣，一旦支撑结构如乳头肌或腱索出现早期或晚期的破裂均可导致瓣膜反流。心包积液也可通过经食管超声心动图进行有效评估，文献报道显示，使用超声心动图可诊断房间隔破裂、下腔静脉（inferior vena cava, IVC）撕裂、右心房游离壁破裂、肺静脉破裂和主动脉 - 左心房瘘等损伤。

BCI 的完整评估需要采集多幅图像。最常见的 BCI 是右心室挫伤，最好采用食管中段四腔心平面（ME 4C）来评估（图 51.1）。目测右心室收缩力降低和右心室扩张或相对左心室扩张，以及三尖瓣环平面收缩移动（TAPSE）<16mm 都是右心室损伤的迹象。TAPSE 是右心室功能障碍的一个非常特征性标志，最好采用 M 型来测量，光标通过三尖瓣的外侧环，测量收缩期环形运动的纵向距离。

在经胃左室短轴（transgastric LV short-axis, TG LV SAX）切面、食管中段四腔心（midesophageal four-chamber, ME 4C）切面和食管中段两腔心（midesophageal two-chamber, ME 2C）切面中，可以最好地观察到整体和局部左室功能，但是在血流动力学不稳定的患者中，TG LV SAX 切面可能是最有用的切面。整体功能可以量化评估，但低水平的超声心动图操作者仍依赖于收缩功能的定性估计。美国超声心动图协会（ASE）指南指出，对心脏局部室壁运动的全面评估主要是基于 ME 的切面，但简要的评估采用 TG LV SAX 乳头肌水平切面也足够。

存在瓣膜损伤可能性的应采用食管中段心脏超声切面多个二维切面来进行评估整体瓣膜异常和多普勒血流频谱检测是否存在瓣膜反流的病变（表 51.1）。瓣膜反流的严重程度可以通过观察反流束的面积（三尖瓣损伤情况下的反流术在右心房；见图 51.2 和图 51.3）和缩流宽度来决定。然而，在评估偏心反流时，务必谨慎，因为病变程度可能被低估。

经食管超声心动图很容易发现心包积液，是个围绕心脏周围的充满液体的低回声空间，偶尔包含漂浮的回声致密物质（图 51.4 和图 51.5）。大面积急性积液经常发展为心包填塞，可通过持续时间超过 1/3 的右心房收缩期塌陷、右心室舒张期塌陷、室间依赖性、IVC 饱满以及呼吸周期影响二尖瓣和三尖瓣血液流入的过度变化来诊断。在这种情况下需要进行紧急心包穿刺术，并且可以在经胸超声心动图的指导下进行，以尽量减少对附近结构的损伤。

主动脉损伤

经食管超声心动图由于其安全性、便携性以及诊断的准确性，已成为主动脉评估的主要工具。它提供了整个主动脉峡部的更好的可视化，这是大多数创伤性主动脉损伤（traumatic aortic injuries,

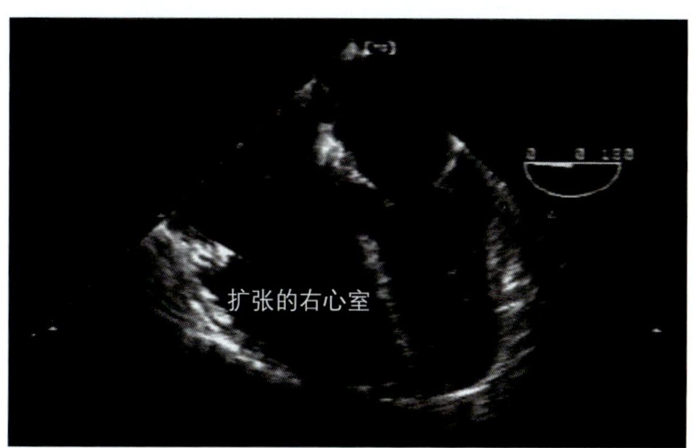

图 51.1　食管中段四腔心切面，显示右心室挫伤

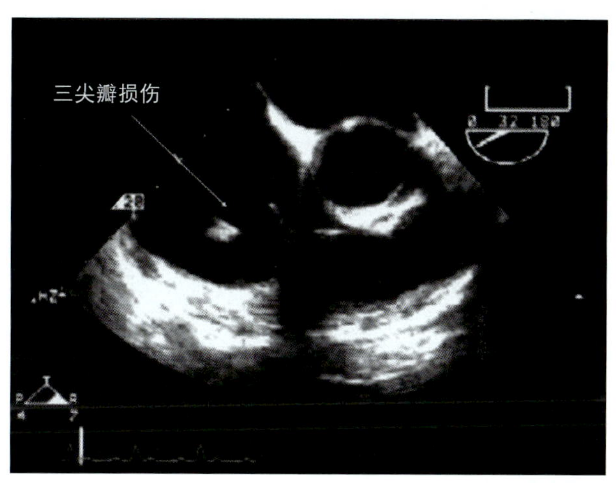

图 51.2　食管中段右心室流入流出道切面，显示三尖瓣损伤

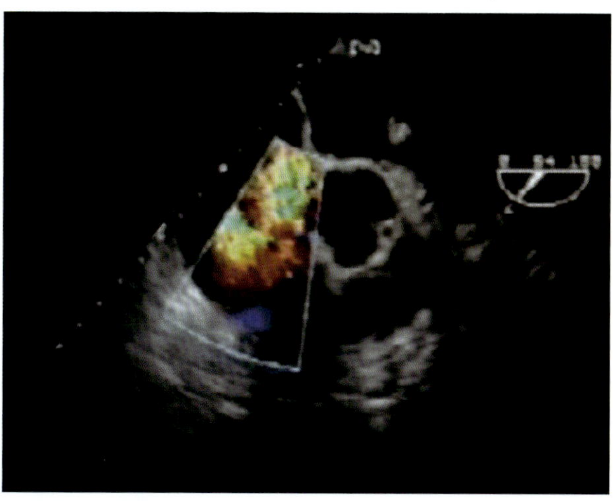

图 51.3　食管中段右心室流入流出道切面，显示与创伤性三尖瓣损伤相关的严重三尖瓣反流

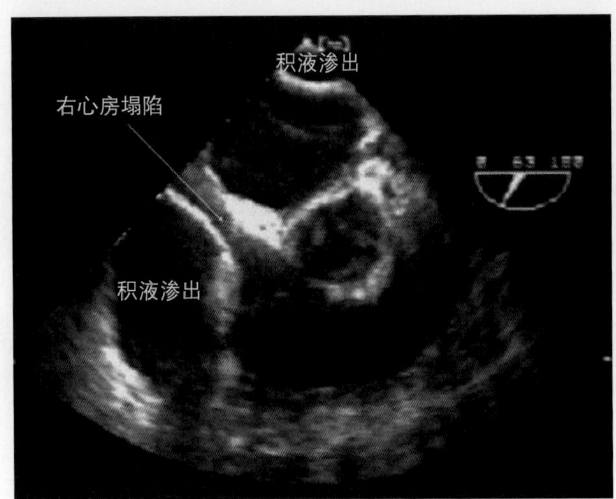

图 51.4 大量创伤性心包积液，有右心房收缩性塌陷的证据，提示心包填塞

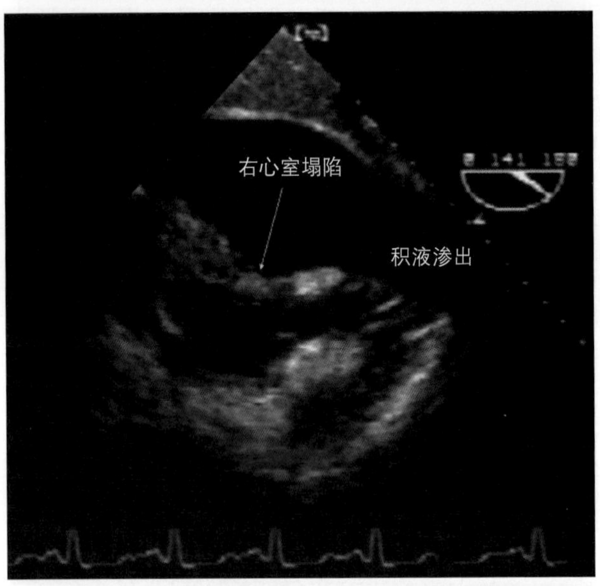

图 51.5 大量创伤性心包积液，有右心室舒张功能衰竭的证据，提示心包填塞

TAI）发生的地方。经食管超声心动图的检查可以在紧急手术中进行，不干扰正在进行的复苏，可以立即提供解释，不需要造影剂，并且能够检测伴随的 BCI。在创伤性主动脉损伤（TAI）的诊断中，TEE 的作用至少可等同于螺旋计算机断层扫描（CT）和主动脉造影，报道的灵敏度为 94%~100%，特异性为 77%~100%，可与螺旋 CT 和 MRI 相媲美，特别是在诊断 A 型夹层时，灵敏度为 98%，特异性为 95% 。由于有 20% 的损伤发生在主动脉，由于气管支气管分叉的存在，TEE 在评估胸主动脉中的主要限制是不能评估近端主动脉弓或远端升主动脉，而且还高度依赖于操作者的熟练程度。由于这些原因，当怀疑有 TAI 时，TEE 不应是唯一使用的影像检查方式。

主动脉的评估包含了整个胸主动脉的直接超声心动图检查。升主动脉在食管上段（upper esophageal, UE）切面中可见，降主动脉在食管中段主动脉视图中可见，应结合短轴和长轴 2D 切面以及 CFD 进行检查。主动脉壁内表面上存在薄的、可移动的线性回声密度时表明存在创伤性内膜撕裂。如果主动脉内存在薄的、不太可移动的内膜片，并将主动脉腔分成有或无血栓形成的真腔和假腔，则表明存在创伤性主动脉夹层（图 51.6）。由潜在破裂的内膜和中膜组成的移动更多的“厚片状物”或“中片状物”表明主动脉外膜下出现外伤性破裂（图 51.7 和图 51.8）。通过片状物外观和血流模式可以区别部分、次全和完全性主动脉破裂。纵隔血肿的存在是创伤性主动脉破裂的一个敏感和特异的间接指标，在经食管超声心动图不可见的主动脉损伤时尤其有用。一项研究表明，食管探头与后外侧主

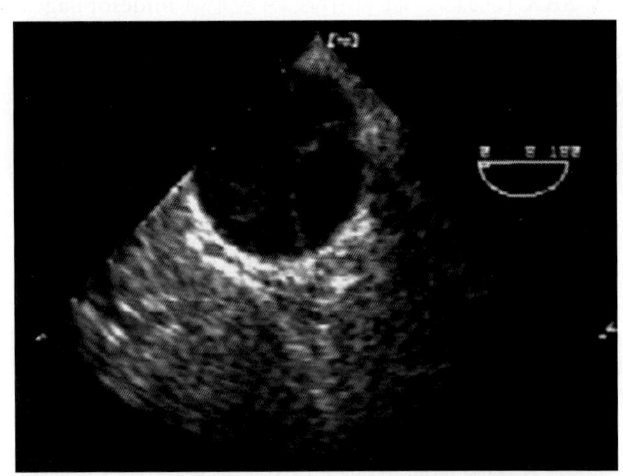

图 51.6 降主动脉切面显示主动脉夹层：管腔内膜片将主动脉分为真假腔

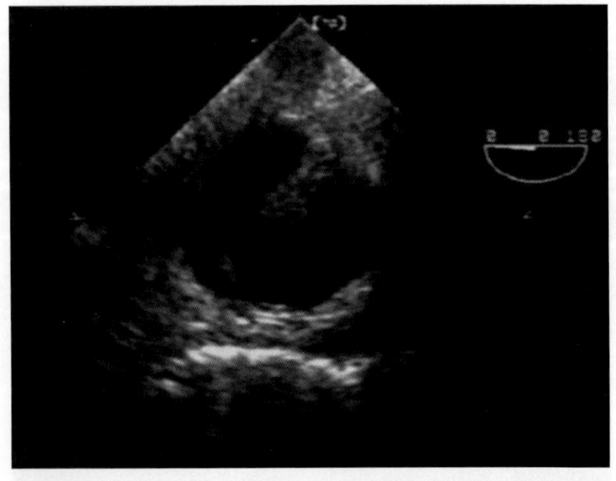

图 51.7 降主动脉切面见“中片状物”显示创伤性主动脉破裂

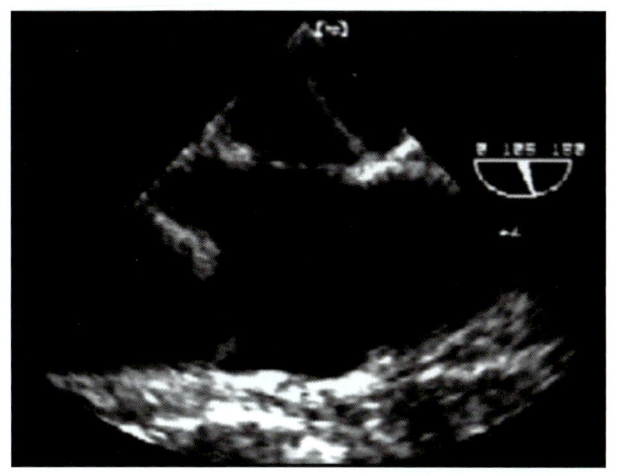

图 51.8　降主动脉切面见“中片状物”显示创伤性主动脉破裂

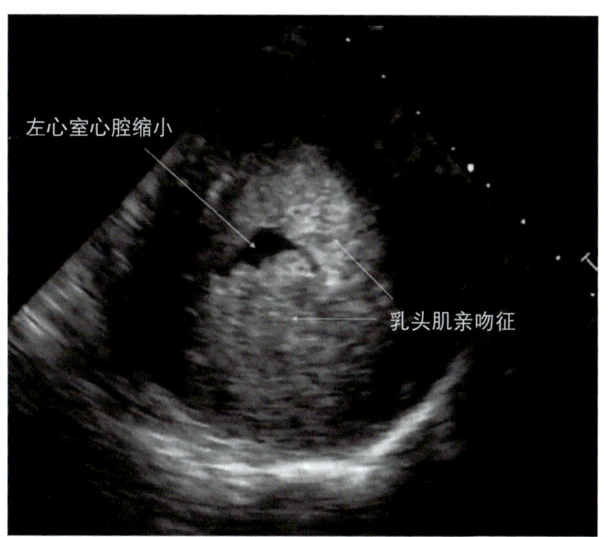

图 51.9　经胃底左室短轴切面显示严重低血压

动脉壁之间的距离超过 5.5mm，或前内侧主动脉壁与左侧内层胸膜之间的距离超过 6.6mm，预示着降主动脉或其分支的损伤。

低血容量

出血继发的低血容量在创伤患者中非常普遍。评估血管内容量状态的方法有很多，但经食管超声心动图是唯一能为我们提供静态心脏内血容量和动态液体反应性直接测量的方法。虽然各种超声心动图影像可以产生有价值的信息，但诊断低血容量最基本和最常用的视图影像是 TG 中乳头肌 LV SAX 切面，可用来测量左室舒张末期直径和左室舒张末期面积。在严重低血容量患者中，出现了“乳头肌亲吻”的现象（图 51.9）。IVC 大小和可压缩性是另一个容量状态的指标，但仅针对经胸超声心动图检查自主呼吸的患者，不适用于机械通气下 TEE 检查的患者。搏出量的测量也是有用的。使用 2D 超声确定一个部位（通常在 LVOT）的横截面积，然后乘以通过该部位的血液搏出的行程距离或速度 - 时间积分（velocity-time integral, VTI），在深部 TG AV LAX 切面影像中使用脉冲（pulse-wave, PW）多普勒可以完成该部位搏出量的测定。正常收缩状态下，低搏出量意味着低血容量，而搏出量随呼吸显著变异是液体反应性的动态指标。

培训和认证

超声心动图在血流动力学不稳定的创伤患者中非常重要，可用于评估容量状态，评估整体和局部双心室和瓣膜功能，并检测心包或主动脉病变的存在。经食管超声心动图在这些危重患者中的作用越来越大，凸显了标准化超声心动图培训的必要性。经食管超声心动图是一种强大的工具，但它又是一种侵入性的操作，具有罕见但潜在危及生命的并发症。许多专家正在定义怎样安全有效地进行超声心动图操作和图像解释所需的考试知识，而一些协会，包括欧洲心血管影像学会、危重病医学会和 ASE，已经出版了相关的教育指南。超声心动图医生应该具备对 TEE 熟练的操作程度，能够获得和解释大多数超声心动图的影像发现，以帮助指导胸部创伤患者的治疗；并能够彻底评估瓣膜损伤和对量化参数解释。国家超声心动图委员会（www .echoboards.org）与 ASE 和 SCA 合作，正在提供基础和高级围术期经食管超声心动图（perioperative transesophageal, PTE）的认证，可以通过书面检查以及执行和解释一定数量的研究来实现，并且可以提供课程来帮助感兴趣的操作者（麻醉医生、心脏病医生、重症监护室医生）获得和维持 PTE 的认证。

创伤性气道管理

麻醉医师之间似乎对创伤患者的紧急气道处理有更多的话题需要讨论。在喉镜暴露过程中，保持一条线的稳定是否有帮助还是由于限制了视野导致有害，仍是个问题。有人质疑，Sellick 对 26 名患者的报道是否应该对过去半个世纪产生影响，其实有大量的设备可以帮助。讨论并非没有价值，因为失败的后果是可怕的。事实上，2% 的钝性损伤患者伴有颈椎损伤增加了处理的困难。此外，每种气道干预方法都会引起颈椎的运动，包括下颌前推和放置 LMA。然而，气道管理的基本流程是需要的，ASA 困难气道管理流程（针对创伤进行了修改）就是一个有价值的工具（图 51.10）。外伤气道管理的修改

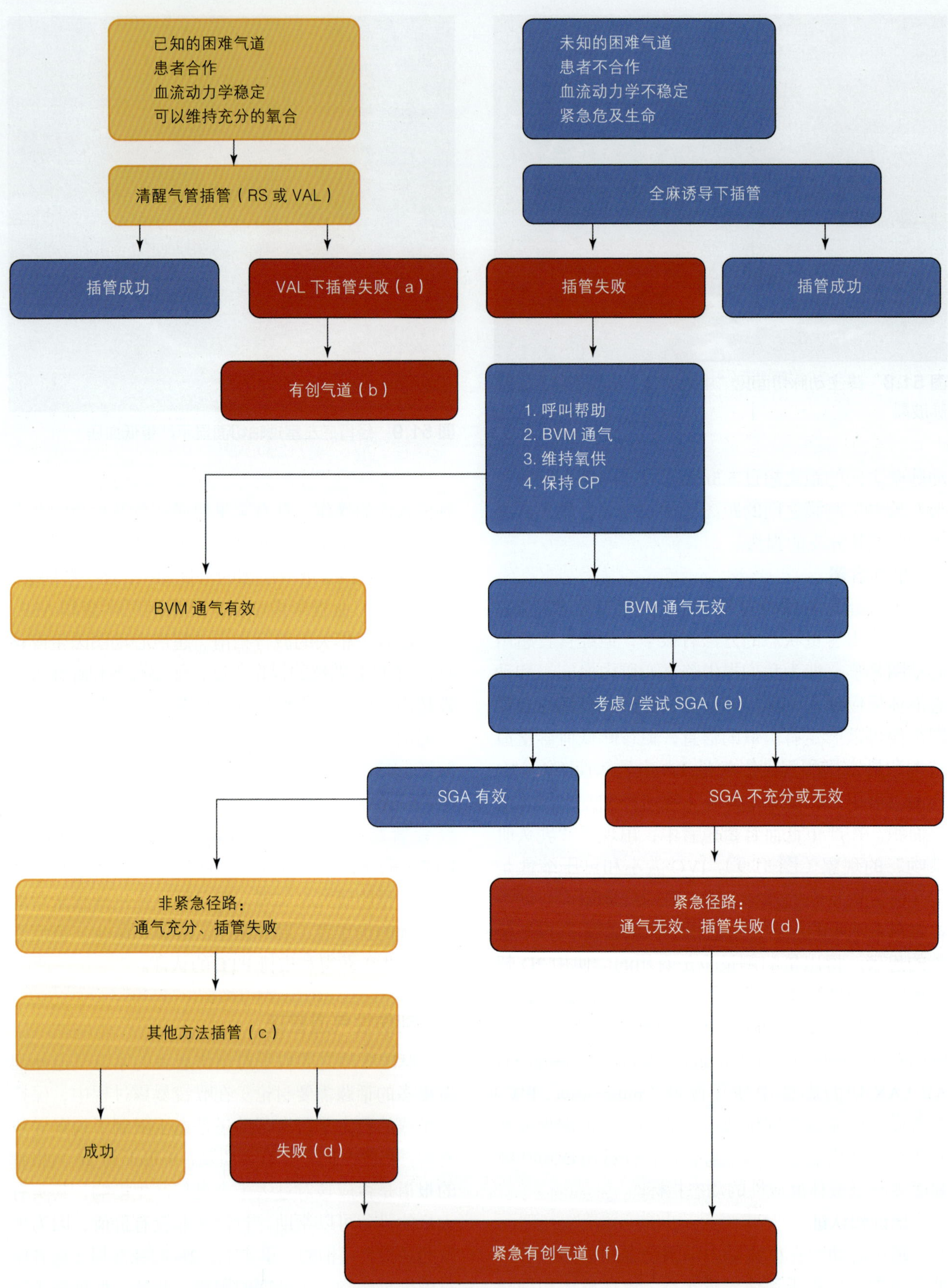

图 51.10 创伤困难气道管理流程图

显示，停止手术并选择其他时间点返回手术是不可行的，此时外科气道通常是最佳选择。因此，处理创伤患者的麻醉医生应该熟悉经皮或开放性环甲膜切开术或气管造口术所需的技术和设备。最近一篇关于创伤患者气道管理的文献综述（超出了本章的范围）也提供了一个处理创伤气道管理的视角。在所有的争议中，值得注意的是，紧急气道管理的基础仍然是直接喉镜暴露。强有力的历史数据表明，直接喉镜下插管具有很高的成功率，即使在已知颈椎损伤的情况下，也很少有神经系统恶化报告。事实上，最近一家大型创伤中心进行了一项研究，观察了 6000 多名创伤患者到达中心后 1h 内进行插管，在最初 24h 内需要外科气道的 31 名患者中，87% 存活至出院。在 4 名死亡患者中，没有一个与气道相关。这项研究不包括纤维气管镜辅助插管的患者。与其他研究相比，该研究报告的成功率更高，这可能是因为上级麻醉医师的直接参与是他们紧急救治方案的一部分有关。该研究的方案要求保持颈部稳定和环状软骨压迫的两个技术，但如果这两个技术阻碍了插管的进行，他们会明智地选择放松其中一种甚至两种技术。

这并不是为了减小清醒（或镇静）纤维气管镜插管在困难气道或已知或怀疑颈椎损伤的患者中的作用。对于技能良好的操作者来说，纤维支气管镜插管是一种很好的抢救技术。到目前为止，作者更倾向于在颈椎损伤、稳定合作的困难气道患者中使用，也将其作为一种补充救援的技术，目前还没有其他技术取代它。然而，现实是清醒的纤维气管镜插管需要患者的配合，并且气道中的血液可能导致插管困难。当然，采用带有现代强力光源的成人支气管镜（直径 5.5mm 或更大）可以克服纤维支气管镜插管的许多限制。麻醉医生通常使用较小的支气管镜用于双腔支气管导管，但不如全尺寸纤维气管镜插管理想。成人支气管镜的使用增加了硬度，有助于引导支气管镜插管，成人的支气管镜上较大孔径可用于抽吸或吹氧，以打开分泌物或血液阻挡的视野。一根 6.0mm 的气管导管紧贴在 5.5mm 的支气管镜周围，而一根 7.0mm 的导管将紧紧地贴在最大的支气管镜周围，最大限度地减少了导管在内镜进入气管后卡在杓状软骨或会厌上的可能。不过，还应该熟悉自己实践中可用的其他紧急通气装置，如探条、光棒、GlideScope®、Airtraq® 和 McGrath® 视频喉镜或逆行气管插管套件。尤其要注意，清醒、合作的患者在创伤人群中只占少数。在一项为期 7 年的观察研究中，83% 的患者在就诊时处于不合作状态。

肺隔离

胸部损伤患者的管理包括一个更具挑战性的方面是肺隔离，这可能是胸部损伤所必需的。肺隔离技术包括右主支气管插管、Univent® 管、各种市售支气管阻塞导管以及右侧和左侧（double-lumen tubes，DLTs）双腔管。由于右主支气管插管通常会导致右中叶和下叶通气，可能会导致最高的肺内分流率和较高的缺氧率。然而，其他每种设备都需要一定的专业知识，在胸科经验有限的操作者中，每个设备的失败率大约 39%，平均每个月不到 2 例。在这项研究中，所有的错位都可以由更有经验的胸科专业操作者轻松纠正。隔离技术的选择还应该考虑其他的因素。传统上，双腔管是肺隔离的标准技术。大多数情况下，在有经验的操作者手里，肺隔离可以迅速而明确地实现。其实，在经验丰富的机构中，右侧双腔管的使用并发症很少（包括去氧饱和、气道压力峰值等），就像左侧双腔管一样。然而，创伤后的应激障碍可能存在不利因素，尤其是在创伤的患者中，更多是与气道损伤（特别是如果气道损伤已经存在）有关。此外，如果患者在手术后仍需保留气管插管，出于多种原因考虑，双腔支气管导管应改为单腔气管导管。最明显的是，在重症监护室使用标准长度的抽吸管时，肺内分泌物的吸引要困难得多。另外，双腔管本身较大的体积可能会导致长期处于清醒和可活动状态的患者的气道扭曲和损伤。双腔管的外径也更大和更长，呼吸做功更多。最近，三种市售支气管阻塞导管在肺隔离效果方面可与左侧 DLT 相媲美。阻塞导管的设计还在继续发展。然而，它们确实需要更长的放置时间，更加频繁地重新定位。尽管麻醉医生熟悉程度在肺隔离技术的选择上也发挥作用，但阻塞导管可能是胸部创伤患者的一个很好选择。

气管支气管损伤

像许多胸部损伤一样，气管支气管损伤是高度致命的。在一个较早的创伤患者尸检系列研究中，81% 的患者在到达医院前就已死亡。最近来自一个机构 15 年的经验（包括超过 12 000 名创伤患者）的报道中，0.9% 的患者到达医院前就有气管支气管损伤（tracheobronchial injury, TBI）。钝性和穿透性导致的患者病例数差别很大（钝性创伤受害者的发生率为 0.4%，穿透性为 4.5%）。该报道考虑了所有创伤性气道损伤，包括上气道和胸段气管的损伤。在一项较大的来自北美的系列研究中，大约 60% 需要处理的损伤是有穿透性创伤引起的结果。这些患者往往有更好的预后，可能是因为其他相关的损伤较少。延迟诊断可能会导致患者气道中出现肉芽组织，从而导致狭窄和阻塞性肺炎，或复发性气胸。

TBI 通常有一些典型的迹象，但这些也可能被误导，或被认为不存在，因此需要高度警惕。令人惊讶的是，直到 1996 年以前的文献报道，TBI 诊断的中位时间为 9d。在最近的单机构回顾性研究中，没有报告诊断有较长时间的延迟。当出现皮下或纵隔气肿的典型症状时，咯血、气胸（特别是大量漏气或经胸腔放置导管术后肺未能扩张）、张力性气胸以及不明原因的呼吸困难都应引起对气道损伤的怀疑。钝性 TBIs 可能与第一根肋骨、锁骨、胸骨和胸壁骨折以及肺挫伤有关。气管支气管的损伤位置在几个系列研究中的报告是一致的。到目前为止，大多数损伤发生在距隆凸 2cm 以内，偏向右侧。后者可能是减速损伤中与右肺较重，右主支气管较短有关。分叉附近损伤的一致性的解释最可能的理由是：胸膜中相对运动的肺对固定隆突的快速减速导致撕裂。支气管破裂也可能是与胸腔受压、声门关闭有关。这种机制在犬科动物模型中被模拟。

不管是什么机制，保护气管支气管损伤患者的气道是一项艰巨的任务。事实上，一些激进的措施包括开胸术、通过支气管内导管喷射通气和 ECMO。ASA 有一个气道损伤撕裂的处理流程，该流程除了强调上述各种气管管理技术外，还强调患者的自主通气（如果可能的话）。评估损伤和控制气道的关键技术是纤维支气管镜检查。大多数情况下的目标是将气管导管的套囊放置在损伤处之下，或者至少可以保护损伤部位免受正压通气的影响。这是一项复杂的工程，大多数气管钝性损伤是在距隆凸 2cm 以内。在这种情况下，放置特定侧的双腔气管导管通常是最合适的，当然，要放置这种较硬较粗的双腔管并穿过受伤的气道时必须非常的小心。然而，插入单腔管并穿过损伤部位，在更近损伤侧使用支气管阻塞导管进行肺隔离要更加谨慎。当然，如果病人需要术后保持气管插管，避免在手术结束时更换气管导管，选择单腔管联合阻塞导管有一定的优势。也可以设想跨手术野通气，但这种情况应该很少。任何情况下，知道损伤部位对于提供最佳的气道管理都是至关重要的。

对于严重气管损伤的患者，不能过度强调保持患者自主通气的重要性。有报道称，气道横断的患者到达医院时，采用“新气管”穿过纵隔，让患者维持自主通气。这种盲目的尝试可能是灾难性的。当怀疑 TBI，并需要进行纤维支气管插管时，操作者就表现出了强烈的存在感。这样不仅可以提供病情的诊断和特征，而且如果损伤部位较远，在可行和适当的计划（从外科和气道管理的角度）下，还可以通过纤维支气管镜可视下插入单腔管穿过损伤部位，在损伤之外放置单腔管。不幸的是，尽管脊柱侧位 X 线片上可能会有线索，但在插管之前进行诊断还是很困难的。对于有呼吸困难和任何典型 TBI 症状（包括皮下气肿）的患者，应强烈怀疑。有意外完全气管断裂的患者能够幸存到医院是非常罕见的。支气管镜检查的广泛使用有助于降低漏诊率，有助于确定损伤的存在，也有助于保护气道。在多伦多系列研究中，29% 的 TBI 患者需要比直接喉镜检查更复杂的检查。这些包括大约 10% 的纤维支气管镜、外科气道和通过伤口的临时气道。

一些文献讨论了气管支气管损伤的保守治疗。大多数集中于气管膜部的医源性损伤。不幸的是，这些损伤变得越来越常见，在最近的一项研究中，这种损伤占了一半的比例。可能在 20 000 次插管中出现 1 次，或在 DLT 放置中发生率为 0.12%。患者可能在离开后发现，导致诊断延迟或治疗延迟。这些患者可以进行手术计划和加强气道管理，死亡率较低。

主动脉损伤

1958 年，Parmley 回顾了来自部队病理研究所的 296 例主动脉损伤病例，发现 80% 的患者在到达医院之前死亡。在过去的 50 年里，我们不太可能在这方面取得很大进展。由于这在很大程度上被认为是一种减速伤害，管制措施几乎没有影响。然而，我们已经在到达医院的病人身上取得了进展，并且在过去的几年里，随着胸部支架置入变得越来越普遍，这是一个重大的进步。

因为大多数主动脉损伤发生在快速减速后，并且最常发生在峡部，所以关于撕裂病理生理学的传统讨论集中在固定的降主动脉和相对活动的心脏和大血管之间的相互作用上。然而，一些文献有关升主动脉、胸主动脉远端和腹主动脉损伤的描述表明其他机制也可能起作用。这些机制包括主动脉对脊柱的挤压、主动脉突然闭塞和主动脉压力增加导致的“水锤效应”。这些最近已在别处进行了总结。

对这种损伤的及时诊断至关重要。因为文献显示能够到达医院的病人，有 30%~50% 将在最初的 24h 内死亡。影像学是至关重要的，因为几乎没有主动脉损伤的外部迹象。虽然 CXR 的经典发现，如纵隔增宽、主动脉影模糊、NG 管偏离和右支气管移位都提示诊断，但它们不是诊断性的。螺旋 CT 断层扫描是其诊断的主要方法，具有快速诊断主动脉损伤，也可以快速评估身体其他部位的伴随损伤，灵敏度接近 100% 。经食管超声心动图、磁共振成像和血管内超声也都有报道，但尚不清楚是否有哪种方法可以像螺旋 CT 一样准确。

一旦确诊，主动脉损伤的处理几乎总是最及时的。一部分血流动力学稳定的患者已经接受了预期的严格的血压和心率控制治疗，或者因为这些患者有严重合并症，不能行手术修复，又或者因为他们的损伤很小。虽然数量较少，但这些患者处理得已经很好。尽管如此，明确主动脉很小的损伤是一个持续的过程，大多数患者需要在手术室接受治疗。在过去的十年里，随着胸部血管腔内修复变得越来越普遍，这一点已经明确。损伤导致不稳定的患者包括创伤性脑损伤、严重肺挫伤不能耐受单肺通气等，可能还需要一段时间的非手术治疗。但血管内介入治疗方法可以使这种情况大大减少。手术可能会延迟，直到进一步评估和使用 β 受体阻滞药和抗高血压药使患者病情稳定后，这些复杂患者的处理最终还是涉及麻醉的处理范围。

尽管我们取得了进展，但对北美 50 个创伤中心为期 2.5 年的前瞻性研究表明，总死亡率为 31%。所有到达危险期或在最终治疗前破裂的患者均死亡。手术患者的死亡率为 14%，截瘫率为 8.7%。这项研究是在血管内移植物被越来越多地使用之前发表的，所有接受手术的患者都进行了开放性修复。

开放手术修复通常从左后外侧高位开胸和某种形式的肺隔离开始，最典型的是双腔支气管导管（DLT）的使用。肺挫伤伴有缺氧的患者来说可能是一个巨大的挑战。本章前面回顾了各种肺隔离方法的利弊。麻醉医生必须做好准备，应对近端胸主动脉夹闭（有时在左锁骨下动脉的上方）引起的大规模血流动力学波动，处理好失血问题和伴随的损伤。有三种主要的外科修复方法，都是为了保护脊髓功能。第一种就是在传统的夹钳和缝纫技术的速度。这项技术的优点是简单，避免了体外循环中使用大剂量的全身肝素。体外循环从左心房（或肺静脉）到主动脉远端的转流涉及使用相对简单的离心泵系统，并且还最大限度地减少了肝素的使用。从股静脉插管部位到股动脉的转流需要在回路中使用氧合器，尽管肝素涂层管可以将剂量降至最低，但也可能需要高剂量的抗凝药。然而，如果患者有肺损伤，单肺通气可能不是最佳的选择，因此回路中有氧合器可能是有利的。尽管对无脑部损伤的患者短期抗凝治疗的担忧可能被夸大，但任何限制多发伤患者抗凝治疗需求的技术都是有利的。这些技术的利弊超出了本章节的范围，但麻醉医生必须熟悉本单位的操作规范，为外科医生首选的技术做好管理准备。虽然腰部脑脊液引流在闭合性主动脉损伤中尚未得到证实，但它的使用在胸主动脉瘤修复患者中具有预期的益处，可在稳定、合作的患者中予以考虑。即使在最好的条件下，开放性修复也会对患者的肺、心和神经系统状况产生不良影响。

近来，注意力主要集中在胸主动脉损伤的血管腔内治疗上。这种方法有许多理论上的优点。对于闭合性颅脑损伤患者，可以在没有显著肝素化和使颅内高压管理复杂化的大血流动力学波动的情况下进行，有时甚至可以在头高足低的体位下进行。也可在长骨损伤行牵引术的患者中进行，不需要肺隔离，避免体位改变，从而避免骨盆损伤患者加剧骨盆血肿。这些事实扩大了可治疗的患者群体，避免了治疗其他损伤而导致的延误。已发表的系列研究表明，与开放性修复相比，血管内治疗的死亡率降低，围术期并发症减少，截瘫发生率低甚至为零。截瘫率低可能与需要覆盖的胸主动脉阶段更短有关。当然，担忧依然存在。许多是技术性的，有些是专门为动脉瘤疾病在细节上采用了更好设计，这些设计好的设备可被放置在一个正常的、较小的胸主动脉中。病变靠近左锁骨下动脉处理起来也会有困难，在处理主动脉弯曲时也会有挑战。尽管如此，从开放修复到血管腔内治疗已经发生了巨大的转变。在 2008 年一项来自美国创伤外科协会的第二次研究显示，开放性修复从 1997 年的 100% 下降到 35%。这些数字反映了 18 个创伤中心的处理状况。支架移植物在整个国家的比例可能更低。尽管如此，研究中的手术相关死亡率和截瘫率大幅下降（从第一项研究到第二项研究，总体下降了 8.7%~1.6%）。血管腔内的设备［早期内漏、左锁骨下动脉损伤、左颈动脉闭塞（导致 CVA）等］仍然是一个问题。还缺乏对这些设备的长期随访，随着年轻创伤患者年龄的增长，它们的表现如何尚不清楚。这些患者还需要长期的，也许是终身的随访，以确保不会发生内漏。最后，还不清楚是否有一些设备应放置在主动脉损伤很小的患者身上，这些患者甚至根本不需要治疗。

尽管存在这些风险，也缺乏随机对照试验，但非随机对照试验正在将我们推向主动脉腔内修复的方向，血管外科学协会发布指南建议优先采用血管腔内修复术治疗钝性创伤性主动脉损伤。虽然大家承认缺乏随机试验，但也承认这种试验可能永远不会完成，尽管不完美，但现有的证据表明，在这些经常受到严重伤害的患者中，这种方法的创伤性小，适合应急使用。

肺挫伤

在接受手术的钝性胸部创伤患者中，高达 65% 的患者出现了肺挫伤的并发症。从长期后遗症的角度来看，最近的一项研究表明，70% 的患者在受伤后 6 个月会出现肺功能受损，并出现体质下降。症状包括呼吸急促、缺氧、高碳酸血症、喘息，有时还有咯血。CXR，甚至是计算机断层扫描的结果可能会落后临床表现几个小时。胸部超声有助于快速诊断，尤其是随着超声聚焦于创伤评估的扩展（extended focused assessment with ultrasonography for trauma, EFAST）。主要病理是由于肺泡毛细血管膜完整性的丧失，导致肺实质内和肺泡出血和水肿。表面活性物质产量减少，随后出现肺内分流。在急性呼吸窘迫综合征中，随着肺泡充满血液和水肿，肺的功能变小。疼痛会限制胸廓运动，并出现进行性肺不张。更糟糕的是，肺挫伤会导致真正的 ARDS。越来越多的证据表明，肺损伤本身是炎症性反应，局部炎症反应可能是导致急性呼吸窘迫综合征的原因。此外，肺部的即时炎症反应可能导致延迟的免疫抑制，容易引起患者出现感染。尽管类固醇具有抗炎症特性，但也不能推荐使用。

根据现有文献来做出具体的、有证据基础的建议是困难的。东方创伤外科协会（EAST）肺挫伤指南建议中也强调了缺乏单一的 1 级循证证据。2 级水平的建议包括对症处理，如最佳疼痛管理（尽可能使用硬膜外麻醉），避免强制性通气和过度积极的复苏。麻醉医生在手术室外对肺挫伤的主要作用将是协助处理疼痛。后面的章节将会详细讨论。手术室内的问题主要集中在液体和通气管理上。适用于急性呼吸窘迫综合征患者的肺保护通气策略运用于该患者要谨慎。因为肺泡过度膨胀以及肺泡的开放与塌陷会加剧炎症过程，其中包括手法膨肺和呼气末正压通气。复苏起始阶段应该不受到影响，但之后的液体管理应该仔细，尽力不增加血管外的肺水。虽然预测液体反应性（心输出量的改善）的动态评估似乎比 CVP 和 PCWP 的静态测量更好，但液体管理的最佳方法仍有讨论的余地。文献中提出的建议也可能有一定的作用。

钝性心脏损伤

钝性心脏损伤（BCI）是指一种广义的损伤，其临床意义与损伤的类型和严重程度相关。其病理生理影响由心肌撞击胸腔时能量的直接转移，心脏的快速减速，或由于胸骨和脊柱之间的心脏压缩引起。损伤的模式和病理生理影响将反映心脏损伤的细节和心动周期中心脏的位置。例如，心室在舒张末期最脆弱，瓣膜在关闭时最脆弱。即使是轻微的影响也可能导致心源性猝死，最常见的是室性心律失常。例如，心律失常是在 T 波峰值前复极脆弱时刻受到冲击引起。然而，大多数死于钝性心脏损伤的人需要更大的冲击力量。几乎每个你能想象到的伤害都可能发生，并且已经被描述过了。心脏可能被挫伤、撕裂或破裂（游离面或间隔）。冠状动脉可能会撕裂或形成血栓。心包因出血而导致心包填塞。最后，心脏是一块肌肉，当它被挫伤时，局部出血、水肿、甚至坏死会导致功能受损。挫伤部位出现膨胀时，心肌灌注受损，加剧心功能障碍。此外，心肌损伤导致患者受到折返机制的影响出现心律失常。值得关注的是，这些患者可能最初的 24h 无心律失常，但之后可能出现心律失常（在一个病例报告中可长达 6d）。最后，必须注意的是，即使没有直接伤害到心脏，心肌功能也可能受到严重损害。这在创伤性脑损伤患者中最常见。心脏损伤最常见的原因机动车碰撞事故。在死于钝性创伤的患者中，66% 有心脏或胸主动脉损伤（或两者兼有）。其中对右心房和右心室的损伤占主导地位。

了解病情的方法主要取决于他们的临床表现。从能够提供病史的患者那里获取病史，不仅可以通过详细描述的症状，还可以通过记录以前的心脏问题来提供有价值的线索，有助于避免急性和慢性疾病的混淆。体检不仅要关注心脏，还要关注相关的胸壁损伤，提高相关 BCI 的怀疑指数。包括胸部触痛、皱纹、安全带痕迹等。出现低血压、心音低沉、颈部静脉扩张或脉搏异常的 Beck 三联征表明存在心包压塞，需要紧急手术。

超声心动图是评估 BCI 患者的一个非常有用的工具，可以进行快速评估。FAST 已被证明在评估心包方面极其可靠，对于疑似心包填塞的患者，可以在不到一分半钟内完成，灵敏度高达 100%。正规超声心动图（经胸或经食管）是评估 BCI 患者血流动力学不稳定性的主要工具。血流动力学不稳定可能是由特殊病因引起，并需要特殊的处理，如果处理失败需要确定是否存在急性瓣膜功能不全、左向右分流的隔膜破裂、心脏破裂、挫伤引起的室壁运动异常、挤压伤引起的左前降支血栓形成或任何其他病理情况是至关重要的。尽管它在病重的患者中作为一种工具是有用的，但它不是一种具有成本效益的筛查工具。EAST 实践指南反映了大多数作者的观点和大部分文献，指出正规超声心动图对血流动力学稳定的患者很少有益，应给不稳定或临床问题无法解释的患者使用。这种说法的部分理由是，即使在通过超声心动图诊断为 BCI 的患者中，血流动力学稳定的情况下，随访 1 年后也没有出现需要治疗的损伤后遗症。事实上，BCI 面临的一个困难是评估和区分有严重胸部创伤的，以及这些没有 BCI 的初始症状患者是否存在 BCI 的风险（例如肋骨、胸骨骨折和肺挫伤的患者）。一项研究显示，肌钙蛋白 I 阴性和正常心电图的阴性预测值为 100%，表明这些患者不需要进一步观察或治疗。虽然心电图异常与 BCI 中出现需要治疗的并发症风险相关，但这种异常通常是非特异性的，对了解心肌损伤的病理生理机制没有帮助，因此也不能指导治疗。

麻醉医生对钝性心脏损伤患者管理很少有一个具体的概括内容，因为个体患者损伤模式不同，病理生理和治疗方法也各异。如前面所述，心室功能异常的确定通常是通过超声心动图来完成的。对心包填塞的临床警惕和对体征的理解有助于及时的诊断。事实上，Beck 三联征的所有三种迹象可能并不同时存在于严重低血容量的心包填塞创伤患者中。最常见的病因是右心耳破裂，其次是右心室破裂。这是在尸检和临床实践中发现的事实，尽管在临床中右心破裂的占比更高，推测可能是因为左心室破裂的高致死率。心包穿刺术作为一种诊断工具的使用频率低于过去，因为与 FAST 相比，并发症发生率更高，敏感性 / 特异性更低。对于不稳定的患者，如心包填塞，最好采用剑突下开窗或前外侧开胸术。

在钝性创伤中，心力衰竭可能由几种不同的病因引起。如上所述，挫伤可导致炎症、心肌内出血和细胞坏死，所有这些都会改变心室的顺应性及其收缩性。小血管血栓形成加剧了局部缺血可导致病情更加复杂。冠状动脉闭塞、撕裂和血栓形成已有文献报道。急性瓣膜功能不全也可导致心力衰竭。处理以支持治疗为主，包括基于损伤的适当的液体复苏、使用升压药和强心药。也有采用主动脉内球囊反搏的病例报告。由于大多数心脏挫伤涉及右心室，应避免出现使肺血管阻力增加的常见原因（如缺氧、高碳酸血症）。当出现肺挫伤时，增加的后负荷可能会恶化右心室功能。避免采用大潮气量进一步增加平均胸腔内压力。血管升压药有时不可避免的需要使用，血管升压药可以改善全身血流动力学状况，而不会增加肺血管阻力，但还没有得到证实。必须警惕心律失常的发生，但也没有必要进行预防性治疗，患者的管理可以按照高级生命支持方案进行。心律失常实际上是 BCI 患者中最常见的发现。如果在定义中包括窦性心动过速和心动过缓，那么大多数患者中都存在心律失常。相反，需要治疗的心律失常却很少。在一项涉及 2200 多名患者的大型荟萃分析中，只有约 2% 的患者出现了需要治疗的心律失常，其中一些是频发室性早搏，可能不值得进行药物干预。

胸壁损伤

对胸部钝性损伤患者进行最佳疼痛控制的基本原理并不复杂，其原因在于这些患者的高并发症发生率和死亡率以及目前公认的治疗方案。大约 10% 的创伤患者出现肋骨骨折，这是更严重损伤的标志。90% 的患者会出现其他相关性伤害，12% 的患者死于相关性伤害，35% 的患者有肺部并发症。孤立的连枷胸死亡率达 16%。七根或更多肋骨骨折的患者中死亡率达 30%。据报道，老年患者孤立性肋骨骨折的肺部并发症发生率为 36%，死亡率为 8%，可能与老年患者特别脆弱有关。年龄和肋骨骨折数量的结合显著增加了 65 岁以上患者的并发症发生率和死亡率，每增加一根肋骨骨折，肺炎风险增加 27%，死亡风险增加 19%。钝性胸部创伤的处理已经从稳定损伤的肋骨（通过正压通气的物理或“气动”）发展到充分的疼痛控制和胸部物理治疗。事实上，大多数肋骨骨折患者将主要采用下一节将要讨论的一种或多种方式进行治疗。然而，钝性创伤后肋骨骨折的手术固定重新引起了重视。事实上，美国东部创伤外科协会（Eastern Association for the Surgery of Trauma, EAST）最近的一项指南有条件地推荐部分连枷胸患者可采用肋骨切开复位内固定术（open reduction internal fixation, ORIF），同时也承认这种推荐的证据质量较差。

连枷胸

当胸壁的一部分与胸壁的其余部分失去机械连续性时，就存在连枷节段，也叫连枷胸。这个诊断的要点是至少有两根肋骨必须在两个地方（前部和后部）骨折。结果是连枷节段对胸膜压力的变化做出反应，因此随着吸入向内移动，而不是向外移动。呼气时情况正好相反。这样联合起来导致了该片段的矛盾运动。由此产生的病理生理学变化不仅来自矛盾的运动，还来自撞击造成的不可避免的肺损伤。这种损伤的严重性会导致这些患者高达 35% 的死亡率。连枷节段还经常伴有撞击相关的其他损伤，包括肺挫伤、导致气胸和血胸的肺撕裂伤，以及其他胸部和胸外结构的损伤。处理连枷节段本身不是一个学术问题，但首先必须决定治疗是否应该主要集中在连枷段本身（正压通气、手术固定）、疼痛引发的胸壁僵硬或潜在的生理学改变或三者的结合。通气不足、肺挫伤和换气不足引起的肺不张都在病理生理学中起作用。结果就是 V/Q 失配。因此，对这些患者的治疗与损伤本身一样复杂。在本章的其他部分讨论钝性胸部创伤中的肺挫伤、血胸和镇痛，而这里主要讨论连枷段的力学治疗。

连枷节段的最初治疗可能最终取决于其他潜在的损伤。例如，患者的其他损伤的严重性可能需要气管插管和正压通气。这将解决（暂时）由连枷段本身引起的胸壁机械性不协调运动。无创通气也越来越多地用于各种病因的呼吸衰竭。它具有理论上的优势，可以解决反常运动的后遗症和由此产生的 V/Q 不匹配，而不会出现插管并发症，数据显示在这类患者中支持采用这种方法。

肋骨骨折手术固定的概念并不是一个新的概念（第一次成功的报道是在 20 世纪 50 年代），并有一个崇高的目标。通气不足和疼痛引起的咳嗽会导致肺不张。肺不张也可能由反常的胸壁运动本身引起。这两种情况的结果都是低氧血症。此外，镇痛不充分可能导致肺痰液和其他分泌物清除受影响。结果通常导致肺炎、机械通气和重症监护室停留时间延长。如果手术固定可以改善疼痛，从而清除分泌物和机械胸壁活动障碍，将是非常有益的。评估外科手术的价值仍然非常困难。研究因样本量小而受阻，并包含了多种外科技术。同样，非手术治疗的标准化也因插管和气管造口阈值、镇痛策略、肺排痰方案、液体管理等的不同而有很大差异。然而，基于现有的证据，EAST 有条件地推荐对连枷节段患者谨慎地进行切开复位内固定手术（ORIF），虽然有一些证据，但证据水平较低。研究的目标虽然是降低死亡率，缩短呼吸机使用时间，缩短重症监护室住院时间和总住院时间，不过这些证据大多数是回顾性研究，具有高度异质性和较宽的可信区间，存在不精确性的问题。没有证据表明肋骨固定改善了疼痛。根据现有的证据，无法对非连枷状肋骨骨折的患者提出任何建议。根据作者的经验，这些固定大多是最近用肋骨板做的。因此，一般不需要在手术室进行肺隔离，麻醉医生的主要目标是根据潜在的肺病理学变化和最佳实践为患者提供保护性肺通气。

胸膜腔

胸膜腔是内层胸膜（覆盖每个肺）和壁层胸膜（覆盖胸壁）之间的潜在腔隙，充满的是一层薄薄的浆液。在创伤中，空气可以从外界（开放性气胸）或更常见的内脏胸膜破裂导致空气从肺或气管支气管中逸出而进入该腔隙。没有压力的胸膜腔进入空气后会导致各种临床表现，从无症状到严重的胸膜炎性胸痛、呼吸困难和呼吸急促。通过 CXR 就可获得诊断。少量的无症状的患者可以仅观察，大多数外伤患者实际上是需要放置胸管来处理。虽然由有经验的医生放置胸腔引流管的操作通常是简单的，但也会发生各种并发症，包括心脏损伤、肋间动脉损伤、肺实质损伤、胸膜外放置，甚至膈下放置导致腹内损伤和出血（脾、肝）。麻醉医师还应意识到，当进行正压通气时，保守治疗的气胸（或以前未诊断的气胸）可转化为张力性气胸（胸膜间隙中的加压空气）。当胸部创伤患者在插管后血流动力学明显恶化时，应把该诊断作为鉴别诊断的一部分。事实上，在决定观察治疗简单的气胸之前，应该有可能去手术室的需要也考虑在决策过程中。在进行正压通气之前是否需要胸廓造口放置引流管，不同的研究出现不同的结果，并且研究的数量较少。至少，将已知或疑似气胸的患者带至手术室进行处理之前，应向麻醉医生明确告知气胸的存在。当空气通过单向机制进入胸膜腔时，将会发生张力性气胸。这种可能性存在于肺实质损伤、气管支气管损伤或胸壁本身的损伤。如上所述，胸膜腔内的正压空气生理上可导致肺萎陷、纵隔移位以及 IVC 和上腔静脉受压，出现心输出量急剧下降。体征包括气管偏离、颈静脉扩张、单侧呼吸音和发绀（晚期发现）。同样如上所述，治疗的目的是立即缓解胸膜腔的压力。怀疑张力性气胸时，应先进行穿刺针减压，然后进行胸腔造口放置胸腔引流管。通常采用用 14 号针在锁骨中线的第 2 肋间隙完成。这种方法有损伤大血管的风险，并且该位置胸壁较厚，可能导致套管无法到达胸膜间隙。也有人（包括作者）主张通过第 5 肋间隙腋中线进行穿刺，在此处可能损伤的最大的血管是肋间动脉。

除了空气，血液在外伤时也会侵入胸膜腔隙。当出血持续或一开始就有大出血，同时伴有血流动力学不稳定时，应该行开胸手术，就像前面叙述的致命性 6 种并发症处理一样。导致这种严重情况的损伤，如果不是心脏本身受损的话，通常是肺实质的大撕裂伤或肋间、乳内动脉或大血管的损伤。常见的较小的血胸可表现出与气胸相似的多种症状，包括胸膜炎性胸痛和呼吸困难。体检时可发现呼吸声减弱和敲击声变实。根据临床情况，影像学检查包括胸片、eFAST 和胸部计算机断层扫描。站立位 CXR 的主要缺点是显示血胸所需的血液量，可能高达 400~500ml。便携式仰卧位摄片可能需要做两次。超声具有速度快、携带方便的优点，对血胸具有极好的灵敏度，但它缺乏计算机断层扫描提供的对胸腔更全面的评估。超声不能很好地显示纵隔和骨骼的损伤。计算机断层扫描为胸膜病变的创伤患者提供了具有极高的诊断价值。它的一个缺点可能是过于敏感，目前还不清楚如何处理最初胸部计算机断层扫描（CT）中发现的非常小的血胸。胸部 CT 扫描有助于确定放置胸腔引流管后 CXR 上的持续性模糊影，也有助于胸部创伤后期的随访。大多数血胸的最初治疗是放置胸腔引流管。EAST 限定这种推荐，告诫说是第 3 级证据。更确定的（1 级证据）是，在最初的放置胸腔引流管后出现持续模糊影的患者，可在 3~7d 内采用胸腔镜手术治疗，以降低脓胸的风险。

总的来说，创伤后残留血胸的诊断和最佳处理策略仍然存在问题。解决这一问题的目标不仅是预防脓胸，还应该预防纤维胸（限闭肺）。然而，血胸的保守治疗尚未得到很好的文献阐述，针对手术管理的相关风险必须制定个体化治疗。美国创伤外科协会（American Association for the Surgery of Trauma, AAST）的研究显示，近 1/3 的患者在首次胸腔放置引流管后接受了观察治疗，成功率为 83%。引流量小于或等于 300ml 也预示着观察的成功。总的来说，胸腔镜手术（VAST）作为主要治疗方法的成功率接近开胸手术（70% vs 79%），然而并发症发生率更低。鉴于美国创伤外科协会的研究为观察性质，在比较单独观察的成功率时还应谨慎。综上所述，根据 EAST 指南和 AAST 研究，采用 VATS 处理血胸还会继续甚至更早期的介入管理。

钝性胸部创伤的疼痛管理

从直觉上看，为胸部疼痛性损伤的患者提供镇痛非常重要，理想情况下可以改善预后。如何提供最佳的疼痛管理并不太明确。理想的方法应该是能够提供持久的止痛效果，让患者舒适地参与胸部理疗；有助于改善呼吸功能的动态测量；易于实施和管理；没有明显的副作用，并具有成本效益。目前还没有这样的技术或药物。现阶段的各种工具在特定的情况下都是有用的。每一种各有利弊，许多情况下各种工具可以相互补充。临床医生常常觉得一种技术可能优于另一种技术。应该结合临床情况，没有偏见地使用这些模式。必须认识到，在找到完美的解决方案之前，虽然一些工具可能比其他工具更有价值，但在繁忙的创伤中心，还需要许多工具来优化患者的管理。接下来将回顾各种镇痛模式，以及它们的优势和劣势，及相关文献。

全身麻醉药仍然是钝性胸部创伤患者疼痛管理最普遍的方式。通过开处方，就可以给患者口服、贴皮或静脉注射。程序简单，价格低廉。改善视觉模拟疼痛评分，提高肺活量。然而，与硬膜外镇痛相比，患者可出现 CO_2 潴留，较低的 PaO_2，不能改善最大吸气压力。还会导致呼吸抑制、抑制咳嗽和增加镇静作用。

胸膜内麻醉包括通过留置胸廓造口管或放置专用胸膜内导管将局部麻醉药注入胸膜腔。该技术是一种单侧的方式，几乎没有血流动力学影响。然而，理论和实际的缺点有很大的差距。通过胸管注入局麻药需要将其夹紧，以将药物保留在胸膜腔内，导致出现张力性气胸的风险。血胸可能还会损害胸膜对局麻药的吸收。胸腔内注入局部麻醉药还有导致的血浆局麻药浓度过高的担忧。膈神经麻痹和霍纳综合征也有报道。此外，在没有胸廓造口管的患者中放置胸膜腔内导管有并发气胸的风险。导管相对于肋骨骨折的位置、骨折肋骨的数量以及患者的体位都可能影响该技术的疗效。随机对照方式（尽管数量较少）比较了硬膜外镇痛和胸膜腔内注射局麻药两种方法的效果，胸膜腔内导管提供的疼痛缓解较少，麻醉药物剂量使用较多。然而，硬膜外镇痛改善了吸气负压和潮气量。该作者认为连续硬膜外阻滞优于胸膜内阻滞。虽然有报道成功地使用了该项技术，但最近一项小规模研究表明，与全身麻醉药相比，硬膜外阻滞也没有任何益处。最终，各种不确定因素影响该技术的使用，而且作用持续时间短，缺乏显著疗效的一致数据以及潜在的并发症严重限制了该技术在临床实践中的应用。

肋间神经阻滞在钝性胸部创伤患者中的使用并取得成效的历史已经很悠久。该技术包括在损伤点附近和损伤肋骨上、下各肋间注射局麻药阻滞肋间神经。虽然有作者主张在靠近腋中线处进行阻滞，以确保阻滞肋间神经的外侧和前侧皮支，但这仅在需要皮肤镇痛时才是必要的。这种阻滞是单侧的，不会有血流动力学的影响。肋间神经阻滞已被证明可提高呼气流速峰值以及改善动脉血氧和二氧化碳张力，但这些作用仅持续数小时。尽管如此，Shangti 的研究显示，绝大多数创伤患者只需要一次或两次注射。肋间神经阻滞没有镇静作用。这项技术仍然有一定的局限性。触诊骨折的肋骨疼痛感明显，而且由于肩胛骨的原因，在较高水平的肋骨进行神经阻滞可能会有技术困难。更令人担忧的是，在 Shangti 的研究中，每一个肋间神经阻滞的气胸发生率为 1.4%，导致每个患者的总发生率为 8.7%。对于多根肋骨骨折的患者，需要多次注射，这不仅增加了气胸的风险，还增加了局麻药的毒性和操作疼痛的风险。肋间放置导管的报道较少，放置的解剖终点不明确，保持导管的位置不容易移动也是一个挑战。最后，由于该操作简单，对于有硬膜外或椎旁神经阻滞禁忌或不成功的患者，尤其是在有导管胸廓造口术的患者中，它们仍然是一种可行的选择。

采用单次和持续输注局部麻醉药的椎旁神经阻滞目前正在兴起。在胸部创伤和胸外科文献中都有广泛报道。掌握这项技术的专业领域比硬膜外麻醉更有限，但理论上的优势可能很快会改变这一点。目前对这项 100 多年前就报道过的技术越来越感兴趣，并开始讨论这项技术在胸外科和胸部创伤领域取代硬膜外镇痛的可能性。因为这项技术涉及肋间神经、背支和交感神经链的阻滞，产生密集的感觉和交感神经阻滞。与硬膜外镇痛相比，椎旁神经阻滞是单侧的（尽管无意的硬膜外注射是一种潜在的并发症），低血压发生较少。据报道，该项阻滞操作简单，尽管将导管置入椎旁间隙困难较大，但仍可能比胸段硬膜外阻滞更容易放置导管。而且还有其他的一些优势。与硬膜外镇痛相比，尿潴留发生更少，预期呼吸抑制和瘙痒更少，可能与没有硬膜外镇痛常用的阿片类镇痛药有关。甚至对这些镇静、机械通气的患者也可以安全放置椎旁阻滞导管。面对轻度凝血障碍或使用低分子量肝素预防深静脉血栓，放置椎旁阻滞导管理论上和放置硬膜外导管一样的严格禁止。此外，许多钝性胸部创伤患者伴有任何的椎骨损伤都是硬膜外操作的禁忌证。在一项被经常引用的研究显示，椎骨骨折的存在是硬膜外麻醉最常见的排除标准，是其他排除标准的两倍多。椎骨损伤患者可能不是放置椎旁阻滞导管排除标准的必要条件。例如，很难想象腰椎横突骨折是椎旁阻滞或椎旁放置导管的禁忌证。现在很多报道超声引导下放置导管技术，可能使这项技术更安全和更容易。最后，椎旁阻滞确实有效。它已被证明可以改善疼痛、床旁测定的肺活量和血气指标。在一项涉及 15 名患者的小型研究显示椎旁阻滞与硬膜外镇痛一样有效。遗憾的是，目前在创伤患者身上只有这些小样本量的病人在比较两者之间的技术。如果把这项技术用在开胸手术患者中，椎旁放置导管也可能做得很好，但由于数据有限，这种推测可能有效，也可能无效。

椎旁阻滞仍然存在一些挑战。最明显的就是当前操作者对该技术的熟悉程度。其次，这项技术有一定的复杂性。例如，在 Karmakar 研究的 15 名患者中，有一名患者因单侧肋骨骨折而放置了连续的椎旁阻滞导管，导管无意中放在了硬膜外腔，直到给予大量的局麻药后才得到重视。这个患者开始就出现低血压。有 20% 的病人有双侧镇痛。尚不清楚这是硬膜外扩散还是扩散到对侧椎旁间隙，但这些事实加上气胸和胸膜内放置有一定的发生率，使得导管的放置位置不太确定。放置失败率也高达 10%，血管穿破为 3.8% 。硬膜穿刺和蛛网膜下腔注射也有报道。Mohta 最近的研究显示，接受椎旁阻滞的 15 名患者中出现了 1 名可能因局麻药中毒而出现癫痫发作。当然，严格注意剂量是必要的，尤其是双侧肋骨骨折的患者考虑使用双侧导管。

最后，随着对该技术的熟悉程度的提高，椎旁阻滞在钝性创伤中的应用可能会获得更广泛的认可。有许多理论上的优势，其中一些已经在小规模试验中证实。超声引导可以增加这项技术的安全性。虽然创伤患者的数据目前仍然有限，但这项技术无疑将变得更加普遍。目前，它的实用性受到需要更加专业的技术和有双侧肋骨骨折患者的限制。

相比其他疼痛管理方式而言，硬膜外镇痛仍然是疼痛管理的标准方式。它的理论优势数不胜数。几乎可以立即缓解双侧疼痛。没有全身麻醉药带来的镇静作用，因此患者可以主动排痰。可以增加功能性残气量、肺活量、潮气量以及肺的顺应性，减少连枷节段的矛盾运动，增加 PaO_2。两项前瞻性研究比较了静脉镇痛和硬膜外镇痛的效果。一项研究显示，硬膜外镇痛患者组中，医院获得性肺炎的发病率和机械通气的持续时间显著降低。另一项研究结果显示，呼吸机使用天数减少，重症监护室住院时间缩短，总住院时间缩短。而且气管造口术发生率较低并可获得更大的潮气量。这些结果是作者没有假设硬膜外最有效的情况下获得的，表明硬膜外技术可能更有效。前一项研究仅使用硬膜外镇痛，而后一项研究没有提出硬膜外方案的标准化。目前没有文献报道病人自控的硬膜外镇痛（patient-controlled epidural analgesia, PCEA）或程序控制的间歇硬膜外推注（programmed intermittent epidural bolus, PIEB）在改善创伤病人的疼痛控制情况，就像产科病人的镇痛。胸外科文献中也有证据表明，局部麻醉药和阿片类药物联合使用比单独使用更有效。硬膜外麻醉甚至也可以调节胸部创伤患者的免疫反应。

尽管有上述数据和 30 年的经验，但仍然只有两项随机对照研究比较了硬膜外疼痛管理和静脉镇痛在改善结局方面的影响，而且这两项实验都是小型研究（46 项入选的研究中已经是最大的 2 项）。这些研究的样本量实际上指出了硬膜外镇痛的一些问题。例如，在 Bulger 超过 3.5 年的研究中总共纳入 408 名患者，其中 282 名患者符合排除标准，80 名患者未获得同意，剩下 46 名。作者自己承认，他们在登记时已经相当保守（排除了所有脊柱骨折的患者）。关键是，即使该研究中的排除标准被放宽，许多能够从硬膜外获益的患者也不能接受硬膜外镇痛。例如，腰椎横突骨折患者可以接受硬膜外麻醉，而没有明显的额外风险。但其他排除标准仍保持不变（包括血流动力学不稳定、凝血障碍、精神状态改变）。硬膜外镇痛可导致低血压，尤其是容易发生在低血容量患者或在大剂量给予局麻后。硬膜外感染也有报道。疼痛患者中硬膜外导管放置尤其困难。最后，局麻药和阿片类药物的硬膜外组合会导致瘙痒、恶心、尿潴留和呼吸抑制。

钝性胸部创伤患者疼痛管理的目的是双重的。首先，也是最明显的，疼痛控制本身就是目的。在任何情况下，病人的满意和舒适度应该是麻醉医生的目标。通过减轻疼痛来改善呼吸功能，同时也改善结果。如果能够改善浅呼吸和咳嗽不良导致肺不张、痰液潴留、功能残气量（functional residual capacity, FRC）降低和 V/Q 不匹配导致缺氧恶化的循环，就有希望减少患者插管概率，避免随之而来的所有并发症。这些并发症包括需要镇静、呼吸机相关肺炎、深静脉血栓、营养缺乏的可能等。老年人尤其容易受到这一过程的沉重打击。硬膜外导管和椎旁阻滞似乎提供了最好的疼痛控制，尽管它们的作用仍然是一个有争议的话题，目前对它们的理解也在不断的发展。两种方式各有优缺点，治疗必须因人而异。例如，如果患者能够达到 12~15ml/kg 的肺活量，而没有静脉镇痛带来的显著镇静作用，则可能不需要侵入性操作。每个机构都有规范的治疗方案来指导。应该注意的是，文献并没有提到使用其他全身性药物来控制疼痛。关于在胸部损伤中使用非甾体抗炎药或对乙酰氨基酚的数据很少。尽管如此，它们仍经常用于肋骨骨折的门诊治疗，作为多模式镇痛的一部分，将它们纳入无禁忌证患者的管理是合理的。图 51.11 显示了作者所在机构协议的修改版本。它可以作为希望解决医院最佳疼痛控制问题一个模板。即便有适当的方案，临床医生也必须意识到患者的临床表现和镇痛要求各不相同。可以根据该指南进行个性化的疼痛管理治疗。

由于没有完美的镇痛药，而且手术的固定可能有作用，但显然不是万灵药，并且认识到钝性创伤在不同人群中是一个不同的实体，因此改善这些患者处理的最佳方法可能是采用全局的方法。这个领域还处于起步阶段。在作者的机构，已经实施了一项协议，为这些患者的处理制定了标准方法。它定义了重症监护室入院的标准，强调疼痛控制和帮助排痰的作用。所有 45 岁以上有四根或四根以上肋骨骨折的病人和 65 岁以上有两根或两根以上肋骨骨折的病人都被送入重症监护室。当疼痛不能被自控镇痛泵和酮咯酸（镇痛药）很好地控制，导致咳嗽和激励性肺活量测定表现不佳时，应尽早咨询麻醉服务部门以进行硬膜外镇痛。在一项回顾性研究中，可导致老年患者死亡率大幅下降（9% vs 24%），而费用却没有大幅增加。正如本专业的趋势一样，对不断发展的证据给予持续的验证将为这一临床困境指出一条标准化的途径。

临床病例讨论

病例：患者，男性，27 岁，颈底部被刺伤，从三层楼建筑的顶部摔下。他醉醺醺地来到急诊室，清醒并有激惹。血流动力学稳定。既往无殊。呼吸

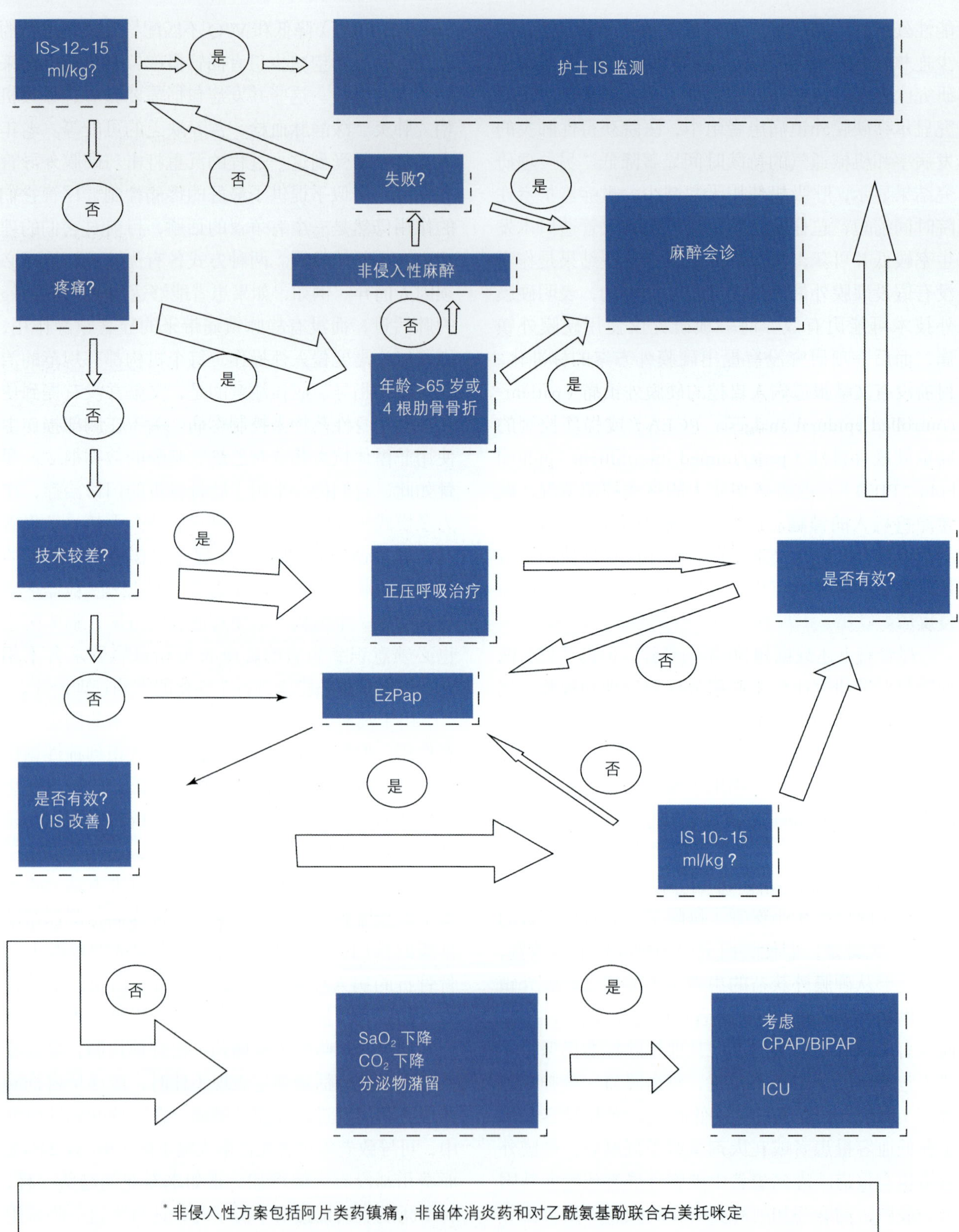

图 51.11 胸部钝性损伤患者的疼痛管理方案模板。麻醉会诊可能会进行药物调整或多种神经阻滞，包括前锯肌平面阻滞、椎旁神经阻滞或硬膜外阻滞。IS. 肺活量

极度急促、焦虑，而且自诉呼吸急促。咳出了少量的血。戴着颈托。第二次检查发现他患有皮下气肿。

问题

1. 麻醉医生的顾虑什么？
2. 插管前是否应该进一步影像学检查？
3. 应该放置什么气道装置？
4. 该用什么技术给病人插管？

考虑到损伤的机制以及皮下气肿和咯血的存在，麻醉医生应该关注气道的损伤。虽然在理想条件下，清醒下纤维气管镜引导插管是首选，但所呈现的情景描述了一名患者处于呼吸窘迫中，不能参与清醒下纤维气管镜插管。显然需要紧急控制气道的患者无需进一步影像学检查。保持颈椎稳定的快速序贯性诱导插管仍然是控制气道的标准操作，应立即进行。插管后应严格注意患者的血流动力学，因为在这种情况下可能会有假定的气胸转化为张力性气胸。尽一切努力小心放置气管导管，以免破坏气管的潜在损伤。

场景继续：患者成功插管，由于右胸呼吸音降低，在右胸放置一根胸腔引流管。发现大量的空气泄漏。随后行 CXR 检查。

图 51.12 CXR 显示患者右侧气胸，胸腔引流管和气管导管位正确。

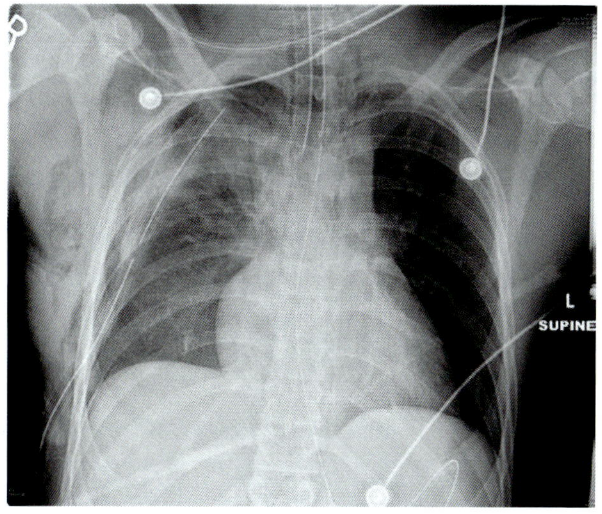

图 51.12　胸部 X 线片显示，尽管胸腔引流管位置正确以及气管导管也位于隆凸上方，但患者仍有持续性右侧气胸

问题

1. 对这个病人的下一步评估是什么？
2. 麻醉医生如何管理胸腔漏气？
3. 病人被带到手术室进行外科手术修复，怎样进行肺隔离？

患者应接受纤维支气管镜检查，以确定气管损伤，可能的情况下将气管导管的套囊移到撕裂下方处。该患者还接受了胸部 CT 扫描，显示气管后部撕裂。CT 扫描还显示右侧持续气胸以及皮下气肿。最后，CT 显示右侧背部第 5 肋骨骨折（图 51.13）。

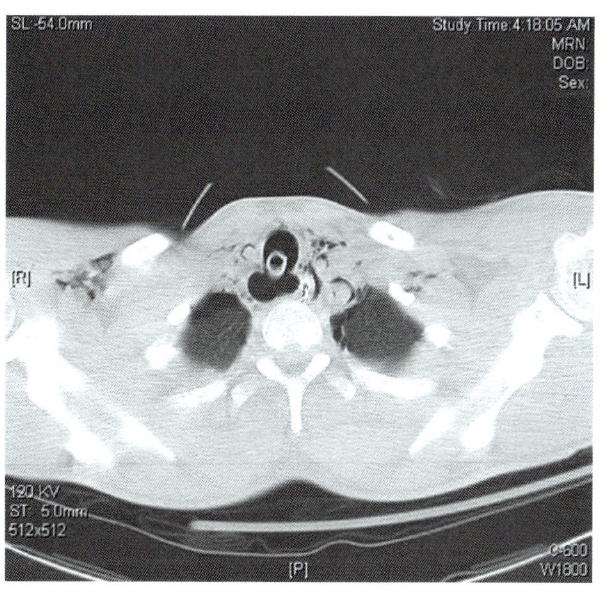

图 51.13　胸部 CT 扫描显示气管后膜撕裂，皮下气肿，持续右侧气胸

这个患者肺隔离的第一选择是通过原气管导管放置支气管阻塞导管。可以防止通过更大更硬的装置来穿过损伤引起的进一步气管损伤。此外，患者还没有排除颈椎的损伤，应尽最大限度地减少颈部的活动。该患者被带到手术室进行手术修复损伤，如图 51.14 所示。

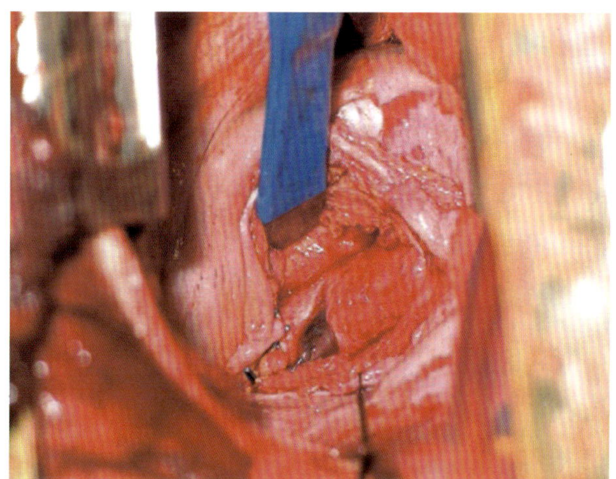

图 51.14　气管后膜撕裂胸腔镜外科手术术中所见

问题

针对该患者，你考虑在手术结束时拔除气管导管吗？

你怎么控制该患者肋骨骨折的疼痛？

这两个都是难题。一般来说，尽一切努力尽快拔除气管修复手术患者的气管导管。控制肋骨骨折的疼痛有一定的困难。如果患者清醒，拔管后也配合，可以考虑硬膜外镇痛。否则，椎旁神经阻滞或椎旁放置导管可能是一种选择，因为肋骨骨折是单侧的。

第十四部分

术后管理

第 52 章　胸科术后加速康复（ERAS）

Emily G.Teeter，Gabriel E.Mena，Javier D. Lasala，Lavinia M.Kolarczyk　著
周建文　译　徐益萍　校

要点

- 加速康复外科 (enhanced recovery after surgery, ERAS) 采用一系列优化措施，以减少手术患者围术期应激反应，减少潜在并发症，达到快速康复目的。
- ERAS 的核心宗旨贯穿整个围术期。
- ERAS 的术前组成部分包括患者教育，"预康复"以及对潜在基础疾病如慢性阻塞性肺疾病 (chronic obstructive pulmonary diseases, COPD) 和贫血的优化。
- 术中应考虑非阿片类药物多模式镇痛、微创技术、避免水钠潴留、保护性通气策略以及限制导管和引流管的使用。
- 术后应尽早活动、开始肠内营养、拔除导管和引流管。
- 虽然 ERAS 在某些领域已经比较成熟，但在胸外科中 ERAS 仍是一个相对较新的概念。
- 为了取得成功，ERAS 必须得到团队所有成员的支持，包括术前、术中和术后所有人员。麻醉医生在 ERAS 的成功中发挥着重要作用，患者在他们的治疗指导下也成为 ERAS 积极的参与者。

引言

加速康复外科（ERAS）的概念是由 Kehlet 在 20 世纪 90 年代末提出的。它是一种融合多学科的综合治疗方法，旨在减少手术患者围术期应激反应，减少潜在并发症，达到快速康复目的。从系统的角度来看，ERAS 目的在于缩短住院时间，提高患者满意度以及降低医疗成本。对于肿瘤患者，更快的术后恢复意味着可以更早开展有计划的放化疗，或者说是返回进行肿瘤治疗疗程。对于传统的临床治疗来说，ERAS 是一种挑战，它强调在整个围术期都要应用有最佳循证依据的治疗措施。

美国及其他国家的医疗保健系统已将 ERAS 理念应用于多种外科手术患者。由于医疗报销从按服务收费模式转变为基于医疗价值的模式，人们越来越重视医疗质量、改善结果和降低成本。ERAS 可促进高品质的治疗护理，因为 ERAS 原则可促进早期生理恢复、改善疼痛管理和早期出院。

在过去的二十年，胸外科快速方案以及 ERAS 与心外科快速方案共同发展，这可能是因为心外科与胸外科之间临床领域有所重叠所致。在 20 世纪 90 年代，因为促进了术后早期拔管并降低了重症监护室的成本，心外科快速康复方案得到推广。心脏手术后早期拔管有助于减轻长时间机械通气的不良影响。一些心外科快速康复方案包括手术结束时在手术室拔除气管导管。这些心脏手术快速康复方案的成功影响了其他心胸手术中路径的演变，包括肺切除手术和食管手术。

在 2008 年，Muehling 等对胸外科术后快速治疗方案与保守治疗方案进行了一项前瞻性、随机、对照研究。传统对照组禁食 6h，术中肋间神经阻滞，术后静脉自控镇痛。术后第二天开始肠内营养和下床行走。快速组患者术前禁食 2h，采用硬膜外镇痛，手术后当天晚上开始进行肠内营养和活动。研究的主要观察指标是术后肺部并发症，包括肺不张、肺炎、长时间漏气和胸腔积液。研究发现，对照组术后肺部并发症发生率为 36%，快速组术后肺部并发症发生率为 7%（P=0.009）。本研究的总体发病率或死亡率未见显著差异。

2009 年，Das-Neves-Pereira 等发表了他们 5 年的研究成果，研究对象是保留自主呼吸的开放性肺叶切除术后接受快速康复治疗护理的患者。比较术后并发症和住院时间，结果表明，非快速康复计划组的患者，术后并发症发生率较高，同时住院时间较长。尤其重要的是，患者术后早期活动是预测术后并发症发生率的独立因素。

在食管手术中，有证据表明快速方案可以改善

炎症指标。Chen 等证明食管手术快速方案可以促进食管癌患者术后临床恢复，并有效抑制患者术后免疫系统释放炎症因子。与开胸手术相比，胸外科微创手术患者细胞因子释放较少，对白细胞功能影响较小，因此对免疫系统的影响也相对更小。然而，其对临床结果转归的影响尚未得到证实。Findlay 等首次系统地回顾了食管切除术的 ERAS 治疗方案。综述表明，食管切除术 ERAS 治疗方案是安全可行的，同时可能对高危人群有益，这点需要进一步证明。

ERAS 概述

加速康复外科［ERAS（R）］协会和美国加速康复协会（American Society of Enhanced Recovery, ASER）对多种外科专科的 ERAS 路径核心组成部分进行了阐述（表 52.1）。核心部分内容包括患者术前教育，术前 2h 内可以进食碳水化合物，非阿片类药物多模式镇痛，尽可能施行微创手术，避免水钠潴留，术后尽量早期活动、早期进食，以及限制使用并早期拔除导管和引流管。此外，还强烈建议避免胃肠道准备。ERAS 协会已针对多种外科手术发布了具体指南，包括减肥手术、结直肠手术、妇科手术、胰腺手术、泌尿外科手术、肝脏手术和头颈手术。胸外科手术 ERAS 路径仍处于起步阶段，目前因为临床证据有限，在临床医疗实践中还存在不确定性。

胸外科手术的 ERAS 理念：基本原理

胸外科应用 ERAS 理念是比较谨慎的，因为胸外科患者是围术期并发症发生的高危人群。胸外科患者往往年龄较大，并且合并多种疾病，包括慢性阻塞性肺疾病（COPD）、高血压和冠心病。胸部手术患者也更有可能是现在或既往有吸烟史的人。这些患者自身的因素会延长住院时间，增加围术期并发症和死亡率。

虽然胸外科的 ERAS 仍是一个较新的概念，但最新的文献已经证明在肺叶切除术、胸腔镜手术（video-assisted thoracoscopy, VATS）和食管癌手术中 ERAS 理念的应用。胸外科 ERAS 临床路径的术前部分侧重于降低和优化风险，其中包括戒烟、加强营养和改善肺功能。ERAS 临床路径的术中组成部分包括非阿片类药物多模式镇痛和预防术后肺部并发症的干预措施。手术后部分包括预防常见的并发症，如低氧血症、谵妄和疼痛。

胸外科手术的 ERAS 理念：术前准备

手术应激与功能状态的急剧下降有关，通常恢复缓慢（图 52.1）。“预康复化”是一个术语，用来描述患者术前的身体状况和功能状态的优化，以促进对手术应激的耐受，并使围术期过程顺利。康复训练的核心部分包括锻炼、营养咨询和减压。具体到胸外科手术，术前干预应侧重于鼓励戒烟，纠正贫血，减轻合并症，改善肺功能和营养状况。此外，更应该着重强调患者术前教育、明确的预期效果沟通以及让患者积极参与自身治疗护理。

就像耐力赛的训练一样，康复训练旨在优化生理储备，以应对手术对身体和心理的伤害。虽然康复治疗有直观的意义，但目前有关发病率、死亡率和住院时间的文献报道的结果是不一致的。

一项关于进行了骨科手术、心脏手术和腹部手术的 12 名患者随机对照试验的综述报告显示，参与术前康复训练计划的患者住院时间与术后肺部并发症均减少。一项类似的对胸部手术患者术前康复训练的系统回顾发现，康复训练对身体健康、运动能力、手术后并发症和住院时间都有有益的影响。相

表 52.1 ERAS 核心内容

术前	术中	术后
患者术前教育	确定目标血压	非阿片类药物多模式镇痛
碳水化合物摄入量	预防性使用抗生素（根据 SCIP 准则）	尽早活动
多模式镇痛	标准化麻醉方法	尽早拔除鼻胃管
静脉血栓预防	非阿片类药物多模式镇痛	尽早拔除导尿管
避免胃肠道准备	避免水钠潴留	尽早停用静脉补液
		早期肠内营养

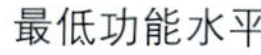

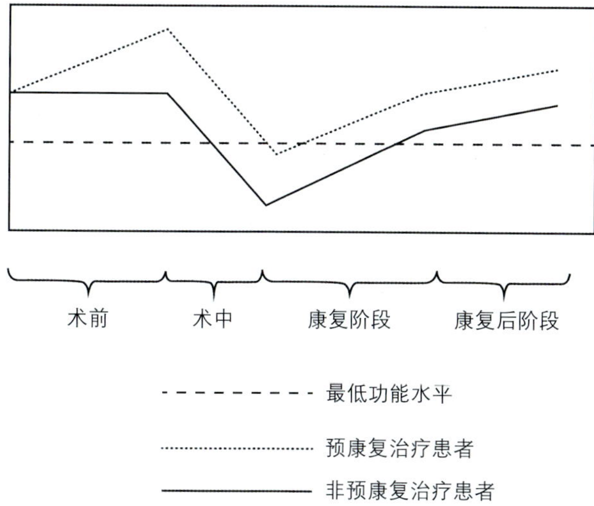

图 52.1　术前是否进行优化的患者机体功能差别（“预康复化”）

反，Lemanu 对 8 项随机对照试验的回顾发现，只有一项研究证明了康复训练是有益的。有趣的是，在一组接受冠状动脉旁路移植术（coronary artery bypass grafting, CABG）手术的患者，确实体现出了益处（与对照组相比呼吸参数下降较少）。

在传统的观念里，在手术后才开始康复训练，但术前做好康复训练是有好处的，虽然其具体机制尚不清楚。Gillis 等进行了一项前瞻性、随机对照试验，比较接受结肠切除术的患者的术前康复和标准术后康复。两组都参加了有氧和阻力运动、营养咨询和放松运动。术前组和术后组其功能有改善，但统计结果没有明显差异。虽然专门研究胸外科手术的数据很少，但一项针对 82 名从诱导化疗期间开始肺康复训练的患者围术期进行随访记录的研究发现，术后一秒用力呼气量（forced expiratory volume in one second, FEV1）和用力肺活量（forced vital capacity, FVC）总体上有改善，高危患者（吸烟者和基础肺功能差的患者）改善最为明显。然而，这是一项观察性研究，并没有设立对照组，所以他们无法显示出术前康复训练的优势。迄今为止，在胸外科人群中尚无随机对照试验证明完成术前康复训练的患者的肺部并发症、住院时间或发病率 / 死亡率有所降低。为了明确术前康复训练对胸外科术后患者快速康复的作用，尚需要进行进一步的研究。

优化合并症的治疗

胸外科患者是临床中最复杂的患者之一，部分原因是伴随呼吸系统疾病和较高比例的长期吸烟率。通常，患者在癌症诊断后不久就安排进行肺切除手术，这就没有太多时间来改善合并症。具体地说，COPD 是胸部手术患者的常见合并症，也是术后肺部并发症的独立危险因素。对于 COPD 未经治疗或控制不佳的患者，应考虑使用长效支气管扩张药和（或）吸入类固醇激素。如上所述，围术期呼吸道理疗可以改善 FEV1和 FVC，这样一些可能本来不适合手术的患者可以重新考虑进行手术。其他并存的疾病，如高血压和糖尿病，应该在不延误手术的情况下尽可能积极地治疗。术前评估门诊可以为胸外科患者术前管理提供全面的评估和建议。

营养

围术期营养不良会造成不良后果，如伤口愈合延迟，肌无力导致呼吸道并发症增加，恢复时间延长。癌症患者容易营养不良，其中食管癌患者由于伴有吞咽困难和胃肠道梗阻症状，其营养不良风险尤其高。最近颁布的指南，如欧洲营养和代谢协会指南，建议患者在术前阶段进行营养不良筛查。目前有多种营养不良风险分层评估工具，包括主观全局评估（subjective global assessment, SGA）和 2002 年营养风险筛查。高风险患者应接受营养咨询和补充。接受肺切除手术的患者中，多达 28% 属于高风险类别，即 6 个月内体重减轻 >10%~15%，体重指数 <18.5kg/m^2，SGA C 级，或血清白蛋白 <30g/L。没有意外情况的话，大多数食管切除术患者应被视为是高风险患者，并且会从术前积极的营养支持中受益。尽管迄今为止尚无专门针对术前纠正营养不良对肺切除或食管切除术患者影响的研究，但仍建议进行此类干预。有小型实验研究了术前免疫营养素和微量营养素补充剂（如 α - 酮戊二酸和 5- 羟甲基糠醛）对非消化道疾病或非小细胞肺癌患者的影响，发现减少了感染并发症以及在 ICU 和住院的时间。然而，专门针对食管癌患者补充微量营养素的随机对照实验尚未发现任何益处。

贫血筛查

贫血，定义为血红蛋白浓度女性 <12g/dl，男性 <13g/dl，是一种常见的术前检查发现，与发病率和死亡率的增加有关。除非绝对必要，否则通常尽量避免输血，因为它存在输血反应、感染、免疫

抑制和癌症复发的风险。除输血外，术前纠正贫血的其他策略包括补铁和使用促红细胞生成素；然而，由于癌症诊断与手术之间间隔时间较短，在施行这些治疗时存在限制。但无论如何，贫血症状在开胸手术前应尽可能多地检查和纠正。

吸烟

美国人口中吸烟人口比例约占 20%，在胸外科手术患者中比例甚至更高。吸烟者术后发生并发症的风险明显高于不吸烟者。吸烟会增加术后 30 天死亡率、肺部并发症、主要心血管不良事件和伤口感染。尽管戒烟的最佳时机仍存在争议，但术前戒烟确实可降低术后并发症发病率和死亡率。目前，文献并不支持以前的观点，即手术后 2 个月内戒烟与术后肺部并发症的反常增加有关。根据 NICE 指南，无论手术如何安排，均建议患者在手术前戒烟。在戒烟方法中，随机对照实验还未有一个公认的最佳方案。

胸外科手术的 ERAS 理念：术中管理

镇痛

多模式镇痛包括使用具有不同作用机制的非阿片类镇痛药，它们的协同作用在缓解疼痛的同时减少与镇痛相关的不良反应。可用于胸外科手术的镇痛方法包括区域或局部镇痛技术，如胸段硬膜外镇痛（thoracic epidural analgesia, TEA）、椎旁阻滞（paravertebral block, PVB）、肋间神经阻滞（intercostal nerve blocks, ICNB）和切口浸润麻醉。此外，对乙酰氨基酚、非甾体抗炎药（non-steroidal anti-inflammatory drugs, NSAIDs）、环氧合酶-2（cyclo-oxygenase-2, COX-2）特异性抑制药和镇痛辅助药物，如类固醇、氯胺酮、α_2 激动药和加巴喷丁类化合物（如加巴喷丁和普瑞巴林）也可用于术后镇痛。理想的镇痛组合应能降低运动引起的疼痛强度（如咳嗽和下床时），同时避免镇痛相关的不良反应，并改善预后。

加巴喷丁类化合物，即加巴喷丁和普瑞巴林都已被证明可有效预防开胸术后疼痛综合征。COX-2 抑制药和 NSAIDs 在胸外科手术后已证明可有效治疗同侧肩痛。已证明 α_2 激动药右美托咪定可减少胸外科患者的阿片类药物使用。

减少围术期使用阿片类药物的区域麻醉技术包括胸段硬膜外镇痛、椎旁阻滞、肋间神经阻滞和前锯肌平面阻滞。从历史上看，开胸手术疼痛管理的黄金标准一直是胸段硬膜外镇痛。硬膜外麻醉良好的镇痛已被证明可以减少术后肺部并发症，并防止长期的慢性开胸术后疼痛综合征。但是，与 TEA 相关的风险仍然是一个需要持续关注的问题。这些风险包括低血压、尿潴留、硬膜外脓肿和硬膜外血肿。从理论上讲，这些技术全身性副作用较少，因此，人们越来越多地将区域麻醉技术用于胸外科手术。

胸段 PVB 也被认为是一种安全且同样有效的胸外科镇痛方法。Cochrane 最近的一篇综述比较了 TEA 和 PVB 在择期开胸手术中的镇痛效果、主要和次要并发症的发生率、住院时间和成本效益等方面的优势。从这篇综述中得出的结论是，PVB 与 TEA 对开胸手术引起的急性疼痛同样有效，并且 PVB 降低了通常与 TEA 相关的轻微并发症的风险。在住院时间和成本效益方面尚没有足够证据证明有差异。

随着脂乳剂丁哌卡因（Exparel®，Pacira Pharm Pharmticals，Parsippany，新泽西州）的引入和胸外科 ERAS 途径的日益普及，人们开始对肋间神经阻滞（intercostal nerve blocks, ICB）用于胸外科手术镇痛有了新的兴趣。ICB 的优点包括容易进行阻滞，可在外科医生直视下进行阻滞，血流动力学风险发生率较低，安全性较高。脂乳剂丁哌卡因还有另一个优点，它在不需要放置留置导管的同时还能提供长达 96h 的镇痛效果。脂乳剂丁哌卡因用于周围神经阻滞尚未得到 FDA 的批准，但一项 108 名患者将 Exparel® 用于 TEA（n=54）和 ICB（n=54）进行了肺切除手术的回顾性研究表明，脂乳剂丁哌卡因具有良好的安全性。

作者发现，在使用 Exparel® 的 ICB 和 TEA 的患者中，胸外科手术术后疼痛评分或阿片类药物消耗量方面未见明显差异。作者得出结论，在胸腔镜直视下使用长效丁哌卡因（Exparel®）进行肋间神经阻滞是安全的，并可以为胸外科手术提供有效的镇痛。它可以被认为是 TEA 的合适替代方案。值得注意的是，手术入路有明显的异质性，因为这项研究包括接受胸腔镜（video-assisted thoracoscopic surgery, VATS）、机器人和开放开胸手术的患者。另一项针对 85 名开胸手术的患者使用 Exparel® 的回顾性研究，将 TEA 与 ICB 镇痛效果进行了比较。结果显示 Exparel® ICB 组患者术后第 1 天和第 3 天的疼痛评分较低，术后第 2 天的疼痛评分无差异。

作者发现两组患者在补充阿片类药物方面没有显著差异。虽然这些实验结果看上去充满希望，但这些研究都是比较小规模的回顾性研究。

前锯肌平面阻滞（serratus anterior block, SAB）是近年来被引入的一种新型胸外科手术镇痛技术。SAB 的目标是肋间神经的外侧皮支，当肋间神经外侧皮支穿过筋膜平面时，这些神经分成前支和后支来支配胸壁。在超声引导下，通过向前锯肌表面或深层注射局部麻醉药进行阻滞。最近的一项前瞻性随机对照实验评估了开胸手术患者使用 TEA 与前锯肌平面阻滞（SAB）的疗效对比。作者发现，在手术后的头 24h，各组之间的疼痛评分或吗啡消耗量没有差异。SAB 组低血压发生率较低。虽然这项研究结果比较乐观，但仍需要进行更长时间、更大规模的研究来证明 SAB 的有效性和安全性。

机械通气策略

在胸外科手术中，肺部并发症已经超过心血管并发症，成为食管癌患者术后死亡的最常见原因。单肺通气（one lung ventilation, OLV）损伤可表现为再扩张性肺水肿（re-expansion pulmonary edema, REPE），急性肺损伤（acute lung injury, ALI）或急性呼吸窘迫综合征（acute respiratory distress syndrome, ARDS）。支气管肺炎或误吸可导致延迟性 ALI，但术中通气压力高，手术时间延长和静脉补液量过多会增加早期 ALI 的风险。因此，保护性通气策略和合理补液可以减少 ALI 的发生。

历史上呼吸机通气方案以预防肺不张为主，潮气量高达 10~12ml/kg。潮气量 <8ml/kg 可导致功能性残气量（functional residual capacity, FRC）下降，肺不张加重。OLV 参数与双肺通气参数相似。这种通气策略被证明是有害的，因为肺泡过度膨胀激活阳离子通道，衍生出氧自由基，活化的中性粒细胞和细胞因子上调而导致了一系列炎症介质释放，从而增加了微血管 - 肺泡通透性。目前最大限度减少 OLV 相关性肺损伤的策略提倡肺保护性通气以减少炎症介质，而炎症介质是导致呼吸机诱导肺损伤（ventilator-induced lung injury, VILI）的重要因素。研究表明，在 OLV 期间将潮气量减少至 5ml/kg 可减少 TNF-α 和 sICAM-1 的肺泡浓度。增加 $5cmH_2O$ PEEP 可促进更好的氧合和更早的拔管。目前的肺保护性通气包括潮气量 5~6ml/kg，维持较低的吸入氧浓度（FiO_2）以避免肺不张和加重分流，PEEP 高于压力 - 容积曲线上的下拐点，在增加 PEEP 值以后平台压小于 $20cmH_2O$，吸气峰压小于 $35cmH_2O$，以及优先使用压力通气模式。

肺保护性通气主要是指依赖通气侧肺，它比非通气肺表现出更明显的炎症反应。然而，非通气侧肺可能会经历缺血再灌注损伤，并且两个肺的生理和病理损伤很可能会导致术后并发症。

麻醉维持

麻醉方式对炎症反应和术后临床结果的影响尚不清楚。将异丙酚与七氟醚、地氟醚等挥发性麻醉药进行比较的研究得出了相互矛盾的结果。总体而言，现有研究中手术时间、OLV 持续时间和实验室技术的差异使数据的解读变得复杂。挥发性麻醉药被认为具有免疫调节作用。虽然先前的研究显示异丙酚有抗炎作用，但最近的研究表明，在挥发性麻醉药作用下，手术侧和非手术侧肺中的炎症标志物都减少了。Sugarawa 和他的同事发现，与异丙酚相比，使用七氟醚与抑制炎症反应显著相关。因此，麻醉药和其他药物（如罗哌卡因、氯胺酮、硫喷妥钠和右美托咪定）的选择可能具有抗炎作用，在用 OLV 进行肺部手术期间可能具有保护作用。目前还需要进一步的研究来阐明这些药物的作用机制。

液体管理

胸外科手术期间进行适当的围术期液体管理，尤其是包括胸腔镜手术在内的肺切除术，是胸外科医生和麻醉医生之间长期争论的问题。争议集中在限制性液体管理可能诱发低血容量，导致对组织器官灌注的不足从而增加围术期的并发症发生率（如肾功能损害、心肌缺血）和住院时间延长（length of stay, LOS），而补液过多同样会导致围术期并发症发病率增加（胃肠道并发症，如吻合口瘘、肠梗阻、感染）。

在手术状态下，手术损伤可能会导致炎症反应，其特征是微血管的完整性发生改变。具体而言，细胞膜上的保护性多糖可能会受损，从而导致微血管通透性改变。由于血管通透性的增加，可能会发展为间质性水肿，减少 O_2 扩散并导致缺氧性细胞损伤。这种损伤会导致恶性循环，引起进一步的细胞死亡和随后的炎性细胞因子释放。

目标导向疗法（goal-directed therapy, GDT）通过血流的动态参数，例如，每搏输出量变异率（stroke volume variation, SVV）、心脏指数（cardiac index, CI）和每搏输出量（stroke volume, SV）为依据指导静脉补液、血管升压药和正性肌力药的应用，以实现个体化的血流动力学目标和液体优化。Cecconi 等回顾了包括 2808 名患者在内的 32 项随机对照试验，发现 GDT 降低了接受择期手术的高危患者（预测死亡率 >20%）的并发症发生率和死亡率。然而，某些监护仪（包括 Vigileo FloTrac、PiCCOplus 和 LiDCO）在胸外科手术中的使用受到胸腔开放、单肺通气和侧卧体位的限制。对于进行单肺通气（OLV）的胸外科手术患者，可以使用这些血流动力学监测工具来监测围术期的血流动力学变化趋势，但麻醉医生应意识到其局限性。

Slinger 为胸外科患者描述了一种合理的液体管理方法。胸腔不被认为是第三间隙。术后 24h 内总液体正平衡不应超过 20ml/kg 或约 3L 晶体。除非患者有发生肾功能不全的高风险，否则尿量不需要超过 0.5ml/（kg・h）。在组织灌注减少的情况下，如在硬膜外阻滞交感神经的情况下行肺叶切除术，优选有创血流动力学监测指标和使用 GDT。使用正性肌力药物可能比大量补液更可取。

胸外科手术的 ERAS 理念：术后管理

为了促进患者胸外科手术后的恢复，术后治疗护理必须与术前开始的多学科治疗相结合。强调多模式镇痛、早期活动、胸部理疗和营养优化。此外，应尽早拔除胸管、导管和导尿管。

拆除缝线和导管

尽早拆除缝线、导管、引流管与传统的外科观念并不相符。但是，留置导尿管限制了患者活动，并会增加尿路感染，这可能导致术后谵妄、脓毒症、住院时间延长和增加死亡率。因此，即使在胸段硬膜外镇痛存在的情况下，导尿管也应该尽早拔除。虽然存在尿潴留再次插入导尿管的风险，但在胸腹部手术患者中进行的随机对照试验表明，术后早期拔除导尿管后，在泌尿功能正常的患者中，需要二次导尿发生率非常低，同时总体上降低了尿路感染的风险。除了食管切除术后，鼻胃管留置时间不应超过 1d，如非必要，则不再放置鼻胃管。在我们的机构中，导尿管和鼻胃管都贴上了荧光“ERAS”标签，直观地提醒手术团队考虑及早移除。

胸腔引流管

留置胸腔引流管会引起疼痛和影响活动，从而减慢恢复速度。目前在胸腔引流管的临床管理实践中尚无统一标准，即使是否需要负压吸引这样的简单问题仍然在争论中。一些人认为通过负压吸引减少两层胸膜间隙从而减少空气泄漏，而另一些人则认为吸力会维持甚至促进空气泄漏。目前大都采用没有漏气和每天引流量低于 150ml 作为拔除胸腔引流管的条件，但拔除胸腔引流管的具体要求尚无一个金标准。然而，对于许多患者来说，出院延迟仅仅是因为持续的漏气或胸腔引流量仍不达标。因此，一些研究机构对胸引流管引流量进行了研究，并得出结论，较高数值（200ml 或更高）的引流量确实是安全的，而且患者可以更快出院，特别是如果患者可以使用便携式吸引器或类似设备出院的话。与两个或多个引流管相比，如果可能的话，仅放置一个引流管可以改善疼痛并加快引流速度，而不增加并发症发生率。目前已经开发了外科密封剂来减少手术后的空气泄漏，虽然一些证据支持它们在这方面的有效性，但它们不会缩短住院时间，因此不推荐使用。

早期活动

尽管传统上认为术后恢复期可以通过减少代谢需求来帮助恢复，但是卧床休息有一些不良后果。具体来说，即使在健康的成年人中，几天内就会由于分解代谢导致的肌肉萎缩的发生，估计每周肌肉量损失 10%~20%，并且肺功能迅速下降。因此，在安全可行的情况下，应尽早在术后进行活动。在一项前瞻性队列研究中，肺切除术后 4h 开始活动的患者辅助呼吸的氧浓度需求较低，心理恢复也更为平稳。

激励性肺活量测定法（incentive spirometry，IS）

肺部并发症，如肺不张、肺炎、长时间机械通气和慢性阻塞性肺疾病（COPD）的加重，仍然是胸部患者并发症和死亡率的主要来源。疼痛引起的呼吸力学改变，肺不张和浅快呼吸会导致术后肺部并发症的发生。到目前为止，已经有几项研究验证了胸部物理治疗和鼓励呼吸锻炼在预防胸部手术患者术后肺部并发症中的作用。胸部理疗的方法各不相同，包括气道清理技术（敲击、有效咳嗽）、深呼吸练习和活动。激励性肺活量测定是一种低成本的技术，它利用一种设备给患者提供吸气努力的视觉反馈（图 52.2）。激励性肺活量测定的目标是通过鼓励吸气保持深呼吸来促进肺再扩张和减轻肺不张。

肺部康复对接受开胸手术的患者是十分有益的。强化胸部物理治疗可降低肺部并发症，缩短住院时间。然而，激励性肺活量测定法的使用仍然存在争议。Weiner 等对接受肺切除术的 COPD 患者进行了一项随机对照试验，发现在手术前和手术后使用激励性肺活量测定法的患者术后 FEV1和 FVC 比没有接受激励性肺量测定法培训的对照组更高。Agostini 进行的一项类似研究，患者在标准的术后肺扩张计划中增加了激励肺活量测定法，研究结果未发现患者的术后肺部症状有所改善。Carvalho 的一项系统综述结果显示在胸外科手术患者中进行激励肺活量测定的益处尚无定论，进一步指出，目前尚无研究明确推荐术后使用 IS。总体而言，几乎没有证据支持鼓励胸部手术后使用胸部物理疗法或激励性肺活量测定法。然而，激励性肺活量测定仍然是围术期鼓励患者进行肺扩张的低成本和非侵入性选择。尽管来自文献的支持很弱，但在我们的机构的使用经验中，手术前开始进行诱因性 IS 的患者术后情况会更好，部分原因是其对健康及结果的投入增加。

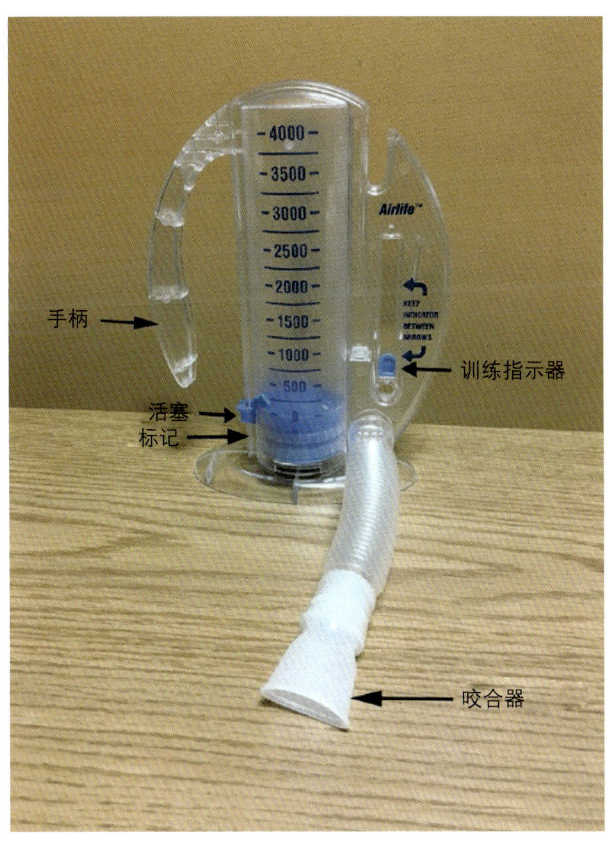

图 52.2　激励性肺活量计

多模式镇痛

如前所述，大多数胸外科术后加速康复途径都采用了多模态镇痛方法。为了提供足够的镇痛和减少对阿片类镇痛药物的依赖，这些工作必须持续到手术后阶段。尽管术前单剂量加巴喷丁不能减轻疼痛或减少吗啡的使用，但与单独使用吗啡自控镇痛（patient controlled analgesia，PCA）相比，使用 2d 或更长时间加巴喷丁可以提供较好的疼痛控制。加巴喷丁术后 60d 治疗方案可显著改善疼痛，且副作用和成本降至最低。对乙酰氨基酚是术后多模式方案中的另一种低成本、低风险的药物。

胸外科手术的 ERAS 实施障碍

实施 ERAS 途径的常见障碍是缺乏外科医生、麻醉医生和护士的支持。ERAS 方案使传统的做法发生颠覆性改变，也可称为文化理念变化。改变医疗保健组织内的文化需要花费时间，使所有成员同意基于证据支持的标准化实践需要时间，对围术期团队进行教育需要时间，获取反馈需要时间以及收集和共享质量指标数据同样需要时间。来自围术期团队所有成员的都需要花费时间和精力专注于质量改进。为了维持 ERAS 方案，必须评估单个路径的有效性，并根据数据做出调整改变。

当前状态、未来方向和实用性

尽管 ERAS 在其他外科亚专业中显示出了广阔的前景，但胸外科 ERAS 仍处于起步阶段，需要进一步研究。将来，尤其是考虑到医保的变化和美国阿片类药物流行的增加，加速康复原则和实践将被整合为胸外科及其他专业的治疗护理标准。

总之，加速康复外科代表了围术期治疗护理的多学科方法，其目标是通过本章所述的核心原则尽早恢复基础功能。核心部分跨越术前、术中和术后各个阶段，并且需要围术期团队的所有成员参与，更重要的是患者本身也要积极参与。

第 53 章　开胸术后并发症的麻醉管理

Michael A. Hall，Jesse M. Raiten　著
顾　韡　译

要点

- 开胸手术患者，术后早期生理状态变化迅速，与麻醉和手术相关的并发症发生率高，需要早期处理。
- 胸外科手术结束后，大部分患者可以拔除气管导管，而术前合并其他肺部疾病的患者仍需要术后呼吸机辅助通气。术后保留气管导管的患者，需促进患者逐步脱离能保持其自主呼吸及低气道压力的通气模式，且需随时评估患者是否符合拔管标准。
- 气道相关的并发症发生率高，常与麻醉或手术相关。大口径的双腔支气管导管可加剧气道损伤的风险。声门损伤和气道出血也常发生。
- 胸内并发症从轻微的漏气到危及生命的支气管胸膜瘘。术前预防深静脉血栓有助于预防肺栓塞。其他并发症（如膈神经损伤）可在术后发生，也可在 ICU 长时间机械通气后发生。
- 房颤也是胸外科手术后常见并发症，其治疗取决于患者的血流动力学状态。术后新发房颤需要重新检查患者的身体状况，并给予治疗。某些并发症并不常见，如心脏疝和房间分流。

概述

开胸手术术后早期生理状态变化迅速。此时密切监测，可以及时处理与麻醉和手术相关的并发症。对于胸外科手术后的患者，与突然脱离麻醉和机械通气状态相关的正常生理变化可能是更难以预测的。胸外科手术的患者常合并多种疾病且基础肺功能较差。胸外科手术时间相对较长，也有大出血风险，并有可能对胸腔内结构（包括肺、气道、大血管和周围神经系统）造成损害。胸外科手术也会导致心血管系统紊乱。许多因素可能妨碍患者立即脱离机械通气。在手术室，苏醒室或是监护室后不久，与麻醉和手术相关的并发症均有发生。在本章节中，我们将探讨一些常见的管理难点和潜在的并发症，可能会遇到的术后立即需要开胸手术的情况。

机械通气和拔管

呼吸衰竭的分类

术后患者是否可以拔除气管导管需要考虑很多因素，需要机械通气的患者都有以下四种类型中的一种（或多种）呼吸衰竭：

1. Ⅰ型（低氧性呼吸衰竭）：PaO_2<60mmHg。
2. Ⅱ型（高碳酸血症呼吸衰竭）：$PaCO_2$>45mmHg。
3. Ⅲ型（围术期呼吸衰竭）：是由于肺不张和功能残气量（FRC）增加所致。这可能发生在呼吸肌功能不全的情况下，并可能导致Ⅰ型或Ⅱ型呼吸衰竭。
4. Ⅳ型（休克后呼吸衰竭）：在复苏和休克的情况下，使用机械通气来降低氧耗和增加氧供时出现。

拔管指征

尽管Ⅰ型、Ⅱ型和Ⅲ型呼吸衰竭比Ⅳ型呼吸衰竭更有可能发生，但开胸手术后立即发生呼吸衰竭的患者可能会出现上述任何一种类型的呼吸衰竭。麻醉后所有需要持续机械通气的患者都会在某种程度上发生Ⅲ型呼吸衰竭。即使术前肺功能正常的患者也可因气道闭塞和肺不张继发低氧血症。在麻醉状态下，90% 患者可出现肺不张。残留的麻醉药物和肌松药可引起肺通气不足，继发低氧血症和高碳酸血症。在胸部手术需要单肺通气的患者中，通气和灌注的改变可能更加明显，因为术侧肺的缺氧性肺血管收缩抵消此改变具有延迟性，使患者出现低氧血症的风险显著增加。虽然使用呼吸机进行复张动作可能有助于复张大部分萎陷的肺组织，但基础肺功能较差的患者因合并Ⅰ型和Ⅲ型呼吸衰竭而导致的

缺氧，仍不能在术后即刻拔管。这些患者术后可能需要持续机械通气，直到重新建立足够的气体交换。

CO_2蓄积也可导致患者拔管失败。开胸手术患者，可因疼痛导致患者无法深呼吸从而引起CO_2蓄积。硬膜外镇痛在控制开胸术后疼痛和减少术后高碳酸血症方面非常有效。在计划外开胸的情况下，在手术结束后或气管导管拔除后行硬膜外镇痛，可能有助于降低再插管的发生率。

长期气管插管和机械通气的并发症

2001年，一个特别工作组（以美国胸科医师协会、美国呼吸医师协会和美国危重病学医师协会为代表）制定了评估和实施患者停止机械通气的指南。指南提出了撤离机械通气的条件，包括充足的氧供（PaO_2/FiO_2>150~200，PEEP≤5~8cmH$_2$O，FiO_2≤0.4~0.5）、适当的pH（≥7.25）、稳定的血流动力学、自主呼吸的能力。符合以上标准的患者需接受30~120min的自主呼吸试验（spontaneous breathing trial, SBT）。最近发表的危重患者撤机指南也建议使用该撤机方案，对有喉水肿的高危患者进行气管导管（endotracheal tube, ETT）套囊漏气试验，套囊漏气试验失败但符合其他拔管标准的患者需考虑给予类固醇类药物。

成功通过自主呼吸试验的患者拔管成功率较高，但拔管之前仍需要评估患者气道的自主反射、精神状态及发生气道梗阻的可能性。良好的呕吐反射和清醒状态，即使不能保证拔管后无危险，但可以使患者避免误吸（声带损伤的患者除外）。在拔管后，经可弯曲内镜进行吞咽评估和感官测试（flexible endoscopic evaluation of swallowing with sensory testing, FEESST）检查，可评估误吸风险。

虽然术后患者拔管前需要接受以上多种评估，但麻醉后的风险仍然存在，需要密切监测生命体征。需要不断评估的指标还有潮气量（5~10ml/kg）、呼吸频率（≤20次/min）、体温、电解质、容量状态等。

拔除气管导管的预测方法中，浅快呼吸指数（rapid shallow breathing index, RSBI，呼吸速率/潮气量）和负力吸气（negative inspiratory force, NIF）是两个较好的方法。虽然NIF>20cmH$_2$O不能保证拔管一定成功，但如果无法通过这个测试的患者，通常预示拔管失败。在一项与呼吸机脱机相关因素的研究综述中，RSBI<105次/（min·L）预测成功拔管的敏感性高达96%，特异性高达73%。

对于肺叶切除术的患者，气管支气管被吻合器封闭，患者可以从正压通气迅速过渡到自主呼吸。实际上，大多数胸外科手术的患者都是在手术室内拔管。

对214例肺移植患者的回顾性研究中，机械通气大于72h是气道并发症的独立危险因素，术后早期拔管有助于降低这种风险。食管癌术后早期拔管已被证明是安全的，并可缩短ICU住院时间。同样，气管手术后立即拔管也取得了良好的效果。对60名接受气管切除和重建的患者回顾性研究中，59位患者在手术室内成功拔管。同样，肺切除术后患者立即在手术室内拔管也被证明是安全的，可以减少术后并发症的风险，缩短ICU住院时间，并降低住院费用。

与插管和机械通气相关的不良反应还包括呼吸机相关性肺炎（ventilator-associated pneumonia, VAP）、喉部和气管损伤、血流动力学改变、患者不舒服需要镇静、无法判断患者的神经系统功能。

单肺通气

虽然严重的单侧肺部疾病在术后并不常见，但它可能发生在单肺移植或全肺切除术后（图53.1）。肺移植的患者需要肺隔离通气，因为移植后的肺顺应性较差，不同侧的肺需要给予不同的通气策略。肺隔离通气需要双腔支气管导管（double-lumen endotracheal tube, DLT）的支持。DLT很少在手术室外使用，因为它们在技术上更难管理，需要持续监测以确保正确的位置，且与单腔气管导管相比，其较大的内径更容易造成喉部和气管损伤。由于DLT较窄的管腔，支气管镜检查和气管内吸痰较为困难。但肺移植术后患者，可能发生严重的

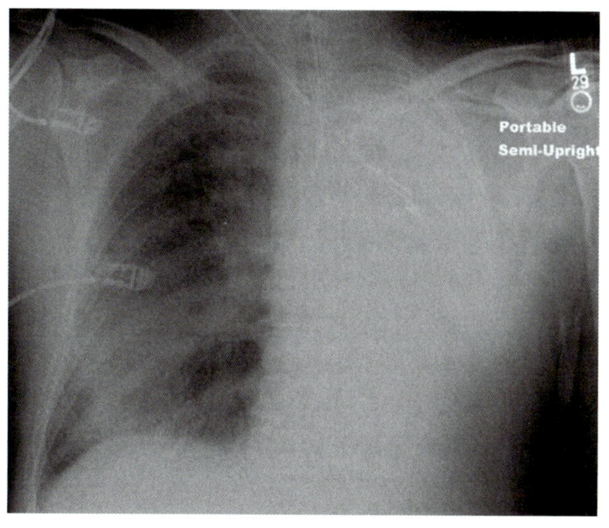

图53.1 左全肺切除术后的单侧急性呼吸窘迫综合征

单侧急性呼吸窘迫综合征（acute respiratory distress syndrome, ARDS），为此 DLT 可以为不同侧肺提供不同潮气量和氧浓度，这点是至关重要的。

气道并发症

气管插管和气道损伤

胸外科手术后的气道并发症可能与麻醉或手术技术有关。与单腔气管导管相比，双腔气管导管因口径较大，且需定位，对气道的损伤也更大。术后即刻出现的麻醉相关气道并发症包括牙齿损伤、咽喉痛、喉外伤、支气管红斑和水肿、声带损伤和气管支气管破裂（tracheobronchial rupture, TBR）。声带损伤的危险因素包括插管条件、手术类型和气管导管的型号等。

在一项比较 DLT 和支气管封堵器对肺切除术患者并发症的研究中，发现支气管和声带损伤的发生率分别为 25% 和 30%。在这两项研究中，最常见的损伤是红疹和水肿。像 TBR 这样的严重并发症罕见，某中心统计指出，TBR 的发生率在 0.05% 到 0.37% 之间，且使用 DLT 发生的风险较单腔气管导管（single-lumen endotracheal tube, SLT）高。TBR 的症状包括颈部皮下气肿和咯血，可确定术中新鲜气流需求增加。在评估 TBR 风险时，手术因素也很重要，据某大中心报道，食管切除术中的 TBR 发生率为 0.4%。

气道出血和分泌物

外科手术的性质和接近正常的解剖结构对呼吸功能至关重要，使得接受胸外科手术的患者特别容易发生气道损伤和并发症。在接受肺切除术的患者中，血液和分泌物可能积聚在上呼吸道或下呼吸道。对使用 DLT 的患者来说，不容易吸引气道内的血液，需要用小儿支气管镜才能通过狭窄的气道进行吸引。如果气道内有大量的分泌物和碎片，将 DLT 改为更大内径的单腔气管导管，可能更有利于患者拔管前气道分泌物的吸引。

声带损伤

声带麻痹可发生在接受纵隔镜检查或食管切除术的患者中，其发生率分别为 1%~6% 和 5%~22%。喉返神经的损伤可能是由于术中前纵隔被牵引或直接神经损伤造成的。单侧声带麻痹可导致嗓音改变，但通常不会导致气道阻塞。除颈部手术外，大部分手术中双侧声带损伤较罕见，但已有报道称，在电视胸科手术（video-assisted thoracic surgery, VATS）下肺切除后会出现这种情况。报道称，声带损伤可能是由 DLT 引起的。双侧声带损伤可导致呼吸困难和喘鸣。单侧和双侧声带损伤均会增加误吸的风险。

声带损伤也可由气管插管或长期气管导管留置而导致，特别是长期留置气管导管后。声带血肿或水肿可引起呼吸困难、喘鸣和部分或完全气道阻塞。在气管导管通过声门的过程中，杓状软骨的脱位可导致单侧声带的不活动，但不会造成神经损伤。塔皮亚综合征或单侧声带麻痹可在插管后短时间内发生，很可能是气管导管和甲状软骨之间的喉返神经受到压迫而造成。

在拔管病人中，及时发现声带损伤，对预防危及生命的气道阻塞至关重要。气管插管后声音嘶哑较为常见，如果患者出现喉鸣音或呼吸窘迫，则预示可能会出现更严重的并发症。对于急性、严重呼吸窘迫的患者，特别是在术后立即出现呼吸窘迫时，及时插管可能是最安全的方法。但对气管插管的患者进行声带检查却较为困难。

患者症状轻微，且病情稳定时，应谨慎使用面罩吸氧、类固醇和肾上腺素。当临床上怀疑声带损伤或麻痹时，可使用纤维喉镜检查声带。氦氧混合气体是氦气和氧气（通常是 70% 的氦气和 30% 的氧气）的混合物，它的密度比空气低，但黏度相似。呼吸做功受到气道阻力和气体压力梯度的影响。气道狭窄，如声带麻痹或水肿，声门口会增加气道阻力，也有增加吸气过程中气体产生湍流的倾向。湍流在同一气道内产生比层流更高的阻力，进一步增加了呼吸功。低密度的氦氧混合气体会降低气道内气体流动的雷诺系数，增加层流的可能性。流体力学的其他参数，包括孔口流量的计算公式和伯努利定律的应用，相对于氮氧混合气体，低密度的氦氧混合气体的可以增加气体流速、降低阻力和降低通过部分阻塞声门的气体流动所需的压力。这种气体的效果是显而易见的。许多关于氦氧混合气体的研究都是在儿科患者中进行的。胸外科患者常存在肺实质疾病，0.30 的 FiO_2 不足以维持氧合，因此患者需要气管插管绕过阻塞的声门，以提供更高浓度的氧气。

胸内并发症

需要进行胸外科手术的患者通常是医院中病情最严重的患者——大部分患者合并糖尿病、慢性阻塞性肺病（chronic obstructive pulmonary disease,

COPD）和冠心病（coronary artery disease, CAD）。尽管合理的术前评估和医疗技术，但患者术后并发症的发生率仍然较高。常见的并发症包括持续性漏气、气胸和房颤。其他并发症包括支气管胸膜瘘（bronchopleural fistula, BPF）、肺栓塞、肺切除术后综合征、膈神经损伤、心脏疝、大量出血、纵隔气肿和心内分流。

漏气、气胸和支气管胸膜瘘

术后漏气是胸外科术后常见的情况，通过水封瓶内的气泡很容易辨认出来。如果胸管位置正确而出现漏气，说明气体从胸腔进入水封瓶。如果因气胸而放置的胸管，漏气则表明胸腔内气体已被成功地排出，漏气会随着气胸的改善而逐渐消失。

任何进入胸腔的手术都会引发气胸。开放性气胸不会造成生命危险。若不与大气连通，则可能发展为张力性气胸。正压通气的患者发生张力性气胸，病情迅速恶化，严重影响血流动力学。

当肺实质被切除时，如肺叶切除术，远端气道和胸膜间隙之间的瘘口可能引起漏气。随着肺组织的愈合并与壁层胸膜融合，瘘口逐渐消失。合并COPD的患者，肺泡破裂可引发新的漏气。连接胸腔和水封瓶的胸管，如果在皮肤连接处密封不充分，气体可能进入胸腔而引发漏气。

在术后初期，轻微的漏气很少会造成问题。然而，在接受全肺切除术的患者中，新发的严重漏气可能提示支气管残端破裂和支气管胸膜瘘（bronchopleural fistula, BPF）的形成。纵隔可能向肺叶切除侧移位，并出现皮下气肿，这需要立即接受外科干预。一项对全肺切除术患者的回顾性研究中，1.9% 的患者发生了 BPF。其中 2/3 的患者死亡。支气管残端的直径也与肺切除术后 BPF 有关，右侧全肺切除术比左侧全肺切除术更容易发生 BPF。其他危险因素还包括营养不良、化疗或放疗史、吸烟史和未经治疗的肺部感染。发生 BPF 的全肺切除术后患者的胸部 X 线片将显示手术侧气液平降低，通常气液平位于支气管残端水平。

虽然许多全肺切除术患者术后立即在手术室拔管，然而部分患者需要留置气管导管，继续在 ICU 治疗。及时拔除气管导管，并从正压通气过渡到自主呼吸，这对于降低胸内压力极为重要。如果患者发生 BPF，并引起血流动力学和呼吸不稳定，可将 DLT 或单腔气管导管置入气道以确保气道安全。后一种入路在左侧更容易，因为隆突和左上、下叶分支之间的距离较大。因此，患者自主呼吸或较低吸气压也是可取的。

纵隔气肿

当空气在纵隔腔内积聚时，就会发生纵隔气肿。它可能发生在气道、肺泡、食管破裂，或胸腔手术后。患者可表现为呼吸困难或皮下气肿，通过胸片或 CT 可确诊。纵隔气肿通常不需要治疗，但如果出现气胸，需放置胸管引流。如果食管破裂，则需立即手术修补或行食道支架植入术。

深静脉血栓和肺栓塞

深静脉血栓（deep vein thrombosis, DVT）和肺栓塞（pulmonary embolism, PE）是胸外科手术后潜在的致命并发症。690 例肺部恶性疾病而接受胸外科手术的患者的回顾性分析中，其中 12 例（1.7%）患者发生 DVT，9 例（1.3%）患者发生 PE，所有事件都发生在接受肝素预防 DVT 的患者中。导致 DVT 的危险因素有手术时间较长和恶性肿瘤，这在许多接受胸部手术的患者中是常见的。在围术期使用肝素（无论是低分子肝素还是普通肝素）进行抗血栓预防已成为一种常见的做法。

因 PE 多为亚临床型，仅在尸检时才能发现，因此需要时刻保持关注，对于及时发现 DVT 和 PE 至关重要。PE 患者初期的胸片几乎无异常。肺血管造影术是诊断的金标准。然而，因操作方便，临床常用 CT 血管造影（computed tomography angiography, CT angiogram）进行 PE 诊断。通气 - 灌注扫描由于结果难以解释，临床很少应用。当大面积 PE 伴血流动力学不稳时，通过超声心动图可看到右心室扩张和衰竭。

当发生临床意义上的 PE 时，可以采用多种治疗方法，包括手术取栓、导管取栓、全身抗凝或溶栓治疗。选择何种治疗方法，取决于多种因素，包括栓子的大小、栓子在肺血管的位置和患者的血流动力学状态。

全肺切除术后综合征

全肺切除术后综合征较罕见，可见于左侧或右侧全肺切除术后。临床表现为纵隔向患侧移位，并伴有健侧肺向患侧过度膨胀。随后脊柱或主动脉对气管远端或主支气管的压迫，可能导致气道压迫和阻塞。

如果食管压迫到气管，患者可能会出现进行性呼吸困难、喘鸣、胃灼热和吞咽困难。症状会在全肺切除术后几个月到几年内出现，高度怀疑时需要作出诊断，这可以通过各种技术确认，包括清醒支气管镜检查、肺功能检查和CT扫描。治疗方法有使用可膨胀的生理盐水假体将纵隔复位。最近的一个病例报道，10名患者中有9名在手术侧胸腔内放置组织扩张器后症状有所改善，并且在没有补充氧疗的情况下出院。

肺切除术后肺水肿

全肺切除术后肺水肿是一种严重的并发症，其死亡率大于50%。在接受全肺切除术的146名患者中，有15%的患者出现了轻至中度非心源性肺水肿，且与术前放疗和术中输液过量密切相关。右全肺切除术后肺水肿的发生率高于左全肺切除术，临床症状通常出现在术后第2~4天。肺动脉阻塞压力（pulmonary artery occlusion pressure, PAOP）较低，提示多种病因。肺叶切除术也可发生肺水肿，尽管这种情况不太常见。

肺切除术后肺水肿是一种排除性诊断，必须排除所有其他导致肺充血的原因（包括心力衰竭、误吸、血症、肺栓塞、输血反应）。与心脏疝一样，高度怀疑才能做出诊断。一旦确诊，给予支持性治疗方案，治疗方案包括使用大剂量皮质类固醇、肺动脉血管扩张药或体外通气支持。

膈神经损伤

膈神经损伤可发生在接受胸外科手术的患者。低温（与心脏手术中低温灌注有关）和机械损伤可能是导致膈神经损伤的促成因素。膈神经损伤与膈肌功能障碍有关。没有肺部疾病的患者通常对单侧膈肌麻痹有很好的耐受性。然而，胸外科手术患者基础肺功能通常较差，并且呼吸机脱机困难可能是膈神经损伤发生的首要表现。胸片也可观察到偏侧膈肌升高，肌电图也可确诊。严重时，可以行膈肌起搏。手术后膈肌运动异常与肺容量减少和运动能力降低有关。

循环系统并发症

心力衰竭和心律失常

胸外科手术容易引起术后循环系统并发症。如果患者存在心脏疾病，术后可出现围术期心肌梗死（myocardial infarction, MI）和心力衰竭。术前对心功能的充分评估和优化可以降低这些风险。对于高危患者，术后血流动力学不稳定时，应及时对心功能进行评估。

心律失常是胸外科手术后常见的循环系统并发症，其中房颤（atrial fibrillation, AF）最为常见。肺叶切除术后的房颤发生率为20%，全肺切除术后的房颤发生率高达40%。目前尚不清楚术后室上性心动过速（supraventricular tachycardias, SVT）是否会影响患者预后。在一项对82名接受择期开胸手术的患者的观察性研究中，SVT与心肌缺血或不良预后之间尚无相关性。

肺癌切除术后合并AF与住院时间、住院费用和住院死亡率的增加有关。房颤通常无症状且容易治疗，但不容忽视。Roselli等研究确定了房颤的发病与其他并发症之间的时间关联，特别是在病因学上的呼吸系统和感染性并发症。术后患者新发AF时，应立即评估患者的全身状况。

术后房颤处理方面有很多文献报道，治疗方案主要由患者的血流动力学状态决定（图53.2）。对于血流动力学稳定的新发房颤患者，初始治疗方案（对心率或心律控制）仍存在争议。一项对心脏手术后新发房颤患者进行的大样本随机对照试验发现，主要的两种治疗方案并无明显差异。对于血流动力学不稳定的患者，宜控制节律。尽管胺碘酮对肺有潜在毒性，但在肺移植患者中使用胺碘酮仍较常见。胺碘酮的肺毒性与给药剂量相关，常发生在用药后的2个月。在适当的临床情况下，围术期应合理使用。

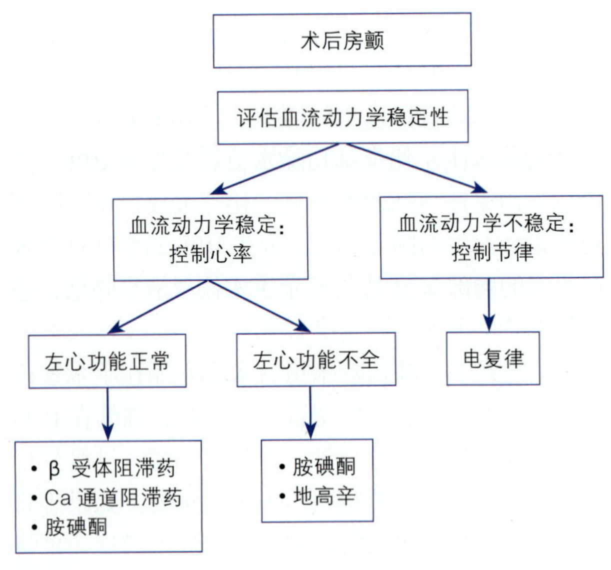

图53.2 术后新发房颤的治疗方案

心脏疝

心脏疝是胸外科手术中一种罕见且致命的并发症，常发生于全肺切除术后 24h 内。患者突发的低血压和心动过速时，应考虑心脏疝形成。心脏疝发生在右侧胸腔时，中心静脉压（central venous pressure, CVP）可能升高，可出现面部和颈部发绀，这与上腔静脉（superior vena cava, SVC）回流障碍有关。上腔静脉回流障碍，导致回心血量减少，并导致梗阻性休克。心脏疝在左侧胸腔时，心包边缘的心室受压而导致心肌缺血和心律失常。

心脏疝可由多种因素引起。胸腔内正压（由于咳嗽或机械通气）、胸管抽吸，甚至患者体位都是危险因素。及时的诊断是至关重要的，可以通过胸部 X 线片（右侧胸腔疝比左侧胸腔疝更易诊断）或超声心动图来诊断。立即手术复位心脏并修补心包缺损是必要的。

值得注意的是，心脏疝的典型症状是血流动力学迅速变化，但并不是普遍如此。Buniva 等报道了一例病例，该患者接受右侧肺切除术和部分心包切除术，术后发生了心脏疝和扭转。在此病例中，患者血流动力学稳定，但在术后 2h 的常规胸片检查发现了心脏疝。据报道，在全肺切除术后 6 个月也有心脏疝的发生。然而，这种情况并不常见。心脏和心包之间的粘连有助于防止延迟性心脏疝形成。与预防支气管残端破裂一样，术后患者及时恢复自主呼吸对预防心脏疝至关重要。

心房分流

心房分流（右向左分流）是全肺切除术后导致低氧血症的罕见原因。确切的病理生理学尚不清楚，但可能与右向左侧压力梯度的形成或右心室相对于左心室的顺应性下降有关。房间隔缺损（atrial septal defect，ASD）的分流主要发生在舒张期，右心室顺应性降低也可加重右向左分流。全肺切除术后分流的患者主要有三个共同特征：患者的体位，即当患者处直立位时分流加重（呼吸困难），手术后无症状间隔，以及分流分数增加并伴有低血容量。超声心动图可诊断心房分流。

临床病例讨论

患者，男性，67 岁，左全肺切除术后，进入 ICU 后 4h。既往吸烟史，50 包 / 年，左心室射血分数 30%，伴有缺血性心肌病。术后即刻，在 100% 吸入氧气的情况下氧合不佳，PaO_2 为 55mmHg，目前在 ICU 接受机械通气。患者心电图由窦性心律转为快速心房颤动，心率为 144/min，血压降至 60/40mmHg。你被紧急叫到床边处理。

问题

- 这个病人是哪种类型的呼吸衰竭？
- 为什么及时拔管并恢复自主呼吸很重要？
- 当你被叫到床边时，你会如何评估和治疗这个病人？

呼吸衰竭、拔管和房颤评估

- Ⅲ型呼吸衰竭（围术期），可能是由于麻醉和正压通气引起的肺不张、缺氧，术前基础肺部疾病引起的高碳酸血症（见“呼吸衰竭的分类”部分）。
- 改善血流动力学，减少呼吸机相关肺炎，降低手术缝线损伤的风险，以及减少支气管胸膜瘘的发生（见章节“长期插管和机械通气的并发症”和“胸内并发症”）。
- 评估患者总体情况，查找术后新发房颤的可能病因。血流动力学不稳定房颤应采用电复律治疗（见章节“心脏并发症”和图 53.2）。

撤离呼吸机

- 术后患者需要机械通气支持，常为暂时的，应经常评估患者是否符合拔管标准。
- 评估呼吸频率、潮气量、氧气和是否需要呼气末正压（positive end expiratory pressure, PEEP）、意识水平、血流动力学稳定性、容量状态、pH 值和 CO_2 水平、咳嗽和清除分泌物的能力、镇痛、体温和电解质（详见“呼吸衰竭”章节）。
- 浅快呼吸指数和负吸气力可以帮助评估患者是否符合拔管标准。当患者符合拔管标准时，应进行自主呼吸试验（详见“拔管标准”章节）。

术后新发房颤的注意事项

- 全肺切除术后易引发新发房颤。
- 应对患者进行全面评估，包括查找潜在感染、容量状况、低氧血症和高碳酸血症以及电解质异常，特别是低钾血症和低镁血症（详见“心脏并发症”章节）。
- 血流动力学稳定的患者可控制心率或心律，而血流动力学不稳定的患者应行电复律（见图 53.2）。

第 54 章　术后呼吸衰竭与治疗

Wendy Smith，Alan Finley，James Ramsay　著
黄成娅　译　刘　坤　校

要点

- 尽管胸外科手术后可能会发生单纯的低氧血症型或单纯的高碳酸血症型呼吸衰竭，但大多数患者表现为混合型。
- 对于胸外科手术后呼吸衰竭，与患者术前相关的最重要的危险因素是存在严重的慢性阻塞性肺疾病（chronic obstructive pulmonary disease, COPD）。
- 高流量鼻导管吸氧和无创通气（noninvasive ventilation, NIV）可以安全地应用于胸外科术后的患者，既可以减少呼吸系统的并发症，又可以预防再次插管。
- 胸外科手术后的机械通气应遵循“肺保护”通气策略，结合适当的呼气末正压和小潮气量，根据需要增加呼吸频率。
- 呼吸机相关性肺炎（ventilator-associated pneumonia, VAP）与高死亡率相关，因此预防是首要的。“VAP 集束化策略”是目前被认为可以减少获得性 VAP 风险的一类护理程序。
- 日常的自主呼吸试验是判断患者能否撤掉呼吸机支持的最有效方法。
- 对于预计需要 7~10d 以上的机械通气支持的患者，应考虑行气管切开术。

胸外科手术后的呼吸衰竭是高危患者高发病率和死亡率的重要原因。开胸术后主要肺部并发症的发生率为 22%~25%，例如肺炎、肺不张或需要行机械通气超过 24h，而呼吸衰竭的发生率为 3%~10%（术后需要行机械通气超过 48h）。在大多数报道中，呼吸衰竭约占 30d 死亡率的一半。表 54.1 总结了几份胸外科研究中的呼吸衰竭发生率和总体死亡率。右侧肺手术相比左侧术后呼吸衰竭和死亡率更高；胸膜内的肺切除手术相比胸膜外操作术后呼吸衰竭和死亡率更高，并且在胸内手术中增加胸壁切除术也会增加呼吸衰竭的发生率和死亡率。既往存在的肺部疾病和其他伴随疾病会增加术后呼吸功能不全和呼吸衰竭的风险。预期准备和及早识别，相对于呼吸衰竭的患者实现最佳预后至关重要。

表 54.1　开胸手术后呼吸衰竭[a]和 30d 死亡率[b]

	呼吸衰竭	总体死亡率
肺切除手术		
楔切	（未报道）	0.8%~1.4%
叶切	3.2%~6.6%	1.2%~4%
全肺	6.9%~9.3%	3.2%~11.5%
食管癌手术	16%	2.1%~9.8%
肺减容手术	13.6%	2.3%~16%

在两份报告中，肺叶切除术和全肺切除手术没有分开：一项研究中，气管切开的发生率为 14%；另一项报道中，呼吸衰竭的发生率为 6%。

a. 定义为术后需要机械通气 48h 以上。

b. 有限的数据表明：胸腔镜手术与开放手术相比，总的术后并发症减少，但死亡率并未降低。初步研究数据表明，机器人辅助手术相较于胸腔镜手术，可以降低发病率和死亡率，并且在一些情况下优于胸腔镜手术和开放手术。

定义

呼吸衰竭是指呼吸系统无法提供足够的气体交换，导致危及生命的低氧血症和（或）高碳酸血症。[译者注：呼吸衰竭是各种原因引起的肺通气和（或）换气功能严重障碍，以致不能进行有效的气体交换，导致缺氧伴（或不伴）二氧化碳潴留，从而引起一系列生理功能和代谢紊乱的临床综合征。] 临床表现可以提示诊断，并通过动脉血气分析证实（表 54.2）。

呼吸衰竭可能是单纯的低氧血症：动脉血氧分压不足，但二氧化碳的分压较低或正常。低氧性呼吸衰竭的生理学病因包括通气不足、通气 - 灌注不匹配、右向左的肺内分流或心内分流、肺泡氧弥散

表 54.2 急性呼吸衰竭的诊断

临床症状	中枢神经系统	烦躁，躁动，烦躁不安
		头痛，高碳酸血症或低氧血症引起的意识障碍
		头晕，高碳酸血症引起的局部抽搐
		失眠，低氧血症导致性格改变
		严重的高碳酸血症或低氧血症引起的木僵，意识模糊，昏迷
		严重低氧血症发作
	心血管系统	低氧血症或高碳酸血症引起的快速性心律失常
		严重低氧血症引起的心律失常
		低氧血症或高碳酸血症引起的系统性高血压
		低氧血症或高碳酸血症引起的肺动脉高压
		严重低氧血症或高碳酸血症引起的低血压 / 心脏衰竭
	呼吸系统	完整的呼吸驱动： 呼吸急促 劳力性呼吸困难 肋间隙回缩
		呼吸驱动功能障碍： 呼吸困难或呼吸暂停 Cheyne-Stokes 潮式呼吸
实验室检查	氧合[a]	动脉血氧分压 <50~60mmHg
		脉搏血氧饱和度 <90%
	二氧化碳[b]	酸中毒相关的动脉血 PCO_2>50~60mmHg

a. 由低氧血症引起的呼吸“衰竭”如果对补充氧疗法有效，则可能不需要机械通气支持。

b. CO_2 的慢性升高伴有碳酸氢根缓冲作用和维持相对正常的动脉 pH，并不一定提示呼吸“衰竭”。但是，伴随酸中毒的高碳酸血症常提示呼吸衰竭，通常需要机械通气支持。

异常、吸入氧浓度低。胸外科手术后血氧含量不足通常是由于通气和灌注严重不匹配（“V：Q 不匹配”）导致的。例如，肺血流经通风不足或水肿的肺组织，没有足够的时间或肺泡面积来吸收氧气。由于外科手术损伤，毛细血管渗漏或液体过负荷导致肺水增加，可能导致 V：Q 失衡，也可能是由于积气积液（空气，血液）、感染、炎症或肺不张引起的合并病灶。V：Q 比例失衡的最严重形式是在肺血完全未氧合下，进行了真性分流，这可能发生在完全不张或钙化的肺段或肺叶上。

单纯的换气不足可能会导致低氧血症。肺泡气体的简化方程根据吸气时的氧分压和动脉血二氧化碳的分压来估算肺泡中的氧分压：

$$PAO_2 = PIO_2 - PACO_2/R$$

PAO_2 是肺泡氧分压，PIO_2 是吸气时的氧分压，$PACO_2$ 是动脉血的二氧化碳分压（R 代表呼吸交换频率）。因此，严重的换气不足会导致 $PACO_2$ 升高，从而导致一定程度的低氧血症。单纯通气不足引起的低氧血症程度通常可以通过补充氧气来纠正。

右向左分流型的心内分流，会引起肺部疾患除外的动脉氧饱和度降低。成年人中最常见的是卵圆孔未闭（patent foramen ovale, PFO），大约占 25% 的人群比例。对于短期瞬时闭合分流的治疗，需要减小右向左的血流梯度，可通过减小右心房压力或增大左心房压力实现。存在 PFO 的情况下，施加较高水平的胸腔内正压（positive end-expiratory pressure, PEEP）可能会加重动脉氧合。因为胸腔内正压会增加右心室射血的阻力，导致中心静脉压（central venous pressure, CVP）升高，会进一步增加血液右向左穿过房间隔的分流。

高碳酸血症性呼吸衰竭发生于肺部通气不足造成的二氧化碳蓄积，动脉血的二氧化碳分压升高。高碳酸血症型的呼吸衰竭可能与胸壁和呼吸肌的结构或功能异常有关。神经肌肉阻滞药残余和手术作用可能会导致呼吸肌的功能降低。

手术引起胸壁结构或功能的改变，在吸气过程中可能引起胸腔内负压改变而导致通气不足，例如气胸、肺脏扩张受限的肺挫伤、连枷胸。此类高碳酸血症型的呼吸衰竭常表现为呼吸急促，并伴随呼吸窘迫：由于过度通气来代偿，获得正常的动脉血二氧化碳分压，往往效果不佳。中枢性呼吸驱动力的下降也会导致通气不足，以下情形会引起中枢驱动力降低：麻醉的残余作用，术后镇静或中枢神经系统的疾病（例如：围术期脑卒中）。镇静类药物或手术引起的结构改变可能会加剧二氧化碳潴留的情况（例如阻塞性气道疾病、肥胖通气不良综合征）。

尽管术后可能存在单纯低氧血症型或单纯高碳酸血症型的呼吸衰竭，但大多术后呼吸衰竭的患者表现为混合型。胸壁和软组织损伤、肺水肿、分泌物或血液潴留、肺不张会影响气体交换并增加呼吸做功。手术造成的胸壁损伤和疼痛也会干扰正常的肺组织舒张和收缩功能，减少有效呼吸并增加呼吸做功。

术后呼吸衰竭的术前预测指标

现有文献中有许多争议性的结果，难以建立准确评估可能发生术后呼吸衰竭高风险患者的预测标准。既往史、体格检查和特定的检查可让外科医生和麻醉医生更准确地估计风险，并在手术前进行干预治疗或优化。在第 2 章中讨论了肺切除手术的术前评估。表 54.3 总结了与术后呼吸衰竭发生率增加相关的术前因素。

表 54.3 与术后呼吸衰竭风险增加相关的术前因素

既往史
年龄 >70 岁
吸烟史伴随慢性阻塞性肺疾病
心功能不全
神经肌肉疾病
休息或轻度活动即出现呼吸困难
无法爬 1 层楼梯
体格检查发现
呼吸基线做功增加
术前哮喘（支气管扩张药无效）
下肢水肿 / 颈静脉扩张（提示右心功能不全）
恶液质
实验室检查
PCO_2>45mmHg
呼吸空气时的 PO_2<50mmHg
ppoFEV1<40% 预测值
ppoDLCO<40% 预测值
RV/TLC>30%
VO_{2max}<15ml/（kg・min）
血肌酐升高

ppo. 预测术后，DLCO. 一氧化碳的弥散能力，FEV1. 第一秒用力呼气容积，RV. 残气量，TLC. 肺总量，VO_{2max}. 最大摄氧量。

既往史

以下情形与普外手术患者的呼吸功能不全和衰竭风险增加相关，包括高龄（超过 70 岁），慢性肺疾病、吸烟、心功能不全和影响呼吸或吞咽的神经肌肉性疾病。Arozulla 等发表了一项可以预测术后呼吸衰竭的多因素指数，其中慢性阻塞性肺疾病 COPD、年龄增加、自主活动能力及手术部位都是普外科手术患者的独立危险因素。休息、轻度活动（水平地面上行走 100m）或日常活动（穿衣，交谈）时就存在呼吸困难的患者，胸部手术后的呼吸系统并发症大约增加 2 倍。克利夫兰研究中心的一项综述中，开胸行肺切除手术与术后呼吸机支持相关的术前预测因素包括血肌酐升高和第一秒用力呼气容积（FEV1）降低。有研究数据表明：术后第一天的 BNP 水平升高可能提示了心肺并发症。术前最重要的患者相关的危险因素是存在 COPD，并且随着 COPD 的严重程度增加，术后肺部并发症的发生率也会增加。COPD 患者术后发生肺部并发症的相对风险是 3~4 倍。这类患者术前应进行多模式治疗来优化气道管理，包括支气管扩张药、戒烟、抗生素和激素等。

无症状哮喘与开胸术后肺部并发症发生率的增加或术后需要进行机械通气无关。如果患者在术前没有发生哮喘，且 FEV1高于预计值的 80%，则不会增加支气管痉挛或其他肺部并发症的风险。另一方面，哮喘患者近期出现过支气管痉挛和哮喘发作应谨慎治疗。这些患者在麻醉和手术前，可能受益于预防性使用皮质类固醇激素。所有的持续性哮喘患者均建议吸入糖皮质激素，口服或吸入性的类固醇激素，可以减少整体的副作用。近期有严重哮喘症状，并且在过去 6 个月内接受规律的糖皮质激素治疗的患者，在整个围术期应该继续服用。在围术期内，所有哮喘患者均应继续使用常规的支气管扩张药和抗炎药。

手术方式和切除范围

开胸肺切除手术

肺癌开胸手术的切除范围是术后需要机械通气，发生肺部并发症和 30d 死亡率的危险因素（表 54.1）。Busch 等报道了行包括胸壁在内广泛切除的患者，术后发生肺部并发症的概率为 82%。与之相比，他们的研究中行开胸手术的患者，术后发生肺部并发症的概率为 39%。另外，保留肌肉组织的开胸手术（不切断背阔肌和前锯肌）与标准开胸手术相比，并发症发生率或死亡率并无优势。毫无疑问，年龄增加是发生严重肺部并发症（包括呼吸衰竭和死亡）的主要危险因素。

电视辅助胸腔镜行肺切除手术

微创肺部分切除手术具有切口小、住院时间短、恢复更快的优点，在人群中应用越来越广泛（另见第 23 章）。电视辅助胸腔镜手术（video assisted thoracic surgery, VATS）通过几个操作孔代替了原先的单个长切口，减少了对肺收缩的干扰，减轻了术后疼痛，并可能减少术后并发症和死亡率。Imperatori 等报道其可以减少术后长时间的肺漏气和肺炎的发生；其他术后肺部并发症没有说明。尽管有些研究认为，VATS 相较于开胸手术，更多患者获益，但支持 VATS 肺切除术能够改善患者长期预后的证据有限。同样，一些研究中仍然存在部分患者手术切除范围可能不足的担忧。当下，越来越多的外科医生和患者接受进行微创的 VATS。

机器人电视辅助胸腔镜手术

机器人手术具有 VATS 的所有优势，并且三维视野和机械臂提供了更好的手术条件。因此，经验丰富的外科医生能够在几乎没有出血的手术野进行更精细解剖。尽管机器人肺切除手术尚处于起步阶段，但初步研究数据表明：与开胸手术相比，其并发症发生率和死亡率降低，同 VATS 相当。在某些特定情况下，患者获益均优于 VATS 和传统的开胸手术。

肺减容手术

肺减容手术是改善重度肺气肿患者通气 - 灌注比例的外科策略（另见第 46 章）。具有手术适应证的患者通常 FEV1 低于预测值的 30%，并且因呼吸困难继发的运动耐力较差。在肺减容手术中，没有功能的肺组织被切除（部分患者的肺组织高达 30%）。该手术目的是通过去除通气不足和灌注不良的肺段来改善胸壁力学和肺的弹性回缩力。但这类高危患者术后发生呼吸系统并发症的风险极大。在一项研究中，该手术术后急性呼吸衰竭的发生率为 29.8%，且 43% 死亡率与呼吸病因相关。总之，既往报道中，肺减容手术后的死亡率从 2.3% 到 16% 高低不等。

经胸骨的胸腺切除术

对于应用抗胆碱酯酶和（或）皮质类固醇药物治疗无效且症状恶化的重症肌无力患者可以行胸腺切除术，研究表明它可以改善近 75% 患者症状（另见第 15 章）。围术期重症肌无力患者可能会对非去极化肌松药敏感性增高，并且对具有呼吸抑制副作用的药物敏感性增加。既往这类患者在手术后仍然需要机械通气，只有经过谨慎评估后才能拔除气管导管，并且恢复术前使用的抗胆碱酯酶药物。随着医疗管理的改善，目前这类患者术后，通过更好的麻醉管理，可实现术毕拔管。既往史中，术前可预测术后需要机械通气支持的预测因素包括疾病持续超过 6 年、慢性肺疾病、吡啶斯的明每日剂量大于 750mg（或它的等效药物）以及术前肺活量小于 2.9L。一项 71 例行胸腺瘤切除手术的研究，患者术后呼吸系统并发症的发生率为 13%，仅 1 例患者呼吸衰竭死亡。越来越多的胸腔镜手术，进一步减少了术后呼吸系统并发症。

食管胃切除术

在过去几十年中，食管下端腺癌的发病率逐渐增加，危险因素包括吸烟史和饮酒史。食管胃切除术提供了治愈的唯一可能。

胃食管交界处或毗邻的肿瘤，食管胃切除术可以通过经膈或经胸腔的途径完成（另见第 38 章）。术后肺部并发症的发生率为 15%~25%，其中约 50% 的患者发生了肺炎和（或）呼吸衰竭，经胸食管胃切除术后的院内死亡率为 2.1%~9.8%。约 2/3 食管胃切除手术后的死亡率与肺部并发症有关。术后吞咽困难继发的吸入性肺炎是最常见的病因。

肺移植

越来越多的肺移植手术用于治疗终末期肺疾病，但很大程度上受供体的限制。由于供肺的再灌注，超过一半的患者会表现出一定程度的非心源性肺水肿，并且术后常需至少 24h 以上的机械通气支持。下面的章节“肺水肿”也会进一步讨论。

胸腹主动脉瘤（thoracoabdominal aortic aneurysm，TAAA）修复

胸腹主动脉瘤开胸手术后最常见的是肺部并发症。这类手术切口大，需要长时间的单肺通气和大

量的液体复苏（另请参见第 41 章）。Money 等报道了 100 例胸腹主动脉瘤修复手术，留置气管导管平均时间为 5.8d，术后呼吸衰竭发生率为 21%。较早的 Crawford 的研究指出：对于合并慢性肺疾病的患者，术后呼吸衰竭的发生率为 58%、死亡率为 43%。Etz 等报道呼吸衰竭发生率为 27%。

呼吸衰竭的特定病因：预防和治疗

表 54.4 总结了引起术后急性呼吸衰竭的常见情况。与诊断相似，极少情况由于单一或简单的病因导致；常常是合并了术后多个因素，伴随生理病理改变或基础疾病。

表 54.4 胸科手术后呼吸衰竭的急性病因

病因
肺不张 / 分泌物潴留
肺炎
肺栓塞
肺水肿
肺切除术后肺水肿
肺移植后反应
急性呼吸窘迫综合征
气胸
支气管胸膜瘘
残余肺叶扭转
神经损伤
膈神经
喉返神经

肺不张

有研究表明全身麻醉会降低肺表面活性物质的作用，但认为肺表面活性物质的减少在肺不张的形成机制中不发挥主要作用。再吸收性肺不张是指气道阻塞气体被吸收后，肺泡体积缩小，最终导致肺组织塌陷。再吸收性肺不张会随着吸入氧浓度的增加而加重。最后，由于肋间肌张力的丧失，膈肌和腹内容物的上抬导致胸腔内压力增加，造成压迫性肺不张。

此外还要了解功能残气量（functional residual capacity, FRC）和闭合容量（closed capacity, CC）之间的关系。FRC 定义为平静呼气后肺内残留的气量。CC 定义为小气道开始闭合时肺内留存的气量，可以防止小气道的塌陷。健康的肺，FRC 超过 CC 且不发生肺不张。如果 CC 超过 FRC，并且潮气量在 CC 内，则呼吸过程中小气道会开放或关闭，这将导致通气 / 灌注比例降低或肺内分流。如果 CC 远远大于 FRC，则在呼吸过程中小气道一直关闭，从而导致肺不张（图 54.1）。因此，全身麻醉、肥胖、仰卧位等降低 FRC 的因素会使患者出现肺不张。

虽然几乎所有的开胸术后患者都会出现一定程度的肺不张，但其严重程度和临床意义差别很大。轻度肺不张通常仅需在麻醉后监护室进行氧气治疗，随着患者清醒和呼吸力度增加，症状就能缓解。顺应性降低、氧合受损、肺血管阻力增加以及肺损伤提示肺不张更严重的病理生理作用。肺切除术后

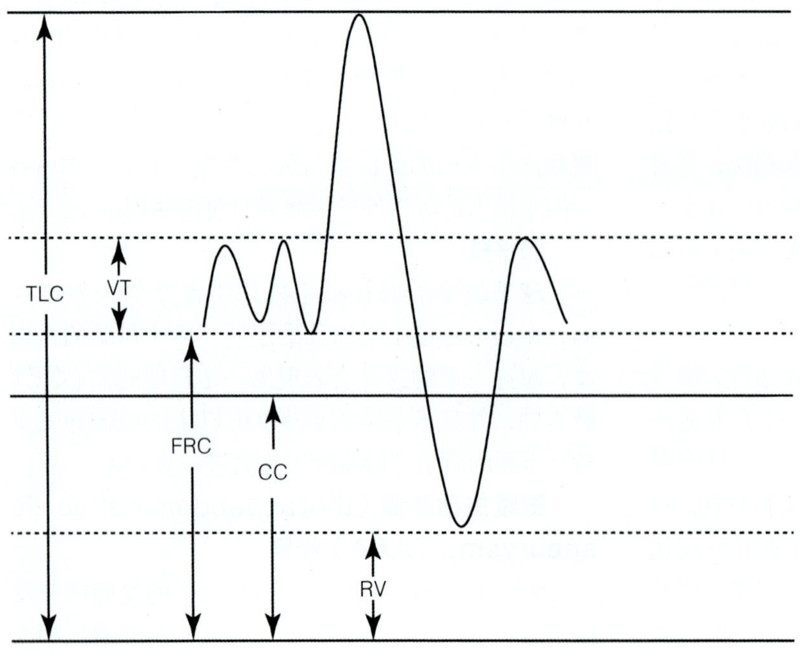

图 54.1 正常成年人的肺容积，包括了潮气量（VT），最大吸气达到肺总量（TLC），功能残气量（FRC）是平静呼气后肺内所含气量，闭合容量（CC），即小气道开始闭合时肺内留存的气量和残气容积（RV），即补呼气后肺内不能呼出的残留气量。随着年龄的增长，CC 增加，正常的潮气下肺的小气道关闭，导致肺内分流和肺不张。此外，肥胖，仰卧位或特伦德伦伯格卧位的情况下，FRC 降低，而 CC 不会降低，也会导致小气道闭合和肺不张

肺不张的最严重形式是肺叶不张，约发生在 5% 的患者中。肺叶不张是通过影像学发现完全的肺叶塌陷和纵隔移位来定义的。危险因素包括男性、高龄和术前 FEV1降低。严重的肺不张通常需要支气管镜检查，可能需要机械通气支持，并可能导致更长的 ICU 和住院时间。最终，肺不张会促进细菌过度生长和肺组织渗出增加。

预防和治疗肺不张传统上包括咳嗽和深呼吸练习（表 54.5）。咳嗽和深呼吸有助于清除分泌物并可能重新打开肺塌陷区域，但在胸外科手术后，患者自主咳嗽的能力明显受损。自主咳嗽过程中产生的最大胸膜内压力降低至术前的 29%，并可能在术后 3 周内仅有术前值的 50%。当患者处于坐姿并通过手辅助按压胸壁可改善咳嗽效果。有研究表明，简单地促使患者从坐在床上到坐在椅子上，可使 FRC 平均提高 17%。

激励式肺活量测定法（IS）是一种帮助患者获得最大吸气量的简单且廉价的方法。IS 鼓励患者在深慢呼吸的同时长时间保持吸气。图 54.2 展示了一个典型的单人使用的激励性肺活量计。激励式肺活量测定也可以作为床旁测试，以评估肺部手术后的肺功能。IS 与补吸气量（inspiratory reserve volume, IRV）和用力肺活量（forced vital capacity, FVC）相关性很好。患者 IS 的下降可能是早期肺功能严重恶化的预测指标。尽管 IS 被广泛认为是预防肺不张的工具，但在临床研究中尚未得到验证。在一些综述中，也未能找到心脏、胸部或上腹部手术后常规使用 IS 的证据支持。

IS 的另一种方法是在呼气期间保持气道通畅，这被称为“呼气末正压治疗”，研究证明它可以提高分泌物清除（图 54.3）。患者使用该设备吸气，然后进行咳嗽或呼气。第三种类型的设备是“颤动阀”，它通过“颤动”呼气时气道压力，帮助清除分泌物。

表 54.5 术后常规的辅助呼吸治疗

吸入性支气管扩张药和祛痰药
激励式肺活量测定
呼气正压阀
颤动阀
胸部理疗
扣拍 / 振动
鼻气管抽吸
光导纤维支气管镜
治疗性
诊断性
微型气管切开术

通过吹口装置或面罩进行正压呼吸（即吸气正压）或通过鼻腔或面罩施加持续气道正压（continuous positive airway pressure, CPAP）有利于维持肺组织扩张或塌陷肺组织的复张。在麻醉后监护室中，双相或双水平气道正压（bi-level positive airway pressure, BiPAP）用于治疗低氧血症患者。图 54.4a 展示了用于 BiPAP 或 CPAP 的面罩。近来，

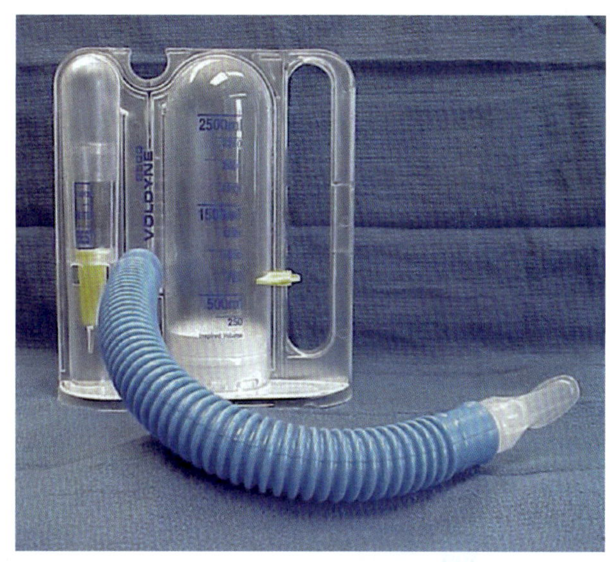

图 54.2 激励式肺活量计（Hudson RCI, Teleflex Medical）。患者在设备右侧的力度指示器的引导下，通过吸嘴持续进行吸气。通过量筒内部的“浮动”标记到达圆柱体左侧刻度的设定目标值

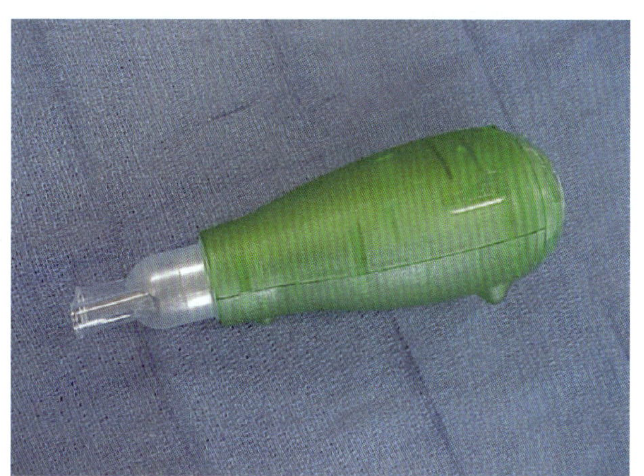

图 54.3 呼气正压振动装置（“Acapella”装置，Smiths Medical ASD 公司）。通过气流的振动使黏滞的分泌物松动，通过呼气时受到阻力产生正压进而支撑气道，推动松解的分泌物上行至上段气管，有利于痰液咳出

这类患者也可以使用高流量鼻导管（high flow nasal catheter, HFNC）吸氧（最高 60L/min）。图 54.4b 展示了典型的 HFNC 设置。下面讨论这些无创呼吸机模式的应用，以帮助预防和（或）治疗急性呼吸衰竭。

疼痛是影响开胸术后患者减少咳嗽和深呼吸的主要因素。完善术后镇痛，包括使用硬膜外镇痛，可改善开胸术后患者的最大咳嗽能力，并且研究发现未进行硬膜外镇痛是肺切除术后需要进行机械通气的危险因素。尽管通过腰段或胸段硬膜外导管进行阿片类药物输注，都可以提供足够的开胸手术后镇痛，但术后的荟萃分析结果显示，只有胸段硬膜外镇痛能够降低死亡率。对于胸段硬膜外的药物组分，可以是单纯的阿片类药物或是阿片类药物和局麻药的组合。阿片类药物和局麻药的组合被证实具有协同作用，表现为同单独使用某类药物相比，组合时所需剂量更低。连续的椎旁导管阻滞相较于胸段硬膜外副作用更少，在部分抗凝的患者中也可以使用，因此在胸外科手术中应用也越来越广泛。Davies 的综述表明，连续椎旁阻滞在疼痛控制方面可以取得同胸段硬膜外镇痛相同的效果。其他区域阻滞方式也能够提供开胸术后镇痛，包括胸膜内注射局麻药和肋间神经阻滞。肋间神经阻滞可由麻醉医生在术前或术后进行，或在手术中由外科医生进行。局麻药可以单独使用或配伍肾上腺素，酯类局麻药丁哌卡因可以获得更长的镇痛时间。术中肋间神经的冷冻消融可用于延长镇痛时间。

支气管痉挛

对于支气管痉挛疾病或慢性阻塞性肺疾病患者，在术前肺活量测定期间使用支气管扩张药治疗后可改善肺功能，术后气道狭窄可能会导致呼吸衰竭。气道阻力增加导致呼吸做功增加，会产生“自动呼气末正压”的效果。在呼气期间常发生末端细

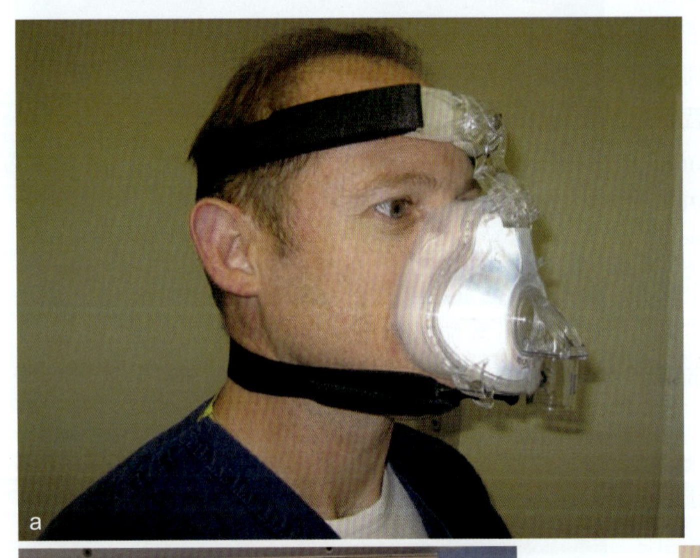

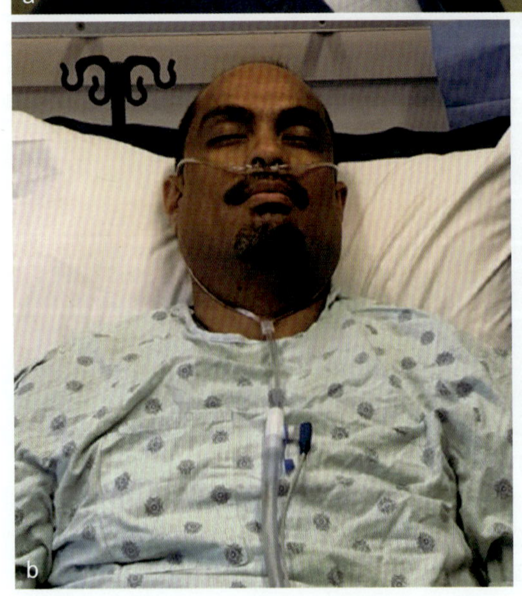

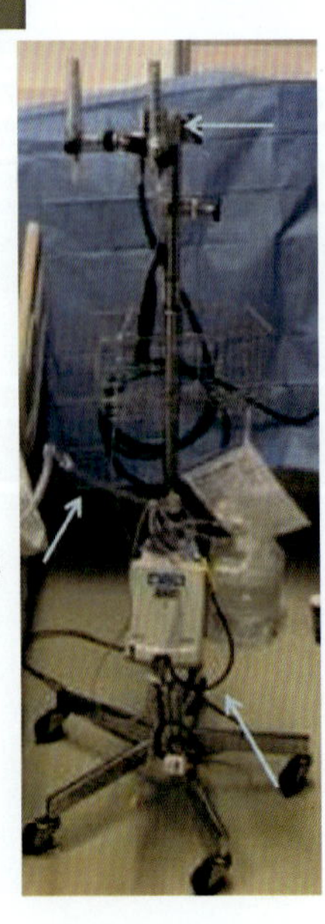

图 54.4 a. 用于提供 CPAP 或 BiPAP 的全面罩（Respironics/Philips）。充气密封圈可在嘴和鼻子周围形成密封，附有头带可将面罩固定在适当的位置，并为施加的 CPAP/BiPAP 提供足够的压力，也可以使用单纯鼻罩。b. HFNC。右：典型的 HFNC 装置，包括流量计、氧气混合器（未显示），主动加湿器和加温呼吸回路。HFNC 是可移动的，但若需维持给定氧气输送速率，HFNC 最好连接到墙壁供氧源进行氧气输送。左：HFNC 是通过加热、加湿的呼吸回路输送氧气，在患者端，似乎与普通的鼻氧管没有明显区别。如正文所述，患者可以避免面罩不适，进行无创通气，并且观察者可以不受阻挡看清患者的面部情况

支气管或肺泡由于气道狭窄未完全排空，从而导致远端阻塞形成正压而不是零压力。在吸气过程中，血流流经这些肺泡，必须首先克服这种正压，进一步增加呼吸做功。

所有胸外科手术后出现呼吸困难的患者，均应考虑吸入支气管扩张药。吸入的 β 肾上腺素能激动药，激活腺苷酸环化酶生成 cAMP 的内在活性，增强平滑肌松弛，导致支气管扩张。沙丁胺醇起效时间短，可用作抢救药物，是手术后最常用的 β 肾上腺素能激动药。沙丁胺醇的半衰期很短，需要每 4 小时给药一次。沙美特罗和福莫特罗是作用时间更长的 β 肾上腺素能激动药，主要用作维持治疗。外消旋肾上腺素除了具有 β 受体的作用，并可能通过其 α 肾上腺素受体对血管平滑肌的作用来减轻呼吸道黏膜水肿。这些药物特别是肾上腺素，值得关注的是，它会被吸收和产生全身性副作用。

抗胆碱能药物也是有效的支气管扩张药。这类药物通过释放乙酰胆碱，拮抗平滑肌细胞膜上的 M_3 受体，诱导平滑肌松弛，并降低腺苷酸环化酶的活性。异丙托溴铵是一种短效抗胆碱能药物，通常与沙丁胺醇联合使用，治疗支气管收缩。同沙丁胺醇一样，它大约需要每 4 小时服用一次。噻托溴铵是长效抗胆碱能药物，可用于维持治疗。这类药物不易吸收，全身性副作用较少。

β 肾上腺素能激动药和抗胆碱能药物的联合治疗可改善症状。二者具有不同的作用机制和持续时间，这些药物可以发挥协同作用来改善支气管痉挛。在美国，常使用短效 β 肾上腺素能激动药沙丁胺醇和短效抗胆碱能药物异丙托溴铵的组合。

最后，吸入性糖皮质激素也可以用作预防炎症介导的支气管痉挛。这类药物主要用于维持治疗，不适合缓解支气管痉挛急性发作。

分泌物潴留

无法清除分泌物会导致肺不张和肺部感染。

未加湿的吸氧治疗会导致支气管黏膜脱水，造成黏膜纤毛运动功能障碍和分泌物黏稠。机体分泌物的清除能力下降会导致肺不张的形成；因此，建议吸入湿化氧气。气道分泌物黏稠的患者可以使用黏液溶解性祛痰药，例如 N- 乙酰半胱氨酸或阿法链道酶（Pulmozyme®, Genetech 公司）。阿法链道酶是一种重组人类 DNA 酶，可用于治疗肺囊性纤维化，能降低患者呼吸道分泌物的黏度、有利于肺复张。对于慢性支气管炎患者的长期疗效尚未得到验证，建议在急性发作期使用。

对于无法进行深呼吸运动，IS 和 PEEP 治疗以及吸入支气管扩张药和（或）祛痰药效果不佳的患者，可以采用以下几种辅助疗法来改善患者状况（表 54.5）。胸部物理治疗的方式包括体位引流、叩击、振动受累肺段促进排痰。体位引流是通过改变患者体位实现，使得需引流的肺段处于高位。当叩击和振动相结合时，引流是最有效的，但是正确的定位可能会受到患者状况的限制。应当在整个呼吸循环中进行叩击，然后在呼气过程中振动。

气管内吸痰可用于机械通气时清除气管分泌物，可引起深呼吸和咳嗽。在非气管插管的患者中，气管内吸痰通常是通过盲插经鼻技术完成。应当调高吸入氧浓度，给患者预充氧后进行经鼻吸痰，“小号吸痰管”可以让患者更好地耐受。在患者吸气时顺势将无吸力的导管（可以反折吸痰管末端完成）插入气管，左右旋转缓慢上提吸净痰液。对大多数患者而言，经鼻气管吸痰是非常不愉快的经历。虽然它可能会带来更好的咳嗽，但也可能引起恶心和呕吐，频繁或剧烈的吸痰可能会引起呼吸道黏膜损伤，甚至造成支气管痉挛、喉痉挛和心律失常。

经鼻气管吸痰的另一种替代方法是微型气管切开术（在环甲状膜上做个切口，并通过微套管插管）。此手术安全有效，可减少其他的干预措施（例如胸部物理治疗）。该方法可减少术后呼吸系统并发症，潜在并发症很少见，主要为气管出血、感染和肉芽肿形成引起的气管阻塞。微型气管切开术不能替代气管插管提供正压通气。

纤维支气管镜检查（fiberoptic bronchoscopy, FOB）有助于清除气管支气管树内的分泌物或血液，可用作呼吸功能严重恶化患者的病因诊断。在直视下可吸出气道内黏稠的分泌物。一家大型教学医院对 FOB 进行了回顾分析，证实了该检查的安全性，重大并发症的发生率为 0.5%，小的并发症发生率为 0.8%。这些并发症包括喉痉挛、支气管痉挛、气胸和肺出血。在清醒非插管的患者中，纤维支气管镜检查需要对患者上呼吸道进行局部麻醉，并辅以中等程度的镇静。

肺炎

黏膜纤毛清除能力降低和持续性肺不张使胸外科手术患者术后发生院内肺炎的风险增加。开胸手术后的患者，宿主防御能力受损，更易发生肺炎，特别是在肺部分切除术后，大大增加了患者呼吸功能不全的风险和机械通气的需要。院内肺炎是造成开胸术后患者死亡最重要的独立危险因素。Nan 在一项前瞻性试验中发现,肺部手术后呼吸道感染(肺炎、脓胸)的发生率约为 19%。总体上，院内肺炎的死亡率在 20%~80% 之间，革兰阴性杆菌和金黄色葡萄球菌是最常见的病原体，呼吸机相关性肺炎将在下面章节讨论。

不应等到初次细菌培养结果后才开始抗菌治疗而延误时机，适当的经验性抗生素治疗可降低患者死亡率。对于在手术前未在医院内就诊的患者，在术后早期发生疑似肺炎，可按社区获得性肺炎治疗，覆盖病原菌为肺炎链球菌和流感嗜血杆菌。对于术前住院或疑似肺炎超过手术 48h 的患者，经验性抗生素治疗应覆盖医院内获得的细菌，如铜绿假单胞菌、鲍曼不动杆菌和克雷伯菌、耐甲氧西林的金黄色葡萄球菌。初次适当的经验性抗生素治疗的重要性不容忽视，抗生素治疗应针对社区或医院特定的病原体。不恰当的抗生素治疗，即使在获得培养结果后的 48h 内进行纠正，也会导致更高的死亡率、更长的 ICU 停留时间和更长的机械通气时间。据报道，不恰当的初次抗生素治疗的概率高达 50%。呼吸机相关性肺炎将在下面章节讨论。

肺栓塞

在使用皮下肝素预防抗凝措施之前，一项 77 例接受开胸手术患者的研究表明，深静脉血栓形成的发生率为 19%，而肺栓塞的发生率为 5%。一项大样本研究中，1735 例接受肺切除手术的患者中 26 例发生了早期致命性急性心肺功能衰竭，其中 20 例患者的尸检显示有 19 例发生了肺栓塞，肺栓塞导致休克的患者死亡率超过 30%。胸外科手术患者通常具有至少两项深静脉血栓形成的主要危险因素(恶性肿瘤和手术大)，因此预防措施应包括使用下肢血栓弹力绷带和应用低分子肝素。

肺栓塞的体征和症状为：呼吸困难、呼吸急促、动脉血氧分压不足、肺动脉高压、右心衰竭和休克。^{99m}锝标记的聚合白蛋白(^{99m}Tc-MAA)肺灌注扫描结合使用氙 -133 进行的通气扫描可以显示通气 - 灌注不匹配的肺组织，并且该检查受限于既往存在肺部疾病或近期行肺部手术的患者。当前，仅对肾功能不全、静脉造影剂过敏或妊娠的患者使用肺灌注扫描。螺旋计算机断层扫描(CT)可用于诊断肺栓塞，比肺灌注扫描技术无创、更快、更容易执行。尽管诊断肺栓塞的金标准是肺血管造影，但在许多医学中心选择螺旋 CT 代替创伤性的检查。术后低危的肺栓塞患者不适合进行溶栓治疗，但是在术后至少 24~48h 内开始治疗性使用肝素通常是安全的。对于较大或大面积的栓塞可以行血栓取出手术或经导管应用无或小剂量的溶栓治疗。

肺水肿

胸外科手术后发生肺水肿可能是心源性或非心源性的。肺血管内静脉压升高(可能与左心功能不全或容量过负荷有关)可能导致心源性肺水肿。急性呼吸窘迫综合征(acute respiratory distress syndrome, ARDS)引起的肺泡毛细血管通透性增加，常导致非心源性肺水肿。

肺切除术后肺水肿(pulmonary pneumonectomy edema, PPE)是一种少见的与肺切除密切相关的严重并发症，死亡率很高。肺组织切除范围小的手术(如楔形切除术)不会发生该并发症。PPE 患者出现低压高蛋白性肺水肿，表明存在内皮损伤。肺切除术后静脉内注射 ^{99m}锝标记的聚合白蛋白的显影肺组织，可以证实内皮通透性的增加。

PPE 的病因尚不清楚，但可能是多因素的。与 PPE 相关的危险因素包括手术部位，右肺切除术的风险比左肺高、围术期液体超负荷(静脉输液 > 2 L)、单肺通气时潮气量较高(10ml/kg)。其他的潜在病因包括术中使用新鲜冰冻血浆、氧中毒、细胞因子和纵隔淋巴回流障碍。

移植肺水肿最初被称为肺移植反应，但现在被称为肺移植术后原发性移植物功能丧失(primary graft dysfunction, PGD)，受供体和受体因素以及围术期管理策略的影响，表现为一类复杂的机制不明的多因素综合征。高风险患者可能的危险因素包括移植手术前诊断为肺动脉高压、肺结节病、供体具有吸烟史以及需要进行心肺转流。供肺的内皮和上皮保护是预防的关键。该综合征发生在大约 20% 的肺移植手术患者中，并且 1 年内绝对死亡风险高达 23%。手术期间使用 ECMO 代替体外循环具有保护作用，没有明确的预防或治疗措施可降低发病率或减轻病情，因此只能进行支持性治疗。

气胸

胸部手术后，外科医生通常将两根引流管置入胸腔，第一根下方的胸管，促进血液和液体的排出，第二根上方的胸管，促进气体排出。如果胸管发生了扭折、夹住或移位，则可能术后发展为气胸。少量漏气无症状，但大量肺漏气可能导致“张力性气胸”，引发气管和纵隔向健侧移位。胸腔内压力的增加导致右心静脉回流减少并可能导致心脏衰竭。如果在机械（尤其是单肺）通气过程中出现过高的气道压力，造成肺气肿或肺大疱破裂，在非手术侧也可能发生气胸。未及时发现的，误入非手术侧胸膜的操作可能会导致气胸，如中心静脉置管或行术后镇痛的神经阻滞时无意中刺破胸膜，损伤肺组织。如第 28 章中所述，可以通过使用 M 型超声图诊断气胸。

确诊气胸的治疗方法通常是在腋前线和腋中线之间的第 4 或第 5 肋间隙中放置胸管。对于张力性气胸，通常首先利用粗针头（即 14 号静脉套管针）在第 3 肋骨锁骨中线上方进行胸腔穿刺，有效地将张力气胸转化为简单的气胸。尽管有人主张将减压针头应置于与胸管引流相同的位置，但缺乏足够的证据，并且有文献指出该部位导管扭结 / 移位的发生率增加。

持续性漏气和支气管胸膜瘘

据报道，肺切除手术后持续性肺漏气的发生率为 4%~20%，将会延长手术进程并使得病情复杂化。支气管胸膜瘘与肺大量漏气有关，常因支气管残端或气管支气管吻合不良所致。最初的症状通常是在胸管引流密封瓶内发现大量漏气。如果漏气超过了胸管引流的能力，就会进展为持续性气胸。较大的支气管胸膜瘘患者可能会出现呼吸功能不全。由于正压通气时，大部分气体通过阻力较低的支气管胸膜瘘口进入胸膜腔和胸管造成无效通气。据报道，肺切除手术、支气管残端中的残余肿瘤、高血糖、低白蛋白血症、术后机械通气、术前使用类固醇激素、COPD 以及术后 FEV1的预测值低均被认为是发生支气管胸膜瘘的危险因素。

对大量漏气的确定性治疗需要外科干预，呼吸机的临时支持治疗可以通过放置双腔气管插管以实现肺隔离通气（见下文）。或者在患侧使用支气管阻塞导管。较小的漏气可通过支气管内制剂或材料进行处理。通过支气管镜放置的支气管内瓣膜（图 54.5）可取得不错的疗效。

误吸胃内容物

在胸外科手术患有食管疾病的患者，误吸胃内容物的风险增加。术中误吸会造成肺损伤，引起肺水肿和炎症并导致低氧血症。吸入性肺炎是 ARDS 的病因之一，其治疗方法将在下面章节进行讨论。

一般在胸外科手术 48h 以上，尤其是在肺移植术后拔管的患者，发生少量误吸的风险尚未得到充分证实。一项研究表明在使用纤维支气管镜观察下，大多数单肺和双肺移植患者均存在误吸。这些患者应在术后开始恢复进食前，需要评估其吞咽能力和误吸风险，并密切观察是否有误吸。

残叶扭转

支气管周围残留的肺叶扭转可能会使肺叶切除术复杂化。术侧肺组织的切除可能会导致残留肺组织（最常见的是右中叶和舌侧）异常运动。除了受

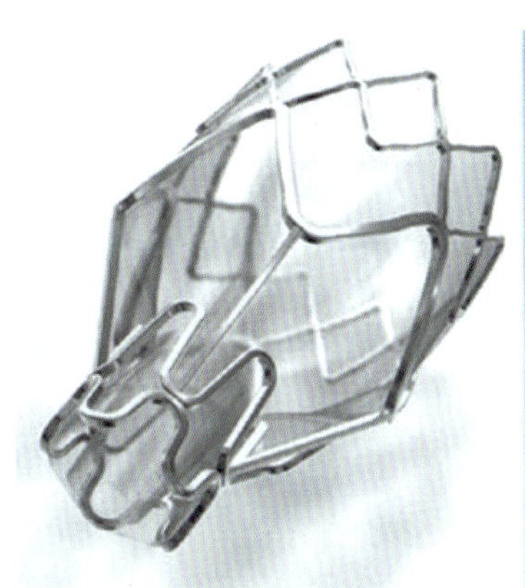

支气管内瓣膜（Zephyr EBV®）
（图片由加利福尼亚州红木城 Pulmonx 提供）

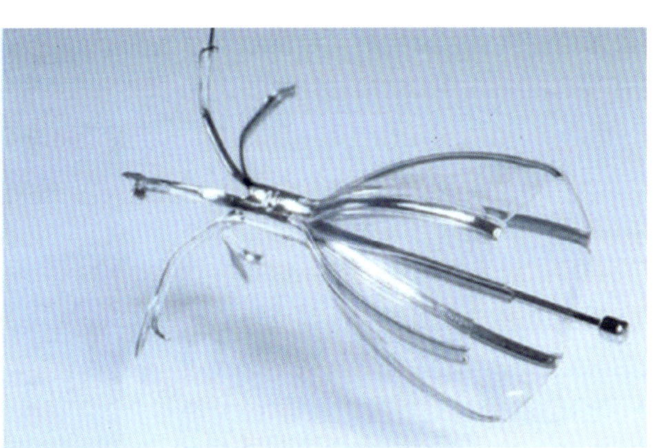

气管内瓣膜（Spiration IBV®）
（图片由美国华盛顿州雷德蒙德的 Olympus Respiratory 公司提供）

图 54.5 两个市售单向阀。用于肺切除或肺减容手术后持续性肺漏气的治疗。阀门由镍钛诺的自膨胀框架组成。两种图示型号均在欧洲销售，目前只有 Spiration IBV® 获得 FDA 批准，可在美国用于人道主义用途（图片由 Olympus Respiratory America，Radmond，WA 提供）

累支气管闭塞继发的肺内分流外，受累肺叶的血供也会受到损害，可能导致肺梗死。

当患者发生呼吸窘迫或呼吸衰竭时，结合胸部X线片上肺叶塌陷或异常，应用常规的肺不张治疗无效时应该高度怀疑肺扭转，可进行支气管镜检查确诊。确诊后紧急进行手术切除扭转的肺叶预防肺梗死，是治疗肺扭转的主要有效手段。

神经损伤

神经系统损伤会导致术后肺功能不全，在胸外科手术后发生较少见。开胸手术后可能会损伤膈神经，特别是需要广泛切除的纵隔肿瘤。肺功能储备良好的患者通常可以耐受单侧膈神经阻滞。复杂肺疾病（例如重度的慢性阻塞性肺疾病）患者，单侧膈神经阻滞将导致难以撤离机械通气。双侧的膈神经阻滞会导致任一患者的肺功能不全。术后膈肌抬高常提示诊断，胸部透视下观察到纵隔的反常运动可帮助确诊。

广泛的肺门淋巴结清扫，术后可能发生喉返神经损伤。左喉返神经由于路径较长，受伤的风险更大。患者通常对单侧喉返神经损伤的耐受性较好，但双侧喉返神经损伤引发声带内收肌痉挛，在气管导管拔除后会引发明显的喘鸣。

胸外科手术后机械通气

表54.6总结了胸外科手术后需要继续机械通气支持的常见原因。很多的相对指征是各类大型手术所共有的，反映了患者巨大创伤后的应激。与手术团队进行术前和术中交流，可以提前对麻醉后监护室（post-anesthesia care unit, PACU）或ICU进行适当安排。

胸外科术后早期行机械通气的两个主要问题是：①肺切除后需要考虑支气管的吻合，②移除术中肺隔离的气管导管。对于支气管吻合始终存在这样的担忧，即气道正压通气会使患者面临支气管吻合口漏或破裂的风险增加。需要平衡氧合情况（可能需要PEEP）和合适的分钟通气量以减少CO_2潴留。临床上通过降低潮气量或尽可能使用压力限制性的通气方式避免气道压力升高（见下文）。没有具体文献定义肺切除后气道正压的“安全”上限。但是，常识表明较低的气道压力一定是更安全的。

结合双腔管主管和支气管部分外径选择双腔管的大小，由于双腔管外径较大，患者在呼吸时需要增加额外做功并且耐受性较差。此外，PACU和ICU的护理人员和呼吸治疗师通常不熟悉这类气管导管，因此最好在离开手术室之前更换为单腔管，除非术后需要继续进行肺隔离（例如，持续的大量漏气，感染的引流）。对于困难气道患者、存在或预期口腔和气道水肿患者，必须进行谨慎的临床判断，防止潜在的气道损伤。尽管可以使用用于双腔管的长管更换装置（图54.6），但使用这些装置不能保证单腔管能通过非常水肿或困难的气道。存在这种情况时择期更换导管可能是明智的选择。

表54.6　胸外科手术后机械通气的相对指征

胸外科手术后机械通气的相对指征
术前
术前机械通气
术后FEV1预测值较低（<30%的预测值）
食管胃切除或胸腹动脉瘤修复手术
术中
手术时间延长
大量输液或输血
低温
心脏衰竭
外科并发症
术后需要进行肺隔离（漏气，引流）
术后需要固定/稳定胸壁
术后即刻
神经肌肉功能未完全恢复
呼吸驱动不足（阿片类药物过量）
需要>50%的吸入氧浓度
可见呼吸窘迫

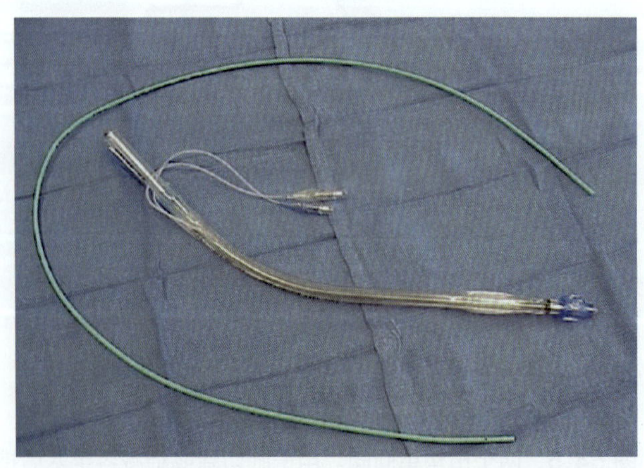

图54.6　用于双腔气管导管的长管更换器（Cook Medical）。图示了一个双腔管，其换管器在其周围弯曲，换管器的长度是双腔管的2倍以上

术后机械通气的术前预测指征

进入手术室前已进行机械通气的患者，在术后不太可能耐受立即拔管。撤除机械通气应遵循渐进、可控的方式，手术室不是拔除气管导管的合适场所。术后 FEV1预测值低（低于预测值 30%）的患者发生术后发生呼吸衰竭的风险最高（参见第 2 章）。这些患者在达到了正常的体温和完善的镇痛效果下，同时确保其他生理功能处于最佳的状态（心脏、内分泌、肾脏），可能会受益于分阶段撤除机械通气。与选择性术后机械通气 24h 以上相关的主要手术包括食管切除术、食管胃切除术以及胸或胸腹主动脉瘤修复术。除了手术的程度和持续时间外，后者都与单肺通气时间的延长有关，尽管术后肺会复张，但术侧的肺经常发生肺挫伤或复张不全，这会导致低氧血症并增加呼吸功。

术后机械通气的术中预测指征

非预期的手术并发症可能不利于术后立即拔管。在这些预测指征中，任何并发症情形都会导致术中无法获得充足的氧合或消除二氧化碳潴留。表 54.6 中列出了其他需要考虑的因素，包括潜在的合并症、年龄和一天中的时间（呼吸机和气道管理专家的有效性）。选择性术后机械通气可使器官系统趋向稳定（例如容量状态、心脏功能、凝血 / 止血控制）确保了氧合和通气。撤除机械通气可以采用分阶段且可控的方式进行，不用考虑手术时间。在整个过程中，必须根据临床判断调整表 54.6 中的相对预测指征，并且在手术结束时，与手术团队进行持续的交流讨论可促进患者从手术室到 PACU 或 ICU 的平稳过渡。

术后立即进行机械通气的指征

同任何外科手术一样，在胸部手术结束时可能会出现患者状态不良而阻止拔管。其中最重要的是通过神经刺激器客观地评估神经肌肉功能不全，或者临床上发现肌无力和自主呼吸不全（深大呼吸或呼气末和动脉血 CO_2 浓度增高）。对于非去极化肌松药引起的医源性肌无力，在没有禁忌证的情况下，舒更葡糖钠是一种可行的肌松拮抗选择。

尽管上述指征必须在拔管前解决，但更令人担忧的是氧合问题（例如，需要 > 50% 吸入氧浓度才能使 SpO_2>90%），过度通气（尽管呼吸急促，但仍然存在二氧化碳潴留）以及可见的呼吸窘迫。这些情形可能由于镇痛不足导致，也可能代表生理紊乱，可能需要数分钟才能解决。通常根据血气分析结果或呼吸方式来决定是否需要机械通气。但是，在手术结束后迅速变化的情况下，很难得到标准。根据临床判断进行辅助或控制通气，通常需要对患者重新进行镇静。此时，应联系 PACU 或 ICU，要求使用呼吸机和镇静药。应尽早进行胸部 X 线片和动脉血气分析。

除了给予持续高浓度氧气外，还可以通过气管导管以正压通气和 PEEP 辅助氧合打开 / 扩张部分塌陷的肺泡，甚至可能打开一些完全塌陷的肺泡。PEEP 可以通过这些机制，重新分配（但不能减少）肺水从而改善肺水肿和急性肺损伤中的氧合作用。增加吸入氧气的浓度（FiO_2）可以通过增加氧气输送区域的氧吸收而改善动脉氧合。真正的肺内分流会通过缺氧性肺血管收缩而代偿。对于增加 FiO_2 和（或）增加平均气道压力不能改善的氧合状况，可能需要进行支气管镜检查且辅助 PEEP。

通常情况下，呼吸肌呼吸做功仅消耗全身氧气的百分之几，但在术后患者中可能要高出几倍，在急性呼吸衰竭中做功更高。机械通气还可以代替患者呼吸做功，并确保肺泡通气。因此，机械通气辅助 PEEP 可治疗急性呼吸衰竭。

通气模式

重症监护中使用的现代呼吸机模式，现在都可在麻醉机上实现，通过非常复杂的微处理器控制的设备，可以实现人机交互（请参阅第 22 章）。这与传统的三种呼吸参数控制的麻醉呼吸机形成了鲜明的对比：呼吸速率、潮气量和吸气流速，仅提供容量循环，强制性控制通气（controlled mandatory ventilation, CMV）。现代 ICU 呼吸机提供多种交互模式，以及压力或容量循环呼吸。许多设备使用专门设计的面部或鼻罩（图 54.4a）进行 NIV，以输送 CPAP 或“BiPAP”，这与 PEEP 的压力支持通气类似。

无创通气

传统的 NIV 除了 CPAP 就是通过面罩而非气管提供 PEEP 压力支持。最近有研究将 HFNC 纳入 NIV。如下所述，尽管一些初步数据支持预防性使用 NIV。但目前仍将其视为一种缓解策略。

我们通过呼吸肌吸气实现肺通气：在自主吸气过程中，气道压力（airway pressure, Paw）相较于大气压为负，而在呼气期间 Paw 为正。以 CPAP 方式进行自主呼吸时，此时为正压而不是大气基线压力（图 54.7）。严格来说，这不是通气方式，因为没有吸气辅助。这种支持方式通常用于改善没有通气障碍患者的氧合作用，因为它有助于增加 FRC 并减少肺不张。它可能使自主呼吸在胸部压力 - 容积曲线更顺应的时候发生，从而减少了呼吸做功（图 54.8）。CPAP 可由连续的高流量回路提供，也可通过微处理器控制的呼吸机进行输送，该呼吸机可感测呼吸力度（气道压力或流量）并做出相应的改变。前者呼吸循环期间呼吸道压力会略有变化；但是，高流量和内置存储装置可防止压力大幅度波动。后者，氧气流量是传感器传送的，能够达到 CPAP 的预设水平并满足患者的需求。

BiPAP 是 CPAP 的功能增强模式，可提供吸气辅助。这种模式的 NIV 可用于治疗急性呼吸衰竭以及低氧血症。它被证实可以在包括多种手术后（包括胸外科手术在内）患者中预防气管插管。几项关于术后使用CPAP和BiPAP的研究表明患者可获益。Squadrone 等对接受上腹部手术的患者进行了一项大型的多中心试验。$PaO_2/FiO_2<300mmHg$ 的患者被随机分配为接受 FiO_2 为 0.5 的 CPAP 组与 FiO_2 为 0.5 的面罩通气组。接受 CPAP 组的患者再次插管和肺炎的发生率较低。另一项 Kindgen-Milles 的研究观察了接受胸腹动脉瘤修复手术的患者拔管后进行 CPAP 治疗。其中同对照组相比 CPAP 组的患者氧合更好、肺部并发症更少、住院时间更短。Lefebvre 等报道了一项 690 例患者接受肺切除术的研究，呼吸衰竭的发生率为 16%，仅通过 NIV 就可以成功治疗 85% 的患者。Perrin 等在术前和术后使用了 NIV，并证明可以减少肺切除术后肺部并发症的发生。Rocco 等报道 NIV 预防了 18/21 的肺移植术后呼吸衰竭的患者再次插管，Michelet 等应用 NIV 于食管切除术后出现呼吸衰竭的患者中得到相似的益处。

尽管相关报道大多是小型研究，但越来越多的证据支持在心胸外科患者中使用加热 / 加湿的 HFNC 替代一线治疗。HFNC 可以高达 60/min 的速率输送浓度范围为 0.2~1.0 的 O_2，在此过程中可能产生 3~5cmH_2O 的压力。研究认为，这种方式可以减少呼吸做功、降低呼吸频率、增加呼气末肺容积、减少死腔并减少气管插管。

很明显使用 CPAP 和 BiPAP 既可以预防和治疗术后呼吸衰竭、也可避免气管插管、减少呼吸系统

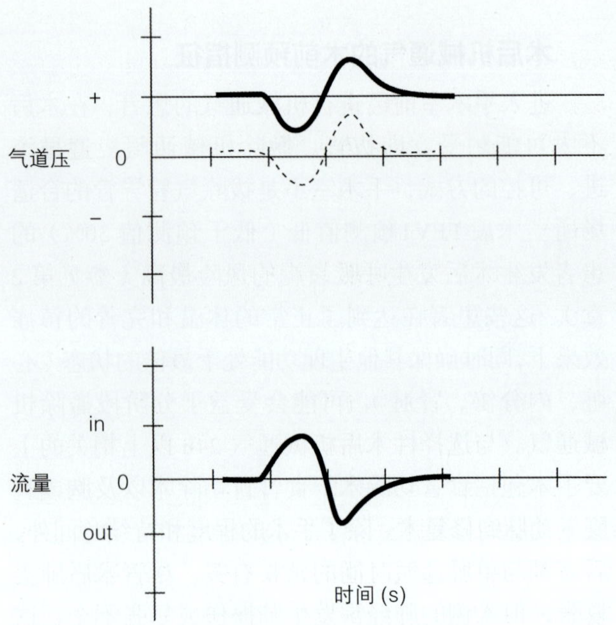

图 54.7 自主呼吸时通过 CPAP 面罩 / 回路的气道压力和气流量。压力 - 流量曲线反映的是自主呼吸的压力（虚线），但基线压力升高

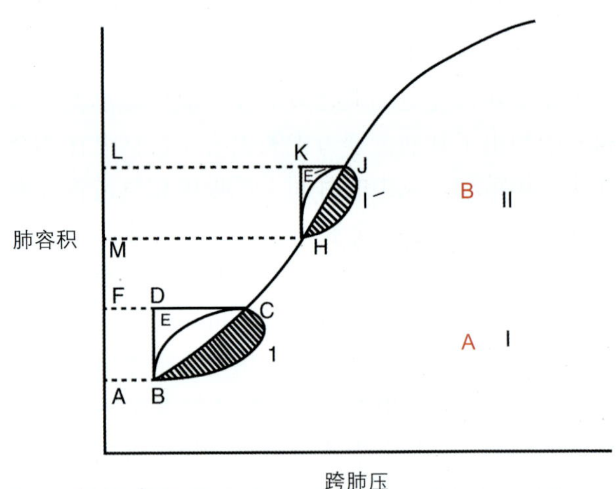

图 54.8 在两个不同的肺容积下显示的压力 - 体积环，表示在肺不张和FRC减少时的潮气量，如术后肺不张（a）和在正常肺容积和 FRC 时相同的潮气量（b）。S 形实线是跨肺压 - 容积曲线。应用 CPAP 可重新打开萎陷的肺部分并使潮气呼吸从 A 升高到 B 跨肺压力 - 容积关系，从而改善气体交换并减少呼吸功（产生相同潮气量所需的跨肺压力）

并发症并缩短住院时间。但仍有质疑的研究认为，在正压通气时会影响手术吻合口的完整性。也许 HFNC 是更有吸引力的替代方法之一，与 CPAP 和 BiPAP 相比，HFNC 具有同等的优势，但气道压明显更低。此外，HFNC 能提供一个更舒适的选择，尤其是对于无法耐受覆盖鼻子和（或）紧贴面部面罩的患者。

尽管有研究支持其安全性，但在术后新鲜吻合口中使用 CPAP/BiPAP 仍然是人们普遍关注的问题。鉴于 HFNC 的疗效相当，而气道压力水平较低，可作为首选。其他优势包括完全可见患者的面部情况，进一步减轻了对吸痰和患者精神状态改变的担忧。

NIV 的任何模式都有局限性。对于无法配合的患者或分泌物过多，咯血或呕吐而无法保护其气道的患者，此方法并不合适，表 54.7 列出了禁忌证。对于 CPAP/BiPAP 的成功治疗需要呼吸治疗师的耐心和专业知识，通常需要缓慢、渐进地调整吸气和（或）呼气压力，对于 HFNC，则需要进行流速和氧气含量的调整。使用 CPAP/BiPAP 时，鼻胃管的存在可能会引起通气泄漏，并且气道峰值压力（即吸气时的实际压力）不得超过 25cmH$_2$O。无创通气模式不是长期的呼吸机治疗策略，明确治疗成功或失败的终点是至关重要的。如果患者在 1~2d 的试用期内未明显好转，则应考虑改用气管插管或气管切开术。

表 54.7 胸外科手术后的无创通气（NIV）

适应证
预防肺切除术后的肺功能障碍
肺切除和肺移植后呼吸衰竭（短期）的治疗
禁忌证
中枢神经系统
意识水平下降
剧烈躁动或癔病
不合作的病人
无法保护气道
心肺
心脏或呼吸骤停
心功能不全
严重呼吸衰竭
大量分泌物或咯血
胃肠道
呕吐 / 腹胀
上消化道出血
其他
面部外伤或其他无法使用面罩的情况（在这种情况下，可使用高流量鼻导管）
多器官衰竭

肺保护性通气

第 21 章讨论了“肺保护性通气”的原理。在术后决定继续机械通气时，应遵循肺保护性通气策略。如果患者具有适应证，那么当已拔管的患者需要除面罩氧气所不能提供的充氧和（或）通气帮助时，应认真考虑上述 NIV。如果必须通过气管导管进行机械通气，则应选择适当水平的呼吸压力和 PEEP。尽管对于不同的通气方式存在许多分歧意见，但 ARDSnet 试验（以下简称）证明了潮气量为 5~8ml/kg 的理想体重，通过辅助控制通气（容量循环）和适当的 PEEP 水平，有利于治疗 ARDS。既可以采用压力模式，也可以使用容量模式，只要输送的潮气量在此范围内，且气道压力不会过高。压力模式的优势是在较低的气道峰值压下能到相似的潮气量。但是，这还没有证据支持其有更好的预后。表 54.8 总结了肺保护性通气的原则。

表 54.8 肺保护性通气的原则

呼吸机模式	容量辅助控制通气最常见
潮气量（ml/kg 预计体重）	5~7（越低越好）
平台压（cmH$_2$O）	<30
吸呼比	1：1~1：3
呼吸机速率（呼吸 / 分钟）	设定为达到 pH>7.3
碳酸氢钠输注	如果无法达到 pH 值目标，则根据需要
氧合目标	PaO$_2$>55mmHg 或 SpO$_2$>88%
PEEP	根据达到氧合目标需要（FiO$_2$ 向上滴定）*

* 请参见参考文献［138］用 FiO$_2$ 和 PEEP 增量调整的方案。

上面已经讨论了术后呼吸衰竭的诸多原因。在某些情况下，由于手术的急性应激消退和有效的镇痛技术，患者在手术后的几个小时或一天就可以解决或消除这些诱因。然后可以迅速而平稳地撤掉机械通气。在其他患者中，既往肺功能和肺部状态、手术应激以及术后并发症的相互作用可能导致对辅助呼吸的需求增加。在一小部分患者中，甚至可能会发生 ALI 或 ARDS。

急性呼吸窘迫综合征

2012 年发布的柏林标准概述了当前 ARDS 标准

分类。简而言之，2012 年柏林标准描述了 ARDS 表现为肺血管通透性增加和充气肺组织损失的状态，从而导致弥漫性和炎症性肺损伤。这些最新指南与美欧共识会议（AECC）根据氧气的动脉分压 / 吸入氧气的分数或 P/F 比值对 ARDS 的严重程度进行分层不同，并删除了 ALI。关于时间，胸部影像学检查，肺水肿和给氧的起因以及与以前的指南的不同之处概述在表 54.9。

ARDS 诱发因素为对肺部的直接损伤，例如吸入胃内容物，肺部感染或体液，但更常见于间接原因例如败血症综合征和严重外伤，胰腺炎或大量输血。通常把后一种原因称为“肺外”因素。直接肺损伤或肺外因素导致的 ARDS 的死亡率相似。手术后立即见到 ARDS 特征性的弥漫性浸润是罕见的，这样术后 X 线片发现更可能代表液体超负荷或左心衰导致的肺水肿。至少在早期阶段，静水性肺水肿在影像学上无法与 ARDS 区别。

手术对肺部造成直接损伤，或来自其他器官系统功能障碍引起的间接损伤，外科手术创伤或多次输血会导致胸外科手术患者发生 ARDS 的病理生理学改变。一个对在英国伦敦的皇家布隆普顿医院做的所有肺切除术的六年回顾性（1991—1997 年）分析发现 ALI 和 ARDS 的合并发生率为 3.9%。ARDS 的总死亡率约为 50%，尽管最近的数据表明过去 10 年有所下降；在皇家布罗姆普顿医院的分析中，ALI/ARDS 与 72.5% 的死亡相关。患有该综合征的患者通常还会具有其他器官功能障碍，发展为多器官功能障碍综合征或“MODS”。约有 15% 的 ICU 患者会发展成 MODS 综合征，它导致 80% 的 ICU 死亡。相对于 ARDS 中气体交换异常的严重程度，其他患者特定因素，例如先前存在的器官系统功能障碍、高龄和败血症的存在，这些都更加能预测死亡率。随着越来越多的系统受到累及，死亡率将成倍增加。存活的 ARDS 患者在 6~12 个月内可能具有相对完整的肺功能，但是健康相关生命质量将会减少。如果 ARDS 中的肺损伤在 7~10d 后没有缓解，可能会发展为纤维化，最终导致肺毛细血管床闭塞和肺动脉高压。

ARDS 的治疗

尽管对 ALI 和 ARDS 的病因和治疗进行了 30 多年的研究，但它仍然是一种难以解决病因的临床综合征。尽管对其病理生理学的理解有了很大的进步，但是最先诱发炎症反应、损伤肺组织的原因仍待探索。针对这些早期诱因的药物治疗效果令人失望。多种药物，包括前列腺素，表面活性剂，吸入 NO 和皮质类固醇未能改善预后。 因此，目前对 ARDS 的治疗是“支持性”，试图提供重要的器官支持而又不进一步损害肺部，并为康复提供环境。吸入 NO 作为肺血管舒张介质，可以降低肺动脉压力而不引起全身性低血压并通过增强血液流向通气的肺泡来增加氧合，但这些益处并不能有效提高生存率。

PEEP 机械通气

关于 ARDS 的众多研究中最令人惊讶的结果之一是已逐渐认识到维持治疗本身——机械通气——可以恶化，在某些动物模型中实际上导致肺受伤。25 年前有研究证明高容量和高压力通气在动物模

表 54.9 ARDS 的定义

	柏林标准			AECC（以前）	
	轻微	中度	重度	ALI	ARDS
时间	1 周内新发的或者进行加重的呼吸道症状，可有或无诱因			急性发病	
氧合	200mmHg<P/F≤300mmHg[a]	100mmHg<P/F≤200mmHg[a]	P/F≤100mmHg[a]	P/F<300mmHg[b]	P/F<200mmHg[b]
影像	渗出引起双侧白肺，肺叶或肺塌陷，或结节			在胸片上显示为双肺渗出	
肺水肿原因	不能由心衰和超容量解释的呼衰[c]			未阐明	
肺动脉楔压	从标准中移除			<18mmHg 或无左房高压的证据	

表 54.9 ARDS 诊断中先前标准与当前标准的比较。请注意，柏林标准澄清发病期，不再识别 ALI，在区分 ARDS 的等级时引入了更多梯度，阐明了影像标准，增加了病因学，并取消了对肺动脉楔形压力进行测量的要求。

a. PEEP ≥ 5mmHg。

b. 不论 PEEP 的水平。

c. 如果对患者无害，建议行相关检查。

型中会引起肺水肿。进一步研究在各种动物模型和环境中证实了这种伤害，尤其是高容量通气会恶化已经存在的肺损伤。在使用高容量通气治疗 ARDS 患者时，炎症标志物会升高，而小潮气量（6~8ml/kg vs 10~12ml/kg）有助于提高生存。“ARDSnet”是由美国国家心肺血液研究所资助，并由美国的“ARDS 网络”执行机构完成的临床试验，试验表明只需使用较小的潮气量去达到 <30cmH_2O 的“平台压力”，并使用标准化 FiO_2，PEEP 设定和酸碱平衡紊乱管理，即可将死亡率从 40% 降至 31%。如上所述，这种通气方法可以保护肺。表 54.8 列出了该协议的概述，完整协议可在 http：//www.ardsnet.org 上找到。这个临床试验的结果和其他临床实验室研究，以及在第 21 章提到的许多围术期研究促进了在所有情况下都使用较小潮气量通气（无论在手术室还是在 ICU 中）的进步。

在每个呼吸循环中肺泡的塌陷和再扩张都可能引起伤害，而适当的 PEEP 水平可以减轻或防止这种伤害。确定 PEEP 的最佳水平 25 年以来已引起临床医生的更多关注，但仍然是一个难题。1975 年苏特等创造了“最佳 PEEP”一词，形容能够将氧气输送到组织的 PEEP 水平。这些调查人员发现，尽管提高 PEEP 水平通常会导致动脉血更好的氧合，但是胸腔内压力升至一定水平以上，心脏泵血量和氧气输送量将下降。最近几年，在考虑后一个概念的同时，寻找能够保持最多肺泡开放，仅在肺部压力 - 容积关系的顺应部位通气的 PEEP 水平引起了更大的兴趣。理论目标是使用足够的 PEEP 使通气发生在压力体积关系的下拐点上方，如图 54.9 所示。这可能防止反复闭合和打开肺不张区域的肺泡导致的创伤。同时，应该使用在上拐点以下的潮气量，以防止创伤过度扩张。这需要一定程度的压力 - 容量关系的测量，而这并不总是可实施的。在 ARDSnet 试验的一项后续研究中，一项对比更高或更低 PEEP 的随机对照试验开展开来。在这项研究中，高 PEEP 组的 PEEP 升高更快，通常超过 12cmH_2O；但对结果没有影响。最新的荟萃分析表明，更高的 PEEP（>10cmH_2O）可能会带来一点好处，尤其是当肺部损伤更为严重时。在有明显氧合和顺应性改善情况下，更高 PEEP 可能更有益处。

随着使用减少潮气量的举措增加，两个临床问题变得显而易见。首先是需要高呼吸频率才能达到正常的动脉二氧化碳水平，有时甚至无法达到。因此提出了“允许性高碳酸血症”的概念，这意味着

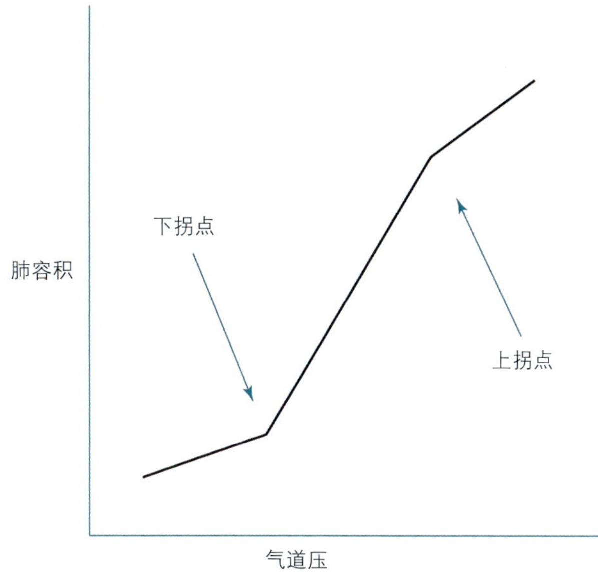

图 54.9 ARDS 患者呼吸系统的吸气压力 - 容积关系。理想情况下，通气应该发生在肺部容积曲线的中间部分表示，其中肺部顺应性最好。如果在与下拐点或上拐点重叠的肺部进行通气，则可能发生呼吸机诱发的损伤。在前一种情况下，这是由于 PEEP 水平不够导致肺泡反复打开和关闭所致。后者，已经完全膨胀的肺泡过度膨胀

要使二氧化碳水平处于高于正常水平，以保护肺避免高潮气量的通气。呼吸性酸中毒是可以耐受的，也可以输注碳酸氢盐使 pH 恢复正常。在 ARDSnet 试验中，患者可以耐受 pH 值为 7.30。在其他研究中，甚至达到更低的水平。第二个问题是，维持较高 PEEP 水平，使用较小的潮气量可能会导致肺泡逐渐塌陷和氧合不足。这就导致了对“复张”操作的研究，例如间歇性地施加高水平的气道压力，类似于古老的叹气概念。有一些数据表明，这种复张策略可以改善 ARDS 的氧合作用并可能降低 ICU 死亡率。但对院内和 28d 的死亡率没有影响。

胸内正压可能会影响心脏功能。对于相对顺应的肺部，呼吸机产生的正压会影响整个胸腔并影响心脏的前负荷和后负荷。如果心脏功能正常，则主要作用是静脉回流减少、心输出量减少。如上所述，“最佳 PEEP”是指血液中氧合的增加不会被心输出量的减少所抵消的水平。在左心室功能障碍和充盈压升高的情况下，前负荷的降低可减少心室扩张并改善心脏功能。此外，维持胸腔正压相对于机体其他部位为可减少对左心室的后负荷（图 54.10）。

高水平的 PEEP（例如 >10cmH_2O）可能会对右心室功能产生不利影响。右心室是一个薄壁腔，通常会产生相对较低的压力（例如收缩压为 25mmHg）。促进血液氧合所需的高水平 PEEP 可能

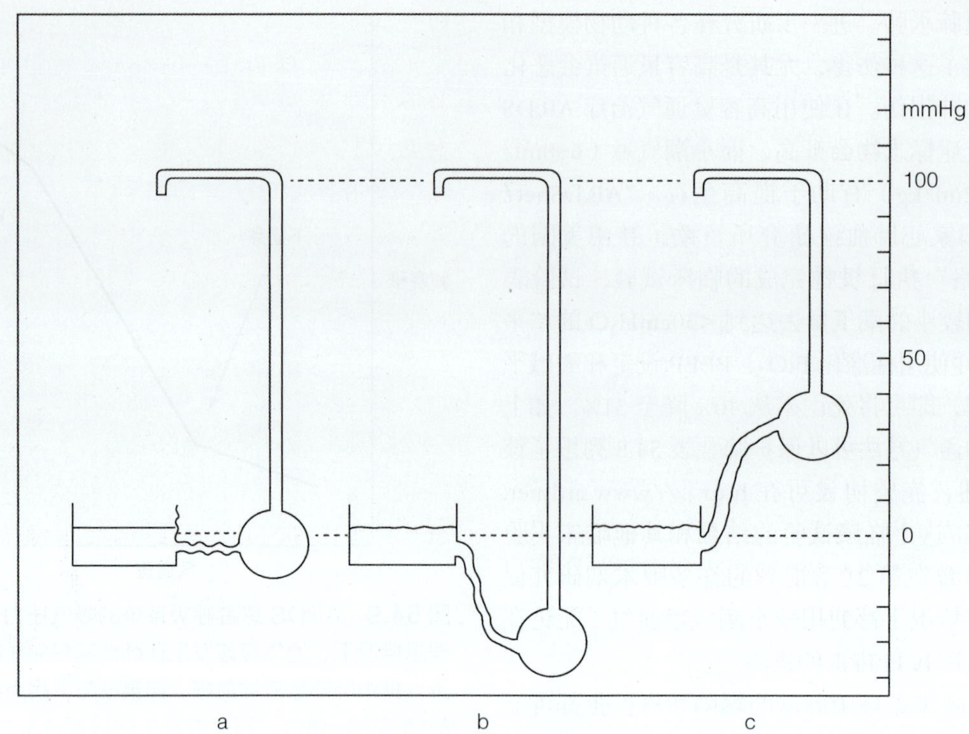

图 54.10　呼吸诱发胸膜压力变化对右心室流入和左心室流出的影响的图示。在呼气末期（a），静脉储存器在正常压力下排入心脏，从而产生正常的全身压力。在深吸气作用下，由于胸腔内压力（心脏位置）为负，静脉流入量增加。同时，心脏必须产生更高的压力才能在胸腔外达到正常的全身压力。在呼气期间（c）静脉血流减少，同时左心室后负荷减少。这说明了心力衰竭患者胸腔内正压（正压通气，PEEP）有益作用的机制

会增加对右心室射血的阻力，导致右心室扩张和收缩力降低。在接受了肺切除术的患者中，特别是开胸手术，右心室已经承担作为向减少的肺血管树泵出正常的心输出量的压力。右心室过度扩张可能使室间隔变形，从而干扰左心室充盈。在具有相应经验和专业知识的中心，通过超声心动图评估心室功能，置入肺动脉导管或通过“独立”设备进行心输出量测量可能有助于确定机械通气对心脏功能的影响。

正压通气的另一个不希望出现的特征是“autoPEEP”的产生或恶化，其中部分阻塞的气道阻止了呼气期间肺泡的完全排空。这将导致呼气末持续的气流和气道压力高于基线（即大气压或应用PEEP的水平）。应用额外的PEEP可以“匹配”自主PEEP，并减少了患者启动自主呼吸或触发机器呼吸所需的做功。但是，如果在呼吸机上设置了快速呼吸频率和（或）肺部疾病导致呼气流速降低，导致呼吸时肺部不能完全排空，则正压通气会使autoPEEP加重。

俯卧位

1974年布莱恩（Bryan）提出：俯卧位下行机械通气，肺背区域会获得更好的通气。从那时起，许多文献证明了他的理论是正确的。动物和人类的研究都表明，通气与灌注的匹配以及血流和跨胸膜压力梯度的总体都有更好的分配。一项有力的研究通过连续CT扫描证明了俯卧位显著影响了各区域性肺密度。前期多项关于ALI和ARDS患者俯卧位通气的研究，包括荟萃分析结果显示：俯卧位时，氧合改善、呼吸机相关性肺炎减少、但对生存期没有影响。PROSEVA研究小组于2013年发表了一项随机对照试验，结果显示，在诊断重度ARDS的患者36h内，以及每天至少12~18h内采用俯卧位，可以显著降低28d和90d的死亡率。尽管这些数据是支持的，但尚不清楚其在手术后患者的普适性，并且对于刚进行胸骨切开术或腹部切口的患者，禁忌使用该方法。

可替代的通气方式

多种通气模式，包括反比（吸气时间长于呼气时间），气道压力释放通气（airway pressure release ventilation，APRV，高气道压力下的自主呼吸，间歇性释放），高频振荡通气（high frequency oscillatory ventilation，HFOV，非常小的潮气量和高频率），以及高频率冲击通气（high frequency impulse ventilation，HFPV，高频率“重叠”呼吸

导致低频对流呼吸），这些都已在小型临床研究中进行了描述和评估。反比通气和 APRV 模式在商用呼吸机上可用。HFOV 和 HFPV 需要专用呼吸机。所有这些模式均已被用于改善氧合和（或）通气，除 HFOV 外，尚缺乏成果研究。OSCILLATE 和 OSCAR 作为随机对照研究，研究的初步结果表明 HFOV 的早期使用可能对 ALI/ARDS 有益。OSCAR 试验显示没有死亡受益，而 OSCILLATE 试验显示了有不利趋势因此提前终止试验。

吸入性肺血管扩张药

如上所述，早期吸入一氧化氮和前列腺素的试验未能证明对多病因导致的 ARDS 有益。关于吸入性米力农的使用有部分报道，但没有长期应用于 ARDS 的情况。尽管在早期试验中没有发现明显收益，但急于寻求益处的临床医生仍继续使用和研究这些药物，因为它们通常有暂时性的氧合改善，并可能在开始有创治疗如 ECMO 前，提供“暂时性”治疗作用。然而，最近的荟萃分析持相反意见：一氧化氮可能会带来不好的收益，可导致肾功能不全的风险增加，而吸入前列腺素可导致全身性低血压。

体外膜肺氧合（extracorporeal membrane oxygenation，ECMO）

根据体外生命支持组织的报道，成人中体外膜肺氧合的经验引起了人们对这种 ARDS 治疗模式的新兴趣。2008 年注册报告中，因呼吸衰竭而启动 ECMO 的成人在出院或转院的生存率达到了 51%；来自同一注册表的最新数据显示，有 66% 的 ECMO 患者幸存，有 59% 的出院或转院。同样，在 22 例接受 ECMO 肺移植后原发性移植物功能障碍的患者中，1 年生存率为 54%。2009 年发表了两项大型试验，随着呼吸回路、充氧器和无脉动泵的改进，自 2010 年以来，ECMO 在严重呼吸衰竭中的使用已大大增加。在病毒性肺炎的试验中，ARDS 取得了同样积极的疗效，并且在有更多的 ARDS 患者可以被转移到专科治疗中心。有人建议，导致呼吸衰竭的原因是可逆的且 P/F<100 的患者应被转送至 ECMO 中心，且 P/F< 70 以下是建立 ECMO 的指征。

ECMO 在胸外科患者中最大的用途是肺移植患者。对于等待移植且终末期肺部疾病已没有足够的通气或氧合不能维持的患者，ECMO 可以提供生命支持，直到有供肺可用。术中，对于不能耐受单肺通气或准备植入新肺手术的患者，ECMO 是一种行之有效的支持疗法。对于那些供肺功能不全的患者，术后可以采用 ECMO 支持，直到供肺功能充分恢复以支持呼吸。

对于其他发生严重的术后呼吸衰竭和 ARDS 的胸外科手术患者，ECMO 的作用尚不明确，支持文献很少。但是，如上所述如果患者无法获得常规通气支持，可能是 ECMO 的指征，应考虑采用这种治疗方式。读者可以参阅第 55 章获得更多有关 ECMO 治疗的详细信息。

机械通气的并发症

肺或气管支气管树损伤

上面讨论了由于机械通气对肺实质的损害。在胸外科患者中，也已经提到由于气道正压导致缝合线或支气管残端破裂的潜在风险。缝线破裂会导致灾难性的气胸或呼吸衰竭，或可能导致慢性漏气、支气管胸膜瘘和感染。不插管和正压通气可以避免这类并发症，但并不能完全实现。如上所述，在适当时进行 HFNC 试验时，使用压力限制的通气模式以及使用小潮气量（使用容量控制模式）可以帮助避免气道高压。Auriant 等提示无创通气可以降低肺切除术后急性呼吸衰竭的死亡率。

呼吸机相关性肺炎

与机械通气相关的最严重的并发症之一是肺炎。呼吸机相关性肺炎（ventilator-associated pneumonia，VAP）定义为在之前无插管史的患者机械通气开始后 >48h 出现肺炎。据报道，它的发生率在接受机械通气超过 48h 的患者中占 8%~28%，是非插管住院患者中肺炎发生率的 3~10 倍。当前的报道，使用呼吸机天数与肺炎发生率之间的关系，在外科 ICU 每 1000 天呼吸机使用发生 9~10 例肺炎。据报道，死亡率为 24%~50%，在高风险病原体中，死亡率可能高达 76%。耐药菌在医院获得性感染中所占比例不断增加，包括 VAP。

诊断

当胸部 X 线有新的或进展的浸润且至少有以下两个标准时，应怀疑 VAP：温度异常（>38℃或者 <36℃），白细胞计数异常（>10 000，<4000，或有 >10% 的未成熟细胞）和脓痰。2016 年 IDSA 指南建议无创采样，例如气管内吸痰、采用半定量培养、保护性的标本刷，微型 BAL 或无创采样的定量培养而不是采用有创采样（如支气管肺泡灌洗（bronchoalveolar lavage，BAL）。但是，推荐证据很弱，需要综合在给定机构中各方面进行广泛讨论。

最重要的是尽早开始使用适当的社区或医院经验性广谱抗生素。早期没有充分治疗会导致预后恶化。社区或特定 ICU 中耐药菌的存在决定了从一开始应该选择哪种药物。

预防

预防 VAP 是现代重症监护的重点。提出了“VAP 集束化策略”概念作为各种已知或认为可以降低获得 VAP 风险的护理程序。这些措施包括将床头抬高至 30° 以减少误吸的风险，用消毒液进行口腔冲洗以减少细菌生长，每天撤除镇静作用以及每天进行自主呼吸试验以促进拔管。“集束化策略”中通常还包括预防应激性溃疡和深静脉血栓形成。持续吸引声门下分泌物（continue attract subglottic secretions，CASS）的目的是防止飞沫。CASS 需要带有第二个内腔的专用气管导管，该导管可在气管导管套囊的近端提供一个抽吸导管。Bouza 等认为采用 CASS 治疗可以降低 VAP 的发生。有研究使用了银涂层气管导管，理论上银具有广谱抗菌活性。Kollef 等证明了银涂层的气管导管可以降低 VAP 的发生率。

撤除机械通气

撤销通气支持的决定取决于许多因素，首先是对通气需求得到适当控制或缓解。对于胸部手术患者术后，可能只是纠正急性问题，例如疼痛控制、体液状态和体温。如果气体交换成为主要问题，则必须评估患者达到可接受的 pH、PCO_2 和 PO_2 或饱和度的。通常，需要使用正压通气，吸氧浓度大于 50% 和（或）PEEP 5~8cmH$_2$O 才能维持 60mmHg 的 PaO_2 或饱和度 > 90%，这表明如果不通气则氧合将不足维持。同样，升高的 PCO_2 与降低的 pH 值提示镇静过度或通气能力不足。导致呼吸衰竭（例如心力衰竭）的原因应稳定或控制，患者有自主反应并能够清除分泌物。频繁（例如每 2 小时一次以上）吸痰，发热或进行明显的正性肌力疗法或升压疗法均表明患者可能未准备好撤除呼吸支持。解决这些问题后，需要进行“生理学”评估，查看患者自主呼吸有无困难。其中最常见的是“浅快呼吸指数”，允许患者在没有支持的情况下呼吸几分钟，该指数通过将呼吸频率除以潮气量来计算。指数 >100 强烈预示了更长持续时间的自主呼吸试验（spontaneous breathing test，SBT）的失败；小于此值并不一定预示成功。

令人惊讶的发现，呼吸机管理相对适度的变化（潮气量减少，且 PEEP 值适当）可提高 ARDS 的生存率，通过“T 型管”对适当的患者进行 30~120min 的 SBT 或低水平的 CPAP 和（或）压力支持可识别大量准备拔管的患者。两项大型试验表明，临床医生不确定是否可能会停止通气支持，有超过 2/3 的患者可以成功 SBT 鉴定。这些研究发现，与其他技术（例如逐渐撤销 IMV 或压力支持）相比，SBT 减少了机械通气的持续时间。共识会议的报告建议，30~120min 的 SBT 是“主要诊断测试，以确定患者是否可以成功拔管”。在试验的早期阶段，护理人员的心理支持、鼓励和床旁物理支持至关重要。表 54.10 总结了执行 SBT 的标准。

表 54.10 自主呼吸试验

自主呼吸试验
适应证：每日评估是否准备撤回机械通气
执行标准
至少部分解决导致呼吸衰竭的潜在疾病
常规通气方式（容积或压力）
没有呼吸窘迫
不用输注镇静药（每日撤回）且患者反应灵敏
没有中枢神经系统禁忌证（例如颅内压升高）
SpO_2>88%，FiO_2<0.5 和 PEEP<8
最小的血管活性药物支持（例如，正性肌力药 / 升压药）没有增加
在试验的第一分钟内，浅快呼吸指数（RSBI）<100[a]
失败标准
临床
精神状态变化，通常是躁动 / 焦虑
可见的烦恼，例如发汗，增加了做功
目的
降低 SpO_2（低于 88%）或增加潮气末二氧化碳
呼吸急促（>35/min）
心动过速（>140/min）或其他心律不齐和（或）高血压
RSBI[a] 增加到 >100
如果血气结果 SaO_2<88%，$PaCO_2$ 比基线高 10mmHg，pH<7.32

a. 浅快呼吸指数（RSBI）等于呼吸频率（次 / 分）除以潮气量（L），无压力支持或者 5cmH$_2$O 压力支持（5cmH$_2$O PEEP）

自主呼吸试验还可以确定尚未准备好撤除呼吸机支持的患者；表 54.10 列出了 SBT 失败的标准。在最初试验中失败的患者中，大多数最终将在下周获得成功。每日 SBT 可识别这些患者。一小部分患者需要长期护理，并可能需要转移到“戒断设施”或“长期急性护理”（long term acute care, LTAC）设施。当患者的 SBT 失败时，需要仔细检查失败的原因。它们可能包括对主要问题或潜在问题的解决不充分，虚弱（如营养不良）或从镇静中恢复不足等。在两次 SBT 之间，应为患者提供通气模式，这需要患者无疲劳自主呼吸，因为在完全通气休息后不到 24h 内就会出现萎缩和呼吸肌无力。营养不良是通气患者虚弱的诱因，并且机械通气几天以上的患者需要解决各种形式的营养问题。

每天镇静药减量可减少机械通气的持续时间。这可以通过使用镇静方案来达到最佳效果，镇静方案还可以减少机械通气的持续时间。通气患者的一个重要问题是谵妄，这是多因素引起的（如疼痛、睡眠不足、复合用药），与其他镇静药物相比，苯二氮䓬类药物与谵妄更相关。当发生谵妄时，结局会明显恶化。

拔管

脱离机械通气的辅助，准备拔管情况还需要自己评估。患者必须保持清醒和合作、能够咳嗽和清除分泌物，并且呼吸道通畅干净。在 Khamiees 等的研究中，不良的咳嗽和呼吸道分泌物的增加在预测拔管失败中具有协同作用。尽管没有评估气道通畅性的完美方法，但是可以以主观或客观的方式进行“套囊泄漏”测试。以前临床医生只需给导管上的套囊放气，并在自主呼吸或正压通气期间可闻及空气泄漏测试。未闻及空气泄漏提示气道水肿和拔管后有气道阻塞的可能性。长时间插管、外伤、肥胖或女性，更有可能发生这种情况。尽管另一组研究人员认为该测试对外科手术患者无用，但可以通过测量在控制通气过程中，通气量的减少来量化该测试。如果进行任何类型的套囊测试都显示漏气较少或没有漏气，但仍决定拔管时应使用“换管器”预防拔管后行紧急插管。

气管切开术

当机械通气的时间超过 7~10d 时，气管切开术是首选的方法有以下原因。首先，可能也是最重要的一点，它允许取下经口或经鼻管以及相关的固定装置或胶带而提供更好的舒适度。仅此一项就可以减少对镇静的需求。通过一个永久路径进入气道减少必要的物理约束，患者可以自由活动（例如，在椅子上）、风险小并有更大的缓解。

患者可在早期阶段进食液体或固体食物，并在脱开呼吸机时可说话（使用单向“PassyMuir”阀）。用更短的气管切开管代替相对较长的经口或经鼻导管会降低施加的气道阻力，并促进分泌物的清除。在预计需要机械通气 > 2 周的患者中，Rumbak 等的研究表明，与晚期气管切开术相比，早期气管切开术可降低死亡率，减少 VAP 病例，减少意外脱管，减少机械通气时间。一项最新研究未能证明在 VAP 方面，6~8d 进行早期气管切开术与在 13~15d 进行气管切开术相比获益较大。其他试验未能证明其在撤回通气速度方面的优势。对于开胸手术的患者，外科医生可能更愿意在手术室中自己进行气管切开术；有许多研究证明了其安全性高并省去了床旁经皮气管切开术。在许多相关研究中，强化医生在医疗 ICU 中进行气管切开术。

临床病例讨论

一位 65 岁男性患者，因患鳞状细胞癌行开胸下右上肺叶切除术后在麻醉后监护病房（PACU）。患者既往有长期吸烟史，术前吸空气下血氧饱和度 91%。患者目前呼吸急促，轻微嗜睡，并自诉疼痛；外周血氧饱和度为 88%，正在接受 100% 氧气浓度的面罩吸氧，血压 160/100mmHg，心率 105/min。

问题

1. 可能的诊断是什么？
2. 应该获得哪些（如果有的话）诊断检查？
3. 应该采用哪种治疗方式，按什么顺序？

答案

1. 神经肌肉阻滞药残余、绑带固定产生的疼痛导致潮气量减少，以及机械通气相关并发症（气胸或肺不张）都是可能的，有可能是单一因素或者联合的，心脏病、容量超负荷引起的肺水肿也是可能的。
2. 客观评估神经肌肉功能。应该对肺部进行听诊，并拍一张胸片，以确定是否存在水肿或机械结构的问题。应获取动脉血气（arterial blood gas, ABG）以确定二氧化碳分压（PCO_2）

和 pH。

3. 如果患者配合使用 HFNC、CPAP 或 BiPAP 可显著缓解呼吸窘迫，改善氧合。如果已知患者有反应和（或）可以听到隆隆声或喘息声，可使用吸入型支气管扩张药。缓解疼痛很重要，但镇痛药可能会减少呼吸驱动，对机械结构问题应采取适当的干预措施。

胸片显示右下叶部分塌陷，病人因应用 BiPAP 而烦躁不安。血压现在是 180/110mmHg，氧饱和度保持在 85%~90% 之间。ABG 显示 PO_2 为 55mmHg，PCO_2 为 60mmHg，pH 为 7.25。

问题

1. 应该做什么？

答案

1. 血气分析证实了低氧和高碳酸血症型呼吸衰竭的诊断。肺叶不张可以通过剧烈咳嗽和“理疗”手法（如敲击、体位引流和正压呼吸）来改善；然而，在这种急性期患者无法忍受非侵入性正压的情况下，最可能需要气管插管。此外，术后早期肺叶不张可能是由于分泌物滞留，是纤维支气管镜检查的指征。这个患者需要气管插管进行支气管镜检查。

患者顺利插管，进行支气管镜检查发现在右支气管中间有明显顽固分泌物。动脉血氧饱和度在 100% FiO_2 时上升到 95%。

问题

1. 应采用哪些呼吸机设置？
2. 患者应该准备拔管吗？
3. 是否应该使用广谱抗生素？

答案

1. 由于基础疾病、肺手术，以及现存的术后肺部并发症，该患者面临呼吸机相关性肺损伤的风险。他应该采用肺保护策略，包括适当的 PEEP（通常为 5~10cmH_2O）和潮气量为 5~7ml/kg 的预计体重，目标是 30cmH_2O 或更少的压力。理想情况下，应该使用允许自发的呼吸机模式。由于肺叶不张在支气管镜检查前就已经存在，应该考虑行肺复张手法。
2. 呼吸机脱机和拔管评估是基于多种因素的临床判断。如果患者易于通气和吸氧，并且从并发症中恢复良好，则可以取消镇静，对快速浅呼吸进行生理学评估，并进行 SBT。由于患者血氧饱和度只有 95%，在达到自主呼吸试验 SBT 的氧合要求之前，他更有可能需要一段时间的 PEEP 正压通气。
3. 如果患者在手术前没有住院，那么他的痰中可能的病原体可能是“社区获得性的”。除了常规的外科预防之外，可以使用经验性抗生素治疗。如果患者是住院患者或最近住院，则应考虑使用与院内感染相适应的抗生素（如万古霉素治疗耐甲氧西林金黄色葡萄球菌）。肺炎，特别是呼吸机相关性肺炎（VAP）与高死亡率有关，但缺乏关于在这种情况下使用“预防性”抗生素的证据。更谨慎的做法可能是获取较低部位的气道样本进行培养，常规行围术期预防，并在出现肺部感染时使用适当的抗生素。

第 55 章　术后呼吸衰竭的处理：体外呼吸支持治疗

Vera von Dossow，Maria Deja，Bernhard Zwissler，Claudia Spies　著
沈耀峰　译

缩略语

ACT	激活凝血时间
aPTT	活化部分凝血酶时间
ARDS	急性呼吸窘迫综合征
BiPAP	双向气道正压
CO	心输出量
CO_2	二氧化碳
CPAP	持续气道正压
DLB	双腔单根插管
$ECCO_2R$	体外二氧化碳去除
ECMO	体外膜肺氧合
FiO_2	吸入氧浓度
HFOV	高频振荡通气
HITT	肝素介导血小板减少症
LV	左心室
PALI	开胸术后急性肺损伤
PBW	预期体重
PEEP	呼气末正压
PMP	聚甲基戊烯
RAS	肾素 - 血管紧张素系统
RV	右心室
VA	静脉 - 动脉
VJI	颈内静脉
VV	静脉静脉

要点

- 胸腔手术后急性呼吸窘迫综合征患者使用体外通气支持需要一个多学科的方法。
- 如果认为严重的术后 ARDS（PaO_2/FiO_2<80mmHg），通过 ECMO 治疗和休息，器官衰竭是可逆的，ECMO 治疗是合适的。
- 在部分呼吸支持伴重度高碳酸血症（$PaCO_2$≥70mmHg）且需要高峰值压力的情况下，$ECCO_2R$ 技术可用于制定超保护肺通气策略。
- 为发现早期神经功能缺损，应首选"清醒 ECMO"。
- 早期自主呼吸被认为有助于减少气道压力。

介绍

胸外科麻醉是麻醉学科的一个挑战，需要高水平的人力和物质资源。因此，正确理解病理生理学知识不仅对于术中管理，而且对于术后随访护理都是必不可少的。围术期并发症与患者的预后相关。尽管胸外科在麻醉管理和术后护理方面取得了重大进展，但开胸手术后急性肺损伤（PALI）仍然是造成胸外科术后呼吸相关死亡的主要原因。这可能与严重低氧血症和（或）严重高碳酸血症有关。根据 2012 年柏林标准，急性呼吸窘迫综合征（ARDS）临床表现包括：1 周内出现符合诊断标准的症状；低氧血症，根据最低呼气末正压（PEEP）支持下氧合指数（PaO_2/FiO_2）改变，分为 3 类：轻微（200~300），中等（<200）和重度（<100）；和胸部 X 线片浸润影。众所周知，胸外科患者发生术后 ARDS 的风险高于其他类型的手术。在肺切除术患者中，开胸术后 ARDS 的发生率为 4%~14%。肺叶切除术后死亡率为 1%~3%，全肺切除术后死亡率为 4%~9%。院内获得性肺炎、灌注后肺和肺切除术后肺水肿是以 ARDS 为临床表现的最常见并发症。ARDS 的发病机制是在多种致病因子的作用下，导致内皮炎症反应（如氧化应激和手术诱导的炎症）。目前，肾素 - 血管紧张素系统（RAS）被认为有助于增加血管通透性。血管紧张素转换酶（ACE）是 RAS 的关键酶，可将无活性的血管紧张素Ⅰ转化为活跃的血管紧张素Ⅱ。在肺内皮细胞表面发现了 ACE。血管紧张素Ⅱ是一种强效纤维生成因子。此外，内皮糖萼作为肺泡毛细血管内皮膜的组成部分，在急性肺损伤中起主要作用，临床表现为炎症、毛细血管渗漏、水肿形成。实验数据表明，内毒素血症可快速诱导降解，肺内皮糖萼降解，内皮肝素酶激活，内皮黏附分子激活，中性粒细胞黏附增加。体液超载、缺血再灌注损伤和输血相关性肺损伤是胸外科患者急性

呼吸窘迫综合征发病机制中肺内皮糖萼降解的重要触发因素。临床表现为炎症、毛细血管渗漏、水肿形成。此外，在单肺通气的情况下内皮糖萼的破坏成为PALI的主要危险因素之一。因此，对这些危险因素的了解和对开胸术后ARDS机制的了解，使麻醉医师能够在胸外科手术中实施肺“保护性”通气策略。

此外，肺手术后支气管的破裂或瘘管的发生率为1.5%~28%。炎症性疾病可能是支气管瘘发生的重要危险因素。需要机械通气的支气管胸膜瘘患者和需要正压通气的急性呼吸窘迫综合征患者，有相当大的再次手术修复和死亡率增加的风险。这强调了肺“保护性”通气策略作为高危患者主要目标的重要性。

如果肺“保护性”通气策略不成功，体外通气治疗，所谓的肺休息的概念就会被提及。本章就成人患者开胸术后ARDS可供选择的进行短期支持的体外通气治疗和插管技术做一总结。

肺保护性通气策略

肺保护性通气

肺“保护性”通气策略包括使用低潮气量、呼气末正压（PEEP）和限制最大吸气压，这对预后有巨大影响：最大吸气压水平越低，患者预后越好。根据美国胸科学会指南（2017），机械通气策略包括限制潮气量［4~8ml/kg预测体重（PBW）］和吸气压力（平台压力≤ 30cmH_2O）。低潮气量通气可降低相对死亡风险。此外，驱动压力(ΔP= 平台压－呼气末正压）已经证明比潮气量或平台压更好预测ARDS患者的结果。

ARDS患者体外通气治疗

尽管体外通气治疗在ARDS患者中的应用越来越多，但支持使用的证据仍然有限。基于最近发表的研究，比较了采用体外通气治疗和不采用体外通气治疗的ARDS患者，未发现死亡率有显著差异。因此，推荐ARDS患者进行体外通气治疗需要更多的证据来明确。

与上述指南建议相反，首次报道体外膜肺氧合（ECMO）应用成功的是一名24岁男子，因为摩托车事故接受主动脉修复术和严重的急性呼吸衰竭，他接受静脉 - 动脉ECMO治疗75h。该病例由Hill等报道。1972年提出了“肺休息”减少气道峰压的概念。将气道压力峰值从60cmH_2O降低到35~40cmH_2O。与之相反，一项NIH成人ECMO的研究作者得出结论，ECMO治疗可以支持气体交换，但不会增加严重ARDS患者的长期生存概率。这项研究的几个主要缺陷是在ECMO治疗前机械通气时间过长（平均9.6d），高潮气量通气已经造成肺损伤，以及所有使用VA-ECMO的患者都需要全身肝素化。因此，ECMO的“肺休息”作为支持成年ARDS患者的一种有效策略并没有受到重视。

此外，本研究并不代表ECMO治疗的现代实践，如静脉 - 静脉（VV）ECMO、低剂量甚至不肝素化、体外二氧化碳去除（$ECCO_2R$）超保护通气，以及“自主呼吸和清醒ECMO”的概念。

通气与氧合分离（“肺休息”概念）

严重低氧血症的ARDS患者通常需要较高的PEEP水平，这可能与CO_2消除受限有关。因此，由于严重高碳酸血症，超保护性通气策略是不可行的。临床后果是全身和脑血管扩张，心血管抑制，心律失常，肺血管收缩，肺动脉压升高。急性肺动脉高压与右心室后负荷增加和随后的急性肺心病相关，后者与死亡率增加相关。

这意味着，在严重低氧血症和（或）高碳酸血症的情况下，由于缺乏对保守治疗的反应，患者的死亡风险很高。因此，如果该病有潜在的可逆性，ECMO治疗是必要的。可提供不同种类的体外呼吸支持：虽然VV-ECMO主要用于难治性缺氧患者，但体外CO_2清除[$ECCO_2R$或无泵介入肺辅助（iLA）；见图55.1]允许患者在严重高碳酸血症和

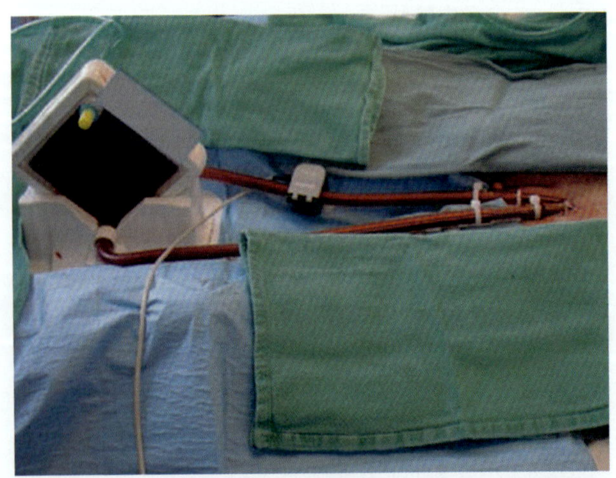

图55.1 iLA装置显示的是放置在病人双腿之间的插管。病人的身体在照片的右边。装置的流入来自股动脉（近套管），回流通过股静脉（远端套管）

酸中毒的情况下使用超保护性通气技术。通气和氧合的分离允许几种通气策略：所有策略都要有足够的 PEEP 水平，以在最小的压力幅度下实现几乎完全的肺复张。应根据具体情况决定是否采用持续气道正压通气（CPAP）、低呼吸频率和降低气道峰值压力的双水平气道正压（BiPAP）或高频振荡通气（HFOV）。

体外膜氧合（ECMO）

适应证

胸外科手术后传统肺“保护性”通气和药物治疗难以解决的低氧血症和（或）高碳酸血症是最常见的原因，包括：

- 院内获得性感染。
- 肺切除术后肺水肿。
- 灌注后肺水肿。
- 原发性移植物衰竭（肺移植）。
- 支气管胸膜瘘：大多数支气管胸膜瘘发生在术后早期，很难治疗，死亡率高。在这些患者中，通常难以获得充分的通气，尤其是在必须实行单肺通气的情况下。使用双腔气管导管和喷射通气的分肺通气一直是传统的选择。VV-ECMO 是替代疗法的选择，可作为成功手术修复支气管胸膜瘘的桥接。
- 气管切除：使用 ECMO 可使患者快速脱离呼吸机。

如果 ECMO 上的“肺休息”概念认为器官衰竭是可逆的，则 ECMO 的建立是适当的（表 55.1）。如果潜在的肺病理学不能恢复，ECMO 可以作为移植的桥接。

表 55.1　ECMO 指征

PaO_2/FiO_2<70~80mmHg；pH<7.2，Murray 评分 >3
对最佳保守治疗无反应（适用于图 55.2）
ARDS 的治疗方法
小潮气量
平台压≤ 28~30cmH$_2$O
尽可能高的 PEEP 取决于手术干预
俯卧位通气
神经肌肉阻断药
辅助疗法（氧化亚氮、都可喜）

改编自 Ref.，并得到了 Field House 出版社的许可。

ECMO 治疗的禁忌证可能包括术前情况和与当前治疗相关的情况。活动性颅内出血是绝对禁忌证。其他的出血并发症都是相对禁忌证。

ECMO 的技术方面

生物工程、生理学和药理学融合在重症监护病房中。用于监测和治疗的机械设备对于应用生理原理和管理至关重要。 体外循环是这种复杂相互作用的最终例子。

心肺转流技术是为了在心脏手术中提供循环和呼吸支持而开发的。在 20 世纪 60 年代和 70 年代，一些富有创造力的医生设想了利用这项技术来支持危及生命的心脏或呼吸衰竭患者的可能性。挑战在于提供足够长时间的体外循环（即几天或几周），以使病变的心肺得到内在的愈合。提供这些长期体外生命支持的各种系统统称为 ECMO。近 10 年来 ECMO 技术的发展为参与 ARDS 患者管理的多学科团队提供了多种选择。

ECMO 是指将血液从大血管引出通过气体交换设备（膜氧合器）回输到大血管中。当前用于 ECMO 的设备不断被制造商进行逐步改进。这些发展包括生物相容性管路、新的气体交换设备、改进的泵、精密的计算机控制和伺服调节泵系统，主要目标是提供患者安全并改善预后。

呼吸衰竭和（或）心力衰竭时的临时 ECMO 支持将通过血液循环和组织气体交换提供足够的组织灌注。该系统通过机械泵送血液到病人的血管系统，输送氧气和清除二氧化碳。必须指出的是，根据患者的体型和疾病病理类型，有多种不同的回路。

关于 ECMO 回路有以下几个重要注意事项：

- ECMO 回路应保持简单以保证患者安全。
- 长的 ECMO 管道会增加异物表面，并增加血液或晶体的灌注体积。 通过管道的阻力会随着管道长度的增加而增加，并可能引起湍流和对血液成分的压力，从而导致血凝块形成。此外，多个连接器可能导致湍流，并有形成血块的风险。
- 膜式氧合器与泵结合使用，可提供 5~7L/min 的支持。滚轴泵或闭塞泵以流体正排量的原理工作。该泵有两个滚轮，可从患者的右心房中抽血，并在产生压力的情况下以固定长度和直径的管道向前推动流体，流入氧合器，然后流入患者体内。带有涂层回路的新型改进型滚轴泵降低了离心泵引起的溶血风险。

- 氧合器是 ECMO 回路的重要组成部分。血液离开泵进入氧合器或热交换器，这取决于使用的类型。此外，抗血浆渗漏的氧合器使 ECMO 在不更换氧合器的情况下安全使用更长时间。

VV ECMO

ECMO 可以通过 VV 途径，以提供完整的呼吸支持和氧合（如果呼吸衰竭对机械通气无响应），也可以用作 VA 途径（同时提供呼吸和心脏支持）。ARDS 患者右心室（RV）衰竭的发生率仍然很高，为 25%，在大多数情况下，可以通过 VV ECMO 解决由 RV 衰竭引起的血流动力学不稳定（血氧正常，血碳酸正常，低潮气量，较低的平台压以及随后降低的肺血管阻力），但是，在伴有左心室（LV）功能障碍的情况下，需要使用 VA ECMO。

ECMO 插管

应用超声检查股静脉和颈内静脉，以检测是否有静脉血栓形成，并确定血管直径以决定插管的大小。插管的大小是决定 ECMO 回路中血液流动的因素。应尝试插入最大的插管。

循证医学强烈建议在超声引导下对颈内静脉插管。此外，超声引导对所有类型的血管通路都有帮助。首选采用 Seldinger 技术经皮插入股静脉和颈静脉脉。经皮插入有较少的出血并发症以及较低的感染风险。应尽可能使用最大的静脉插管来最大限度地增加流量，成人的静脉导管可以是 20Fr 或更大。插管通常是肝素或生物涂层，以降低血栓形成的风险。如果成功地脱离 ECMO，患者通常直接拔管不需要手术干预。

根据插管部位的不同，VV ECMO 有不同的类型：

- 常规的股静脉至颈内静脉（VJI）“双”静脉插管：由于回注流被导向至引流口，存在再循环的风险。因此，建议在两个插管之间至少留出 15cm 的距离，以减少再循环。 较大的插管允许较低的泵速，较低的静脉负压和减少再循环。
- 再循环：引流的静脉插管抽取回输的含氧血液，而不通过体循环，从而降低 ECMO 效果。
- 双侧股静脉插管：如果在技术上无法使用 VJI，则此方法是第二线方法。
- 许多中心使用颈内静脉的双腔单根插管（DLB）：血液通过一个端口从下腔静脉抽出，在膜氧合器中循环，再通过同一导管的第二个端口返回右心房。这是最小化再循环。有不同尺寸的 DLB 可供选择（27Fr：4.5L/min；31Fr：5L/min）。

VV ECMO 支持氧合的有效性取决于以下几个因素：

- 血流量
- 患者的心排量（CO）
- 代谢需求
- 吹入气体中的氧含量
- 膜的表面积
- 回路内的再循环量

启动 ECMO

VV 灌注以 10~15ml/（kg·min）开始，10~15min 后至最大 100~150ml/（kg · min），为达到最佳氧合，VV ECMO 流量应至少达到患者 CO 的 60%。ECMO 流量取决于容量负荷，低容量或套管位置不当会导致 ECMO 流量下降，但高血容量可能会增加肺水肿。低血容量通常表现为血泵上游的负压（静脉管的“踢动”或“颤动”）。稍微减少流量可能会有帮助。

从气体交换的角度来看，处理缺氧的方法是增加 ECMO 流量和 ECMO 回路的吸入氧浓度（FiO_2），而不是改变呼吸机的 FiO_2 和 PEEP。应尝试停止呼吸机的 FiO_2，并保持低平台压力、低潮气量和适当 PEEP 的肺保护策略。二氧化碳的清除率取决于通过膜的气体流量。在没有被肺排出二氧化碳的病人中，最高可达每分钟 15L 的气体流量是必要的。二氧化碳的控制应该通过 ECMO 气体通过膜的流动，而不是通过改变呼吸机的呼吸频率以避免进一步的呼吸机引起的急性肺损伤。

ECMO 的温度管理

由于血液在人工肺中流动时，会因水分蒸发而损失热量，因此有必要在 ECMO 上为患者加温。尽管可以通过使用外部加热设备维持正常的体温，但是在输注之前对体外血液进行加热更为有效。在大多数 ECMO 中心，都使用热交换器，有时也可使用热交换器将患者体温降至预设温度，以减少氧耗。在 ECMO 期间，热交换器被串联在人工肺之后，以优化设备的效率。

监测抗凝

因为目前的设备都有肝素涂层，ECMO 患者只需要低水平的全身抗凝来防止插管、泵管和氧合器的凝血。虽然要求活化部分凝血活酶时间（aPTT）为 50~70s，血小板计数 $>80 \times 10^9/L$，但所需的全身

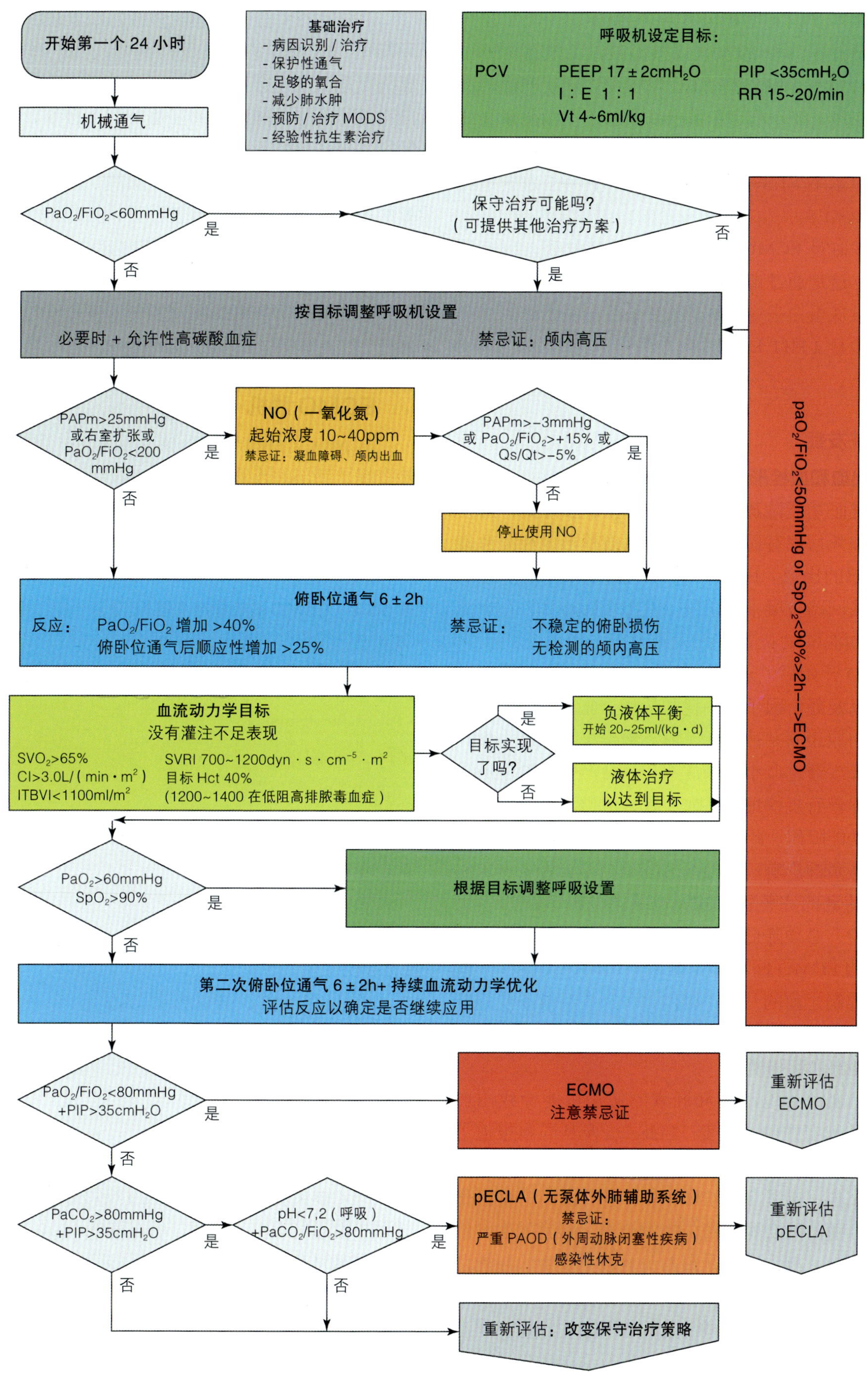

图 55.2 ARDS 的处理流程：ECMO 和 iLA（Deja 等，并获得了 Field House 出版社的许可）

肝素化水平尚不明确。在 4~7L/min 的高流量系统中，超过 50s 的 aPTT 足以预防凝血。根据体外生命支持组织（ELSO）的指南每天至少应进行两次凝血曲线、血小板计数和血红蛋白的定期测量，活化凝血时间（ACT）应保持在 160~200s 之间，血纤蛋白原水平 >1.5~4g/L，INR≤1.8；有出血的情况下 INR<1.5。

溶血是 ECMO 的另一个常见并发症，应定期监测。这是通过定期（每天）检查血浆游离血红蛋白和触珠蛋白来完成的。如果发生肝素诱导的血小板减少症（HIT），则用阿加曲班进行 ECMO 期间抗凝。

并发症

出血和血栓形成

凝血功能障碍在 ECMO 患者中很常见，对发病率和死亡率有显著影响。包括血栓形成和凝血障碍引起的出血。ECMO 患者的血栓形成发生在低流量或回路抗凝不足阶段。在整个回路中，在血流停滞和湍流的位置可以发现血栓。出血是由于在 ECMO 开始后，通过回路持续激活接触和纤溶系统，以及凝血因子的消耗和稀释，血小板黏附在纤维蛋白原表面并被激活，血小板聚集导致血小板计数下降。通过血小板输注纠正只会产生暂时性的改善。尽管有规律地输注血小板，但仍会有明显的血小板功能障碍。此外，ECMO 持续时间的延长加剧了这些负面影响。血栓弹力图（TEG）可以测量血小板活动的完整性。ECMO 所需的肝素化水平仍有争论，必须降低常规抗凝水平以防出血。大多数较新的 ECMO 回路都是肝素涂层的，因此在出血完全控制之前的几个小时内，可以少量或不使用肝素化。

脑出血和脑梗死

脑血流量的改变和肝素的使用可能导致出血性和非出血性颅内病变。Lidegran 及其同事报道了 37% 的患者在 ECMO 启动后的前 7d 内出现颅内病变（出血、梗死）。ECMO 幸存者有很高的脑损伤风险和随后的功能缺陷。ECMO 患者经常发生神经系统事件，颅内出血是最常见且较早发生，与死亡率增加相关。另外，ECMO 治疗本身也会引起脑损伤，插管本身，以及灌注过程中产生的固态和气态微栓子，都可能导致脑损伤。逆行动脉插管可导致动脉栓塞，即使使用 Seldinger 技术也可能导致血栓形成。

这意味着要进行适当的神经系统管理：根据国际指南，ECMO 患者应保持清醒，与护理人员和家人互动。应将根据“疼痛、躁动和谵妄”（PAD）指南进行充分的镇痛和谵妄监测列为标准，这对于早期发现由脑梗死或出血引起的新的神经功能缺损尤为重要。因此，应避免过度镇静，这对预后有重要的影响。应尽早实现自主呼吸，其作为“肺保护策略”的一部分，通过减少肺内分流和胸内压力，以及改善器官灌注，在胸外科手术后，这有利于保护手术重建的支气管，防止支气管瘘和支气管缝合裂开。

ECMO 脱机

ECMO 支持随着肺部恢复而减少，胸部 X 线检查提示肺部的改善。一旦 ECMO 流量降低至 1L/min，并且在动脉血气稳定的情况下（见表 55.2），患者可以进行试停 ECMO 试验至少 2h。

表 55.2 ECMO 脱机标准（图 55.3）

FiO_2<0.4~0.6
PaO_2>60~80mmHg
$PaCO_2$ 30~45mmHg
呼吸机设定目标
BiPAP：PEEP 根据最高的饱和度，PIP<30cmH$_2$O，Vt：4~8ml/kg
RR 自主呼吸约 5 次 /min
步骤
每 12 小时血流减少 0.5L/min
至最低 1.0L/min
$PaCO_2$<60mmHg，降低膜肺气流量和 FiO_2
ECMO 试验结束，气体流量 1L/min 超过 2h；满足标准，停止 ECMO

体外二氧化碳去除（$ECCO_2R$）

$ECCO_2R$ 是一种部分呼吸支持技术，允许采用超保护性通气策略。它通过低血流量（0.4~1L/min）的体外循环从血液中清除二氧化碳。主要的局限是它对氧合没有影响。整个装置包括一个动脉或静脉通路插管以引流血液，一个膜肺和一个回输血液的静脉插管。不同的肝素涂层导管可通过 Seldinger 技术经皮穿刺建立股股通路。

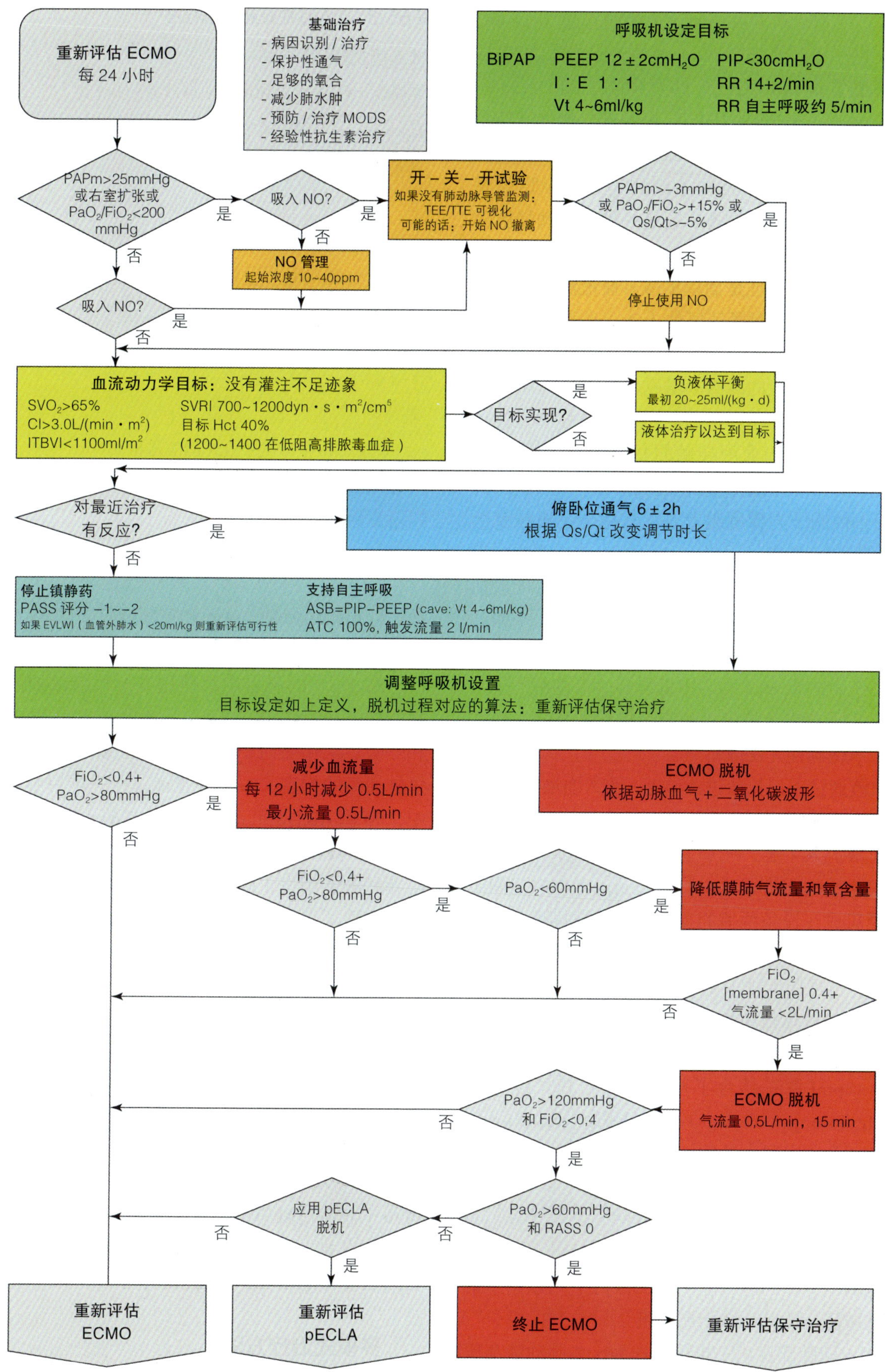

图 55.3　ARDS 的治疗流程：ECMO 和 iLA（Deja 等，获得 Field House 出版社的许可）

体外技术的新发展引起了人们的兴趣，不同的厂家提供了不同的 $ECCO_2R$ 装置。这些系统包括具有肾脏置换和 $ECCO_2R$ 的双重功能的 Decap 系统（Hemodec, Salerno, Italy），以及部分体外支持系统如无泵的 iLA 装置（Hechingen, Germany）。

Novalung GmbH 公司生产的无泵 iLA 膜肺是一种低阻力低驱动压设备。它是一种无泵动静脉分流装置，由于动脉流入血液，其主要功能是消除二氧化碳。其工作原理是简单扩散。血液流过纤维的外表面（$1.5m^2$），而通气气体（O_2）在这些纤维内部流动。iLA 由一个塑料气体交换模块和由聚甲基戊烯（PMP）制成的渗透膜组成。PMP 纤维被编织成一种结构复杂的中空纤维。气体的转移不直接接触血液。此外，与血液接触的 PMP 膜表面用肝素涂层处理，以提供生物相容性和非血栓形成表面。iLA 是一种低压力梯度装置，设计用于无机械泵运行。根据这一原则，适当的动脉血压是必须的。首选的引流部位是使用 Seldinger 技术经皮插管的股血管（见图 55.1）。在这种装置中，通常约 20% 的心输出量（1~2L/min）由左心室驱动通过 iLA，并与静脉系统中剩余 80% 的心排量混合。该设备的局限性在于，患有氧合障碍的患者只能从无泵 iLA 模式消除二氧化碳而无法改善氧合。

血液通过入口接头进入装置，流入血液分配室，任何可能进入设备的微小气泡都会通过排气口排出。血液流入主腔，在那里进行气体交换。氧合和去二氧化碳的血液通过出口流回到患者体内。两个排气膜集成在设备两侧的顶部。这些排气膜允许气泡而不是液体通过。因此，它们有助于设备的预充和排气，也可用于排出使用期间设备内的任何空气。氧气供应与气体流入接头相连；下部气体排出接头与大气相通，这是气体从装置中排出的位置。

Decaptm 系统结合了肾脏替代和 $ECCO_2R$ 功能。Hemolung（ALung Technologies, Pittsburgh, PA, USA）在实现高效的二氧化碳去除的同时实现了流量为 400~600ml/min 的肾脏替代。

$ECCO_2R$ 的适应证

有两个主要的适应证（表 55.3）：它可以用于给受损伤或患病的肺一个治愈的机会（“恢复的桥梁”）或者终末期肺部疾病；也可以作为比如肺动脉高压患者肺移植的桥接。在这种情况下，通过胸骨切开术经主肺动脉和肺静脉插管植入该设备（图 55.5）。在等待肺移植的同时，有可能使一些呼吸和右心室功能衰竭的患者脱离 iLA 和正压通气（图 55.6）。

表 55.3 iLA 适应证和脱机标准

iLA 适应证（图 55.2）
$PaCO_2$>80mmHg+PIP>30cmH$_2$O+pH<7.2
（respiratory）+PaO_2/FiO_2>80mmHg
iLA 脱机 / 主要标准（图 55.4）
里士满躁动和镇静分数（RASS）0/−1
FiO_2<0.4
$PaCO_2$<60mmHg
呼吸机设置目标
BiPAP：PEEP 根据最大饱和度，PIP<30cmH$_2$O，Vt：4~8 ml/kg，自主呼吸
程序
以 1L/min 速度减少 iLA 的氧流量
iLA 氧流量 <2L/min：iLA 6h 没有气体流量
iLA 试脱机；符合标准；脱机

经过 Field House 出版社的许可，适用于 Ref（图 55.4）。

据报道，在肺切除术后严重急性呼吸窘迫综合征（ARDS）的患者中，使用 iLA 和肺保护性通气具有较高的生存率（84%）。在严重的高碳酸血症和呼吸性酸中毒时，iLA 可用于去除 CO_2，并避免机械通气的损害。Bein 等报道，在一项单中心研究中，90 例 ARDS 患者使用无泵 iLA，生存率（脱离 iLA）为 41%。iLA 已用于肺手术后的支气管胸膜瘘患者和胸部创伤（肺挫伤），或作为肺移植的桥接。然而，除了这些小型随机研究和病例报告外，目前还需要更多的证据支持。

并发症

据报道，下肢缺血性并发症与最初 iLA 动脉插管使用大口径插管有关（17F）。随着更小口径的插管（13 和 15F）的应用，缺血性并发症的发生率已显著降低。不建议将 17F 插管用于股动脉插管。iLA 的优势在于避免了与机械泵相关的所有并发症，减少了血液接触表面以及相对容易的临床管理。缺点是缺乏对血流的控制，这是由动静脉压力梯度和有限的氧传递能力决定的。

多模式治疗方法

脱离镇静药物

停止镇静药物的使用显著减少了机械通气的时间并减少了在重症监护室的住院时间。所有需要体

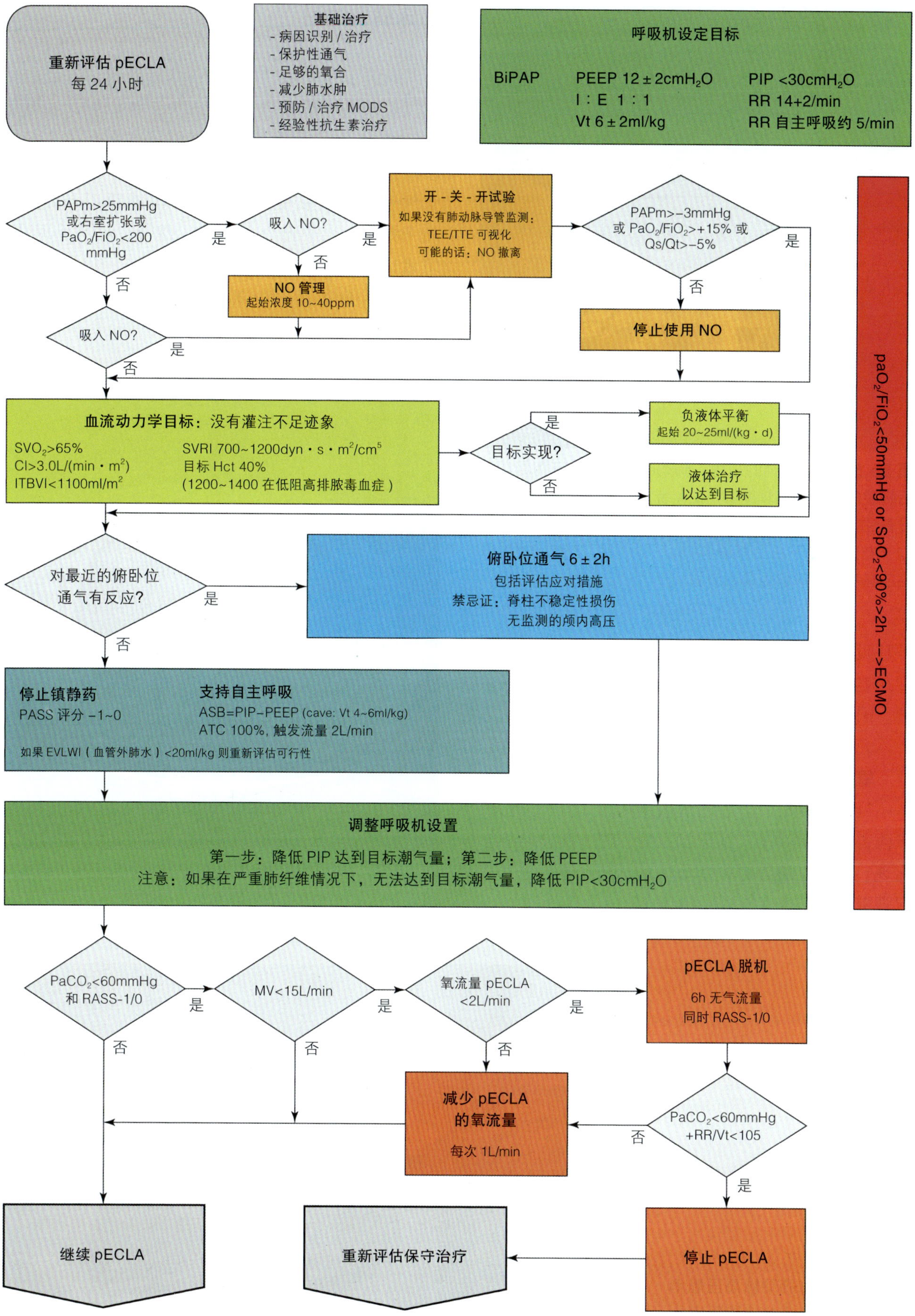

重新评估 pECLA
每 24 小时

基础治疗
- 病因识别 / 治疗
- 保护性通气
- 足够的氧合
- 减少肺水肿
- 预防 / 治疗 MODS
- 经验性抗生素治疗

呼吸机设定目标
BiPAP
PEEP 12 ± 2cmH$_2$O
I：E 1：1
Vt 6 ± 2ml/kg
PIP <30cmH$_2$O
RR 14+2/min
RR 自主呼吸约 5/min

PAPm>25mmHg 或右室扩张或 PaO$_2$/FiO$_2$<200 mmHg
是 / 否

吸入 NO?
是 / 否

NO 管理
起始浓度 10~40ppm

开 - 关 - 开试验
如果没有肺动脉导管监测：
TEE/TTE 可视化
可能的话：NO 撤离

PAPm>-3mmHg 或 PaO$_2$/FiO$_2$>+15% 或 Qs/Qt>-5%
是 / 否

停止使用 NO

吸入 NO?
是 / 否

血流动力学目标：没有灌注不足迹象
SVO$_2$>65%
CI>3.0L/(min · m^2)
ITBVI<1100ml/m^2
SVRI 700~1200dyn · s · m^2/cm^5
目标 Hct 40%
(1200~1400 在低阻高排脓毒血症)

目标实现?
是 / 否

负液体平衡
起始 20~25ml/(kg · d)

液体治疗
以达到目标

对最近的俯卧位通气有反应?
是 / 否

俯卧位通气 6 ± 2h
包括评估应对措施
禁忌证：脊柱不稳定性损伤
无监测的颅内高压

停止镇静药
PASS 评分 -1~0
支持自主呼吸
ASB=PIP-PEEP (cave: Vt 4~6ml/kg)
ATC 100%，触发流量 2L/min
如果 EVLWI (血管外肺水) <20ml/kg 则重新评估可行性

调整呼吸机设置
第一步：降低 PIP 达到目标潮气量；第二步：降低 PEEP
注意：如果在严重肺纤维化情况下，无法达到目标潮气量，降低 PIP<30cmH$_2$O

paO$_2$/FiO$_2$<50mmHg or SpO$_2$<90%>2h -->ECMO

PaCO$_2$<60mmHg 和 RASS-1/0
是 / 否

MV<15L/min
是 / 否

氧流量 pECLA <2L/min
是 / 否

pECLA 脱机
6h 无气流量
同时 RASS-1/0

减少 pECLA 的氧流量
每次 1L/min

PaCO$_2$<60mmHg +RR/Vt<105
是 / 否

继续 pECLA

重新评估保守治疗

停止 pECLA

图 55.4　ARDS 的治疗流程：ECMO 和 iLA (Deja 等，获得 Field House 出版社的许可)

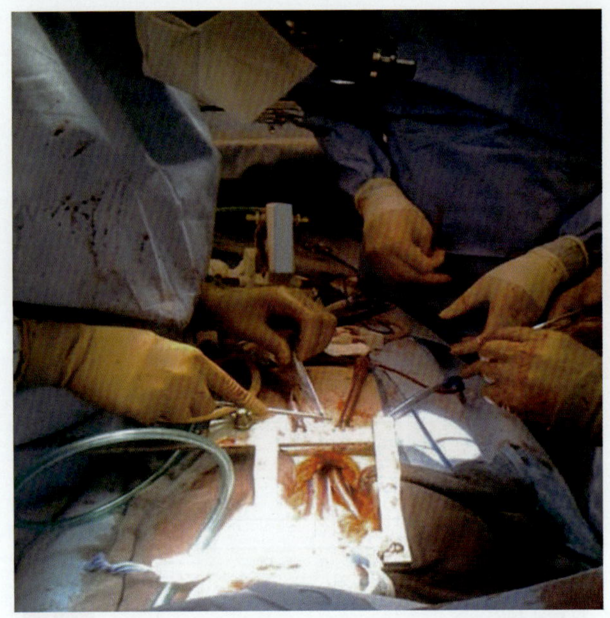

图 55.5 麻醉医师的视角，肺动脉高压患者在胸骨切开后胸腔内插管插入辅助肺。iLA 装置位于患者两腿之间。设备的流入管位于切口左侧，置于主肺动脉内。回流管位于右侧，置于右上肺静脉内。关闭切口之前，外科医生在套管之间放置纵隔引流管

外呼吸支持的患者均应考虑这一点。此外，早期发现由脑梗死或出血引起的新神经功能缺损也很重要。因此，建议应将 PAD 指南列为标准。

大多数 ECMO 患者首选“清醒患者”的概念。

早期自主呼吸

“自主呼吸”，作为通过减少肺内分流和胸内压来改善器官灌注的“肺保护策略”的一部分应尽早实现。尤其是胸外科手术后，这有利于保护手术支气管重建，防止支气管瘘和支气管缝合裂开。

临床病例讨论

病例：17 岁男性，从 7m 高处跌落，并发创伤性气管破裂（膜部有 8~10cm 长）和双侧严重肺挫伤（图 55.7）。气管破裂以及纵隔气肿经 CT 扫描诊断。由于气胸，双侧都插了胸管。立即行纤维支气管镜检查以使气管插管尽可能靠近隆突。经此干预后，皮下肺气肿减少。然而，在几小时内，患者因肺挫伤而发展成严重 ARDS（压力控制通气；PaO_2/FiO_2 比率 <200，PEEP，15cmH_2O；PIP，35cmH_2O）。

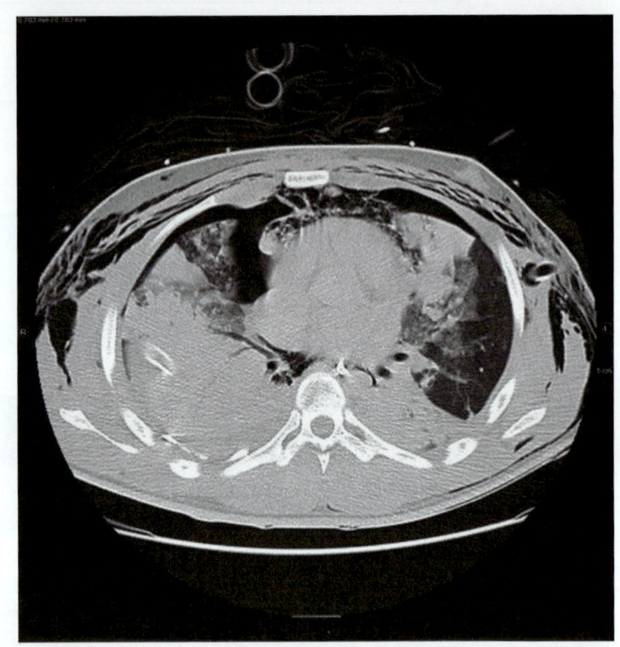

图 55.7 一例男性重症急性呼吸窘迫综合征伴外伤性气管破裂纵隔气肿患者的胸部 CT 扫描图像

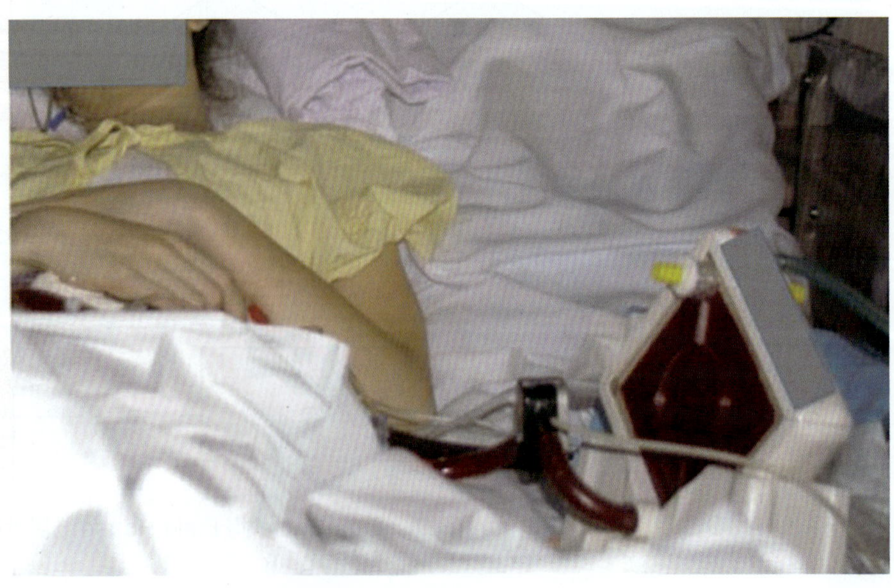

图 55.6 1 例肺动脉高压患者通过经胸植入 iLA 装置后停止了 ECMO 和机械通气。该装置放置在病人床一侧

气管破裂影响整个气管壁，纵隔结构伸入气管腔，因此需要手术修复。麻醉团队需要决定病人是否能耐受手术，如果可以，那么可以使用什么管理策略来改善围术期的结果。

问题

- 病人能在没有体外肺辅助的情况下接受手术吗?
- 麻醉需要考虑哪些与患者的疾病相关的特定因素?
- 如何在跨学科方法中规划麻醉和手术过程?
- 严重 ARDS（压力控制通气；PaO_2/FiO_2 比率 <200，PEEP，15cmH_2O；PIP，35cmH_2O）。患者不可能在单肺通气的情况下忍受胸外科手术，而不出现严重的低氧血症和高碳酸血症的风险。
- 麻醉方面的考虑包括围术期困难的气道管理（放置双腔管？），术中低氧和单肺通气期间的高碳酸血症，以及术后气道管理以防止气管缝合裂开。
- 术前管理：保守治疗策略：俯卧位，限制性容量疗法和给予一氧化氮，然后进行手术干预。然而，氧合指数并没有随俯卧位而增加。因此，术中麻醉管理计划如下：
  - 术前启动 VV ECMO（双侧股静脉 23F），血流量 4~5L/min
  - 无呼吸氧合伴 PEEP，10mmHg；或完全 ECMO 不通气（优点：最佳手术条件）
  - 气道管理：气管造口术，插入无套囊的气管造口管
- 术后管理
  - 俯卧位可以通过改善肺手术后肺复张，增加氧合（每 24 小时重新评估一次）
  - ARDS 患者的 ECMO 治疗改善了部分患者的预后
  - 早期恢复自主呼吸可以降低通气压力，防止气管缝合开裂
  - 停用日常的镇静药物以尽早发现 ECMO 治疗患者的神经功能缺损

第 56 章 继发于胸科手术的心血管系统改变和并发症

Alessia Pedoto and David Amar 著
朱宏伟 译 黄 琦 校

要点

- 右心室解剖和功能的改变可发生于肺切除手术过程中的若干个阶段：从全麻诱导和摆体位，到进行单肺通气及手术切除。晚期慢性阻塞性肺疾病(chronic obstructive pulmonary disease, COPD) 患者可能不会进行代偿，存在发展为长期并发症的风险。术中可通过几项检查来评估右心功能，本章对其作用做了综述。
- 室上性心律失常是胸外科手术后常见的并发症，与手术范围相关。房颤是肺切除术后最常见的心律失常。已经提出与之相关的几个病理生理机制以及预防和(或)治疗策略。高龄和心包内操作与房颤的发生最为相关。
- 胸外科手术后的急性冠状动脉综合征罕见，但死亡风险非常高。术前并存冠状动脉疾病和运动试验异常的患者属于高危患者。术前心导管术和冠状动脉血管重建术的作用，目前尚无明确的建议。
- 心衰可能是由右心或左心功能障碍引起的，可以是短暂的，也可以是长期的。在休息时症状可能是轻微的，在劳力时变得明显。心脏疝罕见，可能发生在心包内全肺切除术后，死亡率高。临床体征和心电图表现不具特异性，治疗方法是外科手术治疗。
- 纵隔移位是全肺切除术后胸腔间隙改变结果。当出现严重的血流动力学紊乱或呼吸症状时，应高度怀疑。术后晚期可能发生全肺切除综合征。其特点是纵隔极度移位，导致远端气道动态受压和呼吸功能不全。治疗方法是外科手术。

引言

肺切除术，特别是当扩大切除时，可引起右心解剖和功能的急性或慢性改变。这可能是短暂或持续的压力或容量超负荷、心肌收缩力降低、心肌病或心律失常的结果，先前即存在异常的情况下更容易发生。右心对后负荷增加非常敏感。急性肺动脉压力增加可导致右心室输出显著降低，出现右心衰竭。如左心室受压，可引起全身低血压，引起右冠状动脉低灌注和右室心肌缺血。右心最近被认为是一种主动的传递者，而不是被动的管道，这可能会导致围术期并发症。任何与肺动脉高压和慢性缺氧有关的病理改变（如终末期 COPD 或结缔组织间质性肺病）都可引起右心室功能障碍（表 56.1）。已知的病因包括全麻诱导、单肺通气、侧卧体位、影响肺循环的外科操作或炎症反应的激活。肺切除后，心脏适应会随时间推移而逐渐出现，但心脏并发症，尤其是心律失常，通常发生在患者出院前术后即刻。

心脏适应

心脏适应可发生在术中即刻、全麻诱导期、摆体位时，或者术后阶段。

术中单肺通气及患者体位所引起的右心室功能和解剖的变化

在全麻诱导后，由于正压通气、患者侧卧位、胸腔开放和开始单肺通气（one lung ventilation, OLV），肺动脉压力可能会增加。纵隔移位、重力相关的肺灌注改变和缺氧性血管收缩也会提高肺动脉压力。在肺血管顺应性正常的患者中，可通过提高右心输出量补偿后负荷的增加，而不会明显改变肺动脉压力。对于晚期 COPD 或阻塞性睡眠呼吸暂停的患者，即使有基线右心室肥厚，也不存在这一代偿机制，理论上使这一人群术中和术后心脏并发症的风险更高。术前即有肺动脉高压的患者，术中单肺通气和肺动脉夹闭时可加重。严重 COPD 患者在全肺切除术（右肺多于左肺）或肺移植期间结扎主肺动脉可引起急性右心超负荷，发生心肌缺血或心律失常。术中可以通过肺动脉的缓慢钳夹试验，

表 56.1　右心室衰竭的原因

压力过载	左心衰竭（最常见）
	肺栓子（常见）
	肺动脉高压
	右室流出道梗阻
	外周肺动脉狭窄
	双腔右心室
	系统性右心室
容量过载	三尖瓣反流
	肺动脉反流
	房间隔缺损
	异常肺静脉回流
	右心房弗氏窦破裂
	右心房或右心室冠状动脉瘘
	类癌综合征
	风湿性瓣膜炎
缺血 / 梗死	右心室心肌缺血
固有心肌疾病	心肌病和心力衰竭
	致心律失常性右心室发育不良
	脓毒症
流入限制	三尖瓣狭窄
	上腔静脉狭窄
先天缺陷	埃布斯坦畸形
	法洛四联症
	大动脉转位
	右心室双出口合并二尖瓣闭锁
心包疾病	缩窄性心包炎

以评估右心对血液急性转移到剩余肺循环时的临床变化和超声心动图反应。但是，这种试验很少会改变术中决策，因为一旦钳夹，改变结果可能难以立即被观察。

如果术中存在潜在的血流动力学不稳定或右心功能障碍，经食管超声心动图（TEE）已取代肺动脉导管成为首选诊断工具。相关参数可能会影响肺移植患者何时开始体外循环的临床决定，帮助评估对液体治疗或血管活性药物的反应。虽然 TEE 是评估左心室功能的有价值的实时工具，但它在研究右心室功能中的作用尚不十分清楚。尽管右心位置浅表，但其形状不规则也不对称，这样当使用二维超声评估运动和计算体积时，要比左心困难得多，得到的参数也不详细。3D 成像的出现提高了评估右心结构变化和获得右心血流动力学参数的质量。3D 技术在右心容量的研究中有很好的分辨率，并且与热稀释技术有很好的相关性。主要的缺点仍然是成本较高、需要特定的供应商提供软件。当围术期高度怀疑右心功能障碍时，如患者术后预计 FEV1 低于 40%，则详细的术前检查就变得极为重要，应强烈推荐。在非肺移植患者中，很少有证据表明常规 TEE 能影响预后。

肺切除后右心室解剖的急性和晚期改变

术中静息肺动脉压和肺血管阻力的增加通常与手术切除的范围成正比，并在术后立即趋于正常。然而，衰老与右心室功能缓慢下降有关，提示适应性或反应性过程可导致右心室肥厚。运动过程中右心室射血分数的变化已有描述，并取决于运动水平。适度运动时，代偿机制更有效。在最大负荷时，右心室每搏量固定，不受工作负荷的增加和手术时间的影响。切除的程度和余肺容积代偿性扩张可引起纵隔解剖结构的改变，使胸腔内心脏转位，影响左心室功能，可观察到左心充盈和收缩的变化。肺切除术后的代偿程度似乎与年龄有关。

手术治疗是目前非转移性可切除肺癌的最常见的治疗方法，是化疗和放疗多模式治疗的组成部分。目前，随着人口老龄化、手术与麻醉技术的改进，外科手术的患者年龄更大，有更广泛的合并症。既往存在的心肺疾病是可能显著影响术后病程并增加死亡率的常见因素。微创技术，常依赖于人工气胸加速肺萎陷，可能引起肺动脉压力和右心功能的急性改变。重度肺动脉高压（平均肺动脉压 > 45mmHg）仅存在于 3.7% 的肺部疾病患者中，尽管一些患者有长期吸烟史和不同程度的 COPD。FEV1 低于 50% 的患者中，有 90% 平均肺动脉压约为 20mmHg，只有 5% 可能大于 35mmHg。

有几项研究调查了术后右心室功能（表 56.2），但由于样本量小、研究方法差异很大，结果难以进行比较。全肺切除术后患者经胸超声心动图和 CT 扫描检查显示肺动脉收缩压、右心室舒张压或收缩压轻度升高。这些变化于术后第二天发生，并可持续到术后 4 年，表明心血管反应随着时间的推移而进展。阻断肺动脉后后负荷和儿茶酚胺水平升高可导致舒张容积、肺动脉收缩压的增加，二维超声心动图可观察到轻度三尖瓣反流。大多数研究表明全肺切除术后快速心律失常的发生率增加，但大多数

表 56.2　肺部手术后右心室改变的文献分析总结（所列研究均为前瞻性研究）

研究者	时间	手术类型	研究途径	结果		排除标准	评论
				肺叶切除术	全肺切除术		
Venuta	4 年	肺叶切除术（N=36） 全肺切除术（N=15）	TTE	没有变化	↑ RVDD ↑ PASP 中度 TVI	FEV1<60%，既往有心肌梗死，心绞痛，瓣膜病，房颤，心脏手术病史	PASP 和 RVDV 轻度增加，对 RVH 没有临床意义
Foroulis	6 个月	肺叶切除术（N=17） 全肺切除术（N=35）	TTE	↑ PASP ↑ RVDD ↑ TR	↑↑ PASP ↑↑ RVDD ↑↑ TR	术后 BPF，脓胸，呼吸衰竭，心肌梗死	小规模研究，全肺切除 6 个月时 PASP 较高（R>L），术后 AF 和 SVT 发病率较高，且需治疗，归因于右心室扩张
Amar	1 个月	全肺切除术（N=70）	TTE		左右心房内径，EF，TR 和 RVSP 未见改变	AF，肺切除术，更小的手术，无法切除的手术	作为随访的一部分，通过超声评价地高辛和地尔硫䓬对房颤的作用
Amara	1 周	肺叶切除术（N=47） 全肺切除术（N=39）	TTE	↑ HR	↑ RVSP ↑ HR	楔形切除，既往胸部手术史，非窦性心律	RVSP 为 31，除非发生呼吸衰竭，否则不影响 RV 收缩功能
Kowalewski	2d	肺叶切除术（N=9） 全肺切除术（N=22）	TTE	没有变化	↑ RVEDV ↓ RVEF ↑ SVT		不太准确且不标准的右心容积计算，可能会低估较大的右心容量。超声检查通常会由于 RV 形态而低估 RVEF 的真实值
Smulders	5 年	全肺切除术（N=15）	MRI		右侧： 心脏侧移 ↓ RVEDV LV 功能正常 左侧： 心脏旋转 RVEDV 正常 ↓ LVEF ↑ HR， ↓ SV		5 年内没有 RVH 的迹象
Katz	术中	肺移植（N=32）	TEE	重度 PH 患者：移植后即刻 ↓ PAP（收缩期 + 平均值）；↓ RV 大小，室间隔结构正常化（↓ RVED 区）			CPB 用于所有重度 PH 患者

N. 例数，TTE. 经胸超声心动图，RVDD. 右心室舒张中期直径，PASP. 肺动脉收缩压，TVI. 三尖瓣关闭不全，FEV1.1 秒用力呼气量，AF. 房颤，RVDV. 右心室舒张容积，RVH. 右心室肥大，TR. 三尖瓣反流，BPF. 支气管胸膜瘘，SVT. 室上性心动过速，RV. 右心室，EF. 射血分数，RVSP. 右心室收缩压，RVEDV. 右心室舒张末期容积，RVEF. 右心室分数，MRI. 磁共振成像，LV. 左心室，SV. 每搏输出量，TEE. 经食管超声心动图，PAP. 肺动脉压，HR. 心率，PH. 肺动脉高压，CPB. 体外循环。

情况下是一过性的，与心力衰竭或长期并发症无关。尽管观察到所有这些变化，但对 30d 死亡率没有影响。

心脏并发症

室上性心律失常（心房颤动、心房扑动和室上性心动过速）

在接受非心脏胸外科手术的患者中，有 4%~25% 发生室上性心律失常。60 岁以上及心包内全肺切除术仍是最重要的危险因素。术后第 1 天时白细胞计数升高，围术期 NT-pro-BNP 和 BNP 也被认为是可能的预测生物标志物，当患者年龄较大时，其敏感性更高。男性、手术切除范围而非手术入路或单侧手术、左心室舒张早期二尖瓣血流速度 / 舒张早期二尖瓣瓣环速度（E/e′）、经二尖瓣血流减速时间延长和左心室舒张容积指数也是 POAF 的潜在危险因素。性别、年龄、BNP、待切除肺容积等多种危险因素的组合，可作为选择高危患者的标准，这些患者将受益于术前超声心动图检查和术后心律失常预防。

房颤（AF）是最常见的心律失常，其次是室上性心动过速（SVT）、心房扑动和室性早搏（PVCs）。诊断通常在术后第 2 天（1~7d 范围内）做出，其持续时间通常是自限性的。术后房颤（post-operative atrial fibrillation, POAF）对药物治疗有良好的反应，约 85% 在发病 24h 内消除。

肺切除术后持续性室性快速心律失常非常罕见。非持续性室性心动过速（连续 3 次以上，持续时间 <30s）的发生率为 0.5%~1.5%，可发生在肺切除术后的 96h 以内，尤其是术前有束支传导阻滞的患者。这种情况引起的血流动力学不稳定很少需要紧急治疗，与年龄、其他临床因素或到 PACU 时的核心温度无关。在多变量分析中，非持续性室性心动过速与 POAF 之间似乎存在独立的关联，可能与迷走神经阻断或兴奋，以及交感神经活动激增有关。这些发现与心脏外科文献的报道不同，后者术后室性心动过速常导致不良结局。

POAF 可能是手术后第一周内孤立的并发症，也可能与呼吸或感染性疾病有关。它通常是短暂和可逆的，并且似乎倾向于发生在那些术前即存在或术后出现心律失常电生理基础的患者。尽管预后良好，但如果 POAF 持续存在，发生脑血管意外的风险为 1.7%。血栓栓塞事件可在持续性 POAF 发病后 24~48h 内发生，并可能造成非常严重的后遗症。如果窦性心律不能在这个时间范围内恢复，抗凝治疗应权衡术后出血的风险。最近美国心脏协会（AHA）关于与手术无关房颤的管理指南提供了类似的建议，根据患者风险（存在人工瓣膜，既往脑血管意外，或无危险因素等情况），术后患者应使用哪些抗血栓药物。

已经提出几种机制来解释 POAF，除了年龄之外，最一致的因素是既往有阵发性房颤以及手术切除范围。高龄本身与约 90% 的正常窦房结纤维丢失和心房心肌的重塑有关，伴随窦房和房室结传导的改变，以及对儿茶酚胺活性的敏感性增加，尤其是在该区域的手术创伤后。补体系统的激活和几种促炎细胞因子触发的炎症反应，也被认为是高龄患者中 POAF 的促成因素。这一观点在如下情况得到了支持——60 岁以上患者术后第一天白细胞计数翻倍，与 POAF 发病率增加了 3 倍有关。众所周知，儿茶酚胺通 α 和 β_2 受体激活诱导白细胞增多，这可以在一定程度上解释该发现。使用胸段硬膜外镇痛阻滞交感神经来预防 POAF，结果不甚理想，可能是由于交感神经阻滞的高度个体差异。肺静脉的牵拉或炎症、肺门的操作和纵隔移位可能是其他促发因素。正性肌力药物（如多巴胺）以及贫血、发热、低血糖、术后缺血、手术并发症等都是加重病情的因素。

快房颤的症状包括呼吸困难、心悸、头晕、晕厥、呼吸窘迫和低血压。虽然肺动脉栓塞、心肌缺血和电解质异常常被列入鉴别诊断，但很少被证实。根据 AHA 指南，经胸超声心动图应作为新发 POAF 检查的一部分，以排除任何结构性疾病。同样，如果没有伴随的临床症状或体征，AHA 指南也不建议排除肺栓塞、甲状腺毒症或心肌缺血。

术后心律失常与较高的并发症之间有间接关系，它也可能是心力衰竭或长期低血压的直接死亡原因。心律失常患者的住院时间和费用增加，这凸显其预防的重要性。POAF 大部分可在出院前恢复正常，在手术后 6 周能完全恢复。如果患者具有表 56.3 所列的两种或两种以上的危险因素，则认为患者有发生术后室上性心律失常的风险，如果存在这些危险因素，则可以考虑针对这些危险因素进行术前或术后初期的药物预防。有几种方法可以预防或治疗房性心动过速。

表 56.3 室上性快速心律失常的危险因素

年龄 >60 岁
男性
阵发性房颤史
P 波持续时间延长
术前 HR>72/min
BNP 水平升高
术后 1d WBC 增加
心包内手术操作

HR. 心率；BNP. 脑钠肽；WBC. 白细胞计数。

预防性和治疗性药物的作用

控制心率药物

β 受体阻滞药是一种具有心脏保护作用的抗心律失常药。作为预防药物，它们抵消了手术后高交感神经张力的影响，而高交感神经张力可能会增加患者对心律失常的敏感性。β 受体阻滞药通过第二信使抑制钙细胞内流，具有膜稳定作用，并抑制肾素 - 血管紧张素 - 醛固酮系统。由于非选择性 β 受体阻滞药可导致术后支气管痉挛和肺功能恶化，因此其呼吸系统副作用在肺切除术后显得尤为重要。肺水肿、低血压和心动过缓被认为是潜在的副作用。此外，在长期服用该类药物的患者中，因为受体上调，停药可能导致反弹性心动过速和相关并发症。β 受体阻滞药住院时间研究（BLOS）分析了心脏手术后作为预防药物使用 β 受体阻滞药后，未服用和已服用该类药物的效果。其目的是预防 POAF，并可能缩短住院和 ICU 滞留的时间。已服用 β 受体阻滞药的患者，房颤发生率略有下降，但延长了住院时间。围术期缺血评估（POISE）试验表明，在有风险或有动脉粥样硬化性疾病的患者中，进行积极的 β 受体阻滞药治疗可以减少术后心肌梗死甚至 POAF，但其代价是增加了低血压和脑灌注减少患者的脑血管事件的相关死亡率。这些发现与使用低剂量 β 受体阻滞药的其他试验一致，但后者质疑这种策略的安全性。AATS2014 指南不建议未服用 β 受体阻滞药的患者使用该类药物。

钙通道阻滞药维拉帕米和地尔硫䓬是治疗 POAF 的预防和治疗药物。它们通过直接阻断 L 型钙通道减少钙的细胞内流，降低窦房结自律性和房室结传导。这类药物似乎也能降低肺血管阻力和右心室压力，使其成为肺切除术后的一个有吸引力的选择。低血压是主要的副作用之一，尤其是维拉帕米，也是终止这些药物治疗的最常见原因之一。钙通道阻滞药在心脏手术人群中使用，可使术后心肌梗死率降低 40%，缺血减少 45%。地尔硫䓬用于预防心包内或标准全肺切除术后的 POAF，优于地高辛。然而，这两种药物对术后心室扩张、右心室功能超声心动图变化和住院时间的影响是相同的。在最大规模的预防胸外科患者 POAF 的研究中证实，地尔硫䓬安全有效地降低了近 50% 的 POAF 发生率。在连续输注的基础上，地尔硫䓬可控制约 90% 的近期 POAF 患者的心室率，起效时间为 2~7min。

胺碘酮是钠 - 钾 - 钙通道阻滞药和 β 肾上腺素能抑制药。在肺切除术后即刻开始应用，已被证明是最有效的预防措施。在普通人群中，它通常用于维持电复律后的窦性心律。静脉推注后持续输注与静脉注射地尔硫䓬和地高辛相似。其起效时间约为 4h，持续时间为 24h。作为一种预防用药，在心脏手术前一周给药效果最好。然而，确切的作用机制尚不清楚。钠钙钾通道阻断可引起心脏组织动作电位持续时间和不应期的增加，因此，可能会有明显的低血压、心动过缓和 QT 延长，特别是当有充血性心力衰竭和左心室功能障碍时。长期口服的其他副作用包括低渗性甲亢、肝脏毒性、神经毒性以及华法林半衰期的延长。然而，肺毒性仍然是肺切除后胺碘酮治疗的主要关注点。较低剂量即可有肺毒性发生。可表现为慢性间质性肺炎、闭塞性细支气管炎、成人呼吸窘迫综合征（ARDS）或孤立性肺肿块。在一项小型前瞻性随机研究中，Van Miechem 等探讨了胺碘酮预防肺切除术后 POAF 的作用。与维拉帕米相比，中期分析 POAF 率无差异。然而，在右肺切除术的患者中，ARDS 发生率为 7.4%，而其他类型的肺切除术则为 1.6%。尽管使用了标准的静脉方案和治疗剂量的血浆浓度，胺碘酮组 ARDS 发生率增加，这与较高的死亡率有关，该项研究过早停止。有两种胺碘酮导致 ARDS 的机制：一种是间接的，通过增加炎症介质；另一种是直接的，通过对细胞造成直接损害和随后的纤维化。不管病因是什么，他们的建议是避免肺切除后应用胺碘酮。因为手术减少了肺实质的量，标准剂量的胺碘酮可以引起较高的肺部药物浓度，肺局部可能达到了毒性水平。当胺碘酮短时间使用时，这些结果并没有被后来的研究所证实。Tisdale 等研究了 130 例接受解剖性肺切除术的患者，胺碘酮组房颤发生率降低（13.8% vs 对照组 32.3%），呼吸系统或心脏并发症无差异。本研究的主要局限是缺乏双盲和术中房颤排除率高所表现的选择偏倚。Riber 等的研究在类似的病人群体中证实了这些结果。胺碘酮显著降低了 POAF 的发生率，在接受药物治疗时出现 POAF 的患者中，心率和症状得到了很好的控制。总的来说，胺碘酮和地尔硫䓬在预防全肺切除后 POAF 方面似乎具有相似的疗效。胺碘酮的主要适应证仍然是作为心率控制药物，特别是作为难治性 POAF 的二级药物，或作为 POAF 伴预激传导异常（如 Wolff-Parkinson-White 综合征）的治疗药物。监测血清浓度是不必要的；然而，建议保持总累积剂量小于 2150 mg，给药时间超过 48~72 h。

预防性洋地黄疗法用于 POAF 已不再被推荐，因为它不仅没有已证实的益处，还有潜在的副作用。其主要作用机制是通过增强房室结的迷走神经刺激，从而降低房性心律失常时的心室反应。还有一种对交感神经反应的抑制，这种抑制与心输出量的增加和心肌钠 - 钾 ATP 酶通道的结合无关。细胞内钠和随后钙浓度的增加可增强心脏收缩力。地高辛似乎不能使慢性心房颤动患者恢复窦性心律，除非在非常高的剂量下单独给药或与 β 受体阻滞药或钙通道阻滞药联合，否则单独低剂量给药不能充分控制心室率。钙通道阻滞药已被证明在预防 POAF 方面有更好的效果，且副作用较少。当地高辛用于慢性心房颤动和心力衰竭合并收缩功能障碍患者时，效果更佳。静脉给药 0.5~0.75mg 后的起效时间在 30min~2h 之间。AF 心室率控制通常是通过每 2~6 小时静脉注射剂量增加 0.25mg 来实现的，最大剂量为 1.25~1.75mg。洋地黄毒性和血浆药物水平的监测困难仍然是其应用中的主要限制因素。然而，当长期应用地高辛与长期应用 β 受体阻滞药或钙通道阻滞药的死亡率没有差异。肾功能不全、电解质紊乱（低钾血症、低镁血症和高钙血症）、急性冠状动脉综合征和甲状腺疾病患者应避免应用地高辛。

控制心律药物

索他洛尔是一种Ⅲ类抗心律失常药物，作为非选择性 β 受体阻滞药和钾通道阻滞药具有显著的疗效。阻断钾离子内流延长了动作电位和 QT 间期，易发生室性心律失常，如尖端扭转性心动过速，可发生在治疗剂量和毒性剂量。由于经肾脏排泄，肌酐清除率低于 46ml/min 的患者禁用。与其他 β 受体阻滞药一样，索他洛尔在减少 POAF 方面是有效的，但不能减少住院时间或术后发病率。可因显著的心动过缓而停药。根据 AHA 的建议，如果将索他洛尔用于药物性房颤复律，可能是有害的。但是，大多数关于这种药物的数据来自心脏手术人群，没有对非心脏手术人群的研究。

在低镁血症的情况下，建议使用镁。关于镁的使用，数据主要来自心脏外科文献，并且是相互矛盾的。一项对 200 名接受体外循环手术的患者进行的随机对照研究显示，使用硫酸镁进行预防可以降低 POAF 的发生率。然而，在类似的手术人群中进行的其他几项试验对用镁预防 POAF 给出了相互矛盾的结果，唯一的一致意见是将镁水平维持在正常值内。与 β 受体阻滞药和胺碘酮相比，镁对 POAF 的预防作用较差。除了急性肾功能衰竭之外，镁是相对安全的。

他汀类药物（3- 羟基 -3- 甲基戊二酰辅酶 -A 还原酶抑制药）已被证明能抑制动物模型中的电重构和预防 POAF 的发生。他汀类药物是强有力的降脂药，在预防冠状动脉疾病方面非常有效。在服用他汀类药物的高胆固醇患者接受冠状动脉旁路移植术（CAGB）的研究表明，术后主要心脏事件减少。同时服用 β 受体阻滞药可增强这种效果。他汀类药物的主要益处在术前刚开始应用时即可出现。当在搭桥前 1 周使用，它们能降低 POAF 的发生率以及住院时间。肺叶切除后，术前已服用他汀类药物的患者出现 POAF 和整体并发症的概率下降三倍。一种可能的解释是，与它们的抗炎或抗氧化机制有关。在接受肺叶切除术的患者中进行的观察研究报告了 C- 反应蛋白和白介素 -6 在术后期间的增加。在接受择期解剖性肺切除术的他汀初治患者中，术前 7d 开始使用阿托伐他汀（40mg 口服），并术后 7d 继续使用，减少了住院期间的并发症。

血管紧张素转换酶抑制药（ACEIs）和血管紧张素受体阻滞药（ARBs）被认为可以降低合并心力衰竭和收缩期左心室功能不全患者的 POAF 发生率，但对合并系统性高血压的患者无效。它们也可能在电复律后维持窦性心律方面发挥作用。文献资料集中于这些药物对慢性房颤患者预后的作用。预防性使用 ACEIs/ARBs 防范 POAF 仍存在很大争议。在肺切除术后，氯沙坦对 POAF 的预防效果优于美托洛尔（6% vs 12%）。在动物实验中，抑制肾素 - 血管紧张素 - 醛固酮系统似乎可以减轻左房扩张和心房纤维化，并有助于减缓传导，所有这些因素都可以触发和维持折返回路。在慢性心力衰竭患者中，当加入 β 受体阻滞药时，这些作用似乎会增强。

新型药物

N-乙酰半胱氨酸（NAC）已成功用于降低心脏手术后POAF和全因死亡率。其作用机制似乎与其通过刺激谷胱甘肽的产生发挥抗氧化特性有关。在离体大鼠心脏的灌注液中加入半胱氨酸已被证明能提供显著的心脏保护，并改善ATP和谷胱甘肽的保存。其他被提出的机制包括抑制肾素-血管紧张素系统和（或）心房重构。目前尚无文献研究NAC在胸部非心脏手术中的作用。

维纳卡兰是一种心房选择性钠钾通道阻滞药，被批准用于新发房颤的药物复律。维纳卡兰的转化率比胺碘酮更好，但与普罗帕酮和氟莱卡胺相似，副作用更小。其主要优点是起效快（10~15min），一次用药成功率高。低血压患者，特别是心力衰竭患者，心动过缓，QT延长，尖端扭转性心动过速是最常见的副作用。维纳卡兰对于持续7d以上的心房扑动或房颤不起作用。虽然它在欧洲已获准临床使用，但在美国仍在接受FDA的审查。

奥普力农是一种特异性磷酸二酯酶抑制药，具有正性肌力和血管舒张作用，常用于治疗心力衰竭。它也是支气管扩张药，可预防性用于肺切除术后的患者，降低POAF发生率、降低BNP和WBC水平，不影响血流动力学稳定。它通常以连续输注的形式给药1d，作用时间长达7d。可能的机制包括继发于肺血管扩张的右心室减压、正性变时和抑制炎症反应的作用。在美国，该药物只被批准用于研究。

人心钠素是一种由心房合成的肽类激素，可作为治疗心力衰竭的一种选择。它抑制交感神经系统和肾素-血管紧张素-醛固酮轴，发挥心脏保护作用。预防性注射3d可降低POAF、WBC和CRP，但COPD肺切除术患者的血压无显著变化。药物似乎会在停止给药后持续1个月仍能发挥作用。

术后药物复律和电复律作用

药物复律和电复律 对于稳定但有症状的房颤，持续时间超过24h，抗凝可能导致术后出血的患者，建议复律治疗。有几种药物可用于心脏复律，在发病后7d内开始复律成功率最高。通常用于POAF药物治疗的药物有氟卡尼、多非利特、普罗帕酮和伊布利特。伊布利特可用于静脉注射，并已被证明在心脏手术后急性心房颤动的转化中取得了一定的成功。然而，它可使多达2%的患者发生多形性室性心动过速，尤其是当存在电解质异常的情况时。在QT延长的情况下，低钾血症和低射血分数可触发室性心动过速。单次口服氟卡尼（300mg）或普罗帕酮（600mg）似乎是安全的，在房颤开始后8h内心脏复律的成功率分别为91%和76%。必须确保患者没有心脏结构疾病，如左心室肥厚、二尖瓣疾病、冠状动脉疾病或心力衰竭等，才可使用此药。潜在的副作用包括室性心动过速，心力衰竭和伴有快速心室率的心房扑动。

心脏电复律可用于治疗血流动力学不稳定的房颤，包括症状性严重低血压、心肌缺血或梗死和（或）心力衰竭，成功率为67%~94%。在同步模式下使用100~200J的电流，双相直流复律比单相复律有更高的成功率。更高能量可用于高体重指数、长时间房颤或左房增大的患者。建议电复律时进行深度镇静。心动过缓（常见于复律前服用抗心律失常药物的患者）、室性心律失常（复极时应用电击）、低血压、肺水肿（可能由于心肌顿抑）和栓塞都是潜在的并发症。在心脏复律前应先检查和调整电解质正常。洋地黄中毒和低钾血症时，由于心室颤动发生率高，应避免复律。在这种情况下，应使用低电流和预防性应用利多卡因。由于心动过缓可能严重到心脏停搏的程度，因此心脏起搏器应该随时备用。如果房颤持续时间小于48h，可以在抗凝前先行复律。48h后，如无手术禁忌，可先抗凝。是否应先静脉注射肝素，然后口服抗凝药4周尚不清楚。通常的做法是让患者开始口服抗凝药物，如华法林或新型抗凝药物。

急性冠状动脉综合征

心肌缺血可能在肺切除术后短暂发生，3.8%的患者可有心电图改变，而梗死可发生在0.2%~0.9%的病例中。围术期症状性心肌梗死与30%~50%的死亡风险有关。在术前冠状动脉疾病和运动试验异常的情况下，发病率增加。患者在术后前3d的风险最高，建议严密监护。心包内全肺切除术后可因直接的机械性损伤而出现非特异性弥漫性ST段改变。纵隔移位也可引起术后动态心电图异常。肌钙蛋白增加可见于所有的这类情况。

没有明确的建议进行术前侵入性检查或干预。大多数决策应该基于临床表现。在高危患者（如有不稳定型心绞痛、失代偿慢性心力衰竭、心律失常和严重瓣膜疾病的患者），如术后需要冠状动脉血供重建，则强烈建议在术前进行。既往有心脏疾病和无心脏疾病的患者在胸腔镜肺切除术后的主要心脏不良事件（MACE）发生率相似。但是，前者有较高的房颤发生率和术后 30d 死亡率。术前心绞痛与术后不良心脏事件（如心肌梗死或心脏骤停）的发生率较高有关。根据最新的 AHA-ACC 建议，心肌梗死后至少 2 个月内再梗的风险很高，冠脉搭桥手术而相对于经皮冠状动脉介入治疗（PCI）更能降低这种风险。如果患者需要血管重建，择期手术需要推迟，此时要面临等待多长时间的两难困境，因为癌症患者有潜在的疾病进展的可能性。心脏支架，特别是药物洗脱支架，是一个重要的问题，因为需要长期抗凝。停止双联抗血小板治疗（阿司匹林和氯吡格雷）与支架内的血栓形成风险有关，而如果不停用，会导致术中和术后出血的风险增加，不建议采用区域麻醉技术。抗凝的时间通常根据支架的类型而定：裸金属支架一般需要抗凝 4~6 周，而药物洗脱支架在择期手术前推荐使用 12 个月，在限期手术前推荐使用 6 个月。药物洗脱支架血栓形成的风险更高，特别是当支架长在分叉处，血管重建不完全，或者患者有糖尿病或心力衰竭史时。一项对非心脏手术患者进行的非随机观察性前瞻性研究发现，在手术 1 年内放置心脏支架的患者，其术后心脏并发症发生率为 44.7%，死亡率为 4.7%。双抗血小板治疗平均在手术前 3d 停止，并用静脉普通肝素或皮下依诺肝素替代。大多数并发症发生在支架置入后的 35d 内，本质上还是心脏并发症。出血不是一个显著因素。另一项小型前瞻性观察研究没有证实这一数据，该研究对 16 名在冠状动脉成形术或 PCI 术后 4 周行肺大切除术的患者进行了研究。在手术前 5d，用低分子肝素桥接，持续 4 周，中断 5d。没有关于心肌梗死或死亡的报告。尽管不是随机试验，但这些研究强调了几个要点：一旦抗血小板治疗停止，应使用低分子肝素（单用肝素是不够的）；所有非抢救性治疗应推迟到至少从支架放置后的 6~12 周；阿司匹林应持续用到手术当天。在术后初期对 MACE 的保护作用相对于预防术后的低风险的出血更为重要。对于有心脏风险的拟行择期大血管手术的患者而言，预防性血供重建术（CABG 和 PCI）似乎并不比药物治疗更能获益。长期生存率以及心肌梗死、死亡率、住院时间似乎没有变化。然而，与 PCI 相比，CABG 与术后心肌梗死发生率降低和住院时间减少有关，这可能是得益于更好的血管重建。ACC 认为，血管重建术应保留给不稳定型心绞痛或晚期冠状动脉疾病的患者。如果手术前需要血管重建，裸露金属支架或球囊血管成形术是首选，因为它们的血栓形成风险较低。此时，择期手术需要适当推迟，以防止移植物或支架内血栓形成。

心力衰竭和心脏疝

由于右肺或左肺功能障碍，肺切除后可发生心脏衰竭。右心衰竭可由收缩力或后负荷的变化引起。遗憾的是，大多数关于肺切除术后右心室功能改变的研究都比较小，相对于术前，仅有微小和一过性的差异。术后前 2d，右心室舒张末期容积可逆性增加，肺动脉压和肺血管阻力轻度增加。虽然术后肺动脉压、中心静脉压和肺血管阻力的变化在休息时不易察觉，但在运动过程中它们可能变得明显。右心室功能的改变通常能够在休息时得到代偿，但在运动过程中可能会失效，导致肺高压。经胸超声心动图用于评估肺切除术后右心室功能，显示只有肺动脉压的轻度增加，与心室功能障碍无关。右心室衰竭的其他可能原因很罕见，包括肺栓塞和心脏疝。左心衰竭通常是右心功能障碍的结果，右心功能障碍会引起室间隔移位，减少左心室前负荷。急性缺血和瓣膜病也可能是促成因素。心脏疝是肺切除术后一种罕见的并发症，可能是左右两种心力衰竭的原因。心脏疝更多见于心包内全肺切除术后，右多于左，死亡率为 50%。心脏疝可能继发于手术时心包的不完全闭合或心包补片的破裂。一个主要因素包括胸内压力的增加，如咳嗽或机械通气期间气道峰值压力的突然增加。体位的改变、手术侧依赖、正压通气、快速肺复张和经胸管负压抽吸，都是其他可能的原因。症状取决于疝突出的位置。向右疝表现为上腔静脉综合征，由于上腔静脉的扭结和右心室充盈减少，会出现低血压、心动过速和休克。左侧疝会表现为心律失常和心肌缺血，如果不治疗，会导致心肌梗死、低血压和心室颤动。这似乎是因为心脏轻微扭转，心包压迫心肌。临床表现和心电图表现在诊断方面无特异性，当高度怀疑时，应行胸部 X 线检查。治疗方法是外科手术，将心脏复位，用补片固定。为了尽量减少血流动力学不稳定，使病人处在术侧在上的侧卧位。

纵隔移位和全肺切除术后综合征

纵隔移位可由于全肺切除术后胸腔间隙的改变发生在术中或术后。在手术结束时，一旦胸腔被关闭，一些外科医生会将充满胸腔的空气和液体排出，目的是将纵隔拉回中线复位。过度的液体引流可导致同侧纵隔移位和对侧肺扩张，伴随静脉回流减少和明显的低血压。全肺切除术间隙中液体的迅速积聚（如血胸或乳糜胸）可引起对侧移位，并对余肺造成二次压迫。当高度怀疑时，应高度警惕、密切监测血流动力学，与手术团队沟通，防止血流动力学崩溃。当过量液体在此空腔积聚时，就会发生纵隔的对侧移位，导致余肺受压和继发性呼吸功能不全。这个更常发生于术后，胸腔内压力监测可在需要时指导胸内液体引流。CT 扫描研究显示，随着时间的推移，全肺切除术后间隙被液体堵塞，术侧膈肌抬高，和对侧肺扩张。在纵隔极度移位的情况下，可发生远端气道的动态压迫，导致所谓的全肺切除术后综合征。这是一种罕见的晚期并发症，可发生在术后 7 年。这在女性和儿童中更为常见，在右侧手术中也很常见（尽管也有关于左侧病例的描述）。其表现为运动耐量降低、劳力性呼吸功能不全、喘鸣和反复的感染。呼吸道症状是由于继发于严重的纵隔向右移位，气管远端和左主干支气管被脊柱和左肺动脉动态压迫。治疗包括临时放置气道支架或开胸手术，以及通过透明合成材料球、硅橡胶植入物或盐水填充假体重新复位纵隔（另见第 41 章）。在罕见的心脏骤停事件中（3%），闭合胸外按压复苏是无效的。由于纵隔移位，心脏不能在胸骨和椎体之间受到按压，需要紧急开胸和心脏开放按摩。在心包内开放的情况下，胸外按压可引起心脏疝出。

结论

在过去的几十年里，手术和麻醉技术的显著改进使全肺切除术和解剖性肺切除术更加安全。加速康复策略的引入、微创外科手术技术的应用、短效麻醉药物的使用和多模式镇痛方案的实施，都有助于降低术后并发症的发生率。快通道麻醉策略和对行肺切除手术患者的谨慎选择，对术后和远期的结果也起着重要的作用。早期下床和术后急性护理单元的更好利用，降低了 ICU 的入住率，节省了费用。由于需要肺切除术患者的平均年龄越来越大，患者存在多种并发症，麻醉医生和外科医生将面临更复杂的病例。仔细的术前检查、手术方案的个体化制定、计划住院和出院后的康复方案，将进一步减少可能的并发症、改善术后治疗。

临床病例讨论

一位患有右肺上叶鳞癌的 65 岁男性接受了右心包内全肺切除术。手术时间为 150min，手术顺利。估计失血量为 700ml，在治疗过程中使用了 700ml 乳酸林格液，尿量 100ml。手术结束后在手术室拔除气管导管。术中使用胸硬膜外麻醉，患者在苏醒室感觉舒适。作为术后血液检查工作的一部分，检测肌钙蛋白水平，第一组为 1.66，第二组为 1.07，第三组为 0.52。在手术后第一天上出现短暂的 ST 段升高，相应的第四组肌钙蛋白为 1.55。

术后第二天，在右胸壁、颈部和眼睛可见皮下气肿。在行走时，出现了血氧饱和度降低和心动过速。胸片见图 56.1。心电图示快速 SVT，伴有低血压（HR=28，BP=88/45）。病人转到重症监护室，在那里插管。他的血流动力学逐渐不稳定，需要多种升压药。

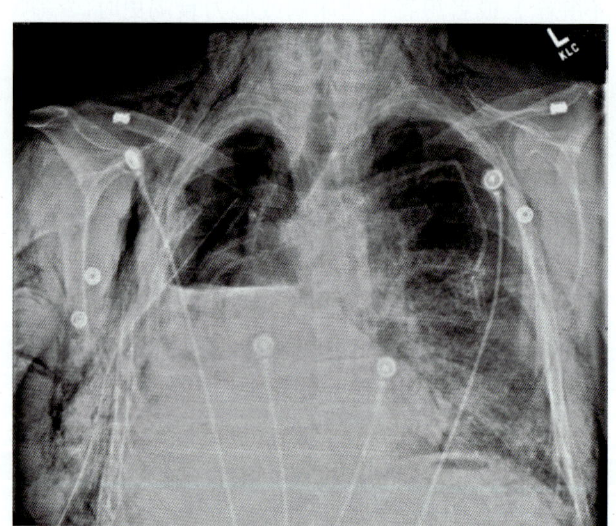

图 56.1　术后第 2 天影像学变化

问题

肺切除术后常见的心脏并发症有哪些？

1. 心律失常（心房颤动，心房扑动，室上性心动过速）
2. 心肌缺血和急性冠脉综合征
3. 心力衰竭和心脏疝
4. 纵隔移位和全肺切除术后综合征

需特别注意的是

1. 心律失常：谁有危险（可能的病理生理、白细胞和炎症反应的作用、BNP 水平）？我们能做些什么来预防它（心率或心律的控制？术前药物？）？我们如何进行术后治疗（药物治疗 vs 心脏复律）？治疗的风险 / 副作用。
2. 急性冠状动脉综合征：已知的危险因素有哪些？对于应激试验呈阳性的病人，术前支架植入是否比药物治疗更好？如何治疗？如何影响死亡率?
3. 心脏扩大 / 心力衰竭：谁有危险（手术范围多大，术前危险因素）？它如何影响死亡率?
4. 纵隔移位：为什么会发生（手术切除范围）？心脏疝有多常见？病理生理学和诊断依据是什么?

回到病例

尽管手术切除范围比预定的更广泛，但手术过程是平稳的。在 PACU，患者出现短暂的心肌缺血（心电图 ST 变化和肌钙蛋白升高），经药物治疗得到解决。在术后第二天，他在行走时出现呼吸和血流动力学症状。

当时的胸片显示术侧有大量皮下肺气肿，一直延伸到颈部；全肺切除术后腔内充满液体、纵隔向患侧移位；左肺基底部高密度。尽管高度警惕和并进行积极的术后物理治疗和引流等处理，但这些仍然是不易预防的手术并发症。

在大多数情况下，全肺切除术后的孤立性心脏并发症可以通过药物或手术成功治疗。呼吸系统并发症更难预防和处理，尤其是在发病时间较短的情况下。在这种情况下，低氧血症发展非常迅速，严重到需要重新插管并转移到 ICU 进一步治疗。插管后复查胸片（图 56.2）显示左侧基底部阴影明显加重。理想的治疗应该在诊断之后进行。然而，在实践中，病人可能在临床上太不稳定而无法被运送到成像设备室。支持措施成为治疗的主要手段。在这种情况下，对血管加压素的需求增加，缺氧程度恶化。患者在术后第二天发生继发性心脏骤停，随即死亡。

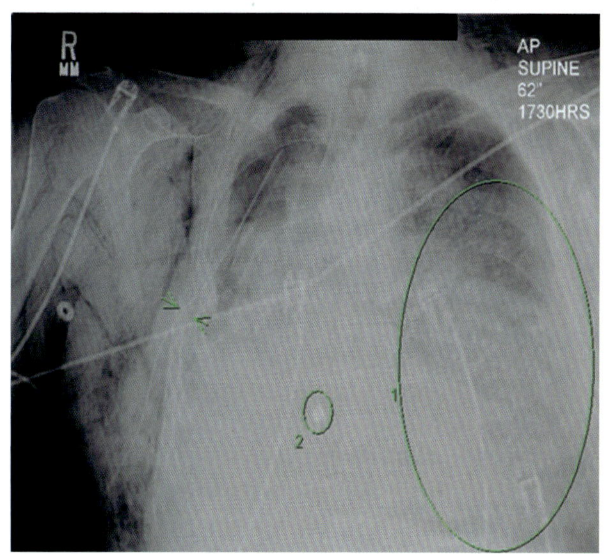

图 56.2　左侧基底部阴影加重

第 57 章　胸外科术后患者管理及并发症

Jean Y. Perentes，Marc de Perrot　著
俞启蒙　译　顾　韡　校

要点

- 通常在胸外科手术后，当肺组织不再漏气且胸液引流量 <400ml/d 时，即可拔除胸腔引流管。
- 大多数胸外科患者术后存在较高的静脉血栓栓塞形成的风险。
- 开胸术后经胸腔引流管的失血量如果在 1h 内达到或超过 1L，或 2h 内达到或超过 200ml/h，则需要重新探查。
- 既往开胸手术、胸膜剥脱术或因感染进行手术的患者，胸部手术术后出血的风险会增加。
- 肺叶扭转最常发生在右上叶切除术后右中叶。

术后管理的一般原则

在胸外科手术中，也许比其他任何外科领域更重要的是，“一盎司的预防胜过一磅的治疗”。为了使肺部手术后的围术期管理取得最佳效果，通常需要在手术前就开始进行管理，直到患者出院后很久结束。

术前准备

术前教育

为了实现最大程度地参与患者的术后管理，患者和家属应尽可能充分了解情况。当患者和家属都知道会发生什么的时候，他们就能更好地应对出现的问题。外科医生应该与患者和家属坦率、公开地讨论预期的结果和预期的术后问题，以及应对这些问题的常规措施。这样的讨论有助于患者和家属了解，术后的过程可能会不顺利，可能需要采取积极的措施才能最终康复。根据 Wright 等的研究，延迟出院最常见的问题包括镇痛不足、长时间肺部漏气、严重恶心、发热、身体虚弱和心律失常（表 57.1）。

表 57.1　延迟出院的常见原因

原因	百分比
镇痛不足	28
长时间的漏气	19
严重恶心	17
发热	16
身体虚弱	12
心律失常	7

数据源自 Wright 等。

术前肺部锻炼和训练

肺康复训练的作用存在较大争议。1979 年，Gracey 等对 157 例即将接受大手术的患者进行了研究。他们实施了当时使用的标准肺部准备方案，发现并发症明显减少，但同时发现术后肺部并发症与手术范围有关。1999 年，Debigare 等研究了重症肺气肿的肺减容术的准备方案。由于许多患者长途跋涉，研究者设计了一个家庭运动训练计划，包括肺活量测定、肌肉练习和有氧训练。它从详细的宣教开始，并通过每周的电话随访和患者填写的日记来确保方案实施。结果，6min 步行测试、生活质量、最大做功速率、最大耗氧量、耐力时间和肌肉力量都有显著提高；因此得出结论，在时间允许的情况下，这种训练是有益的。然而在恶性肿瘤患者中，这种时间延迟可能并不可行。2016 年，Licker 及其同事将 151 名可手术的肺癌患者随机纳入常规管理或在 27d 的等待期内进行高强度间歇训练（high-intensity interval training, HIIT）项目。虽然 HIIT 计划改善了 6min 步行距离和最大耗氧量，但该计划并没有减少术后并发症的发生。然而，HIIT 组的肺源性并发症的发生率由于肺不张发生率较低而有所降低，患者在麻醉后苏醒室的停留时间也有一定减少。

吸烟

戒烟一直是术前准备的重要问题。然而，有证据表明，戒烟后的影响会持续很长时间，而且要想得到任何显著的改善，必须在术前有足够长的戒烟时间。肺部健康研究组织（The Lung Health Study Research Group）曾发表过许多关于戒烟效果的报告。Anthonisen 等报道了上述研究组织的一项研究结果，早期慢性阻塞性肺疾病（chronic obstructive pulmonary disease, COPD）患者戒烟后肺功能得到了改善，第一年的获益最大。由于研究者的第一个观察时间点是在干预后 3 个月，因此无法得出戒烟早期效果的证据。尽管缺乏确切的证据，但仍建议患者在术前尽可能长时间戒烟。一些研究显示，戒烟有可能导致更高的术后并发症，这可能是由于患者在术后早期分泌物增多的原因。然而，2005 年 Barrera 研究了在斯隆 - 凯特琳（Sloan Kettering）纪念癌症中心接受开胸手术的吸烟患者。他们发现近期戒烟者与持续吸烟者的肺部并发症没有差异。在该队列中，只有每年吸烟量 >60 包的患者和肺弥散功能显著下降的患者术后肺炎的风险较高。研究者认为，在手术前任何时间戒烟都是安全的。最近的一项病例对照研究也观察到了类似的结果，研究对象是接受肺癌手术的患者，研究发现手术前戒烟达 16 周以上的患者和持续吸烟者相比，术后病程中没有观察到任何差异。

抗凝和抗血小板药物治疗

术前用药一般应持续到手术前，抗凝药物是唯一例外。使用华法林（Coumadin）、治疗剂量的低分子量肝素或直接口服抗凝药（direct oral anticoagulation, DOAC）的患者应在手术前停药。关于抗血小板治疗，存在较大争议。非心脏手术最常见的心血管相关并发症就是心肌梗死。手术可增强血小板的活化，促进冠状动脉血栓形成，尤其是对于已有心脏病或近期进行过血管成形术的患者。在一项涉及超过 11 万名患者的荟萃分析中发现，低剂量阿司匹林可预防心肌梗死和主要心血管事件。然而，最近一项在 10 000 例患者中进行的前瞻性随机对照试验未能显示阿司匹林持续使用或术前开始使用可以预防主要心血管事件的发生，反而会引起更多的术后出血。有趣的是，这项研究侧重研究有重大心血管事件风险的患者，排除了近期冠状动脉血管成形术的患者。后者是一类高危患者，尤其是在使用药物洗脱支架的情况下，其围术期抗血小板治疗管理仍是一个挑战。在胸外科手术背景下，回顾性和前瞻性数据表明，阿司匹林或氯吡格雷的单药治疗是安全的（无额外的出血并发症风险），比停药（更多心肌梗死事件）要更好。然而，手术时机或支架阻塞的风险仍然是一个需要重点关注的问题。进行胸外科手术前使用双重抗血小板治疗是可行的，尽管会导致更多的术后出血可能需要再次干预，但不会增加死亡率。我们的做法是建议患者在手术时继续使用阿司匹林，尽可能将双抗血小板治疗改为单用阿司匹林。我们认为这种策略可降低术后心脏并发症的风险。根据我们的经验，阿司匹林的使用与出血风险的增加没有关系。在使用药物洗脱支架的高危患者，手术可以在氯吡格雷治疗甚至阿司匹林 / 氯吡格雷双重治疗的情况下进行，但出血和再次手术干预的风险更高。胸外科医生、麻醉科医生和心脏科医生之间有必要进行仔细的评估和讨论，以便根据手术和心脏风险来定制抗血小板治疗方案。

术后管理

术后疼痛管理

胸科手术会给患者带来剧烈疼痛。良好的术后镇痛可减少患者的疼痛发生率以及他们发生慢性胸痛的风险。长期以来，硬膜外镇痛是胸外科手术的金标准。它被证明在控制疼痛方面是有效的，但也有一些缺点，包括高达 12% 的失败率、硬膜外感染或出血的风险，以及脊柱退行性关节炎患者的明确禁忌证。替代的镇痛方法包括阿片类药物给药（静脉、皮下和口服）、局部麻醉药物切口浸润和神经阻滞。

在开胸手术中，硬膜外麻醉仍是最常用的方法，具有良好的镇痛效果和耐受性。VATS 的发展改变了这一模式：鉴于切口小、无裂隙入路（不撑开肋骨）的方法和引流时间较短，替代性的镇痛方案应运而生，包括肋间神经阻滞和持续切口浸润，联合口服阿片类药物使用，效果非常好。目前，临床试验正在测试长效脂质局部麻醉药的使用，其效果更持久，并能够在术后阶段减少阿片类药物的使用。这些在 VATS 和开腹手术中显示出有趣的结果。可通过直视下每个肋间注射局麻药来进行肋间神经阻滞。肋间阻滞的疼痛管理必须针对患者和手术方式进行个体化调整。患者保持清醒，能够自由活动，能进行胸部理疗，对于避免肺不张和感染都非常重要。我们倾向于对开放性手术采用硬膜外麻醉，对胸腔镜手术采用肋间神经阻滞。

呼吸系统管理

术后根据需要给予患者吸氧。胸部物理治疗已被证明能有效预防术后肺部并发症，是开胸术后患者的常规术后管理之一。早期治疗可以改善基底肺叶通气和呼吸功能，从而减少并发症的发生，对肺部预后有利。我们支持早期活动，即使是仍在插管或使用某种形式的呼吸支持 /ECMO 的患者也是如此（图 57.1）。许多低氧血症患者从胸部物理治疗中获益更多的是由于功能残气量和 PaO_2 的增加，而不是由于吸入氧分数（FiO_2）的增加。过度给氧尽管可以提供短期疗效，但也有潜在的缺点。当氧气在肺部迅速吸收时，肺泡氧张力的增加会促进肺不张。吸氧可导致分泌物干燥，即使加湿后，也会增加咳嗽和黏液清除的困难。COPD 患者可能有慢性二氧化碳潴留，给氧会加重这些患者的高碳酸血症。对于术前 $PaCO_2$ 升高的患者，氧饱和度维持在

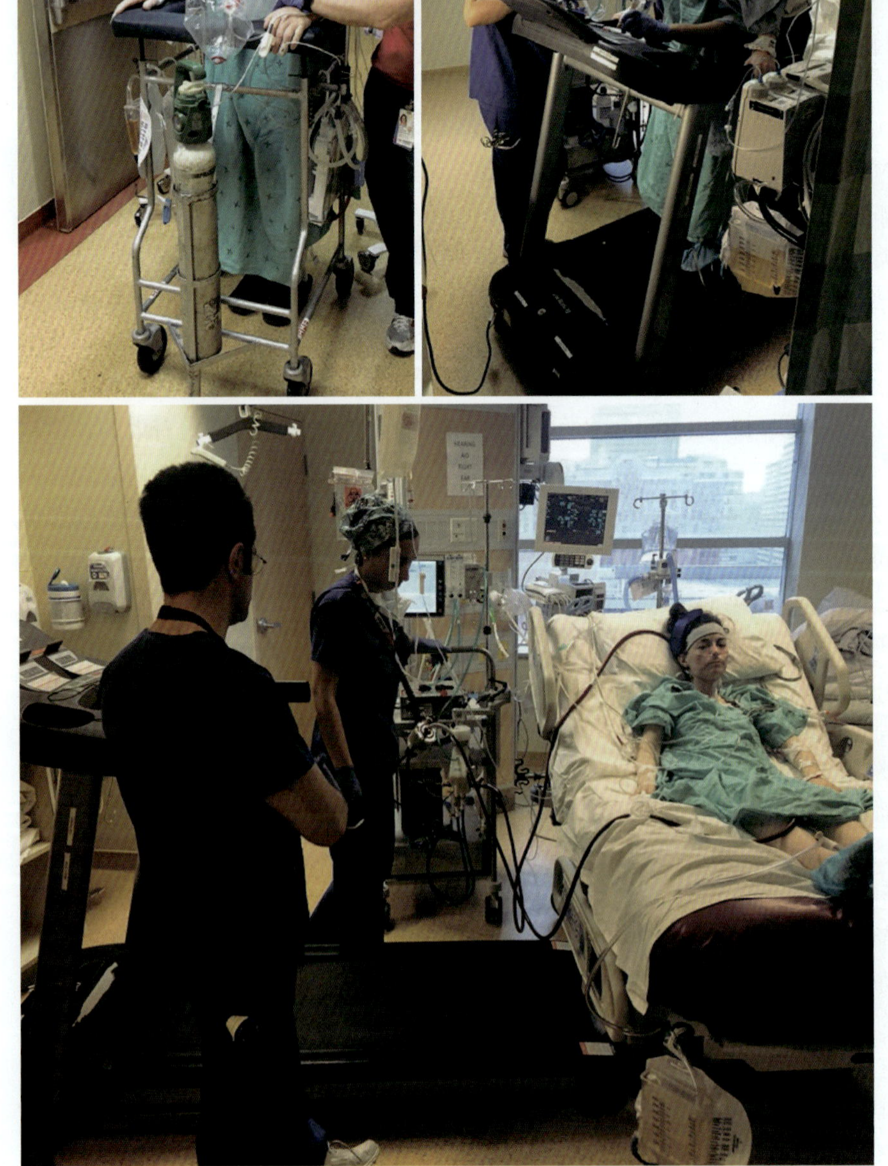

图 57.1 即使在需要呼吸机支持或体外膜氧合（extracorporeal membrane oxygenation，ECMO）的情况下，术后患者也要尽早活动

90% 以下，可以保留缺氧的呼吸驱动力。

早期应用持续气道正压（continuous positive airway pressure, CPAP）可以减少肺不张，从而改善氧合，来减少低氧血症患者对插管和机械通气的需求。清除分泌物是胸腔手术后非常重要的，尤其是气管切除术后。我们医院广泛使用支气管镜检查，并在胸外科病房全天候开放一个小型的支气管镜室。如患者咳嗽无效，可每天为其清除分泌物。

静脉输液

肺部操作和肺塌陷可能会影响肺部淋巴回流，并由于肺泡 - 毛细血管膜的破坏而增加血管外肺水。因此，肺切除术患者不应输入过多的液体，其他类型手术患者需要适度使用标准的液体管理。过量的液体可导致肺水肿、肺泡气体通透性降低、肺顺应性降低、肺不张和缺氧。最近的一项研究发现，超过 0.7ml/（kg · min）的晶体液是肺切除术后肺部并发症的风险因素。全肺切除术后的患者尤其高危，液体管理对避免术后肺水肿至关重要。成人每天摄入的液体量应不少于 1000ml。如果没有既往疾患或目前的并发症，一个成年人的液体摄入量通常是 2~3.5L/d。每天 2L 液体应维持足够的利尿（1000ml），并满足 Na^+、K^+ 和 Cl^- 的需求。在特殊情况下，如全肺切除术或肺减容术后，可能会建议更严格的液体限制（小于 1.5L）。需要注意在药物治疗的同时输注的液体量。

必须非常仔细地监测尿量和血清肌酐，还需谨慎使用其他一些肾毒性的药物，如非甾体抗炎药（nonsteroidal anti-inflammatory agents, NSAIDs）或血管紧张素转换酶抑制药。

胸腔引流

外科医生有几种不同的胸腔引流方案。对于开胸手术，大多数外科医生会放置两根 #28Fr 胸管，一根在前胸壁，一根在后胸壁。对于 VATS 手术，这种做法已经发生改变，大多数外科医生只放置一个 28Fr 胸管。这些管子连接到一个胸腔引流系统（临床常用的胸腔引流装置），只允许单向引流，引流液体。这些装置使用各种阀门来建立单向系统。胸腔引流装置还可根据外科医师需要设定负吸压力。在过去，所有的胸管都是设置在 $-20cmH_2O$ 的压力。近年来，这种做法受到了质疑。一些研究者，如 Cerfolio 和 Wain 以及他们的同事认为，即使在无负压吸引下，仅依靠胸管，患者也能实现良好的肺复张。因此，目前关于胸管负吸有诸多偏好。我院首选，至少在 $-20cmH_2O$ 负吸 24h，次日行胸部 X 线片以查看肺部完全扩张情况。有明显的胸腔积液或全肺切除术或肺减容术术后的患者是例外。当胸膜无法紧密贴合时，抽吸可能会延长这些患者的漏气时间。在过去的几年中，开发了新的装置，使胸腔引流装置通过胸管自动负吸而不用使用墙式负压（图 57.2）（译者补充：新型的胸腔引流装置机器自带负压，且负压精准可调，患者在使用过程中完全不受体位影响，避免了传统墙式负压的不稳定和虹吸风险）。这些装置被证明有利于患者的活动和康复。此外，有研究表明，监测液体和气体的引流量有利于胸管拔除的决策。

全肺切除术后需要特别考虑胸腔引流问题。传统的水封装置只允许空气从胸膜腔排出，但不允许空气吸入。这可能会导致全肺切除术后纵隔移位。有几种可能的解决方案。如果出血的风险很小，根本不需要留胸腔引流管，在关闭胸腔切口时，可以通过红色橡胶导管排出几百毫升的空气来平衡纵隔。此外，术后复查胸片后可在恢复室进行留置针引导胸腔穿刺。如果出血量多、需要引流，可采用平衡式全肺引流装置。这种装置可以让空气同时进入和流出，使胸膜空间保持在预设范围内。另外，也可以使用传统装置，但平时要夹闭，只能间歇性打开，不过这种方法容易被没有经验的工作人员误操作。

无论胸管的类型和是否使用负压吸引，必须至少每天对引流管的通畅性、功能、漏气和引流情况进行评估。检查管道和引流系统是否有血块或堵塞，以确保其通畅。通过“挤压”或“暂时脱开”管道来清除阻塞物。后者是通过夹闭管道，并将其从患者身上拉开以产生局部抽吸效应来实现的。如果这样做仍无效，可以用带球囊的导管通过胸管去除血块，或者进行吸引。正常工作的胸管，是指当患者安静呼吸时，管内液体出现浮动变化，这可以通过在床边与患者交谈时观察到。

引流瓶内液体随呼吸变化良好，说明管道功能正常。在那些有水柱的引流系统中，如果液面变化有限，可能提示部分堵塞。应保持胸管的放置不会卷曲，引流瓶位置低于一定高度以实现液体引流。胸管或水封瓶位置不良会阻碍引流，并可能导致管道内正压，有可能反流到患者体内。通过观察引流装置上的水封瓶来评估漏气情况。应在安静呼吸时评估吸气和不吸气的漏气情况。然后要求患者咳嗽，

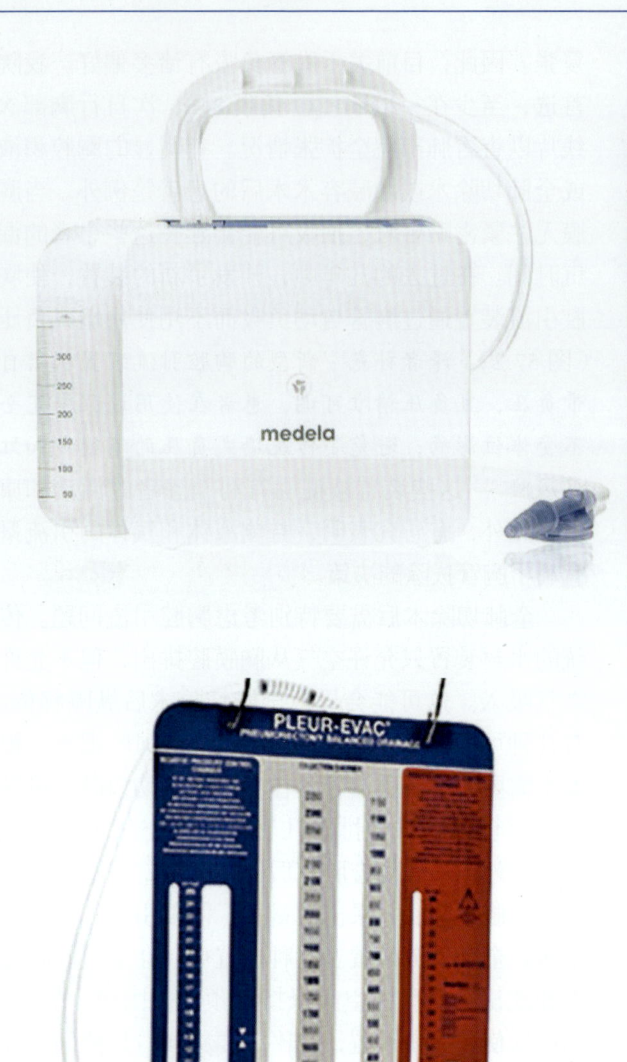

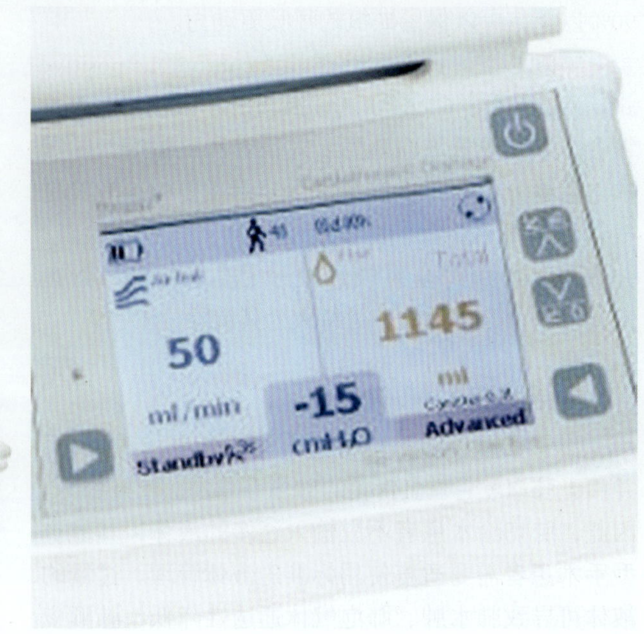

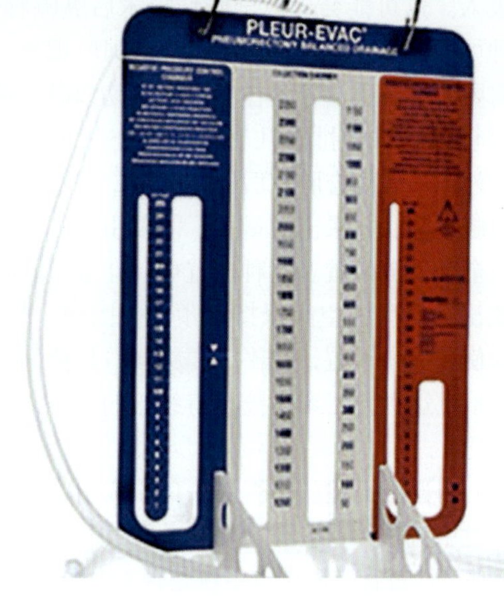

图 57.2 Medela Thopaz 装置：一种无需墙式负吸的吸引装置。这种装置还有一个屏幕，显示液体和空气随时间的引流量。一些研究表明，使用这些设备可以提高患者的活动能力。在最右边，显示了一个用于管理全肺术后胸膜移位的装置。有两个水柱：一个是正压柱，一个是负压柱，有利于纵隔向术侧缓慢摆动

并观察水封瓶的变化。漏气现在有几种分级。一般来说，漏气应该评估产生漏气所需的力量和漏气量。最小的漏气量是指仅在吸气时，产生漏气，为间歇性漏气；而严重漏气是指持续的漏气。目前正在评估的新设备能以数字方式显示漏气量。至少应每天测量两次引流，这样就可以估计出液体引流速度是增加还是减少。护士通常以 12h 轮班为单位记录引流量，并提供每日总引流量。此外，还应注意引流液的性状。引流液的性状由血性变为浆液性通常是一个好的信号。从浆液变为脓性表示可能有脓胸，而变为“乳状”分泌物则表示是乳糜胸。在计划拔除胸管时，引流物必须减少到外科医生可以接受的水平。虽然确切的数字没有经过科学论证，但其量通常应达到或少于 200~400ml/d。胸管和引流系统的目的是保持肺部扩张，防止肺不张的发展。一旦漏气停止，引流量减少到可接受的水平，就应该移除胸管及引流瓶。在这个成本控制的时代，这可能是手术后的任何时间，通常是在肺叶切除术后 2~4d。VATS 的发展改善了术后病程和胸管管理。无缝技术和仔细的防漏气技术现在允许患者在术后 4h 内拔除胸管。

拔除胸管时，我们常规使用预先放置的 U 型缝合线，尽可能密闭缝合胸管切口。在呼气结束时屏气状态下迅速拔除胸管。闭拢伤口，并应用伤口敷料。拔除后，必须行胸部 X 线片，以评估肺部是否复张良好。

术后营养

除非血流动力学不稳定，大多数患者在手术当天晚上或第二天开始肠内营养。大多数患者都可以耐受术后 1 周的营养受限。泻药和大便软化剂的早期使用常常被忽略，应在口服饮食的第一天就开始。如能耐受的情况下减少麻醉镇痛药的用量，充分饮水，以及早期的活动都有助于克服便秘。

预防静脉血栓栓塞症的发生

胸外科手术的患者应采取预防术后静脉血栓栓塞的措施。最好的预防方法是低剂量的低分子肝素或普通肝素。腿部气动加压装置也可用于一些患者，尽管其作用从未在随机对照试验中得到正式证明。静脉血栓栓塞性疾病的风险可根据患者和手术因素进行分层。

大多数接受胸腔手术的患者符合表 57.2 所定义的高危类别。这些患者的小腿血栓形成率为 20%~40%，肺栓塞率为 2%~4%，死亡率为 0.4%~1.0%。2006 年，Mason 等发现恶性肿瘤肺切除术患者术后静脉血栓发生率为 7.4%。2007 年，美国临床肿瘤学会指南推荐，开胸手术或腹腔镜手术持续时间 >30min 的癌症患者应接受药物预防血栓，使用低分子或普通肝素。预防性治疗应在术前或术后尽早开始。药物和机械预防联合治疗可提高高危患者的疗效。最近在加拿大胸外科中心进行的一项调查显示，深静脉血栓预防已在手术的实践中达成共识。

开胸手术后常见并发症

肺炎

尽管发生率很低，在 2.2%~6% 之间，但开胸术后的肺炎仍然有显著的发病率。危险因素包括术前住院时间、免疫功能低下、手术类型（全肺切除术大于肺叶切除术）、肺储备、吸烟和肺不张。肺不张是常见的肺部手术术后并发症。幸运的是大多数肺不张是层状或线状，为亚节段性肺不张，对于有足够肺储备的患者来说影响不大。然而，节段性或小叶性肺不张可能会引起重大问题。危险因素包括咳嗽不畅，通常是由于疼痛控制不佳、肺功能受损、胸壁不稳定和（或）袖状切除所致。预防是最好的治疗方法。胸部物理治疗与振动叩击、多次肺

表 57.2　术后血栓栓塞风险等级分类

血栓栓塞事件（%）					
风险水平	小腿静脉血栓	近端静脉血栓	临床肺栓塞	致命肺栓塞	成功的预防策略
低					
患者小于 40 岁无临床危险因素、接受不复杂的小手术	2	0.4	0.2	0.0002	无需特别预防措施，早期下床
中等					
40—60 岁无其他危险因素的患者接受任何手术；小于 40 岁无其他危险因素患者行大手术；有危险因素患者接受小手术	10~20	2~4	1~2	0.1~0.4	LDUH（q12h），LMWH（≤每日 3400U）、GCS 或 IPC
高					
在没有其他危险因素大于 60 岁的患者或具有额外危险因素的 40—60 岁患者接受大手术；心梗患者；有危险因素的患者	20~40	4~8	2~4	0.4~1.0	LDUH（q8h），LMWH（>每日 3400U），或 IPC
最高					
大于 40 岁且既往有静脉血栓栓塞、恶性肿瘤或高凝状态的患者接受大手术；择期大型下肢骨科手术、髋部骨折、卒中、多发性创伤或脊髓损伤的患者	40~80	10~20	4~10	0.2~5.0	LMWH（>每日 3400U），磺达肝素，口服 VKAs（INR，2~3），或 IPC/GCS + LDUH/LMWH

数据源自 Geerts 等。

LDUH. 低剂量普通肝素，LMWH. 低分子肝素，GCS. 分级压缩袜，IPC. 间歇气动加压，VKA. 维生素 K 拮抗药。

活量练习和活动是预防的关键。控制疼痛也是预防肺炎最重要的方法。一旦怀疑肺炎，应做痰培养或BAL，如做支气管镜检查，应开始广谱抗生素治疗。肺炎的临床表现为咳嗽咳痰、发热和（或）白细胞计数升高。影像学检查结果往往滞后，尤其是脱水患者。

心房颤动

心律失常是胸外科手术术后最常见的并发症之一，经常延长住院时间，需要立即处理。由于房性心律失常比较常见（室性心律失常在开胸术后比较少见），因此在此特别讨论其处理方法。胸外科术后房性快速性心律失常的发生率为3.8%~37%，其中房颤（atrial fibrillation, AF）是最常见的心律失常。它通常与呼吸系统并发症相关。在2007年Bobbio等的研究中，无论是痰潴留、肺不张还是肺炎患者，房颤的发生率均为30%。

关于肺切除术患者室上性心动过速的预防，已有许多研究。在一项前瞻性随机双盲试验中，Jakobsen等研究表明，术前开始口服美托洛尔并在术后持续用药可使房颤的发生率从40%降至6.7%。在另一项试验中，手术切除当天开始给予硫酸镁，也使房颤的发生率从26.7%下降到10.7%。在心脏手术前预防性口服胺碘酮，被证明是具有成本效益和安全性的，对胸外或其他非心脏手术患者可能是一种合理的预防策略。然而，胺碘酮的使用在极少数情况下与急性肺损伤有关，在肺切除术后必须谨慎使用。目前还没有针对胸外科患者的房颤预防共识指南。

Dunning等代表欧洲心胸外科协会审计和指导委员会发布了指南，并提出了术后房颤的治疗流程。一旦房性快速心律失常的诊断成立，首先要评估患者的血流动力学稳定性。此外，还应该维持氧合，评估液体平衡，评估血清钾。如果患者出现晕厥或收缩压低于80mmHg，可选择药物复律，通常使用胺碘酮静脉注射或同步电复律。对于电复律，第一次电击的电流通常为200J，随后的电击电流分别为300J和360J（译者注：在上海市胸科医院，胸科手术新发房颤我们一般在麻醉后恢复室进行同步电复律以尽早恢复患者窦性心律。电流从100J开始，可使绝大多数患者转为窦性心律）。

如果患者血流动力学稳定，应该控制心室率，以达到更好的静脉充盈和最佳射血分数。在我们的医院中，一旦电解质（钾、镁和钙）得到纠正，美托洛尔将是首选；在COPD和哮喘患者首选地尔硫䓬。对于血流动力学稳定的患者，胺碘酮通常是第二选择；但因为它有潜在的肺毒性，一旦心率得到控制，可在接下来的24h内改用同等剂量的口服药物。心肌缺血应通过心电图排除。术后房性快速心律失常一般具有自限性。因此，通常只需控制一两天的心率即可。如果患者在接下来的24h内自发地转为正常的窦性心律，则可以停止使用药物，不需要进一步的治疗。

但是，如果患者在24h后房颤或房扑仍需控制心率，则可进行超声心动图检查以排除心内血栓后再尝试复律。胺碘酮已成为最受欢迎的心脏复律药物，特别是它对心室功能低下的患者是安全的。如果患者转为窦性心律，术后应继续口服抗心律失常药物至少30d。

如果心律失常持续超过48h，则应使用肝素抗凝，然后使用华法林或DOAC维持。通常情况下，如果患者出院时心房颤动心率得到控制，并有足够的抗凝治疗，他们将作为门诊患者自发地转换为窦性心律。然而，如果他们在术后30d后仍为心房颤动，只要他们仍在进行抗凝治疗，就应向他们提供门诊电复律治疗。

胸膜腔问题

开胸术后，让剩余的肺充分扩张以填充胸腔是很重要的。如果由于任何原因未能做到这一点，肺和胸壁之间的腔隙就会充满液体，这可能是脓胸的种子。当发生肺不张或肺持续漏气，可能会出现术后空腔问题。

漏气

并不是所有的患者在肺切除术后都有漏气现象。事实上，许多胸腔镜下楔形切除术的患者不会发生漏气。然而，许多做了肺叶切除术、肺隔离术或复杂的楔形切除术的患者在离开手术室时都会有漏气现象。STS胸腔手术数据库将长期漏气定义为持续漏气大于5d以上。截至2008年8月，数据库共记录了15 178例肺叶切除术。在这些患者中，9.6%的患者有长期漏气。这是仅次于心律失常的第二大并发症。

增加长时间漏气发生率的因素包括肺气肿、与肺叶切除术相比的双叶切除术、胸管放置不当以及在手术时预防漏气的措施不到位。手术时预防漏气的措施包括胸膜固定、无缝手术、对接缝合线以及在关闭前应检查漏气。

然而，如果术后发生明显的漏气，处理方法也有所不同。老话有讲："没空间，没问题"，这句话要牢记。在这种情况下，患者很少需要干预。当肺部没有填满整个空腔且有明显的漏气时，应考虑支气管胸膜瘘（bronchopleural fistula, BPF）。BPF 被定义为支气管和胸膜腔之间的瘘，不同于肺泡胸膜瘘，后者通常会随着时间的推移而自发闭合，而 BPF 则不然。BPF 最常见发生在右下肺叶切除术或全肺术后。这可能是因为残余的上叶对支气管残端缺乏覆盖，因为残端的位置在后下方。在其他类型的肺叶切除术中，支气管残端可被剩余的肺叶很好地覆盖。术后早期发生瘘的原因与技术因素有关。最常见的错误是缝合不当和固定不当，以及在闭合前过度解剖支气管所造成的缺血。预防是管理 BPF 最简单的方法。局部组织，如胸膜、奇静脉、心包脂肪和肋间肌，可用于覆盖气管或双叶切除术残端。BPF 的治疗方案有在"脓胸"一节中简要讨论。

对于肺部完全扩张和长时间漏气的患者，首先要考虑的是肺部在没有负压吸引的情况下是否能保持扩张，胸管引流量是否较小。如果符合这两个标准，可以将胸管连接到 Heimlich 阀或类似的设备上，患者可以作为门诊患者密切随访后出院。这对于做肺减容术的患者来说是一个很好的策略，因为这些患者往往有严重的潜在肺部疾病。另外，在极少数情况下，即使有少量漏气，也有可能拔除胸管，应该在拔管前进行长达 6h 的胸管夹闭。如果患者出现肺部症状，如呼吸急促或缺氧，或出现气胸，应松开胸管，并在第二天重复该操作。如果患者仍然没有症状，也没有出现气胸，则可拔除胸管。建议出院前观察 6~24h。

脓胸

肺切除术后并发的脓胸虽不常见、但却可致命，尤其是在肺切除术后。术后脓胸占所有脓胸病例的 20%。最常见发生在肺切除术后，右全肺切除术的患者发生率较高，在 2%~7%，肺叶切除术的患者在 1%~3%。肺切除术后脓胸的发生率随切除的适应证（炎症性或肿瘤性疾病）、术前有无放疗而变化。

虽然脓胸可能发生在术后的任何时间，甚至几年后，但大多数脓胸发生在术后早期。胸膜腔可能在肺切除术时被支气管胸膜瘘或食管胸膜瘘或血源污染。在非全肺的肺切除术后，当胸膜腔不能被剩余的肺完全填满时，更易发生脓胸。表 57.3 总结了脓胸的危险因素。

表 57.3 增加术后脓胸发展的风险因素

诊断延迟
抗生素选择不当
邻近的炎症反应包裹
支气管胸膜瘘的存在
胸膜间隙异物
慢性感染
脏层胸膜增厚形成纤维板
前期引流不足或胸管过早拔除

脓胸症状和体征各不相同，但凡是肺切除术后有感染临床特征的患者，都必须考虑脓胸的可能性。从伤口或引流管排出血性液体和脓性分泌物几乎可以诊断。当切除术小于全肺切除术时，胸片上通常可见胸膜不透明，有或无液面。全肺切除术后早期液面下降，或在全肺切除部位均匀不透明、出现新的液面，强烈提示胸膜空间感染并伴有 BPF。应立即引流胸膜腔，防止通过 BPF 污染对侧肺，并进行支气管镜检查，以确定支气管残端缺损的大小和位置。手术干预的时机和治疗 BPF 所采取的手术方式要根据个体患者而定（图 57.3）。

肺切除术后，无论有或没有 BPF，脓胸的一般治疗原则均包括胸腔闭式引流和适当的抗生素治疗。一旦建立了充分的引流，且剩余肺组织可充盈胸腔，无明显间隙，且无潜在的 BPF 时，病程就可以确定，通常在 10~14d 内。如果患者有持续的胸膜腔间隙而无 BPF，处理方式取决于间隙的大小。

胸膜腔间隙较小，可以用适当的抗生素溶液或纤维蛋白溶解剂进行灌洗消毒。一旦每日引流量小于 100ml，且松开管子通大气压时，剩余肺没有进一步塌陷，可直接拔除胸管，或将闭式引流改为墙式开放式引流。然后以每周约 1 英寸的速度缩短管子，或直至肉芽组织和纤维化导致其自发排出胸膜腔。在某些情况下，如果残余胸膜腔间隙大，可采用两种方法：对残腔进行肌肉瓣闭合和胸廓成形术；这两种方法的目的都是为了封闭残腔。如果胸膜腔间隙过大，则面临更大挑战，可以通过开放性引流或胸腔内真空辅助闭式（vacuum-assisted closure, VAC）引流的方法来处理（图 57.4）。在这种情况下，目的是通过促进次生肉芽肿的形成来促进胸腔愈合。VAC 治疗的优点是保持胸壁的完整性。一旦

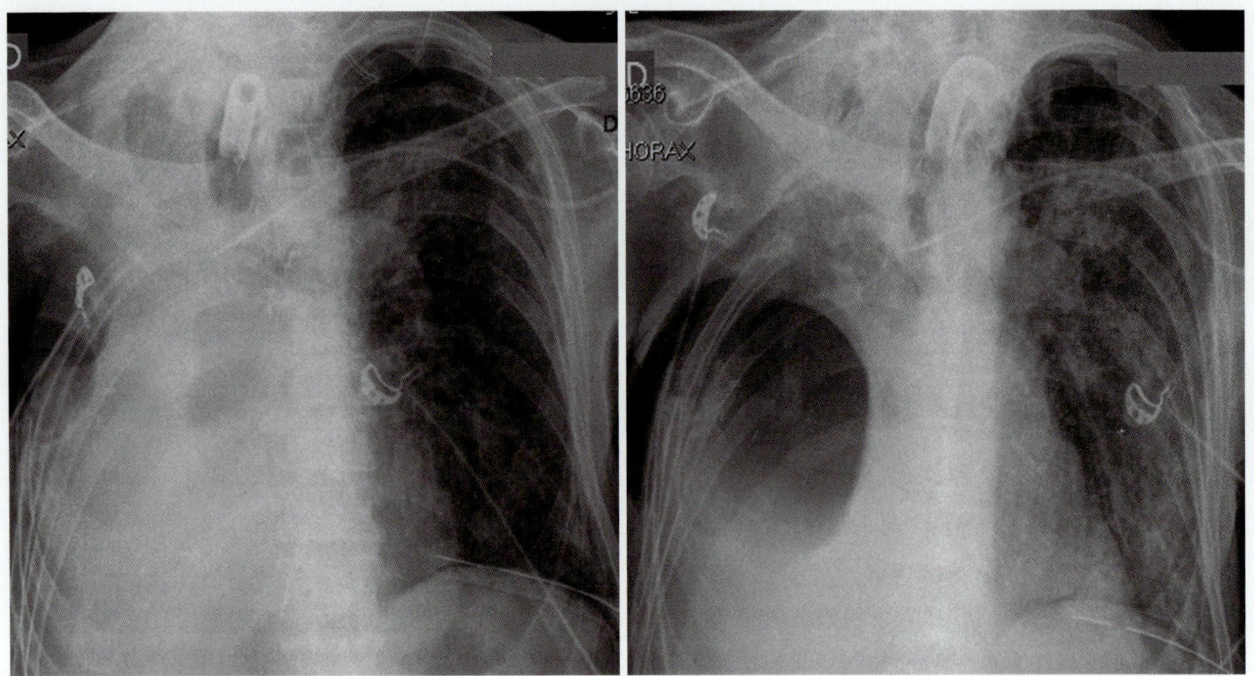

图 57.3 全肺切除术后支气管胸膜瘘的诊断和初步处理。右全肺切除术后 30d 进行胸部 X 线检查，液面充满整个胸腔。这时，患者又开始咳嗽。作为最初的治疗，插入胸腔引流管以保护左肺。支气管镜检查和 CT 扫描确诊了支气管胸膜瘘

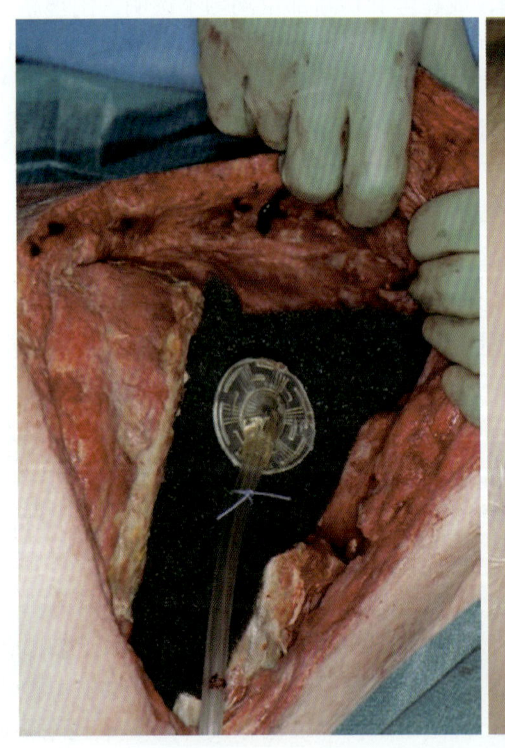

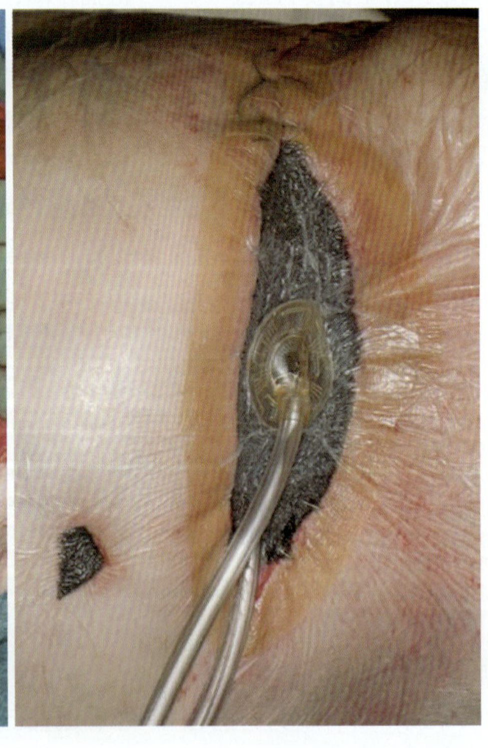

图 57.4 胸腔 VAC 装置的应用。纵隔用纱布或白色泡沫保护，形成黑色泡沫，填充胸膜腔。放置两个抽吸装置以利于引流（源自 Perentes 等）

实现了这一点和微生物控制，可以考虑关闭胸壁。Clagett 窗也可以作为营养状态不好患者的最终选择，这些患者太过虚弱，无法接受更多的后续手术。

全肺切除术后发生脓胸，40% 的患者与 BPF 有关。诱导化疗 / 放疗、右全肺切除术、重度钙化的支气管残端、癌肿手术切缘阳性、术后需要机械通气等是导致全肺切除术后出现 BPF 的重要因素。在术后早期，一般在 7~10d 就可发生，但也可在术后数月表现出来。治疗的初期目标是通过对感染胸膜腔的闭式引流来防止对侧肺的污染，同时考虑到纵隔在全肺切除术后需要 14d 左右才能稳定，进行抗生素治疗和支气管镜检查。

如果没有 BPF，有两种方法：改良 Clagett 手术和 VAC 治疗。改良 Clagett 手术包括将第二根小胸管插入第二肋间，并通过胸膜腔建立一个连续的流入 - 流出灌洗系统。灌洗剂根据抗生素对胸膜引流的敏感性进行选择。此法可使约 50% 的患者消灭胸膜腔空间的细菌。如果此法成功，灌洗 2 周后连续 3d 检测胸腔引流液培养阴性，可拔除胸管，使胸腔积液重新充盈剩余空间。若此法失败，可进行 Clagett 窗。最近，有人介绍了 VAC 疗法或使用碘浸泡海绵的敷料，以加速肉芽形成，有利于感染控制和胸膜愈合。

对于 BPF 和气管切除术后脓胸的患者，应该用健康的组织瓣（心包脂肪、肋间肌等）加固支气管残端。如果瘘管闭合，可以尝试前述的改良 Clagett 法灭菌。对于 BPF 持续存在的患者，瘘管和残腔可通过将肌瓣移植到脓胸间隙来处理；可以选择任何胸外肌，如前锯肌、背阔肌、胸大肌或网膜。如果患者病情仍然危重且不稳定，Clagett 窗是长期开放引流和灌注的理想选择。腔内肉芽组织清洁后，即可关闭。在其他情况下，胸膜愈合的加速可以通过 VAC 治疗来实现，平均 2 周后胸腔可闭合。

神经损伤

在右侧或左侧胸外科手术过程中，都可能发生喉返神经的损伤。左侧喉返神经损伤的危险性远远大于右侧。左侧喉返神经在主动脉弓下的位置，在这个区域的任何手术中都容易使喉返神经受到损伤。如果需要对已知累及迷走神经的肿瘤进行根治性切除，有时这条神经会被故意“牺牲”。根据手术类型，发生率在 4%~45% 之间。

喉返神经损伤的患者在术后阶段一般表现为发音无力、低沉，尽管术后极早期的声带水肿可能掩盖声音嘶哑。然而，喉返神经麻痹或瘫痪的患者，其症状会持续到术后很久。

喉返神经麻痹的患者可能会描述早上声音正常，但在随后一天的时间里越来越弱。这可能导致轻微咳嗽或饮水后误吸，导致肺部物理治疗不良和肺炎复发。喉镜检查时，受影响的声带运动会消失或迟钝。治疗包括确定损伤的程度以及损伤是暂时性还是永久性。应通过纤维支气管镜，对吞咽和感觉进行彻底评估声带的严重性。为了协助肺部物理治疗并降低吸入的风险，可能会建议进行内侧喉成形术。这可以借助于自体脂肪、明胶海绵、胶原蛋白或聚四氟乙烯（polytetrafluoroethylene, PTFE）来完成。这些通常是临时的解决方案。一种永久性的解决方案是通过甲状软骨成形术使声带居中。

膈神经的损伤可发生在开胸和胸腔镜肺切除术中，最常见的原因是肺与心包的粘连或前纵隔肿瘤切除术、肺上沟瘤切除术中、胸廓出口综合征修复或右侧纵隔淋巴结清扫时发生的损伤。这种损伤可能是暂时的或永久性的。在自发性呼吸的患者中，通过胸部 X 线片显示受累的半膈抬高，可以很容易地做出诊断。如果患者在术后需要辅助通气，由于正压通气使膈肌保持在相对正常的位置，这项影像学发现可能不存在。根据其潜在肺部疾病的严重程度，这些患者可能很难从呼吸机中脱机。膈神经麻痹可根据患者潜在的肺部状态，出现显著的术后症状。膈肌成形术适用于呼吸困难的患者症状缓解。

术后出血

肺切除术后需要至少 4 个单位的浓缩红细胞，术后大出血的发生率在肺叶切除术为 2.9%，全肺切除术为 3.0%。肺切除术后 1h 内胸管输出量超过 1000ml 或持续出血超过 200ml/h 持续 2h，假设凝血功能得到纠正，则必须重新探查。出血可能发生在纵隔或支气管血管（23%）、肋间血管（17%）或肺血管（17%）；在大多数病例（41%）中，无法确定出血的来源。如果以前曾做过开胸手术、脓胸引起的壁层和脏层剥离或因炎症性疾病如陈旧性肺结核或曲霉菌病等而做的切除术，则特别容易发生此类棘手的术后出血。当胸壁上有多个出血点时，外科医生可能需要在关胸前将胸膜腔填塞一段时间。当剩余的肺无法填满胸膜空间或全肺切除术后，这可能特别有用。

乳糜胸

当患者恢复肠内进食后，通过胸管排出“乳白色”积液时，即可诊断为乳糜胸。但是，如果患者在术后禁食，则可能不会注意到特征性乳白色积液。在这种情况下，不明原因的胸管持续高引流量使这种诊断变得可疑。在肺切除术后发生乳糜胸的比例为 0.04%~2%。病因包括过度的纵隔淋巴结切除术，淋巴管结扎不全或直接损伤胸导管。送胸水分析即可诊断。三酰甘油水平 >110mg/dl，淋巴细胞计数 >90%，存在乳糜微粒有助于确诊。

初步建议试用保守治疗，目的是充分引流胸膜腔，重新扩张余肺，并保持患者禁食。患者应严格执行 NPO，采用肠外营养。偶有中链三酰甘油（medium-chain triglyceride, MCT）饮食止漏成功。一般主张等待 7d。一般认为，在完全停止口服摄入的患者中，持续的乳糜持续渗漏超过≥1L/d 是再次手术的指征。由于难以识别和缝合损伤，直接修复淋巴管损伤的尝试常常失败。手术结扎右胸低位的胸导管是合适的，胸导管结扎的成功率为 91%。对于肺切除术后乳糜胸的处理，已经介绍了其他方案。目前最受欢迎的包括介入放射学栓塞乳糜漏，这已经显示出有趣的结果。当无法控制时，其他选择包括胸膜分流术，在一些病例中已经解决了乳糜胸。另一种胸膜 - 静脉分流，由于技术上的差异，很少使用

残余肺叶的扭转

肺叶通常由其他肺叶、下肺韧带和不完全裂隙固定其位置。肺叶切除术后，这些结构不再存在。尤其是在右上叶切除术或切除左上叶的肺叶切除术后，中叶和舌段分别最容易发生扭转。肺叶扭转一般在术后早期出现发热、心动过速、患侧呼吸音消失等症状。往往临床表现不明显。胸部 X 线检查可显示扭转肺叶不张。应紧急做支气管镜检查以确诊，然后紧急手术探查。支气管镜检查会显示出一个鱼嘴孔到肺叶，支气管镜容易进入。如果扭转被发现的时间足够早，可以通过松解肺门来保存肺叶。大多数情况下，无论如何，都需要进行肺叶切除术。肺切除术后肺叶扭转的发生率在 0.09%~0.3% 之间。文献中右上叶切除术后中肺叶扭转的病例占 70%。为预防此并发症，在斜裂完全的情况下，可将中叶与下叶固定。

全肺切除术后综合征

少数接受全肺切除术的患者，纵隔向空的胸腔移位和旋转可能会引起肺部症状。这通常发生在儿童或年轻的成年人。随着纵隔内容物的移位，剩余的肺也会过度扩张和疝出。这导致右肺切除术后左主支气管在左肺动脉和主动脉之间发生动态气道压迫，或左肺切除术后右主支气管在右肺动脉和胸椎之间的压迫。总发生率不明。患者通常表现为呼吸困难、喘鸣和反复发作的肺炎，可发生在全肺切除术后数周至数年。诊断是通过胸部 X 线片、计算机断层扫描和支气管镜检查，在清醒镇静下显示支气管的动态阻塞。纵隔重新固定和在全肺切除后在残腔内放置盐水填充的组织扩张器是首选的治疗方法。

心脏疝

心脏疝很少发生，但在某些情况下可能是致命的，因此需要高度重视。如果心包大面积打开或切除，心脏就会被两侧的肺固定住。如果肺被切除较多，心脏就会找到可能疝出的空间。在右侧，疝可以在几分钟内危及生命，因为心脏 180° 旋转到右侧胸膜空间时，两个腔静脉会发生纡曲扭转。在左侧，心脏由主要血管自由悬吊，不存在流入和流出闭塞的风险。更大的问题是心包膜有中等大小的缺损，心脏可通过此缺损疝出，并因术后水肿而进一步受限（图 57.5）。

为了避免这些情况的发生，对于较小的病变，可以进行简单的心包缺损闭合，而较大的缺损则应采用补片缝合。对较大的缺损进行简单的缝合，可能会导致心脏受限。

心脏疝的诊断可能并不容易，尤其是对于左侧疝。症状包括突然出现的低心输出量和中心静脉阻塞的症状。如果时间充裕，胸部 X 线片将具有诊断意义。对这些患者的处理包括紧急手术干预，减少心脏疝和使用 PTFE 补片关闭缺损。由于 PTFE 是不透水的，所以必须进行开窗。

临床病例讨论

一位 70 岁的女性因非小细胞肺癌行右全肺切除及右胸壁部分切除术。30 年前，患者曾因肺结核行右上叶切除术。患者体重 52kg，身高 160cm，FEV1=64%，DLCO=60%，V/Q 扫描灌注 L：R 为 65：35，运动耐受性好，Hb 为 124g/L，经胸超声心动图等其他实验室检查均正常。麻醉方式为 T_4~T_5 胸段硬膜外麻醉联合全身麻醉。手术时间为 4h，失血量为 500ml。病例中患者静脉滴注乳酸林格液 1L，等渗人工胶体 500ml。放置 R 型胸引流管 1 根，并连接到密封引流系统，不进行负压吸引。在手术室拔管，患者清醒舒适，病情稳定后转入恢复室：心率 90/min，BP 100/50mmHg，CVP 4mmHg，尿量 30ml/h。胸部硬膜外药物为丁哌卡

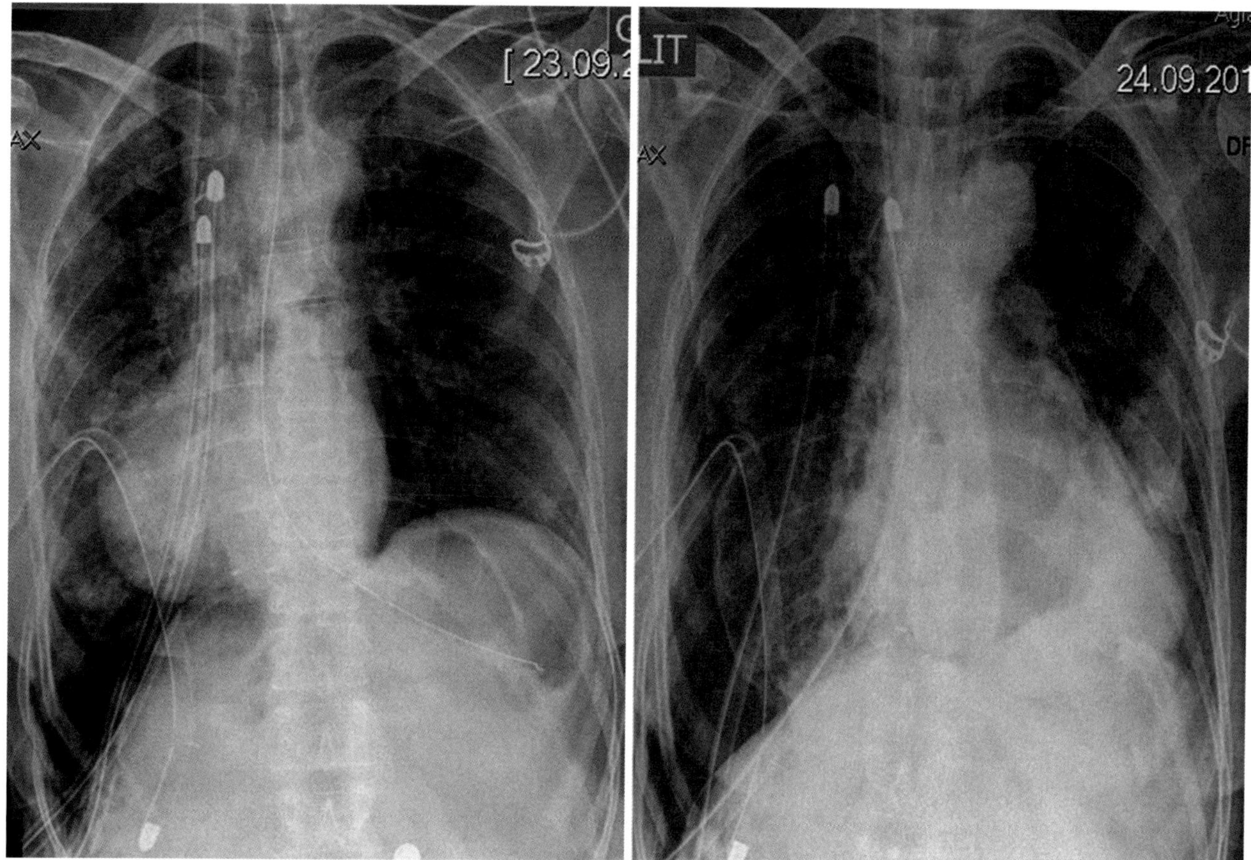

图 57.5 一例广泛的包括心包和膈肌切除的胸膜切除剥脱术后发生心脏疝。鉴于肺部被留在原位，只重建了膈肌。然而，由于严重的漏气，肺部没有很好地复张。在恢复室，患者出现心动过速和低血压。X 线检查显示右心疝。患者在左卧位时情况有所改善。重新进行心脏周围网片置入手术，使情况稳定

因 0.1%，加 15μg/ml 氢吗啡酮，5ml/h。

在恢复室 2h 后，患者的心率已逐渐上升至 110/min，BP 已降至 90/50mmHg，CVP 仍为 4mmHg，尿量下降至 15ml/h。再测 Hb 为 103g/L。胸管随呼吸波动不大，右胸未见明显引流。患者静脉注射接受 500ml 林格乳酸盐 ×2。1h 后，血流动力学未见好转，她从 T_2 至 T_{10} 有明显的感觉阻滞，但无运动阻滞。胸部硬膜外给药减少至 2ml/h。1h 后，患者主诉切口疼痛为 10 分 /5 分，无明显感觉和运动阻滞。HR 115/min，BP 78/50mmHg，CVP 4mmHg，Hb 98g/L，尿量 10ml/kg。动脉血气正常。下一步最合适的措施是什么？

1. 输液 500ml 胶体。
2. 停用硬膜外，开始静脉注射 PCA 阿片镇痛。
3. 重复胸片检查。
4. 做心电图。
5. 做肺部增强 CT。
6. 返回手术室进行心脏疝手术。

在这种情况下，最重要的是要排除全肺切除术后并发症是心脏疝（另见第 41 章），因为如果不及时治疗，可危及生命。右肺切除术后的心脏疝最可能表现为突然发生的严重低血压，危及生命。本病例的表现并非如此，所以有时间确诊。术后 4h 的重复胸部 X 线片如图 57.6 所示。由于密封胸腔引流管的单向阀效应，右胸出现持续负压。纵隔向右移位造成的症状相当于疝，同时静脉回流到右心受影响。CVP 导管的顶端位于 SVC- 右心房交界处，因此处于静脉回流障碍的下游，准确地反映了右心的充盈压降低，但没有反映全身静脉容量。通过向右胸管注入 500ml 空气，然后夹住纵隔进行“平衡”（图 57.7）。患者血流动力学迅速恢复正常，增加硬膜外给药速率控制疼痛，次日拔除胸腔引流管。

在这个患者，胸腔引流管正常波动，因此张力性气胸或大量出血可能性非常小。硬膜外局麻药过量不太可能伴随神经阻滞的消退。心肌缺血和肺栓塞在术后低血压的鉴别诊断中必须考虑，但不是与肺切除术相关的特殊并发症。肺切除术后胸腔引流管管理的不同选择将在“胸腔引流系统”一节中说明。

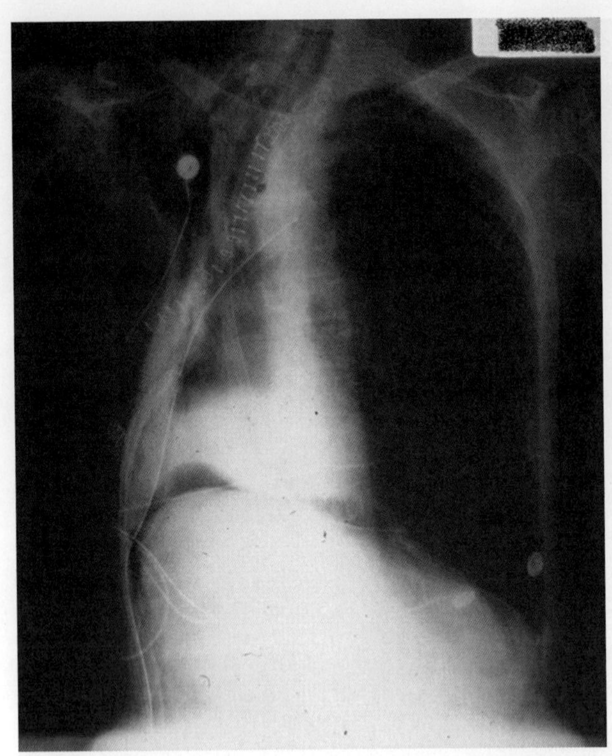

图 57.6　一位 70 岁女性，在右全肺切除及胸壁部分切除术后 4h 的胸片。胸腔引流管与密封引流系统相连，该系统使胸腔内过度负压，导致纵隔完全移向右侧胸壁，并影响静脉回流至心脏

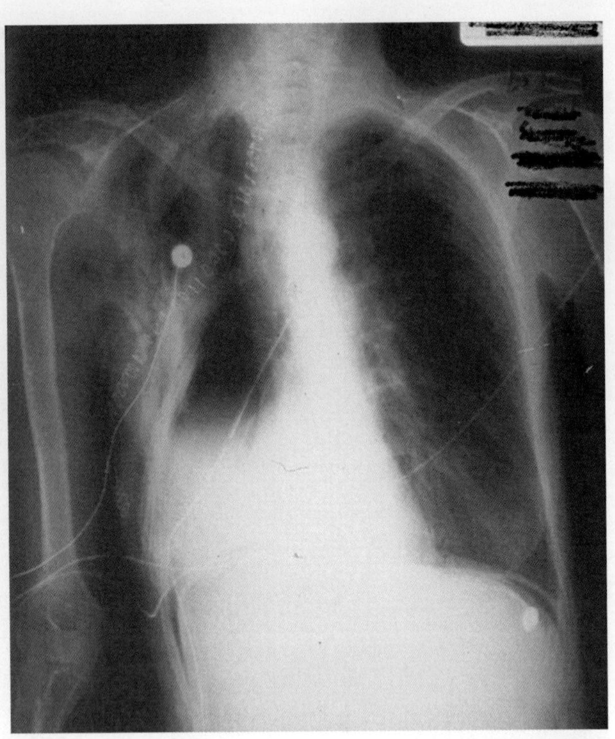

图 57.7　同一患者经胸腔引流管注入空气 500ml 后，行胸部 X 线检查。纵隔得到了“平衡”，减轻了右心静脉流入的阻碍，使血流动力学恢复正常

第 58 章 胸腔引流的疑难处理

Hadley K. Wilson，Emily G. Teeter，Lavinia M.Kolarczyk，
Benjamin Haithcock，Jason Long 著
黄 琦 译 朱宏伟 校

概述

胸管引流是胸腔和心包腔引流的金标准。它被用来治疗气胸、胸腔积液等，也被用于术后引流空气和液体。胸管类型多样，直径从 6Fr 到 40Fr 不等。本章将讨论胸管放置和移除的适应证，以及不同类型胸管的最佳用途。最后，我们将讨论与放置胸管相关的并发症和特殊情况的处理（如支气管胸膜瘘、肺切除术后胸管引流、引流量突然增加和夹闭胸管）。

胸管置入适应证和生理学

正常情况下，肺通过膈肌收缩产生负的胸腔内负压，将空气吸入远端气道进行气体交换。胸膜间隙的任何积气或积液都可能破坏这一过程，阻止二氧化碳和氧气在肺内的扩散。穿透性胸部创伤时，空气会沿压力梯度从外界进入负压的胸腔。胸膜腔的积液会产生占位效应，如不充分引流，也会使肺塌陷。术后炎性胸腔积液、血液和空气的存在是胸外科和心脏手术时放置胸管的指征。任何有症状的空气和液体积聚在胸膜间隙都是放置胸管的指征。引流的目的是充分排出胸膜腔内的任何空气或液体，以维持正常的肺功能。胸膜腔内容物的成分（空气、浆液、渗出液、脓液、血性液或乳糜液）决定了如何进行引流。无论胸膜腔内容物如何，所有引流都有一个收集系统，防止空气或液体从胸膜腔外被吸入胸腔。

胸管和胸管的置入

胸管型号从 6Fr 到 40Fr 不等（图 58.1 和图 58.2）。胸管可由多种人工材料制成，包括聚氯乙烯和硅胶。大孔胸管外径 ≥ 20Fr，小孔胸管外径 <20Fr。Fr 是外径单位。1Fr=1/3mm，3Fr=1mm。泊肃叶定律表明，即使直径的微小增加也会大大增加空气和液体通过管腔的流量，所以大口径胸管优势更大。因此，胸腔引流主要使用的还是传统的大口径胸管。但是，在一些特定情况下，小口径胸管也十分有效，而且疼痛刺激小，因此越来越受欢迎，比如自发性气胸或单纯的胸腔积液时。小口径胸管包括柔性硅胶引流管，如 Blake 引流管、猪尾巴管和胸膜留置细管（图 58.3）。尽管它们放置容易，且越来越受欢迎，但小口径胸管不适用于复杂胸腔积液、血胸或创伤时的引流。在这些情况下，应使用大口径胸管，以防止堵塞和引流不畅。

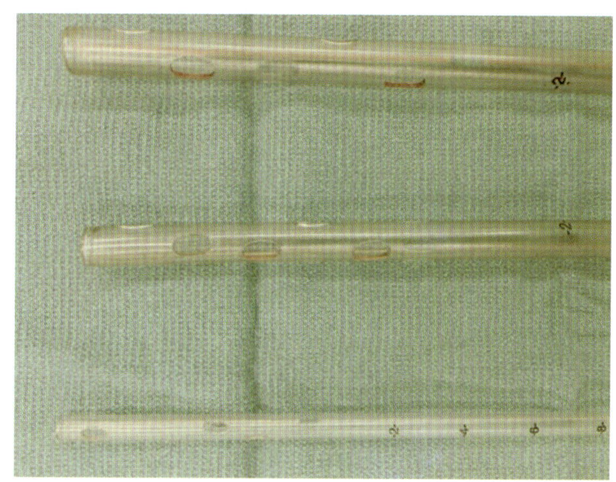

图 58.1 从上到下：36Fr、32Fr、20Fr 普通胸管

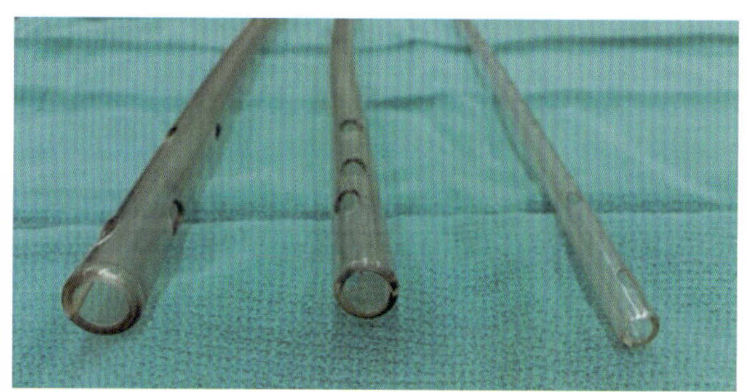

图 58.2 从左到右：36Fr、32Fr、20Fr 普通胸管

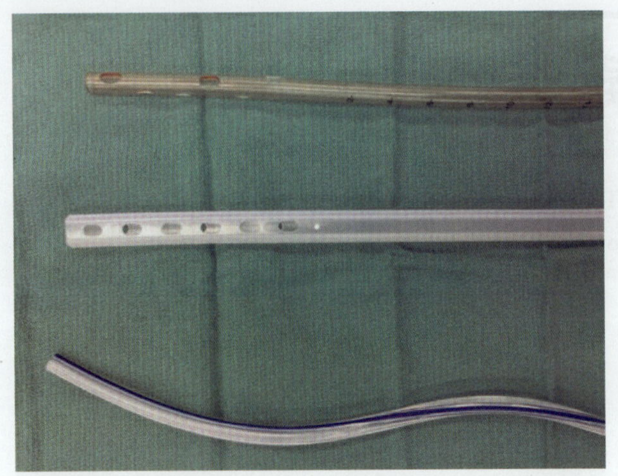

图 58.3　从上到下：32Fr 普通胸管、普通硅胶管、24Fr Blake 引流管

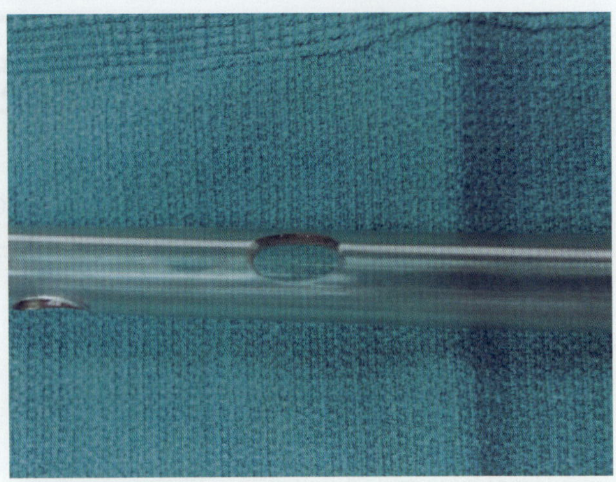

图 58.4　普通胸管的前哨孔

胸管放置技术

虽然大口径胸管能有效引流胸腔大量积液，但是放置胸管时，患者会感到不适。大口径胸管的尺寸从 20Fr 到 40Fr，在其近端有一系列侧孔和一个不透射线的标记（图 58.4 和图 58.5）。最远端的侧孔被称为“前哨孔”。它中断了射线不透明标记，在胸片显影清楚。大口径胸管可以通过直接钝性插入，也可经套管置入。钝性插入时，患者侧躺，手臂伸向头部或者外展。前到胸肌沟，后到背阔肌，在第 3 至第 5 肋间隙水平，用洗必泰或碘伏消毒。用乳头定位穿刺点。做好局部麻醉，推进针头，先皮肤，再皮下组织，直到抵住肋骨，往骨膜上注射局麻药，然后，带着负压向上进针，越过肋骨的上缘，一旦回抽出空气或液体，即可确定针尖在胸膜间隙。注射局麻药麻醉胸膜，然后将针拔出。当穿刺区域被准备好后，在皮肤上做一个 2~3cm 的切口（够插入一根手指到胸腔），用 Kelly 钳或者扁桃体钳钝性分离皮下组织，从肋骨上缘推进，以避开神经血管束、缓慢、稳定、用适当的压力进入胸膜腔。当进入胸膜腔时，能注意到空气或液体外溢。操作者将手指插入胸膜腔，探查脏层胸膜或者壁层胸膜有无粘连附着。这有利于减少导管插入胸膜间隙时损伤肺组织的风险。然后，将胸管顺着手指插入到胸膜腔。如为气胸，则用手指引导胸管插向胸膜腔的后部和顶端。如果是胸腔积液，胸管置入的位置应该偏低，以便于引流胸液。也可以用 Kelly 钳抓住胸管的尖端，将胸管放到所需的位置。然后将胸管连接到低于肺所在位置的水封瓶收集系统。将胸管固定在皮肤上的方法有很多。最常用的是做一间断永久缝合，将缝线的游离端缠绕胸管，系紧，防止脱出。然后可以用 4cm × 4cm 大小的纱布和胶带将胸管包扎。胸管放好后做胸部 X 线摄片检查，以确保位置正确。前哨孔一定要在胸腔内，以保证引流充分，防止空气进入胸腔。

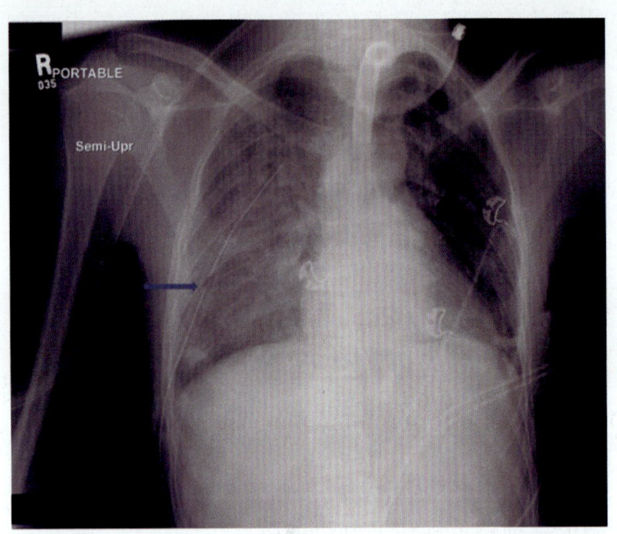

图 58.5　胸片示普通胸管的前哨孔，箭标记的前哨孔位于胸腔内

小口径胸管（<20Fr）可被认为是简单胸腔积液或气胸的一线治疗用管。小口径普通胸管的插入方式与上述大口径胸管相同。猪尾巴管口径小，近端有一系列侧孔，没有不透射线的标记，但从管体上的刻度可看到胸管置入的深度（图 58.6~ 图 58.8）。猪尾巴管可通过解剖标志或超声引导置入。如果使用超声引导，可先用超声识别积液的位置，然后如上做穿刺准备。临床医生也可通过胸部叩诊来确定胸腔积液的水平，然后如上文所述做穿刺引流准备。不管用不用超声，都要用连有大口针头的 10ml 注射器沿着肋骨上缘边抽吸边进针。当抽吸到液体或

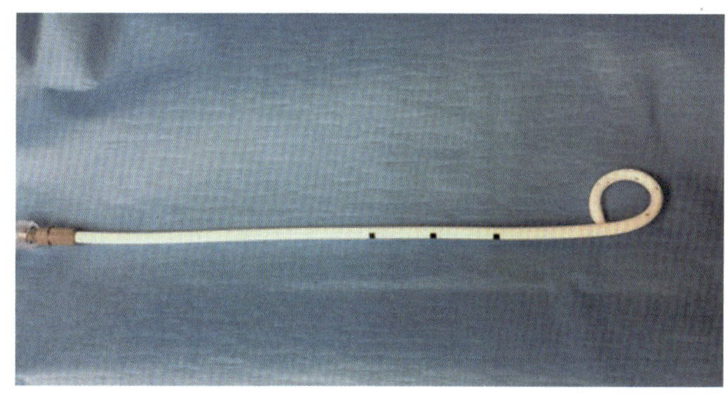

图 58.6 猪尾巴管

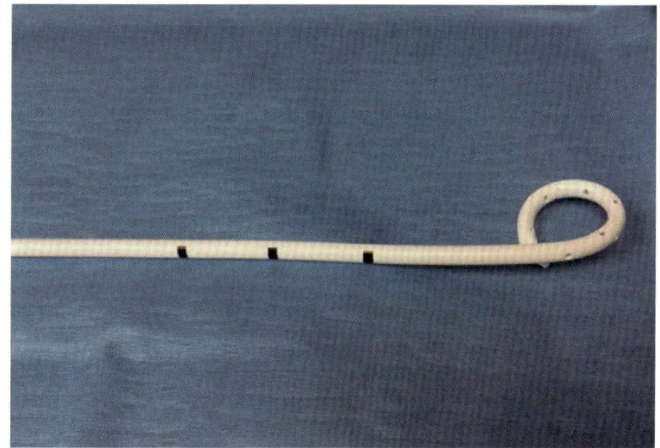

图 58.7 猪尾巴管的侧孔和标记

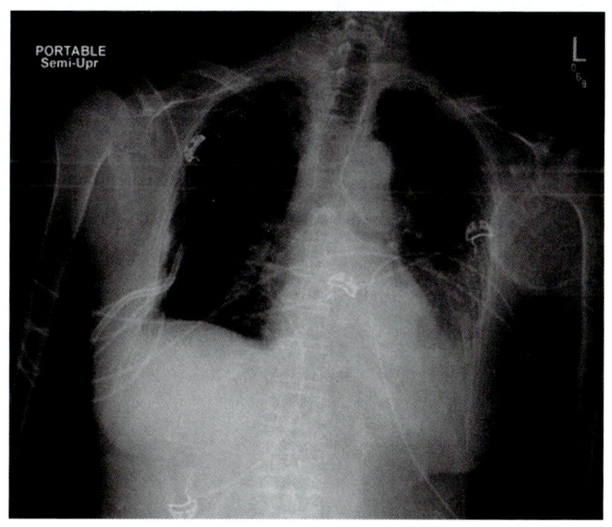

图 58.8 胸片示猪尾巴管

空气时，停止进针，拆下注射器。经针头置入导引钢丝到胸腔,然后拔出针头。使用 11 号刀片手术刀，沿着导引钢丝做一个足够大的穿刺切口，便于后续置入扩张器和胸管。胸管内有扩张器，将它沿着导引钢丝缓慢、稳定地向胸腔内推送，直到所有侧孔都在胸膜腔内。然后撤除导引钢丝和扩张器，胸管就位。最后，将胸管连接到放在病人旁边地板上的水封瓶收集系统。

术后胸腔引流

在胸部手术后，胸腔置管引流是清除术后积液和积气的金标准。大口径胸管通常用于开放心脏手术后心包和胸膜腔的引流，在食管手术和肺手术后一般都会放置。

术后胸管的置入方法与上文讲到的大口径胸管置入方法相同；但是，肺切除后，胸膜腔发生改变，在手术室内的优势是，外科医生可直视下置入。术后血液、胸腔积液和空气积聚在胸膜腔，因为身体的自然位置和重力的原因，液体倾向于积聚在胸腔的下后方，而积气则倾向于积聚在胸腔的前上方。因此，术后胸部引流会放两根胸管：一根放在前方用于排气，一根放在后方用于引流液体。胸管的类型、位置和数量在很大程度上取决于外科医生的偏好。术后放置两根胸管被认为可以减少肺不张、血胸的发生。一项研究表明，术后放置单根胸管与放两根胸管的引流效果相同，但是，单根胸管术后疼痛要轻得多，可能对患者参与康复治疗有利。最近的一项 Meta 分析显示，肺叶切除术后，单根胸管的术后疼痛要比两根胸管的术后疼痛轻得多，有显著的统计学差异。欧洲胸外科医师协会、美国胸外科医师协会和胸外科医师学会已达成共识：使用两根胸管没有好处，而且在非心脏胸科手术后，采用单根胸管可能会减少疼痛。基于上述研究，使用单一的普通大口径胸管是安全的、有效的，而且肺叶切除术后疼痛减轻。脓胸或血胸需要做胸膜剥脱时，需要放置两根或两根以上的胸管，因为漏气的风险很高，而且还需充分引流、充分肺复张。直角胸管可用于引流膈前和膈后间隙。

关于肺切除后放置何种胸管有很多争议。传统的做法是术后放置大口径半硬质胸管。但是，最近的研究表明，小口径的柔性引流管，如 Blake 引流管也是安全和有效的（图 58.3、图 58.9 和图 58.10）。柔性的，螺旋的，带有凹槽的硅胶引流管被证明能够在肺切除术后提供与标准大口径管道相同的引流量，且可降低疼痛评分。本研究中，胸管连接 −20mmHg 的负压，但是未说明何时与负压密封系统连接。另一项研究表明，Blake 引流管只有在持续负压吸引时才能够将胸腔积液充分引流。另外，本研究中使用的 Blake 引流管放置的位置比传统的大口径半硬质胸管要低，是为了在发生漏气时能够引流空气。有一例报道讲由于 Blake 引流管发生阻塞而未及时察觉，发生了危及生命的血胸，最

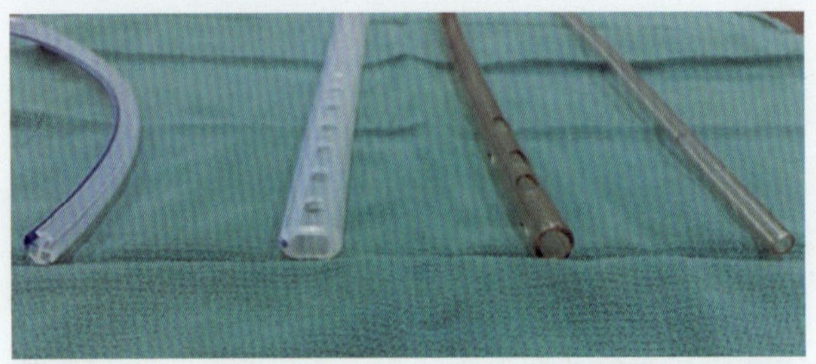

图 58.9　从左到右，侧孔大小不一：24FrBlake 引流管、硅胶引流管、32Fr 普通胸管、20Fr 普通胸管

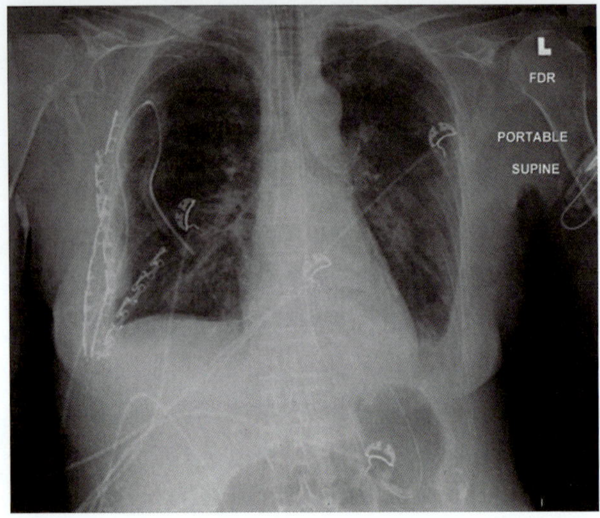

图 58.10　胸片示：右胸肋骨骨折固定后柔性硅胶引流管

终返回手术室进行止血。欧洲胸外科医师协会、美国胸外科医师协会和胸外科医师学会达成共识，认为柔性螺旋凹槽硅胶引流管是安全有效的，但证据不充分，还需进一步研究。

另一个充满争议的方面是使用负压抽吸的办法以加强肺复张。术后复张肺、清除胸腔内空气残余，从而防止患侧肺塌陷而出现症状时，常会用到负压抽吸。但是只有相对非常少的数据支持这种做法。一项来自波兰的前瞻性随机试验发现与抽吸引流相比，非抽吸改善了引流量、缩短了胸管留置时间，减少了漏气。非抽吸组中虽有更多的残留空气，但这些在很大程度上是无症状的，对于临床意义不大。2001 年 Cerfolio 等发现，如果持续漏气，非抽吸引流是有优势的。原因可能在于，负压存在时，会有空气通过漏肺，影响愈合，而负压越小，对愈合越有利。对于这个问题，缺乏大规模的随机试验，需要进一步的研究来进一步阐明抽吸和非抽吸的好处。术后负压抽吸 24h，然后将胸管连于水封系统似乎是安全和有效的。

心脏手术术后，常规行胸膜腔和心包引流。如果胸膜在解剖过程中被损伤，通常会在胸膜腔放置单根胸管。如何做心包引流是有争议的。Le 及其同事发现，心脏手术术后心包腔内放多根胸管要比放单根胸管要有优势。放多根胸管也未增加出血或心包压塞再次手术的发生率。Frankel 等发现，对于冠状动脉搭桥术的患者，细的硅胶管引流与普通大口径胸管无差异。该研究中，细硅胶管引流组的术后出血和心包压塞的发生率并未增多，而且采用细硅胶管引流更利于术后活动。一项随机试验对比了细硅胶纵隔管晚拔管和传统胸管早拔管，在术后出血和心脏填塞方面无差异。研究这一问题的文献认为，单根胸管与双根胸管对术后引流效果相同，而且，采用更舒适的细硅胶管与普通大口径胸管同样安全有效，但前者疼痛更轻，有利于术后活动。

留置胸腔引流管

对于预期寿命短的恶性胸腔积液的患者，反复的胸腔积液对患者是个巨大的负担，可能会引起严重的呼吸困难，影响生活质量。恶性胸腔积液的治疗方法有多种，包括重复胸腔穿刺、胸膜粘连和留置胸腔引流管。留置引流管在门诊即可完成，可为患者提供长期解决反复呼吸困难的方法。PleurX 管是一种可用作长期留置引流胸腔积液的硅胶导管的一种。

用氯已定消毒第 7、第 8 肋间隙，行局部麻醉，按上面介绍的 Seldinger 法置入 PleurX 管。当导引钢丝被置入胸腔后，将鞘管移除，用 11 刃手术刀在导引钢丝旁做一 1cm 切口。然后在该切口旁开 1~2cm 处不会让患者感觉不舒服的地方再做一长 5cm 的切口作为导管出口。然后将 PleurX 管与隧道装置连接，导管从出口部位穿入隧道，从入口部位的皮肤出来。做一单次中断缝合将 PleurX 管固定在皮肤上，然后将缝线缠绕绑定在导管周围。PleurX 管堵塞率 <5%，感染率 <3%。患者可以用它在家里进行胸腔引流，以缓解呼吸困难。建议在刚刚放置时，引流量不超过 1500ml，以防止复张性肺水肿。放了胸腔引流管之后，应该每天引流，以改善症状、加快壁层胸膜和脏层胸膜粘连固定。这样可消除胸膜腔间隙，防止胸液积聚。与用滑石粉使胸膜粘连固定的方法相比，这种方法能同等程度地减轻呼吸困难，但可缩短住院时间。

引流收集系统

1875 年 Playfair 第一次报道了一个脓胸溺水引流的病例。一名儿童患有脓胸，尝试各种办法抽脓均告失败，最终形成了脓肿。然后外科医生在其患侧胸部放置了一个柔性引流管，并将该管的远端浸没在患者床下容器里的水中。这项技术解决了脓胸的问题，患儿得以迅速恢复健康。将胸管远端浸没在水下，胸腔内的液体和气体可以流出，但空气进入胸腔的可能性非常低。胸管内水柱高度决定胸内气体和液体被引流出来所必须克服的静水压。吸气时产生的负压有可能把含菌的内容物经管道吸入胸腔。如果水位太低，那么深吸气时整个水柱可以被吸入胸腔，之后空气也被吸进胸腔内。因此，水柱必须足够高，以防止深吸气时所有的水都抽吸进胸腔中。胸腔压力的增加，如咳嗽时，克服了水柱产生的静水压力，使空气和胸液能从胸腔中引出。管道和引流瓶内有一个足够大的死腔。随着胸膜腔的气体和液体引流量的不断增加，死腔容积也增加，单瓶引流系统随之被弃用，取而代之的是双瓶系统。第一个瓶子用于收集液体，第二个瓶子用于收集气体。这样会增加管道的长度和阻力。于是又增加了第三个瓶子，用于连接抽吸装置以降低阻力。抽吸系统的连接，维持了一个恒定的低于大气压的压力，便于引流，可减少患者做功。负压不应超过 -10mmHg 或 -20mmHg，因为这样可能会造成肺损伤。另外，如果患者肺有漏气，较高水平的负压吸力可能会引起呼气量的变化。如果患者有张力性气胸，且对较低的负压吸引无反应，那么对于这种情况，可以把负压增加到 -40mmHg。有多种引流系统可供使用。住院患者使用引流系统由一个收集瓶、一个水封和一个用于抽吸的真空端口组成。

数字胸腔引流系统，如 DigiVent™，能够精确测量空气泄漏，用图形显示每日变化，用于监测进展、调整治疗。数字引流系统安全有效，无需电池即可发挥引流作用，已被用来监测传统引流系统发现不了的漏气。一项研究发现，与模拟胸腔引流系统相比，数字系统可减少胸管放置的时间。随着进一步的研究，或许数字引流系统可使我们加强胸外科术后患者漏气的监测和管理。

对于肺切除术后持续漏气的患者，采用较小的引流系统能方便患者在未拔胸管的情况下出院。这种系统一般有一个单向阀，储液瓶可有可无，患者可带着安全回家，漏气会随时间愈合。何时拔管和随访，本章后面会做讨论。

引流量

胸管引流量对指导临床决策极为有用。引流物的容量和性质能够反映需开胸治疗的患者的问题。无论引流物是血性的、浆液性的、乳糜性的、脓性的还是胃内容物性的，或者是这些成分的组合，对下一步的治疗都有指导作用。胸腔引流管可安全用于初始量为 500~1200ml 的中度等量出血的监测。如果初始引流量 1200ml，或者出血速度 >200ml/h，且不见减少，提示需急诊开胸或用胸腔镜探查。术后胸管引流量 >200ml/h，持续 4h，提示需行凝血功能检查或进一步寻找原因。如果凝血问题得到纠正，则无需再次手术；如果有持续血胸或持续出血，则应开胸或者腔镜探查。

漏气

胸外科术后，患者可能有肺泡 - 胸膜瘘或小气道与胸膜腔之间连通，导致“漏气”。“漏气”是指段支气管远端气道与胸膜腔之间的连通，如水封瓶内有气泡冒出即可识别，并且可以通过数字引流系统定量监测（图 58.11）。由于胸管引流装置存在接头连接故障，也会出现漏气。如果把胸管近端夹闭还有漏气，那么很可能是连接不良的结果，此时空气被负压吸入引流系统。所以，如果出血漏气，必须检查所有连接是否正常。肺切除术患者术后漏气的发生率为 20%~25%。大多数漏气在前 2~3d 内即可解决。如术后第 4 天还有漏气，则是长时间漏气。根据这一定义，长时间漏气的发生率约为 5%。漏气的危险因素有肺气肿手术、双侧肺叶切除和胸管位置不佳。胸膜悬吊牵拉术、无裂缝手术、关胸前漏气检查可降低漏气的发生率。肺功能差、术前接受过新辅助化疗的患者，术后漏气的风险明显高于伤口愈合不良的患者。2002 年 Cerfolio 根据漏气在呼吸周期中发生时相和漏气量的多少，定性、定量地

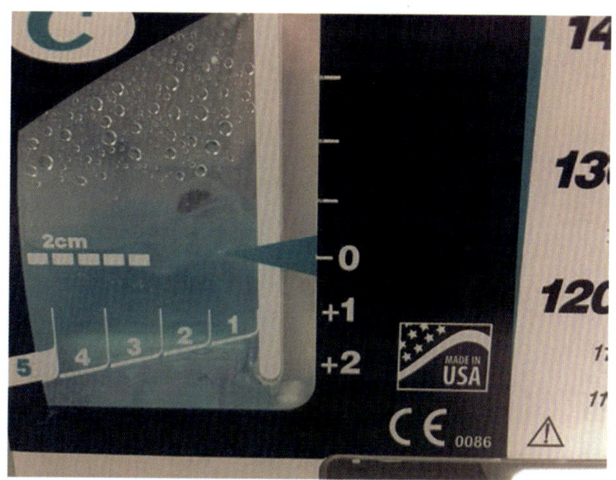

图 58.11 气泡从水封瓶的 1 号孔冒出，提示有漏气

做了分类。C 型漏气量最多，吸气相、呼气相均有漏气，多见于插管患者，提示存在有支气管胸膜瘘。机械通气时的吸气相漏气为 I 型漏气。E 型漏气只在呼气相出现，漏气量少，最常见于肺切除术后。仅在用力呼气（如咳嗽）时发生的漏气是 FE 型漏气，漏气量最少。把漏气计连接在引流系统上可以对漏气量进行定量监测。漏气计在市面上很容易买到，由 7 个不同大小的气室构成。从 1~7，1 代表最小的气室，7 代表最大的气室。漏气多时，气泡会从大气室冒出，漏气少时，气泡会从小气室冒出。Cerfolio 据此将最大漏气定义为 C7，将最小漏气定义为 FE1。漏气的最佳治疗是放置胸管进行负压引流。如果胸内积气持续增加，或者出现缺氧，或者皮下气肿越来越严重，这些是放置胸管的指征。如果有长时间的漏气，出院时可以给胸管连接一个单向阀，如 Heimlich 阀或类似的装置，然后每 2 周随访一次。胸管拔除的指征在本章后面会有讨论。

胸管放置并发症

胸腔积液、气胸和胸科手术是胸管引流的指征。放胸管并非没有风险，最严重的并发症是对周围器官造成损害，如肺、心、膈肌、食管、胃、肝脏和脾脏，也可能会损伤肋间动脉、膈神经和交感神经链。这些损害多是在置入套管的时候发生的，因此，套管法不是胸管置入的首选方法。开胸手术胸管置入的平均并发症的发生率为 5%~10%，主要原因是胸管位置不当和其他的技术相关的并发症（图 58.12）。错将胸管插入皮下组织的危险因素有肥胖、肋骨骨折和仓促插入，这会影响胸管的功能。

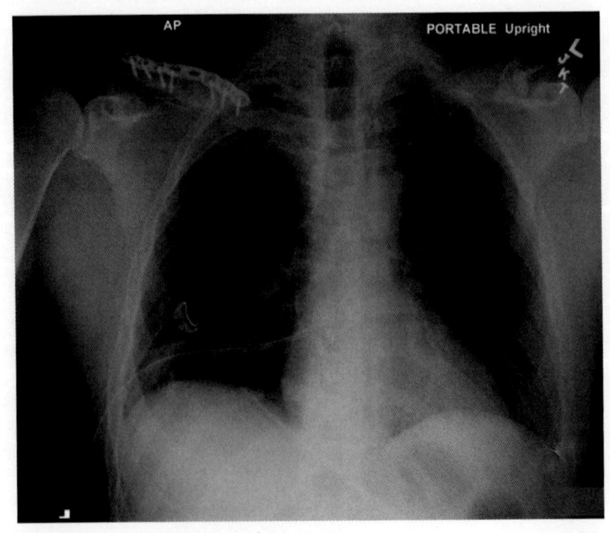

图 58.12　右侧胸管被置入纵隔

复张性肺水肿快速将塌陷的肺膨胀起来后，肺泡出现液体积聚，原因还不完全清楚。但是被认为与萎陷肺表面活性物质的产生减少和炎症因子的释放及复张肺的静水压力增高有关。复张性肺水肿的主要风险因素是肺萎陷超过 3d。治疗是支持性的，症状可能持续 1 周。为了防止复张性肺水肿的发生，单次胸腔引流量应小于 1500ml。更大量的引流需在仔细临床监测下进行，施加的负压不应超过 −20mmHg。

如果胸管放置太久，有 2%~5% 的可能性发展为脓胸，需要行开胸或腔镜手术治疗。胸管放置后发生脓胸的危险因素有胸管留置的时间增加和持续血胸。其他危险因素有 ICU 住院时间延长、肺挫伤和剖腹手术。脓胸的治疗包括静脉应用抗生素和手术清创。

其他罕见的并发症有皮肤胸膜瘘和部分胸管残留在胸腔。皮肤胸膜瘘是指拔除胸管后，皮肤和胸膜之间有瘘道残存，可自愈，也可手术干预。部分胸管残留在胸腔的话，需行腔镜或开胸手术将其取出。

胸管的拔除

关于何时拔除胸管，意见不一，主要取决于两个因素：引流量多少和是否存在漏气。对于创伤患者，拔除胸管时，胸管应连接在负压吸引装置或水封瓶上。肺切除的手术当天，应将胸管连于负压吸引装置，辅助肺扩张。术后第 1 天再将胸管连接到水封瓶上。患者在肺切除术后经常会有胸腔积液，影响出院。如果放置了一根以上胸管，尖前部的那根胸管应最后拔除，可防止胸管拔除后再发气胸。有研究认为，如果日引流量少于 450ml，且胸液非乳糜性质，那么可以安全地将胸管拔除。另一项研究表明，对于胸腔镜辅助肺叶切除术，如果胸腔积液的日引流量 <500ml，拔除胸管也是安全的。对于胸水的日引流量更大，可能也可安全地将胸管拔除，但是缺乏证据支持。

如果有漏气，何时拔除胸管就比较复杂了。如上所述，漏气一般术后 1~2d 内可自愈。对那些未自愈的，Cerfolio 及其同事提出了一个指导意见。对于行肺部分切除的患者，如术后 3d 内持续漏气，可以带管出院，每天头孢氨苄 500mg 预防性使用，随访 2 周后，即使还有气胸，也可拔除胸管。只要胸片上的残留空气没有增多，患者无症状，皮下气肿没有加重，预防性抗生素持续应用，这些胸管都可以在出院后 2 周拔除。持续漏气 2 周的肺还未塌陷，原因不清楚，可能是因为粘连，足够的粘连形成能防止肺塌陷。目前还不清楚胸管最长能留置多久，但应尽快拔除，防止脓胸。如果有长达 3 周的漏气，胸管仍可以被安全地留置在胸腔。

要用正确方法拔除胸管对防止术后气胸很重要。拔管时，嘱患者用力呼气，做 Valsalva 动作，一只手迅速将胸管拔出，另一只手将凡士林纱布敷在切口上方，将切口堵住，牢固固定。与在吸气末拔除胸管相比，这种办法被证明能有效减少气胸的发生。严重的 COPD 和 1 秒率低的患者拔除胸管后发生气胸的风险较高。

拔除胸管后应常规复查胸片。胸科术后的患者，将胸管连于水封瓶后，或者胸管拔除后，如果气胸加重，复查胸片以对其进行评估是必要的。创伤患者，仅对有症状的做胸部 X 线检查，效果与常规做胸部 X 线检查相同，这样可以减少对创伤患者的干预。

特殊情况

支气管胸膜瘘

支气管胸膜瘘是段支气管或更近端的支气管与胸膜腔之间的连通。区分支气管胸膜瘘和肺泡胸膜瘘很重要，因为二者的治疗截然不同。肺局切术后支气管胸膜瘘的发生率为 1.6%~2.7%，接受新辅助化疗的患者，肺组织脆弱、伤口不易愈合，支气管胸膜瘘的发生率更高。支气管胸膜瘘最常见于肺全切除术后，但也见于肺叶切或肺段切术后。支气管胸膜瘘的高风险因素有接受过放疗的患者、免疫功能受损或患有糖尿病的患者。就手术本身而言，支气管残端过长、支气管血供受损和支气管上残留淋巴结都能增加支气管胸膜瘘的发生风险。支气管胸膜瘘会出现新发的持续漏气。当怀疑有支气管胸膜瘘时，应进行支气管镜检查。大多数中重度的支气管胸膜瘘在支气管镜检查中很容易诊断。如果高度怀疑存在支气管胸膜瘘，但是支气管镜检查没有发现，这时应该做氙气通气扫描。该检查能看到氙气从支气管逸出进入胸膜腔和胸管。如果确诊为支气管胸膜瘘，则需要再次手术，用皮瓣或大网膜补片修补。

肺切除术后胸管的放置

肺切除术后，会残存一个很大的死腔，最终会充满胸液。术后放不放胸管有很大的争论。放置胸管的目的是使纵隔回复到正常位置。肺切除术后，空气进入患侧胸腔，将纵隔推到健侧。这样就可能会压破剩余的肺，甚至会损害静脉回流。如果纵隔受压严重，可能会使心肺功能受到严重影响。可用针吸法或者放置胸管引流的办法使纵隔位置回复平衡，注意胸管引流不应连接负压吸引。放置胸管的好处是能够早期识别潜在的致命性出血或支气管残端崩开。胸管放置 12~24h 后取出，以防止感染。总之，肺切除术后留不留置胸管，还是要取决于外科医生。术后需要有经验的团队对患者进行监护。

胸管引流量的突然改变

胸管引流量突然下降可能是一个不祥的征兆，临床医生此时应确保胸腔内没有持续增多未被引流出的积液存在。心包积液、心脏压塞和张力性气胸都可能导致胸管引流不畅。Clark 报道了一个因引流管堵塞导致大量血胸，需要重新手术的病例。引流量突然增加，如为血性，提示可能有新的出血，也可能有其他问题，如乳糜胸、支气管胸膜瘘或者吻合口瘘等。

夹闭胸管

有些临床中心在拔除胸管时，采用胸管夹闭试验来确定有无隐形的漏气。将胸管夹闭，拍片随访，看患侧肺有无塌陷。这种办法被证明是安全和有益的，能够防止胸管拔除过早。有学者建议，对于大量血胸的患者，在入手术室前将胸管夹闭可以提高生存率，并有助于压迫止血。但是这一策略缺乏数据支撑，并且已经证明这样做不仅不会减少失血量，反而会对肺压迫增加，对气体交换更加不利。所以，这个时候不应夹闭胸管，应紧急入室复苏抢救。

小结

胸管引流是心胸外科的重要组成，良好的管理能为患者带来益处。本章我们讨论了胸管的类型、胸管的置入、胸液的收集、引流量、漏气、胸管的拔除和一些特殊情况，如支气管胸膜瘘、肺切除术后胸管的置入、胸管引流的突然改变，以及何时将胸管夹闭。

所有胸管都应连接到水封系统，根据需要，可行负压抽吸。放置胸管并非没有并发症，但是，在经验丰富的临床医生来看是非常安全的，严重的并发症非常罕见。当没有漏气、24h 内引流量 <450ml 时，可将胸管安全移除。如果有肺泡胸膜瘘或者漏气，应尽快在临床可行的情况下将胸管连于水封瓶。漏气一般 2~3d 内可自愈。长时间漏气的患者可携带引流系统出院，随访 2 周后，如果没有张力性气胸、没有加重的皮下气肿、没有呼吸状态的改变，即可将胸管安全拔除。

支气管胸膜瘘与肺泡胸膜瘘不同，两者的处理方法也不同，前者需手术治疗，后者一般不需要手术。肺切除术后的患者胸内存在死腔，放置胸管可平衡纵隔，使之复位，但不要用负压抽吸。胸管引流的突然变化可能说明胸管被阻塞或胸内有出血，需进一步评估。大量血胸时，切忌夹闭胸管，因为夹闭胸管可进一步使肺压缩、造成低氧。将夹闭胸管作为隐匿性的漏气试验是安全的。

在过去的 20 年里，发表的循证指南，而非单纯的临床经验，使我们对胸管管理的认识逐步深化，使我们在做临床决策时有据可循。关于小口径胸管的作用、引流量多少时可拔除胸管、行负压抽吸引流的指征，这些还有待于进一步研究。

第 59 章　胸科术后疼痛管理

Stephen H. Pennefather，Clare Paula-Jo Quarterman，
Rebecca Y. Klinger，George W. Kanellakos　著
龚之皓　译　李琼珍　校

缩略语

AAGBI	大不列颠及爱尔兰麻醉师协会
ACTH	肾上腺皮质激素
ADH	抗利尿激素
ASRA	美国局部麻醉和疼痛医学学会
COX	环氧酶
ESA	欧洲麻醉学会
FEV1	第 1 秒用力呼气量
FRC	功能残气量
FVC	用力肺活量
HR	心率
IL	白细胞介素
IM	肌内注射
IV	静脉注射
IV-PCA	经静脉患者自控镇痛
NMDA	N- 甲基 -D- 天门冬氨酸
NSAIDs	非甾体抗炎药
PFTs	肺功能检查
TENS	经皮电刺激神经疗法
TNF α	肿瘤坏死因子 α
V/Q	通气与血流灌注比值
VATS	电视胸腔镜外科手术

要点

- 胸科手术可能会引发剧烈的疼痛，若疼痛未得到有效缓解则会增加患者肺部并发症发生率和死亡率。
- 胸科术后疼痛由多种原因导致，有多种途径传递疼痛。造成术后疼痛的因素包括患者因素、镇痛技术和手术方式。
- 我们建议采用多模式镇痛策略来缓解胸科手术相关的急性疼痛，最大限度地减少患者对阿片类药物的依赖及副作用。
- 椎旁导管和胸部硬膜外镇痛广泛应用于胸科手术，两者各有利弊，最近的研究表明以上两种方法镇痛效果类似，但椎旁镇痛的副作用较少。
- 目前趋向利用超声引导椎旁阻滞以及导管的留置，文中将会介绍一系列超声引导的方法。
- 前锯肌和竖脊肌平面阻滞作为一项新的技术，可辅助替代开胸术后传统的肋间、硬膜外和椎旁局部麻醉等镇痛技术。
- 阿片类药物耐受患者的镇痛对麻醉医生而言是一项特殊的挑战。我们建议在围术期继续使用阿片类药物以避免发生戒断症状，术后采用局部阻滞方法辅以非阿片类镇痛药的多模式镇痛技术。

引言

后外侧开胸术是切口痛感最强烈的手术之一，若镇痛处理不当，患者术后将会遭受严重的疼痛折磨。开胸术后疼痛处理不当，会大大降低患者满意度及其生活质量，导致住院时间延长、住院费用增加。

由于手术切口会随患者的呼吸持续运动，患者通气功能相应地会受到不利的影响。吸气运动拉伸手术切口，使呼气肌反射性收缩。术侧切口包扎以防伤口过度拉伸，常规的被动呼气则变成主动呼气。胸科手术会使肺功能受到限制，致用力肺活量（FVC）、第 1 秒用力呼气量（FEV1）和功能残气量（FRC）的基线测量值降低约 40%。当 FRC 低于闭合容量时，可能会发生气道闭合甚至肺不张，以及局部的通气血流比例失调。由于深吸气受到疼痛的限制，用力呼气量则会进一步减少，有效呛咳相应受损、痰液清除能力也受到不利影响。疼痛控制不当还会影响患者术后配合理疗和再动员的意志，增加低氧血症的发生率。急性疼痛还与循环中儿茶酚胺水平、分解代谢激素的释放以及整体交感神经张力的明显增加有关，以上均可导致心动过速、血压升高、高血糖和血清乳酸升高，是导致围术期心肌缺血发生率增加的风险因素（表 59.1）。

表 59.1 急性疼痛控制不当的后果

系统	生理变化	后果
呼吸	肺顺应性降低、肺不张、低通气及闭合、V/Q 失调、FRC 降低	缺氧、高碳酸血症
循环	HR、前负荷、后负荷和心肌耗氧量增加	心肌缺血风险增加
内分泌	儿茶酚胺、ACTH、醛固酮、ADH、血管紧张素和胰岛素分泌增加	游离水潴留、高血糖、高分解代谢状态
血液	血液黏稠度增加，血小板功能增强，凝血途径改变，纤维蛋白溶解	高凝血状态、血栓栓塞风险及血栓栓塞事件发生率增加
免疫	细胞介导免疫功能受损	感染风险增加
消化	胃排空、肠蠕动减少	恶心、呕吐、肠梗阻
泌尿	交感神经外流增加	尿潴留

经许可重制自 Doan 等。

有效的镇痛方法可以防止上述现象的发生，改善开胸术后的肺功能。但开胸术后导致肺功能恶化的原因还有很多，到目前为止，我们还不能明确疼痛在其诱发因素中的相对重要性（表 59.2）。

最后，我们建议所有胸科手术患者在术后都采用多模式的镇痛。多模式镇痛也被称为平衡镇痛，是指通过使用一种以上的疼痛控制方式或药物的协同作用，将其不良反应发生率降至最低。

开胸术后疼痛的病理生理

开胸术后疼痛的发病机制十分复杂，皮肤切口、肌肉的分离和收缩以及肋骨的收缩或骨折都会刺激痛觉感受器，引发疼痛。此外，韧带拉伤、肋骨关节脱位、肋间神经受损可进一步引发疼痛。胸膜常受到术中剥离、胸腔引流和胸膜残余血液的刺激产生炎症反应，进一步刺激伤害感受器。多种痛觉信号经过中枢的传递以及中枢敏化均加大了患者的痛觉感受（图 59.1）。

开胸术后的疼痛可以通过各种机制传递给感觉中枢。胸壁、肋骨和外周膈胸膜的刺激通过肋间神经传递；膈神经的感觉支支配纵隔胸膜、纤维心包、浆膜心包顶层和膈穹胸膜；迷走神经分为躯体和内脏传入神经纤维，在胸科手术中常阻断迷走神经。交感神经可能在传递肺部和纵隔疼痛上有一定作用。有学者认为，臂丛拉伸和肩部外展可能是导致部分患者同侧肩痛的原因。

表 59.2 开胸术后肺功能恶化的原因

肺组织切除
残余肺组织出血和水肿
支气管结构变形，小叶塌陷
胃胀、腹胀
气道阻力增加
黏膜清除障碍
麻醉残留效应
疼痛相关的肺动力学改变
膈肌功能障碍

经许可重制自 Pennefather 和 Russell。

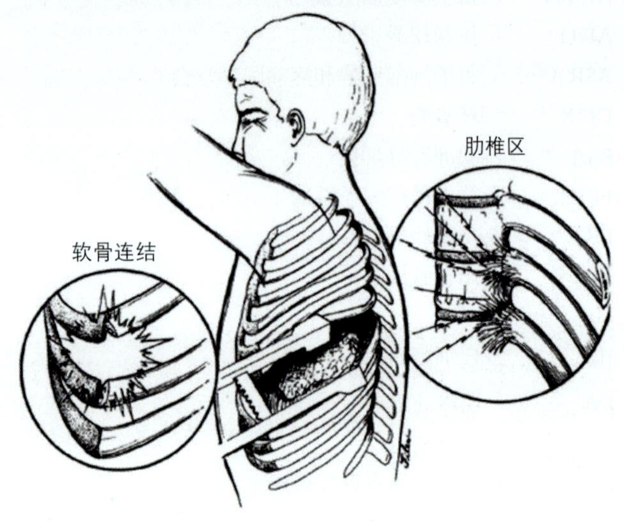

图 59.1 开胸术的切口部位。开胸术可直接损伤肋骨和肋间神经血管束，同时损伤前后肋间关节（经许可重绘自 Landoreneau 等）

影响胸科术后疼痛的因素

术前准备及围术期临床路径的应用

患者充分知情会减少其疼痛体验，因此应该详细告知患者其采用的镇痛技术及可能会发生的正负面效应，包括其局限性、潜在的副作用和并发症，并且患者需了解如何处理术后疼痛。强化康复计划由一系列围术期干预措施组成，通常表现为患者路径，旨在减少手术对患者的影响。通过降低并发症的发生率和鼓励患者尽快恢复正常功能，从而提高患者满意度及缩短其住院时间。疼痛管理是强化康复路径的一个组成部分，包括手术前一天及术后路径（表 59.3）。其中术前部分包括对工作人员进行良好的疼痛管理教育，对患者进行围绕疼痛控制的教育，对已有疼痛困扰的患者优化门诊镇痛药物的使用，以及识别围术期疼痛较难控制的患者，以便早期投入及支持多学科的急性疼痛团队。一项研究表明，若能提供术前疼痛管理教育，则可降低后期镇痛药物的使用。疼痛管理教育包括指导疼痛管理方法、如何表达自身感受、焦虑以及如何控制患者的焦虑的情绪。

阿片类药物耐受

对阿片类药物耐受的胸科手术患者包括接受阿片类药物止痛的恶性疾病患者、长期接受阿片类药物止痛的非恶性疾病患者、阿片类药物成瘾者和长期维持计划的前成瘾者，目前该类患者数量日趋增加。有证据表明，使用强阿片类药物仅 2 周，就可能导致围术期阿片类药物需求量增加。在长期服用阿片类药物的患者中实现良好的术后镇痛通常十分棘手。有证据表明，阿片类药物耐受患者的住院时间相对较长，30d 全因再入院率更高。这类患者术后疼痛可能更明显，表现为疼痛评分增加，且恢复时间延长。在可行的情况下，应让患者参与到术后疼痛管理的计划中来，以对其进行个体化护理。

预镇痛

预镇痛的概念最早由 Crile 提出，目前临床所关注的关键点以 Woolf 所做的基础科学研究为主。预镇痛是在伤害性刺激作用之前就开始采取的镇痛治疗，防止感觉的中枢传递改变中枢敏感性，放大术后疼痛。预镇痛的目的是减少术后急性疼痛，希望在预镇痛药物效用消失后也能抑制术后慢性疼痛的发展。对于开胸术患者，可选的方式包括开胸前使用胸硬膜外麻醉、椎旁阻滞、NMDA 拮抗药、加巴喷丁和全身性阿片类药物。尽管预镇痛治疗的概念与其临床研究结果相互矛盾，但临床医生均认同预镇痛的使用是具有积极作用的。2002 年的一篇关于术后镇痛的系统性综述报道：没有证据证明预先使用全身性阿片类药物、非甾体抗炎药（NSAIDs）、氯胺酮以及持续硬膜外镇痛对疼痛的管理具有积极作用。2005 年一项关于硬膜外预镇痛对开胸术后疼痛影响的系统性综述认为：胸部硬膜外预镇痛可减轻急性疼痛，但并不能解决开胸术后的慢性疼痛问题。

表 59.3 管理急性疼痛临床路径的组成部分

术前
工作人员教育
患者教育
优化门诊镇痛药
术前评估识别潜在疼痛患者
手术当天及术中
患者教育
多模式镇痛策略
术后
迅速开始局部输注镇痛药物
常规非阿片类镇痛药
在 PRN 基础上使用抢救性镇痛药
程序化早期动员和物理治疗

经许可重制自 Doan 等。

性别

目前已有大量研究针对患者性别对术后疼痛的影响做出了阐述。据悉，女性患者的痛感比病程相似的男性患者更严重、更频繁、弥散度更广。一项关于性别差异对伤害性刺激感受影响的 Meta 分析发现，女性对伤害性刺激的耐受性低于男性。部分学者发现，男性和女性在疼痛感知上的差异并非天差地别，且会随着年龄的增长而减小。患者的社会性别角色对其疼痛耐受水平有很大的影响，可能由于两性对疼痛耐受的差异，该影响很难与患者实际性别所造成的影响区别开。应对策略也会影响患者的疼痛耐受，疼痛灾难化与实验性疼痛的敏感性增加有关。女性更容易发生疼痛灾难化，这可能是两性之间疼痛耐受存在差异的原因之一。麻醉医师应该明确男女性患者对疼痛存在不同的反应，但在疼痛治疗方面目前尚无以性别差异为出发点的策略。

年龄

最近的一项系统性回顾研究发现，年龄是预测术后疼痛的重要因素。镇痛药物的药代动力学会受到衰老的影响，因此老年人对全身性阿片类药物更为敏感。年龄与胸部硬膜外药物扩散之间存在正相关关系，老年患者所需硬膜外镇痛药物用量可减少约 40%。有学者认为，在某些情况下，年龄会使外周痛觉感知功能减弱，从而减少疼痛；也有学者持相反意见。

心理因素

疼痛是一种感觉和情感相关的体验，会受心理因素的影响。有研究表明，焦虑会降低疼痛阈值。在各项对包括胸科手术在内的各种手术患者的研究中发现，术前焦虑是术后疼痛加重的预测因素之一。术前与患者进行良好的沟通，建立融洽的关系，通过安慰患者的情绪以及酌情使用抗焦虑药物来减轻患者的焦虑情绪。术前抑郁和神经过敏也是术后疼痛加重的预测因素之一。术前抑郁与慢性疼痛的发生可能存在一定关系。认知因素也可影响疼痛感知。疼痛灾难化，包括沉思、放大和无助等组成部分，共同形成一种多维度的生理心理变化，是疼痛加剧的最可靠预测因素之一。认知行为策略在管理对疼痛产生灾难性感觉的患者中可能发挥作用。

手术方式

胸骨切开术

胸骨切开术后常用钢丝进行内固定。因此在呼吸过程中，骨性运动减少，术后疼痛感受较轻。但大型的或操作不当导致的胸骨变形可能会使胸骨骨折，拉伤破坏前后肋间关节，加剧术后疼痛感受。

电视胸腔镜外科手术

电视胸腔镜外科（VAT）手术与开胸术相比，手术切口的范围更小，可减少术后早期的疼痛。若术中使用较大直径的器械、多个端口或器械造成的肋骨变形导致肋间神经损伤和肋骨骨折，疼痛则可能加剧。因此，这种术式可仍存在明显的术后疼痛，并伴有呼吸功能障碍及相关的呼吸系统并发症。在术后慢性疼痛的发生过程中，也有类似的情况发生。因此对该类术式引发的急性疼痛的控制也需得到重视。

开胸手术

后外侧手术切口

后外侧切口是开胸术的经典切口，可提供良好的手术视野，必要时可延长切口长度。但由于该切口涉及一些主要胸壁肌肉的分离及离断，它带来的疼痛感受是十分剧烈的。有证据表明，对离断的肋骨进行内固定可以减少术后疼痛的发生。

保留肌肉切口

许多外科医生在手术中倾向采用一个或多个保留肌肉的切口。目前流行的方法之一是保留腋肌切口：从腋下垂直向下延伸，具有保持美观的作用。虽然早期有报道称保留肌肉切口产生的围术期疼痛较轻，但大多数研究并不支持这种说法。当通过游离肋间神经束来避免拉钩造成的损伤时，保留肌肉的切口可能在减少开胸术后的慢性疼痛中起到作用。保留肌肉的开胸术常需要更宽的肋骨间隙来提供足够的术野。间隙的增宽会增加肋骨骨折、肋骨后关节变形以及肋间神经损伤的风险，上述原因都会加剧开胸术后的疼痛。

正前切口

正前切口常用于部分心脏和前纵隔手术，但对肺部手术的视野暴露是十分有限的，尤其是左肺的手术，因为有心脏阻挡视野。肋骨切除术常采用该切口来暴露视野。术后疼痛取决于切除的程度和术中拉伸的程度，其性质与胸后外侧切口的术后疼痛相似。肋间神经阻滞对该方法特别有效，因为切口不涉及由背侧支发出的后皮神经支配胸腔的任何部分，该部分也不会被肋间阻滞影响。

横断胸骨开胸术

横断胸骨开胸术（Clamshell）切口（图 59.2）为胸腔和纵隔手术提供良好的视野，曾用于心脏手术。该类切口会导致明显的术后疼痛，目前其使用范围主要限于肺移植、复杂心肺手术和复杂纵隔肿瘤。该类切口的术后疼痛管理是一大难题。

镇痛药物和技术

痛觉的传入信号十分复杂，为达到有效的镇痛效果，有很多潜在的靶点可供选择（图 59.3）。通过同时针对一个以上的通路，可以产生协同效应，获得更高质量的镇痛效果。

急性开胸术后疼痛管理的目的是在保证安全的前提下，尽可能减轻患者的疼痛。临床上，大多数胸科手术患者可以安全有效地使用多模式镇痛策略进行管理，包括胸部硬膜外镇痛、椎旁阻滞或应用全身性阿片类药物，并在适当时辅以其他全身性镇痛药物。

全身性阿片类药物

在过去，应用全身性阿片类药物是开胸术后镇痛的主要方法，但相应的疼痛控制效果往往差强人意，并常伴有一系列的有害副作用，包括呼吸抑制、恶心、呕吐、便秘和认知功能改变。如今，人们已越来越意识到，对于开胸手术，全身性阿片类药物应该作为包括局部镇痛技术在内的多模式镇痛策略的一部分来使用。若要实现正面作用和负面作用之间的平衡，则需要在开胸术后对全身性阿片类药物

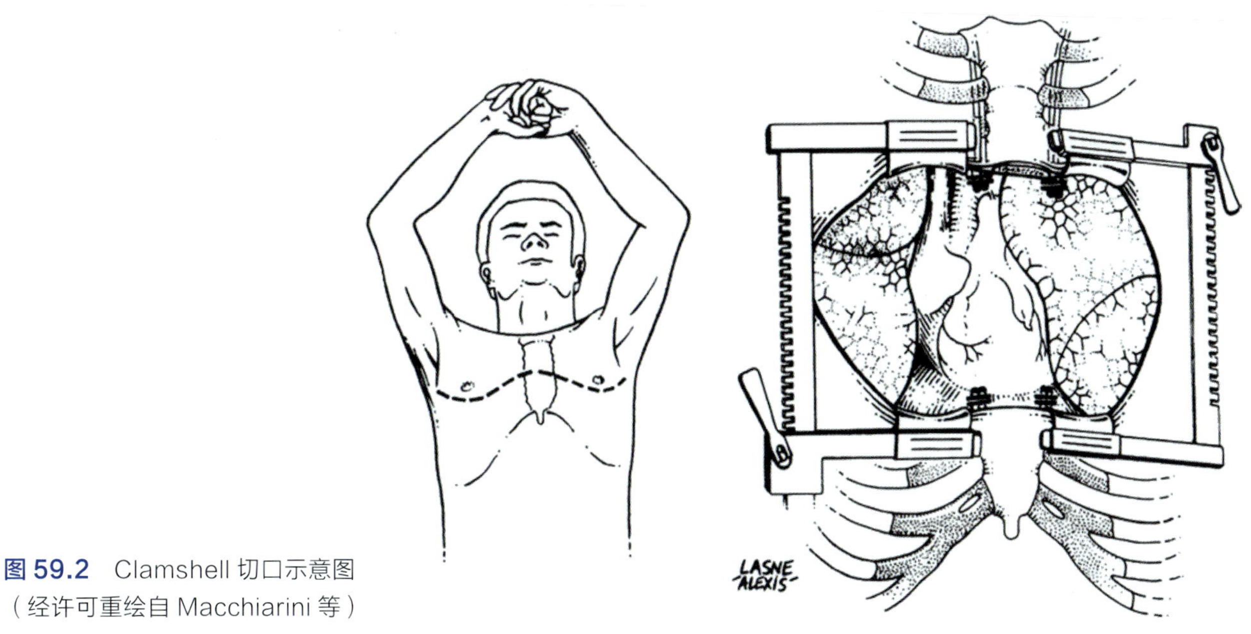

图 59.2　Clamshell 切口示意图（经许可重绘自 Macchiarini 等）

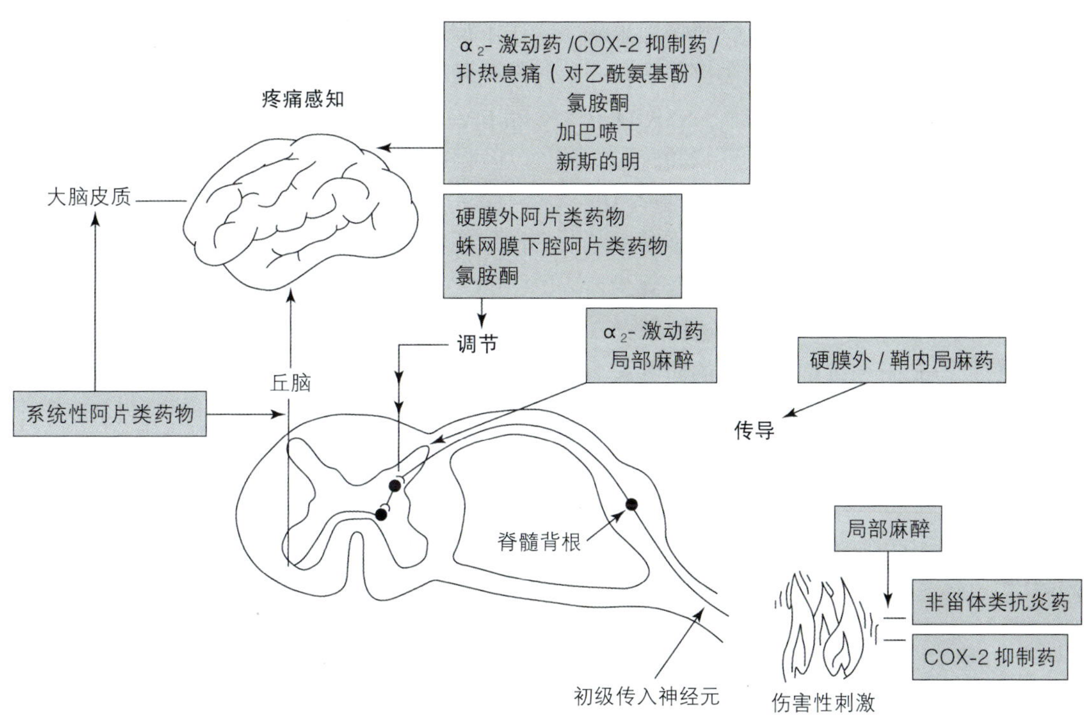

图 59.3　镇痛药在疼痛通路各部位的作用。COX. 环氧酶（经许可重绘自 Pyati 和 Gan）

进行滴定。与 IM 阿片类药物相比，IV-PCA 系统的镇痛效果更佳，且提高了患者的满意度。一方面，IV-PCA 系统可顺应患者对术后阿片类药物需求量的变化，术后大约每 24 小时阿片类药物需求量减半，并使一小部分患者可经历更轻微的术后疼痛。一些研究表明局部镇痛技术优于单纯全身性镇痛。1998 年发表的一项 Meta 分析发现，与全身性阿片类药物相比，硬膜外局麻药可显著降低术后肺部并发症的发生率，还有研究表明，与胸部硬膜外阻滞相比，采用 IV-PCA 的开胸术患者术后 FVC 和 FEV1 更低。但一篇 2008 年发表的系统性综述并不支持这一观点，可能由于第二次综述中包含后来研究对全身性阿片类药物管理的改进。其他研究表明，急性接触阿片类药物可能导致阿片类药物不耐受的患者产生急性阿片类药物耐受。术中暴露于较高剂量的阿片类药物与术后疼痛的增加有关，可表现为增高的阿片类药物需求。

非阿片类镇痛药

非甾体类抗炎药

前列腺素在疼痛感知中具有一定的作用。NSAIDs通过抑制环氧酶（COX）来阻断前列腺素的合成。NSAIDs可减轻手术创伤所致的炎症反应，具有外周非前列腺素镇痛的作用，并通过抑制脊髓中前列腺素的合成而作用于部分中枢。NSAIDs的副作用众所周知：损伤胃肠黏膜和导致肾小管、血小板功能障碍。开胸术后NSAIDs介导的出血量尚未得到阐明，但一项关于扁桃体切除术后的研究表明，其增加的出血量可能性很小。在正常成年人中，NSAIDs继发肾脏毒性的风险预计在1：1000和1：10 000之间。但高风险患者，包括接受大型手术的老年患者、已存在肾功能衰竭的患者和低血容量患者，更依赖于前列腺素的血管扩张作用来确保有效的肾脏灌注。以上危险因素往往也体现在即将进行胸科手术的患者中。有学者担心NSAID介导的缓解炎症作用可能会降低胸膜切除术的疗效。25年来，NSAIDs一直被用于开胸术后控制疼痛。NSAIDs的协同使用能显著增加开胸术后接受全身性阿片类药物患者的疼痛控制效应。对于开胸术后接受胸部硬膜外镇痛的患者，NSAIDs能否辅助加强其镇痛作用尚未得到研究证明。早期的研究没有表明疼痛评分存在显著性降低。后期使用COX-2抑制药的研究表明疼痛评分确实存在显著性降低。NSAIDs可能在控制胸部硬膜外镇痛的患者开胸术后的同侧肩部疼痛中起到作用，该结论还需实践进一步验证。

COX-2抑制药

COX-2有不同的环氧酶同工酶，如COX-1和COX-2。COX-1同工酶具有生理功能，COX-2同工酶则在炎症期间被诱导产生。NSAIDs对这些环氧酶同工酶的抑制选择性不同。一部分选择性抑制COX-2，被称为COX-2抑制药。这些药物与非选择性NSAIDs相比，可明显减少严重上消化道副作用及血小板抑制发生的风险。一些证据表明，COX-2抑制药可以限制急性阿片类药物耐受的发展。Senard等发现，胸部硬膜外镇痛与COX-2抑制药塞来昔布联合使用时，患者静息及咳嗽时的疼痛评分显著降低、满意度提高。

有学者担心COX-2抑制药和NSAIDs对骨头的生长会产生不利影响。2004/2005年，两种COX-2抑制药（罗非昔布和伐地昔布）被撤销，因为长期服用该药物会增加心血管血栓并发症的风险。随后有研究支持这一发现，提出COX-2和非选择性NSAID类效应，即COX-2抑制和前列环素生成减少相关的血管收缩和促血栓作用。若需长期规律地使用这些药物，需要谨慎考虑。COX-2抑制药在围术期的安全性存在争议。对于心肺旁路冠脉搭桥术（coronary artery bypass grafting, CABG）的患者，接受选择性COX-2抑制药帕瑞昔布和伐地昔布治疗发生心血管血栓事件的风险增加。一项针对包括胸科手术在内的多种非心脏外科手术的研究显示，在接受相同选择性COX-2抑制药的患者中，心血管血栓事件的发生率并没有增加。不同药物所产生的心血管风险也不同，如非甾体抗炎药萘普生的心血管风险谱低于双氯芬酸。静脉注射帕瑞昔布40mg，在术前以及术后3d内每12小时给药，联合患者自控硬膜外镇痛（patient controlled epidural analgesia, PCEA），可显著降低患者静息和咳嗽时的疼痛评分以及慢性疼痛的发生率，但这一点还需进一步的研究来证实。在椎旁注射罗哌卡因的同时，静脉注射帕瑞昔布也存在类似的正面效果。围术期短期使用COX-2和NSAIDs的相关心血管风险水平仍存在争议。对于个别患者，需要考虑其心血管风险因素以及其替代镇痛药物及镇痛技术带来的风险。

对乙酰氨基酚

对乙酰氨基酚可能是最安全的非阿片类镇痛药，通过抑制前列腺素的合成，达到相对弱化的COX-2和COX-3抑制作用；也可通过5-羟色胺能系统发挥中枢作用。对乙酰氨基酚还具有外周抗炎作用。对乙酰氨基酚可通过多种途径给药：口服、经直肠给药和近期新兴的静脉注射。静脉给药的成本明显高于口服或直肠途径。心脏手术胸骨正中切开术后使用静脉注射对乙酰氨基酚可降低疼痛评分，且与阿片类药物的使用量无关。丙帕他莫是一种可通过血浆酯酶水解为对乙酰氨基酚的前体药物，可静脉注射，并被证明可以减少脊柱和心脏手术后吗啡的使用量。虽然早期有一项研究显示心脏术后吗啡使用量并未减少，其原因可能是由于方法使用不当。最近，一篇Cochrane综述发现，单剂量静脉注射扑热息痛或丙帕他莫提供4h有效镇痛的患者明显多于安慰剂。一项Meta分析发现，大型手术后，在吗啡PCA中加入对乙酰氨基酚可使吗啡使用量减少 20%，但并不能降低吗啡相关不良反应的发生率（图 59.4）。

最近，有研究比较了口服与静脉注射对乙酰氨基酚的临床效果：大关节手术后，与口服给药相比，术后前 4h 内首次静脉注射对乙酰氨基酚可以改善疼痛评分；在此后的所有时间段，口服或静脉给药在疼痛评分或阿片类药物使用方面没有明显差异；定期经直肠塞入对乙酰氨基酚可减轻同侧开胸术后肩部的疼痛程度，直肠给药时，考虑到其起效较慢，剂量应超过口服剂量的 50%。有证据表明，对乙酰氨基酚和 NSAIDs 的作用是可以叠加的。与 NSAIDs 和 COX-2 抑制药不同，临床剂量的对乙酰氨基酚几乎没有禁忌证或副作用。对于有肾衰竭风险的患者来说是安全的，对乙酰氨基酚通常在开胸术后使用。

NMDA 拮抗药

谷氨酸是一种通过 N- 甲基 -D- 天门冬氨酸（NMDA）受体起作用的兴奋性神经递质，它在疼痛发展中的作用使得自己成为管理急慢性术后疼痛的重要靶点。NMDA 谷氨酸受体的激活在很大程度上可以反映中枢致敏的过程，也就是所谓的“上风”，这与从急性疼痛到慢性疼痛的转变以及痛觉减退和痛觉过敏的状态有关。氯胺酮是一种具有镇痛特性的麻醉药，是 NMDA 受体的苯环丁位点的非竞争性拮抗药，具有一定的抗炎和抗高热痛的作用。近年来，使用小剂量氯胺酮作为术后镇痛的辅助药物逐渐受到学界关注。NMDA 受体拮抗药能增强阿片类药物诱导的镇痛效果，并能限制阿片类药物耐受性和阿片类药物诱导的肾功能减退作用。小剂量的氯胺酮在腹部手术后可减少阿片类药物的消耗，但胸部手术后的结果取决于一同使用的其他镇痛方式。一项 Meta 分析评估了 IV-PCA 吗啡辅以氯胺酮的效力，发现该方法安全、可改善疼痛评分、减少吗啡消耗，并可能改善患者呼吸功能；一项双盲研究表明术后早期的 FEV1 的确有所改善。在麻醉诱导时辅以单次静脉注射氯胺酮，可减少术后 48h 内阿片类药物需求量。在术前和术后 24h 内使用氯胺酮输注的情况下，术后即刻的疼痛得到改善，但其对开胸术后慢性疼痛的发生率并没有影响。静脉注射氯胺酮相关的幻觉发生率很低。一项普通手术人群氯胺酮 / 吗啡 IV-PCA 的研究报道，其幻觉发生率为 6.2%，其中一半患者需要减少剂量或停止治疗。在所有停止治疗的病例中，幻觉在 1~2h 内消失。

也有学者考虑使用静脉或硬膜外输注氯胺酮作为硬膜外镇痛的辅助手段。其中有一组研究发现在胸部硬膜外镇痛中加入低剂量静脉输注氯胺酮可改善开胸术后的早期镇痛，但在没有区别的其他组，这项发现没有被重复验证，该结果不能令人信服的是镇痛质量的改善不能证实是胸部硬膜外镇痛的镇痛效果还是输注氯胺酮所产生的额外影响。静脉注射和硬膜外给药对术后疼痛的管理均有效，但两种途径的疗效没有显著差异。文章中，部分患者术后使用氯胺酮是有效的，尤其对于没有进行胸部硬膜外镇痛或长期服用大剂量阿片类药物的患者。氯胺酮低剂量使用一般都能被患者耐受，但其仍然存在一定的副作用包括分泌物增加和呼吸困难。在作者所在的机构，氯胺酮通过输液或口服进行给药，而通过其他的常规手段进行镇痛则具有一定难度（表 59.4）。

加巴喷丁类药物

加巴喷丁，即 1-（氨基甲基）环己烷乙酸是一种抗惊厥药物，可有效治疗神经性疼痛和疱疹后神经痛。加巴喷丁可通过多种机制发挥作用。其最可能的止痛作用机制是通过与电压依赖性钙通道的 $\alpha_2\delta$ 亚单位结合。加巴喷丁的吸收与其剂量有关。有证据表明，加巴喷丁可降低各类手术患者术后早

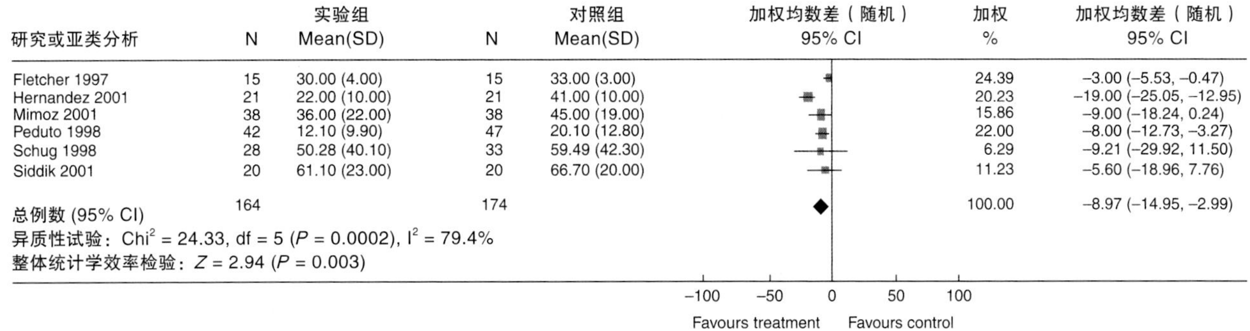

图 59.4 对乙酰氨基酚对大型手术后 24h 内吗啡使用量的影响

表 59.4 成人镇痛方法

技术	剂量	评价
椎旁镇痛		
低剂量方法		
诱导剂量	0.3ml/kg 0.25% 左旋丁哌卡因	较高剂量可改善镇痛效果及肺功能
维持剂量	0.1ml/(kg·h) 0.25% 左旋丁哌卡因	
高剂量方法		
诱导剂量	20ml 0.5% 左旋丁哌卡因	
维持剂量	0.1ml/(kg·h) 0.5% 左旋丁哌卡因	
鞘内注射阿片类药物	吗啡 200 μg+ 舒芬太尼 20 μg 或吗啡 500 μg+ 舒芬太尼 50 μg	
胸部硬膜外镇痛		
左旋丁哌卡因	0.1%	滴定法确认效应剂量
或		
罗哌卡因	0.15%	将老年人的比例降低 40%
联用		
芬太尼	4~5 μg/ml 或	
舒芬太尼	1 μg/ml 或	
氢吗啡	10~25 μg/ml	
单次快速静脉注射	7ml	
持续输注	7ml/h	
肋间神经阻滞		
注射部位：T_3~T_7	0.25% 左旋丁哌卡因与肾上腺素 1∶200 000，每个部位 3~5ml	使用重复剂量或连续输注。与局部麻醉药物的快速吸收有关
氯胺酮		
用于静脉补充硬膜外镇痛药物	0.05mg/(kg·h)	
无硬膜外镇痛		
单次快速静脉注射	0.25~0.5mg/kg（笔者单位使用剂量）	
持续输注口服	1~6 μg/(kg·min) 持续数日（笔者单位使用剂量） 10mg 每日 3 次，根据滴定效应可改为 25mg 每日 3 次	
加巴喷丁	术前 1~2h 口服 300~1200mg，然后根据效果滴定为 100~300mg 每日 1 次至每日 3 次（笔者单位使用剂量）	在使用加巴喷丁的情况下，建议将其作为围术期多模式镇痛方案的一部分，而非仅在术前使用

期疼痛评分，减少前 24h 内阿片类药物的消耗。加巴喷丁可通过术前单次口服剂量 300~1200mg 和术前多次给药实现其镇痛作用。单次术前给予加巴喷丁 600mg 与硬膜外镇痛相结合的镇痛方式对术后急性疼痛或 3 个月后慢性疼痛的发生率没有影响。加巴喷丁术前 1200mg 单次快速静脉注射，术后每 12 小时 600mg 与 IV-PCA 联用，可加强镇痛效果、降低吗啡消耗、改善术后肺功能。在一项安慰剂对照研究中，加巴喷丁并不能减少胸部硬膜外镇痛患者的同侧肩痛。目前总的证据表明，如果使用加巴喷丁，不应仅在术前单一剂量给药，而应在围术期以多剂量方案给药，但其最有效的剂量和治疗时间还

需更多研究证明。加巴喷丁具有镇静和抗焦虑作用，因此其他术前用药的剂量也应作相应调整，术后镇静的风险也不容忽视。

普加巴林是 γ- 氨基丁酸的结构类似物，可通过与加巴喷丁相同的机制发挥作用，其抗惊厥、抗过敏和抗焦虑作用可比加巴喷丁更强。一些 Meta 分析和综述揭示了试验中研究的患者人群、给药方式和给药时间具有相当大的异质性，可能是由于疼痛强度并没有得到一致性的改变。许多研究涉及手术过程，这些手术的预期疼痛严重程度较低，因此，普加巴林是否会显著降低胸腔手术相关的疼痛尚未得到证实。相关学者分别通过使用单一的术前剂量的普加巴林，然后在术后 2d 内每天给药两次，这两项研究发现术后疼痛评分有所降低。有研究表示，使用普加巴林的患者，其恶心呕吐的发生率较低，但视觉障碍、头晕、头痛和镇静的发生率较高。需要更多关于胸科术后使用普加巴林的研究加以验证。

α_2 肾上腺素能受体激动药

可乐定和右美托咪定是 α_2 肾上腺素能受体激动药，具有镇痛作用却不产生呼吸抑制，虽然会引起中枢镇静，但在重症监护室中它们更常被用于镇痛。它们能减轻交感神经介导的疼痛，但也可导致低血压和心动过缓，且可乐定比右美托咪定的作用更强烈。在舒芬太尼 IV-PCA 中加入静脉滴注右美托咪定 4μg/kg，可使术后前 48 h 内静息和咳嗽时的疼痛评分得到明显改善，接受右美托咪定组的患者其舒芬太尼需求量更低、满意度更高。将麻醉诱导前单次静脉快速注射剂量 3μg/kg 的可乐定与安慰剂进行比较，结果显示可乐定组在术后即刻的疼痛评分降低，前 24h 内芬太尼需求量减少，24h 之后的情况该试验未进行说明。关于 α_2 肾上腺素能受体激动药在胸科手术中使用的数据有限，但就目前进行的研究而言，其作用是积极的，尤其是对于不能进行局部镇痛技术或已经服用大剂量阿片类药物的患者。虽然前述研究没有记录到造成严重不良影响的情况，但我们不能忽视其额外的镇静作用及导致低血压和心动过缓的发生风险。

糖皮质激素

开胸术可诱发明显的促炎反应，IL-6 和 IL-8 等促炎介质明显增加，与患者的动态疼痛程度呈正相关。糖皮质激素具有镇痛、止吐、解热、抗炎等多种作用。通过抑制磷脂酶和 COX-2 同工酶减少前列腺素的产生是其完成镇痛作用的主要途径。也有证据表明，糖皮质激素可减少突触前神经递质的释放，并促进 NMDA 拮抗药犬尿酸的产生。地塞米松是一种可溶性的糖皮质激素，在一般手术中能够剂量依赖性地降低阿片类药物的消耗，并可有效降低动态疼痛评分。与传统镇痛药相比，其镇痛作用起效较慢，持续时间长，据报道称其镇痛作用可持续长达 7d。单剂量地塞米松在 10~40mg 范围内即可产生镇痛效果，且很少发生严重副作用，最近的一项研究表明，小剂量地塞米松也可产生类似的效果。地塞米松是延长骨科手术外周神经阻滞和肾切除术椎旁阻滞时间的有效辅助手段。同时使用 8mg 静脉注射和 4mg 周围神经浸润的地塞米松可显著延长 VATS 手术肋间神经阻滞的时间，并使 24h 的疼痛评分有所改善。相关数据还表明，在使用一种以上给药途径的情况下，可使疼痛评分降低，阿片类药物消耗减少，PFTs 更尽人意。尽管在动物模型中，高剂量地塞米松可导致神经细胞死亡，但没有相关研究报道地塞米松周围神经给药有关的任何不良后果。糖皮质激素的使用风险包括胃刺激、伤口愈合受损、葡萄糖平衡受损和钠潴留。能够平衡以上优点及其他风险因素的最佳剂量尚未明确，需要进一步研究证实，该结果将尤其适用于胸科手术。如果没有糖皮质激素使用禁忌证，特定的患者通过单次 8~16mg 剂量的地塞米松作为多模式镇痛方案的一部分，其疼痛感受将会得到明显改善。

非药物技术

经皮神经电刺激疗法

经皮神经电刺激疗法（TENS）是利用闸门控制学说开发出来的，通过调节来自脊髓的痛觉信号和内源性阿片类药物的释放来减轻疼痛。研究发现接受 TENS 治疗的患者，其循环炎症细胞因子 IL-6、IL-8 和 TNFα 的水平显著降低。1996 年发表的一项关于 TENS 对急性术后疼痛有效性的初步 Meta 分析发现，在充分随机的研究中，几乎没有证据表明其有效性。相反，原作者认为 TENS 在大多数非随机研究中是有效的。最近一项针对 11 项随机对照试验的 Meta 分析评估了在开胸术患者中使用 TENS 的情况，得出结论：与安慰剂相比，TENS 与其他药理方法联合使用时，能有效地调节疼痛并改善 FVC。因此，TENS 在给予镇痛药物的前提下，可能是一种安全有效的辅助性镇痛技术。

冷冻镇痛

当胸腔打开时，通过应用冷冻探头，可以暂时阻断肋间神经 1~4d，在某些情况下阻断时间可长达 6 个月。其镇痛效果不如胸部硬膜外输注芬太尼，该技术与开胸术后慢性疼痛发生率增加有关。冷冻镇痛目前很少用于开胸术后的镇痛，且不推荐使用。

局部镇痛技术

近年来，大量的局部镇痛技术和药物已经被开发使用于控制开胸术后的疼痛。但目前仍没有出现一种安全、有效、适用于所有患者的技术。到 20 世纪 80 年代初，全身性阿片类药物在西方成为了开胸术后镇痛的主流药物。20 世纪 70 年代中期，胸部硬膜外镇痛被引入到开胸术后镇痛的临床实践中，直到 90 年代中期成为开胸术后镇痛的金标准。如今，躯体椎旁阻滞作为一种开胸术后镇痛的替代方法，正逐渐成为开胸术后镇痛的选择之一。导致躯体椎旁阻滞使用增加的因素有很多。目前，围术期应用硬膜外镇痛的风险越来越清晰，可能比以前想象的更大。越来越多的患者在胸科手术中使用多种抗血小板药物，有时还涉及冠状动脉内支架的使用。双重抗血小板治疗是胸部硬膜外镇痛的禁忌证，但如今围术期停用抗血小板药物的风险是可以量化的。

有越来越多的研究比较了胸部硬膜外镇痛与椎旁阻滞后的镇痛效果与不良反应。2016 年发表的 Cochrane 综述通过比较发现在静息或咳嗽时或理疗后前 48h 内，椎旁阻滞在控制急性疼痛方面与胸部硬膜外镇痛效果类似。椎旁阻滞的并发症发生率小于胸部硬膜外镇痛，低血压、恶心、呕吐、瘙痒、尿潴留的发生率显著降低。两组之间主要并发症的发生率、住院时间或 30d 死亡率没有差异，该结论需要更完善的随机对照研究验证。目前无法阐明两种技术对术后慢性疼痛的发生率的影响是否存在差异。许多其他研究也证明了连续椎旁输液在开胸术后达到了有效的镇痛作用，可与硬膜外镇痛相媲美，并优于伤口浸润、肋间阻滞和静脉阿片类药物使用等方法。也可以通过多模式镇痛方法进一步改善患者的疼痛感受。El-Sayed 等在对一大型病例系列的回顾性分析中表示，二者术后呼吸道并发症、非计划性再入重症监护室或院内死亡率的发生率没有差异。考虑到以上结论以及胸部硬膜外镇痛可能导致疼痛灾难化的情况，椎旁阻滞在胸科麻醉中的应用前景越来越明朗。

局部镇痛知情同意

大不列颠及爱尔兰麻醉医师协会（AAGBI）最近发布的指南明确指出，临床医生有专业义务确保患者充分了解将发生在他们身上的事情，以及他们在治疗过程中应该心怀期待。为了维护患者的自主权，并在手术（包括区域性镇痛技术）前获得知情同意，必须向患者全面解释手术的内容、优点、局限性、潜在的副作用和风险，同时讨论替代策略的相对优点。临床医生有责任确保这些信息被患者充分理解，并给予患者提问的机会。2015 年英国一项具有里程碑意义的规定（Montgomery v Lanarkshire Health Board）指出，医生应当向患者说明所有“重大风险”的可能性，其中重大的定义为“任何一位患者是否重视该风险，或者医生应当合理地意识到特定的患者可能重视该风险”。这遵循了多年来不断发展的开放趋势，并指导实践发生明显变化。例如，现在大多数麻醉医师在进行胸部硬膜外镇痛时都会征得患者的知情同意。

局部麻醉贴片

5% 利多卡因贴片以水为基底，含有 700mg 利多卡因，固定在 10cm × 14cm 的软胶贴片上。它们被定位并放置在距离切口 5~7cm 的完整皮肤上。利多卡因的吸收量与其黏贴时间和覆盖的皮肤总面积有关。其用途已被美国食品药物监督管理局（food and drug administration, FDA）批准用于治疗神经病理性疼痛综合征和疱疹后神经痛。目前还没有有效的证据表明它们在胸科手术中是否起效，但最近的一项 Meta 分析在评估机器人心脏瓣膜术后使用该贴片的研究发现，使用局麻贴片并没有改善疼痛评分、吗啡消耗量或住院时间。因此，目前尚不推荐常规使用。

持续伤口渗透导管

随机研究表明，在关胸前通过导管将局部麻醉药送入伤口，可以改善静息和动态疼痛评分，减少术后阿片类药物的使用，减轻伤口水肿，并改善 FEV1 和 FVC 的恢复。在吗啡 IV-PCA 基础上利用持续伤口输注局麻药，可降低全身炎症标志物的水平。导管在手术结束时定位于肋骨周围缝合线之间，接近肋间神经和前锯肌的深层表面，有学者推测这一留置部位比其他更深的导管位置效用更好。尽管在整个研究的 48h 内患者血清局麻药浓度持续缓慢上升，但其水平仍在安全范围内，且并没有出现与该技术相关的并发症；但对于接受连续椎旁输注的患者来说，局麻药潜在的毒性可能影响其使用。对于接受硬膜外镇痛的患者，这种技术通常是不必要的。对于未接受局麻药浸润的患者，可考虑通过其他途径进行术后疼痛的控制。这一技术的优势在于能够替代不能放置椎旁导管的手术的镇痛，如胸膜切除术或胸壁切除术。

肋间神经阻滞

脊神经分为背侧支和腹侧支。上 11 条胸腹侧支形成肋间神经，在肋间隙沿肋骨向前延伸。每条肋间神经发出一条外侧皮支，穿透近腋后线的肋间肌，支配胸壁外侧。因此需在腋后线后侧阻断肋间神经，以保证外侧皮支及胸壁外侧的阻滞效率。胸背侧支向后通过靠近椎体的位置，支配背部的皮肤及神经。肋间神经阻滞不能有效阻断背侧支神经，限制了肋间神经阻滞在后外侧开胸术中的有效性（图 59.5）。

当胸廓打开时，直视下可轻易阻断肋间神经，但由于大多数局麻药物的半衰期相对较短，通常需要反复进行经皮阻断。虽然肋间神经在肋间隙内的位置可发生相当大的变化，但肋间神经始终位于肋间内肌深处的平面。小剂量（5ml）的局麻药栓沉积在正确的平面上，可以阻断相应的肋间神经。较大剂量的局麻药也可能通过向椎旁空间内侧扩散或直接向邻近空间扩散而阻断邻近的肋间神经（图 59.6）。

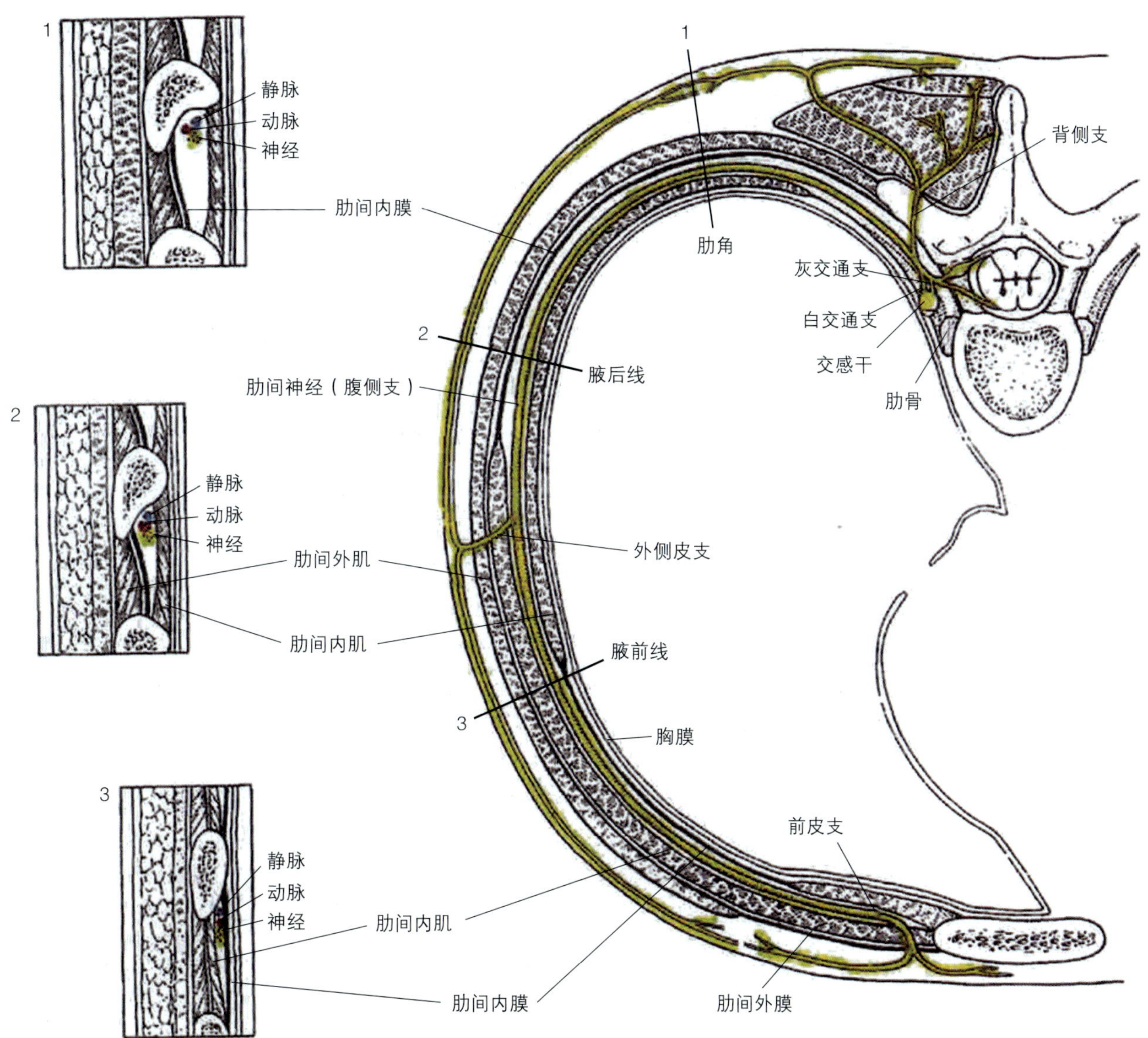

图 59.5　肋间解剖结构（经许可重绘自 Dravid 和 Paul）

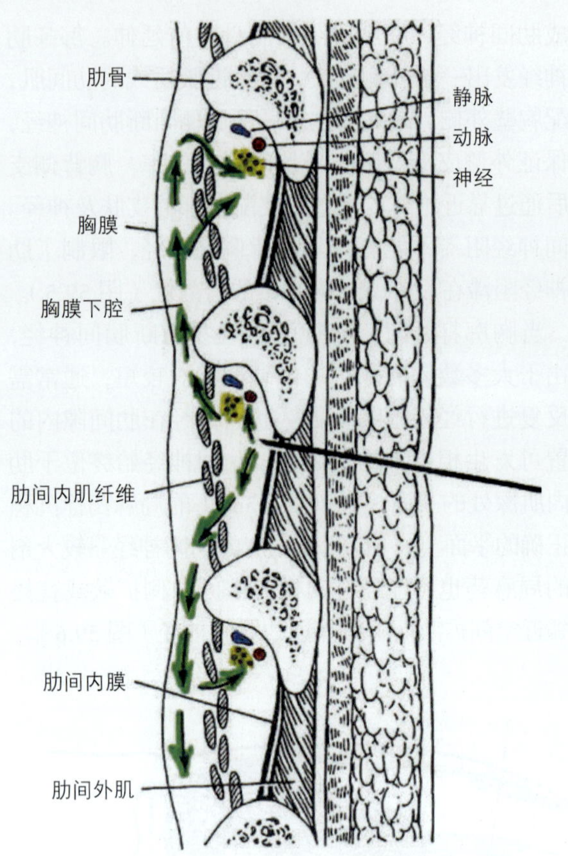

图 59.6 肋间神经阻滞。显示局麻药扩散到相邻空间（箭）（经许可重绘自 Dravid 和 Paul）

局麻药在血管丰富的肋间隙的摄取很快，因此通过此途径给予的局麻药剂量需要适当限制。肋间神经阻滞可显著降低开胸术后的疼痛和镇痛需求。

胸膜间隙阻滞

在健康的成年人中，两层胸膜的表面积约为 $0.2m^2$，相隔距离为 10~20 μm，约含 10ml 胸膜液。在壁层和脏层胸膜之间注入局麻药，产生同侧胸膜多处躯体阻滞，即胸膜间隙阻滞，该技术最初由 Kvalheim 和 Reiestad 开发。但文献中用于描述该阻滞方法的术语十分混乱，有些采用胸膜内阻滞，有些采用胸膜阻滞。当用胸膜间隙阻滞这个术语来描述椎旁阻滞时，这个问题就更加混乱了。虽然有研究显示胸膜间隙阻滞对胆囊切除术后的疼痛缓解有效，但对大多数开胸术患者的研究显示胸膜间隙阻滞是无效的。局麻药在较小（10ml）的胸膜间隙内的分布由其表面张力实现，这可能是胆囊切除术后胸膜间隙阻滞有效的原因。开胸术后，胸膜间隙容量增大，并含有血液和空气，表面张力的影响减少，使得局麻药的扩散受到限制，此时其扩散主要通过重力实现。胸膜间血液稀释注入的局麻药，以及局麻药流失到胸腔引流管中，会进一步降低该技术的疗效。在一项双盲研究中，学者探讨了胸膜间注入丁哌卡因在开胸术后经基底胸腔引流管给药以减少基底胸腔引流管对局部膈肌刺激的可能作用，通过此途径给予胸膜间局麻药被发现是无效的。为了使该阻滞方法有效，常需要用到大剂量的局麻药，因此，考虑到胸膜间隙的血管性质，其全身吸收的可能性相当大，有报道证明该方法的血浆局麻药水平较高。该阻滞方法的持续时间也是有限的，还可能影响同侧膈肌的功能。因此不建议将胸膜间隙阻滞用于成人开胸术后的镇痛。

前锯肌平面阻滞

简介

在过去的几年中，又新兴了几种涉及胸壁手术的新型局部镇痛策略。这些胸壁阻滞都是在超声引导下将局麻药注入胸肌间的平面。与腹部的腹横肌平面（transversus abdominis plane, TAP）阻滞相同，该类方法都是基于局麻药在肌肉间平面内扩散，阻滞相应的多条神经。目前，这些胸壁阻滞中与胸科关系最密切的一种即前锯肌平面阻滞（serratus anterior plane block, SAPB）。

SAPB 于 2013 年由 Blanco 及其同事首次提及，他们还提到了胸大肌Ⅰ型和Ⅱ型阻滞，这些阻滞方法已在包括乳腺手术在内的前胸壁手术中得到应用。Blanco 基于胸廓解剖学，发现了两个潜在的间隙，一个是前锯肌的浅层间隙，一个是其深层间隙。将局麻药注射到这两个间隙中的任何一个可通过阻断肋间神经以及胸背神经和胸长神经来达到半侧胸的镇痛效果。Blanco 及其同事在 2013 年的论文中指出，SAPB 在 4 名健康志愿者中可完成 T_2~T_9 节段的半侧胸的镇痛。皮区分布虽然一致，但前锯肌上方阻滞的持续时间往往是前锯肌下方注射局麻药的 2 倍。在一项注射局麻药的同时注射钆的磁共振成像研究表明，注射到前锯肌浅层的局麻药往往能向更后方扩散，而注射到前锯肌深层的局麻药则可在仰卧位下扩散至胸壁前后方。

临床实践中的 SAPB

继 Blanco 在 2013 年对 SAPB 进行首次描述之后，已有多篇相关文献对其临床应用进行探究。其中大部分都集中在乳腺手术上，但与胸科相关的应用也在不断增加。Kunhabdulla 与其同事描述了一个病例，在该病例中，带导管的 SAPB 为一名机动车事故后胸肋骨 4~7 段骨折的患者成功起到镇痛作用。不久后，Madabushi 及其同事报道了一位患者在开胸食管切除术后，由于早期败血症引起的低血压而无法使用术前放置的胸部硬膜外镇痛设备，成功使用带导管的 SAPB 进行镇痛。在这个病例中，SAPB 导管提供了长达 6d 的充分镇痛，且并未出现相关并发症。Okmen 及其同事发表了一份关于在肺部恶性肿瘤开胸进行楔切术后使用 SABP 与术前放置的导管提供镇痛的病例报告。随后，该组发表了一项回顾性研究，比较了静脉注射患者控制镇痛（PCA）与使用PCA吗啡加SAPB治疗开胸术后疼痛的情况。在这项对 40 例患者的研究中，作者发现，与只接受 PCA 吗啡组相比，接受 SAPB 的患者在术后 6、12、24h 的疼痛评分显著降低，且虽然组间吗啡消耗量的实际差异相对较小，但同时接受 SAPB 组的吗啡消耗量呈显著降低趋势。

关于 SAPB 在胸科手术中使用的研究仍在进行，目前仍不清楚仅用该阻滞方法是否足以提供胸科术后的镇痛。最成功的做法是在阻滞时放置导管，提供持续的局麻药输注。现有证据表明，SAPB 作为胸科手术后疼痛管理多模式镇痛方法的一部分，是一种有效的辅助镇痛手段，可以减少整体阿片类药物的使用。它可能更适合前胸切口，并可为胸骨切开术后疼痛提供双侧阻滞。

方法

SAPB 操作技巧由 Blanco 及其同事首次描述。这种阻滞方法在超声引导下使用线性探头进行。病人的体位十分灵活，取决于术者的偏好。SAPB 最初是在受试者仰卧位下进行，后也有报道在坐姿下进行。在胸科手术，我们倾向于在麻醉诱导后患者处于侧卧位时执行该操作，因为这种体位能够更好地暴露胸外侧。该阻滞应该在腋中线第 5 肋骨水平进行。在这一水平，应准确定位覆盖在肋骨上的前锯肌，背阔肌位于前锯肌的上方。肋间肌位于肋骨之间，其下方为胸膜。图 59.7a 展示了相关的超声解剖。根据术者的偏好，针头插入可以在平面内或平面外进行。如上文所述，SAPB 可以通过在前锯肌上方或下方注射局麻药来实现，两种技术的镇痛扩散效果相当。我们更倾向于在前锯肌下方进行阻滞，因为在某些患者中，背阔肌和前锯肌之间的间隙可能较难探查。此外，前锯肌下方阻滞可通过针头触及肋骨表面这一明确目标保证局麻药蔓延到前锯肌下。Blanco 最初使用了 0.4ml/kg，0.125% 的左旋丁哌卡因。我们通常用 20ml 0.25% 丁哌卡因或 0.2% 罗哌卡因与 1：400 000 的肾上腺素进行该阻滞。图 59.7b 展示了局麻药在前锯肌下方的浸润，无论从头部还是尾部注射，其部位均在第 5 肋骨上。初次注射后可在该平面内留置导管，以提供持续的局麻药输注。值得注意的是，由于阻滞部位靠近胸膜和肋间神经血管束，因此必须避免将针头插入肋骨表面以下，否则可能导致气胸和胸腔内出血等并发症。图 59.8 为 SAPB 的进针角度。

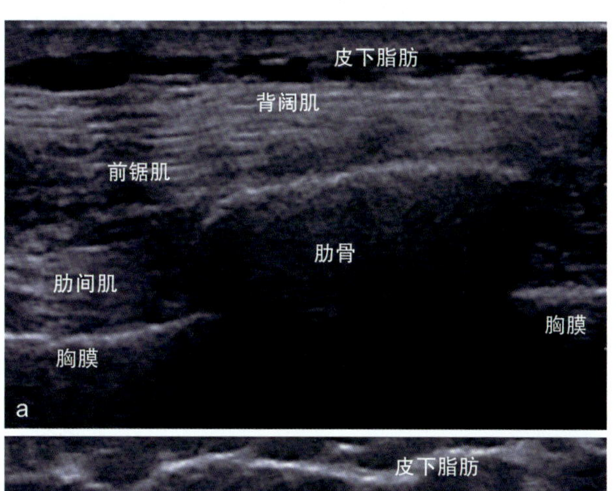

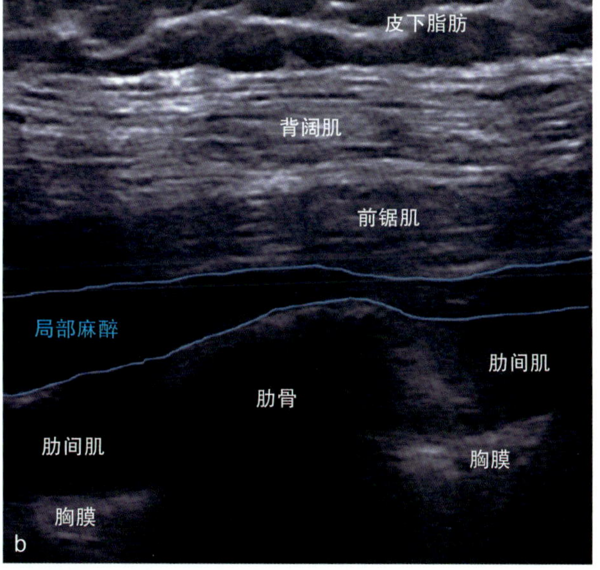

图 59.7 a. 用线性探头在腋中线第 5 肋骨平面上观察到的解剖结构。肋骨被确定为矩形结构，具有弯曲的超声边缘和后方声影。约 0.5cm 深的肋骨边缘位于低回声胸膜，可看到其随着呼吸“滑动”。前锯肌可以被识别为覆盖在肋骨上的一条薄薄的肌肉带。前锯肌上方为背阔肌，背阔肌上方为皮下脂肪和组织。b. 在向前锯肌深部注射局麻药后，可以看到局麻药在肋骨 / 肋间肌和前锯肌之间的平面内向肋骨的头部和尾部扩散（蓝色区域内）。此时的成像位于平面外，因此不能明显显示针头位置

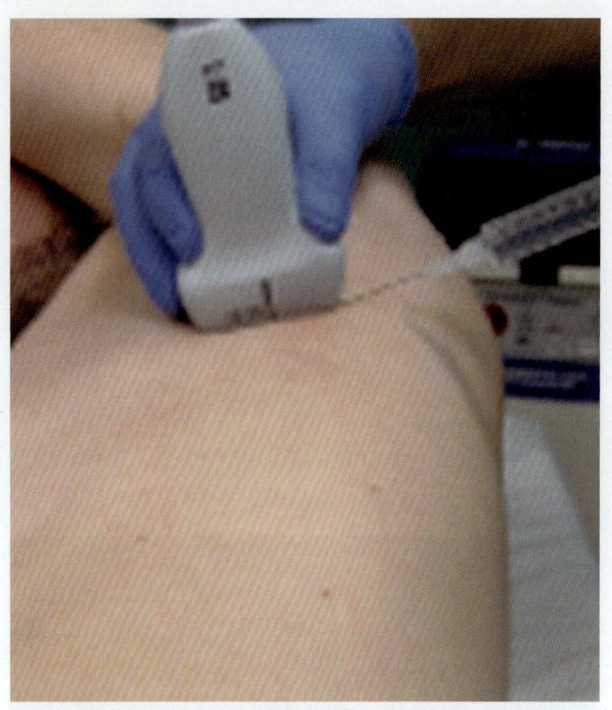

图 59.8 前锯肌平面阻滞的进针方法。患者取侧卧位，同侧手臂前伸，将超声探头置于腋中线第 5 肋骨上方。将针头引导到肋骨深部至前锯肌

椎旁阻滞

椎旁阻滞在 1906 年被引入临床实践，后基本处于废弃状态，然后在 1979 年重新引入。目前，胸椎旁阻滞在胸科手术中已得到充分应用，其安全性也得到了肯定。椎旁阻滞可以采用所谓的“单发”阻滞，引入单剂量的长效局麻药，也可以采用连续阻滞的形式，通过放置导管进行局麻药输注。连续胸椎旁阻滞可以提供很好的开胸术后的镇痛效果，一些研究表明，其镇痛效果与胸部硬膜外镇痛相当，且诸如尿潴留、低血压、恶心、呕吐、瘙痒等并发症较少，围术期血流动力学不稳定的情况发生也相对较少。

解剖结构

椎旁间隙是一个潜在的间隙。在胸腔水平，椎旁间隙是一个楔形的区域，后方由肋骨的肋横突韧带、横突和肋骨颈部构成（图 59.9），内侧由椎体、椎间盘和椎间孔组成，通过上述结构与硬膜外

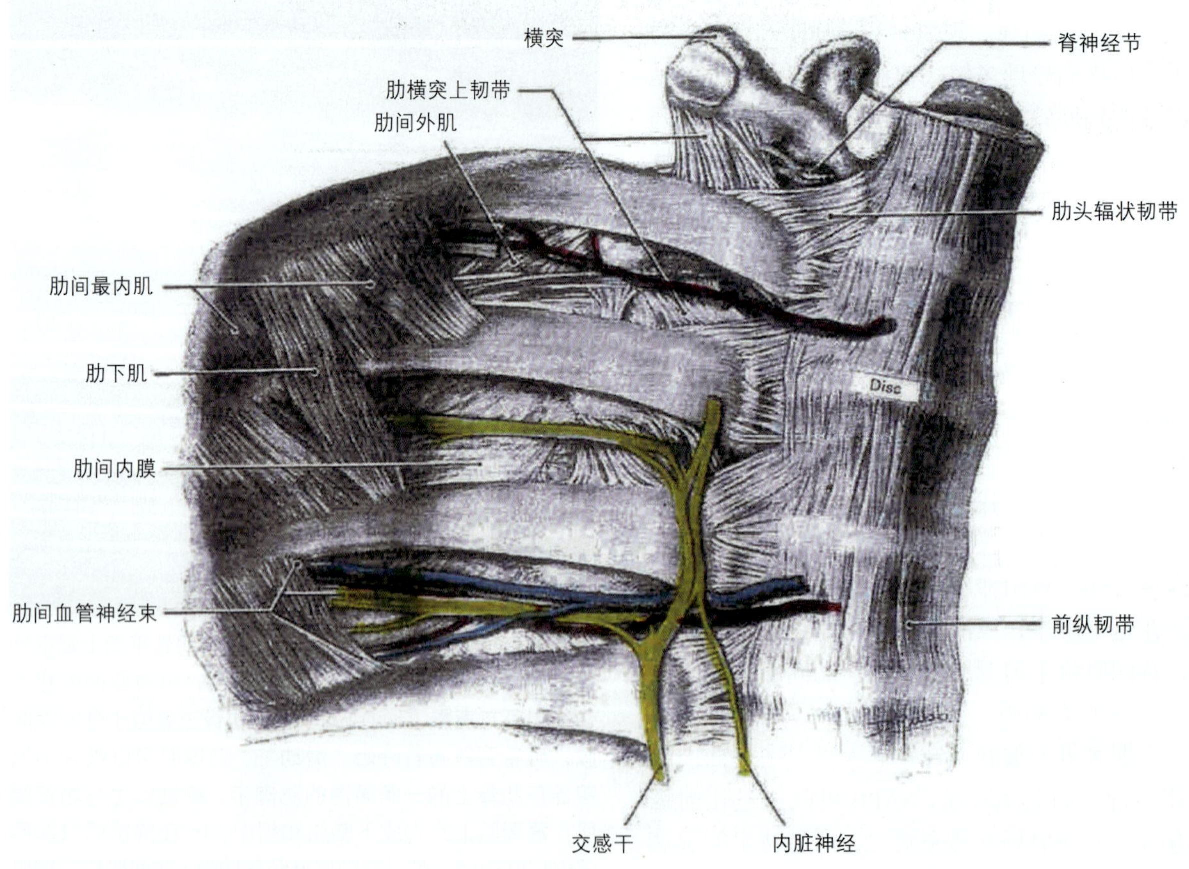

图 59.9 胸椎旁间隙的后方解剖（经许可重绘自 Murphy）

间隙相通。椎旁间隙的前缘由壁层胸膜组成。在横突的外侧，椎旁间隙与肋间神经血管间隙相连（图 59.10）。

椎旁间隙与上下的椎旁间隙相接。尾部边界由腰大肌围成；头部边界尚未明确。胸椎旁间隙被胸内筋膜，即胸廓的深筋膜分为前胸膜下椎旁间隙和后胸膜下椎旁间隙（图 59.10 和图 59.11）。椎旁间隙内包括了脊神经的背侧支和腹侧支、灰白支和交感神经。肋间神经（腹侧支）在椎旁间隙内没有筋膜鞘，极易受到局麻药的阻滞，因此在该水平进行镇痛阻滞时，会导致同侧交感神经和胸廓皮瓣的阻滞。

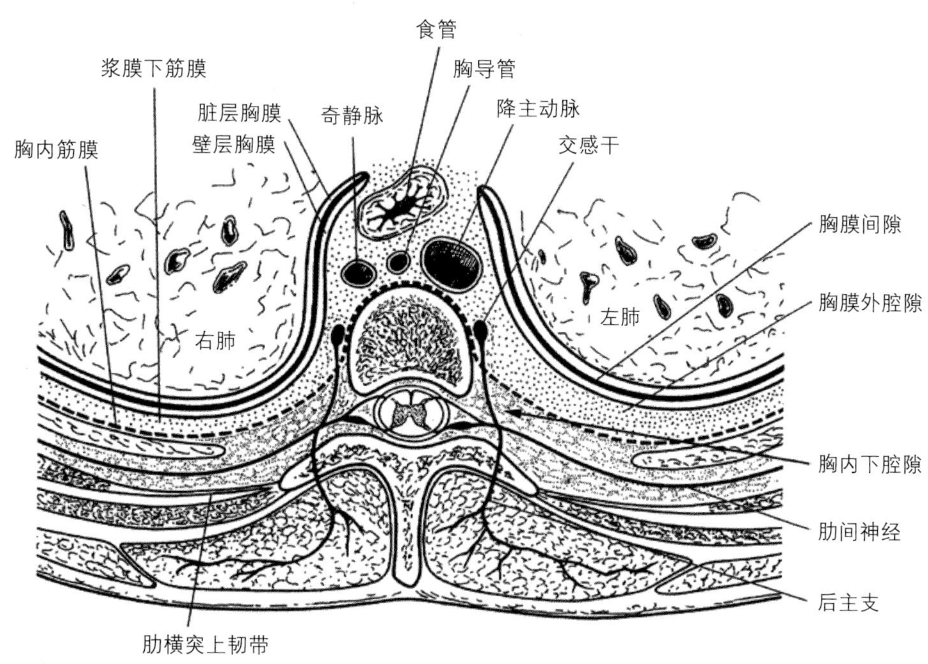

图 59.10 胸椎旁间隙的解剖结构（经许可重绘自 Karmarkar 等）

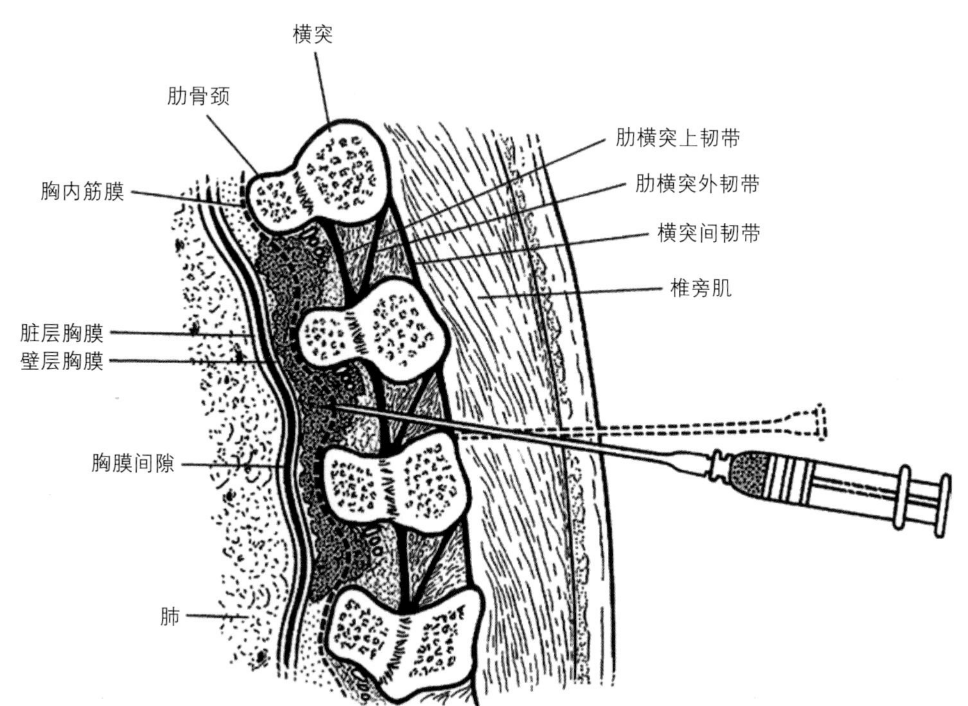

图 59.11 通过椎旁间隙的矢状切面显示进针过横突的过程（经许可重绘自 Karmakar 等）

椎旁阻滞的实施方法

进入椎旁间隙的方法大致可分为术前使用体表标志或超声引导技术进行和术中直视下进行。当给清醒患者进行阻滞时，患者采取坐位或侧卧位。当在麻醉诱导后进行时，麻醉后的患者一般取侧卧位，被阻断的一侧在上方。一般来说，阻滞应该在手术切口水平上进行。Hutchins 等表示对于胸腔镜手术，由于端口的位置比较靠后，上 / 中叶手术在 $T_{5/6}$ 处进行阻滞和插入导管，下叶手术在 $T_{6/7}$ 处进行。

体表标志法

最广泛使用的体表标志法是 Eason 和 Wyatt 发明的，即“经过”横突时的阻力消失点（图 59.7）。Tuohy 针在适当的水平插入棘突头部外侧 3cm，然后将针垂直推进皮肤，直到与皮下的横突接触。如果与骨的接触没有达到预期的深度，则将针撤回，然后慢慢地重新推进，同时在矢状面游走，直到与骨接触。然后，针头从横突的头部穿过，并缓慢推进，直到阻力消失，相对于硬膜外阻滞阻力消失程度较小，通常阻力小时后再走针 1cm，常会感到穿透肋横突韧带时发出的细微咔嚓声。在成人中，抽吸针头确认未扎到血管后，注射约 20ml 的局麻药(例如，0.25% 左旋丁哌卡因)。若需放置导管进行持续输注，初始注射的局麻药栓剂的作用是为导管的放置创造空间。可以在注射的局麻药中加入少量染料，以便在随后的胸腔镜检查或开胸术中能直观地确认阻滞的位置是否正确。

另一种方法是从肋间隙接近椎旁间隙。将 Tuohy 针置于肋骨后方，在肋骨头部外侧约 8cm 处的适当水平向前推进，直到与肋骨接触。然后针的方向变为斜面指向内侧，以及尖端位于头侧 45° 和矢状面内侧 60° 。然后针尖走向肋骨下缘，同时保持这个方向，并推进几毫米，直到失去阻力，确认已进入肋间神经血管间隙。在抽吸针头确认未扎入血管后，注射约 5ml 0.25% 左旋丁哌卡因，打开肋间神经血管间隙。然后将硬膜外导管插入 Tuohy 针并推进到肋间神经血管间隙。针的方向引导导管沿肋间神经血管间隙向椎旁间隙移动。导管插入肋间隙约 8cm，使针尖位于椎旁间隙。

超声引导法

经皮胸椎旁阻滞术操作简单，但失败率可高达 10%。采用超声引导可降低操作失败率。超声引导下的胸椎旁阻滞术可分为平面内技术和平面外技术，平面内技术是指针头在穿越超声平面向目标方向移动时，其长轴被完整地可视化，而平面外技术是指针头进入皮肤时远离探头，穿越扫描平面，使其仅在其短轴上被可视化。该方法可在横切面或矢状面进行。该阻滞方法最常使用线性超声换能器进行，所附图像反映了这一点。一些机构主张使用微凸阵探头，以便更好地对深部结构进行成像。解剖标志的外观会因换能器方向的改变而变化，正确识别解剖标志是该技术的关键。Krediet 等对椎旁间隙及其邻近组织的超声解剖学进行了详细的描述。后述方法均采用前者的描述进行，但该阻滞操作的方法并非只有这一种，其他经验丰富的机构也有新颖的方法可借鉴。

棘突和横突识别起来非常容易，呈圆形、低回声结构，其声影区域向前方延伸，通常是所有超声引导方法的起点。平面内胸椎旁阻滞以识别中线内的棘突为起点（图 59.12），探头朝向横突方向，然后慢慢向侧方移动探头，直到可以识别出横突，可见壁层胸膜随呼吸移动的低回声线（图 59.13）。为了获得相邻肋骨之间的连续视野，可以通过将探头在头侧或尾侧方向逐渐倾斜来完善图像。在此位置上，通常肋间间隙清晰可见，但椎旁间隙可能被横突的阴影所遮挡。逐渐将探头向尾部移动，可以更清楚地看到椎旁间隙（图 59.13）。壁层胸膜位于屏幕较外侧且与超声束平行，在 T_2~T_{10} 水平可见明亮的低回声结构。当其边界向内侧移动至与超声束更加垂直时，该结构逐渐消失。椎旁间隙可通过其与横突和肺胸膜的接近程度识别。一旦确定椎旁间隙位置后，在超声引导下，以类似图 59.11 所示的

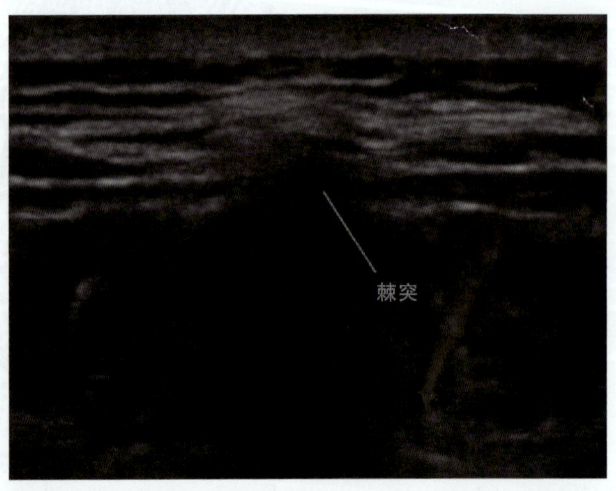

图 59.12 超声图像显示棘突位于中央，是许多超声引导下椎旁阻滞的起点

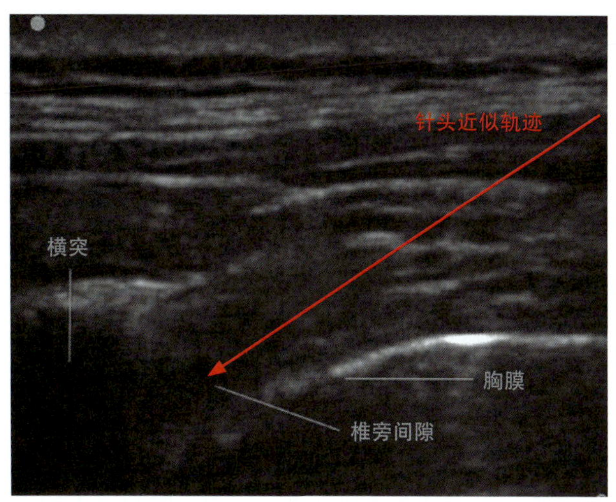

图 59.13 超声图像显示椎旁间隙的视角，针的近似轨迹水平探头的方向，以便在该水平上进行椎旁阻滞

轨迹从外侧向内侧插入针头，直至针尖位于椎旁间隙内。

另一种方法是通过针头在平面外进行阻滞，首先用超声识别椎旁间隙，如上所述。然后针头从超声换能器尾部 1cm 处插入，并以轻微的头尾角度推进，以便针尖可以可视化地达到所需位点，局麻药可以在直视下注入，并伴有胸膜特征性的运动。

椎旁阻滞的另一种方法是将超声探头定位在矢状面，此时的超声解剖学将有明显的不同。椎旁空间可以在此角度被识别，并且随着探头的移动，可在多个位点进行阻滞。超声探头应从矢状面距中线约 5cm 的位置开始，然后慢慢向内侧移动，以便识别解剖标志。肋骨最初将被可视化为声影区域，随着呼吸移动的胸膜下线可轻易辨认出椎旁间隙（图 59.14）。在两肋间，可以看到椎旁间隙，其周围前为肋间最内肌和胸膜；后为肋间外肌和肋间膜；内侧为肋间最内肌膜；外侧为肋横突关节。在这一视角上，可以将针插入平面上探头的下侧与尖端定位于头部方向，以达到肋间最内肌膜和胸膜之间的空隙，从而完成阻滞。该方法与本节中所述的第一个方法针尖位置相似，但这种方法需要进行大量尝试才能获得成功的结果。

随着超声探头缓慢地向内侧移动，横突逐渐出现，并在从中线 3~4cm 的位置可观察到肋横突关节。在两个关节之间，可以看到多裂肌和回旋肌，肋横突上韧带在其后方，椎旁间隙位于其后，胸膜位于最前方（图 59.15）。通过稍微旋转探头至头面 / 尾侧方向，横突和肋骨之间的间隙暴露。阻滞针从换能器的尾部平面插入至肋骨和横突之间的空隙，通过肋横突上韧带进入椎旁间隙。与其他方法，前侧胸膜的运动是确认进针位置是否正确的标志。

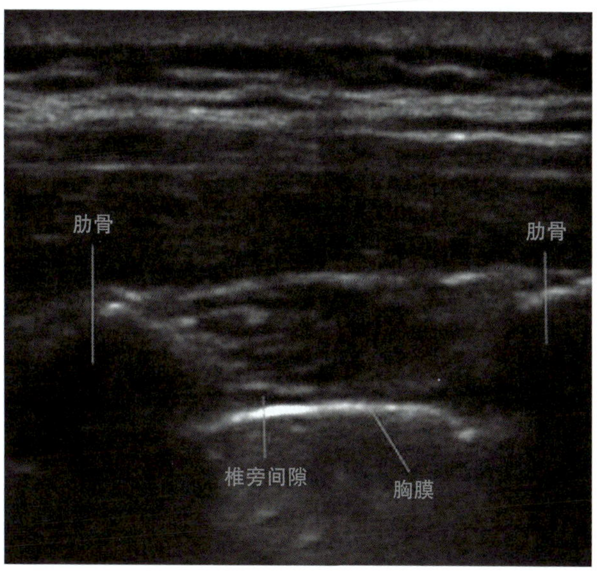

图 59.14 超声图像显示，在肋骨水平矢状面上，超声传感器显示椎旁间隙的视角

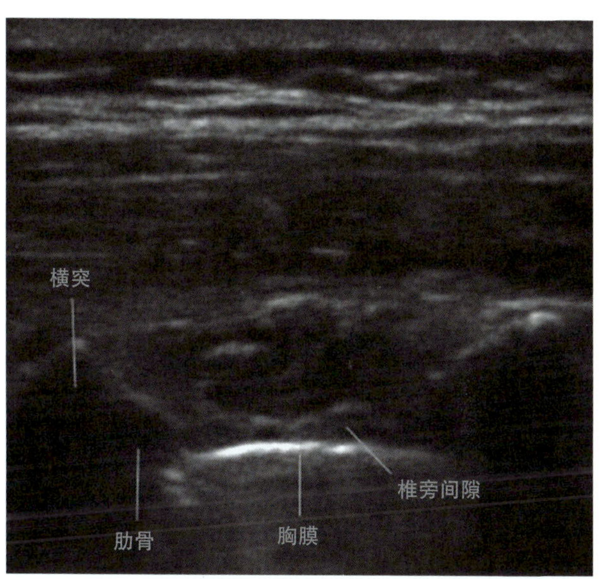

图 59.15 超声图像显示椎旁间隙的视角，超声传感器在矢状面的肋横突水平

最后一种阻滞方法需要继续内移超声探头，此时肋骨几乎直接位于前方的横突与相邻的横突 / 肋骨之间的狭窄间隙。这里的胸膜更平行于超声束，因此更不可见。要在此位置进行椎旁阻滞，超声探头置于中线外侧约 2.5cm，使两个相邻横突之间的空间位于图像中心。从换能器的尾端或头端使用平面内法，可以看到注射时胸膜的前移及针头进入的空间，从而最终确认其放置位置是否正确。另外，针可以插入平面外，使针尖接触横突，此时的阻滞相当于盲穿，当穿刺针离开横突并进一步前推

1~1.5cm 时，穿刺肋横韧带会有阻力消失的感觉。如图 59.16 所示，如果针头定位准确，仍可看到注射时胸膜的前移。

Krediet 等对超声引导法的选择及针头插入方向、平面内或平面外的选择进行了详细的总结。椎旁间隙的大小变化在距离中线 1~2cm 的位置，其变化直径为 2~2.5cm，而在最外侧接近肋间的位置直径仅为 0.5cm。为避免胸膜意外穿刺，建议采用较内侧的方法。

注射用针的选择取决于预期阻滞的类型。当需要通过硬膜外导管进行持续输注时，必须采用 Touhy 针。当进行“单次注射”阻滞时，仍可使用 Touhy 针，也可使用专门的局部阻滞针头，其特点是增加超声源性以达到识别针头的目的，从而提高阻滞位置的准确性。无论选择哪种针头，其进入椎旁技术的技术是不变的；针头的插入方法，直到看到针尖位于椎旁间隙内、当进入椎旁间隙时，会感觉到阻力消失、注射局麻药可看到明显的前侧壁层胸膜的移动，若未看到这一点，针头应重新进行定位。在需要插入导管时，建议将其从针头的末端经过外侧到内侧的距离不超过 2cm，以限制导管尖端向硬膜外迁移的可能性。

在不使用导管的胸腔镜手术中，有学者主张采用多次进针的方法，他们认为这样可以使局麻药更加分散，从而比单次进针的方法更有效地进行阻滞。Cowie 等进行了一项尸体研究，比较了含有造影剂的局麻药在单次注射 20ml 和分两次注射 10ml 栓剂之间的扩散情况。通过解剖评估造影剂的扩散情况，发现两种方法在注射液的椎旁扩散方面没有差异，尽管两次注射有更多肋间段的参与。目前尚不清楚阻滞的最终成功是否可归因于肋间介入的增强。一项针对胸腔镜手术患者的研究将 T_6 单次注射与 T_5~T_8 的五次连续注射局麻药的效果进行比较，发现两组之间的术后疼痛评分、吗啡消耗量、首次动员时间和出院时间相当。尽管该试验未报告与阻滞有关的并发症，但在进行多次注射的情况下发生并发症的风险可能更大，因此，目前不建议多次注射。

局麻药注射的位置与其临床效果的关系可能不一致。利用磁共振成像技术对健康志愿者椎旁间隙内单次超声引导注射后的局麻药扩散情况进行评估，结果显示，中位数扩散共涉及 5 个椎体水平，但其感觉分布远大于此，且变化较大，中位数涉及约 10 个皮节（图 59.17）。40% 的病例发生了椎旁间隙外的扩散，25% 的病例有证据显示其可扩散到硬膜外间隙。

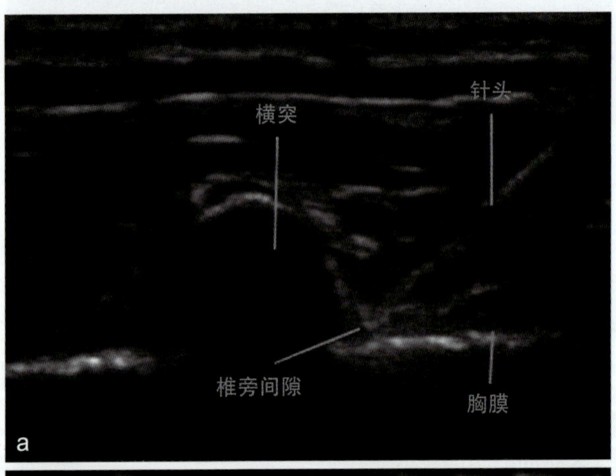

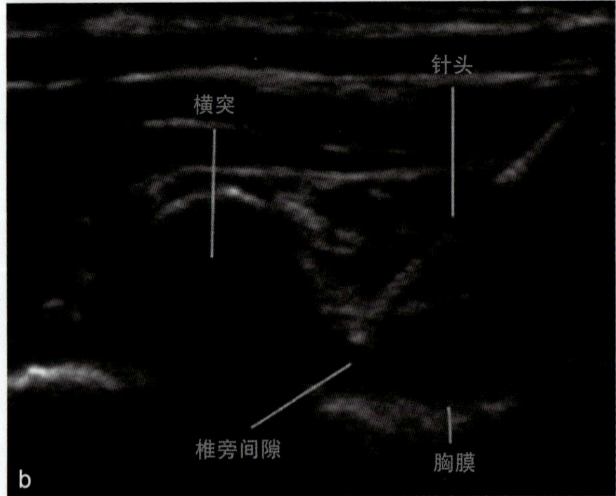

图 59.16 a. 超声图像显示针头接近椎旁间隙的横向视角；b. 注射局麻药后胸膜的前移

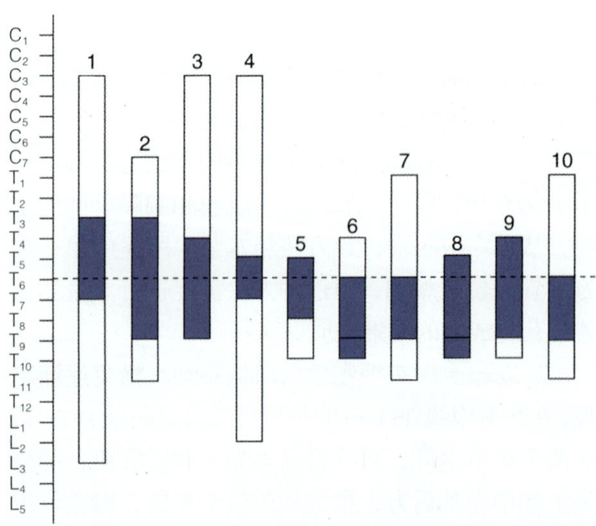

图 59.17 分析 10 名健康志愿者左胸椎旁组织局麻药的扩散情况（全框）和感觉评价（开框）（经许可重绘自 Marhofer 等）

随着所述方法的完善和新技术的发展，超声引导下的椎旁阻滞很可能会得到改善。三维超声的使用可以更准确地识别椎旁间隙，从而提高成功率，但目前还仍然处于实验阶段。

开放法

通过经皮方法放置椎旁导管十分具有挑战性，导管尖端的最终位置是不可预测的。有研究评估了超声引导下在大体中放置的椎旁导管的位置。只有 60% 的导管放置在预期部位。20% 的导管在椎体前进入椎体前间隙，15% 的导管位于椎体后方的软组织内，5% 的导管在硬膜外间隙内。因此，虽然可以将导管经皮放入椎旁间隙，但该方法更适合外科医生在胸腔开放时，直视下将导管插入椎旁间隙。直接置入有利于导管沿椎旁间隙明显推进，形成一个狭窄的纵向袋装结构，可以阻滞足够的区域，达到理想的镇痛效果。

直接置入法需要手术预案。切口的后方范围需有所限制以便为椎旁导管提供足够的空间。在手术切口后方保留足够的胸膜十分重要。直接置管法最初是在手术结束后临关胸前进行的，以减少导管不慎脱落的风险。然而，至少在笔者的机构，经常肺切除前即定位，以便局麻药在椎旁间隙充分的弥散。在手术结束时将导管直接置入椎旁间隙是由 Sabanathan 等首次完成的。他们自创了一种通过 Tuohy 针辅助插入导管的技术。导管经皮插入胸廓切口后缘内侧，在肋骨角之间进入胸腔。切口上下两个空间的壁层胸膜向内侧剥离，暴露肋间神经，注意不要穿透胸膜。然后在将壁层胸膜重新连接至伤口的后侧之前，将导管放置在与暴露的肋骨角相对的位置。作者后来对其技术进行了改进。如前所述，将壁层胸膜接回椎体后，在胸内筋膜上做一小切口，将导管穿入胸膜下腔椎旁间隙，并向头端推进几厘米，必要时可通过钝器剥离辅助操作。然后将胸内筋膜上的孔用丝线缝合（图 59.18）。

笔者所在机构使用的另一种方法是外科医生在直视下，将 Tuohy 针经皮插入胸廓切口尾部一或两段的椎旁间隙。然后通过 Tuohy 针引入导管，并在椎旁间隙向头端推进 10cm 或更深。以上操作需要仔细把握 Tuohy 针和导管的位置，确保其在正确的方向向前推进，并避免对上覆的胸膜造成损伤。然后将导管的另一端经皮下穿刺，以限制其意外移位的风险。对于视频辅助手术的患者，可以通过视频辅助手术放置导管。

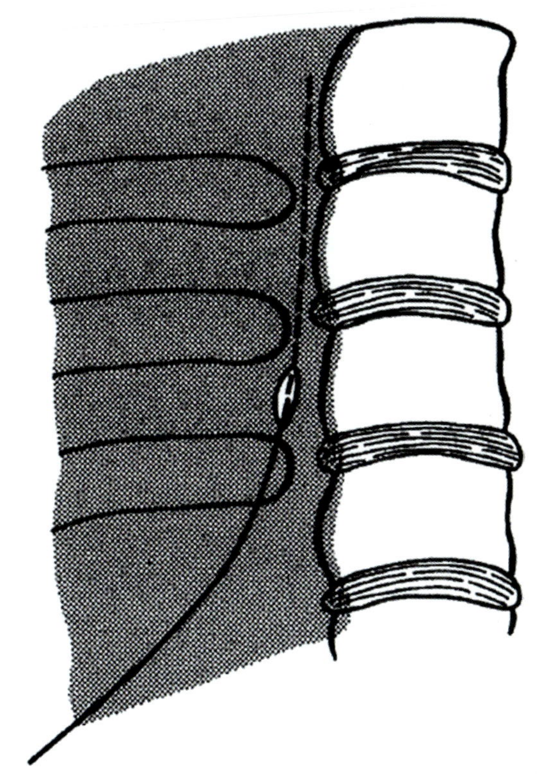

图 59.18 实施椎旁阻滞的技术之一。通过从后侧胸壁上抬起壁层胸膜来暴露胸内筋膜（斑点状）。通过在筋膜上开一个小孔，将导管插入胸内筋膜深处（经许可重绘自 Berrisford 和 Sabanathan）

有研究在开胸术前使用胸腔镜引导插入椎旁导管，以便在皮肤切开前和涉及壁层胸膜前进行局部麻醉。一项比较胸部硬膜外镇痛与手术放置椎旁镇痛的随机双盲研究表明，椎旁镇痛在静息和咳嗽时的疼痛评分以及在环境空气中 FEV1 和氧饱和度的测量中更占优势。

椎旁阻滞的管理

使用目前现有的局麻药进行单次椎旁注射，可持续镇痛 6~24h。对胸腔镜手术中使用单次椎旁注射方法联合静脉注射阿片类药物和单纯静脉注射阿片类药物的比较发现，接受椎旁阻滞（paravertebral block，PVB）的患者疼痛评分明显降低。在胸腔镜手术中，使用预给的单次椎旁阻滞比手术放置的单次肋间阻滞的疼痛评分提高、阿片类药物需求量减少、术后 4h 肺功能检查结果改善。胸腔镜手术患者术前单次椎旁镇痛可减少阿片类药物总消耗量、恶心呕吐发生率、改善恢复期和 24h 内静息和运动时疼痛评分。对胸腔镜手术患者进行术中行单次肋间阻滞与持续椎旁输注的比较中发现，虽然在术后前 24h 的疼痛评分和阿片类药物的消耗没有显著差异，但在 24~48h 的时间段内，接受椎旁导管镇痛的患者与接受肋间阻滞组相比，其疼痛评分显著降低，阿片类药物的需求量也较低，总体上患者对其疼痛控制的报告满意度显著提高。

总的建议是，对于接受胸腔镜手术的患者，椎旁阻滞优于单纯静脉镇痛。临床上可用的局麻药的作用时间相对较短，因此单次注射椎旁阻滞对大多数开胸术后的患者并不合适。这些患者的最佳治疗方法是用一剂局麻药建立 PVB，然后在椎旁空间放置导管持续阻滞。超长效的局麻药目前正在开发中。将这些药物放置在椎旁间隙，将来可能会使单次椎旁阻滞实用化，减少局麻药毒性和阻滞失败继发导管移位的风险。如今可使用辅助药物来延长椎旁阻滞的作用时间。克罗尼丁、肾上腺素、地塞米松和右美托咪定已被临床上应用，可能延长阻滞持续时间长达 6d，且疼痛评分较低。目前还没有高质量的随机对照研究来正式评估其有效性，因此我们并不推荐常规使用此类辅助药物。

椎旁阻滞的精确管理（药物选择、速率、辅助药物和给药方法）尚未系统化，需要进一步的工作来优化该方法的疗效和安全性。一项综述和多元回归分析发现，与低剂量（325~472.5mg）相比，较高的丁哌卡因剂量（每 24 小时 890~990mg）可实现较低的疼痛评分和较快的肺功能恢复，而局部麻醉毒性率无明显差异。最近的一项随机前瞻性研究提示，间断性单次输注给药与持续输注的效果并无明显差异。

使用更安全的局麻药，如左旋丁哌卡因，警惕局麻药毒性所致的症状和体征（如神志不清），在药液中加入肾上腺素，降低老年或体弱患者的输液速度，这些都是降低椎旁麻醉药毒性发生率的有效条件。成年患者给药方案常为初始 0.3ml/kg，0.25% 左旋丁哌卡因，然后 0.1ml/（kg·h）输注 0.25% 左旋丁哌卡因（表 59.4）。导管放置和使用的时间视患者个体而定，可从 3d 到最长插入时间 7d 内选择。

椎旁镇痛的优点

椎旁阻滞是一种相对简单的技术，易于学习，禁忌证少，并发症发生率低。此外，如 VAT 手术转换为开胸手术时，开放性方法使椎旁导管可以安全地置入麻醉患者体内。凝血功能障碍是经皮插入椎旁阻滞和导管的相对禁忌证，但在直视下开放法放置导管是相对安全的。椎旁阻滞和持续输注后出现低血压、尿潴留、瘙痒、恶心、呕吐的情况较胸部硬膜外镇痛少。在笔者所处机构，椎旁镇痛与胸部硬膜外镇痛相比，术后活动时间更早，住院时间更短。

椎旁阻滞的局限性和并发症

为了提供有效的镇痛，开胸后的椎旁阻滞可能需要覆盖多达十个节段；局麻药可能需要数小时才能沿椎旁间隙充分弥散，因此术后早期的镇痛效果可能很差，除非最初用其他镇痛药物或技术来辅助镇痛。绝对禁忌证包括局部和全身感染、对局麻药过敏、预注射部位存在肿瘤。相对禁忌证包括严重的凝血障碍、依赖肋间肌通气的严重呼吸系统疾病、同侧膈肌瘫痪、严重的脊柱畸形（如脊柱后凸或脊柱侧弯）或肋间血管扩张（如主动脉夹层或胸主动脉瘤）等情况。已有报道的并发症包括疏忽造成的胸膜穿孔、肺出血、疏忽造成的硬膜穿孔、低血压、同侧霍纳综合征、神经损伤、中枢神经系统局麻药毒性等。这些并发症的发生率较低，但现有的数据无法向患者提供准确的并发症发生率。

由于所需的局麻药量大，且血管丰富的椎旁间隙对局麻药的吸收速度快，局麻药的毒性作用不可忽视。不同组别对丁哌卡因的毒性血浆浓度描述为 2~4.5mg/L，并且在开始输注 0.1ml/（kg·h），0.5% 丁哌卡因 48h 后，平均血浆浓度超过中枢神经系统毒性的阈值。在一项单独的研究中，以这种速度接受椎旁 0.5% 丁哌卡因的患者中，7% 的患者因丁哌卡因蓄积而出现暂时性的混乱，也有患者发生与椎旁输注相关的全身局麻药毒性的病例报告。因此，进行椎旁阻滞时必须考虑累计给药剂量，主张 4h 内最大给药量不超过 2mg/kg。如今并没有针对局麻药毒性的特殊治疗方法。现在有越来越多的动物研究和病例报告的证据表明，静脉给予脂质乳剂可以改善其毒性作用。因此，我们建议在患者接受大剂量局麻药（如椎旁阻滞）时，可使用脂质乳剂中和其毒性作用。局麻药毒性引起的心血管衰竭的处理应根据标准方案进行心肺复苏，建议使用脂质乳剂。

竖脊肌平面阻滞

竖脊肌平面（erector spinae plane, ESP）阻滞是最近新兴的一种超声引导下的阻滞方式，用于急性和慢性开胸术后的疼痛管理。它其实可能算是椎旁阻滞的一种变体。大体调查表明，在 T_5 横突水平向竖脊肌深部的筋膜平面注射 20ml 局麻药，可使药

物从 C_7 向 T_8 椎体水平扩散。在接受预防性抗凝治疗的患者硬膜外镇痛失败的情况下，该种阻滞方法为开胸术后镇痛的处理提供另一选择。ESP 阻滞比椎旁阻滞的优点是 ESP 阻滞的位置更易达到，即针尖接触椎体横突时。该类方法中局麻药的扩散、剂量和临床效果与椎旁阻滞非常相似。该阻滞方法在麻醉医师的备选方案中的优先级别还有待商榷。目前尚缺乏对其与椎旁或硬膜外镇痛技术进行对照的研究。

方法（图 59.19 和图 59.20）

采用由上至下的平面内途径插入超声可见的局部麻醉针（如 8cm，17 号），接触相应胸椎的横突，深达竖脊肌前筋膜。在直视下，以 5ml 每等分的方式共注射 20~25ml 的局麻药溶液（如 0.2% 罗哌卡因）。然后通过针尖置入导管于针尖远端 5cm 处，并开始以 5~8ml/h 的速度输注。

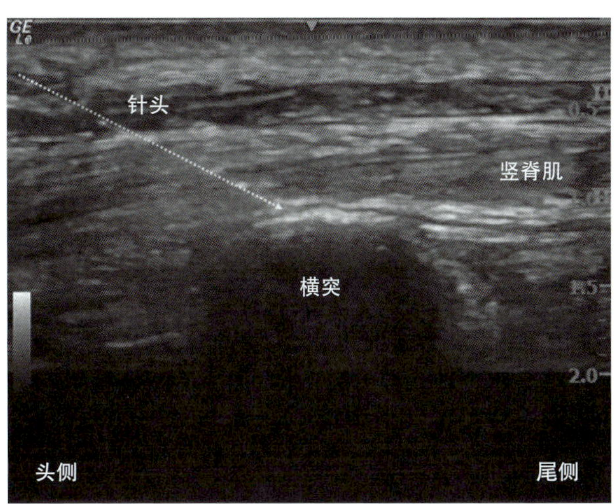

图 59.19 竖脊肌平面阻滞。超声探头放置在棘突外侧（S 线），以获得目标横突与上覆的竖脊肌的顶部的副矢状视野。局麻针头（沿虚线箭）以头尾方向推进接触横突（图片由 KJ ChinMedicine Professional Corporation 提供）

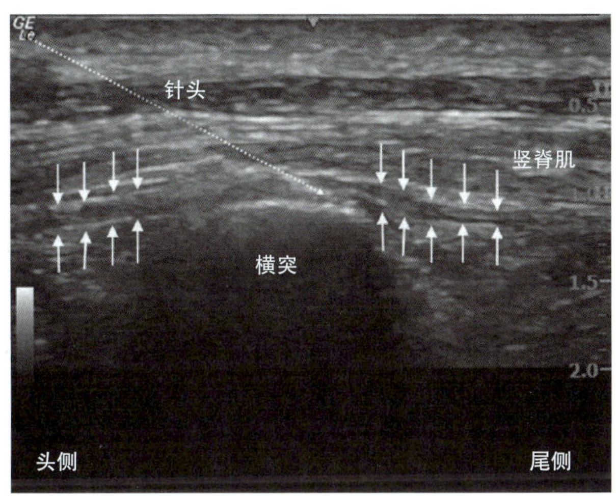

图 59.20 竖脊肌平面阻滞。正确的针尖位置表现为局麻药的线性扩散（实心箭）深至竖脊肌；浅至横突的信号（图片由 KJ ChinMedicine Professional Corporation 提供）

鞘内镇痛

腰部蛛网膜下腔阿片类药物给药并不常用，但其在开胸术后镇痛方面可能有更广泛的作用。1979 年首次提出使用鞘内注射吗啡实现手术镇痛。此后，许多研究报道了使用鞘内注射阿片类药物进行开胸术后的镇痛的案例。鞘内注射阿片类药物的药效是等量静脉注射剂量的 100 倍。鞘内注射阿片类药物的起效时间和扩散程度部分取决于其脂质溶解度。亲水性最强的阿片类药物如吗啡，表现出极大的鞘内扩散程度，更容易引起呼吸抑制。亲脂性较强的药物如芬太尼或舒芬太尼不易扩散，表现出较少的呼吸道副作用。例如，鞘内使用舒芬太尼镇痛起效非常迅速，而吗啡起效较慢，但其作用时间更长。因此，吗啡和舒芬太尼联合使用可用于开胸术后的镇痛。在不同的两项研究中，吗啡 200μg 与舒芬太尼 20μg 联合使用以及吗啡 500μg 与舒芬太尼 50μg 联合使用，均有良好的早期镇痛效果。鞘内注射阿片类药物的副作用包括恶心、呕吐、瘙痒、尿潴留和延迟性呼吸抑制。使用神经轴阿片类药物的患者中 0.2%~1% 会发生严重的呼吸抑制，需要用拮抗药如纳洛酮治疗。腰部硬膜外间隙易于定位，是脊柱强直性畸形等患者的镇痛的优选技术。低剂量鞘内吗啡和直接放置导管的椎旁阻滞联合使用，已作为开胸术后硬膜外镇痛的替代方法被临床使用。

硬膜外镇痛

1901 年首次提出狗经骶骨间隙的硬膜外麻醉；1921 年证实了硬膜外麻醉的棘间法在临床手术中的应用；1933 年 Dogliotti 的一篇文章普及了硬膜外麻醉的使用；20 世纪 70 年代中期，开胸术后硬膜外镇痛被引入临床实践，用于高危手术；到 80 年代中期已被部分医生用于常规手术；到 20 世纪 90 年代，硬膜外镇痛已成为西方许多大手术量的医院开胸术后镇痛的主要手段。胸部硬膜外麻醉之所以被广泛应用于常规开胸术后的镇痛，是因为它能提供有效、可靠的开胸术后镇痛，一项 Meta 分析显示它能减少开胸术后的肺部并发症的发生，许多医生都认为它能改善开胸手术的预后。

腰部硬膜外镇痛

腰部硬膜外置管是大多数麻醉医生比较熟悉和熟练的操作，因为没有脊髓，腰部硬膜外置管比胸部硬膜外置管更安全。腰部硬膜外输注亲水性阿片类药物效果很好，曾被一些机构用于开胸术后的镇痛。一项 Meta 分析表示，硬膜外阿片类药物的使用与硬膜外局麻药不同，并不能降低术后肺部并发症的发生率，此后其广泛使用的情况有所下降。延迟呼吸抑制也是硬膜外使用亲水性阿片类药物的一个潜在并发症。目前常使用局麻药和阿片类药物的混合药物通过协同作用来实现开胸术后镇痛。节段性作用的亲脂性阿片类药物和局麻药的混合药物通过硬膜外给药时最好于手术切口的皮下水平进行。对于胸科手术，相当于胸部硬膜外麻醉。如果在远离切口的地方通过腰部硬膜外给药，则需要更大的药物用量，会导致血流动力学不稳定，更难达到良好的镇痛效果。如今腰部硬膜外麻醉一般不用于开胸术后的镇痛，但对于胸部硬膜外麻醉不成功的患者，腰部硬膜外麻醉也可作为备选方案。在某些情况下，在已麻醉病人体内置入硬膜外导管的方案也值得考虑。

胸部硬膜外镇痛

置入方法

在置入静脉插管并将患者置于侧卧位或坐位（主要取决于术者的偏好）后，用酒精氯已定或其他消毒溶液对背部进行大面积的消毒预处理。建议至少消毒两次。初次使用时应使用海绵或类似的材料来摩擦皮肤的表层。注意保护硬膜外药物和设备不被所用的消毒剂污染，因为所有的消毒剂都有潜在的神经毒性。应等待所用消毒液挥发后再开始实施硬膜外置入。脊椎棘突在胸部中央区域处于其最倾斜的位置。在此水平上，棘突的顶端是下一个椎体下椎间隙的体表标志。

对于中线的方法，局麻药物应注入适当的椎间隙。然后将 Tuohy 针插入紧靠下方棘突可触及的顶端，并以由该特定水平的棘突斜度决定的进针推进的角度。如果接触到棘突，则需要调整插入角度。对于其他方法，局部麻醉药应进针至棘突可触及的尖端外侧约 1cm，然后将 Tuohy 针通过该皮试团块垂直于各平面插入。当接触到骨头，则将针撤回到皮肤，成 45° 头侧角和 10° 内侧角重新插入至原来的深度。然后将针头逐渐推进到硬膜外空间。如果再次接触到骨质，则需要将针头沿骨质向上移近，才能找到硬膜外间隙。当 Touhy 针尖与骨质接触后、重新进针前，轻轻地插入套管确保针头保持通畅。

由于黄韧带较薄，对硬膜外穿刺针的阻力较低，因此在胸部水平识别硬膜外间隙可能比在腰部水平更困难。传统的阻力消失法有几种替代方法，如滴定法。最近兴起一种利用压力波形分析来识别胸部硬膜外间隙的技术。在用失阻技术初步识别硬膜外空间后，通过 Tuohy 针注入 5ml 生理盐水，并在一端连接一个冲洗的无菌管，然后将其连接到患者心脏水平的压力传感器上，再将其连接到针的近端枢纽上（图 59.21）。由于没有动脉波形，可以将假性阻力消失与实际硬膜外间隙区分开来，具有较高的预测价值。

众所周知，在置入导管的过程中，硬膜外导管在硬膜外间隙内的路线并不可预测。因此，硬膜外

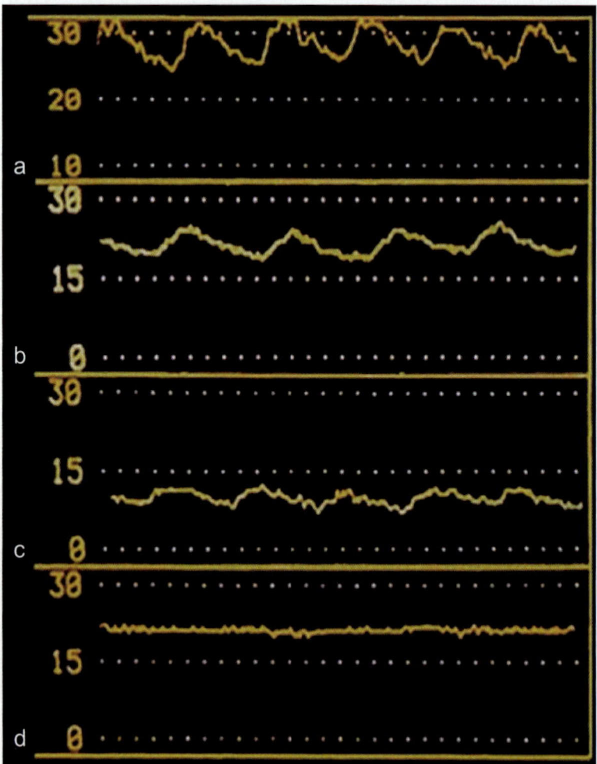

图 59.21 四名不同患者的硬膜外间隙的压力描记（mmHg）。动脉形态追踪（a~c）的存在与后期硬膜外镇痛是否成功高度相关。没有动脉形态描记（d）对后期硬膜外镇痛的失败具有很高的敏感性（重绘自 Leurcharusmee 等）

导管留在硬膜外间隙的最佳长度是处于在长度不足导致导管移出间隙及长度过长使导管尖端定位不当导致置管失败之间的平衡。在一项计算机断层硬膜外造影术后硬膜外置管失败的前瞻性研究中，在硬膜外导管留在硬膜外间隙 4cm 的情况下，25% 的案例失败。硬膜外置管失败的主要原因是硬膜外导管脱落出硬膜外间隙。对于需留置导管于硬膜外间隙几天的胸部硬膜外麻醉来说，4cm 的导管留置长度可能不够，5~6cm 可能更合适。导管移出硬膜外间隙可通过适当的黏性敷料固定（图 59.22）、穿刺或缝合来降低其滑出概率。笔者推荐将导管缝合固定于皮肤上。

硬膜外阻滞药物溶液选择

高浓度且未辅以其他方法的胸腔硬膜外局麻药可以有效地实现开胸术后镇痛，但低血压的发生率较高，而低浓度则镇痛效果较差。由于硬膜外局麻药和阿片类药物的协同止痛作用，使每种药物的用量最小化，降低了相关副作用的发生率和严重程度，因此现在常规使用局麻药和阿片类药物的混合药物来实现开胸术后的镇痛。该混合药没有固定的最佳起效浓度，但 4μg/ml 芬太尼与 0.125% 丁哌卡因的混合物效果接近最佳。新的局麻药（左旋丁哌卡因和罗哌卡因）比丁哌卡因毒性小，效果相当，虽然硬膜外需要的给药量相对较少，但由于使用的是 4μg/ml 的芬太尼在 0.125% 左旋丁哌卡因中的混合物，故给药量相对有所提高。

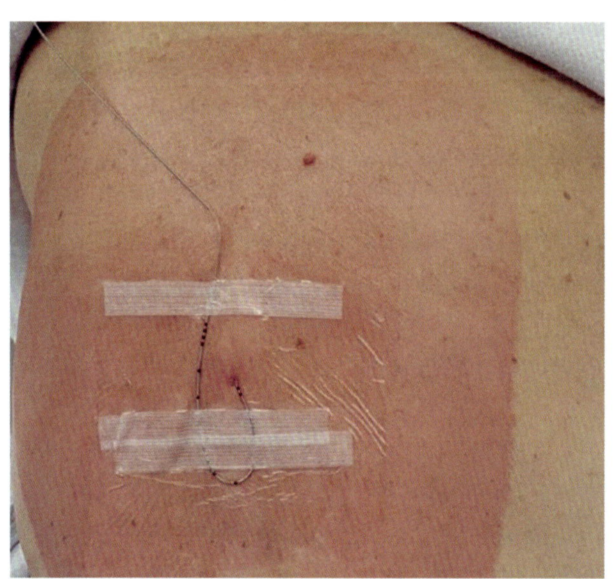

图 59.22 展示了一种固定胸部硬膜外导管的方法，可最大限度地防止导管的迁移。导管头端用无菌胶带固定，然后用无菌封闭性透明皮肤敷料覆盖。整个敷料由一个大的不透明的弹性绷带覆盖，留出一小块的皮肤穿刺部位的观察窗

硬膜外阿片类药物和局麻药混合物的镇痛效果可由协同使用肾上腺素进一步改善。可能是因为硬膜外血管的血管收缩与硬膜外阿片类药物的全身摄取减少。肾上腺素在胶状质中的 α_2 肾上腺素作用也可能有助于改善疼痛。血管过度收缩导致的潜在脊髓缺血限制了硬膜外肾上腺素的使用。另一种 α_2 肾上腺素能激动药可乐定为中度脂溶性，能迅速通过血脑屏障。其全身相关的镇静作用限制了其在镇痛方面的全身使用。可乐定在硬膜外间隙内的半衰期约为 30min，当与硬膜外阿片类药物联合使用时，可乐定可改善其镇痛效果，减少阿片类药物的需求和副作用。然而，在一项利用优化模型寻找腹腔手术后芬太尼、丁哌卡因和可乐定的最佳硬膜外联合用药的研究中，加入可乐定并不能显著改善镇痛效果。硬膜外可乐定并没有广泛应用于开胸术后的镇痛，不过对于那些对硬膜外阿片类药物的全身作用特别敏感的患者，应考虑添加可乐定。

镁作为一种潜在的 NMDA 受体拮抗药，是另一种可通过硬膜外给予的辅助药物。在一项研究中，硬膜外阻滞补充了 50mg 硫酸镁，与对照组相比，接受镁的患者对抢救性镇痛的需求减少。另一项研究也显示，在硬膜外同时静脉注射镁，在前 24h 内以 10mg/（kg·h）的速度注射，可减少局麻药和阿片类药物的需求。但目前并不推荐硬膜外给镁。

硬膜外麻醉药给药后感觉阻滞的程度在个体上有很大差异。已知一些因素会影响胸部硬膜外镇痛时感觉阻滞的扩散，包括硬膜外定位的水平。对于高位胸硬膜外镇痛，扩散方向主要是尾部；对于低位胸硬膜外镇痛，扩散方向主要是头部；对于中位胸硬膜外镇痛，几乎平均向两头扩散。但这三个部位总的扩散范围并无明显差异。在经高位胸硬膜外给药时，需避免颈部屈曲，防止硬膜外给药在颅内扩散。虽然符合逻辑且广泛讨论，但几乎没有证据表明胸硬膜外扩散的程度与患者的身高有关。同样，对于成年患者来说，体重似乎与胸腔硬膜外扩散的程度并无太大关系。但是患者的年龄与胸腔硬膜外播散度之间存在正相关，老年患者所需硬膜外药物减少 40% 左右。对于年轻患者，我们通常通过胸内导管给患者注射含有 4μg/ml 的芬太尼在 0.125% 左旋丁哌卡因中的混合液，然后以约 7ml/h 的速度输注。对于老年患者，我们将输注量和输注速率均降低 40% 左右（表 59.4 和图 59.23）。

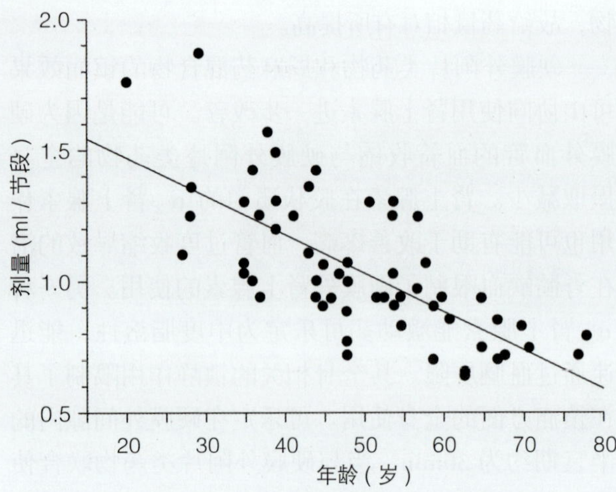

图 59.23 年龄与 2% 甲哌卡因在胸部硬膜外镇痛中剂量需求间的关系（经许可重绘自 Hirabayashi 和 Shimizu）

胸部硬膜外镇痛的影响

胸部硬膜外镇痛可实现良好的早期开胸术后镇痛，是开胸术后止痛的"金标准"。鉴于通过胸腔硬膜外给局麻药和阿片类药物的剂量较低，必要时仍然可以选择以其他局麻药输注的形式进行额外的镇痛，如往伤口导管中输注局麻药。

改善术后膈肌功能障碍

胸部和上腹部手术术后会出现长时间的膈肌功能障碍。但膈肌收缩力并未受损，膈肌功能障碍主要是由于内脏、膈肌和胸壁的传入受到刺激而引起的膈神经的反射性抑制。疼痛是这种功能障碍的主要介质。胸部硬膜外局麻药可以改善上腹部手术后的膈肌功能。而硬膜外阿片类药物则对其无效。目前暂无证据表明胸部硬膜外局麻药能改善开胸术后受损的膈肌段收缩，但其他通气参数确实得到改善。由于硬膜外局麻药可改变其他呼吸肌功能，因此膈肌功能的改善可能被掩盖。由于胸部硬膜外镇痛会导致健康志愿者 FRC 增加，胸部硬膜外镇痛可能直接影响开胸术后的 FRC。

心血管并发症的发生率

开胸术后的心血管并发症可导致患者发病率和死亡率增加。胸部硬膜外局麻药可以阻断心脏的交感神经纤维，已用于治疗难治性心绞痛。胸部硬膜外镇痛还可以扩张收缩的冠状动脉，改善胸腔手术患者的血流动力学稳定性。与腰部硬膜外镇痛相比，采用胸腔硬膜外镇痛的部位，低血压和心动过缓的发生率较低。上述变化都可能减少心肌缺血的发生。一项针对各种手术患者的 Meta 分析证实了这一发现，并表明硬膜外镇痛可减少 40% 的术后心肌梗死；因此，在这方面，胸部硬膜外镇痛优于腰部硬膜外镇痛。有证据表明，胸部硬膜外局麻药可以降低室上性心律失常的发生率，室上性心律失常常发生在 20%~30% 的开胸术后患者中，并与其死亡率增加有关。然而，最近对 POISE 试验期间收集数据的事后分析建议，对心血管发病风险特别高的患者谨慎使用神经轴性药物镇痛，因为使用胸部硬膜外麻醉与全麻相比，试验主要复合结果（心血管死亡、非致命性心肌梗死或非致命性心脏骤停）的风险增加了 3 倍。虽然这是一项事后分析，但临床医生在考虑和同意对有明显心血管疾病的患者进行胸部硬膜外镇痛时，谨慎作出决定。

胸部硬膜外阻滞和预后

在过去的几十年里，肺癌手术的死亡率有所下降，开胸术后死亡率的降低部分归功于术后镇痛的改善。胸部硬膜外镇痛可以减少开胸术后的呼吸道并发症，其可能的机制有很多。这些机制包括完好保存 FRC，改善黏膜清除率，减少对膈肌的抑制作用，减少疼痛、恶心和镇静，以及更好地配合物理治疗。虽然有证据和早期分析发现，与全身性镇痛相比，胸部硬膜外镇痛可减少术后肺部并发症，但后来的定量分析并未显示出该趋势。虽然胸部硬膜外镇痛可以减少围术期心肌梗死，降低血栓栓塞事件的发生率，但没有前瞻性研究表明胸部硬膜外镇痛可以提高开胸术后的生存率。一项随机对照研究的 Meta 分析表明术后神经轴阻滞可降低患者死亡率，但这种效果多发生在骨科手术后。一项最初的前瞻性随机研究表明，硬膜外镇痛对腹部大手术的死亡率没有任何改善，最近的一项 Meta 分析发现，在采用硬膜外镇痛的腹部大手术后，死亡率降低了 40%。由于结论较为模糊，目前仍需进行大规模的前瞻性研究，以确定开胸术后的预后是否能通过胸腔硬膜外镇痛得到改善。

局限性和不良反应

文献报道的硬膜外镇痛失败率各不相同。尽管有报道称导管置入成功率为 99%，失败率小于 1%，但一些审计报告表明其失败率为 30%~50%，最近的一项 Meta 分析报告称胸部硬膜外阻滞的失败率为 15%。胸部硬膜外麻醉在技术上比腰部硬膜外麻醉更难完成；然而，在硬膜外麻醉实施过程中，胸部硬膜外穿孔率（0.9%）比腰部（3.4%）低。

强化康复方案在胸科手术中的使用日益增多，

因为这些方案可降低并发症发生率和住院时间。尽管控制疼痛质量较高，但使用硬膜外镇痛及其相关的不良反应可能会影响患者康复，因此也需考虑到其他可用的选择以备不时之需。呼吸抑制是硬膜外阿片类药物尤其是亲水性阿片类药物的一个严重并发症。其发生率与硬膜外阿片类药物的类型和使用剂量有关。瑞典的一项研究发现，年龄大于 70 岁和通过其他途径使用额外的阿片类药物是发生呼吸抑制的风险因素。然而，据报道，芬太尼局部硬膜外麻醉的呼吸抑制发生率为 0.3%，并不高于通过其他途径使用阿片类药物时的呼吸抑制发生率。有研究报道了硬膜外给药错误的案例，但其发生率很低，应通过使用专用硬膜外给药系统进一步减少其错误率。

研究报道的严重并发症的发生率各不相同，经常引用的为 0.0007%。第三次国家审计项目是对中央神经阻滞后并发症的最大的前瞻性研究，有助于发现与硬膜外麻醉相关的严重并发症的发生率。这证实了总体上（围术期、产科、儿科和慢性疼痛）中枢神经阻滞与严重并发症的发生率非常低（0.007%）。然而，围术期置入硬膜外导管后主要并发症的发生率要高得多，为 0.02%。最常见的并发症是硬膜外血肿。此次围术期硬膜外麻醉后的主要并发症发生率几乎与瑞典早期研究报告的发生率相同。

尿潴留

尿潴留是硬膜外使用阿片类药物的一个典型并发症。其机制包括抑制骶骨副交感神经外流和抑制脑桥排尿中枢。硬膜外吗啡介导的牵张肌功能下降可被纳洛酮拮抗，在子宫切除术后患者中，纳洛酮可以逆转膀胱功能障碍，而不逆转硬膜外吗啡的镇痛作用。给予开胸术后患者胸部芬太尼、丁哌卡因硬膜外镇痛时，纳洛酮可逆转硬膜外的镇痛效果，但并不能减少导尿管的使用，因此不推荐使用。

胃排空

胸部硬膜外镇痛提供了良好的早期镇痛效果，使大多数患者在开胸术后几小时就能恢复正常饮食和口服药物。大多数口服药物吸收的限速步骤是胃排空。胃排空会受到麻醉和手术的不同影响。硬膜外阿片类药物可导致胃功能减退。T_6~T_{10} 交感神经的分支支配胃，交感神经阻断这些神经可加速胃排空。胆囊切除术后接受丁哌卡因硬膜外镇痛的患者胃排空是正常的，对于接受芬太尼、丁哌卡因硬膜外的开胸术后患者，有证据表明胃排空会延迟大于 48h。最近的一篇 Cochrane 综述在对最近的研究进行 Meta 分析后，与以阿片类药物为基础的镇痛方案（如 IV-PCA）相比，腹部手术后无论是否添加阿片类药物，硬膜外镇痛都与胃运动的快速恢复有关。因此，胃排空延迟应假定发生在任何采用阿片类药物的情况下，在硬膜外与静脉给药阿片类药物的情况下可能更好，但总体上可能与反流或反胃以及口服给药的效果改变有关。在结肠手术中，右美托咪定也被添加到硬膜外局麻药中，作为吗啡的替代品。在一项研究中，除左旋丁哌卡因外，使用硬膜外右美托咪定与类似的疼痛评分和额外的镇痛需求有关，但有迹象表明，接受右美托咪定的组别胃蠕动性改善，同时恶心、呕吐和瘙痒症的发生率降低。

低血压

低血压是胸部硬膜外镇痛过程中常见的并发症。了解腰部与胸部中段硬膜外交感神经阻滞引起的低血压之间的区别。腰部神经阻滞时，低血压主要是由于全身血管扩张，降低心脏前负荷和后负荷。胸部硬膜外阻滞所导致的低血压的发生包含前述两个原因，也由于心脏交感神经供应受阻，干扰了心脏增加收缩力的能力。与腰椎阻滞时低血压的治疗不同，胸部硬膜外阻滞时的低血压对前负荷和后负荷的增加反应有限，因此需要使用 β 肾上腺素或混合激动药（如麻黄碱、多巴胺等）治疗，以增加收缩力，恢复心输出量。有一项 Meta 分析认为，在单肺通气的情况下使用胸部硬膜外镇痛，可通过该机制减少缺氧性肺血管收缩，使分流分数增加，降低氧分压（PaO_2）和混合动脉血氧饱和度（SaO_2）。

神经轴阻滞和凝血

开胸术后行硬膜外镇痛导致永久功能障碍或死亡的风险约为 0.02%。硬膜外血肿占了这一发病率的大部分。抗凝药和抗血小板药物可进一步增加椎管血肿的风险，并可能因小血肿继发感染而增加硬膜外脓肿的风险。所有接受胸腔硬膜外镇痛的患者和尝试硬膜外导管置入失败患者，如未导尿，应定期监测椎管血肿的症状和体征，特别是背痛、运动或感觉变化、尿潴留等。其中，运动障碍是最可靠的体征和最敏感的预后指标。发生在围术期的椎管血肿，其预后较差。当临床怀疑硬膜外血肿时，应紧急计划干预措施，进行影像学诊断，如磁共振成像（magnetic resonance imaging, MRI），以及手术干预，如减压性椎管切除术。由于脊柱硬膜外血肿很罕见性，为接受抗血栓药物治疗的患者提供了硬膜外镇痛主要建议的是病例报告和专家意见，而非对照试验的科学证据。对于血栓预防治疗的情况尤其如此。欧洲麻醉学会（European Society of Anesthesiology, ESA）和美国局部麻醉和疼痛医学会（American Society of Regional Anesthesiology, ASRA）的建议是基于正常生理学、病例报告、临床系列和手术出血的危险因素中已知的各个药物的药理做出相应措施。由于使用其他药物或潜在病理导致的肾脏或肝脏清除率降低可能会对此产生影响，并增加出血风险。建议采用从最后一次使用抗凝药的时间等于 $2 - T_{1/2}$ h（其中 $T_{1/2}$ 考虑到个体患者的肾功能和肝功能）之前不进行神经阻滞或拔除硬膜外导管的规则，以达到最佳的风险 / 效益比，留下 25% 的药效，或者对于高危患者或临床经验有限的药物，采用 $5 - T_{1/2}$ h 的规则，留下 3.125% 的药效。当停止抗凝治疗不可能或认为对患者有较高风险时，应放弃神经阻滞镇痛，制定其他方案。

肝素和抗血栓疗法

皮下注射未分馏肝素能有效降低血栓栓塞并发症的发生率。文献中发表的接受皮下未分馏肝素的患者发生神经阻滞相关的椎管血肿的病例报告数量有限，因此，胸腔原位硬膜外麻醉的患者使用皮下肝素可能是安全的。如果继续使用皮下肝素超过 4~5d，由于肝素可能诱导血小板减少症的发生，建议在拔除硬膜外导管前进行血小板计数。低分子量肝素与未分馏肝素具有不同的生化和药理特性，包括抗 Xa 活性，且其作用不易被鱼精蛋白逆转。目前，在制定神经轴麻醉或镇痛方案时，不推荐常规的抗 Xa 监测。给予一剂皮下低分子量肝素后，其抗凝活性的半衰期比皮下注射未分馏肝素后的半衰期要长得多，允许每日用药一次。20 世纪 90 年代末，美国曾有 40 多例神经阻滞术后患者发生椎管血肿的报道。这可能是由于北美指南推荐每天两次用量，这意味着实际上没有“安全”的时间来进行阻滞或移除硬膜外导管。尽管欧洲在局部阻滞的同时使用低分子量肝素血栓预防治疗方面有丰富的经验，但没有类似的血肿病例的报道。这代表了欧洲采用的每日一次的剂量是有效的。低分子量肝素在神经阻滞中的血栓预防治疗尤其是硬膜外导管技术的风险比未分馏肝素更大。

在停止使用未分馏肝素至少 4h、并确认凝血功能正常后，才可拔除硬膜外导管。如果发生血性穿孔，ESA 建议避免低剂量抗凝 1~2h，完全肝素化 6~12h，而 ASRA 建议等待 24h 后再使用低分子量肝素（low molecular weight heparin, LMWH）。在预防性使用低分子量肝素的情况下，临床医生在进行神经阻滞或拔除硬膜外导管前，应从上一次剂量起至少等待 12h，并应等到拔除导管后 2~4h 再给予一剂。对于一个治疗剂量的 LMWH，从最后一次给药到神经轴阻滞或拔除导管之间应至少经过 24h。拔除导管后 2~4h 可重新开始治疗。本指南是在肾功能正常的情况下发布的，因此在计划任何神经阻滞时必须考虑到肾功能异常的影响。

磺达肝癸钠

磺达肝癸钠是一种人工合成的五糖因子 Xa 抑制药，其结构与低分子量肝素相似。在预防性使用磺达肝癸钠的情况下，最后一次给药应在神经阻滞或导管插入或拔除前至少 36h 给药，最好在 3~4d 前给药，以减少风险。拔除硬膜外导管后，至少应在 24h 后再进行下一次给药。此建议是在单针无创伤性穿刺的情况下给出的，因此，当手术比较复杂时，应避免持续使用磺达肝癸钠。如果按治疗剂量（5~10mg/d）使用磺达肝癸钠，由于存在效果累积的风险，不应进行神经阻滞。

华法林

当计划进行胸部硬膜外镇痛时，应在术前至少 4~5d 停用华法林。在放置硬膜外导管前，国际标准化比值（international normalized ratio, INR）应在正常范围内，以确保足够的活性维生素 K 依赖性凝血因子水平。即使 INR 为 1.3，止血也可能不充分，因为在停止治疗后的前 1~3d，尽管Ⅶ和Ⅹ因子的水平较低，也可导致潜在的持续凝血病变，但Ⅶ因子恢复到正常水平会使 INR 相对正常。华法林治疗最好在拔除硬膜外导管后才重新开始，并且在置入或拔除导管前 INR 应 <1.4。临床医生不应忽视华法林停药期间可能使用的桥接抗凝药物，在计划神经阻滞时也必须考虑到这些药物。

新型口服抗凝药（novel oral anticoagulant，NOACs）

这类药物包括利伐沙班、达比加群和阿哌沙班等。由于它们具有固定剂量给药、减少监测需求、更有利于药代动力学和药效学的特点，目前的应用越来越广泛。达比加群是一种前体药物，通过可逆性抑制游离和凝血结合的凝血酶发挥作用。最新的 ASRA 指南指出，临床医生在进行神经阻滞或拔除硬膜外导管时应至少等待 4~5d，下一次用药应在 6h 后才能进行。利伐沙班和阿哌沙班是口服的 Xa 因子直接抑制药。对于利伐沙班，每天预防性剂量小于 10mg，建议在最后一次用药和神经阻滞或拔除导管之间间隔 22~26h。直到拔除导管后 4~6h 才可继续给药。如果患者正在服用阿哌沙班（预防性剂量，2.5mg BD），最后一次用药与神经轴阻滞或导管拔除之间应间隔 3~5d。拔除导管后的下一次用药应在 6h 后才能进行。必须重申的是，该建议是在肾功能正常的情况下，因此在其他情况下，应更谨慎地考虑使用神经阻滞。

非甾体抗炎药（包括阿司匹林）

NSAIDs 似乎不会增加神经阻滞术患者椎管血肿的风险。然而，同时使用其他抗凝血药物似乎确实会增加出血风险，特别是在使用阿司匹林的情况下。包括用于术后血栓预防的肝素和噻吩吡啶类药物。因此，如果可行，在计划使用中枢神经阻滞和基于肝素的深静脉血栓预防措施时，应在手术前 5~7d 停用阿司匹林。当阿司匹林与其他影响凝血的药物共同使用时，通常应避免使用神经阻滞镇痛。

噻吩吡啶衍生物

这些药物包括氯吡格雷和噻氯匹定。它们是强效的抗血小板药物，对二磷酸腺苷（adenosine diphosphate，ADP）诱导的血小板聚集和血小板纤维蛋白原结合抑制有不可逆的作用。在神经阻滞前，应至少停用氯吡格雷 7d，噻氯匹定至少停用 10~14d。

血小板糖蛋白 Ⅱ b/ Ⅲ a 抑制药

这类药物包括阿昔单抗和替罗非班，通过抑制血小板聚集发挥作用。虽然在 24~48h 后使用阿昔单抗和在 4~8h 内停止替罗非班输注后，血小板功能应恢复正常，但在临床医生确保血小板功能已恢复正常之前，不应进行神经阻滞。

中草药（替代）

高达 50% 的手术患者可能在术前服用中草药，尽管许多人并不主动提供这一信息。虽然中草药本身可能不会带来显著的额外风险，但大蒜、人参和银杏引起了人们的关注，因为它们与血小板减少、抑制血小板聚集以及与维生素 K 拮抗药的相互作用有关。如果患者接受肝素进行血栓栓塞预防，硬膜外血肿的风险可能会略有增加。积极寻找此类中药治疗使用史，并在术前 7d 停止使用可能是明智之举。

冠状动脉支架

越来越多放置原位冠状动脉支架并接受抗血小板药物治疗的患者前来做胸科手术。支架植入后，使用裸金属支架的患者需要服用阿司匹林和氯吡格雷至少 4 周。使用药物洗脱支架的患者需要阿司匹林和氯吡格雷至少 12 个月。所有使用原位支架的患者都需要终身服用阿司匹林。双抗血小板治疗是硬膜外镇痛的禁忌证。虽然术前停用氯吡格雷 ≥7d 而继续使用阿司匹林可能使胸腔硬膜外可行，但过早停用一种抗血小板药物明显增加了急性围术期支架血栓形成的风险，具有显著的心脏发病率和死亡率，阿司匹林治疗很少中断。术后硬膜外镇痛计划的持续时间也是相关的，因为抗血小板治疗应在术后尽快重新开始，延迟执行可能使患者面临支架血栓形成的风险。

特定情况下的镇痛方法选择

胸骨切开术

胸骨切开术为外科手术提供充足的视野，如前纵隔肿瘤的切除。在关胸时，分离的胸骨通常用钢丝进行内部固定。这种固定方式限制了骨骼的移动，同时限制了疼痛的发生。适当的胸骨切开术后镇痛通常可以用吗啡 IV-PCA 系统来实现，适当的时候用非阿片类镇痛药来补充镇痛。

局部麻醉伤口浸润可以减少阿片类药物的使用，值得考虑。通过深部和（或）皮下导管进行持续的伤口浸润可能更有效，但缺乏证据验证，且在一些研究显示其并无优势。胸部硬膜外麻醉可以提供非常有效的胸骨切开术后镇痛，以前曾被用于心脏手术后的镇痛，其中一项 Meta 分析显示：心律失常、呼吸系统并发症（包括失血性肺炎和肺炎）、气管插管时间和视觉模拟评分的发生率均有所降低。然而尽管如此，患者总体死亡率并没有显著的临床改善。该术式中导管的位置应该比开胸术（T_6/T_7）更高（T_3/T_4），手臂内侧皮肤的麻痹应该尽早发现，以便及时降低硬膜外输液速度，限制双侧膈神经阻滞的风险。对经胸骨切开术（如缩容手术）行双肺手术的肺功能差的患者，应考虑胸部硬膜外镇痛。胸骨旁局麻阻滞可以减少阿片类药物的需求量，对于肺功能差、硬膜外麻醉禁忌的患者可以考虑使用。

电视胸腔镜外科手术

有限的切口可限制了术后疼痛，但一些研究表示，是在进行 VATS 肺叶切除术的情况下，经常会出现至少中等程度的术后疼痛。尽管事实如此，许多人认为这种创伤性较小的手术可能仍然需要一种创伤性较小的镇痛方式。一篇综述认为，与其他方式相比，胸部硬膜外镇痛对疼痛评分没有表现出明显的影响，考虑到潜在的副作用，建议采用侵入性较小的技术可能更可取。适当的镇痛方法部分取决于所进行手术的性质。胸部硬膜外镇痛对于微创食管切除术的患者可能是有利的，而椎旁阻滞，单次注射或最好用导管持续输液，与 IV-PCA 系统结合使用，可能也适用于 VAT 肺切除术的患者。在 VAT 胸膜活检或交感神经切除术后需要最低限度的镇痛，单次注射椎旁阻滞和基本的镇痛方案已足够达到镇痛目的。

开胸手术

目前有大量的关于开胸手术患者的疼痛管理方法的文献。这些方法包括使用局麻药、阿片类药物和其他药物提供肋间神经阻滞、胸膜间隙阻滞、椎旁阻滞、腰部硬膜外镇痛、胸部硬膜外镇痛、鞘内镇痛和全身镇痛。此外，还采用了低温镇痛和 TENS 等非药物技术。如果没有局部麻醉，很难达到良好的开胸术后的疼痛控制，建议将局部麻醉技术作为多模式镇痛方案的一部分，实现开胸术后镇痛。除椎旁阻滞外，其他局部镇痛技术均不如胸部硬膜外镇痛，局部麻醉技术的选择通常在胸部硬膜外镇痛和椎旁阻滞之间。在实际操作中，两种技术在特定患者中各有优势，建议临床医生熟练掌握两种技术。对于预测术后肺功能处于边缘状态的患者，良好的早期镇痛和术后立即配合肺部锻炼十分重要。某研究所的回顾性研究数据分析显示，术前 FEV1 预测值低于 60% 是开胸术后肺部并发症发生和死亡的独立危险因素。使用胸部硬膜外镇痛与 FEV1<60% 的患者肺部并发症的减少和死亡率的降低有关，尽管没有患者接受椎旁阻滞的报道（图 59.24）。英国一项为期 1 年的肺切除术前瞻性观察研究发现，硬膜外镇痛于不良结局关系密切。

对于肺功能良好、接受局部肺切除术的患者，早期镇痛可能不那么重要，而椎旁镇痛可以使患者早期活动，缩短其住院时间。对于大多数患者来说，选择何种方式镇痛并无明确指导，此时应针对具体患者考虑两种技术的相对风险和益处（表 59.5）。

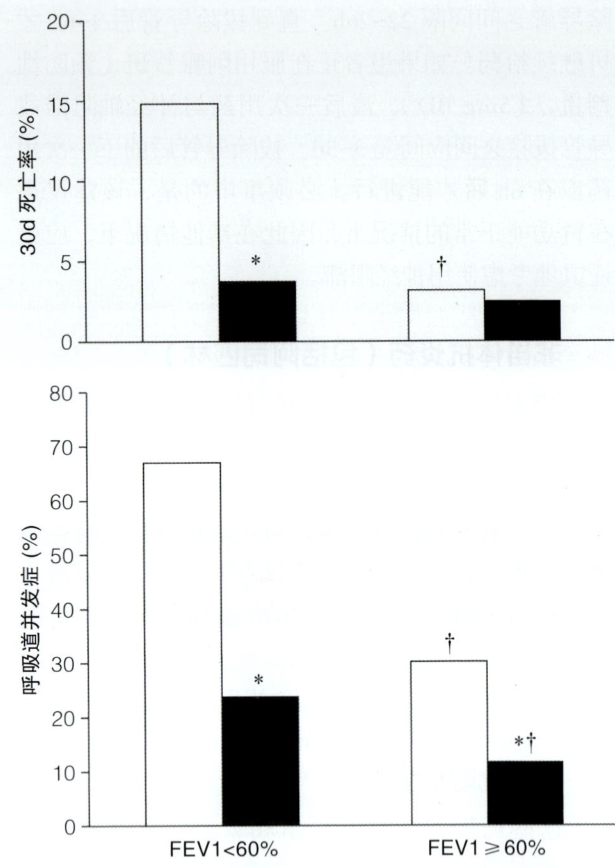

图 59.24 根据术前 FEV1（<60% 或≥ 60%）和镇痛方案类型，统计 30d 死亡率（上）和呼吸道并发症发生率（下）：无胸部硬膜外镇痛（白条）或有胸部硬膜外镇痛（黑条）的差异。*$P<0.05$，与未行胸部硬膜外镇痛组比较；†$P<0.05$，与 FEV1 ≥ 60% 组比较

表 59.5 影响选择椎旁阻滞或胸部硬膜外阻滞的因素

偏向胸部硬膜外阻滞	偏向椎旁阻滞
较差的 PFTs	良好的 PFTs
广泛肺切除术	局部肺切除术
胸壁受累	败血症
非甾体类抗炎药（NSAIDs）禁用	凝血功能障碍
患者自主选择	患者自主选择
	脊柱强直性畸形
	已被麻醉的患者

对于胸部硬膜外或椎旁阻滞均不合适的患者，应考虑使用肋间神经阻滞或术前鞘内注射阿片类药物。

食管手术

食管切除术的围术期死亡率约为 3%，主要发病率高达 30%，是风险最高的胸科手术之一。开腹食管手术后的术后疼痛非常严重，通常采用胸部硬膜外镇痛为这些患者提供术后镇痛。在比较开腹食管手术后全身性阿片类药物与硬膜外镇痛的非随机研究中，接受硬膜外镇痛的患者呼吸道并发症较少，在重症监护中花费的时间较少，死亡率较低，可能与全身性促炎反应的减少有关。胸部硬膜外麻醉可降低食管切除术后吻合口漏的发生率。新形成的胃管吻合端缺血是食管切除术后吻合口漏的主要原因。已有研究表明，低多普勒测定的吻合口部位血流与术后的吻合口渗漏之间的关系。虽然术中硬膜外给药可引起低血压和胃管吻合端血流减少，但一项使用术后连续胸部硬膜外麻醉的研究发现，硬膜外麻醉与最低限度的低血压和远端导管血流增加有关。我们建议麻醉医生应密切关注食管切除术患者术中因硬膜外给药继发的低血压。对于接受微创食管切除术的患者，一些实验组利用 IV-PCA 系统、双侧椎旁阻滞和非阿片类镇痛药的组合。关于硬膜外镇痛对死亡率的影响证据不一，有些学者认为不使用胸部硬膜外的微创食管切除术患者死亡率增加，有些学者则认为总体死亡率或疾病复发率在组间并无差异。专家组倾向于主张对所有计划进行食管切除术的患者使用胸部硬膜外麻醉，以限制术后炎症反应，提供高质量的疼痛控制。对于硬膜外镇痛不合适或禁忌的开腹食管手术患者，应考虑使用连续椎旁阻滞，因为有报道称，在全身性镇痛药的辅助下，它们可以提供合理的镇痛效果。

肩痛

同侧肩痛在胸部硬膜外镇痛有效的患者中很常见，在接受椎旁阻滞的患者中也偶有发生，但在开胸术后未接受神经阻滞镇痛的患者中很少见。据报道，同侧肩痛的发生率从 37%~97% 不等，可导致术后呼吸和身体功能明显受损。这种肩部疼痛通常被患者描述为中到重度的疼痛，可在一天内波动，术后持续 3~4d。虽然开胸手术和胸腔镜手术后都可能出现肩痛，但开胸术后以及手术时间的延长，会提高其总体发生率。

早期对这种肩痛的解释是，它与主要支气管的横断有关，尽管没有提出任何机制。其他早期的解释包括术中体位和手术拉钩使后胸韧带变形导致臂丛或肩关节的拉伸。疼痛的位置各不相同，有报道称肩后、三角肌、锁骨外侧 1/3 等不同位置，但所有位置都与膈肌共享神经支配，从而引发了关于疼痛病因的进一步假设。一些研究已经对该种疼痛的发病机制进行了阐述，最近有一组研究表示该种疼痛可能由多种病因导致。在一项前瞻性观察研究中，疼痛被分为牵涉痛和肌肉骨骼性疼痛，有证据表明疼痛部位的肌肉韧性大，触诊其他部位的肌肉时肩部疼痛可表现出来、活动肩部时疼痛加重的患者被归为后者。在 55% 的患者中，肩部疼痛是由肌肉骨骼引起的，且比其余 45% 的牵涉性疼痛强度更大。少数同侧开胸术后肩部疼痛且胸腔顶端引流管延伸至胸腔顶点的患者，将胸腔引流管抽出几厘米后，疼痛即可缓解。这意味着胸腔引流管对心尖胸膜的刺激是同侧开胸术后肩痛的另一原因。

事实证明，胸科手术后同侧肩部疼痛的处理十分困难。疼痛对硬膜外注射和静脉注射阿片类药物有抵抗力，术前使用加巴喷丁同样无效。一项针对同侧开胸术后出现肩部疼痛的患者的双盲研究，给患者服用丁哌卡因或生理盐水阻断肩胛上神经，结果发现阻断肩胛上神经并不影响疼痛的发生率。一项通过基底引流管给予丁哌卡因麻醉膈肌胸膜的安慰剂对照研究发现，丁哌卡因对减轻同侧开胸术后肩部疼痛无效。一项安慰剂对照研究，在术中用利多卡因或生理盐水浸润膈肌周围脂肪垫，可使同侧胸廓切开后肩部疼痛的早期发生率从 85% 降至 33%（图 59.25）。

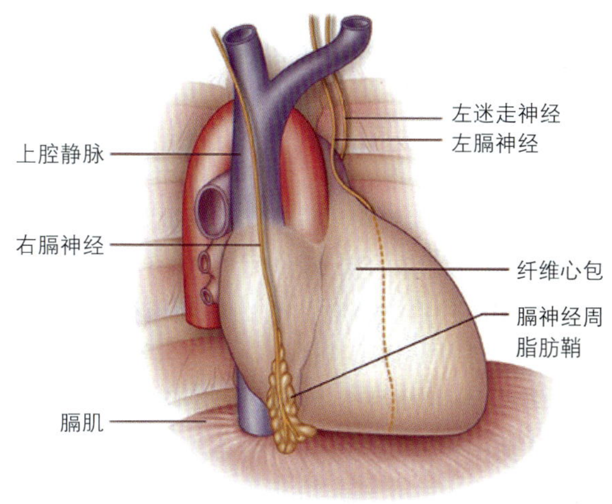

图 59.25 图解膈神经阻滞的膈神经周脂肪鞘的部位

在后来的一项研究中证实了这种膈神经浸润后同侧开胸术后肩痛发生率的明显降低。因此，膈神经可能参与同侧开胸术后肩痛的重要发病机制。膈神经支配纵隔胸膜、纤维性心包、血清性心包的顶层以及与膈肌中央的胸膜。在许多患者中，同侧开胸术后肩部疼痛的可能解释为心包、纵隔和膈肌胸膜表面受到刺激，导致疼痛经膈神经转至肩部。

因此，同侧开胸术后肩痛的有效治疗方案为使用对乙酰氨基酚、非甾体抗炎药、术中直接膈神经阻滞、术后间接膈神经阻滞。推荐使用对乙酰氨基酚口服、直肠或静脉注射治疗同侧开胸术后肩痛。直肠给予对乙酰氨基酚安全且效果适中，但个人经验表明静脉注射对乙酰氨基酚更有效。NSAIDs 对控制同侧开胸术后肩部疼痛有效，个人经验表示其比对乙酰氨基酚更有效。然而，由于 NSAIDs 众所周知的副作用，对于胸科手术的患者尤其是年老体弱的患者来说，使用前应评估其风险。术中膈神经阻滞有效。利多卡因作用时间短，可以通过使用罗哌卡因来延长，但患者的自主选择很重要，因为由此产生的单侧膈肌瘫痪可能会进一步影响通气功能。对于术后无需担心肺功能的患者和接受肺切除术的患者应考虑使用膈神经阻滞。对于肺切除术后的患者，单侧膈肌功能丧失对通气的影响有限，并可能有帮助缩小肺切除的残余间隙。在一项病例报告和前瞻性研究中，术后胸骨间臂丛阻滞对治疗同侧胸骨切除术后肩部疼痛有效。膈神经阻滞是胸骨间臂丛阻滞的副作用，几乎可以肯定地解释了阻滞的有效性。由于这种阻滞方法有潜在的并发症，我们建议只有在同侧开胸术后肩部疼痛严重、肺储备充足的患者才考虑行肌间沟臂丛阻滞。虽然星状神经节阻滞可能对治疗同侧开胸术后肩部疼痛有效，但并不推荐使用。

阿片类药物耐受患者

持续的阿片类药物暴露会导致阿片类药物的剂量 - 反应曲线右移，导致患者需要增加阿片类药物的用量才能获得相同的药理作用。这是一种可预测的药理变化。阿片类药物耐受的程度与给药剂量、持续时间和阿片类药物的种类有关。由于通过阿片受体的信号传导脱敏、阿片受体密度降低、环状单磷酸腺苷上调和神经适应性，当需要较高剂量的阿片类药物才能达到足够的镇痛效果时，就会出现阿片类药物耐受。NMDA 受体的激活在阿片类药物耐受的发展中起着重要作用。阿片类药物耐受的患者相对来说是不耐受疼痛的，在应对急性疼痛时处理起来可能有更大的困难。

所有群体的治疗原则都是相似的，但治疗阿片类药物滥用者可能会更加困难，因为他们的心理问题、对其他物质的依赖性（如酒精）、伴随感染性疾病（如肺结核、人类免疫缺陷病毒），以及使用拮抗药药物可能会影响麻醉的实施。应详细询问病史，以确定其慢性疼痛状况的位置和特点，以及阿片类药物的使用途径和常用日剂量。应鼓励患者在手术前及围术期有条件的情况下继续使用常用镇痛药。对于计划进行大手术的患者，口服药物可能会打乱镇痛的节奏，应估算出等量的静脉注射吗啡剂量。然而，药代动力学、药效学、给药途径和每日阿片类药物消耗量的变异性会使吗啡等效剂量的估算变得困难。突然停用阿片类药物可导致急性阿片类药物戒断综合征，应极力避免。纳曲酮是一种长效竞争性阿片类药物拮抗药，用于帮助防止已脱毒的前阿片类药物依赖患者和酒精成瘾患者复发，如果可能的话，应在手术前几天停止使用。如果已经通过去势注射给药，由于拮抗作用大约持续 30d，可能的话应将手术推迟到这段时间之后。同样，丁丙诺啡是一种部分 μ 激动药，经常在手术前 3d 左右停药，以便使其他强阿片类药物的 μ 激动药作用完全发挥出来。

这类患者从多模式的疼痛管理方法中受益匪浅，必须慎重考虑使用非阿片类药物。如果没有禁忌证，通过口服或静脉途径使用对乙酰氨基酚，与口服或静脉注射非甾体抗炎药一起使用，是一种有益的辅助治疗方法。氯胺酮被认为可以逆转吗啡的耐受性，从而在动物模型中恢复其有效性，口服氯胺酮，单独作为静脉输液或作为 IV-PCA 方案的一部分，可能有助于更好地控制疼痛。克罗尼丁、右美托咪定和加巴喷丁胺也被认为是有用的辅助手段。

大多数接受开胸手术的患者都能从增加局部麻醉方法中获益。胸部硬膜外麻醉可以为阿片类药物耐受的患者提供良好的开胸术后镇痛，因此应该考虑使用。推荐使用亲脂性阿片类局麻药混合物。在阿片类药物耐受性患者中，亲脂性阿片类局部麻醉药混合物能够提供优于吗啡局部麻醉药混合物的疼痛控制效果，可能是因为镇痛效果是在较低的受体结合率下产生的。对于使用其他途径接受大量阿片类药物的患者，另一种选择是使用普通的局部麻醉硬膜外药物。在不适合使用胸部硬膜外镇痛的情况下，推荐使用运用导管的旁路技术。

对于少数患者，胃肠道给予阿片类药物可能是提供术后镇痛的最合适方法。尽管早先人们担心其成瘾和操纵行为的增加，但现在普遍认为，如果该方法使用得当，使用静脉注射 IV-PCA 系统来控制药物滥用者的疼痛是可以接受的。为了克服患者耐受性而增加阿片类药物的剂量是一种不恰当的策略，因为通常情况下，疼痛控制的改善微乎其微，但与阿片类药物相关的副作用的发生率却明显增加，如镇静、呼吸抑制、肠梗阻和疼痛感觉灾难化。对于阿片类药物依赖的患者，预测术后阿片类药物的需求量是困难的。对于接受 IV-PCA 进行开胸术后镇痛的阿片类药物的非依赖患者，通常不适合输注阿片类药物背景剂量。然而，阿片类药物依赖的患者可能需要背景输液，并且很可能需要在术前治疗的基础上增加用药剂量。可以考虑轮替使用不同的阿片类药物，因为有时药物的改变可能会导致所需总剂量的总体减少。Swenson 等指出，在给药过程中，血浆浓度和药物在其作用部位的浓度（效应部位浓度）之间一开始会有差距。他们阐述了一种使用模拟软件和芬太尼输液来确定个别患者呼吸抑制阈值处芬太尼的效应部位浓度的方法。在确定呼吸抑制阈值处芬太尼的效应点浓度后，计算出每小时芬太尼的给药率，使其达到该效应点浓度的 30%。利用 IV-PCA 系统，计算出的芬太尼剂量的一半可以作为背景输注，而剩余的 50% 则作为需求剂量，在 15min 的锁定期内进行栓剂给药。他们建议每隔 4h 复查一次疗程，并根据给药需求栓的数量、意识水平和呼吸频率进行调整。

美沙酮是一种 NMDA 受体拮抗药，可激活 α 肾上腺素能受体和与吗啡不同的 μ 受体亚型，一些作者认为美沙酮是阿片类药物依赖患者的 IV-PCA 阿片类药物的首选。对于术后疼痛对大剂量全身性吗啡耐受的阿片类药物依赖患者，应考虑使用美沙酮 IV-PCA 系统。单一剂量的阿片类药物已被证明可激活 NMDA 受体。在使用氯胺酮的动物研究中，已经证明了吗啡不耐受的逆转和阿片类药物有效性的提高。特别是对于没有计划使用区域麻醉技术的患者，应该考虑使用低剂量氯胺酮输注。文献建议，对于阿片类药物耐受的患者，术中栓注氯胺酮（约 0.25mg/kg）后，应继续静脉输注[约 2μg/(kg·min)]数日。虽然已有机构在通过 IV-PCA 输注的吗啡中添加氯胺酮，但对于阿片类药物耐受的患者并不推荐这样做，因为大量且不可预测的阿片类药物需求可能会导致氯胺酮使用过量，并产生相关的精神药物副作用。

总结

术后疼痛控制是胸科手术患者麻醉管理的核心。提供良好的术后镇痛本身就很重要，有学者认为这是麻醉的核心业务和基本任务。有效的镇痛可以降低患者肺部并发症和死亡率。单一的技术不可能为所有患者实现这些目标，因此应该使用平衡的、多模式的方法。镇痛应针对接受特定手术的患者，旨在最大限度地降低其死亡率、痛苦程度、肺部并发症和其他并发症的发病率。对各种镇痛技术的经验有助于实施合适的技术。对于开胸手术，大多数患者最好采用局部镇痛联合阿片类药物的组合，有时辅以非阿片类镇痛药。

成人胸膜间阻滞或低温镇痛作用不大，通常只有在胸部硬膜外镇痛和椎旁阻滞都不可行时，才应考虑腰部硬膜外镇痛、鞘内给予阿片类药物或肋间神经阻滞。目前，胸科麻醉医师及其计划进行开胸术的患者面临的难题是胸部硬膜外镇痛和椎旁阻滞之间的选择问题。已有实验证实，胸部硬膜外麻醉可以实现良好的开胸术后镇痛效果。然而，胸部硬膜外麻醉存在导致永久性瘫痪的风险，最常见的致残并发症是硬膜外血肿。椎旁阻滞和持续输注可以产生同等的镇痛效果，副作用较少。胸科患者使用影响凝血功能的药物的占比越来越高，但并非所有的药物都是处方药。目前的抗凝血和抗血小板药物会增加硬膜外组织的风险，其数量无法量化。凝血功能受损对胸部椎旁组织的禁忌证较少，尤其是在直视下操作时。椎旁阻滞很少出现严重的并发症，因此椎旁阻滞的“单次注射”和带导管允许连续输液的方法正在被广泛应用。在未来，临床上可使用的超长效局麻药的开发可能会促进开胸术后镇痛的进一步发展。

病例分析

一名 64 岁的男子因咳嗽、昏睡和昏迷 2 周入院。他曾因社区获得性肺炎静脉注射抗生素治疗，连续的胸部 X 线片和 CT 扫描显示其右肺上叶有空洞性病变及胸膜囊泡样变化，很大可能为脓胸。经皮引流没有成功，于是计划对脓胸进行切开引流，并进行胸膜剥脱术。既往史：慢性阻塞性肺部疾病。他是一名重度吸烟者，烟龄超过 40 年。

临床检查发现，该男子体型偏瘦，呼吸频率 22/min，心率 110/min，血压 120/64mmHg，体温 38.3℃。

全血细胞计数显示：Hb 87g/L，WCC 23.0 $\times 10^9$/L，中性粒细胞计数 20.3 $\times 10^9$/L，血小板计数 637 $\times 10^9$/L，CRP 180mg/L。他的肾功能和凝血筛查均正常。肺功能检查显示 FVC 预测值为 74%，FEV1 预测值为 43%，DLCO 预测值为 45%。

可以采用哪些局部镇痛方法？

- 在有活动性感染的情况下，不建议使用硬膜外和鞘内镇痛。
- 在有活动性感染的情况下，同样最好避免使用椎旁导管镇痛。
- 由于感染和手术对解剖平面的破坏，术中椎旁阻滞不太可能有效。
- 应考虑肋间神经阻滞和局麻药伤口浸润。

阐述可以利用的镇痛药。

在无禁忌证的情况下，该患者应考虑采用多模式镇痛方法。

- 定期静脉注射对乙酰氨基酚 1gQDS。
- 非甾体抗炎药：非选择性或 COX-2，可在术后开始静脉注射，然后通过静脉注射或口服途径继续维持。
- 加巴喷丁：术前 100~300mg，然后 100~300mg 滴定 OD 至 TDS。
- IV-PCA 吗啡输注。
- 氯胺酮：可通过静脉输注或口服给药。
- 可乐定或右美托咪定输注治疗。

第 60 章　长效局部麻醉药在胸科镇痛中的应用

Wendell H.Williams Ⅲ，Jagtar Singh Heir，Anupamjeet Kaur Sekhon　著
章　祺　译　沈耀峰　校

缩略语

ISP	同侧肩痛
LB	脂质体丁哌卡因
NMDA	N- 甲基 -D- 天冬氨酸
NS	生理盐水
SAP	前锯肌平面
TEA	胸段硬膜外麻醉
TPVB	胸椎旁阻滞

要点

- 考虑到胸科手术后众多的致痛作用机制，如何制定一个最佳的疼痛管理策略是相当具有挑战性的，但一项全面的疼痛管理策略可以提高所有患者的安全性和满意度。
- 局麻药通过与细胞内电压门控钠通道的 α 亚单位结合来抑制沿神经元传导的去极化；它们还可能对钾（K^+）和钙（Ca^{2+}）通道以及 NMDA 受体具有一定程度的拮抗作用。
- 脂质体丁哌卡因，一种新型缓释局麻药，DepoFoam® 新型递送系统装载了药物有效成分。特有的双层脂质隔膜为药物的长时间释放(72~96h)提供了一个稳定可靠的平台，且不改变其分子结构。
- 脂质体丁哌卡因不像传统丁哌卡因那样在组织中扩散。因此，无论使用何种区域阻滞技术，为确保最佳效果，必须采用精细阻滞技术：注射部位要更靠近目标神经，药物剂量也需更多。
- 脂质体丁哌卡因中所含为游离型丁哌卡因，不同于盐酸丁哌卡因中的结合型。我们应该知道，不同剂型的丁哌卡因即使毫克剂量相同，但生物等效性是不同的。
- 全身麻醉和胸段硬膜外麻醉的替代方法包括各种局部麻醉，如椎旁、肋间、膈、胸膜内、前锯肌平面，以及局部伤口浸润。
- 将手术微创与多模式镇痛、区域阻滞和给予不同药物的方法相结合，可以提供更高水平的术后镇痛，同时减少麻醉药物使用的不良副作用，如恶心、呕吐、便秘和呼吸抑制。
- 新型长效局麻药，如脂质体丁哌卡因，提供了一种有前途的止痛解决方案，但需要进一步研究，以更好地了解这些新型局麻药的有效性和长期安全性。
- 本章回顾了得克萨斯大学 MD 安德森癌症中心目前使用的局部区域技术。

概述

手术仍然是早期肺癌和食管癌的治疗金标准。预计未来关于肺部和食管疾病的胸科手术数量仍将会增加。由于多种原因，胸部手术后如何取得最佳镇痛效果仍非常具有挑战性。导致患者疼痛的机制有很多种：皮肤和肌肉断裂、韧带损伤、肋骨骨折和脱位，膈肌受到刺激和胸管放置不当导致的肩部疼痛和胸管痛。控制疼痛不仅从人道主义角度来说意义重大，而且还与肺和肺外并发症有关。通过适当的疼痛管理可以降低肺部并发症的风险。文献表明，胸部手术后的早期疼痛预示着短期疼痛会发展为长期疼痛。医疗服务提供者可以通过积极的疼痛管理策略，降低这一脆弱群体中慢性疼痛的高发生率。由急性疼痛发展而来的慢性疼痛所产生的医疗费用可能会给患者和财政带来巨大的经济负担。一些研究人员估计，一个 30 岁患者余生为了控制慢性疼痛所花的经济成本将达到 100 万美元。在现代医学的大部分时间里，术后镇痛主要是通过全身性阿片类药物来完成的。胸部手术后，单靠静脉注射阿片类药物往往不足以充分控制疼痛，需辅之以使用局部麻醉药的区域阻滞技术。

局麻药通过与细胞内电压门控钠通道的 α 亚单位结合来抑制信号沿神经元的传播。神经元利用钠钾泵（Na^+ K^+ ATPase）通过主动转运和被动扩散离子来维持负静息电位，从 −60 至 −70mV 不等。钠离子通道是膜结合蛋白，由 α 和 β 亚单位组成，以三种状态存在:静息（无传导性）、开放（传导性）和失活（无传导性）。局麻药通过阻断膜去极化所需的钠离子内流，抑制沿神经元传播信号所需的动作电位。其次，局麻药可能对钾（K^+）和钙（Ca^{2+}）通道以及 NMDA 受体（译者注：NMDA 受体即 N-甲基 -D- 天冬氨酸受体，参与中枢神经系统兴奋）都有一定程度的拮抗作用。局部和区域麻醉通过抑制外周伤害性信号的传递，有可能缓解或消除术后疼痛，并减轻手术后的内分泌和代谢反应。

使用局麻药阻断伤害感受的技术包括：①手术部位浸润（单次注射或导管连续）；②周围神经阻滞（单次注射或导管连续）；③神经轴阻滞。随着脂质体局麻药的出现，胸科麻醉医师现在可以结合药物改造区域阻滞技术来适应特定的手术场合。通过多次、不同部位、甚至是非计划手术部位的单针注射，可以在几天内显著减轻疼痛，而不需要依赖神经周围置管。本章回顾了从古柯叶到脂质体丁哌卡因的局麻药历史，介绍胸科手术阻滞特定区域的方法，以及探讨长效脂质体局麻药的出现将如何提高我们控制术后胸痛的能力。

局部麻醉药历史

诞生于美国

古柯叶来源于原产于中美洲和南美洲的红花属灌木，从公元前 1900 年起，古柯叶就在印加人的社会、宗教和医药方面发挥着重要的作用。古柯最初是由贵族独占，随着 1532 年印加帝国的垮台，古柯的使用变得广泛起来。从那时到 20 世纪初，大多数科学家都只注意到它能使人亢奋和愉悦，而忽略了其他作用。可卡因的医用潜力直到 1880 年才被发现，当时维尔茨堡大学的俄罗斯裔内科医生 Basil von Anrep 基于对动物和他自己的大量实验，建议将其用作手术麻醉药。1884 年 9 月 11 日，维也纳眼科医生 Carl Koller（1857—1944）第一次采用局部麻醉的方法对一名青光眼患者进行了手术。这件事立刻造成了全球性的轰动，截至 1885 年底，在美国和加拿大有 60 多篇关于使用可卡因进行局部麻醉的文章发表（表 60.1）。

人工合成麻醉药

到 20 世纪之交，人们证实了可卡因的潜在毒性和成瘾性，开始寻找理想的局部麻醉药。1904 年，德国化学家 Alfred Einhorn（1856—1917）为诺沃卡因和其他 17 种对氨基苯甲酸衍生物申请了专利，现在统称它们为酯类局部麻醉药。诺沃卡因，也称为普鲁卡因，有其自身的局限性。像所有酯类局麻药一样，普鲁卡因效力相对较低，且易引起患者和医护人员的过敏，引发过敏反应。这些早期局麻药的严重不足促成了新一代局麻药的开发。

1946 年，Nils Löfgren 和 Bengt Lundquist 共同开发了一种名为“利多卡因”的二甲基苯胺衍生物，其化学结构与普鲁卡因不同，更有效、更安全，几乎没有潜在致敏性。接下来的半个世纪里，人们接连发明了丁哌卡因、甲哌卡因和其他大多数酰胺类局麻药。酰胺类局麻药有一个芳香族基团，它通过酰胺键而不是酯键连接到碳氢链上。这导致酰胺类局麻药比酯类局麻药更稳定，且因此不容易引起过敏反应。最初被抛弃的是丁哌卡因，因为作为甲哌卡因的丁基同系物，它的毒性是后者的 4 倍。自从 1965 年使用以来，广泛记载了与丁哌卡因有关的中枢神经系统（CNS）症状和心脏毒性。随着甲哌卡因旋光异构体的发现，以及对其低毒特性的广泛研究，于 1996 年开发了其纯 S-（-）镜像异构体——罗哌卡因。左旋丁哌卡因是丁哌卡因的 S-（-）对映体，于 1999 年获得 FDA 批准上市（表 60.2）。

当前使用的长效局麻药

虽然目前有许多氨基酰胺类麻醉药可用，但在美国最常用的两种麻醉药是丁哌卡因和罗哌卡因。由于它们的作用时间较长，已成为通过局部浸润、周围神经阻滞以及硬膜外麻醉和腰麻预防和治疗术后疼痛的最常用选择。通常丁哌卡因的浓度范围为 0.0625%~0.5%。不同的浓度可以进行不同程度的感觉、运动神经阻滞。较低浓度的局部麻醉药可以阻滞感觉神经，而较高的浓度则可以阻滞运动神经。采取适当措施减少丁哌卡因的全身吸收可极大降低其潜在的心脏毒性。直接血管内注射、在易吸收局麻药的部位阻滞、肝脏代谢药物功能下降可导致大多数不良反应发生。动物和人类的病例报告都报道了使用脂肪乳剂来治疗局麻药的注射过量或意外血管内注射。脂肪乳剂是一种可静脉注射的脂肪乳，及时给药可以缓解药物的心脏毒性，挽救生命。虽

表 60.1　局麻药历史上的重要日期

时期	目标	事件
公元前 1900 年	印加帝国	已知最古老的古柯使用记录
公元 1532 年	印加帝国覆灭	古柯在中南美洲百姓中流行
1653 年	西班牙耶稣会神父 Bernabé Cobo	首次记录了古柯叶的局部麻醉特性
1860 年	德国化学家 Albert Niemann	从古柯叶中分离出活性化合物，并将其命名为“可卡因”
1868 年	秘鲁人 Thomas Morenoy Maïz	首次研究了在动物模型中使用可卡因作为麻醉药
1880 年	俄国维尔茨堡大学医生 Basil von Anrep	基于动物实验和自身尝试，推荐可卡因可作为外科手术麻醉药
1884 年 9 月 11 日	维也纳眼科医生 Carl Koller	首次使用局部麻醉药为一名青光眼患者进行手术
1884 年 11 月	William Burke 或 William Halsted 和 Richard Hall	首次表演了如何进行神经阻滞
1898 年 8 月	德国基尔市的 August Bier	使用可卡因进行了第一例脊髓麻醉
1904 年	德国化学家 Alfred Einhorn	为普鲁卡因和其他 17 种酯类局部麻醉药申请专利
1905 年	莱比锡的 Hugo Sellheim	进行了第一例胸椎旁神经阻滞
1946 年	Nils Löfgren 和 Bengt Lundquist	开发了名为“利多卡因”的二甲基苯胺衍生物，这是第一种酰胺类局部麻醉药，也是其他酰胺类局麻药的基础
1957 年	开发长效酰胺类局麻药	首次合成甲哌卡因和丁哌卡因
1965 年		丁哌卡因上市
1996 年		甲哌卡因的低毒性对映体“罗哌卡因”上市
1999 年		丁哌卡因的低毒性对映体“左旋丁哌卡因”上市
2011 年	脂质体丁哌卡因	获 FDA 批准的第一个多囊脂质体局麻药

表 60.2　常见长效局麻药与 LB

麻醉药	最大剂量	起效时间（min）	麻醉持续时间（h）	镇痛持续时间（h）
2% 利多卡因（HCO_3^+ 肾上腺素）	7mg/kg	10~20	2~5	3~8
0.5% 罗哌卡因	0.3mg/kg	15~30	4~8	5~12
0.75% 罗哌卡因	0.3mg/kg	10~15	5~10	6~24
0.5% 丁哌卡因（+ 肾上腺素）	0.3mg/kg	15~30	5~15	6~30
13.3% 脂质体丁哌卡因（liposomal bupivacaine，LB）	266mg	* 可变镇痛 5min；麻醉 30~45min	* 可变	* 可变，最长达 72h
13.3% LB（+0.25% 盐酸丁哌卡因至 50% 脂质体剂）	分别 266mg；150mg	* 可变镇痛 5min；麻醉约 30min	* 可变	* 可变，最长达 72h

* 与其他酰胺类局部麻醉药相比，有关脂质体丁哌卡因的数据有限。影响脂质体丁哌卡因阻滞时间的因素有很多，包括注射部位、局部浸润与神经阻滞、注射技术、稀释量等。大多数研究使用脂质体丁哌卡因进行局部麻醉，并没有在整个阻滞时间内客观地测量感觉阻滞程度。同时因用脂质体丁哌卡因进行区域麻醉的病例不足，也缺乏麻醉起效和持续时间的信息。

然药物的确切机制尚不清楚，但有可能是因额外增加了体内的脂肪体，形成了一个“蓄水池”，起到了储存药物的作用，产生梯度差，将亲脂性毒素从受影响的组织中抽走。脂肪乳剂也可能通过活化线粒体内被药物抑制的肉毒碱 - 脂酰肉碱转位酶而发挥解毒作用，此酶为心肌提供能量。

相比丁哌卡因，罗哌卡因的心脏毒性更小，安全范围更大，在较低浓度时感觉运动分离效果更好，可以替代丁哌卡因。在临床实践中，较低浓度下，罗哌卡因相对丁哌卡因可以更好地保留运动神经功能。罗哌卡因的经典浓度为0.1%~1%。罗哌卡因的起效时间和持续时间与丁哌卡因相似，但因为它成分更均匀，所以变异性较小。与所有非脂质体局麻药一样，药物离开作用靶点的再分布特性限制了药物的持续时间。

一类新型局麻药——脂质体丁哌卡因

局麻药发展史上的一个最新变化给人们提供了一种在术后疼痛管理方面有吸引力的选择方案。脂质体丁哌卡因（liposomal bupivacaine, LB）是一种新型缓释局麻药，利用一种名为DepoFoam®的创新给药系统对局麻药进行封装包裹。这些多囊脂质体由成百上千个充满水的多面体腔室组成，这些腔室由大小在10~30μm之间，具有生物相容性、可生物降解的脂基小泡所隔开。双层脂质隔膜为药物的长期释放提供了一个稳定可靠的平台。局麻药由DepoFoam®包裹，保持分子结构不变，可稳定释放超过72~96h（图60.1）。

安全性

LB的安全性似乎与其他局麻药相当。Bramlett等的初步研究发现，LB和丁哌卡因的不良事件发生率相同（都较低），具有同等的耐受性和安全性。Golf等在阴囊切除术后镇痛中应用LB，发现虽然药物相关的不良事件发生率略高（最显著的是术后恶心和呕吐），但其镇痛效果更优越，耐受性好，安全性佳。Gorfine等在对行痔切除术患者的研究中得出结论，300mg的LB制剂是安全的。Naseem等研究了LB对QTc间期的影响，他们证明750mg及以下的剂量不会引起明显的QT延长。虽然最初关于LB的安全性和有效性的评估是在软组织和骨科患者中进行的，但最近有一项综述评估了6项随机对照双盲试验——在进行各种手术的外科患者组中只使用LB用于术后疼痛控制。大体上，这项综述发现，LB用于治疗剂量时耐受性好，具有更高的安全界限，并且与丁哌卡因组和对照组相比显示出更好的安全性。一项关于在伤口局部浸润脂质体丁哌卡因的Cochrane荟萃分析（10项研究，1377名参与者）也显示它与盐酸丁哌卡因具有相似的安全性。

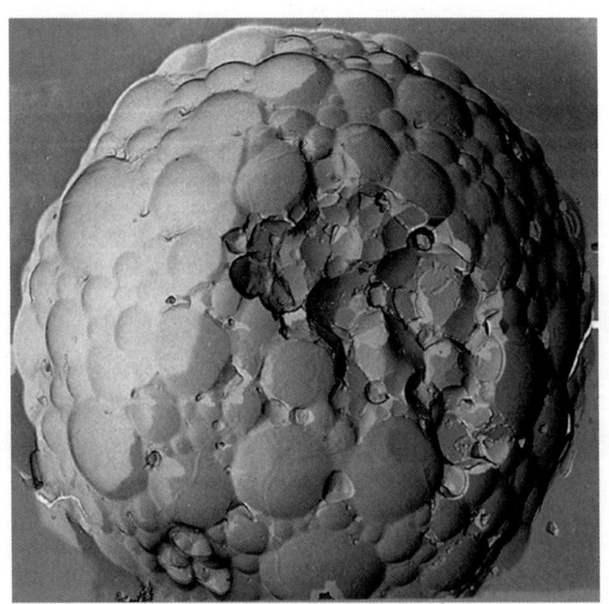

图60.1　DepoFoam EM。采用DepoFoam®技术的EXPAREL®（脂质体丁哌卡因注射混悬液）的扫描电子显微镜照片

药品制备和应用

LB药剂装在一个一次性使用的20ml小瓶内，其配方浓度为1.3%，共含有266mg丁哌卡因。LB中含有的丁哌卡因是以游离基形式存在的，与其他常用酰胺类丁哌卡因局麻药不同，后者含有丁哌卡因的盐形式——盐酸丁哌卡因。266mg丁哌卡因游离基相当于300mg盐酸丁哌卡因的摩尔数。药品使用者应该认识到，不同剂型的丁哌卡因即使毫克剂量相同其生物效能也是不同的，因此不能在LB和其他剂型之间进行剂量转换。

脂质体制剂应该缓慢注射，并经常抽吸以检查是否有血液，将血管内注射的风险降至最低。需要注意的是LB在组织中扩散的方式不像传统的丁哌卡因那样，因此，无论采用何种区域阻滞技术，为确保药物最佳效果，精细化操作势在必行。例如伤口局部浸润麻醉，就需要使用从皮肤到筋膜连续注射麻醉药的深层组织渗透技术。相比传统的丁哌卡因，LB不易扩散，从而需要被注射在更接近阻滞目标的部位，且需要增大剂量。在临床实践中，许多外科医生经常用0.9%的生理盐水或乳酸林格液将注射剂的总容量扩大到300ml。临床上常使用的容量范围从20ml到300ml（稀释后），这取决于手术切口的大小。LB的起效时间比传统丁哌卡因长，这是因为麻醉药从脂质体中缓慢释放。在LB中以不超过2∶1的比例加入传统盐酸丁哌卡因可加快感觉神经的阻滞。但添加更大剂量的丁哌卡因或将LB与其他未经批准的麻醉药/药物联合使用，可能会导致多囊脂质体过早分解，有可能导致局麻药释放不受控制，从而产生危险。

禁忌证和注意事项

LB 禁用于产科宫颈旁阻滞麻醉。虽然目前尚未将 LB 用于宫颈旁阻滞，但此前在此技术中使用盐酸丁哌卡因后已出现胎儿心动过缓和死亡的情况；因此，不应该在这类阻滞中使用 LB。此外，药品制造商警告说，丁哌卡因的副作用包括严重危及生命；因此，使用 LB 时必须配备训练有素的人员和抢救设备，能够及时治疗那些出现神经或心脏毒性迹象的患者。应谨慎操作避免意外血管内注射 LB。多篇文献报道了意外血管内注射丁哌卡因和其他酰胺类产品后发生抽搐和心脏停搏。

上述研究表明，LB 是一种很有前途的药物，可以潜在地改善手术患者术后疼痛管理方式。为了提高对该药物优缺点的认识，需要更多的病例数和更多样的患者群体来进行进一步的研究，确定该药物的最佳应用领域。目前只有两项回顾性研究探讨了该药物在胸部患者中的有效性和安全性，但其结果均受到研究方法的局限。

胸外科手术的区域麻醉技术

胸段硬膜外麻醉

长久以来，开胸手术后疼痛控制的“金标准”是将局麻药（通常是丁哌卡因或罗哌卡因）注入硬膜外间隙；然而，这种技术在某些情况下可能是不可行的：如使用某些抗凝血药物或全身肝素化的患者，有较高的硬膜外血肿风险；局部或全身感染的患者，形成硬膜外脓肿的风险较高。胸段硬膜外麻醉（thoracic epidural anesthesia, TEA）的失败率也很高，有文献报道其失败率可高达 32%。胸段硬膜外的镇痛效果受操作者影响极大，能否成功放置导管受到许多因素的影响，如患者的体质情况、患者的体位和解剖变异。硬膜外麻醉引起的双侧交感神经阻滞、硬膜外腔内阿片类药物暴露可产生许多不良反应，可能包括术后低血压、肺功能下降、尿潴留和瘙痒。随着疼痛管理策略的持续发展，一些研究已经建议用不良事件发生率较低的区域神经阻滞来替代阿片类药物应用和胸段硬膜外麻醉。

向远端神经区域阻滞技术转变

胸段硬膜外麻醉有许多已成功实施的替代方案，包括椎旁、肋间、膈、胸膜内、锯齿肌平面的阻滞技术，以及局部伤口浸润。支持继续使用硬膜外技术的人认为其能提供数日的镇痛而不可替代。与之相对，单次注射的疗效天然受限于所用局麻药的作用时间。麻醉医师试图通过使用其他添加剂，如皮质类固醇、肾上腺素和可乐定来延长镇痛时间，或者通过将不同的局麻药组合起来使用，但成功率参差不齐。也可以通过神经周围置管来持续注入局麻药以延长区域阻滞的持续时间；然而，关于其是否能适当控制开胸手术术后疼痛，不同报道有互相矛盾之处，但考虑到神经周围置管需要更强的专业技术能力，并且导管容易发生迁移、扭结、阻塞和感染，这些报道的矛盾之处也可以得到合理的解释。

在得克萨斯大学 MD 安德森癌症中心，我们的胸部手术疼痛管理策略在过去几年中发生了重大变化。在过去二十年的大部分时间里，我们使用硬膜外镇痛来缓解胸部手术患者的术后疼痛。随着椎旁和肋间等区域性阻滞技术的引入和改善，我们更倾向于在胸部外科手术中使用更多的外周阻滞来代替硬膜外阻滞。

胸椎旁阻滞术（请参阅第 59 章图 59.5 及图 59.6）

胸椎旁阻滞术（thoracic paravertebral blockade, TPVB）在 1905 年由 Hugo Sellheim 首次提出，但它在 20 世纪的大部分时间里都未受欢迎，直到 1979 年由 Eason 和 Wyatt 重新提出。TPVB 在不断发展，与各种具有里程碑意义的新技术和辅助设备相结合，如压力传感器、透视、神经刺激器，以及最近的超声引导，由此发展出同侧、节段性、躯体交感神经阻滞，其在治疗急性和慢性疼痛中越来越流行。对于接受开胸手术的患者，几项大型的 meta 分析已经得出结论，TPVB 与 TEA 相比，在止痛效果、皮质醇应激指标水平和主要并发症发生率方面具有相当的优势，但对肺功能的保护效果更好，同时低血压、恶心和呕吐、瘙痒、尿潴留和阻滞失败的发生率显著降低。

在治疗开胸术后疼痛方面，传统上 TPVB 的可靠性和持续时间都有局限。在使用新的技术后，尽管失败率和并发症发生率分别达 10% 和 5%，TPVB 仍通常被认为是易于学习和安全的。超声引导技术的进步使得可以更加精准和可靠的注射局麻药。在 LB 发明之前，TPVB 的单次注射后作用持续时间一般被限制在 24h 内。尽管在超声引导时确定了针尖位置，但导管移位到相邻的椎前、硬膜外、肋间和胸膜间隙仍然可引发问题（图 60.2）。与经皮 TPVB 相比，通过

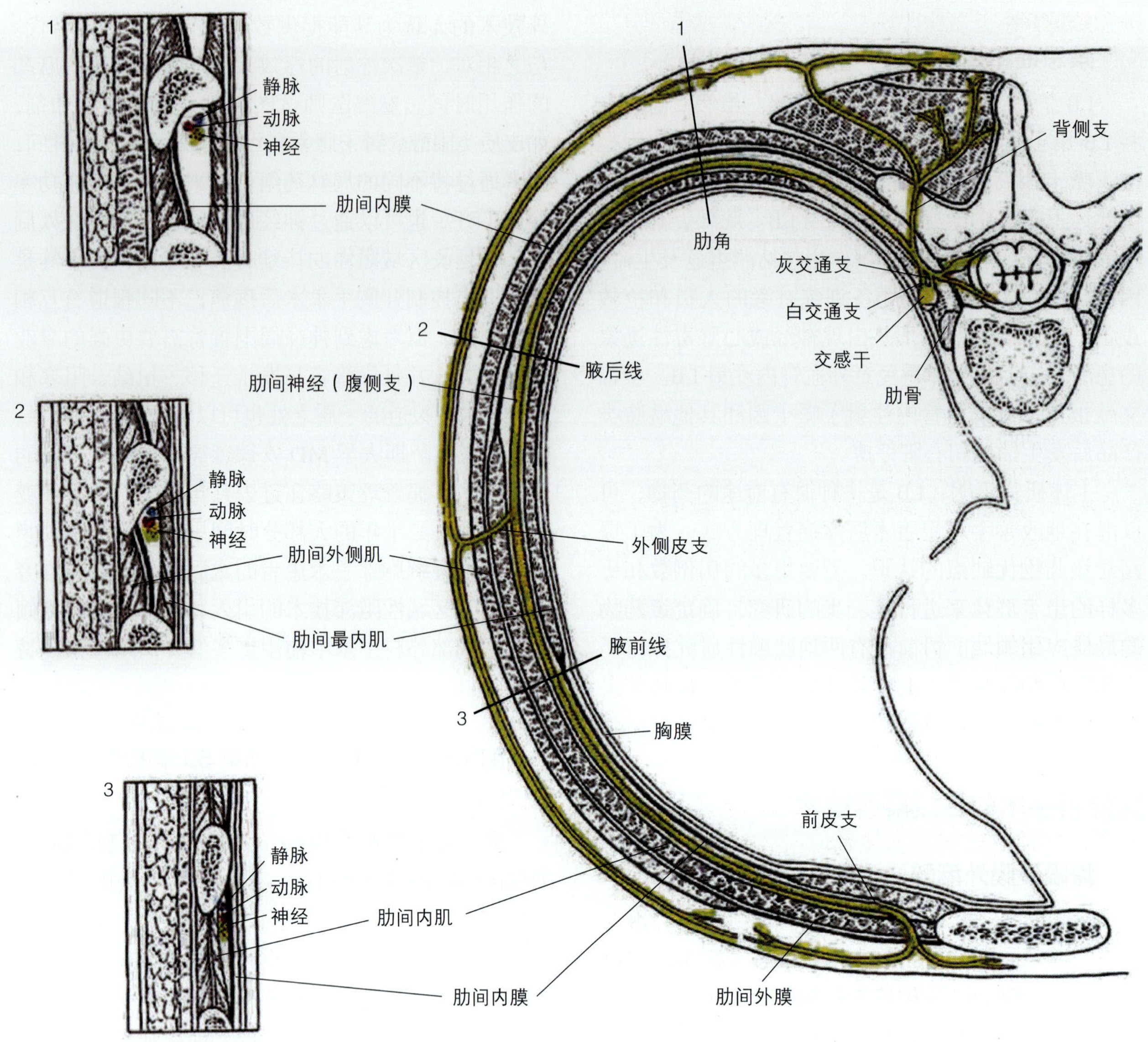

图 60.2 肋间解剖（经 John Wiley and Sons 许可重绘自 Anaesthesia，Dravid 和 Paul.）

手术置入导管技术差异很大，虽然一些机构的成功率要比其他的高，但总体来说结果并不可靠。

超声引导技术和 LB 的结合有可能显著提高 TPVB 治疗开胸术后疼痛的可靠性和延长作用持续时间，从而提高 TPVB 的实用性。虽然 TPVB 和 LB 的组合似乎潜力无限，但目前还没有足够的数据来评估在胸部手术 TPVB 中使用 LB 的有效性、安全性和实用性。至少有一项研究发现，在乳房重建手术后，使用 LB 的伤口局部浸润不比传统丁哌卡因 TPVB 的镇痛效果差。随着超长效局麻药的问世，TPVB 的应用发生了改变。在得出 TPVB 在未来的胸部手术中能起到何种作用的结论之前，还需要对开胸手术患者进行更多的研究，如直接比较 LB+TPVB 和其他外周区域阻滞技术（如肋间神经阻滞）的效果。

肋间神经阻滞

尽管目前在健康志愿者的研究中证实在硬膜外麻醉中使用 LB 是安全的，但具体来说，除了两项回顾性研究外，还没有研究在胸外科手术人群中使用 LB 的安全性和有效性。在我们机构，使用 LB 的肋间神经阻滞已经取代 TEA 成为胸外科术后镇痛的首选技术，患者的疼痛评分更低，阿片类药物的使用量也更少（图 60.3）。

根据手术方法的不同，可以在开放手术直视下进行，也可以在电视胸腔镜或机器人胸腔镜的引导下进行五个节段的肋间神经阻滞。具体来说，首先在适当的位置用 1~2ml 的 LB 浸润皮肤，放置一个 12mm 的胸腔镜镜头，然后使用 22G 的脊柱针，将针向前移至距解剖中线外侧 5~7cm 的肋骨上缘，在不破坏壁层胸膜的情况下，采用细致的技术将针推

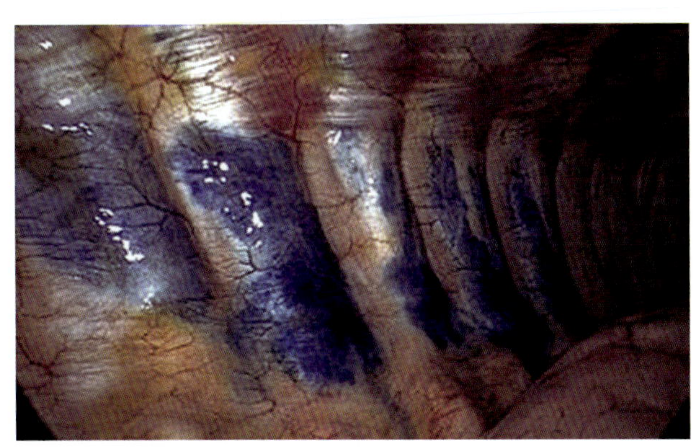

图 60.3　Rice 等用亚甲蓝染色标注。使用 LB 和亚甲蓝行肋间神经阻滞。利用胸腔镜的可视化技术可以准确地将 LB 注射到肋间隙而不侵犯壁层胸膜。注意注射位点在最内侧肋间肌的药物可扩散到椎旁间隙。在 LB 中添加亚甲蓝只是为了说明药物在胸膜下扩散的范围（经 Elservier 许可重绘自 The Annals of Thoracic surgery，D Rice）

进到最内层的肋间肌，这点非常重要，可以使局麻药局限在肋间隙而不会扩散到胸膜间隙。通常需要在第 6 到第 10 肋的肋骨上缘各注射 2ml 的 LB，也可以依据手术部位的不同进行调整注射位置。剩余的 LB 可以注射在其他的腔镜洞口或手术伤口处。胸腔镜可视化技术可以显著提高肋间注射的精确度，而不会影响壁膜间隙导致局麻药逸出。如在局麻药溶液中加入 2ml 亚甲蓝，可以使受训者更容易掌握肋间隙适宜的注射位点和界限（图 60.4）。

许多机构行肋间阻滞时使用的局麻药为 0.5% 的丁哌卡因，但也有些机构使用 0.25% 的丁哌卡因或 1% 的利多卡因。对于一个中等体型的成年人来说，维持 5~7ml/h 的给药速度，就可以到达单侧针刺五级的皮肤镇痛效果。

为了覆盖更大的手术区域，我们机构的外科医生最初将 LB 与生理盐水混合，增大药物体积注入手术部位；然而，根据 LB 最新处方信息，一些外科医生现在行肋间阻滞时也使用 LB 混合 0.25% 的丁哌卡因。根据最新的处方信息，LB 可以与盐酸丁哌卡因相混，但这可能会影响 LB 的药代动力学和（或）理化性质，且这种影响与浓度有关。因此只要盐酸丁哌卡因与 LB 的生物等效比不超过 1∶2，就可以将盐酸丁哌卡因和 LB 混于一个注射器中，也可以先注射盐酸丁哌卡因再接着注射 LB。常用的例子如将 266mg LB 与 150mg 盐酸丁哌卡因同时注射。这些药物的毒性作用是相加的，使用时应谨慎监测与毒性相关的神经和心血管反应。虽然我们机构像其他许多机构一样，为了获得更快的起效和更长的持续时间在临床实践中使用混合的局麻药，但读者需要记住，不同的局麻药混合可能会导致起效时间和持续时间的改变，增加不可预知的风险。同样，不同制剂的局麻药其各自的浓度和体积不同，混合使用会增加错误用药的风险。此外，尽管有回抽、使用推荐的剂量和避免血管内注射的安全措施，但目前还没有可靠的监测方法可以预防局麻药的毒性。因此，麻醉者有责任保持警惕，时刻准备，以处理随时可能出现的意外全身毒性反应。

直接胸膜腔内阻滞

虽然通过在壁层和脏层胸膜间注入局麻药进行胸膜腔内阻滞于 1984 年被首次提出，但至今并没有得到广泛应用。患者侧卧、术侧方朝上，使用 16 号 Tuohy 针将硬膜外导管置于胸膜腔内。穿刺点位于第 8 肋间，距后解剖中线 8~10cm，针尖与皮肤成 30°~40° 角，将 Tuohy 针的斜面朝上，向前越过肋骨进入壁层胸膜。患者吸气过程中，由于胸膜腔的负压，注射器的活塞可能会被动地向内移动。然后将多孔硬膜外导管向前推进 5~6cm 进入胸膜腔，抽吸后便可注射局麻药。

通常，可以在给药 4h、6h 或 8h 后再次注射丁哌卡因；然而，也有一些机构持续输注丁哌卡因。

这种阻滞可能会导致多种类型的并发症，使其应用受到限制。最常见的并发症是气胸，约 2% 的患者可出现。其他并发症包括胸腔积液、霍纳综合征、感染、导管移位或破裂，甚至出现全身中毒症状。最近有人认为膈神经麻痹也是并发症之一。患者的体位，特别是当患者坐着、上半身竖直的时候，以及导管位于胸膜腔内的最低点位置都有可能影响膈肌附近局麻药的浓度。这可以导致用力肺活量减少，特别是在行双侧阻滞或呼吸功能受损的患者中可能会导致呼吸状况的恶化。这种由膈肌无力导致的肺功能损害可以解释为何胸膜间腔内镇痛与椎旁镇痛相比患者肺功能明显变差。

前锯肌平面（serratus plane, SAP）阻滞

肋间神经外侧皮支的末梢发出感觉支穿过胸部肌肉。在超声引导下，医生可以通过在这些肌肉层之间注射局麻药来实现不同胸部区域的镇痛。在胸大肌和胸小肌之间注射，即所谓的 PECS Ⅰ和Ⅱ型阻滞，可以得到前胸壁阻滞。向位于腋中线附近、第 4 和第 5 肋间隙的前锯肌浅层注射局麻药，可使侧胸壁阻滞。阻滞面积的大小与注射药物的体积有

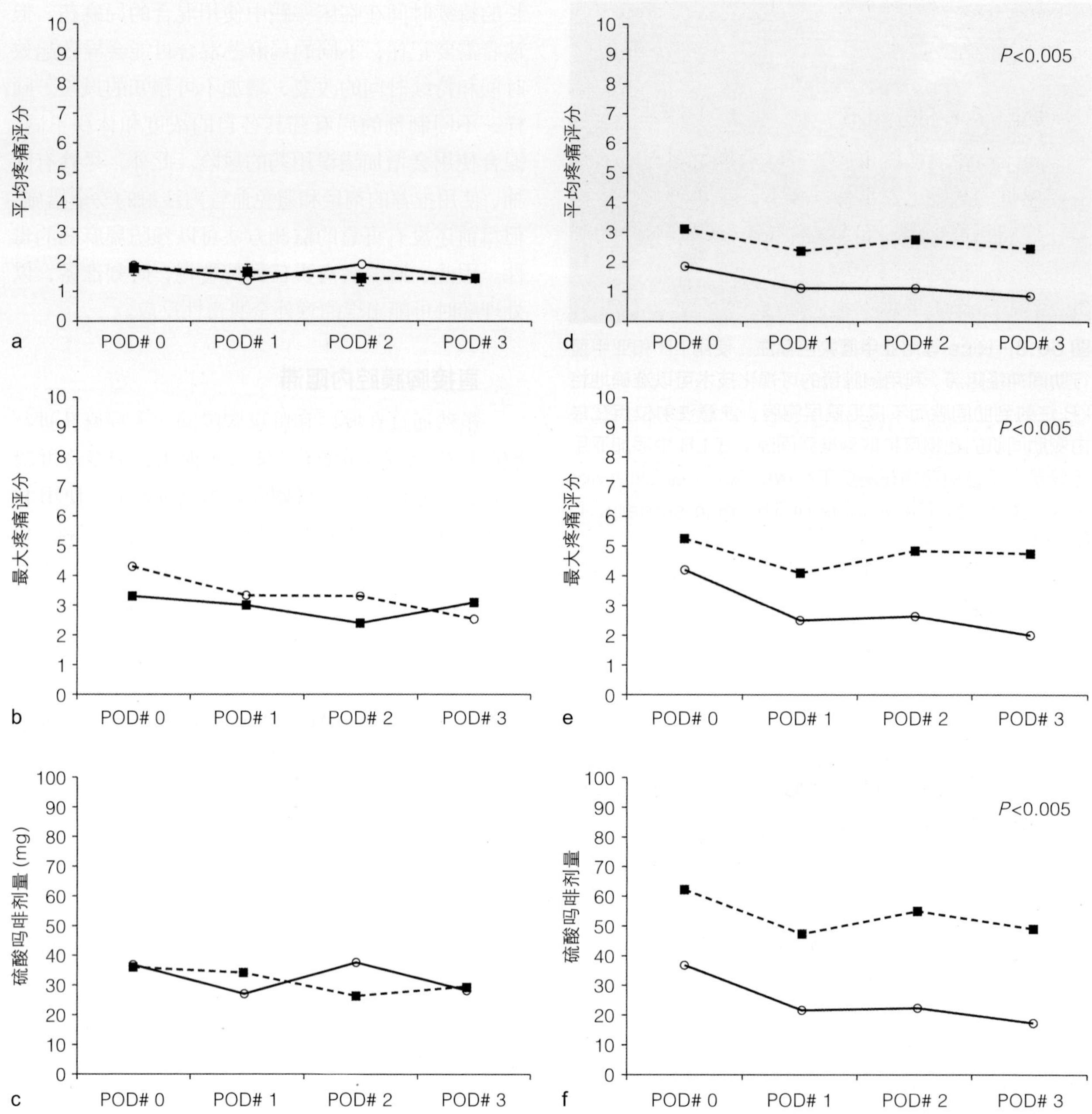

图 60.4 Rice 等结果。将使用 LB+ 肋间阻滞的患者与使用盐酸丁哌卡因 +TEA 的患者进行比较：主要结果为患者的疼痛评分和止痛药需求。a~c 组代表肋间阻滞，d~f 组代表胸段硬膜外。虚线表示开胸手术，实线表示微创手术。Wilcoxon 符号秩检验（POD 术后第几日）（经 Elsevier 许可重绘自 The Annals of Thoracic Surgery，D Rice）

关。注射 20ml 药物，感觉阻滞的范围为 T_4~T_9、肩胛骨到乳头区域。最初的研究规模很小，只是通过 MRI 简单地演示了该技术的应用及之后的局麻药扩散和感觉阻滞范围。目前尚未明确 SAP 阻滞在胸部手术中的镇痛效果。已经有人注意到，SAP 阻滞可能不能覆盖肋间神经的主干、肋间神经的前皮支和自主神经系统的传入神经。

SAP 阻滞可能最适合于前外侧切口的手术，如 Muscle-Sparing 切口开胸手术（*译者注：Muscle-Sparing 切口开胸手术，其切口隐藏在腋下，可以保留胸部肌肉的完整性*）或前外侧开胸手术。但当手术切口超过神经阻滞的范围时，可能需要在切口周围行局部浸润。该阻滞范围未超过肩胛骨的下角，因此可能不适合于我们医院常见的保留肌肉的后外侧开胸手术，也不适合有多个侧后方切口的胸腔镜手术。但对于行胸段硬膜外麻醉失败的患者或因胸管导致疼痛的患者来说，这可能是一种有效的应急手段。已经报道过一例病例，行食管癌手术的患者，其硬膜外镇痛失败后，以经导管持续 SAP 阻滞来补救，缓解了该患者的疼痛。到目前为止，很少有研究将这一技术与其他方法进行比较，以验证该技术是否适用于外科手术。

局部手术部位浸润

局麻药浸润伤口镇痛的基本原理是阻滞了负责疼痛感觉的末梢、选择性感受器，即周围痛觉感受器。局麻药可直接浸润手术部位，简单有效地为多种手术操作提供镇痛效果。此外，这种浸润方式通常不会产生严重的副作用，如局部毒性、伤口感染和伤口愈合缓慢。长效酰胺类局麻药如丁哌卡因和罗哌卡因已被证明比阿片类药物具有更好的局部镇痛效果，常用于术后伤口浸润、区域阻滞和神经根阻滞。到目前为止，手术部位的单次浸润阻滞所产生的镇痛持续时间仍受限于所使用的局麻药的种类。如前所述，LB 在组织内的扩散范围比传统的局麻药要少。可以把药物稀释以增大体积，然后用深层渗透技术注入目标周围。在本机构，一些外科医生发现可以通过交叉、不重叠的注射方法来避免药物形成斑块，提高 LB 局部浸润的成功率（表 60.3）。

膈神经阻滞及其他针对同侧肩痛（ipsilateral shoulder pain, ISP）的阻滞

开胸术后同侧肩痛（ISP）与切口疼痛在疼痛性质、部位、病因和治疗上不相同。高达 85% 的患者在行胸部手术后会受到同侧肩痛的影响。即使 TEA 效果很好，肩部疼痛也可能会很严重。确切的疼痛部位常常不同，但通常位于 C_4~C_5 支配的区域，与膈神经有共同的神经支配。疼痛通常持续数小时，但也会持续数天或更长时间，有些患者的慢性疼痛甚至会在术后持续 6 个月以上。

病因学

ISP 的发生与胸膜破裂程度、开胸切口大小、主支气管气道横断、患者体重指数和手术时间相关。目前，还没有任何药物或区域治疗方法可以完全根除或预防疼痛。ISP 常被认为是由神经冲动沿膈神经传入所引起。膈神经起源于第 3、第 4 和第 5 颈神经根，含有感觉、运动和交感纤维。它是唯一负责传递膈肌胸腔面神经冲动的神经，同时也负责胸膜、心包和膈肌腹膜面冲动的传递。ISP 常被认为是膈神经冲动的结果，由术中切开胸廓、横断支气管和放置胸管引发的胸膜刺激造成。

开胸术后 ISP 的确切病因仍有争议。虽然对此行膈神经阻滞通常是有效的，但它们并不能消除所有患者的 ISP。一系列病例报道认为，ISP 可能有双重病因，其中一些患者的疼痛是由膈神经传入引起的，而另一些患者的 ISP 可能是由肩部韧带拉伤直接引起的。在一项研究中，术后肩胛上神经阻滞对患者疼痛没有影响。与膈周围脂肪垫浸润相比，肩胛上神经阻滞预防 ISP 的效果明显更差。这表明，对于大多数患者来说，ISP 与肩锁关节或肩胛盂关节的劳损无关，除非有明显的肩部肌肉骨骼疼痛迹象。

对那些可以由触诊或运动引发局部肩部疼痛的少数患者来说，有 85% 的概率可以受益于肩胛上神经阻滞。与肌间沟臂丛神经不同，肩胛上神经不与膈肌相邻，因此不会造成膈肌阻滞和膈肌麻痹。

治疗

静脉注射双氯芬酸或酮咯酸等非甾体抗炎药可以有效地减少 ISP，但它们并不是一定有效的，同时在某些患者群体中应谨慎使用，如慢性肾功能不全患者。无论是标准的 TEA 还是胸膜腔内阻滞都不

表 60.3 脂质体丁哌卡因的给药剂量

原始制剂 13.3% LB	20ml 瓶装
LB 最大剂量	266mg
最大稀释度	与生理盐水（normal saline，NS）的比例最多为 1∶14，稀释至 0.89% 或 20ml LB，用 280ml NS 稀释，总体积为 300ml
混合盐酸丁哌卡因给药	只能与盐酸丁哌卡因相混；如按照上一栏所述进行稀释，可用最多 150mg（60ml 0.25% 盐酸丁哌卡因）代替生理盐水
MD 安德森癌症中心行胸部手术时所使用的制剂配方*	做手术切口时用 20ml 未稀释的 LB 行肋间阻滞或用 30ml 0.25% 盐酸丁哌卡因稀释以增加阻滞范围
MD 安德森癌症中心行较大手术范围浸润的制剂配方*	20ml LB 与 30ml 0.25% 盐酸丁哌卡因和 50ml NS 相混，或 20ml LB 与 60ml 0.25%（译者注：原文如此，估计此处应为 60ml 0.25% 盐酸丁哌卡因）

* 在我们医院，具体配方因手术方式、具体操作人和操作步骤的不同而有多种变化。

能有效预防 ISP；然而，在 T_5 以上的节段放置硬膜外导管可以使之发生率下降。较高位的硬膜外置管可以提供足够的阻滞范围，以阻断膈神经的冲动传入。高位硬膜外阻滞可引起血压和肺功能下降，低心肺储备的患者不适宜采取这种方式。

Scawn、PenneParent 及其同事证明，在手术结束时，将利多卡因注射到膈周围脂肪垫可使 ISP 发生推迟 2h。注射 0.2% 罗哌卡因能选择性地阻滞感觉神经，显著降低了 ISP 的发生率（32% vs 64%），延迟了 ISP 的中位发病时间（36h vs 16h），而术后动脉血气无明显差异。有人提议，以膈神经为靶点在不同的位置进行阻滞，如肺门周围的脂肪垫，可能会影响阻滞的效果，但这种变化尚未得到证实，需要进一步研究。

另一些研究表明，在开胸手术后，行肌间沟臂丛神经阻滞可以显著降低 ISP。Barak 等使用丁哌卡因行肌间沟臂丛阻滞来降低 ISP 的发生，但发现其效果不会超过 24h。肌间沟臂丛神经阻滞能缓解疼痛的确切机制尚不明确，因为尽管使用了相对较少的局麻药和超声引导，但膈神经受累的发生率依然很高。行锁骨上神经阻滞时膈神经同时受累的比率也很高。在接受肺叶切除或全肺切除术的患者中，使用罗哌卡因行超声引导下的锁骨上入路对膈神经进行阻滞可以相对降低 65% 的 ISP 发生率。尽管放置了连续膈神经阻滞导管，但 ISP 依然在手术当日最严重。术后第 1 天止痛药的使用也没有差异。通过专门对膈神经进行阻滞，可以更有效地减少 ISP 的发生，而不会出现与之相关的上肢运动无力症状。

膈神经阻滞并非没有风险。半膈膈神经麻痹可导致肺活量、每秒用力呼气量和最大吸气流量下降。虽然既往有肺部疾病的患者也能很好的耐受这些影响，但在那些对侧膈肌功能有障碍的患者中可能会引起呼吸窘迫。因此，在这类患者中应谨慎使用长效局麻药，如 LB。使用经导管给药的罗哌卡因，或开发脂质体罗哌卡因，可以发挥选择性阻滞感觉神经的优势，降低膈神经麻痹的概率。

这些研究中有许多使用了相对短效的利多卡因，到目前为止还没有研究评估过作用持续时间超过 24h 的药物。短效药物的使用可能限制了减少 ISP 带来的好处。然而，ISP 的持续时间是变化的，使用长效药物可能对许多患者无益。需要进一步的前瞻性研究来直接比较上述技术的安全性和有效性，并研究长效给药模式、如导管持续输注或脂质体酰胺麻醉药是否足够有益。在此之前，医生应该根据他们的临床判断来设计出最适合他们患者群体 ISP 的治疗策略。

总结

综上所述，考虑到引起术后疼痛的机制多样，确定胸科手术的最佳疼痛管理方法仍然具有挑战性。将微创手术与多模式、多学科、区域性和药物镇痛方法相结合，通过作用于神经系统的不同节段来减轻患者疼痛和痛苦。这种整体和全面的疼痛管理策略可以提供更有效的术后镇痛，同时减少麻醉药物的不良反应，如恶心、呕吐、便秘和呼吸抑制，从而提高患者的整体安全性和满意度。此外，改进后的术后疼痛管理可以影响住院时间，减少术后并发症和再住院率，防止阿片类药物依赖，并有可能降低术后死亡率。在我们机构，我们已经成功地将使用长效局麻药的多模式镇痛方法纳入到外科特定的循证治疗方案中，如非甾体抗炎药、N- 甲基 -D- 天冬氨酸（N-methyl-D-aspartate, NMDA）拮抗药加上周围神经阻滞。虽然像 LB 这样的新型长效局麻药引发了广泛关注，并可能代表了局部麻醉的发展，但应该记住，它们不是万能的，而是全面疼痛管理策略的一个组成部分。此外，鉴于专门针对胸外科手术患者人群的病例报告和研究数量有限，有必要进行更多研究，以更好地了解长效局部麻醉药（如 LB）的有效性和长期安全性问题。

病例讨论

因为结肠癌肺部转移，一名 75 岁的女性需在胸腔镜下接受右肺多个楔形切除手术。患者既往病史中比较重要的有：肥胖（BMI 47kg/m^2）、高血压、药物治疗的稳定性冠状动脉疾病及每晚使用 CPAP 治疗的阻塞性睡眠呼吸暂停症。患者 2 周前戒烟，但有 100 支 / 年的吸烟史。作为 ERAS 方案的先行部分，患者口服曲马朵 XR 300mg 和塞来昔布 200mg。考虑到她有睡眠呼吸暂停的病史，为了避免术后镇静而保留了普瑞巴林。此外，外科医生在切口部位进行了深层组织浸润，总共注射了 40ml 药剂（20ml 1.3% LB + 20ml 0.9% 无菌生理盐水）。手术中，因外科大出血改行开胸手术。手术即将结束时，因患者自主呼吸急促而注射 1mg 氢吗啡酮。患者醒来时觉得开胸切口处极度疼痛。

1. 在这种情况下，如何才能降低局部麻醉覆盖范围不足的风险？

答：应稀释 LB，使之达到足够的容量，可以覆盖计划中的手术范围及常见的意外情况。生理盐水与 LB 的最大比例为 14 ：1，多可稀释至 300ml，但经典用量在 40~80ml 之间。如前所述，盐酸丁哌卡因是唯一可以与 LB 相混合的局麻药。盐酸丁哌卡因与 LB 的比例不应超过 1 ：2，相当于与 266mg LB 相混合的盐酸丁哌卡因不能超过 150mg。最佳做法是在手术切开时注射部分稀释的 LB 以控制术中疼痛（在药物准备后 4h 内注射），并在手术关胸时注射剩余的药物。

2. LB 还可以与哪些药物合用？

答：其他镇痛药，如静脉注射对乙酰氨基酚、右美托咪定、氯胺酮、酮咯酸和麻醉药，均可以安全地和 LB 联用。在我们的医院，只要患者没有肾功能受损和术后出血等高风险禁忌证，胸部手术患者在缝合皮肤期间通常会给予酮咯酸。其他局部麻醉药，如利多卡因，在接受脂质体丁哌卡因治疗的患者中是绝对不可以使用的。

3. 在使用 LB 时，是否还可以进行其他的区域阻滞？

答：在我们医院，在使用 LB 阻滞后的几天内，我们不使用任何局部麻醉药，包括盐酸丁哌卡因。也就是说，在手术部位 LB 注射失败的情况下，通过 TEA、TPVB 或肋间阻滞给予适当、低剂量的盐酸丁哌卡因可能是安全的。到目前为止，没有足够的证据支持在使用 LB 阻滞后，可以常规使用盐酸丁哌卡因来弥补遗漏的痛区。虽然 LB 的缓释特性使大大降低了丁哌卡因中毒的风险，但如果发生血管内注射或与在其他区域阻滞技术中使用的盐酸丁哌卡因相混合时，我们不知道游离丁哌卡因浓度可能会上升多高。麻醉医师必须考虑患者的特殊情况来确定风险收益比。

4. 外科医生在手术开始时用 LB 进行了五个节段的肋间神经阻滞。阻滞范围覆盖了开胸切口和胸管部位，患者苏醒时疼痛极小。当转入 PACU 时，血压为 85/55mmHg，心率为 55/min。该如何处理？

答：根据注射部位和注射量的不同，局部麻醉药可从肋间间隙扩散到椎旁间隙和硬膜外间隙。因此，行 LB 肋间阻滞时可出现阻滞相关性低血压和心动过缓。在我们单位，食管癌术后最常见这种情况，特别是当肋间阻滞进针点离椎旁间隙只有几厘米时。首先排除可纠正的低血压原因，如相对低血容量和心功能不全。如果患者没有不适、没有心脏或呼吸窘迫的体征或症状，通常我们会给予胶体扩容，因为即使失血量很少，扩张容量也通常可以升高血压。通过持续监测和对症处理，这种低血压通常在手术后 6~24h 内消失。

第 61 章 胸科手术后慢性疼痛

Peter Mac Dougall 著

赵明晔 译 张晓峰 校

要点

- 开胸手术后慢性疼痛（chronic post-thoracotomy pain，CPTP）是胸科手术后常见的并发症，在接受开胸手术的患者中发生率可达 50%。
- 超过一半的 CPTP 为神经病理性疼痛。
- CPTP 的发生率和疼痛程度可能会随着时间的推移而降低。
- 疼痛往往开始于围术期或术后最初几个月。
- CPTP 严重影响患者功能状态。不仅睡眠和日常活动会受到影响，很大一部分患者在手术后需要服用止痛药长达 2 年甚至更久。
- 采取创伤较小的开胸和关胸方法可能会减少 CPTP 的发生。
- 下丘脑 - 垂体 - 肾上腺轴的神经炎症和介质改变，在 CPTP 的发生和维持中可能起关键作用。
- 跨专业和多学科协作识别高危个体、优化围术期急性疼痛和慢性疼痛管理，可能有助于减少 CPTP 的发生率和不利影响。
- 鉴于 CPTP 较高的发生率和对患者的不利影响，术前应仔细与患者讨论这一风险，并在手术知情同意书中加以告知。

概述

长期以来，胸腔内手术操作对麻醉医师、外科医师和患者都具有一定挑战。这些挑战主要包括手术前、手术中和手术后的生理干扰和改变。除了明显的生理变化外，慢性疼痛可能会给患者带来持续的影响。本章我们将对 CPTP 这一复杂临床现象进行综述，包括其发病率和患病率、目前已知的发生原因、预防和治疗手段以及未来可能发生的情况。

CPTP 最早可以追溯到 70 多年前的第二次世界大战末。成千上万的青年男女从“二战”的斗争和工作中结束回到家乡，诞生了历史上最大的儿童群体——“婴儿潮”。这一代人成为人类历史上最繁荣、受教育程度最高、寿命最长的人群。与此同时，手术治疗和麻醉管理的进步相结合，增加了通过手术成功治疗疾病的数量。随着这一代人年龄的增长，以慢性病的形式出现的长寿后遗症也逐渐显现，其中很多人需要接受手术治疗。我们目前仍在研究这些手术操作所伴随的意想不到的后果。

二十多年来，手术后的慢性疼痛一直被认为是手术的后遗症。Crombie 和他的同事在 1998 年最初描述了这一现象，并在接下来的 10~15 年的回顾中强调了这一情况。所有形式的手术都可以被视为一种损伤，而这些损伤会导致慢性疼痛综合征的发生。不同类型手术的慢性疼痛发病率从截肢后的 85% 到剖宫产后的 6% 不等。手术后慢性疼痛的强度范围包括轻微疼痛到严重疼痛，不但干扰患者的日常活动，还影响患者身体基本功能的恢复。挪威的一项大型横断面人群研究，纳入了 12 000 多人。结果指出：手术后 3 个月，有 18% 的患者存在中度至重度的术后慢性疼痛。同样，欧洲的一项大型前瞻性观察性研究对患者进行了 12 个月的跟踪调查，发现术后 6 个月中度至重度慢性疼痛的发生率为 16%，术后 12 个月时降至 11.8%。该研究的一个重要发现是术后慢性疼痛的发生率随着时间的推移而下降。在人口老年化和手术人数不断增加的情况下，这种并发症的影响是不容忽视的。正如我们将要讨论的，慢性疼痛对医疗成本、身体功能、患者的发病率和死亡率的影响是显著的。

正如前面提到的，手术后的慢性疼痛发生率较高。它可以是身体任何部位手术后的并发症，并且比创伤更能引起持续性疼痛。与 CPTP 显著相关的最常见的手术包括乳房手术、截肢、胸部手术、心脏手术、腹部手术和疝气手术。我们不能轻视这些手术后遗症的影响。随着年龄的增长，这些手术越来越常见，并对身体功能产生影响；而一些在年轻人中更常见的手术，如疝气手术，会影响年轻人的正常工作而使之不能为社会做出贡献，可能会产生更深远的影响。目前更紧迫的是，最近有研究指出慢性疼痛和自杀观念之间存在显著相关性。人们注意到，自杀观念与疼痛的长期性和心理因素的关系更为密切，与行为能力的丧失或疼痛的强度关系却一般。大多数与自杀观念相关的因素，都是可改变的危险因素。因此，慢性疼痛不仅仅是一种不适，更是一种潜在的可改变的、危及生命的状态。

胸外科手术后慢性疼痛的特点和发生率

胸外科手术后慢性疼痛被描述为术后最剧烈的疼痛之一。这种疼痛最常见于开胸术后的瘢痕区域，它也可见于同侧胸壁、肩胛骨、同侧手臂或肩部。CPTP 通常描述为切口部位的灼热感或是麻木感，也被描述为割伤、牵拉伤或压痛感。疼痛可能是持续性，抑或是间歇性，通常会因举起重物等因素而加剧，也有描述称 CPTP 与潮湿天气或天气快速变化有关。

在患有慢性疼痛的人所经历的疼痛中，神经病理性疼痛最为严重，这种疼痛以灼痛、针刺样疼痛、撕裂样疼痛或麻木为特征，是外周敏化和中枢敏化的最终结果。Maguire 及其同事最早描述了 CPTP 神经病理性疼痛的症状。他们发现 CPTP 患者中神经病理性疼痛的患病率从 35% 到 85% 不等。Steegers 等对 CPTP 的疼痛类型进行了研究，发现 CPTP 中一半患者存在神经病理性疼痛的因素。这些 CPTP 患者中，23% 为明确的神经病理性疼痛，30% 疼痛具有神经病理性疼痛的特点。Hopkins 等也发现到类似的结果。他们发现 CPTP 人群中，大约 55% 的患者表现为疼痛和神经病理性症状，30% 患者仅表现为神经病理性症状。Munardon 等发现患者开胸术后 1 年发生的 CPTP 中约 26% 有神经病理性症状。这些研究强调了 CPTP 患者中相当一部分患者经历着严重的疼痛。

大量研究对胸科手术后 CPTP 的发生率进行了观察。对这一领域研究最早和最多的 Katz 等指出，高达 50% 的患者在开胸手术后存在长期疼痛。后续很多研究均证实了开胸术后慢性疼痛的高发生率。CPTP 的发生率并不会随时间而降低，出人意料地一直保持在 50% 左右。有关创伤较小的电视胸腔镜术后疼痛的研究结果不一致。Steegers 等报道称，胸腔镜手术患者 CPTP 的发生率略高于开胸患者（47% vs 40%）。最近，Shanthanna 等的研究发现，电视胸腔镜手术和开胸手术的 CPTP 发生率分别为 35% 和 54%。Hopkins 等报道称胸腔镜手术和开胸手术患者的 CPTP 发生率分别为 45.3% 和 54.7%，二者之间无统计学意义。Ochroch 等报道了保留肌肉开胸术（保留背阔肌）联合术后积极硬膜外镇痛，患者 CPTP 发生率为 21%，此数据与他们另一项关于保留肌肉和后外侧开胸术后积极硬膜外镇痛的研究结果相似。彭等报道了手术后 3 个月 CPTP 的发生率为 24.9%。值得注意的是，虽然 CPTP 的发生率似乎维持在 50% 左右，但严重 CPTP 的发生率要低得多，据最近报道称术后 1 年严重 CPTP 的发生率为 7%~8%。

CPTP 的发生率并不会随时间推移一成不变。一些报道指出，CPTP 的发生率随着时间的推移逐渐下降。此外，疼痛的强度似乎随着时间的推移而逐渐减轻。对患者多年的跟踪随访表明，幸存患者其疼痛对日常生活的影响随时间逐渐改善。然而，神经病理性疼痛似乎并非如此。特别令人感兴趣的是 Hetmann 等的研究，该研究对 97 例开胸术后患者进行了为期 12 个月的随访，结果发现在术后 6 个月和 12 个月时 CPTP 的发生率均约为 50%；但他们注意到，在术后 6 个月未报告疼痛的患者中，其中 20% 在术后 12 个月时报告疼痛，而术后 6 个月时报告疼痛的患者有 11% 在 12 个月时没有报告疼痛。这些结果表明，手术后持续良好的过程有助于预防 CPTP 的发生。

胸外科手术后慢性疼痛对功能的影响

慢性疼痛对整个社会有着重大的影响。Stewart 等估计常见的疼痛问题每年可导致美国损失 622 亿美元。Jackson 等认为慢性疼痛的影响并不局限于富裕国家，对低收入和中等收入国家的疾病负担也有重大影响，且毫无疑问的是这些国家的慢性疼痛在老年人和工人中更为普遍。对欧洲和以色列这两个经济实力较强的国家进行慢性疼痛的相关调查表明，近 1/5 的人患有中度到重度的慢性疼痛。在这些人中，21% 的人被诊断为抑郁症，61% 的人无法胜任工作或不能工作，60% 的人在 6 个月内看过 2~9 次医生。Fletcher 等使用电话和电子邮件对 11 个欧洲国家的 3000 多名术后患者进行了回顾性调查发现，其中 9.6% 的受访者患有中度术后慢性疼痛，2.2% 的受访者为重度疼痛。很明显，这种疾病造成了极大的社会和财政负担，而且可能会随着人口老龄化而加重。

CPTP 对机体功能的影响也是显著的。慢性疼痛几乎影响到日常生活的方方面面。它会干扰患者的睡眠、工作和与他人互动的能力。因此，CPTP 对患者家庭生活、情绪健康以及与朋友和同事的关系都有深远的影响。许多研究对这种疼痛相关的术后功能影响进行了调查。慢性疼痛患者的自测健康评分较低，但发病率和死亡率明显增高。这可能与下丘脑 - 垂体 - 肾上腺轴的免疫功能异常和压力调节机制的改变有关。慢性疼痛与抑郁症密切相关，有证据表明，患有慢性疼痛的人自杀风险显著增加。Tang 和 Crane 指出，患有慢性疼痛的人自杀死亡的风险显著增加。最近的一项研究进一步证实了这一结论，发现慢性疼痛患者产生自杀念头的风险更大。

1999 年，Pertunen 等对 111 名开胸术后患者进行了研究，注意到有一半的患者在手术后 12 个月维持正常的日常生活困难，25%~30% 的患者有睡眠障碍。Hopkins 等对同时接受开胸和电视胸腔镜手术的患者进行疼痛、神经病理性症状、抑郁表现、心理健康症状和生活质量的评估，结果发现 CPTP 患者明显较无 CPTP 的患者年轻（65 岁 vs 71 岁）。CPTP 患者抑郁症状更多，生活质量也较低。Kinney 等对 110 例术前使用加巴喷丁治疗开胸术后 3 个月发生急性疼痛的患者进行了研究，发现其中 68% 的患者在术后 3 个月感到疼痛，16% 的患者需要继续使用阿片类止痛药，此外疼痛组在机体功能、躯体疼痛和活动力方面的得分均较低。Maguire 等也报道了类似的结果，在接受调查的 600 多名患者中，45% 的患者认为疼痛是他们最大的困扰，40% 的患者认为疼痛限制了他们的日常活动，40% 的患者需要继续服用止痛药。神经病理性疼痛则会导致更糟糕的结果。

何种因素会影响疼痛相关的功能障碍，又有哪些危险因素会影响慢性疼痛相关的自杀，人们对此进行了研究。Katz 等使用疼痛和功能障碍测量设备来研究这些因素，根据疼痛强度和情感淡漠来预测术后 6 个月的疼痛功能障碍，结果表明，随着时间的推移，疼痛强度和疼痛功能障碍之间不存在相关性，疼痛功能障碍与术后因素的关系较术前因素或急性运动相关疼痛的关系更密切。Racine 等研究了与自杀相关的慢性疼痛，发现男性、疼痛持续时间较长、愤怒程度更高、无助感、疼痛显著放大和更严重的抑郁是自杀观念的显著独立预测因素。良好的心理健康状况与自杀风险的降低相关。有趣的是，多数危险因素可能是可以改变的。

胸外科手术后慢性疼痛的影响因素

手术前和手术后的疼痛

在寻找可能预测慢性疼痛的因素时，术前疼痛与术后慢性疼痛的发展明显相关。术前疼痛和术后慢性疼痛间的关系在子宫切除术、截肢后疼痛、疝修补术以及 CPTP 中得到验证。Hoofwijk 等对 900 多名接受手术的患者进行了研究，发现急性术后疼痛、术前疼痛和术前使用止痛药物是术后慢性疼痛的预测因素。Hetmann 等对 170 名接受开胸手术的患者进行了研究，发现术前疼痛和乐观人格是 CPTP 的预测因素。该研究团队还报道了关于 97 名接受开胸手术患者的研究，术后 6 个月时发生 CPTP 的患者中 50% 存在术前疼痛，术后 12 个月时发生 CPTP 的患者中 48% 存在术前疼痛。Niraj 等对 500 多名患者的病史进行回顾分析，并进行问卷调查和电话随访，发现术后疼痛控制不佳是术后 6 个月发生慢性疼痛的关键预测因素。这一结果得到了 Kinney 等的支持。一项数据库研究发现，66 名在三级医院接受治疗的患者，术后早期需要更多阿片类药物的患者更有可能出现 CPTP。

基因因素

自从 Watson 和 Crick 在 20 世纪 50 年代首次发现双螺旋结构以来，人们对疾病的遗传学机制有了更深的理解。在过去的十年里，人们的注意力转向了疼痛所产生的机制。遗传变异可能在许多方面影响疼痛，包括疼痛的易感性、疼痛的表现和疼痛的治疗。研究证明儿茶酚胺 -O- 甲基转移酶（catechol-O-methyltransferase，COMT）基因的变异与疼痛的风险增加有关。George 等证明，诸如心理社会因素诸如疼痛灾难化和遗传变异之间的联系可以预测肩部手术后的疼痛。他们还发现了与疼痛调节相关的基因变异，如 *KCNS*1、*ADRB*2 和 *GCH*1，它们分别与术前运动恐惧症、术后抑郁和焦虑有关。该基因的多态性已被证实与接受椎间盘切除术患者的背部疼痛强度有关，但与腿部疼痛强度无关。

遗传变异可以通过多种方式影响患者对治疗的反应。疼痛治疗的药效学和药动学是由基因构成决定的。阿片类药物是疼痛相关研究中最多的药物。遗传多态性可以影响药物跨细胞膜的转运。芬太尼、美沙酮和吗啡进入大脑的转运受到 *ABCB*1 基因多态性的影响。可待因和曲马朵等前体药物的代谢受到肝脏中表达的 *CYP2D6* 类型变异的影响。*CP2D6* 变异体的表达决定了肝脏产生活性药物的数量。

μ- 阿片受体是 *OPRM*1 基因的产物，它的表达与阿片类药物的反应有关。许多研究已经证明该基因是高度可变的。这种变异性与阿片类药物的镇痛效果有关，也与阿片类药物的依赖有关。

上述只是遗传变异影响疼痛的发生和治疗的几个示例，还需要进一步深入研究，目前药物基因组学和针对单个基因的靶向药物正在迅速发展。最终，这将使我们能够预测何种患者可能会出现术后疼痛，如何才能最好地治疗疼痛，以及何种患者对镇痛药物会产生依赖。

麻醉因素

麻醉的核心是预防手术中和围术期的疼痛。宋等对 366 例开胸手术患者进行了 TIVA 与吸入麻醉的前瞻性随机对照试验，发现两组患者术后 3 个月和 6 个月时的 CPTP 有显著差异，但急性疼痛方面没有差异。虽然研究结果很有说服力，但在其他研究中无法重复。

术后镇痛是发生术后慢性疼痛的影响因素之一。有几种方法可用于治疗术后急性疼痛，包括区域麻醉技术，如胸段硬膜外镇痛（thoracic epidural anesthesia, TEA）、椎旁阻滞（paravertebral blockade, PVB）、肋间阻滞和前锯肌平面阻滞（serratus anterior plane blockade, SAP），围术期通常采用静脉患者自控镇痛（patient controlled analgesia, PCA）和口服止痛药。其他的一些辅助镇痛方式还包括经皮电神经刺激（transcutaneous electrical nerve stimulation, TENS）等方式。

Cochrane 的一篇关于预防术后慢性疼痛的药物治疗的综述不支持氯胺酮的使用。类似地，McNicol 等在一项氯胺酮预防术后慢性疼痛的荟萃分析中发现，氯胺酮在减轻手术后慢性疼痛方面的效果不大。有趣的是，这一结果只出现在氯胺酮静脉使用时、而非硬膜外使用。在一项围术期使用 S（+）氯胺酮的随机对照试验中，Mendola 等发现氯胺酮的使用可以改善围术期镇痛，但并不能最终降低 CPTP 的发生率。

人们对其他药物在预防开胸术后急性和慢性疼痛方面的有效性也进行了评估。一项关于 120 名患者的随机试验发现加巴喷丁对开胸术后的急性或慢性疼痛没有显著影响。然而，一项对 50 名患者进行的小型随机研究对围术期开始 2d 使用普瑞巴林和必要时使用双氯芬酸进行了比较，发现 24 周时的 CPTP 发生率显著降低。同样，一项手术前静脉注射右酮洛芬联合 TEA 的小规模试验显示，围术期急性疼痛和疼痛在术后 3 个月和 6 个月均有所改善。Ling 等报道了另一项关于抗炎药物对 CPTP 影响的小规模研究，结果显示围术期静脉注射帕瑞昔布联合 TEA，无论是 CPTP 切口痛还是诱发痛，在术后 3 个月和 12 个月时均明显减轻。这些研究表明，采用药物来预防 CPTP 可能是有价值的。

大多数接受开胸手术的患者都使用局部麻醉药物。最常见的治疗急性疼痛的方法是 TEA，穿刺点通常选择在 T_5 和 T_8 之间。椎旁导管可以在外科医生直视下放置，也可以由麻醉医生在超声指导下放置。最近发表了一些包括 Cochrane 综述在内的荟萃分析比较这两种结束，结果显示这两种技术在缓解术后镇痛方面效果相似，但 PVB 在诸如低血压和尿潴留等副作用方面风险较低，目前还不清楚这是否是由于两种技术的差别还是由于药物剂量不同所致。目前还没有一项研究报道这些技术对 CPTP 的影响。

一些小规模的研究评估了 TEA 对 CPTP 的影响。这些研究检查了开胸手术前或术后启用硬膜外镇痛、硬膜外不同的镇痛药物对 CPTP 的影响。结果发现，TEA 对 CPTP 的影响是多种多样的。一项关于预先使用 TEA 对开胸术后疼痛影响的荟萃分析发现没有足够的证据表明预先使用 TEA 可以降低 CPTP 发生率。随后 Andrae 和 Andrae 的一项包含了 250 名患者的 Cochrane 综述发现，使用 TEA 或区域镇痛，每三到四名患者中就有一名患者可以降低 CPTP 的发生风险。虽然这些研究的方法学不是很完善，而且研究规模较小，但所有接受开胸手术的患者还是应该考虑使用 TEA 或区域麻醉。

手术因素

如前面章节所述，开胸的方法有多种，包括标准后外侧开胸手术（standard posterolateral thoracotomy, PLT）、保留肌肉开胸手术（muscle-sparing thoracotomy, MLT）、前外侧开胸手术（antero-axillary thoracotomy, AAT）（译者注：腋前开胸意译为临床上前外侧开胸）和电视胸腔镜辅助手术（video-assisted thoracoscopic surgery, VATS）。每种方法都带来了一系列独特的挑战。许多研究将后外侧开胸和保留肌肉的开胸手术进行了比较，以确定它们对围手术期结果的影响。Nosotti 等的一项大型随机对照试验结果显示，PLT 和 MLT 术后疼痛评分相似，但 PLT 患者自控镇痛使用的阿片类药物更多，两组间 CPTP 的差异无统计学意义（$P>0.05$）。经过 3 年的随访，两组患者的疼痛都有所减轻，术后 3 年时仍有 20% 的患者存在疼痛。Noromi 等比较了 AAT 和 PLT 对术后疼痛的影响，在对 51 名患者的研究中，他们注意到 AAT 患者在围术期以及术后 3 个月和 6 个月的疼痛明显减轻。有两项研究比较了前外侧 MLT 与标准 PLT，最初的研究数据重新检查后分别发表，结果指出 CPTP 发生率不随切口类型的不同而变化。Athanassiadi 等对 101 名接受 MLT 或 PLT 的患者进行了研究，术后 2 个月时两组在疼痛程度上无差异，可惜的是该研究未报道 CPTP 的发生率。Elshiekh 及其同事对 MLT 和 PLT 进行了回顾性比较研究，发现 MLT 可能在恢复活动能力方面更具有优势，但没有明确的证据表明其可以改善疼痛，尽管切口长度和开胸术后疼痛似乎呈负相关。

在过去的十年里，VATS 或其衍生技术已经成为标准的手术方法。VATS 是一种微创技术，通过一系列操作孔进行胸腔内的操作。早期对 VATS 的研究表明，VATS 术后疼痛可能与手术类型有关，CPTP 的发生率从几乎为零到大于 61% 不等。两项关于良性疾病进行 VATS 的早期研究在平均随访 34 个月后发现，CPTP 的初始发生率为 20%，10 年后下降至 12.5%。早期关于胸腔镜治疗肿瘤疾病的研究得到的 CPTP 发生率要高得多。最近的研究将电视胸腔镜手术与前外侧开胸手术、有限开胸和电视辅助小切口手术进行了比较，可以发现外科实践正在向更加微创的方向转变。Yamashita 等报道称，与胸腔镜辅助小切口相比，胸腔镜手术患者的术后恢复时间更短，术后疼痛更少，止痛药物的使用也更少，但没有对 CPTP 发生率进行比较。Noromi 等对胸腔镜肺叶切除术、有限开胸肺段切除术以及开胸肺段切除进行了比较，根据术后 3 个月患者对止痛药的需求进行评估，发现慢性疼痛发生率分别为 4%、1% 和 6%，但差异无统计学意义。Bendixen 及其同事将 VATS 与 ALT 进行了比较，发现术后 1 年时 ALT 组发生中重度疼痛的患者明显多于 VATS 组。在研究期间，中重度疼痛患者的比例随时间而下降。因此，虽然数据有限且存在异质性，但这种趋势仍然表明，微创手术可以减少与胸部手术相关的长期疼痛。

为了更清楚地了解外科实践的转变对慢性疼痛的影响，需要认识切口类型以外的因素可能在 CPTP 发展中发挥的作用。当外科医生通过开胸切口进入胸腔时，肋骨扩张器撑开肋骨会压迫肋骨周围的神经血管束。VATS 时，腔镜器械可能直接压迫或间接通过操作孔压迫周围的神经血管束。在手术结束时的肋骨关闭期间，也存在神经血管束受压的风险。传统的肋间缝合技术从头侧肋骨上缘通过尾侧肋骨下方的肋间肌肉进行缝合，当缝合线收紧拉拢肋骨时，可能导致神经血管束受到卡压。最后，肋骨撑开时肋间神经沿肋骨弧线伸展也会受到牵拉。神经受压、牵拉或卡压所致的损伤是导致开胸术后神经病理性疼痛的中枢机制。

早期在腹壁浅反射（部分由肋间下神经介导）上研究了神经损伤的作用，并指出这些反射的缺失与 PLT 术后包括 CPTP 在内的疼痛强度之间有很强的相关性。随后在 PLT 和 MLT 上对这些反射进行的研究发现，腹壁反射的缺失和电刺激触觉阈值的增加与 CPTP 强度存在高度相关性。然而，术中肋间神经运动诱发电位的研究显示开胸手术中尽管存在神经损伤，但与 CPTP 的发生无关。除了开胸切口或胸腔镜切口，胸腔引流管也需要经过小切口置入。Wildgaard 等的一项长期随访研究报道了开胸术后胸腔引流部位的疼痛和感觉变化。同样，彭等也注意到 CPTP 与长时间留置的胸腔引流之间存在密切相关。

一些研究已经开始着手解决胸壁切开和关闭时神经血管束受压的问题。Munardon 报道，胸腔引流管的数量与 CPTP 的发生呈正相关，提示胸腔引流管压迫神经可能是导致这一问题的原因之一。Cerfolio 及其同事研究了一种腔内缝合技术，证明可以显著降低 CPTP 的发生率。带蒂或者不带蒂肋间肌肌瓣技术，以及防止肋骨撑开和关闭时肋间神经受压的保留神经的缝合技术，可以减少 CPTP 的发生。然而，神经切除术似乎不能提供针对 CPTP 的保护作用。在一项对 161 名接受 ALT 治疗的患者进行的平行分组随机对照试验中，Koryllos 及其同事评估了椎旁神经切除术对 CPTP 的影响，在随访 4 个月后发现神经病理性疼痛两组间并无明显差异。Garcia-Tirado 和 Rieger-Reyes 回顾分析了减少开胸和关胸技术对开胸术后疼痛影响的各种方法，报道指出在关胸时防止肋间神经卡压可以减轻开胸术后急性或慢性疼痛。

神经炎症，即主动免疫细胞向外周或中枢神经系统的浸润，可能是慢性疼痛的重要介质。星形胶质细胞和小胶质细胞对损伤做出反应向外周或中枢神经系统浸润，并分泌炎症细胞因子和化学因子，如肿瘤坏死因子和白细胞介素 1β。根据减少肋间神经受压可降低开胸术后慢性疼痛风险的证据，推测 CPTP 可能与肋间神经及其相关背根神经节的神经炎症有关。当然，开胸术后皮肤感觉的变化也符合这一假设。骨髓基质细胞调节神经炎症的新疗法现在正处于动物研究阶段。最近有研究发现，鞘内注射骨髓基质细胞可以改善并长期缓解外周神经损伤引起的实验性神经病理性。此外，对动物进行鞘内注射 DNA 诱捕物（基因诱捕技术）可以抑制背根神经节中早期生长因子反应蛋白 1（EGR 1），减轻大鼠神经损伤后的急性和慢性疼痛。

神经病理性疼痛的相关研究进一步支持了神经炎症可引起 CPTP 这一结论。神经病理性疼痛是神经损伤导致外周或中枢敏化的结果。Wildesaard 及其同事和 Hetmann 等研究了开胸和胸腔镜手术后的皮肤感觉变化。开胸术后患者的神经生理学研究表明，无论有或无 CPTP，神经损伤都很常见，但在有 CPTP 的患者中似乎更为严重。VATS 术后的定量感觉测试显示，有或无 CPTP 的患者在神经损伤方面没有显著性差异，提示其他因素可能参与了 VATS 术后 CPTP 的发生。一项对胸腔引流部位的研究也显示，有或无 CPTP 的患者均存在感觉神经损伤，且这些变化与晚期神经损伤有关。Hetmann 等在一项关于术后 6 个月和 12 个月开胸术后疼痛的多模式研究中，通过患者自诉感觉变化，发现 40%~60% 的患者在术后 6 个月时出现了某种感觉障碍，这一发生率在术后 12 个月时下降到 20%~50%，感觉障碍与 CPTP 密切相关。这项研究结果中令人感兴趣的是，6 个月时确认没有疼痛的患者在 12 个月时却报告发生了疼痛。

除了神经炎症的参与，一些研究显示心理因素可能会增加 CPTP 的风险。Li 和 Hu 对疼痛的压力调节、下丘脑 - 垂体 - 肾上腺轴和疼痛迁移化的研究进行了综述。除了 HPA 轴的变化外，从急性疼痛到慢性疼痛的转变还涉及大脑多个区域的变化。Li 和 Hu 将这些整合，关于压力调节在疼痛迁移化中的作用形成了一套完整的理论。这些研究表明，CPTP 和许多其他手术后疼痛情况一样，发病机制本质上是多因素的，涉及从外周到中枢神经系统的变化。

胸外科手术后慢性疼痛的预防

包括 CPTP 在内的慢性疼痛的管理不同于急性疼痛，其目标首先是预防，然后才是长期管理。从本质上讲，急性疼痛呈时限性，随着时间延长疼痛会有所减轻。演绎推理提示，确定致病因素应该可以为预防 CPTP 提供一条明确的途径。然而，事实证明，实际情况要复杂得多。似乎 CPTP 的发生与许多因素有关，但目前还未明确单一因素的因果关系。

如前所述，在急性疼痛和术前疼痛中，许多研究已经确认术前使用止痛药物是包括 CPTP 在内的术后慢性疼痛的预测因素。此外，心理状态似乎也能预测 CPTP 的发生。Hetmann 等发现，性格乐观与否与 12 个月时发生的 CPTP 相关。Katz 等发现术后 6 个月和 12 个月时情绪淡漠与 CPTP 之间存在联系。这些因素都可以在术前阶段进行识别并做出调整。

有趣的是，一项对 189 例开胸手术患者的流行病学研究确认 CPTP 与吸入 β 受体激动药的使用之间存在相关性。围术期吸入 β 受体激动药的使用是 CPTP 的独立预测因子。这些结果提示有必要进行进一步的研究，从而更清楚地阐明 β 受体激动药与 CPTP 之间的关系。

围术期药物预防术后慢性疼痛的突出之处在于其相对简单可操作。Humble 等对旨在预防术后慢性疼痛的治疗干预措施进行了系统回顾，发现加巴喷丁可减轻乳房切除术后的慢性疼痛，但单次剂量对预防 CPTP 无效。文拉法辛和 EMLA 以及静脉注射利多卡因一样，都可以减轻乳房切除术后的慢性疼痛。有作者对术前使用普瑞巴林的接受开胸手术的患者进行了研究，尽管普瑞巴林组的疼痛评分较低，神经病理性症状较少，但 CPTP 在普瑞巴林组更为常见。

年龄和性别是许多术后疼痛的预测因子。年龄较小的患者在疝修补术后发生术后疼痛的可能性更大。但在对 CPTP 的研究中，年龄的影响并不一致。一些研究表明，年龄与 CPTP 的发病风险呈负相关，随着年龄增长，该风险每年下降约 2%。其他研究则没有发现年龄和 CPTP 风险之间存在相关性。同样，性别对 CPTP 的影响也不确定。一些研究报告说，女性在胸科手术后发生 CPTP 的风险更大。一项关于挪威普通人群术后持续性疼痛的大型研究未能发现年龄和性别与持续性疼痛之间存在相关性。类似地，Hetmann 等也未发现性别和 CPTP 的相关性。然而，Ochroch 等在一项旨在研究性别对 CPTP 影响的研究发现，女性在开胸手术 49 周后更有可能出现疼痛，而且疼痛的程度更严重。这项研究还指出，年龄较大的患者较少发生 CPTP。然而，这项研究规模很小，样本量可能是一个复杂的因素。

Granot 等回顾了预测术后急性和慢性疼痛的静态指标和动态指标。许多研究表明，静态疼痛参数（耐受性、痛阈、阈上伤害性刺激）对术后急性和慢性疼痛具有不同的预测能力。Yarnitsky 等对开胸手术患者弥漫性伤害抑制（diffuse noxious inhibitory control, DNIC）系统进行了评价，指出拥有 DNIC 强的患者较 DNIC 弱的患者更不容易发生 CPTP。这项研究在手术前是可以测量的，可为有 CPTP 倾向的患者提供一种预测手段，并可进行适当的干预。

预测和预防术后疼痛的积极尝试现在正成为现实。Tawfc 等通过回顾已知的术后慢性疼痛的预测因素，提出应该积极地对术前危险因素进行识别，从患者准备、优化麻醉和手术技术以及仔细关注急性疼痛进行干预。他们还建议，高危患者需要制定个性化的出院计划以便早期管理持续性疼痛。干预措施应该包括围术期多模式镇痛和适当使用 TEA 或区域镇痛，这些方法都对 CPTP 的管理有利。抗炎药物和普瑞巴林进行药物干预对于预防 CPTP 也可能有效。术中应注意预防神经损伤。各机构现在开始制定围术期计划以预防术后慢性疼痛，目前已有相关报道。过渡性疼痛服务是一项多学科参与的项目，旨在识别和管理可能在术后出现慢性疼痛的患者。这个项目和其他类似项目的效果最终将决定减少和减轻术后慢性疼痛综合征的关键方法。

胸外科手术后慢性疼痛的管理

治疗 CPTP 首先要评估疼痛的类型和原因。与任何形式的慢性疼痛一样，寻找 CPTP 的可逆性因素是很重要的。癌症术后 CPTP 患者的首要任务是确认肿瘤是否复发。所有开胸术后的情况都是如此。新的疼痛或现有疼痛的改变可能预示肿瘤复发。肿瘤复发导致的疼痛治疗不同于慢性非癌症疼痛，可能包括化疗、放疗或进一步的手术干预。

术后到外科诊所或初级保健医生就诊的患者应该在每次就诊时评估术后疼痛。理想情况下，术后患者至家庭医生的第一次随诊应该列为手术计划的一部分。术后 2~4 周内，患者应接受适当的镇痛治疗，可能包括抗癫痫药物、三环类抗抑郁药或阿片类药物。阿片类药物应仔细开具处方，并考虑在 4~6 周后逐渐减量和停药。疼痛持续 3 个月以上的患者应转诊至专科疼痛诊所。

一旦确定疼痛不是来自肿瘤复发或其他原因，如隐匿性肋骨骨折或肺疝形成，此时重要的是确定疼痛的特征，以确定和识别任何神经病理性成分。有许多筛查工具可以帮助诊断神经病理性疼痛。定期使用其中一种工具可能有助于制定全面的治疗计划。

目前已经制定了许多神经病理性疼痛治疗的指南，这些指南提供了药物治疗方面的建议。通常治疗从三环类抗抑郁药、SSRI 抗抑郁药和抗癫痫药开始，作为一线和二线治疗。阿片类药物和大麻是治疗神经病理性疼痛的三线药物。局部外用药，如辣椒素乳膏或局部利多卡因可能有效。在疼痛专业诊疗医师指导下，可以开具包括复合外用药物在内的其他药物治疗。对于一小部分患者，药物治疗难以控制疼痛使患者恢复正常功能。最近一篇关于植入程序化脊髓刺激器缓解 CPTP 的报道，为那些开胸术后顽固性疼痛的患者提供了长期治疗的希望。

在治疗 CPTP 方面已经出现包括经皮神经电刺激（transcutaneous electrical nerve stimulation, TENS）在内的其他治疗方法。Freynet 和 Fcocoz 对该方法进行回顾性分析，证明 TENS 在术后早期和 CPTP 的管理中都发挥积极的效果。最近一项荟萃分析汇总了针对慢性疼痛，针灸治疗在骨关节炎、肌肉骨骼疼痛和头痛中的使用情况，发现针灸治疗可以使疼痛缓解数月。目前尚未评估针灸对 CPTP 的作用。关于肉毒杆菌毒素缓解 CPTP 的病例报告指出，该治疗可以使 CPTP 至少达到 12 周的缓解。但目前还不知道这种治疗的效果可以持续多久，也不知道是否可以重复使用，因此这种治疗方法值得进一步研究。

CPTP 的治疗可能需要尝试多种治疗方法，以确定每个患者的最佳治疗方案。CPTP 的最佳治疗通常涉及多个专业和学科。总体治疗可概括如下：

- 术后早期评估疼痛，排除可逆因素。
- 使用非阿片类药物，如抗癫痫药物、抗抑郁药和三环类抗抑郁药。
- 谨慎使用阿片类药物，仔细监测疗效和剂量。
- 转诊至专业疼痛管理机构。
- 外用利多卡因、辣椒素或复合药物。

- TENS、肉毒杆菌毒素和针灸等微创干预措施。
- 包括脊髓刺激器在内的有创操作。

临床病例讨论

VP 夫人是一名 49 岁的女性患者，由她的家庭医生转诊至疼痛管理中心，主诉右侧开胸术后瘢痕区域疼痛。6 个月前，她因 I 期非小细胞肺癌接受了胸腔镜下右肺上叶切除术。

内科 / 外科既往史

VP 夫人有 30 年的吸烟史，术前 2 年戒烟。她还有高血压和 2 型糖尿病，通过饮食治疗控制血糖。术前用药包括氢氯噻嗪 12.5mg 和阿司匹林 82mg/d。

围术期

手术过程顺利，纵隔淋巴结活检阴性。手术结束时，外科医生为她留置了椎旁阻滞导管。VP 夫人的疼痛得到了很好的控制，手术后 24h 开始口服止痛药。术后第 3 天拔除椎旁导管和胸管。住院第 5 天 VP 夫人出院。护理记录显示出院时的平均疼痛评分为 5/10。

第一次术后随访

VP 夫人描述开胸瘢痕区域存在灼热和刺痛感。近期胸片和 CT 扫描均未发现恶性肿瘤复发的迹象。疼痛的平均评分为 5/10。她说“好日子”时的疼痛程度是 4/10，而“糟糕的日子”时的痛苦程度是 7~8/10，且糟糕的日子比好日子要多得多。疼痛辐射到肩胛骨和前胸壁。VP 夫人称疼痛影响她的睡眠，她无法重新回到出纳员的工作岗位上来。当时开具处方：对乙酰氨基酚 325mg/ 羟考酮 5mg 复合制剂 2 片，每日 4 次。

检查发现瘢痕区域存在痛觉过敏。除此之外，伤口似乎愈合得很好，未发现其他异常。

对开胸术后慢性疼痛进行了诊断，并讨论了多专业治疗方案。治疗方案如下：

1. 进行康复理疗和针灸治疗。解释 TENS 疗法，并提供书面说明以及开具 TENS 装置和电极。
2. 开始服用去甲替林 25mg，睡前服用。由家庭医生开始给予患者加巴喷丁 300mg，睡前服用，增加到每 8 小时 600~1800mg。
3. 推荐患者参加当地的疼痛自我管理计划，包括物理治疗、作业治疗、心理治疗、饮食治疗和职业治疗。
4. 预约术后 6 个月进行下次随访。

第二次访视

VP 夫人自诉药物治疗方案和 TENS 治疗改善疼痛效果轻微，在开胸部位仍有明显的灼痛感，无法完全恢复日常功能。此次为 VP 夫人提供了针灸和复合外用药物的处方。

第三次访视

3 个月后，VP 夫人回到疼痛管理中心。她从针灸中得到的疼痛缓解微乎其微，局部用药也只能维持几个小时。她询问有没有更持久的办法可以改善疼痛。预约进行神经刺激试验。

第四次访视

神经刺激试验成功地将疼痛评分降低到 1~2/10，因此为 VP 夫人放置了永久性刺激器。VP 夫人从疼痛管理中心出院，由家庭医生照顾，并且定期跟进神经刺激器的相关管理。

本书参考文献
请扫二维码